HANDBUCH DER MEDIZINISCHEN RADIOLOGIE

ENCYCLOPEDIA OF MEDICAL RADIOLOGY

HERAUSGEGEBEN VON · EDITED BY

L. DIETHELM
MAINZ

F. HEUCK
STUTTGART

O. OLSSON
LUND

K. RANNIGER
RICHMOND

F. STRNAD
FRANKFURT/M.

H. VIETEN
DÜSSELDORF

A. ZUPPINGER
BERN

BAND/VOLUME VI

TEIL/PART 3

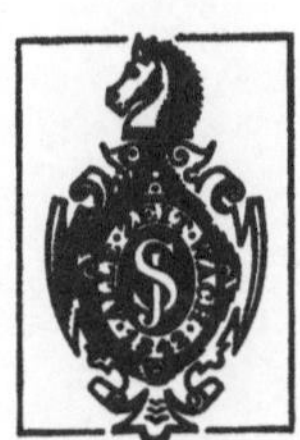

SPRINGER-VERLAG BERLIN · HEIDELBERG · NEW YORK 1976

RÖNTGENDIAGNOSTIK DER WIRBELSÄULE
TEIL 3

ROENTGEN DIAGNOSIS OF THE VERTEBRAL COLUMN
PART 3

KRANKHAFTE HALTUNGSÄNDERUNGEN SKOLIOSEN UND KYPHOSEN

VON / BY

K. REINHARDT

REDIGIERT VON · EDITED BY

L. DIETHELM

MAINZ

MIT 444 ABBILDUNGEN (730 EINZELDARSTELLUNGEN)
WITH 444 FIGURES (730 SEPARATE ILLUSTRATIONS)

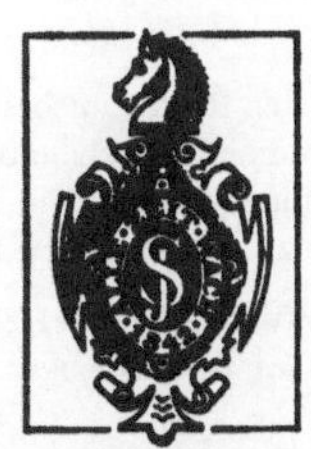

SPRINGER-VERLAG BERLIN · HEIDELBERG · NEW YORK 1976

Professor Dr. K. Reinhardt
Chefarzt der Röntgenabteilung am Kreiskrankenhaus
6620 Völklingen/Saar

ISBN-13:978-3-642-81004-6 e-ISBN-13:978-3-642-81003-9
DOI: 10.1007/978-3-642-81003-9

Library of Congress Cataloging in Publication Data: Diethelm, Lothar, 1910. Röntgendiagnostik der Wirbelsäule (Handbuch der medizinischen Radiologie. Bd. 6). Preface in English. Includes bibliographies and indexes. 1. Spine—Radiography. I. Title. II. Title: Roentgendiagnosis of the vertebral column. III. Series. RC78.H295 Bd. 6, pt. 1, etc. 616.07'57'08s ISBN 0-387-06463-X (v.1). [616.7'3'07572]. 74-226156.

Softcover reprint of the hardcover 1st edition 1976

Gesamtherstellung: Universitätsdruckerei H. Stürtz AG, Würzburg

Vorwort

Bei der Konzeption des Handbuches war es noch nicht vorauszusehen, welch einen Umfang die handbuchmäßige Darstellung der krankhaften Haltungsänderungen, ihrer ätiologischen und genetischen Probleme und der experimentellen Bemühungen um ihre Aufklärung einnehmen würde, zumal auch die Scheuermannsche Erkrankung in diesem Zusammenhang ausführlich abgehandelt werden sollte. Professor Reinhardt hat bei der Auswertung des umfangreichen Schrifttums, und zwar neben dem deutschen und englischen auch das der romanischen, insbesondere der italienischen Sprache feststellen können, daß eine die Bedürfnisse der Radiologen und anderer Spezialisten befriedigende Darstellung nur zu erreichen ist, wenn auch die Radiologie der Behandlungs- und Operationsmethoden einbezogen wird. So ergab sich zwangsläufig ein Umfang der Darstellung, der einen eigenen Wirbelsäulenband rechtfertigte.

Professor Reinhardt hat aufgrund seiner hervorragenden Sprachkenntnisse und gestützt auf einen unendlichen Fleiß, der auch durch notwendig werdende Überarbeitungen nicht gemindert wurde, ein Werk vorgelegt, in welchem das Thema als erschöpfend dargestellt angesehen werden kann. Wie schwer es dabei manchmal sein kann, der Versuchung zu widerstehen, ein Handbuch im Handbuch zu schreiben, dürfte jedem Autor vor der gleichen oder einer ähnlichen Aufgabe bald klar werden. Bei der Gliederung des Stoffes versuchte Professor Reinhardt so systematisch wie möglich und so pragmatisch wie nötig zu verfahren. Wenn Überschneidungen nicht zu vermeiden waren, wurden Querverweise angebracht.

Das vorliegende Werk ist damit nicht nur eine besonders eingehende, umfangreiche und vorzüglich gegliederte Darstellung für den wissenschaftlich arbeitenden Radiologen und Spezialisten anderer Disziplinen, sondern es wird auch dazu beitragen, den täglichen fachlichen Dialog zwischen Radiologen und Klinikern zu fördern. Durch die Geschlossenheit der Darstellung nur durch einen einzigen Autor sind die Gewichte der einzelnen Kapitel gleichmäßig verteilt und die gleichmäßige Auswertung des Schrifttums, welches sich im Laufe der letzten 15 Jahre (dem Zeitraum der Bearbeitung) mehr als verdoppelt hat, gewährleistet. Das Bedürfnis nach einer derartig detaillierten Bearbeitung der krankhaften Haltungsänderungen muß heute in gleichem Maße zunehmen, in welchem sich die Medizin auch den Vorsorgeuntersuchungen und den prophylaktischen therapeutischen Maßnahmen zuwendet.

Mainz, im November 1975 L. DIETHELM

Preface

In conceiving the handbook, it was unforeseeable how extensive the handbook representation of pathologic postural changes, their etiologic and genetic problems, and the experimental endeavors and their clarification would be, particularly since Scheuermann's disease was also to be thoroughly treated in this connection. Professor Reinhardt, in evaluating the voluminous literature, published not only in the German and English languages but also in the Romance languages, and particularly Italian, had been aware that a satisfactory treatise for the needs of radiologists and other specialists can only be realized if the radiology of treatment and surgical procedures is also included. The size of the treatise had to grow and thus the justification for a separate volume on the spinal column.

Professor Reinhardt, by reason of his outstanding knowledge of languages, and based on an untiring application, which has not been exhausted by the necessary revisions, has produced a work in which the theme can be considered as thoroughly described. How difficult it can sometimes be to resist the temptation to write a handbook within a handbook should soon become clear to any author faced with the same or a similar task. In the arrangement of his material Professor Reinhardt attempted to be as systematic as possible and as pragmatic as necessary. When overlap could not be avoided, cross references were inserted.

The work before us is not only an especially searching, extensive, and particularly well-organized presentation for radiologists and scientific specialists of other disciplines but will also contribute to furthering the daily technical dialogue between radiologists and clinicians. By virtue of its compactness and single authorship, the weight of individual chapters is uniformly distributed, and the literature, which in the course of the last 15 years (the period of the revision) has more than doubled, receives equable treatment. The need for a detailed revision of this sort, dealing with pathologic changes in posture, must today increase to the same extent to which medicine has, with respect to medical examinations and prophylactic therapeutic measures.

Mainz, November 1975 L. DIETHELM

Inhaltsverzeichnis — Contents

A. Einleitung und Definition

Unter einer Kyphose versteht man eine dorsale Krümmung, unter Lordose eine ventrale Krümmung der Wirbelsäule in sagittaler Richtung. Eine Kyphose ist im Brustabschnitt und eine Lordose im Lendenabschnitt und an der Halswirbelsäule physiologischerweise vorhanden. Wenn man von einer Kyphose der Brustwirbelsäule spricht, meint man eine pathologische Übertreibung dieser Krümmung. Den Normalzustand bezeichnet man immer mit dem Adjektiv physiologisch. Anders bei der Lordose; hier spricht man im Normalfall einfach von Lordose, während die pathologische Exageration als „Hyper“lordose bezeichnet wird. Völlig exakte Kriterien, die festlegen, wo die physiologische Krümmung in der Sagittalebene aufhört und wo die pathologische Verkrümmung anfängt, gibt es nicht. Abweichungen von der physiologischen Sagittalkrümmung kommen nicht nur im Sinne einer Verstärkung, sondern auch als Abschwächung vor. Im Fall der Aufhebung der physiologischen Lordose ist es sinnvoll, von einer Delordose zu sprechen, auch wenn sich diese Wortprägung nur ganz vereinzelt in der französischen Literatur findet. Diese Bezeichnungsweise ermöglicht die Erfassung der einschlägigen Befunde in den Indices der Zeitschriften und Bibliographien. Im Fall der Abflachung der Lordose kann man von einer partiellen, bei einer völligen Aufhebung von einer totalen Delordose sprechen. Eine partielle Delordose kann man auch als Hypolordose bezeichnen. Zur Charakterisierung der Abflachung der physiologischen Brustkyphose verwendet man im Deutschen das Wort Flachrücken (englisch — straight back), das allerdings offen läßt, ob und in welchem Ausmaß gleichzeitig eine Delordose an der Hals- und Lendenwirbelsäule besteht.

Anders ist es dagegen bei der Skoliose — bei der Wirbelsäulenverkrümmung in seitlicher Richtung —. Als Normalzustand gilt hier in der Regel ein völlig gerader Verlauf. Allerdings handelt es sich mehr oder weniger um einen Idealzustand, da nicht selten bei genauer Betrachtung doch leichte, seitliche Achsenabweichungen zu erkennen sind, die man dann als physiologische Skoliosen bezeichnet. Exakte Angaben, die die Grenze zwischen physiologischer und pathologischer Krümmung festlegen, existieren nicht. Eine auf den ersten Blick erkennbare seitliche Krümmung sieht man in der Regel schon nicht mehr als physiologisch an, auch wenn solchen Befunden kein eigentlicher Krankheitswert zukommt.

Darüber hinaus wird aber nicht allgemein jegliche Art von seitlicher Verkrümmung als eine Skoliose anerkannt. Von manchen Autoren wird diese Bezeichnung für solche Fälle reserviert, bei denen außer einer seitlichen Achsenabweichung noch eine Torsion und eine Rotation sowie kompensatorische Gegenkrümmungen vorhanden sind (SCHANZ). Die einfache seitliche Krümmung sollte man — wenigstens nach der Meinung vieler Autoren — auch nur als solche und nicht als Skoliose bezeichnen.

Seitliche Verkrümmungen ohne Torsion und Rotation kommen als Fehlhaltungen und bei der physiologischen Seitwärtsbeugung vor. Aber auch hier ist eine, wenn auch geringfügige, rotatorische Komponente in der Regel anzutreffen. In diesem letzteren Punkt besteht allerdings keine völlige Einigkeit und es sei diesbezüglich auf das Kap.: Theorien über die Skolioseentstehung (N. 6. und 7., S. 487 und 489), verwiesen.

Im folgenden soll unter einer Skoliose jegliche Form einer seitlichen Verkrümmung der Wirbelsäule verstanden und die seitlichen Fehlhaltungen und die physiologischen Seitenverkrümmungen sollen als Haltungs- bzw. physiologische Skoliosen näher bezeichnet werden.

Darüber hinaus muß man unterscheiden zwischen Skoliosen, die eine äußerlich sichtbare Deformierung verursachen und die unter Umständen mehr oder weniger schwere Rückwirkungen auf andere Organe (Herz, Lunge, Rückenmark) haben und solchen, die nur als Zufallsbefunde bei einer Röntgenuntersuchung oder einer eingehenden Wirbelsäulenuntersuchung festgestellt werden. Letztere sind meist nur von ästhetischer Qualität und oft nicht einmal das. Trotzdem können sie aus pathologischen Zuständen resultieren (z.B. Rippenresektionen, Mißbildungen usw.). Eine genaue Grenzziehung ist aber oft nicht möglich. Skoliosen gleicher Genese können sowohl in die erste, als auch in die zweite Gruppe einzuordnen sein. So finden sich z.B. leichte idiopathische Skoliosen, die praktisch unbemerkt blieben. Meistens sind jedoch die idiopathischen Skoliosen sehr ausgeprägt und deformierend. Umgekehrt sind bei den thorakogenen Skoliosen, den Haltungsskoliosen und vielen anderen Skolioseformen überwiegend nur unbedeutende, meist nur im Röntgenbild nachweisbare Verkrümmungen und nur selten erhebliche Deformierungen anzutreffen.

Ich mache keinen grundsätzlichen Unterschied zwischen den Skoliosen von klinischer Bedeutung und den praktisch nur röntgenologisch nachweisbaren Verkrümmungen, d.h. ich handele sie nicht getrennt ab. Bei vielen Skolioseformen mit geringer Verkrümmung kann die Abgrenzung gegenüber einer sogenannten physiologischen Skoliose nicht verläßlich erfolgen.

Die Haltungsskoliosen sind aktiv oder passiv ausgleichbar und sie werden deswegen im Schrifttum auch als funktionelle Skoliose bezeichnet. Im Gegensatz dazu sind die fixierten Skoliosen in der Regel auch strukturell, d.h. die einzelnen Wirbelelemente haben eine mehr oder weniger ausgeprägte Keilverformung und Torsion erfahren.

Einer näheren Festlegung bedürfen vor allen Dingen die Begriffe Torsion und Rotation. Leider erfolgt in der Literatur kaum einmal eine exakte begriffliche Trennung. Die Bezeichnung Torsion und Rotation werden vielfach synonym gebraucht. Ich möchte jedoch entgegen der unterschiedlichen Bezeichnungsweise in der Literatur im folgenden unter der Rotation den Zustand einer Wirbeldrehung verstanden wissen, der mindestens bei allen strukturellen Skoliosen mehr oder weniger deutlich vorhanden ist. Er geht aber nicht notwendig mit einer Verformung der Wirbelkörper einher, sondern ist primär durch die rotatorische Bewegungsmöglichkeit in den Wirbelsegmenten bzw. durch deren pathologische Steigerung hervorgerufen. Auch an völlig normal geformten Wirbelsegmenten kann eine Rotation auftreten. Bei höheren Graden von Rotation findet man dagegen fast immer gleichzeitig eine Torsion und Keilverformung vor.

Jentschura sieht geringe Stufenbildungen zwischen den Wirbelkörpern im Krümmungsscheitel als Zeichen einer Torsion an. Diese Ansicht kann ich nicht teilen. Stufenbildungen zeigen eine Rotation an. Nach Mau und Kramer sind die keilförmige Deformierung und die Rotation, worunter sie die Torsion verstehen, weitgehend gekoppelt. An der Brustwirbelsäule tritt meist zuerst eine keilförmige Deformierung, an der Lendenwirbelsäule zuerst eine Rotation in Erscheinung. Auch Marquardt findet an der Brustwirbelsäule ein Überwiegen der Torsion, an der Lendenwirbelsäule ein Überwiegen der Rotation, eine immerhin bemerkenswerte Feststellung, da ja physiologischerweise die Brustwirbelsäule in ganz entschieden größerem Ausmaß zu Rotationsbewegungen befähigt ist, als die Lendenwirbelsäule.

Die Torsion ist im Gegensatz zur Rotation als Verformung der Wirbelkörper zu definieren. Sie besteht in einer asymmetrischen Formveränderung der Wirbelkörper und Bogenanteile, die sich am Wirbelsäulenpräparat am deutlichsten in der Verbiegung des Dornfortsatzes und der sagittalen Wirbelachse manifestiert. Hieraus resultiert eine Verformung des Wirbelkanals. Diese Torsion spiegelt sich außerdem in der Bälkchenstruktur wieder. Nicoladoni (1882) vertrat die Ansicht, daß die asymmetrische Deformierung der Wirbel bei der Skoliose (von ihm allerdings irreführend als Rotation bezeichnet) nicht Folge der Rotationsbewegung, sondern Folge einer Wachstumsasymmetrie ist. Die Behauptung kann heute noch gelten. Sie ist jedenfalls noch nicht sicher widerlegt.

Die Torsion geht außerdem praktisch immer mit einer keilförmigen Deformierung der Wirbelsegmente einher. Diese Keilverformung erfolgt im Sinne des Krümmungsradius der Skoliose. Sie ist im Krümmungsscheitel am stärksten, am Krümmungsende am geringsten und sie wechselt die Richtung am Übergang in die Gegenkrümmung. Die Zwischenwirbelräume verhalten sich entsprechend. Das Ausmaß von Torsion und Keilverformung geht nicht immer völlig parallel.

Um es nochmals zu präzisieren: Unter Rotation soll die physiologische oder pathologische Drehung eines normal geformten Wirbels, unter Torsion die Verformung des Wirbels verstanden werden, die im Sinne des Angriffs drehender Kräfte erfolgt. Eine der Sprache der Handwerker entnommene deutsche Bezeichnung wäre „Schränkung".

Die Keilverformung ist durch die Bezeichnung Torsion oder Schränkung nicht erfaßt, aber mehr oder minder ausgeprägt fast immer gleichzeitig vorhanden. Nur die Einhaltung dieser Nomenklatur gestattet eine unmißverständliche Beschreibung der Verhältnisse wie sie bei der Skoliose vorliegen.

Schließlich ist gleichzeitig immer noch eine mehr oder minder ausgeprägte Seitwärtsneigung der Wirbel vorhanden.

Eine Skoliose besteht nur in der weitaus kleineren Anzahl der Fälle aus einer einzigen Verkrümmung in seitlicher Richtung. Diese Skolioseform weist in der Regel einen sehr großen Krümmungsradius auf, der fast die ganze Wirbelsäule einbezieht. *Man spricht dann von C-förmigen Skoliosen* (Abb. 1 und 2).

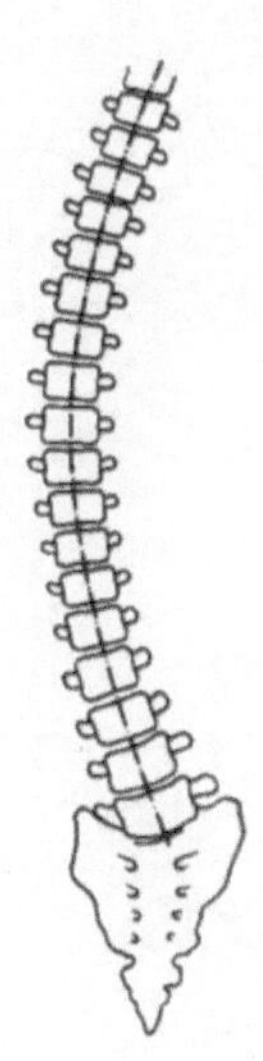

Abb. 1. Schematische Darstellung einer C-förmigen Skoliose

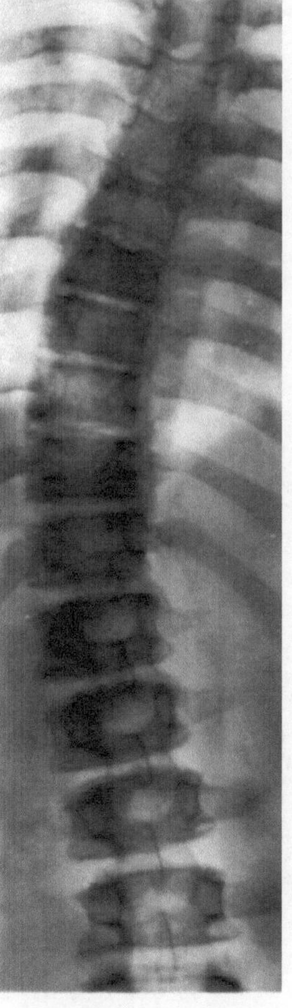

Abb. 2. C-förmige Skoliose im Röntgenbild

Wenn der Krümmungsbogen nicht bis zum letzten Lendenwirbel reicht, ist die Entscheidung mitunter schwierig, ob es sich um eine reine C-förmige Skoliose oder um eine S-förmige Skoliose mit schwach ausgebildeter Gegenkrümmung handelt (Abb. 3a und b).

Weit häufiger sind die *Skoliosen jedoch S-förmig* und sie bestehen in der Regel aus 3, selten einmal aus 4 Krümmungen, die in ihrer Richtung alternieren (Abb. 4 und 5). Nur selten baut sich eine S-förmige Thorakalskoliose auf einer völlig geraden Lendenwirbelsäule auf. Sie ist dann immer relativ geringgradig (Abb. 6). *Diejenige von den drei Krümmungen, die zuerst auftritt, bezeichnet man als Primärkrümmung* (courbure principale) und die beiden anderen, die sich als Folge und parallel zum Ausmaß dieser Primärkrümmung entwickeln, als *Sekundärkrümmungen.* Weil sie aus dem Bestreben des Körpers resultieren, die aus der Primärkrümmung resultierende Seitenneigung der Wirbelsäulenachse zu kompensieren, werden sie auch kompensatorische Krümmungen (courbure de compensation) genannt. Die Winkelsumme der Sekundärkrümmungen soll gleich dem Winkel der Primärkrümmung sein. Diese Forderung ist aber in der Praxis bei weitem nicht immer erfüllt. Eine kompensatorische Krümmung kann funktionell oder strukturell sein. SEIDLER hat die Ansicht vertreten, daß die lumbale Krümmung immer die primäre sei. Er steht

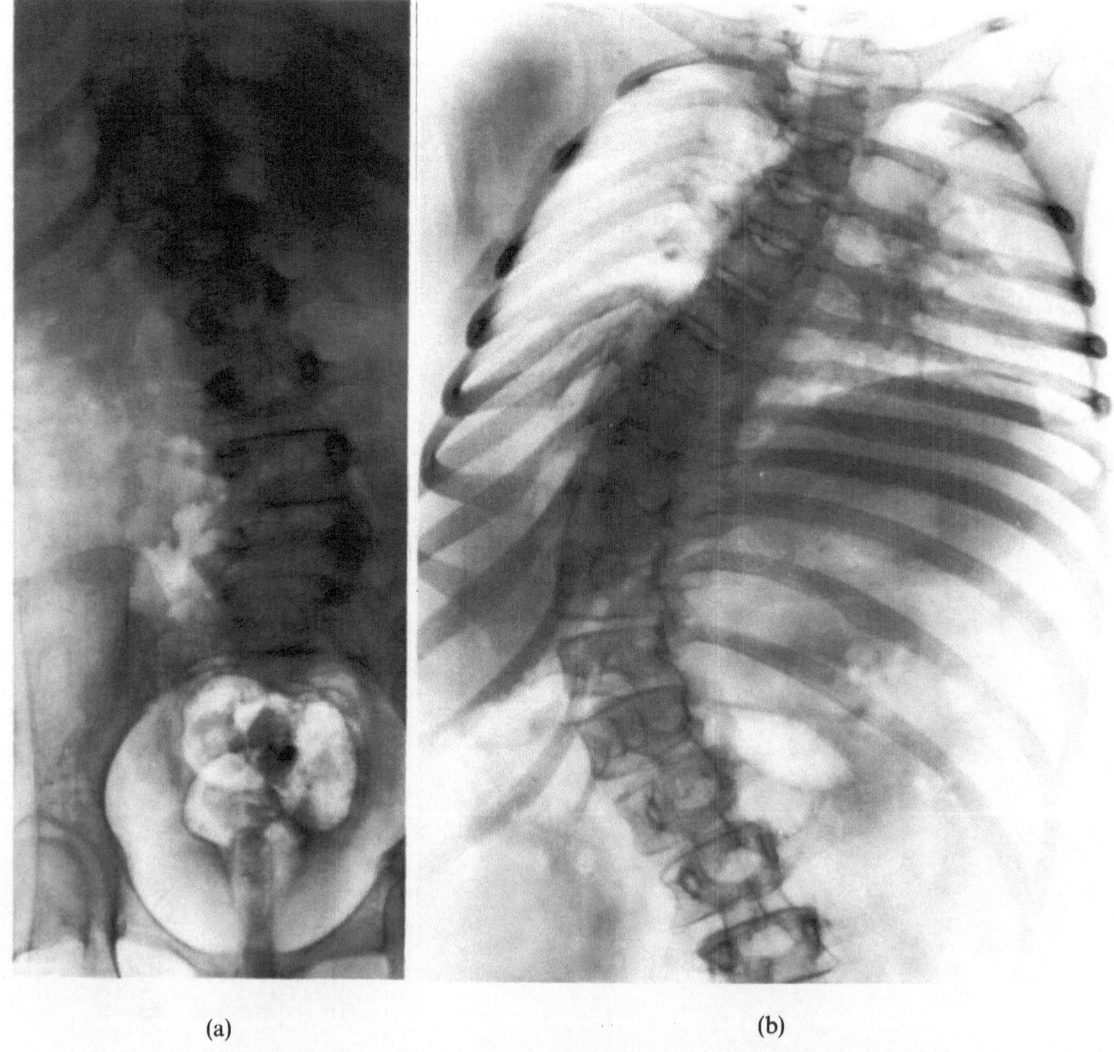

(a) (b)

Abb. 3a u. b. C-förmige Skoliose ohne eigentliche Gegenkrümmung (postpoliomyelitische Skoliose)

damit aber fast allein. Nur GIRLANDO vertritt noch die Ansicht, daß thorakale Wirbelsäulenverkrümmungen eigentlich sekundärer Natur sind und eine mehr oder weniger ausgeprägte Lendenverkrümmung kompensieren.

Die Sekundärkrümmungen sind an ihrer besseren Ausgleichbarkeit auf Bewegungsaufnahmen zu erkennen. Zwei Primärkrümmungen können nur dann angenommen werden, wenn ihr doppelbogiger Beginn durch frühere Röntgenaufnahmen belegt ist. Beide Krümmungen schreiten dann völlig gleichmäßig fort (MOE).

Die Primärkrümmung einer S-förmigen Skoliose kann man außer, daß sie zuerst auftritt, an folgenden Kriterien erkennen: 1. an der Keilverformung der Wirbelkörper, 2. an der Rotation und 3. an der Verlagerung der Wirbel nach der Konvexität zu. Operative Korrekturen dürfen immer nur an der strukturellen Primärkrümmung, nie an der funktionellen Sekundärkrümmung vorgenommen werden.

Eine Sekundärkrümmung ist in der Regel anfangs funktionell, d.h. sie hat den gleichen Charakter wie eine seitliche Biegung der normalen Wirbelsäule und sie läßt sich, wie schon gesagt, meist ausgleichen. Wenn die Primärkrümmung korrigiert wird, richtet sie

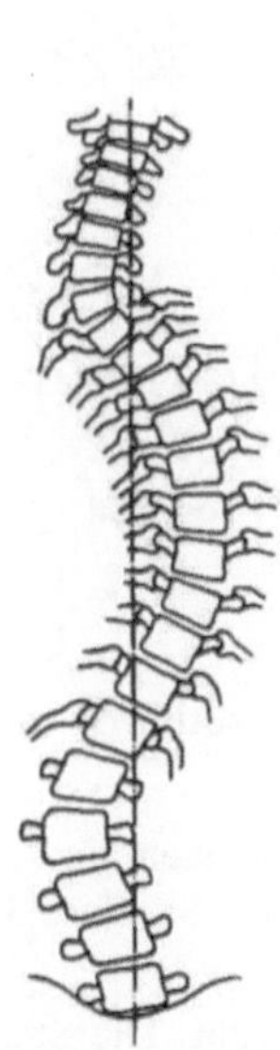

Abb. 4. Schematische Darstellung einer S-förmigen Skoliose mit Primärkrümmung im Brustabschnitt und Sekundärkrümmung lumbal und cervicothorakal

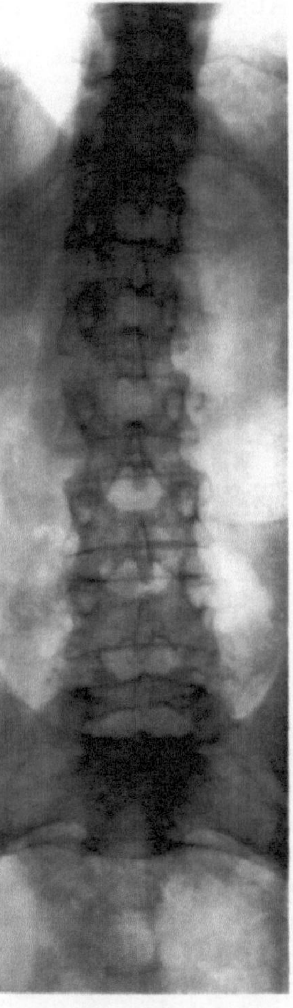

Abb. 5. Geringgradige S-förmige Skoliose. Tieflumbal ist sie linkskonvex, hochlumbal rechtskonvex

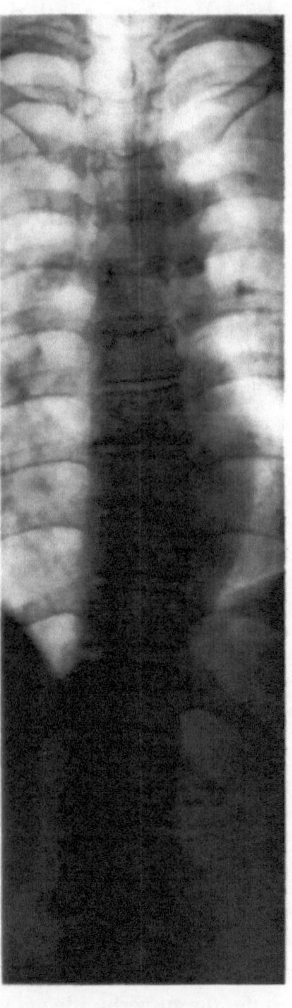

Abb. 6. Brustwirbelsäule vom gleichen Patienten. Thorakal ist die Krümmung wieder linkskonvex

sich von selbst auf (Schmidt). Mit der Zeit wird sie aber mehr oder weniger strukturell, d.h. zu einer fixierten, echten, skoliotischen Krümmung.

Die kompensatorischen Krümmungen kann man in teleologischer Sicht aus dem Bestreben des Körpers erklären, die Augenachse wieder horizontal zu stellen (Abb. 7). Auch die Bogengänge kommen wohl als Steuerungsorgan für diesen Krümmungsausgleich in Frage (Aguirre und Amor). Schließlich ist noch das Bestreben wirksam und bestimmend, den Schwerpunkt des Kopfes mit dem Mittelpunkt des Kreuzbeines ins Lot zu bringen (Abb. 8). Wenn die Kompensationsmechanismen der freien Wirbelsäule zur Horizontalstellung der Augen und Gehörgangsachse nicht ausreichen, kann zur Erreichung dieses Zieles eine Schiefstellung des Beckens mit herangezogen werden (Abb. 9). Auf der Konkavseite werden Rippenbogen und Darmbeinkamm einander genähert und der Oberschenkel adduziert. Auf der Konvexseite erfolgt eine Abduktion des Oberschenkels. Oft kommt es im Falle der Dekompensation zu einem starken Überhang des Rumpfes mit hochgradiger Torsion und einem starken Rippenbuckel. Eine Kyphose liegt aber nicht vor, sondern sie wird nur durch die starke Torsion und den Rippenbuckel vorgetäuscht. In Wirklichkeit ist eine Lordose vorhanden.

Als kompensiert bezeichnet man eine Skoliose dann, wenn der Schwerpunkt des Kopfes senkrecht über der Beckenmitte steht und die Augenachse dabei eine Horizontale bildet (Abb. 10). Dies wird durch die Ausbildung kompensatorischer Krümmungen erreicht.

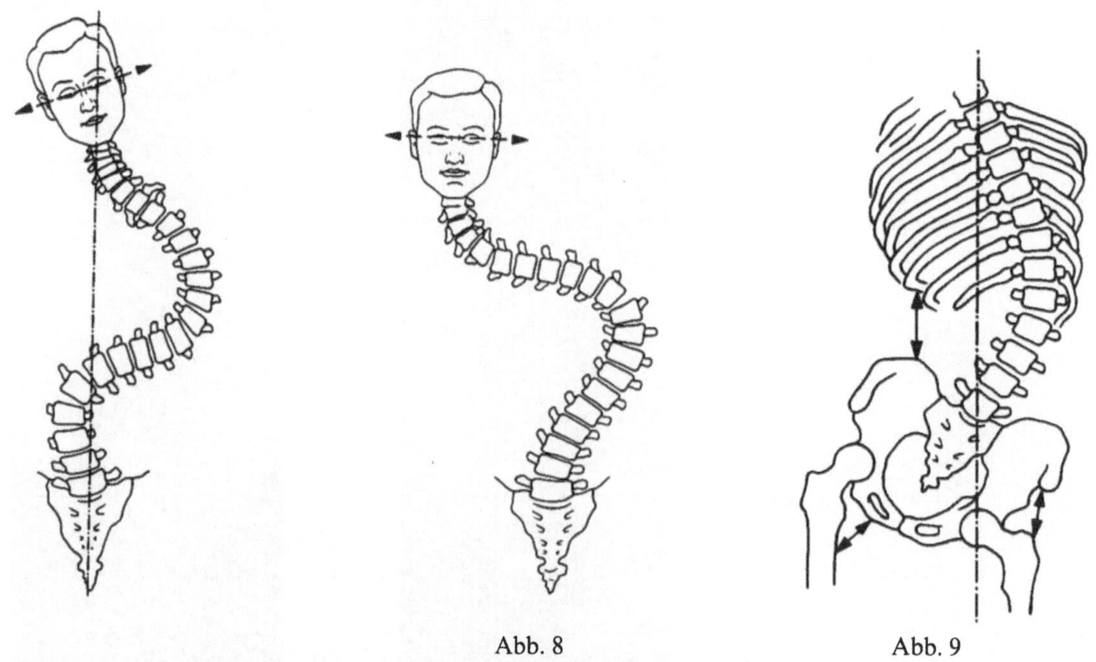

Abb. 8 Abb. 9

Abb. 7. Weil die kompensatorischen Gegenkrümmungen nicht ausreichend ausgebildet sind, steht die Augenachse nicht horizontal. Obwohl der Schwerpunkt des Kopfes über der Kreuzbeinmitte liegt, ist die Skoliose dekompensiert, da die Schrägstellung der Augenachse nicht ertragen wird

Abb. 8. Um die Augenachse gerade zu stellen, wird der Kopf aus der Schwerlinie gebracht. Die Stellung wird wegen der damit verbundenen vermehrten Muskelermüdung aber ebenfalls auf die Dauer nicht ohne Beschwerden ausgehalten (Überhang)

Abb. 9. Eine Schiefstellung des Beckens kann zur Kompensation einer Skoliose mit herangezogen werden. Konvexseitig kommt es dabei zur Abduktion des Oberschenkels, konkavseitig zur Adduktion und zur Annäherung von Beckenkamm und Rippenbogen. Die Adduktion geht mit einer leichten Beugung im Knie, u.U. mit einem Auftreten auf dem Zehenballen einher

SAIDMAN definiert die Kompensation anders: Er spricht von Kompensation, wenn die Schwerlinie noch durch die konkavseitigen Gelenkfortsätze einer Krümmung geht, von Dekompensation, wenn die Schwerlinie lateral der Gelenkfortsätze verläuft.

Ein gestörtes Gleichgewicht kann auch dann gegeben sein, wenn die Occipitalachse über der Kreuzbeinmitte liegt, wenn infolge der Skoliose der Rumpfschwerpunkt lateral von der Kreuzbeinsenkrechten liegt (STAGNARA und QUENAU).

Sind die Gegenkrümmungen nicht ausreichend ausgebildet, so wird keine Horizontalstellung der Augenachse erreicht bzw. um sie zu erreichen, muß der Schwerpunkt des Kopfes nach lateral verlagert werden, so daß er nicht mehr im Lot mit dem Beckenmittelpunkt ist (Abb. 8). Man spricht dann von einem Überhang.

Die seitliche Verlagerung der Schwerlinie liegt nach Angaben der Literatur in der Regel auf der Konkavseite der Primärkrümmung, was aber nicht immer zutrifft (Abb. 11 und 12).

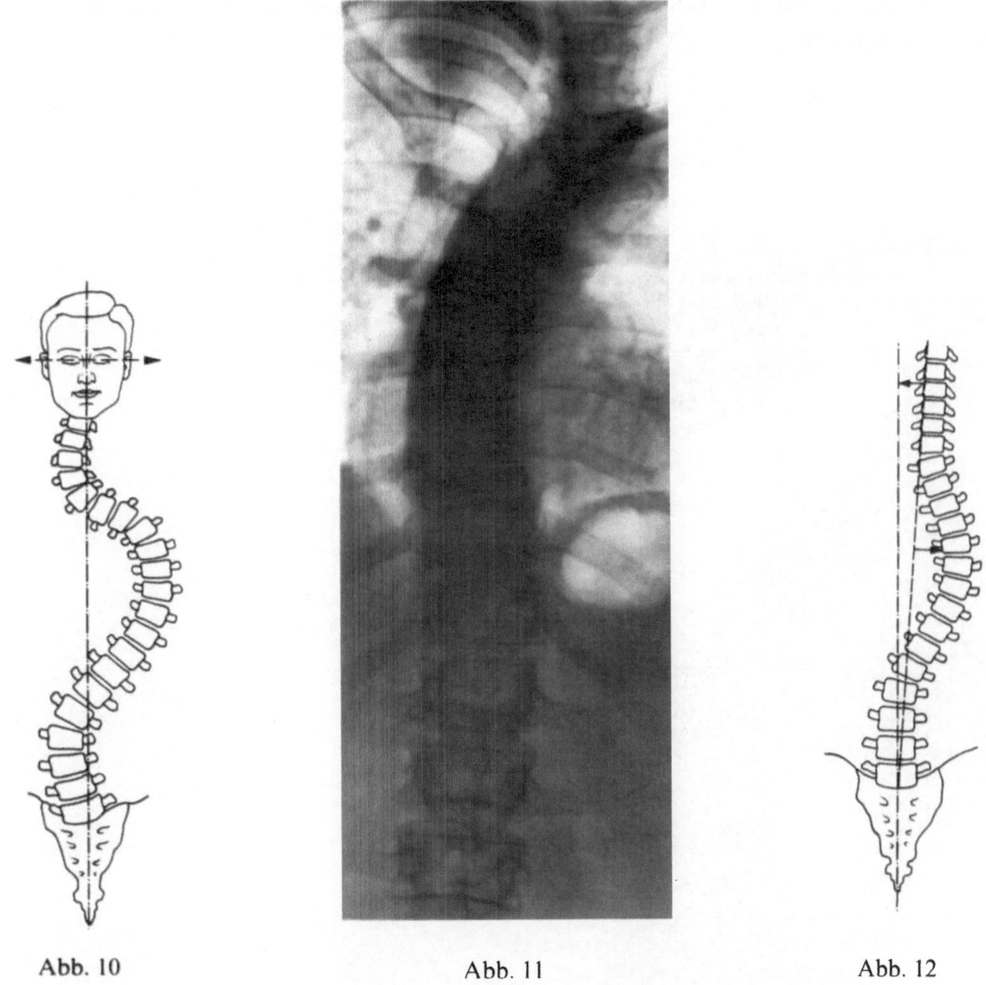

Abb. 10 Abb. 11 Abb. 12

Abb. 10. Durch Gegenkrümmung der Wirbelsäule cranial und caudal von der Primärkrümmung wird erreicht, daß die Augenachse horizontal und der Kopf im Lot über der Kreuzbeinbasis steht

Abb. 11. Hochthorakale linkskonvexe Skoliose, die nicht durch eine entsprechend starke Gegenkrümmung ausreichend ausgeglichen ist. Geringer Überhang

Abb. 12. Verlagerung der Schwerlinie nach der Seite der Primärkrümmung

Dieser Zustand der Dekompensation bedingt eine vermehrte Muskelanstrengung. Wenn diese Muskelanstrengung nicht mehr ausgehalten wird, und die Schwerlinie des Rumpfes wieder aus diesem Grunde in das Lot zur Beckenachse gebracht wird, stellt sich wiederum eine Schiefstellung der Augenachse ein. Wie bereits erwähnt, kann die Schiefstellung des Beckens als Kompensationsmechanismus zur Erzielung einer Geradestellung der Augenachse herangezogen werden. Dieses Wechselspiel wird durch die Ausbildung der Sekundärkrümmungen beendet.

Von einer instabilen Wirbelsäule im Zusammenhang mit einer Skoliose sollte man nur bei Lähmungsskoliosen sprechen, wenn der Wirbelsäule der muskuläre Halt fehlt und sich die Verkrümmung nur unter Belastung einstellt bzw. erheblich verstärkt, während sie sich im Liegen ganz oder teilweise ausgleicht. Die stärksten Grade der Instabilität bezeichnet man als Wirbelsäulenkollaps (collapsing spine).

Die Länge der einzelnen Krümmungen einer Skoliose ist sehr verschieden. Der Primärbogen kann im Extremfall die ganze Wirbelsäule oder nur 3 Segmente umfassen. Eine lange Primärkrümmung ist deformierender, weil dann weniger Platz für die Sekundärkrümmungen bleibt. Ebenso ist eine mehrbogige Skoliose in der Regel weniger deformierend als eine einbogige (Abb. 13). Die Primärkrümmung kann kürzer oder länger als die Sekundärkrümmungen sein.

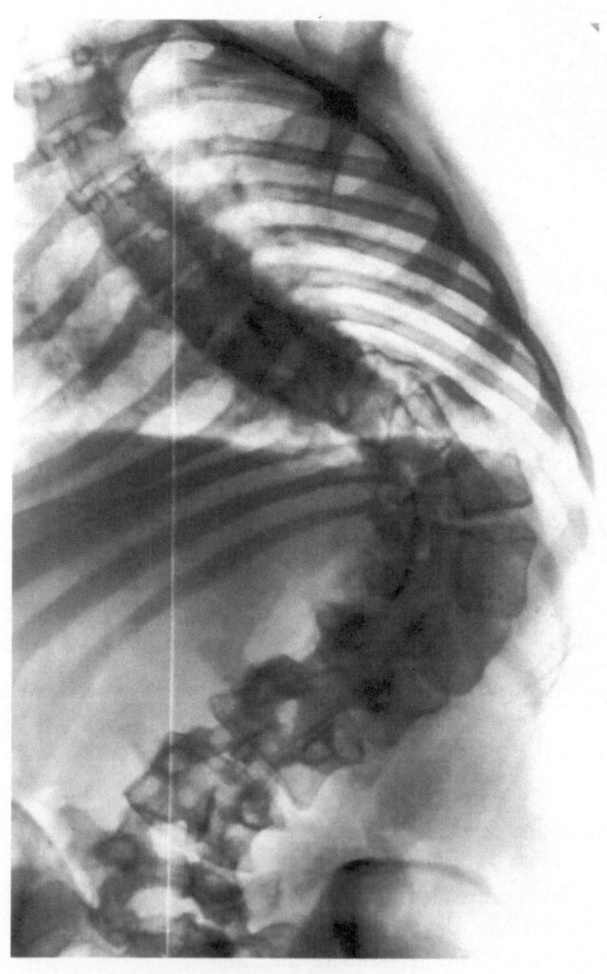

Abb. 13. Röntgenbild einer schweren C-förmigen Skoliose mit Überhang des Oberkörpers und Kopfes nach der Konkavseite der Krümmung

Die thorakalen Skoliosen bleiben trotz stärkerer Verkrümmungen besser im Gleichgewicht als die thorakolumbalen Formen (PORT), weil caudal mehr Platz für die Sekundärkrümmung zur Verfügung steht.

Das obere und untere Ende eines Krümmungsbogens erkennt man (allerdings nicht völlig zuverlässig) daran, daß der entsprechende Zwischenwirbelraum nicht keilförmig ist, sondern eine parallele Begrenzung aufweist, und daß die Endwirbel die geringste Rotation und Keilform zeigen.

Die Ausdehnung der Skoliose kann sich nach PONSETI und FRIEDMAN verändern. Es können mehr Wirbel in den Krümmungsbogen einbezogen werden als ursprünglich darin enthalten waren. Die Richtung der Skoliose und die Lage des Scheitelpunktes bleiben aber gleich (Ausnahme: Skoliosis ischiatica alternans).

Diese Darstellung über die elementaren Verhältnisse bei den Wirbelsäulenverkrümmungen sollte einen Überblick über die diesbezüglichen Angaben der Literatur geben. Sie sind teilweise widersprechend. Eine systematische Bearbeitung kann nur auf Grund von Wirbelsäulenganzaufnahmen erfolgen.

B. Einteilung der Skoliosen

Für die Einteilung der Skoliosen sind recht verschiedene Schemata in Gebrauch, die sich aber meist nur in Details unterscheiden. Im folgenden werden verschiedene Einteilungen wiedergegeben (Tabellen 1–8).

Tabelle 1. Ätiologische Einteilung der Skoliose. (Nach SCHULTHESS)

I. Skoliosen durch primäre Formstörungen der Wirbelsäule (Kongenitale Skoliosen)

II. Skoliosen durch Erkrankung und erworbene Anomalien der Wirbelsäule

(Osteopathisch-funktionelle im weiteren Sinne)	(Osteopathisch-funktionelle im engeren Sinne)
1. Allgemeine Skeletinsuffizienz, konstitutionelle Skoliose	5. Neubildungen
2. Rachitis	6. Tuberkulose
3. Kongenitale Lues	7. Aquirierte Lues
4. Osteomalazie	8. Osteomyelitis
	9. Gelenkserkrankungen
	10. Verletzungen

III. Skoliosen durch sekundäre Formstörungen der Wirbelsäule (Funktionelle im weiteren Sinne)

A. Durch pathologische Veränderungen von Organen außerhalb der Wirbelsäule

1. Skelet:
   a) Thorax
   b) Extremitäten
2. Muskelsystem:
   a) kongenitale (Torticollis)
   b) aquirierte
3. Nervensystem:
   a) Kinderlähmungen
   b) Neuritis
   c) Spastische Paralyse (Littlesche Erkrankung)
   d) Meningitis und Menigitis cerebrospinalis
   e) Neuritis lumb. (Ischias scol.)
   f) Hysterie
   g) Syringomyelie
   h) Tabes dorsalis
   i) Friedreichsche Ataxie
   k) Tumoren des Rückenmarkes
   l) Traumatische Lähmungen
4. Innere Organe:
   a) Respiration
      Nasenrachenraum
      Trachea
      Emphysem
      Phthise
      Pleuritis
   b) Zirkulation
      Herzfehler
5. Haut. Cicatricielle Skoliose

B. Durch Umgestaltung der Funktion aus äußeren Gründen. (Funktionelle im engeren Sinne)

1. Berufsskoliosen
2. Schulskoliosen

Tabelle 2. Einteilung der Wirbelsäulenverkrümmungen nach A. BLENCKE (Lehrbuch Hoffa)

1. Angeboren	7. Neurogen
2. Rachitis	a) Paralytisch
3. Habituell	b) Hysterisch
4. Statisch	c) Syringomyelie und Tabes
5. Narbenskoliose	8. Traumatisch
6. Empyemskoliose	9. Skoliotische Schmerzeinstellungen

Tabelle 3. Einteilung der Wirbelsäulenverkrümmungen nach SPITZY (Lehrbuch Lange)

1. Angeboren 2. Rachitis 3. Habituell	4. Paralytisch 5. Statisch	6. Narbenskoliose 7. Skoliotische Schmerzeinstellung

Tabelle 4. Einteilung der Wirbelsäulenverkrümmungen nach KAISER (Lehrbuch Matzen)

1. Angeboren 2. Rachitis 3. Juvenil 4. Recklinghausen	5. Überlastungsskoliose 6. Entzündliche Skoliose 7. Traumatische Skoliose 8. Neuropathische Skoliose	9. Narbenskoliose 10. Statische Skoliose 11. Idiopathisch

Tabelle 5. Einteilung der Wirbelsäulenverkrümmungen nach RATHKE (Handbuch Hohmann)

Pränatale Entwicklungsstörungen	
Postnatale Veränderungen der WS	
1. Belastungsschwäche und Störungen an den Wachstumszonen Idiopathisch Rachitis Osteochondrose Adoleszentenkyphose Systemerkrankungen	2. Tonusveränderungen der Stammuskulatur Paralytisch Spastische Skoliose Reflektorische Skoliose 3. Fernwirkung auf die Wirbelsäule Statisch Narbenskoliose

Tabelle 6. Einteilung der Wirbelsäulenverkrümmungen nach BLENCKE

Myopathisch Neuropathisch Osteopathisch	Idiopathisch Statisch Weichteile-Narben-N.P. Hernie

Tabelle 7. Einteilung der Skoliosen nach COBB

1. Osteopathische Skoliosen a) kongenitale b) thoracogene c) andere Formen 2. Neuropathische Skoliosen a) kongenitale b) poliomyelitische c) andere Formen	3. Myopathische Skoliosen a) kongenitale b) bei Muskeldystrophie c) andere Formen 4. Idiopathische Skoliosen

Keine dieser Einteilungen vermag hinsichtlich der Systematik und hinsichtlich der Vollständigkeit der Erfassung der verschiedenen Ursachen der Wirbelsäulenverkrümmungen zu befriedigen. Einen ersten Überblick können sie aber immerhin geben und sie ermöglichen einen kritischen Vergleich der verschiedenen Einteilungsprinzipien.

Tabelle 8. Einteilung der Wirbelsäulenverkrümmungen nach JAMES

Nichtstrukturell	Haltung kompensatorisch Ischias entzündlich hysterisch
Strukturell	idiopathisch
Neuropathisch	postpoliomyelitisch (paralytische Skoliose) Neurofibromatose Charcot-Marie-Toothsche Neuropathie Friedreichsche Ataxie Syringomyelie Cerebrale Lähmungen Myelomeningocele kongenitales Fehlen der Schmerzempfindungen
Osteopathisch	kongenitale vertebrale Anomalien (kongenitale Skoliose) Knochenbrüchigkeit senile Osteoporose Adolescentenkyphose
Myopathie	Muskeldystrophie Arthrogryposis multiplex congenita Amyotonia congenita
Thoracogene	
Metabolische	Marfan-Syndrom Rachitis
Äußere Ursachen	Frame-Skoliose Bestrahlungsskoliose
Kyphoskoliose	kongenital Neurofibromatose

Sehr allgemeine, aber praktisch durchaus nützliche Einteilungskriterien sind: bekannte oder unbekannte Ätiologie (Imrek), Ausgleichbarkeit oder Fixierung, Behandlungsbedürftigkeit oder Nichtbehandlungsbedürftigkeit.

Kyphosen und Skoliosen werden getrennt abgehandelt, obwohl damit den Realitäten vielfach Gewalt angetan wird. Viele ätiologisch genau definierte Wirbelsäulenerkrankungen können sowohl Kyphosen als auch Skoliosen verursachen und außerdem sind Kyphosen häufig mit einer mehr oder weniger ausgeprägten Skoliose kombiniert. Auch das umgekehrte kommt vor und ist bei manchen Skolioseformen sogar fast die Regel. Trotz dieser Schwierigkeiten schien es mir letzten Endes besser, die getrennte Abhandlung konsequent durchzuhalten.

C. Zur Geschichte der Wirbelsäulenverkrümmungen

Arbeiten über die Geschichte der Skoliose existieren kaum (GRIMME). Nur eine Publikation von HUEBERT gibt einen Überblick.

GOFF berichtet über Skoliose bei 2 ägyptischen Mumien, Bruder und Schwester, die vor 3500 Jahren gelebt haben.

WATERMANN erwähnt Detailsymptome einer Adolescentenkyphose an einem Skelett, das bei Gelduba am Niederrhein gefunden wurde und aus dem 1. Jahrhundert nach Christi stammte.

Wer sich mit der neueren Geschichte der Lehre von der Skoliose befassen will, sei vor allem auf die alten Monographien und die Zeitschriftenpublikationen folgender Autoren verwiesen (Tabelle 9).

RISSER gibt einen historischen Überblick über Prinzipien der Skoliosebehandlung der letzten 100 Jahre.

In einer Monographie von ROAF finden sich schematische Darstellungen historischer Verfahren und Apparaturen zur Skoliosebehandlung (Abb. 14a–e).

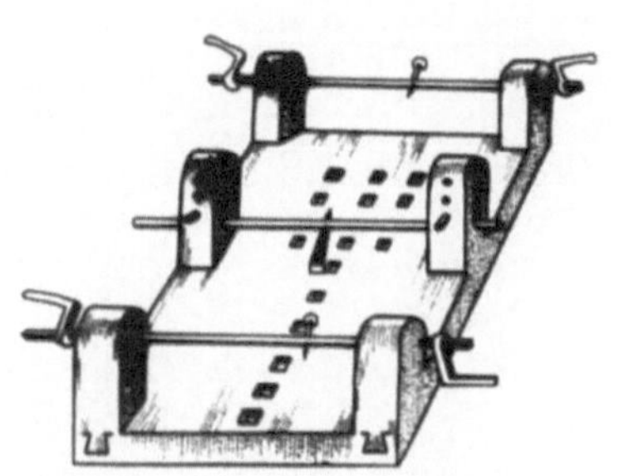

(a) Hippokratische Streckung

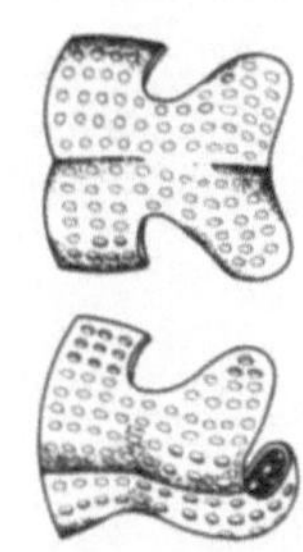

(b) Ambroise Paré's Stahlbrustplatten

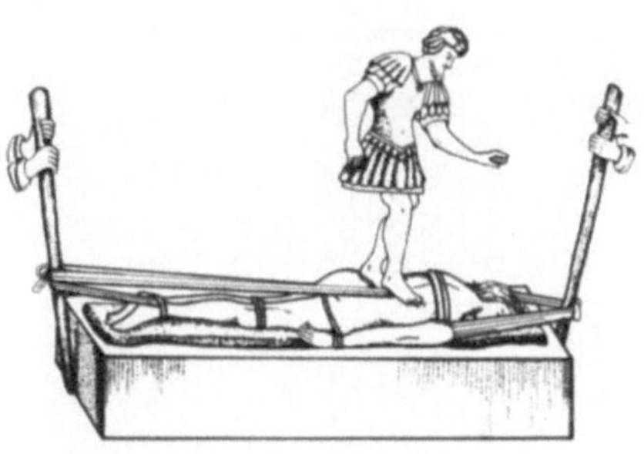

(c) Direkter Druck

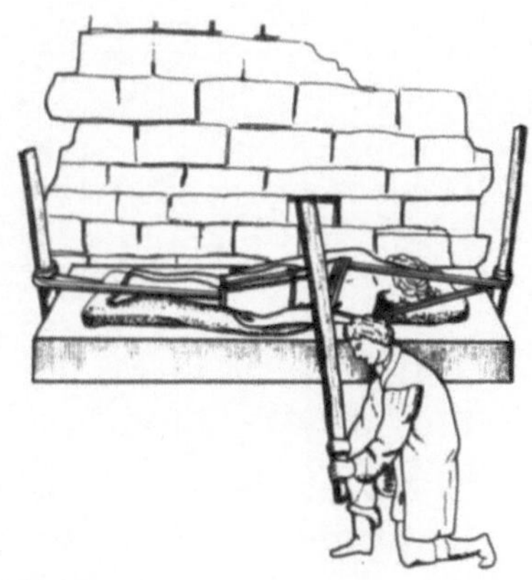

(d) Hebeldruck

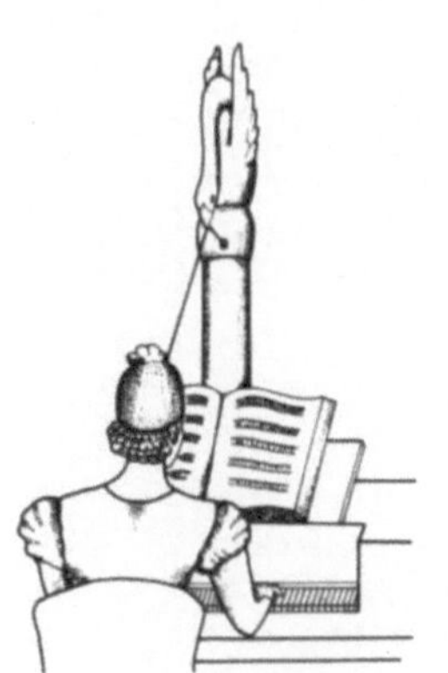

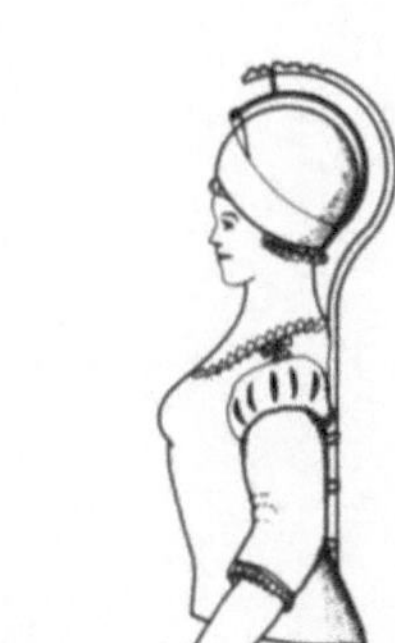

(e) Zugbehandlung im 18. Jahrhundert

Abb. 14a–e. Historische Vorrichtungen zur Skoliosebehandlung

Tabelle 9

ALBERT	DREIFUSS	HIEGIER	MAYER	RIEDINGER
ARKIN	ECKSTEIN	HIRSCH	MEINEL	ROKITANSKI
BACHMANN	EHRLICH	HISCHBERGER	MEYER	ROSER
BARDELEBEN	EULENBUG	HOFFA	MIKULICZ	SACHS
BLENCKE	FISCHER	HORNER	MONSARRAT	SCHANZ
BOEHM	FLEURY	HÜBSCHER	MOTTA	SCHILDBACH
BRADFORD	GARRE	HUETER	MÜLLER	SCHMIDT
BRANDENBERG	GAUP	JOACHIMSTHAL	NAEGELE	SCHULTHESS
BRANNE und FISCHER	GHUILAMILA	KIRMISSON	NEIDERT	STAFFEL
VAN DER BRUGH	GORHAM	KIRSCH	NICOLADONI	SUTTER
BRUNNER	GOTTSTEIN	KLIPPEL	PENDL	TICKE
BÜHRING	GUSE	KNIGHT	PÉRÉ	VALENTINI
CASSE	GUSSENBAUER	KOSTER	PETERSEN	WEBER
CHLUMSKY	V. HACKER	KRAMER	PHILPIN	WERNER
CODIVILLA	HÄRTEL	KRUG	PISANI	WESTFAHLEN
CORVISART	HALPARIN-REBECCE	LANGE	POISONNIER	WHITMAN
CURSCHMANN	HASEBROECK	LEHNDORF	PROCHOWNIK	WULLSTEIN
DEUTSCHLÄNDER	HASSE	V. LESSER	PÜTZ	ZESAS
DIEFFENBACH	HELBING	LORENZ	RADZICH	ZUPPINGER
DOLEGA	HENSCHEN	LOVETT	REDARD	
DREHMANN	HERZ	MASURKE	RIEDER	

D. Statistische Angaben über Wirbelsäulenverkrümmungen

In der Literatur ist ein großes statistisches Zahlenmaterial über die Wirbelsäulenverkrümmungen enthalten. Diese Zahlen wurden aber unter sehr verschiedenen Voraussetzungen an einem unterschiedlichen Ausgangsmaterial mit verschiedenen Untersuchungsmethoden und unter sehr verschiedenen Fragestellungen gewonnen. Um nur einige wenige Beispiele zu nennen: Häufigkeitszahlen können sich auf sämtliche Formen der Wirbelsäulenverkrümmungen beziehen, Haltungsfehler einschließen oder nur die Frequenz von Wirbelsäulenverkrümmungen pathologischer Qualität angeben. Dabei ist noch zu bedenken, daß die Grenzen zwischen Haltungsfehlern und Normalhaltung sowie zwischen Haltungsfehlern und pathologischen Verkrümmungen verschieden gezogen werden, daß vielfach auch den Haltungsfehlern pathologische Qualität beigemessen wird usw. Aus all dem ergibt sich, daß die Zahlenangaben über einzelne, sehr detaillierte Befunde und Bezüge gar nicht sehr groß sind. Statistische Angaben, die sich auf ein großes Material beziehen (3165 Skoliosefälle) wurden von FALDINI publiziert (HADLEY).

1. Methodik, mit der die Zahlen gewonnen wurden

Es leuchtet ein, daß die Ergebnisse statistischer Erhebungen unterschiedlich ausfallen werden, je nachdem, ob sie von Röntgenuntersuchungen oder klinischen Untersuchungen ausgehen.

Klinische Reihenuntersuchungen wurden in größerer Zahl, vor allen Dingen an Schulkindern, angestellt (v. WALDKIRSCH; PIRASTU u. CARTA; DRACHMANN; BREITENFELDER; BRÜCKNER; RADOCHAY, SCHOBERT, PISANI; PRATO u. SCERVINI; DAHL usw.). Aber auch an Rekruten (SHANDS) und einzelnen Berufsgruppen wurden solche klinischen Untersuchungen angestellt.

Methodisch stützen sich die klinischen Untersuchungen teilweise auf die reine Inspektion, nur relativ selten auf genauere oder kompliziertere Meßverfahren, wie z.B. Aufzeichnung der Schattenkontur des Rückens, Modellierung der Rückenform mit einem Bleidraht oder Fotografie. Keinerlei Beachtung wurde bisher der Frage geschenkt, welchen Einfluß die Weichteilbedeckung der Wirbelsäule für die Verursachung des Eindruckes einer Krümmungsabweichung der Wirbelsäule von der Norm hat. Um nur ein Beispiel zu nennen: Durch kräftige Entwicklung der Lendenmuskulatur oder stärkere Fettentwicklung kann z.B. eine gegenüber der Norm verstärkte Lordose der Wirbelsäule, die im Röntgenbild manifest ist, verdeckt werden, u.U. auch ein Flachrücken vorgetäuscht werden usw. Zu einer systematischen Untersuchung dieser Frage müßte man Wirbelsäulenganzaufnahmen im Stehen anfertigen und gleichzeitig die Rückenkontur aufzeichnen.

Röntgenuntersuchungen zur Erfassung von Wirbelsäulenverkrümmungen sind mit sehr unterschiedlicher Methodik vorgenommen worden. So haben z.B. SHANDS u. EISBERG 50000 Thoraxaufnahmen, die bei Reihenuntersuchungen gewonnen wurden, hinsichtlich seitlicher Wirbelsäulenverkrümmungen ausgewertet. Lendenwirbelsäulenmaterial ist seltener herangezogen worden (OGLEVIC und DIRELIE).

Die Minimalerfordernis für die Gewinnung häufigkeitsstatistischer Zahlen über Wirbelsäulenverkrümmungen stellen Aufnahmen von Brust- und Lendenwirbelsäule in 2 Ebenen dar. Streng genommen sollten auch das Becken und die Halswirbelsäule in die Röntgenuntersuchung einbezogen werden.

Bisher vorliegende Häufigkeitszahlen wurden auf diese Weise fast ausschließlich vermittels Aufnahmen gewonnen, die am liegenden Menschen angefertigt wurden. Dabei sind aber Haltungsabweichungen, die sich nur im Stehen manifestieren, dem Nachweis entgangen. Andererseits konnten lagerungsbedingte Abweichungen Fehlformen vortäuschen, die gar nicht vorhanden waren.

Die Optimalforderung für häufigkeitsstatistische Untersuchungen über Wirbelsäulenverkrümmungen erfüllen nur Wirbelsäulenganzaufnahmen im Stehen, die die Schädelbasis und das Becken und im Idealfall auch die Beine mitabbilden. Außerdem sollten sie noch durch Abschnittsaufnahmen ergänzt sein.

2. Ausgangsmaterial

Den statistischen Untersuchungen über Skoliose lagen sehr unterschiedliche Ausgangskollektive zugrunde. Zum überwiegenden Teil hat es sich um Reihenuntersuchungen an Schulkindern gehandelt (v. WALDKIRSCH, PIRASTU u. CARTA; DRACHMANN; BREITENFELDER; BRÜCKNER; RADOCHAY; BRÜNING; KIKUCHI u. TISHIRO; DEUTSCHLÄNDER; SCHOBERTH, PISANI, PRATO u. SCEREFNI; DAHL; MATSUBARA usw.) SHANDS hat Untersuchungen an Rekruten angestellt, GOMEZ an Stahlarbeitern, GSCHWEND u. LODER an Berufspiloten, HARTUNG and Berufsschülern, LE GO u. WELFLING an Personen, die sich um die Einstellung bei Eisenbahnen bewarben. DIVELIY und OGLEVIE gingen von Wirbelsäulenaufnahmen von Krankenhauspatienten aus, WHITMAN von dem Material einer Krüppelklinik. SULSER sowie BACHMANN untersuchten Sektionsmaterial und LANGHÄNEL Präpariersaalmaterial.

Häufigkeitsstatistisch wurden auch Schulkinder von Stadt und Land differenziert. NAGURA und LETTOW vergleichen die Häufigkeit der Skoliosen in Japan und in Deutschland. In Japan wurde eine Zunahme, in Deutschland eine Abnahme festgestellt. TARASOV will bei Kindern in Murmansk gehäuft rachitische Wirbelsäulenverkrümmungen gefunden haben.

SHANDS und EISBERG fanden bei Negern 20%, bei Weißen 8,4% Skoliosen.

3. Häufigkeitszahlen über Wirbelsäulenverkrümmungen im allgemeinen

Die folgenden Zahlen beziehen sich im wesentlichen auf Schuluntersuchungen und sie schließen alle Arten von Wirbelsäulenverkrümmungen und alle Schweregrade bis zur leichten Fehlhaltung ein: PISANI 24%, PASTORE u. SINISI 42%, VALLARIO 28%, VALERIO 27%, SOAVE 19%, PRATO u. SCERVINI 55,5%, HARTUNG 31,6%, DESCOVICH 73,8%, MASTRA-

Tabelle 10. Literaturangaben über die Häufigkeit von Wirbelsäulenverkrümmungen nach MATTHIASH (in Prozent)

MCKENZIE u. TAIT	23	PHELPS u. KIPHUTH	4,1
GAUGELE	7	BROMAN	85
BROWN	80	KARL	41,9
BLANCHE-STERLING	69	BREITENFELDER	73,5
COCK	42	JENTSCHURA u. MARQUARDT	33,3
BUSING	17,2	KOETSCHAU	ca. 45
BLENCKE	2,7	LERCH	22
ROSENFELD	23,3	MESSMER	70–80
DÜNTZER	10	BARLOW	57,2
DEUTSCHLÄNDER	73,6	RÖSSLER	24,5
White House Report	92,2	PÖSCHEL, MICHAELIS, ROTT	21,5

Tabelle 11. Die pathologischen Befunde im Bereich des Rückens nach Untersuchungen von GEISER bei 511 infanteriediensttauglichen Rekruten

	Anzahl der Rekruten
Abflachung der unteren Brustwirbelsäule	142 (27,8%)
Verstärkte Kyphose der Brustwirbelsäule	93 (18,2%)
Verstärkte Lordose der Lendenwirbelsäule	82 (16,0%)
Flachrücken	68 (13,3%)
Skoliose	77 (15,1%)

GOSTINO 50%, VALERIO, SALVIOLI, POLI 78%. Weitere Angaben finden sich in den Tabellen 10 (MATTHIASH) und 11 (GEISER) (s. auch Kap. J. a): Häufigkeit der physiologischen Skoliose, S. 207 und Kap. K. II. 1.: Idiopathische Skoliose, S. 250).

4. Angaben über Wirbelsäulenverkrümmung mit teilweiser Aufschlüsselung

Bei weitem am häufigsten sind die Haltungsfehler. Sie führen zu den hohen Prozentzahlen bis zu 70%. Unter diesen Haltungsfehlern sind die seitlichen Abweichungen häufiger als die sagittalen Formabweichungen.

MANELLI und OTTOLENGHI haben bei Schuluntersuchungen in San Remo 27,7% Skoliosen, 11,2% Rundrücken, 9,7% schlaffe Haltungen und 0,8% Flachrücken gefunden.

Von WALDKIRCH fand bei der Untersuchung von 2014 6jährigen Schulkindern in 47,9% einen Normaltypus, in 26,6% Kyphosen, in 5,2% Lordosen und in 20,3% Skoliosen. In seinem Material überwogen also ausnahmsweise die sagittalen Haltungsabweichungen.

PRATO und SCERVINI fanden unter rund 7000 Kindern im Alter von 10–15 Jahren in 55,5% der Fälle Formabweichungen der Wirbelsäule. In 39,65% hat es sich um skoliotische Verkrümmungen gehandelt.

DAHL stellte bei Schuluntersuchungen in 18,9% skoliotische Wirbelsäulenverkrümmungen fest. Schwere Skoliosen, die nicht mehr zu bessern waren, waren aber nur mit 2% vertreten. Der Prozentsatz der Kyphosen betrug 2,1, der schweren Kyphosen 0,4 und der Flachrücken 10%.

Bei der Untersuchung von Berufspiloten kamen GSCHWEND und LODER zu folgenden Zahlen: 18,7% der Untersuchten hatten einen thorakalen Morbus Scheuermann, 4% einen lumbalen Morbus Scheuermann, 9,3% Haltungsanomalien der Halswirbelsäule und 2,7% Flachrücken, 6,7% strukturelle Skoliosen.

KISSEL nennt folgende Zahlen: 10,7% schlaffe Haltung, 16,1% Rundrücken, 9,7% Flachrücken, 6,8% skoliotische Haltungsabweichungen, 4,9% Schiefhaltungen und 2,1% Rundrücken. Bei Haltungsabweichungen stärkeren Grades fanden sich in einem hohen Prozentsatz morphologische Wirbelveränderungen.

Unter 100 anscheinend gesunden Kindern stellte MEYER durch genaue Untersuchungen 6mal eine fixierte Kyphose und 1mal eine Skoliose fest.

COMBE, SCHOLDER und WEITH registrierten bei Schuluntersuchungen in 17,5% der Fälle einen Flachrücken. 10% der Flachrücken wiesen gleichzeitig eine skoliotische Krümmung auf, 5,8% hatten verstärkte Brustkyphosen, 29% Skoliosen.

In dem Material von BRÜCKNER standen 44,5% Haltungsfehlern 9,6% strukturelle Skoliosen gegenüber und außerdem wurden 0,28% Skoliosen verschiedener Ätiologie, z.B. Skoliosen nach Poliomyelitis verzeichnet.

RADOCHAY und RADOCHAY fanden in 8,7% Formveränderungen der Wirbelsäulen, Skoliosen und Haltungsfehler zusammengerechnet; 0,4% davon waren echte Skoliosen.

Geiser fand bei Rekrutenuntersuchungen in 90,4% der Fälle Abweichungen von der funktionellen und morphologischen Idealform der Wirbelsäule. Als funktionelle Abweichungen von der Normalform wurden z.B. Abflachungen der unteren Brustpartien bei der Rumpfbeugung angesehen. Im einzelnen wurden folgende Haltungsabweichungen gefunden: Abflachung der unteren Brustwirbelsäule, verstärkte Kyphose der Brustwirbelsäule, verstärkte Lordose der Lendenwirbelsäule, Flachrücken, Skoliose. Im Röntgenbild entsprachen ätiologisch diese Formabweichungen überwiegend denen eines Befundes im Sinne eines abgelaufenen geringgradigen Morbus Scheuermann (Tabelle 11).

Breitenfelder fand bei Schulkindern in 32,33% leichte und in 41,17% schwere Haltungsschwäche, über deren Art und Ausmaß aber nichts Näheres ausgesagt wird. Es können möglicherweise auch Haltungskoliosen und physiologische Skoliosen mitgerechnet worden sein.

Bei Auswertung der Untersuchung von 1035 Schulkindern verzeichnete Schoberth 92mal Skoliosen, 161mal Rechtsabweichungen, 21mal Linksabweichungen, 57mal einen Flachrücken, 116mal Haltungsschwäche, 33mal Rundrücken, 9mal Hyperlordose und 1mal Lendenkyphose.

Diveliy und Oglevie, die 6523 Lendenwirbelsäulenaufnahmen auswerteten, fanden 5% Haltungsskoliosen, 1,9% strukturelle Skoliosen und 1,3% Hyperlordosen.

Drachmann kam bei der Untersuchung von 28000 Kindern in Dänemark auf 1,3%, Breitenfelder bei der Untersuchung von 600 Schulkindern auf 1,83%, Schultes gibt 8%, Bradford 10%, Staffel 2–3%, Dubois 7,6% und Blencke 3,0% Wirbelsäulenverkrümmungen an.

Axt fand bei einer Schülergruppe, die unter dem Gesichtspunkt der sportlichen Leistungsfähigkeit ausgelesen worden war, nur in 16,8% keinerlei Haltungsfehler. 8% wiesen fixierte Skoliosen auf, 33% hatten S-förmige Haltungsskoliosen, 40% S-förmige Skoliosen mit hohlrundem Rücken, 5% S-förmige Skoliosen mit Rundrücken, 11% einen hohlrunden Rücken und 2% einen Rundrücken. Die Skoliosen resultierten in 16% aus einem Beckenschiefstand. In 37% waren die Skoliosen nur im Röntgenbild, nicht aber bei der Inspektion zu erkennen (s. auch Kap. J. a): Häufigkeit der physiologischen Skoliose, S. 207; Kap. K. I. 2. i) δ): Ischiasskoliose, Häufigkeit, S. 229; Kap. K. II. 1.: Idiopathische Skoliose, S. 250; Kap. K. II. 6.: Paralytische und andere neurogene Skoliosen, S. 311).

5. Angaben ausschließlich über Sagittalverkrümmung

Weitere statistische Erhebungen über die Häufigkeit der Fehlhaltungen wurden von Jentschura angestellt. Er fand bei Schuluntersuchungen 18,2% Kinder mit schlaffer Haltung, 4,8% mit nicht fixiertem Rundrücken oder hohlrundem Rücken, 2,2% mit fixiertem Rundrücken, 3,5% mit einem Flachrücken oder Flach-Hohlrücken. Koetschau kam gleichfalls bei Schuluntersuchungen auf einen Prozentsatz von 45% Fehlhaltungen. Er will eine Zunahme der Haltungsschäden durch das Sitzen in der Schule festgestellt haben. Dubois untersuchte Kinder im Alter von 11–12 Jahren. In 6,5% bestanden Totalkyphosen, in 9,5% Brustkyphosen, in 6,4% flache Rücken und in 2,5% Lordosen. Nach seinen Feststellungen nehmen mit zunehmendem Alter die Kyphosen ab und die Lordosen zu (Grönberg).

Gaizler hat bei Reihenuntersuchungen gesunder Sportler festgestellt, daß in 14% die Halswirbelsäule gerade gestreckt ist und daß in 14% kyphotische Haltung vorkommt. Selbst Knickbildungen wurden in 11% verzeichnet. Zu ähnlichen Ergebnissen waren auch Juhl, Miller und Roberts gekommen.

6. Angaben über die Art der Skoliosen

Eine Anzahl von Autoren macht nur Angaben über die Skoliosen unter Außerachtlassung der Sagittalverkrümmungen. FALDINI legt eine Statistik über 3165 Skoliosefälle vor. Der Anteil der idiopathischen Skoliosen betrug 74,12%, der poliomyelitischen Skoliosen 13,52%, der kongenitalen Skoliosen 9,79%, der Skoliosen bei Neurofibromatose 1,26% und der Skoliosen aller sonstigen Ätiologien 1,30%.

Nach Angaben von GEISER sind 75% aller Skoliosen strukturell, darunter 5–10% paralytisch. GIVELIY und OGLEVI geben das Verhältnis von Haltungsskoliosen zu strukturellen Skoliosen mit 5:1,9 an.

Eine Aufschlüsselung nach der Natur der Skoliose von insgesamt 184 Skoliosefällen aus der Reihenuntersuchung von SHANDS und EISBERG erbrachte folgende Zahlen: 150mal Haltungsskoliosen, 61 idiopathische Skoliosen, 7 kongenitale Skoliosen, 6 Skoliosen nach Thorakoplastik und 6 paralytische Skoliosen.

Die Häufigkeit der strukturellen Skoliosen wurde bei französischen Eisenbahnern von LE GO und WELFLING mit 7% festgestellt. GOMEZ kam bei Arbeitern der Stahlindustrie auf 1,13%. Relativ niedrige Zahlenangaben über Skoliosen bei Schulkinderuntersuchungen haben wahrscheinlich nur ausgeprägte pathologische Skoliosen erfaßt, im Gegensatz zu hohen Zahlenangaben, in denen sicherlich der größte Prozentsatz von geringfügigen Haltungsabweichungen gestellt wird.

7. Statistische Untersuchungen an Leichen

LANGHÄNEL fand bei 100 Präpariersaalleichen von Personen, die älter als 70 Jahre waren, 90mal eine Skoliose, 54mal eine verstärkte Kyphose der Brustwirbelsäule und 25mal eine Abflachung der Brustwirbelsäulenkyphose. Ältere Personen haben demnach nur in einem minimalen Prozentsatz völlig normale Wirbelsäulen und es bestehen bei ihnen verschiedene Krümmungsformen gleichzeitig.

In dem Sektionsgut von SULSER fanden sich 2,26% Skoliosen, von denen 0,46% schwere Kyphoskoliosen darstellen. BACHMANN kam bei der Auswertung seines Sektionsmaterials zu ähnlichen Zahlen. Er fand 2,09% Kyphoskoliosen (BACHMANN).

8. Statistische Angaben über die Schweregrade von Wirbelsäulenverkrümmungen

Was die prozentuale Verteilung der Schweregrade der Haltungsfehler betrifft, so stellte BREITENFELDER in 32,33% eine erhebliche Haltungsschwäche, in 41,17% eine leichte Haltungsschwäche und nur in 24,67% einen völlig einwandfreien Rücken fest (GRÖNBERG).

Bei der Untersuchung von 198000 Rekruten kam SHANDS auf 0,73% Wirbelsäulenverkrümmungen, derentwegen die Betreffenden als wehruntauglich angesehen wurden. Es

Tabelle 12. Prozentuale Häufigkeit verschiedener Schweregrade (Messung nach FERGUSSON) von 600 Skoliosen in Abhängigkeit von der Lokalisation (BERNDT)

	unter 10°	10–19°	20–29°	30° und mehr
Lumbal	201 = 69,8%	52 = 18,1%	20 = 6,9%	15 = 5,2%
Thorakal	102 = 43,1%	58 = 24,5%	28 = 11,8%	49 = 20,6%
Thoraco-lumbal	34 = 45,9%	15 = 20,2%	12 = 16,3%	13 = 17,6%
Cervico-thorakal				1 = 100%

hat sich dabei um schwere Grade von Skoliosen gehandelt. Für den Zeitraum von 1950–1951 beziffert er den Prozentsatz der Rekruten, die wegen Wirbelsäulenverkrümmungen dienstuntauglich waren, auf 0,24%.

Die Zahlen von SHANDS und EISBERG, die aus einem Material von 50000 Thoraxaufnahmen gewonnen wurden lauten: 1,9% Skoliosen, davon 1,4% gering (10–19°), 0,3% mäßig (20–29°), 2% schwer (mehr als 30°). Eine Aufschlüsselung der verschiedenen Schweregrade nach der Lokalisation wird von BERNDT gegeben (Tabelle 12).

9. Angaben über Änderung der Häufigkeit und geographische Unterschiede

TOWAST-RANCKEN stellte fest, daß der Prozentsatz des Vorkommens von Flachrücken bei Schulkindern in Finnland 1956–1959 im Vergleich zu einer früheren Untersuchung im Jahre 1906 deutlich zugenommen hatte.

LETTOW stellte 1965 bei Schuluntersuchungen eine Abnahme der Skoliosefrequenz im Vergleich zu früheren Jahren fest. Er kam nur auf Werte von 0,04–0,99%. In Japan wurden Skoliosen seltener angetroffen als in Europa (TASHIRO; NAGURA).

10. Skoliosehäufigkeit und Alter

Theoretisch müßte man erwarten, daß die Skoliosefrequenz mit dem Alter zunehmen würde, wenn in jeder Altersstufe Skoliosen auftreten würden. Wenn die Skoliosen sich dagegen nur in bestimmten Altersgruppen entwickelten, müßten diese einen steilen Frequenzanstieg aufweisen und in den folgenden Jahrgängen die Skoliosehäufigkeit praktisch unverändert bleiben, es sei denn, die Sterberate der Skoliotiker wäre erhöht, worauf später noch eingegangen werden soll und es würde hieraus ein Häufigkeitsabfall resultieren. Von der idiopathischen Skoliose ist bekannt, daß sie im Kindesalter und im Pubertätsalter auftritt oder in Erscheinung tritt. Manche Skolioseformen, wie z.B. thorakogene Skoliosen, entwickeln sich in Abhängigkeit von den zugrundeliegenden thorakalen Ursachen vor allen Dingen in den mittleren Altersgruppen. Nicht herausgestellt wurde bisher die Tatsache, daß die Bandscheibenskoliosen relativ häufig sind und daß sie erst im mittleren und höheren Lebensalter auftreten. Das gleiche trifft auch noch für einzelne andere Skolioseformen, z.B. die osteoporotische Skoliose und Kyphose zu. Spezifische Krümmungsformen, die sich nur im höheren Lebensalter entwickeln, stellen die Alterskyphosen dar. Ihnen steht die Adolescentenkyphose gegenüber. Die Kyphosefrequenz in Abhängigkeit von dem Lebensalter müßte demnach einen ersten Anstieg in der Adolescenz und vom 50.–60. Lebensjahr ab einen weiteren kontinuierlichen Anstieg infolge des Auftretens der Alterskyphosen aufweisen. Zahlen, die dies dokumentieren würden, liegen aber nicht vor.

Tabelle 13. Prozentuale Häufigkeit der verschiedenen Skolioselokalisationen in Abhängigkeit vom Lebensalter (BERND)

Alter	Gesamtzahl	Lumbal	Thorakal	Thoraco-lumbal	Cervico-thorakal
0–2	22	2=10%	10=45%	10=45%	
2–9	29	1= 4%	18=62%	10=34%	
9–16	75	15=20%	47=62%	13=18%	
16–40	204	99=48%	80=39%	25=13%	
40–60	201	119=59%	70=35%	12= 6%	
über 60	69	52=75%	12=17%	4= 7%	1=1%
	600				

Auf meine Veranlassung hat BERND 600 Wirbelsäulenverkrümmungen, getrennt nach Lokalisation und Alter aufgeschlüsselt und bei den lumbalen Skoliosen einen Frequenzanstieg mit zunehmendem Alter festgestellt. Diese lumbalen Skoliosen stellen überwiegend Bandscheibenskoliosen dar (Tabelle 13), was ihre Häufigkeitszunahme in den höheren Altersklassen ohne weiteres erklärt.

SHANDS und EISBERG fanden Skoliosen am häufigsten zwischen dem 15. und 19. Lebensjahr mit 31,2‰. In den folgenden Altersgruppen waren sie geringer, um in der Gruppe über 70 Jahre wieder auf 21,2‰ anzusteigen. Diese Verteilung ergab sich unter Berücksichtigung auch der geringen Grade von Skoliosen. In der Altersgruppe von 15 und 19 Jahren, wo die Gesamtfrequenz am höchsten war, handelte es sich jedoch meistens um nur sehr geringgradige, seitliche Verkrümmungen, während in den höheren Altersgruppen mit einer geringeren Gesamtfrequenz die stärkeren Grade der Skoliose häufiger waren. RUNGE fand bei Einstellungsuntersuchungen 2,32% Skoliosen mit strukturellen Wirbelsäulenveränderungen. Der Prozentsatz war in der Altersgruppe von 18–29 höher als in der Altersgruppe von 30–39. Von 40–60 Jahren stieg der Prozentsatz der Skoliosen bedeutend an (!). Es hat sich dabei nur um skoliotische Verkrümmungen im Lendenabschnitt gehandelt.

Nach MÜLLER steigt die allgemeine Frequenz der Skoliose vom 14.–18. Lebensjahr stetig an und nimmt dann wieder ab. Nach DUBOIS nimmt die Skoliosefrequenz mit zunehmendem Alter ab, soweit es sich um das Alter vor Wachstumsabschluß handelt. LANGE gibt allerdings das Gegenteil an. Am häufigsten treten Skoliosen in der Pubertätszeit auf.

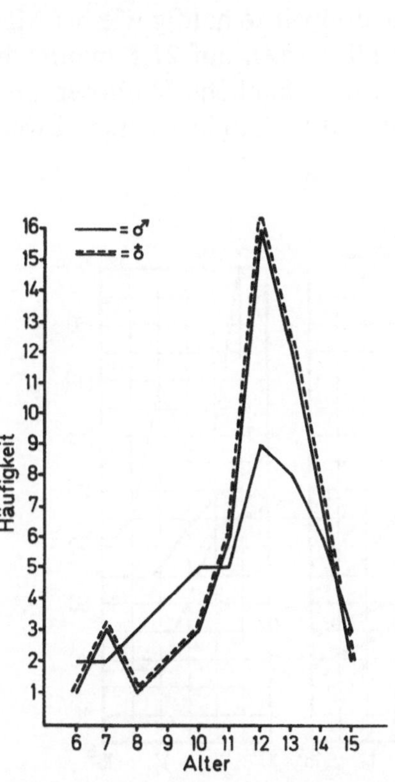

Abb. 15. Graphische Darstellung der Häufigkeit von Haltungsskoliosen in Abhängigkeit von Alter und Geschlecht (PISANI, 1970)

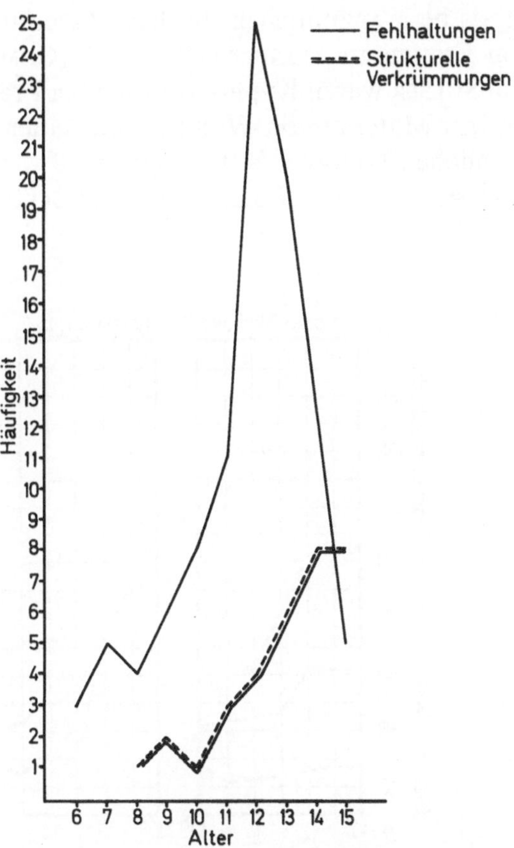

Abb. 16. Graphische Darstellung der Häufigkeit der Fehlhaltungen und der strukturellen Verkrümmungen in Beziehung zum Alter (PISANI, 1970)

FALDINI fand in der Altersgruppe zwischen 10 und 15 Jahren mit 53,62% einen Häufigkeitsgipfel.

In dem Material von PASTORINI, SILLI und CERAFOLINI waren die Skoliosen am häufigsten im 12. und 13. Lebensjahr aufgetreten, d.h. zu dieser Zeit erlangten die Skoliosen Krankheitswert bzw. wurden als verunstaltende Deformität registriert, was aber nicht ausschließt, daß schon zuvor leichtere Verkrümmungen bestanden.

Untersuchungen von PISANI ergaben einen maximalen Anstieg der Häufigkeit der Haltungsskoliosen bis zum 11. Lebensjahr und dann eine rapide Abnahme (Abb. 15 und 16). Dies spricht für ein spontanes Verschwinden von Fehlhaltungen und gegen ihren Übergang in strukturelle Verkrümmungen. Die strukturellen Verkrümmungen nahmen, abgesehen von dem 10. Lebensjahr, bis zum 14. Lebensjahr stetig zu.

11. Angaben über das Ausmaß von Skoliosen in Abhängigkeit von der Lokalisation und dem Zeitpunkt ihres Auftretens

Angaben über den Skoliosewinkel bei Wachstumsabschluß in Abhängigkeit vom Zeitpunkt des Auftretens der Wirbelsäulenverkrümmung und von ihrer Lokalisation wurden von PONSETI und FRIEDMAN gemacht. Sie sind aus nachstehender Graphik zu entnehmen (Abb. 17).

12. Geschlechtsverteilung der Skoliose

Im allgemeinen wird angegeben, daß die Skoliose beim weiblichen Geschlecht häufiger ist als beim männlichen. In dem Material von SHANDS und EISBERG betrug die Relation von Frauen zu Männern 75,7:74,2 (COMBE, SCHOLDER u. WEITH). In dem Sektionsgut von SULSER waren Kyphoskoliosen bei Frauen nahezu doppelt so häufig wie bei Männern. In dem Material von WHITMAN aus einer Krüppelklinik kamen auf 21,5 männliche 80,5 weibliche Skoliosen. SUTTER gibt 85,8 weibliche auf 14,2 männliche Skoliosen an. Nach LINDEMANN, IDELBERGER, FABER und BERQUET kommen auf 1 männliche Person 2 weibliche.

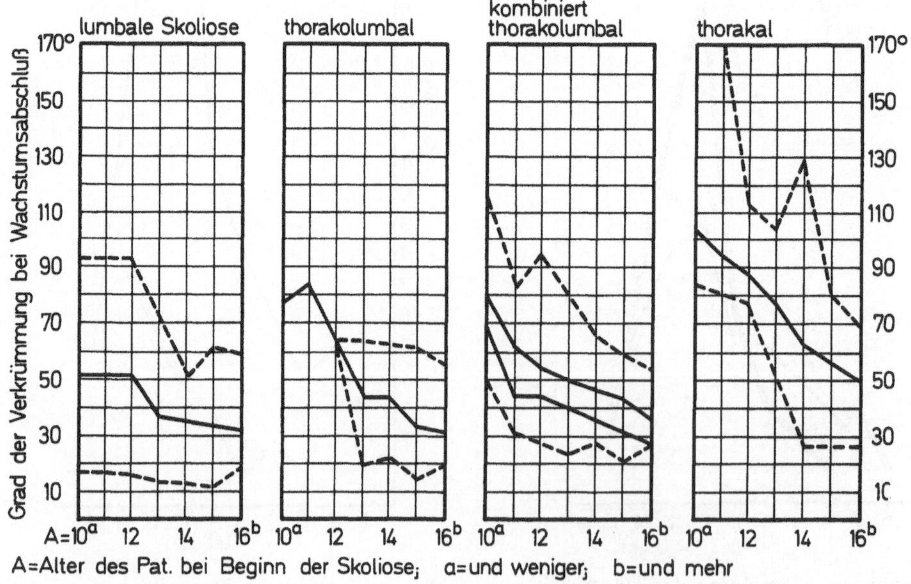

Abb. 17. Graphische Darstellung des Ausmaßes der Skoliose verschiedener Lokalisation bei Wachstumsabschluß in Abhängigkeit vom Zeitpunkt ihres Auftretens (PONSETI und FRIEDMAN)

Das Forschungskomitee der amerikanischen orthopädischen Gesellschaft fand bei der Auswertung von 425 Fällen 75% Mädchen. McMurray bemerkt hierzu, daß bei kleinen Kindern die Skoliose bei beiden Geschlechtern annähernd gleich häufig sei und daß die Skoliosefrequenz beim weiblichen Geschlecht erst in der Adolescenz und im Erwachsenenalter zunehmend zu überwiegen beginnt.

Krug, Wisser sowie Waldkirch, die sich auf Schuluntersuchungen stützen, fanden dagegen ein leichtes Überwiegen des männlichen Geschlechtes (Tabelle 14).

Die Untersuchungen von Bernd ergaben unterschiedliche Prävalenzen der Geschlechter in Abhängigkeit von den Altersgruppen. Zwischen 9 und 60 Jahren überwog das weibliche und davor und danach das männliche Geschlecht (Tabelle 15). Pisani hat ähnliche Untersuchungen, allerdings beschränkt auf das Alter von 6–15 Jahren, angestellt (Abb. 15).

In dem umfangreichen Material von 3165 Fällen von Skoliose von Faldini überwog das männliche Geschlecht mit 70,96% das weibliche bedeutend. Pastorini, Silli und Cerofolini fanden bei der Auswertung idiopathischer Skoliosen ein Überwiegen des weiblichen Geschlechtes mit 78,07%.

Tabelle 14. Häufigkeit von Wirbelsäulenverkrümmungen und ihre Geschlechtsverteilung bei 2014 6jährigen Schulkindern. (Nach v. Waldkirch)

	Jungen		Mädchen	
	von der Gesamtzahl	von sämtlichen Jungen	von der Gesamtzahl	von sämtlichen Mädchen
Normaltypus	25,3	50,5	22,6	45,3
Kyphosen	12,5	25,1	14,1	28,1
Lordosen	2,9	5,6	2,3	4,6
Skoliosen	9,4	18,8	10,9	21,7

Tabelle 15. Geschlechtsverteilung von 600 Skoliosen in verschiedenen Altersgruppen (Bernd)

Alter, Jahre	Weiblich	Männlich
0–2	7=36,8%	12=63,2%
2–9	14=43,8%	18=56,2%
9–16	57=76,0%	18=24,0%
16–40	116=56,3%	90=43,7%
40–60	104=52,3%	95=47,7%
über 60	25=36,2%	44=63,8%

Tabelle 16. Geschlechtsverteilung der Skoliose. (Klinisches Krankengut)

	Knaben (%)	Mädchen (%)		Knaben (%)	Mädchen (%)
Eulenburg	13,0	87,0	Ever	7,0	93,0
Kölliker	20,0	80,0	Ketsch	17,0	83,0
Scholder	14,8	85,0	Roth	8,5	91,5
Schanz	25,0	74,8	Wildberger	15,9	84,1
Schulthess	14,2	85,8	Behrend	13,4	86,6
Faber	32,7	67,3	Adam	12,8	87,2
Bachmann (Sektionsmaterial)	19,0	35,0	Resch	17,0	83,0

Tabelle 17. Seitenverteilung von Skoliosen in Abhängigkeit vom Geschlecht nach GEORGE und RIPPSTEIN

	Gesamt	Knaben	Mädchen
Rechts	17,9	9,2	8,7
Links	82,1	36,8	45,3

In dem Sektionsmaterial von BACHMANN betrug die Relation von Männern mit Wirbelsäulenverkrümmungen zu Frauen 41,2:58,8.

Weitere Angaben über die Geschlechtsverteilung sind der Tabelle 16 zu entnehmen. Je nach dem Richtungssinn der Skoliose wurde von GEORGE und RIPPSTEIN eine unterschiedliche Geschlechtsverteilung gefunden (Tabelle 17).

13. Häufigkeitsverteilung der einzelnen Krümmungslokalisationen und Krümmungsformen

In dem Untersuchungsgut von SHANDS und EISBERG waren in 72% der Fälle die Skoliosen C-förmig und in 28% S-förmig. Dieser hohe Prozentsatz der C-förmigen Skoliosen kann nur so zustandegekommen sein, daß einmal die leichtesten Skoliosen, d.h. die physiologischen Skoliosen, mitgezählt wurden, die oft keine eindeutige Gegenkrümmung erkennen lassen und zum anderen erstreckt sich die Statistik nur auf Thoraxaufnahmen, so daß Gegenkrümmungen in der Lendenwirbelsäule nicht berücksichtigt wurden. Bei ausgeprägten Skoliosen sind S-förmige Krümmungen zweifellos häufiger als C-förmige. Die größte Frequenz der Verkrümmungen wurde in Höhe des 8.–10. Brustwirbels angetroffen (FALDINI). Da diese Angaben aber aus Thoraxaufnahmen gewonnen wurden, berücksichtigen sie die übrigen Wirbelsäulenabschnitte nicht.

MARTENS wertete die Schmorlsche Wirbelsäulensammlung aus und kam hinsichtlich der Häufigkeit der Skolioselokalisation zu folgenden Zahlen: 75% waren thorakal, 13% zerviko-thorakal und 12% lumbal (weitere Angaben finden sich in dem Kapitel über die idiopathischen Skoliosen). Nach der Statistik des Forschungskomitees der amerikanischen orthopädischen Gesellschaft ist der mittlere Brustabschnitt am häufigsten von einer Skoliose betroffen.

GSCHWEND und LODER verzeichnen 9,3% Haltungsanomalien der Halswirbelsäule.

Angaben über die Häufigkeit der Krümmungslokalisation, aufgeschlüsselt nach Altersgruppen, finden sich in der Tabelle 13 (S. 20) von BERND und der Abb. 17 (S. 22) von PONSETI und FRIEDMAN.

14. Seitenlokalisation der Skoliose

In dem Material von SHANDS und EISBERG waren 81% der thorakalen Skoliosen nach rechts gerichtet. SULSER fand in seinem Sektionsgut Rechtsskoliosen mehr als doppelt so häufig als linkskonvexe. Bei Schuluntersuchungen stellten COMBE, SCHOLDER und WEITH 70,3% linkskonvexe Skoliosen, 21,1% rechtskonvexe Skoliosen und 8,6% kombinierte Skoliosen fest. In dem Präpariersaalmaterial von LANGHÄNEL überwogen bei den S-förmigen Skoliosen die Rechtskrümmungen. Von den meisten Autoren, die entsprechende Angaben machen, werden bei S-Skoliosen die Krümmungen nach der Seite eingeordnet, nach der die Primärkrümmung gerichtet ist.

Im Kapitel über die idiopathischen Skoliosen wird ausgeführt werden, daß nach den statistischen Erhebungen verschiedener Untersucher infantile und adolescente Skoliosen eine verschiedene Rechts-Links-Häufigkeit aufweisen.

Der Scheitelpunkt der rechtskonvexen Skoliose weist nach MÜLLER ein Frequenzmaximum in Höhe des 6. und 7. Brustwirbels auf. Das Frequenzmaximum des Scheitelpunktes der linkskonvexen Krümmung wird im 8. Lebensjahr in Höhe des 8.–10. Brustwirbels gefunden und verschiebt sich bis zum 15. Lebensjahr auf den 1.–2. Lendenwirbel. Vom 8.–17. Lebensjahr fällt mit wenigen Ausnahmen die Frequenz der linkskonvexen Skoliose, während die Frequenz der rechtskonvexen Skoliose in dieser Zeit steigt. Im 14. Lebensjahr sind die links- und rechtskonvexen Skoliosen gleich häufig. Die Zahl der Nebenkrümmungen vermehrt sich fast stetig vom 8.–17. Lebensjahr.

Nach den Angaben der meisten Untersucher überwiegen die Rechtskrümmung, insbesondere bei der thorakalen Form. So stellte das Forschungskomitee der amerikanischen orthopädischen Gesellschaft 80% Rechtsskoliosen fest.

KÖLLIKER gibt ein Überwiegen der thorakalen Rechtskrümmung nur für die doppelbogigen dorso-lumbalen Skoliosen an, während bei den einfachen Thorakalskoliosen die Seitenverteilung annähernd gleich sei. SUTTER fand, daß Linksskoliosen bei Knaben stärker überwogen als bei Mädchen. Nach SCHULTHESS sind die skoliotischen Krümmungen an der dorso-lumbalen Grenze auf der linken Seite, in Höhe des 8. Brustwirbels dagegen rechts am häufigsten.

Die mitgeteilten Zahlen sind insofern nicht ohne weiteres vergleichbar, als oft genaue Angaben fehlen, ob der Zählung nur die Primärkrümmungen oder auch die Sekundärkrümmungen zugrunde liegen und ob zur Auswertung Aufnahmen der gesamten Wirbelsäule zur Verfügung standen usw. Soweit es sich nur um klinische Untersuchungen handelt, bleiben zwangsläufig leichtere Sekundärkrümmungen unberücksichtigt. Folgende Zahlenangaben haben demnach nur einen bedingten orientierenden Wert (s. Tabelle 18 und 19).

Tabelle 18. Seitenverteilung der Skoliosen

	Rechts	Links
EULENBURG	40,0%	60,0% (5:9)
STEINDLER	35,0%	65,0%
SCHULTHESS	20,0%	70,0%
SHANDS u. EISBERG	74,0%	26,0%
HAYEK	70,0%	30,0%
WESTER-EBBINGHAUS	78,1%	21,9%
MÜLLER	32,0%	68,0%
SPITZY		überwiegend
MARTENS	66,0%	34,0% (thorakale Skoliosen)
	30,0%	70,0% (lumbale Skoliosen)
		(*Schmorlsche Sammlung*)
BACHMANN	38,0%	16,0% (Sektionsmaterial)

Tabelle 19. Seitenverteilung von 600 Skoliosen in Abhängigkeit von der Lokalisation (BERND)

Skoliosen	Rechtskonvex (%)	Linkskonvex (%)
Thorakale	169 = 71,3	68 = 28,7
Lumbale	97 = 33,6	191 = 66,4
Thoraco-lumbale	41 = 55,4	33 = 44,6
Cervico-thorakale	1 = 100	–

E. Messung von Wirbelsäulenverkrümmungen aufgrund von Röntgenbildern

Für die Dokumentation und vor allen Dingen für die Beurteilung der Progredienz einer Wirbelsäulenverkrümmung bzw. für die Beurteilung eines therapeutischen Erfolges ist es notwendig, das Ausmaß einer Wirbelsäulenverkrümmung durch exakte Zahlenangaben zu definieren. Zu diesem Zweck sind mehrere Verfahren in Gebrauch (COBB; KLEINBERG; LACKUM; OSMOND-CLARKE; RISSER; STEINDLER; FERGUSSON; LUSSKIN; KITTLESON und GAUGELE).

MOEWES hat ein Winkelmeßgerät angegeben, das ein Ablesen der Winkel von COBB und FERGUSSON gestattet, ohne daß Meßlinien in die Aufnahmen eingezeichnet werden müssen.

1. Messung von Skoliosen

Die Grundlage der Messung der seitlichen Verkrümmung stellen die sog. Skoliosewinkel dar. Zur genauen Definition der Verkrümmung bedürfen sie aber noch der Ergänzung durch metrische Angaben über die Rotation, die Länge des Krümmungsbogens usw.

a) End-of-curve-Winkel nach Cobb

Ihn kann man messen, indem man die beiden letzten Wirbel eines Krümmungsbogens bestimmt und eine Tangente an ihre Deckplatten zieht (COBB). Im Falle einer geraden

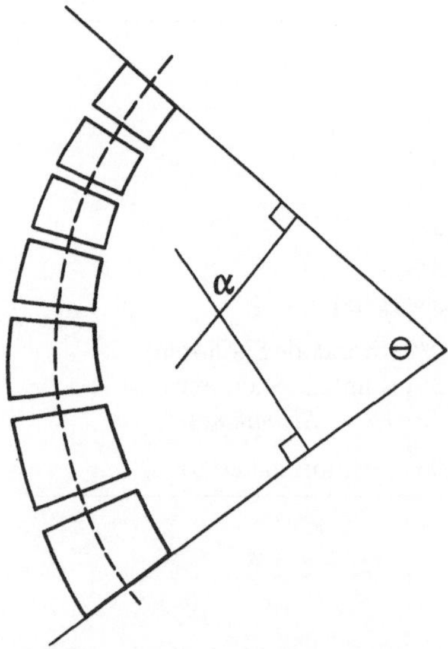

Abb. 18. Messung des Skoliosewinkels nach der end-of-curve-Methode von COBB (LUSSKIN). Die Tangenten an die Deckplatten bilden den Winkel-Θ, der gleich ist dem Winkel α, unter dem sich die Senkrechten auf den Deckplatten schneiden

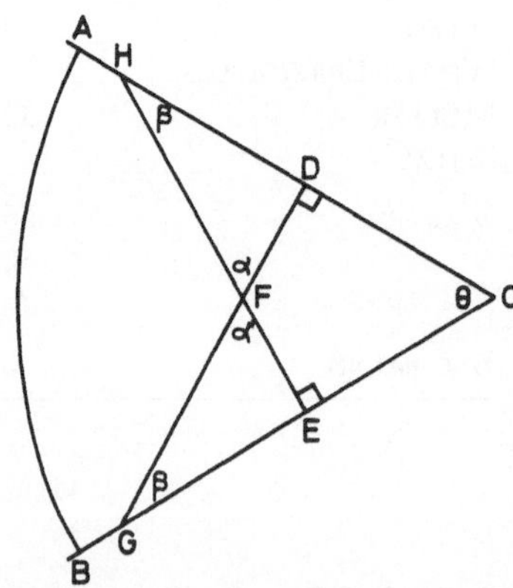

Abb. 19. Die Messung des Zentralwinkels nach der end-of-curve-Methode nach COBB (LUSSKIN). AC und BC = Tangenten an die Deckplatten der Endwirbel des Krümmungsbogens. θ = Zentralwinkel des Krümmungsbogens (central angle of the arc of the curve). DG und EH = Senkrechte auf den Deckplattentangenten. DG und EH schneiden sich unter dem Winkel α und α^1. Der Winkel $\alpha = \theta$

Wirbelsäule verlaufen diese Deckplattentangenten parallel, besteht eine seitliche Verkrümmung, so kommen sie zum Schnitt. Der Winkel (Valor angular, auch angle of perpendiculars genannt), den sie miteinander bilden, gibt ein Maß für die seitliche Verkrümmung der Wirbelsäule ab (PERELMAN; CHOUHY) (Abb. 18).

Da bei großbogigen und geringgradigen Skoliosen der Schnittpunkt dieser Deckplattentangenten in der Regel außerhalb des Filmes liegt, ist es zweckmäßiger auf diesen beiden Deckplattentangenten je eine Senkrechte zu errichten, die sich dann ohne weiteres auf dem Film innerhalb oder außerhalb der Wirbelsäule zum Schnitt bringen lassen (AGUIRRE; CAPLAN; GALMICHE; PONSETI und FRIEDMAN) (Abb. 19). Wie aus der Zeichnung zu ersehen ist, können dabei drei Winkel zur Messung verwandt werden, einmal der mit α und einmal der mit β und der mit F bezeichnete. Am meisten ist die Messung des Winkels α in Gebrauch, jedoch fehlen bei Literaturangaben vielfach Hinweise, welche Winkel zur Messung benutzt wurden. Der klaren Verständigung halber sollte man dieses Verfahren zur Winkelmessung als den Tangentenwinkel bezeichnen und mit α und mit β oder θ den gemessenen Winkel genau definieren. Zum Unterschied hiervon erscheint es zweckmäßig, das Winkelmeßverfahren nach FERGUSSON als den senkrechten Winkel zu benennen.

HARRINGTON dividiert den Winkelgrad, der nach COBB ermittelt wurde, durch die Anzahl der Wirbel, die in die Krümmung einbezogen sind. Dieser Harringtonsche Faktor sagt aber weniger aus als die getrennte Angabe des Skoliosewinkels und der Anzahl der beteiligten Wirbel.

b) Middle-of-curve-Winkel nach Fergusson

Das Ausmaß einer seitlichen Wirbelsäulenverkrümmung kann man auch zahlenmäßig festlegen, indem man den Mittelpunkt des cranialen und caudalen Basiswirbels mit dem Mittelpunkt des Scheitelwirbels verbindet und den von diesen beiden geraden gebildeten Winkel mißt (SCHNUBEL; WINKEL; FERGUSSON; MASSE) (Abb. 20).

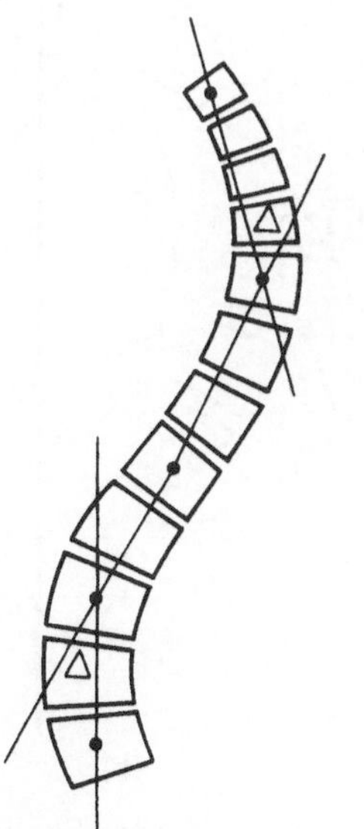

Abb. 20. Messung des Skoliosewinkels nach der mid-of-curve-Methode von FERGUSSON (LUSSKIN)

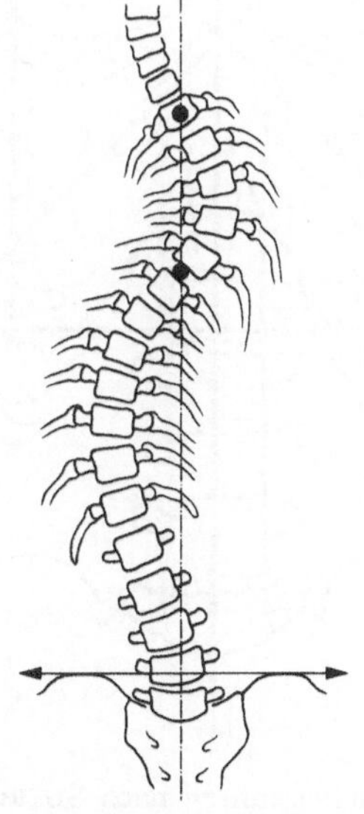

Abb. 21. Bestimmung des Umschlagpunktes der Skoliosebögen: Schnitt der Senkrechten auf der Bisiliacallinie (Unterstützungsachse) mit der Verbindungslinie der Wirbelkörpermittelpunkte

c) Bestimmung des Krümmungsendes

Als Basis- oder Endwirbel einer Krümmung wird derjenige Wirbel bezeichnet, der die geringste Rotation aufweist bzw. in dem die Krümmung in eine Gegenkrümmung übergeht. Die angrenzenden Zwischenwirbelräume sind im typischen Fall an dem cranialen Endwirbel cranial concavseitig und caudal convexseitig, am caudalen Endwirbel caudal convexseitig und cranial concavseitig gespreitzt. Der Scheitelwirbel ist am stärksten rotiert.

Zur Bestimmung des cranialen und caudalen Endes einer Krümmung kann man auch den Schnittpunkt der Senkrechten auf der Mitte der Bisiliacallinie mit der Verbindungslinie der Wirbelkörpermittelpunkte verwenden. Der Schnitt dieser Wirbelkörperkurve (courbe somatique) mit dieser Senkrechten (Unterstützungsachse der Wirbelsäule = axe de sustention) ergibt mit größter Genauigkeit den Umschlagpunkt (point d'inflexion) des Skoliosebogens, vorausgesetzt, daß kein Überhang besteht (Abb. 21).

d) Metrische Bestimmung der skoliotischen Thoraxdeformität

Diese bisher beschriebenen Meßverfahren, auf deren Unzulänglichkeit später noch zurückgekommen wird, berücksichtigen allein die Verkrümmung der Wirbelsäulenachse. Bei allen hochgradigen Skoliosen, auch wenn sie primär den Lendenabschnitt betreffen, und bei allen thorakalen Skoliosen ist aber gleichzeitig der Thorax mit deformiert.

Sutro und Pomeranz haben ein Meßverfahren angegeben, das zahlenmäßige Auf-

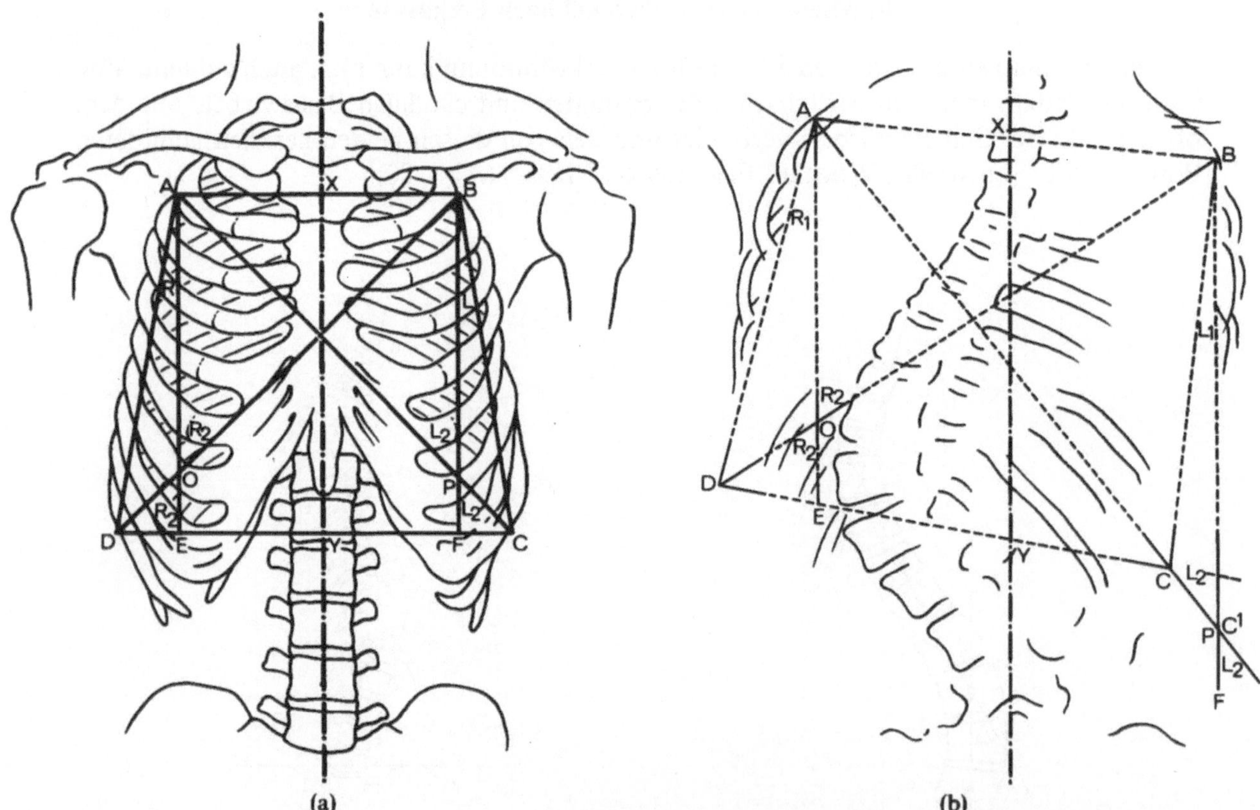

Abb. 22. (a) Meßverfahren nach Sutro und Pomeranz zur Bestimmung der mit einer Skoliose einhergehenden Thoraxdeformierung (s. Text). (b) Meßfigur von Sutro und Pomeranz bei einer Skoliose mit Thoraxdeformierung. Die Unterstützungsachse geht nicht mehr durch den Schnittpunkt der Diagonalen in dem Trapez ABDC. Dieses Trapez wird ebenso wie das Rechteck ABEF zu einem ungleichseitigen Viereck. Die Axillarwinkel R_1 und L_1 sowie die Diagonalwinkel R_2 und L_2 werden ungleich groß

schlüsse über diese gleichzeitige Thoraxdeformierung gibt (Abb. 22a). Als Fixpunkte werden die lateralsten Punkte der 2. und 9. Rippe jederseits gewählt. Diese Punkte werden durch Geraden verbunden, woraus ein Trapez resultiert. Ein Lot, das in der Sacrummitte errichtet wird, unterteilt dieses Trapez im Normalfall in zwei symmetrische Hälften, und es wird außerdem von den Diagonalen geschnitten, die sich in das Trapez einzeichnen lassen. Bei einer Thoraxdeformierung infolge Wirbelsäulenverkrümmung wandert nun der Schnittpunkt der Diagonalen aus dem Lot heraus und außerdem erfahren die Axillarwinkel R_1 und L_1 sowie die Diagonalwinkel R_2 und L_2 eine Deformierung, d.h. sie werden auf beiden Seiten ungleich groß. Das Ausmaß dieser Winkelveränderungen hängt von dem Ausmaß der Thoraxdeformierung ab, und damit läßt sich die Thoraxdeformierung in Zahlenwerten angeben. Die Einzelheiten dieses Meßverfahrens ergeben sich aus der Zeichnung (Abb. 22b).

Weniger zur metrischen Bestimmung als zum Vergleich eignet sich die Methode von STEINDLER, der ein Drahtgitter mit aufnimmt. Es lassen sich so die Wirbelsäulenverkrümmung und die Thoraxdeformierung zusammen gut beurteilen.

e) Bestimmung der Rotation

Alle diese Meßverfahren lassen die Rotation und Torsion unberücksichtigt, die doch einen wesentlichen und charakteristischen Bestandteil einer strukturellen Skoliose darstellen.

Die Rotation läßt sich am einfachsten durch den Quotienten aus der Länge beider Querfortsätze eines Wirbels bestimmen (KAMIETH). Man kann auch den Abstand zwischen lateralem Wirbelkörperrand und der Bogenwurzel auf beiden Seiten messen und aus den Meßwerten den Quotienten bilden (GÖTZE). Dies ist aber nur bei geringgradiger Rotation möglich. Bei stärkerer Rotation wandert die Abbildung der Bogenwurzel auf der Seite der Rotation aus dem Wirbelkörper heraus. NASH und MOE gründen auf dieses Phänomen eine Gradeinteilung der Rotation (Abb. 23). Auch die Auswanderung des Dornfortsatzes

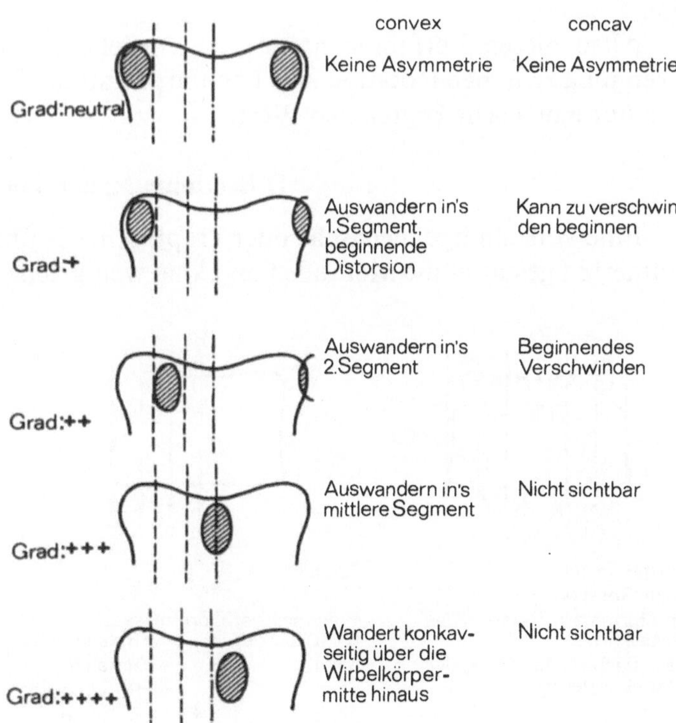

Abb. 23. Methode zur Bestimmung der Wirbelrotation vermittels der Bogenwurzel. (Nach NASH und MOE)

aus der Mittellinie läßt sich zur Bestimmung des Ausmaßes der Wirbelrotation verwenden. Die Hilfslinien sind so gewählt, daß ein Strich Auswanderung einer Rotation von 25° entspricht (Abb. 24).

Bei Kindern zeigen Seitendifferenzen in den Abständen des Rippenendes vom Wirbelkörper die Rotation an, da das Rippenköpfchen noch knorpelig und im Röntgenbild nicht sichtbar ist.

METHA hat Kriterien aufgestellt, denen die Röntgenprojektion des Querfortsatzes und der Bogenwurzel zugrunde liegt um den Grad der Wirbelrotation in Intervallen von 15° abzulesen. Er hat diese Kriterien anhand von Aufnahmen von isolierten Wirbeln ermittelt, die in verschiedenen Rotationsstellungen aufgenommen wurden, wobei Querfortsatzende und Bogenwurzel mit Blei markiert worden waren. Die Einzelheiten brauchen nicht besprochen zu werden, man kann sie ohne weiteren Kommentar aus der Abb. 25 entnehmen.

Eine weitere einfache Methode hat GALMICHE angegeben. Auf der Bisiliacallinie wird die Senkrechte errichtet und es werden dann die Dornfortsätze aller Wirbel eingezeichnet. Außerdem markiert man von jedem Wirbelkörper seine Achse. Der Abstand der Wirbelkörperachsen von den Dornfortsätzen gibt ein Maß für die Wirbelrotation ab.

Auch LUKAS hat eine Methode ausgearbeitet, den Rotationswinkel eines Wirbelkörpers zu bestimmen. Er geht dabei von der Voraussetzung aus, daß die Rotation um eine Achse erfolgt, die im Mittelpunkt des Wirbelkörpers liegt. Durch die Halbierung des Wirbelkörpers auf der seitlichen Röntgenaufnahme der Wirbelsäule wird der Radius der Drehung festgelegt. An einem Winkelmesser, der einen Zeiger trägt, welcher verstellbar ist und die Einstellung dieses auf der seitlichen Wirbelsäulenaufnahme ermittelten Drehradius ermöglicht, kann man direkt in Graden das Ausmaß der Wirbelrotation ablesen, wenn man diesen Zeiger einmal auf den Wirbelrand und einmal auf die laterale Begrenzung der Bogenwurzel richtet. Der Winkelmesser wird dabei mit seiner geraden Seite an die Bodenplatte des betreffenden Wirbels auf dem a.p.-Röntgenbild angelegt. Die Messung beruht darauf, daß der unterschiedliche Abstand zwischen Wirbelkörperrand und Bogenwurzel auf beiden Seiten ein Maß für seine Rotation abgibt. Einzelheiten dieses doch etwas schwierigen Bestimmungsverfahrens müssen in der Originalarbeit nachgelesen werden.

Allen diesen Verfahren haftet von vorneherein der große Fehler an, daß sie keine Trennung zwischen Rotation und Torsion gestatten. Eine metrische Bestimmung hat deswegen nur einen sehr begrenzten Wert.

f) Bestimmung der Torsion

Eine vollständige metrische oder graphische Definition der Torsion ist nicht möglich. Immerhin gestattet die Methode von COBB wenigstens eine Gradeinteilung der Keilverfor-

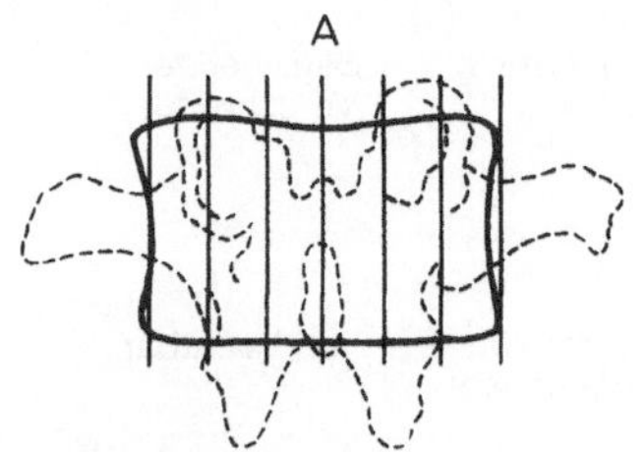

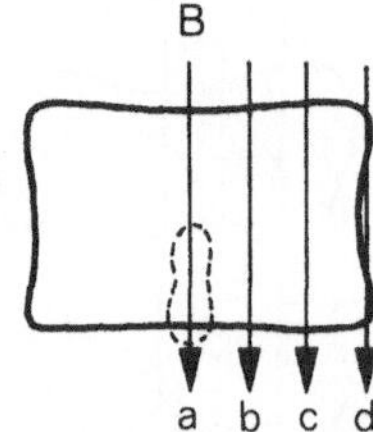

Normalwirbel
Keine Rotation
Dornfortsatz im Zentrum des Wirbelkörpers
Sechsfache Unterteilung der Wirbelkörperbreite

Rotation

Wenn sich der Dornfortsatz
bei b abbildet = + Rotation
bei c = ++ Rotation
bei d = +++ Rotation
jenseits von d = ++++ Rotation

Abb. 24. Methode zur Bestimmung der Wirbelsäulenrotation. (Nach COBB)

Grad der Rotation	Konvexseitige Bogenwurzel	Konvexseitiger Querfortsatz	Konvexseitiges Zwischenwirbelloch
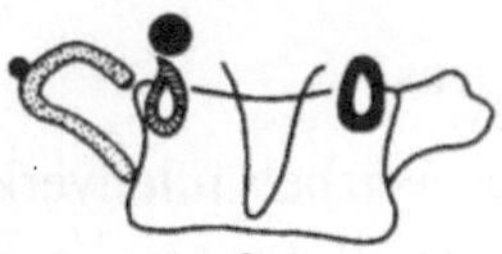 0	Eiförmig, symmetrisch zur konkavseitigen Bogenwurzel	Der ganze Querfortsatz projiziert sich neben dem Wirbelkörper	Nicht sichtbar
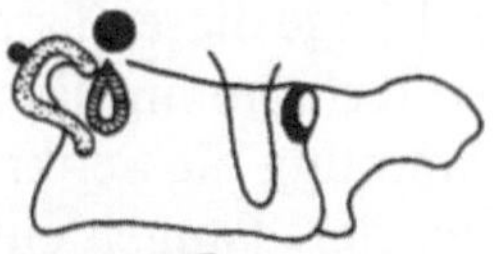 15	Eiförmig, nach medial verlagert, konkavseitige Bogenwurzel halbmondförmig	Nur das Ende ist neben dem Wirbelkörper sichtbar	Nicht sichtbar
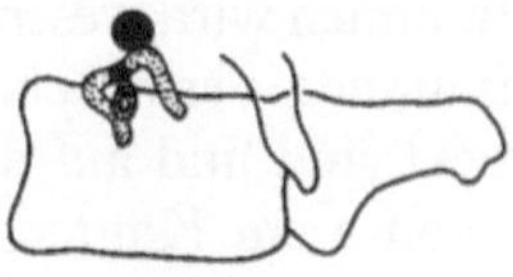 30	Projektion als schmales Oval, weiter nach medial verlagert	Im Wirbelkörper verschwunden. Darstellung vor der konvexseitigen Bogenwurzel oder von ihr überlagert	Nicht sichtbar
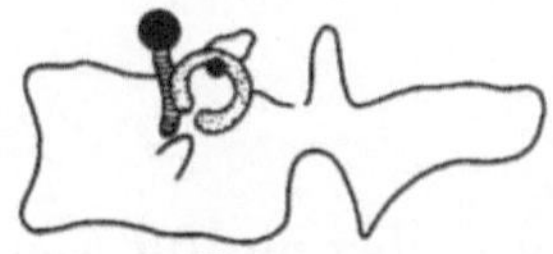 45	Unscharfe Bogenlinie weiter nach medial verlagert	Ende bogenförmig hinter der konvexseitigen Bogenwurzel innerhalb des Wirbelkörpers sichtbar	Klein unterhalb des Querfortsatzes sichtbar
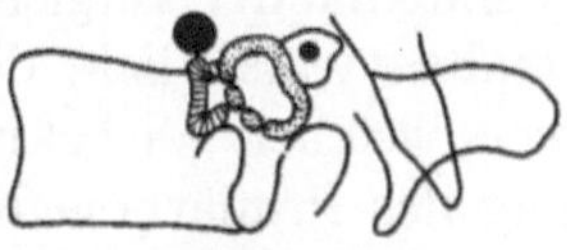 60	Im Profil dargestellt	Als bohnenförmige Linie hinter dem seitlich projizierten Wirbelkörper sichtbar	Groß unterhalb und ventral vom Querfortsatz dargestellt
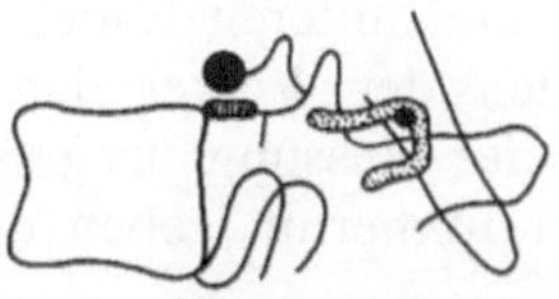 75	Im Profil dargestellt	Nur schwach zu erkennen	Groß. Darstellung beider Seiten als Doppelkontur Darstellung der Wirbelkörper-Rückfläche
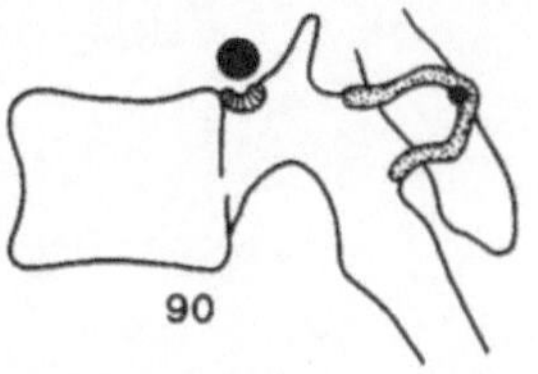 90	Seitliche Projektion		

Abb. 25. Bestimmung der Wirbelrotation nach METHA anhand der Querfortsätze und Bogenwurzeln

mung, die Bestandteil einer Torsion ist (Abb. 26). Eine Gittereinteilung würde darüber hinaus auch die Beurteilung der Abweichung von der Rechteck- zur Trapez- und Rhombusform im Hinblick auf die Seitenkanten erleichtern.

g) Bestimmung der Länge des Krümmungsbogens

Durch diese Skoliosemeßverfahren ist zwar der Winkel einer Wirbelsäulenverkrümmung festgelegt, es ist aber noch nichts ausgesagt über die Länge der skoliotischen Verkrümmung. Diese kann man auf sehr einfache Weise bestimmen, in dem man die Tangente an den oberen und unteren Fußpunkt der Krümmung zieht. Mit der Länge dieser Tangente ist die Länge des Krümmungsbogens definiert. Das Ausmaß der Krümmung läßt sich dann gleichzeitig bestimmen, indem man im Scheitelpunkt der Krümmung die Senkrechte errichtet und diese Distanz mißt. Bildet man den Quotienten aus der Tangentenlänge und der Länge der Senkrechten, so hat man gleichzeitig eine Maßzahl für das Ausmaß einer Skoliose bzw. man kann aus diesen Zahlen den Skoliosewinkel errechnen (Abb. 27).

Die Messung der beschriebenen Parameter auf den Röntgenaufnahmen wird wesentlich erleichtert, wenn man Wirbelsäulenfernaufnahmen als Ganzaufnahmen vermittels von Kassetten 20 × 100 cm anfertigt, die mit einer Verlaufsfolie beschickt sind und auf denen ein Stahldrahtnetz befestigt ist, das die Aufnahme in Quadrate von 5 cm Kantenlänge unterteilt (Brondolo; Albanese; Catolla; Cavalcanti; Lavermicocca; Marino, Sansone u. Ermenegildo; Pirastu u. Carta; Re u. Fusi; Zanoli; Vocos).

h) Genauigkeit der Meßverfahren

Es könnte scheinen, als ob diese Methoden sehr exakt wären, was aber nur für Messungen auf Aufnahmen vom gleichen Individuum zutrifft. Wenn man die Wirbelsäulenaufnahmen verschiedener Patienten auf diese Art und Weise metrisch miteinander vergleicht, so sind besonders die zuerst zitierten Methoden doch einigermaßen willkürlich, denn es ist in ziemlichem Umfang der subjektiven Beurteilung überlassen, welchen Wirbel man als Basiswirbel bezeichnen will bzw. wo man z.B. den Umschlag des Primärbogens in den Sekundärbogen ansetzt. Außerdem ist natürlich die Projektion von Einfluß auf das Meßergebnis. Ungenauigkeiten nach Vergleichsmessungen im Anschluß an eine redressierende Behandlung können sich daraus ergeben, daß die oberen und unteren Enden der Skolioseschenkel zwar mehr zu einer Geraden aufgebogen wurden, der Winkel, den die Scheitelwirbel bilden, aber unverändert blieb. Man erhält also bei der Messung des gesamten Skoliosebogens einen geringeren Wert (Winchester). Aber immerhin geben diese

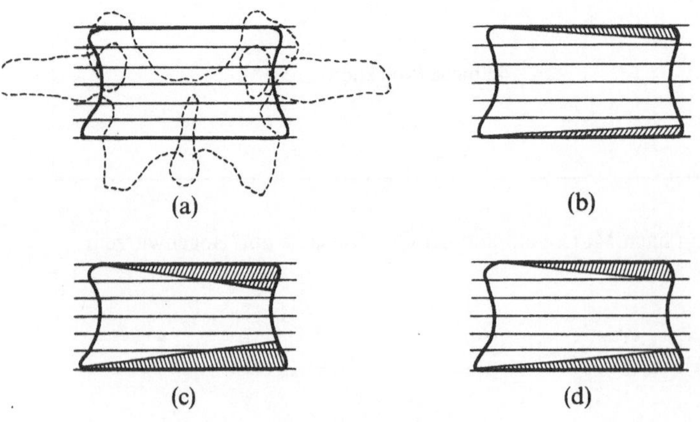

Abb. 26a–d. Bestimmung des Grades der trapezförmigen Deformation des Wirbelkörpers nach der Methode von Cobb (nach De Vecchi; de Ponti und Berardi). (a) Keine Deformation. (b) Geringe Deformation +. (c) Mäßige Deformation ++. (d) Stärkere Deformation +++

Messungen doch auch für den Vergleich von seitlichen Wirbelsäulenverkrümmungen verschiedener Personen bzw. ganzer Personengruppen einen guten metrischen Anhalt, dessen Fehlergrenze nicht allzu groß ist, so daß sich diese Verfahren für verschiedene Auswertungen und Einstufungen gut eignen. Jedoch sollte immer angegeben werden, nach welcher Methode der Skoliosewinkel gemessen wurde.

NEUGEBAUER hat die beiden Meßmethoden nach COBB und FERGUSSON miteinander verglichen und festgestellt, daß die Fehlerbreite beider Methoden praktisch nur 2° beträgt. Mit der Methode von COBB erfaßt man das Maß der Krümmung, mit der Methode von FERGUSSON die relative Seitenabweichung. Beide Werte zusammen sagen etwas über die Form der Skoliose aus. Die Relation zeigt an, ob es sich um eine winkel-, eine bogen- oder um eine C-förmige Skoliose handelt.

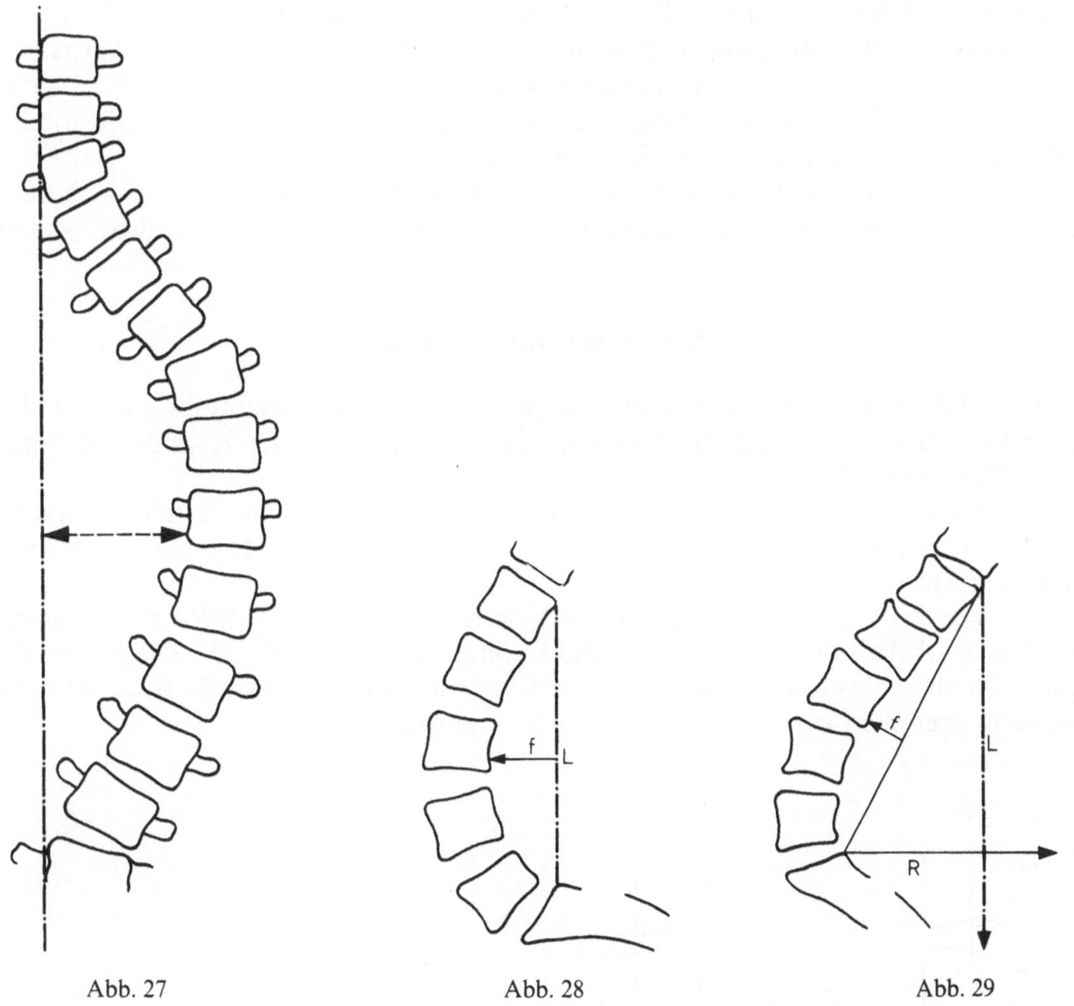

Abb. 27. Skoliosemessung vermittels Tangente an den Skoliosebogen und größter Senkrechter auf dieser Tangente. Der Quotient aus diesen beiden Meßwerten definiert die Skoliose hinsichtlich Ausmaß und Länge der Krümmung

Abb. 28. Metrische Bestimmung der Lordose. Die Senkrechte (*f*) auf der Lordosesehne definiert die Stärke und die Tangente an die Endwirbel die Länge der Lordose

Abb. 29. Bestimmung des dorsalen Überhanges der Lordose. Lordosensenkrechte nicht oder nur wenig verlängert. Das Lot, das am oberen Schnittpunkt der Lordosesehne mit der Hinterkante des 1. LW gefällt wird, verläuft um den Abstand *R* dorsal von der oberen Kreuzbeinhinterkante. Dieser Abstand *R* gibt das Ausmaß des dorsalen Überhanges an

Weitere Vergleichsuntersuchungen wurden von LUSSKIN sowie von KITTLESON und LIM angestellt. Die beiden letzteren Autoren kamen zu dem Ergebnis, daß die middle-of-curve-Methode von FERGUSSON bis zu Verkrümmungen von 50° die bessere ist, bei Verkrümmungen über 50° dagegen die end-of-curve-Methode von COBB.

2. Messung von Lordosen

Am einfachsten ist es, die Tangente an die obere Hinterkante des Kreuzbeines und des 1. Lendenwirbelkörpers zu ziehen und im tiefsten Punkt des Lordosebogens die Senkrechte zu errichten, deren Länge das Maß für die Tiefe der Lordose abgibt (Abb. 28). Der Quotient aus beiden Längen definiert die Lordose noch genauer.

Wenn man das Lot (L) von der oberen Hinterkante des 1. Lendenwirbelkörpers aus fällt, läßt sich das Ausmaß eines dorsalen Überhanges metrisch vermittels einer Senkrechten (R) auf ihm in Höhe der hinteren Kreuzbeinoberkante definieren (Abb. 29).

PIZON fällt in der Mitte der Bodenplatte vom 3. LW. das Lot und mißt den Abstand des Promontoriums von dieser Senkrechten. Liegt sie dorsal vom Promontorium, so wird der gemessene Zahlenwert mit einem positiven, liegt sie ventral vom Promontorium, so wird er mit einem negativen Vorzeichen versehen (Abb. 30a und b).

DE SEZE errichtet in der Hinterkante des Bandscheibenrudimentes S_2/S_3 eine Senkrechte. Von ihr aus wird die Distanz zur tiefsten Stelle der Lendenlordose gemessen (Abb. 31).

3. Messung von Kyphosen

Die Kyphose mißt man durch die Tangente an den Krümmungsbogen und durch die Senkrechte auf ihr an die Vorderfläche des Scheitelwirbels der Kyphose, also genau wie die Skoliose (Abb. 32).

Den Winkel zu bestimmen, den die sich im Scheitelwirbel schneidenden Achsen der beiden Krümmungsschenkel miteinander bilden, stellt eine weitere Möglichkeit zur Kyphosemessung dar.

HALMAGYI hat die Tangenten an die Vorderkanten des 2. und 11. BW mit Schnittpunkt im Scheitelwirbel als Determinanten für die Kyphose gewählt (Abb. 33). Dieses Verfahren eignet sich allerdings nur zur Messung von Kyphosen, die die gesamte Brustwirbelsäule umfassen, aber nicht zur Messung kurzbogiger Kyphosen.

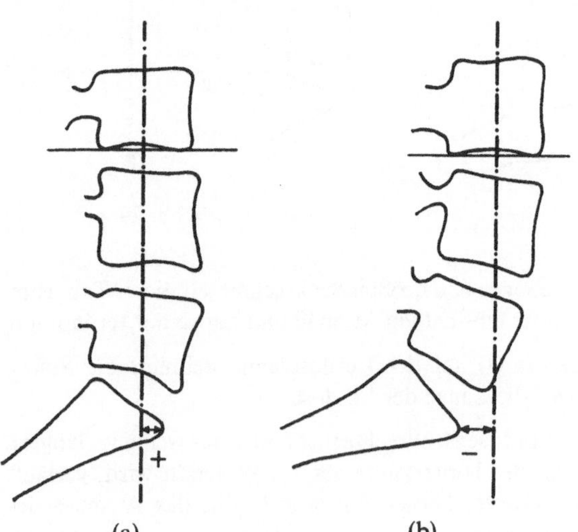

Abb. 30a u. b. Bestimmung der Lendenlordose und des Überhanges nach PIZON

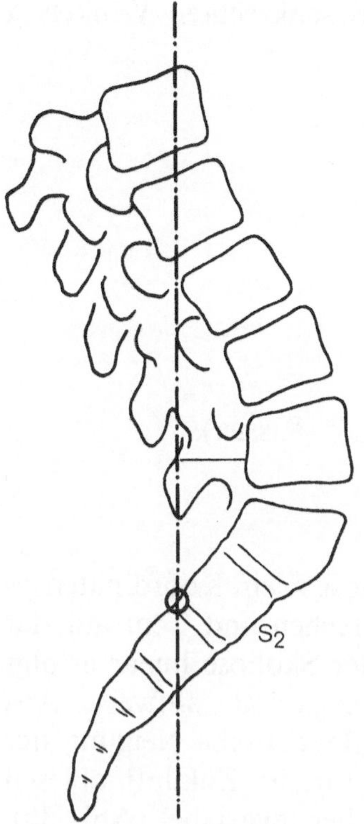

Abb. 31. Lordosemessung nach DE SÈZE. An der Hinterkante des Bandscheibenrudimentes S_2 wird eine Senkrechte errichtet und von ihr aus der größte Abstand zur hinteren Begrenzung der Wirbelkörperreihe gemessen

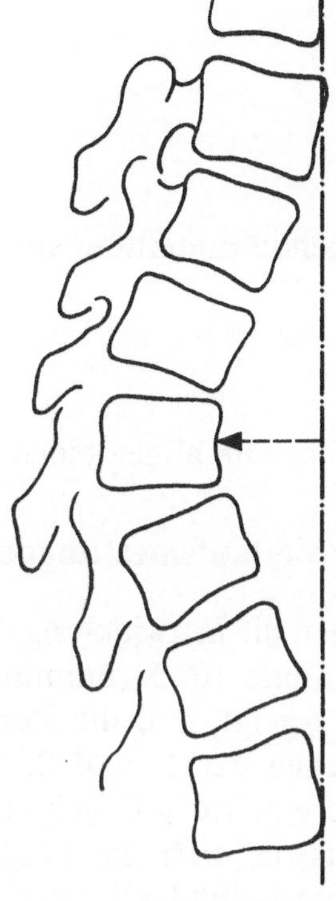

Abb. 32. Kyphosemessung. Von der Tangente an den Krümmungsbogen der Kyphose aus mißt man den größten Abstand zur vorderen Begrenzung der Wirbelkörperreihe

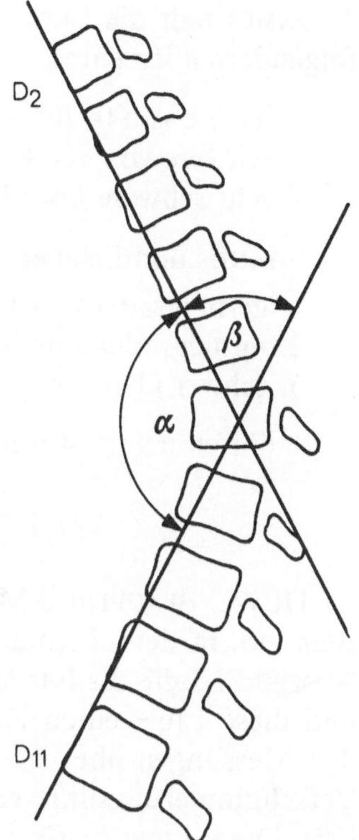

Abb. 33. Kyphosemessung nach HALMAGYI. An die Vorderkanten des 2. und 11. BW werden Tangenten gezogen, die sich im Scheitelwirbel der Kyphose schneiden. Gemessen wird der Winkel α oder β, den diese Tangenten miteinander bilden

MAIER zieht die Tangenten an die Wirbelkörperdeckplatten. Die Verbindungslinien der Schnittpunkte dieser Tangenten bilden in Höhe des Kyphosescheitels einen Knick (Abb. 34).

Bei einem Gibbus kann man auch den Winkel verwenden, den die Tangenten an die Hinterflächen der beiden Scheitelwirbel miteinander bilden.

Weitere Methoden zur metrischen Bestimmung der sagittalen Wirbelsäulenverkrümmungen sind in dem Kap. H.3.: Normale sagittale Krümmungen der Wirbelsäule (S. 61) besprochen (s. auch Kap. T.: Die sagittalen Verkrümmungen der Wirbelsäule, S. 611).

4. Gradeinteilung der Wirbelsäulenverkrümmungen

Messungen der Wirbelsäulenkrümmungen bekommen erst einen Sinn, wenn von allen Untersuchern das gleiche Verfahren angewandt und nicht nur ein Winkel angegeben wird, sondern auch die Methode, nach der er gemessen wurde. Es ist zweckmäßig, bei allen Messungen die Tangente an den Krümmungsbogen und die Senkrechte darauf als erste und obligatorische Messung durchzuführen und sie eventuell durch die anderen Meßverfahren zu ergänzen (BRONDOLO).

James teilt die Skoliosen ihrer Schwere nach aufgrund des senkrechten Winkels α folgendermaßen ein:

1. leichte von 0–70°
2. schwere von 70–99°
3. sehr schwere über 100°

Shands und Eisberg geben folgende Einteilung an:

1. geringgradig von 10–19°
2. mittelgradig von 20–29°
3. schwer über 30°

Klinisch manifest werden Skoliosen im allgemeinen erst ab 30° (Risser).

5. Verlaufsmessungen

Duval-Beaupere u.Mitarb. tragen die Entwicklung der Skoliose in ein Koordinatensystem ein, in dem 2 cm auf der Ordinate 10° Krümmung entsprechen und 1 cm auf der Abszisse 1 Jahr. Es hat sich ihnen gezeigt, daß die Zunahme der Skoliose linear erfolgt und diese Linie einen Knick zwischen der 1. und 2. Wachstumsperiode aufweist. Aus den Messungen über 1 oder mehrere Jahre soll sich eine charakteristische Neigung der Verschlimmerungslinie ergeben, aus der sich die Progredienz für die Zukunft ablesen läßt. Diese Linie ist für jede Skoliose individuell verschieden, aber invariabel (Abb. 35).

6. Messung der Standhöhe bei Kyphoskoliotikern

Johnson u. Westgate, Vallbona; Bjure u.Mitarb.; Zorab u. Prime haben sich mit der Bestimmung der Größe von Kyphoskoliotikern befaßt, die diese hätten, wenn die Wirbelsäule gerade wäre. Man kann dazu einen Draht benützen, den man anhand des Röntgenbil-

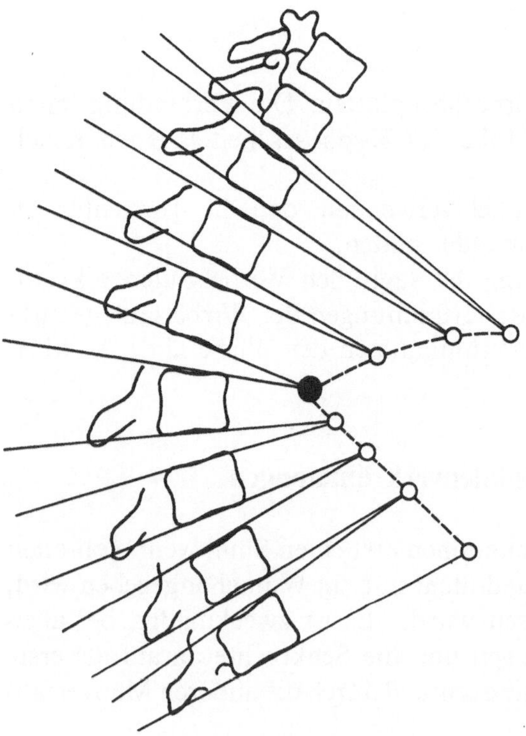

Abb. 34. Festlegung des Kyphosescheitels und des Krümmungsausmaßes durch die Schnittpunkte der Deckplattentangenten nach Maier

des entsprechend der verkrümmten Wirbelsäule formt und dann seine Länge nach Geradestreckung bestimmt. Man kann auch von Längenmessung der Tibia ausgehen und aus Tabellen die durchschnittliche Standhöhe von Nichtskoliotikern in Relation zur Tibialänge entnehmen. Auch die Spannweite der Arme kann man zugrundelegen. Dies setzt jedoch voraus, daß es sich nicht um Wirbelsäulenverkrümmungen handelt, die mit Deformitäten und Wachstumsstörungen an den Gliedmaßen einhergehen.

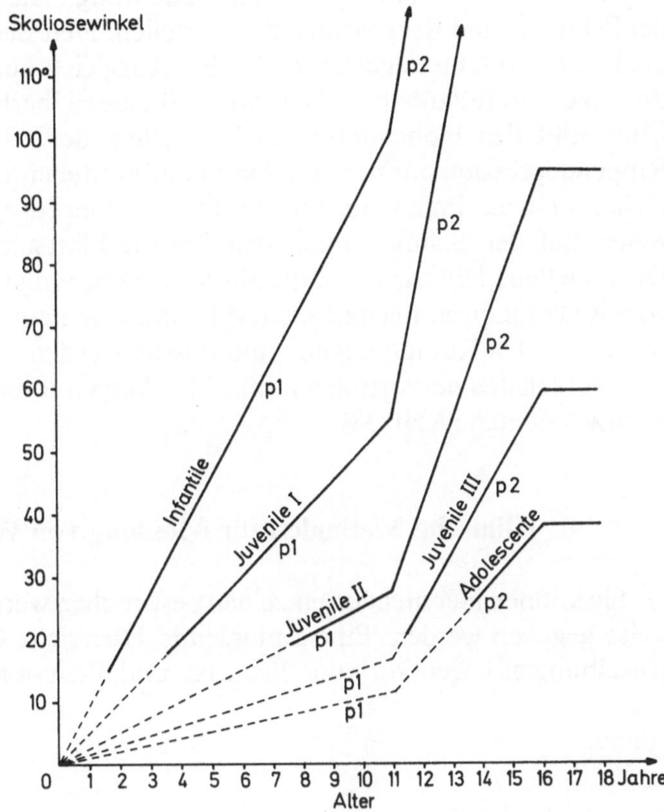

Abb. 35. Zusammenfassende Darstellung der Entwicklung der idiopathischen Skoliose. Je größer p1, um so größer ist auch p2. Aus Gründen größerer Klarheit wurde der Knick p auf das gleiche Alter verlegt, was den tatsächlichen Verhältnissen nicht genau entspricht, da in Wirklichkeit der Punkt p bei den infantilen und juvenilen Skoliosen später liegt (DUVAL-BEAUPERE u.Mitarb., 1970)

F. Die klinische Untersuchung der Skoliose

Außer der Beurteilung von Art, Richtung, Ausmaß und Lokalisation ist vor allem der Schulter- und Beckenstand zu beurteilen. Den Beckenschiefstand bestimmt man durch die Höhe von Unterlegklötzen, die den Ausgleich herbeiführen. Asymmetrien der Taillendreiecke sind festzuhalten. Das Ausmaß eines Überhanges bestimmt man durch das Lot. Man mißt den Höhenunterschied zwischen dem Rippenbuckel auf der einen und der Rippendepression auf der anderen Seite im Stehen und bei Rumpfvorwärtsbeugung. Die Krümmung ist immer im Stehen und im Liegen zu beurteilen. Bei der Inspektion ist weiter auf den Schulterstand, den Schulterblattstand und den Lendenwulst zu achten. Die visuellen „Hilfsziele" für die Skolioseerkennung und Beurteilung sind in einem Schema von RATHKE zusammengefaßt (Abb. 36). Bei keiner klinischen Untersuchung darf die Inspektion bei Rumpfbeugung unterlassen werden, da bei ihr Skoliose und Rippenbuckel am deutlichsten hervortreten (Abb. 37). Auch auf die Verwendung eines Lotes sollte man nicht verzichten (Abb. 38).

1. Klinische Methoden zur Messung von Wirbelsäulenverkrümmungen

Sie können hier nicht im einzelnen besprochen werden. Es sollen nur einige Literaturhinweise gegeben werden. Eine umfassende Übersicht wird von MAY gegeben. Weitere Beschreibungen liegen vor von: EDINGER und VINCHON; PISANI; NEUGEBAUER; MARCHETTI

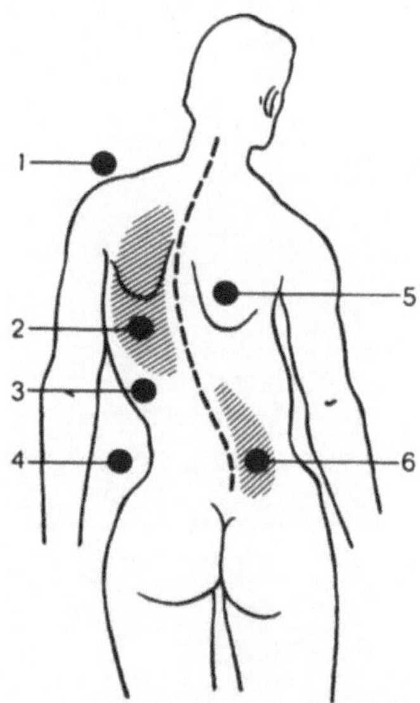

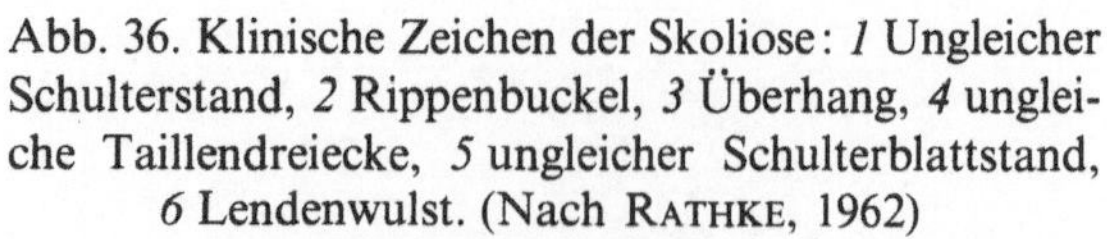
Abb. 36. Klinische Zeichen der Skoliose: *1* Ungleicher Schulterstand, *2* Rippenbuckel, *3* Überhang, *4* ungleiche Taillendreiecke, *5* ungleicher Schulterblattstand, *6* Lendenwulst. (Nach RATHKE, 1962)

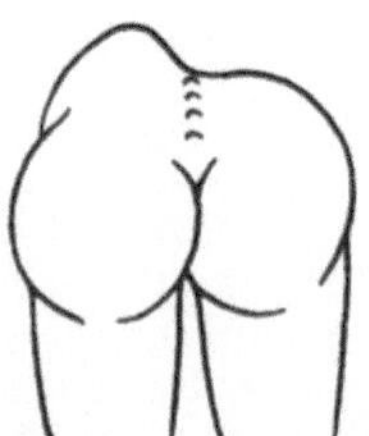
Abb. 37. Bei Beugung nach vorn tritt der Rippenbuckel verstärkt hervor. (Nach RATHKE, 1962)

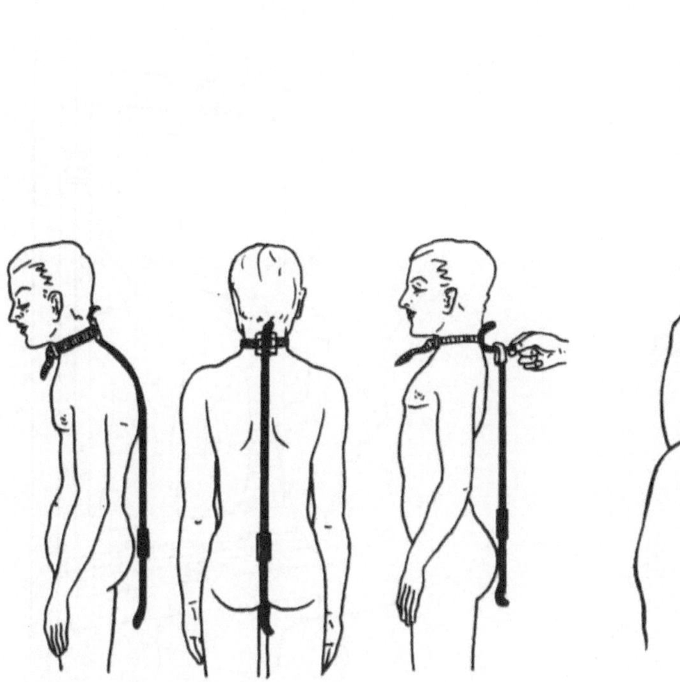

Abb. 38. Skoliosemessung nach RE und FUSI. Verwendung eines Lotes zur Beurteilung sagittaler und frontaler Wirbelsäulenverkrümmungen

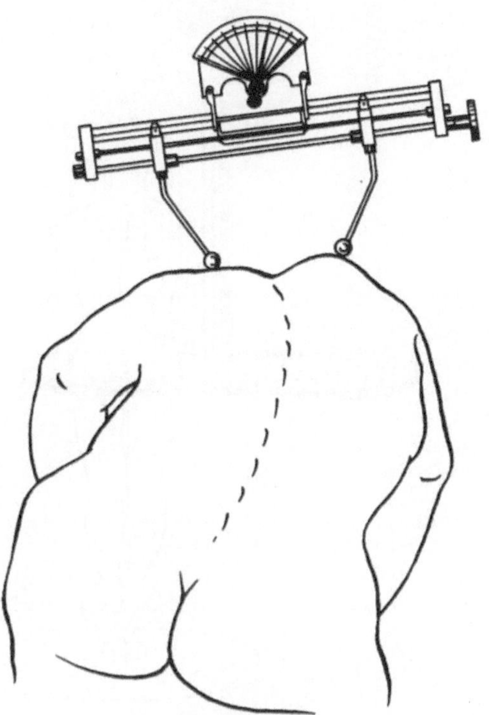

Abb. 39. Apparatur zur Messung des Rippenbuckels. (Nach RE und FUSI)

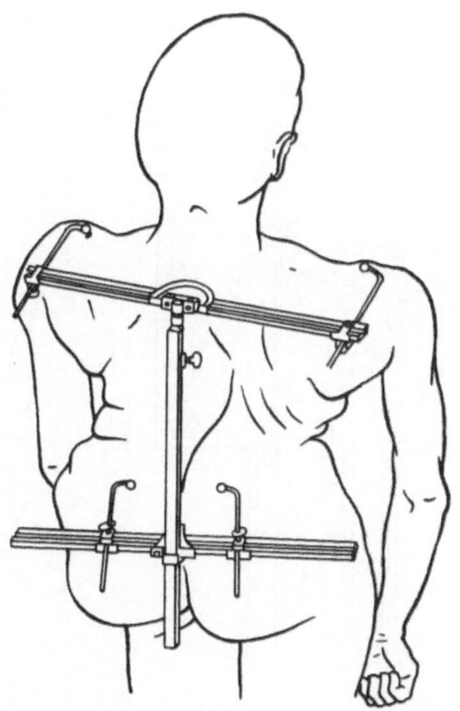

Abb. 40. Apparatur zur Messung des Schulterstandes und der Taillendreiecke. (Nach RE und FUSI)

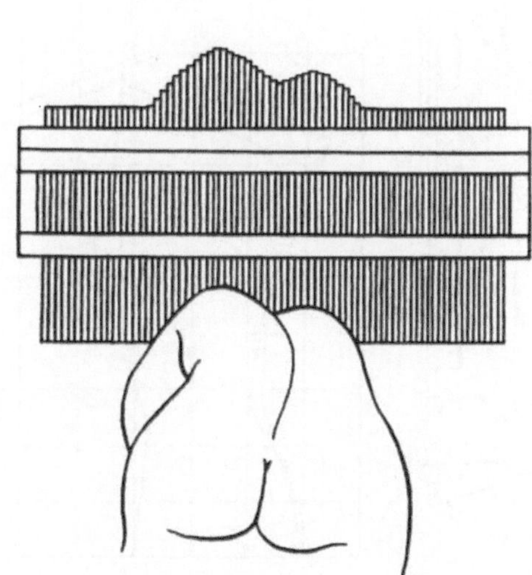

Abb. 41. Stäbchenprofilometer. (Nach RE und FUSI)

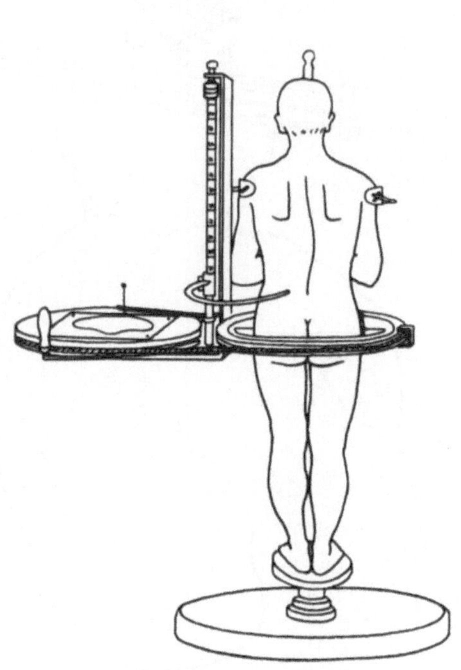

Abb. 42. Apparatur zur Aufzeichnung von Körperquerschnitten. (Nach RE und FUSI)

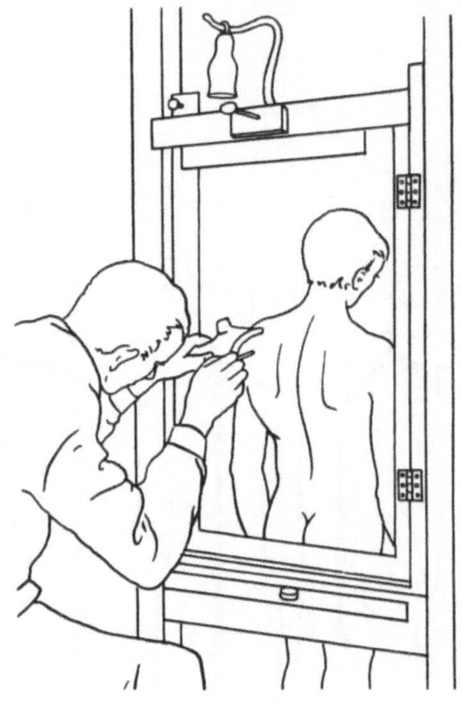

Abb. 43. Apparatur zur Aufzeichnung von Konturen. (Nach RE und FUSI)

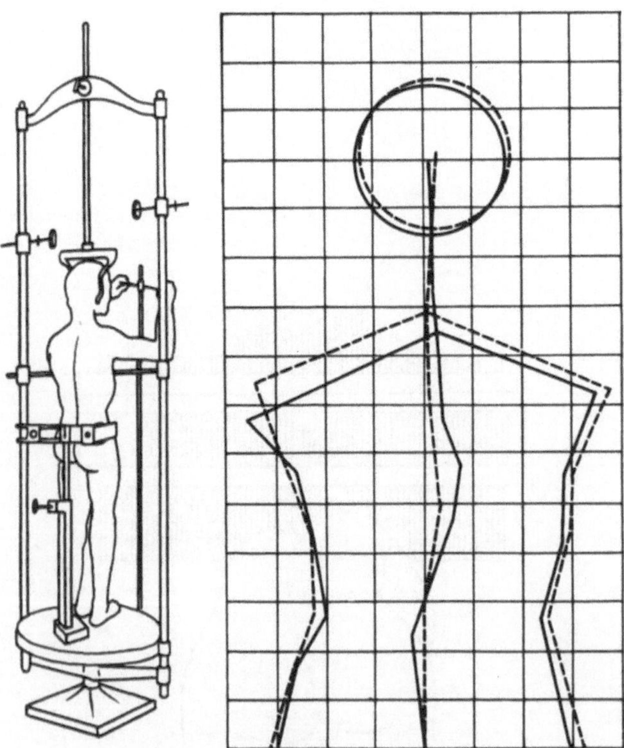

Abb. 44. Apperatur zur Messung von Körperpunkten und zur Eintragung in ein Raster. (Nach RE und FUSI)

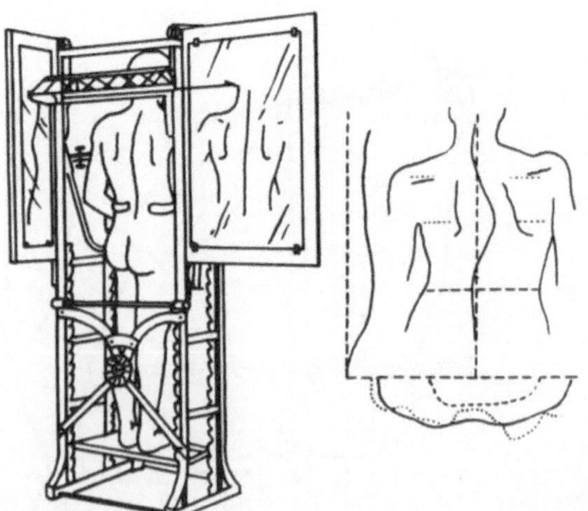

Abb. 45. Apparatur zum Aufzeichnen der Körperkonturen und des Verlaufes der Schweißrinne. (Nach RE und FUSI)

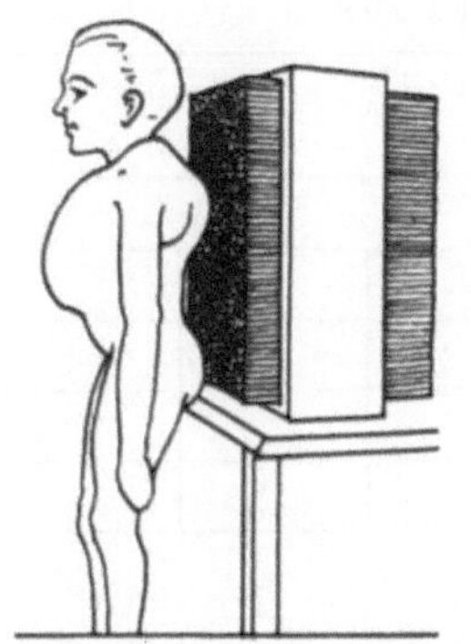
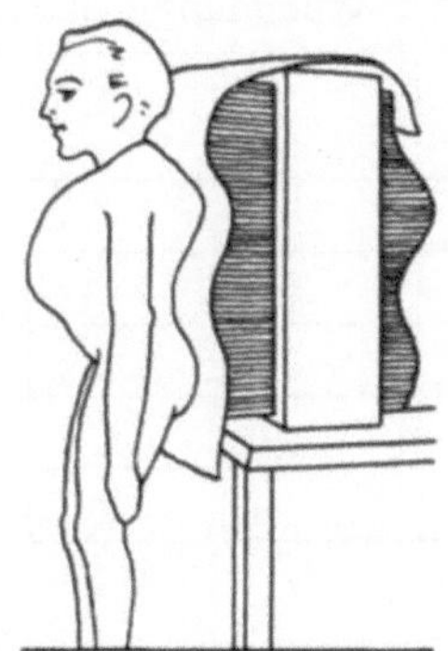

Abb. 46. Stäbchenblock zur plastischen Erfassung der Rückenform. (Nach RE und FUSI)

und FALDINI. RIPPSTEIN präsentiert ein sog. Hydrogoniometer zur Skoliose- und BREITENFELDER sowie TIMM ein plastisches Kurvenlineal zur Kyphosemessung.

LOEBEL hat ein Meßinstrument, das er als Inclinometer bezeichnet, entwickelt, um die Krümmung und die Bewegung einzelner Wirbelsäulenabschnitte zu messen (LOEBEL). Weiter sei auf die Abb. 39–46 verwiesen. Nicht zu vergessen sind die Photographie und der Gipsabguß.

2. Dokumentation der klinischen Daten bei Wirbelsäulenverkrümmungen

Auch die radiologische Bearbeitung des Skolioseproblems und die Auswertung von Röntgenaufnahmen ist häufig nur möglich, wenn die klinischen Daten zur Verfügung stehen. Solche Untersuchungsschemata und Dokumentationsvordrucke sind unter anderem von JAMES (1967) angegeben worden (Tabelle 20 und 21).

Auch FAVREAU und LAURIN geben einen Krankenblattvordruck zur Erfassung aller wesentlichen Kriterien der Skoliose an und einen Diagrammvordruck für die Eintragung des Skolioseeintritts im Verlaufe des Wachstums und zur kurvenmechanischen Darstellung des Skoliosewinkels in Abhängigkeit vom Wachstum.

KIM hat zur Messung bzw. zur dokumentarischen Festlegung der individuellen Wirbelsäulenform bzw. der Rumpfhaltung ein plastisches Kurvenlineal verwandt, das an seinem unteren Ende in einem Gehäuse ein Lot trägt. Das plastische Kurvenlineal wird der Körperform angepaßt und dann auf der Röntgenfilmtüte Wirbelsäulenkontur unter Angabe des Neigungswinkels des auf dem Kreuzbein liegenden Lotes aufgezeichnet.

Tabelle 20. Allgemeiner klinischer Untersuchungsbogen nach JAMES

Untersuchung	
Allgemeinzustand und Konstitution	Muskulatur
Schulterblatthochstand	Reflexe
Scapula alata	Seitenneigung
Vorspringen einer Flanke	
Prominenz einer Hüfte	
Hohe Hüfte	Körpergröße
Wirbelsäule	Sitzhöhe
Krümmungen	Gewicht
Rotation	Atembeweglichkeit des Brustkorbes
Flexion	Pigmentierung
Korrektur beim Vorwärtsbeugen	

Tabelle 21. Karteikarte zur Eintragung der Krümmungsmaße nach James

Name			Datum der Rö-Unters.					
Diagnose:			Archiv Nr.					
Datum:								
Alter:								
Größe:								
Sitzhöhe:								
Röntgendatum								
Krümmung:	stehend							
	re. Beugung							
	li. Beugung							
re.	liegend							
li.								
Rotation								
Krümmung:	stehend							
	re. Beugung							
	li. Beugung							
re.	liegend							
li.								
Rotation								
Krümmung:	stehend							
	re. Beugung							
	li. Beugung							
re.	liegend							
li.								
Rotation								
Krümmung:	stehend							
	re. Beugung							
	li. Beugung							
re.	liegend							
li.								

G. Die Technik der Röntgenuntersuchung bei Wirbelsäulenverkrümmungen

Zur einfachen Feststellung, ob eine Wirbelsäulenverkrümmung vorliegt oder nicht, genügen in der Regel die üblichen Abschnittsaufnahmen auf dem Buckytisch. Im folgenden soll dargelegt werden, daß zur Erlangung detaillierter Informationen spezielle Röntgentechniken und unter Umständen auch spezielle Untersuchungsverfahren herangezogen werden müssen. Bei allen Aufnahmetechniken muß man berücksichtigen, daß eine leichte Schrägprojektion der Wirbelsäule infolge der physiologischen Lendenlordose und Brustkyphose eine leichte Torsionsskoliose vortäuschen kann (LANGFRITZ und SCHOEN). Außerdem kommt unter diesen Bedingungen im unteren Brustabschnitt eine projektionsbedingte, keilförmige Wirbelkörperdeformierung zur Abbildung, wenn der Zentralstrahl auf die mittlere und untere Lendenwirbelsäule gerichtet ist.

1. Wirbelsäulenteilaufnahmen im Liegen

Die apparative Standardausrüstung von Röntgenabteilungen ermöglicht oft nur diese Aufnahmetechnik ohne zusätzlichen Aufwand. Außerdem kommen auf diesen Teilaufnahmen sonstige Befunde, die, wie z.B. Anomalien, Spondylitis usw., mitunter die Ursache einer Verkrümmung darstellen am zuverlässigsten zur Abbildung. Der Arbeitsaufwand ist vielfach geringer als bei speziellen Techniken, die Filme lassen sich besser verarbeiten und archivieren. SPEDA versieht einen Buckytisch mit einem Bleifaden als Mittellinie und darauf senkrechtstehende Bleifäden entsprechend den Knie- und Hüftgelenken und nimmt außerdem die Füße mit auf. Die Einstellung der verschiebbaren Querfäden auf die Hüft-

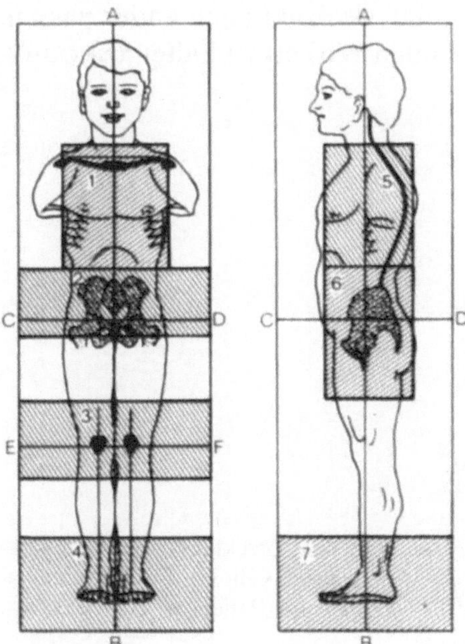

Abb. 47. Abschnittsaufnahmen nach CEDA. Die Medianlinie *A—B* und Hüftgelenkslinie *C—D* sowie Kniegelenkslinie (*E—F*) sind durch Bleidrähte markiert. Schraffiert *1–7*, die einzelnen Abschnittsaufnahmen

und Kniegelenke wird individuell, entsprechend der Patientengröße, vorgenommen (Abb. 47).

Um auch das Ausmaß einer Wirbelsäulenverkrümmung richtig zur Darstellung zu bringen ist es unter Umständen erforderlich, sich dem Vorgehen von DU PELOUX u.Mitarb. anzuschließen. Es trägt dem Umstand Rechnung, daß es bei der Kyphoskoliose eine Projektionsrichtung gibt, in der sich die Krümmung maximal darstellt, die sogenannte Wahlfläche (plan d'élection oder Stagnarasche Projektion). Orthogonal zur Stagnaraschen Projektion existiert eine Ebene, in der sich die Verkrümmung nicht abbildet. Die Projektion bezeichnet man als incidence d'annulation des courbures. Entweder dreht man den Patienten unter Durchleuchtung bis die Stagnarasche Projektion erreicht ist, oder man bestimmt die Wahlfläche klinisch durch die Palpation der Dornfortsätze im Krümmungsscheitel. Die Dornfortsätze befinden sich ungefähr in der Wahlfläche und der Zentralstrahl wird dann senkrecht auf diese Fläche gerichtet.

Nachfolgende Schemazeichnung von ROTH zeigt, wie sich Wirbel und Rippen unterschiedlich darstellen, je nachdem sie in den Zentralstrahl orthograd hineingedreht sind oder nicht (Abb. 48).

Diese Wahl-Schrägprojektion zur genau seitlichen Darstellung der rotierten Wirbel im Krümmungsbogen ermöglicht gegebenenfalls die Erkennung destruktiver Veränderungen an den Wirbelkörpern oder kongenitaler Mißbildungen.

Bei Kyphosen empfiehlt sich für die a.p.-Aufnahme eine genaue Zentrierung auf den Kyphosescheitel und ein Abstand von höchstens 1 m. Bei kurzbogigen Skoliosen sollte man einen noch kürzeren Fokus-Objektabstand wählen. Bei größeren Abständen kommt es zu Schrägprojektionen in der Krümmungsperipherie.

Die seitliche Aufnahme gibt immerhin einen ersten Aufschluß darüber, ob eine Skoliose mit einer Kyphose kombiniert ist, der durch die Wahlprojektion präzisiert werden muß. In sehr vielen Fällen ist die Wirbelsäule lordotisch abgeflacht. Nach dem Aspekt der a.p.-Aufnahme könnte man eine Kyphoskoliose vermuten. Von einer Kyphoskoliose sollte man deswegen nur sprechen, wenn in der seitlichen und Wahlprojektion wirklich auch eine kyphotische Komponente nachgewiesen ist.

Da zur Wiedergabe der gesamten Wirbelsäulenlänge vermittels Teilaufnahmen drei Aufnahmen in zwei Ebenen erforderlich sind, kann man den exakten Achsenverlauf der ganzen Wirbelsäule einigermaßen verläßlich rekonstruieren, in dem man die Aufnahmen an ihrem oberen und unteren Rand so zurechtschneidet, daß sie exakt aneinander passen. Man braucht sich hier nur an die Deckplatte eines bestimmten Wirbels zu halten (SHOUHY, AGUIRRE; PELOUX).

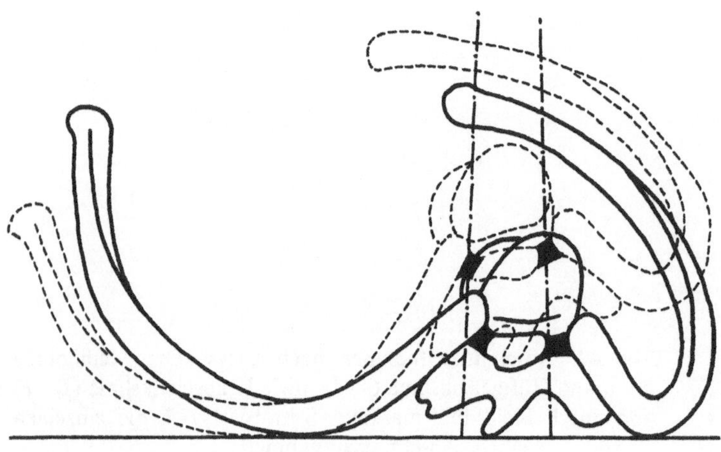

Abb. 48. Korrektur der Schrägprojektion bei Skoliose durch Schräglagerung des Patienten. (Nach ROTH, 1968)

2. Wirbelsäulenteilaufnahmen im Stehen

Die Wirbelsäulenteilaufnahmen werden meistens im Liegen angefertigt. Weitere Teilaufnahmen im Stehen geben Aufschluß über Veränderungen des Krümmungsausmaßes unter Belastung.

PORT demonstrierte schon 1922 Differenzen in der Intensität von skoliotischen Wirbelsäulenverkrümmungen bei Aufnahmen im Stehen und im Liegen. HESS sowie SHIFRIN haben ebenfalls auf die Vorteile von Aufnahmen im Stehen hingewiesen.

DURAND fertigt Röntgenaufnahmen im Stehen auf folgende Weise an: Vermittels schlitzförmiger Einblendung wird die Aufnahme jeweils auf den Oberrand des Hüftgelenkes zentriert. Beide Seiten werden getrennt belichtet, wobei jeweils die Gegenseite abgedeckt wird. In der Mittellinie wird ein Bleilot mit aufgenommen. Auf der Aufnahme wird dann anhand eines rechten Winkels von dem Bleilot aus eine Horizontale als Tangente an den oberen Pfannenrand auf beiden Seiten eingezeichnet. Bei ungleicher Beinlänge sind diese Horizontalen auf dem Lot gegeneinander versetzt. Die Differenz der Beinlänge ist auf diese Weise leicht meßbar. Anschließend werden Aufnahmen vom Körperstamm angefertigt; die Abweichung der Wirbelsäulenachse von dem Lot bei Skoliosen ist leicht meßbar und der Höhe nach lokalisierbar. Außerdem kann man, genau wie am Becken, die Schultern getrennt orthodiagraphisch aufnehmen und einen unterschiedlich hohen Schulterstand leicht messen. Mit diesem Verfahren lassen sich Beinlängendifferenzen als Ursache von Haltungsskoliosen leicht und zuverlässig erfassen (Abb. 49).

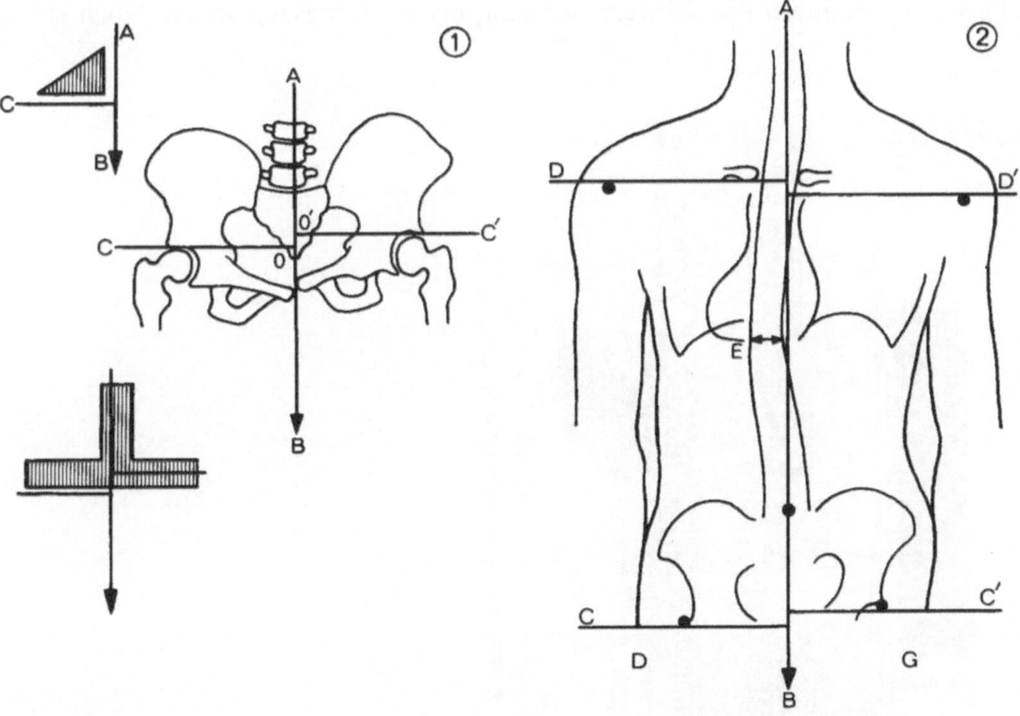

Abb. 49. Orthodiagraphische Einstellung der Aufnahme erst rechts, dann links am stehenden Patienten. *A—B* Bleilot, das mit aufgenommen wird. Auf der Aufnahme wird ein Winkel aus Plexiglas an dieses Lot so angelegt, so daß der horizontale Schenkel *C*-Null die Tangente an den oberen Pfannenrand bildet. Diese Horizontale wird bds. eingezeichnet. Wenn sich beide Horizontalen in einem Punkt schneiden, sind die unteren Gliedmaßen beiderseits statisch gleich lang. Wenn diese Horizontalen gegeneinander versetzt sind, entspricht ihre Versetzung dem Beinlängenunterschied. (Nach DURAND, 1963)

3. Wirbelsäulenteilaufnahmen im Sitzen

Von manchen Autoren werden auch Aufnahmen im Sitzen empfohlen (SAIDMANN). OLLEFS hat auf seitlichen Aufnahmen im Sitzen haltungsabhängige Veränderungen des Krümmungsbogens gefunden. Unter 11 untersuchten Fällen streckte sich bei gerader Sitzhaltung die Primärkrümmung etwas, in den restlichen 9 Fällen blieb sie gleich. Bei kyphotischer Sitzhaltung kam es in 8 Fällen zu einer geringen Verstärkung der Krümmung, in 3 Fällen blieb die Primärkrümmung unverändert (SCHOBERTH).

GOLDSTEIN schiebt auf der Seite des Beckenschiefstandes einen Block unter die Gesäßhälfte bis die Darmbeinkämme horizontal stehen. Dieses Verfahren gestattet die Feststellung, ob eine Skoliose durch eine Verkrümmung der Wirbelsäule oder durch einen Schiefstand des Beckens bedingt ist.

4. Wirbelsäulenaufnahmen unter Belastung

Geben Aufnahmen im Liegen Aufschluß über die passive Ausgleichbarkeit einer im Stehen manifesten Verkrümmung, so vermögen Aufnahmen unter Zugbelastung zu informieren, ob durch äußere Einwirkung eine Verkrümmung vermindert werden kann.

Diese Frage stellt sich vor allem im Hinblick auf konservative therapeutische Maßnahmen und im Hinblick auf die präoperative Aufdehnungsbehandlung. Meistens wird ein Zug in der Längsrichtung des Körpers zur Anwendung gebracht. LEGER weist darauf hin, daß man vermittels Wirbelsäulenganzaufnahmen am besten die Aufdehnungsfähigkeit einer Skoliose bei Applikation einer Extension feststellen kann. MOSER macht die Aufnahmen auf einer schiefen Ebene, wobei der Patient mit dem Kopf in einer Glisson-Schlinge aufgehängt ist, wodurch die Schwere des Körpers als Längszug wirkt. Noch stärker ist

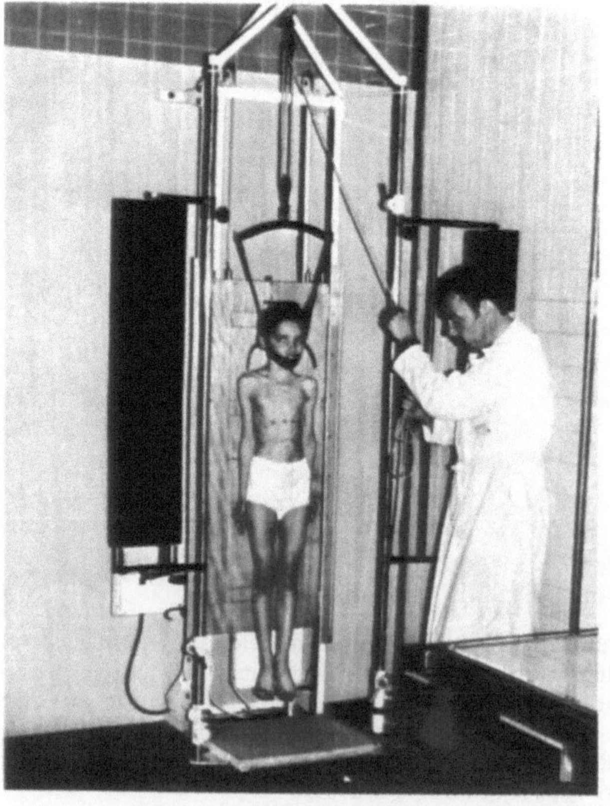

Abb. 50. Einrichtung für Extensionsaufnahmen. (Nach FAUCHET, 1973)

natürlich der Zug, wenn die Aufnahmen am senkrecht hängenden Patienten gemacht werden (Abb. 50).

Aufnahmen unter axialer Druckbelastung, etwa durch Tragen eines Gewichtes in beiden Händen, sind bisher nicht vorgenommen worden. Nach Ansicht von ASMUSSEN, KLAUSEN und BÜTTIHOFER wird die Lendenlordose durch die Schwerkraft gestreckt und nicht, wie früher angenommen, verstärkt. Dies ließ sich auf Röntgenaufnahmen mit Gewichtsbelastung nachweisen.

FISCHER stellte fest, daß bei einseitiger Belastung mit 10 kg vermittels Tragen eines Koffers sich die Wirbelsäule nach der unbelasteten Gegenseite leicht skoliotisch krümmt. Es kommt auch vor, daß Patienten unter der gleichen Belastung keine Wirbelsäulenausbiegung zeigen. Dies resultiert aus einem erhöhten Muskeltonus. Bei leichten Skoliosen wurde eine Seitenausbiegung nach der unbelasteten Seite nur festgestellt, wenn die Last in dem konkavseitigen Arm gehalten wurde.

5. Funktionsaufnahmen

Besonders für die Indikationsstellung zur Operation ist es außerdem von großer Wichtigkeit, Aufnahmen in verschiedenen Bewegungsphasen zu machen, um festzustellen, in wieweit die Skoliose ausgleichbar ist (TAILLARD; BOARD). TAILLARD führt zur Beurteilung der Mobilität einer skoliotischen Krümmung Aufnahmen im Stehen und im Liegen sowie in beiderseitiger Lateralflexion durch.

Auch bei Säuglingen sollten immer sogenannte Umkrümmungsaufnahmen angefertigt werden, um festzustellen, ob die Skoliose fixiert ist oder nicht (BECHTOLD). Wenn eine Skoliose fixiert ist, nimmt sie bei Beugung nach der Konkavseite zu, bei der Beugung nach der Konvexseite bleibt die Skoliose bestehen. Bei nichtfixierten Skoliosen gleicht sie sich bei konvexseitiger Beugung aus.

Die gleiche Prüfung auf Ausgleichbarkeit der Krümmung wie bei Skoliosen kann man bei pathologischen Sagittalkrümmungen durch Aufnahmen in Flexions- und Extensionsstellung anstellen.

MATZNER gibt ein Gerät an, das Funktionsaufnahmen im Stehen auf rationelle Weise ermöglicht und auch verbesserte Aufnahmen bei Wirbelsäulenverkrümmungen garantiert.

Angaben über die normale Wirbelsäulenmobilität finden sich in ZAUNBAUER: „Normale Haltung und normale Beweglichkeit der Wirbelsäule" in Bd. VI/1 dieses Handbuches.

6. Wirbelsäulenganzaufnahmen

Mit der Entwicklung von Geräten zur Wirbelsäulenganzaufnahme ist heute die technische Möglichkeit gegeben, die Wirbelsäule in ihrer Gesamtheit auf einem einzigen Film darzustellen (CATOLLA; CAVALCANTI). Als weiteren Vorteil der Wirbelsäulenganzaufnahmen geben GROS u.Mitarb. vor allem die Mitdarstellung des Schädels und des Beckens an. Außerdem ist die Strahlenbelastung geringer als bei Wirbelsäulenteilaufnahmen. Wenn das Stativ keinen Metallraster besitzt, sollte man ein am Kopf befestigtes Bleilot mit aufnehmen (Abb. 51). Nur die Ganzaufnahme verbürgt eine exakte Wiedergabe sämtlicher Wirbelsäulenkrümmungen in ihrer gegenseitigen Beziehung (Abb. 52). Daß sie bezüglich der Detailerkennbarkeit und der exakten Darstellung einzelner umschriebener Wirbelsäulenabschnitte den üblichen Standardaufnahmen unterlegen ist, sollte nicht hindern, sie, sofern die technischen Voraussetzungen bestehen, routinemäßig bei der Röntgenuntersuchung von Skoliotikern anzuwenden und nur von Fall zu Fall notwendige Ergänzungen durch kleinformatige Aufnahmen vorzunehmen.

In der Literatur liegt eine größere Anzahl von Berichten über die Anwendung der Wirbelsäulenganzaufnahmen zur Diagnostik von Wirbelsäulenverkrümmungen vor (BRONDOLO; ALBANESE; CATOLLA, CAVALCANTI; LAVERMICOCCA; MARINO; SANSONE u. ERMENEGILDO; PIRASTU u. CARTA; RE u. FUSI; ZANOLI; VOCOS; MOSELLI; HEINE u. RASPE; BAILEY).

Oft sind die Apparaturen so eingerichtet, daß sie nur Ganzaufnahmen erlauben. Andere Konstruktionen lassen auch Teilaufnahmen zu (DE VECCHI; DE PONTI und BERARDI).

Ein wesentlicher Bestandteil der meisten Apparaturen stellen Markierungen des Lotes und mehrerer Waagrechten durch Bleidrähte dar, die auf den Aufnahmen Hilfen für die Beurteilung und Messung der Krümmungen abgeben. Mitunter werden auch Ganzkörperaufnahmen einschließlich der Beine angefertigt.

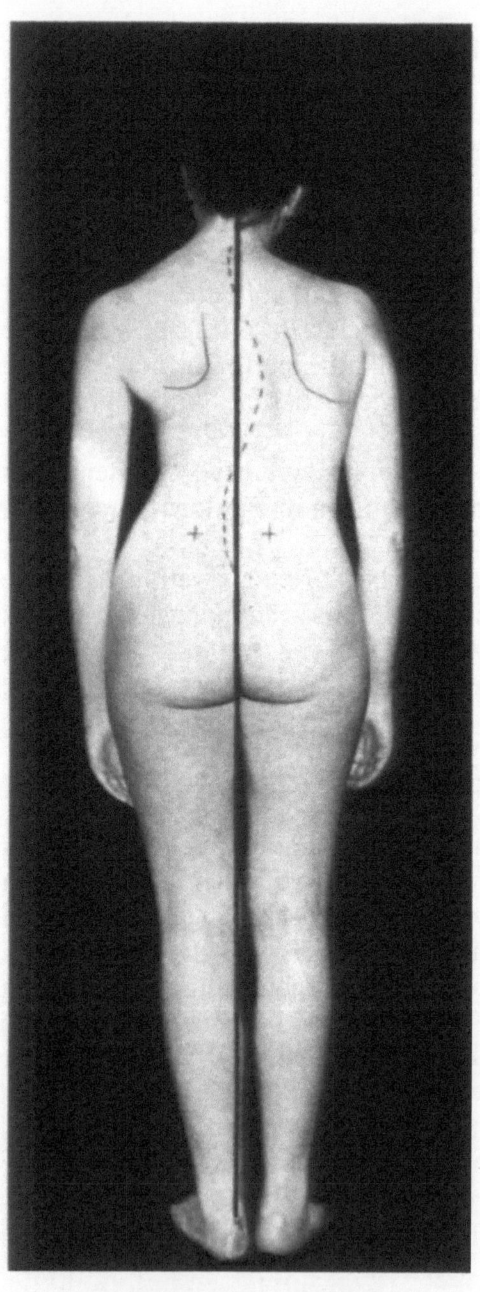

Abb. 51. Markierung der Symmetrieebene durch ein Bleilot. (Nach BRONDOLO, 1962)

BRONDOLO fertigt z.B. Wirbelsäulenganzaufnahmen mit einer Kassette 90/120 cm an, in die Stahlfäden eingespannt sind, die ein grobes, rechteckiges Raster abgeben, das auf den Film aufbelichtet wird (Abb. 53).

Einen Nachteil stellen die nicht unbeträchtlichen projektionsbedingten Verzeichnungen auf den Wirbelsäulenganzaufnahmen dar. Sie sind natürlich um so größer, je größer das Aufnahmeformat und je kleiner der Röhrenabstand ist.

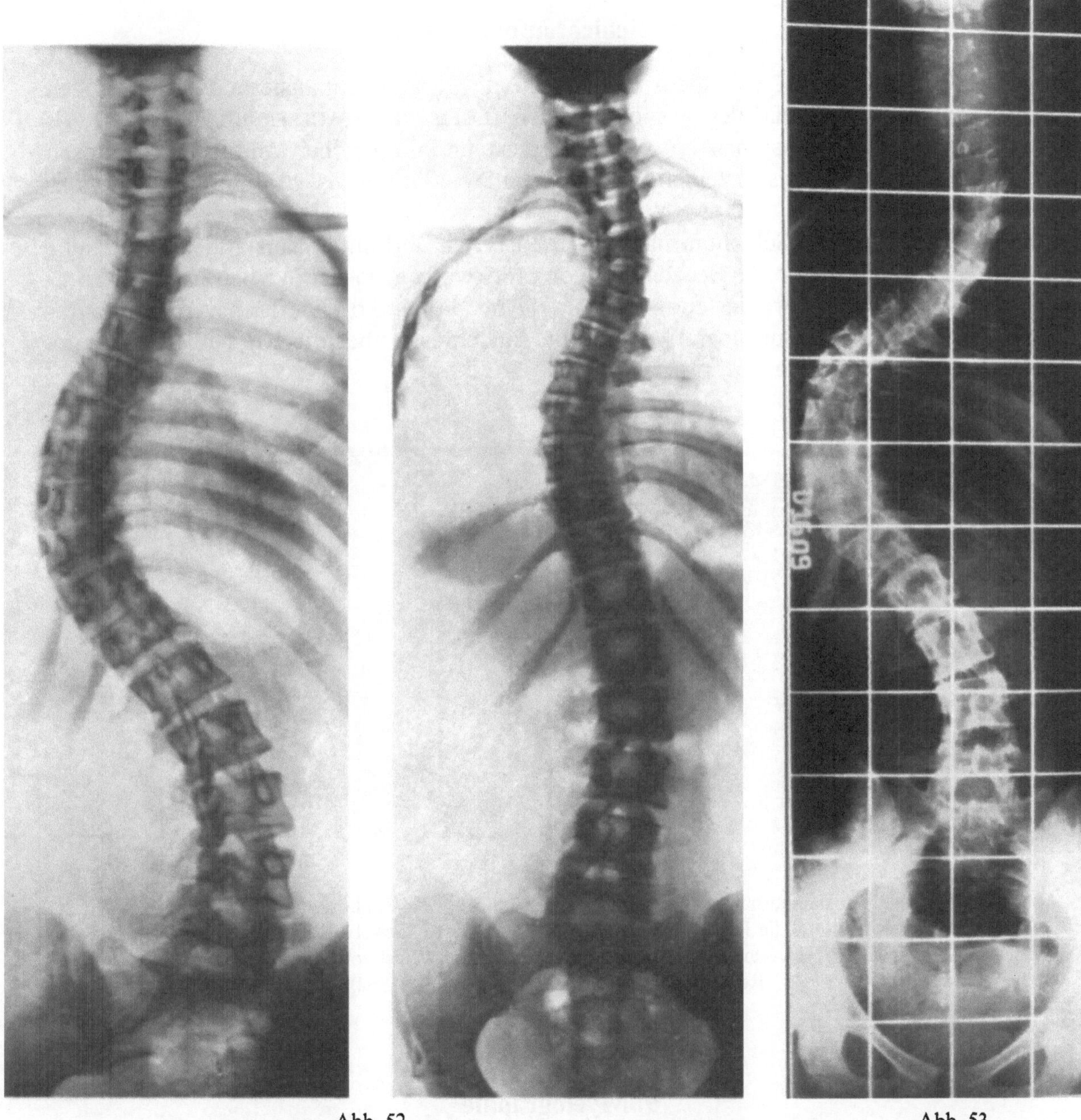

Abb. 52 Abb. 53

Abb. 52. Teleradiographie der Wirbelsäule am stehenden Patienten. Fokus-Film-Abstand 3 m. Filmformat 20 × 60. (Nach CAVALCANTI, 1957)

Abb. 53. Wirbelsäulenganzaufnahme unter Verwendung einer Kassette 20 × 90 cm und eines Rasters aus Stahldrähten mit Quadraten von 5 cm Seitenlänge. (Nach BRONDOLO, 1962)

7. Schirmbildaufnahmen

Vereinzelt sind Schirmbilder des Thorax als Ausgangsmaterial für statistische Erhebungen über thorakale Skoliosen herangezogen worden (SHANDS u. EISBERG). Auf diesen Thoraxbildern ist die Wirbelsäule aber schlecht zu differenzieren und nur gröbere seitliche Krümmungen können erfaßt werden.

Das Schirmbildverfahren läßt sich aber auch zur speziellen Darstellung der gesamten Wirbelsäule auf Teilaufnahmen in zwei Ebenen heranziehen. Bei der Verarbeitung und Auswertung bietet es für Reihenuntersuchungen viele Vorteile (KOVACS).

8. Schichtaufnahmen

Die Tomographie ist vor allem dann einzusetzen, wenn lokalisierte Veränderungen an verkrümmten Wirbelsäulen gesucht werden (GILMORE, STAUFFER und JACOBS). Als Beispiel seien nur Arrosionen an Wirbelkörpern und Bögen bei kindlichen Skoliosen erwähnt, deren Nachweis für einen intracanaliculären Tumor als Ursache der Verkrümmung spricht.

Weiterhin gestatten Schichtaufnahmen in 2 Ebenen und unter Umständen zusätzliche Transversaltomogramme die Beurteilung von Rückwirkungen der Wirbelsäulenverkrümmungen auf die Thoraxorgane (BJÖRK; LODIN) (Abb. 54a und b). Die Transversaltomographie erbringt vor allem präoperativ wertvolle Aufschlüsse über die Rippendeformierung und die Lungenvolumina.

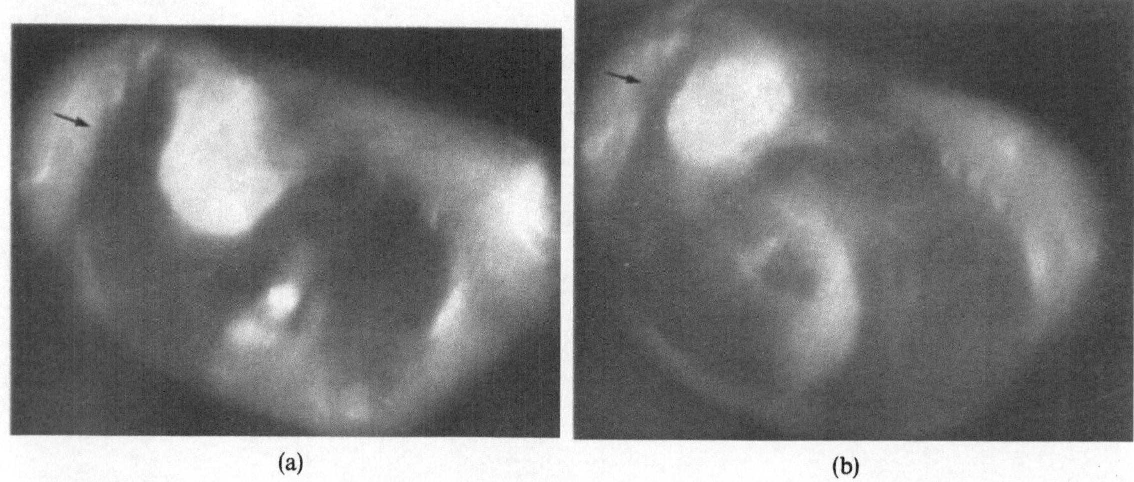

Abb. 54a u. b. Axiale Schichtaufnahmen. Kyphoskoliose, rechtskonvexe Skoliose. (a) Oberer Thoraxabschnitt. Der Buckel rechts wird durch die Rippen mit einem Wulst von Lungengewebe (Pfeil) zwischen ihnen und der Wirbelsäule verursacht. (b) Ein Schnitt 4 cm tiefer zeigt einen dünnen Wulst von Lungengewebe (Pfeil) zwischen Rippen und Wirbelsäule. (Nach LODIN, 1962)

9. Myelographie

Systematische myelographische Untersuchungen bei Wirbelsäulenverkrümmungen sind noch nicht angestellt worden und auch kaum zu vertreten. Wenn Myelographien aus anderer Indikation bei Patienten mit Wirbelsäulenverkrümmungen vorgenommen werden, so sollte man auf ihnen doch einmal die speziellen myelographisch faßbaren Veränderungen

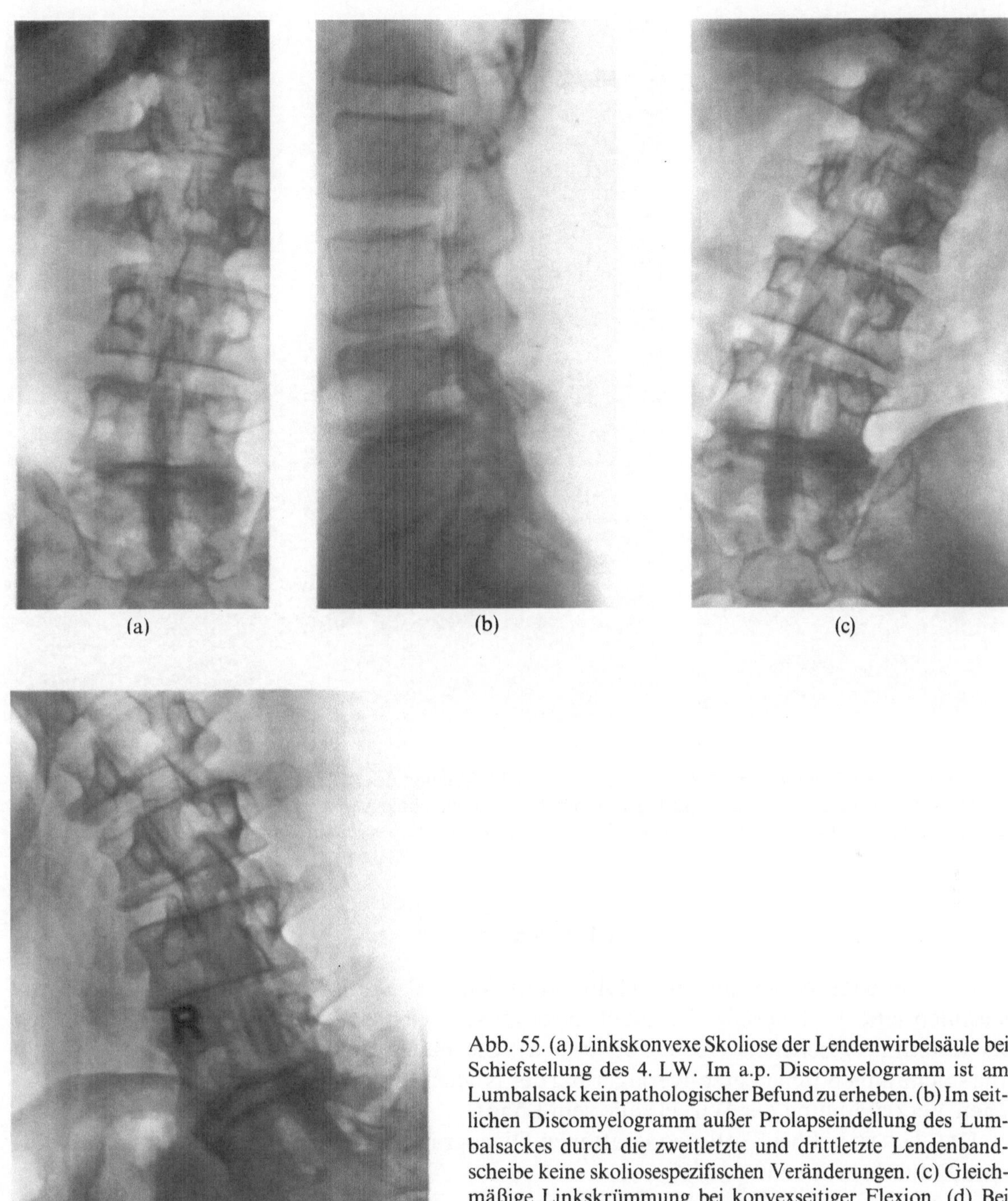

Abb. 55. (a) Linkskonvexe Skoliose der Lendenwirbelsäule bei Schiefstellung des 4. LW. Im a.p. Discomyelogramm ist am Lumbalsack kein pathologischer Befund zu erheben. (b) Im seitlichen Discomyelogramm außer Prolapseindellung des Lumbalsackes durch die zweitletzte und drittletzte Lendenbandscheibe keine skoliosespezifischen Veränderungen. (c) Gleichmäßige Linkskrümmung bei konvexseitiger Flexion. (d) Bei konkavseitiger Flexion nimmt der Skoliosescheitel an der Krümmung nicht teil. Der Lumbalsack zeigt normales Verhalten

am Wirbelkanal und seinem Inhalt studieren, die durch diese Verkrümmungen induziert werden (Abb. 55 a–d).

Bisher hat nur die Paraplegie bei Kyphoskoliotikern die spezielle Indikation zur Vornahme einer Myelographie abgegeben. Die dabei erhobenen Befunde werden in dem einschlägigen Kapitel abgehandelt.

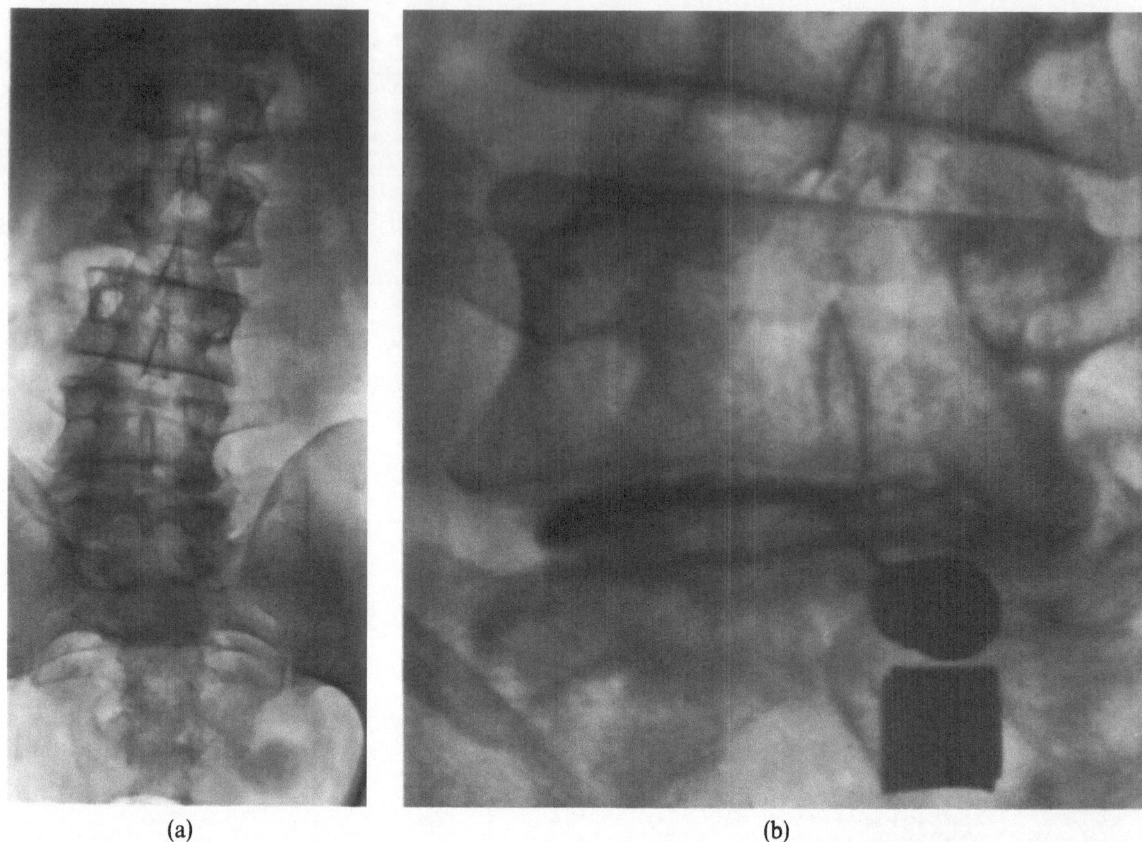

(a) (b)

Abb. 56. (a) Leichte lumbodorsale Rechtsskoliose mit Schiefstellung des 4. Lendenwirbelkörpers. (b) Im Discogramm ist der Nucleus pulposus linksseitig verschmälert und nach links verlagert. Der Annulus fibrosus ist links gering aufgefasert. Ob die Skoliose Ursache oder Folge der Bandscheibenveränderung ist, kann nicht entschieden werden

10. Discographie

PEREY und RYDMANN fanden bei Discographien an skoliotisch verkrümmten Lendenwirbelsäulen eine Verlagerung des Nucleus pulposus nach der konkaven Seite im Bereich des Krümmungsscheitels (Abb. 56a und b). Sie bauen darauf die Hypothese auf, daß eine solche angeborene Lateralverlagerung des Nucleus pulposus die Ursache einer skoliotischen Verkrümmung der Wirbelsäule sein könnte.

DEL TORTO hat bei Skolioseoperationen Discographien vorgenommen und immer normale Befunde erhoben.

11. Kinematographie

Die Kinematographie sollte ein Studium des Bewegungsverhaltens der verkrümmten Wirbelsäule ermöglichen. Einschlägige Untersuchungen wurden meines Wissens bisher aber nicht angestellt. Kinematographische Bewegungsstudien an der Wirbelsäule wurden bisher überhaupt recht selten vorgenommen (SOLLMANN).

12. Spinale Arteriographie

KEIM und HILAL haben spinale Angiogramme bei Patienten mit Skoliosen vorgenommen. Es hat sich um jugendliche Patienten vor der Operation gehandelt. Sie sehen den

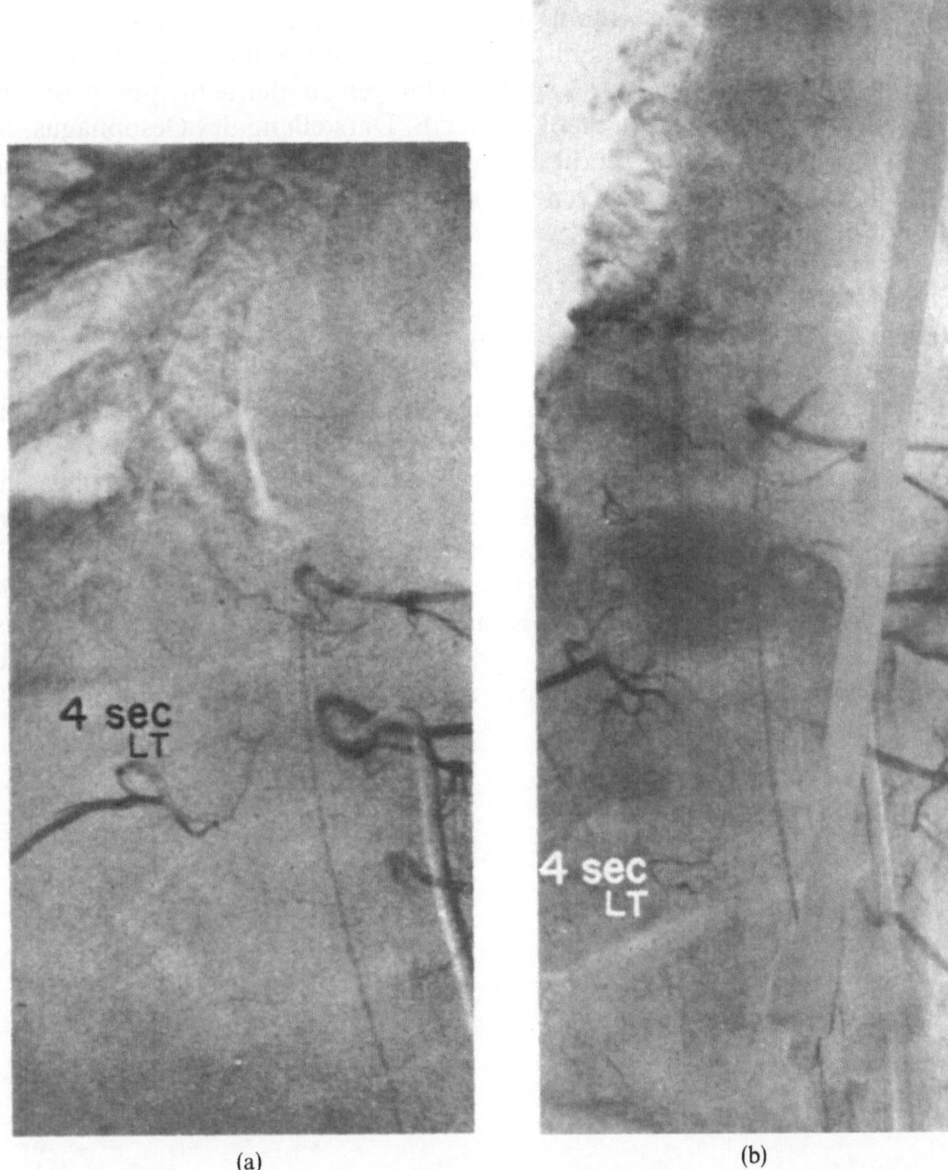

(a) (b)

Abb. 57. (a) Präoperatives Angiogramm. Es zeigt schwache Füllung der A. radicularis magna. Man beachte, wie dünn die vordere Spinalarterie ist. (b) Der gleiche Patient 9 Monate nach der Operation. Bei gleicher Technik scheint die spinale Blutversorgung besser und die A-spinalis anterior ausgedehnter gefüllt. (Nach KEIM und HILAL, 1971)

Nutzen einer derartigen spinalen Angiographie darin, daß Patienten mit prekären spinalen Durchblutungsverhältnissen von Operationen mit exzessiven Korrekturen der skoliotischen Verkrümmungen ausgeschlossen werden können. Man kann diese Patienten entweder konservativ behandeln oder nur eine Fusion ohne Aufrichtung vornehmen. Sie haben insgesamt 33 Patienten untersucht. Bei einigen ließ sich feststellen, daß die Durchblutung des Rückenmarks um so schlechter ist, je stärker die skoliotische Krümmung ist (Abb. 57a und b).

13. Ergänzende Röntgenuntersuchungen

Zur Röntgenuntersuchung der Skoliose gehört immer auch eine Thoraxuntersuchung, da den Thoraxdeformierungen und ihren cardiopulmonalen Auswirkungen größte klinische und prognostische Bedeutung zukommt (ZANCOLLI; HERNANDEZ-ROS, CODORNIU).

Im übrigen kommen vielerlei Organuntersuchungen in Betracht, um Auswirkungen von Wirbelsäulenverkrümmungen aufzuklären, z.B. Darstellung des Oesophagus, Magendarmpassage, Urogramm usw. Es sei diesbezüglich auf das Kap. L.: Die Folgeerkrankungen der Kyphoskoliose und ihre röntgenologische Symptomatik (S. 410), verwiesen.

Im Hinblick auf die Genese einer Haltungsskoliose, und zwar zur Entscheidung über die Therapie bei jugendlichen Skoliotikern, sind die röntgenologische Beinmessung und die Beckenaufnahme heranzuziehen.

Eine Beinverkürzung kann zu einer Haltungsskoliose Veranlassung geben und andererseits kann eine strukturelle Skoliose eine funktionelle Beinverkürzung bedingen. Deswegen stellt eine exakte röntgenologische Beinlängenmessung eine wertvolle Zusatzuntersuchung bei der röntgenologischen Skoliosediagnostik dar (MASSE, DURAND).

Da die Feststellung, ob das Längenwachstum der Wirbelsäule schon abgeschlossen ist oder nicht, für die Prognose einer Skoliose von großer Wichtigkeit ist und die Ausbildung bzw. Verschmelzung der Darmbeinapophyse hierfür einen ziemlich genauen Anhalt bietet, sollte bei allen jugendlichen Patienten das Becken auf der a.p.-Lendenwirbelsäulenaufnahme mit dargestellt sein (s. Kap. M.3.: Röntgenologische Feststellung des Wachstumsabschlusses an der Wirbelsäule, S. 476). Aus dem gleichen Grund empfiehlt sich zur Feststellung des Knochenalters eine Handwurzel mit aufzunehmen (STAGNARA, QUENEAU und ARCHIMBAUD).

H. Die Normalform der Wirbelsäule in sagittaler Richtung und ihre Varianten

Die Bearbeitung der pathologischen Verkrümmungen der Wirbelsäule setzt die Kenntnis ihrer normalen Form bzw. ihrer physiologischen Krümmungen voraus. Diesbezüglich exakte Angaben zu machen ist gar nicht so einfach, wie es auf den ersten Blick scheint. Insbesondere sind die Übergänge der physiologischen zu den pathologischen Sagittalkrümmungen sehr fließend und eine exakte Grenzziehung ist oft unmöglich. Zur genauen Trennung beider Krümmungsformen lassen sich keine verläßlichen metrischen Angaben machen und keine völlig exakten Kriterien angeben. Hinsichtlich von Verkrümmungen in der frontalen Ebene ist klarzustellen, ob physiologischerweise die Wirbelsäule absolut gerade ist, was zu verneinen ist, oder ob gewisse Ausmaße und Formen der Verkrümmung als physiologisch anzusehen sind (MAIER).

Die Normalform der Wirbelsäule ist im wesentlichen von ästhetischer Bedeutung. Sie bestimmt die sogenannte äußere Haltung eines Menschen. Eine Rolle spielen dabei vor allem auch die unteren Extremitäten. Bestimmte Haltungstypen könnten eventuell auf dem Wege über Statik und Funktion die Entstehung pathologischer Zustände an der Wirbelsäule (z.B. Bandscheibenverschleiß) begünstigen oder statische Beschwerden zur Folge haben.

KÄSSNER-REITLER und BRÜCKNER stellten eingehende Untersuchungen über die Frage an, ob die körperliche Haltung mit einer seelischen Haltung korreliert. Sie stellten sich

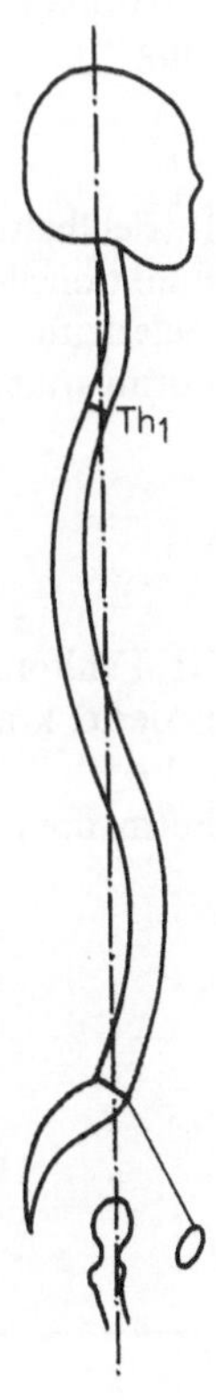

Abb. 58. Idealform der Wirbelsäule in sagittaler Richtung nach LEGER. Die Gesamtschwerlinie, auf der auch die Teilschwerpunkte liegen sollten, verläuft durch die Hüftgelenksachse, das Promontorium und die Umschlagstellen der Wirbelsäulenkrümmungen

die Frage, welche psychischen Eigenschaften bei verschiedenen körperlichen Haltungstypen gehäuft vorkommen.

Den Betrachtungen über die Normalform kann man einmal eine sogenannte Idealform und zum anderen eine mittlere Normalform zugrunde legen. Die Idealform ergibt sich aus theoretischen Überlegungen über die Statik der Wirbelsäule und aus Erfahrungen über besonders leistungsfähige Wirbelsäulentypen (Abb. 58). Die mittlere Normalform oder Standardform stellt einfach den Mittelwert aus großen Untersuchungsreihen bei Ausschaltung eindeutig pathologischer Krümmungen dar.

WAGENHÄUSER hat in einer Tabelle die Kriterien zusammengestellt, nach denen man einigermaßen die Normalhaltung von funktionellen Fehlhaltungen und von fixierten Fehlformen der Wirbelsäule abgrenzen kann. Fehlhaltungen sind nach ihm primär Ausdruck einer Leistungsstörung, die funktionelle Abweichung von der Norm steht im Vordergrund. Er betrachtet die Fehlhaltung noch nicht als einen eigentlichen pathologischen Zustand, sondern lediglich als ein Krankheitspotential.

Die Tabelle 22 faßt gewisse Unterscheidungskriterien zwischen Normalhaltung, Fehlhaltung und pathologischer Wirbelsäulenverkrümmungen zusammen. Sie sind aber nur begrenzt zutreffend. Zum Beispiel haben geringfügige fixierte Verkrümmungen meistens keine pathologische Wertigkeit.

Die Normalform der Wirbelsäule ist im Röntgenbild leichter von den Haltungsfehlern und den pathologischen Verkrümmungen abzugrenzen, als nach dem klinischen Aspekt, da ästhetische Gesichtspunkte wegfallen. Dies gilt insbesondere für die Sagittalkrümmungen. Außerdem kann man im Röntgenbild die Haltung der Wirbelsäule isoliert betrachten,

Tabelle 22. Die Unterschiede zwischen Normalform, Fehlhaltung und pathologischer Verkrümmung nach WAGENHÄUSER

	Morphologisch	Funktionell	Klinische Bedeutung
I. Normale Haltung	Harmonische, physiologische Krümmungen der Wirbelsäule	Mit minimaler Haltungsleistung ohne Kompensationsarbeit des Muskelbandapparates beibehalten	Haltungsgesund Volle Belastungs- und Leistungsfähigkeit
II. Fehlhaltungen Funktionelle, fehlerhafte Formvarianten	Rundrücken (totalrund, hochrund) Hohlrunder Rücken Flachrücken Skoliotische Schiefhaltung	Funktionell bedingte Abweichungen von den physiologischen Krümmungen Ausgleichbar, korrigierbar Meist zusätzliche Haltungsinsuffizienz – Haltungszerfall	Bedingt pathologisch Tendenz zum Übergang in Fehlformen Verminderte Belastungs- und Leistungsfähigkeit Therapeutisch funktionell gut beeinflußbar
III. Fehlformen Fixierte, krankhafte Formanomalien	Kyphose Lordose Abnorme Geradehaltung Strukturelle Skoliose mit Torsion Gibbus	Fixierte, morphologisch-statistische Abweichungen von den normalen Krümmungen. Wenig bis nicht korrigierbar Vermehrte Kompensationsleistung notwendig Zusätzliche Haltungsschwäche – Haltungszerfall möglich	Pathologisch Neigung zu dauernder schmerzhafter Dekompensation Beschleunigte Entwicklung von sekundären degenerativen Veränderungen Belastungs- und Leistungsfähigkeit hängt von den funktionell-kompensatorischen Möglichkeiten ab Therapeutisch schwieriger zu beeinflussen

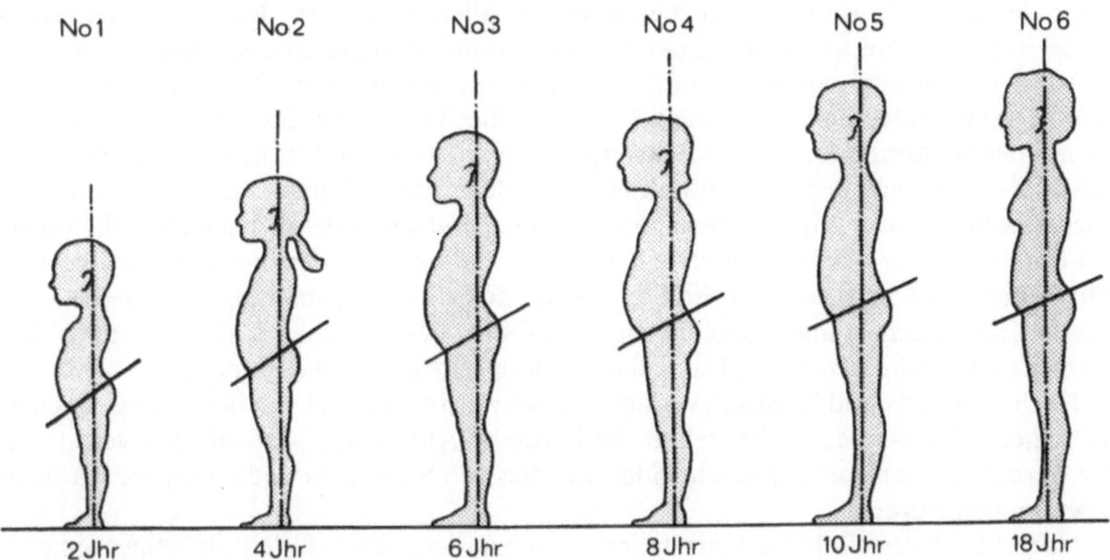

Abb. 59. Silhouetten nach Fotographien von Kindern verschiedenen Alters, deren Haltung als normal angesehen wurde. Die Zeichnungen sind nicht maßstabgerecht. Die scheinbare Kyphose von 6 und 8 Jahren ist durch die Anhebung der Schulterblätter verursacht, die in diesem Alter meist vorhanden ist. Die Beckenneigung ist eingezeichnet. (Nach McMorris, 1961)

während im klinischen Aspekt die Gliedmaßen und Kopfhaltung mit in die Bewertung eingehen.

Die normale Sagittalkrümmung der Wirbelsäule ändert sich im Wachstumsalter etwas. Die Verhältnisse in den verschiedenen Altersgruppen sind aus der Abb. 59 zu entnehmen.

1. Schwerpunktsverhältnisse und Wirbelsäulenform

Ehe wir aber diese physiologischen Krümmungen eingehender besprechen, soll noch die Rede sein von den einzelnen Determinanten, die die normale Haltung charakterisieren. Hier ist zunächst die Schwerlinie zu nennen.

Nach Braune und Fischer sowie Kendall und Boynton geht die Schwerlinie (line of reference) des Körpers durch den äußeren Gehörgang, den Dens epistrophei, die Körper der Halswirbel, das Promontorium, das Hüftgelenk, dicht ventral der Kniegelenksachse und durch das Calcaneo-Cuboidgelenk. Schlegel und Dierks geben an, daß die Hüftgelenksachse dorsal von der Schwerlinie liege. Staffel macht die gleichen Angaben wie Braune und Fischer. Weitere Untersuchungen hierzu wurden angestellt von Leitersdorfer; Rosemeyer; Asmussen; Basmajian; Basler; Hallebrandt; Scheidt; Eldred; Lippert. Ackerblom kommt zu dem Schluß, daß die Schwerlinie durch den ersten Sacralwirbel, dann 1,5 cm ventral von der Kniegelenksachse und 2–2,5 cm vor der Unterstützungsfläche des oberen Sprunggelenkes verlaufe. Die Senkrechte auf der Kreuzbeinbasis geht nach Leger in der Mehrzahl der Fälle durch den 1. Brustwirbel. Goff zog eine Verbindungslinie vom Promontorium zum höchsten Punkt des Schädels und fand, daß diese Linie immer nach vorne geneigt ist, und zwar bei dünnen, langen Personen am stärksten und beim muskulären Typ am geringsten.

Unter 60 Fällen Legers verlief 50mal die Schwerlinie dorsal am Hüftgelenk vorbei, 5mal ging sie durch das Hüftgelenk und nur 5mal verlief sie ventral davon. 13mal verlief die Schwerlinie vor dem Promontorium, 12mal durch dessen Vorderkante, 13mal in der Mitte der Kreuzbeinbasis, 16mal an der Hinterkante der Kreuzbeinbasis und nur 6mal hinter der Hinterkante der Kreuzbeinbasis. In allen Fällen, in denen die Schwerlinie dorsal von der Hinterkante der Kreuzbeinbasis verlief, bestand eine Kyphosierung.

Nach WALSH liegt der Schwerpunkt des Körpers im Stand im 2. Sacralwirbel. Nach STEINDLER schneidet die Schwerlinie des Körpers die Wirbelsäule 2mal, einmal cervicodorsal und einmal lumbodorsal. Der Schwerpunkt wurde von MEYER in den 2. Kreuzwirbel lokalisiert. Die Lage des Schwerpunktes wechselt je nach Haltung. Die Schwerlinie des Körpers schneidet die Wirbelsäule so, daß das Körpergewicht ziemlich gleichmäßig ventral und dorsal von der Schwerlinie verteilt ist. Eine Haltung, bei der dies der Fall ist, kann man wenigstens vom mechanischen Standpunkt aus als Normalhaltung bezeichnen.

Als Chopartsche Linie bezeichnet man das Lot, das zwischen Calcaneus und Talus einerseits und Cuboideum und Naviculare andererseits zu hängen kommt.

Nach ASMUSSEN und KLAUSEN verläuft die Schwerlinie ventral von der Bewegungsachse der Lendenwirbelsäule. Sie bestreiten die klinische Auffassung, daß die Schwerlinie die vier Wirbelsäulenkrümmungen schneidet, wie dies von STEINDLER und den älteren Autoren angenommen wurde.

Nach FLINT besteht keine Korrelation zwischen dem Winkel, den die Schwerlinie mit der Unterstützungsfläche bildet, und der Körperhaltung.

Außer mit der Bestimmung der Schwerlinie des Körpers haben sich fast alle soeben genannten Autoren auch mit Untersuchungen über den Gesamtschwerpunkt des Körpers befaßt. Sie sind sich sämtlich darin einig, daß er entweder in oder in unmittelbarer Nähe des Promontoriums liegt.

MEYER definiert die Normalhaltung folgendermaßen:

1. „Der Mittelpunkt des Rumpfes (Mitte der Profilansicht des Thorax, der sich in Höhe des unteren Endes des Sternum in der Mittellinie der Seitenansicht des Körpers befindet), steht senkrecht über dem Ende der Ferse.

2. Der gemeinschaftliche Schwerpunkt des Rumpfes und der Beine (Promontorium) steht senkrecht über dem vorderen Teil des Fußgelenkes.

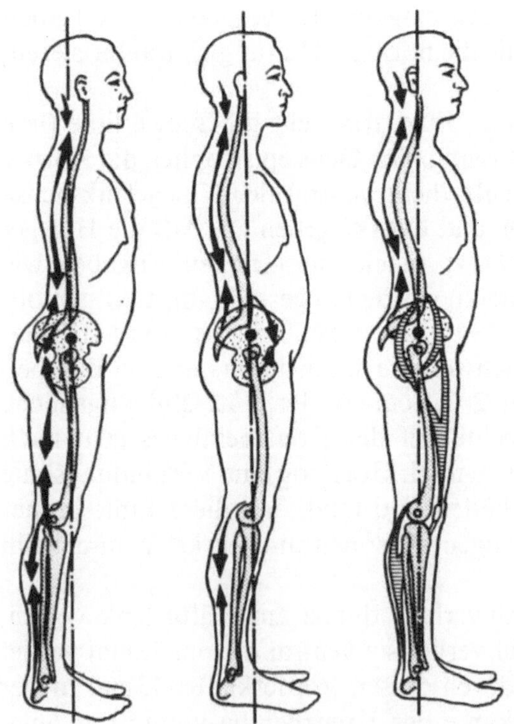

Abb. 60. Lage des Körperschwerpunktes bei verschiedenen Haltungen. Links militärische, Mitte zwanglose und rechts normale Haltung (H. VON MEYER). Die Muskelgruppen, die zur Gelenkfixation beansprucht werden, sind durch Pfeile gekennzeichnet, die Muskeln, die in Aktionsbereitschaft gehalten werden, durch Querstrichelung. Schwerpunkt und Schwerlinie sind unter Benützung von Abbildungen von R. FICK 1911 eingezeichnet. (Nach KUMMER, 1962)

3. Der Mittelpunkt des Hüftgelenkes (in der Profilansicht: vorderer Rand des oberen Teiles des Trochanter major) liegt senkrecht über dem Metatarsusköpfchen der kleinen Zehen."

KUMMER gibt an, daß die Lage des Körperschwerpunktes haltungsabhängig ist (Abb. 60). Umgekehrt ist die Haltung durch die Lage der Schwerpunkte definiert.

Alle diese Angaben beruhen auf klinischen Untersuchungen. Es wäre interessant, gleiche Untersuchungen vermittels seitlicher Ganzkörperaufnahmen durchzuführen.

2. Winkel am lumbo-sacralen Übergang und Wirbelsäulenform

Eine der wesentlichen Determinanten der normalen Wirbelsäulenform ist der Promontoriumswinkel und der Lumbosacralwinkel. Angaben über die diesbezüglichen Maße und Verhältnisse finden sich in meinem Beitrag: „Die Lenden-Kreuzbeingegend" in Bd. VI/1 dieses Handbuches. Auch die Kreuzbeinform ist dort eingehend abgehandelt. Es sei hier lediglich nochmals darauf hingewiesen, daß nach den Untersuchungen von LEGER keine konstanten Beziehungen zwischen diesen beiden Winkeln und der Form der übrigen physiologischen Wirbelsäulenkrümmungen bestehen sollen.

Entsprechende Zusammenhänge, vor allen Dingen infolge Promontoriumsabflachung durch Übergangswirbel, werden im Gegensatz zu LEGER von BÖHM angenommen.

Auch zwischen dem Beckenneigungswinkel, dessen normale Maße aus Tabelle 23 zu entnehmen sind und der Wirbelsäulenform konnte LEGER keine Abhängigkeit finden.

Wahrscheinlich nimmt jedoch der Promontoriumswinkel mit dem Beckenneigungswinkel zu. Letzterer hängt neben der allgemeinen Körperhaltung in weitem Umfang von der Stellung der Oberschenkel in den Hüftgelenken ab. Die Bestimmung dieses Winkels erfolgt, indem man die Verbindungslinie zwischen der vorderen Kreuzbeinoberkante und dem oberen Symphysenrand zieht und den Winkel zur Horizontalen mißt (Abb. 61).

Anders verhält es sich nach Angaben von LEGER mit dem Basiswinkel α.

Er stützt sich dabei auf eingehende Untersuchungen an Ganzaufnahmen von 60 völlig wirbelsäulennormalen Personen. Hierunter wird der Winkel verstanden, den die Kreuzbeindeckplatte mit der Horizontalen bildet (Abb. 61). Es sei darauf hingewiesen, daß man diese Winkel, sowohl den Beckenneigungswinkel als auch den Kreuzbeinbasiswinkel verläßlich nur auf seitlichen Röntgenaufnahmen messen kann, die nach Möglichkeit im Stehen

Tabelle 23. Beckenneigungswinkel

Klinisch bestimmt:		
NAEGELE	60°	♀
WEBER	65°	
PROCHOWNIK	54°	♀
	52°	♂
FICK	50°	♂
	55°	♀
KRONENBURG (bei Kindern von 1–14 Jahren)	53–57°	
Röntgenologisch bestimmt:		
SCHUBERT	60°	♀ im Senium 30–50°
LEGER	44–73° (58°)	♂
	40–75° (57°)	♀
SCHLEGEL u. DIERKS	66,2°	♂
	61,7°	♀

in zwangloser Haltung angefertigt sind. Durch Unterschiede in der Haltung können diese Winkelwerte eine Veränderung erfahren.

Was nun die Beziehungen zwischen dem Basiswinkel und der Wirbelsäulenform betrifft, so gehen nach LEGER kleinere Basiswinkelwerte mit einer relativ kurzen, zum mindesten aber flach ausgebildeten Lordose einher. Bei größeren Winkelwerten ist die Lordose kräftig ausgebildet. Allerdings gibt es auch Ausnahmen von dieser Regel.

Die mehr ventrale oder dorsale Lage der Hüftgelenkspfannen im Verhältnis zum übrigen Becken waren ohne Einfluß auf den Beckenneigungswinkel und auf die Wirbelsäulenform.

Wenn auch keine sichere Relation zwischen Beckenneigungswinkel in zwangloser Haltung und Wirbelsäulenform besteht, so flacht sich doch die Lendenlordose bei willkürlicher Verkleinerung des Beckenneigungswinkels ab (v. MEYER; STAFFEL; FICK; SCHULTHESS; GÜNTZ; SPITZY; RANKE und SILBERBORN; WILES; STRACKER).

Angaben über die Beziehung zwischen den Neigungswinkeln der Wirbelkörper und Kyphose und Lordose in Abhängigkeit vom Alter sind dem Diagramm von ASMUSSEN und KLAUSEN zu entnehmen (Abb. 62).

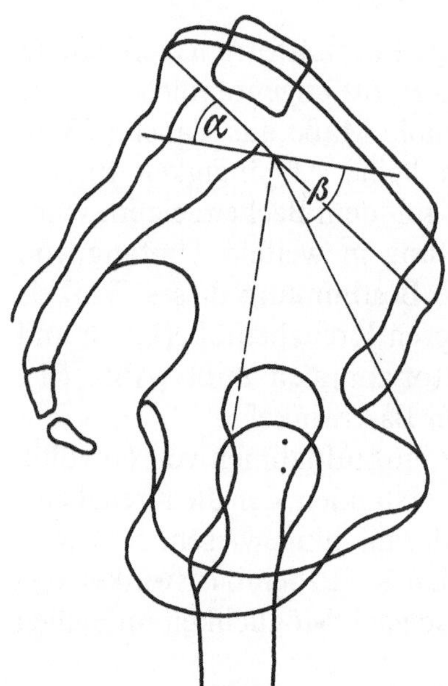

Abb. 61. Bestimmung des Beckenneigungswinkels β nach LEGER. Der Winkel wird gebildet von der Verbindungslinie zwischen Symphysenoberkante und Promontorium sowie der Horizontalen. Die Kreuzbeindeckplatte und die Horizontale schließen den Basiswinkel α ein

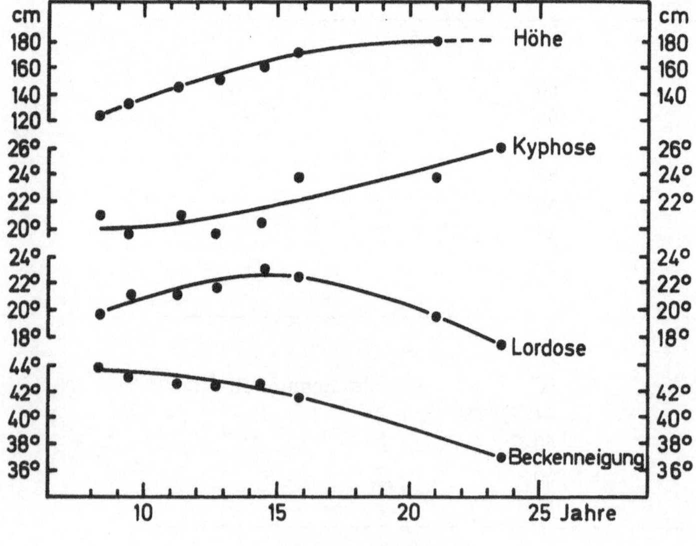

Abb. 62. Körpergröße bei Männern und Winkel, die einer Kyphose, einer Lendenlordose entsprechen und der Beckenneigungswinkel in Beziehung zum Alter. Jeder Punkt repräsentiert den Mittelwert aus 20 bis 104 Messungen (die Kyphose ist die Summe der Neigungen von Linien, die vom tiefsten Punkt der Lordose zum höchsten Punkt der Lordose gezogen werden und einer Linie von hier zu dem Tragus. Die Lordose ist die Summe der Neigungen der bd. untersten Linien am Rücken. (Nach ASMUSSEN u. KLAUSEN, 1962)

3. Normale sagittale Krümmungen der Wirbelsäule

Wenn man die Kreuzbeinkrümmung mitrechnet, so sind an der Wirbelsäule insgesamt 4 sagittale Krümmungen vorhanden, 2 ventrale und 2 dorsalkonvexe.

Von MEYER hat als erster die Lendenwirbelsäule mit einer Kutschenfeder verglichen. Diese leichte S-Form der Wirbelsäule ist bedingt: 1. durch die elastischen Eigenkräfte, 2. durch die einwirkenden Muskelkräfte und 3. durch die statischen Belastungsmomente und, was meist nicht angegeben wird, die primäre Anlage.

Nach FREY ist im Gegensatz zu den Angaben von FICK, KNAUR und PEYER die Tragfähigkeit einer S-förmig gekrümmten Wirbelsäule nicht größer als die eines geraden Stabes. Es wird lediglich die Formveränderungsarbeit günstiger aufgenommen und die Elastizität gesteigert.

4. Eigenform

Ihre Eigenform kann man an der freipräparierten Leichenwirbelsäule dann feststellen, wenn sie in eine Flüssigkeit von gleichem spezifischen Gewicht eingebracht wird. Diese Eigenform resultiert nur zum Teil aus der speziellen Form der einzelnen Wirbel, sondern auch und im wesentlichen aus der dorsalen Zugspannung des Ligamentum flavum und aus der Sprengkraft der Nuclei pulposi. Weiterhin stellt die Form der kleinen Wirbelgelenke zweifellos einen Faktor dar, der die normale Wirbelsäulengestalt maßgeblich beeinflußt. In der Eigenform und Normalhaltung weisen sie optimale Kongruenz auf (STEINDLER; SCHENK; PAUWELS).

FICK demonstrierte, daß die Wirbelkörperreihe ohne Bandscheiben eine Form hat, die beträchtlich von der Normform der Wirbelsäule mit Bandscheiben abweicht. Er gibt die Form der Wirbelsäule mit und ohne Bandscheiben als Kurven wieder (Abb. 63).

In diesem Zusammenhang erscheint auch die Angabe von TESTUT erwähnenswert, daß das Rückenmark eine der normalen Wirbelsäulenform entsprechende Eigenform besitzt. Diese Eigenform des Rückenmarkes soll sogar die physiologischen Wirbelsäulenkrümmungen induzieren.

Der Kapsel- und Bandapparat der kleinen Wirbelgelenke und der Anulus fibrosus der Bandscheiben sowie das vordere Längsband wirken einander — wenigstens im Brustabschnitt — entgegen, denn ERLACHER hat festgestellt, daß nach Horizontaldurchschneidung sämtlicher Bandscheiben eine Totallordose entsteht und die physiologische Brustkyphose unter dem Einfluß des Kapsel-Bandapparates der kleinen Wirbelgelenke verschwindet.

Die lordotische Krümmung der Halswirbelsäule ist nach WEBER Folge einer Keilform der Bandscheiben, während die Brustkyphose und die Lendenlordose aus einer Keilform

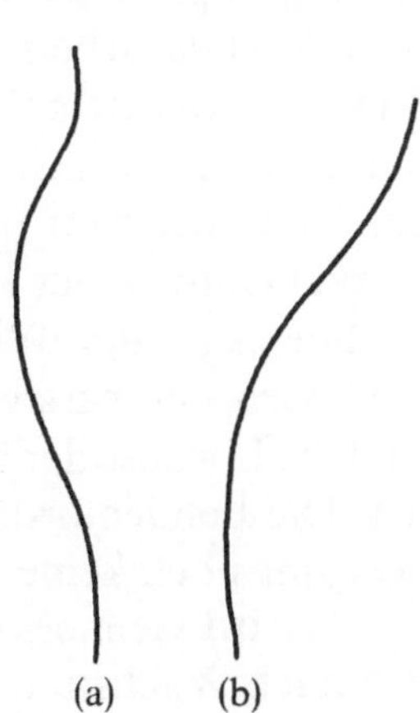

Abb. 63. (a) Kurve der Wirbelsäule mit Zwischenwirbelscheiben. (b) Kurve der Wirbelsäule, ohne Zwischenwirbelscheiben. (Nach R. FICK)

der Wirbelkörper resultieren. Nach DREXLER ist sie in der Jugend mehr gestreckt, im Alter mehr lordotisch.

Von FREY wird dies allerdings bestritten und er gibt außerdem im Gegensatz zu WEBER an, daß nicht nur die Halslordose, sondern auch die Brustkyphose aus der Bandscheibenform resultiere.

5. Pränatale Entwicklung der Wirbelsäulenform

Als primäre Krümmung soll nach DUBOIS nur die Kyphosierung der Brustwirbelsäule angelegt sein. Nur HORNER bezeichnet die Hals- und Lendenlordose als Primärkrümmung und die Brustkyphose als sekundäre Krümmung.

Ich glaube, daß die Potenz zur S-förmigen Krümmung schon bei der fetalen und kindlichen Wirbelsäule vorhanden ist, und daß es nur der geeigneten Lagerung oder Haltung bedarf, um sie in Erscheinung treten zu lassen. Die Konstruktion der Wirbelsäule setzt also dieser Form keinen Widerstand entgegen, sondern sie begünstigt ihre Ausbildung. Zunächst ist die S-Form aber nur potentiell lage- und haltungsabhängig vorhanden und sie wird erst postnatal fixiert. Beim Feten bildet sich im 3. Monat das Promontorium aus. Nach SCHOBERTH ist beim Neugeborenen und beim Feten ein doppeltes Promontorium vorhanden.

Bei totgeborenen Früchten habe ich auf seitlichen Röntgenaufnahmen sehr häufig eine Lordosierung der Halswirbelsäule gesehen, je nach Einstellung des Kopfes läßt sich eine typische Lordose wie beim Erwachsenen oder eine gestreckte Haltung bzw. eine leichte Kyphosierung der Halswirbelsäule erzeugen. Wenn man den Feten am Thorax anfaßt und auf die Seite legt, bildet sich meistens eine Halslordose ab, die man sozusagen als zwanglose Haltung ansehen kann und die demnach primär ebenso angelegt ist, wie das Promontorium. Die Brustkyphose ist gegenüber der Halswirbelsäule auf jeden Fall schon bei frühen Feten deutlich abgesetzt.

Auch REICHMANN und LEWIN stellten bei Leichenuntersuchungen fest, daß der Lumbosacralwinkel angeboren ist und daß sich die Lendenlordose schon zu entwickeln beginnt, ehe die Kinder sitzen oder gehen und stehen.

Im übrigen wird auf meinen Beitrag: „Die Lenden-Kreuzbeingegend“ in Bd. VI/1 dieses Handbuches verwiesen.

6. Postnatale Entwicklung der Normalform der Wirbelsäule

Ihre typische Ausgestaltung erfahren die sagittalen Krümmungen der Wirbelsäule erst im Laufe oder nach Beendigung des Wachstums. Bezüglich Länge und Stärke der einzelnen Krümmungsbogen bestehen starke individuelle Unterschiede (MATTHIASS).

Die Halswirbelsäulenlordose soll sich beim Säugling erst dann einstellen, wenn das Kind anfängt zu sitzen und den Kopf zu heben (nach JENTSCHURA im 3. Monat). Nach SCHOBERTH soll sich die Kreuzbeinkrümmung erst um das 8. Lebensjahr entwickeln. Um das 10. Lebensjahr tritt das Promontorium tiefer und es entwickelt sich jetzt die typische Kreuzbeinform des Erwachsenen.

Die sagittalen Wirbelsäulenkrümmungen werden bereits im 3. Lebensmonat erreicht. Sie lassen sich passiv auch schon früher auslösen. Wenn das Kleinkind zu stehen beginnt, sind die Lordose der Halswirbelsäule und die Kyphose der Brustwirbelsäule schon ausgebildet. Die Lendenlordose soll noch fehlen. Nach DUBOIS haben 60% aller Kinder im 7. Lebensjahr noch keine Lendenlordose.

Es wird vielfach auch von anderen behauptet, daß sich eine eigentliche Lendenlordose erst nach Wachstumsabschluß unter dem Einfluß des aufrechten Ganges (SCHLEGEL) ausbilde. LEGER weist zu Recht darauf hin, daß auch schon bei Kindern eine Lordose zu sehen ist. Es stimmt allerdings, daß sie aus Gründen der kindlichen Haltung noch nicht sehr in Erscheinung tritt.

Nach REICHMANN und LEWIN ist bei der Geburt keine Lendenlordose, sondern nur ein Lumbosacralwinkel ausgebildet. Die Lendenlordose bilde sich in den ersten 3 Jahren nach der Geburt aus, die Lordoseentwicklung setzt aber ein bevor das Kind sitzt, steht oder läuft. Kinder, die niemals laufen lernen, entwickeln trotzdem eine Lendenlordose.

GOODING und NEUHAUSER wollen dagegen nachgewiesen haben, daß es bei Personen, die von Kindheit an bettlägerig waren und deren Wirbelsäule also nie axial belastet wurde, zu einer deutlichen Erhöhung der einzelnen Wirbelkörper kommt. In fast allen abgebildeten Fällen bestand daneben entweder eine Abflachung der Sagittalkrümmungen oder eine leichte lumbodorsale Kyphose.

Nach FREY ist für die Ausbildung der Brustkyphose der Zug der Bauchmuskulatur bestimmend.

BLENCKE nimmt an, daß die Sagittalkrümmung der Wirbelsäule primär vorgegeben sei, daß sie aber erst vom 7.–8. Lebensjahr infolge Anpassung der Knochen, Bänder und Muskeln konsolidiert würde.

TIMM hat Messungen der sagittalen Wirbelsäulenkrümmung bei 1000 Kindern im Alter von 2–20 Jahren vorgenommen und die Größe des Kyphosewinkels der Brustwirbelsäule in den einzelnen Altersstufen festgestellt. Er kommt zu dem Schluß, daß die Ausformung der Brustwirbelsäule in der Zeit zwischen dem 5. und 6. Lebensjahr stattfindet.

WOLANSKI fand bei Landkindern den Krümmungsscheitel der Brustkyphose höher gelegen als bei Stadtkindern. Die Neigung der lumbo-sacralen Wirbelsäule nahm bei Stadtkindern bis zum 13. Lebensjahr zu und dann ab. Bei Landkindern nahm sie bis zum 6.–7. Lebensjahr ab und zwischen dem 6.–11. Lebensjahr zu (BANCROFT; SHELDON; ROGALSKI; LOWMAN).

LOEBEL gibt die normalen sagittalen Krümmungen für einzelne Altersklassen, getrennt nach Geschlechtern, an.

7. Faktoren, die die aktuelle Form der Sagittalkrümmungen mitbestimmen

JOSEPH kommt auf Grund elektromyographischer Untersuchungen zu dem Schluß, daß die bequeme Haltung mit einem Minimum an Muskelaktion aufrecht erhalten wird. Kontraktion der Bauchmuskulatur bewirkt Aufhebung der Lendenlordose.

KUMMER legt die Zusammenhänge zwischen Stellung der unteren Extremitäten und der Haltung der Wirbelsäule dar.

Im Sitzen verschwindet die Lendenlordose völlig und in der Gravidität erfährt die Kyphose der BWS und die Lordose der LWS eine mehr oder weniger deutliche Abflachung (MARKUS).

SCHLEGEL und DIERKS haben bei ihren Untersuchungen gefunden, daß die Haltung der Wirbelsäule durch die Kopfhaltung beeinflußt wird.

Die Wirbelsäulenform steht auch unter dem Einfluß der Muskulatur, der sich sowohl als willkürliche Aktion als auch durch die tonische Dauerspannung formändernd auswirken kann.

8. Metrische Angaben über die physiologische Sagittalkrümmung

Die metrische Festlegung der sagittalen Krümmungsform bei Erwachsenen ist einigermaßen schwierig. Über die Meßverfahren ist im allgemeinen schon gesprochen worden. Sie reichen aber nicht aus für eine exakte Definition der normalen Wirbelsäulenform.

Am ehesten ist dies noch nach dem Vorgehen von LEGER möglich. Er verwendet folgende Determinanten:

1. am weitesten nach ventral vorspringender Lendenwirbel;
2. Umschlag von der Lendenlordose in die Brustkyphose;
3. Charakterisierung der Brustkyphose durch eine Sehne an die vordere Oberkante des 1. Brustwirbels und an die vordere Oberkante des 3. Lendenwirbels; Es wird die Länge dieser Sehne und der größte Abstand von ihr im Krümmungsscheitel der Brustwirbelsäule gemessen. Außerdem wird noch die Neigung dieser Sehne gegen die Senkrechte angegeben. Ist diese Sehne nach ventral gegenüber dem Lot geneigt, so erhält der Winkelwert ein positives, ist die Sehne nach dorsal gegenüber dem Lot geneigt, so erhält der Winkelwert ein negatives Vorzeichen;
4. wird die Lage des Atlas zu der in der Mitte der Kreuzbeinbasis errichteten Senkrechten bestimmt.

Sind diese Angaben bekannt, so läßt sich bei Kenntnis der Länge der Wirbelsäule das Wirbelsäulenbild einigermaßen konstruieren.

LEGER hat bei völlig wirbelsäulennormalen Individuen folgende Meßwerte gefunden (Tabelle 24).

Tabelle 24. Die metrische Definition der normalen Wirbelsäule auf Grund von 60 Fällen (LEGER)

Der nach ventral am meisten vorspringende Lendenwirbel				
L_2 4×	L_3 11×	L_4 29×	L_5 16×	
Übergangswirbel der Lendenlordose in die Brustkyphose				
Th_{12} 3×	L_1 10×	L_2 19×	L_3 23×	L_4 5×
Durchschnittswerte für die Kyphosesehne				
Länge zu Abstand 35,0:4,25, Neigung −3,15°				
Verhalten der Basissenkrechten gegenüber dem Atlas				
Dorsal des Atlas 35×	Durch den Atlas 15×	Ventral des Atlas 10×		

SCHWARTZ hat einen lumbo-sacralen Haltungsindex angegeben. Die Arbeit war mir jedoch nicht im Original zugänglich. Auch FICK und VIRCHOW wären noch zu nennen. Ersterer gibt den Scheitelwert sowie den Radius und die Bogenwerte der Krümmung an. Letzterer verwendet Sehne und Senkrechte, wie dies im Kapitel „Meßverfahren" beschrieben und auch von LEGER gemacht wird.

Nach ENGELHARD beträgt die Bogenhöhe der Brustkrümmung physiologischwerweise 7–10 cm, und die der Lendenkrümmung 2–5,5 cm, ein Beckenneigungswinkel von 29–35° wird vorausgesetzt. Die Länge des lumbalen Wirbelsäulenabschnittes macht nach FREY ziemlich konstant 40% des thorakalen Abschnittes aus.

Die normale Brustkyphose beim Lebenden ist in der Regel stärker als sie der Eigenform der Wirbelsäule mit Bandscheiben entspricht. Sie flacht nach Entfernung von Brustbein und Rippen an der Leiche deutlich ab (KAISER). Der Scheitelpunkt der Krümmung liegt nach FERGUSON in Höhe des 5.–7. Brustwirbels. Der Winkel der physiologischen Brustkyphose beträgt nach JOSEPH 15°. BRAUS gibt an, daß die Brustkyphose in Höhe des 9. und 10. Brustwirbels in die Lendenlordose übergeht, GEGENBAUER dagegen in Höhe des 2. LW. Der Scheitelpunkt der Lendenlordose liegt in Höhe des 4. LW (BENINGHOFF).

Der Scheitelpunkt der Halslordose liegt bei C6/C7. BORDEN, RECHTMAN und GERSHON-COHEN geben die durchschnittliche Tiefe der Halswirbelsäulenlordose bei halswirbelsäulengesunden Menschen mit 12 mm an.

Im übrigen läßt sich das, was man als normale sagittale Wirbelsäulenkrümmung ansieht, nur sehr subjektiv beurteilen (HANSEN).

9. Verschiedene normale Haltungstypen

Es sind hierzu die verschiedensten Einteilungen von STAFFEL; SHELDOW; MOREHOUSE; HOOTON; FROSTELL, SCHULTHESS und GOFF angegeben worden. Der letztgenannte Autor hat die seitlichen Fotos von 3400 Personen und 100 seitliche Wirbelsäulenaufnahmen ausgewertet und vier Typen herausgestellt: 1. den fetten, der mit 11% vertreten war, 2. den muskulären (ebenfalls 11%), 3. den dünnen, langen (18%), 4. den Durchschnittsmann mit 26%. 24% waren als Zwischentypen nicht einzugliedern (Abb. 64).

BERQUET unterscheidet folgende Haltungstypen:

1. Die aktive oder militärische Haltung, dabei liegt der Schwerpunkt vor der queren Hüftgelenksachse.

2. Die Normalhaltung oder labile Haltung, dabei liegt der Schwerpunkt über der queren Hüftgelenksachse.

3. Die Ruhehaltung, bei der der Schwerpunkt hinter der queren Hüftgelenksachse liegt.

STAFFEL unterscheidet 4 Rückenformen, den Normalrücken, den Flachrücken, den Hohlrundrücken und den Rundrücken.

Eine genaue Beschreibung der von den einzelnen Autoren herausgearbeiteten Haltungstypen hätte wenig Sinn. Es sei deswegen nur noch auf die Klassifizierung von STAFFEL;

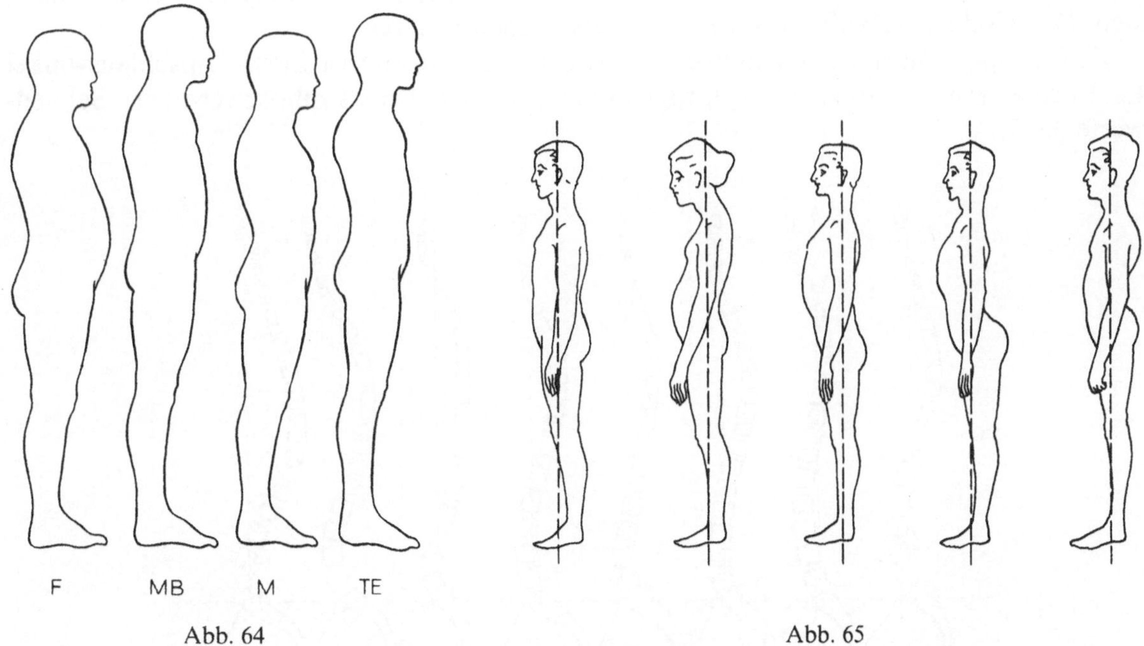

Abb. 64

Abb. 65

Abb. 64. Normale Haltungstypen nach GOFF. *F* Fetter Typ (fat), *MB* Durchschnittstyp (muscular-balanced or averageman type), *M* muskulärer Typ (muscular type), *TE* dünner, langer Typ (thin, elongated type)

Abb. 65. Die Haltungstypen nach HEINE u. RASPE

HAGLUND und ACKERBLOM; HENKEL; PARQW und HANSON und auf die schematische Abb. 65 von HEINE und RASPE verwiesen.

Eine sehr brauchbare Einteilung von LEGER, die zwar 8 Gruppen umfaßt und deswegen ziemlich kompliziert ist, hat andererseits den Vorteil einer ziemlichen Genauigkeit. Außerdem ist sie auf Grund von seitlichen Röntgenaufnahmen getroffen und metrisch, wie gesagt, einigermaßen festgelegt (Abb. 66).

1. Gruppe: Normaler Typ. Gleichmäßig ineinanderübergehende Schwingung von Lendenlordose und Brustkyphose. Die Lordose umfaßt die ganze Lendenwirbelsäule. Der prominenteste Lendenwirbel ist L3. Der Übergang in die Brustkyphose erfolgt bei D12. Kyphosesehnenwerte bei 33:3,5. Neigung der Kyphosesehne zum Lot −6°. Das Lot verläuft dorsal vom Hüftgelenk durch das Promontorium. Die Basissenkrechte verläuft durch den ventralen Anteil des Atlas.

2. Gruppe: Flach-normale Wirbelsäule. Brust- und Lendenkrümmung, etwas flach, Umschlagspunkt zwischen beiden Krümmungen D12, Kyphosesehnenwerte 37:3,3. Bekkenneigung und Basiswinkel unterdurchschnittlich, Basissenkrechte trifft das Hinterhaupt.

3. Gruppe: Flach-lordotische Wirbelsäule. Lendenlordose abgeflacht, Basissenkrechte geht durch die Lendenwirbelsäule selbst, Umschlagspunkt von Lendenlordose in die Brustkyphose in Höhe D12, die Brustkyphose ist stärker ausgebildet als bei Gruppe 2, Sehnenwerte 35:3,9. Angedeutete Rückwärtsneigung des Rumpfes.

4. Gruppe: Gestreckte Wirbelsäule. Kurze flache Lordose, gerades Zwischenstück zwischen Lendenlordose und Brustkyphose, Brustkyphose selbst normal oder etwas flach, niedriger Basiswinkel, von L3 bis D10 verläuft die Wirbelsäule fast völlig gerade. Die Kyphose sitzt hoch und ist flach, Sehnenwerte 35,5:3. Keine Rückneigung des Rumpfes.

5. Gruppe: Mittlerer Rundrücken. Verstärkte Kyphose, Sehnenwerte 34:4,2. Auch die Lordose ist besser ausgebildet als bei der Gruppe 4.

6. Gruppe: Tiefkyphotische Wirbelsäule. Lendenlordose kurz. Sie reicht nur bis L3, L2 ist Umschlagswirbel in die Brustkyphose. Die Brustkyphose ist normal ausgebildet, Sehnenwerte 37,5:3,5. Der Krümmungsradius ist im oberen und unteren Anteil am stärksten. Dazwischen verläuft die Wirbelsäule etwas mehr gestreckt.

7. Gruppe: Allgemeiner Rundrücken. Die Lendenlordose ist kurz, Umschlagswinkel L2. Lordose etwas deutlicher ausgeprägt als bei Gruppe 6. Brustkyphose vermehrt, Sehnenwerte 35:5,7.

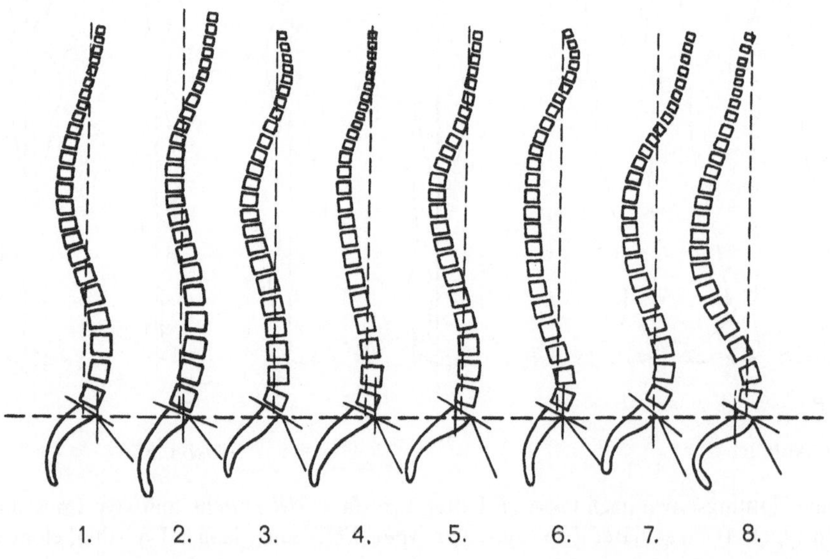

Abb. 66. Normale Wirbelsäulenformen auf Grund seitlicher Ganzaufnahmen der Wirbelsäule nach LEGER

8. Gruppe: Tiefer Rundrücken. Kurze Lendenlordose, Umschlagspunkt L2. Normale bis flache Brustkyphose, Sehnenwerte 38:5,2. Die Hauptkrümmung der Brustkyphose liegt am Übergang der Brust- zur Lendenwirbelsäule.

WELLS unterscheidet 2 Wirbelsäulenformen: 1. den anthropoiden Typ, bei dem die konvexe Krümmung des Rückens überwiegt und 2. den homoiden Typ, bei dem die Konkavität des Rückens überwiegt. Sichere Beziehungen zwischen der anthropoiden Form und sonstigen affenartigen Stigmata, z.B. relativ lange Arme, fanden sich nicht.

STEINDLER und GOLDTWAIT bringen die Körperhaltung in Beziehungen zu den Konstitutionstypen. Der normal gebaute Mensch soll mehr zur Kyphosierung und Hohlrückenbildung, der asthenische zur Ausbildung eines Flachrückens oder auch eines Rundrückens und der breite, untersetzte, pyknische Typ zum Hohl-Rundrücken oder auch zum hohen Rundrücken neigen.

Abgesehen von diesen Normalvarianten der Wirbelsäule wäre unter statischen Gesichtspunkten die Optimalform dann gegeben, wenn die Schwerlinie durch die Umschlagsstellen der Wirbelsäulenkrümmungen sowie durch das Promontorium und die Hüftgelenksachse verliefe (Abb. 58).

Schwierigkeiten in der Klassifizierung der normalen Haltungstypen sind vor allen Dingen auch deswegen gegeben, weil sich willkürlich und unwillkürlich die Haltung von Aufnahme zu Aufnahme ändern kann (HOWORTH und BECKETT).

Einteilungen der verschiedenen Haltungsformen, wie sie vordem von zahlreichen anderen Autoren angegeben wurden, stellen zum Teil bereits Fehlhaltungen dar, zum Teil stehen sie auf der Grenze zwischen Normal- und Fehlhaltungen. Manchmal möchte man Haltungsformen, die als Fehlhaltungen deklariert sind, noch als Normalhaltungen einordnen und umgekehrt (STAFFEL; HAGLUND; OSGOOD). Außerdem haben SCHEDE sowie IDELBERGER festgestellt, daß die einzelnen Rückenformen regional eine unterschiedliche prozentuale Häufigkeit aufweisen.

Was die sogenannte militärische Haltung anbetrifft, die von v. MEYER aufgeführt wurde, so muß sie hier ganz außer Betracht bleiben, da sie eine Zwangshaltung darstellt. Die einzelnen natürlichen Haltungstypen können das Ideal der militärischen Haltung nur in unterschiedlicher Vollkommenheit erreichen.

Meine Ansicht über den Wert dieser Typeneinteilungen der Wirbelsäulenform deckt sich mit den Feststellungen, zu denen SOLLMANN und BREITENBACH auf Grund der Auswertung von 1000 Wirbelsäulenganzaufnahmen gekommen sind. Es gibt demnach praktisch nur Individualformen der Wirbelsäule und jede Typisierung ist mehr oder weniger willkürlich. Vor allen Dingen erscheint die Abgrenzung einer Normal- und Optimalform nur gegenüber ausgeprägten pathologischen Krümmungen, gegenüber den sogenannten Fehlhaltungen aber — wie schon gesagt — nur sehr bedingt möglich.

10. Sagittale Normalform der Wirbelsäule im Sitzen

Die Wirbelsäulenhaltung variiert im Sitzen je nach der eingenommenen Gewohnheitshaltung weit stärker als im Stehen. Das Interesse an Wirbelsäulenaufnahmen im Sitzen ist im allgemeinen sehr gering, obwohl sich manche pathologischen Veränderungen der Wirbelsäulenhaltung, wie z.B. die Sitzkyphose der Säuglinge und Kleinkinder nur auf Wirbelsäulenaufnahmen im Sitzen dokumentieren und analysieren lassen.

Eine haltungsbedingte, verstärkte Brustkyphose manifestiert sich im Sitzen besonders deutlich. Man findet dann eine durchlaufende kyphotische Krümmung von der Halswirbelsäule bis zum Kreuzbein (MULDER). Im Stehen ist dagegen die Lendenlordose verstärkt. Die Literatur über die Normalhaltung im Sitzen ist spärlich.

Nach SCHOBERTH wird die Form der Lendenwirbelsäule beim Sitzen durch die Stellung des Beckens mitbestimmt. Zur Erreichung einer Lordose muß die Sitzbeintangente in der Vertikalen stehen. Weiter besteht ein direkter Zusammenhang mit dem Neigungswinkel der Kreuzbeindeckplatte. Wenn der Neigungswinkel kleiner ist als 16°, ist weder in aufrechter, noch in lockerer Sitzhaltung eine Lordose vorhanden. Auch in hinterer Ruhehaltung weisen die beiden letzten Lendensegmente in den meisten Fällen eine lordotische Einstellung auf, während die obere Lendenwirbelsäule kyphosiert ist. Bei vorwärts- und dorsal geneigter Sitzhaltung beschreibt die Wirbelsäule einen Kyphosebogen, wobei nur die Lordosestellung der untersten Lendenwirbel erhalten bleibt. Bei forciert aufrechter Sitzhaltung ist dagegen die Lendenlordose sehr ausgeprägt.

Auch SCHNEIDER und DECKER haben Röntgenaufnahmen im Sitzen angefertigt. Die Einstellung der Lendenwirbelsäule war gestreckt oder leicht kyphotisch. Eine Lordose der Wirbelsäule wurde nur von 10% der Untersuchten beibehalten. Sie wiesen im Stehen sämtlich erhebliche Lordosen auf.

DELAHAYE u. Mitarb. haben Röntgenaufnahmen im Schleudersitz von Jagdflugzeugen angefertigt und festgestellt, daß die Brustkyphose verstärkt, die Lendenlordose aber sehr wenig verändert wird.

KEEGAN hat die sagittalen Wirbelsäulenkrümmungen im Stehen und im Sitzen verglichen.

11. Sagittale Normalform der Wirbelsäule im Liegen

Während die Unterschiede im Verhalten von seitlichen Verkrümmungen der Wirbelsäule auf Röntgenaufnahmen im Stehen und im Liegen Gegenstand zahlreicher Untersuchungen waren, wurde der Einfluß der Horizontallagerung auf die normalen Sagittalkrümmungen nur wenig untersucht.

BÜTIKOFER hat an zahlreichen Versuchspersonen das Verhalten der Wirbelsäule im Stehen und im Liegen verglichen und festgestellt, daß nur geringfügige Abweichungen der Sagittalkrümmungen in Erscheinung treten.

AHLMANN, ERÄNKÖ und VIRTAMA beobachteten dagegen im Liegen eine Abflachung der physiologischen Lendenlordose.

12. Sagittale Normalform der Wirbelsäule unter Belastung

Die normalen sagittalen Wirbelsäulenkrümmungen werden in teleologischer Sicht als ein Konstruktionsprinzip angesehen, das eine höhere und vor allem eine elastische vertikale Belastungsaufnahme gewährleistet. BÜTIKOFER hat die Sagittalkrümmung im Stehen mit und ohne Belastung aufgezeichnet und festgestellt, daß in $^1/_4$ der Fälle keine meßbare Änderung auftrat, daß bei $^2/_5$ die Lendenlordose geringgradig stärker wurde und daß sich $^1/_3$ die Wirbelsäule unter Belastung gering aufrichtete. Auch ASMUSSEN und KLAUSEN fanden eine Abflachung der Lendenlordose unter Belastung. Letztere Feststellung verdient besonders herausgestellt zu werden, würde man doch a priori erwarten, daß die Krümmungen unter Belastung zunehmen oder höchstens gleich bleiben würden. Eine Abnahme muß man auf die Einwirkung der Streckmuskulatur zurückführen (s. Kap. H.7.: Faktoren, die die aktuelle Form der Sagittalkrümmung mitbestimmen, S. 63). Die Abflachung zeigt also die Beanspruchung der Muskulatur an. Eine Krümmungszunahme könnte man dagegen dahingehend deuten, daß die Belastung rein statisch im Muskelgleichgewicht aufgenommen oder aber muskulär nicht ausreichend bewältigt würde.

13. Bewegungsmöglichkeiten der Wirbelsäule

Wenn sich die Wirbelsäulenform in Abhängigkeit von der Position der Unterstützungsfläche im Stehen (Beinstellung) und besonders ausgeprägt im Sitzen ändert, so geschieht dies im Rahmen anatomisch vorgegebener Bewegungsmöglichkeiten.

Eine genaue metrische Untersuchung dieser Bewegungsmöglichkeiten ist nur im Röntgenbild möglich, wobei Aufnahmen in extremer Endstellung Aufschluß über das maximale Bewegungsausmaß und die Wirbelsäulenverformung in dieser Endstellung geben. Klinische Messungen sind wesentlich ungenauer. Der detaillierte Ablauf der Bewegung wäre nur mit kinematographischen Aufnahmen hoher Bildfrequenz zu analysieren. Angaben über die Bewegungsmöglichkeiten der Leichenwirbelsäule finden sich in der Abb. 67.

Die funktionellen Verkrümmungen der Wirbelsäule, die aktiv oder passiv ausgleichbar sind, liegen, von Ausnahmen mit starker pathologischer Wertigkeit abgesehen (z.B. Collapsing spine), innerhalb des physiologischen Bewegungsausmaßes. Komponenten der physiologischen Bewegungsmöglichkeiten gehen in die strukturellen Verkrümmungen ein, wie z.B. die Rotation in die Skoliose. Schließlich verändern pathologische Verkrümmungen die normale Beweglichkeit der Wirbelsäule.

Aus all diesen Gründen erscheint eine Besprechung der Wirbelsäulenbeweglichkeit, wie sie sich im Röntgenbild darstellt, im Zusammenhang mit der Abhandlung der Normalform und den pathologischen Verkrümmungen der Wirbelsäule nicht nur gerechtfertigt, sondern auch erforderlich. Zweckmäßigerweise erfolgt die Besprechung der Bewegungsmöglichkeiten in allen Ebenen gemeinsam (s. auch Hdb. d. med. Radiologie, Bd. VI/1, ZAUNBAUER: Normale Haltung und normale Beweglichkeit der Wirbelsäule).

Eingehende Untersuchungen mit zahlreichen Zahlenangaben über die Wirbelsäulenbeweglichkeit liegen vor von BAKKE und DITTMAR und über die Halswirbelsäule von BUETTI-BÄUML. Auch LOEBL bringt Tabellen über das Bewegungsausmaß in den einzelnen Wirbelsäulenabschnitten (Tabelle 25, 26, 27).

Außerdem sei auf die Arbeiten folgender Autoren verwiesen: BISHOP; BLUMENTHAL; BRADFORD; CYRIAX; ENGELHARD; GUERIN; HALL; HUGHES; KEENE; KELLER; KELLOGG; LÖHR; LOVETT; NOVOGRODSKY; VIRCHOW (Abb. 67); VOLKMANN; WEBER; WILES; WINSLOW.

Das sagittale Bewegungsausmaß der Wirbelsäule als Ganzes beträgt in der Sagittalebene 245°, in der Frontalebene 182° und in der Transversalebene 210° (STEINDLER; STRASSER).

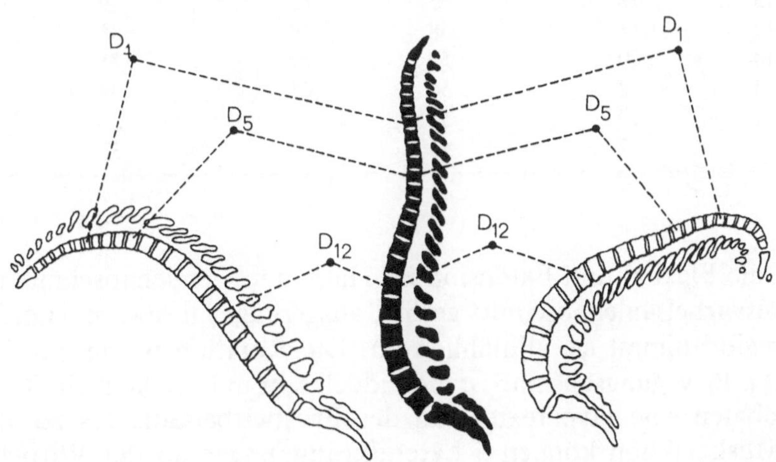

Abb. 67. Sagittales Bewegungsausmaß an einer isolierten Leichenwirbelsäule, modifiziert nach VIRCHOW von RATHKE

Tabelle 25. Bewegungsausmaß der Brustwirbelsäule. (Nach LOEBL, 1967)

Alter (Jahre)	Gesamtzahl der Individuen		Mittleres sagittales Bewegungsausmaß (Grad)		Mittlere maximale Atemexcursion (Grad)	
	männlich	weiblich	männlich	weiblich	männlich	weiblich
15–20	10	9	36	33	6	5
21–30	13	18	32	34	5	5
31–40	12	13	30	28	5	5
41–50	18	20	26	27	4	3
51–60	13	12	25	23	6	2
61–70	11	13	25	23	4	2
über 70	7	7	19	20	3	4

Flexion-Extension

Tabelle 26. Dorso-lumbales Bewegungsausmaß. (Nach LOEBL, 1967)

Alter (Jahre)	Gesamtzahl der Individuen		Mittleres sagittales Bewegungsausmaß (Grad)	
	männlich	weiblich	männlich	weiblich
15–20	10	9	26	24
21–30	13	18	20	26
31–40	12	13	18	20
41–50	18	20	16	23
51–60	13	12	14	21
61–70	11	13	18	19
über 70	7	7	18	22

Tabelle 27. Bewegungsausmaß und Haltung der Lendenwirbelsäule. (Nach LOEBL, 1967)

Alter (Jahre)	Gesamtzahl der Individuen		Mittleres sagittales Bewegungsausmaß (Grad)		Mittlere Maximalkrümmung in Extension (Grad)	
	männlich	weiblich	männlich	weiblich	männlich	weiblich
15–20	10	9	66	68	38	43
21–30	13	18	65	65	39	42
31–40	12	13	58	70	35	44
41–50	18	20	59	59	35	39
51–60	13	12	56	51	34	36
61–70	11	13	55	51	34	37
über 70	7	7	43	36	32	34

Nach DAVIS ist die Flexion und Extension im Hals- und Lendenabschnitt ausgiebig, die Rotation im Halswirbelsäulenabschnitt gering, ausgeprägt im oberen Thorakalabschnitt, in der Lendenregion nimmt sie allmählich ab. Die Rotation ist im Brustabschnitt am ausgiebigsten. Das Bewegungsausmaß ist individuell sehr unterschiedlich. So konnte WILES bei einem Akrobaten eine Hyperextension der Brustwirbelsäule bis zu 90° feststellen.

Durch die Muskelaktion können 5 Lateralkrümmungen an der Wirbelsäule erzeugt werden, eine untere lumbale, eine obere lumbale, eine untere dorsale, eine obere dorsale und eine zervikale. Sie entsprechen den möglichen skoliotischen Krümmungen. Die maximale Zahl der Rotationsachsen beträgt 4, eine lumbale, eine obere dorsale, eine gesamtthorakale und eine zervikale. Sie entsprechen den möglichen rotatorischen Verkrümmungen bei der Skoliose (Steindler).

Über die Beweglichkeit der Lendenwirbelsäule liegen sehr eingehende, aber auch widersprüchliche Untersuchungen vor.

Dittmar fand im Lendenabschnitt die Flexion größer als die Extension. Die Extension war zwischen Sacrum und 5. Lendenwirbel sowie zwischen dem 4. und 5. LW am ausgiebigsten. Der Drehpunkt der Bewegung wurde im Nucleus pulposus angenommen. Sie erfolgte nicht um eine, sondern um unterschiedliche transitorische Achsen. Die Lateralflexion der Lendenwirbelsäule war zwischen dem 3. und 4. und dem 4. und 5. Lendenwirbel am ausgiebigsten. Während der Lateralflexion rotierte der 5. Lendenwirbel um eine sagittale Achse in der entgegengesetzten Richtung zur Lateralkrümmung. Nach Elward ist die Extension größer als die Flexion. Die Flexion ist nur größer als die Extension, bezogen auf den ganzen Stamm, wenn die Bewegung in den Hüftgelenken mit hinzukommt. Auch liegt nach seinen Angaben die größte Beweglichkeit nicht im unteren Lendenabschnitt, sondern im oberen und mittleren Lendenabschnitt.

Nach Allbrook ist die Beweglichkeit im unteren Lendenabschnitt am stärksten und die Beweglichkeit der einzelnen Segmente nimmt nach cranial ab. Auch Tanz hat die Beweglichkeit der Lendenwirbelsäule röntgenologisch untersucht. Nach Kim betrug die Neigung der Lendenwirbelsäulenkontur gegenüber dem Kreuzbein beim Bücken bei 6- und 7jährigen Kindern im Durchschnitt 15°. Die Schwankungen nach oben und unten plus/minus 15°. Beim Bücken ändert sich die Form der Brustwirbelsäule gegenüber der Form im Stehen bei $^2/_3$ der Kinder nicht nennenswert, nur bei $^1/_3$ konnte bei Beugung eine vermehrte Kyphosierung festgestellt werden. Jones, Hanson, Miller und Bossom haben die Bewegung des Aufrichtens aus dem Sitzen analysiert. Nachemson maß die Kräfte, die auf die Bandscheiben in aufrechter Stellung und bei Vorwärtsbeugung einwirken (Akerblom). Froning und Fohman haben die Beweglichkeit der Lendenwirbelsäule nach Laminektomie untersucht und dabei eine vermehrte Beweglichkeit der an die den operierten Segmenten angrenzenden Segmente gefunden. Howes und Isdale fanden bei weiblichen Personen, die eine vermehrte Flexions- und Extensions- sowie Rotationsbeweglichkeit der Lendenwirbelsäule aufwiesen, gehäuft Kreuzschmerzen.

Recht zahlreich sind die Untersuchungen über die Beweglichkeit der Halswirbelsäule. Jones hat sich der Röntgenkinematographie bedient und festgestellt, daß das Bewegungsausmaß im Sitzen und Stehen verschieden ist und im Alter abnimmt (Buetti-Bäuml; Fielding). Nach Wilson und Cocharne erlauben die Atlantooccipitalgelenke nur Bewegungen in der a.p.-Richtung. Die Drehung erfolgt in dem Atlas-Epistropheusgelenk. Flexion und Extension wird vorwiegend in der unteren Zervikalregion ausgeführt. Albers hat Angaben verschiedener Autoren über das Ausmaß der Ventral- und Dorsalbewegung der Halswirbelsäule in einer Skizze übersichtlich zusammengefaßt (Abb. 68). Eine Synopsis

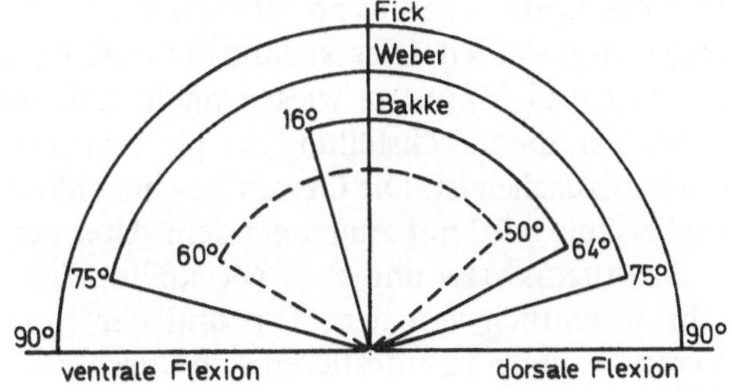

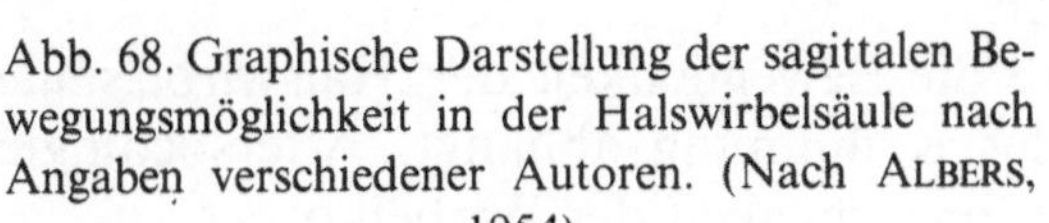
Abb. 68. Graphische Darstellung der sagittalen Bewegungsmöglichkeit in der Halswirbelsäule nach Angaben verschiedener Autoren. (Nach Albers, 1954)

der Halswirbelsäulenbeweglichkeit geben DE SÈZE u. Mitarb. in einer Röntgenskizze (Abb. 69). Nach JIROUT erfolgt bei der Seitenneigung der Halswirbelsäule eine Rotation des Epistropheus, die sich auf die folgenden Halswirbel fortsetzt. Formveränderungen an der Halswirbelsäule, insbesondere am thorakalen Übergang mit leichten Skoliosen, greifen in den normalen Mechanismus der Seitenneigung der Halswirbelsäule ein. Wenn die Seitenneigung gegenüber der Norm verändert ist, ohne daß eine Skoliose vorliegt, so unterstellt er eine latente Skoliose (LEWIT und KRAUSOVA; WERNE). GOMBERT hat gefunden, daß

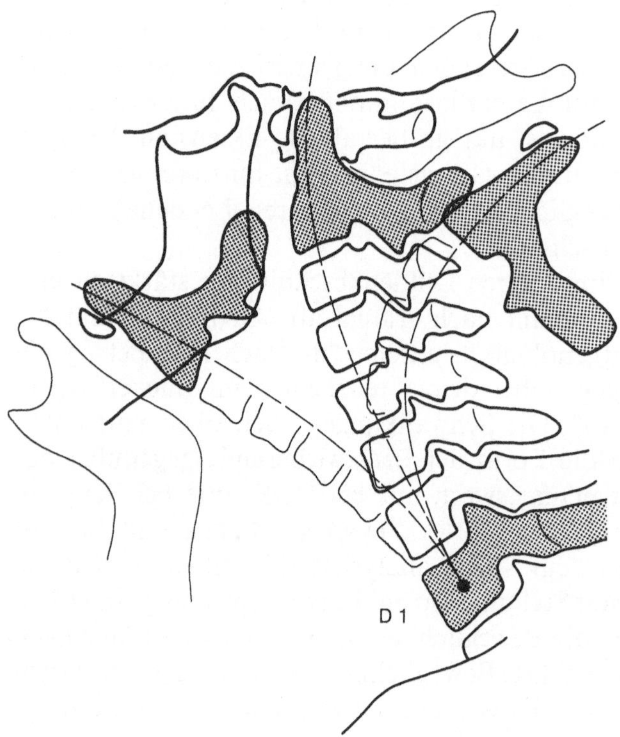

Abb. 69. Darstellung des Bewegungsausmaßes der Halswirbelsäule nach DE SÉZE, DJIAN u. ABDELMOULA. Die Aufnahmen vom gleichen Individuum in Flexion, Extension und Mittelstellung sind übereinander gepaust. Der erste Brustwirbel stellt die gemeinsame Basis dar

die Vorwärtsbeugung völlig gleichmäßig erfolgen kann, daß sich die Wirbelkörper aber auch dachziegelförmig gegeneinander verschieben können, oder daß ein Achsenknick auftreten kann. Treppenförmige Verschiebungen der Halswirbelkörper gegeneinander, insbesondere bei Ventralflexion und Dorsalflexion, sind im Kindesalter nicht pathologisch (GAIZLER; ROSZ). Nach JOUNG ist eine Stufenbildung zwischen dem 2. und 3. HW bis zu dem 10. Lebensjahr normal. Sie findet sich aber nur in Beugestellung, nicht dagegen in Mittelstellung. Bleibt sie in Mittelstellung nachweisbar, so handelt es sich um eine echte Subluxation, meist durch ein Trauma. Im übrigen weisen die Halswirbelkörper bei Streckung und Beugung gleichmäßige Verschiebungen gegeneinander auf, die bis zum 10. Lebensjahr ebenfalls physiologisch sind. Es müssen immer Aufnahmen in Mittelstellung angefertigt werden. Dies ist dann der Fall, wenn die Bißebene horizontal steht (GELEHRTER). ZEITLER und MARKUSE wiesen nach, daß im Alter von 11–18 Jahren, insbesondere bei Mädchen, die Streckstellung der Halswirbelsäule als physiologisch und nicht als pathologisch anzusehen ist. Die Gesamtbeweglichkeit der einzelnen Bewegungssegmente der Halswirbelsäule wird mit zunehmendem Alter geringer.

LINDENBRATEN und PUDOVA stellten fest, daß die Beweglichkeit der Halswirbelsäule sehr wesentlich von dem Typ und der Form der Krümmung abhängt. Altersbedingte Veränderungen manifestieren sich durch gestörte Beweglichkeit der Wirbelkörper.

14. Vererbung der Wirbelsäulenform

BERQUET hat durch Zwillingsuntersuchungen festgestellt, daß die Normalhaltung erblich fixiert ist, ebenso wie Fehlhaltungen. Bei eineiigen Zwillingen hat er eine Konkordanz der Wirbelsäulenform in 96% festgestellt. Umgekehrt ist demnach die Wirbelsäulenform ein Kriterium für die Bestimmung der Eineiigkeit von Zwillingen. Bei zweieiigen Zwillingen differieren die Wirbelsäulenformen, ob es sich nun um Normalform oder um Haltungsfehler handelt, wesentlich stärker als bei eineiigen Zwillingen.

Ebenso ist die Kreuzbeinkrümmung und die Form des 5. Lendenwirbelkörpers erblich determiniert. Möglicherweise beeinflußt die Form des terminalen Wirbelsäulenabschnittes die Form der übrigen Wirbelsäule. BERQUET konnte allerdings keine Beziehungen zwischen schlechter Haltung und der Winkelstellung des Kreuzbeines feststellen (BAUERMEISTER; BOEHNCKE und BRINKMANN; BREITENFELDER; EBACH; FISCHER; GARDEMIN; HAYEK; HILL, COULSON und GARLAND; ILCHMANN-CHRIST und DIETHELM; KOCHENER, KOETSCHAU; SCHOOT, VAN DER). Auch HAYEK gibt an, daß die Rückenform vererbt wird.

I. Die pathologischen Wirbelsäulenverkrümmungen in sagittaler Richtung

Die Grenzen der sagittalen Wirbelsäulenverkrümmungen gegenüber den sagittalen Normalkrümmungen sind nur schwer zu ziehen. Die schweren Grade mit einer pathologischen Ursache sind überdies recht häufig mit einer mehr oder weniger deutlichen Skoliose kombiniert, so daß auch hier die Einordnung Schwierigkeiten bereiten kann.

I. Anlagemäßige Fehlhaltungen

Was wir unter Fehlhaltungen verstehen, wird im englischen als "faulty posture" bezeichnet. Es werden unter diesem Begriff im wesentlichen sagittale Krümmungsabweichungen verstanden, während die leichten seitlichen Haltungsabweichungen, besonders wenn sie Kinder betreffen, ebenso wie die Säuglingsskoliosen als resolving scoliosis bezeichnet werden. Im italienischen spricht man von paramorfismi (LANDI; CESARI und BOCCHI; CORTESANI; POZZI; TOZZI).

Daß eine scharfe Grenze zwischen den verschiedenen sogenannten normalen Haltungstypen und den Fehlhaltungen nicht gezogen werden kann, wurde schon dargelegt. Dies trifft aber nur für die sogenannten anlagemäßigen Fehlhaltungen zu. Zwischen diesen und den Fehlhaltungen, die eine faßbare Ursache haben, kann man leichter trennen. Dagegen läßt sich wiederum keine klare Abgrenzung zwischen diesen und den Zuständen durchführen, die einfach als Kyphosen und Lordosen bezeichnet werden und denen man eine höhere pathologische Wertigkeit zubilligt. Im typischen Fall sind letztere fixiert und strukturell, erstere dagegen ausgleichbar.

Nach SCHOLDER soll man diejenigen Extremhaltungen als Fehlhaltungen bezeichnen, welche potentielle krankhafte Deformitäten darstellen. Aber auch dieser Definition kann man sich nicht uneingeschränkt anschließen, weil ja Fehlhaltungen praktisch nie in echte strukturelle Deformitäten übergehen. Fehlhaltungen treten sowohl als Folge muskulärer Veränderungen, als auch als Folge einer Skeletdemineralisation zum Beispiel in höherem Alter auf (PAUWELS; KUMMER; REGENBRECHT).

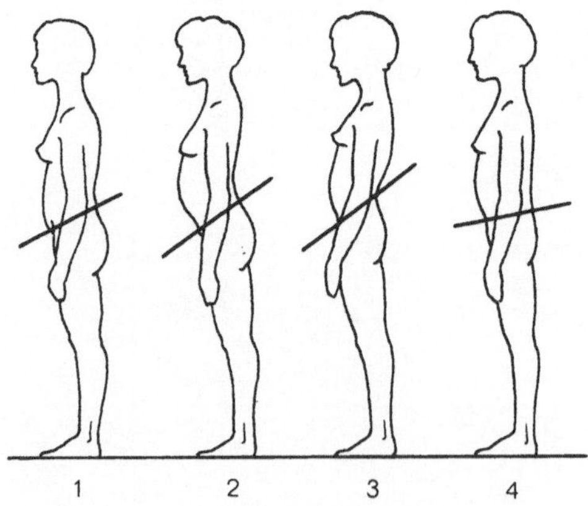

Abb. 70. Klassifizierung der Fehlhaltungen nach JAMES. *1* Lendenlordose, *2* hohlrunder Rücken (sway back), *3* Rundrücken (round back), *4* Flachrücken (flat back)

James unterscheidet als Fehlhaltungsformen: 1. die Lendenlordose, 2. den hohl-runden Rücken (sway back), 3. den Rundrücken (round back) und 4. den Flachrücken (flat back) Burt; Toillard; Suckert; Fritsche; Schede; Böhm; Kochner; Wija) (Abb. 70).

Beim sway back ist die Brustkyphose nicht durch eine Lendenlordose kompensiert, sondern das Becken ist nach ventral gekippt. Beim eigentlichen Rundrücken ist die Beckenneigung dagegen geringer als normal. Obwohl der Verfasser diese Formen als Haltungsabweichungen bezeichnet, kann man wenigstens ihre geringeren Gradausprägungen noch als Normalhaltungsvarianten ansehen.

McMorris nimmt eine etwas andere Einteilung vor, die aus der Abb. 71 zu ersehen ist. Schede legt sich auf 3 Fehlhaltungen fest (Abb. 72).

Wiles unterscheidet zwei Grundformen von sagittalen Haltungsfehlern: 1. die flache Beckenneigung und 2. die dorso-lumbale Kyphose.

Aus beiden Komponenten sollen sich alle anderen Haltungsfehler ableiten lassen. Eine verstärkte Beckenneigung soll, was nach den Ausführungen von Leger unwahrscheinlich ist, zu einer vermehrten Lordose und kompensatorisch zu einer Brustkyphose führen. Hinsichtlich der vermehrten Kyphosierung unterscheidet er eine Form mit vorgeneigtem und eine Form mit rückgeneigtem Rumpf. Burt macht ähnliche Angaben. Die augenfälligsten Haltungsabweichungen sind der hohlrunde Rücken und der Flachrücken. Alle anderen Formen lassen sich als Zwischen- oder Kombinationsformen ansehen (Hoffa) (Abb. 73).

1. Rundrücken

Die am häufigsten vorkommende sagittale Haltungsfehlerform ist der schlaffe oder auch asthenische, nicht fixierte Rundrücken. Die Schulterblätter stehen infolge der Kyphosierung ab. Andererseits kann eine anlagemäßige Ventralverlagerung des Schultergürtels infolge der dabei ebenfalls abstehenden Schulterblätter eine vermehrte Kyphosierung der Brustwirbelsäule vortäuschen (Hasebroeck). Das seitliche Röntgenbild klärt die Sachlage aber sofort auf. Diese Haltungsfehlform ist zwischen dem 10. und 16. Lebensjahr am häufigsten und wird deswegen auch als juveniler oder infantiler Rundrücken bezeichnet (dos rond, Guerin und Buet; Stracker). Neben dieser Muskelschwäche (Bureau) sind fast immer ein Hängebauch und häufig Plattfüße vorhanden. Der Hängebauch kann sowohl Ursache als auch Folge eines Rundrückens sein (Stracker). Der Hängebauch

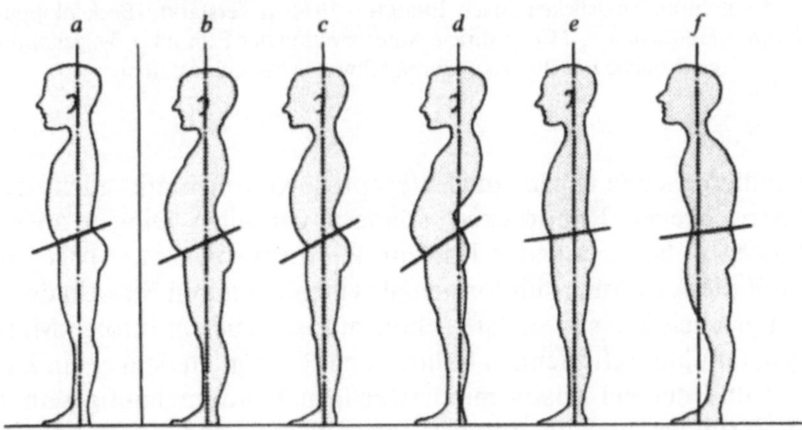

Abb. 71. Schematische Darstellung der häufigsten sagittalen Fehlhaltungen im Vergleich zu einem Beispiel von guter Haltung nach McMorris. *a* normal, *b* schlaffe Haltung, *c* Kypholordose, *d* Hohlrücken, *e* Flachrücken, *f* Rundrücken

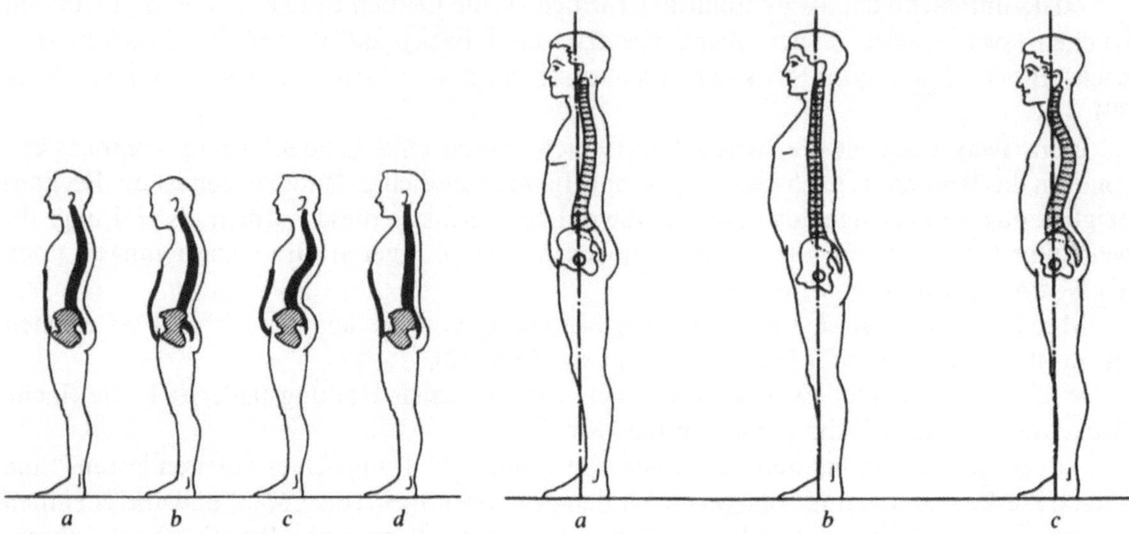

Abb. 72. Fehlhaltungstypen nach SCHEDE

Abb. 73. Hohlrunder (*c*) und Flachrücken (*b*), die beiden typischen Abweichungen von der Normform (*a*)

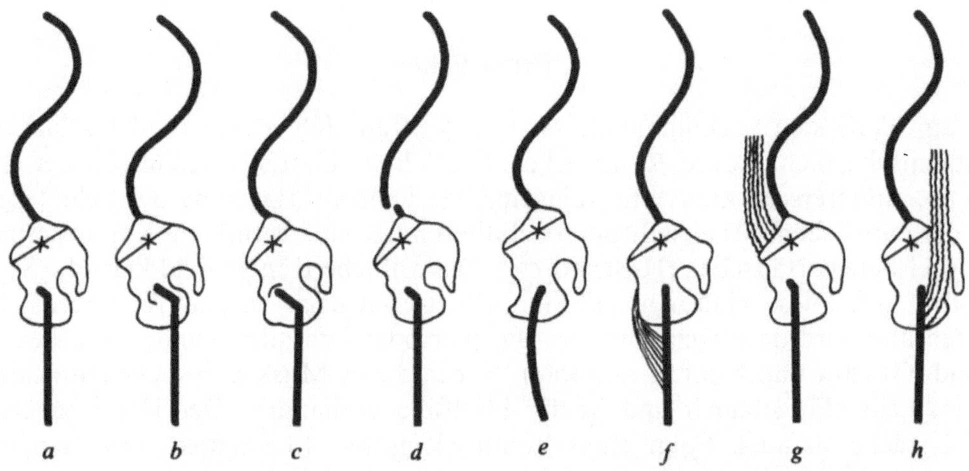

Abb. 74. Ursachen des hohlrunden Rückens nach EHRICHT, 1974. *a* Verstärkte Beckenkippung, *b* rückwärts verlagerte Hüftpfannen, *c* Hüftluxation, *d* Coxa vara, *e* Antecurvation der Femora, *f* Beugekontraktur der Hüfte, *g* schwache Bauchmuskulatur, *h* schwache Streckmuskulatur

bzw. die damit einhergehende allgemeine Enteroptose kommen aber nicht nur zusammen mit einem ausgesprochenen Rundrücken, sondern vor allen Dingen auch mit der als hohl-runden Rücken zu bezeichnenden Haltungsfehlform sowie mit ausgeprägten Lordosen vor. KOLB faßt diese Haltungsfehlformen als einen primären Sitzschaden auf.

HOHMANN unterscheidet einen schlaffen hohlrunden Rücken infolge Muskelschwäche von einem starren, familiär auftretenden hohlrunden Rücken, in dem er ein Degenerationsmerkmal erblickt und der bei geistig minderwertigen Kindern häufig sein soll. Weitere Ursachen des hohlrunden und des totalrunden Rückens sind den Abb. 74 und 75 zu entnehmen.

Durch die Aktion der Bauchmuskeln kann der hohlrunde in einen Flachrücken umgewandelt werden (Abb. 76a und b).

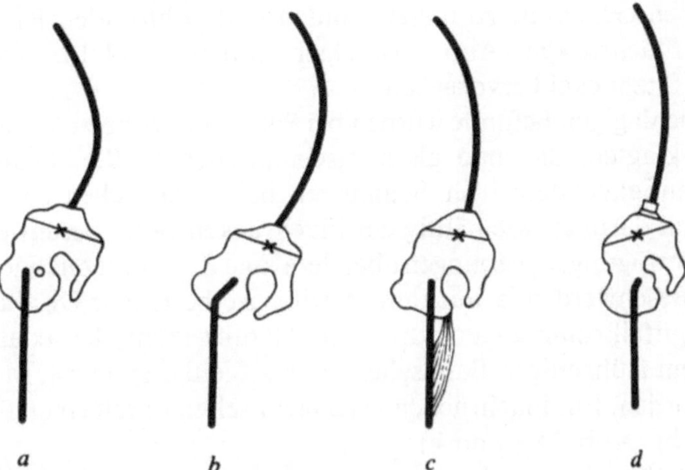

Abb. 75. Verursachung des total runden Rückens nach KAISER, entnommen bei EHRICHT. *a* Ventrale Verlagerung der Hüftpfannen, *b* antecurvierte Femora, *c* verkürzte Oberschenkelbeuge, *d* Verbildung des 5. LWK

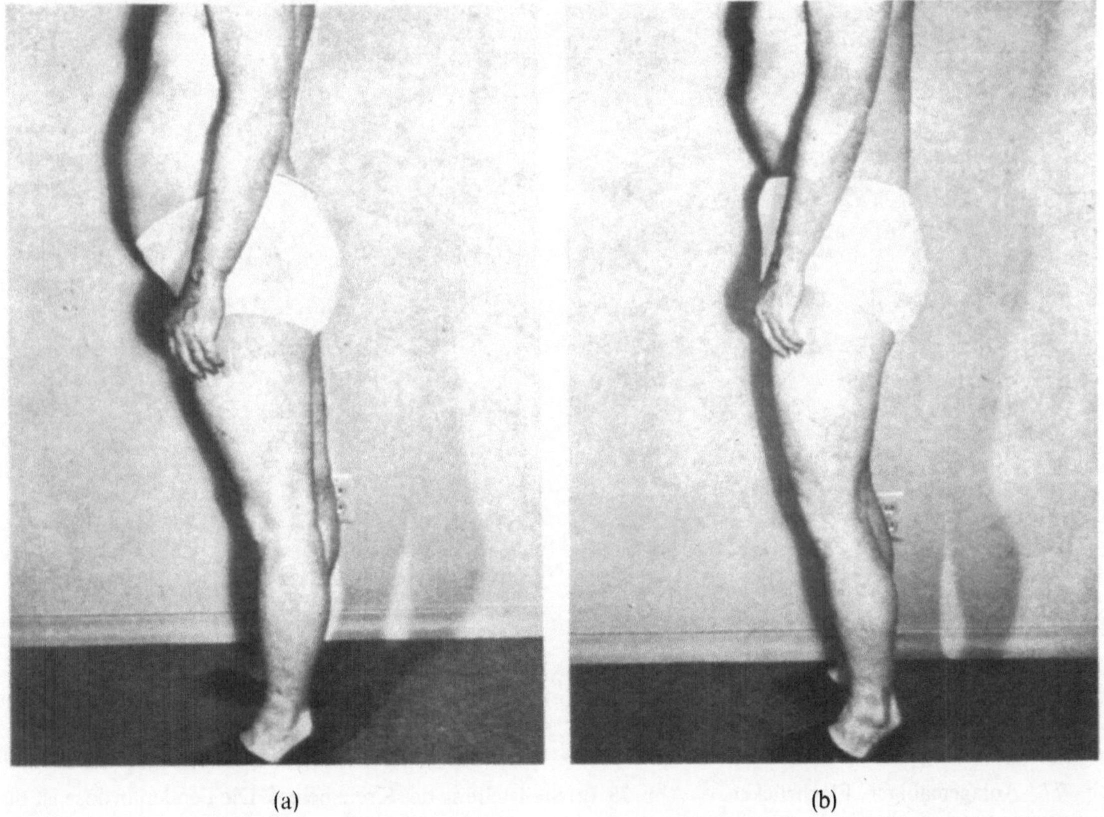

Abb. 76. (a) Der hohlrunde Rücken wird durch die Aktion der am Becken ansetzenden Bauchmuskeln. (b) In einen Flachrücken umgewandelt. (Nach LANGFORD)

2. Flachrücken

In einem gewissen Gegensatz zu diesen runden und hohlrunden Rückenformen steht der anlagemäßige Flachrücken (Abb. 77). Nach SCHEIDE und LINDEMANN soll er aus einem rachitischen Sitzbuckel hervorgehen.

Die meisten einschlägigen Befunde wurden bei Patienten erhoben, die über unbestimmte Rückenschmerzen klagten, die man als statisch ansehen mußte. Damit ist aber noch nichts über die Häufigkeit derartiger Schmerzen bei Flachrücken gesagt, denn eigenes statistisches Material darüber, wie häufig ein Flachrücken ohne Beschwerden vorkommt, steht mir nicht zur Verfügung. Erhebungen über derartige Zusammenhänge dürften ohnedies schwierig sein, da Beschwerden ja nur immer zeitweise bestehen. Ob die Aufhebung der physiologischen Sagittalkrümmungen durch eine Herabsetzung der axialen Federung der Wirbelsäule zu einem frühzeitigen Bandscheibenverschleiß disponiert, ist noch nicht statistisch untersucht worden. Ein Flachrücken wird nicht selten durch einen flachen Lumbosacralwinkel verursacht (Abb. 78a und b).

Am häufigsten habe ich einen Flachrücken bei Kindern und Jugendlichen registriert, ihn aber gelegentlich auch bei älteren Personen angetroffen, ohne daß ein Bandscheibenverschleiß nachzuweisen war. Offenbar wird der Flachrücken bis ins hohe Alter beibehalten.

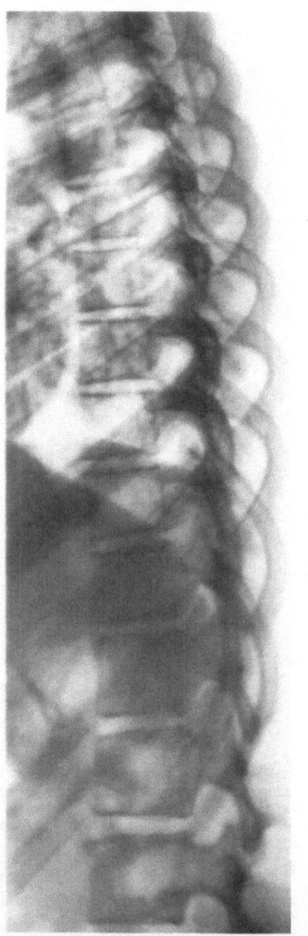

Abb. 77. Anlagemäßiger Flachrücken. Die Brustkyphose ist abgeflacht, zentral sogar andeutungsweise lordosiert. Keine Skoliose

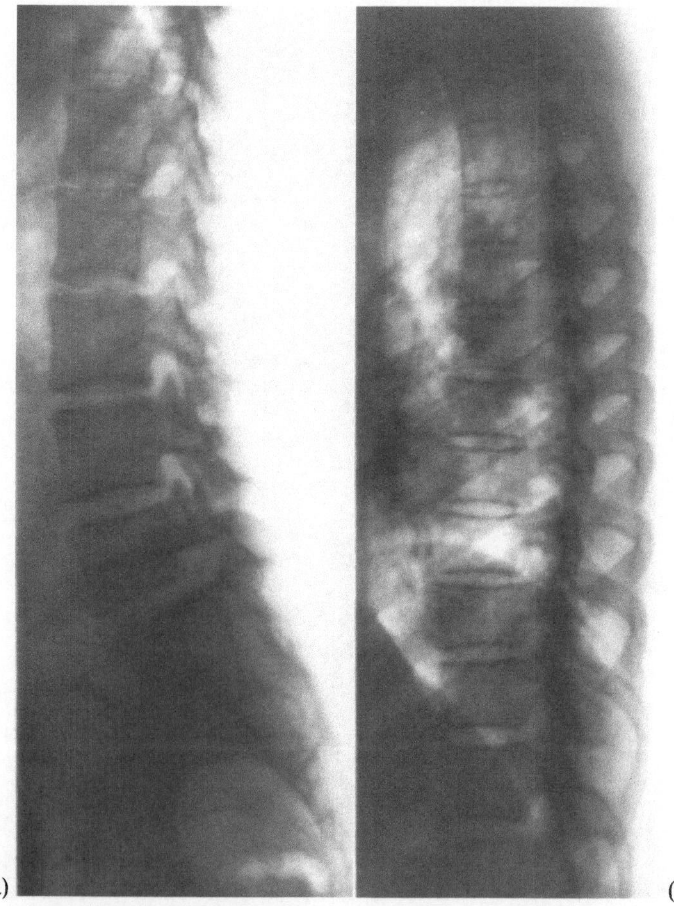

Abb. 78. (a) Steilstellung des Kreuzbeines. Die Lendenlordose ist nur sehr flach ausgebildet. (b) Völlige Aufhebung der Brustkyphose

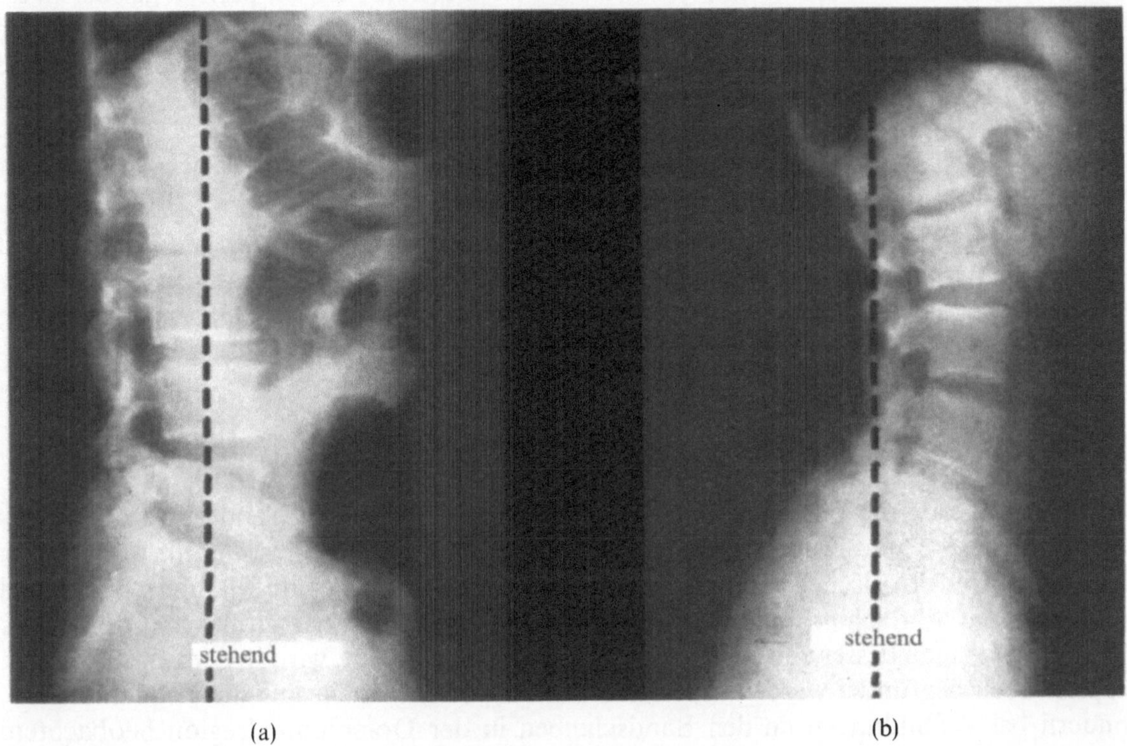

(a) (b)

Abb. 79a u. b. Schematische Darstellung der Krafteinwirkung unter Belastung beim Flachrücken und beim hohlrunden Rücken (nach LANKFORD, 1964). (a) Beim Flachrücken wird das Gewicht von den Wirbelkörpern und dem Kreuzbein getragen. (b) Beim hohlrunden Rücken greift das Gewicht an den kleinen Wirbelgelenken an

Ob überhaupt, und wenn ja wie oft, er mit zunehmendem Alter in eine physiologische oder in eine verstärkte Kyphose übergeht, ist nicht untersucht. Trotz Altersosteoporose habe ich nie eine Zusammensinterung oder Keilverformung der Wirbelkörper angetroffen. Ein Flachrücken und eine thorakale Lordose haben nur bei gleichzeitigen Herz- und Herzgeräuschbefunden (straight back-Syndrom) (s. Kap. I.V.1.: Lordosen der Brustwirbelsäule, S. 87) eine gewissen pathologische Dignität.

Eine Sonderform des anlagemäßigen Flachrückens ist zusammen mit der Trichterbrust anzutreffen. Die Abflachung bzw. Aufhebung der Brustkyphose oder sogar deren leichte Lordosierung findet sich immer in der Höhe der Einziehung des Sternums. Eigentlich handelt es sich dabei aber schon um einen sekundären Flachrücken bei einer Mißbildung.

Weiterhin kommt der Flachrücken nach BÖHM, der hierin im Gegensatz zu LEGER steht, bei Abflachung des Promontoriumwinkels infolge Übergangswirbels vor. Er demonstriert zwei einschlägige Fälle, bei denen ein Promontorium völlig fehlt. Ich möchte jedoch annehmen, daß es sich hierbei um echte kongenitale Mißbildungen gehandelt hat. Beim Flachrücken wird das Körpergewicht von den Wirbelkörpern getragen zum Unterschied vom hohlrunden Rücken, bei dem es auf die kleinen Wirbelgelenke einwirkt (Abb. 79a und b).

II. Sekundäre Fehlhaltungen

Diesen anlagemäßigen Fehlhaltungen kann man sekundäre Fehlhaltungen infolge morphologischer Veränderungen an der Wirbelsäule und infolge bekannter, extravertebraler

Ursachen gegenüberstellen. Ihnen ist in vielen Fällen schon eher ein pathologischer Wert beizumessen, als den anlagemäßigen Fehlhaltungen, insbesondere dann, wenn sie die Folge eines pathologischen Befundes an der Wirbelsäule darstellen. Sie stellen geringe Grade der Zustände dar, die nochmals unter pathologischen Kyphosen und Lordosen abgehandelt werden.

Während die Literatur über die anlagemäßigen Fehlhaltungen fast ausschließlich Befunde bei Kindern und Jugendlichen, eventuell noch bei jungen Männern bei Musterungsuntersuchungen betrifft, handelt es sich bei den sekundären Fehlhaltungen überwiegend um geringe Krümmungsabweichungen bei Erwachsenen. Die anlagemäßigen Fehlhaltungen überschneiden sich stark mit den verschieden physiologischen Haltungsvarianten, die sekundären Fehlhaltungen mit den pathologischen sagittalen Krümmungsabweichungen.

1. Schmerzreflektorische Fehlhaltungen

Zunächst kann die Wirbelsäulenhaltung schmerzreflektorisch verändert werden (KENDALL und BOYNTON). Diese Veränderungen kann man demnach in Parallele setzen zu den schmerzreflektorischen Haltungsskoliosen. Als bekanntestes und häufigstes Beispiel ist hierfür die Abflachung der Lendenlordose bei der Ischias anzuführen (Güntzsches Zeichen). Daß man besser von einer partiellen Delordose spricht, wird in dem einschlägigen Kapitel noch begründet werden. Diese Abflachung betrifft nicht nur die Lendenlordose, sondern bei Rißbildungen an den Bandscheiben in der Dorsolumbalregion beobachtete GÜNTZ auch oberhalb davon auf eine Strecke von 4–5 Wirbeln einen völlig geraden Verlauf der Wirbelsäulenachse. Andererseits werden, wenn auch wesentlich seltener, bei der Ischias vermehrte Lordosen gefunden, die sehr weit nach cranial reichen. Es sei in diesem Zusammenhang auch auf das Krankheitsbild der Hüft-Lendenstrecksteife hingewiesen, das später getrennt abgehandelt werden wird, und auf das Kapitel „Delordose bei Lumbago-Ischias“ (S. 105). THOMAS sieht die Abflachung der physiologischen Lendenlordose bei der Lumbagoischias nicht als ein schmerzreflektorisches Geschehen an, sondern als eine Schonhaltung, da eingehende Untersuchungen ergeben haben, daß bei der Abflachung der Lordose nicht nur die Foramina intervertebralia weiter werden, sondern daß auch die Kapazität der Gelenkbinnenräume an den kleinen Wirbelgelenken größer wird und die Kapselspannung nachläßt.

HANSEN sah nach Bandscheibenoperationen die zuvor abgeflachte Lendenlordose wieder zunehmen. REINHARD erblickt in einer Abflachung der Lenden- und Halswirbelsäulen-Lordose auch ein Röntgensymptom des Wirbelsäulenrheumatismus.

Nach SCHLEGEL können bei Migräne, Facialislähmung, Tetanie, Angina pectoris, Asthma, gastro-intestinalen Beschwerden usw. gleichfalls schmerzreflektorisch bedingte, sagittale Wirbelsäulenfehlhaltungen in Erscheinung treten. Andererseits können diese Beschwerden nach der Vorstellung chiropraktisch orientierter Ärzte auch ihre Ursache in der Wirbelsäulenfehlhaltung haben.

2. Fehlhaltungen bei Frakturen

Mehr oder weniger ausgeprägte sagittale Haltungsabweichungen sind nach Kompressionsfrakturen anzutreffen. Es finden sich in frischen Fällen, auch wenn keine nennenswerte Keilverformung des betroffenen Wirbelkörpers vorliegt, dorsal gerichtete Knickbildungen in der Wirbelsäulenachse, die später wieder verschwinden können und die ein wertvolles diagnostisches Zeichen zur Erkennung leichter Kompressionsfakturen darstellen (JÄGER). Aber auch Aufrichtungen der physiologischen Brustkyphosen werden bei frischen Fraktu-

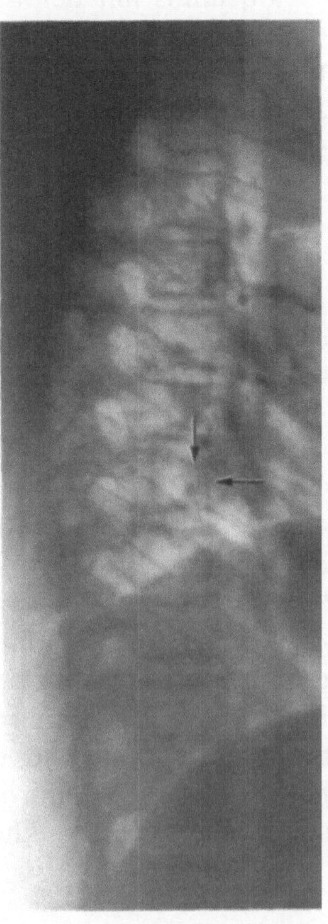

Abb. 80. Abflachung der physiologischen Brustkyphose infolge einer Kompressionsfraktur des 8. Brustwirbelkörpers

ren angetroffen (Abb. 80). Auf die bleibenden und ausgeprägten Achsenkrümmungen nach Wirbelsäulenfrakturen wird in einem späteren Kapitel eingegangen werden.

3. Fehlhaltungen bei Spondylolisthesis

Die Spondylolisthesis ist oft von einer Lordose begleitet. Nach Bosworth, Fielding, Demarest und Bonaquist in 48%. Parallelität zwischen dem Grad der Spondylolisthesis und dem Grad der Lordose besteht aber nicht. Nur in 6,9% ist auch gleichzeitig die Brustkyphose verstärkt. Im Gegensatz zu diesen Autoren findet Junghanns bei der Spondylolisthesis eine Abflachung der Lendenlordose. Brav, Molter und Newcomb fanden bei Ventralverschiebung des 5. Lendenwirbels in 12,0% die Lendenlordose verstärkt und in 4% abgeflacht.

Bei Dorsalverschiebungen des 5. Lendenwirbels fanden Brav, Molter und Newcomb in 31,4% eine Abflachung und niemals eine Verstärkung der Lendenkrümmung (s. auch Kap. I.VII.3.: Lendenkyphosen bei Pseudospondylolisthesis und Retrolisthesis, S. 107; und Kap. I.V.2.c)β): Hyperlordosen bei Spondylolisthesis, S. 96).

4. Fehlhaltungen bei Hüftgelenksaffektionen

Beugekontrakturen im Hüftgelenk und vor allen Dingen auch Hüftluxationen verursachen in der Regel recht erhebliche kurzbogige Lendenlordosen mit kompensatorischen, ziemlich langen Brustkyphosen, oft aber auch eine Abflachung der Lendenlordose, wobei lediglich der Lumbosacralwinkel verkleinert wird (Abb. 81 a und b).

Ebenfalls mit der Stellung der Hüftgelenke hängen verstärkte Lendenlordosen bei ungewöhnlich straffer Oberschenkelmuskulatur und bei überdehnbaren Gelenken zusammen (KUHNS). Sie sollen auf dem Wege über eine Verkleinerung des Beckenneigungswinkels zustande kommen (WILES). Nach DESÈZE, JURMANT und DURIEU führt bereits eine Anteversion der Schenkelhälse zu einer vermehrten Lordosierung der Lendenwirbelsäule.

5. Fehlhaltungen, ausgelöst durch das Schuhwerk

Hohe Absätze verstärken nach diesen Autoren in 40% die Lordose, in 21% vermindern sie sie und in 39% können sie beide Effekte haben. LINDBLOM gibt an, daß hohe Absätze die Lendenlordose verstärken und den Lumbosacralwinkel abflachen.

6. Fehlhaltungen bei Chondrodystrophie

Die Chondrodystrophie und die kongenitalen enchondralen Dysostosen gehen sehr häufig mit einer tiefen, kurzen vermehrten Lordose (ensellure lombaire) einher (SILFVERSKIÖLD).

Von einer Fehlhaltung kann man nur dann sprechen, wenn keine typischen Formveränderungen an den Wirbelkörpern bestehen, was manchmal in der frühen Kindheit der Fall ist. Später stellt sich die typische lumbo-dorsale Kyphose mit keil- oder grubenhammerartiger Verformung der lumbodorsalen Wirbelkörper ein. Die Ursache der Hyperlordosehaltung bei der Chondrodystrophie resultiert nicht aus diesen Wirbelkörperverformungen, sondern aus den krankheitstypischen Formanomalien am Becken und den Hüftgelenken.

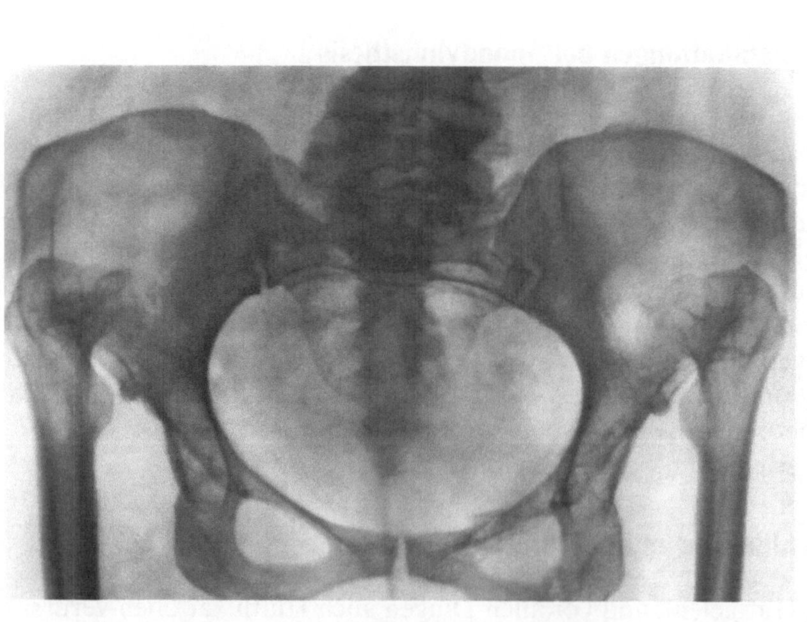

(a)

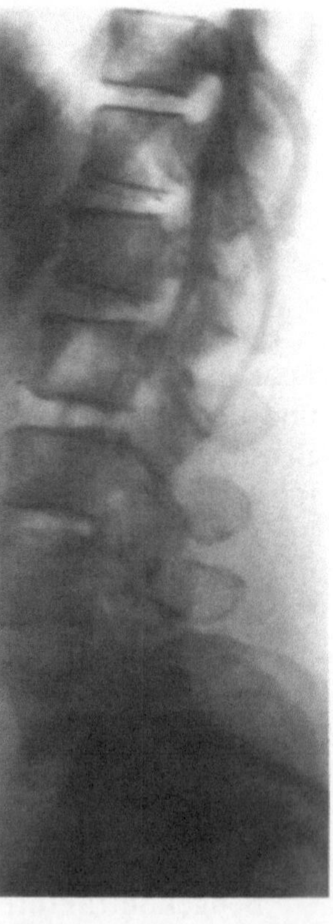

(b)

Abb. 81. (a) Doppelseitige Hüftluxation. (b) Lendenwirbelsäule dieses Patienten. Lumbosacralwinkel verkleinert, Lordose jedoch abgeflacht

Den typischen Befund bei der Chondrodystrophie stellen die Hyperlordosen bzw. lumbodorsalen Kyphosen dar, die in den Kap. I.V.2.c): Hyperlordosen als Folge von Knochenveränderungen an der Wirbelsäule (S. 98) und I.VIII.9.: Kyphosen bei Chondrodystrophie (S. 142) abgehandelt werden.

7. Fehlhaltungen bei Beinamputierten

Nach den Feststellungen von THEISS war bei 75% aller Patienten mit einer Beinamputation, die über Rückenschmerzen klagten, ein Flachrücken vorhanden. Hyperlordotische Fehlhaltungen der Lendenwirbelsäule wurden von SOLONEN und von KARFIOL verzeichnet (s. Kap. I.V.2.b): Hyperlordosen der Lendenwirbelsäule, S. 96).

8. Fehlhaltungen bei Augenaffektionen

Beziehungen der Wirbelsäulenhaltung bestehen nach den Untersuchungsergebnissen von KRÜCKMANN auch zur Augenstellung. Bei der Senkung der Augen tritt Konvergenz und bei Hebung Divergenz ein. Aus diesem Grund wird der Kopf vielfach gesenkt, wenn beim horizontalen Blick in die Ferne eine Divergenzstellung besteht. Hieraus kann ein Rundrücken resultieren. Andererseits wird durch primär bestehende Wirbelsäulenverkrümmungen vielfach sekundär die Augenstellung in Mitleidenschaft gezogen. MÜNZENBERG beobachtete bei Blinden in 33,6% der Fälle einen Flachrücken. Dieser Flachrücken soll durch eine habituelle Fehlhaltung des Kopfes, die als Lauscherhaltung bezeichnet wird, ausgelöst werden (s. auch Kap. K.I.2.n).: Haltungsskoliosen bei Sehstörungen, S. 244).

9. Fehlhaltungen bei neurologischen Affektionen

Fehlhaltungen treten nicht selten auch bei neurologischen Leiden in Erscheinung. Bauchmuskellähmung führt zu einer verstärkten Lordose. Weiter findet sich beim Parkinsonismus nicht selten eine Kyphose, die auf einer Abwehrhaltung gegen die Propulsionen zurückzuführen ist. Ebenso kommen bei der Spinalparalyse und vor allem bei der Dystrophia musculorum progressiva ziemlich regelmäßig ausgeprägte Lordosen vor, die man als Lähmungs- bzw. muskuläre Lordosen bezeichnen möchte (s. auch Kap. I.V.2.b): Hyperlordosen bei Muskelerkrankungen S. 96). OPPENHEIM hat unter der Bezeichnung lordotische Dysbasie ein postencephalitisches Syndrom beschrieben, bei dem anfallsweise Kontrakturen auftreten, die mit einer verstärkten Lordosierung einhergehen. GÜNTZ weist darauf hin, daß die Wirbelsäulenhaltung auch bei geringen Lähmungserscheinungen an den Beinen nach Poliomyelitis beeinflußt wird, auch ohne daß Lähmungen am Rumpf bestehen.

10. Fehlhaltungen bei Osteoporosen

DROGULA weist auf die Häufigkeit von verstärkten Lendenlordosen bei der Osteoporose der Wirbelsäule hin. Er nimmt an, daß sie die Folge eines verstärkten Beckenneigungswinkels sei. Verstärkte Lordosen sollen nach ihm bei der Osteoporose in 67,7% vorhanden sein. Vielleicht resultieren sie aber nicht so sehr aus dem verstärkten Beckenneigungswinkel, sondern sie stellen wohl zum großen Teil kompensatorische Lordosen infolge einer verstärkten Kyphose der Brustwirbelsäule dar, die durch Zusammensinken der Wirbelkörper zustande kommt (s. auch Kap. I.VIII.22.: Kyphosen bei Osteoporosen S. 184).

11. Hyperlordotische Fehlhaltungen in der Schwangerschaft

In der Schwangerschaft stellt sich leicht eine Hyperlordose ein (FITZHUGH und NEWTON). BAUER weist darauf hin, daß bei Schwangeren die Lendenlordose verstärkt ist, daß diese Verstärkung aber willentlich verhindert werden kann. Untersuchungen darüber, ob aus dieser Hyperlordosehaltung in der Schwangerschaft bleibende Hyperlordosen resultieren können und ob diese die Qualität von pathologischen Lordosen erlangen können, liegen nicht vor, auch nicht über eine eventuelle größere Hyperlordosehäufigkeit von Frauen im Vergleich zu Männern oder bei Frauen, die geboren und solchen, die nicht geboren haben. Nach allgemeiner Erfahrung ist dies nicht der Fall. Somit stellt die Hyperlordose in der Schwangerschaft eine typische vorübergehende Fehlhaltung dar zum Unterschied von bleibenden pathologischen Hyperlordosen.

III. Klinische Bedeutung der sagittalen Wirbelsäulenfehlhaltungen

Wie schon erwähnt stellen die Fehlhaltungen mehr oder weniger Übertreibungen der Normalform dar. Dies trifft besonders für die anlagemäßigen Fehlhaltungen zu. Es wurde schon gesagt, daß insbesondere die anlagemäßigen Formen vielmehr ein ästhetisches als ein pathologisches oder funktionelles Problem darstellen. Immerhin wird darauf hingewiesen, daß haltungsbedingte Lordosen, wenn sie lange bestehen, infolge Schrumpfung der Gelenkkapseln und Bänder zu fixierten Lordosen werden können. Sie haben dann vielfach eine Artikulation der Dornfortsätze zur Folge.

Nach den Vorstellungen von HEUER über die Skolioseentstehung, worauf später eingegangen wird, müßte der Flachrücken zur Skoliose disponieren. Eine Skoliose geht auch sehr häufig mit einem Flachrücken einher. Vor allen Dingen vermehrte thorako-lumbale Kyphosierungen sollen nach DUBOIS zu Rückenbeschwerden disponieren. Er erblickt in dieser Rückenform ein Zeichen eines Infantilismus. Eine im Wachstumsalter aufgetretene vermehrte Lendenlordose führt zu Langwirbelbildungen. Sehr deutlich ist dies allerdings nur bei den eindeutig pathologischen Lordosen infolge thorakalem Gibbus bei Spondylitis tuberkulosa.

Ob aus Fehlhaltungen eigentliche pathologische Wirbelsäulenverkrümmungen hervorgehen können (BRANDES), erscheint bis jetzt nicht sicher erwiesen. Auf jeden Fall ist aber eine befriedigende Abgrenzung von ihnen nicht möglich. Es handelt sich dabei um eine sehr wichtige Frage, die besonders herausgestellt werden muß, denn der ganze Aufwand, der bei Schuluntersuchungen sportärztlicher- und orthopädischerseits mit diesen Fehlhaltungen getrieben wird, leitet seine Rechtfertigung aus der unbewiesenen Behauptung her, es handle sich dabei um die behandlungsfähigen, heilbaren Anfangsstadien schwerer deformierender Wirbelsäulenverkrümmungen. Zukünftige Bemühungen sollten demnach vor allen Dingen darauf gerichtet sein in diesem Punkte zu mehr Klarheit zu kommen, ehe man aus unbewiesenen Annahmen allzu weitgehende therapeutische und schulärztliche Maßnahmen ableitet.

KEEVE wendet sich gegen die unbewiesenen Behauptungen, daß Haltungsfehler bei Schulkindern zu organischen Krankheiten führen können und daß sie die Ursache von Skoliosen sind.

MÜLLER befaßt sich mit der Bewegungstherapie der Haltungsstörungen (BELART; FUTTER). Die Diagnose der Haltungsschäden wird fast immer nur klinisch gestellt und die Behauptungen über die Erfolge einer Therapie jeder Art werden praktisch nie durch Röntgenkontrollen belegt. Auch bei den Bemühungen um die Konstruktion präventiv und therapeutisch angeblich wirksamer Sitzmöbel, BERQUET kommt mehr eine Bedeutung für den Sitzkomfort als für die echte Prävention oder Therapie von pathologischen Verkrümmungen zu (GSCHWEND; WOTZKA, GRANDJEAN, BURANDT, KRETSCHMAR und LEONHARD).

LETTOW fand, daß Spontanheilung von Fehlhaltungen vorkommen, ist aber doch der Ansicht, daß Heilgymnastik die Fehlhaltungen bessern kann (BERNDT; FRITZSCHE; KAISER). SCHEDE vertritt die Ansicht, daß Haltungsstörungen Krankheitswert haben. LAUWERS beobachtete schmerzhafte Muskelkontrakturen bei Patienten mit Verstärkung der physiologischen Brustkyphose und der Lendenlordose bei Schwäche der abdominalen Muskulatur und Hypertonie der Lendenmuskulatur. Nach KUHNS hat die Fehlhaltung in sagittaler Richtung, also die vermehrte Kyphose, eine Kompression der Thorax- und Baucheingeweide zur Folge. Dieser Zustand gebe eine gewisse Disposition für eine Erkrankung dieser Organe ab.

Als Folge von Haltungsfehlern sollen Emphysem und Kreislaufstörungen, Nephroptosen, Enteroptosen mit Gewichtsverlust und Appetitlosigkeit sowie Dysmenorrhoe, Enuresis und Rückenschmerzen entstehen können. Manche Krankheiten, wie z.B. die rheumatische Arthritis der Wirbelsäule, sollen durch Haltungsstörungen ungünstig beeinflußt werden (APPLETON; HOWARTH; KERR u. LAGEN; MILLS; PODAMINSKY; STOLL). MEAD glaubt, daß die Hyperlordose und auch sonstige Haltungsabweichungen zu Kreuzschmerzen Veranlassung geben. Auch nach Ansicht von LANKFORT führt eine verstärkte Lordose zu Kreuzschmerzen, die durch Übungsbehandlung beseitigt werden können. GEISER stellte bei Rekrutenuntersuchungen und späteren Nachuntersuchungen fest, daß Haltungsabweichungen der Wirbelsäule, denen in den meisten Fällen Veränderungen im Sinne eines geringen Morbus Scheuermann zugrundelagen, nur in einem sehr geringen Prozentsatz mit Beschwerden einhergingen. Diese Haltungsveränderungen bedingten also keine Dienstuntauglichkeit.

*Zweifellos wurde und wird auch heute noch die klinische Wertigkeit und die prospektive Verschlimmerungspotenz der Haltungsabweichungen von der Idealform — und dies gilt auch für die Haltungsabweichungen in seitlicher Richtung — sehr stark übertrieben (*GEISER*). Sie haben in Wirklichkeit ganz überwiegend nur eine ästhetische Qualität und viele ärztlichen und insbesondere schulärztlichen Aktivitäten auf diesem Gebiet sind nicht nur unnütz, sondern haben mitunter sogar somatische und psychische Schädigungen zur Folge.*

IV. Ätiologie der sagittalen Fehlhaltungen

Eine Erörterung der Ätiologie der sagittalen Fehlformen der Wirbelsäule könnte nach den bisherigen Ausführungen überflüssig erscheinen, sind sie doch einesteils als anlagemäßig, andererseits als Folge bestimmter Zustände beschrieben worden ohne eigenen Krankheitswert zu haben. Wenn BERQUET nachgewiesen hat, daß die Fehlhaltungen bei Zwillingen genau so genetisch fixiert sind wie die normalen Individualformen der Wirbelsäule, so scheint damit noch nicht erwiesen, daß sämtliche Fehlformen vererbt werden. Die Frage, ob Fehlhaltung ohne erkennbare krankhafte Ursachen, die das Individuum betreffen, durch Umwelteinflüsse bedingt werden oder nicht ist von großer praktischer Bedeutung. Es ist eine Unmenge Zeit und Geld darauf verwandt worden nachzuweisen, daß die Zwangshaltung beim Sitzen in den Schulbänken Fehlhaltungen der Wirbelsäule (KUBICEK und KUBICKOVA) erzeugt und welche Sitzmöbel geeignet wären, diese Fehlhaltungen zu verhindern (SCHOBERT; BERQUET). Vielfach wird auch mit großem Aufwand versucht, durch Übungs- und Bewegungsbehandlung Fehlhaltungen und Fehlformen zu verhindern oder zu heilen. All diese Anstrengungen müssen nutzlos erscheinen, wenn die äußeren

Einflüsse im Vergleich zu der erblichen Determinierung von untergeordneter Bedeutung sind und den Fehlhaltungen kein Krankheitswert zukommt. Wenn sie ausschließlich eine ästhetische Beeinträchtigung darstellen, gehören alle Maßnahmen in den Bereich der Kosmetik und nicht der kurativen Medizin.

Im folgenden soll ein Überblick über die Ansichten verschiedener Untersucher zur Ätiologie der sagittalen Wirbelsäulenfehlhaltungen gegeben werden.

Nach den Erfahrungen von JENTSCHURA und von RATHKE besteht ein Zusammenhang zwischen geringgradigen, kongenitalen Formabweichungen der Wirbel und Fehlhaltungen. Sie würden demnach eigentlich geringgradige kongenitale Kyphosen bzw. Lordosen darstellen. MATZEN vertritt die Ansicht, daß der Haltungsverfall seine Ursachen nicht in Knochenveränderungen an der Wirbelsäule, sondern in einer Insuffizienz der Muskulatur und des Bandapparates hat. Er hält die äußeren Einflüsse, wie Ernährung, Kleidung, Lagerung usw. für die Haltung für entscheidend. Bei mageren Jugendlichen fanden sich Haltungsfehler relativ häufiger als bei normal- und übergewichtigen. Es konnte nicht gesichert werden, daß Sport schlechte Haltungen verhindert. Haltungsabweichungen resultieren nach Ansicht der meisten Untersucher nicht aus einer anderen Form der knöchernen Wirbelsäule, sondern hängen entscheidend von dem Zustand der Muskulatur ab.

Die Hungerjahre der Nachkriegszeit sollen nach Feststellungen von BREITENFELDER nicht zu einer Zunahme der Haltungsschäden im Vergleich zu früheren Jahren geführt haben. DÜNTZER (zitiert nach THOMSEN) will im Gegensatz zu BREITENFELDER bei Reihenuntersuchungen nach dem letzten Krieg eine Zunahme der Haltungsfehler im Vergleich zu den Vorkriegsjahren festgestellt haben. Auch BOEHNCKE und BRINKMANN kamen zu dem Schluß, daß der Haltungsverfall bei Kindern in der Nachkriegszeit zugenommen habe. Sie führen ihn aber nicht auf den Hunger, sondern auf ein vermehrtes Längenwachstum zurück, das bei Verbesserung der Ernährung einsetzte. Der Haltungsverfall soll dabei aus der Diskrepanz zwischen Längenwachstum und dem Gewichtswachstum, das nicht im gleichen Maße akzeleriert war, resultieren. Nach LANDI u.Mitarb. finden sich Rundrükken und Haltungsskoliosen vor allen Dingen bei Adolescenten von überdurchschnittlicher Körpergröße und schwacher Muskulatur. KISSEL gibt an, daß bei Jugendlichen mit retardiertem Wachstum die Haltungsfehler am häufigsten und bei Jugendlichen mit akzeleriertem Wachstum am seltensten sind, noch geringer als bei normalem Wachstum. BREITENFELDER stellte eine Zunahme der schweren Form der Haltungsschäden vor und während des Pubertätsalters, vor allem bei Mädchen fest. MATTHIASH fand ein im Durchschnitt etwas verzögertes Auftreten der Pubertät bei Jugendlichen mit Fehlhaltungen. Die Körpergröße war überdurchschnittlich und der Anteil der Leptosomen gegenüber dem Durchschnitt erhöht. Die Haltungsfehler kommen nach Angaben anderer Autoren vor und nach der Pubertät gleich häufig vor.

V. Pathologische Lordosen

Auf die Unterschiede zwischen Fehlhaltungslordosen und pathologischen Lordosen, aber auch auf die Unmöglichkeit einer befriedigenden Abgrenzung dieser Zustände wurde vorstehend bereits hinreichend eingegangen. Eine Abgrenzung aufgrund von Meßwerten wurde bisher noch nicht versucht. Auch strukturelle Veränderungen wurden nicht als Unterscheidungskriterien herangezogen. Wenn deutliche strukturelle Veränderungen vorhanden sind, rechtfertigen sie in den meisten Fällen eine Einordnung unter die pathologischen Lordosen, aber auch vielen Lordosen ohne strukturelle Veränderungen muß aufgrund ihres Krankheitswertes eine pathologische Qualität zugebilligt werden.

1. Lordosen der Brustwirbelsäule

Da eine Kyphose im Brustabschnitt den Normalzustand repräsentiert, ist ein gerader Verlauf der Brustwirbelsäule eine Verkrümmung. Die geringen Grade wurden bereits bei den Fehlhaltungen abgehandelt. Abflachungen geringeren Grades kann man zu den Fehlhaltungen rechnen, auch wenn sie strukturell und nicht ausgleichbar sind. Sie leiten über zu den Lordosen der Brustwirbelsäule mit pathologischer Qualität. Dazwischen stehen Flachrückenformen, die man vom einfachen Flachrücken mit ausschließlich ästhetischen Konsequenzen abgrenzen kann (Abb. 82).

a) Straight-back-Syndrom

In die Literatur hat unter der Bezeichnung „straight-back-Syndrom" ein Zustandsbild Eingang gefunden, bei dem die Abflachung der Brustkyphose oft nicht über das Maß der Abflachung beim anlagemäßigen Flachrücken hinausgeht, in anderen Fällen aber mit einer völligen Aufhebung der Kyphose oder gar einer leichten Lordosierung einhergeht. Maßgebend für die Abgrenzung dieses Syndroms waren nicht das Ausmaß der Kyphosenabflachung, sondern die klinischen Befunde, die sich bei diesen Fällen erheben ließen.

Der Röntgenbefund jeder Abflachung der Brustkyphose geht mit einer Verminderung des sagittalen Durchmessers des Thoraxraumes einher. Das Ausmaß hängt aber noch von weiteren individuellen Varianten der Thoraxkonfiguration ab. Die klinischen Befunde des „straight-back-Syndroms" (sindrome della schiena dritta) resultieren primär aus dieser Verminderung des sagittalen Thoraxdurchmessers und nicht aus der Kyphoseabflachung als solcher (Hiltgen; Chiche, Veyrat u.Mitarb.; Lian, Faquet u. Marchal; Moisan; Reedy, Shaver u. Leonard).

Die Verkleinerung des sagittalen Thoraxdurchmessers vermindert den Raum, der für Herz und Gefäße zur Verfügung steht. Diese Raumbeengung hat Verformungen des Herzens und Rückwirkungen auf die Blutströmung zur Folge. Das Herz erscheint im sagittalen Thoraxbild verbreitert, die Taille verstrichen und der Retrocardialraum in der Schräg-

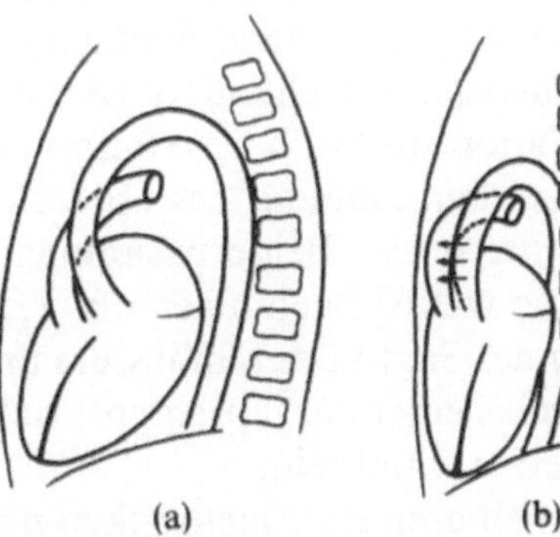

Abb. 83. (a) Die Lage des Herzens im Brustraum beim Normalen. (b) Beim Flachrücken kann die Arteria pulmonalis in ihrem Anfangsteil während der Systole zwischen dem Sternum und der Aorta ascendens komprimiert werden. Beim Normalen kommt es wegen des größeren a.p.-Durchmessers des Thorax nicht zu einer solchen Kompression

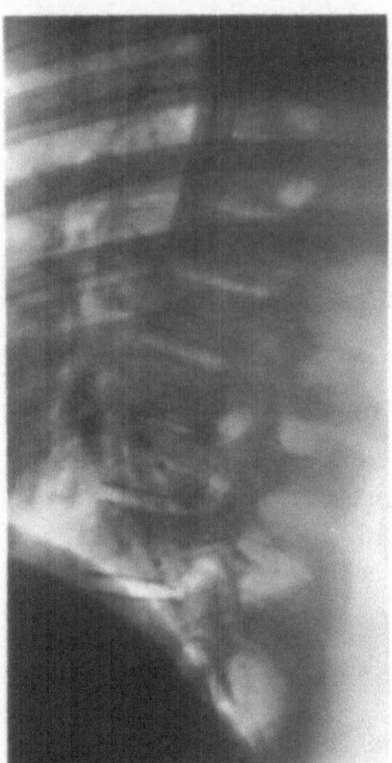

Abb. 82. Leichte Lordosierung der Brustwirbelsäule bei starker Verschmälerung des Zwischenwirbelraumes im Scheitelpunkt der Lordose. Partielle Blockwirbelbildung. Dieser Befund ist als Ursache der leichten Lordose anzusehen

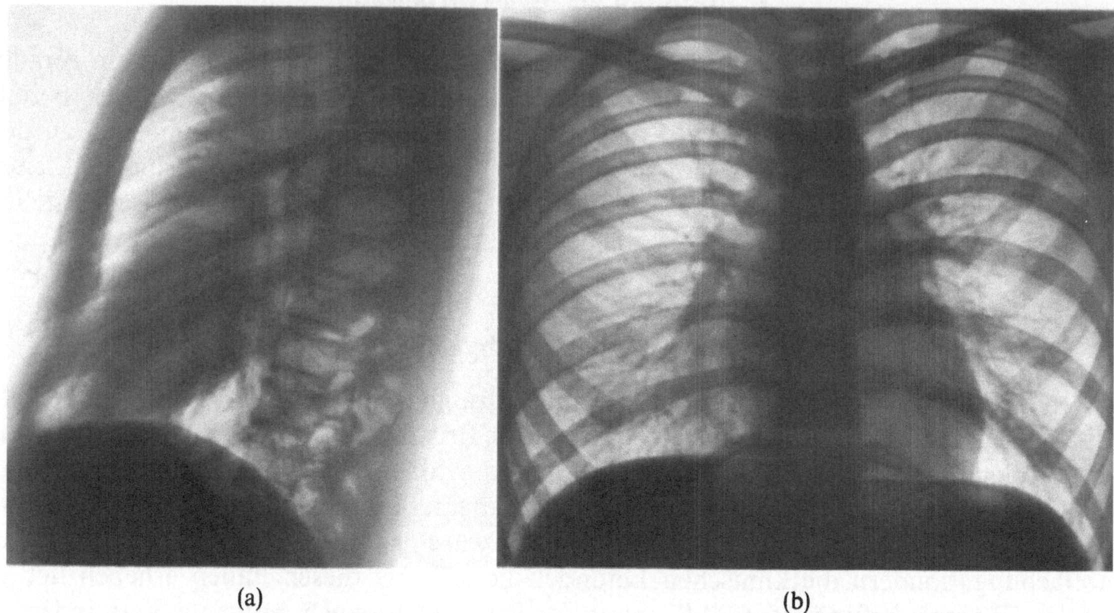

Abb. 84. (a) Abgeflachte physiologische Brustkyphose mit leichter Raumnot des Herzens zwischen Sternum und Wirbelsäule. (b) Steile Taille. Langer re. Vorhofsbogen. Dichte Hili

und Seitenprojektion verschmälert (Abb. 83a und b, 84a und b). Mitunter hat das Herz ausgesprochene Pfannkuchenform (RAWLINGS; SERRATTO u. KEZDI; DATEY, DESHMUKH, ENGINEER u. DALVI; DE LEON, PERLOFF, TWIGG u. MAJD). Differentialdiagnostisch muß immer ein Vorhofseptumdefekt ausgeschlossen werden (MORAND u.Mitarb.).

BUSACK; BOBBA, VECCHIO und MONTEMARTINI nahmen bei 4 Patienten eine Angiocardiographie vor. Dreimal war der Befund normal, einmal war die rechte Kammer vergrößert und die Strömungsgeschwindigkeit in der A. pulmonalis herabgesetzt.

Trotz leichter thorakaler Lordose kann dem Herz reichlich Raum zur Verfügung stehen, wenn das Sternum nach ventral ziemlich gewölbt ist. Für das Zustandekommen des straight-back-Syndroms ist also nicht nur die Alteration der physiologischen Brustkyphose, sondern auch ihre Relation zur Sternumkrümmung maßgebend. Die Abflachung der Brustkyphose scheint eher stärkere, mindestens aber die gleichen Konsequenzen für das Herz zu haben wie eine Trichterbrust. Beide zusammen haben die stärksten Auswirkungen (Abb. 85a und b). Ebenso wie Abflachungen der Brustkyphose bei normaler Sternumwölbung ohne Verengungen des Sagittaldurchmessers und ohne Kompromittierung des Herzens bleiben können, kann bei einer ausgeprägten Trichterbrust mit normaler oder verstärkter Brustkyphose das Herz normal sein.

In einem Fall ging ein Flachrücken mit Trichterbrust und vermindertem a.p.-Thoraxdurchmesser mit einer leichten großbogigen rechtskonvexen Skoliose einher. Es hatte den Anschein, als sei die Wirbelsäule dem Herzen etwas ausgewichen und als sei dadurch die Beengung des Herzens etwas geringer geworden. Dementsprechend waren keine Geräuschbefunde und keine cardialen Beschwerden vorhanden (Abb. 86a und b).

α) Geräuschbefund

Ein Systolikum wird recht häufig bei Aufhebung der Brustkyphose angetroffen, auch wenn aus ihr keine Raumnot und keine Verformung des Herzens resultiert.

Außer einem Systolikum hört man oft einen betonten oder gespaltenen Pulmonalton (BEILLET, DAGONET, GALLANO und POTTER; FURUSE, MIZURO, IRO u. SAIGUSA; MONTEMARTINI, GHIRINGHELLI u. VALENTINO; SERRADI-

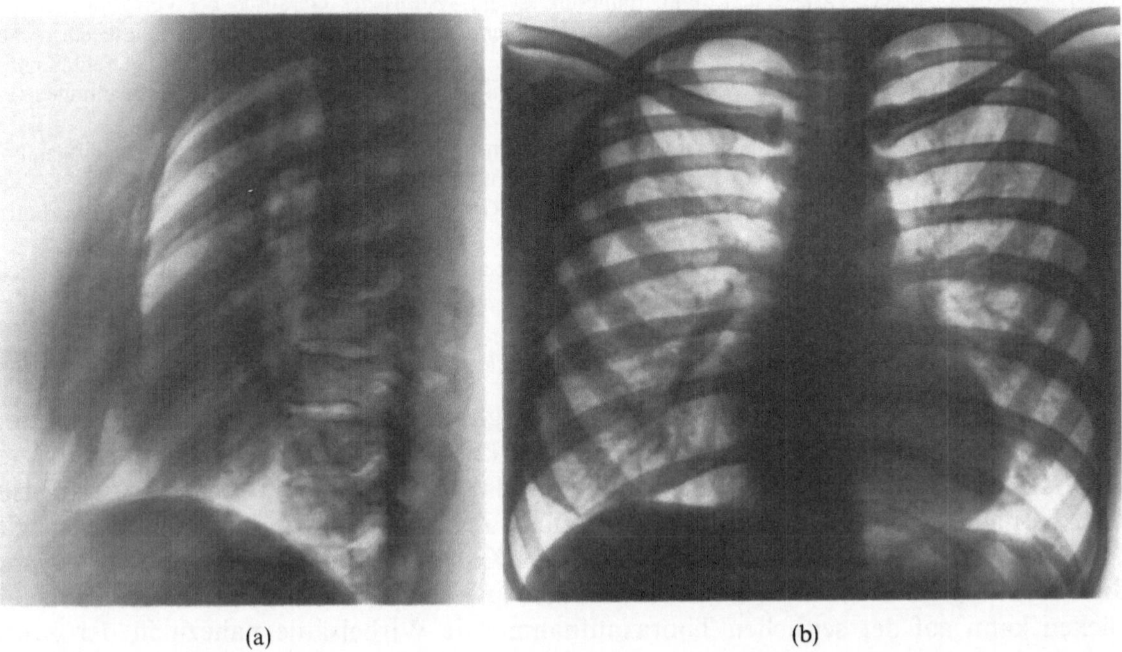

Abb. 85. (a) Flachrücken und Trichterbrust. Raumnot des Herzens. (b) Jedoch keine pseudomitrale Konfiguration. Trotzdem ist ein systolisches Geräusch zu hören

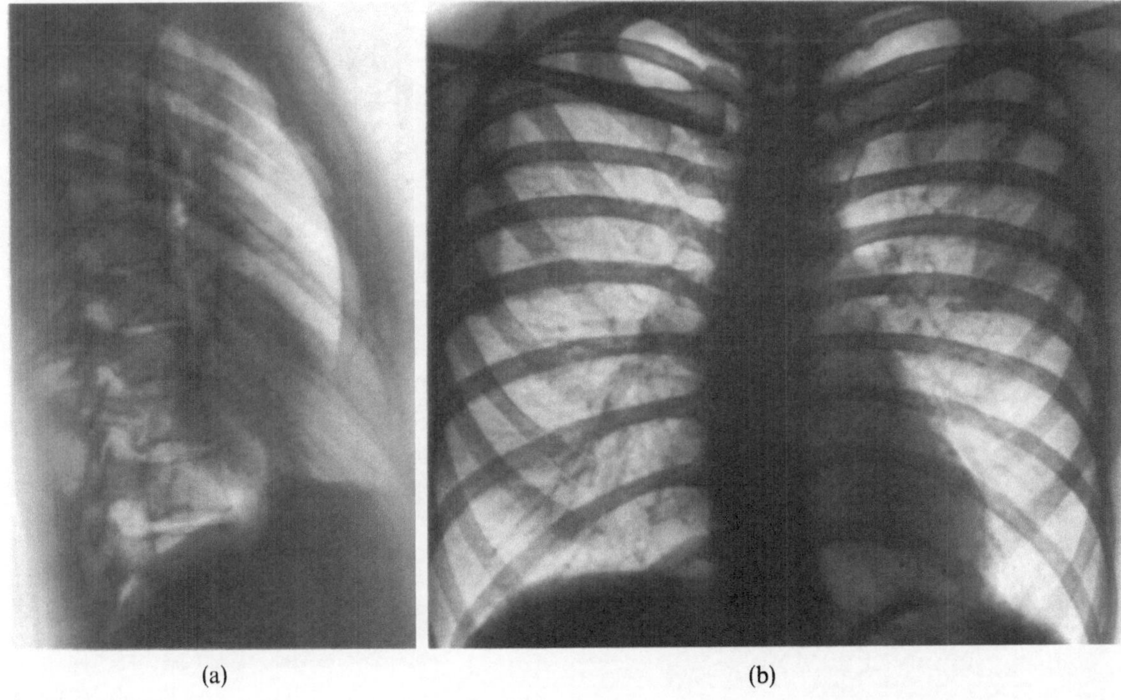

Abb. 86. (a) Flachrücken und Trichterbrust. (b) Leichte rechtskonvexe Skoliose der Wirbelsäule, die dem Herz mehr Raum zur verschaffen scheint

MIGNI, ARNAUD U. BORY; TAMPAS u. LURIE). Immerhin ist ein systolisches Geräusch bei Verformungen des Herzschattens häufiger als bei normalem Herzschatten. Das Geräusch resultiert aus einer Strömungsbeeinträchtigung (DATEY; SERRADIMIGNI; ARNAUD; GOOCH, MARANHAO u. GOLDBERG). Es wird leicht die Fehldiagnose eines Mitralvitiums gestellt. Differentialdiagnostisch wichtig ist das Fehlen von Insuffizienzerscheinungen (DE BENEDETTI und PROFUMO).

RUBENSTEIN u. JOHNSON konnten beim straight-back-Syndrom das systolische Geräusch verstärken und ein protodiastolisches Geräusch provozieren, indem sie den Brustkorb komprimierten.

Von 54 Patienten mit einem accidentellen Herzgeräusch (GOOCH, MARANHAO u. GOLDBERG; MILLS) hatten 9,2% einen Flachrücken.

Im Elektrokardiogramm ist als charakteristischer Befund beim straight-back-Syndrom eine negative T-Zacke festzustellen (VINCENZI, ONGARO u. PERNETTI).

b) Furchenrücken

Die völlige Aufhebung der Brustkyphose mit gleichzeitiger leichter Lordosierung und starker Tieflagerung der Wirbelsäule in den Brustkorb hinein, wurde von SCHOEN, NIETH und SCHAUB als Furchenrücken bezeichnet und als Gegenstück der Trichterbrust angesehen. Es handelt sich im Prinzip um das gleiche Zustandsbild wie beim „straight-back-Syndrom", nur daß aus Gründen der besonderen Konfiguration der dorsalen Thoraxwand die Vertiefung der Rückenfurche besonders ins Auge fällt (Abb. 87). Bei diesem Furchenrücken kann auf der seitlichen Thoraxaufnahme die Wirbelsäule nahezu in der Mitte zwischen vorderer und hinterer Thoraxwand zur Abbildung kommen. Immer laden die Rippen sehr weit nach dorsal aus. Die Brustkyphose ist immer abgeflacht, aber keineswegs immer völlig aufgehoben oder gar lordosiert.

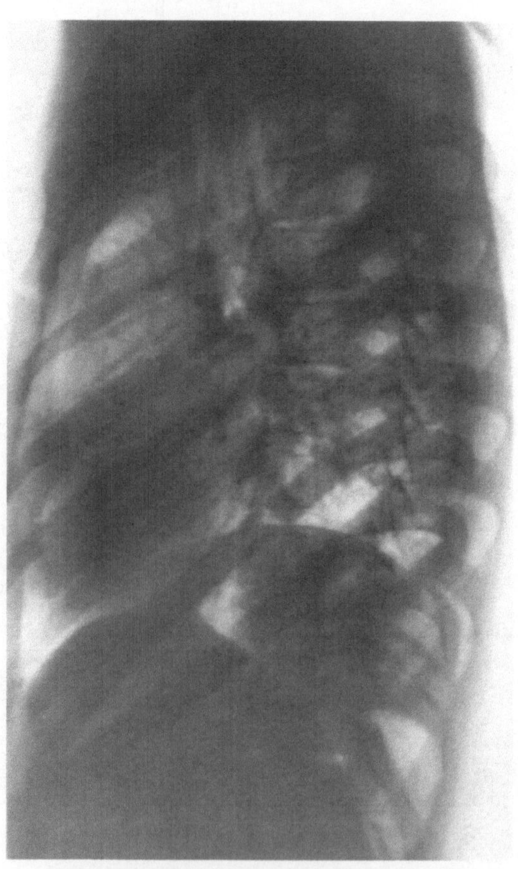

Abb. 87. Furchenrücken. Die Wirbelsäule liegt auf der seitlichen Aufnahme tief im Thoraxraum

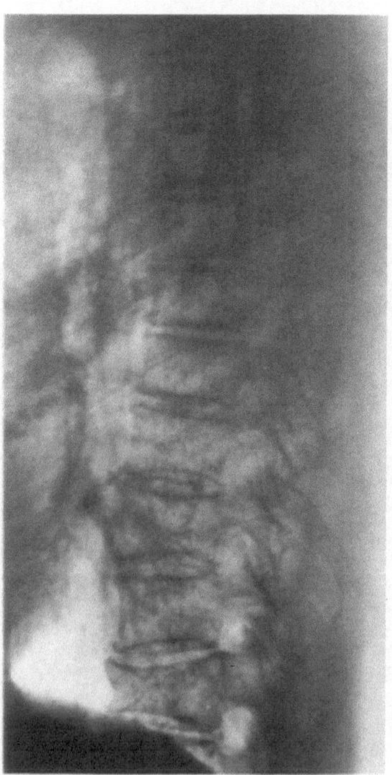

Abb. 88. Keilförmige Kompressionsfraktur des 11. Brustwirbelkörpers. Es resultiert daraus eine leichte Lordosierung der unteren Brustwirbelsäule

c) Aufhebung der Brustkyphose bei Kompressionsfrakturen

Prima vista nimmt man an, daß keilförmige Kompressionsfrakturen im Brustwirbelsäulenabschnitt die physiologische Kyphose verstärken müßten. Dies ist jedoch durchaus nicht der Fall, garnicht selten resultiert eine Abflachung der Brustkyphose oder gar eine leichte Lordosierung (Abb. 88) (s. auch Kap. I.II.2.: Fehlhaltungen bei Frakturen, S. 80).

Abflachungen der physiologischen Brustkyphose treten nicht nur als Folge eines statischen Umbaues, sondern auch akut, offenbar schmerzreflektorisch, auf. Inwieweit die Flachlagerung dabei eine Rolle spielt, ist noch nicht geklärt.

d) Thorakallordose infolge Thorakolumbalkyphose

Eine nicht unbeträchtliche Lordose der Brustwirbelsäule bestand in einem eigenen Fall mit kurzbogiger thorakolumbaler Kyphose (Abb. 89). Durch eine gleichzeitige Anhebung des Sternums war der a.p.-Durchmesser des Thorax eher vergrößert. Möglicherweise resultierte diese Vergrößerung und die Sternumanhebung nicht aus einem Kompensationsmechanismus, sondern aus einem gleichzeitigen Lungenemphysem. Der Grad der thorakalen Lordose geht dem Grad der lumbodorsalen Kyphose parallel. Die kompensatorische Lordose kann mitunter im cranialen Brustwirbelsäulenabschnitt wieder in eine leichte Kyphose übergehen.

Manchmal muß man sich fragen, ob die thorakale Lordose nicht die Primär- und die lumbodorsale Kyphose die Sekundärkrümmung darstellt.

e) Kongenitale Lordosen

KERMAUNER beobachtete bei einer totalen Craniorachischisis mit gleichzeitigen Mißbildungen am Eingeweidetraktus eine derartige thorakale Lordose. MATHIS und SCHMID

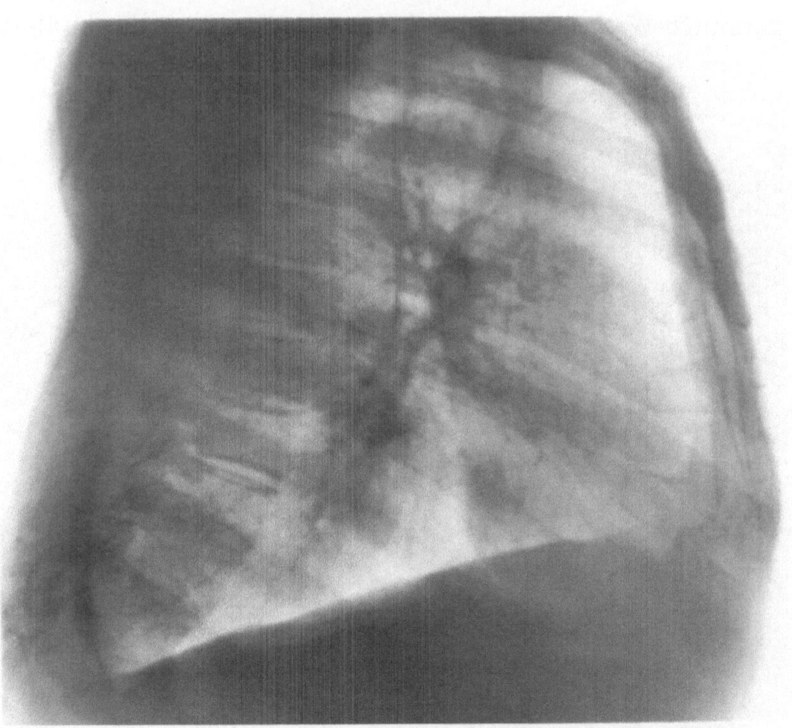

Abb. 89. Lordosierung der Brustwirbelsäule durch eine kurzbogige lumbodorsale Kyphose

haben ebenfalls über einschlägige Fälle berichtet. In zwei Fällen VAN SCHRICKS mit kongenitaler Kyphoskoliose der Lendenwirbelsäule war eine kompensatorische Lordose der Brustwirbelsäule vorhanden. Auch die Lordosen bei Trichterbrust sind eigentlich zu den kongenitalen Lordosen zu rechnen. Leichte Lordosen der Brustwirbelsäule mit Trichterbrust stellen einen Teilbefund beim Melnik-Needles-Syndrom dar. Weitere Symptome sind: Sklerose der Schädelbasis, Zahnstellungsanomalien, Hypoplasie der Mandibula, Coxa valga, S-Form der Tibiae und Corticalisirregularitäten an den Röhrenknochen (WENDLER und KELLERER).

BEIGHTON und THOMAS fanden unter 100 Fällen mit Ehlers-Danlos-Syndrom einmal eine Aufhebung der physiologischen Brustkyphose und 3mal eine geringe thorakale Lordose. Von COVENTRY wurden gleiche Beobachtungen gemacht.

f) Totallordosen

Die Überleitung zu den Lendenlordosen stellen Fälle dar, in denen Brust- und Lendenwirbelsäule einen einzigen Lordosebogen bilden, die sogenannten Totallordosen. Manche Fälle, die als thorakale Lordosen beschrieben wurden, gehören eigentlich zu den Totallordosen. DORN berichtet über ein $1^1/_2$jähriges Kind mit Wirbelkörper- und Rippenmißbildungen an der Brustwirbelsäule, bei dem die ganze Wirbelsäule lordotisch und skoliotisch verkrümmt war. Eine Diastematomyelie des 12. Brustwirbels und des 1. Lendenwirbels in einem Fall von LILIEQUIST ging mit einer leichten Totallordose einher (Abb. 90a und b). In einem eigenen Fall mit multiplen Wirbelmißbildungen, die überwiegend am oberen Brustabschnitt, vereinzelt auch am Lendenabschnitt lokalisiert waren, bestand ebenfalls eine leichte Totallordose (Abb. 91a und b).

Bei der Arthrogryposis multiplex congenita finden sich sehr häufig thorakolumbale Totallordosen (FRIEDLANDER, WESTIN und WOOD).

Von SCHMIDT-PETER und LÜDERS wird über ein Kind mit einer interstitiellen Fibrolipomatose und progredienter Muskelatrophie berichtet, bei dem sich eine fixierte Lordosekrümmung der gesamten Wirbelsäule entwickelte. Von SEITZ wurde ein ähnlicher Befund beschrieben.

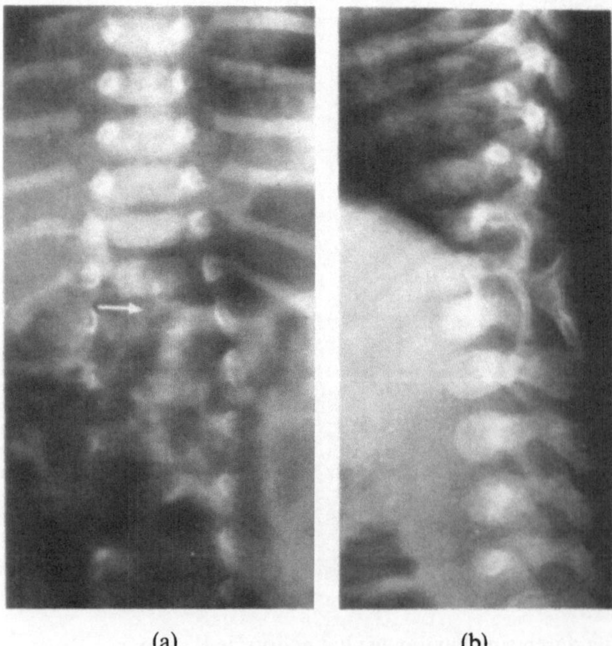

Abb. 90. (a) Übersichtsaufnahmen des thorakolumbalen Wirbelsäulenabschnittes a.p. und seitlich. Diastematomyelie. Erweiterung des Wirbelkanals ohne Arrosion der Bogenwurzeln. Knochensporne, ausgehend vom 12. BWK und 1. LWK teilen den Wirbelkanal sagittal in zwei Hälften. (b) Die Sporne gehen dorsal in mißgebildete Dornfortsätze über. Leichte Totallordose. (Nach LILIEQUIST, 1965)

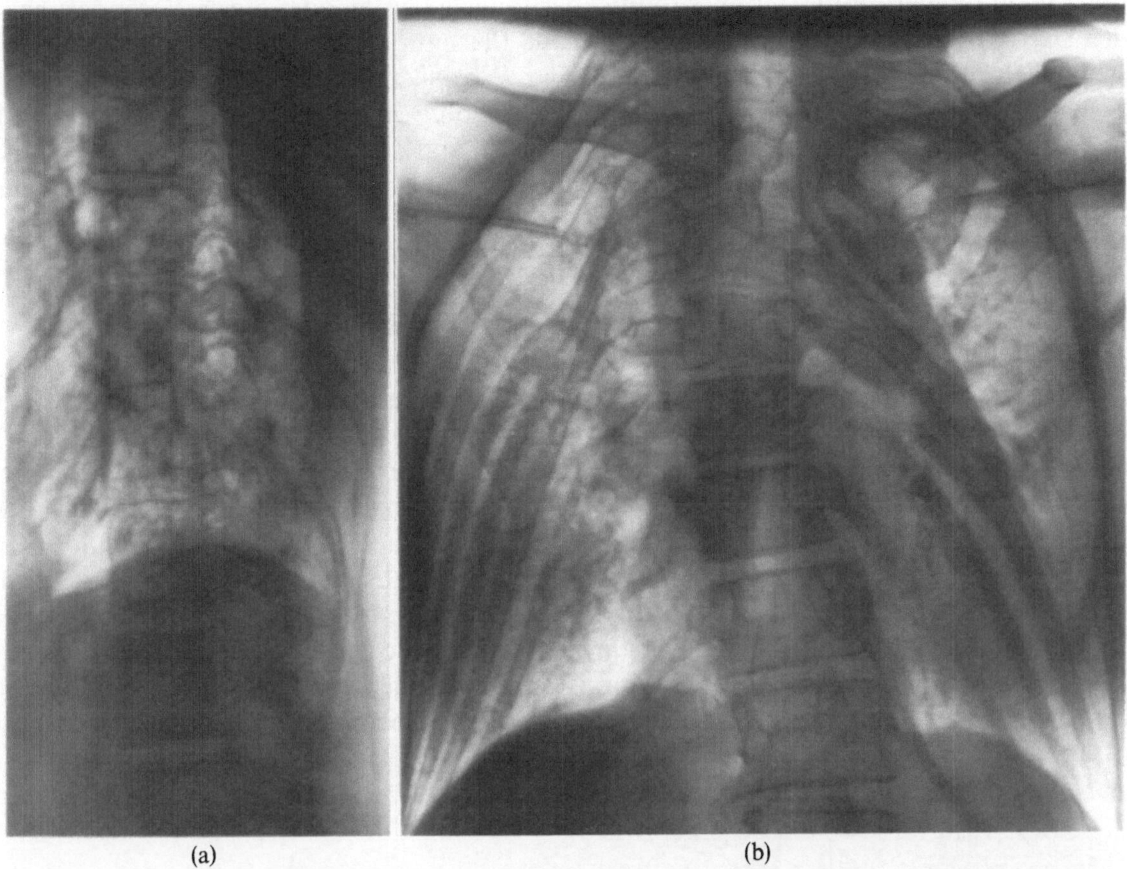

Abb. 91. (a) Die physiologische Kyphose der Brustwirbelsäule ist völlig aufgehoben. Leichte Totallordose. Die Wirbelkörper zeigen im mittleren und unteren Brustabschnitt abnorme Höhe. (b) Die Totallordose resultiert aus ausgedehnten Wirbelkörper- und Rippenanomalien im oberen Brustabschnitt mit Verschmelzung der Querfortsätze, Bogenteile und Rippenansätze bei erheblichen Formanomalien der Rippen

KIRMISSON hat eine kongenitale Totallordose bei einem 18 Monate alten Mädchen beschrieben. Die Lordosierung war so stark, daß in Rückenlage nur Gesäß und Hinterkopf die Unterlage berührten.

PLAGEMANN berichtet über eine hochgradige Lordose der Brust- und Lendenwirbelsäule, wobei der Bauch den Oberschenkel im Sitzen auflag. Wenn das Kind an den Armen freischwebend gehalten wurde, glich sich die hochgradige Lendenlordose nicht aus. Sie war durch Spina bifida der Lendenwirbelsäule mit Myelocele verursacht und stellte das Korrelat zu den spitzwinkeligen Kyphosen bei Spina bifida dar. Der Unterschied resultiert lediglich aus der Höhenlokalisation der Spina bifida. Betrifft sie die mittlere und obere Lendenwirbelsäule bzw. untere Brustwirbelsäule, so verursacht sie einen Gibbus. Bei lumbosacraler Lokalisation legt sich die Wirbelsäule nach ventral über das Becken und es resultiert eine Lordose.

g) Totallordosen bei Feten

Auf Schwangerschaftsaufnahmen zeigt die fetale Wirbelsäule mitunter Deflexionshaltung, also mehr oder weniger ausgeprägte Lordose der gesamten Wirbelsäule oder der unteren Brustwirbelsäule und der Lendenwirbelsäule. Derartige Befunde werden verursacht durch intraabdominale fetale Tumoren: Wilmstumoren, polyzystische Nieren, Uretrastriktur, Mekoniumperitonitis, Urinperitonitis, peritoneale Cysten oder durch Veränderungen des Uterus: Hydramnion, ungewöhnlich große Plazenta oder durch einen 2. Fetus und schließlich durch einen Hydrops fetalis (DAW; BOLDERO u. KEMP; BARNETT u. NAIRN). Leichte Lordosierungen kommen aber auch bei völlig normalen Feten vor (Abb. 92).

SCHMID beschreibt einen totgeborenen Feten mit stark verkürztem Rumpf. Es bestand eine hochgradige Mißbildung an der Wirbelsäule, die mit einer sehr starken lumbo-dorsalen Lordoskoliose einherging.

2. Hyperlordosen der Lendenwirbelsäule

Vielfach stellen Hyperlordosen der Lendenwirbelsäule lediglich die Kompensation einer Kyphose dar. Als eigenständige Krümmung imponieren sie lediglich bei mehr oder weniger normaler Sagittalkrümmung der Brustwirbelsäule oder wenn sie aus umschriebenen Wirbelsäulenveränderungen resultieren bzw. deren Auswirkungen auf die Wirbelsäulenstatik kompensieren. So werden vor allem Gibbusbildungen nach Spondylitis tuberculosa im Brustabschnitt durch Hyperlordosen der Lendenwirbelsäule ausgeglichen (FRANCESCHI u. DE MARCHI; CLEVELAND, BOSWORTH, FIELDING und SMYRNIS).

FOURRIER und BERT registrierten verstärkte Lendenlordosen nach Kompressionsfrakturen an den Wirbelkörpern. Dieser Befund ist ebenso bemerkenswert wie die Abflachung der Kyphose bei Kompressionsfrakturen an der Brustwirbelsäule.

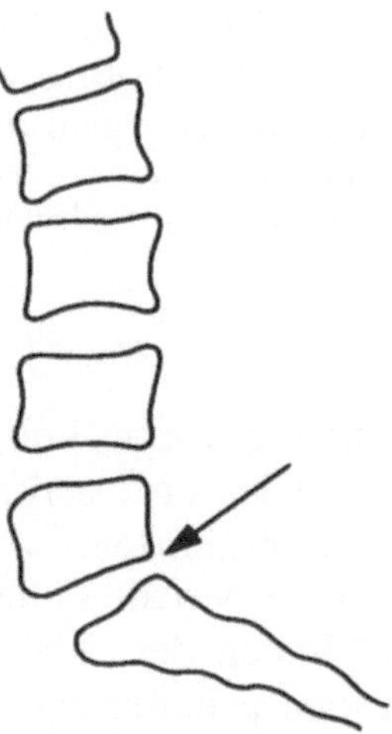

Abb. 93. Verstärkter Lumbo-Sacralwinkel. Der Zustand stellt keine eigentliche Lordose dar. Der obere Lendenabschnitt ist leicht kyphosiert

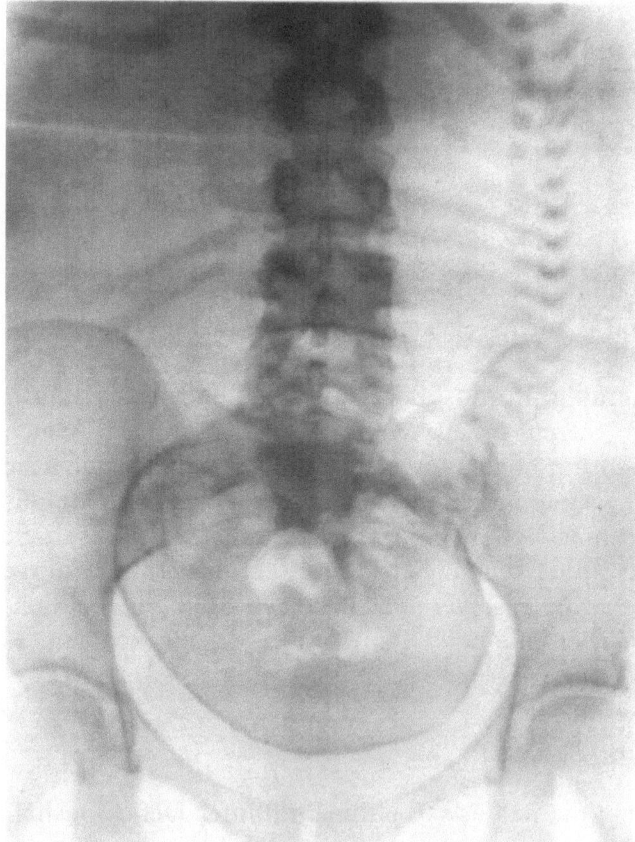

Abb. 92. Leichte Lordosierung der foetalen Wirbelsäule. Das Kind war völlig normal und wies keinerlei Wirbelsäulenverkrümmung oder sonstige Krankheitszeichen auf

Lendenhyperlordosen können eine recht unterschiedliche Form haben. Es gibt

1. Hyperlordosen, die auch den unteren Brustabschnitt einbeziehen. Sie stellen die schwersten Formen dar und bilden den Übergang zu den Totallordosen.

2. die Übertreibung der physiologischen Lordose, die erst an der Dorsolumbalgrenze in die Brustkyphose umschlägt.

3. die Hyperlordose des caudalen Lendenabschnittes bei Abflachung des Krümmungsbogens im cranialen Lendenabschnitt. Diese Form geht außerdem meistens mit einem dorsalen Überhang einher.

4. Eine letzte Form ist streng genommen gar keine Lordose, sondern eine Verstärkung des Lumbosacralwinkels. Sie kann sogar mit einer Lendenkyphose einhergehen (Abb. 93).

Eine Hyperlordose der Lendenwirbelsäule kann durch eine verstärkte Brustkyphose kompensiert sein. Dies ist der häufigste Fall. Manchmal geht sie aber auch mit einer Abflachung der Brustkyphose einher. Hinsichtlich ihrer Ätiologie kann man folgende Hyperlordoseformen der Lendenwirbelsäule unterscheiden:

a) Postpoliomyelitische und sonstige paralytische Hyperlordosen

JIROUT, SIMON und SIMONOWA haben bei Jugendlichen und Kindern mit postpoliomyelitischen Lähmungen verschiedener Ausprägung im Bereich der Beine und des Rumpfes in 75% eine fixierte Lendenlordose gefunden.

Sie nehmen an, daß diese starke Lordosierung durch Versagen der verbleibenden, nicht gelähmten Muskulatur zustande gekommen ist und daß sie sekundär durch fibröse Veränderungen an den Bändern und Kapseln fixiert wurde. MITTELSTAEDT sieht postpoliomyelitische Lordosen vor allen Dingen als Folge des Ausfalles der Bauchmuskulatur an und er berichtet über einen einschlägigen Fall (KNUPFER). Nach seiner Ansicht führt eine gleichzeitige Rückenmuskellähmung in der Regel zu einer skoliotischen Deformierung der Wirbelsäule. COLONNA und VOM SAAL sahen jedoch postpoliomyelitische Lordosen vor allem bei symmetrischen Rücken- und Bauchmuskellähmungen. ALAJOUANINE, THUREL und BOULEY beschrieben eine erheblich verstärkte Lendenlordose bei einer chronischen Poliomyelitis. Die Lordose ist oft nicht gegenüber der Norm verstärkt, aber sie bleibt bei Ventralflexion des Rumpfes bestehen (JIROUT). Nach KNUPFER ist die Hyperlordose unterschiedlich, je nachdem, ob sie aus einer Bauch- oder Rückenmuskellähmung resultiert. Die Bauchmuskellähmung geht mit einer kompensatorischen Kyphosierung der Brustwirbelsäule, die Rückenmuskellähmung mit einem dorsalen Überhang einher (Abb. 94a und b).

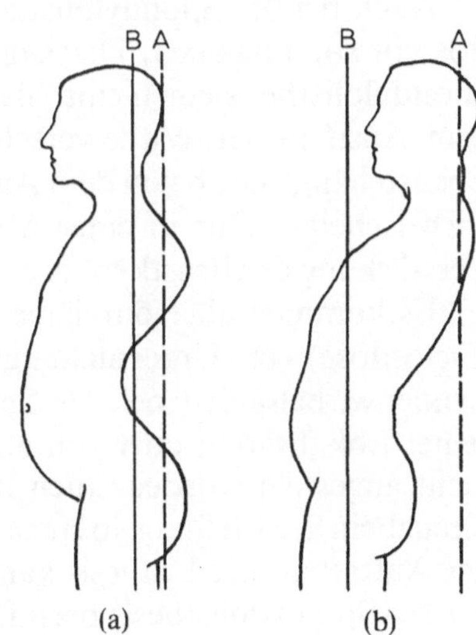

Abb. 94. (a) Lendenlordose bei Bauchmuskellähmung. (b) Lendenlordose bei Rückenmuskellähmung. (Nach KNUPFER, 1957)

Die hochgradigsten Hyperlordosen, mit Aufliegen des Bauches auf den Beinen im Sitzen, sind bei kongenitalen Lähmungen der Rumpfmuskulatur beobachtet worden (HAMEL und MOE) (Abb. 95).

Allen Lähmungslordosen ist der weitgehende oder völlige Ausgleich im Liegen bzw. die Zunahme unter Belastung gemeinsam (Collapsing spine). Fixation kann aber infolge sekundärer Veränderungen eintreten.

b) Hyperlordosen bei Muskelerkrankungen

Bei der Arthrogrypose findet sich häufig eine erheblich verstärkte Lendenlordose (LAMY, JAMMET u. AYJAN; SCHOCH). Sie ist mitunter sehr stark und kann die Brustwirbelsäule einbeziehen, so daß eine Totallordose resultiert. Typisch für die Dystrophia musculorum progressiva ist eine Hyperlordose der Wirbelsäule. Es treten dabei klinische Symptome in Erscheinung, die Ähnlichkeit mit der später abgehandelten Hüftlendenstrecksteife haben. STEINERT und VERSE beschrieben lordotische Kontrakturen der Wirbelsäule bei progressiver Muskeldystrophie, ORNSTEEN bei Fibromyositis und SCHWAB bei Myositis. SCHMIDT-PETER u.Mitarb. berichteten über eine kontrakte Lendenlordose, die bis zur oberen Brustwirbelsäule reichte bei progredienter Muskelatrophie und interstitieller Fibrolipomatose (Abb. 96a–d). SOLONEN fand bei 13% aller Beinamputierten eine geringe Kyphose der Brustwirbelsäule und bei 18% eine verstärkte Lendenlordose (KARFIOL). JEANMART hat bei Sackträgern und Stauern, die Lasten nicht auf den Schultern, sondern vor dem Körperstamm tragen, verstärkte Lendenlordosen mit etagenförmiger Retrolisthesis der Wirbel beschrieben. Man kann sie den muskulären Lordosen zurechnen (s. auch Kap. K.II.38.: Skoliosen bei Arthrogryposen, S. 392).

c) Hyperlordosen als Folge von Knochenveränderungen an der Wirbelsäule

α) Bei Spina bifida

Lordosen bei Spina bifida nehmen eine Zwischenstellung zu den Lähmungslordosen ein. Es ist meistens nicht aufzuklären, ob sie aus der Wirbelmißbildung als solcher oder aus der Lähmung resultieren, die durch die Spina bifida verursacht wird. Außerdem finden sie sich besonders bei Fällen, in denen die Lähmung zu einer Hüftluxation geführt hat (COTTA, PARSCH u. SCHULITZ; WEISS).

β) Bei Spondylolisthesis

Auch bei der Spondylolisthesis werden Lordosen der Lendenwirbelsäule verzeichnet. BOSWORTH, FIELDING, DEMAREST und BONAQUIST erhoben in der Hälfte der Fälle von Spondylolisthesis einen einschlägigen Befund. Das Ausmaß der Lordose hängt nicht von dem Ausmaß der Wirbelverschiebung, sondern vom Ausmaß der Keilverformung ab. Ebenso hängt sie ab von dem Ausmaß der degenerativen Veränderungen an der Zwischenwirbelscheibe. Nur in einer Minderzahl von Fällen findet sich eine kompensatorische Verstärkung der Brustkyphose, und in rund $^1/_4$ der Fälle gleichzeitig eine Lumbalskoliose.

Es kommen aber durchaus auch Spondylolisthesen mit abgeflachter Lendenlordose (Delordose) vor. Untersuchungen darüber, ob die Änderung der Sagittalkrümmung der Lendenwirbelsäulen bei der Spondylolithesis von dem Ausmaß der Listhesis und von seiner Lokalisation oder von anderen zusätzlichen Faktoren abhängt, sind bis jetzt noch nicht angestellt worden, auch nicht wovon es abhängt, daß in einem Teil der Fälle das Kreuzbein Steilstellung, in einem anderen Teil aber Horizontalneigung zeigt. Der Zeitpunkt des Auftretens der Listhesis kann möglicherweise die Alteration der Sagittalkrümmungen bei der Spondylolisthesis beeinflussen.

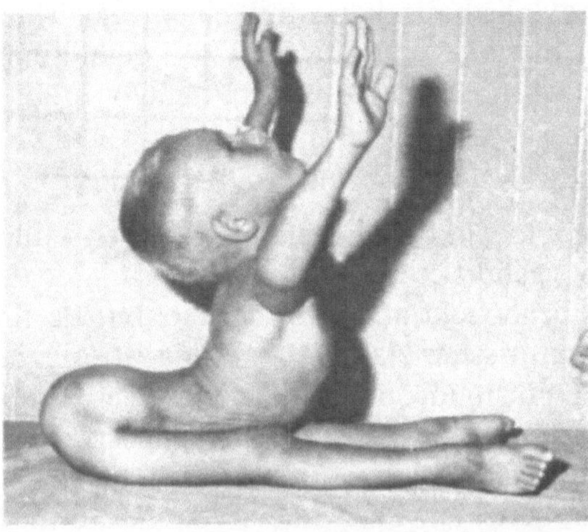

Abb. 95. Hyperlordose im Sinne einer Collapsing spine bei einem Kind, das mit einer Lähmung der unteren Rumpfmuskulatur zur Welt gekommen war. (Nach HAMEL und MOE, 1964)

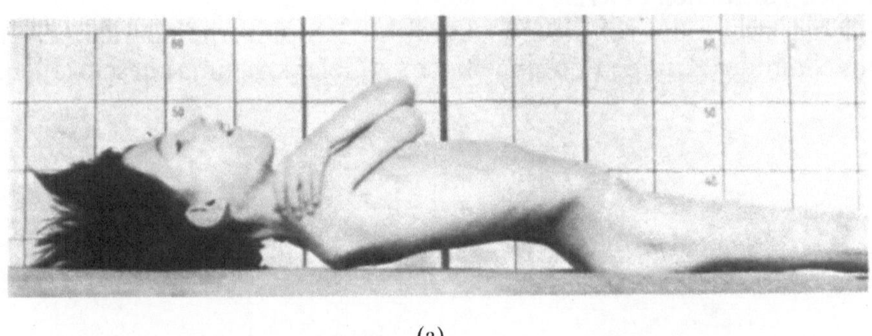

(a)

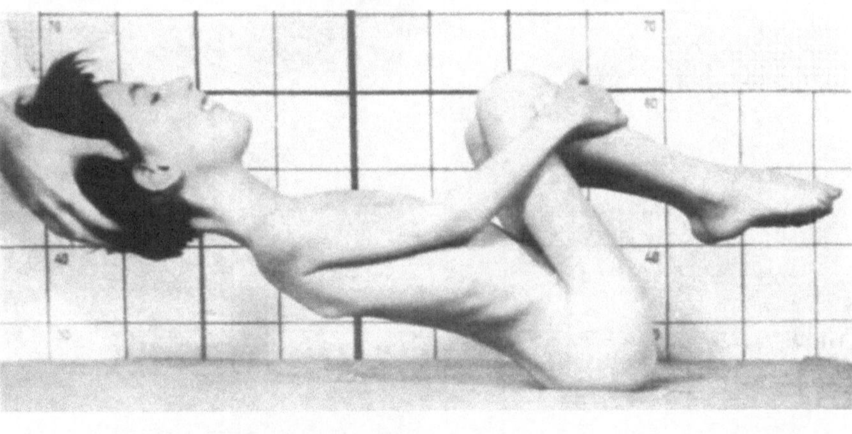

(b)

Abb. 96. (a) In Rückenlage gleicht sich die Hals- und Lendenlordose nicht aus, man sieht zwischen den Schulterblättern und der Unterlage hindurch. Der Abstand von den Schulterblättern zur Unterlage war vor der Operation wesentlich höher. (b) Beim Anheben des Kopfes kommt es nicht zum Ausgleich der lordotisch verkrümmten Wirbelsäule. Die Lordose der Brustwirbelsäule wird durch die herabhängenden Schulterblätter verdeckt. (c) Aufrechtes Stehen ist nicht möglich. Die Rumpfverlagerung ist eine Folge der Hüftbeugekontrakturen. (d) Beim Versuch des passiven Aufrichtens kippt der Kopf nach dorsal ab. Die fixierte Lordose resultierte aus einer progredienten Muskelatrophie und interstitieller Fibrolipomatose. (Fall von SCHMIDT-PETER u. Mitarb.)

Nicht nur eine Spondylolisthesis kann mit einer verstärkten Lordose einhergehen, sondern auch eine Retrolisthesis (s. auch Kap. I.II.3.: Fehlhaltungen bei Spondylolisthesis, S. 81 und Kap. K.II.16.: Olisthetische Skoliosen, S. 363).

γ) Bei den polytopen kongenitalen enchondralen Dysostosen (Dysostosis multiplex)

Bei der Chondrodystrophie und ähnlichen angeborenen Mißbildungssyndromen (Mucopolysaccharidosen usw.) gehört eine mehr oder weniger verstärkte Lendenlordose zum typischen Bild. Meistens beherrscht aber die thorakolumbale Kyphose das Bild und die Hyperlordose ist kompensatorischer Natur. BAILEY macht Angaben über die Hyperlordose bei der Achondroplasie, Hypochondroplasie und der Dyschondroosteose (WEIL; LÉRI, KOZLOWSKI u. RUPPRECHT) (s. auch Kap. I.VIII.11.: Kyphosen bei den polytopen, kongenitalen, enchondralen Dysostosen, S. 145).

BOREUX und BROCHER berichten über eine atypische Form von spondyloepiphysärer Dysostose (Pseudomorquio) bei dem keine typische lumbodorsale Kyphose, sondern nur eine verstärkte Lendenlordose bestand. INGELRANS, DEBEUGUY u. PETTINATI berichten über familiär aufgetretene metaphysäre Dysostose bei einem 8jährigen Jungen mit deutlicher Lendenlordose. Bei dem diastrophischen Zwergwuchs sind in den meisten Fällen verstärkte Lendenlordosen vorhanden (TAYBI).

BRULAND hat zwei Fälle von Pseudochondrodystrophia rheumatica (Zwergwuchs im Anschluß an ein in der Kindheit durchgemachtes Gelenkrheuma) beschrieben, von denen

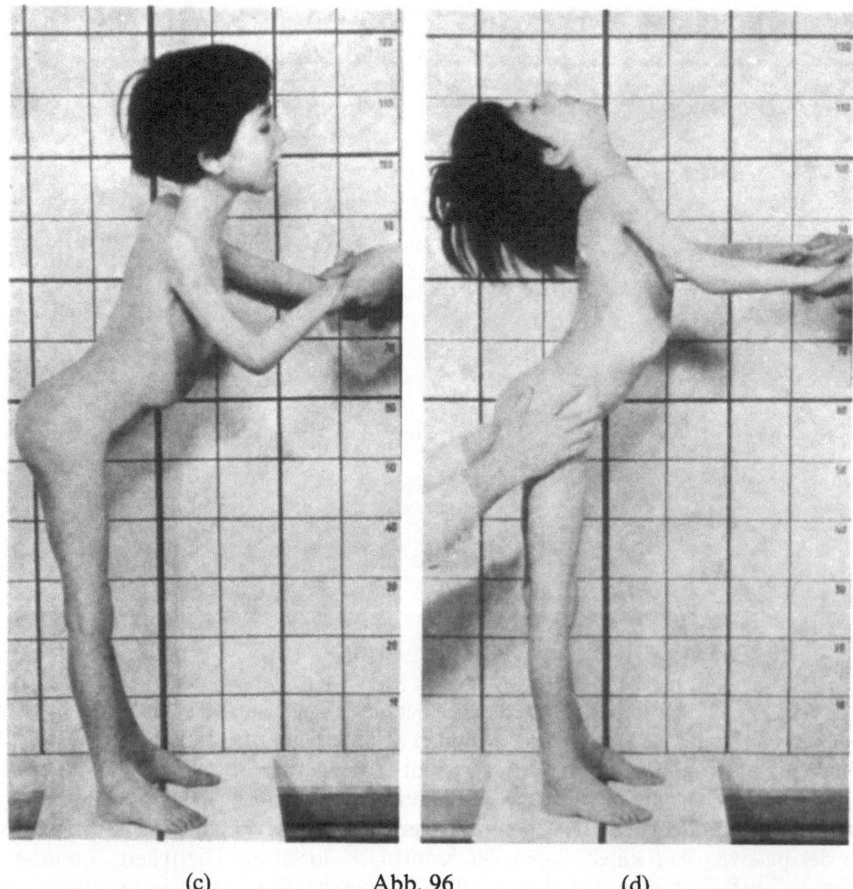

(c) Abb. 96 (d)

der eine nach der wiedergegebenen Photographie eine verstärkte Lordose der Lendenwirbelsäule, der andere eine Lordose der Brustwirbelsäule mit Skoliose aufwies.

FORD, SILVERMAN u. KOZLOWSKI beobachteten bei der Spondyloepiphysären Dysplasie vom Typ der Pseudoachondroplasie verstärkte Lendenlordosen (s. auch Kap. I.II.6.: Fehlhaltungen bei Chondrodystrophie, S. 82).

δ) Nach lumboperitonealen Shuntoperationen

Nach der lumboperitonealen Shuntoperation wegen Erhöhung des Liquordruckes bei Kindern mit Hydrocephalus muß man immer die Entstehung fixierter Hyperlordosen der Lendenwirbelsäule befürchten.

Bei einem jungen Mädchen, bei dem im Alter von 3 Monaten, in Höhe des 1. und 2. LW eine solche Shuntoperation vorgenommen worden war, entwickelte sich eine Hyperlordose der Lendenwirbelsäule. Die Lordose war bis zum 9. Lebensjahr langsam progredient, dann nahm die Progredienz rascher zu. Ursächlich wurden die Verschmelzungen der Bogenteile im Gefolge der Shuntoperation und Narbenbildung angeschuldigt (STEEL u. ADAMS) (Abb. 97a–c).

ε) Bei Hüftgelenksaffektionen

Recht starke Lordosen begleiten in der Regel auch die kongenitalen Hüftluxationen, besonders die doppelseitigen (SCHÖRNER). Eine ungewöhnlich starke Lendenlordose fand sich bei einem 58jährigen Mann mit einer Versteifung des rechten Hüftgelenkes in rechtwinkliger Beugestellung infolge einer in der Kindheit durchgemachten tuberkulösen Arthritis. Im äußeren Aspekt war die Lordose noch viel eindrucksvoller als im Röntgenbild. Der Patient hatte förmlich ein centaurartiges Aussehen (Abb. 98a–c). STEEL und KOHL berichten über Larsens-Syndrom mit Hyperlordose der Lendenwirbelsäule infolge Hüftluxation.

d) Hyperlordosen beim Weismann-Netter-Syndrom

Von CHARTO-GAROFALIDIS, MATSOUKAS und RIGOPOULOS ist eine Hyperlordose bei Toxopachyostose diaphysaire tibio-péronière WEISMANN-NETTER verzeichnet worden. Dieses Krankheitsbild ist charakterisiert durch Säbelscheidentibia und Zwergwuchs. In welchem Zusammenhang Hyperlordosen und Kyphoskoliosen mit den übrigen Erscheinungen dieses Krankheitsbildes stehen, ist noch unklar.

3. Krankheitserscheinungen, hervorgerufen durch eine Hyperlordose der Lendenwirbelsäule

Kreuzschmerzen als Folge einer vermehrten Lendenlordose sollen nach Ansicht verschiedener Autoren (ALBRECHT) infolge einer Fehlstellung des präsacralen Wirbels, infolge Fehlbelastung der präsacralen Bandscheibe und infolge Wurzelkompressionen im Foramen intervertebrale entstehen. Die Lendenlordose soll bei der Lumbago gleichzeitig einen Prolaps als Schmerzursache ausschließen.

Als Ursache von Kreuzschmerzen bei Lendenlordosen werden auch Artikulationen der Dornfortsätze angeschuldigt (BASTRUP; STEHR; JAKOBSON, TAUSEND, CHAPIRO und POPPEL; REINHARDT). An weiteren klinischen Erscheinungen wurden beschrieben: orthostatische Albuminurie (NOTHMANN), anfallsweise Herzbeschwerden (FRANKENAU), Erscheinungen im Sinne eines Caudasyndroms, einer Claudicatio intermittens spinalis (VAN GELDEREN) und abdominale Beschwerden (STEFENELLI und WEWALKA; KRUCKENBERG; ROUSSAK; BERNHEIM).

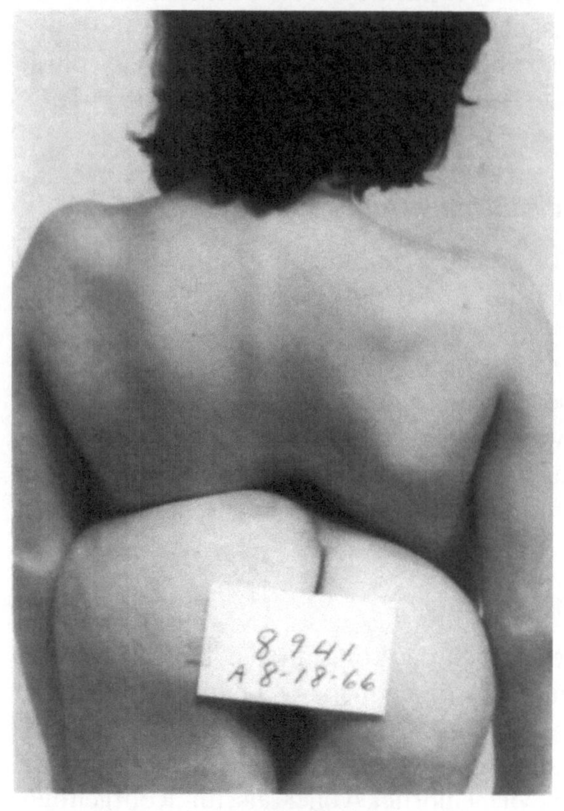

(a)

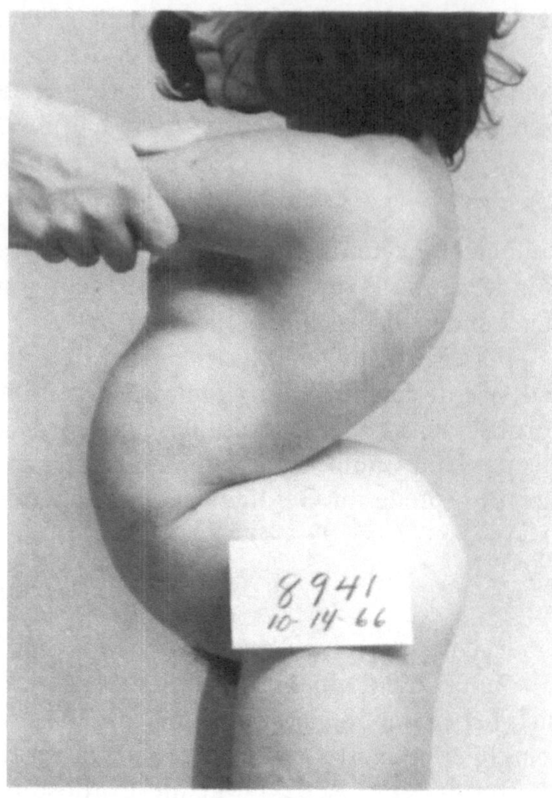

(b)

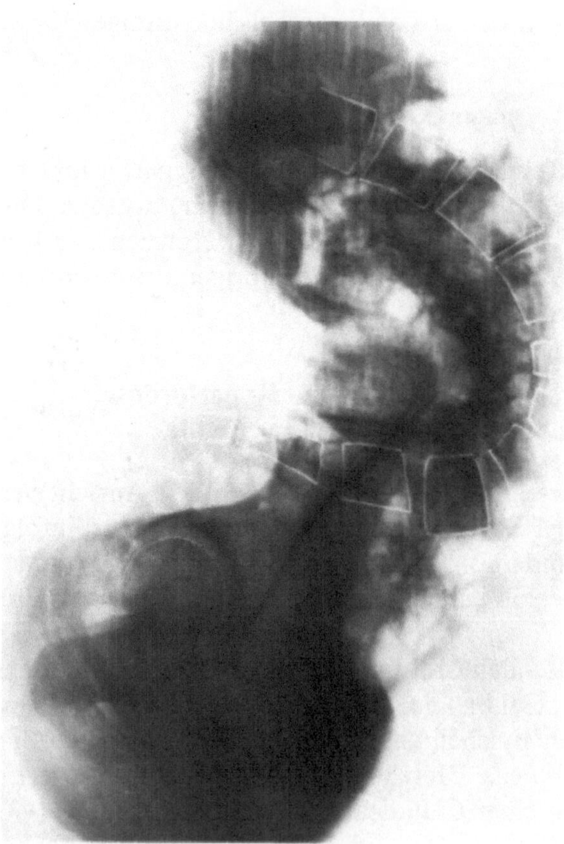

(c)

Abb. 97. (a) Hyperlordose bei einem jungen Mädchen, bei dem im Säuglingsalter eine lumbodorsale Shuntoperation vorgenommen worden war. (b) Hyperlordose in Seitenansicht. (c) Seitliche Wirbelsäulenaufnahme im Alter von 12 Jahren. Hochgradige Lendenlordose. Verschmelzung sämtlicher Lendenwirbelbögen (siehe auch Abb. 286 und 403). (Fall von STEEL und ADAMS)

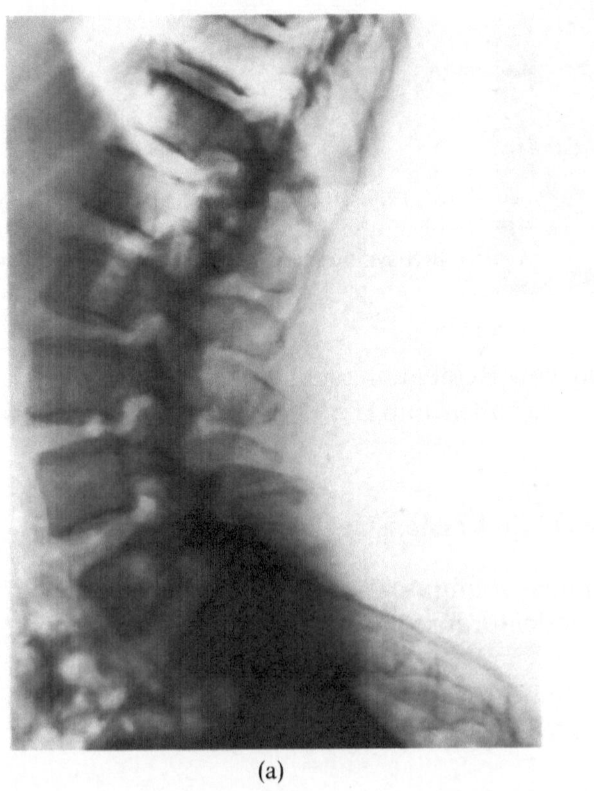

(a)

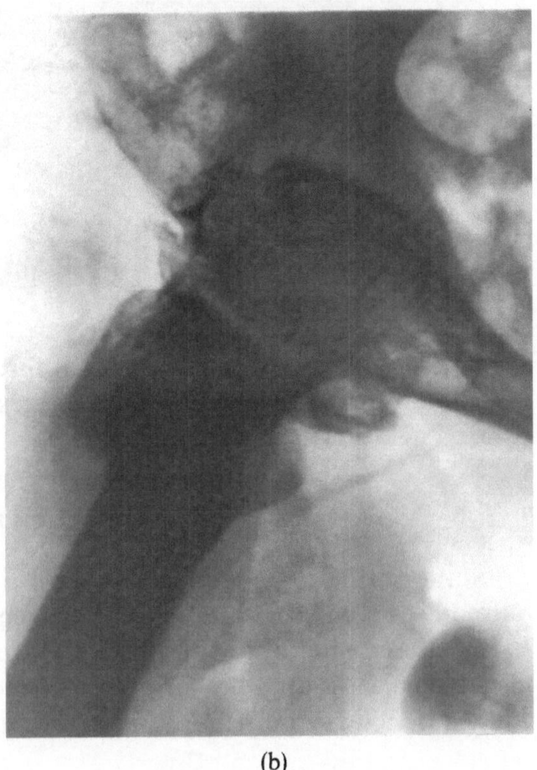

(b)

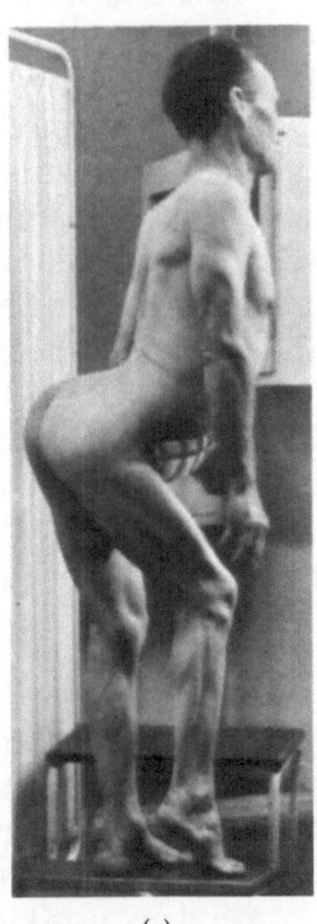

(c)

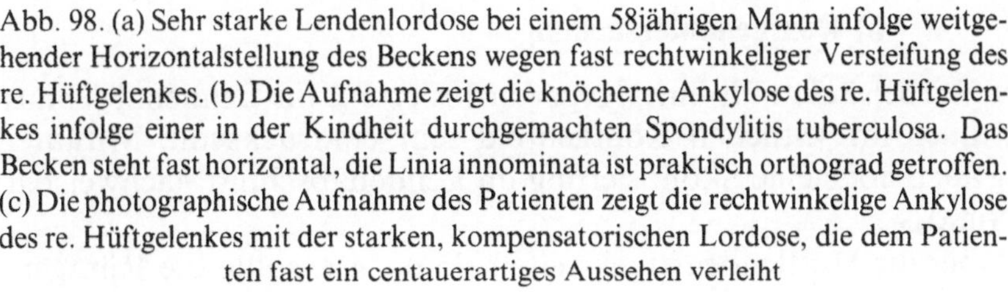

Abb. 98. (a) Sehr starke Lendenlordose bei einem 58jährigen Mann infolge weitgehender Horizontalstellung des Beckens wegen fast rechtwinkeliger Versteifung des re. Hüftgelenkes. (b) Die Aufnahme zeigt die knöcherne Ankylose des re. Hüftgelenkes infolge einer in der Kindheit durchgemachten Spondylitis tuberculosa. Das Becken steht fast horizontal, die Linia innominata ist praktisch orthograd getroffen. (c) Die photographische Aufnahme des Patienten zeigt die rechtwinkelige Ankylose des re. Hüftgelenkes mit der starken, kompensatorischen Lordose, die dem Patienten fast ein centauerartiges Aussehen verleiht

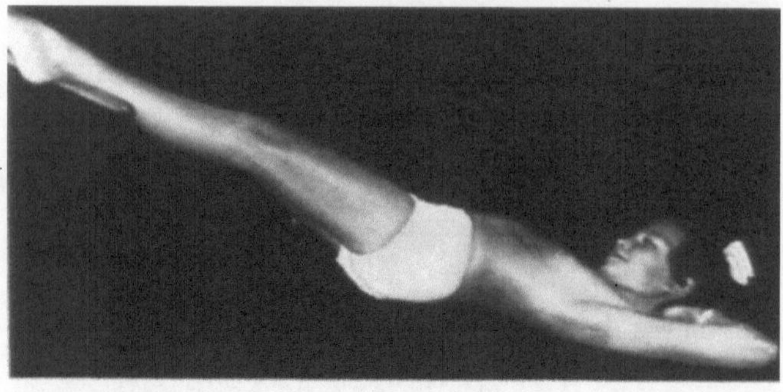

Abb. 99. Hüft-Lendenstrecksteife bei einem 10jährigen Mädchen. Darstellung des sog. Brettsymptoms. (Nach HÖRDEGEN und BESIRKY, 1970)

FARNI und TRUEMANN glauben aufgrund von Reihenuntersuchungen an zivilisierten und nomadisierenden Populationen festgestellt zu haben, daß Hyperlordosen zu Bandscheibendegenerationen disponieren.

4. Fixierte Lendenlordose (Hüft-Lendenstrecksteife)

SCHRAMM hat 1933 erstmalig auf ein ziemlich wohlumschriebenes Krankheitssyndrom aufmerksam gemacht, das in einer fixierten Lendenlordose mit starkem Hartspann besteht. In der älteren Literatur habe ich eine Mitteilung von BAILEY aus dem Jahre 1908 gefunden, in der der Verfasser über eine weitgehend ähnliche Symptomatik bei einem 14jährigen Jungen berichtete, der ein Endotheliom im unteren Duralsackende hatte.

a) Klinischer Befund

In Rückenlage kann der Patient an den gestreckten Beinen hochgehoben werden, so daß er nur noch auf den Schultern aufliegt, ohne daß er in den Hüftgelenken einknickt oder daß er dabei willentlich die Hüftgelenke durch Muskelanstrengung steifhält (Abb. 99). Umgekehrt kann man ihn auch am Kopf hochheben, so daß er nur noch mit den Fersen die Unterlage berührt. Es ist den Patienten unmöglich, sich bei gestreckten Kniegelenken in den Hüftgelenken zu beugen, während bei gebeugten Kniegelenken die Hüften frei beweglich sind. Wenn sie einen Gegenstand aufheben, müssen sie in die Hocke gehen. Der Gang ist typisch stapfend bei gebeugten Knien, vorgeschobenem Bauch, Kyphosehaltung der Brustwirbelsäule und vorgeschobenem Kinn (STORCK).

Bei der Palpation findet sich ein sehr ausgesprochener Hartspann der Rückenmuskulatur. Die Lendenlordose bleibt auch beim Versuch des Vornüberbeugens im Sitzen bestehen. Lediglich in dem Fall von VON COLMAR, der auch sonst abweichend war, fehlte die Lendenlordose und es bestand vielmehr eine Kyphosierung.

Die klinischen Erscheinungen lassen sich also kurz folgendermaßen charakterisieren: Fixierte Lendenlordose, Brettsymptom, Schiebegang.

Am häufigsten sind jugendliche Patienten von etwa 10–18 Jahren betroffen. Nur vereinzelt finden sich Mitteilungen über die selben Erscheinungen bei älteren Personen. So hat z.B. FÜRMAIER über einen 40jährigen Patienten berichtet.

b) Röntgenuntersuchung

Bei der Inspektion der Wirbelsäule fällt eine Hyperlordosierung im Lendenabschnitt auf und dieser Befund ist auch im seitlichen Röntgenbild sehr eindrucksvoll. Mitunter ist außer der Lordosierung auch noch eine Skoliosierung im Lendenabschnitt nachweisbar (HOHMANN u. GÜNTZ; SCHRAMM).

Bei dem, was klinisch über die Hüftlendenstrecksteife bekannt ist, sollte die Röntgenuntersuchung auch Funktionsaufnahmen einschließen. So könnte man durch Aufnahmen bei gebeugten Knien und Rumpfbeugen den Nachweis führen, daß sich dabei die Hüftgelenksperre löst, aber die Lendenlordose fixiert bleibt, wie dies aus klinischen Untersuchungen hervorgeht. Vor allem aber muß die Röntgenuntersuchung zur Aufklärung der vielfältigen Ursachen herangezogen werden und sie sollte deswegen auch Schichtaufnahmen und eine Myelographie einschließen.

c) Ursachen

Bei den ganzen Erscheinungen handelt es sich um ein klinisches Syndrom, das bei verschiedenartigen Ursachen auftritt.

SCHRAMM fand bei der Operation eine chronische Osteomyelitis an den Gelenkfortsätzen und Bogenwurzeln L3 und L4. Im Röntgenbild hatte sich diese chronische Osteomyelitis als bogenförmiges Vorspringen der entsprechenden Gelenkfortsätze mit sklerotischer Verdichtung manifestiert.

Ein weiterer Fall mit einer blanden Osteomyelitis an den Gelenkfortsätzen wurde von FÜRMAIER mitgeteilt. Jedoch hatte der Patient über längere Zeit paravertebrale Novocaininfiltrationen erhalten und es ist durchaus die Möglichkeit gegeben, daß die blanden osteomyelitischen Veränderungen als Folge dieser Injektionen entstanden waren, wie ja auch an der Wirbelkörperreihe eine typische Osteomyelitis nach Lumbalpunktion und paravertebralen Injektionen beschrieben ist. HOHMANN und GÜNTZ, in deren Fall ebenfalls eine chronische Osteomyelitis an den Gelenkfortsätzen L5 und S1 und in einem anderen Fall an L4/L5 bestanden hatte, die im Röntgenbild als Strukturverdichtung sichtbar war, haben nach der Operation den resezierten Knochen mikroskopisch untersucht und eine chronische Entzündung des periostalen Gewebes mit starker unregelmäßiger periostaler Knochenneubildung und Knochensklerose in großer, aber nicht einheitlicher Ausdehnung gefunden. Ein Anhalt für eine spezifische Entzündung war nicht gegeben. Entzündliche Veränderungen fanden sich auch an den umgebenden Weichteilen, am fibrösen Mark und den verdickten Gefäßen. LEHMANN wies eine Wirbelbogenosteomyelitis nach.

In einem der Fälle von SCHRAMM lag eine Ostitis fibrosa am Bogen des 5. Lendenwirbels vor.

HOREYSECK fand eine intradurale Dermoidcyste, die Epithelbrei und einzelne Haare enthielt. In einem der beiden Fälle von AULBACH lag ein cystischer Tumor in Höhe vom 12. Brustwirbel bis zum 3. Lendenwirbel vor, der als Parasitenblase angesehen wurde. WILDE wies ein Neurinom im Spinalkanal nach (FURLOW).

VON COLMAR, dessen Fall sich von der üblichen Symptomatik etwas unterscheidet, vor allen Dingen hinsichtlich der fehlenden Lendenlordose, stellte innerhalb der Muskulatur ein großes Hämangiom fest, das die klinischen Erscheinungen verursacht hatte.

Weiter waren bei den Literaturfällen 4mal die Beschwerden im Anschluß an eine Meningitis, 4mal im Anschluß an eine Maserninfektion, 1mal nach Keuchhusten und 1mal nach einem Turnunfall aufgetreten.

Wenn ein intraduraler Tumor vorhanden war und er durch die Operation entfernt wurde, kam es zur Heilung des Krankheitsbildes. Auch in den Fällen mit blander Osteomyelitis trat nach Gelenkfortsatzresektion Beschwerdefreiheit ein. Bei unklarer oder nicht morphologisch faßbarer Genese kam es auch unter konservativer Behandlung zur Beschwerdefreiheit.

Da recht häufig ein intraduraler, meistens benigner Tumor die Ursache des Beschwerdebildes ist, empfiehlt es sich, eine Myelographie vorzunehmen (AULBACH).

HIPP konnte bei mehreren Fällen myelographisch nachweisen, daß bei Hüftlendenstrecksteife ein Bandscheibenvorfall vorhanden war, der meistens lateral lag. Bei allen Patienten bestanden Wurzelreizerscheinungen und teilweise Zeichen einer ausgeprägten

Wurzelkompression. Die neurologischen Ausfälle waren jedoch gering. Bei 2 Patienten waren lumbosacrale Übergangsstörungen vorhanden. 3 der 4 Patienten wurden operiert. Nach der Operation verschwand die Hüftlendenstrecksteife.

HÖRDEGEN und BESIRKY beschreiben 2 Fälle von Hüftlendenstrecksteife, denen eine Spondylolisthesis und eine Spondylolyse zugrunde lag (HAUBERG; HIPP). DE SÉZE und WELLINGER haben eine Pseudospondylolisthesis registriert. Weitere einschlägige Befunde wurden von SCHLEGEL erhoben. Die Spondylolisthesis verursachte einen Stop im Myelogramm.

IMMENKAMP berichtet über eine Hüftlendenstrecksteife bei einem 22jährigen Mann als Folge eines benignen Osteoblastoms des 4. Lendenwirbelbogens.

HAUBERG hat 36 Fälle von Hüftgelenkstrecksteife ausgewertet. Als ätiologische Faktoren kamen vor: Caudatumoren, lokale Entzündungen, umschriebene Dislokationen und zentraler Bandscheibenprolaps. Von den 36 Fällen waren 23 idiopathisch, 2 entzündlich, 5 posttraumatisch, 7 durch Caudatumoren und 1 durch einen Bandscheibenprolaps verursacht.

d) Entstehungsmechanismus

Die Vorstellungen über den Entstehungsmechanismus der klinischen Erscheinungen sind etwas verschieden. FÜRMAIER nimmt eine Meningitis der untersten lumbalen Spinalwurzel an, die zur reflektorischen Dauerkontraktur der Rückenstrecker über die Rami dorsales der Spinalnerven führen soll. Da sich diese Veränderungen auch auf den Truncus lumbo-sacralis erstrecken, erfolgt bei der geringsten Dehnungsbeanspruchung des Nervus ischiaticus durch den Versuch, das gestreckte Bein anzuheben, reflektorisch eine spastische Anspannung der Gluteal- und Oberschenkelmuskulatur. HOHMANN und GÜNTZ glauben ebenfalls nicht, daß die von ihnen nachgewiesene blande Osteomyelitis direkt auf dem Wege über eine knöcherne Versteifung zur Lendenlordose und dem Brettsyndrom führe, sondern sie schuldigen Reizzustände der umgebenden Weichteile an. VON COLMAR gibt an, daß auch eine Schrumpfungskontraktur, die die Tubermuskeln betrifft, mit im Spiele sei. Im Falle einer Verursachung durch Caudatumoren sollen die Erscheinungen durch eine Reizung der Rami dorsales der Spinalnerven und durch eine daraus resultierende, reflektorische Kontraktur der Rückenstrecker entstehen (AULBACH). Schließlich kommt nach der Ansicht von WILDE pathogenetisch noch ein Reizzustand der Rückenmarkshäute in Frage. STORCK glaubte an eine Schrumpfung des bindegewebigen Anteils der Rückenstrecker.

e) Differentialdiagnose

Differentialdiagnostisch muß bei der Hüftlendenstrecksteife das sog. Stiff-Man-Syndrom abgegrenzt werden. 1968 waren in der Literatur 44 einschlägige Beobachtungen niedergelegt. Nur selten wird dabei eine verstärkte Lendenlordose verzeichnet. Bei dem Krankheitsbild besteht eine progrediente Verhärtung der proximalen Oberschenkelmuskulatur und der Stammuskulatur, die große Ähnlichkeit mit der Myositis fibrosa hat (HEITZMANN; MOERSCH und WOLTMAN).

5. Stiff-man-Syndrom

Beim Stiff-man-Syndrom (syndrome de l'homme raide) kommt es infolge Muskelrigidität nicht selten zu einer lumbalen Hyperlordose. Häufig ist gleichzeitig oder ausschließlich eine thorakale Kyphose vorhanden. Typisch für dieses Krankheitsbild ist, daß außer der permanenten Muskelrigidität anfallsweise tetaniforme schmerzhafte Spasmen auftreten. Diese Spasmen können sogar Frakturen und Luxationen verursachen. Die Muskelrigidität beginnt in der Regel im Schulterbereich (s. Kap. S. 7: Spasmodischer Schiefhals,

S. 597) und breitet sich dann auf die gesamte Muskulatur einschließlich der Extremitätenmuskulatur aus. Ätiologisch wird eine Phosphorstoffwechselstörung, eine sklerosierende Myopathie und an einen Stammhirnprozeß gedacht.

VALENTIN hat über einen Fall von Stiff-man-Syndrom berichtet, der im Schulterbereich begonnen und zu einer Kyphosierung der Brustwirbelsäule geführt hatte. Von einer verstärkten Lendenlordose ist nichts erwähnt. Es ist aber anzunehmen, daß eine solche kompensatorisch vorhanden war. Weitere einschlägige Beobachtungen liegen vor von MOERSCH und WOLTMAN; PRICE und ALLOT; ASHER; GORDON, JANUSZKO und KAUFMAN; HOWARD; HUHNSTOCK, BROCK und KUHN; MERTENS; OLAFSON, MULDER und HOWARD; SIGWALD, RONDOT, RAVERDY und SINGER; TRETHOWAN, ALLSOP und TURNER; STUART, HENRY und HOLLEY werten 18 Literaturfälle aus.

VI. Pathologische Kyphosen

Die Kyphosen, die in den folgenden Kapiteln besprochen werden sollen, betreffen in der Hauptsache die Brustwirbelsäule. Bei bestimmten nosologischen Einheiten, wie bei dem Morbus Scheuermann, ist mitunter auch der Lendenabschnitt betroffen und sowohl die kongenitalen Kyphosen als auch die Kyphosierungen bei der kongenitalen, enchondralen Dysostose, bei der Chondrodystrophie und beim Hypothyreoidismus sind vorzugsweise in den dorso-lumbalen Abschnitt lokalisiert. Eine konsequente Trennung zwischen Kyphosierungen der Lendenwirbelsäule und solchen der Brustwirbelsäule kann also in den folgenden Abschnitten nicht immer eingehalten werden.

Kyphosen werden ärztlicherseits weniger registriert als Skoliosen, weil die Kyphosen viel häufiger im höheren Lebensalter in Erscheinung treten und der Betroffene dann weniger veranlaßt ist, aus kosmetischen Gründen den Arzt aufzusuchen als der junge Skoliotiker. Auch erreichen die Kyphosen des fortgeschrittenen Alters meistens nicht so hohe Grade als viele jugendliche Skoliosen (HEILIG).

VII. Totale Delordosen und Lendenkyphosen

Bereits eine Abflachung der normalen Lendenlordose stellt eigentlich bereits eine geringen Grad einer Lendenkyphose dar. Der nächste Grad wird durch die Aufhebung der physiologischen Lendenlordose repräsentiert. Die Aufhebung der Lordose (loss of lumbar lordosis), die von DE DONCKER, DELCHEF und KOWALSKI als mechanische Prolapsfolge und nicht als schmerzreflektorische Fehlhaltung angesehen wird, wird von ihnen als Delordose bezeichnet. Diese Bezeichnung sollte eigentlich Eingang in den medizinischen Sprachgebrauch finden, dann ließe sich das Faktum einer aufgehobenen Lendenlordose leichter indizieren und auffinden (CHARNLEY).

Wenn die Delordose und Lendenkyphose nicht durch Destruktionen oder Mißbildungen verursacht ist, bleibt ein, wenn auch abgeflachter, Lumbosacralwinkel erhalten.

Lendenkyphosen haben auch Rückwirkungen auf das Becken. Die Beckenneigung wird vermindert und der gerade Durchmesser ist relativ groß (SCHRIMPF) (s. auch Kap. I.I.: Anlagemäßige Fehlhaltungen, S. 74 und Kap. I.II.: Sekundäre Fehlhaltungen, S. 79).

1. Delordose bei der Lumbagoischias

Die häufigste Form der Aufhebung der Lendenlordose entsteht reflektorisch bei dem Bandscheibenvorfall bzw. seinem klinischen Korrelat, der Lumbagoischias. Es handelt sich einerseits um einen ausgesprochenen Haltungsfehler, denn er verschwindet in den meisten Fällen wieder völlig. Andererseits stellen Haltungsfehler aber einen pathologischen Zustand bzw. eine Teilerscheinung eines pathologischen Zustandes dar. Es kommt ihnen die gleiche Wertigkeit zu wie der Ischiasskoliose. Sie sind weder eine zwangsläufige Begleiterscheinung des Bandscheibenvorfalles noch des Lumbagoischiassyndroms (s. Kap. I.II.1.: Schmerzreflektorische Fehlhaltungen, S. 80).

Eine nennenswerte Literatur über die Delordose bei der Lumbagoischias besteht nicht. Es wird praktisch nur ganz allgemein auf derartige Zusammenhänge (Weigert und Hipp) oder auf umgekehrte Zusammenhänge (Hyperlordose, Albrecht) hingewiesen. Dinakar und Balaparameswararao verzeichneten bei 300 Patienten, die wegen eines Bandscheibenprolapses operiert worden waren, in 83,3% eine Aufhebung der Lendenlordose, O'Connell in 82,2% seiner Fälle.

Die Delordose bei der Lumbagoischias muß man als schmerzbedingt und nicht etwa als Folge von Verschleißveränderungen an der Bandscheibe auf dem Wege einer alterierten Morphologie ansehen. In zahlreichen Fällen fand sich eine ausgeprägte Delordose bei dem Schmerzbild der Lumbagoischias, ohne daß auf den Übersichtsaufnahmen irgendwelche degenerativen Veränderungen zu erkennen waren. Allerdings konnte in Einzelfällen

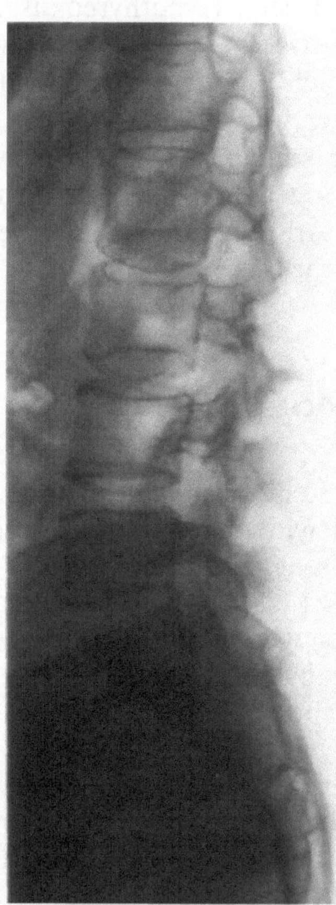

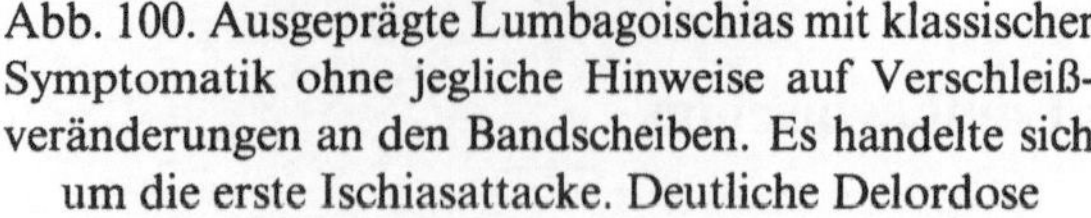

Abb. 100. Ausgeprägte Lumbagoischias mit klassischer Symptomatik ohne jegliche Hinweise auf Verschleißveränderungen an den Bandscheiben. Es handelte sich um die erste Ischiasattacke. Deutliche Delordose

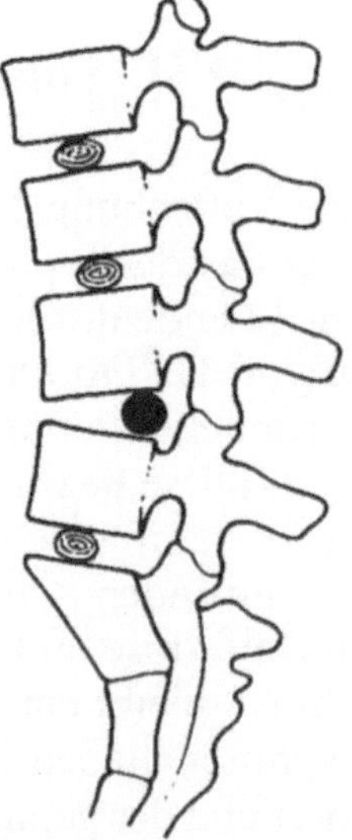

Abb. 101. Die blockierte Delordose ist Folge einer mechanischen Störung und nicht einer schmerzbedingten Schonhaltung. (Nach Leonardi.) Sie resultiert aus der Dorsalverlagerung des Nucleus pulposus der zweitletzten Lendenbandscheibe, der den Zwischenwirbelraum dorsal aufspreizt

myelographisch der Prolaps nachgewiesen werden und in der ganz überwiegenden Mehrzahl der Fälle muß man denn auch die Existenz eines Prolapses unterstellen. Der Prolaps ist aber nicht wirksam durch eine Änderung der Morphologie der Wirbelsäulensegmente, sondern rein auf reflektorischem Wege (Abb. 100).

2. Lumbale Delordosen und Lendenkyphosen bei röntgenologisch nachweisbaren Bandscheibenveränderungen

Von den Delordosen ohne Zeichen einer Bandscheibendegeneration unterscheiden sich Fälle von Lumbagoischias, bei denen ausgeprägte strukturelle Veränderungen auf der Wirbelsäulenaufnahme zu erkennen sind. Manche Autoren sehen sogar die Fälle als morphologische Prolapsfolge an, die im Röntgenbild keine Verschleißerscheinungen aufweisen. Sie interpretieren die Delordose bzw. Lendenkyphose als Folge der Dorsaldislokation des Nucleus pulposus im Zwischenwirbelraum, entsprechend der Abb. 101. Ein Unterscheidungskriterium zwischen Ischiasdelordose und Bandscheibendelordose stellt die Rückbildungsfähigkeit dar, die im ersten Fall gegeben ist, im zweiten nicht.

In anderen Fällen resultieren die Delordosen aber sichtlich aus den morphologischen Alterationen der Bandscheiben und der Wirbelkörper. Man spricht dann statt von Ischiasdelordosen besser von Bandscheibendelordosen.

Gelegentlich finden sich auch Delordosen der Lendenwirbelsäule bei Bandscheibenläsionen, ohne daß eine Lumbagoischias besteht. In einem eigenen Fall handelt es sich um einen 54jährigen Mann, der im Kriege als Jagdflieger abgeschossen worden war. Er hatte damals axiale Traumaeinwirkungen mit akuten Kreuzschmerzen erlitten. Eine traumatische Bandscheibenläsion ist zwar nicht dokumentiert, aber mindestens einigermaßen wahrscheinlich. Auf jeden Fall bestand bei der derzeitigen Bandscheibenverschmälerung ohne Lumbagoischiasschmerzen eine deutliche Delordose.

Durch verkalkte Nuclei pulposi war die Lendenkyphose bei einem 10jährigen Mädchen hervorgerufen, über das WALCKER berichtet hat. Die Verkalkungen verschwanden im Laufe der Jahre und damit ging auch die Kyphosierung zurück.

3. Lendenkyphosen bei Pseudospondylolisthesis und Retrolisthesis

Eine Retrolisthesis und eine Spondylolisthesis bzw. Pseudospondylolisthesis führen zwar in der überwiegenden Mehrzahl der Fälle zu einer verstärkten Lordose. In Einzelfällen werden aber auch Delordosen und Kyphosen der Lendenwirbelsäule registriert. Die Detailfaktoren, die einmal zur Kyphosierung, das andere Mal zur Lordosierung führen, sind noch nicht bekannt (s. auch Kap. I.V.2.c)β): Hyperlordosen bei Spondylolisthesis, S. 96 und Kap. I.II.3.: Fehlhaltungen bei Spondylolisthesis, S. 81).

Bei einem Patienten bestand eine Spondylolisthesis L5 und eine Retrolisthesis L2. Die letztere hatte offenbar zur Verlagerung des thorakalen Kyphosescheitels in die Lumbodorsalregion geführt.

4. Lendenkyphosen bei Spina bifida

Bei der lumbosacralen und lumbalen Spina bifida werden recht häufig Lendenkyphosen angetroffen. Sie resultieren teils aus der Meningocele, teils aus der Wirbelmißbildung als solcher oder aus gleichzeitigen Malformationen und teils aus Lähmung, die durch die Mißbildung verursacht werden.

BARSON fand in 27,5% der Fälle mit Spina bifida cystica in der Lumbosacralregion gleichzeitig eine Kyphose. Die Wirbelkörper im Kyphosebogen waren ventral erniedrigt, sie wiesen eine Doppelkontur auf.

SRIRAM, BOBECHKO und HALL fanden unter 33 Kindern mit Spina bifida und Wirbelsäulenverkrümmungen 9 Fälle mit Kyphose, nur 3mal war die Kyphose durch die Spina bifida selbst, 7mal durch Halbwirbel verursacht. Nach BARSON geht ein Viertel der Fälle von Spina bifida mit einer Kyphose einher.

Nach SHARRARD sind bei lumbaler und lumbodorsaler Spina bifida gleichzeitig Kyphosen nicht allzu selten. Die Bogenstümpfe und Dornfortsatzrudimente sind dann wesentlich weiter auseinander gedrängt als bei der Spina bifida ohne Kyphose. Die Dornfortsatzrudimente sind nach lateral gerichtet. Die Kyphosen können so hochgradig werden, daß der Wirbel oberhalb der Spaltwirbel ventral auf dem Wirbel unterhalb der Spaltwirbel aufliegt, daß also die benachbarten Wirbelsäulenanteile eine regelrechte Duplikatur bilden. Über der Kyphose bilden sich oft Ulcerationen aus. In den meisten Fällen sind Lähmungen vorhanden. Diese führen zusammen mit der starken Abknickung der Ureteren durch die spitzwinkelige Kyphose zur Hydronephrose.

Auch FISCHER berichtet über 3 Fälle von Kyphosen bei Spina bifida mit Myelocystocele. Die Spina bifida war in die Lumbodorsalregion lokalisiert. An der oberen Begrenzung des Bogenschlußdefektes bestand eine lordotische Krümmung, weiter distal im Bereich des Defektes eine spitzwinkelige Kyphose. In 2 Fällen war außerdem eine Diastematomyelie ausgebildet.

HOPPENFELD berichtet über eine lumbale Meningocele, die mit einer sehr starken Lendenkyphose einherging. Wenn eine lumbale Kyphose besteht, ist der Defekt größer als in den nichtkyphotischen Fällen. Der Musculus erector trunci ist in den kyphotischen Fällen atrophisch oder er fehlt ganz und der Musculus quadratus lumborum ist so verlagert, daß er funktionell zu einem Flexor der Lendenwirbelsäule wird.

COTTA, PARSCH und SCHULITZ berichten über starke Lumbalkyphosen bei Spina bifida mit fast spitzwinkeliger Gibbusbildung. In einem Fall wurde eine Arteriographie vorgenommen. Sie zeigte, daß die Bauchaorta der Gibbusbildung nicht folgte. Sie geben an, daß 10% der Kinder (16) mit Spina bifida cystica (150) gleichzeitig eine Lumbalkyphose haben.

BURROWS demonstriert eine anguläre lumbosacrale Kyphose mit Agenesie von 2 Wirbelkörpern bei Spina bifida. PARSCH und SCHULITZ beobachteten ausgeprägte Lumbalkyphose bei thorakolumbaler Myelocele.

Weitere Beobachtungen von angulärer Gibbusbildung im Lendenabschnitt, zusammen mit einer Myelomeningocele, stammen von FISCHER; LOMBARD; BRAILSFORD; DE CUVELAND sowie SLATER und RUSSEL. BENEDETTI und GIROLA haben einen Säugling beschrieben, der lebend zur Welt kam, aber bald verstarb und eine Myelomeningocele mit ausgeprägter Kyphosierung im Lendenabschnitt aufwies. Der Autor bringt diesen Befund in Zusammenhang mit einer Lues der Eltern, was aber wohl nicht zutrifft.

DE CUVELAND beschreibt eine lumbale Meningocele mit ausgeprägter Kyphosierung bei einem Säugling, der an einer Vereiterung der Meningocele verstorben war. Die Wirbelkörper waren eiförmig, Halbwirbelbildung lag aber nicht vor. BRAILSFORD weist darauf hin, daß eine umschriebene Kyphosierung der fetalen Wirbelsäule auf Schwangerschaftsaufnahmen eine Spina bifida mit Meningocele anzeigen kann.

Die Lendenkyphosen bei Spina bifida könnte man auch zu den kongenitalen Kyphosen durch Wirbelsäulenmißbildung rechnen. Von ihnen wird später noch die Rede sein, insoweit sie durch dorsale Halbwirbel verursacht und in die Brustwirbelsäule lokalisiert sind (s. Kap. I.VIII.6.: Spina bifida und Kyphose, S. 141).

5. Lendenkyphosen bei Sacrumagenesien

Sacrumagenesien gehen nicht selten außer mit einer Skoliose mit einem sehr ausgeprägten Lendengibbus einher. Bei Agenesie des 1. Kreuzwirbelkörpers kommt es zur Umkehr des Lumbosacralwinkels mit leichter Kyphosierung an dieser Stelle. Die Brustwirbelsäule ist lordotisch aufgerichtet (CALLISE und PALMIERS). Der Gibbus findet sich am häufigsten in Höhe der Beckenkämme, zwischen denen das Wirbelsäulenende nach dorsal vorsteht (ROCHER und ROUDIL; DOS SANTOS und DE MOURA; HERAS MONTERO; ARANJO; LICHTOR; SALVAT ESPASA; REINHARDT).

6. Lendenkyphosen bei Tumoren, Frakturen und entzündlichen Wirbelerkrankungen

Bei Tumoren und Metastasen jeder Genese, die mit einem Wirbelkörperzusammenbruch einhergehen, kann es zu einer Delordose oder Kyphose kommen (Abb. 102). Von HABELER und CHIARI ist der Fall eines $1^1/_4$jährigen Jungen mitgeteilt, bei dem eine ausgeprägte Lendenkyphose durch einen Ewing-Tumor der Lendenwirbelsäule verursacht war.

Nach ausgedehnten Laminektomien (s. Kap. I.VIII.18.: Kyphosen nach Laminektomie, S. 173) sind nicht nur an der Brust-, sondern auch an der Lendenwirbelsäule Kyphosierungen beobachtet worden.

Kompressionsfrakturen der Lendenwirbelsäule verursachen nur Aufhebungen der Lordose (Delordosen) oder ganz leichte Kyphosierungen. Die Alteration der Sagittalkrümmung ist immer geringer als das Ausmaß der Kompression (Abb. 103). Nur vereinzelt wurden ausgeprägte Kyphosierungen nach schweren Kompressionsfrakturen (CHANCE) beobachtet. KAUFER und HAYES haben 21 Fälle von lumbalen Frakturdislokationen nach-

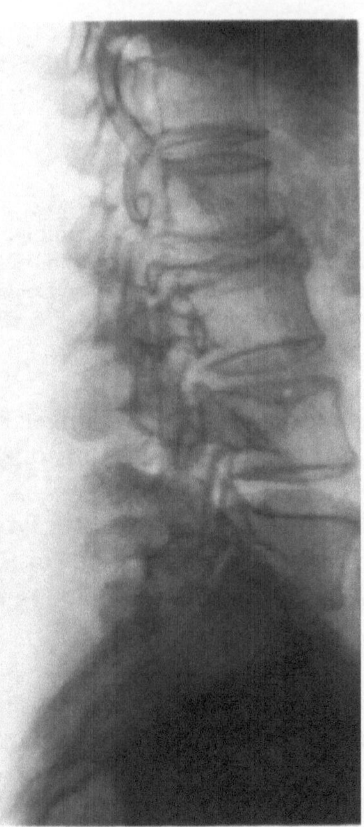

Abb. 102. Fast völlige Destruktion des 2. LWK durch ein Osteoklastom mit geringer Gibbusbildung in dieser Höhe

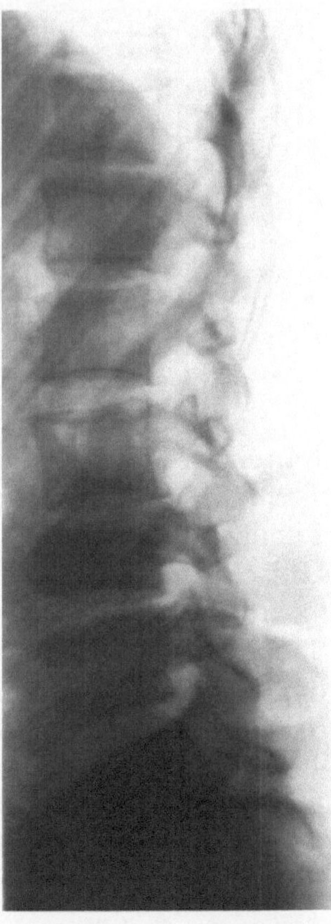

Abb. 103. Kompression des 3. Lendenwirbelkörpers mit Aufhebung der Lendenlordose. Eine Aufspreizung des vorderen Anteiles vom Zwischenwirbelraum L3/L4 verhindert eine stärkere Kyphosierung

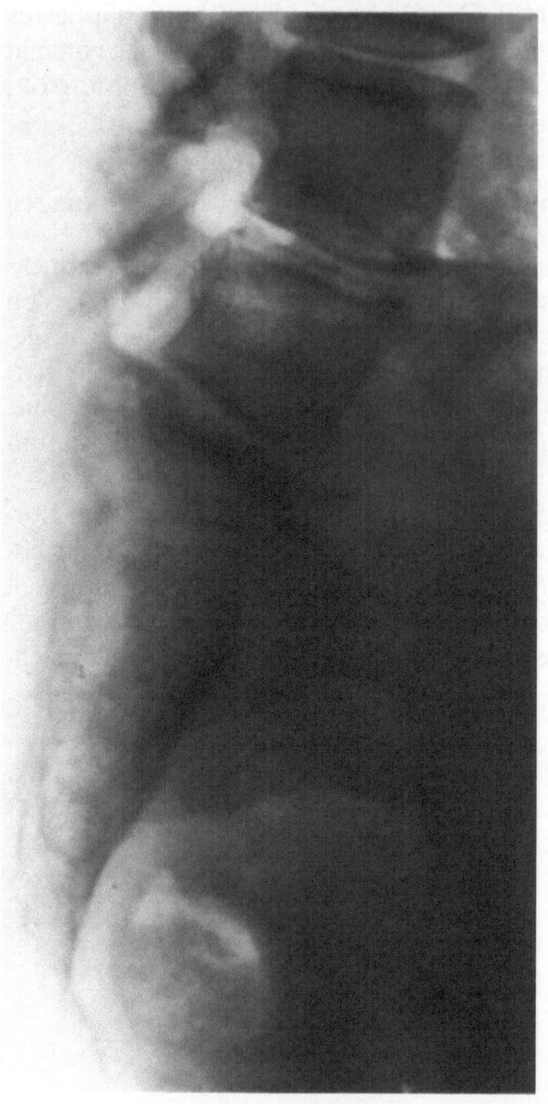

Abb. 104. Tiefe Lendenkyphose infolge Spondylitis tuberculosa, mit völliger Destruktion des 5. Lendenwirbelkörpers und keilförmiger Destruktion des vorderen oberen Anteiles vom Kreuzbeinkörper

untersucht. In einem Teil der Fälle bestand Gibbusbildung als Folge keilförmiger Kompressionsfrakturen. Sie behandelten diese Dislokationsfrakturen mit Versteifungsoperationen, nicht mit Laminektomie.

Eine Abflachung der Lendenlordose war auch bei einer Flexionsfraktur vorhanden, bei der der Wirbelbogen bis in den Wirbelkörper hinein auseinandergerissen war (CHANCE).

Nach Spondylitis tuberculosa mit weitgehender Wirbelkörpereinschmelzung in diesem Bereich kommt es häufiger zu ausgeprägten Kyphosen (Abb. 104, 105a und b).

Derartige tiefe Lendenkyphosen, die ihren Kulminationspunkt in Höhe des 5. Lendenwirbels haben, sind sehr seltene Vorkommnisse. Die meisten Lendenkyphosierungen betreffen den mittleren oder oberen Abschnitt, so daß immer noch eine lordotische Einsattelung am lumbosacralen Übergang vorhanden ist.

7. Lähmungskyphosen der Lendenwirbelsäule

Ebenso wie nach Poliomyelitis Hyperlordosen der Lendenwirbelsäule beschrieben wurden, kommen auch gelegentlich ausgeprägte Lähmungskyphosen an der Lendenwirbelsäule

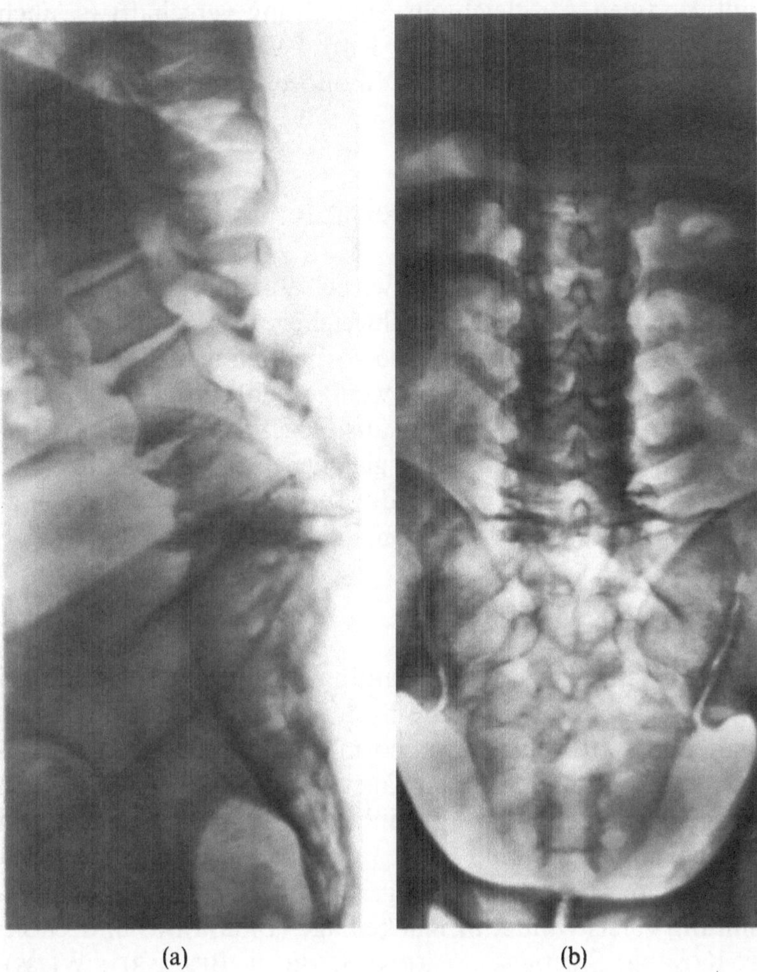

Abb. 105. (a) Lendenkyphose nach alter Spondylitis tbc L4. (b) Als Folge der Lendenkyphose stellen sich das Kreuzbein filmparallel unverkürzt und die Querfortsätze der Lendenwirbel cranial gerichtet dar

vor (MEISS). LEGER hat eine 45jährige Frau gesehen, bei der infolge Rücken- und Bauchmuskellähmung von Hals- und Brustübergang bis zur Lumbosacralgrenze eine durchgehende, großbogige Kyphosierung der Wirbelsäule bestand (s. auch Kap. I.V.2.a): Postpoliomyelitische und sonstige paralytische Hyperlordosen, S. 95 und Kap. K.II.6.: Paralytische und andere neurogene Skoliosen, S. 311 sowie Kap. I.II.9.: Fehlhaltungen bei neurologischen Affektionen, S. 83).

8. Sitzbuckel

Eine Sonderform der Lendenkyphose stellt der sogenannte Sitzbuckel dar. Er wird bei Kleinkindern und Säuglingen angetroffen und ist in der Literatur vielfach als rachitischer Sitzbuckel angesehen worden. Nach meinen Erfahrungen stellt er jedoch keine spezifische Rachitisfolge dar, sondern findet sich bei allen Säuglingen beiderlei Geschlechts. Insbesondere ist es nicht zulässig, aus einem mehr oder weniger fixierten Sitzbuckel bei Erwachsenen auf eine in der frühen Kindheit durchgemachten Rachitis zu schließen. Der Sitzbuckel am lumbo-dorsalen Übergang mit weitgehender Fixation, d.h. mit Einschränkung der Möglichkeit zur Lordosierung der oberen Lendenwirbelsäule, wurde von SCHOBERTH mehrfach bei Patienten mit einer Trichterbrust und Abflachung der Brustkyphose angetroffen. SCHOBERTH vertritt die Ansicht, daß bei Bindegewebsschwächlingen der Haltungsschaden im Sinne eines Sitzbuckels in eine entsprechende fixierte Krümmung übergehen könnte, während dies bei dem gesunden, muskelkräftigen Kind nicht der Fall sei, da es sich instinktiv den notwendigen Ausgleich zur Sitzhaltung verschafft (s. auch Kap. K.II.21.: Skoliosen bei der echten Rachitis S. 369; Kap. I.VIII.24.: Kyphose bei Rachitis, S. 187 und Kap. N.5.: Statische Umformung zur Skoliose, insbesondere infolge von Rachitis, S. 483).

VIII. Kyphosen der Brustwirbelsäule

Sie sind ungleich häufiger als die Kyphosen der Lendenwirbelsäule und die verschiedenen Formen unterschiedlicher Ätiologie sind wesentlich zahlreicher. In sehr vielen Fällen ist gleichzeitig eine mehr oder weniger ausgeprägte Skoliose vorhanden und die Grenzziehung zwischen Kyphose und Kyphoskoliose ist mehr oder weniger willkürlich. Außerdem muß man sich immer vor Augen halten, daß eine Kyphose aus Gegebenheiten der Projektion heraus eine leichte Skoliose und Skoliosen aus dem gleichen Grund eine Kyphose vortäuschen können. Überschneidungen mit der Lendenlordose ergeben sich aus der Lokalisation des Krümmungsscheitels in der Lumbodorsalregion.

1. Psychogene Kyphosen

Sandler berichtete 1945 über 17 Fälle von Kyphosehaltung der Brustwirbelsäule bei neurotischen Soldaten. Arcaya beschreibt eine ähnliche hysterische Kyphose bei einem 10jährigen Mädchen. Das Zustandsbild wird als Camptocormie bezeichnet und als Haltungsneurose angesehen. Margetts beobachtete bei Lastträgern in Istambul, daß sie auch dann, wenn sie keine Lasten trugen, ebenfalls gebeugt einhergingen. Er erblickt hierin ein Zustandsbild, das der Camptocormie entspricht.

Das Wort Camptocormie kommt von camptein — beugen — und Cormos — Körperstamm. Die Wirbelkörperkrümmung verschwindet in Rückenlage (Balgrano und Giordano; Hall; Hamlin; Hurst; Kosbob; Sandler; Simons; Sutro u. Bernard; Weiss).

2. Scheuermannsche Krankheit

a) Geschichtliches

Die Osteochondrosis dorsalis juvenilis hat den Namen Scheuermannsche Krankheit erhalten, weil sie von diesem dänischen Autor im Jahre 1921 zum ersten Male als fest umrissenes Krankheitsbild an der Lendenwirbelsäule in ihren wesentlichen Aspekten beschrieben worden war. Hahn berichtete 1 Jahr später über gleiche Befunde und benannte sie Kyphosis osteochondropathica. Die zweite in der deutschen Literatur sehr häufig angewandte Bezeichnung ist Adoleszentenkyphose, manchmal wird auch von juveniler Kyphose gesprochen. In der französischen Literatur findet sich die Bezeichnung épiphisite vertébrale oder épiphisite de croissance vertébrale douloureuse des adolescents (Sorrel und Delahaye). In der Zeit vor der ersten Scheuermannschen Veröffentlichung war dieses Krankheitsbild als klinischer Befund schon bekannt und von Schanz mit der Bezeichnung Lehrlingskyphose belegt worden. Spitzy sprach von professioneller Kyphose. Was damals noch fehlte, war vor allem die Kenntnis der röntgenologischen Symptomatik bzw. die Erkenntnis der Identität des typischen Röntgenbildes mit dem klinischen Zustandsbild des Lehrlingsrundrückens. Die erste Arbeit von Scheuermann stützt sich auf die Beschreibung und Auswertung von 105 einschlägigen Beobachtungen (Soeur; Argüelles; Castanedo; Gérin und Buet; Romo Diez; Hetzar; Texier; Gold). Sie befaßten sich vor allem mit den Wirbelveränderungen.

b) Erkrankungsalter

Das Häufigkeitsmaximum des Auftretens liegt nach SCHEUERMANN im 16. Lebensjahr. Eine Abgrenzung eines sogenannten fixierten Rundrückens bei Mädchen mit 17–18 Jahren vom eigentlichen Morbus Scheuermann (GUERIN und BUET) erscheint nicht gerechtfertigt. HANSON gibt als frühesten Termin des Auftretens dieser Erkrankung das 6. und GÖB das 9. Lebensjahr an. LINDEMANN tritt für einen Beginn vor der Pubertät im späten Kindesalter ein. Auch NATHAN und KUHNS geben an, daß 30% ihrer Patienten noch nicht die Pubertät erreicht hatten. POLGAR und SAIDMAN behaupten, daß der Morbus Scheuermann auch noch im 3. Lebensdezenium, also jenseits des Alters, in dem noch Randleisten vorhanden sind und ein Wirbelsäulenwachstum noch stattfindet, auftreten könne.

c) Häufigkeit

Der Morbus Scheuermann ist sehr häufig. HINRICSSON gibt an, daß bei Musterungsuntersuchungen in Schweden 8,2% der Rekruten einen derartigen Befund hatten. WASSMANN fand bei entsprechenden Erhebungen in Dänemark 4–5% und DAMERON und GULLEDGE in Amerika 6,1%. GESCHWEND und LODER stellten bei Berufspiloten in 18,7% einen thorakalen und in 4% einen lumbalen Morbus Scheuermann fest. SCHULTZE kam auf 17,4%. BONNER gibt dagegen mit 0,43% eine sehr niedrige Frequenz an.

REINHOLD fand unter 12000 Wirbelsäulenaufnahmen sogar in 31% einen Morbus Scheuermann bzw. Erscheinungen nach abgelaufenem Morbus Scheuermann. In der Frühadoleszenz belief sich dieser Prozentsatz auf 18. Die Frequenz zeigte zunehmende Tendenz. Weitere Zahlen werden von DEUTSCHLÄNDER; LUYOT, MABILLE, NIVIÈRE und GAUCHER; SCHOLDER und HEGI; SERRE, PANIS u. Mitarb.; SERRE, BARJON und SIMON genannt.

Die beträchtlichen Unterschiede in diesen Häufigkeitszahlen resultieren aus den unterschiedlichen Ansichten über die Definition und Abgrenzung des Morbus Scheuermann. Autoren, die niedrige Häufigkeitszahlen angeben, diagnostizierten den Morbus Scheuermann nur bei Vorliegen sehr ausgeprägter Veränderungen und mehrerer Befundkriterien. Den Autoren mit hohen Prozentzahlen genügten schon geringgradige Röntgenbefunde und ein einziges oder wenige Teilsymptome.

Nach RÜBE und HEMMER sind die röntgenmorphologischen Symptome der Scheuermannschen Krankheit wesentlich häufiger als ihre klinische Manifestation. Die Röntgensymptome sollen bei 20,18% der Bevölkerung vorkommen. SÖDERBERG und ANDREN geben die Röntgenfrequenz des Morbus Scheuermann sogar mit 23–33,5% an.

d) Geschlechtsverteilung

Die Mehrzahl der Autoren ist sich darüber einig, daß die Erkrankungen bei Jungen häufiger in Erscheinung tritt als bei Mädchen. Die entsprechenden Angaben lauten: DITTMAR 63%, SCHEUERMANN 88%, MAU gibt 85%, HETZAR 79%, SCHAPIRA 77% an. In dem Material von REINHOLD betrug die Relation des männlichen zum weiblichen Geschlecht 3:2. SCHILDBACH fand mit 57% Jungen eine annähernd gleiche Geschlechtsverteilung. CASUCCIO verzeichnet dagegen ein Überwiegen des weiblichen Geschlechtes mit 52% (zitiert nach COLOSIMO).

In dem Material von ALBANESE waren die Mädchen mit 60% vertreten und NATHAN und KUHNS registrierten sogar doppelt soviel Mädchen als Knaben.

Nach Eintritt der Geschlechtsreife soll die Häufigkeit bei Frauen abnehmen, während vor dem 18. Lebensjahr beide Geschlechter annähernd gleich häufig betroffen sein sollen.

e) Röntgenologische Symptomatik

α) Kyphose

Der Morbus Scheuermann ist durch die Caudalverlagerung des Krümmungsscheitels der physiologischen Brustkyphose charakterisiert (RATHKE; ALBANESE; BALSAMO; BASSINI; BICK u. COPEL; BOCCARDI; CALANDRIELLO; CORMIO u. MARINI; COSTANZO; GALLI; LALLI; LODI; MASTRAGOSTINO u. DE BENEDETTI; PERRICONE, ROSENBAUM u. DE BRITTO; SEGHINI; VASSALLO; ZANOLI u. PERRICONE).

In den Fällen SCHEUERMANNS fand sich der Scheitelpunkt der Kyphose zwischen dem 7. und 10. Brustwirbel, BOEREMA gibt den 8.–10. Brustwirbel, BROCHER den 4.–12. Brustwirbel, DITTMAR den 6.–9. Brustwirbel an. Allgemein kann man sagen, daß sich der Kyphosescheitel am häufigsten im unteren Brustabschnitt findet. Es ist dies der Wirbelabschnitt, der den größten Abstand von der Senkrechten hat und deswegen dem größten Belastungsdruck ausgesetzt ist (BOEREMA). Darüber hinaus ist jede Lokalisation bis zur mittleren oder sogar der oberen Brustwirbelsäule und bis zur Lendenwirbelsäule möglich, aber statistisch seltener anzutreffen (ECKHARDT; SCHOLDER; STAGNARA; HASSA; WELFLING; GROSPIC; IHLENFELDT; MAUL; ZIELKE; WÜNSCH).

Was die Form der Kyphose anbetrifft, so handelt es sich immer um eine arcuäre und kaum einmal um eine anguläre Verkrümmung. Meistens ist auch der Kyphosebogen ziemlich groß (Abb. 106). Lediglich SERRE, BARJON und SIMON erwähnen das Vorkommen von angulären Kyphosen.

Im Falle einer thorakalen Kyphose tritt meistens kompensatorisch eine Verstärkung der Lendenlordose ein. Eine Zunahme der Lendenlordose ist auch noch in den Spätstadien bzw. Abheilungsstadien zu verzeichnen, wenn die floriden Veränderungen längst abgeklungen sind (FORESTIER).

Nach BROCHER tritt bei der dorso-lumbalen Lokalisation gar nicht so sehr eine Kyphosierung, sondern vielmehr ein Flachrücken in Erscheinung. Bei lumbaler Lokalisation ist nur selten eine ausgesprochene Kyphosierung sondern meistens nur eine Delordose (STAGNARA) vorhanden.

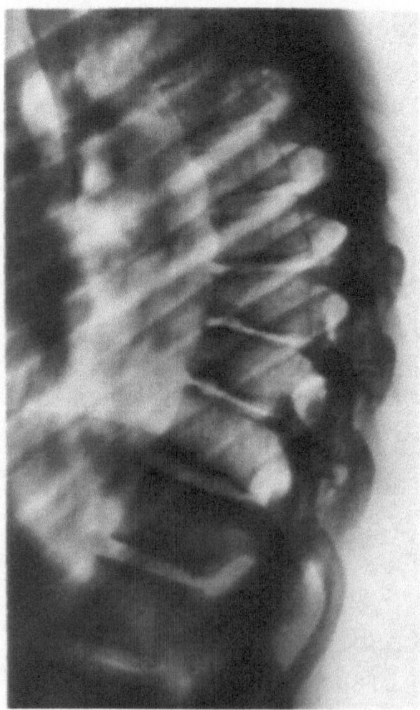

Abb. 106. Typische arkuäre Kyphose und typische Deckplattenveränderungen bei einem 19jährigen jungen Mann mit Morbus Scheuermann. Vergrößerung des a.p. Durchmessers der Scheitelwirbel

Es kommen auch Fälle vor, in denen die typischen Deckplattenstörungen und sonstigen röntgenologischen Symptome voll ausgebildet sind, in denen aber eine nennenswerte Vermehrung der Kyphose fehlt.

Auch SERRE, BARJON u. SIMON weisen darauf hin, daß beileibe nicht alle Fälle von Morbus Scheuermann mit einer Wirbelsäulenverkrümmung einhergehen. Andererseits können geringe Verkrümmungen der Wirbelsäule, die klinisch als Haltungsstörungen imponieren, durch einen Morbus Scheuermann verursacht sein. So fand GEISER bei Rekrutenuntersuchungen in Fällen von Haltungsabweichungen in den meisten Fällen abortive Röntgensymptome des Morbus Scheuermann. Eine Fehlhaltung muß also immer genauestens daraufhin untersucht werden, ob sich hinter ihr ein beginnender oder geringer Morbus Scheuermann verbirgt (HUSSENSTEIN und DELPLACE; BROCHER; ROSS).

Zum Unterschied von Fehlhaltungskyphosen ist die vermehrte Dorsalkrümmung der Wirbelsäule beim Morbus Scheuermann fixiert und sie läßt sich weder aktiv noch passiv ausgleichen. Funktionsaufnahmen sind also gegebenenfalls in den Untersuchungsgang einzubeziehen.

Im Kyphosebogen bzw. an den Stellen, wo sich die ausgeprägtesten Deckplattenveränderungen finden, ist sehr häufig der Kalkgehalt des Knochens mehr oder weniger deutlich herabgesetzt (BOEREMA; WÖLFER). Diese Veränderungen des Kalkgehaltes und der Struktur des Knochens stellen oft ein Frühsymptom dar und sind schon ausgebildet, wenn Deckplattenveränderungen und eine Kyphosierung noch fehlen.

Die Kyphosierung erfolgt meistens und im wesentlichen auf Kosten einer keilförmigen Deformierung der Wirbelkörper, gleichzeitig ist aber beim Vollbild immer eine ventrale Verschmälerung der Zwischenwirbelräume vorhanden. Nur in seltenen Fällen findet man eine Kyphosierung bei normaler Wirbelkörperform oder umgekehrt eine fehlende Kyphosebildung bei Keilform der Wirbelkörper, weil diese Keilverformung durch die Bandscheiben kompensiert wird.

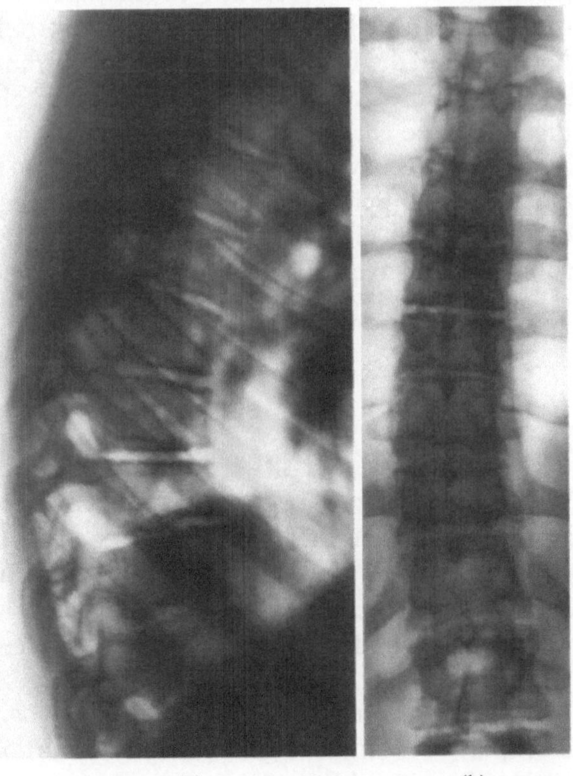

Abb. 107. (a) 18jähriger junger Mann mit typischem Rundrücken im unteren Brustwirbelsäulenabschnitt und keilförmiger Deformierung des Scheitelwirbels D10, gering auch der Nachbarwirbel. Die Deckplatten sind unregelmäßig und gewellt. Nicht mehr florider Morbus Scheuermann. (b) Außer dem typischen Rundrücken besteht gleichzeitig noch eine leichte großbogige rechtskonvexe Skoliosierung

β) Gleichzeitige Skoliose

Neben der Kyphosierung findet sich recht oft gleichzeitig eine mehr oder weniger deutliche Skoliosierung des gleichen Wirbelsäulenabschnittes (Abb. 107a und b). Der Prozentsatz dieser gleichzeitigen Skoliosen wird von den einzelnen Autoren unterschiedlich angegeben (HETZAR 63%, GÜNTZ 50%, SCHEUERMANN 42%, DITTMAR 20%). Eine gleichzeitige Skoliose findet sich gelegentlich auch beim lumbalen Morbus Scheuermann.

WILLIAMS und PUGH berichten ausführlich über eine Skoliose bei der Scheuermannschen Erkrankung. Sie war aber nur einbogig und betraf die Brustwirbelsäule. Insgesamt fanden sich in seinem Material 23% Skoliosen, Kyphosen in 26% der Fälle. In den übrigen Fällen bestanden keine pathologischen Verkrümmungen.

In dem großen Material von 1453 Fällen von PELLICCIONI und SGOBBI war in 12,4% die Kyphose mit einer leichten Skoliose kombiniert.

Die Skoliose ist praktisch nie stärker ausgebildet als die Kyphose, sondern in der Regel deutlich geringgradiger bis ganz geringfügig (ATKIN). In einem Fall von VASSALLO war die Skoliose genau so stark wie die Kyphose. Auch KOCHS und REINHOLD verzeichneten stärkere Skoliosen. Die Seitenverteilung der Begleitskoliose ist nach SCHEUERMANN gleich.

Wenn neben der Kyphose noch eine Skoliose besteht, sind nach REINHOLD meistens die Deckplattenveränderungen stark ausgebildet (s. auch Kap. K.II.17.: Skoliosen beim Morbus Scheuermann, S. 364).

f) Sonstige röntgenologische Befundkriterien

Aus den Verkrümmungen allein läßt sich der Morbus Scheuermann nie diagnostizieren, sondern nur in Verbindung mit den charakteristischen Veränderungen an den Wirbeln selbst, die im folgenden einzeln besprochen werden sollen. Ob wirklich Haltungsabweichungen ohne die Wirbelbefunde Frühstadien der Erkrankung repräsentieren können, mag dahingestellt bleiben. Sämtliche Befundkriterien sind nicht in jedem Fall nachzuweisen. Nach Ablauf der floriden Phase bleiben Veränderungen zurück, die zwar mehr degenerative Züge annehmen, aber doch vielfach die typischen Deckplatten- und Randleistenunregelmäßigkeiten noch erkennen lassen (JANKER).

Als Röntgensymptome des Morbus Scheuermann können angesehen werden: Deckplatteneinbrüche (Schmorlsche Knorpelknötchen und Eindellungen), unregelmäßige Gestalt der Randleiste, Bisquitform der Wirbelkörper, Kastenform der Wirbelkörper, Vergrößerung des dorsoventralen Durchmessers, Bandscheibenerniedrigung, Blockwirbelbildung, Keilwirbelbildung, zerschlissene Grund- und Deckplatten.

α) Deckplattenveränderungen

Mit das charakteristischste Symptom stellen Veränderungen an den Deckplatten der Wirbelkörper dar (DELAHAYE). Ihre Konturen sind deutlich unregelmäßig. Schmorlsche Knorpelknötchen sind gehäuft und in beträchtlicher Gradausprägung anzutreffen. HETZAR gibt an, daß Knorpelknötchen in 50% der Fälle deutlich sichtbar sind. In späten Krankheitsstadien bzw. bei Folgezuständen nach Morbus Scheuermann ist oft eine mehrfach wellige Kontur der Wirbelkörperdeckplatten vorhanden (Abb. 108). Oft sehen sie wie zerschlissen aus. Das Ausmaß der Keilverformung geht aber keineswegs immer mit dem Ausmaß dieser Deckplattenveränderungen parallel und nach DITTMAR können ausgeprägte Deckplattenveränderungen vorliegen, ohne daß überhaupt eine Kyphose besteht (NAGURA; LOTZE; STEIN und ZAHN).

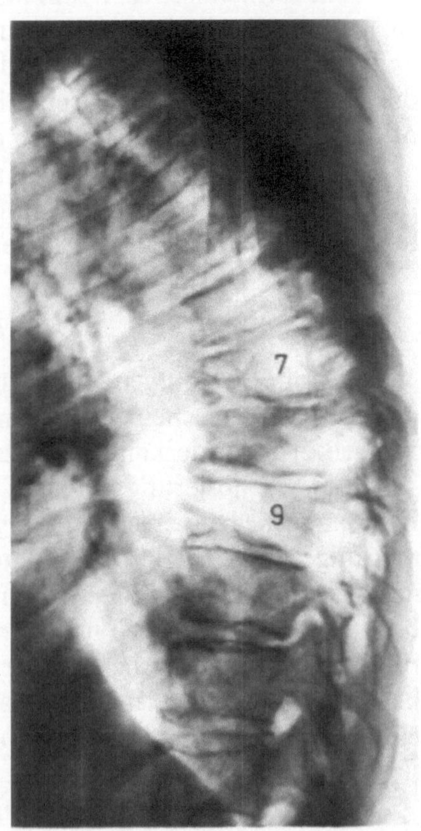

Abb. 108. Tiefthorakale arkuäre Kyphose mit Keilverformung der Scheitelwirbeldeckplatten, Unregelmäßigkeiten und etwas vergrößertem a.p. Durchmesser bei einem alten Mann. Nach der Anamnese und dem Befund an den Wirbelkörpern handelt es sich um einen Zustand nach einem Morbus Scheuermann

β) Randleistenveränderungen

Zu den Deckplattenveränderungen sind im Prinzip auch die charakteristischen Störungen in der Randleistenzone zu rechnen. Die Randleisten selbst, die um das 12. Lebensjahr im Röntgenbild sichtbar werden (WATERMANN; JOISTEN), sind oft krümelig, unregelmäßig und in ihrer Struktur ungleichmäßig verdichtet (LYON u. MARUM; RUNGE; SCHMID; LIPHARDT). Diese Ausfransungen und unregelmäßigen Begrenzungen finden sich auch an den Knochenpartien des Wirbelkörpers, die wirbelkörperwärts den Apophysenknorpel begrenzen, also der Randleiste gegenüber liegen (LACHAPELE und LAGARDE). HETZAR zählt die Randleistenveränderungen dagegen nicht zu den pathognomonischen Befunden. SCHMID gibt an, daß sie oft vor der Ausbildung vom Schmorlschen Knorpelknötchen in Erscheinung treten. Die Randleisten können persistieren. Bei Abheilungszuständen nach Morbus Scheuermann entwickeln sich dann an den Wirbelkörperkanten ausgeprägte spondylotische Veränderungen.

γ) Kontur- und Formveränderungen an den Wirbelkörpern

Die ventrale Begrenzung der Wirbelkörper im seitlichen Röntgenbild stellt sich recht häufig ebenfalls unregelmäßig und verwaschen dar. Dies ist zum Teil auch die Folge der Kalkverarmung des Knochens. Die Wirbelkörper zeigen, wie gesagt, in der Regel Keilform, die mitunter sehr hochgradig ist (IHLENFELDT). DONATI spricht davon, daß außer dieser Deformierung die Wirbelkörper ihre infantile Struktur behalten haben. LINDEMANN fand gehäuft Tonnenform, Hagebuttenform, Eiform und sonstige Unregelmäßigkeiten, vor allen Dingen auch hinsichtlich des sagittalen Wirbeldurchmessers. Diese Vergrößerungen des a.p.-Durchmessers der Wirbelkörper stellen ein charakteristisches Symptom der Scheuermannschen Krankheit dar. Sie wird als Knutssonsches Zeichen bezeichnet. In neuerer Zeit haben sich LINDEMANNS Schüler RATHKE und JENTSCHURA mit dieser Frage beschäftigt. Sie sind zu dem Schluß gekommen, daß der Morbus Scheuermann die Folge angeborener Formvarianten der Wirbel ist. Im Erwachsenenalter finden sich oft nur glatte Keilverformungen (BROCHER).

Mitunter werden ventrale Knochenappositionen an den Wirbelkörpervorderflächen und unregelmäßige Strukturverdichtungen der Deckplatten angetroffen, die zur Fehldeutung als entzündlicher Prozeß Veranlassung geben können (HOMBERG).

δ) Bandscheibenveränderungen

Als weiterer Röntgenbefund ist beim Morbus Scheuermann in der Regel eine Verschmälerung der Bandscheiben vorhanden, die im ventralen Abschnitt am stärksten ist. Die Wirbelkörpervorderkanten werden dadurch einander stark genähert und ein wechselnder Teil der Kyphosierung geht auf Kosten dieser ventralen Bandscheibenverschmälerung. Die Bandscheibenverschmälerungen reichen oft über das Gebiet der keilförmigen Deformierung der Wirbelkörper hinaus. Die keilförmige Deformierung betrifft in der Regel mindestens 3 und höchstens 5 Wirbelkörper, während — wenigstens geringe — Bandscheibenverschmälerung auch noch jenseits dieser keilförmig deformierten Wirbelkörper anzutreffen sind. Von manchen Autoren wird dagegen angegeben, daß anfänglich die Bandscheiben ventral breiter seien als dorsal und daß sich erst später eine ventrale Verschmälerung einstelle (DONATI). Nach SCHMORL, MALLUCHE und SIMONS sind die Bandscheiben oft flaschenförmig.

HENSZGE bezeichnet ventrale Bandscheibenverschmälerungen und leichte Keilform einzelner Wirbel als Frühsymptome eines Morbus Scheuermann (BURDZIK und WÜNSCHE; SCHILDBACH). LINDEMANN sah sogar ventrales Klaffen der Zwischenwirbelräume trotz Keilverformung der Wirbelkörper. Verschiedentlich sind Bandscheibenossifikationen im ventralen Abschnitt und Wirbelkörperverschmelzungen beschrieben worden. Auf die Einordnung und Bedeutung dieser Befunde soll später noch einmal zurückgekommen werden. Daß der hintere Anteil der Bandscheiben nicht oder weniger verschmälert ist als der ventrale, führt SCHMORL darauf zurück, daß dieser Abschnitt des Zwischenwirbelraumes mechanisch durch die kleinen Wirbelgelenke gestützt wird und nicht so sehr der axialen Druckbelastung ausgesetzt ist.

ε) Hahnsche Kanäle und ihre Beziehungen zum Morbus Scheuermann

Diagnostische Bedeutung kommt auch der Feststellung zu, daß der Hahnsche Kanal vor allen Dingen in den Frühfällen und in den floriden Fällen gut sichtbar ist und fast erweitert erscheint (BALSAMO; WÖLFER; HANSON; FERGUSON; KOCHS).

Da diesem Befund von FERGUSON eine entscheidende causale Bedeutung beigemessen wurde, soll hier über diesen Kanal kurz einiges gesagt werden.

Er wurde erstmals von HAHN im Jahre 1922 beschrieben. An der kindlichen Wirbelsäule stellt er einen Normalbefund dar. Er wird verursacht durch eine Vene bzw. durch einen mit Endothel ausgekleideten Blutsee, der aus dem Zusammenfluß der Venen entsteht und der das Blut aus dem Wirbelknochen ableitet. HAHN hat solche Kanäle auch bereits bei einem typischen Fall von Morbus Scheuermann bei einem 16jährigen Mädchen abgebildet. Diese Kanäle bilden sich mit zunehmendem Alter vom 2. Jahre ab zurück (HANSON). Zuletzt erfolgt die Rückbildung um das 14. Lebensjahr an den 5–7 untersten Thorakalwirbeln und am 1. und 2. Lendenwirbel. Nach Angaben von FERGUSSON ist der Kanal in 60% der Fälle im 6. Lebensjahr verschwunden und im Alter von 10 Jahren finden sich nur noch bei 17% der Individuen Spuren von ihm. Er kann auch, ohne daß sonstige Veränderungen im Sinne eines Morbus Scheuermann vorliegen, noch über das Alter von 19 Jahren hinaus sichtbar sein. Wenn der Wirbelkörperknochen infolge seiner Massenzunahme im Laufe des Wachstums und infolge größeren Kalkgehaltes eine entsprechende optische Dichte erreicht hat, verschwindet der Hahnsche Kanal, obwohl er anatomisch natürlich weiterhin vorhanden ist. Tritt im höheren Alter eine Knochenatrophie oder Kalkverarmung ein, so kann er im Röntgenbild wieder auftauchen (PITZEN). Er führt, wie gesagt, eine Vene und etwas Knochenmark. Die Vene zieht zur Wirbelkörperrückfläche, wo sie Anschluß an das dort befindliche Venennetz hat. KOCHS nimmt an, daß zum Zeitpunkt der Pubertät infolge einer erhöhten Blutzufuhr in die wachsenden Wirbelkörper eine Vergrößerung dieses Hahnschen Kanales physiologischerweise eintritt.

Die Sichtbarkeit des Hahnschen Kanals im Röntgenbild ist also nicht die Folge einer Persistenz, denn in Wirklichkeit bildet er sich ja gar nicht zurück, wahrscheinlich auch nicht so sehr die Folge einer Erweiterung, als viel eher die Folge einer relativen Kalkarmut der Wirbelkörper.

FERGUSON ist im Gegensatz zu den eben getroffenen Feststellungen der Ansicht, daß bei Morbus Scheuermann der Hahnsche Kanal persistiert und deswegen sichtbar ist und daß dieses Krankheitsbild hiermit in einem ätiologischen Zusammenhang steht. VAN SCHRICK gibt an, daß man beim Morbus Scheuermann Einbrüche der Hahnschen Kanales sehen könne und daß die Keilform der Wirbelkörper hieraus resultiere.

ζ) Myelographische Befunde beim Morbus Scheuermann

Myelographische Untersuchungen beim Morbus Scheuermann sind von LINDGREN angestellt worden. Es hat sich um 8 Fälle mit spinalen Symptomen gehandelt. Das Kontrastmittel floß in einem Teil der Fälle seitlich und nicht ventral am Rückenmark vorbei. Bei Kopftieflagerung überwand es die Kyphose nicht. Außerdem erfolgte die Passage im Stehen nicht im geschlossenen Block, sondern in zwei seitlichen Straßen, wie dies bei extramedullären Tumoren der Fall ist. Bei der Operation erwiesen sich die Wirbelbögen sehr stark sklerosiert und die Ligamenta flava waren ossifiziert. Der dorsale Anteil des Epiduralraumes war infolge Anspannung des Duralsackes und Aufpressen des Rückenmarkes auf die Vorderwand des Wirbelkanales verbreitert. Es fand sich deswegen in Höhe der Kyphose im Gasmyelogramm eine Verschmälerung des ventralen Anteiles vom Subarachnoidalraum. Leider hat der Verfasser nicht angegeben, ob es sich um floride Fälle im jugendlichen Alter oder um Zustände nach Morbus Scheuermann in späteren Lebensjahren gehandelt hat. VAN LANDINGHAM wies myelographisch bei einem 17jährigen Mann mit einer Scheuermanschen thorakalen Skoliose einen dorsalen Bandscheibenprolaps und Kompressionserscheinungen nach (BRADFORD und GARCIA; ZIEHLKE) (s. auch Kap. I.VIII.2.o): Folgezustände nach Morbus Scheuermann, S. 123; Kap. I.VIII.2.o)γ): Paraplegie, S. 124 und Kap. L.24.h): Paraplegie bei Kyphoskoliosen infolge Morbus Scheuermann, S. 459).

g) Lumbaler Morbus Scheuermann

Im Vergleich zu den Mitteilungen über Morbus Scheuermann an der Brustwirbelsäule sind die Veröffentlichungen über die lumbale Lokalisation dieses Krankheitsbildes recht selten. Über die größte Zahl von Beobachtungen (30 Fälle) berichten EDGREN und VAINIO. NATHAN und KUHNS geben die Häufigkeit der lumbalen Form mit 2,6% an. Die Brust- und Lendenwirbelsäule waren in 17% gleichzeitig betroffen. Weitere Beobachtungen und Hinweise liegen vor von DITTMAR; KLEINBERG; SCHMID; LINDEMANN; LAMB; GÖB und BROCHER).

LINDEM u. Mitarb. fanden 0,3% lumbale Lokalisationen.

Während allgemein die dorsale oder lumbo-dorsale Lokalisation des Morbus Scheuermann als häufiger angesehen wird, verzeichnet MEINCKE in seinem Material eine größere Häufigkeit von lumbalen Lokalisationen.

SCHILT gibt ein Verhältnis von dorsalen, lumbalen, dorsolumbalen Lokalisationen von 33,9:35,4 zu 31,7% an.

Die Veränderungen an den Wirbelkörperdeckplatten und auch an den Wirbelkörperrandleisten sind in der Regel viel stärker und ausgedehnter, dafür aber auf einen oder ganz wenige Wirbel beschränkt (HAFNER). In manchen Fällen resultiert hieraus eine Lendenkyphose oder sogar ein leichter Lendengibbus, oft ist aber lediglich eine deutliche Abflachung der Lendenlordose nachzuweisen (EDGREN und VAINIO).

Die Lendenwirbelsäule ist dann ebenso versteift, wie dies bei der Brustwirbelsäule der Fall zu sein pflegt. Die Brustwirbelsäule ist in der Regel abgeflacht. Manchmal kommen auch Fälle vor, die die Lendenwirbelsäule oder die Brustwirbelsäule zusammen betreffen, bzw. tief-thorakale Fälle zeigen Mitbefall der oberen Lendenwirbelsäule.

Die oft sehr starken Veränderungen an den Wirbelkörpervorderkanten sollen auf Nichtossifikation des Randleistengebietes beruhen. Im Erwachsenenalter kann es nachträglich hier noch zu einer Verknöcherung kommen.

Nach Wachstumsabschluß resultiert in der Regel eine keilförmige Deformierung der betroffenen Lendenwirbelkörper, die bei Unkenntnis dieses Befundes späterhin leicht als Folge einer früheren Fraktur fehlgedeutet werden kann.

LYON und MARUM haben sehr starke lokalisierte Wirbelkörperveränderungen beschrieben, die sie als lokale Epiphysennekrose bezeichnen, die aber wohl ebenfalls unter den lumbalen Morbus Scheuermann einzureihen sind. Auch starke Deckplattenveränderungen bei Erwachsenen können Residuen eines Morbus Scheuermann darstellen.

Die Prognose des lumbalen Morbus Scheuermann ist ungünstiger als im Brustabschnitt. Patienten mit Bandscheibenhernien weisen eine signifikante Erhöhung der Häufigkeit von Scheuermann-Veränderungen im Vergleich zum Bevölkerungsdurchschnitt auf (SÖDERBERG und ANDREN).

h) Morbus Scheuermann an der Halswirbelsäule

Entsprechende solitäre oder multiple Wirbelkörperkantenveränderungen wie an der Lendenwirbelsäule finden sich auch an der Halswirbelsäule. Hier sind die Befunde oft weniger eindrucksvoll und sie werden seltener verzeichnet (FRIED; KÖSSLER). Einschlägige Befunde können auch noch nach Wachstumsabschluß auftreten. Es mag aber dann fraglich erscheinen, ob sie wirklich unter den Morbus Scheuermann eingeordnet werden können. Ansonsten erkennt man nur Veränderungen als Morbus Scheuermann an, die vor Wachstumsabschluß aufgetreten sind (HUWYLER).

i) Differentialdiagnose

TREMBLAY erörtert die Schwierigkeiten der Differentialdiagnose zwischen einem alten Morbus Scheuermann und einer alten Fraktur. GNELKA weist darauf hin, daß Kompressionsfrakturen schon nach wenigen Monaten überhaupt nicht mehr zu erkennen sein können und dann in Folge leichter Keilformbildung einen Morbus Scheuermann vorzutäuschen vermögen. ZUR VERTH hat einen Fall mitgeteilt, der früher als Kümmellsche Fraktur fehlgedeutet worden war (MESCHKES).

Nach Prellungen oder sonstigen Wirbeltraumen habe ich nie eine Verschlimmerung gesehen. Auch besteht kein Anhalt dafür, daß es bei einem Morbus Scheuermann durch Traumen leichter zu einer Kompressionsfraktur kommt als bei normalen Wirbelsäulen.

Ein Zusammentreffen von Spondylitis tuberculosa und Morbus Scheuermann hat HANSON in 7 Fällen beschrieben. HANSON weist darauf hin, daß man in fortgeschrittenem Alter, bei einer bestehenden Kyphosierung nicht mehr differentialdiagnostisch unterscheiden kann, welcher Genese diese Kyphose sei, ob sie von einem früheren Morbus Scheuermann, von einer Osteoporose oder von einer Caries sicca herrühre. FREJKA hat 3 Fälle einer Spondylitis tuberculosa beschrieben, die ganz wie ein Morbus Scheuermann verliefen und auch entsprechende Röntgensymptome machten (HAUBERG).

LANDGRAF berichtet über eine Frau mit Gibbus infolge keilförmiger Deformierung vom 9. Brustwirbelkörper. Der Befund war jahrelang als Spondylitis tuberculosa angesehen worden. Eine Blockwirbelbildung, eine Absceßbildung, Schmorlsche Knorpelknötchen und Deckplattenunregelmäßigkeiten waren nicht vorhanden.

Eine Verlängerung des a.p.Durchmessers spricht nach PETERSEN gegen eine Spondylitis tuberculosa und für eine juvenile Kyphose. Wenn diese Verlängerung und ventrale Knochenapposition fehlt und die Wirbelkörper ineinander gebrochen sind, muß eine Spondylitis tuberculosa diagnostiziert werden.

Typisch für den Morbus Scheuermann ist nach PETERSEN *eine Verlängerung des Wirbelkörpers in der a.p.-Richtung oder die fast ausschließliche Lokalisation der Deckplattenveränderungen im ventralen Anteil. Der craniale Wirbelkörper ist nie in einem Defekt der caudalen anschließenden Deckplatte hineingebrochen.*

Auf die Differentialdiagnose gegenüber der enchondralen Dysostose wird später noch eingegangen.

RATHKE betont die differentialdiagnostische Bedeutung der Krümmungslokalisation. Weiter glaubt er, daß man schon sehr früh den Morbus Scheuermann auf Grund typischer Formanomalien an der Wirbelsäule von der kindlichen, muskulär bedingten Fehlhaltung abgrenzen kann.

Bei alten Personen ist die Differentialdiagnose zwischen einem Zustand nach einem in der Jugend durchgemachten Morbus Scheuermann und der Alterskyphose sowie der osteoporotischen Kyphose vielfach nicht leicht. Keilverformung der Wirbel bei Deckplattenunregelmäßigkeiten, aber weitgehend erhaltene Zwischenwirbelräume und fehlende Zusammensinterungen, wie bei der Osteoporose, sprechen für Folgezustände eines Morbus Scheuermann.

Umschriebene Deckplattenunregelmäßigkeiten mit dichten Sklerosesäumen und knorpelknötchenartigen Eindellungen sprechen insbesondere dann für einen in der Jugend durchgemachten Morbus Scheuermann, wenn sie in die typische Stelle in die untere Brustwirbelsäule lokalisiert sind. Im übrigen besteht die Möglichkeit, daß manche Scheuermannfälle im Alter in den Erscheinungen einer Alterskyphose oder einer osteoporotischen Kyphose untergehen können.

ROSS kommt aufgrund der Auswertung von Wirbelsäulenaufnahmen von 5000 Jugendlichen zu dem Schluß, daß der klassische Morbus Scheuermann nur eine Zufallskombination oder eine Auslesekombination einer enchondralen Wachstums- bzw. Ossifikationsstörung darstellt. Alle Teilsymptome des Morbus Scheuermann kommen nämlich auch für sich allein vor.

FRIED glaubt, daß anlagemäßige, keilförmige Varianten der Wirbelkörper existieren, die differentialdiagnostisch vom Morbus Scheuermann abgegrenzt werden müssen. Insbesondere ist die Kyphose gering. Die Deckplattenbegrenzung ist glatt. Schmorlsche Knorpelknötchen finden sich nicht. Der a.p.-Durchmesser ist normal.

j) Längenwachstum bei der Scheuermannschen Krankheit

Über das Längenwachstum beim Morbus Scheuermann liegt nur eine Untersuchung von KNUTSSON vor. Er kommt zu dem Schluß, daß Störungen des vertikalen Wirbelkörperwachstums eintreten können, woraus entweder eine Keilform oder eine Höhenverminderung des Wirbelkörpers bei erhaltener rechteckiger Form resultiert (RISSER).

k) Synostosen bei der Scheuermannschen Krankheit

Nicht allzu selten ist auf das Vorkommen von Synostosen der Wirbelkörper an ihren vorderen Rändern beim Morbus Scheuermann hingewiesen worden (HELLNER; SCHUH-

KNECHT; LEROY; KNUTSSON; BISCHOFBERGER). BISCHOFBERGER fand unter 165 Scheuermannfällen derartige Befunde 3mal, also in 0,49%. Diese Synostosen kommen sowohl im Brust- als auch im Lendenabschnitt vor. Sie sollen dann eintreten, wenn sich größere flächenhafte Bandscheibeneinbrüche in den Wirbelkörperdeckplatten gegenüber liegen. Die letzte Ursache soll die Minderwertigkeit der Bandscheibenanlage sein. Weitere einschlägige Beobachtungen stammen von HEIDSIECK; LINDEMANN; ROSENTHAL; SIMONS. Wenn auch in einzelnen Fällen sicher nachgewiesen wurde, daß die Synostosierung im jugendlichen Alter in Erscheinung trat und zuvor nicht bestand, so erscheint keineswegs erwiesen, daß es sich um wirkliche Synostosierung im Gefolge und verursacht durch einen Morbus Scheuermann gehandelt hat. Mindestens ein Teil der Fälle ist als eine besondere Form der kongenitalen Blockwirbelbildung mit Kyphosierung anzusehen, (Coalitio vertebrae) die später noch eingehend besprochen werden wird (s. auch Kap. I.VIII.5.d): Blockwirbel als Ursache einer Kyphose, S. 139 und DIETHELM: Hdb. d. med. Radiologie, Bd. VI/1).

Das Vorkommen einzelner durchgehender spondylotischer Spangen auf dem Boden eines Morbus Scheuermann kann dagegen als gesichert angesehen werden.

l) Histologische Befunde

Histologische Untersuchungen an Wirbelkörpern bei Morbus Scheuermann wurden von MEYER angestellt. AUFDERMAUR wies vermehrte flächenhafte Unterbrechungen der Knorpelplatten nach (LAEDERER; UNGER; RÖSSLER; ROCHER und ROUDIL) (s. auch Kap. I.VIII.2.q): Pathogenese, S. 125).

m) Stadieneinteilung des Morbus Scheuermann

Von BROCHER wird das Krankheitsbild in folgende Stadien eingeteilt:

Stadium 1: Funktionelle Störungen, vermehrte Dorsalkyphose bei erhaltener Beweglichkeit, keine Schmerzen.

Stadium 2: Es stellt sich eine Versteifung der Kyphose ein. Nur bei einem Teil der Patienten (GÜNTZ 22%) sind Schmerzen vorhanden (CREYSSEL und SCHNEPP).

Stadium 3: Nach dem 18. Lebensjahr erfolgt Zunahme der Schmerzen. Es stellen sich Muskelkontrakturen, lokalisierte Schmerzen und Schmerzen im Bereich der kompensatorischen Hals- und Lendenlordose ein.

n) Klinische Initialsymptome

Die Symptome, die den Patienten zum Arzt führen, sind unterschiedlich. Manchmal sind es die Schmerzen, ohne daß dem Patienten und seiner Umgebung eine Kyphosierung auffällt. In anderen Fällen wiederum sind die Patienten subjektiv beschwerdefrei und es ist allein die augenfällige Wirbelsäulenverkrümmung, die sie veranlaßt, den Arzt aufzusuchen. Der Röntgenologe sieht im mittleren und höheren Lebensalter sehr viele Fälle, bei denen die Wirbelsäulenaufnahmen unbedingt dafür sprechen, daß eine bestehende Kyphosierung ihren Ursprung in einem in der Jugend durchgemachten Morbus Scheuermann hat, ohne daß auch bei eingehender Befragung der Patient Beschwerden und Symptome hierfür anzugeben vermag.

Bei der klinischen Untersuchung ist vor allen Dingen festzustellen, ob die Kyphosierung fixiert ist und dieser Befund stellt das entscheidende Kriterium zur differentialdiagnostischen Abgrenzung gegenüber einem haltungsschlaffen Rundrücken dar (s. Kap. I.I.: Anlagemäßige Fehlhaltungen, S. 74). Nach BRAGARD, SCHILDBACH und SCHEDE kann die Sargdeckelform der hinteren Thoraxwand beim Rumpfvorwärtsbeugen als Frühsymptom des versteiften Rundrückens und damit des beginnenden Morbus Scheuermann angesehen werden. Die thorakale Rückenmuskulatur ist durchaus normal entwickelt und diese Feststellung hat eine gewisse Bedeutung für die pathogenetische Betrachtung.

o) Folgezustände nach Morbus Scheuermann

Mit dem Abklingen der akuten Beschwerden und mit Abklingen der röntgenologischen Veränderungen, vor allen Dingen an den Wirbelkörperrandleisten, hat die Erkrankung für den Befallenen aber nicht ihre Bedeutung verloren. Auch nach Wachstumsabschluß und in späteren Jahren werden häufig Beschwerden im Bereich der Kyphose geklagt (Abb. 109).

α) Statische Beschwerden

Rückenschmerzen können sowohl muskulär und ligamentär als auch bandscheibenbedingt sein. Vielfach sind auch eindeutig statische Beschwerden im Lendenabschnitt infolge der vermehrten kompensatorischen Lordosierung und der daraus resultierenden Fehlbeanspruchung der Muskulatur vorhanden. BROCHER gibt das Auftreten von Looserschen Umbauzonen in den Dornfortsätzen an.

Auch MÜLLER hat Abtrennungen der Dornfortsatzspitzen gefunden, die er als Umbauzonen ansieht. Sie sollen durch die vermehrte Zugspannung der Ligamenta interspinalia, die bei der Kyphose auftritt, entstehen. Er erblickt hierin eine Ursache lokaler Schmerzen beim Morbus Scheuermann.

β) Bandscheibenvorfall

Infolge der geänderten Statik der Wirbelsäule treten frühzeitig Osteochondrosen an der lumbosacralen Bandscheibe auf. Überhaupt findet man bei Patienten, die wegen einer Bandscheibenischias zur Röntgenuntersuchung kommen, in einem hohen Prozentsatz mehr oder weniger ausgeprägte Veränderungen im Sinne eines durchgemachten Morbus Scheuermann, wenn man danach sucht und auch zusätzliche Aufnahmen von der Brustwirbelsäule anfertigt. IDELBERGER fand umgekehrt bei Fällen, die einen Morbus Scheuermann durchgemacht hatten, in 35% einen Bandscheibenprolaps.

Bandscheibenvorfälle kommen nach CHIGOT u. Mitarb. beim Morbus Scheuermann 2,46mal so häufig vor wie beim Bevölkerungsdurchschnitt (GSCHWEND; ARLET; BARJON).

BÜNDGEN und SCHNABEL fanden bei Patienten mit Morbus Scheuermann in dem Alter zwischen 20 und 24 Jahren wesentlich häufiger degenerative Bandscheibenveränderungen und Zackenbildungen als beim Durchschnitt der gleichen Altersgruppe.

Auch SÖDERBERG und ADRE sowie HUWYLER, sowie SCHOEN; BECKENKAMP und ZEYER; HARTUNGJÖNSSON sahen degenerative Veränderungen nach Morbus Scheuermann frühzeitig auftreten (GUTMANN und WOLFF; GÖB; SEYSS; RÜBE und HEMMER).

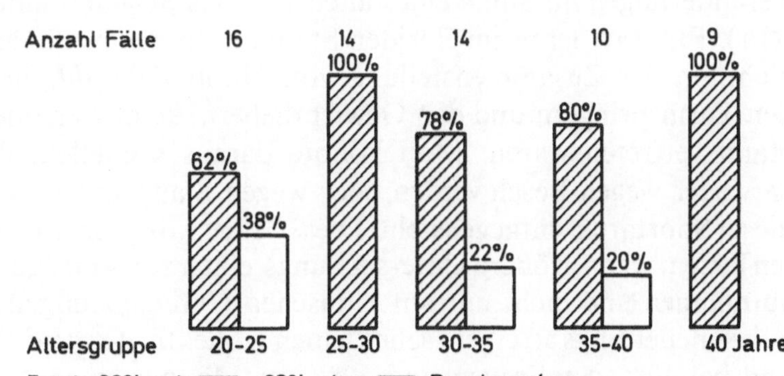

Abb. 109. Häufigkeit von Beschwerden bei Patienten mit Morbus Scheuermann in den verschiedenen Altersgruppen. (Nach GSCHWEND)

Der Prozentsatz von Morbus Scheuermann bei Patienten, die wegen eines lumbalen Bandscheibenvorfalles operiert worden waren, liegt deutlich höher als beim Durchschnitt der Bevölkerung (HUWYLER; IDELBERGER; MASSA).

Über thorakale Bandscheibenvorfälle als Folge eines Morbus Scheuermann wurde berichtet von ROTH, LAMBERT und CHU-CHEN; MÜLLER; SCHACHTSCHNEIDER; VAN LANDIGHAM; TURINESE und REVENNA; ZIELKE).

LIENERT sieht auch in Dorsalverschiebungen der Lendenwirbel neben spondylotischen Veränderungen Folgeerscheinungen eines Morbus Scheuermann. Die letzte Lendenbandscheibe wird von BROCHER schon bei jugendlichen Scheuermann-Patienten recht häufig verschmälert gefunden.

Auch REINHOLD konstatierte häufig eine Degeneration der lumbosacralen Bandscheibe und eine Kombination mit einer aseptischen Nekrose.

γ) Paraplegie

Über Paraplegie bei Morbus Scheuermann liegen Mitteilungen in der Literatur vor von BLUM; LINDGREN und ZIELKE. Bei dem Patienten von BLUM handelte es sich um einen 21jährigen Mann, der eindeutige Röntgensymptome eines durchgemachten Morbus Scheuermann aufwies. Die floride Erkrankung hatte nach den anamnestischen Angaben im Alter von 10 bis 12 Jahren bestanden. Als er später reiten mußte, bekam er paraplegische Erscheinungen, die nach Reklinationsbehandlung wieder verschwanden. Über die Pathogenese stellt der Verfasser nur Vermutungen an, da der Fall nicht operiert und nicht länger nachbeobachtet wurde. Er ist der Ansicht, daß möglicherweise ein Bandscheibenprolaps bestanden hat, der sich auf dem Boden des Morbus Scheuermann entwickelt hatte.

BRADFORD und GARCIA stellten bei einem 16 Jahre alten Jungen mit einem Morbus Scheuermann eine spastische Paraplegie fest, die durch einen Bandscheibenvorfall in Höhe des Kyphosescheitels verursacht war. Nach einer Operation bildeten sich die neurologischen Erscheinungen völlig zurück. Die Diagnose war aufgrund eines ventralen Füllungsdefektes im Myelogramm gestellt worden.

VON LANDINGHAM berichtet über einen 17jährigen Jungen mit einem Morbus Scheuermann und einem dorsalen Bandscheibenvorfall, der zu einem Querschnittssyndrom geführt hatte. Der Prolaps war myelographisch diagnostiziert und bei der Operation verifiziert worden.

In der Beobachtung von ZIELKE bildeten sich die Lähmungserscheinungen nach Entfernung eines kleinen Bandscheibenvorfalles und Entlastung des Rückenmarkes wieder zurück.

p) Morbus Scheuermann bei Sportlern und ihre Leistungsfähigkeit

Offenbar wird die körperliche Leistungsfähigkeit durch einen Morbus Scheuermann nicht stärker beeinträchtigt, denn GROH hat bei Sportlern in einem hohen Prozentsatz Veränderungen im Sinne eines alten Morbus Scheuermann gefunden (Tabelle 28) (CRASSELT). EHRICHT lehnt im floriden Stadium Sport ab, bei leichteren Fällen späterhin aber nicht. In der Zusammenstellung von GROH fällt auf, daß unter den Spitzensportlern, den Turmspringern und den Gewichthebern, keine Personen mit einem Morbus Scheuermann vertreten waren. Man könnte daraus schließen, daß der Morbus Scheuermann entweder wegen Beschwerden oder wegen mangelnder Leistungsfähigkeit der Ausübung dieser Sportarten entgegensteht. Diese Frage wird sich aber nur dann zuverlässig beantworten lassen, wenn größere Untersuchungsreihen zur Verfügung stehen, die auf Wirbelsäulenaufnahmen und nicht nur auf klinischen Untersuchungen basieren. TÜTSCH und ULRICH haben neuerdings an einem sehr kleinen Kollektiv derartige Untersuchungen vorgenommen und bei 40% der Frauen und 50% der Männer einen Morbus Scheuermann gefunden.

Tabelle 28. Wirbelsäule und Leistungssport. (Nach GROH, H.)

Autor (Jahr)	Sportart	Zahl der Sportler	Scheuer-mann	Funktion	Ursache
Durchschnittsbevölkerung					
LODER u. AMSLER, 1961	Durchschnitts-bevölkerung		30%	leistungsfähig	keine Angabe
RÜBE u. HEMMER, 1962	Durchschnitts-bevölkerung		30%	leistungsfähig	keine Angabe
REFIOR u. ZENKER, 1970	Jugendliche	25	28%	leistungsfähig	
Pathologische Wirbelsäule					
JÄGER, 1969	Turner(innen)	24	3 (12,5%)	leistungsfähig	Mikrotrauma
RÜCKER u. KOBBE, 1965	Sportclub	320	86 (27%)	leistungsfähig	Überbelastung
QUERG, 1958	Rennruderer	59	30 (51%)	leistungsfähig	Überbelastung
REFIOR u. ZENKER, 1970	jugendliche Turner	50	25 (50%)	leistungsfähig	Überbelastung
GROHER, 1970	Turmspringer-(innen)	17	0%	leistungsfähig	Trauma
Normale Wirbelsäule					
TOSATTI u. GAVIOLI, 1950	Gewichtheber	10	0%	leistungsfähig	
JAROS u. CECH, 1965	Gewichtheber	20	0%	leistungsfähig	
BOZDECH u. Mitarb., 1966	Spitzensportler	20	0%	leistungsfähig	keine Angabe
BEUKER u. Mitarb., 1966	Gewichtheber	254		leistungsfähig	

q) Pathogenese

Die Ursachen, die für die Entstehung des Morbus Scheuermann verantwortlich gemacht werden, sind vielfältig. In vielen Zusammenhängen spielt ein Gefäßfaktor hinein. Hierauf wird in den folgenden Absätzen zurückgekommen werden.

Außer arteriellen Durchblutungsstörungen sind auch venöse Abflußbehinderungen durch Einbruch des Hahnschen Kanals angeschuldigt worden (s. Kap. I.VIII.2.f)ε): Hahnsche Kanäle und ihre Beziehungen zum Morbus Scheuermann, S. 118 und Kap. I.VIII.2.t)β): Morbus Scheuermann bei extraduralen Cysten, S. 132). Außer dem Gefäßfaktor kommt wahrscheinlich einem genetischen Faktor eine besondere ätiologische Bedeutung zu, wobei die Disposition zu Gefäßstörungen an den Wirbelkörpern genetisch fixiert sein könnte.

Die einzelnen Faktoren sind im Schema von SCHEIER zusammengestellt (Abb. 110).

α) Die Rolle der Wirbelkörperrandleisten

SCHEUERMANN lehnt eine Entstehung aus einer Haltungsschwäche strikt ab und er weist ausdrücklich darauf hin, daß eine Muskelschwäche nicht den entscheidenden Faktor darstellen könne, da die Rückenmuskulatur oft sehr kräftig entwickelt sei. Er setzt das Leiden in Parallele zur Calvéschen und Perthesschen Erkrankung und verlegt das primäre

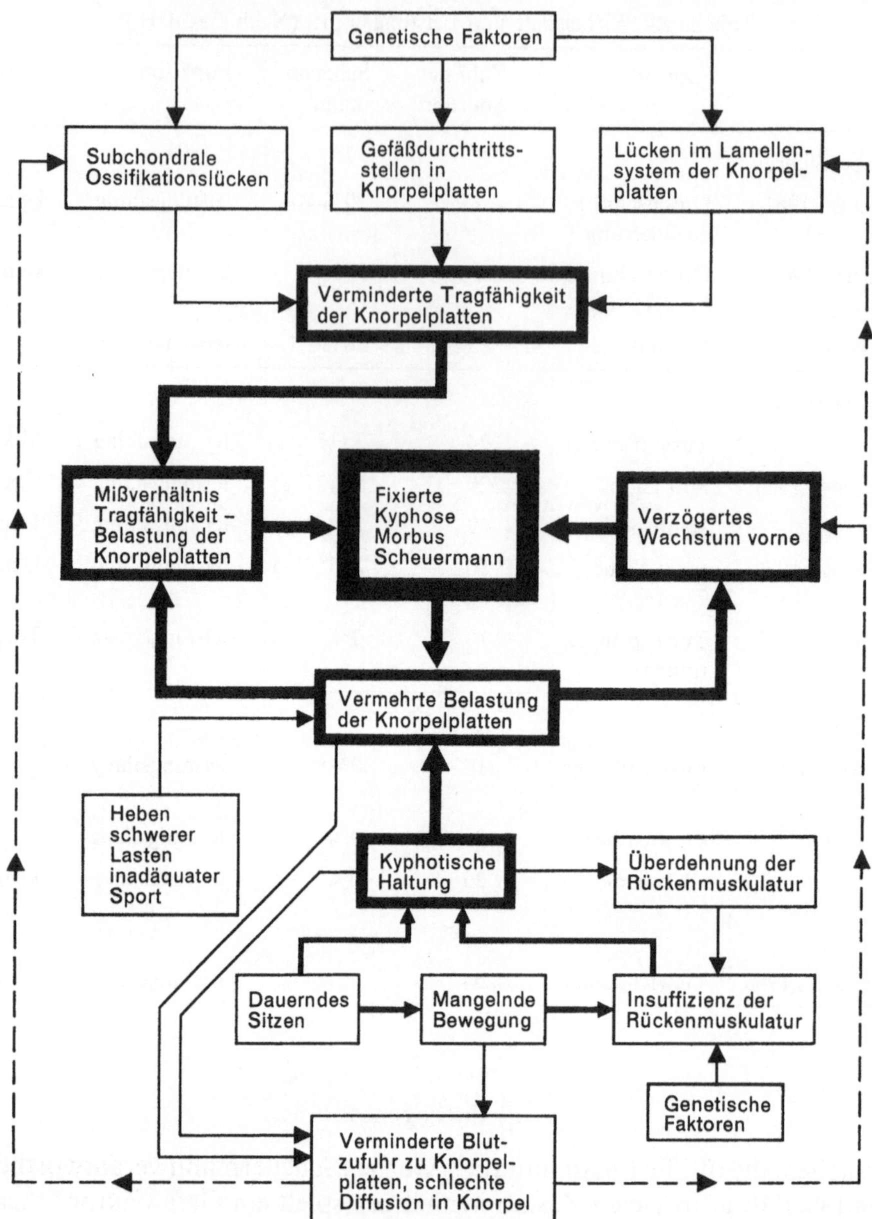

Abb. 110. Zusammenstellung der pathogenetischen Faktoren, die an der Entstehung des Morbus Scheuermann beteiligt sind. Es geht aus dem Schema ohne weiteres hervor, daß mehrere Circuli vitiosi bestehen, sobald einmal eine vermehrte Kyphosierung eines Wirbelsäulenabschnittes entstanden ist. (Nach SCHEIER)

Krankheitsgeschehen in die Wirbelkörperrandleisten. Daher nannte er sie juvenile Osteochondritis dorsi. Einer Überbelastung erkennt er wohl eine ätiologische Bedeutung, aber nicht die entscheidende Rolle zu. Er glaubt, daß es sich um die gleiche Erkrankung handele wie beim Hohlrücken des Pferdes (BOCCARDI; BONI u. RECINE; BRANCIFORTIE u. GOIDIANICH; CAMURATI; DELTALA; DE RUGGIERO u. LALLI).

β) Die Rolle Schmorlscher Knötchen

Dem gegenüber hat SCHMORL den Primärvorgang der Erkrankung in die Bandscheibe verlegt. Dadurch, daß der Zwischenwirbelraum dorsal durch die kleinen Wirbelgelenke gestützt wird, ventral aber unter der Belastung zusammensinkt, soll der Austritt von

Nucleusgewebe aus dem Zwischenwirbelraum durch die Wirbelkörperdeckplatten in die Wirbelkörperspongiosa zu einer keilförmigen Verschmälerung der Bandscheibe führen. Die vermehrte ventrale Belastung soll zu Verschleißerscheinungen und fibrösen Veränderungen in diesem Bandscheibenbereich Veranlassung geben und dadurch die Pufferung der Randleisten herabsetzen. Die Folge davon soll eine Abklemmung der Gefäße sein, die die Randleisten mit Blut versorgen, so daß eine Ernährungsstörung dieser Strukturen eintrete, die das typische Röntgenbild verursache (GRASSET und SCHMID sehen die Zusammenhänge ähnlich). Das Schmorlsche Knorpelknötchen gehört jedoch nicht obligatorisch zum Bild der Scheuermannschen Erkrankung. Es kann nur etwa in der Hälfte der Fälle nachgewiesen werden. Andererseits können sehr wohl Deckplatteneinbrüche vorliegen, ohne daß sie im Röntgenbild zur Darstellung kommen müssen. Die Schmorlschen Knorpelknötchen kann man als Folge einer Überbelastung ansehen. Andererseits wird darauf hingewiesen, daß sie in der Regel den Gefäßdurchtrittsstellen der Knorpelplatte oder den Degenerationsfeldern an der Stelle des früheren Chordakanals folgen. LAEDERER wies Degenerationsfelder nach, die er als abortive Ossifikationspunkte deutet und die Zonen einer verminderten Resistenz abgeben, an denen sich die Schmorlschen Knötchen vorzugsweise entwickeln (ROCHER u. ROUDIL; UNGER, RÖSSLER u. SELL).

Im Laufe der Erkrankung tritt eine Fixierung des kyphosierten Wirbelabschnittes durch Einwuchern von fibrösen Gewebe in die Zwischenwirbelscheiben ein.

γ) Die Rolle der Überbelastung

Immer wieder diskutiert wird die Bedeutung einer Überbelastung für die Entstehung des Morbus Scheuermann (SCHANZ u. SPITZY). LIENERT stellt die Bedeutung des anlagemäßigen Flachrückens heraus, der eine schlechtere Pufferung der Wirbelsäule zur Folge habe und vor allen Dingen zum lumbalen Scheuermann disponiere. VON DER OSTEN-SACKEN hält den Morbus Scheuermann für eine Belastungsdeformität bei angeborener Krankheitsbereitschaft. Er sah in einem Fall eine sehr hochgradige keilförmige Deformierung zweier Wirbelkörper. WASSMANN hat bei der Landbevölkerung eine erheblich größere Frequenz gefunden als unter der städtischen Bevölkerung Kopenhagens. Er führt dies auf eine größere Belastung in der frühen Jugend bei der bäuerlichen Bevölkerung zurück (BISCHOFF, BERGER u. HAGEN). ARNOLD schließt aus seinen Beobachtungen (s. Kap. I.VIII.2.t)ε): Kontorsionistenschaden, S. 134) beim Kontorsionistenschaden ebenfalls auf eine Entstehung des Morbus Scheuermann durch chronische Überbelastung der Wirbelkörper im jugendlichen Alter. BRAUER, der gleichfalls den Kontorsionistenschaden untersucht, zieht aus seinen Beobachtungen allerdings den umgekehrten Schluß, nämlich, daß es sich beim Morbus Scheuermann um eine angeborene Minderwertigkeit der Bandscheiben handele. Der energischste Vertreter einer Überbelastungstheorie ist jedoch MAU.

BURDZIK und WUENSCH, die einen statischen von einem dynamischen Typ bei der Adoleszentenkyphose unterscheiden, haben eine etwas modifizierte Vorstellung von der Mechanogenese dieser Erkrankung. Sie nehmen ein Unvermögen der Wirbelkörper an, mechanischen Einflüssen zu widerstehen.

SCHEIER erblickt die Ursache des Morbus Scheuermann in einem Mißverhältnis von Belastung und Tragfähigkeit der wachsenden Wirbelsäule. Zu einer Wirbelsäulenüberlastung soll es durch vieles Sitzen und Bewegungsarmut mit konsekutiver Unterentwicklung der Rückenmuskulatur kommen. Prophylaktisch soll langes Sitzen verhindert und die Muskulatur durch Bewegungstherapie gekräftigt werden. Auch sonstige Therapiemaßnahmen, wie Entlastung, Redressionskorsett usw. gehen meistens von der Vorstellung aus, den ätiologischen Faktor Überlastung auszuschalten (TAILLARD; CERTONCINY; KRÜGER).

DAVIES; SALTER u. VIELD sowie TRUETA u. TRIAS nehmen an, daß dauernder Druck die Deckplatten schädige. Diese Schädigung resultiere aus einer Störung der Durchblutung in den Wirbelkörperapophysen.

Auch ENDLER; LOMMEL; LOB und BROCHER erblicken in chronischer Fehl- und Überbelastung in der Adoleszenz den wesentlichen ätiologischen Faktor.

Nach NIEDNER und AUFDERMAUR ist eine Überlastungsschädigung der Wachstumszone der Wirbelkörper entscheidend. LIESS nimmt ein Mißverhältnis zwischen funktioneller Leistungsfähigkeit und Beanspruchung des Knochens an, ebenso REINHOLD.

δ) Bandscheiben- und Materialminderwertigkeit als Ursache des Morbus Scheuermann

Eine anlagemäßige Minderwertigkeit der Zwischenwirbelscheibe wird von LINDEMANN in den Vordergrund seiner ätiologischen Betrachtungen gerückt. Diese anlagemäßige Minderwertigkeit soll die Folge einer gestörten Chordarückbildung sein (BÖHMIG; THEILER). Was die Entstehung der Keilwirbel im Speziellen betrifft, so lehnt er die Überlastung als entscheidenden Faktor ab und er macht eine primäre Schwäche des Wirbelkörpers verantwortlich. Ähnliche Vorstellungen entwickelt auch BROCHER. Für seine Theorie von der primären Minderwertigkeit der Bandscheibe führt LINDEMANN vor allen Dingen die Parallelen zur enchondralen Dysostose und das familiäre Auftreten des Morbus Scheuermann an. BROCHER schließt aus der Feststellung, daß sich die im floriden Stadium bestehenden Deckplattenunregelmäßigkeiten mit zunehmendem Alter glätten, daß es sich bei dem Morbus Scheuermann primär um einen jugendlichen Bandscheibenschaden handelt und die Veränderungen an der Knorpelknochengrenze der Deckplatte sekundärer Natur sind.

SCHLÜTER hat Überlegungen über die Spannungsverhältnisse im Bereich der Zwischenwirbelverbindungen angestellt und er ist zu dem Schluß gekommen, daß die Schmorlschen Knorpelknötchen, Kantenabtrennung usw. aus einer Insuffizienz der Materialeigenschaften des Knochens resultieren.

ε) Entzündliche Genese

Nicht ernsthaft zu diskutieren ist die Ansicht von MOCQUOT und BAUMANN sowie SORREL und DELANAYE, die den Morbus Scheuermann für eine abgeschwächte Osteomyelitis halten.

Nach PONCET und LERICHE soll neben abgeschwächten Allgemeininfektionen vor allen Dingen eine besondere Verlaufsform der Tuberkulose die Krankheit auslösen.

Schließlich ist noch SCHUKNECHT zu nennen, welcher in der Adoleszentenkyphose eine tonsillogene oder dentogene rheumatische Entzündung an der Wirbelsäule erblickt. Durch diese rheumatische Entzündung soll die Wirbelsäule fixiert werden, wodurch die ventralen Wirbelkörperabschnitte einer mechanischen Überlastung ausgesetzt sein sollen.

FREJKA will in zahlreichen Fällen ausgesprochene adenoide Vegetationen und eine dadurch bedingte Nasenatmung gefunden haben. Diese behinderte Nasenatmung soll zur Fixation des Thorax in Exspirationsstellung führen, was eine Kyphose nach sie ziehe. Er empfiehlt zur Prophylaxe des Morbus Scheuermann eine rechtzeitige Entfernung der adenoiden Vegetationen.

BOEREMA hält den Morbus Scheuermann für eine rarefizierende Ostitis unbekannten Ursprungs, welche an dem statisch am meisten beanspruchten Abschnitt der Wirbelsäule zuerst in Erscheinung tritt und an ihn gebunden ist (LEMMERZ).

ζ) Die Rolle humoraler Faktoren

Die Vorstellung von FROMME und von LANGE, daß es sich beim Morbus Scheuermann um eine Spätrachitis handele, ist wohl keiner ernstlichen Diskussion wert.

Zusammenhänge mit hypophysären Störungen wurden vor allen Dingen von ALBANESE angenommen und verfochten. Er will in einem Teil der Fälle eine Vergrößerung der Sella turcica im Röntgenbild festgestellt haben, die ihm eine Hypertrophie und Überfunktion der Hypophyse zu beweisen scheint. Vereinzelt will er auch einen Hypopituitarismus festgestellt haben. Die gleiche Ansicht wird von VASALLO; MÜLLER; CALCHI; GRONSFELD vertreten. Da ALBANESE eine Häufung von adenoiden Vegetationen bei seinen Patienten mit Adoleszentenkyphose fand (in 40%), nimmt er an, daß sie infolge der nachbarschaftlichen Beziehungen Rückwirkungen auf die Hypophyse haben und auf diesem Wege endokrine Störungen auslösen (CITELLI). Die betroffenen Mädchen sollen zu 30% einen unregelmäßigen menstruellen Cyclus gehabt haben. ELLEGAST will häufig Zeichen eines Hypogonadismus gefunden haben.

Das Vorkommen von Kyphosen bei Acromegalie (MARIE; FRITSCHE und KLEBS; HOLSTI; DANA; AQUANCE, BRIGIDI; BROCHER; ALBANESE) wurde gleichfalls als Hinweis auf eine hypophysäre Genese des Morbus Scheuermann angesehen (s. Kap. I.VIII.15.: Kyphosen aus endokriner Ursache, S. 164). BROCHER will oft Großwüchsigkeit und Hypogonadismus beobachtet haben. Auch bei dem Turner-Syndrom (FINBY und ARCHIBALD; MÜLLER u. GSCHWEND) und bei Eunuchoidismus wurde der Morbus Scheuermann (HEPP u. MATTHIASH; SELYE; TALBOT; ZAHN) verzeichnet.

Möglicherweise haben Osteoporosen auf deren Boden sich ein Morbus Scheuermann entwickelt, ebenfalls eine humorale Genese.

So demonstrieren GARDEMIN und HERBST 2 Fälle von Morbus Scheuermann mit gleichzeitiger Osteoporose und sie glauben, daß die Osteoporose allgemein in der Entstehung des Morbus Scheuermann eine Rolle spiele.

EDELSTEIN hält eine Ernährungsstörung oder eine Assimilationsstörung oder beides für die Ursache. KOHLE denkt an innersekretorische Drüsenstörungen. MATTHIASH macht neben mechanischen Faktoren einen Testishormonmangel verantwortlich, der die Widerstandsfähigkeit der Wirbelkörperwachstumszonen im Randleistengebiet im negativen Sinne beeinflussen soll.

Auch Vitaminmangel ist angeschuldigt worden (SELYE; TALBOT; ZAHN; HEPP; MATTHIASH). SIMON will festgestellt haben, daß die meisten Kinder mit einem Morbus Scheuermann an einer leichten Hemeralopie und manchmal an einer Xerophthalmie litten. Die Bestimmung des Vitamin A im Blut ergab erniedrigte Werte. Er schlägt deswegen Behandlung mit Vitamin A vor. Auch SCHNEIDER hält den Morbus Scheuermann für eine Vitamin-A-Mangelkrankheit. Nach STEIN und ZAHN kommt der Vitaminmangel durch eine Dysbacterie des Darmes zustande. NATHAN und KUHNS fanden dagegen normale Vitamin-A und C-Werte im Blut. Ebenso waren die Calcium-Phosphor- und Phosphatasewerte nicht verändert (BUCHMAN und GITTLEMAN). WOLF zieht aus der Feststellung normaler Blutphosphorwerte den Schluß, daß eine spätrachitische Genese ausgeschlossen werden kann.

MUTSCHLECHNER schuldigt ein Wachstumsmißverhältnis zwischen Wirbelsäule und Brustbein an (s. Kap. I.VIII.15.c): Kyphosen bei Eunuchen, S. 166).

SCHÖNENBERGER, TAILLARD und BERGER fanden bei einem 15jährigen Patienten mit Morbus Scheuermann eine beträchtlich erhöhte Taurinausscheidung. FRANCILLON nimmt eine Entwicklungshemmung als Ursache des Morbus Scheuermann an.

η) Heredität

Vielfach ist die Frage der Erblichkeit dieser Erkrankung angeschnitten worden. IDELBERGER und HAGEN sprechen von einem Erbleiden mit unregelmäßig-dominantem Erbgang, LIENERT sowie BROCHER von einer familiären Häufung dieser Erkrankung. NATHAN und KUHNS haben familiäres Vorkommen in 18% ihrer Fälle festgestellt. In einer Familie waren der Vater und 3 Kinder betroffen. HINRICSSON gibt familiäres Auftreten in 40% an. ALBANESE bestreitet dagegen familiäre Häufung.

Auch von RATHKE wird Heredität angenommen (SORENSEN). Unter anderem sollen eine Häufung von Spina bifida occulta, Übergangswirbel und Epiphysenlösungen am Oberschenkelkopf für diese Annahme sprechen (SAEGESSER). LINDEMANN und HEPP haben auf eine Häufung von kongenitalen Fehlbildungen beim Morbus Scheuermann hingewiesen.

RATHKE betont, daß nicht speziell Formvarianten an der Wirbelsäule genetisch fixiert sind, sondern Störungen in der Chordaentwicklung, die ihrerseits die Formvarianten an der Wirbelsäule induzieren, welche sich erst im Laufe der postnatalen Entwicklung phänotypisch realisieren (HANSON; KIENBÖCK; BLENKE).

Er hat sehr ausgedehnte Familienuntersuchungen über die Heredität des Morbus Scheuermann angestellt (HAGEN).

PRIESSNITZ hat über 13jährige Zwillingsschwestern berichtet, von denen die eine einen deutlichen Morbus Scheuermann hatte, bei der anderen bestand eine isolierte Bandscheibenverkalkung bei D4. Er schließt daraus, daß bei beiden eine anlagemäßige Minderwertigkeit des Bandscheibenapparates genetisch fixiert vorlag, die die Voraussetzung für die Entstehung eines Morbus Scheuermann abgab.

Der genetische Faktor ist nach WYNNE-DAVIES bei der Adoleszentenkyphose deutlich und er weist einige Charakteristika des dominanten Erbganges auf.

BERQUET hat klinische Untersuchungen über die 9 Wirbelkörper- und Zwischenwirbelscheibenanomalien angestellt, die von RATHKE als Symptome der Adoleszentenkyphose angesehen werden: Deckplatteneinbruch im dorsalen Drittel, unregelmäßige Gestalt der knöchernen Randleiste, Bisquitform der Wirbelkörper, Kastenform der Wirbelkörper, Vergrößerung des dorso-ventralen Durchmessers, Bandscheibenerniedrigung, Blockwirbelbildung, Keilwirbelbildung, zerschlissene Grund- und Deckplatten. Bei eineiigen Zwillingen konnte Konkordanz dieser Symptome bezüglich der Art der Veränderungen und ihrer Lokalisation, bei Pärchenzwillingen dagegen Diskordanz festgestellt werden (KÜHNE; ZÜNKLER).

Nach HÄCKEL tritt der Morbus Scheuermann bei allen Konstitutionstypen auf.

r) Kombination des Morbus Scheuermann mit Epiphysiolysen und Epiphysennekrosen

Da die Röntgenbefunde an den Wirbelkörperrandleisten, rein vom Bild her, gewisse Anklänge an die Epiphysiolysis capitis femoris, den Morbus Perthes, Köhler und Schlatter zeigen und auch in etwa dem gleichen Alter auftreten, stellt sich die Frage, ob der Morbus Scheuermann und derartige Krankheitsbilder gehäuft zusammen auftreten. Ich habe jedoch eine solche Symptomenkombination nie gesehen und in der Literatur fand ich lediglich die Angabe von SEGESSER über ein gehäuftes Zusammenvorkommen mit Coxa vara. MORSCHER, RATHKE und ROMPE berichten, daß relativ selten gleichzeitig eine Epiphysiolyse capitis femoris angetroffen wird. Über das Zusammenvorkommen mit Epiphysenstörungen, die als Manifestation einer enchondralen Dysostose angesehen werden müssen, wird noch weiter unten gesprochen werden.

s) Tierversuche

MAU hat Tierversuche angestellt, in dem er den Schwanz bei Ratten mit der Spitze unter die Rückenhaut einnähte und so eine starke Umkrümmung erreichte. Die Konkavseite, des auf diese Art und Weise umgekrümmten Schwanzes, stand unter einem vermehrten Druck, der nach seiner Ansicht dieselben Auswirkungen hat, wie der vermehrte Druck im ventralen Anteil eines Kyphosebogens. Als erster Grad der Reaktion auf einen derartigen vermehrten Druck entstanden Knorpelknötchenbildungen. Eine stärkere Druckwirkung hatte eine Störung der enchondralen Ossifikation im ventralen Wirbelkörperabschnitt zur Folge. Da der Wachstumsknorpel kompressibel ist, sollen die Gefäße, die durch ihn zum Epiphysenkern verlaufen, abgeklemmt worden sein. Dadurch blieben die Wirbelepiphysen konkavseitig im Wachstum zurück, was bis zu einer völligen Druckatrophie gehen konnte. Einen Einfluß einer zur Rachitis führenden Ernährung der Tiere auf die Entstehung der resultierenden, keilförmigen Schwanzwirbelkörperdeformierung konnte er nicht feststellen.

RATHKE und HIENZ haben diese Rattenversuche von MAU, die sie für unphysiologisch hielten, da der Schwanz um 180° umgebogen wurde, in anderer Modifikation wiederholt. Sie implantierten einen Stahldraht unter die Schwanzsehne und konnten so eine beliebige Kyphosierung des Schwanzes vornehmen. Sie betrug in ihrer Versuchsreihe maximal 90° und nur wenn sie über die Dauer von 6 Monaten fortgesetzt wurde, fanden sich konkavseitig an den Epiphysenkernen und den Epiphysenfugenknorpeln geringe Kompressionsfolgen. Sie kommen zum Schluß, daß diese Befunde nicht für eine Mechanogenese des Morbus Scheuermann sprechen, da die weitaus physiologischeren Belastungen der jugendlichen Wirbelsäulen des Menschen nach dem Ergebnis der Rattenversuche zu keiner stärkeren Schädigung der Wirbelkörperepiphysen führen dürften und demnach nicht den entscheidenden Faktor für die Entstehung des Morbus Scheuermann darstellen.

JONES und WISE durchtrennten bei Gibbonaffen die Nervenwurzeln und erzielten auf diese Weise Gibbusbildung. Venographisch konnten sie im Bereich der Gibbusbildung erhöhten Venendruck im epiduralen Plexus und in den betroffenen Wirbelkörpern nachweisen (STILWELL).

t) Symptomatischer Morbus Scheuermann

Außer den Fällen von Morbus Scheuermann ohne eine erkennbare Ursache kommen röntgenologisch identische Befunde bei anderen Erkrankungen vor. Es ist dann immer abzuwägen, ob es sich um ein zufälliges Zusammentreffen zweier voneinander unabhängiger Krankheitszustände handelt oder ob ätiologische Zusammenhänge bestehen.

Ein zufälliges Zusammentreffen muß man z.B. in einem Fall von HANSEN und ANDERSEN annehmen, in dem außer einer radioulnaren Synostose ein Morbus Scheuermann bestand.

α) Morbus Scheuermann bei enchondraler Dysostose und die sogenannte juvenile Kyphose

Ätiologische Beziehungen zwischen dem Morbus Scheuermann und den enchondralen Dysostosen wurden von verschiedenen Autoren angenommen (RÖSSLER; MAU; LACHAPÈLE und LAGARDE; HARBIN und ZOLLINGER; NATHAN und KUHNS; BUSATI; LOUYOT) (s. Kap. I.VIII.11.: Kyphosen bei den polytopen, kongenitalen, enchondralen Dysostosen, S. 145). Es wird darauf hingewiesen, daß, wenn man danach sucht, nicht selten gleichzeitig Coxa vara und Abflachung der Schenkelköpfe sowie sonstige Unregelmäßigkeiten an den Epiphysen zu finden sind. Bei einem Teil der Fälle muß es zweifelhaft erscheinen, ob es sich überhaupt um einen echten Morbus Scheuermann gehandelt hat oder ob eine eindeutige enchondrale Dysostose vorlag.

Hier finden wohl auch am besten die von HANSON als juvenile Kyphosen bezeichneten Fälle ihren Platz. Sie treten im 7.–10. Lebensjahr auf, zu einem Zeitpunkt, zu dem die Wirbelkörperepiphysen im Brustabschnitt meist noch nicht sichtbar sind. Die Wirbelkörper zeigen an ihrer Stelle eine Stufenbildung und es besteht familiäre Häufung der Erkrankung.

RÖSSLER beschäftigt sich mit der Differentialdiagnose beider Erkrankungen. Von Bedeutung ist einmal das Alter, in dem die Erkrankung in Erscheinung tritt. Bei der enchondralen Dysostose ist es meist das Spiel- und Schulalter, beim Morbus Scheuermann das Lehrlingsalter. Differentialdiagnostisch entscheidend ist vor allen Dingen aber der Nachweis von Epiphysenstörungen, besonders perthes-ähnlicher Bilder an den Hüftgelenken, Bilder einer Köhlerschen Krankheit oder einer Apophysitis calcanei, weiterhin das familiäre Auftreten. Letzteren Punkt kann man aber nicht unbesehen gelten lassen, da, wie bereits erwähnt, von vielen Autoren ein familiäres Auftreten des echten Morbus Scheuermann behauptet wurde.

Wenn RÖSSLER angibt, daß beim echten Morbus Scheuermann die Deckplattenveränderungen an den Randleisten haltmachen oder daß sie sie untergraben, ohne daß die Randleisten selbst betroffen sind, so kann dies ebenfalls nicht widerspruchslos hingenommen werden. Mir scheinen vor allen Dingen Fälle mit lumbo-dorsaler Kyphose, Verformung und Hammerform der Wirbelkörper verdächtig auf eine forme fruste der enchondralen Dysostose oder auf Beziehungen zur Osteochondrodystrophie zu sein.

RATHKE wendet sich gegen die Auffassung, daß der Morbus Scheuermann eine auf die Wirbelsäule beschränkte Form der enchondralen Dysostose sei. Er räumt aber ein, daß die enchondrale Dysostose Bilder an der Wirbelsäule verursachen kann, die dem Morbus Scheuermann gleichen und daß es bei der enchondralen Dysostose als zufälliges Zusammentreffen einen echten Morbus Scheuermann geben kann.

β) Morbus Scheuermann bei extraduralen Cysten

Es sind zahlreiche Fälle bekannt geworden, in denen eine thorakal-lokalisierte extradurale Cystenbildung zu den klinischen und röntgenologischen Erscheinungen einer Adoleszentenkyphose geführt hatte. Nach einer Zusammenstellung von BURTON und FOSTER war bei 33 in der Literatur beschriebenen Fällen von extraduraler Cystenbildung im Brustabschnitt 19mal eine Kyphosis dorsalis juvenilis vorhanden. 11mal war die Wirbelsäule normal und 3mal fehlten entsprechende Angaben. Die ersten einschlägigen Beobachtungen wurden von ELSBERG; DYKS und BREWES mitgeteilt. ADELSTEIN hat in der Literatur 16 Fälle gefunden. Weitere Beobachtungen wurden mitgeteilt von CLOWARD und BUCY; LEHMANN; MIXTER; ROBERTSON und GRAHAM; KELLY; ROUQUÈS; GUILLAUME; RIBADEAU-DUMAS und ROGER.

Betroffen werden Jugendliche vor Wachstumsabschluß, also die Altersklassen, in denen üblicherweise die Scheuermannsche Krankheit zu finden ist. Das männliche Geschlecht überwiegt. Das Wesentliche ist wohl nicht, daß es sich speziell um extradurale Cysten, sondern um extradurale, langsam wachsende Tumoren handelt. Also nicht die cystische Natur, sondern das langsame Wachstum ist das Entscheidende. So beobachteten COSENOW und NIEDERLE bei einem extraduralen Neuroblastom im Spinalkanal eine Scheuermannsche Krankheit.

Neben den typischen Veränderungen an den Deckplatten und Wirbelkörperrandleisten, sowie einer mehr oder weniger ausgesprochenen Kyphosierung, finden sich meistens lokale Tumorsymptome an der Wirbelsäule. Sie bestehen vor allen Dingen in einer Verschmälerung und einer Auseinanderdrängung der Bogenwurzeln. Die Tumorzeichen haben in der Regel den Höhepunkt erreicht, während die Veränderungen im Sinne des Morbus Scheuermann sich noch im Anfangsstadium befinden. Daraus ergibt sich zugleich, daß die extraduralen Cystenbildungen das Primäre und der Morbus Scheuermann eine sekundäre Erscheinung darstellt.

Einmal wurden ähnliche Erscheinungen im Erwachsenenalter gefunden. Ein 48jähriger Mann mit thorakaler, extraduraler Cyste, über den CUNEO berichtete, hatte weiter caudal, thorako-lumbal eine leichte Skoliose. Ob sie im Sinne einer eine Adoleszentenkyphose komplizierenden Skoliose durch die Cyste verursacht wurde, läßt sich nicht entscheiden und ist vielleicht auch nicht wahrscheinlich. Der Wirbelsäulenbefund ist nicht detailliert beschrieben (s. auch Kap. K.II.10.: Skoliosen bei intracanaliculären Wirbelsäulentumoren, S. 344 und Kap. I.VIII.29.: Kyphosen bei intracanaliculären Tumoren, S. 195).

In dem Falle von BLUM, der einen 22jährigen Mann betraf, könnte es sich um einen schon vor der Entwicklung der Cyste aufgetretenen Morbus Scheuermann gehandelt haben.

Es wird praktisch nur die Brustwirbelsäule betroffen. In dem Falle von PEET und KAHN war die extradurale Cyste thorako-lumbal lokalisiert, während sich die Deckplattenveränderungen nur an der unteren Brustwirbelsäule, nicht dagegen an der Lendenwirbelsäule fanden.

Ein Fall von GARCIN, LAUNAY, GUILLAUME und HADENGUE nimmt insofern eine Sonderstellung ein, als es sich um einen 13jährigen Jungen handelte, der im Alter von 6 Jahren wegen einer extraduralen Cyste in Höhe D5 bis D9 laminektomiert worden war. Erst im Anschluß an die Operation war die Kyphose bemerkt worden. Vor der Operation war die Wirbelsäule völlig gerade gewesen. Die Kyphosierung konnte also aus der Laminektomie resultieren (s. Kap. I.VIII.18.: Kyphosen nach Laminektomie, S. 173). Es bestanden andererseits jedoch typische Deckplattenveränderungen wie beim Morbus Scheuermann.

Was die Pathogenese dieser symptomatischen Adoleszentenkyphose bei extraduralen Cystenbildungen im Thorakalabschnitt anbetrifft, so wird überwiegend angenommen, daß die extradurale Cystenbildung die Zirkulation in den periduralen Venengeflechten behindere und so zu einer venösen Stase führe, da das Blut nicht normal durch die Vena centralis des Hahnschen Kanals im Wirbelkörper abfließen könne. Der Tatsache, daß ganz überwiegend das männliche Geschlecht betroffen war, kann bei der geringen Gesamtzahl der Beobachtungen keine sichere ätiopathogenetische Bedeutung beigemessen werden. Schnell wachsende Tumoren verursachen wahrscheinlich deswegen keine Wirbelsäulenveränderungen, weil sie schon zuvor zu einer massiven Markschädigung Veranlassung geben.

OLSSON berichtet über 2 Fälle von thorakalen extraduralen Cysten bei Kindern, die zu starken Veränderungen an der Wirbelsäule im Sinne eines Morbus Scheuermann geführt hatten. Er glaubt, daß diese Kyphosierung nicht die Folge einer Kompression der Zentralvene des Wirbelkörpers ist, sondern daß sie aus einer Schwächung der Wirbelkörperbänder und aus einer Atrophie der Wirbelbögen resultiert. Bei einem der beiden Patienten nahm die Kyphose, obwohl vorher schon vorhanden, im Anschluß an die Operation erheblich zu, was er auf die zusätzliche Schwächung des hinteren Halteapparates der Wirbelsäule durch den operativen Eingriff zurückführt.

Es muß also angenommen werden, daß Zirkulationsstörungen an den Wirbelkörpern mit die entscheidende Rolle in der Genese des Morbus Scheuermann spielen und daß die im Röntgenbild faßbaren Deckplatten und Wirbelkörperrandleistenveränderungen sowie die keilförmige Deformierung der Wirbelkörper und die Entkalkung Sekundärerscheinungen darstellen. Diese Feststellung verdient besonders unterstrichen und herausgestellt zu werden, da sie bisher in der Literatur kaum diskutiert worden ist.

*Wenn bei dem Röntgenbefund eines Morbus Scheuermann neurologisch Ausfallerscheinungen bestehen, so ist immer der dringende Verdacht auf extradurale Cysten gegeben (*ADELSTEIN; CLOWARD und BUCY; LEHMAN; NUGENT, ODOM und WOODHALL*) und es müssen sofort alle diagnostischen Anstrengungen (Myelographie, Myeloszintigraphie, Schichtaufnahmen) unternommen werden, um zu einer Klärung zu kommen. Differentialdiagnostisch kommen in erster Linie thorakale Bandscheibenvorfälle in Betracht.*

In diesem Zusammenhang sei auch auf Kap. K.II.10.: Skoliosen bei intracanaliculären Wirbelsäulentumoren, S. 344 und Kap. I.VIII.29.: Kyphosen bei intracanaliculären Tumoren, S. 195) verwiesen.

γ) Morbus Scheuermann und Marfan-Syndrom

Von MAMOU und HERAULT ist auf das Vorkommen typischer Veränderungen im Sinne eines Morbus Scheuermann bei Marfan-Syndrom (Arachnodaktylie und Linsenectopie) hingewiesen worden. In einem ausführlich beschriebenen Fall bestand gleichzeitig ein Infantilismus und Gigantismus. Am thorako-lumbalen Übergang waren typische Deckplattenveränderungen und Verformungen vorhanden. Der obere Brustwirbelsäulenabschnitt war skoliotisch verkrümmt.

JEQUIER hat 18 Fälle von Marfan-Syndrom (Arachnodaktylie einfach dominant vererblich) untersucht. 15mal standen genaue Angaben über die Wirbelsäule zur Verfügung und in allen Fällen waren Verkrümmungen vorhanden, die vom einfachen Rundrücken über die Kyphoskoliose bis zur sehr ausgeprägten lokalen Gibbusbildung reichten. In 3 Fällen bestand ein Rundrücken, obwohl keine Ossifikationsstörungen an den Wirbelkörpern zu erkennen waren. In 2 Fällen konnten geringfügige Deckplattenveränderungen nachgewiesen werden. Bei einem Kind mit einer ausgeprägten Gibbusbildung wiesen die Wirbelkörper im Krümmungsscheitel ventral erhebliche Verschmälerungen auf. Die Deckplatten waren unregelmäßig. In anderen Fällen wurden ausgeprägte Deckplattenveränderungen im Sinne eines Morbus Scheuermann angetroffen. Ebenso wurden Bandscheibenverkalkungen verzeichnet. Diese Veränderungen wurden sowohl lokalisiert als auch generalisiert angetroffen. Es ist also angezeigt, in jedem Fall von Morbus Scheuermann danach zu fahnden, ob sich hinter ihm nicht eine Arachnodaktylie verbirgt (LÁSZLÓ-VIGVARY, FAZEKAS und ERTNER).

TOURAINE gibt an, daß in 58% der Fälle von Marfan-Syndrom eine Skoliose, Kyphoskoliose oder Kyphose anzutreffen war. Von Veränderungen im Sinne eines Morbus Scheuermann weiß er nichts zu berichten.

Auch die meisten anderen Autoren, die sich mit den Kyphoskoliosen beim Morbus Marfan befassen (s. Kap. K.II.35.: Skoliose beim Marfan-Syndrom, S. 35), haben keine gleichzeitigen einschlägigen Wirbelkörperveränderungen registriert.

δ) Morbus Scheuermann und kongenitale Vitien

Kontrovers ist bis jetzt noch die Frage, ob kongenitale Vitien und Morbus Scheuermann gehäuft zusammen auftreten. SCHÄFER und PAEPRER haben dies behauptet. JUNGBLUT und SCHULTE-BRINKMANN haben bei Vergleichsaufnahmen von Patienten mit angeborenen und erworbenen Herzfehlern sowie herzgesunden Patienten eine höhere Frequenz des Morbus Scheuermann bei den Herzfehlerpatienten als beim Bevölkerungsdurchschnitt gefunden.

Wenn man auf Grund der Feststellungen von SCHÄFER und PAEPRER ätiologische Beziehungen annehmen wollte, so könnte man in erster Linie an Mißbildungen der thorakalen Gefäße denken, die die Wirbelkörper versorgen, zweitens an die Auswirkungen einer vitienbedingten allgemeinen Hypoxie und drittens an eine Druckalteration der Wirbelkörper durch ein vergrößertes Herz. Künftige Untersuchungen müssen demnach vor allem die Vitien differenzieren und nicht allgemein beide Zustände einander gegenüberstellen.

ε) Kontorsionistenschaden

ARNOLD sowie BRAUER haben bei Kontorsionisten Veränderungen an den Wirbelkörperrandleisten beschrieben, die sie als artifiziellen Morbus Scheuermann auffaßten. Bei Kontorsionisten handelt es sich um Artisten — sogenannte Schlangenmenschen — die auf hochgradige Ventral- oder Dorsalflexion ihrer Wirbelsäule trainiert sind. Dabei kommt es zu Überlastungsschäden an den Wirbelkörpervorderkanten, die das Bild unregelmäßiger

Konturen und leichter keilförmiger Abflachungen machen können. Leichte Haltungsanomalien können daraus resultieren.

3. Kongenitale Kyphosen

Angeborene Kyphosen sind kein allzu seltenes Vorkommnis. Es existiert hierüber eine nicht unbeträchtliche Literatur (BRAILSFORD, 1948; FAIRBAND, 1951; FERGUSON, 1949; SAIDMAN, 1948; BRAUER, 1933; SCHAPIRA, 1936; BINGOLD, 1953; PUTTI; WINTER, MOE und WANG, 1973).

Sie lassen sich in zwei große Gruppen einteilen: 1. Kongenitale Kyphosen ohne und 2. solche mit Wirbelmißbildung. Schließlich könnte man hierher noch die Kyphosierungen rechnen, die bei der Chondrodystrophie und dem großen Komplex der kongenitalen enchondralen Dysostosen relativ häufig anzutreffen sind. Sie sollen jedoch in einem getrennten Kapitel abgehandelt werden (s. Kap. T.I.7.: Die sagittalen Verkrümmungen der Halswirbelsäule. Kyphosen bei Mißbildungen, S. 620).

4. Kongenitale Kyphosen ohne Wirbelmißbildungen

Die Zahl der Beobachtungen, bei denen eine intrauterine Zwangshaltung als Ursache einer kongenitalen Kyphose angesehen werden kann, ist ziemlich klein.

HACKENBROCH hat zwei Fälle beschrieben, bei denen eine Kyphose angeboren war, ohne daß irgend eine Wirbelmißbildung vorlag. Er hält sich deswegen für berechtigt eine intrauterine Entstehung anzunehmen. SCHRIMPF sah einen ausgetragenen Feten bei einer Eileiterschwangerschaft, der infolge der Raumbeengung eine hochgradige Kyphosierung im Bereich der unteren Brustwirbelsäule aufwies. Die Kyphosierung bildete praktisch einen rechten Winkel. Auch in diesem Fall fehlte jegliche umschriebene Wirbelkörpermißbildung. Er verfügte noch über zwei weitere einschlägige Beobachtungen. Weitere Hinweise finden sich bei GEBHARDT; DIEULAFÈ und GILLES. LAURENCE, AUSSANNAIRE, DUBOIS und BROUANT stellten dreimal bei Neugeborenen eine thorakale Kyphose mit extremer Dorsalflexion des Kopfes fest. Als Ursache wird auch hier eine intrauterine Zwangshaltung mit Deflexion des Kopfes angenommen. Im ersten Fall besserte sich die Kyphose mit zunehmendem Alter. Nachbeobachtungen über eine eventuelle Rückbildung im Laufe des Wachstums liegen nicht vor.

a) Kyphosen bei Schwachsinnigen

RATHKE fand bei Schwachsinnigen eine Häufung von Kyphosen, die mit Veränderungen an den Wirbelkörpern einhergehen, wie sie der Autor auch für die Entstehung des Morbus Scheuermann verantwortlich macht. Dieser Form stellt er eine andere Gruppe von Kyphosen bei Schwachsinnigen gegenüber, die muskulär bedingt und unter die Fehlhaltungen einzureihen sein soll.

5. Angeborene Kyphosen infolge Wirbelmißbildungen

Eigentlich wäre es besser von Mißbildungsskoliosen zu sprechen. Diese Bezeichnung impliziert ohnedies ihre kongenitale Natur. Diese Kyphoseform soll nach Ansicht mancher Autoren im Gegensatz zur erstgenannten Gruppe endogen, genetisch fixiert sein. Neuere Untersuchungen lassen jedoch Zweifel hieran aufkommen und eine häufigere Entstehung der Wirbelkörpermißbildungen aus Fruchtschädigung und nicht aus Genmutationen wahrscheinlich erscheinen. Ich verweise diesbezüglich auf die Arbeiten von DEGENHARDT.

Fälle von kongenitalen Kyphosen mit familiärem Vorkommen (GHIULAMILLA), bei denen also eine genetische Fixierung anzunehmen ist, sind allerdings ebenfalls beschrieben worden. Das gleiche gilt für die kongenitalen Skoliosen. Diese Frage wird später noch einmal im Skoliosekapitel abgehandelt werden.

WOLLENBERG berichtet über den sehr seltenen Fall einer kongenitalen Kyphose bei der Mutter und ihren zwei Kindern.

Die Mißbildungskyphosen werden sehr unterschiedlich eingeteilt. WINTER u. Mitarb. unterscheiden nur Kyphosen aufgrund einer Entwicklungsstörung und einer Segmentierungsstörung sowie einem Mischtyp (Tabelle 29). Sie schlüsseln ihr Material außerdem nach der Lokalisation auf.

Tabelle 29. Kongenitale Kyphose. Verteilung der Patienten nach Typ und Lokalisation. (Nach WINTER u. Mitarb.)

	Typ I Kongenitale Entwicklungsstörung des Wirbelkörpers	Typ II Segmentationsstörung	Typ III Kombinierte Entwicklungsstörung	Typ?	Total
Thoracal	26	5	3	7	41
Thoracolumbal	54	11	12	0	77
Lumbal	6	3	3	0	12
Total	86	19	18	7	130

Mir erscheint eine differenzierte Unterteilung nach rein morphologischen Kriterien ohne Berücksichtigung entwicklungsmechanischer Gesichtspunkte zweckmäßiger (s. auch Hdb. d. med. Radiologie, Bd. VI/1. DIETHELM, L.: Fehlbildungen des Corpus vertebrae; WOLFERS und HOEFFKEN, W.: Fehlbildungen der Wirbelbögen; ERDÉLYI, M.: Die komplexen Entwicklungsanomalien der Wirbelsäule; REINHARDT, K.: Die Lendenkreuzbeingegend).

a) Kongenitale Kyphosen infolge Wirbelkörperaplasie

In der Literatur wird verschiedentlich das Vorkommen einer kongenitalen Kyphose infolge völliger Aplasie des Wirbelkörpers bei erhaltenem Bogenteil erwähnt (BINGOLD; GHIULAMILLA; GALEAZZI). DIETHELM berichtet über Aplasie dreier Wirbelkörper. Die Bögen waren angelegt und miteinander verschmolzen. In einem Fall von HOEFFKEN, mit Asoma des 4. und 5. Lendenwirbels war der Lumbosacralwinkel völlig aufgehoben und in eine leichte Kyphose umgekehrt.

JACHENS beschrieb eine Aplasie des 3. Brustwirbels mit gleichzeitiger Verschmelzung der Wirbelbögen und Kyphosierung. Eine Wirbelkörperaplasie geht aber nicht zwangsläufig mit Ausbildung einer Kyphose einher. Es sind auch Fälle zur Beobachtung gelangt, in denen die normalen Sagittalkrümmungen erhalten waren (REINHARDT).

SANTORI berichtet über einen totgeborenen Feten mit Acranie, der eine Gibbusbildung im Brustabschnitt aufwies. Er spricht zwar von einem dorsalen Halbwirbel, in Wirklichkeit fehlte aber der ganze Wirbelkörper. Es war ein überzähliger Wirbelbogen vorhanden, der die Gibbusbildung verursachte. Demnach hat es sich um einen Zustand gehandelt, der als Asoma bezeichnet wird.

In Wirklichkeit repräsentiert aber das Asoma keine Wirbelkörperaplasie, sondern einen überzähligen Wirbelbogen. Zwei eigene Beobachtungen und einige weitere Literaturfälle sprechen jedenfalls für diese Annahme.

b) Kongenitale Kyphosen infolge dorsaler Halbwirbel

Eine dorsale Halbwirbelbildung ist der häufigste Befund bei der angeborenen Kyphose. Einschlägige Beobachtungen stammen von VAN ASSEN; GHIULAMILLA; CALANDRIELLO; BINGOLD; HANSON; DREIFUSS; STERNBERG; MÜLLER; JACHENS; RETTIG; RENANDER; SORREL; REISSNER; JONKMANN; HARRENSTEIN; FELLER und STERNBERG; HERBERT; BELLONI; GÖB; SCHÖNEICH; SCHAPIRA; ARNDT; LOMBARD; und LE GENISSEL; CASTELLANA; JUNGHANNS; NOVAK; ZANOLI; CASTELLANA; GRUB; GUBERN-SALISACHS; LANZE; PIZZIOLO. GALEAZZI berichtet über 28 Fälle, BELLONI über 26. Die Arbeit enthält ein umfangreiches Literaturverzeichnis.

Am häufigsten ist die untere Thorakal- und die obere Lendenregion betroffen. Einen dorsalen Halbwirbel (*LW1*), der eingefaßt wurde von der Blockwirbelbildung aus den beiden, dem Halbwirbel benachbarten Wirbel mit Kyphose, wurde von SCHÖNECK beschrieben.

BROCHER demonstriert mehrere Fälle von dorsalen Halbwirbeln im oberen Lendenabschnitt mit sehr ausgeprägter dorsaler Gibbusbildung.

MOUCHET und ROEDERER berichten über eine Kyphose infolge angeborener ventraler Verschmälerung des 10. und 11. Brustwirbels.

GJORUP beschreibt zwei Formen dorsaler Halbwirbel am lumbodorsalen Übergang, die zu beträchtlichen Kyphosen Veranlassung gaben. Bei der ersten Form resultierte der dorsale Halbwirbel aus einem Fehlen des vorderen Anteiles des Ossifikationskernes vom Wirbelkörper, bei der 2. Form aus der Deformation eines Spaltwirbels.

Nicht jeder Hemispondylus dorsalis verursacht auch eine ausgeprägte Kyphose und eine strenge Parallelität zwischen dem Ausmaß der dorsalen Halbwirbelbildung und dem Ausmaß einer Kyphose besteht ebenfalls nicht.

Der dorsale Wirbelkörperrest kann normale oder verminderte Höhe aufweisen. Bei kleinen Kindern ist die verursachte Kyphosierung oft gering und der dorsale Halbwirbel hat annähernd rechteckige Form. Bei älteren Personen ist er in der Regel keilförmig deformiert und nach dorsal verschoben (VAN ASSEN). Der craniale Nachbarwirbel kann auf diese Weise die Deckplatte des caudalen Nachbarwirbels berühren und sich hier mit seiner Unterkante eingraben oder eine ventrale Zacke oder Spange verursachen. Es ist dies ein völlig typisches Bild, das auf keinen Fall mit einem Restzustand nach Spondylitis tuberculosa verwechselt werden kann, zumal die Bandscheiben im Prinzip erhalten sind. Oft ist gleichzeitig eine skoliotische Komponente vorhanden. Osteoarthrotische Veränderungen, infolge Kontaktes der Nachbarwirbel, können sehr eindrucksvoll werden (ARNDT) (Abb. 111a und b).

Die Mißbildung kann sich nach GHIULAMILLA und BINGOLD angeblich auch an mehreren Wirbeln finden. Derartige dorsale Halbwirbel sind im Gegensatz zu dem sogenannten Asoma in der Regel normalzahlige, selten überzählige Wirbel.

Das Vollbild des dorsalen Halbwirbels (Hemisoma) ist meist erst im jugendlichen Alter ausgebildet, während in der frühen Kindheit der betreffende Wirbel nur eine geringe Verkleinerung im Vergleich zu den Nachbarwirbeln, sonst aber annähernd normale Form aufweist (VAN ASSEN). Verschlimmerung erfolgt in der Regel bis ins Erwachsenenalter hinein, ohne daß jedoch die Kyphosierung sehr hochgradig werden muß.

NOVAK berichtet über den seltenen Fall, daß die vordere Wirbelkörperhälfte rudimentär als schmale Scheibe angelegt war, während die dorsale Hälfte normale Entwicklung zeigte. In manchen Fällen von ausgeprägtem Hemisoma dorsale bestanden gleichzeitig Zeichen einer Chondrodystrophie bzw. einer enchondralen Dysostose (JUNGHANNS; DREHMANN). Oft handelt es sich nicht um eine reine Kyphosierung, sondern es ist gleichzeitig eine mehr oder weniger ausgeprägte Skoliose der Wirbelsäule vorhanden (SHAPIRA) (Abb.

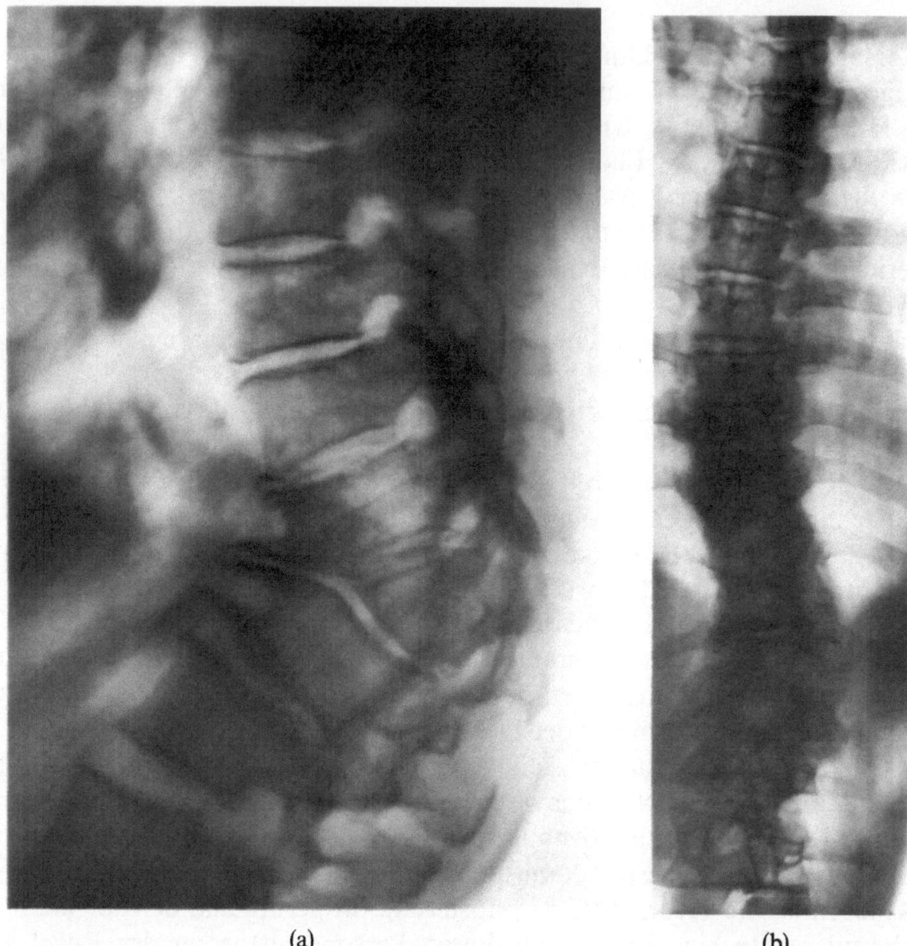

(a) (b)

Abb. 111. (a) Typischer kongenitaler dorsaler Halbwirbel mit Dorsaldislokation, Gibbusbildung und starken, reaktiven spondylotischen Zacken. Zum Zeitpunkt der Röntgenuntersuchung war der Patient 60 Jahre alt. Im letzten Krieg war er als Kraftfahrer eingezogen worden. Die Gibbusbildung war vielleicht damals noch nicht so stark und hat wohl später infolge der reaktiven Veränderungen an den Nachbarwirbeln zugenommen. (b) Die kongenitale Kyphose geht mit einer deutlichen Skoliose einher

111). Mitunter liegt zusätzlich eine Spina bifida oder eine Rachischisis anterior am gleichen oder an benachbarten Wirbeln vor (HARRENSTEIN).

α) *Klinik und Verlauf*

BERNHARD hat über ein Kind mit einer kongenitalen Kyphose berichtet, das gleichzeitig tonisch-klonische Krämpfe, Synostose und Sklerose des Schädels hatte. Die Kyphose ging mit der Zeit zurück, was der Verfasser auf die opistotonischen Krämpfe zurückführte. Ein anderes Kind (LOMBARD und LE GENISSEL) konnte willkürlich seine Kyphose reduzieren, so daß nur noch der Dornfortsatz des Hemispondylus etwas vorsprang, aber die Kyphose sonst völlig abgeflacht war.

In einem Fall von PARKE hatte nach 18monatiger Streckbehandlung ein weitgehend aplastischer 1. Lendenwirbelkörper fast wieder Normalform erreicht. Auch in einem Fall von SCALIETTI trat nach zweijähriger Behandlung eine fast normale Ausbildung des Hemisoma ein. DEWALD und RAY beobachteten eine ziemlich spitzwinkelige thorako-lumbale Kyphose infolge Mikrospondylie mehrerer Wirbelkörper, worunter man dorsale Halbwirbel verstehen muß, die operativ korrigiert werden konnte.

Der Hemispondylus ist meistens nach dorsal verlagert, was so weit gehen kann, daß eine Stufenbildung in der Vorderwand des Wirbelkanals resultiert. Als Folge dieser Dorsaldislokation wurde von LOMBARD und LE GENISSEL eine Inkontinenz und Beinlähmung gesehen. Auch BAUER; BABINSKI und VAN ASSEN berichten über schlaffe Beinlähmungen. Weiterhin wurde Paralyse der Interossei festgestellt. SHELSWELL und EVANS berichten über ein 5 Monate altes Kind mit Hemispondylus, das eine Beinlähmung hatte, die wieder verschwand. In einem Fall von LOMBARD und LE GENISSEL fand sich bei der Myelographie in Höhe des dorsal dislozierten Hemispondylus ein partieller Stop. Der Hemispondylus wurde daraufhin chirurgisch entfernt. Die paraplegischen Erscheinungen können durch Dorsaldislokationen verursacht sein (s. Kap. L.24.d): Paraplegien bei kongenitalen Skoliosen, S. 457 und Kap. R.4.: Kyphoseoperationen, S. 560).

Schmerzen stellen sich bei kongenitalen Kyphosen infolge eines dorsalen Halbwirbels in der Regel erst im Erwachsenenalter ein. Mitunter bleiben Beschwerden überhaupt aus und die Anomalie wird erst im höheren Alter durch Zufall erkannt (Abb. 111). So stellte BELLONI einen dorsalen Halbwirbel bei einem 60jährigen Patienten rein zufällig fest.

β) Differentialdiagnose

BLANKENBURG und DETHLOFF erörtern die Differentialdiagnose des dorsalen Halbwirbels gegenüber Wirbelfrakturen und Wirbelkompressionen sowie gegenüber der Chondrodystrophie und der enchondralen Dyostose.

γ) Embryogenese

Hinsichtlich der Entstehung eines derartigen Hemispondylus dorsalis besteht in der Literatur keine völlige Einigkeit. SCHINZ und TÖNDURY nehmen im Wirbelkörper bei der fetalen Entwicklung ein zentrales Verkalkungszentrum an, wovon nach dorsal und ventral ausgehend die Ossifikation einsetzt. Einen getrennten ventralen und dorsalen Knochenkern erkennen sie nicht an. Das Hemisoma dorsale bzw. der Microspondylus, wie er nach dieser Ansicht bezeichnet wird, soll aus einer Aplasie des ventralen Kernanteiles hervorgehen. Andere nehmen dagegen an, daß ventral und dorsal im knorpeligen Wirbelkörper ein distinkter Knochenkern angelegt wird und daß die Nichtanlage des ventralen Kernes das Hemisoma dorsale zur Folge habe (DIETHELM; BÖHMIG; LOSSEN; JUNGHANNS; KNUTSSON; MEYER-BURGDORFF; KLOSE und GERLICH). Sie soll aus einem Ausbleiben der Gefäßeinsprossung in den Knorpel resultieren. Für die Existenz eines distinkten, ventralen Knochenkernes spricht eine Beobachtung von FELLER und STERNBERG. Sie fanden bei einem Acardius acephalus einen thorakalen Keilwirbel mit frontaler Spalte. Die ventrale Hälfte war unterentwickelt. Der Hemispondylus dorsalis soll sich im Ossifikationsstadium entwickeln, während der Hemispondylus lateralis seinen Ursprung im membranösen und knorpeligen Stadium haben soll (CALANDRIELLO). HANSON glaubt, daß der Hemispondylus dorsalis aus einer Verknöcherungsstörung an den Epiphysen resultiert (s. auch Hdb. d. med. Radiologie, Bd. VI/1, TÖNDURY, G.: Embryonale und postnatale Entwicklung der Wirbelsäule und THEILER, K.: Phylogenetische Entwicklung des Achsenskelettes).

c) Schmetterlingswirbel als Ursache einer Kyphose

Ein nicht allzu seltener Befund bei kongenitalen Kyphosen ist ein sog. Schmetterlingswirbel infolge sagittaler, medialer Spaltung des Wirbelkörpers. Manchmal handelt es sich um durchgehende, manchmal aber auch nur um partielle Spalten. Ein solcher Schmetterlingswirbel kann isoliert oder zusammen mit anderen Mißbildungen auftreten (VAN SCHRICK). Die thorakale Lokalisation soll die häufigste sein (ROKITANSKY; LANCE; LEHMÜLLER; MÜLLER).

d) Blockwirbel als Ursache einer Kyphose

Häufiger noch sind Blockwirbelbildungen als Ursache von Kyphosen anzutreffen. Man kann grundsätzlich zwei Formen unterscheiden, die allerdings durchaus Übergänge aufweisen (s. auch Hdb. d. med. Radiologie, Bd. VI/1, DIETHELM, L.: Fehlbildungen des Corpus vertebrae).

α) Solitäre oder mit anderen Mißbildungen kombinierte Blockwirbel

Kyphosen kommen sowohl bei solitären als auch bei mehrfachen und mit anderen Mißbildungen kombinierten Blockwirbeln vor (RETTIG; VAN SCHRICK). Differentialdiagnostisch müssen immer sekundäre Blockwirbel nach destruierenden Prozessen, insbesondere nach Tbc. ausgeschlossen werden.

In einem Falle von HERBERT war die Kyphose mit Scheitelpunkt im oberen Lendenabschnitt so stark, daß Brust- und Lendenwirbelsäule fast parallel verliefen. Bei einem Patienten von BAUER erstreckte sich die Blockwirbelbildung fast auf die gesamte Lendenwirbelsäule. Ein Promontorium war nicht ausgebildet, sondern es fand sich an dessen Stelle ein kyphotischer Knick. HANSON hält die Blockwirbelbildung für eine ausgebliebene Segmentation. Weitere einschlägige Beobachtungen stammen von TRÈVES, DREHMANN; GALEAZZI; VALENTIN und PUTSCHAR.

β) Ventrale Wirbelrandsynostosen

Im Gegensatz zu den mehr lokalisierten Blockwirbelbildungen, die ein ziemlich buntes Bild bieten, gibt es eine Gruppe von Synostosierungen mehrerer Wirbel, die eine homogene Symptomatik zeigen. Die Synostosen erstrecken sich nur auf die ventralen Wirbelkörperränder. Charakteristisch ist weiterhin, daß die Blockwirbelbildungen nicht bei der Geburt vorhanden sind, sondern meist erst in der späteren Kindheit in Erscheinung treten. Man hat mehrfach die Kyphosierung zu einem Zeitpunkt festgestellt, als noch keine Wirbelverschmelzung vorhanden war, sondern als sich im Röntgenbild lediglich eine Verschmälerung des ventralen Bandscheibenabschnittes mit geringer unregelmäßiger Konturierung des begrenzenden Wirbelkörperabschnittes fand. Spätere Aufnahmen zeigten dann erst eine knöcherne Überbrückung. Diese Synostosierung hat man bis in das Adoleszentenalter, bis zu 16–17 Jahren beobachten können (LEROY), was mitunter zur Verwechslung mit Morbus Scheuermann und konsekutiver Synostosierung geführt hat. In diesem Zusammenhang sei auf die Ausführungen in dem entsprechenden Kapitel hingewiesen (HELLNER; BURMEISTER; HUECK; VALENTIN und PUTSCHAR; BROCHER; RAVAULT und CALVEL; MOSENTHAL; EVANS; OVERTON und GHORMLEY; LINDEMANN) (s. auch Kap. I.VIII.2.k): Synostosen bei der Scheuermannschen Krankheit, S. 121) (s. auch Bd. VI/1, DIETHELM).

Am häufigsten sind die Lumbodorsalregion und die angrenzenden Wirbelsäulenabschnitte betroffen (GÜNTZ). Die Synostosierung umfaßt in der Regel 3–4 Wirbelkörper, manchmal auch mehr. Im Falle von RAVAULT und CALVEL waren es 7 Wirbel.

Die meisten Autoren erblicken in diesen Befunden eine kongenitale Segmentierungshemmung. Sie ist aber nicht so ausgeprägt, daß sie sich, wie bereits erwähnt, schon bei der Geburt als Synostose manifestiert. Es werden getrennte Knochenkerne für die einzelnen Wirbelkörper angelegt. Eine Minderwertigkeit der dazwischenliegenden Bandscheiben bewirkt dann erst im späteren Alter die Verschmelzung. VALENTIN und PUTSCHAR setzen die ventrale Wirbelkörpersynostose in Parallele zur Umwandlung der fetal- und frühkindlich isolierten Kreuzwirbel zu einem geschlossenen Kreuzbein.

Ein Fall von VOLTZ unterscheidet sich von diesen soeben beschriebenen Kyphosen infolge Wirbelrandsynostosen dadurch, daß sich die Synostose auf die gesamte Wirbelsäule mit Ausnahme der beiden obersten Halswirbel erstreckte, daß sie sehr früh auftrat, (sie wurde schon im Sitzalter bemerkt und soll kongenital schon vorhanden gewesen sein) und daß die Kyphose auch die Cervicodorsalregion betraf. HERBERT hat ebenfalls eine fast vollständige Blockwirbelbildung der gesamten Brust- und Lendenwirbelsäule beobachtet (s. auch DIETHELM, L., Handbuch d. med. Radiologie, Band VI/1).

Goidanich hat sich eingehend mit der differentialdiagnostischen Abgrenzung der kongenitalen Blockwirbel gegenüber sekundären Wirbelkörpersynostosen infolge entzündlicher Prozesse, Frakturen, Morbus Bechterew usw. befaßt. Für kongenitale Synostose sollen sprechen: Fehlende entzündliche Veränderungen, normale Höhe der synostosierten Wirbelabschnitte, keine Unregelmäßigkeiten in der Bälkchenstruktur, Nachweis sonstiger Anomalien an der Wirbelsäule, großbogige Kyphosierung, Zackenbildungen an den oberen und unteren Rändern des Blockes und das Fehlen einer ventralen Auftreibung der vorderen Kontur in Höhe der Bandscheiben.

e) Multiple Wirbelmißbildungen als Ursache von Kyphosen

Ausgedehnte Mißbildungen machen oft nur geringe Kyphosen, da sich die Formveränderungen kompensieren können. Aber auch stärkere sagittale Krümmungen kommen vor (Ducroquet; van Assen; Greig; Saidman; Valentin und Putschar; Lance). Im übrigen verursachen die multiplen Mißbildungen sehr häufig Skoliosen bzw. Kyphoskoliosen (Brill).

6. Spina bifida und Kyphose

Auch die Spina bifida kann mit einer Kyphose einhergehen (Harrenstein) und zwar nicht nur an der Lenden- (s. dort), sondern auch an der Brustwirbelsäule. Besonders Schrimpf hat auf das Zusammenvorkommen von fetaler Spina bifida und Kyphose hingewiesen (Brailsfort; Schwidde; Cameron). Shorey hat das Zusammenvorkommen einer lumbalen Diastematomyelie, eines thorakalen Gibbus und einer Hyperlordose bei Spina bifida beobachtet (Cano Juorra und Comin Ferrer) (s. auch Kap. Q.a): Kongenitale Skoliosen, S. 521). Oehlecker beobachtete eine Kyphoskoliose bei einer ventralen Spaltbildung in den Wirbelkörpern der unteren Hals- und oberen Brustwirbelsäule.

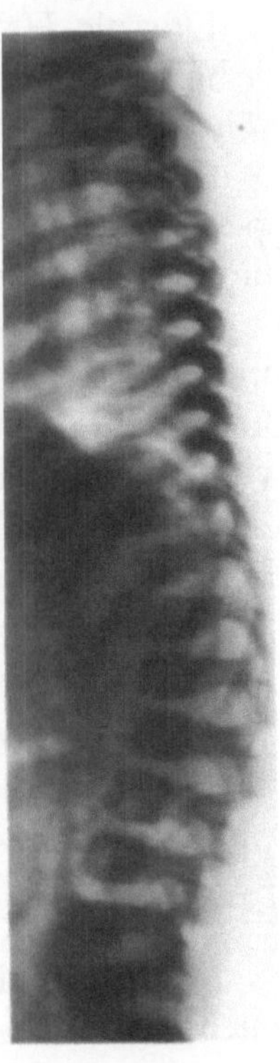

Abb. 112. Spina bifida in der Lumbodorsalregion mit leichter Kyphosierung

Offenbar können Kyphosen eine Begleiterscheinung aller Formen einer Dysrhaphie darstellen. In einem eigenen Fall von Kyphose bei Spina bifida waren jedenfalls keine sonstigen Mißbildungen vorhanden, aus denen sie hätte resultieren können (Abb. 112).

7. Dornfortsatzhyperplasie und Kyphose

Eine einschlägige Beobachtung wurde von LANCE mitgeteilt. Bei einem 9jährigen Kind entwickelte sich aus einer Hyperplasie des 9. Brustwirbeldornfortsatzes eine Kyphosierung.

8. Kongenitale Platyspondylie

Es gibt auch angeborene Plattwirbelbildungen (Platyspondylie), die — allerdings meist geringe — Kyphosierungen an der Brustwirbelsäule bzw. thorakolumbal zur Folge haben. Eine angeborene Platyspondylie darf man nur dann annehmen, wenn eindeutige Strukturveränderungen am Plattwirbel fehlen und wenn die benachbarten Zwischenwirbelräume nicht verbreitert sind. Ein Teil der Fälle, die unter dieser Bezeichnung publiziert worden sind, stellen in Wirklichkeit dorsale Halbwirbel dar (s. dort). Synonym wird vielfach auch das Wort Vertebra plana gebraucht. Nach PUTTI und nach PERUSI stellt eine kongenitale Platyspondylie ein verläßliches Hinweissymptom auf eine Spina bifida dar. Dies ist in dieser Formulierung sicher nicht richtig. Allerdings werden bei einer ausgedehnten Spina bifida nicht selten dorsale Halbwirbel angetroffen. Andere Fälle, die unter der Bezeichnung kongenitale Platyspondylie publiziert wurden und mit einer Kyphose einhergingen, dürften in Wirklichkeit enchondrale kongenitale Dysostosen gewesen sein (YVIN; ROTA; GUERIN und LACHAPELE; DREYFUSS; DE BEAUJEU und MATERI; WINTER, MOE und WANG).

Die Bezeichnung Platyspondylus wird überhaupt rein descriptiv für höhenverminderte Wirbelkörper gleich welcher Ätiologie gebraucht, so z.B. mitunter auch für osteoporotisch zusammengesinterte Wirbelkörper (SCHMID). OPPENHEIMER hat das Krankheitsbild der Platyspondylia aortosklerotica aufzustellen versucht.

Dorsale Halbwirbel als Platyspondylie zu bezeichnen ist eigentlich unrichtig, denn sie haben mehr oder weniger doch Keilform, auch wenn das dorsale Wirbelkörperrudiment höhenvermindert ist.

BEALS hat eine Blutsverwandtschaft beschrieben, in der 6 Fälle von angeborener Platyspondylie an der oberen Lendenwirbelsäule vorkamen. In einem Teil der Fälle waren auch die beiden Nachbarwirbel ventral hypoplastisch. Teilweise hatten sie das Aussehen von einem dorsalen Halbwirbel. Die übrigen Wirbelkörper wiesen außer Abflachung auch unregelmäßige Deckplattenbegrenzung auf. Die Hypoplasie betraf den 1. Lendenwirbel 3mal, den 2. 4mal. Die betreffenden Wirbel waren dorsal normal hoch. Alle Personen waren kleinwüchsig. Die unteren Extremitäten waren relativ kurz. Aus der Wirbelanomalie resultierte jeweils eine lumbodorsale Kyphose mit verstärkter kompensatorischer Lordose. Es handelte sich um einen autosomal dominanten Erbgang mit großer Penetranz. Wahrscheinlich lag ein eigenständiges Krankheitsbild oder eine enchondrale Dysostose vor.

Der ganze Begriff der Platyspondylie bedarf zweifellos einer Revision und Neufassung, insbesondere auch zusammen mit einer Überprüfung des Begriffes der Vertebra plana generalisata (s. Kap. I.VIII.27.: Kyphosen bei der Vertebra plana generalisata, S. 194).

9. Kyphosen bei Chondrodystrophie

Das Mißbildungssyndrom Chondrodystrophie geht unter anderem auch unter der Bezeichnung Achondroplasie, Chondrodystrophia fetalis und Chondrodysplasie.

Den Kyphosierungen bei echten Chondrodystrophikern ist in der Literatur erheblich weniger Beachtung geschenkt worden als vergleichsweise den Kyphosen bei den kongenitalen enchondralen Dysostosen.

DONATH und VOGEL haben 1925 die bis dahin existierende Literatur in dieser Hinsicht ausgewertet. Die Arbeit enthält einen ausführlichen Nachweis über die ältere Literatur. Danach bestand unter 50 Fällen 17mal ein flacher Rücken, 10mal eine leichte dorsolumbale Kyphose, 9mal eine voll ausgeprägte Kyphose und 15mal eine stärkere Kyphosierung.

Kyphosierungen bei Chondrodystrophikern sind nicht nur im postnatalen Leben, sondern auch praenatal festgestellt worden (EHRLICH; JOHANESSEN; RISCHBIETH und BARRINGTON; WEIL; KNÖTZKE). Weitere Mitteilungen über Kyphose bei Chondrodystrophikern stammen von RISCHBIETH; BARRINGTON; JAROSCHY; GUGGISBERG; SIEGERT; FRANGENHEIM; JANSEN; KOCHS; BAUER; WHEELDON; EVANS; GALEAZZI; DONATZ und VOGEL.

Als weiteres Krümmungsmerkmal an der Wirbelsäule des Chondrodystrophikers ist die sog. ensellure lombaire zu nennen. Sie kompensiert meistens eine thorakale oder

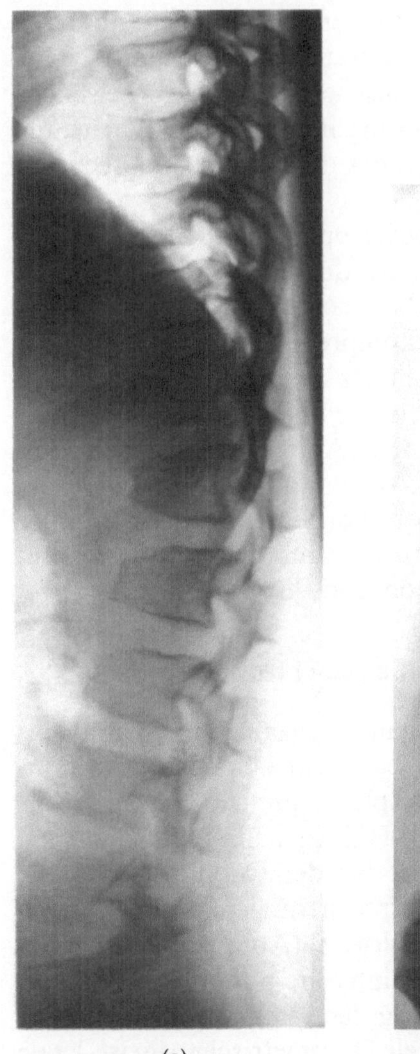

(a)

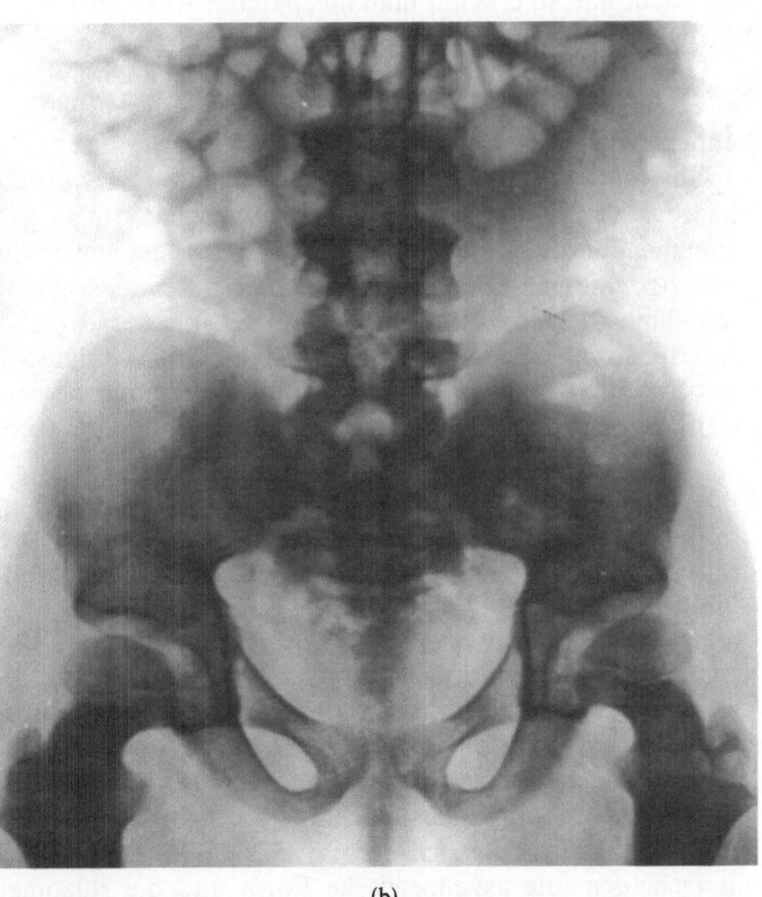

(b)

Abb. 113. (a) Lumbo-dorsale Kyphose bei Chondrodystrophie (Achondroplasie) infolge charakteristischer Verformung der Wirbelkörper im Krümmungsscheitel. (b) Steilstellung der Schenkelhälse. Hypoplasie der Beckenschaufel. Enger Lumbalkanal. (Fall von KOZLOWSKI und RUPPRECHT)

thorakolumbale Kyphose. Nicht selten wird sie auch ausschließlich durch einen sehr spitzen Lumbosacralwinkel verursacht. Sie stellt dann keine eigentliche Lordose dar und geht dann auch ohne Kyphose einher.

Kyphosen bei Chondrodystrophikern sind die Folge von Wirbelkörperdeformierungen und betreffen in der Regel den dorso-lumbalen Abschnitt (Abb. 113a). Sie sind oft nur in der Kindheit voll ausgeprägt und können im Laufe des Wachstums wieder verschwinden. Die Wirbelkörper sind abgeplattet, teilweise keilförmig, der a.p.-Durchmesser ist verlängert, die Deckplatten unregelmäßig begrenzt. Sie zeigen verdichtete Konturen und lippenförmige, periostale Wucherungen. Gelegentlich soll es zu Synostosen mehrerer Wirbelkörper an den Vorderkanten kommen. Gleichzeitig ist oft eine leichte Skoliose vorhanden. Wenn eine nennenswerte dorsolumbale Kyphose ausgebildet ist, kommt es in der Regel auch zu einer kompensatorischen lordotischen Abflachung der darüberliegenden Brustwirbelsäule.

Im Säuglingsalter sind die Keilverformungen und Kyphosen oft noch nicht ausgebildet. Sie treten erst im Kleinkindesalter auf.

In der Kindheit ist die Kyphosierung mitunter stärker als im Erwachsenenalter, d.h. es kommt im Laufe des Wachstums zu einer Abflachung der Kyphose. Diese Feststellung schließt zusammen mit dem Nachweis von Kyphosen bei Foeten eine Entstehung durch die Belastung aus. Die Wirbelkörperveränderungen und die daraus resultierenden Kyphosierungen sollen vielmehr aus der verminderten Wachstumsenergie des Knorpels beim Chondrodystrophiker resultieren. Wenn sich die Kyphosierung im Laufe des Wachstums abgeflacht hat, so erkennt man im späteren Alter aber meistens doch noch entsprechende Wirbelkörperveränderungen.

Über Verschlimmerung einer Kyphose bei Chondrodystrophie hat Hipp berichtet. Bei seinem Patienten bestanden außerdem sehr ausgeprägte dorsale Exkavationen der Lendenwirbelkörper.

Gelegentlich kann es im Erwachsenenalter zu Markkompressionen kommen, auch ohne daß die Kyphose zuvor zugenommen hat. Im Gegensatz zur normal nach caudal zunehmenden Interpedunculardistanz an der Lendenwirbelsäule findet sich bei der Chondrodystrophie eine Abnahme an den unteren Lendensegmenten (Abb. 113b). Auf seitlichen Aufnahmen stellen sich die Bogenwurzeln kurz und dick dar (s. auch Kap. I.V.2.c)γ): Hyperlordosen der Lendenwirbelsäule bei den polytopen kongenitalen enchondralen Dysostosen, S. 98; Kap. K.II.3.: Skoliose bei Chondrodystrophie und Chondrodystrophia calcificans, S. 303 und Kap. I.II.6.: Fehlhaltungen bei Chondrodystrophie, S. 82).

10. Kyphosen bei der Chondrodystrophia punctata

Für die Chondrodystrophia punctata existieren eine ganze Anzahl von Synonyma: Chondrodystrophia fetalis calcarea, Chondrodystrophia calcificans congenita, Chondroangiopathia calcarea, Chondrodysplasia punctata, Dysplasia punctata epiphysealis punctata, stippled epiphyses, épiphysés pointillées, Conradi-Hühnermann-Syndrom.

Auch bei der Chondrodystrophia punctata werden, wie bei der Chondrodystrophie sehr häufig verstärkte thorakale oder thorakolumbale Kyphosierungen mitunter auch leichte Gibbusbildungen beobachtet (Spranger, Bidder u. Voelz) (Abb. 114). Pathognomonisch für das Krankheitsbild sind epiphysäre und extraepiphysäre punktförmige Kalkherde, die auch im Bereich der Wirbelsäule angetroffen werden. Man kann 2 Formen unterscheiden: die asymmetrische Form und die rhizomele, symmetrische, meist letale Form.

Die pathognomonischen Kalkherde entstehen bereits intrauterin und bilden sich bis zum 4. Lebensjahr wieder zurück.

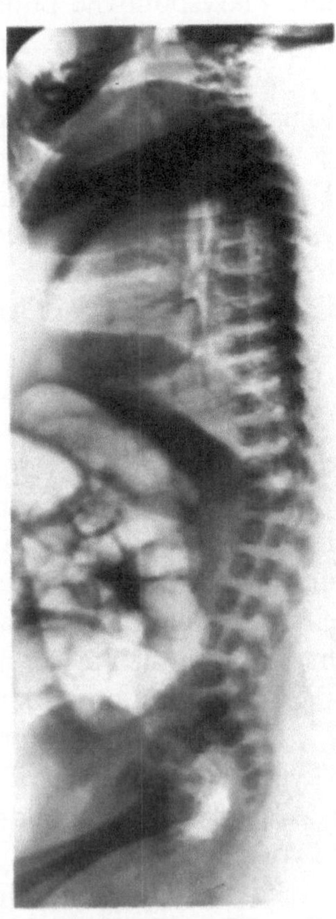

Abb. 114. Lumbodorsale Kyphose bei einem 3 Monate alten Säugling mit einer ausgeprägten Chondrodystrophia punctata. Die a.p.-Aufnahmen dieses Kindes werden als Abb. 221 in dem Kapitel: „Skoliosen bei der Chondrodystrophia punctata" demonstriert. Die punktförmigen Verkalkungen sind in der Hüftgelenksregion am deutlichsten (Fall von F. HILGENBERG). An der Lendenwirbelsäule besteht eine sogenannte frontale Wirbelkörperspalte, die keine Mißbildung darstellt, sondern sich im Laufe der weiteren Entwicklung schließt

11. Kyphosen bei den polytopen, kongenitalen, enchondralen Dysostosen (Dysostosis multiplex)

Der zusammenfassende Krankheitsbegriff der kongenitalen enchondralen Dysostosen zu dem von einem Teil der Autoren die Chondrodystrophie hinzugerechnet wird, wurde aufgestellt aufgrund gewisser Ähnlichkeiten im äußeren Habitus zwischen Chondrodystrophikern und Zustandsbildern sehr unterschiedlicher Ätiologie. Schließlich war für die Einordnung unter diesen Krankheitsbegriff der röntgenologische Aspekt der Epiphysen maßgebend, der auf eine Störung der enchondralen Ossifikation zurückgeführt wurde. Zu guter letzt genügte überhaupt die Vorstellung, daß ein Zustandsbild aus einer Störung der enchondralen Ossifikation resultiere. So kam die bunte Palette der Befunde zusammen, unter der sich dieses Krankheitsbild nach der Definition mancher Autoren heute präsentiert (MAU; MARQUARDT). Darüber hinaus werden gleiche Befunde mit sehr unterschiedlichen Bezeichnungen belegt.

Im folgenden sollen zunächst Zustandsbilder aufgezählt werden, die unter die enchondralen Dysostosen eingeordnet worden sind: Chondroosteodystrophie, Chondrodystrophia congenita tarda, Dysostosis enchondralis epiphysaria bzw. epimetaphysaria, dystrophie spondylo-épiphysaire systématisée, Osteochondropathia multiplex, generalisierte Osteochondrodystrophie, partielle Achondroplasie, Marchesani-Syndrom, Ellis-van-Creveld-Syndrom, léonostose familiale, atypische Chondrodystrophie, achondroplasie atypique, familiäre Osteochondropathia multiplex, Dysostosis multiplex, Gargoylismus, Spätrachitis, Morbus Ribbing, Morbus Kaschin-Beck, Morbus Pfaundler-Hurler, Morbus Silfver-Skiöld, Morbus Morquio, Lipochondrodystrophie. Es sei noch auf die Aufzählung von COCCHI und MAU verwiesen. Außerdem gehört ein guter Teil der Fälle, die als kongenitale Platyspondylie publiziert wurden, hierher: DREIFUSS; BEAUJEU u. MATERI; GUERIN u. LACHAPELE; YVIN; ROTA; MAU.

Wesentlicher Bestandteil dieses übergeordneten Krankheitsbegriffes sind die heute ätiologisch wohl abgegrenzten Mucopolysaccharidosen.

Das Krankheitsbild umfaßt im übrigen Zustände, die auf der einen Seite dem äußeren Erscheinungsbild der klassischen Chondrodystrophie nahe stehen und mit ausgeprägtem Zwergwuchs und typischen verkürzten Extremitäten einhergehen. Meistens wird darauf hingewiesen, daß das einzige sichere Unterscheidungsmerkmal, das Fehlen des typischen Caput natiforme sei. Am anderen Ende dieser Reihe finden sich Formen, wie sie von RIBBING beschrieben wurden, bei denen praktisch völlige Normalwüchsigkeit besteht und lediglich Störungen in der Entwicklung und Ausformung der Epiphysenkerne bestehen.

Ähnlichkeiten finden sich vor allen Dingen, dies sei jetzt schon gesagt, mit Fällen, die als Myxödem, Kretinismus und Hypothyreoidismus beschrieben wurden.

Es existiert eine ziemlich reichhaltige Literatur über die kongenitalen enchondralen Dysostosen. Eine ältere umfassende Auswertung der Literatur stammt von CEFAMONT und von COCCHI. Sie haben 340 einschlägige Fälle gefunden. Die Arbeit enthält auch einen großen Literaturnachweis. Ihre Einteilung sei aus historischen Gründen wiedergegeben und um sich in der älteren Literatur zurechtzufinden.

COCCHI hat unter den enchondralen Dysostosen drei Typen unterschieden:

1. polytope enchondrale Dysostosen mit dominantem Erbgang ohne Hornhauttrübung (Typ Leri).

2. polytope enchondrale Dysostosen mit recessivem Erbgang ohne Hornhauttrübung (Typus Morquio),

3. polytope enchondrale Dysostosen mit recessivem Erbgang und Hornhauttrübung (Typ Pfaundler-Hurler).

Die übrigen Enzymopathien dieses Formenkreises waren damals noch nicht bekannt.

Angaben über Wirbelsäulenverkrümmungen bei einschlägigen und ähnlichen Krankheitsbildern werden in den Kap. I.VIII.2.t)α): Morbus Scheuermann bei enchondraler Dysostose und die sogenannte juvenile Kyphose, S. 131; Kap. I.VIII.9.: Kyphosen bei Chondrodystrophie, S. 142; Kap. I.VIII.10.: Kyphosen bei der Chondrodystrophia punctata, S. 144; Kap. K.II.3.: Skoliose bei Chondrodystrophie und Chondrodystrophia calcificans, S. 303 und Kap. K.II.5.: Skoliosen bei Zwergwuchs, S. 310, gemacht.

Eine kurze Darstellung der Krankheitsbilder sowohl in der Sicht der Literatur der letzten Jahrzehnte als auch nach dem neuesten Stand erscheint erforderlich, da die Besprechung der bei ihnen auftretenden Wirbelsäulenverkrümmungen sinnvoll nur bei der Kenntnis ihrer Systematik möglich ist. Die letzten Jahre haben mit der Erkenntnis ursächlicher Enzymstörungen ganz neue Einteilungskriterien erbracht. Da alle die Zustandsbilder, die bisher unter dem Überbegriff „enchondrale Dysostose" zusammengefaßt worden waren, relativ selten sind, muß sich eine aktuelle Bearbeitung dieses Themas auch auf die Auswertung der Literatur der letzten 40 Jahre stützen. Der Zugang zu ihr läßt sich aber wiederum nur vermittels der älteren Nomenklatur und der älteren Einteilungskriterien finden. Deswegen konnten diese Ausführungen nicht einfach von der aktuell als richtig zu erachtenden Systematik von KOZLOWSKI und RUPPRECHT ausgehen, sondern es wurde als *Einleitung* der Text der ersten vor 15 Jahren niedergeschriebenen Manuskriptfassung, belassen.

a) Heutige Einteilung der (kongenitalen) enchondralen Dysostosen — Dysostosis multiplex — Osteochondrodysplasien

KOZLOWSKI und RUPPRECHT unterscheiden zwischen den Osteochondrodysplasien, zu denen eine große Anzahl von klinisch, röntgenologisch und genetisch ziemlich gut voneinander abgrenzbaren Mißbildungssyndromen aufgrund grundsätzlicher Gemeinsamkeiten zusammengefaßt werden und den Enzymopathien, die diese phänotypischen Gemeinsamkeiten teilen, aber von ihnen klar durch den Nachweis einer ursächlichen Enzymopathie abgegrenzt werden können. Für die Klassifizierung der enchondralen Dysostosen sind maßgebend: Körperhöhe, Proportionen, Beweglichkeit der Gelenke, Haut- und Nagelveränderungen, Zahnanomalien, Hornhauttrübungen, der Röntgenbefund, der Zeitpunkt des Auftretens, die Ausformung im Laufe des Wachstums und der Erbgang, bei den Enzymopathien (Mucopolysaccharidosen) außerdem und entscheidend die Art der zugrundeliegenden Enzymstörung.

Um einen Gesamtüberblick zu vermitteln, sei die Einteilung von KOZLOWSKI und RUPPRECHT einschließlich der Krankheitsbilder wiedergegeben, die nicht mit Wirbelsäulenverkrümmungen einhergehen (Tabelle 30).

Die charakteristischsten Röntgenbefunde sind auf Beckenaufnahmen zu erheben, die Befunde am gesamten übrigen Skelett sind aber immer mit heranzuziehen. Unter die Osteochondrodysplasien werden eine ganze Anzahl von Zustandsbildern eingeordnet, die hier nicht von Interesse sind, weil sie nicht mit Wirbelsäulenverkrümmungen einhergehen

Tabelle 30

I. Einteilung der Osteochondrodysplasien nach KOZLOWSKI und RUPPRECHT
- 1. Bei Geburt manifeste Osteochondrodysplasien
  - Achondrogenesie
  - Thanatophorer Zwergwuchs
  - Achondroplasie
  - Chondrodysplasia punctata
  - Metatrophischer Zwergwuchs
  - Diastrophischer Zwergwuchs
  - Chondro-ektodermale Dysplasie (Ellis-van Creveld-Syndrom)
  - Asphyxierende Thoraxdysplasie
  - Dysplasia spondylo-epiphysaria congenita
  - Mesomeler Zwergwuchs
    - Typ Langer
    - Typ Nievergelt
    - Typ Reinhardt-Pfeiffer
  - Dysplasia cleido-cranialis
- 2. Sich später manifestierende Osteochondrodysplasien
  - Hypochondroplasie
  - Dyschondrosteose
  - Metaphysäre Chondrodysplasien
    - Typ Jansen
    - Typ Schmid
    - Typ McKusick (Knorpel-Haar-Hypoplasie)
    - Metaphysäre Chondrodysplasie mit Malabsorption und Neutropenie
    - Metaphysäre Chondrodysplasie mit Thymolymphopenie
    - Typ Vaandrager-Pena
    - Milder Typ
    - Sonderformen
    - a) Idiopathische Coxa vara
    - b) Tibia vara (Blountsche Krankheit)
    - e) Typ Wiedemann-Spranger
  - Spondylo-metaphysäre Dysplasie
    - Dysplasia epiphysealis multiplex (Ribbing)
    - Unklassifizierbare multiple epiphysäre Dysplasien
    - Hereditäre Arthro-opthalmopathie
  - Pseudoachondroplasie
  - Dysplasia spondylo-epiphysaria tarda
  - Periphere Dysplasien
    - Akrodysplasie
    - Rhino-Tricho-Phalangeales Syndrom
    - Thiemannsche Krankheit
  - Dysplasia epiphysealis hemimelica
  - Multiple cartilaginäre Exostosen
  - Enchondromatose (Olliersche Krankheit)
  - Enchondromatose mit Haemangiom (Maffucci-Syndrom)

II. Mucopolysaccharidosen und Intermediärformen
- Mucopolysaccharidose I (Hurler)
- Mucopolysaccharidose II (Hunter)
- Mucopolysaccharidose III (Sanfilippo)
- Mucopolysaccharidose IV (Morquio)
- Mucopolysaccharidose V (Ullrich-Scheie)
- Mucopolysaccharidose VI (Maroteaux-Lamy)
- Mucolipidose I (Spranger-Wiedemann)
- Mucolipidose II (Leroy)
- Mucolipidose III (Pseudopolydystrophie)
- Fucosidose
- Mannosidose
- Generalisierte GM_1, Gangliosidose
- Sulfatidose mit Mucopolysaccharidurie (Austin)
- Typ Winchester

oder weil sie zwar Mißbildungen an der Wirbelsäule aufweisen, die betroffenen Feten aber nicht lebensfähig sind.

Ein Teil dieser Krankheitsbilder geht mit Kyphosen, ein anderer mit Kyphoskoliosen bzw. mit Skoliosen einher. Schließlich können andere entweder Kyphosen oder Skoliosen verursachen. Es sei deswegen auch auf die einschlägigen Skoliosekapitel verwiesen (ALTHOFF; CARTER; CLAUSEN; DITTRICH; DYGGVE; FRATANOUI; HORS-CAYLA; KAPLAN; KOCH; LANGER; LOEB; MAROTEAUX; MCKUSICK; SCHUSTER u. SPRANGER).

b) Wirbelsäulenveränderungen bei den (polytopen kongenitalen) enchondralen Dysostosen

Bei den Osteochondrodysplasien im Sinne von KOZLOWSKI und RUPPRECHT und bei den Mucopolysaccharidosen treten an den Wirbelkörpern die gleichen Veränderungen auf. Sie brauchen deswegen bei den einzelnen Typen nicht gesondert besprochen zu werden. Typisch ist eine Stufenbildung an der Vorderkante eines oder öfter zweier Wirbelkörper (BRABAND; BRAILSFORD),

Der craniale Anteil des Wirbelkörpers weist also einen geringeren a.p.-Durchmesser auf als der caudale. Die caudale-ventrale Wirbelkörperkante springt deswegen deutlich vor (Grubenhammerform). Selbst an dieser Stelle ist der a.p.-Durchmesser oft etwas geringer als an den Nachbarwirbeln. Die Wirbel sind außerdem manchmal gering nach dorsal verschoben (BRAILSFORD) (Abb. 115). Die Verknöcherung der Wirbelbogenepiphysen und der Quer- und Dornfortsätze ist verzögert. Die Bandscheiben sind in der Regel wenigstens primär unverändert. Reine Keilform der Wirbelkörper ist ebenfalls anzutreffen (SEYSS; CAMPBELL; LIEBENAM; ROMANUS; NOTTER; THOMSEN und VESTERDAL; HÄSSLER, BRAILSFORD; POHL; MÜLLER und HETZAR; ELLIS; SHELDON und CAPON; ROBINOW; VALENTIN; MARQUARDT; BEGG; BOLDT; DALE).

In seinen Fällen fand RIBBING im Kindesalter eine vorzugsweise bikonvexe Form der Wirbelkörper. Die typische Treppenbildung an der Vorderkante (Grubenhammerform) war erst später aufgetreten. Auch VALENTIN weist auf die primäre Eiform der Wirbelkörper hin. Nach BEGG soll die ventrale Treppenbildung Folge einer ventralen Bandscheibenhernie sein. Von anderen Autoren wird auf die starke Abflachung der Wirbelkörper und auf starke Deckplattenunregelmäßigkeiten besonders hingewiesen (ROBINOW). Dies hat dazu geführt, daß manche Fälle in der Literatur als Platyspondylie mitgeteilt wurden.

Daß oft Morbus-Scheuermann-ähnliche Bilder vorliegen, wurde in dem entsprechenden Kapitel schon ausgeführt. Die Differentialdiagnose ergibt sich in erster Linie aus dem Nachweis entsprechender Gelenkveränderungen, jedoch stehen manche Autoren auf dem Standpunkt, daß es abortive Formen gibt, die sich eben praktisch nur unter dem Bild

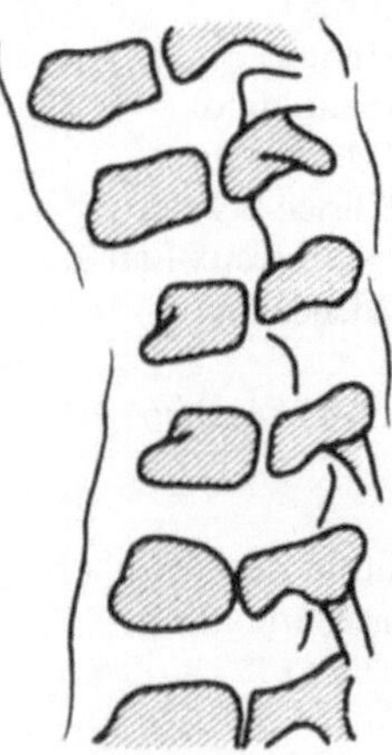

Abb. 115. Schematische Darstellung der typischen lumbo-dorsalen Kyphose bei congenitalen, enchondralen Dysostosen. Hammerform der beiden Scheitelwirbel mit Stufenbildung in der ventralen Begrenzung

des Morbus Scheuermann manifestieren können, da die Gelenkveränderungen sehr geringfügig sind und nur bei eingehenden Röntgenuntersuchungen gefunden werden.

Auch in der hochgradigen Spondylose der Wirbelsäule soll man nach der Ansicht mancher Untersucher abortive Formen dieser enchondralen Dysostosen entdecken können.

Mischformen, unvollständige Penetranz, Phänokopien, Heterogenie und Polygenie kommen nach KOZLOWKSI und RUPPRECHT allerdings nicht vor.

Immer wenn Wirbelkörper auch nur andeutungsweise eine Hammerform zeigen und eine lumbodorsale Kyphose aufweisen, sollte man nach einer enchondralen Dysostose oder einer Mucopolysaccharidose fahnden.

Die Kyphosen bilden sich in der Regel erst in der späteren Kindheit, meistens im frühen Schulalter, aus. Sie können manchmal erheblich fortschreiten, sodaß starke Gibbusbildungen resultieren (POHL).

Eine zusätzliche stärkere Lordosierung entwickelt sich vor allen Dingen dann, wenn Epiphysiolysen an den Schenkelhälsen oder gar völliger Schwund der Oberschenkelköpfe vorhanden ist. Sie resultieren aus der dadurch bedingten Umformung der Statik (MARQUARDT; BRAILSFORD) und nicht aus der Kompensation der lumbo-dorsalen Kyphose. Die Form der Kyphose bietet alle Abstufungen zwischen arcuärer Kyphose und spitzwinkeligem Gibbus.

Die Ursache der Wirbelveränderungen besteht in einer enchondralen Ossifikationsstörung, die in dem speziellen Fall der Enzymopathien möglicherweise durch die Speicherprodukte ausgelöst wird (SCHMIDT; WOLF; KNY).

Im folgenden soll ein Überblick über die einzelnen Formen der polytopen enchondralen Dysostosen gegeben werden, die bei den Kyphosen verzeichnet wurden. Die Darstellung kann keinen Anspruch auf Vollständigkeit erheben. Vollständigkeit wäre nur möglich bei einer vollständigen Erfassung und Auswertung aller einschlägigen Publikationen und überdies ist in manchen Publikationen auf die Wirbelsäulenveränderungen nicht eingegangen. Die Darstellung kann deswegen nur exemplarischen Charakter haben.

c) Thanatophorer Zwergwuchs

Der thanatophore Zwergwuchs — totgeweihter Zwergwuchs — mit einer maximalen Überlebenszeit von 25 Tagen, geht mit einer thorakolumbalen Kyphose und einem spitzwinkeligen lumbosakralen Übergang einher (KOSLOWSKI und RUPPRECHT). Es finden sich sehr starke Plattwirbelbildungen und H-förmige Deformierungen der Wirbelkörper. Die Kyphose kann in die mittlere Lendenwirbelsäule lokalisiert sein (Abb. 116a und b). Am häufigsten betrifft sie die Lumbodorsalregion. Der Thoraxbefund ist der gleiche wie bei der asphyxierenden Thoraxdysplasie.

d) Dysplasia spondyloepiphysaria congenita und tarda

Dieses von SPRANGER und WIEDEMANN isolierte Krankheitsbild ist durch die Beschränkung chondro-osteotischer Störungen auf die Wirbelsäule und die wirbelsäulennahen Epiphysen charakterisiert. Die Wirbelsäule zeigt primär nur eine verstärkte Lendenlordose. Im Laufe des Wachstums stellt sich dann eine ausgesprochene thorakolumbale Kypholordose ein. Die Wirbelkörper sind anfangs oval, später birnenförmig und schließlich haben sie Platyspondylieform (KOSLOWSKI und RUPPRECHT) (Abb. 117).

Ein Fall von KOZLOWSKI, der als spondyloepiphysäre Dysplasie charakterisiert wird, ging mit einer sehr ausgeprägten thorakolumbalen Kyphoskoliose einher (Abb. 117). Außerdem berichtet er über Fälle, bei denen die Wirbelsäulenveränderungen ganz im Vordergrund standen und die epiphysären Veränderungen völlig zurücktraten. Die Wirbelkörper waren erniedrigt, kalkarm und vor allem stark verbreitert. Es fanden sich mehr oder

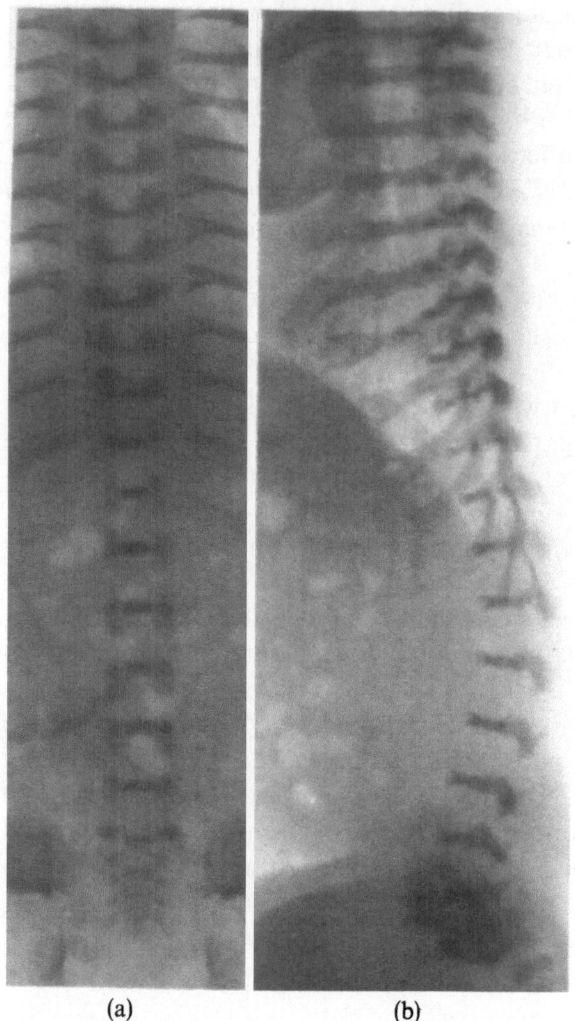

Abb. 116. (a) Thanatophorer Zwergwuchs. In der a.p.-Projektion imponiert die hochgradige Plattwirbelbildung. (b) In der seitlichen Projektion erkennt man eine ausgeprägte Lendenkyphose. (Fall von RUPPRECHT)

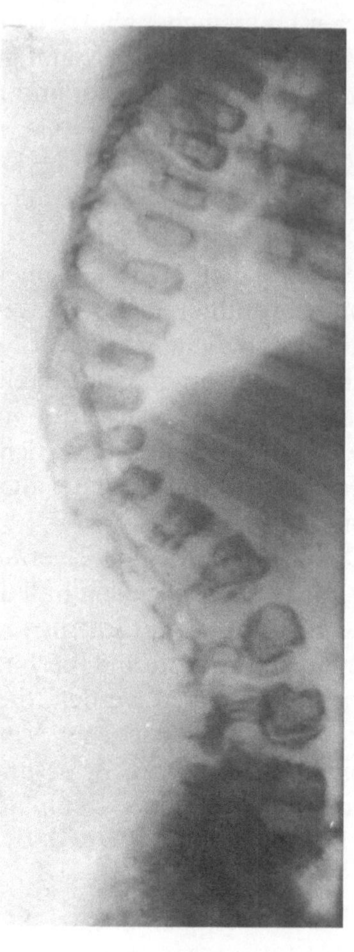

Abb. 117. Ausgeprägte lumbodorsale Kyphose bei Dysplasia spondyloepiphysaria mit charakteristischen Wirbelkörperdeformierungen. (Fall aus KOZLOWSKI und RUPPRECHT). Die a.p.-Aufnahmen sind als Abb. 223 im Skoliosekapitel wiedergegeben

weniger ausgeprägte Kyphosen und Kyphoskoliosen. Im allgemeinen besteht bei diesem Krankheitsbild eine Platyspondylie. Im Alter verkalken die Bandscheiben. Die Kyphosen gleichen dann etwas den Alterskyphosen (BOS and ROGGE) (Abb. 118a und b).

POKER, FINBY und ARCHIBALD beschrieben als Spondyloepiphysäre Dysplasia tarda Fälle von hereditärer Chondrodysplasie mit Kleinwüchsigkeit und Platyspondylie, die am peripheren Skelett nur unspezifische Veränderungen aufwiesen und große Ähnlichkeit mit dem Zustandsbild hatten, das von MAROTEAUX, LAMY und BERNARD erstmalig beschrieben worden war. Die Platyspondylie hatte große Ähnlichkeit mit der Platyspondylie beim Morbus Morquio. Die physiologischen Sagittalkrümmungen waren in den meisten Fällen verstärkt. Ausgesprochene Kyphosen bestanden seltener.

e) Metatrophischer Zwergwuchs

Diese enchondrale Dysostose ist charakterisiert durch ein Hellenbardenbecken und Hantelform der Femora, Wirbelkörperabplattung und Anisospondylie. Kyphoskoliosen und Skoliosen (s. dort) sind häufig als reine Kyphosen. Wenn sie vorhanden sind, betreffen sie typischerweise die Lumbodorsalregion.

f) Diastrophischer Zwergwuchs

Das Krankheitsbild des diastrophischen Zwergwuchses wird im Skoliosekapitel oder bei den Zwergwuchsformen, die überwiegend mit Skoliosen einhergehen, eingehender besprochen. Hier soll nur darauf hingewiesen werden, daß auch bei dieser Form der polytopen kongenitalen Dysostosen typische Wirbelkörperverformungen mit lumbodorsalen Kypho-

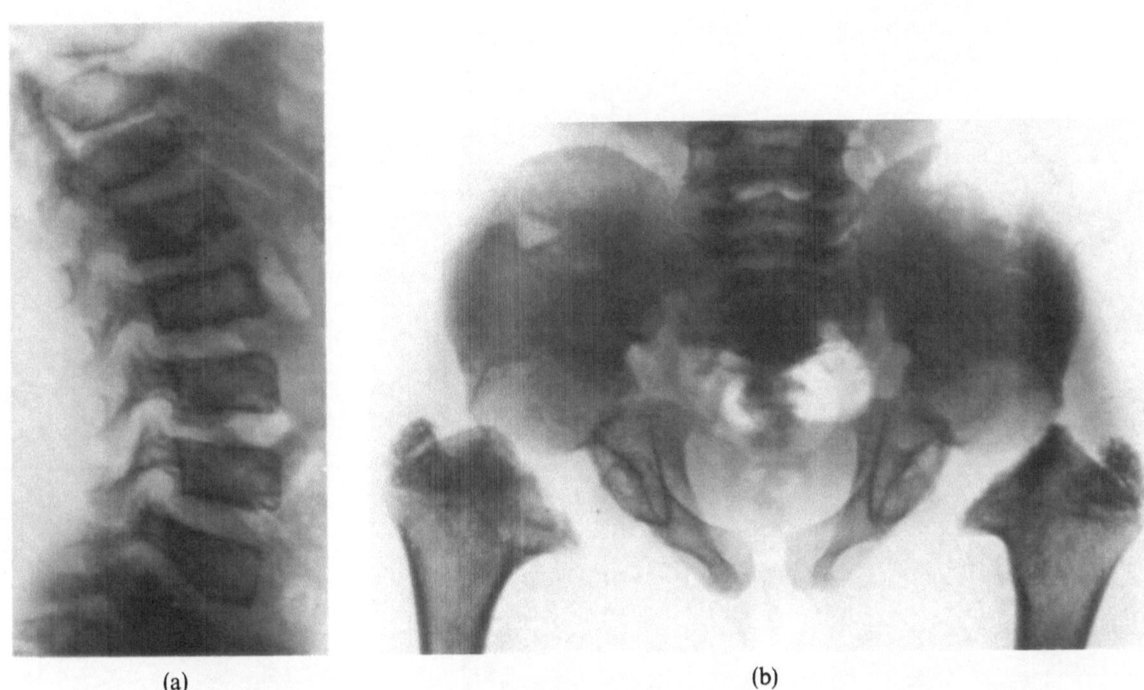

(a) (b)

Abb. 118. (a) Dysplasia spondylo-epiphysaria-congenita. Verstärkte Lendenlordose. Typische Hammerform der Wirbelkörper am lumbo-dorsalen Übergang. Im übrigen sind die Wirbelkörper abgeplattet und die Deckplatten unregelmäßig. Leichte lumbodorsale Kyphose. (b) Fehlende Ossifikation der Oberschenkelköpfe. Unregelmäßige Ossifikation der trochanteren Verbreiterung des Schenkelhalses. Erhebliche Dysplasie der Hüftgelenkspfannen

sen angetroffen werden. Die Kyphosen sind meistens weniger ausgeprägt als die Skoliosen (Abb. 119a–c, S. 152). KOZLOWSKI und RUPPRECHT bilden einen Fall mit cervicothorakaler Kyphose und Lordose der übrigen Brust- und Lendenwirbelsäule ab. Das Krankheitsbild ist im übrigen charakterisiert durch polyostotische Dysplasien mit Anomalien an den Händen, Klumpfüßen, Gaumenspalten und Ohrmuscheldysplasien (s. auch Kap. K.II.4.α): Bei diastrophischem Zwergwuchs, S. 305 und Kap. T.I.9.: Die sagittalen Verkrümmungen der Halswirbelsäule: Kyphosen bei diastrophischem Zwergwuchs, S. 621).

g) Asphysierende Thoraxdysplasie

Typisch sind eine Verschmälerung des Thorax und polytope Knochendysplasien. KOZLOWSKI und RUPPRECHT geben eine seitliche Thoraxaufnahme wieder, die eine Verlagerung der physiologischen Kyphose in die Cervicothorakalregion bei leichter Lordosierung der übrigen Brustwirbelsäule zeigt.

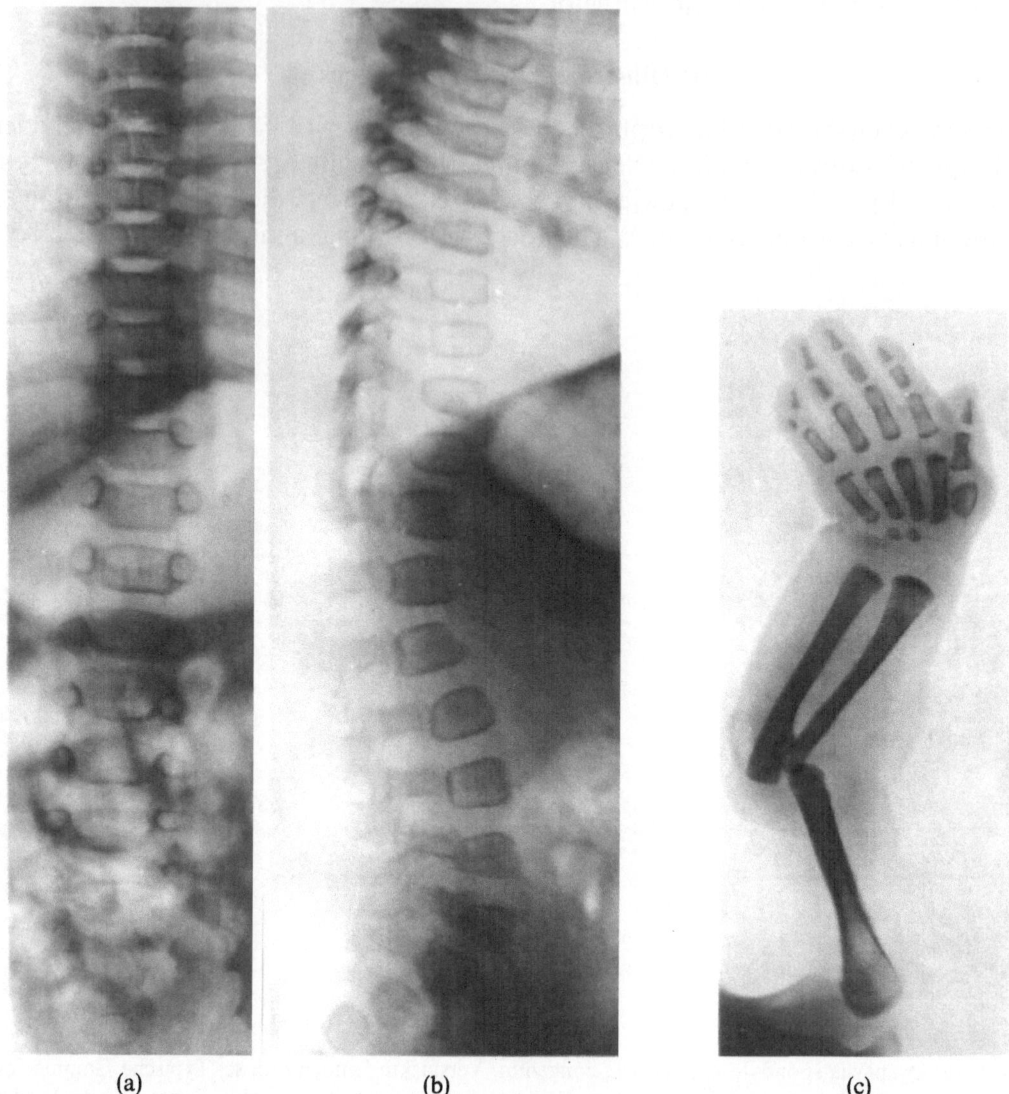

(a) (b) (c)

Abb. 119. (a) Diastrophischer Zwergwuchs mit lumbodorsaler Kyphose und leichter Trapezform des 2. Lendenwirbelkörpers. (b) Minimale linkskonvexe lumbodorsale Skoliose. (c) Charakteristische Verformung des distalen Radius und Ulnaendes, des Metacarpale I und der Mittelphalanx des 5. Fingers. Ellenbogengelenksluxation. (Fall von KOZLOWSKI und RUPPRECHT)

h) Pseudoachondroplasie

Als Pseudoachondroplasie (Achondroplasie = Chondrodystrophie) ist von MAROTEAUX und LAMY ein Krankheitsbild abgegrenzt worden, bei dem Chondrodystrophiesymptome erst nach dem 1. Lebensjahr auftreten. Die Wirbelsäulenbefunde sind die gleichen wie bei der Chondrodystrophie (FORD; MAROTEAUX und LAMY; RUPPRECHT).

Dieses Krankheitsbild ist in der Vergangenheit verschiedentlich mit der Achondroplasie (= Chondrodystrophie) und dem Morbus Morquio (= Mucopolysaccharidose) verwechselt worden. Die pseudo-achondroplastische Dysplasie ist charakterisiert durch Zwergwuchs, normale cranio-faciale Proportionen, normale Intelligenz, Fehlen von Corneatrübungen und das Fehlen von Mucopolysaccharidausscheidung im Urin. Sie wird wahrscheinlich autosomal dominant vererbt. Die Wirbelkörper sind bikonvex und ventral in der Kantenregion unregelmäßig begrenzt. Der dazwischenliegende Wirbelkörperanteil springt zungenartig vor. In den Röhrenknochen zeigen die Metaphysen Becherform. Die Epiphysen sind hyperplastisch, die Metatarsalia und Metacarpalia verkürzt und die Phalangen an den Basen verbreitert. Nach Wachstumsabschluß glätten sich die Konturdefekte an den Wirbelkörpern und es bleibt lediglich eine geringfügige Keilverformung zurück. Da die Wirbelkörperveränderungen lumbodorsal am ausgeprägtesten sind, resultiert im Erwachsenenalter eine leichte lumbodorsale Kyphose (Abb. 120a–c).

i) Hypochondroplasie

Die Hypochondroplasie wird als eigenständiges Krankheitsbild herausgestellt. Sie macht die gleichen, aber dem Grade nach geringere Erscheinungen, wie die Chondrodystrophie (=Achondroplasie). Schädelveränderungen fehlen. Eine Lendenlordose ist meist ausgesprochener als eine Verstärkung der Brustkyphose (KOZLOWSKI). Gelegentlich werden leichte lumbodorsale Kyphosen beobachtet (Abb. 121a und b) (REMY, BEGUERY, WALBAUM u.Mitarb.). Eine Verengung des Wirbelkanals ist einigermaßen typisch für dieses Krankheitsbild.

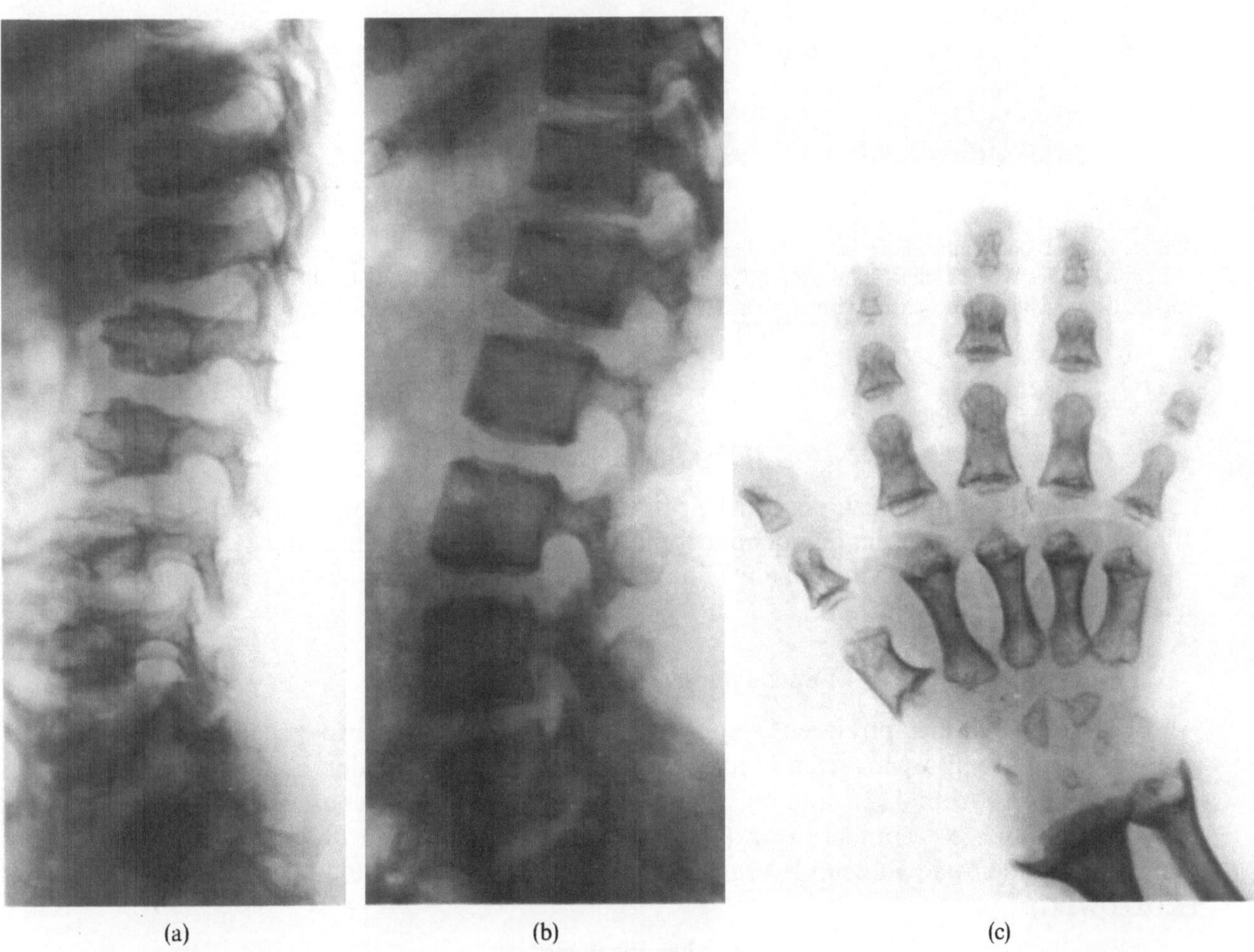

(a) (b) (c)

Abb. 120. (a) Typische Wirbelkörperkonturdefekte im Alter von 14 Jahren. (b) Wirbelsäule im Alter von 21 Jahren, leichte Keilform des 12. BWK und 1. LWK mit geringer lumbodorsaler Kyphose. (c) Typische, unregelmäßig becherförmige Veränderungen am distalen Radius- und Ulnaende, Verkürzung der Metacarpalia, Verbreiterung der Basen der Phalangen. (Fall von RUPPRECHT und PURATH)

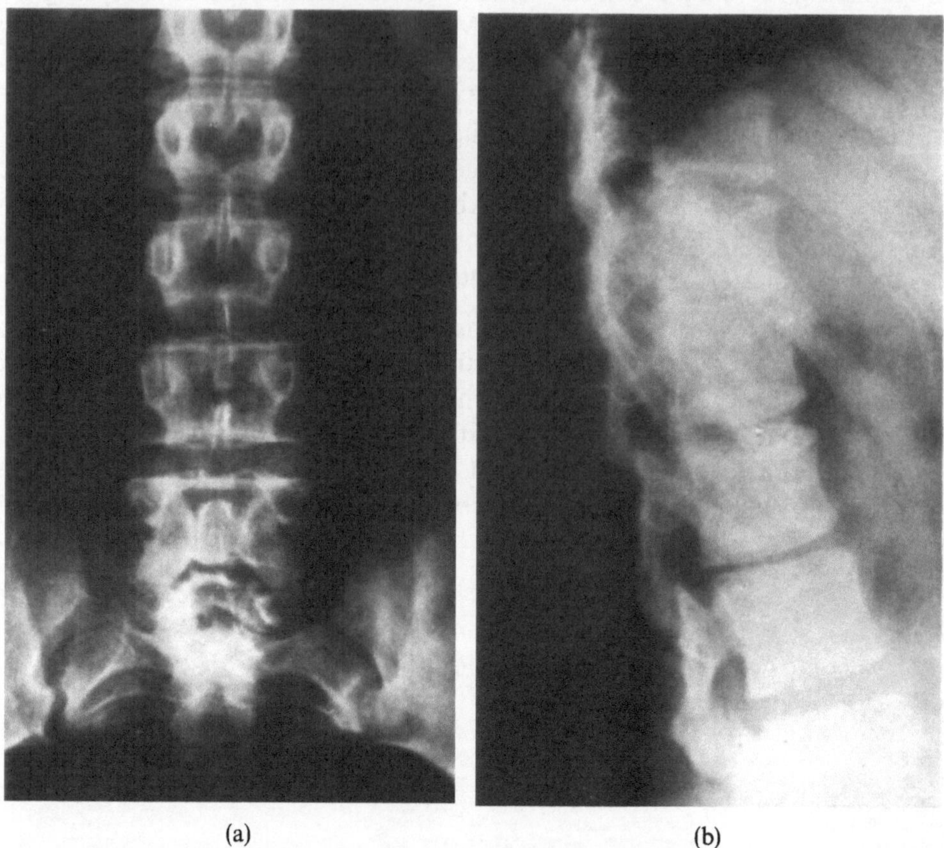

(a) (b)

Abb. 121. (a) Hypochondroplasie. Der Wirbelkanal ist bei L4/L5 in frontaler Richtung verschmälert. (b) Der a.p.-Durchmesser des Wirbelkanals ist im oberen Lendenabschnitt verschmälert. Leichte lumbo-dorsale Kyphose mit angedeuteter Keilform des Scheitelwirbels, aber im übrigen ohne Deformierung der Wirbelkörper. (REMY, BEGUERY und WALBAUM u. Mitarb.)

j) Dyschondrosteose

Die Sagittalkrümmungen der Wirbelsäule sind bei der Dyschondrosteose Weil-Lery ähnlich verändert wie bei der Hypochondroplasie. Charakteristisch sind eine Madelungsche Deformität und Exostosen medial am Tibiakopf. In einem Teil der Fälle ist eine lumbodorsale Kyphose ausgebildet.

k) Spondylometaphysäre Dysplasie

Bei der spondylometaphysären Dysplasie (KOZLOWSKI) überwiegen dagegen die Brustkyphosen. Die Wirbelkörper zeigen Platyspondylieform. Die proximalen Femurmetaphysen sind verbreitert (Abb. 122a und b). Die Kinder sind bei der Geburt normal und die pathognomonischen Veränderungen (Varusdeformität von Armen und Beinen, Verkürzung von Händen und Füßen, Zwergwuchs) treten erst im Vorschulalter in Erscheinung (KOZLOWSKI).

l) Akrodysplasie

Thorakolumbale Kyphose und Platyspondylie mit zungenförmigen Ausläufern an der vorderen Brustwirbelkörperbegrenzung finden sich bei der Akrodysplasie (KOSLOWSKI und RUPPRECHT; ARKLESS; COHEN; MAROTEAUX; SINGLETON).

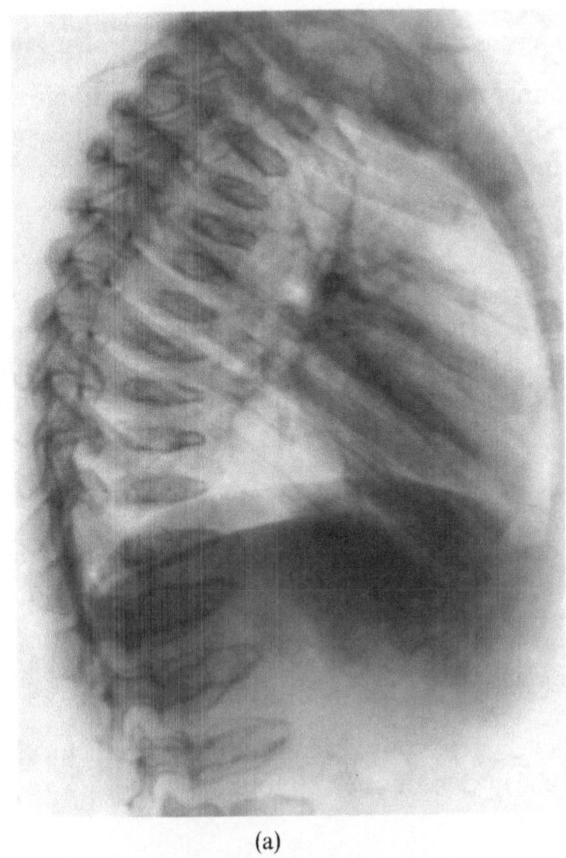

(a)

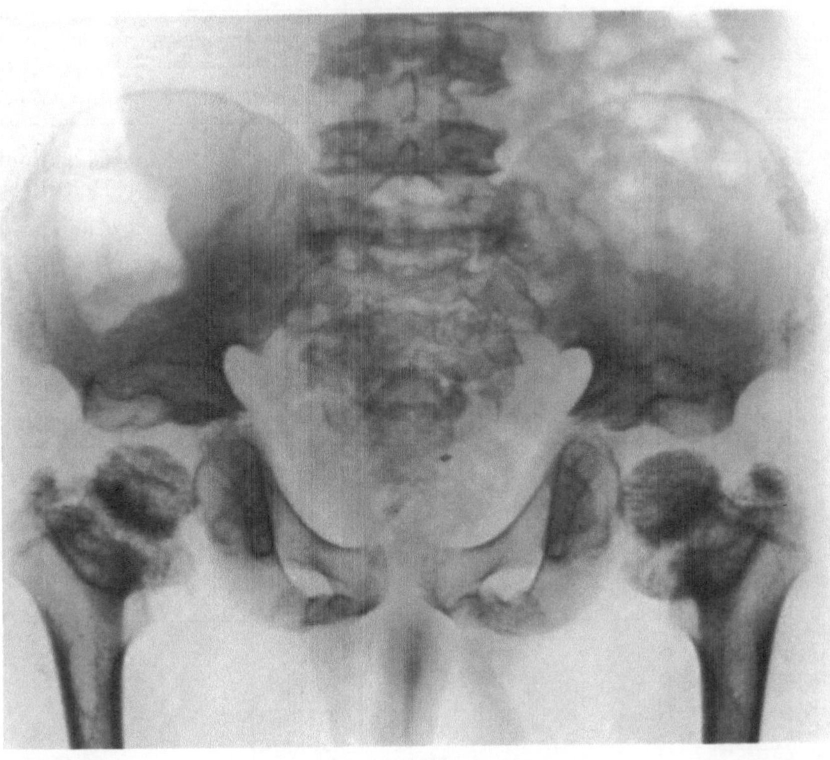

(b)

Abb. 122. (a) Dorso-lumbale Rundkyphose infolge bisquitförmiger Verformung der Wirbelkörper bei spondylo-metaphysärer Dysplasie. (b) Ausgeprägte Epiphysenveränderungen an den Hüftgelenken bei dem gleichen Patienten

m) Typus cleido-cranialis der enchondralen Dysostose

HAUBENREISSER kennt noch eine besondere cleido-craniale Form mit Spaltbildungen in sämtlichen Wirbelbögen von der Halswirbelsäule bis zum Lendenabschnitt. In manchen Fällen, die das Bild einer generalisierten Platyspondylie bieten, ist die Kyphosierung sehr gering oder sie fehlt völlig (DUCROQUET, GALLI und ARVAY).

n) Kaschin-Becksche Krankheit

Ähnliche Bilder mit Kypholordose, wie die kongenitale, enchondrale Dysostose, verursacht die sogenannte Kaschin-Becksche Krankheit, die im Transbaikalgebiet endemisch ist und durch pluriglanduläre und Ernährungsstörungen entsteht (GOLDSTEIN und NIKIFOROW).

12. Enzymopathien

Die Hauptgruppe der Enzymopathien stellen die Mucopolysaccharidosen. Die übrigen Enzymopathien sind seltener und erst später isoliert worden. Eine Zusammenstellung der einzelnen Formen findet sich in den nachstehenden Tabellen 31 und 32.

a) Mucopolysaccharidosen

Die Häufigkeit aller Typen von Mucopolysaccharidosen schätzt man zusammen auf jährlich 25–30 Geburten in der Bundesrepublik.

Tabelle 31. Mucopolysaccharidosen. Einteilung nach KOZLOWSKI und RUPPRECHT

Typ	Eponym	Erbgang	Vermehrte Urinausscheidung von sMS	
			jetzige Nomenklatur	alte Nomenklatur
I	Morbus Pfaundler-Hurler	autos. rez.	Dermatansulfat Heparansulfat	Chondroitinsulfat B Heparitinsulfat
II	Morbus Hunter	X-chrom. rez.	Dermatansulfat Heparansulfat	Chondroitinsulfat B Heparitinsulfat
III	Morbus Sanfilippo	autos. rez.	Heparansulfat	Heparitinsulfat
IV	Morbus Morquio	autos. rez.	Keratansulfat	Keratosulfat
V	Morbus Ullrich-Scheie	autos. rez.	Dermatansulfat	Chrondroitinsulfat B
VI	Morbus Maroteaux-Lamy	autos. rez.	Dermatansulfat	Chrondroitinsulfat B

Tabelle 32. Intermediärformen zwischen Mucopolysaccharidosen und Sphingolipidosen nach KOZLOWSKI und RUPPRECHT

Krankheitsbezeichnung	Autor
Mucolipidose I	SPRANGER, WIEDEMANN
Mucolipidose II	LEROY
Mucolipidose III	MAROTEAUX
Fucosidose	DURAND
Mannosidose	ÖCKERMANN
Generalisierte GM_1-Gangliosidose	LANDING
Sulfatidose mit Mucopolysaccharidurie	AUSTIN, THIEFFRY
Typ Winchester	WINCHESTER

Da bei den Mucopolysaccharidosen ebenso wie bei einem Teil der Osteochondrodysplasien im Sinne von KOZLOWSKI und RUPPRECHT Kyphosen und Kypholordosen vorkommen, erscheint ihre orientierende Besprechung hier ebenfalls erforderlich.

Daß sie phänotypisch große Ähnlichkeit mit Osteochondrodysplasien haben, wurde bereits erwähnt. Insgesamt sind bis jetzt 14 einschlägige Syndrome bekannt. Als COCCHI im Jahre 1950 seine Übersicht über die polytopen kongenitalen enchondralen Dysostosen publizierte, waren es erst 3 (PFAUNDLER HURLER, MORQUIO und LÉRI). Ihre Unterscheidung erfolgt heute durch Enzymuntersuchungen bzw. durch Untersuchungen auf das Vorliegen einer Enzymstörung und erst in zweiter Linie nach klinischen und röntgenologischen Kriterien. Die Enzymstörung ist genetisch fixiert und hat die abnorme Speicherung saurer Mucopolysaccharide und deren Auftreten im Urin zur Folge. Es handelt sich also um Speicherkrankheiten (Phakomatosen), die in dieser Beziehung, abgesehen vom Unterschied in der gespeicherten Substanz und dem klinischen Bild wesensgleich sind mit dem Morbus Gaucher, Niemann, Pick usw.

Sie werden heute folgendermaßen eingeteilt, geordnet und benannt (Tabelle 31).

Die differentialdiagnostischen Kriterien sind in der Tabelle 33 zusammengestellt.

Die Speicherung der Mucopolysaccharide beruht auf dem angeborenen Fehlen des jeweiligen spezifischen Enzyms, das normalerweise für den Abbau des entsprechenden Mucopolysaccharides sorgt und so dessen Anhäufung in der Zelle verhindert.

Die Speicherung erfolgt in dem Stütz- und Bindegewebe. Im Knorpel und Knochen hat sie Erscheinungen der Osteochondrodysplasie zur Folge. Speicherung in Leber, Milz, Haut, Hornhaut und ZNS verursacht die übrigen klinischen Symptome.

Die Enzymdefekte sind zwar angeboren, die Speicherung der Mucopolysaccharide beginnt aber erst postnatal. Dementsprechend ist der pathologische Phänotypus niemals

Tabelle 33. Wichtige differentialdiagnostische Merkmale der bekannten Mucopolysaccharid-Speicherkrankheiten. (Nach PASSARGE u. Mitarb.)

		Typ I (Hurler)	Typ II (Hunter)	Typ III (Sanfilippo)	Typ IV (Morquio)	Typ V (Scheie)	Typ VI (Maroteaux-Lamy)
Wachstumsstörung		+++	++	+	+++	(+)	++/+++
geistige Retardierung		+++	+/++	+++	−	−	−
Beginn (Lebensjahr)		1.	2.	4.	2.	5.–7.	2.–3./6.–7.
Gargoylgesicht		+++	+/++	+	−	−	+/++
Hornhauttrübung		+++	−	−	+	++	+
Hepatomegalie		+++	++	+	(+)	(+)	+
Herzbeteiligung		+++	++	(+)	−	+	++
Hernien		+++	+++	+	(+)	(+)	+
Gelenkkontrakturen		+++	+++	+	−	++	++
Gibbus		+++	++	−	+	−	++
Dermatansulfatausscheidung		++	+	−	−	+	++
Heparansulfatausscheidung		+	++	+	−	+	−
Keratanausscheidung		−	−	−	+	−	−
metabolische Korrektur in Fibroblasten mit Typ	I	−	+	+		−	+
	II	+	−	+		+	+
	III	+	+	+/−		+	+
	IV	Typ IV in Zellkultur nicht nachweisbar					
	V	−	+	+		−	+
	VI	+	+	+		+	−
Enzymdefekt bekannt		+	+	+/+ (2. Defekte)		+ (wie Typ I)	−

bei der Geburt manifest, sondern er stellt sich — bei einzelnen Syndromen zu unterschiedlichen Zeitpunkten — erst postnatal ein. Hierin unterscheiden sich die Mucopolysaccharidosen von einem Teil der Osteochondrodysplasien.

Bis zum Jahre 1968 basierte die Labordiagnose auf dem Nachweis der Mucopolysaccharide bzw. von Fragmenten von ihnen im Urin. Mit zunehmendem Alter kann die Ausscheidung versiegen. Deswegen bedeutet der Nachweis vermittels Fibroblastenkulturen einen diagnostischen Fortschritt. Fibroblastenkulturen aus Hautbiopsien der Patienten akkumulieren saure Mucopolysaccharide. Diese Akkumulation kann vermittels Radiosulfat ($^{35}SO_4$) nachgewiesen werden. Normale Zellen bzw. die Nährmedien von normalen Zellen normalisieren die vermehrte Speicherung der Mucopolysaccharidosezellen. Das gleiche bewirkt die gleichzeitige Kultivierung von Zellen von verschiedenen Mucopolysaccharidosetypen (mit Ausnahme des Typus I und V). Der Typus III läßt sich auf Grund dieser komplementären Korrektur in einen Typus III A und III B unterteilen (Passarge, Wendel, Wöhler und Rüdiger). Die Diagnose vermittels Fibroblastenkultur kann bereits pränatal gestellt werden, wenn man Zellen vermittels Amniozentese gewinnt.

Die Analyse der im Urin ausgeschiedenen sauren Mucopolysaccharide erfolgt heute am zuverlässigsten vermittels Dünnschichtchromatographie. Außer aus dem Urinbefund kann eine Mucopolysaccharidose auch aus charakteristischen Einschlüssen in verschiedenen Zellarten des Blutes und Knochenmarkes diagnostiziert werden (Gasser I- und Gasser II-Zellen und Buhotzellen).

α) Typus I Pfaundler-Hurler

Der Typus I Pfaundler-Hurler ist die häufigste Form der Mucopolysaccharidosen. Die Krankheit wird erst im 2. Lebenshalbjahr manifest. Es kommt zur progredienten Oligophrenie und zum Zwergwuchs. Das Gesicht nimmt ein wasserspeierartiges Aussehen an (Gargoylismus). Die Gelenke weisen Streckbehinderung auf, der Bauch ist aufgetrieben und es besteht eine Hepatosplenomegalie. Die Hornhaut ist getrübt. Manchmal ist auch das Gehör beeinträchtigt (nach Kittel in 28% der Fälle). Typisch sind im Röntgenbild eine dicke und dichte Schädelkalotte, Osteosklerose der Schädelbasis, Ruderblattform der Rippen, Mausohrform der Beckenschaufeln, Corticalisverdickung der Röhrenknochen, V-Form des distalen Radius- und Ulnaendes und Fingerhutform der Phalangen (Caffey;

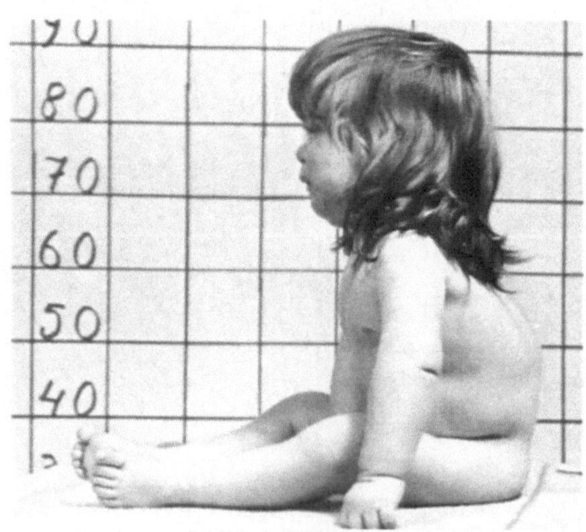

Abb. 123. Pfaundler-Hurlersche Krankheit. Beträchtliche tiefthorakale Kyphose. Man achte auch auf die Dysplasie des Gesichtes (Fall von Maroteaux)

DORFMAN; FIEHRING; LEROY; HUNTER; HURLER; MAROTEAUX; SCHRAMM; BAUER u. RODE; RIBBING; MÜLLER; FRANCOIS und RABEY).

Histologische Befunde werden von SCHMIDT und von KNY mitgeteilt.

Bei diesem Syndrom waren nach COCCHI mit 92% die Kyphosen am häufigsten (Abb. 123). HAUBENREISSER fand, daß praktisch immer auch gleichzeitig deutliche Skoliosierungen bestanden. In 47% ihrer Fälle waren Spaltbildungen in den Wirbelbögen der Lendenwirbelsäule und des Kreuzbeines vorhanden. Die Kyphosierung resultiert aus der zungenförmigen Deformierung der Scheitelwirbel (Abb. 124).

BERGGARD und BEARN geben die seitlichen Wirbelsäulenaufnahmen eines 5jährigen Kindes mit einem Morbus Pfaundler-Hurler wieder, das am 1. LWK eine starke Veränderung aufwies, die fast den Eindruck eines Halbwirbels erwecken könnte und mit einer entsprechenden starken Kyphosierung einherging. NEIMANN, PERNOT, MARCHAL und FALL demonstrieren einen Fall mit typischer Deformation am 1. Lendenwirbelkörper und daraus resultierender Kyphosierung am lumbodorsalen Übergang.

β) Typus II Hunter

Der Typus II Hunter unterscheidet sich vom Typus I Pfaundler-Hurler durch den Vererbungsmodus. Er wird X-chromosomal vererbt. Es besteht keine ausgesprochene Idiotie. Hornhauttrübungen treten nicht auf, sondern Schwerhörigkeit. Ausprägung und Verlauf sind milder als beim Typus Pfaundler-Hurler. Schwerwiegend ist vor allem eine zunehmende Bewegungseinschränkung der Gelenke und der Wirbelsäule (LICHTENSTEIN,

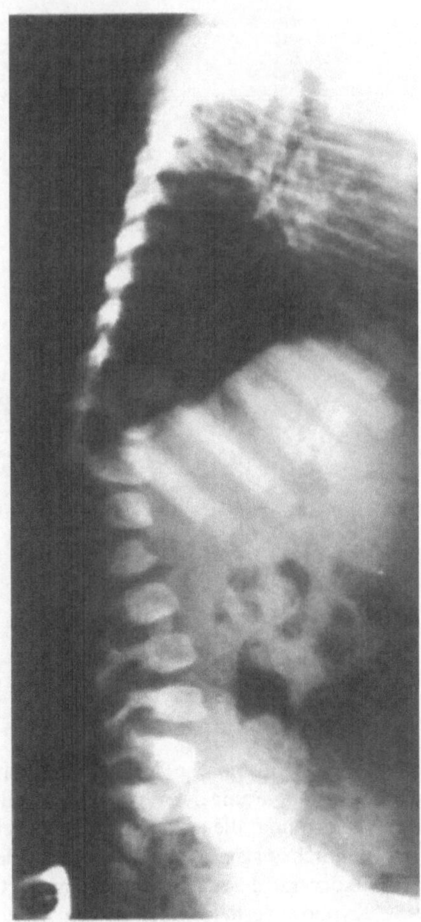

Abb. 124. Pfaundler-Hurlersche Krankheit. 18jähriges Mädchen, spornartige Verformung des 2. Lendenwirbels, die eine dorsale dorsolumbale Kyphose zur Folge hat. (Fall von MAROTEAUX)

Bilbrey u. McKusick; Spranger). Die Wirbelkörper sind dorsal verschmälert oder bikonvex. Ausgesprochene Kyphosen sind selten.

γ) Typus III Sanfilippo

Beim Typus III Sanfilippo setzt im 3. Lebensjahr eine geistige Retardierung ein und es treten häufig Unruhezustände auf. Anfangs des zweiten Lebensjahrzehnts stellen sich Krampfanfälle ein. Wenn die Patienten Fieber haben sind sie geistig reger. Typisch ist außerdem ein Hirsutismus. Die Skeletveränderungen sind relativ gering. Ein ausgesprochener Gibbus fehlt. Kyphosen werden aber registriert (Börjeson; Langer; Spranger; Maroteaux; Teller).

δ) Typus IV Morquio

Der Typus IV Morquio ist durch besonders starke Skeletveränderungen und Zwergwuchs unter 115 cm charakterisiert.

Brailsford unterscheidet beim Morbus Morquio 1. Fälle mit dem klassischen, klinischen und röntgenologischen Befund, 2. Fälle, bei denen die aktive Phase der Erkrankung

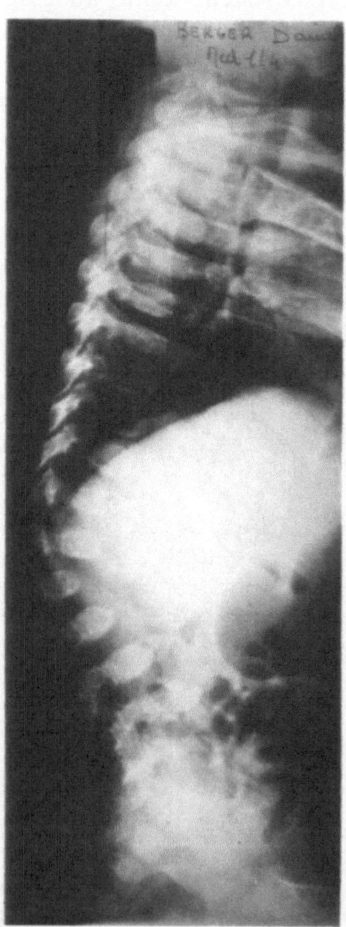

Abb. 125. Morquiosche Krankheit. 2jähriger Junge. Höhenverminderung der Wirbelkörper mit zungenartiger Verformung, die an der Lendenwirbelsäule besonders deutlich ausgeprägt ist. Hypoplasie des 2. Lendenwirbelkörpers, der nach dorsal verlagert ist und die Kyphose verursacht. (Fall von Maroteaux)

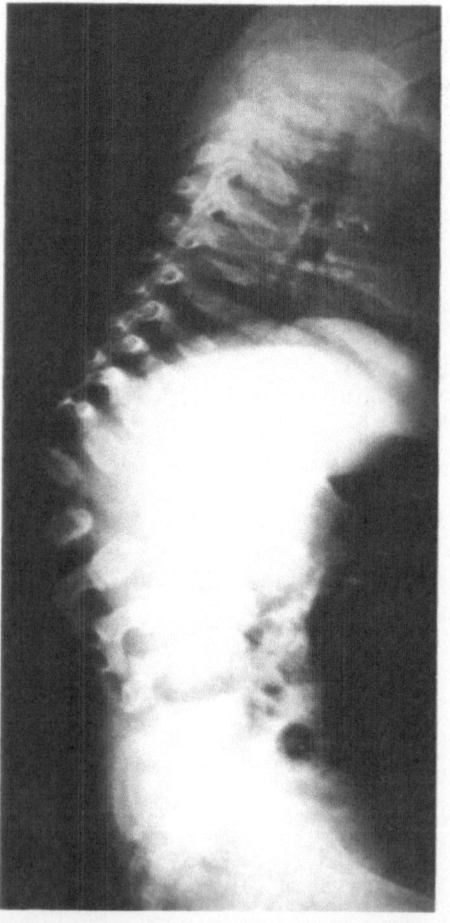

Abb. 126. Morquiosche Krankheit. 1 Jahr altes Mädchen. Typisch ist die Höhenverminderung der Wirbelkörper und die Dorsalverlagerung des 1. Lendenwirbelkörpers, die mit einer sehr ausgeprägten Kyphose einhergeht. (Fall von Maroteaux)

vor der Pubertät aufhört. Es resultieren dann ausgeprägte Verkürzungen der Gliedmaßen. 3. Fälle, bei denen die Veränderungen im wesentlichen auf die Wirbelsäule und die Hüftgelenke beschränkt sind und 4. Fälle, die ausschließlich die Wirbelsäule betreffen. Es kommt nicht selten zu Verengungen des Wirbelkanals im Hals- und Lendenabschnitt. Die Kyphose ist meist ziemlich ausgesprochen.

Beim Typ Morquio fand COCCHI in 82,4% Kyphosen, zuweilen war eine deutliche kompensatorische Lendenlordose vorhanden. Der kleinere Prozentsatz, der keine ausgeprägte Kyphose aufwies, hatte dafür zur Hälfte eine Lordose oder eine Skoliose. In 74% waren die Wirbelkörper verbreitert und erniedrigt, teilweise waren auch keilförmige Deformierungen vorhanden, die schon fast als Halbwirbel imponierten.

Eine lumbodorsale Kyphose ist oft ein Frühsymptom der Morquioschen Krankheit. Gelegentlich wird ein derartiger Befund als Spondylitis tuberculosa fehlgedeutet. POHL berichtet über einen Fall, in dem ein lumbodorsaler Keilwirbel bei Morquioscher Krankheit zu einer hochgradigen Kyphose geführt hatte (BLAW; BRAILSFORD; DANES; DODION; GOIDANICH; LANGER; MAROTEAUX; MORQUIO; ROBINS; SPRANGER) (Abb. 125 und 126).

GIEDION, PRADER und RÜTTIMANN demonstrieren eine Beobachtung, die sie den enchondralen Dysostosen vom Typus Morquio-Brailsford zuordnen, bei dem sich eine Verkürzung der Lendenwirbelsäule mit verstärkter thorakaler Kyphose und leichter Skoliose fand. CAMPAILLA, MARTINELLI und BOVI berichten über 3 Fälle von Morquio-Ullricher-Krankheit, die mit Schwachsinn einhergingen. Auch in diesen Fällen bestand eine Thorakolumbalkyphose (BAUER, CLAUSEN u. Mitarb.; ESCOUROLLE, BERGER u. POIRIER; GOIDANICH u. LENZI; MCKUSICK, KAPLAN, WISE, HANLEY u. Mitarb.; PANIZON u. PEDRINI; BELLON).

ε) *Typus V Ullrich-Scheie*

Der Typus V Ullrich-Scheie, der auch als Spät-Hurler bezeichnet wird, beruht auf dem gleichen Enzymdefekt wie der Typus Hurler. Er unterscheidet sich von diesem vor allem durch das Fehlen von Intelligenzdefekten und dem Wasserspeiergesicht. Eine Gibbusbildung ist selten (HORSCH; MAROTEAUX). Kyphosen sind seltener und weniger ausgeprägt.

ζ) *Typus VI Maroteaux-Lamy*

Die Intelligenz ist auch beim Typus Maroteaux-Lamy normal, der Minderwuchs und die Skeletdeformierungen sind stark ausgeprägt. Das Leiden wird autosomal recessiv vererbt (RAMPINI). Im Urin wird Dermatansulfat ausgeschieden.

Das Syndrom hat Ähnlichkeit mit der Hurlerschen und Morquioschen Krankheit. Die Probanden zeigen Zwergwuchs mit verkürztem Rumpf, Deformation der Gliedmaßen, Hepatomegalie, Splenomegalie, Corneatrübungen und Taubheit. Die Erkrankung wurde autosomal recessiv vererbt. In den Leukocyten fanden sich Adlersche Granulationen. Die Sella turcica war deformiert. In einem Fall fand sich eine keilförmige Aplasie des 12. Brustwirbelkörpers und eine Abplattung der Wirbelkörper allgemein. Diese Veränderungen verursachten eine ausgeprägte Kyphose mit Scheitelpunkt D 12.

b) Weitere Mucopolysaccharidosen

Von PASSARGE u. Mitarb. wird als Typus VII ein Zustandsbild aufgeführt, das Ähnlichkeit mit dem Pfaundler-Hurler-Syndrom hat und durch eine β-Glucuronidasedefizienz verursacht wird. Dermatansulfat wird gespeichert und im Urin ausgeschieden (SPRANGER). Die Wirbelsäulenveränderungen sind ähnlich denen beim Pfaundler-Hurler-Syndrom.

In den neuesten zusammenfassenden Darstellungen taucht ein besonderer Typus Léri nicht mehr auf. Er wurde vor einigen Jahren vor allem von COCCHI herausgestellt. Eine sichere Einordnung ist mir ohne erneute Verarbeitung der einschlägigen Literatur bzw. überhaupt nicht möglich. Er sei deswegen nur kurz nach der alten Manuskriptfassung zitiert.

Die Kopfform und der Gesichtsausdruck sind normal. Intelligenzdefekte bestehen nicht. Der Rumpf ist normal lang. Die Lendenlordose kann etwas vertieft sein, ohne daß eine stärkere Skoliose oder Kyphose besteht. Erniedrigungen der Wirbelkörper oder Fischwirbelbildungen sind selten. Das Becken ist meistens deformiert. Starke Veränderungen finden sich an den großen Gelenken. Es ist immer auch einer der beiden Elternteile betroffen.

COCCHI gibt an, daß in der Hälfte der Fälle eine Kyphose bestand. Lordosierungen sollen seltener sein. Manchmal findet sich gleichzeitig eine mehr oder weniger deutliche Skoliosierung. Bei der Hälfte der Patienten waren die Wirbelkörper normal hoch, bei der anderen Hälfte erniedrigt. Die erniedrigten Wirbel hatten mitunter etwas unregelmäßige Deckplatten. Nur einmal war ein keilförmig deformierter Wirbel vorhanden.

c) Weitere, nicht durch Mucopolysaccharide verursachte Speicherkrankheiten

Ähnliche Phänotypen wie bei den Mucopolysaccharidosen finden sich bei der Mucolipidose I (Spranger-Wiedemann), II Leroy und III, der Fucosidose, der Mannosidose, der Gangliosidose und der Sulfatidose (MAROTEAUX; MCKUSICK; STEINBACH; DURAND; LOCH; VAN HOOF; KJELMAN; GROSSMAN; LANDIG; O'BRIEN; AUSTIN; THIEFFRY; WINCHESTER). Bei ihnen sind ähnliche Wirbelsäulenveränderungen verzeichnet worden wie bei den Mucopolysaccharidosen (Abb. 127a und b).

MEYER fand bei einem Mädchen mit einer lumbodorsalen Kyphose Gelenksteifen und Wirbelkörperveränderungen, die er als abortive Form eines Gargoylismus ansah.

LANGER und CAREY bilden zahlreiche Fälle mit der typischen Hakenform der Wirbelkörper, Platyspondylie, verstärkter Lendenlordose und lumbodorsaler Kyphose ab.

RASK beschrieb eine lumbodorsale Kyphose bei einem Patienten, der sowohl einen Morbus Morquio als auch eine Osteogenesis imperfecta hatte.

ERIO und QUAZZA berichten über einen Patienten mit enchondraler Dysostose, der ausgedehnte Platyspondylie, Kurzhals und sternale Protrusionen aufwies, der große Ähnlichkeit mit dem Morbus Morquio hatte. Er klassifiziert diesen Fall als 5. Variation der kongenitalen-enchondralen Dysostosen. Es bestanden außerdem Deformationen an den Femurköpfen. Der Vater und zwei weitere Blutsverwandte wiesen ähnliche Erscheinungen im äußeren Habitus auf. Die Kyphose der Brustwirbelsäule, die Lordose der Hals- und Lendenwirbelsäule waren verstärkt (s. auch Kap. K.II.4.: Strukturelle Skoliosen bei kongenitalen enchondralen Dystosen, Mucopolysaccharidosen und Mucolipidose, S. 305 und Kap. T.I.8.: Kyphosen bei Mucolipidose III, S. 621).

13. Schlußbetrachtungen zu den Kyphosen bei kongenitalen enchondralen Dysostosen

Es konnte nicht das Anliegen dieser Darstellung sein, eine kompetente Systematik der Osteochondrodysplasien und der Mucopolysaccharidosen nach dem neuesten Kenntnisstand zu geben. Insbesondere war es völlig unmöglich, die älteren Literaturberichte unter den neuen Gesichtspunkten einzuordnen. Das eigene Bemühen war zunächst auf die bei diesen Erkrankungen auftretenden Wirbelsäulenverkrümmungen begrenzt. Eine einschlägige globale Darstellung erwies sich aber ebenfalls als unbefriedigend und eine

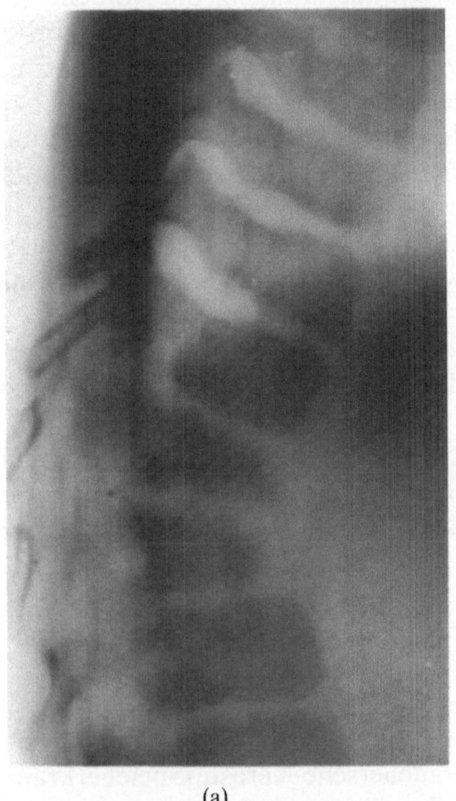

(a)

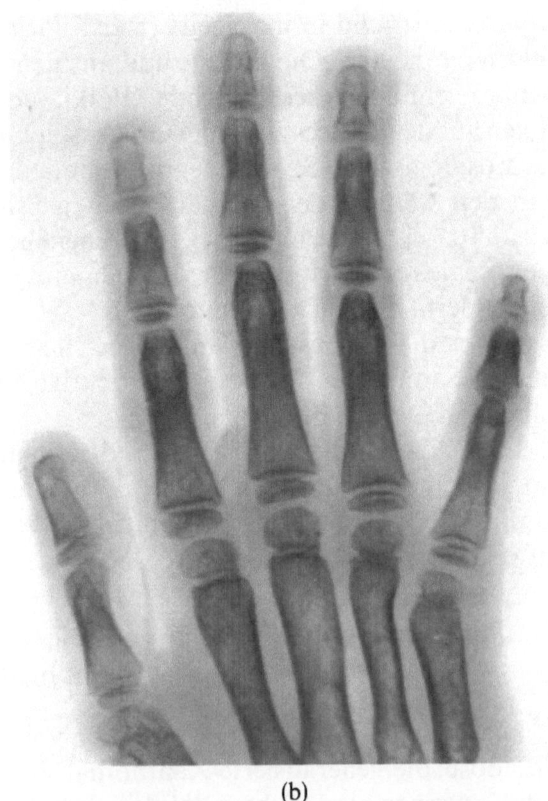

(b)

Abb. 127. (a) Seitliche Wirbelsäulenaufnahme von einem jugendlichen Patienten mit einer Mucolipidose III, die eine ausgeprägte lumbodorsale Kyphose mit Keilwirbelbildung und Kleinwirbelbildung im Krümmungsscheitel zeigt. (b) Handskelet. Gering aufgelockerte wabige Struktur an den Metacarpalia und Phalangen. Leichte Konusform der Trochleae der Grundphalangen. Leichte Auftreibung des Metacarpale 3. Zusammen mit der lumbodorsalen Kyphose hatte der Patient noch eine cervikale spitzwinkelige Gibbusbildung (s. unter Halswirbelsäule). (Patient von KOZLOWSKI und RUPPRECHT)

differenzierte Darstellung nach den einzelnen Krankheitstypen als wünschenswert. Aber auch dies mußte mißlingen, da fast jeder Autor eigene Einteilungskriterien zur Anwendung bringt, oft nicht von einer genügend umfassenden Literaturkenntnis ausgegangen wird und eine eigenwillige Handhabung der Nomenklatur das Eindringen in diesen Krankheitskomplex erschwert.

Für die Zukunft möge meine Darstellung aber gezeigt haben, daß man in jedem Fall mit Veränderungen auf Skeletaufnahmen, die als Störungen der Osteochondrogenese imponieren, den Urin auf einschlägige pathologische Ausscheidungen untersuchen, die Fibroblastenkultur heranziehen und, soweit dies heute und in der Zukunft möglich ist, Enzymbestimmungen anstellen muß. Die Diagnose muß also primär immer eine biochemische und nicht eine klinisch, morphologisch radiologische sein. Somit sollte es gelingen, aus dem großen Wust des Sammelbegriffs: Osteochondrodysplasien, Dysostosis multiplex, polytopen kongenitalen enchondralen Dysostosen zunächst einmal die Formen voneinander abzutrennen, die auf einem Enzymdefekt mit pathologischer Speicherung beruhen und solchen, bei denen das nicht der Fall ist. In der ersten Gruppe erbringt die Biochemie dann eine weitere zuverlässige Subdifferenzierung in definierte Typen, ohne daß die Gefahr besteht, daß aus jedem fehlenden oder zusätzlichen klinischen Teilsymptom gleich ein neues Krankheitsbild wird.

Wenn Publikationen einschlägiger Fälle unseren Literaturfundus bereichern sollen, so erscheint es unumgänglich, daß die Autoren ein rationaleres und pragmatischeres Verhältnis zur Literatur gewinnen. Viele Autoren haben den fatalen Ehrgeiz, die Nomenklatur zu verbessern und in ihr eigene (meist unrichtige) nosologische und ätiologische Vorstellungen zu fixieren. Die hieraus und aus den subjektiven und sehr verschiedenen Eigennamenbezeichnungen resultierende „Poikilonomie" macht die Erfassung der Einzelpublikationen aus den Indices zu einem Glücksspiel. Bei der Wahl einer verbindlichen Bezeichnung des nosologischen Sammelbegriffes und der einzelnen Krankheitsbezeichnungen sollte man den wählen, der am häufigsten gebraucht wird und der am eigengängigsten ist. Was nützt es, wenn man eine Krankheitsbezeichnung so anreichert, daß eine komplette Semiologie resultiert, sie aber von niemand behalten werden kann, zumal nicht bei Krankheitsbildern, die Raritäten darstellen?

Unter diesen Gesichtspunkten erscheint die Bezeichnung „enchondrale Dysostose", für den Sammelbegriff die einzig richtige und bei der ehrwürdigen Chondrodystrophie sollte man es auch belassen.

Unter diesen diagnostischen und nomenklatorischen Voraussetzungen sollte für die Zukunft eine vernünftige Systematik möglich sein, die auch die Klärung erlauben würde, ob die Wirbelveränderungen und Wirbelverkrümmungen typenspezifische Unterschiede aufweisen und welcher Art diese sind.

14. Kyphosen bei Speicherkrankheiten außer den Mucopolysaccharidosen und Lipidosen

Die Speicherkrankheiten, von denen vor allen Dingen die Hand-Schüller-Christiansche Lipoidose, die generalisierte Xanthomatose und die Gauchersche Kerasin-Speicherkrankheit zu nennen sind, führen infolge Speicherung im Knochenmark zu osteoporotischen Veränderungen an der Wirbelsäule. Bei diesen Erkrankungen sind Plattwirbelbildungen und Keilwirbelbildungen mit Kyphosen und Gibbus beschrieben worden (ANSPRACH; LIECHTI; NOTTER).

LYON weist darauf hin, daß beim Morbus Gaucher Kyphosen vorhanden sein können, die völlig den Alters- und osteoporotischen Kyphosen ähneln.

Weitere Beobachtungen von Kyphosierungen infolge von Wirbelkörperzusammenbrüchen bei Morbus Gaucher stammen von PICK; ROWLAND; KLERKER; JUNGHAGEN; KIENBÖCK und MEWORACH.

AMSTUTZ und CAREY demonstrieren einen Fall von Morbus Gaucher mit generalisierter Entkalkung der Wirbelsäule und multiplen keilförmigen Kompressionen an Brust- und Lendenwirbelsäule. Es war eine deutliche thorakolumbale Kyphose ausgebildet.

KATZ u. Mitarb. berichten über einen Fall von Deckplattennekrose mit Keilverformung am 2. LWK bei einem Morbus Gaucher mit Knochen- und Gelenkbefall, der eine lumbodorsale Kyphose aufwies.

Bei der Schüller-Christian-Handschen Erkrankung kann es zur Deformierung und Wirbelkörperzusammenbrüchen kommen, aus denen Kyphosen oder ein Gibbus resultieren (GRÜNWALD).

THOMSON, KEEGAN und DUNN sahen eine großbogige Kyphosierung der Lumbodorsalregion infolge Zusammenbruches des 4. Lendenwirbelkörpers bei einer Xanthomatose.

15. Kyphosen aus endokriner Ursache

Eine der endokrinen Kyphosen, nämlich die Kyphose bei kongenitaler Unterfunktion, hat große Ähnlichkeit mit den Wirbelsäulenverkrümmungen und den Wirbeldeformierungen bei den enchondralen Dysostosen. Die übrigen endokrinen Kyphosen bieten dieses charakteristische Bild nicht.

a) Bei kongenitaler Schilddrüsenunterfunktion

Die Kyphosen bei der angeborenen Schilddrüsenunterfunktion werden ebenso wie die Kyphosen bei der Chondrodystrophie und der kongenitalen, enchondralen Dysostose vielfach mit den Kyphosen auf Grund von Wirbelmißbildungen als kongenitale Kyphosen zusammengefaßt (PARKE).

Auf die Schwierigkeiten in der differentialdiagnostischen Abgrenzung derartiger Zustände von dem Formenkreis der enchondralen Dysostosen wurde bereits hingewiesen. Aus den Arbeiten von HÄSSLER; THOMSEN und VESTERDAL; HAUBENREISSER ergibt sich, daß die Röntgenbefunde vom Skelet eine einwandfreie Differentialdiagnose nicht gestatten. Entscheidend ist immer das Gesamtbild und die Klinik.

Nach LEEDS soll vor allem ein verspätetes Auftreten und ein verspäteter Schluß der Epiphysen für Schilddrüsenunterfunktion sprechen. Für das kongenitale Myxoedem ist die trockene, schilfernde Haut etwas sehr Charakteristisches. Leber- und Milztumor sowie Hornhauttrübungen sind dagegen beweisend für einen Typus Pfaundler-Hurler der enchondralen Dysostose. Eine eingehende Besprechung der Differentialdiagnose findet sich bei WOLFF. Berichte über Kyphosierung an der Wirbelsäule bei kongenitalem Myxoedem liegen vor von ROYER und MEGEVAND; ENGESET, IMERSLUND und BLYSTAD; HEUYER; LEBOVICI; KOUPERNIK und MARTINETTI; ELLIS; CAFFEY, LOOSER). Eine eingehende deutschsprachige Arbeit stammt von SWOBODA. Die Dissertation von LOCQUET (1959) enthält ein umfangreiches Literaturverzeichnis. Die meisten Autoren klassifizieren ihre Fälle als kongenitales Myxoedem. Nur ANDERSEN spricht von einer Lendenkyphose bei Hypothyreoidismus. MENICHINI und RUIN sahen nur in wenigen Fällen bei infantilem Hypothyreoidismus Wirbelsäulenveränderungen mit sagittalen Haltungsstörungen. Oft sind die lumbodorsalen Kyphosen nur sehr gering und typische Wirbelkörperverformungen fehlen (Abb. 128a–c).

Es handelt sich in der Regel um Kleinkinder oder gar Säuglinge. Die röntgenologischen Veränderungen an der Wirbelsäule sind mit denen aus dem Formenkreis der enchondralen Dysostose völlig identisch. Sie brauchen deswegen hier nicht mehr geschildert zu werden.

Die typische Formveränderung der Wirbelkörper wird von VANDENDORP; DUBOIS und LOQUET als „en tête de marteau" bezeichnet (Abb. 115, S. 148).

Die klinischen Zeichen eines angeborenen Myxoedems sind in der Regel sehr deutlich. Für das Myxoedem ist außerdem charakteristisch, daß die Veränderungen erst im 2.–3. Lebensmonat auftreten, nachdem die Wirkung der mütterlichen Schilddrüsenhormone ausgesetzt hat. Die Stärke der Kyphosierung läßt eine gewisse Parallelität zum Ausmaß des Hypothyreoidismus bzw. zur Athyreoidie erkennen.

VANDENDORP; DUBOIS und LOQUET weisen darauf hin, daß manchmal eine generalisierte Osteosklerose besteht, die fast wie eine Marmorknochenkrankheit aussieht, die Wirbelkörper aber meistens verschont.

EVANS gibt an, daß die Deformität unter Behandlung mit Schilddrüsensubstanz verschwinden kann. Dagegen ist in einem Fall von BAMATTER; FRANCESCHETTI und KLEIN auf Behandlung mit Schilddrüsensubstanz nichts von einer Besserung der Kyphose berichtet.

b) Bei Akromegalie

Die Akromegalie verursacht recht häufig eine Kyphosierung der Brustwirbelsäule, insbesondere dann, wenn sie bei jugendlichen Personen, deren Wirbelsäulenwachstum noch nicht abgeschlossen ist, auftritt (ALBANESE; MUTSCHLECHNER). ERBE, STEPHAN und BÖTTCHER geben die Häufigkeit von Thorakalkyphosen bei der Akromegalie mit 67% an. Als typischen Befund hat ERDHEIM eine Vergrößerung des a.p.-Durchmessers der Wirbelkörper im Brustabschnitt beschrieben. Es erfolgt ein Zuwachs an Knochensubstanz

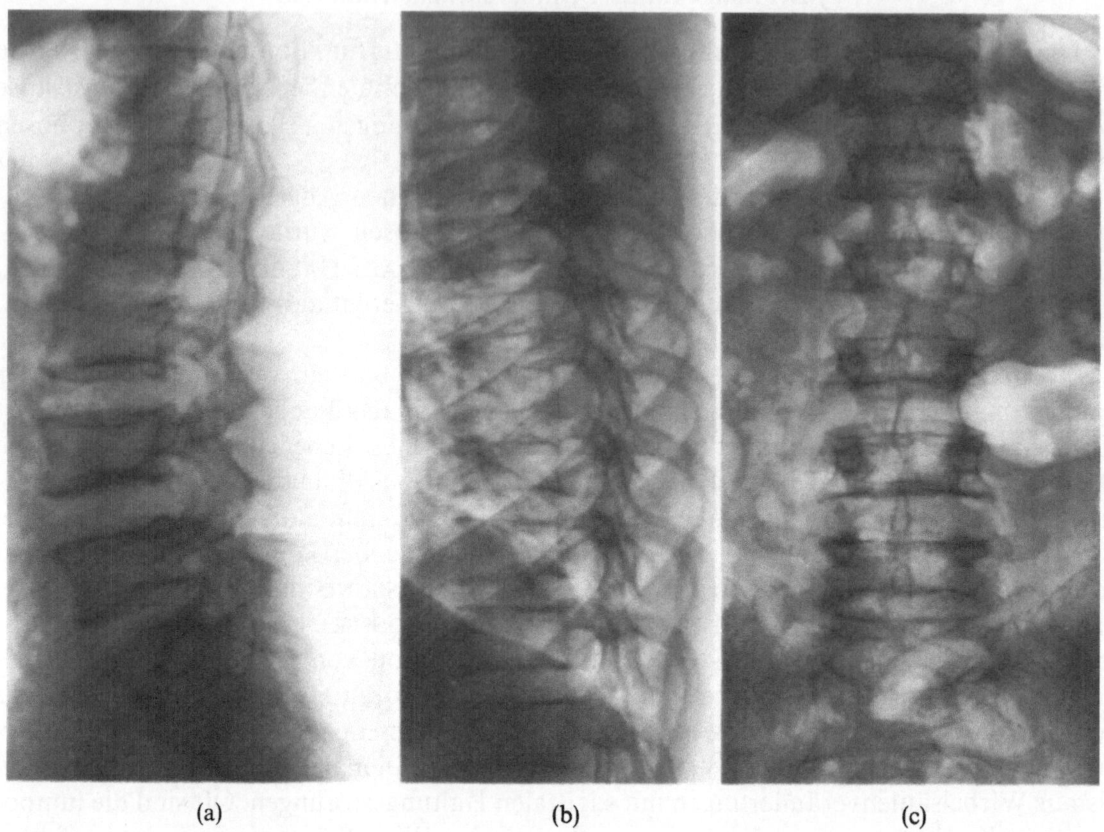

Abb. 128a–c. 25jähriger, zwergwüchsiger junger Mann mit allen klinischen Zeichen des Myxödems. Die Myxödemzeichen waren seit der Kindheit vorhanden. Entsprechender Befund im Radiojodtest. Die Schilddrüsenlappen speicherten überhaupt nicht. Zungengrundstruma. (a) Relativ geringgradige, lumbo-dorsale Kyphose. (b) Die physiologische Brustkyphose ist kompensatorisch abgeflacht. Deutliche Kalkverarmung. (c) Abplattung der Wirbelkörper. Relative Vergrößerung der Zwischenwirbelräume

und an Bandscheiben. Das von ihm abgebildete Präparat weist keine deutliche Kyphose auf. Die Brustkyphose erscheint im Gegenteil eher abgeflacht, was aber durch den ventralen Massenzuwachs der Wirbelkörper vorgetäuscht ist. Weitere Hinweise auf Kyphosen bei Akromegalien finden sich bei MARIE; FRITSCHE und KLEBS; HOLSTI; DANA; AQUANCE; BRIGIDI; CATON; TAMBURINI; MIKULSKI; HAUSEMANN; BROCHER; LANG u. BESSLER; ELLEGAST; CHESTER u. CHESTER; WAINE, BENNET u. BAUER; KELLGREN, BALL u. TUTTON; STEINBACH, FELDMAN u. GOLDBERG; CURSCHMANN).

c) Bei Eunuchen

WAGENSEIL untersuchte chinesische Eunuchen und fand bei $^2/_3$ von ihnen eine starke Kyphose der Brustwirbelsäule. Der Scheitelpunkt lag in der Regel in der mittleren Brustwirbelsäule.

KOCH hatte entsprechende Untersuchungen bei der russisch-rumänischen Sekte der Skopcen angestellt.

Die Angehörigen dieser Sekte deuteten eine Bibelstelle dahingehend, daß Christus kastriert gewesen sei und führten bei sich selbst die Kastration durch, in dem sie entweder nur die Hoden oder auch den Penis mit abschnitten. In einem Teil der Fälle war die Kastration von den Vätern, die zu dieser Sekte übergetreten waren, an den eigenen Kindern vor der Pubertät vorgenommen worden.

Neben dem allgemeinen weiblichen Habitus war meistens eine ziemlich eindrucksvolle großbogige Kyphosierung im Brustabschnitt vorhanden. Röntgenbilder der Wirbelsäule wurden weder von WAGENSEIL noch von KOCH angefertigt (NOVAKOWSKY u. GADERMANN).

Eine scheinbare Rumpfverkürzung bei den Kastraten bringt KOCH mit der Kyphose in Zusammenhang. Die Wirbelsäulenverkrümmung führt er auf eine Rarefizierung des Knochens und eine Schlaffheit der Rückenmuskulatur als Folge des Inkretausfalles zurück. MUTSCHLECHNER sieht ein Wachstumsmißverhältnis zwischen Brustbein und Wirbelsäule als Ursache an.

Der echte Riesenwuchs macht im Gegensatz zum eunuchoiden Hochwuchs keine Kyphose (MUTSCHLECHNER).

Aber auch bei Eunuchoidismus sind keineswegs immer Kyphosen vorhanden. In manchen Fällen bestehen deutliche Osteoporosen mit Deckplatteneindellungen, ohne daß die physiologische Brustkyphose verstärkt ist. Im Gegenteil, mitunter ist sie sogar abgeflacht. Bis jetzt wurden die Wirbelsäulenveränderungen beim Eunuchoidismus auch nicht nach testikulärem und hypophysärem Eunuchoidismus differenziert. Beim Lynch-Wiesema-Syndrom, das eine Kombination von Ischtiosis congenita mit sekundärem Hypogonadismus darstellt, wurden besonders häufig Kyphosen und Kyphoskoliosen der Brustwirbelsäule verzeichnet. In der Blutsverwandtschaft von Probanden mit diesem Syndrom werden mitunter Kyphoskoliosen angetroffen, ohne daß sonstige Symptome insbesondere keine Hautsymptome bestehen. Man kann dann annehmen, daß es sich um Abortivformen dieser Erkrankung handelt, da sie eine X-chromosomal erbliche Störung darstellt.

Bei einer eigenen Beobachtung von hypophysärem Hypogonadismus war auffällig, daß der Patient aus einer Familie stammte, deren Mitglieder sämtlich sehr großwüchsig waren. Unter diesem Aspekt gesehen bestand keine Veranlassung, die Körpergröße von 1,96 m auf den Eunuchoidismus zurückzuführen, trotzdem er völlig eindeutig war und im Alter von 30 Jahren durch eine Behandlung mit gonadotropem Hormon Fertilität erzielt werden konnte.

Auch bei dem Pasqualini-Syndrom (fertiler Eunuchoidismus) ist in einem Fall von HORNSTEIN u. Mitarb. eine Kyphose der Brustwirbelsäule und Osteoporose verzeichnet worden.

d) Bei hypophysären Störungen

Bei einem 14jährigen Mädchen mit Zerstörung der Hypophyse durch einen verkalkten Tumor, wahrscheinlich einem Craniopharyngeom, das im Längenwachstum stark zurückgeblieben war, fand sich eine Verstärkung der Brustkyphose. Ähnliche Befunde sind wohl auch beim Turner-Syndrom und beim Klinefelter-Syndrom zu erheben. Bei der Dystrophia adiposogenitalis sollen nach ELLEGAST nur Haltungs-, aber keine strukturellen Kyphosen auftreten.

e) Bei Nebennierenstörungen

Auch beim Cushing-Syndrom kommen Kyphosen vor. Es gilt für sie das gleiche, was später bei der Osteoporose gesagt wird (ELLEGAST), denn sie werden nicht primär durch die endokrine Störung verursacht, sondern sekundär auf dem Umweg über die Wirbelsäulenosteoporosen. Die gleichen Bilder finden sich beim therapeutisch ausgelösten Hypercorticismus.

f) Kyphose in der Menopause

Bei Frauen wird nach der Menopause eine Kyphoseform beobachtet, die als Folge der veränderten Hormonsituation im Klimakterium angesehen wird und differentialdiagnostisch aus dem Bild der senilen (s. dort) und der osteoporotischen Kyphose herausgeschält werden muß. Eine Eigenständigkeit dieser postmenopausischen Kyphose wird aber nicht von allen Autoren anerkannt. Recht einprägsam spricht man bei dieser Kyphoseform von einem Witwenbuckel.

16. Kyphosen nach Tetanus

a) Schrifttum

Im und kurz nach dem ersten Weltkrieg wurden zahlreiche Beobachtungen über Kyphosen der Wirbelsäule nach überstandenem Tetanus gemacht (AXTMANN; LEHNDORFF; RIEDER; BRUNZEL; SPIESS; NAGY; CHASIN; AXEL; GOLD usw.). Die Zahl der mitgeteilten Fälle betrug 1937 63 (ROBERG). In der Folgezeit sind die Mitteilungen dann spärlicher geworden, was wohl darauf zurückzuführen ist, daß wegen besserer Prophylaxe und Behandlung die Gesamtzahl der Tetanusfälle abgenommen hat (FANCONI; HESS; ZÜRCHER (1947); LIPPERT und POKIESER (1960); DIETRICH, KARSHNER und STEWART (1940); RIBORIUS (1946); AXELRAD; COLANGELO; HOMMA; KIRCHMAIR; MERCKELBACH; ODE; WENZEL; HOUDRE). Wenn ODE 1951 nur 18 Literaturfälle zusammenbrachte, so lag dies an einer ungenügenden Erfassung (MAYER; WEILER; BECKER; EBERSTADT; BÄCKER; PUSCH; SCHIEDT; DUCKSCHERT; ERLACHER; MÜLLER u. BUBER; DIETRICH u. KARSHNER; DI RIENZO u. CRISCUOLO; FITTE; GUGLIELMI; MALCOY; QUINLAN; ROBERTSON; ROBERG; VANNI; VIGANO). BUACHIDZE kam 1957 auf 236 Fälle und er lieferte damit die bis jetzt vollständigste Zusammenstellung.

b) Relative Häufigkeit

Hinsichtlich der relativen Häufigkeit finden sich in der Literatur folgende Angaben: FEISTMANN-LUTTERBECK fanden unter 14 Tetanusfällen nur 1mal eine Wirbeldeformierung, BONABA und PIERONI unter 14 tetanuskranken Kindern dagegen 9 Fälle mit Kyphosierungen, DIETRICH, der sich auf ein Gesamtmaterial von 28 Kindern stützt, gibt die Häufigkeit von Kyphosen mit 60% an. WINTERSTEIN fand unter 18 Patienten, die einen Tetanus überstanden hatten, nur zweimal eine statisch und funktionell normale Wirbelsäule. Von 21 Patienten von CHASIN wiesen 7 Abplattungen eines oder mehrerer Wirbelkörper auf, 6mal war eine Kompressionsfraktur vorhanden. Von 16 Kindern und 6 Erwachsenen, die PENNERS nachuntersuchte, hatten 6 Wirbelsäulenveränderungen.

FRIEDRICH beziffert die relative Häufigkeit mit 25%, BONABA und PIERONI mit 60%, BAUCHIDZE mit 65%, CHASIN mit 66%, DIETRICH mit 69%, WUNDERSTEIN mit 81%, AXTMANN mit 84%, und SUJOY mit 88,8%. Man kommt also auf eine durchschnittliche Häufigkeit von 60–70%. Bei Patienten, die einen Tetanus durchgemacht haben, sollten deswegen routinemäßig Röntgenkontrollen der Wirbelsäule vorgenommen werden. Warum einzelne Autoren sehr niedrige, andere sehr hohe Frequenzen zu verzeichnen hatten, hat sich nicht eruieren lassen. Möglicherweise spielen die Schwere der Erkrankung und vor allem das Erkrankungsalter eine Rolle.

c) Posttetanische Kyphosen bei Kindern

Es bestehen gewisse Unterschiede zwischen posttetanischen Kyphosen bei Kindern und Erwachsenen. Bei Kindern soll eine Kyphosierung nur beim akuten Tetanus auftreten (ERLACHER) und wesentlich häufiger sein als bei Erwachsenen. Die Prognose der Verkrümmung ist dagegen besser. Sie verschwindet nicht selten im Verlauf des Wachstums (PRENNER; ROBERG). Da die Elastizität der kindlichen Wirbelsäule deutlich größer ist, sah ERLA-

CHER z.B. während der Krämpfe eine skoliotische Verbiegung der Wirbelsäule, die nach dem Nachlassen der Krämpfe wieder verschwand. Schließlich fanden sich bei Kindern häufiger einfache keilförmige Deformierungen, ohne daß eine Fraktur direkt im Röntgenbild sichtbar war.

D'ANNUNZIO und TENTARELLI berichten über zwei 15jährige, bei denen während einer Tetanuserkrankung eine Kyphosierung der Brustwirbelsäule aufgetreten war. In einem Fall blieb ein Gibbus mit großem Krümmungsradius, im anderen ein spitzwinkeliger Gibbus bestehen. Die Wirbelkörper im Bereich des Gibbus zeigten Keilform.

Nach PIRAME kommen Kyphosen bei Patienten unter 15 Jahren am häufigsten vor. MERCKELBACH hat bei einem Tetanus neonatorum eine lumbale Kyphose mit Skoliose registriert.

d) Posttetanische Kyphosen bei Erwachsenen

Bei Erwachsenen soll die Kyphose seltener in Erscheinung treten und sie soll meistens erst einige Zeit nach der Tetanuserkrankung festgestellt werden. Jedoch sind diese Unterscheidungen nicht absolut und jede Verlaufsform kann in allen Altersklassen vorkommen (ROBERG).

e) Lokalisation der Kyphose

Der Krümmungsscheitel liegt am häufigsten im Bereich der oberen Brustwirbelsäule, speziell in Höhe des 5. Brustwirbels (BRUNZEL; QUINLAN). Es stimmt jedoch nicht, daß ausschließlich die Brustwirbelsäule betroffen ist, wie viele Autoren angeben. BRUNZEL berichtet über 2 Fälle, in denen die Kyphosierung die Lendenwirbelsäule betraf.

Es hat sich einmal um ein 9jähriges Mädchen gehandelt, das im Anschluß an eine Schrotschußverletzung im Lendenbereich an Tetanus erkrankt war. Es war operativ eingegriffen und eine Nephrektomie vorgenommen worden. Die Wirbelsäule selbst war durch den Schrotschuß nicht verletzt. Als der Tetanus abgeklungen war, bemerkte man eine starke Kyphosierung im Lendenabschnitt.

Im 2. Fall war der Tetanus ebenfalls im Anschluß an eine paravertebrale Weichteilverletzung im Lendenabschnitt entstanden. Der Tetanus war nicht generalisiert, sondern lokal auf die Lendenmuskulatur beschränkt.

Man kann also aus diesen beiden Beobachtungen den Schluß ziehen, daß Lendenkyphosen nur dann eintreten, wenn die zum Tetanus führende Verletzung die Lendengegend betreffen, und daß sie möglicherweise die Folge der Muskelverletzung und nicht des Tetanus darstellen.

f) Röntgenbefund

Die Kyphose ist oft gering, so daß sie klinisch der Aufmerksamkeit entgeht und nur bei der Röntgenuntersuchung festgestellt wird. Meistens besteht das Bild eines Rundrükkens, seltener eines spitzwinkeligen Gibbus. In der Regel zeigen mehrere Wirbel im Krümmungsscheitel der Kyphose Keilform, seltener eine gleichmäßige Höhenverminderung (ZUCKSCHWERDT und AXTMANN). Mitunter kann das Röntgenbild zu Verwechslungen mit einer Vertebra plana Veranlassung geben (HESS). Nach PIRAMLO ist eine segmentäre Steifigkeit im mittleren Brustabschnitt häufiger als eine eigentliche Kyphose.

Sowohl bei der Röntgenuntersuchung als auch bei der Autopsie sind zahlreiche Fälle von eindeutiger Fraktur der Wirbelkörper gefunden worden (BÄCKER; SCHARSICH; CHASIN; DI RIENZO und CRISCUOLO; ROBERG; ROBERTSON; PONTANO). RANDERATH fand bei der Sektion multiple horizontale Frakturen, die noch ganz frisch waren. Die keilförmigen Kompressionsfrakturen lagen am häufigsten im Bereich der Wirbel D5 bis D6.

Di Rienzo und Criscuolo haben einen Fall mitgeteilt, bei dem die posttetanischen Frakturen bei einem Jungen aufgetreten waren, der schon zuvor einen Morbus Scheuermann hatte. Sie sahen außerdem in 2 Fällen in Höhe der Wirbelfrakturen später Kalkschatten, die nach ihrer Ansicht aus verkalkten Frakturhämatomen in diesem Bereich hervorgingen. Zusammenbruch eines tuberkulös erkrankten Wirbels wurde von Spiess und von Spieth beobachtet.

Nicht selten ist gleichzeitig eine Fraktur des Sternums vorhanden (Robertson; Zürcher; Leube). Meyer und Weiler sahen bei einem 14jährigen Jungen während der Tetanusanfälle eine Vorwölbung des Sternums auftreten, die dann ebenso wie der Gibbus nach Abheilung des Tetanus bestehen blieb. Auch in einem Fall von Erlacher entwickelte sich unter den Augen des Arztes während eines tetanischen Anfalles eine Hühnerbrust. Er führt dies auf den Zug der Musculi pectoralis major und minor zurück.

Auf gleichzeitige Thoraxdeformierung weist Becher hin. Daß es sich nicht um eine reine Kyphosierung der Brustwirbelsäule handelt, sondern meistens gleichzeitig eine skoliotische Komponente besteht, wird verschiedentlich erwähnt (Erlacher; Becher; Roberg; Sujoy).

Mitunter wird auch auf eine Osteoporose an der Wirbelsäule im Bereich der Verkrümmung hingewiesen (Zuckschwerdt und Axtmann). Da als bleibende Befunde oft Deckplattenveränderungen vorhanden sein können, die einem Morbus Scheuermann gleichen, ist die Diagnose allein aus dem Röntgenbild mitunter nicht möglich und nur bei Kenntnis der Anamnese zu stellen (Roberg; Zuckschwerdt und Axtmann; Friedrich). Auch Verwechslungen mit einer Spondylitis tbc sind vorgekommen (Climesco, Sarbin u. Roman).

In der Regel war der Tetanus im Anschluß an eine Verletzung entstanden. Zürcher hat eine Beobachtung mitgeteilt, bei der es durch eine Pockenschutzimpfung zur Infektion gekommen war.

Als einzigen halbwegs charakteristischen Teilaspekt der Tetanuskyphose kann man nur eine gleichmäßig keilförmige Kompression der mittleren Brustwirbelkörper ansehen (Abb. 129). Dementsprechend ist die Kyphose gleichmäßig und nicht sehr stark. Ausgeprägte Gibbusbildungen kommen kaum vor. Eine geringe skoliotische Komponente ist gelegentlich beobachtet worden.

g) Zeitpunkt der Kyphosierung

Manchmal manifestiert sich die Kyphose schon während des akuten Stadiums der Tetanuserkrankung. Nach Di Rienzo und Criscuolo trifft dies für die Hälfte aller Fälle zu (Sujoy). Es kann sogar im Anfall zu einer Kyphosierung kommen, die nachher verschwindet und später nicht mehr nachweisbar ist (Erlacher; Bakay). In anderen Fällen wird die Wirbelsäulenverkrümmung erst im Anschluß an die akute Erkrankung festgestellt (Quinlan). In 2 Fällen von Radulesco und Suzan wurde sie erst 2 Monate nach Abklingen der akuten Erkrankung bemerkt. Bei einem Patienten von Zuckschwerdt und Axtmann betrug dieser Zeitraum sogar $^1/_2$ Jahr. Schließlich kam es bei einem chronischen Tetanus in dem Fall von Leube erst 6 Monate nach Beginn der Erkrankung zur Kyphosierung.

h) Prognose

Bei älteren Personen bleibt die Kyphose praktisch immer unverändert bestehen oder sie nimmt eher noch etwas zu. Bei jugendlichen Personen bessert sich die Kyphose sehr oft, sie kann sogar völlig verschwinden. In einem Falle von Zuckschwerdt und Axtmann erreichten die zusammengebrochenen Wirbelkörper im Laufe des Wachstums praktisch wieder normale Höhe. Es kommt allerdings auch bei Kindern vor, daß die Kyphose weiter zunimmt (Erlacher). Buachidze gibt an, daß bei Kindern, bei denen es im Alter von 6–10 Jahren zur Tetanuskyphosierung kommt, die Kyphose ausheilt. Wenn der Tetanus

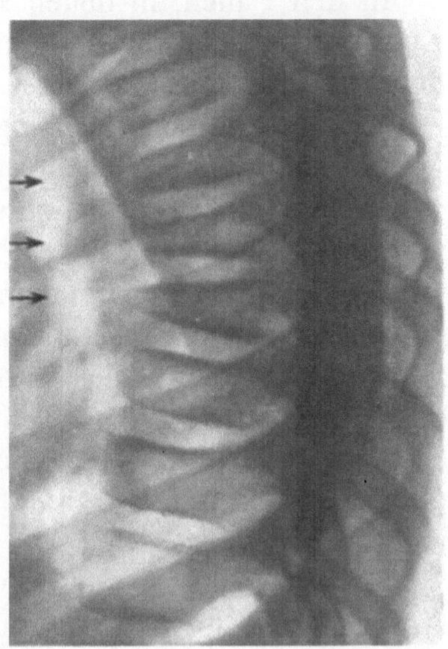

Abb. 129. Das Kind war an Tetanus erkrankt. Fraktur des 4. und 5. Brustwirbelkörpers mit stark ausgeprägter Keilform dieser Wirbel und angulärer Verstärkung der Thorakalkyphose. Die Intervertebralspalte, entsprechend den Wirbeldeformationen ventral klaffend. (Fall von LIPPERT und POKIESER)

später auftritt, kommt es zu keinem völligen Ausgleich der Deformität. Die schwersten Deformitäten bleiben in den Fällen zurück, in denen die Wirbelkompression nicht erkannt wurde und keine einschlägige Behandlung erfolgte.

Therapeutisch wurde von CIACCIA wegen des Wirbelkörperzusammenbruches eine Versteifungsoperation durchgeführt. KAMNIKER schlägt zur Behandlung Suspension und Gipsmieder vor. Nur der kleinere Teil der Patienten behält subjektive Beschwerden (ZUCKSCHWERDT und AXTMANN). In einem Fall von BECHER war der Patient 6 cm kleiner geworden. Bei einem Patienten von CLIMESCO, SARBIN und ROMAN bildete sich ein Blockwirbel aus.

i) Pathogenese

Es besteht keine völlige Klarheit und Einigkeit über den Entstehungsmechanismus dieser Kyphosierungen. Während der Anfälle, die mindestens für die Entstehung der eindeutigen Frakturen verantwortlich zu machen sind — in einem Fall von CHASIN hörte der Patient im Anfall ein Krachen, als der Wirbelkörper zusammenbrach — ist die Wirbelsäule in der Regel überstreckt (BOHRER), so daß die Brustwirbel keiner ausschließlichen Kompression ausgesetzt sein dürften, während zwischen den Anfällen der Patient gewöhnlich nach ventral gekrümmt im Bett liegt (WILHELM).

Nach HOMMA kommt es im Tetanusanfall zunächst zu einer Lordosierung der Brustwirbelsäule, bis die Dornfortsätze eine weitere Lordosierung sperren. Dabei entstehen Zerreißungen in den ventralen Wirbelabschnitten und erst dann werden die geschädigten Bezirke durch die Schwerkraft komprimiert.

Beim Tetanus en boule mit Ventralkrümmung des Körpers im Anfall, der allerdings sehr selten vorkommt, ist nur ein einziges Mal eine Kyphose beobachtet worden (QUINLAN). Es ist deswegen anzunehmen, daß sowohl Extensoren als auch Flexoren kontrahiert sind und diese vermehrte axiale Druckbelastung sich an der Brustwirbelsäule am stärksten auswirkt, weil die Wirbelsäule hier ihre stärkste Krümmung hat. Die Streckmuskulatur hat, da sie der Wirbelsäule direkt aufliegt, nur eine geringe Hebelwirkung im Gegensatz zur Beugemuskulatur, die vor allen Dingen in den Bauchmuskeln besteht. Diese können eine erheblich größere Druckkraft auf die Wirbelsäule entfalten, da sie an einem langen Hebelarm angreifen (BÄCKER). Von der dorsalen Muskulatur hat der Serratus eine ventral-flexorische Wirkung auf die Wirbelsäule. ROBERG bringt eine tabellarische Aufstellung der Muskeln, die beim Tetanus kyphosierend auf die Brustwirbelsäule einwirken. Die bleibende Kyphosierung soll nach ROBERG immer Folge einer keilförmigen Wirbelkörperdeformierung und nicht Folge eines posttetanischen Dauerspasmus der Muskulatur sein. Jedoch hat CHASIN auch einige Fälle gesehen, bei denen keine Keilform der Wirbel bestand und auch kein Dauerspasmus mehr vorhanden war. Die Kyphosierung muß demnach wohl auf Kosten der Bandscheiben gegangen sein (ERLACHER).

In den Fällen, in denen keine akute Fraktur, sondern ein langsames, keilförmiges Zusammensinken nach Tetanus festzustellen ist, wurde die traumatische Erschütterung des Wirbelkörpers und eine daraus resultierende Störung seiner inneren Festigkeit im Sinne einer Materialermüdung verantwortlich gemacht. Ein Teil der Autoren ist für eine Herabsetzung der Knochenfestigkeit durch die Tetanustoxine eingetreten, die eine Osteoporose der Wirbel verursachen sollen (DI RIENZO und CRISCUOLO; SENCERT, LUMIÈRE und CUCRET).

EBERSTADT fand bei einem 29jährigen Mann, der an einem Tetanus verstorben war, einen keilförmigen Zusammenbruch des 4. und 5. Brustwirbelkörpers mit Gibbusbildung. An vielen Stellen war das Knochenmark durch ödematöses faserreiches Fettmark ersetzt, das Herde kleiner Rundzellen mit reichlichem Protoplasma und einzelne Plasmazellen enthielt. Er deutet dieses Bild als Reaktion des Knochens auf die Tetanustoxine und glaubt, daß die Muskelkrämpfe nur wegen dieser Knochenschädigung zum Wirbelzusammenbruch geführt hätten.

BRUSCH sowie WILHELM haben angenommen, daß aus den gehäuften tetanischen Anfällen eine Störung der Blutversorgung der Wirbel infolge Kompression der Gefäße resultiere, wodurch es zu einer Festigkeitsminderung komme.

Nicht nur die Einwirkungen der anfallsweisen Muskelkontraktionen, sondern auch eine beim Tetanus häufig vorhandene Dauerkontraktion wird als Ursache der Wirbelverformung angeschuldigt.

Nach ZUCKSCHWERDT und AXTMANN soll ein Zusammenhang zwischen der Schwere des Tetanus und der Häufigkeit und dem Ausmaß der Wirbelsäulenveränderungen bestehen.

Bei einem Fall von SUJOY war es jedoch zur Kompressionsfraktur des 5. und 6. Thorakalwirbels gekommen, obwohl es sich um einen sehr leichten, subakuten Tetanus gehandelt hatte.

RADULESCO und SUZAN setzen die keilförmige Deformierung der Wirbelkörper in Parallele zur Kümmelschen Erkrankung.

17. Kyphosen nach sonstigen Wirbelfrakturen durch Muskelzug

In eine Reihe mit den Kyphosen nach Tetanus sind Kyphosen zu stellen, die Folge einer Wirbelfraktur sind, welche durch einen artefiziellen Krampfzustand der Muskulatur verursacht wurde. Am häufigsten sind derartige Befunde beim Elektroschock (BOTELLA). Sie kommen aber genauso beim Cardiazol- und Insulinschock vor (GÜNTZ; VOGT). Trotzdem bei einem Patient von VOGT nach einem Cardiazolschock im mittleren Brustabschnitt mehrere Wirbel zusammengebrochen und keilförmig deformiert waren, resultierte hieraus nur eine relativ geringe Verstärkung der physiologischen Kyphose.

Schließlich wurden Wirbelfrakturen mit konsekutiven Kyphosen auch bei der Epilepsie und der Eklampsie beobachtet (MOORE, WINKELMANN und SOHS-CÔHAR; KJELLAND). Die typischen Kyphosen infolge Zusammensinterung mehrerer Wirbel, wie sie bei Kindern auftreten, die einen Tetanus durchgemacht haben, wurden jedoch bei diesen Krampfbehandlungsfällen, der Epilepsie und der Eklampsie nicht beschrieben (BENNETT; BLAIER; FELLME; GRUNDMANN; KJELLAND; KRAUSE u. LANGSAM; LEHNDORFF; MOORE, WINKELMANN u. SOHS-CÔHAR; READ u. DANCEY).

Als Folge von Stromstoßverletzungen kann es zu Kompressionsfrakturen oder zu Wirbelkörpernekrosen kommen, die mit einer vermehrten Kyphose einhergehen (KOLAR und VRABEC) (s. auch Hdb. d. med. Radiologie, Bd. VI/1, JUNGE H. und PFEIFFER W.: Traumatische Wirbelveränderungen).

18. Kyphosen nach Laminektomie

Laminektomien werden vielfach als ziemlich harmlos und ohne Bedeutung für die Statik und Normalform der Wirbelsäulen angesehen. Dies trifft sicherlich zu für den Fall eines begrenzten Eingriffes, der sich nur auf einen Wirbel erstreckt. Vereinzelte Mitteilungen in der Literatur beweisen dagegen, daß ausgedehntere Laminektomien Wirbelsäulenverkrümmungen zur Folge haben und die Statik beeinträchtigen können (GOLD).

Kyphosierungen nach Laminektomien sind an sämtlichen Abschnitten der Wirbelsäule bekannt geworden (s. Kap. T.I.5.: Die sagittalen Verkrümmungen der Halswirbelsäule: Kyphosen nach Laminektomien, S. 616) (Abb. 130). Sie stellen sich auch dann ein, wenn die Gelenkfortsätze nicht mitreseziert werden. Bereits vorher bestehende Kyphosierungen können durch die Laminektomie verschlimmert werden. Verhüten lassen sie sich durch Spanversteifung im Anschluß an die Laminektomie (HORWITZ).

Nach RISKO und NOVASZEL entwickelte sich als Folge einer Laminektomie wegen Rückenmarkskompression durch einen tuberkulösen Prozeß ein angulärer Gibbus, ebenso bei einem 15jährigen Jungen, bei dem die Laminektomie wegen einer vertebra plana vorgenommen worden war.

Von COLMAR sowie EISELSBERG sahen auch nach ausgedehnten Laminektomien im Brust- und Lendenabschnitt sowie am thorakolumbalen Übergang Kyphosen entstehen. Auch hier hatte es sich überwiegend um jugendliche Patienten gehandelt. Bei einem Fall, der die Lendenwirbelsäule betraf, bestand Schmerzhaftigkeit und eine abnorme Beweglich-

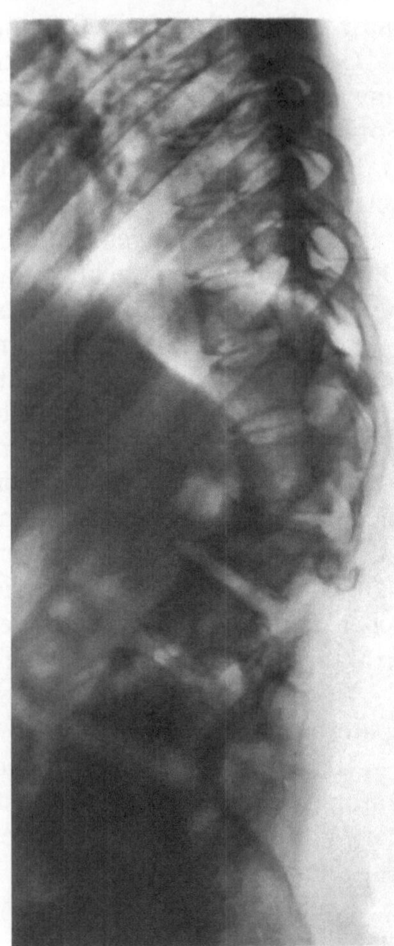

Abb. 130. Tiefthorakale Kyphose bei einer 26jährigen Frau infolge ausgedehnter Laminektomie, die ein Jahr zuvor wegen einer extramedullären Tumorbildung vorgenommen worden war

keit der Lendenwirbelsäule. Nach einer Laminektomie von L3–L5 wurde sofort nach der Operation eine angedeutete Kyphose festgestellt, die ein Jahr später erheblich zugenommen hatte. Obwohl man nun eine Spanversteifung nach ALBEE vornahm, verstärkte sich die Kyphose in den folgenden 5 Jahren weiter. Es entwickelte sich eine Spanpseudarthrose. Es ist damit zu rechnen, daß grundsätzlich Späne bei solch ausgedehnten Laminektomien der mechanischen Beanspruchung nicht standhalten und eine Kyphosierung nicht verhindern können. Durch die Gibbusbildung war der 3. Lendenwirbelkörper mit seiner Vorderkante gelenkartig in die Deckplatte vom 4. LWK eingegraben.

Die Voraussetzung für die Entstehung einer Wirbelsäulenverkrümmung nach Laminektomie scheint demnach eine Ausdehnung über mindestens 3 Wirbelsegmente und ein längeres Bestehen dieses Zustandes zu sein, d.h. die Laminektomien wurden wegen Erkrankungen vorgenommen, die nicht einen alsbaldigen Tod zur Folge hatten und die nach der Operation den Patienten in die Lage versetzten, sich aufzurichten und die Wirbelsäule zu belasten.

Radikuläre Schmerzsyndrome rechtfertigen wegen möglicher konsekutiver Wirbelsäulenverkrümmung und Erscheinungen statischer Insuffizienz auf keinen Fall eine ausgedehnte Laminektomie.

19. Kyphosen nach Wirbelfrakturen

Daß Kyphosierungen der Wirbelsäule nach Kompressionsfrakturen, die mit erheblicher keilförmiger Deformierung einhergehen, bestehen bleiben können, ist allgemein bekannt. Die Kyphose ist kurzbogig und spitzwinkelig. Eine scharfe Knickbildung der Wirbelsäulenachse ist jedoch nach den Untersuchungen von JÄGER nur relativ kurze Zeit nachzuweisen, dann nimmt die Krümmung einen arcuären Charakter an.

Gelegentlich kann man jedoch auch das umgekehrte Verhalten beobachten, daß nämlich eine Frakturkyphose anfänglich eine mehr arcuäre und später eine mehr spitzwinkelige Form aufweist, obwohl die Keilverformung des Wirbels nicht zugenommen hat (Abb. 131a und b). Auch diese Frage harrt, wie viele andere, die die Wirbelsäulenverkrümmungen betreffen, weiterer Bearbeitung und Klärung (KAUFER u. HAYES).

Die Untersuchungen von JÄGER haben sich nur auf Frakturen mit geringen keilförmigen Deformierungen erstreckt. Im allgemeinen kann man überdies sagen, daß die Kyphose, wenigstens nach dem äußeren Aspekt, nicht so ausgeprägt ist, als man nach der Keilverformung des Wirbelkörpers annehmen könnte (MULL). Das gleiche gilt für Luxationsfrakturen, die außerdem im Gegensatz zu dem, was man erwarten könnte, relativ häufig mit erstaunlich geringen Komplikationen ausheilen (s. auch Kap. I.VII.6.: Lendenkyphosen bei Tumoren, Frakturen und entzündlichen Wirbelerkrankungen, S. 109). Kompressionsfrakturen, die mit einer ausgeprägten Gibbusbildung einhergehen, verursachen dagegen meistens auch Querschnittslähmungen.

Eine ausgeprägte Frakturkompression eines Wirbelkörpers verursacht akut und unbehandelt praktisch immer eine ziemlich scharfe Achsenknickung. Das Ziel der therapeutischen Bemühungen, insbesondere der Flachlagerung, ist die Aufrichtung dieser akuten Frakturkyphose, was in den meisten Fällen auch gelingt (Abb. 132a und b).

Nach LIECHTI kann eine sekundäre Insuffizienz der Muskulatur eine Frakturkyphose späterhin verstärken.

Nach Angaben von ETS und CURTISS neigen insbesondere Frakturen, die mit einer Paraplegie einhergehen, zur Instabilität und als Folge der Instabilität zur Deformierung der Wirbelsäule. Es können sowohl Gibbusbildungen als auch progrediente Skoliosen auftreten.

Recht ausgeprägte Frakturkyphosen, die fast das Bild eines dorsalen Halbwirbels boten und die klinisch stumm waren, sind von PORSTMANN beschrieben worden. Daß es sich

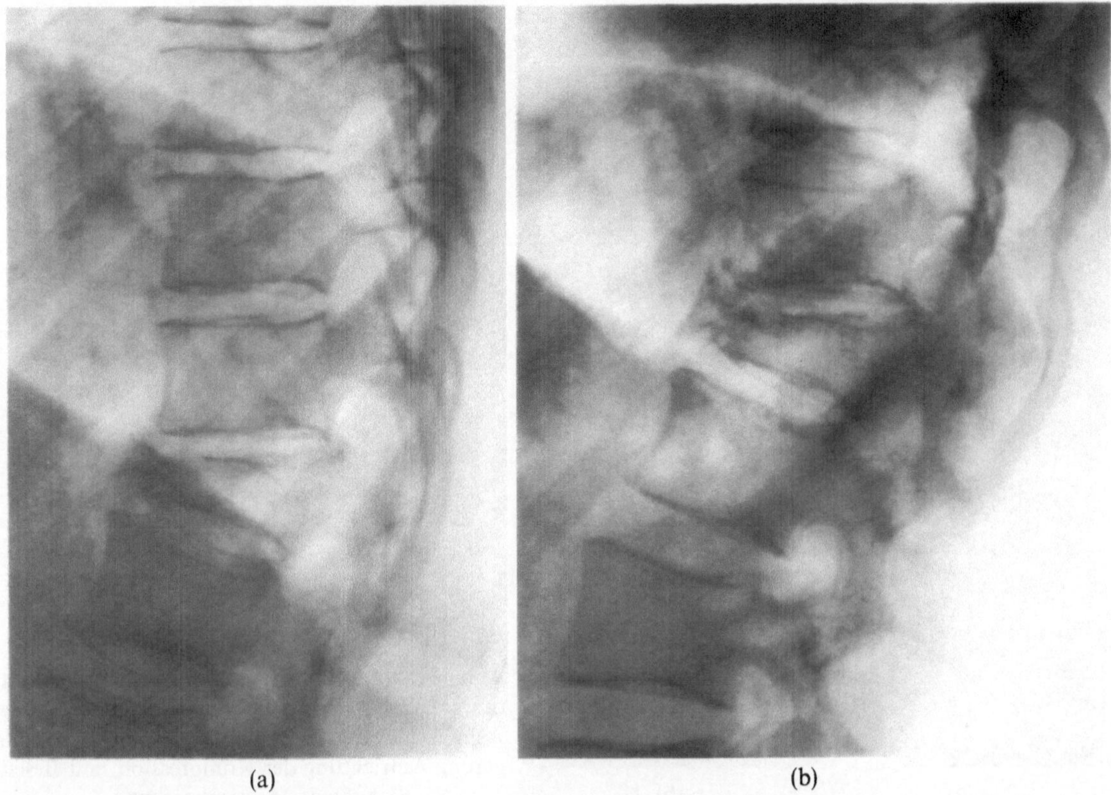

(a) (b)

Abb. 131. (a) Die Frakturkyphose hat 3 Wochen nach dem Unfall arkuären Charakter, wenn man von der vorstehenden dorsalen cranialen Wirbelkörperkante absieht. (b) Rund 10 Monate später ist die Kyphose stärker, gibbusartiger und spitz, obwohl die Keilform des Scheitelwirbels unverändert ist. Die Brustkyphose ist oberhalb der Frakturkyphose abgeflacht und die Lendenlordose hat zugenommen

um angeborene Mißbildungen gehandelt hat, erscheint mir aber nicht sicher ausgeschlossen. Wenn an zwei verschiedenen Stellen Kompressionsfrakturen vorliegen, ist der dazwischenliegende Wirbelabschnitt gerade aufgerichtet.

Daß auch eine solitäre Kompressionsfraktur paradoxerweise zur Abflachung der Brustkyphose führen kann, wurde bereits früher erwähnt (s. Kap. I.II.2.: Fehlhaltungen bei Frakturen, S. 80).

Die klinischen Konsequenzen einer Frakturkyphose sind meistens gering. SCHIESTEL hat durch statistische Nachuntersuchungen festgestellt, daß die Häufigkeit der Spondylose an der Wirbelsäule dem Ausmaß der posttraumatischen Gibbusbildung parallel geht.

a) Bei Frakturen vor Wachstumsabschluß

Über posttraumatische Kyphosen bei Wirbelfrakturen im Kindes- bzw. Säuglingsalter haben GELEHRTER; DUSCHAR sowie ARENDT berichtet. GELEHRTER weist darauf hin, daß Kyphosierungen durch das Wirbelsäulenwachstum verringert und weitgehend ausgeglichen werden können, während sich an der keilförmigen Deformierung in seitlicher Richtung und der daraus resultierenden Skoliose nichts ändert. Allerdings kann auch im Laufe des Wachstums unter Umständen einmal die Kyphosierung stärker werden.

VINZ berichtet über eine Fraktur des 12. Brustwirbelkörpers bei einem Kleinkind mit Gibbusbildung. Der Wirbelkörper wurde exstirpiert. Nach einem Jahr war aber immer noch ein leichter Gibbus vorhanden.

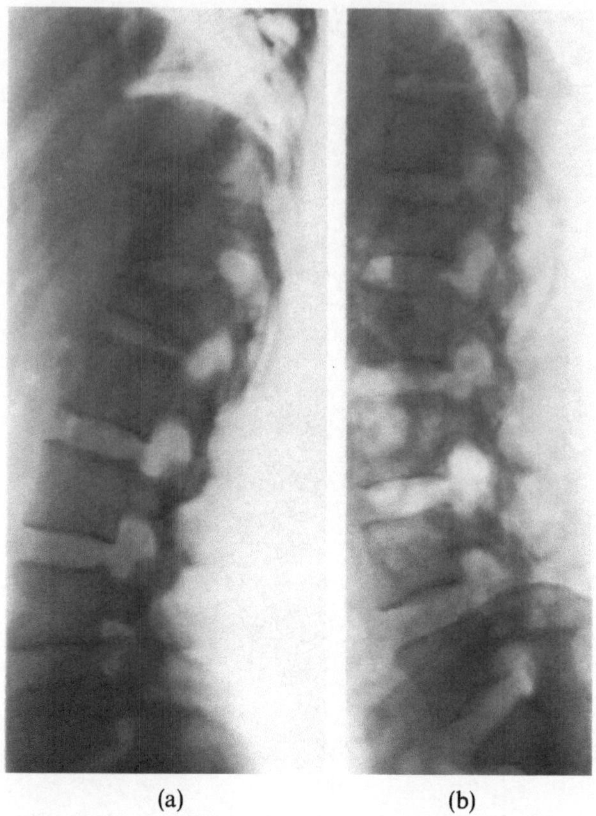

Abb. 132. (a) Keilförmige Kompressionsfraktur des 1. LWK mit geringgradiger, dorsal gerichteter Achsenknickung. (b) Nach 5wöchentlicher Flachlagerung Aufrichtung der Kompression und Beseitigung der Achsenknickung

Bei einem Patienten, der im Alter von 13 Jahren eine Kompressionsfraktur des 1. Lendenwirbels erlitten hatte, zeigte die Nachkontrolle nach 16 Jahren eine ausgeprägte Kyphoskoliose infolge Zunahme der Keilform. In einem Falle von Arendt, ein Kleinkind betreffend, mit einer Luxationsfraktur des 11. Brustwirbelkörpers resultierte aus dieser Verletzung eine spitzwinkelige Gibbusbildung. Eine Kyphose, die im Wachstumsalter auftritt, kann im Bereich der sich entwickelnden kompensatorischen Lordosen ein vermehrtes Höhenwachstum der vorderen Wirbelkörperanteile induzieren.

b) Bei Kümmelschen Frakturen

Auch die Kümmelschen Frakturen (Duschar) verursachen Kyphosen. Es versteht sich von selbst, daß auch bei ihnen in der Regel die Gibbusbildung kurz und spitzwinkelig ist (Hohmann). Duschar sah jedoch eine arcuäre Kyphose. Nach Zamboni; Donati; Steindler; Stracker tritt in jedem Fall von Kümmelscher Fraktur ein Gibbus auf.

Horvath und Kakossy demonstrieren einen Fall von Kümmelscher Krankheit des 12. Brustwirbelkörpers nach einem Trauma, das bereits 16 Jahre zurücklag. Es bestand eine ausgeprägte Gibbusbildung.

c) Frakturen bei Kyphosen

Über Frakturen bei Kyphosen ist fast nichts im Schrifttum niedergelegt. Lediglich Palme und Janacek berichten über Extensionsfrakturen bei Morbus Bechterew. Die Frakturen betreffen meistens einen knöchern überbrückten Zwischenwirbelraum (s. auch Kap. K.II.20.a): Frakturen bei Skoliose, S. 368).

20. Alterskyphose

In höherem Alter ist eine zunehmende Kyphose der Brustwirbelsäule sehr häufig, fast ein banales Ereignis oder sogar eine physiologische Alterserscheinung. Der Alterskyphose ist deswegen im Schrifttum nicht sehr viel Aufmerksamkeit geschenkt worden (RATHKE; ALAJOUANINE u. MAURIC). Ein Viertel aller Männer über 65 hatten nach Feststellungen von VIGNON u.Mitarb. eine Alterskyphose. 70% der Alterskyphosen betreffen Frauen.

EDGE u.Mitarb. fanden unter Personen über 75 Jahren in 68% eine verstärkte Kyphose. Sie geben allerdings nicht an, welcher Natur diese Kyphosen waren.

Nach JUNGHANNS beruht die Alterskyphose auf degenerativen Veränderungen der Zwischenwirbelscheiben, die sich ventral verschmälern (SCHNEIDER) und dadurch die physiologische Kyphose verstärken. Dorsal kann wegen der Stütze, die durch die kleinen Wirbelgelenke gegeben ist, keine Verschmälerung der Zwischenwirbelräume eintreten. Der Prozeß kann soweit gehen, daß sich die vorderen Wirbelkörperkanten berühren und als Folge hiervon eine Sklerosierung der angrenzenden Knochenpartien eintritt (Abb. 133). Manchmal stellt sich sogar eine knöcherne Überbrückung ein, die aber nichts mit durchgehenden spondylotischen Spangenbildungen zu tun hat (SCHNEIDER) (Abb. 134). Eine Keilverformung der Wirbelkörper gehört nicht zu dem reinen Bild der Alterskyphose, wie es JUNGHANNS umreißt. Die Kyphosierung kann mitunter schon in der Mitte des 5. Lebensjahrzehntes auftreten.

Typisch für die Alterskyphose ist der Rundbuckel mit großem Radius (VIGNON). Der Krümmungsscheitel liegt hoch oder der Rundbuckel bezieht die ganze Brustwirbelsäule ein. Die Wirbelsäule ist nicht in der Ausdehnung versteift, wie bei einem Bechterew. Die Bandscheibenveränderungen sind im Krümmungsmittelpunkt und hier wiederum an der vorderen Bandscheibencircumferenz am stärksten. Das Ausmaß der Kyphose geht dem Grad der ventralen Verschmälerung der Zwischenwirbelräume und der Keilverformung der Wirbelkörper nicht streng parallel. Die Wirbelkörperdeckplatten sind sklerosiert. Am charakteristischsten sind Verschmälerungen oder Synostosen von 2 oder mehreren

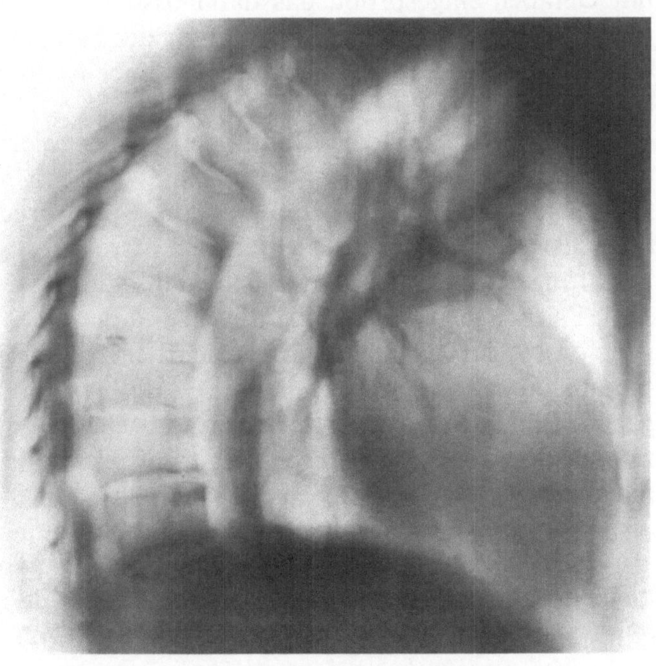

Abb. 133. Alterskyphose mit beginnender Wirbelkörperrandsynostose im oberen Schenkel der Krümmung, während der Krümmungsscheitel noch keine Synostosen aufweist. Verstärkte subchondrale Sklerose im Bereich der beginnenden Wirbelkörperrandsynostose

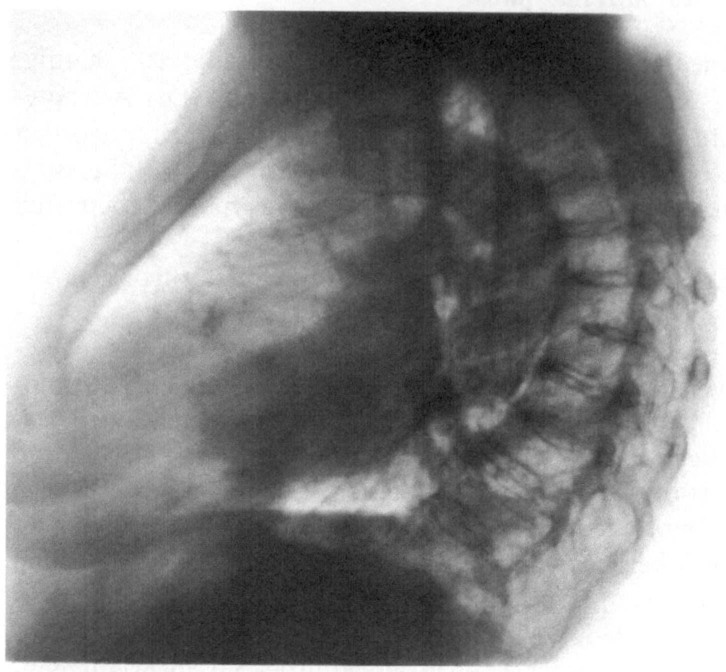

Abb. 134. Altersosteoporose mit Alterskyphose. Im Scheitelpunkt der Krümmung sind 2 Wirbelkörper auf eine Tiefe von $^1/_3$ des Sagittaldurchmessers miteinander verschmolzen. An den angrenzenden Wirbelkörpervorderkanten bestehen geringere Verschmelzungen

Wirbelkörpern an ihrer vorderen Circumferenz. Auch Nucleusverkalkungen sind nicht selten. Sie kommen am häufigsten zusammen mit den knöchernen Wirbelkörperverschmelzungen vor.

Im übrigen ist die normale Wirbelkörperform erhalten und der Kalkgehalt ist nur gering oder mäßig herabgesetzt, nicht stärker als bei gleichaltrigen Patienten, die keine Alterskyphose haben. Bei der Sektion findet man mitunter partielle Wirbelkörperverschmelzungen, die auf der Röntgenaufnahme nicht zur Darstellung kommen. Die Wirbelkörperdeckplatten sind nicht eingedellt.

Die senile Kyphose resultiert aus der vermehrten Belastung der ventralen Bandscheibenabschnitte, die degenerative Veränderungen in diesem Bereich zur Folge hat, in die Gewebe mit Gefäßen eingesproßt, das dann ossifiziert (PALMA und DER ASVAZADURIAN). Diese Veränderungen kommen schon Anfang der 50er Jahre in Gang. Sie schreiten sehr langsam fort und führen meist erst nach dem 65. Lebensjahr zu den typischen ventralen Synostosen (Abb. 135).

SAXL differenziert diese pathogenetischen Vorstellungen weiter. Er nimmt an, daß die Alterskyphose auf Grund ähnlicher Versagensmechanismen der Muskulatur und des Bandapparates entsteht, wie der schlaffe Rundrücken im jugendlichen Alter. Da kein nennenswerter Gegenzug der dorsalen Streckmuskulatur mehr vorhanden ist, nimmt die Belastung der ventralen Bandscheibenabschnitte zu, der sie auf die Dauer nicht gewachsen sind. Es entstehen hier degenerative Veränderungen, die entsprechend den Gedankengängen von JUNGHANNS dann zur vermehrten Kyphosierung Veranlassung geben. Kyphosen, die aus einem schlaffen Rundrücken des jugendlichen Alters hervorgehen, zeigen das gleiche Bild. Sie sind durch die anamnestische Feststellung eines Bestehens seit der Jugendzeit abzugrenzen. Durch die Ausgleichbarkeit unterscheidet er sich in späterem Alter nicht mehr, da er inzwischen fixiert worden ist. Auch LIECHTI sieht die Alterskyphose als Folge der Muskelerschlaffung und Involution an.

Ob man Alterskyphosen von Bandscheibenkyphosen unterscheiden soll, muß offen bleiben. Jedenfalls gibt es zahlreiche Fälle, bei denen degenerative Veränderungen ohne Synostosen bestehen oder es den Anschein hat, als könnten sich solche noch entwickeln.

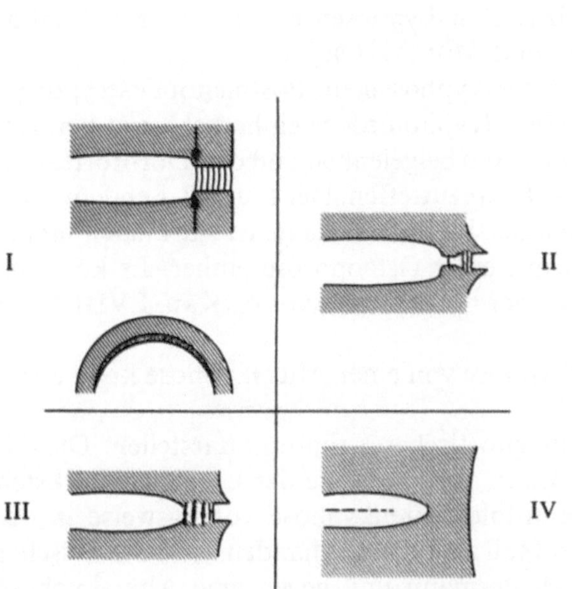

Abb. 135. Senile Kyphose. Schema der Entwicklungsstadien nach VIGNON u. Mitarb. Stadium I: Ruptur des Annulus fibrosus und retromarginale Rißbildung. Stadium II: Eindringen von Bindegewebs- und Gefäßsprossen in den retromarginalen Riß. Stadium III: Teilweise knöcherne Überbrückung. Rückbildung der Osteophyten. Stadium IV: Knöcherne Verschmelzung der vorderen Wirbelkörperabschnitte und völliges Verschwinden der Osteophyten

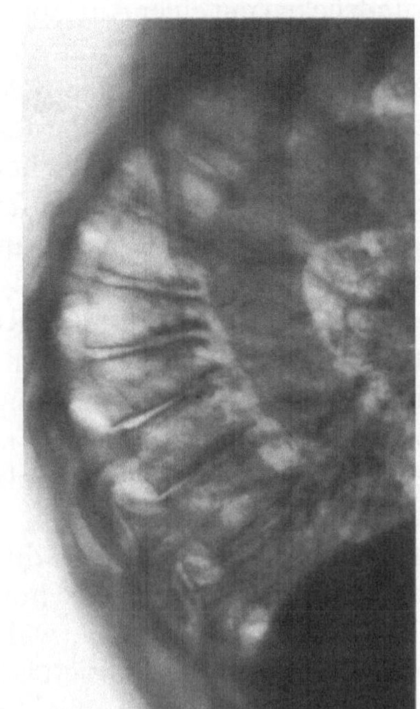

Abb. 136. 84jährige Frau mit ausgeprägter Kyphose, die Teilkriterien einer Alterskyphose aufweist, bei der aber die ventralen Bandscheibenabschnitte unregelmäßig verändert und die Wirbelkörper in der Sagittalrichtung verlängert sind. Es fragt sich, ob man solche Fälle als Bandscheibenkyphosen klassifizieren kann oder ob es sich um Verschlimmerung von Zuständen nach adoleszenten Kyphosen handelt. Plattenatelektase

In diesen Fällen muß man auch die Möglichkeit einer Verstärkung der Kyphose im Alter, auf dem Boden eines alten Morbus Scheuermann in Betracht ziehen (Abb. 136).

SCHNEIDER vertritt die Ansicht, daß es sich bei der Alterskyphose um die Folge einer rheumatischen Entzündung mit einer rheumatischen Kontraktur der Brustwirbelsäule handele. Es sollen immer rheumatische Gelenkveränderungen, Tonsillitiden oder Zahngranulome vorhanden sein. Es mag solche Fälle geben, sie stellen aber sicher die Ausnahme dar, und sie müßten von der eigentlichen Alterskyphose abgetrennt werden.

Nach HEITZMANN sollen Alterskyphosen bei Naturvölkern wesentlich seltener sein als bei Kulturvölkern.

Nach DELARUE, CHOMETTE u. PINAUDEAU resultiert die senile Kyphose sowohl aus der senilen Osteoporose der Wirbelkörper als auch aus degenerativen Veränderungen der Bandscheiben. Die Brustwirbelkörper werden keilförmig deformiert. Die Lendenwirbelkörper sintern zusammen. Die reine osteoporotische Kyphose ist unregelmäßiger als die reine senile Kyphose. Sie besteht aus mehreren übereinander liegenden Angulationen. Bei der osteoporotischen Kyphose ist die Lendenwirbelsäule mitbefallen, bei der senilen weniger. Bei der eigentlichen senilen Kyphose überwiegen die Bandscheibenveränderungen, bei der reinen osteoporotischen Kyphose mehr die Wirbelkörperveränderungen (VIGNON, MARIN u. MEGARD). Es können Mischformen auftreten (VIGNON, DURANT, PANSU u. VAUZELLE; DELARUE, CHOMETTE u. PINAUDEAU; PALMA u. DER ASVAZADURIAN).

Sowohl JUNGHANNS als auch SAXL weisen darauf hin, daß eine Verwechselung mit einer Kyphose auf Grund einer Osteoporose möglich ist, insofern als ein eigentlicher

Altersrundrücken mit einer Altersosteoporose kompliziert sein kann. Eine diffuse Osteoporose mäßigen Grades reicht für eine Klassifizierung als osteoporotische Kyphose aber nicht aus. PAUZAT gibt an, daß Schmerzen bei Alterskyphosen durch eine gleichzeitige Osteoporose verursacht sind (PANELLA-CASAS und MONTEZ-ORTA).

DE SÈZE, CAROIT und MAITRE haben von Alterskyphosen ein Postmenopausesyndrom abgegrenzt, das nur bei Frauen auftritt, mit einer Kypholordose einhergeht und bei dem starke arthrotische Veränderungen an den kleinen Wirbelgelenken und den Dornfortsätzen bestehen. Recht häufig ist eine Spondylolisthesis L 4 anzutreffen. Der 1. und 2. Lendenwirbel weisen eine Retrolisthesis auf. Der Rundrücken der Brustwirbelsäule ist stark nach hinten geneigt. Die Wirbelsäulenverkrümmung geht mit einer Osteoporose einher. Es kommen die gleichen Wirbelkörperverformungen wie bei der Osteoporose vor (s. Kap. I.VIII.15.f): Kyphose in der Menopause, S. 167).

Die Abgrenzung einer alten Adoleszentenkyphose von einer Alterskyphose kann ebenfalls Schwierigkeiten bereiten.

Der Sitz der Kyphose soll ein differentialdiagnostisches Kriterium darstellen. Die Alterskyphose betrifft den oberen Thorakalabschnitt, also die Stelle der normalen stärksten physiologischen Kyphosierung, während die Adoleszentenkyphose vorzugsweise in der unteren Thorakalregion lokalisiert ist. Vor allem soll aber das Vorhandensein Schmorlscher Knorpelknötchen für einen alten Morbus Scheuermann und gegen eine Alterskyphose sprechen (BISCHOFSBERGER). Von großem differentialdiagnostischem Wert ist der vergrößerte a.p.-Durchmesser beim Morbus Scheuermann.

Kyphosen nach Morbus Scheuermann kommen beim männlichen Geschlecht häufiger vor als beim weiblichen. Die spondylotischen Veränderungen, die zu breiten Spangen zusammenfließen, sind sehr ausgeprägt, die Wirbelkörperverschmelzungen fehlen dagegen. Es ist jedoch zu bezweifeln, ob immer eine sichere Differentialdiagnose möglich ist.

In ausgeprägten Fällen bezieht die Alterskyphose die untere Halswirbelsäule mit ein, der Kopf ist dadurch nach vorn geneigt, und, um den Blick gerade zu richten, legt der Patient den Oberkörper zurück und beugt deswegen die Knie und Hüftgelenke.

DOUBLEDAY hat darauf hingewiesen, daß als Folge der Alterskyphose eine Abknickung der Arteria carotis eintreten kann, wenn eine Sklerose der Aorta besteht. Am häufigsten sind alte Frauen betroffen und der Zwerchfellhochstand bei Adipösen fördert die Entstehung einer derartigen Gefäßabknickung. Im Röntgenbild kann die Abknickung leicht als Aneurysma, Struma oder Tumor fehlgedeutet werden. Bei der Palpation tastet man die Gefäßpulsationen. Der Aortenbogen steht in diesen Fällen immer sehr hoch, und manchmal ist der Truncus brancheocephalicus mehr betroffen als die Carotis.

Patienten mit einem Parkinsonismus haben, auch wenn sie die Fünfzig noch nicht erreicht haben, häufig eine Kyphose, die viele Kriterien der Alterskyphose aufweist.

OPPENHEIMER hat Kyphosen beschrieben, die er als besonderes Krankheitsbild herauszustellen versucht und als Platyspondylia aortosklerotica bezeichnet. Sie stellen möglicherweise ebenfalls Alterskyphosen dar.

21. Senile ankylosierende Wirbelhyperostose (Forestier)

Die ankylosierende senil-vertebrale Synostose, die als besonderes Krankheitsbild 1950 von FORESTIER u. ROTES-QUÉROL beschrieben worden war, ist wesentlich seltener als die Alterskyphose. VIGNON u. Mitarb. fanden sie im Greisenalter nur in 5%. Das Verhältnis von Männern zu Frauen betrug 1,5:1. Meistens wird ein noch stärkeres Überwiegen des männlichen Geschlechtes angegeben. GROSCH berichtet über 46 Fälle von ankylosierender Hyperostose der Wirbelsäule.

Die Erkrankung beginnt mit leichteren Schmerzen und Versteifungen der Wirbelsäule. Im Röntgenbild und bei der Sektion findet man durchgehende Knochenspangen im Bereich der mittleren Brustwirbelsäule, die der ventralen und rechten Circumferenz der Wirbelkörper aufliegen und nur selten bis zur Hals- und Lendenwirbelsäule reichen. Diese Knochenspangen überbrücken nicht nur die Zwischenwirbelräume, wie dies bei den spondylotischen Zacken der Fall ist, sondern sie überziehen kontinuierlich den ganzen Wirbelkörper als festhaftende Auflagerung. An den Bandscheiben kann sie erheblich vorgewölbt sein und insofern spondylotischen Spangen gleichen.

Die Knochenplatte ist im Innern spongiös und allseitig von einer dünnen Kompakta umgeben. Die Oberfläche wird von Gefäßkanälen durchsetzt. Ventrale Vorwölbungen in Höhe der Zwischenwirbelräume sind nicht durch eine entsprechende Vorwölbung der Bandscheiben verursacht, sondern die innere Oberfläche der Platte läuft glatt durch. Auch sind die Bandscheiben oft nicht verschmälert. Die Knochenplatte kann allerdings auch präexistenten spondylotischen Zacken aufgelagert sein. An der Hals- und Lendenwirbelsäule finden sich mitunter einzelne wachstropfenartige Auflagerungen, die untereinander und mit der großen Platte im Brustabschnitt nicht in Verbindung stehen. Eine durchgehende massive Hyperostose ist selten. LACAPERE hat wegen dieser Charakteristika von einer „mélorhéostose vertébrale" gesprochen.

Die Ossifikationen auf den Wirbelkörpervorderflächen betreffen am häufigsten den 4.–6. Brustwirbelkörper. Die Knochenapposition kann völlig diskret sein. Die Zwischenwirbelräume sind meistens intakt. Auf den a.p.-Aufnahmen sind die Knochenappositionen ausschließlich rechtsseitig lokalisiert, die linke Seite bleibt frei. Dieses Verhalten wird als Folge der Aortenpulsationen angesehen. In der seitlichen Projektion liegen die Knochenappositionen der vorderen Begrenzung der Wirbelkörper auf. Sie haben ein kerzenflammenartiges Aussehen. An der Lendenwirbelsäule sind häufig gleichzeitig sehr ausgeprägte spondylotische Zacken und Spangen ausgebildet. Ebenso weist die Halswirbelsäule meistens eine banale Spondylosis deformans auf.

An der Brustwirbelsäule sind die kleinen Wirbelgelenke normal. An der Hals- und Lendenwirbelsäule finden sich dagegen arthrotische Veränderungen. Ein gewisser Grad von Osteoporose ist immer vorhanden. Die Ileosacralgelenke sind immer frei. Die Beckenkämme sind oft verdichtet und sie weisen ebenfalls Knochenapposition auf, die sich an den Sitzbeinen, Schambeinen und den Trochanteren finden. Die Knochenapposition ist zuckergußartig und besteht aus einer Corticalis und einer Spongiosa, die Verbindung mit den Wirbelkörpern hat. In der seitlichen Projektion täuschen diese zuckergußartigen Appositionen, wenn sie unregelmäßig sind, Cystenbildungen vor.

In einem sehr ausgeprägten Fall, der sich auch auf die Lendenwirbelsäule erstreckte, bestand in der seitlichen Projektion ein diaboloartiges Bild (Abb. 137a und b).

LACKNER bildet einige Fälle ab, bei denen die ganze Halswirbelsäule, mit Ausnahme von Atlas und Epistropheus, verblockt war (HÜLSHOFF; OTT; WEISS). In dem Material von LACKNER von 21 Fällen war die Halswirbelsäule am häufigsten und stärksten betroffen, nach caudal zur Brust- und Lendenwirbelsäule nahm die Häufigkeit ab. Räumlich getrennte ankylosierende Wirbelhyperostosen an den einzelnen Wirbelabschnitten wurden ebenfalls angetroffen. Die Krankheit tritt kaum vor dem 6. Lebensjahrzehnt auf. Tragen und körperliche Belastung können in der Ätiologie eine Rolle spielen. Klinische Beschwerden bestehen in der Regel nicht. Die Senkung ist normal. Die Krankheit wird meist nur zufällig bei der Röntgenuntersuchung diagnostiziert. Sie betrifft häufig Personen mit Arthrosen an den Gliedmaßengelenken.

Von SCHMORL, DE SÈZE und LACAPÈRE sind derartige Befunde als exzessive Spondylose angesehen worden. Nach meiner Meinung bestehen aber genügend charakteristische Merkmale, die die Abgrenzung eines besonderen Krankheitsbildes rechtfertigen. RECORDIER,

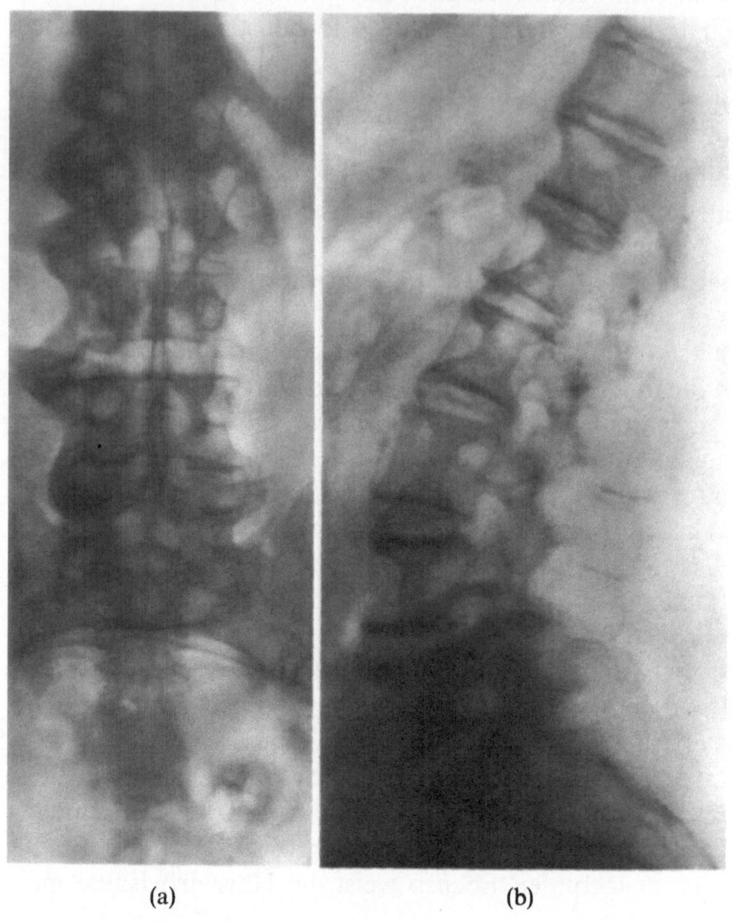

Abb. 137. (a) Die Aufnahme zeigt eine ganz hochgradige Hyperostose ankylosante vertébral sénile, die sich auf die ganze Lendenwirbelsäule mit Ausnahme des Lumbosacralsegmentes erstreckt und auch an der Lendenwirbelsäule praktisch nur die rechte Seite betrifft. Bei L4/L5 ist auch linksseitig eine hyperostosenartige Spange ausgebildet. (b) Die Kyphose der Brustwirbelsäule wird durch eine etwas vermehrte Lendenlordose kompensiert. In der seitlichen Projektion verursachen die hyperostotischen rechtsseitigen Spangen ein eigenartig zwirnrollenartiges Bild. 67jährige Frau

JOUVE-FOURNIER und GUÉRIN-GIZOLINE weisen auf ätiologische Beziehungen oder mindestens Parallelen zur Akromegalie und auf ein gehäuftes Vorkommen bei Diabetikern hin. Daß bei senilen ankylosierenden Wirbelhyperostosen gleichzeitig eine mehr oder weniger ausgeprägte Osteoporose besteht, ist ohne weiteres verständlich, da nur Menschen der höheren Altersgruppen befallen werden, bei denen Altersosteoporosen vorhanden sind.

BIEDERMANN vertritt die Ansicht, daß es sich bei der senilen ankylosierenden Wirbelhyperostose lediglich um eine besondere Verlaufsform der Spondylosis deformans handelt. Auf einigen seiner Abbildungen sind gleichzeitig vermehrte Brustkyphosen oder geringe Kyphoskoliosen vorhanden. ANCHER stellte wie RECORDIER eine Häufung dieser besonderen Verlaufsform der Spondylosis deformans bei Diabetikern fest.

SCHOEN, EGGSTEIN und VOGT erhoben entsprechende Befunde in 25% von 507 Fällen von Diabetikern, die älter als 30 Jahre waren.

Die Abgrenzung von der Spondylosis ankylopoetica ist ohne weiteres möglich: die Iliosacralgelenke und die kleinen Wirbelgelenke bleiben bei der senilen ankylosierenden Wirbelhyperostose frei, die Knochenplatte ist auf die rechte und ventrale Circumferenz der Brustwirbelsäule beschränkt. Sie verursacht keine Schmerzen, geht nicht mit Senkungsbeschleunigung, einer stärkeren Osteoporose, Arthritis der kleinen Gelenke, Ankylose der Sacroiliacalgelenke und Periostosen einher. Die Atembewegung in den Costovertebralgelenken ist nicht beeinträchtigt. Verschiedentlich wurde über das Zusammentreffen dieser Erkrankung mit einem in der Jugend durchgemachten Morbus Scheuermann berichtet (AUFDERMAUR; OTT; ANDERSCH u. STECKEN; LACKNER).

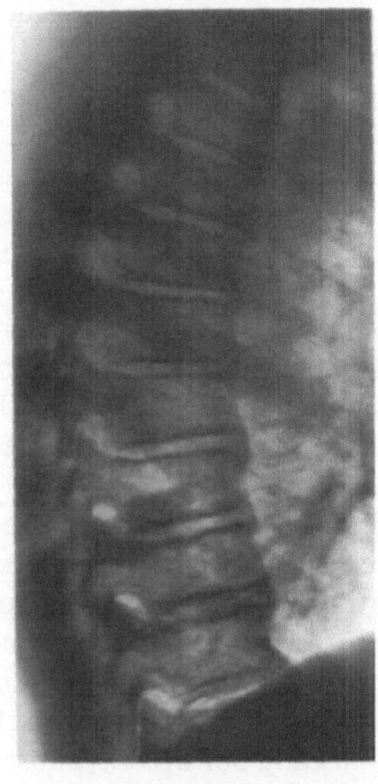

Abb. 138

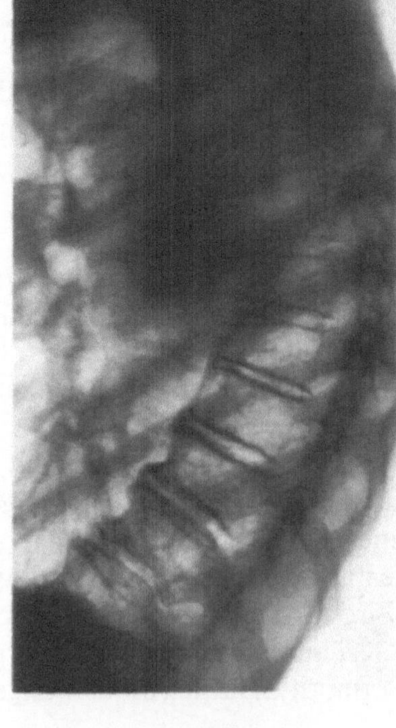

Abb. 139

Abb. 138. Hyperostose ankylosante vertébrale sénile bei einem 69jährigen Mann mit normaler physiologischer Brustkyphose

Abb. 139. Ausgesprochene thorakale Kyphose neben dem typischen Befund einer Hyperostose ankylosante vertébrale sénile. Im Scheitelpunkt der Kyphose finden sich Veränderungen im Sinne der senilen Kyphose. Die Wirbelhyperostose ist weiter caudal lokalisiert. Es fragt sich, ob die vertebrale Hyperostose an der Entstehung der Kyphose beteiligt war oder ob es sich nur um ein Zusammentreffen handelt

Befunde, die Ähnlichkeit mit der senilen ankylosierenden Wirbelhyperostose haben, kommen bei der Knochenfluorose und bei prostatischen Osteose vor. Eine gewisse Ähnlichkeit mit dem Morbus FORESTIER hat auch die acromegale Spondylose (ERBE, STEFAN und BÖTTCHER).

In vielen Fällen geht die Hyperostose ankylosante vertébrale sénile nicht mit einer Wirbelsäulenverkrümmung einher (Abb. 138). Die Kyphose ist mitunter sogar abgeflacht. Nur im kleineren Teil der Fälle sind ausgesprochene Brustkyphosen vorhanden (Abb. 139). Die Lendenwirbelsäule kann dann eine kompensatorische Verstärkung der Lordose aufweisen, gleich, ob sich die Hyperostose mit auf die Lendenwirbelsäule erstreckt oder nicht (Abb. 137a und b). Ob die Hyperostos ankylosante vertébrale sénile in den Fällen, in denen eine Kyphosierung der Brustwirbelsäule besteht, ätiologisch für sie verantwortlich ist, kann fraglich erscheinen. Jedenfalls ist auch die Annahme naheliegend, daß präexistent schon eine Kyphose, meist eine Alterskyphose oder eine osteoporotische Kyphose bestanden haben kann und sich die Hyperostose auf der Kyphose installierte und sie fixierte (Abb. 139). Eine skoliotische Komponente wird mitunter angetroffen (s. auch Kap. K.II.28.: Skoliosen bei der ankylosierenden Wirbelhyperostose, S. 376).

BIRESSI und MUSSA, die anatomische Untersuchungen angestellt haben, bilden Fälle mit geringer Verstärkung der physiologischen Kyphose und leichter Skoliose, aber auch solche mit geringer Abflachung ab (GROSCH).

22. Kyphosen bei Osteoporosen

Die Kyphosen als Folge von Osteoporosen der Wirbelsäule sind nach JUNGHANNS von den eigentlichen Alterskyphosen, wie bereits ausgeführt, durch die Keilverformung der Wirbelkörper und Eindellungen der Deckplatten abzutrennen. Oft liegt nicht eine einfache keilförmige Deformierung, sondern ein regelrechter keilförmiger Zusammenbruch vor. Der Scheitelpunkt der Kyphose ist ebenso wie bei der Alterskyphose meistens in die obere Brustwirbelsäule lokalisiert, da es sich auch bei ihr um eine Verstärkung der physiologischen Krümmung handelt. Neben schleichenden Kompressionsfrakturen mit Keilverformung an den Wirbelkörpern werden mitunter Spontanfrakturen der Rippen angetroffen (LAUBER, WEBER und GREENFIELD). Die Porose ist im Röntgenbild oft nur an der Wirbelsäule deutlich erkennbar (KIENBÖCK), ohne daß die übrigen Skeletabschnitte eindeutige Veränderungen aufweisen müssen. Gelegentlich können Paraplegien beobachtet werden (KIENBÖCK).

DROGULA, der sich sehr eingehend mit den röntgenologischen Veränderungen an der Wirbelsäule bei Osteoporose befaßt, geht hauptsächlich auf die Formveränderungen an den einzelnen Wirbelkörpern ein und erwähnt die Alterationen der Gesamtform nur beiläufig. Im Brustabschnitt sollen im Regelfall keilförmige Deformierungen, im Lendenabschnitt dagegen Fischwirbelbildungen in Erscheinung treten, weil infolge der physiologischen, sagittalen Krümmungen die Wirbelkörper im Brustabschnitt vorzugsweise ventral belastet werden (SCHEUER). Daraus muß zwangsläufig eine Verstärkung der Brustkyphose resultieren.

Es kommen aber auch an der Lendenwirbelsäule keilförmige Zusammenbrüche vor. Sie gehen dann meistens aber nicht immer mit einer geringen Kyphosierung einher, die durch eine Abflachung der Brustkyphose kompensiert wird.

Die Kyphose bei der Osteoporose ist in der Regel arkuär (Abb. 140). Sie kann mitunter aber auch eher spitzwinkelig gibbusförmig sein, insbesondere dann, wenn ein einzelner Wirbelkörper sehr stark zusammengesintert ist.

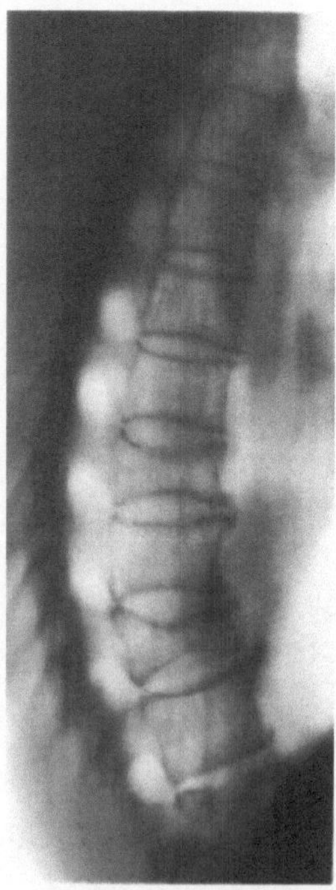

Abb. 140. Osteoporose der Wirbelsäule mit spontanen Zusammenbrüchen und Kyphose

Je tiefer thorakal die osteoporotischen Kyphosen oder Gibbusbildungen lokalisiert sind, umso stärker ist in der Regel die ausgleichende Lendenlordose. Der thorakale Wirbelsäulenabschnitt oberhalb der Kyphose ist in der Regel relativ deutlich aufgerichtet.

Bei den Wirbelkörperveränderungen unterscheidet man die akute und die schleichende Spontanverformung von eigentlichen Kompressionsfrakturen (LIECHTI).

Die dieser Kyphoseform zugrunde liegende Osteoporose stellt in der ganz überwiegenden Mehrzahl der Fälle eine physiologische Altersosteoporose, manchmal eine präsenile Involutionsosteoporose dar (POLGAR; ELLEGAST; NATHANSON u. LEWINGTON; LANCE u. GIRARO; LASSERRE).

Eine Osteoporose aufgrund eines Marasmus führt meist nicht zu einer Kyphose, da das Individuum häufig bettlägerig ist und die axiale Belastung fehlt. Manche Autoren (MARUM) trennen die Osteoporose als pathologischen Befund von der physiologischen Altersatrophie ab. Nach MARUM sollen für die Osteoporose Kalkablagerungen in den Nachbarorganen typisch sein.

Es gibt auch Fälle, die jugendliche und mittlere Altersklassen betreffen. So hat LINDEMANN eine ausgeprägte Osteoporose der Wirbelsäule mit Haltungsverfall und vermehrter Dorsalkyphose bei einem 11jährigen Mädchen gesehen. Eine weitere einschlägige Beobachtung stammt von HAMMEL. Die Fälle klassifiziert man nach CATEL am besten als Pubertätsosteoporosen. Eine enchondrale Dysostose scheint mir in diesen Fällen nicht mit Sicherheit ausgeschlossen.

Die subjektiven Beschwerden sind manchmal sehr gering und gehen kaum über eine allgemeine Ermüdbarkeit und ziehende Schmerzen im Rücken hinaus (BRANDT; LIECHTI). Wenn ausgeprägte Schmerzen vorliegen, so muß man immer entzündliche oder tumoröse Prozesse ausschließen. Aber auch eine reine Osteoporose mit stärkeren Wirbelkörperzusammenbrüchen kann mitunter sehr schmerzhaft sein. Besonders die präsenile Osteoporose, die bei Frauen nach dem Klimakterium nicht allzu selten ist und dann auch als postmenopausische Osteoporose bezeichnet wird, kann sehr schmerzhaft sein (Syndrome douloureux vertébral trophostatique de la post-ménopause (DE SÈZE). Von manchen Autoren wird sie als forme fruste der Osteomalazie aufgefaßt.

Folgende röntgenologischen Veränderungen finden sich mehr oder weniger häufig gleichzeitig mit der postmenopausischen Osteoporose der Wirbelsäule und der daraus resultierenden Kyphose: lumbo-sacrale trophostatische Osteoarthrose (KIENBÖCK), fixierte Hyperlordose, Pseudospondylolisthesis, Arthrose der kleinen Wirbelgelenke, Dornfortsatzarticulationen (BASTRUP), Retrolisthesis. Die Kypholordose soll nach DE SÈZE nicht so sehr Folge einer osteoporotischen Wirbelverformung, sondern Folge der postmenopausischen Kapsel- und Banderschlaffung sein. Da die Lendenlordose oft stärker ist als die sie kompensierende Brustkyphose besteht in diesen Fällen nicht selten ein dorsaler Überhang. Die verstärkten Sagittalkrümmungen können mit einer Lendenskoliose kombiniert sein. Die Hyperlordose der Lendenwirbelsäule kann in einer gleichmäßigen Verstärkung der normalen Krümmung, in einer vermehrten Dorsalneigung des oberen Lendenabschnittes (dorsaler Überhang) oder in einer Kombination beider Krümmungstypen bestehen.

KEMPINSKY, MORGAN u. BOUFACE haben über Paraplegie bei osteoporotischer Kyphose berichtet.

Als weitere Ursachen einer porotischen Kyphose seien nur noch kurz erwähnt die renale Osteopathie, Hyperthyreosen, die Thyreotoxikose (SCHINZ, BUCHMANN und GITLEMAN), die Sprue, übermäßiger Gebrauch von Laxantien (MEULENGRACHT), Alkoholismus, Lebererkrankungen, Gallenfisteln, Magenresektionen mit Exclusion des Jejunums (HILLEMAND; ZACHO), der Morbus Cushing. Da die Osteoporose bei letzterer Erkrankung überwiegend die Lendenwirbelsäule betrifft, kommt es mitunter zu einer verstärkten Lordose und eine eventuell vorhandene Kyphose ist mehr kompensatorisch bedingt.

Schließlich führt auch die Sichelzellanämie und die Cooleysche Anämie gelegentlich zu Kyphosen (CAFFEY). Starke Osteoporose mit leichten Kyphosen und Skoliosen sind auch beim therapeutischen Hypercorticismus beobachtet worden (FOURNIER; ISEMEIN u. TABAN).

In diesem Zusammenhang sei auch der primäre Hyperparathyreoidismus, die Osteodystrophia fibrosa generalisata von VON RECKLINGHAUSEN erwähnt, die sich im Röntgenbild ebenfalls als hochgradige Osteoporose der Wirbelsäule darbietet und nicht allzu selten zur Keilverformung und Kyphosierung Veranlassung gibt.

Multiple Myelome können sich gelegentlich auch als diffuse Osteoporose manifestieren. Auch Tumormetastasen können mit einer Osteoporose kombiniert sein (Abb. 141).

TSCHÖPE u. Mitarb. sahen bei einem Dialysepatienten eine Gibbusbildung an der Brustwirbelsäule als Folge der Dialyseosteopathie.

MACLEAN sowie JOFFE berichten über hochgradige Osteoporosen der Wirbelsäule bei Skorbut mit Kompressionen der Wirbelkörper bis zu vertebra plana artigem Aussehen und Keilwirbelbildungen. Lumbodorsal finden sich dabei gelegentlich mäßig verstärkte Kyphosen.

OPPENHEIMER beschreibt Fälle von Osteoporose, die auf die Wirbelsäule beschränkt ist bei Patienten mit ausgedehnten Verkalkungen der Aorta thoracica und abdominalis. Diese Form der Osteoporose, die er als Platyspondylia aortosclerotica bezeichnet, geht in den meisten Fällen mit Kyphosierung einher. Auf diesen Versuch, ein spezielles Krankheitsbild abzugrenzen, war bereits bei der Besprechung der Alterskyphose hingewiesen worden.

Unter 160 über 60 Jahre alten Patienten mit einer Fraktur hatten in dem Material von ROWE und SORBIE 87 eine Osteoporose. In einem hohen Prozentsatz resultierte eine Kyphose oder Gibbusbildung.

Die Differentialdiagnose zwischen seniler und osteoporotischer Kyphose wurde schon in dem einschlägigen Kapitel besprochen.

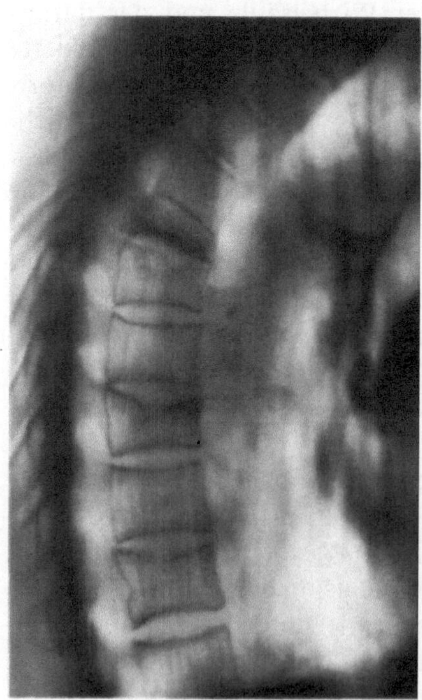

Abb. 141. Osteoporotische Wirbelkörperzusammenbrüche D5 und D7 und sehr starker Zusammenbruch D4 infolge Metastase. Es resultiert eine nahezu anguläre Gibbusbildung

Es soll hier nur ein weiteres differentialdiagnostisches Kriterium erwähnt werden: Osteoporotische Kyphosen stellen sich mitunter relativ rasch ein bzw. zeigen u.U. eine plötzliche Progredienz, wenn zahlreiche Wirbelkörper plötzlich auf einmal zusammensintern. Oft ist allerdings die Progredienz der Kyphose nicht so stark wie das Ausmaß der Wirbelkörperzusammensinterung, da diese nicht immer keilförmig, sondern mitunter auch plattwirbelförmig erfolgt. Die Progredienz der osteoporotischen Kyphose geht gelegentlich mit dem Auftreten einer Abknickung des Manubriums sterni gegenüber dem Corpus sterni einher.

Bei osteoporotischen Kyphosen kommt mitunter auch eine Verursachung durch eine chronische Polyarthritis in Betracht (ZEIDLER und WITTENBORG).

23. Kyphosen bei Pubertätsfischwirbelkrankheit

Es gibt auch Fälle von osteoporotischen Kyphosen, die Jugendliche und mittlere Altersklassen betreffen. So hat LINDEMANN eine ausgeprägte Osteoporose der Wirbelsäule mit Haltungsverfall und vermehrter Dorsalkyphose bei einem 11jährigen Mädchen gesehen. Eine weitere einschlägige Beobachtung stammt von HAMMEL. Die Fälle klassifiziert man nach CATEL am besten als Pubertätsosteoporosen. Eine enchondrale Dysostose scheint mit nicht in allen Fällen mit Sicherheit ausgeschlossen.

Diese Fälle werden auch als Pubertätsfischwirbelkrankheit oder idiopathische juvenile Osteoporose bezeichnet. Sie sind durch folgende Kriterien charakterisiert:

1. In den ersten Lebensjahren sind keine Krankheitserscheinungen vorhanden.
2. Die Krankheit tritt zwischen dem 8. und 12. Lebensjahr auf.
3. Akuter und schwerer Krankheitsbeginn.
4. Starke Osteoporose, starke Gliedmaßenverbiegungen, Coxa vara, starke bikonkave Zusammensinterung der Wirbelkörper.
5. Spontane Heilung.
6. Kein familiäres Auftreten.
7. Keine Gebißanomalien.

Differentialdiagnostisch kann das Krankheitsbild aufgrund des Manifestationsalters und des Fehlens blauer Skleren von der Osteogenesis imperfecta abgegrenzt werden. Symptomatische Osteoporosen beim Malabsorptionssyndrom, Leber-, Nieren- und Systemerkrankungen, Skorbut, Hypothyreose und Steroid-Osteoporose müssen ausgeschlossen werden.

Die Wirbelsäulenverkrümmungen sind meist nicht sehr ausgeprägt. Verlaufsuntersuchungen über längere Zeiträume über den definitiven Zustand der Wirbelsäule liegen nicht vor (STÖVER, BALL und WALTHER; BERLUND und LINDQUIST; BIANCHINE und MURDOCH; CATEL; CLOUTIER; HAYLES; RIGGS u. Mitarb.; CUMMING; DENT; FANCONI, ILLING, POLEY u. Mitarb.; GÖRGENYI; GOODING u. BALL; HALL u. KENNEY; JOWSEY u. JOHNSON; LAPATSANIS, KAVADIAS u. VRETOS; LOIRAT, HOULLEMÁRE, LESTRADET u. GRENET; SCHIPPERS; DE SÈZE u. HIOCO; SCHWARZ).

24. Kyphose bei Rachitis

Es soll hier nur die Rede sein von Kyphosen bei der echten einwandfreien Rachitis, nicht aber von dem, was in der Literatur vielfach als rachitische Kyphose oder Kyphoskoliose beschrieben wird und in Wirklichkeit als idiopathische Skoliose oder Kyphose anderer Genese angesehen werden muß (ALTERTHUM).

Von einer Kyphose bei einer Rachitis darf man nur dann sprechen, wenn wirklich einwandfreie Skeletzeichen einer floriden Rachitis beim Säugling vorliegen oder vorgelegen haben. Dabei muß besonders darauf hingewiesen werden, daß auf keinen Fall die kongenitale, enchondrale Dysostose als Rachitis oder Rachitis tarda fehldiagnostiziert werden darf. Bei der einwandfreien, floriden Rachitis des Kindesalters fehlen kyphotische Verkrümmungen sehr häufig oder sie sind sehr gering (LIECHTI). Nach BRANDENBERG sind Kyphosen bei rachitischen Kindern Folge einer durch die Rachitis bedingten Muskelschwäche. Die Kyphosen heilen mit Kräftigung der Muskulatur wieder aus. Nur bei hochgradigen Kyphosen ohne Besserungsfähigkeit soll die Verkrümmung durch die rachitischen Knochenveränderungen verursacht sein.

Nach BUREAU soll die echte, rachitische Kyphose in einer Totalkyphose der ganzen Wirbelsäule bestehen. Zu schweren Wirbelsäulenverkrümmungen soll angeblich nur die rezidivierende Spätrachitis führen. Jedoch werden auch bei der Spätrachitis Kyphosen von FROMME lediglich behauptet, ohne daß im einzelnen beweisende Beobachtungen mitgeteilt werden.

Das gesamte Kapitel der Wirbelsäulenverkrümmungen bei der echten Rachitis bedarf einer erneuten und eingehenden Darstellung und Überprüfung, um falsche Vorstellungen, die sich seit Jahrzehnten durch die Literatur schleppen, auszumerzen. Das gleiche gilt für die Wirbelsäulenverkrümmungen bei der sogenannten Spätrachitis.

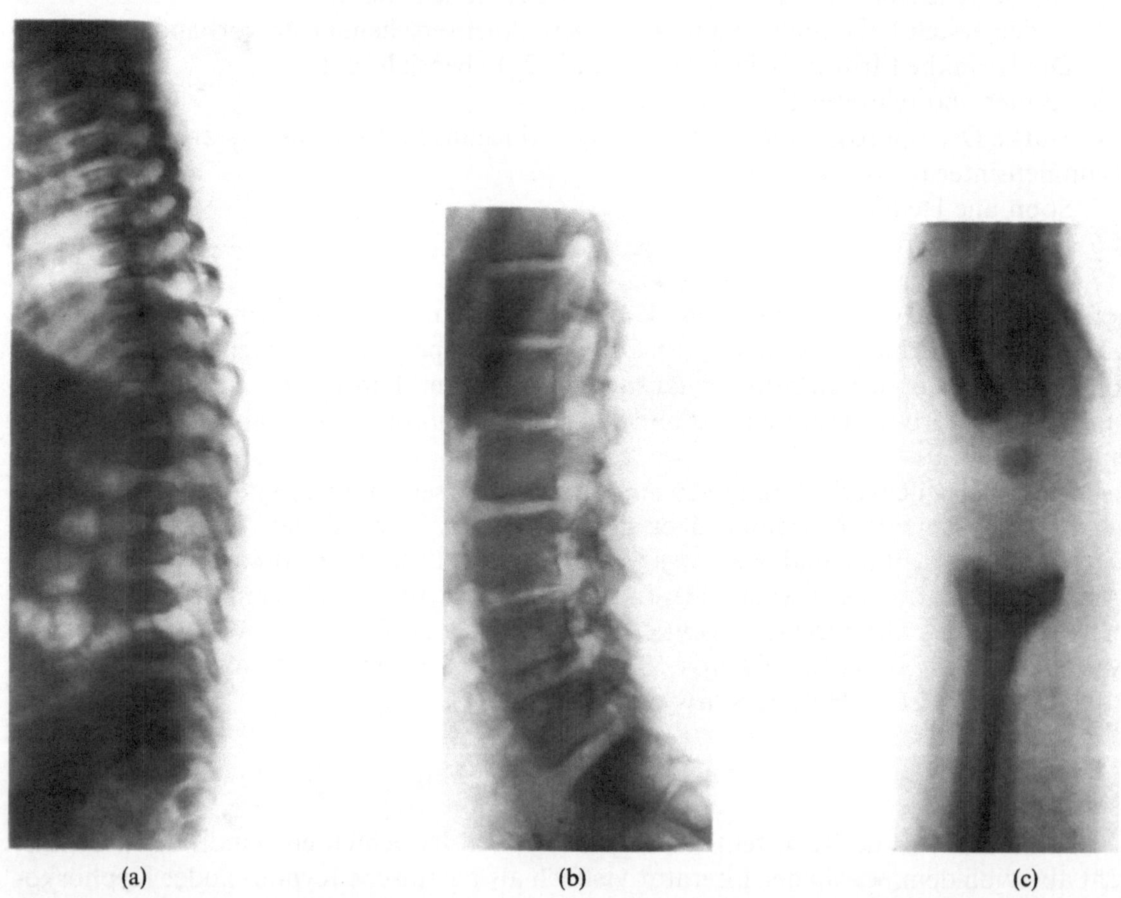

Abb. 142. (a) Die seitliche Aufnahme der Wirbelsäule eines 11 Monate alten Kindes zeigt eine leichte lumbodorsale Kyphose. Die Brustkyphose erscheint deutlich flach. Die Brustwirbelsäule war skoliotisch gekrümmt (Abb. 273, S. 372). Kalkarmut und grobe Struktur der Wirbelkörper. (b) Nach 13 Jahren war die lumbodorsale Kyphose völlig verschwunden. (c) Typische rachitische Veränderungen an den Radius- und Ulnametaphysen

a) Rachitischer Sitzbuckel

Einer besonderen Erörterung bedarf der sog. rachitische Sitzbuckel. Ich bin nicht davon überzeugt, daß es sich dabei wirklich um eine spezielle Folge der echten, floriden Rachitis des Säuglingsalters handelt. *Derartige Befunde sind im Säuglingsalter gar nicht so selten zu erheben und es fragt sich, ob sie wirklich als Pathologikum anzusehen sind.* Vor allen Dingen sind bis jetzt keine systematischen Untersuchungen über die Normalform der kindlichen Wirbelsäule — insbesondere nicht im Sitzen — angestellt worden. Es ist aus diesem Grunde auch keine sichere Abgrenzung des Sitzbuckels gegenüber der Normalform möglich (s. auch Kap. I.VII.8.: Sitzbuckel, S. 111; Kap. K.II.21.: Skoliosen bei der echten Rachitis, S. 369 und Kap. N.5.: Statische Umformung zur Skoliose, insbesondere infolge von Rachitis, S. 483).

Selbst dann, wenn eine eindeutige, floride Rachitis vorliegt, wie dies in Abb. 142a–c der Fall ist, scheint mir eine lumbodorsale Kyphose bei einer Rachitis keineswegs in einem ursächlichen Zusammenhang mit dieser Erkrankung zu stehen, denn das gleiche Bild findet sich, wie bereits gesagt, ja auch bei völlig gesunden Säuglingen und Kleinkindern.

Dieser Fall spricht jedenfalls dagegen, daß ein sogenannter rachitischer Sitzbuckel die Ursache einer bleibenden lumbodorsalen Kyphose ist, denn auf einer Kontrollauf-

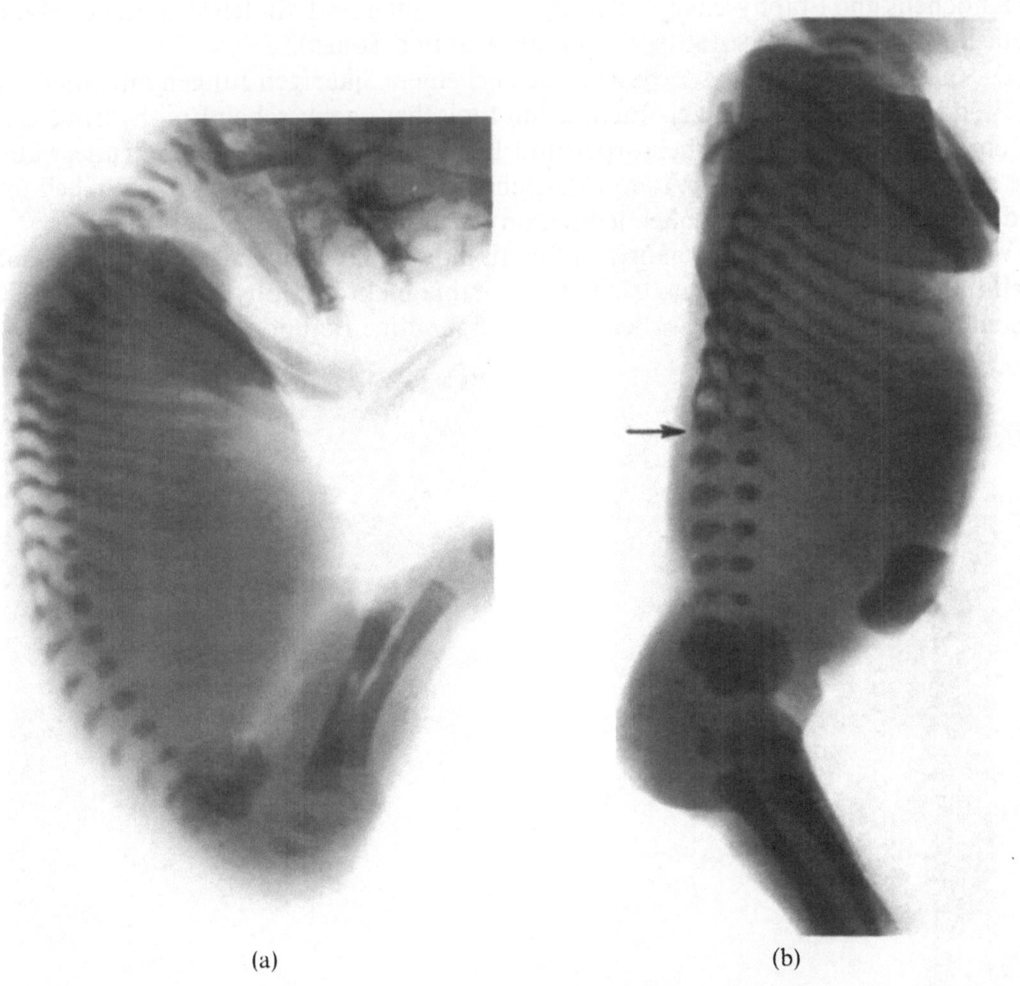

Abb. 143. (a) Wirbelsäule eines 4 Monate alten Feten in Flexionshaltung, wie sie im Uterus eingenommen wird. Die Wirbelsäule läßt keine Lendenlordose erkennen. (b) Bei Streckung stellte sich eine angedeutete Lendenlordose ein, die sich mit einem angedeuteten Sitzbuckel von der Brustwirbelsäule absetzte

nahme, die 13 Jahre später angefertigt wurde, war keinerlei Kyphose mehr nachzuweisen (Abb. 142b).

Ich habe den Eindruck, daß der sog. Sitzbuckel ein physiologisches Durchgangsstadium in der definitiven Ausformung der menschlichen Wirbelsäule darstellt. Es ist die Stelle, wo die beim Feten (Abb. 143a und b) und beim Säugling (Abb. 144) schon vorhandene Lendenlordose — die sich allerdings nur manifestiert, wenn man die Wirbelsäule streckt — in die Brustkyphose übergeht. Der Scheitelpunkt der physiologischen Wirbelsäulenkyphose liegt in diesem Alter noch relativ tief und wandert erst allmählich nach cranial. Es handelt sich hier um eine Deutung, die sich mir auf zahlreichen Röntgenbildern aufgedrängt hat, die aber durch weitere systematische Untersuchungen erhärtet werden müßte. Es wäre denkbar, daß diesem sog. Sitzbuckel dann eine pathologische Bedeutung zukommen könnte, wenn er über das normale Alter hinaus bestehen bleibt. Vielleicht könnte die Rachitis eine solche pathologische Persistenz des Sitzbuckels zur Folge haben. Es handelt sich dabei aber, wie gesagt, um Vermutungen und nicht um das Ergebnis systematischer Untersuchungen.

Es sei nebenbei bemerkt, daß die Bezeichnung Sitzbuckel an und für sich irreführend ist, da dieser Befund auch auf den seitlichen Wirbelsäulenaufnahmen sichtbar ist, die im Liegen angefertigt wurden (Abb. 144).

Bilder, die dem rachitischen Sitzbuckel sehr ähnlich sind, da gleichzeitig eine Kalkarmut des Knochens und Epiphysenveränderungen vorhanden sind, finden sich bei der Hypophosphatasie (CURRARINO, NEUHAUSER, REYERSBACH und SOBEL).

DENT, FRIEDMAN u. WATSON beschreiben bei einem 5jährigen Jungen mit einer hereditären Pseudo-Vitamin-D-Mangel-Rachitis mit typischen rachitischen Epiphysenveränderungen eine Abflachung der Wirbelkörper und Keilverformung. Es bestand (unerwähnt) das Bild eines Sitzbuckels. Nach Vitamin-D-Behandlung trat Besserung des Wirbelkörperbefundes ein, der „Sitzbuckel" blieb jedoch unverändert.

V. WALDKIRCH fand bei 6jährigen Schulkindern mit Zeichen einer durchgemachten Rachitis (ROSENKRANZ: Pectus carinatum, Zahndefekt, Epiphysenauftreibung, X- und O-Beine) 45,9% Kyphotiker, wobei auch geringgradige Befunde mitgezählt wurden.

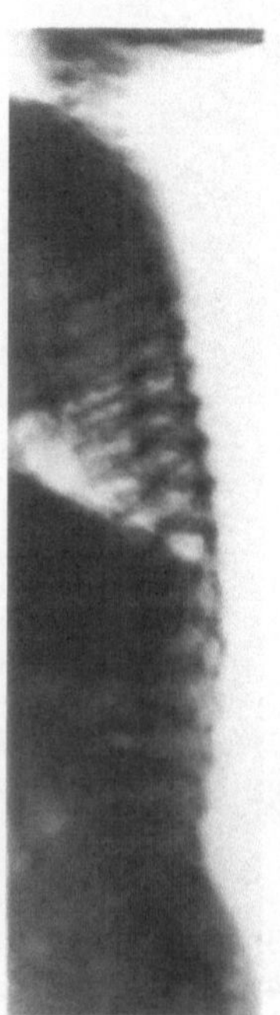

Abb. 144. Leichte lumbodorsale Kyphose bei einem 2 Monate alten Säugling

Diese Beobachtungen können meine Ansicht aber nicht widerlegen, daß mein obiger Fall grundsätzlich gegen eine rachitische Genese von Kyphosen im Erwachsenenalter spricht. Bei den Angaben von VON WALDKIRCH hat es sich wohl überwiegend um sagittale Fehlhaltungen gehandelt. In anderen Fällen mag eine Rachitis neben einer anderen Kyphoseursache bestanden haben. Außerdem sind die Literaturberichte kritisch darauf hin zu prüfen, ob wirklich eine Rachitis vorgelegen hat oder ob es sich nicht um kongenitale enchondrale Dysostosen oder Mucopolysaccharidosen und dgl. gehandelt hat (s. dort). Über die Rolle, die der Sitzbuckel nach Meinung mancher Autoren bei der Skolioseentstehung spielen soll, ist in dem Kap. K.II.21.: Skoliosen bei der echten Rachitis, S. 369 und Kap. N.5.: Statische Umformung zur Skoliose, insbesondere infolge von Rachitis, S. 483, nachzulesen.

25. Kyphosen bei der Osteomalazie

Die Osteomalazie ist zum Unterschied von der Osteoporose dadurch charakterisiert, daß sich wie bei der Rachitis kalkarmes, osteoides Gewebe findet. Röntgenologisch ist dieser Unterschied aber nicht festzustellen. Die Diagnose muß vielmehr klinisch gestellt werden. Wenn es sich um Frauen handelt, besonders dann, wenn die Erkrankungen im Puerperium aufgetreten sind, kann man von vorneherein eine Osteomalazie annehmen. Weiter kann die Diagnose ex iuvantibus aus dem Ansprechen auf Vitamin D und Phosphorbehandlung gestellt werden.

Nach LIECHTI; MEULENGRACHT; WERNLY und MEYER verbiegen sich osteomalazische Wirbelsäulen vorzugsweise in der sagittalen Richtung, d.h. es treten überwiegend Kyphosierungen auf. Die Kyphosen bilden sich sowohl durch Wirbelkörperzusammenbrüche als auch durch schleichendes, keilförmiges Zusammensinken aus (KIENBÖCK).

Praktisch genau so wie die Osteomalazie bei der Frau, wirkt sich die sog. Hungerosteomalazie, die bei Unterernährung auftritt, auf die Wirbelsäule aus. Sie ist zuerst und am stärksten entkalkt und Wirbelkörperzusammenbrüche treten recht häufig in Erscheinung (BOHNE; STEFFKO und SCHNEIDER; GSELL). Es entstehen mitunter innerhalb weniger Wochen totale Kyphosen mäßigen Grades.

Bei der infantilen Sprue sollen Wirbelsäulenveränderungen im Gegensatz zu der Erwachsenensprue, wo es recht häufig zur Kyphoskoliose kommt, selten sein. (s. auch Kap. K.II.26.: Skoliosen bei Osteomalazie, S. 375).

26. Kyphosen bei Vertebra plana Calvé

Die Vertebra plana Calvé muß von der Vertebra plana generalisata, die oft auch als congenital bezeichnet wird, sowie von der Platyspondylie unterschieden werden. Mitunter werden auch noch erniedrigte Wirbelkörper bei bestimmten anderen Krankheitsbildern als vertebra plana bezeichnet.

JAUBERT DE BEAUJEU und MATERI unterschieden eine angeborene und eine erworbene Vertebra plana. Die angeborene Form unterteilen sie in 1. Vertebra plana congenita simplex oder microspondylie, 2. Vertebra plana congenita larga, echte Platyspondylie Putti, 3. Vertebra plana achondrodystrophica.

Die erworbene Vertebra plana unterteilen sie in 1. Vertebra plana osteonecrotica Calvé, 2. Vertebra plana osteoporotica, 3. Vertebra plana traumatica (Kümmelsche Erkrankung) (SUNDT; SCHMID). Hier soll nur die Vertebra plana osteonecrotica Calvé abgehandelt werden.

CALVÉ berichtete in seiner ersten Publikation 1924 über 2 Fälle, die klinisch primär als Spondylitis tuberculosa angesehen worden waren. Es hat sich um ein $2^1/_2$jähriges und um ein 7jähriges Kind gehandelt. Röntgenbilder, die nach Ablauf der Krankheitserscheinungen angefertigt worden waren, veranlaßten CALVÉ eine nichttuberkulöse Erkrankung zu diagnostizieren. Es war nur ein Wirbelkörper betroffen und die angrenzenden Bandscheiben waren völlig intakt. Der Zwischenwirbelraum erschien im Gegenteil breiter als normal. Die Struktur des erniedrigten und keilförmigen Wirbelkörpers war sehr dicht (MOREAU).

In beiden Fällen bestand keine eigentliche Kyphose, sondern nur ein deutlicher Vorsprung des betroffenen Dornfortsatzes. Dieser knickartige Vorsprung bildete sich mit abklingender Erkrankung wieder zurück. CALVÉ deutete diesen Befund als identische Erkrankung zu der, wie er sagt, Legg-Calvéschen Erkrankung der Hüftgelenke und der Köhlerschen Erkrankung am Naviculare pedis und Metatarsale II.

SCHÜLLER gibt 1938 an, daß in der Literatur 21 Fälle von Vertebra plana Calvé beschrieben waren.

Die Erkrankung tritt meist im Kindesalter, am häufigsten zwischen dem 4.–7. Lebensjahr auf. Sie befällt in den allermeisten Fällen nur einen Wirbel. Die begrenzenden Bandscheiben zeigen normale Höhe. Der Wirbel tritt über das Niveau der Nachbarwirbel nach ventral und seitlich vor. Eine Regeneration ist möglich.

In vielen Fällen ist keine Skoliose oder Kyphose ausgebildet (ROSSELET). In anderen Fällen führt die Erkrankung je nach Lokalisation zu einer verstärkten Brustkyphose oder einer Abflachung der Lendenlordose bzw. der physiologischen Halswirbelsäulenlordose (SCHÜLLER; NEYROUD). Manchmal ist eine leichte umschriebene Gibbusbildung vorhanden (Abb. 145) (HARRENSTEIN; INGELRANS u. VENDEUVRE; SCHRADER; BÜHRING; PANNER; BUCHMAN; MITCHELL; CEBBA; MEZZARI; SCHMID; LINDSTRÖM).

Das Auftreten einer Kyphose oder eines Gibbus ist in manchen Fällen ohne weiteres durch die Keilform des betroffenen Wirbels erklärt. Eine Kyphose entwickelt sich vor allem dann, wenn mehrere Wirbel befallen sind (HANSON; SCHRADER; DENKS). Ist die Kyphose stärker, so wird sie in der Regel durch eine vermehrte Lendenlordose kompensiert. Im weiteren Verlauf können skoliotische Verkrümmungen hinzukommen. Manchmal ist auch ausschließlich eine leichte Skoliose vorhanden (KUHLMANN). SCHÜLLER berichtet über eine Kyphose an der Halswirbelsäule. Die Verkrümmung ist nicht selten das initiale Symptom, das die Eltern veranlaßt, das Kind zum Arzt zu bringen (BOORSTEIN; TORGERSEN; KUHLMAN).

Die Keilform des betroffenen Wirbels kann im Laufe der Zeit mehr oder weniger wieder verschwinden (PASSEBOIS; LINDSTRÖM; DALE; BOORSTEIN; V. HECKER u. THEWS; LAMY; HANSON; ADDISON; SUNDT; FAWCITT; FEDERSCHMIDT; TÖRSTE; PÖSCHL). Ein weitgehender oder wenigstens teilweiser Wiederaufbau des zusammengesunkenen Wirbels ist typisch für die Erkrankung.

Daß bei der Vertebra plana meist nur eine geringe oder mitunter gar keine Kyphose in Erscheinung tritt, liegt teils an dem planen, nicht keilförmigen Zusammensintern des betroffenen Wirbelkörpers und über lange Beobachtungszeiträume wohl daran, daß im Laufe des weiteren Wachstums sich der Wirbelkörper wieder seine Normalform teilweise oder völlig nähert. JENTSCHURA hat nach 13 Jahren die völlige Wiederherstellung der normalen Wirbelkörperform beobachtet.

Verschiedentlich ist angegeben worden, daß eine Vertebra plana nur dann mit einer Kyphosierung oder Gibbusbildung einhergehe, wenn der betroffene Wirbelkörper Keilform zeige, nicht jedoch wenn er plan zusammengesintert sei. In wieweit dies zutrifft muß offenbleiben.

Eine Keilform scheint initial vorhanden zu sein (NEYROUD), ehe es zur typischen scheibenförmigen Kompression mit Verbreiterung kommt. Die scheibenförmige Deformierung

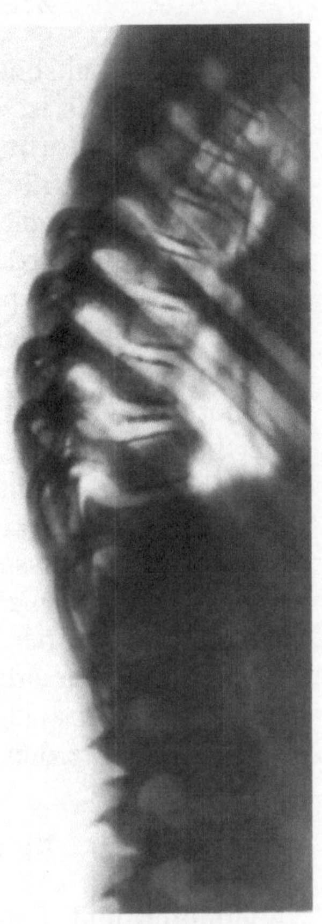

Abb. 145. Reduktion des 9. BWK auf eine unregelmäßig strukturierte plane Platte mit Auflösung der Bogenwurzel und mäßiger Kyphosierung. Vertebra plana Calvé bei einem 10jährigen Mädchen

besteht oft, obwohl die benachbarten gesunden Wirbel einen keilförmigen Raum zwischen sich fassen, offenbar als Folge des unversehrten Wirbelbogens mit seinen Gelenkfortsätzen. Warum der befallene Wirbel unter diesen Umständen dorsal genau so stark zusammen sinkt wie ventral ist nicht klar. Ob und wie weit sich unter Belastung die entsprechenden Wirbelgelenke übereinanderschieben, läßt sich nicht sagen. Es wäre wünschenswert, wenn diesen statischen Detailproblemen bei zukünftigen Beobachtungen Aufmerksamkeit geschenkt würde. Zur Behebung der aus dem Zusammenbruch resultierenden Gibbusbildung scheint aber trotzdem Reklinationsbehandlung im Gipsbett angezeigt (MEZZARI). Nur ausnahmsweise wurden neurologische Symptome beobachtet (JANZEN).

Hier sind nicht die Fälle von generalisierter, kongenitaler Platyspondylie einzureihen, bei denen es sich in der Regel um kongenitale enchondrale Dysostosen oder kongenitale Schilddrüsenunterfunktionen handelt (DREYFUS; ROTA; YVIN; BEAUJEU u. MATERI; GUÉRIN u. LACHAPÈLE).

Manchmal verbirgt sich unter dem Bild einer Vertebra plana auch ein eosinophiles Granulom (COMPERE, JOHNSON u. COVENTRY), eine Histiozytose (DICKEY, HOBBS u. SHERRILL), eine Kümmelsche Fraktur (POLGAR) oder eine kongenitale Mißbildung (Mikrospondylie) eventuell bei einer Spina bifida (PUTTI) eine Abortivform des Morbus Cushing (ELLEGAST), eine Hand-Schüller-Christiansche Lipoidose (TORGERSEN) oder eine andere Speicherkrankheit.

Eine Vertebra plana mit Kyphose oder Gibbus kann auch durch eine Ostitis fibrosa v. Recklinghausen oder durch eine posttetanische Spondylopathie vorgetäuscht werden.

BLENCKE vertritt die Ansicht, daß die Vertebra plana Calvé und die Scheuermannsche Krankheit die gleiche Affektion darstellten und sich nur durch ihr Auftreten in verschiedenen Altersklassen unterscheiden würden.

27. Kyphosen bei der Vertebra plana generalisata

Das Krankheitsbild der Vertebra plana generalisata hat nichts mit der Vertebra plana Calvé gemein. Es ist wenigstens in der Mehrzahl der Fälle angeboren, resultiert aber nicht aus einer Störung der formalen Genese, wie die Platyspondylie, sondern aus einer allgemeinen Beeinträchtigung des Höhenwachstums.

Unter dieser Bezeichnung gehen auch symptomatische Fälle und der Krankheitsbegriff sollte neu gefaßt werden, so daß er nur noch identische Zustände bezeichnet.

Da die Wirbelkörpererniedrigung generalisiert ist, besteht in den meisten Fällen keine Kyphose. Nur vereinzelt werden thorakale oder thorakolumbale Kyphosen angetroffen. So sahen JAUBERT DE BEAUJEU und MATERI bei einem Kind mit einer generalisierten angeborenen Vertebra plana eine Kyphosierung der Brustwirbelsäule mit kompensatorischer Lendenlordose.

Wahrscheinlich hat es sich bei vielen Fällen, die als Vertebra plana generalisata mitgeteilt wurden, in Wirklichkeit um Zustandsbilder gehandelt, die in den Formenkreis der Osteochondrodysplasien gehören. Bei einer Anzahl von ihnen — siehe dort — bestehen an der Wirbelsäule nicht nur nasenförmige, elliptische oder hammerförmige Deformierungen der Wirbelkörper, sondern auch generalisierte Platyspondylien. In allen Fällen muß deswegen nicht nur eine röntgenologische Bestandsaufnahme des gesamten Skelettes durchgeführt, sondern auch eine einschlägige Urinuntersuchung sowie Gewebsuntersuchung vorgenommen werden (Mucopolysaccharidosen).

28. Kyphosen bei Tumoren und Tumormetastasen

Tumoren und Tumormetastasen verursachen, wenn sie zu einem Zusammenbruch eines oder mehrerer Wirbel führen, je nach Lokalisation, eine Kyphose bzw. einen Gibbus oder eine Abflachung der Lendenlordose (Abb. 146).

Es ist hier vor allen Dingen auf die multiplen Myelome (Kahlersche Krankheit) hinzuweisen. VALDERRAMA und BULLOUGH beschrieben Gibbusbildung bei Wirbelkörperdestruktionen durch ein solitäres Myelom im oberen Brustabschnitt.

Kyphosen bei Leukämiebefall der Wirbelsäule wurden von LINDEMANN; SCHMID; JENTSCHURA und MELCHIOR gefunden.

Nicht selten kommen auch bei der Lymphogranulomatose keilförmige Wirbelzusammenbrüche mit Verstärkungen der Kyphose vor (REINHARDT) (Abb. 147). KRUSENOV und NIEBERLE beobachteten bei einer weitgehenden Destruktion eines Brustwirbelkörpers durch eine Lymphogranulomatose mit Ausbildung eines Plattwirbels einen leichten kyphotischen Knick, bei Wirbelkörperabplattung durch ein malignes Teratom im Brustabschnitt eine ausgeprägte Kyphosierung. In beiden Fällen hat es sich um Kleinkinder bzw. Säuglinge gehandelt.

Metastasen von Mammacarcinomen, Bronchialcarcinomen, Schilddrüsencarcinomen und Hypernephromen sind die häufigste Ursache von Wirbelkörperzusammenbrüchen mit leichter Kyphosierung und Gibbusbildung. Die Bettlägerigkeit der Patienten verhindert andererseits oft eine stärkere Verkrümmung.

BHALLA berichtet über Verstärkung der Brustkyphose bei generalisierten Wirbelmetastasen, ausgehend von einem Bronchialcarcinom.

Von ROHRKIRSCH, der eine Kyphosierung infolge Wirbelkörperzusammenbruches bei einem myelogenen Sarkom beschreibt, wurde besonders auf die Möglichkeit einer Verwechslung mit einer Spondylitis tuberculosa hingewiesen. Oft besteht bei tumorkranken Patienten das Bild einer Osteoporose. Sie kann einer gleichzeitigen Altersosteoporose oder einer marantischen Osteoporose entsprechen, aber auch durch generalisierte Knochen-

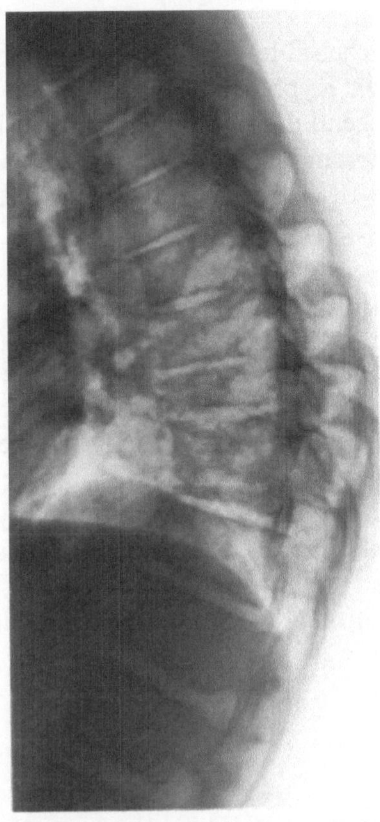

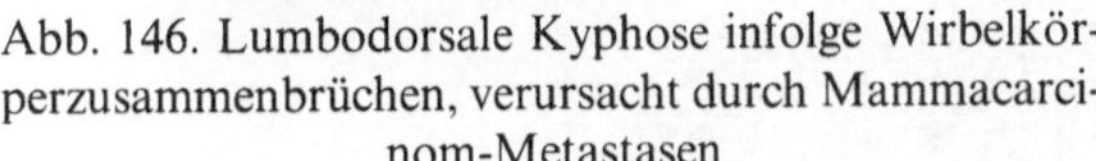

Abb. 146. Lumbodorsale Kyphose infolge Wirbelkörperzusammenbrüchen, verursacht durch Mammacarcinom-Metastasen

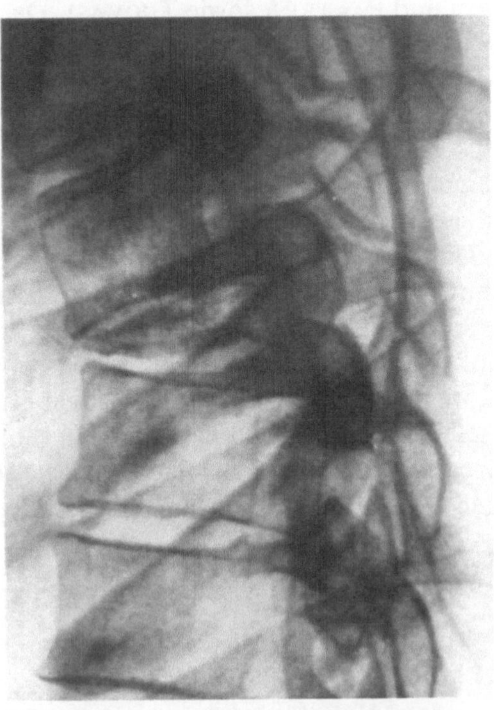

Abb. 147. Keilförmiger Zusammenbruch des 4. Brustwirbelkörpers infolge Lymphogranulomatose mit leichtem Gibbus

metastasen verursacht sein. Wenn bei derartigen Zustandsbildern Wirbelkörperzusammenbrüche vorhanden sind, ist es oft schwer oder unmöglich zu entscheiden, ob sie durch Knochenmetastasen oder durch die Osteoporose verursacht sind (Abb. 141, S. 186).

Kyphosen bei Metastasen können auch präexistent sein. Dies ist dann anzunehmen, wenn keine Wirbelkörperzusammenbrüche bestehen.

29. Kyphosen bei intracanaliculären Tumoren

In einem früheren Kapitel wurde ausgeführt, daß bei Jugendlichen extradurale gutartige Tumoren — vorwiegend Cysten — das Bild eines Morbus Scheuermann und damit eine Kyphose verursachen können. Intracanaliculäre Tumoren können aber auch eine Kyphosierung bewirken, die nicht auf dem Umweg über eine Wirbelkörperverformung und Deckplattenveränderungen im Sinne der Scheuermannschen Krankheit zustande kommt. Pathogenetisch sind wahrscheinlich Reflexmechanismen wirksam. Die Zusammenhänge sind die gleichen, wie sie in dem Kapitel „Skoliosen bei intracanaliculären Tumoren“ dargestellt werden. Ihre Kenntnis ist von praktischer klinischer Bedeutung für die Tumordiagnostik, da diese Verkrümmungen mitunter ein Frühsymptom darstellen.

Sharpe hat bei einem periduralen Endothelangiom im Brustabschnitt eine Kyphosierung gesehen (s. auch Kap. S. 10.: Schiefhals bei Hirntumoren, S. 600 und Kap. K.II.10.: Skoliosen bei intracanaliculären Wirbelsäulentumoren, S. 344).

30. Kyphosen bei tabischer Arthropathie

Als Folge der tabischen Arthropathie an der Wirbelsäule treten neben erheblichen Wirbelverschiebungen und Skoliosierungen nicht selten Kyphosen in Erscheinung (LOMBARDI und PASSERINI sowie THOMAS). Da ganz überwiegend die Lendenwirbelsäule betroffen wird, ist eine Abflachung der Lendenlordose bzw. eine leichte Kyphosierung dieses Wirbelsäulenabschnittes häufiger anzutreffen als eine Brustkyphose (LAMY und LEUBA; KIMMERLE; REINHARDT) (Abb. 148).

31. Kyphosen bei Spondylitis tuberculosa

Die Spondylitis tuberculosa führt, wenn es zu ausgiebigen Wirbelkörperzerstörungen kommt und eine rechtzeitige und wirksame Versorgung durch ein Stützkorsett bzw. durch Liegebehandlung nicht erfolgt, zu sehr hochgradigen Gibbusbildungen mit fast rechtem Winkel (LOEFFLER) (Abb. 149). Auch bei weniger ausgesprochenen Fällen ist in der Regel ein, wenn auch kleiner, spitzwinkeliger Gibbus vorhanden (GROOS). Eine arcuäre Kyphose ist seltener (LAMY). Oberhalb und unterhalb des Gibbus kommt es, wenn der Brustabschnitt betroffen ist, zu einer Abflachung der physiologischen Kyphose und wenn der Gibbus tiefer sitzt, zu einer Verstärkung der Lendenlordose. Eine Kyphose entwickelt sich bei

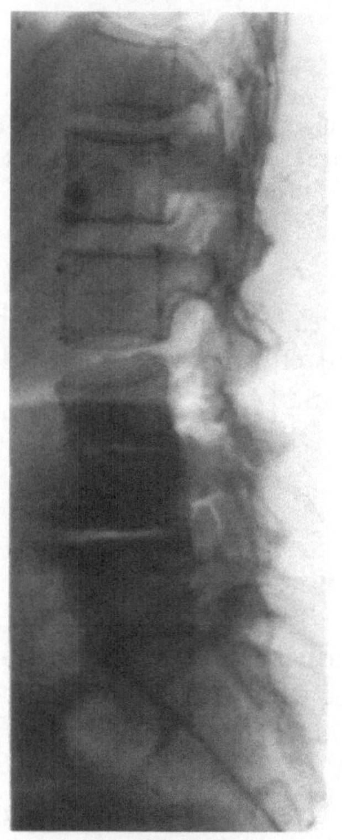

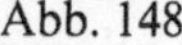

Abb. 148

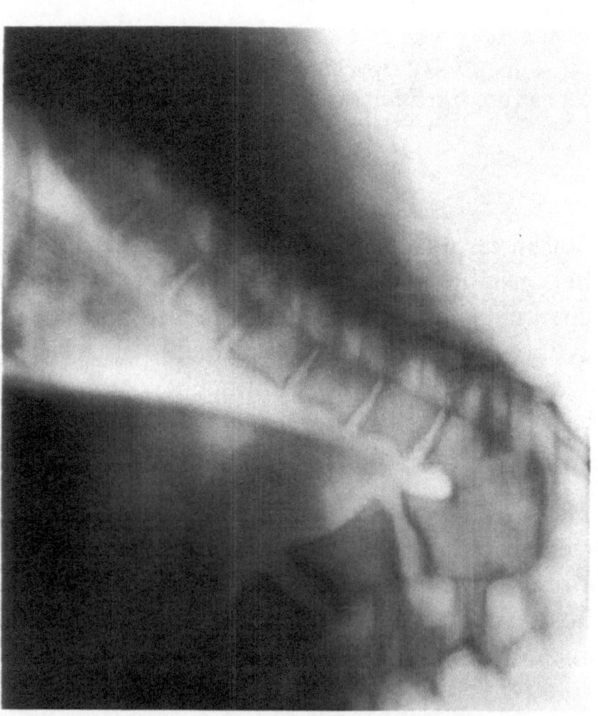

Abb. 149

Abb. 148. Patientin mit Tabes. Unregelmäßige Verschmälerung der 3 letzten Zwischenwirbelräume der Lendenwirbelsäule und diffuse Sklerosierung der 3 letzten Lendenwirbelkörper. Die Lendenlordose ist in dem terminalen Lendenwirbelsäulenabschnitt völlig aufgehoben. Tabische Wirbelsäulenarthropathie

Abb. 149. Spitzwinkelig arkuärer Wirbelblock an der Lumbodorsalgrenze als Ausheilungszustand einer Spondylitis tuberculosa. Kompensatorische Lordosierung der Brust- und Lendenwirbelsäule

der Spondylitis tuberculosa ganz entschieden häufiger als eine Skoliose, welch letztere recht selten anzutreffen ist. Der tuberculöse Gibbus kann auch zu Paraplegien führen, worauf ich in dem Kapitel: „Paraplegie infolge Skoliose" nochmals zurückkommen werde. Die Ursache der Paraplegie ist in diesen Fällen sehr viel häufiger in einer begleitenden Pachymeningitis als in den Auswirkungen der Gibbusbildung allein zu suchen. Nicht selten sind die Lendendornfortsätze bei Sitz des Gibbus an der Dorsolumbalgrenze einander stark genähert, so daß sich Nearthrosen entwickeln.

MARTIN demonstriert ausgedehnte, vor allen Dingen thorakale Kyphosen, zum großen Teil mit spitzwinkeliger Gibbusbildung als Folge der Spondylitis tuberculosa.

HALLOCK und JONES bilden eine ganze Anzahl von Wirbeltuberkulosen ab, die nach Fusionsoperation zum Stillstand gekommen waren und meistens einen mehr oder weniger spitzwinkeligen Gibbus, seltener spitzwinkelige Skoliosen aufwiesen.

MÜLLER fand an den Scheitelwirbeln bei Patienten mit einem tuberculösen Gibbus Umbauzonen in den Dornfortsätzen. Auch bei Kyphosen anderer Ätiologie hat er einschlägige Befunde erhoben.

O'BRIEN berichtet über einen Gibbus infolge Spondylitis tuberculosa, wobei 3 Wirbelkörper teilweise zerstört und zu einem einzigen Keilwirbel verschmolzen waren. Der nächstcaudale Wirbelkörper zeigte den Befund eines Wirbelkörpers im Wirbelkörper, wie er nach Röntgenbildbestrahlungen im Kindesalter von NEUTHAUSER beschrieben worden war.

WIBIN u.Mitarb. sahen bei der Spondylitis tuberculosa schwere spitzwinkelige Gibbusbildungen, die beim Befall der Brustwirbelsäule und des dorso-lumbalen Wirbelsäulenabschnittes am häufigsten waren. Am stärksten waren sie bei Destruktionen eines ganzen oder mehrerer Wirbelkörper. Bei Kindern waren die Gibbusbildungen stärker als bei Erwachsenen, weil der Brustkorb nachgibt.

BAILEY u.Mitarb. stellten nach operativer Herdausräumung und anschließender ventraler Versteifung bei Kindern mit Spondylitis tuberculosa in 15% der Fälle eine Abnahme der Kyphose fest, bei 10% blieb die Kyphose unverändert und in 75% der Fälle nahm die Kyphose zu.

32. Kyphosen bei der Wirbelsäulenosteomyelitis

Die Wirbelsäulenosteomyelitis hat im Röntgenbild große Ähnlichkeit mit der Spondylitis tuberculosa. Ausheilungszustände beider Erkrankungen sind röntgenologisch nicht immer zu unterscheiden (REINHARDT; WETTSTEIN u. CURATI).

DINI hat 80 Fälle von infektiöser Spondylitis ausgewertet. Davon hat es sich in 54 Fällen um Staphylokokkosen, in 14 Fällen um Typhus, in 6 Fällen um Paratyphus und in weiteren 6 Fällen um eine Diplokokkeninfektion gehandelt. Die Diplokokkenspondylitis trat nach Pneumonie auf.

Der röntgenologische Befund läßt keine Unterschiede in der Abhängigkeit von dem Erreger erkennen. Bevorzugt befallen ist das Alter zwischen 40–60. Die einzelnen Wirbel werden von der unteren Brustwirbelsäule bis zum letzten Lendenwirbel zunehmend häufiger befallen. An der oberen und mittleren Brustwirbelsäule wird kein einziger Fall verzeichnet. Die Spondylitis infectiosa tritt meist gleichzeitig mit der Grunderkrankung, in einem kleineren Teil der Fälle aber erst nach 6–8 Monaten und ganz ausnahmsweise erst 1 Jahr später auf. Zur Diagnose der Grundkrankheit ist die serologische Untersuchung zum Ausschluß einer Typhus-, Paratyphus- oder Brucelloseinfektion heranzuziehen. Staphylococcus aureus stellt den häufigsten Erreger dar. Das erste Röntgensymptom ist die Verschmälerung des Zwischenwirbelraumes und verwaschene Erosion der vorderen Wirbelkörperkanten der benachbarten Wirbelkörper. Wenn ein Gipskorsett getragen wird, verschwinden die Schmerzen häufig. Die Wirbelkörpersteifigkeit bleibt auch nach Verschwinden der Schmerzen bestehen. Der Wirbelkörper wird meist nicht sehr ausgedehnt befallen. Die Destruktionszone wird von einem Verdichtungssaum umgeben. Mitunter betrifft die Destruktion nur die Deckplatten, ohne daß die Kanten einschmelzen. Im Falle der Heilung kommt es zur Reparation der Destruktion. Spangen und Zacken sowie die Bandscheibenverschmälerung bleiben bestehen.

Eine Kontrastdarstellung der Einschmelzung an Wirbelkörper und Bandscheibe ist unter B.V.-Kontrolle möglich. Gleichzeitig kann der Eiter entleert und ein Antibiotikum instilliert werden (REINHARDT). Der Eiter ist grünlich und dick, später dünner und in seltenen Fällen läßt sich in ihm der Erreger nachweisen. Die Heilung setzt ziemlich rasch nach der Eiterentleerung oder nach der Fistelbildung ein. Neuralgien und Wurzelschmerzen sind in der initialen Phase häufig.

Ob sich eine Kyphose einstellt oder nicht, hängt von Art, Ausmaß und Lokalisation der Destruktion und auch sehr wesentlich von der Behandlung ab. Die sagittalen Wirbelsäulenverkrümmungen erreichen wohl selten einmal die gleichen starken Ausmaße wie bei der Spondylitis tuberculosa.

Eine generalisierte Osteomyelitis führt wohl zu ausgedehnten Versteifungen, aber kaum zu nennenswerten Kyphosen.

Abflachungen der Brustkyphose, Aufhebung der physiologischen Lendenlordose und Kyphosierungen infolge keilförmigen Zusammensinkens der befallenen Wirbelkörper bei der Maltafieberspondylitis wurden von GRANJON und MOUREN beschrieben (ZUCCOLA; LIECHTI).

Gleiche Befunde kommen bei der Spondylitis Bang, bei der Spondylitis typhosa, bei Lues und bei der Actinomycose und Mycosen vor (LE COUNT und MYRS; LIECHTI).

MOYSON, TOCKERT u. WITTEK beschrieben akute Osteomyelitis bei 2 Kindern. Es kam zu Destruktion der Wirbelkörper mit Gibbusbildung. Das Auftreten einer Gibbusbildung mit Schmerzen und Fieber bei Säuglingen kann als pathognomonisch für die Wirbelosteomyelitis angesehen werden.

EGGERT berichtet über eine Frühgeburt mit Pyocyaneussepsis und unspezifischer Spondylitis der unteren Brustwirbelsäule in der 16. Lebenswoche, die eine Gibbusbildung zur Folge hatte.

HARD u. ROBINSON demonstrieren einen Fall von Wirbelosteomyelitis, verursacht durch Staphylokokken, die zu einer keilförmigen Destruktion von 3 Wirbelkörpern mit ausgeprägter Gibbusbildung führten. Nach Ausheilung kam es zur Blockwirbelbildung.

GRIFFITHS und JONES beobachteten Kyphosen an der Halswirbelsäule und an der Brustwirbelsäule nach Wirbelkörperosteomyelitis mit keilförmigen Zusammenbrüchen, an der Halswirbelsäule auch, wenn nur Bandscheibendestruktion bestand.

33. Sagittale Wirbelsäulenverkrümmungen bei der Spondylitis ancylopoetica Bechterew und chronischer Polyarthritis

Der Morbus Bechterew oder Spondylitis ancylopoetica erzeugt die höchstgradigen sagittalen Wirbelsäulenverkrümmungen. Wegen der gleichzeitigen Versteifung der ganzen Wirbelsäule sind diese Deformitäten funktionell besonders ungünstig. Kompensatorische Krümmungen können sich nur ausbilden, solange die entsprechenden Wirbelsäulenabschnitte noch mobil sind. Wenn die Erkrankung cranial (Typus Bechterew) beginnt, entsteht eine höhergradige Kyphose, als wenn sie caudal beginnt (Typus Strümpel-Pierre-Marie) (HOHMANN). Die Wirbelsäule kann weit über einen Viertelkreisbogen hinaus zusammengekrümmt werden, so daß der Patient den Blick nicht mehr vom Boden erheben kann.

In die Brustkyphose ist nicht selten auch die Halswirbelsäule mit einbezogen. Ebenso ist häufig eine gleichzeitige Aufhebung der Lendenlordose oder ihre völlige Einbeziehung in die Brustkyphose anzutreffen. Eine Versteifung unter Abflachung der physiologischen Sagittalkrümmungen kommt nur sehr selten vor, besonders bei langer Bettlägerigkeit oder bei längerem Stillstand des Leidens (OTT und WURM).

Meistens sind an der versteiften Wirbelsäule nur die physiologischen Sagittalkrümmungen etwas verstärkt (Abb. 150a und b). Gleichzeitig leichtere skoliotische Krümmungen kommen aber durchaus vor.

KANEFIELD u.Mitarb. berichten über destruktive Veränderungen an einzelnen Wirbelkörpern bei der Spondylitis ancylopoetica, die besonders nach Traumen auftreten und die Tumordestruktion oder Tuberkulose vortäuschen können. Sie sitzen in den meisten Fällen im Krümmungsscheitel der Kyphose.

Eine sichere Trennung von einer isolierten Polyarthritis der kleinen Wirbelgelenke ist nicht immer möglich, wobei dahingestellt bleiben soll, inwieweit eine solche überhaupt vorkommt. Mitbeteiligung der Wirbelsäule bei einer generalisierten chronischen Polyarthritis führt im allgemeinen nicht zu ausgeprägten Wirbelsäulenverkrümmungen. Am ehesten findet sich noch eine Aufhebung der Lendenlordose oder eine Lendenkyphose (REINHARDT).

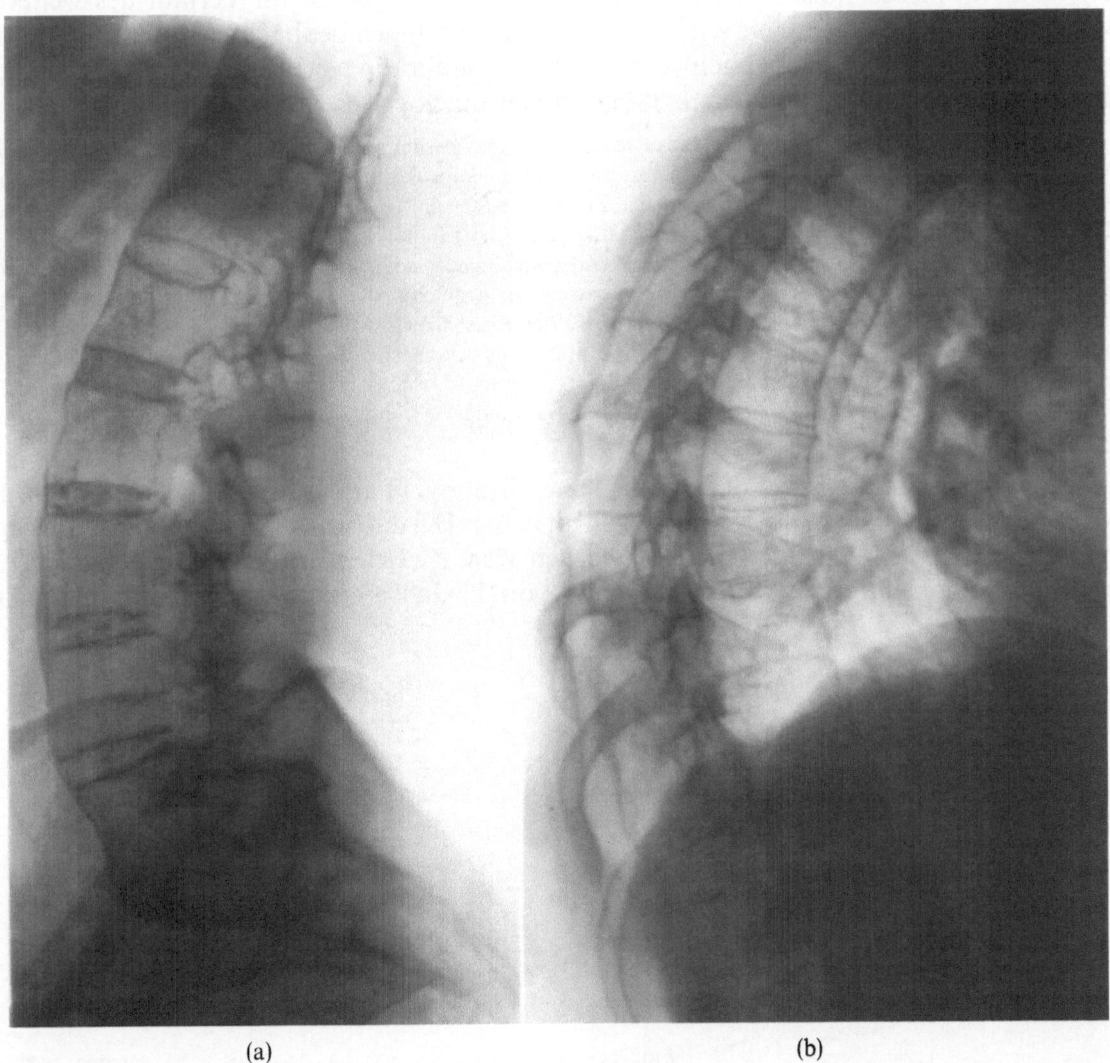

(a) (b)

Abb. 150. (a) Morbus Bechterew mit Kyphosierung der Brustwirbelsäule. (b) Geringe Hyperlordosierung der Lendenwirbelsäule

34. Osteogenesis imperfecta und Kyphose

Bei der kongenitalen Form (Typus Vrolick) gibt nur LIECHTI das Vorkommen sagittaler Wirbelsäulenverkrümmungen an. Berichte über Kyphosen bei der Osteogenesis imperfecta tarda (Typus Lobstein) liegen vor von ZANDER; DEUTSCH; CHONT; KRAMER. Die Kyphosen kommen vor allen Dingen dadurch zustande, daß bei dieser Form der Osteogenesis imperfecta in der Regel eine ausgeprägte Osteoporose der Wirbelsäule mit keilförmigen Zusammenbrüchen vorhanden ist. Ein bekanntes Beispiel für die bei dieser Erkrankung auftretende Kyphosierung ist der französische Maler Toulouse-Lautrec.

Kyphoskoliosen sind häufiger als reine Kyphosen (s. auch Kap. K.II.31.: Skoliosen bei Osteogenesis imperfecta und Osteopsatyrose, S. 376).

KRAMER berichtet über eine 40jährige Erstgebärende, die bei der Sectio ad exitum kam (Abb. 151). Die Lordose der Lendenwirbelsäule überwog, wie dies oft der Fall ist, die Brustkyphose.

35. Kyphosen nach Bestrahlung der Wirbelsäule

Nach Bestrahlung bzw. in den meisten Fällen nach Mitbestrahlung der Wirbelsäule bei Kindern, insbesondere bei Kleinkindern und Säuglingen ist im Verlauf des weiteren Wachstums das Auftreten von Wirbelsäulenverkrümmungen beobachtet worden. Meistens hat es sich um Skoliosen (s. auch Kap. K.II.34.: Skoliosen als Folge von Bestrahlungen der Wirbelsäule im Kindesalter, S. 381), seltener um Kyphosen gehandelt.

FUCHS und HOFBAUER berichten über die erste Patientin, die überhaupt jemals mit Röntgenstrahlen behandelt worden war, u.zw. im Jahre 1896 wegen eines Naevus pigmentosus pilipherus. Die Bestrahlung war damals von FREUND angeordnet worden, weil er in der Zeitung gelesen hatte, daß einem amerikanischen Ingenieur, der sich viel mit Röntgenuntersuchungen beschäftigt hatte, vor lauter Eifer die Haare ausgefallen seien. Bei der Patientin mit dem Tierfellnaevus über der Lendenwirbelsäule stellte sich nach Bestrahlung prompt eine bleibende Epilation ein. Trotz Filterung war es zu einem Strahlenulcus gekommen. 64 Jahre später wurde bei einer Nachuntersuchung eine porotische Kyphose der Brustwirbelsäule mit lordotischer Gegenkrümmung im Lendenbereich nachgewiesen. Die Osteoporose mußte als Altersosteoporose angesehen werden und stand in keinem Zusammenhang mit der Bestrahlung. Die gesteigerte Lordose wurde als Folge der schrumpfenden Ulcusnarbe angesehen. Demnach hat es sich um eine sekundäre Strahlenkyphose nach einer Narbenlordose der Lendenwirbelsäule gehandelt.

MACKAY und BIGGS berichten über eine 21jährige Patientin, die im Alter von 13 Monaten wegen eines Wilms-Tumor re. mit einer Herddosis von 1700 R und 10 Tage später nochmals mit 2000 R bestrahlt worden war. Zwischen beiden Bestrahlungsserien war der Tumor entfernt worden. Im Alter von 11 Jahren wurde erstmalig ein Buckel

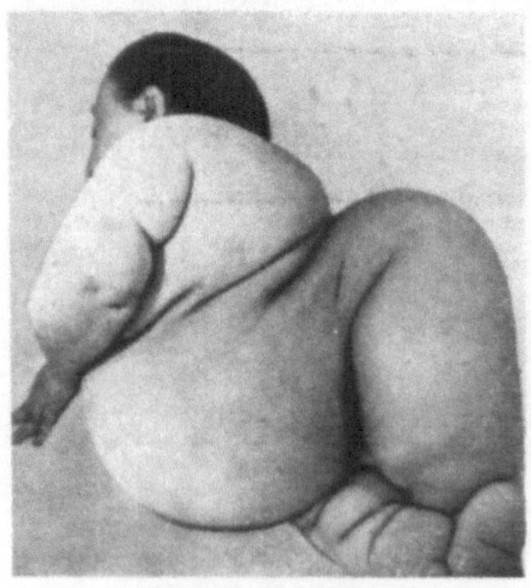

Abb. 151. Hochgradige Kypholordosierung bei einer 40jährigen Erstgebärenden mit einer Osteogenesis imperfecta tarda. (Fall von KRAMER)

registriert. Die Kyphose war thorako-lumbal lokalisiert und sie ging mit einer nur sehr geringfügigen Skoliose einher. Im Krümmungsscheitel waren die Wirbelkörper keilförmig abgeplattet (Abb. 152). Im Alter von 20 Jahren stellte sich eine spastische Paraparese ein. Aufgrund einer Myelographie wurde eine Atrophie des Rückenmarkes im Kyphosescheitel mit Arachnoiditis vermutet. Bei der Operation konnte kein einschlägiger Befund erhoben werden. Trotzdem kam es postoperativ zu einer Remission der neurologischen Erscheinungen. Die Patientin wurde anschließend schwanger. Sie gebar ein normales Kind. Die rechte Beckenschaufel war als Bestrahlungsfolge unterentwickelt. Eine nennenswerte Skoliose resultierte aber nicht. Weitere Beobachtungen von Kyphosen nach Bestrahlungen stammen von FAETH, LEVITT, JONES und HOLTFRETER; ARKIN; RUBIN (s. auch Kap. K.II.34.: Skoliosen als Folge von Bestrahlungen der Wirbelsäule im Kindesalter, S. 381).

Oft ist nicht zu unterscheiden, ob die Kyphose eine reine Bestrahlungsfolge darstellt oder in welchem Ausmaß der Tumor, dessentwegen die Bestrahlung vorgenommen worden war, ätiologisch eine Rolle gespielt hat. Vielfach wurden die Kinder auch noch operiert und die Operationsfolgen können ebenfalls noch zur Kyphosierung beigetragen haben.

36. Kyphosen beim Morbus Paget

Bei der fortgeschrittenen klassischen Form des Morbus Paget findet sich eine cervicodorsale Kyphose mit Einschränkung der Atembeweglichkeit. Von PAGETS 12 eigenen Fällen hatten 7 eine Kyphose. Von 99 bis zum Jahre 1900 veröffentlichten Literaturfällen (HARE

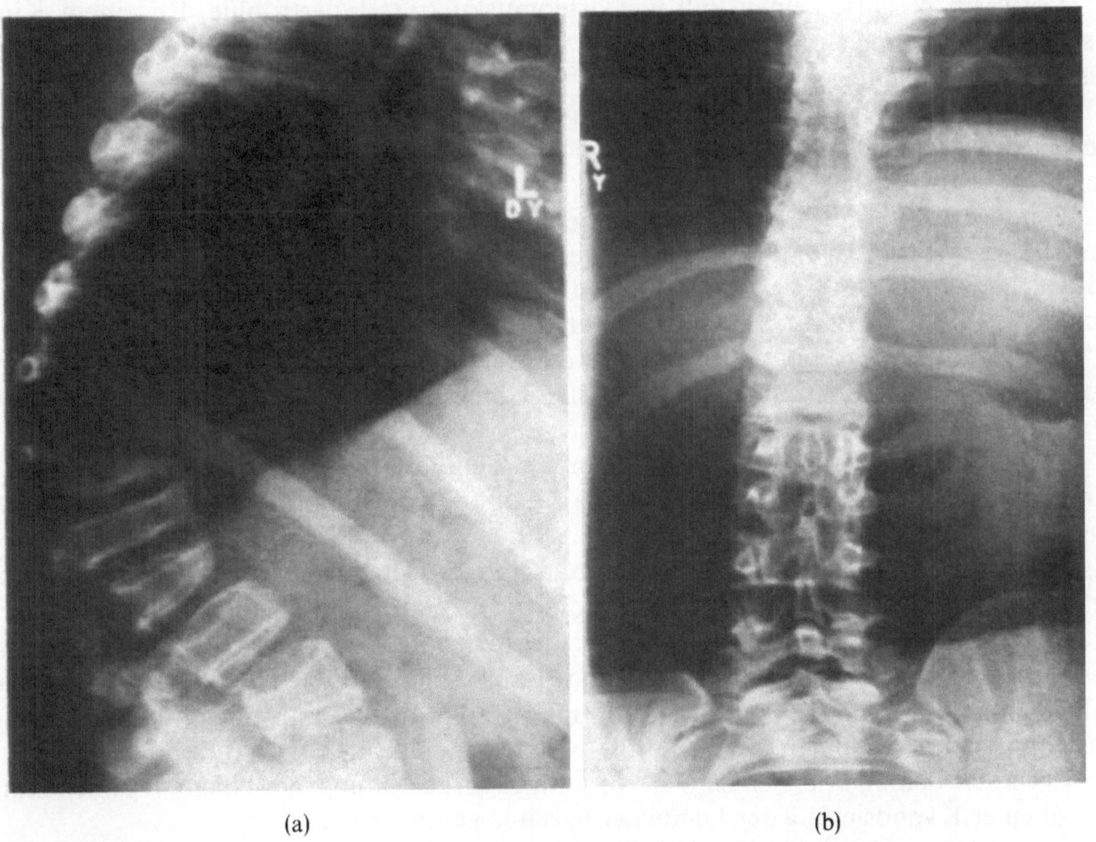

(a) (b)

Abb. 152. Kyphose bei einem 11jährigen Kind, das im Alter von 13 Monaten wegen eines Willms-Tumors mit 1700 R bestrahlt, 10 Wochen später operiert und mit 2000 R nachbestrahlt worden war. (Fall von MACKAY und BIGGS)

und BERNARD; PACKARD, STEELE u. KIRKBRIDGE; SNAPPER; DOLGOPOL; BRAILSFORD; COSTA; KAY; LEWIN; ROBERTS u. COHEN; SMITH; HORWITZ) hatten 66 eine Kyphose. Die Kyphose ist oft angulär und durch den Zusammenbruch eines Wirbelkörpers bedingt (WEISMANN-NETTER u. LASERE). Eine gleichzeitige laterale Vorwölbung des Wirbelkörperbegleitschattens kann ein Bild wie bei einer Spondylitis tuberculosa verursachen (SCHWARZ u. REBACK). Je nach der Lokalisation der Erkrankung können auch die normalen Krümmungen der übrigen Wirbelsäulenabschnitte verändert werden (GARCAN, VORAY u. DIMO). HURWITZ bildet mehrere Fälle von Paget ab, bei denen eine hochthorkale Rundkyphose bestand. Kombination einer Kyphose mit einer Skoliose ist relativ häufig und Skoliosen ohne gleichzeitige Kyphose kommen ebenfalls vor. Erscheinungen einer Rückenmarkskompression sind bei der vertebralen Lokalisation des Morbus Paget sehr häufig.

Die Kompressionserscheinungen sind aber nur in einem Teil der Fälle die Folge der Wirbelsäulenverkrümmung an sich. Sie werden auch beim Morbus Paget der Wirbelsäule mit normalen Krümmungsverhältnissen angetroffen. Einengungen des Wirbelkanals durch Vorsprünge und Knochenverdickung stellen dann die Kompressionsursache dar (WYLLIE; VINCENT; BRINTON; HAGENAU u. SICARD; PETIT-DUTAILLIS; MARCHAND, GARCIN u. CHALDERON; WEISMAN-NETTER u. LASERE; HARE u. SIMPSON; MUKHERJI).

37. Kyphosen bei sonstigen Wirbelaffektionen

SAIDMAN erwähnt das Vorkommen von Kyphosen bei zusammengebrochenen Wirbelangiomen, sowie bei der Syringomyelie infolge begleitender Osteoporose.

LOMBARD beschrieb einen Fall von osteomuskulärer Hypertrophie, bei einem Kind. Es bestand eine hochgradige Osteoporose mit Keil- und Fischwirbelbildung und daraus resultierender Kyphose.

HALMAGYI hat bei Reihenuntersuchungen gefunden, daß Bergleute jenseits des 4. Lebensjahrzehntes, die an einer Staublunge oder sonstigen Lungenerkrankungen litten, eine verstärkte Brustkyphose hatten.

Hingewiesen sei noch auf Kyphosen bei der Osteofibrosis deformans juvenilis (JAFFE und LICHTENSTEIN; ALBRIGHT) und bei der Ostitis fibrosa generalisata (BRADFIELD und McCUNE; COSTE; HESS; REISSNER) (s. hierzu auch das Kap. I.VIII.22.: Kyphosen bei Osteoporosen, S. 184). THOMPSON bildet eine verstärkte Brustkyphose bei Ochondrose ab.

MONTEMEZZI u. BALDOLI berichten über den Sektionsbefund eines Kindes mit Athrogryposis und erwähnen u.a. eine Kyphose, ohne jedoch näher auf diesen Befund einzugehen (s. Kap. I.V.1.f): Totallordosen, S. 92).

RATHKE u. ROMPE fanden in der Mehrzahl der Fälle von Coxa vara adolescentium eine verstärkte tiefdorsale oder dorsolumbale teilfixierte Kyphose (s. Kap. I.II.4.: Fehlhaltungen bei Hüftgelenksaffektionen, S. 81).

Bei der Geroderma osteodysplastica hereditaria, das geschlechtsgebunden vererbt wird, und ein Progeriesyndrom darstellt, sind die thorakalen Bandscheiben auffallend hoch, die Wirbelkörper etwas abgeplattet und keilverformt und mit Jahresringen versehen. Es resultiert eine mehr oder weniger ausgeprägte Gibbusbildung (BROCHER, KLEIN, BAMATTER u.Mitarb.). Die Wirbelsäulenveränderungen können prima vista als hochgradige Osteoporose imponieren. In einem Teil der Fälle besteht eine Hüftgelenksluxation.

PETERSEN demonstriert einen Fall von Blockwirbelbildung bei einem Dysmeliekind, die zu einer Kyphosierung der Lendenwirbelsäule geführt hatte.

COVENTRY beschrieb tiefthorakale Kyphose beim Ehlers-Danlos-Syndrom.

Von 11 Patienten von JEQUIER mit einem Marfan-Syndrom hatten 8 Wirbelkörperveränderungen, ähnlich wie bei der Scheuermannschen Krankheit und gleichzeitig einen Rund-

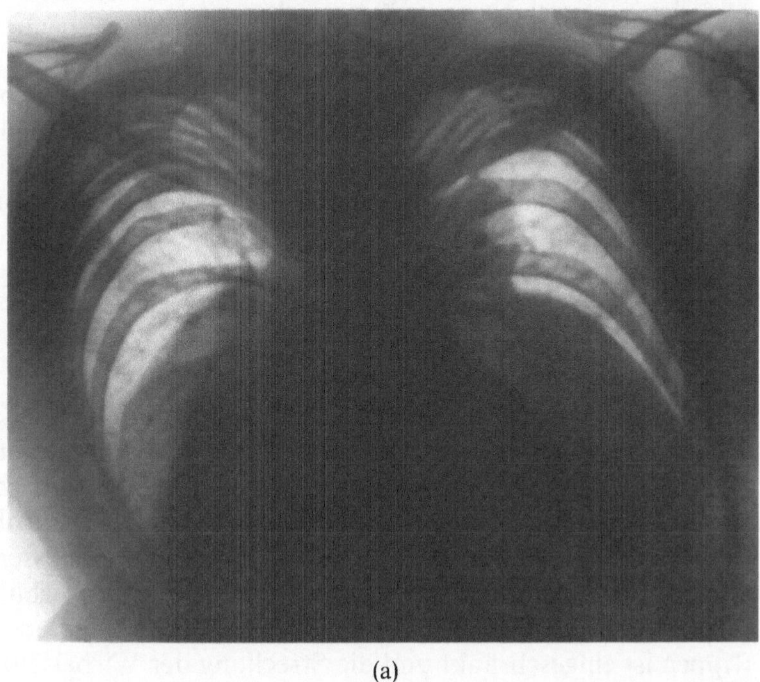

(a)

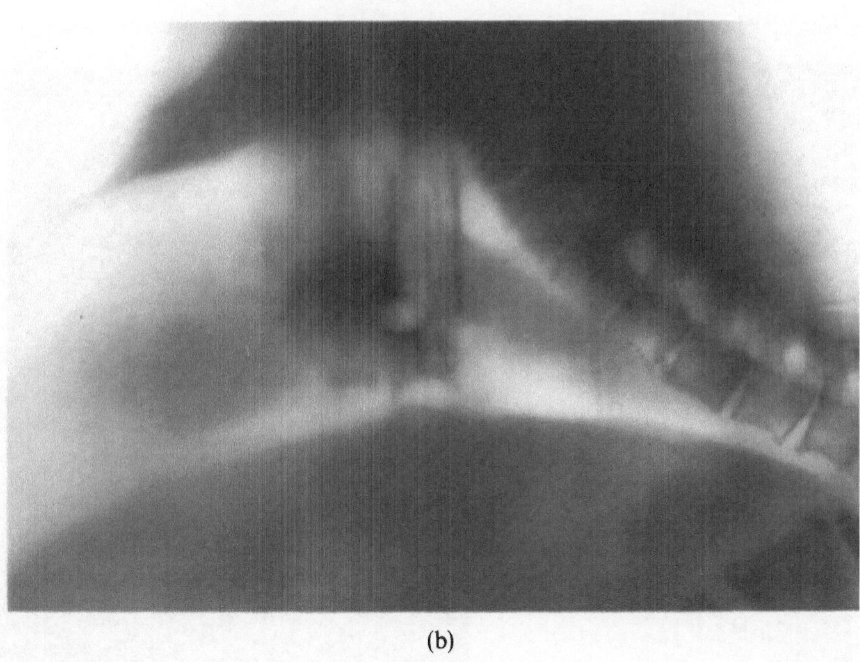

(b)

Abb. 153. (a) Cliviaartiges Bild der Rippenverläufe in der oberen Thoraxhälfte bei hochgradiger lumdo-dorsaler Gibbusbildung. Der Herzschatten geht weitgehend in einem weichteil-dichten Schatten unter, der aus der starken Vergrößerung des ap. Durchmessers im Bereich der unteren Thoraxapertur resultiert. (b) Seitliche Schichtaufnahmen vom gleichen Patienten in der Mittellinie. Das Herz liegt fast horizontal, ganz ventral in dem hochgradig verformten erniedrigten und sagittal-basal vertieften Thoraxraum. Die Aorta ist in Höhe der Gibbusbildung rechtwinkelig abgeknickt

rücken bis zur ausgeprägten Gibbusbildung (s. Kap. K.II.35.: Skoliose beim Marfan-Syndrom, S. 387 und S. 134). POUYANNE beobachtete eine Kyphose nach Verbrennungsnarben am Bauch.

SOLONEN beschrieb thorakale Kyphosen bei Beinamputierten, die Prothesen trugen. Ein starkes Emphysem geht in vielen Fällen mit einer verstärkten Brustkyphose einher (PELTESOHN).

DAVENPORT, TAYLOR und NELSON beobachteten das Zusammenvorkommen von radioulnaren Synostosen und Kyphosen.

IX. Thoraxverformungen bei der Kyphose

Beim Kyphosethorax werden die Rippen oberhalb des Krümmungsscheitels gehoben, die Rippen caudal vom Krümmungsscheitel gesenkt. Der a.p.-Durchmesser des Brustkorbes nimmt zu. Der Querschnitt verändert sich von der Kartenherzform zum Oval. Das Brustbein erfährt eine stärkere Abknickung. Der Kyphosethorax hat große Ähnlichkeit mit dem Emphysemthorax (STRACKER; FREUND). Der Höhendurchmesser ist gegenüber der Norm herabgesetzt, der Innenraum weist cranial nicht mehr Zuckerhutform, sondern niedrige Kuppelform auf. Die Lungenspitzen sind also abgeflacht. Die Bewegungsmöglichkeit der oberen Rippen ist eingeschränkt und die Streckung der Wirbelsäule bei der tiefen Inspiration fällt weg. Das Herz ist um die quere Achse gedreht, die Spitze ist angehoben und die Längsachse im Sinne des Uhrzeigers rotiert. Der Sinus phrenicocostalis ist abgeflacht, die Atmung ist bei hochthorakalen Kyphosen stärker eingeschränkt als bei tiefthorakalen (STRACKER).

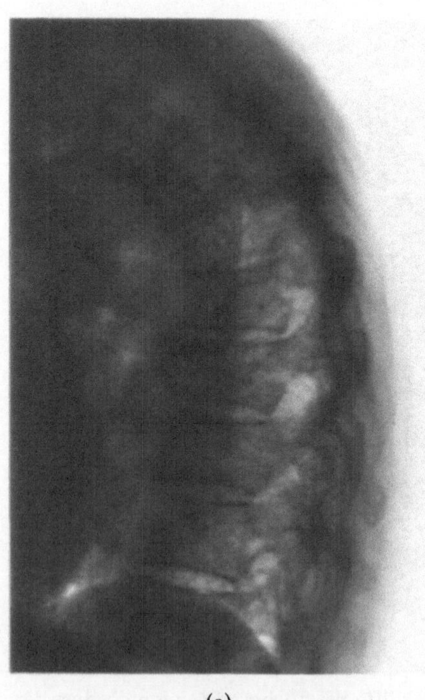

(a)

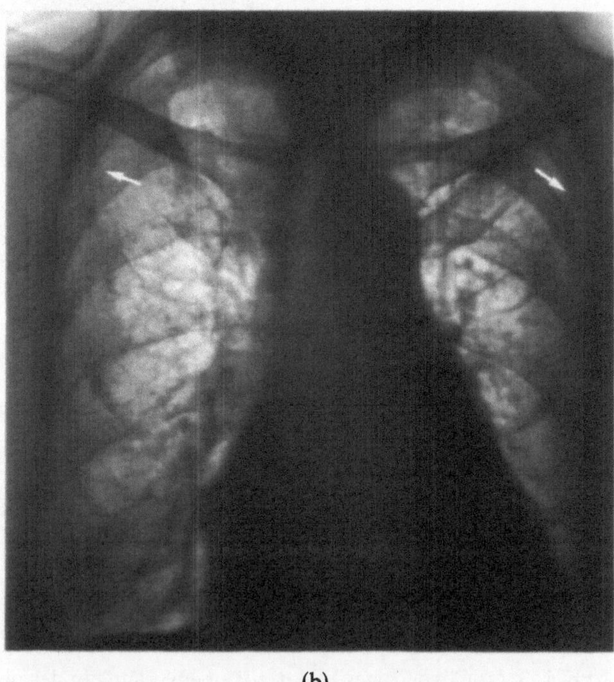

(b)

Abb. 154. (a) Typische Alterskyphose mit Scheitelpunkt in Höhe des 6. BWK. Das gesamte Skelet wies eine sehr ausgeprägte diffuse Kalkverarmung auf. Osteoporotische Wirbelkörperzusammenbrüche waren aber nicht vorhanden. (b) Auf der Thoraxaufnahme erkennt man eine völlige Osteolyse der axillären Abschnitte der 2. Rippe bds. und geringe Osteolysen an den 3. und 4. Rippen bds.

Plattenatelektasen werden bei Kyphosen nur selten angetroffen (Abb. 136, S. 179).

Wenn die Gibbusbildung sehr stark ist, zeigen die Rippen im Bereich der oberen Thoraxapertur ein cliviartiges Bild. In Folge des stark vergrößerten a.p.-Durchmessers resultieren weichteildichte Verschattungen in der unteren medianen Thoraxpartie, aus denen der Herzschatten nur unvollständig zu differenzieren ist (Abb. 153a). Der Herzschatten ist bei diesen hochgradigen lumbodorsalen Gibbusbildungen stark nach ventral verlagert und praktisch horizontal gestellt (Abb. 153b).

Eine Osteolyse der Rippen bei einer Alterskyphose stellt wohl eine Rarität dar. Ein ätiologischer Zusammenhang scheint aber trotzdem wahrscheinlicher als ein zufälliges Zusammentreffen (Abb. 154a und b).

J. Normalform der Wirbelsäule in frontaler Richtung bzw. physiologische Skoliosen

Von manchen Autoren ist die Wirbelsäule als normalerweise in frontaler Richtung völlig gerade angesehen und demnach die Existenz einer physiologischen Skoliose bestritten worden (EULENBURG; LORENZ; DOLEGA; REDARD). Andere wiederum haben geringgradige, seitliche Verkrümmungen der Wirbelsäule unter bestimmten Voraussetzungen als physiologisch angesehen (SABATIER; SCHULTHESS; VON MEYER; BICHAT; WERNER; ALBRECHT; HASSE; ROSER; SCHENK; FARKAS; JANSSEN; ROMICH; KUHNS; BRADFORD; ESTES; GAUP; STEINDLER; GREGERSEN und LUCAS).

BUYTENDIJK weist darauf hin, daß normalerweise der Mensch, sowohl wenn er Haltung annimmt, als auch wenn er zwanglos steht, eine Asymmetrie erkennen läßt. Er befaßt sich allerdings nur mit dem äußeren Aspekt, nicht mit der speziellen Haltung der Wirbelsäule.

Auch ist die Wirbelsäulenachse nicht immer völlig im Lot. Der Mittelpunkt des Hinterkopfes bzw. des Atlas liegt nach LEGER nur in etwa $^{1}/_{3}$ der Fälle lotrecht über der Kreuzbeinmitte. Auf 60 Ganzaufnahmen war der Atlas 22mal nach rechts verlagert, 17mal nach links. Die maximale Seitenabweichung betrug 3 cm und die durchschnittliche Seitenabweichung etwas mehr als 1 cm.

BARDELEBEN schreibt, daß am Rücken die mediane Furche nur in den seltensten Fällen genau in der Mittellinie verläuft. „Gewöhnlich findet sich in der Brustgegend eine schwache Abweichung nach rechts, die durch ganz sanfte Abweichungen nach links am Halse und der Lende gewissermaßen ausgeglichen wird. So entsteht eine, wenn auch schwache, so doch deutlich S-förmige Linie.“

Es herrscht auch keine völlige Einigkeit, ob man nur strukturelle Veränderungen als physiologische Skoliosen bezeichnen soll oder ob man geringgradige Verkrümmungen auch dann unter diesen Begriff fassen kann, wenn entsprechende morphologische Veränderungen an den Wirbelsegmenten fehlen. Andererseits ist es überhaupt sehr schwierig, bei diesen geringfügigen Skoliosen zu unterscheiden, ob sie nun strukturell sind oder nicht. Schließlich ist auch die Frage, ob strukturelle physiologische Skoliosen aus funktionellen Skoliosen hervorgehen oder nicht, noch nicht fundiert zu beantworten.

Eine Trennung der seitlichen Krümmungen in physiologische Skoliosen, skoliotische Fehlhaltungen und Haltungsskoliosen nach verbindlichen Kriterien ist demnach nicht möglich. Man kann pragmatisch festlegen, daß geringste Grade ohne erkennbare Ursache, außer physiologischer Beinlängendifferenz, am besten als physiologische Skoliosen eingeordnet werden (s. auch Kap. K.I.1.: Idiopathische Haltungsskoliosen, S. 213 und Kap. K.I.2.a): Haltungsskoliosen infolge Beinverkürzung, S. 214).

Man kann weiterhin unter rein praktischen Gesichtspunkten mit Einschränkung definieren, daß physiologische Skoliosen nur im Röntgenbild, nicht aber bei der Inspektion zu erkennen sind. Als skoliotische Fehlhaltung kann man diejenigen Fälle bezeichnen, die ausgleichbar sind, ein geringes Ausmaß haben und auf Ursachen beruhen, die selbst noch als mehr oder weniger physiologisch angesehen werden können, während nennenswerte Krümmungen, ausgelöst durch pathologische Zustände, z.B. bei Ischias, einer Nierenaffektion usw. als Haltungsskoliosen zu etikettieren sind. Eine geringere Skoliose infolge geringer Längendifferenz der Beine wird man als physiologisch oder als skoliotische Fehlhaltung bezeichnen, eine Skoliose bei pathologischer Beinverkürzung als Haltungsskoliose. Während physiologische Skoliosen strukturell oder haltungsbedingt sein können, sind Haltungsskoliosen niemals strukturell. Wo man im übrigen die Grenzen ziehen will ist weitgehend eine Ermessensfrage. Bisher hat dies niemand festzulegen versucht. Die skoliotischen Fehlhaltungen kann man der Einfachheit halber mit den physiologischen Skoliosen zusammenfassen, da beide keine Zustände mit pathologischer Eigenwertigkeit darstellen.

a) Häufigkeit der physiologischen Skoliose

Bezüglich der Häufigkeit seitlicher physiologischer Verkrümmungen finden sich in der Literatur folgende Angaben:

ROMICH konstatierte eine physiologische Skoliose in 78% aller Fälle. Bei Untersuchungen an Schulkindern stellte ESTES in 11% leichte seitliche Wirbelsäulenverkrümmungen fest. KUHNS gibt bei analogen Untersuchungen diesen Prozentsatz mit 5% an. HASSE hat bei Musterungsuntersuchungen sein Augenmerk auf Wirbelsäulenverkrümmungen gerichtet und bei 5000 Soldaten in 52% eine leichte rechtsgerichtete Ausbiegung festgestellt. 67% „skoliotische Fehlhaltungen", die von PISANI und BARALE bei Kindern registriert wurden, sind wohl ebenfalls als physiologische Skoliosen anzusehen. Die Untersuchungen von PÉRI erstreckten sich auf Anatomieleichen, die in 79% eine Wirbelsäulenkrümmung in seitlicher Richtung hatten. In 41% war eine typische, dreibogige physiologische Skoliose nachweisbar. MILES gibt ebenfalls aufgrund anatomischer Untersuchungen den Prozentsatz der physiologischen Skoliosen mit 13% an (s. auch Kap. D.3.: Häufigkeitszahlen über Wirbelsäulenverkrümmungen im allgemeinen, S. 16 und Kap. D.4.: Angaben über Wirbelsäulenverkrümmung mit teilweiser Aufschlüsselung, S. 17).

b) Form der physiologischen Skoliose

Die physiologische Skoliose weist nach JANSSEN und FARKAS im typischen Fall im mittleren Brustabschnitt eine Rechtskrümmung und darüber und darunter eine Linkskrümmung auf. Der Scheitelpunkt der mittleren, rechtskonvexen Krümmung liegt in der Regel bei D5 oder D6, der Scheitelpunkt der unteren linkskonvexen Ausbiegung bei D12 oder L1, der der oberen Gegenkrümmung bei D2 oder D3. Oft ist die unterste Krümmung am stärksten und die oberste am schwächsten. Darin, daß eine rechtskonvexe Brustkrümmung bei der physiologischen Skoliose am häufigsten ist, stimmen mit dem Verfasser die meisten anderen Autoren überein (ROMICH; FARKAS; BUSSE). Das umgekehrte Verhalten soll wesentlich seltener vorkommen (nach DUBOIS in 13%).

LEGER fand ein leichtes Überwiegen linkskonvexer thorakaler Krümmungen.

GAUP gibt an, daß normalerweise die Wirbelsäule entsprechend der Aorta im Brustabschnitt eine geringfügige Rechtskrümmung aufweise.

c) Röntgenbild der physiologischen Skoliose

Nach FARKAS beruhen die physiologischen Skoliosen auf Asymmetrien an den einzelnen Wirbeln, die um das 6. Lebensjahr herum in Erscheinung treten und mit zunehmendem Alter stärker und häufiger werden. Die Asymmetrien betreffen die Wirbelgelenkfortsätze und Bögen. Vor allen Dingen ist der Längsdurchmesser der Wirbelkörper auf einer Seite verändert. Die Wirbelbögen zeigen eine Abweichung, die der Verlängerung entgegengesetzt ist. Im Gegensatz zu den pathologischen Skoliosen ist bei der physiologischen Skoliose die sagittale Krümmung der Wirbelsäule nie verändert und die einzelnen Elemente eines Wirbels sind nie alle zugleich von der Asymmetrie betroffen.

Nach LEGER macht eine keilförmige Deformierung eines einzelnen Wirbels noch keine seitliche Verkrümmung. Wenn der Halteapparat der Wirbelsäule intakt ist, wird ein einzelner Wirbel verarbeitet. Nach KUHNS der sich mit den sogenannten Präskoliosen befaßt und dessen Fälle meistens eine thorakale Linkskrümmung aufweisen, soll eine leichte Rippenbuckelbildung beim Vorwärtsbeugen auf der Konkavseite sichtbar sein (JANSSEN).

d) Feststellung der physiologischen Skoliose

Die Feststellung, ob überhaupt eine Wirbelsäulenverkrümmung vorliegt, ist mitunter ebenfalls nicht einfach, da

1. der Mensch eine willkürliche Haltung einnehmen kann,
2. die Beinlänge oft unterschiedlich ist und eine leichte Skoliose verschwindet, wenn man hier einen Ausgleich schafft,
3. weil bei Leichenuntersuchungen die Lagerung immer willkürlich ist,
4. weil sich auf Röntgenaufnahmen im Liegen nichtstrukturelle Skoliosen ausgleichen,
5. weil im Stehen leichte Verkrümmungen durch Plastizität der Bandscheiben ausgeglichen werden und andererseits durch eine momentane Haltung eine leichte Ausbiegung entstehen kann.

So erblickt SCHEDE in den physiologischen Skoliosen nur vorübergehende Ruhehaltungen. LEGER hat dem letzteren Übelstand zu begegnen versucht, in dem er bei seinen Ganzaufnahmen von der Wirbelsäule die Patienten auf eine Meßwaage stellte, so daß beide Seiten gleich belastet wurden.

Sowohl bei der äußerlichen Inspektion als auch bei der Auswertung der Röntgenaufnahme kann man sich nicht auf die Dornfortsatzlinie verlassen, weil ihre Abweichung einmal geringer ist als das Ausmaß der Rotation der Wirbelkörper und weil zum anderen häufig bei völlig gerader Wirbelkörperreihe mehrfache Dornfortsatzabweichungen häufig entsprechend einer Zick-Zack-Linie vorhanden sind. Es handelt sich dabei um eine physiologische Ausformung des Dornfortsatzknochens unter dem Muskelzug (REINHARDT).

Genau wie die Wirbelsäule weist der Schädel sehr häufig eine physiologische Asymmetrie auf, und nach ROMICH besteht eine gegenseitige Abhängigkeit zwischen der Gesichts- und Wirbelsäulenskoliose. BUSSE fand die senkrechte Achse des Gesichtes in 59,9% gering nach rechts und in 40,6% gering nach links gekrümmt. Die Augen und die Mundachse standen nur selten völlig horizontal.

e) Entstehungsmechanismus der physiologischen Skoliose

Über den Entstehungsmechanismus und die Ursache der physiologischen Skoliose existiert eine reiche Literatur, in der die verschiedensten Vorstellungen entwickelt worden sind.

Wie schon gesagt, sind nach der Ansicht von FARKAS die physiologischen Skoliosen nicht angeboren, sondern sie bilden sich im Laufe der Kindheit unter der Funktionsbeanspruchung aus. Die Ursache soll der aufrechte Gang sein. Hierauf wird später noch zurückgekommen werden. Andere Autoren fanden jedoch schon im Säuglingsalter leichte Wirbelsäulenkrümmungen, die man als physiologische Skoliosen ansehen könnte (s. Kap. K.II.1.a): Säuglingsskoliose und infantile Form der idiopathischen Skoliose, S. 252).

Von sehr vielen Autoren werden ursächliche Zusammenhänge mit physiologischen Beinverkürzungen angenommen (PISANI). Eine geringe Verlängerung des rechten Beines soll die Regel sein. Nach den Untersuchungen von LEGER trifft dies aber nicht zu. Er fand etwas häufiger eine Verlängerung des linken Beines (TAILLARD u. MORSCHER). Unter Berücksichtigung des statistischen Fehlers kann man aus seinen Zahlen aber den Schluß ziehen, daß eine Beinverlängerung auf beiden Seiten annähernd gleich häufig ist und daß einseitige Beinverlängerungen insgesamt nahezu doppelt so häufig vorkommen wie völlig gleiche Beinlängen. Die Durchschnittswerte der Verlängerung betrugen um 7 mm herum. Konstante Beziehungen zwischen der Seite der Beinverlängerung und der Richtung der Lendenskoliose konnte er nicht feststellen.

EDINGER und BIEDERMANN, die übrigens das linke Bein häufiger verlängert fanden, nehmen dagegen konstante Beziehungen zwischen dem Schiefstand des Beckens und der Richtung der Lendenskoliose an. Das Becken soll auf der Seite der Beinverkürzung tiefer stehen, und die Konvexität der Lendenwirbelsäulenverkrümmung soll sich nach dieser Seite ausbilden. Funktionell kann bereits eine Beinverkürzung eintreten, ohne daß sie anatomisch vorhanden sei, allein dadurch, daß das Bein entlastet wird. Diese Rückwirkung einer Beinverkürzung auf die Lendenwirbelsäule trete aber nur dann ein, wenn die Ileosacralgelenke und die Wirbelgelenke nicht versteift sind. Übrigens kann auch umgekehrt durch eine primäre Skoliose eine Beinverkürzung vorgetäuscht werden.

Auch nach der Ansicht von FARKAS spielt das Bein bei der Entstehung der physiologischen Skoliose die entscheidende Rolle, aber in einem anderen Sinne: Die Lendenwirbelsäule soll sich beim Gehen jeweils nach der Seite des Schwungbeines ausbiegen und da die linke Rumpfhälfte etwas schwerer ist als die rechte, wird sie bei jedem Schritt nach dieser Seite stärker ausgebogen als nach rechts, was auf die Dauer zu einer physiologischen, lumbalen Linksskoliose führen soll. ROMICH schuldigt nicht die ungleiche Beinlänge, sondern vielmehr den ungleichen Umfang bzw. die stärkere Entwicklung der Streckmuskulatur auf einer Seite an. Die muskelkräftiger entwickelte Seite soll zum Standbein disponiert sein, woraus eine leichte Schiefstellung des Beckens resultierte, die wiederum zu einer physiologischen Skoliose führe.

Der Behauptung, daß die physiologische Skoliose aus einer Schreibhaltung resultiere, kommt nur eine historische Bedeutung zu. Ernsthaft kann diese Auffassung nicht diskutiert werden, da sich auch bei Analphabeten physiologische Skoliosen finden.

Eher schon könnte die Rechts- bzw. Linkshändigkeit eine Rolle spielen (HUG; BICHAT und BECLARD), da es, wie später auszuführen sein wird, bei Armamputationen zu geringfügigen Wirbelsäulenverkrümmungen kommt. In diesem Sinne könnte die kräftigere Muskelentwicklung auf einer Seite eine physiologische Skoliose verursachen.

DUBOIS findet beim invertierten Typ der physiologischen Skoliose (BWS links-, LWS rechtskonvex) zwar mit 43% entschieden mehr Linkshänder als beim Durchschnitt der Bevölkerung, glaubt aber nicht, daß diese Differenz ausreicht, die physiologische Skoliose als Folge der Händigkeit zu erklären.

Als Ursache der physiologischen Krümmungen werden weiterhin angeschuldigt: Die Aorta von SABATIER, Herz und Aorta zusammen von CHESELDENS, das größere Lebergewicht auf der rechten Seite von DERUELLES; STRUTHERS und von MEYER, ein Beckenschiefstand von SHAW. JANSSEN schuldigt den asymmetrischen Verlauf der Crura interna des Zwerchfelles an. Der linksgerichtete Verlauf der Crura soll bei jeder Inspiration den thorako-lumbalen Wirbelsäulenabschnitt etwas nach links ziehen, woraus eine rechtskonvexe Brustkrümmung resultiere. HAGLUND erblickt in der physiologischen Skoliose einfach den Ausdruck einer allgemeinen Körperasymmetrie und SCHEDE sieht sie als haltungsbedingt und willkürlich ausgleichbar an.

Von KUHNS sind derartige geringfügige Skoliosen als Präskoliosen angesehen worden. Er trennt allerdings eine besondere Form ab, bei der eine großbogige, linkskonvexe Thorakalskoliose vorhanden ist (BRADFORD; VIDAL-NAQUET). Diese Form der Skoliose soll selten schlimmer werden. Spontanheilungen sollen aber ebenfalls nicht auftreten, sondern eine Verkrümmung während des ganzen Lebens bestehen bleiben. Die Ursache erblickt er in einer Muskelschwäche und Muskelinkoordination. Die von ihm herausgestellte Form der Präskoliose wäre dagegen bereits als pathologisch und nicht mehr als physiologisch anzusehen, da sie das Initialstadium einer echten Skoliose im klinischen Sinne repräsentieren soll.

f) Klinische Wertigkeit der physiologischen Skoliose

Man muß also zwei Grundauffassungen hinsichtlich der Wertigkeit und Natur der physiologischen Skoliose unterscheiden: Nach der einen ist sie ossär durch geringe Wirbelasymmetrien verursacht und von einer strukturellen Skoliose nur dem Grade nach unterschieden, nach der anderen haltungsbedingt und nicht strukturell.

Was in den vorhergehenden Kapiteln über die Normalform der Wirbelsäule, die Körperhaltung und ihre Varianten zur Fehlhaltung hin gesagt wurde, erhält seine eigentliche klinische Bedeutung durch die vielfach vertretene Ansicht, daß die leichten Fehlhaltungen die Anfangsstadien schwerer Verkrümmungen seien und daß diese durch eine frühzeitige Behandlung verhindert werden könnten (THOMSEN). Nicht nur die physiologischen Skoliosen und seitlichen Fehlhaltungen werden in diesem Sinne angeschuldigt, sondern auch bereits einer der normalen Haltungstypen wurde von BLENCKE als Disposition zu Wirbelsäulenverkrümmungen angesehen: Der Flachrücken soll zur Skoliose disponieren, während der hohlrunde Rücken gegen eine Skoliose schütze. Ich stehe solchen Behauptungen äußerst skeptisch gegenüber und halte es jedenfalls nicht für erwiesen, daß Fehlhaltungen und physiologische Skoliosen zu eigentlichen Deformitäten führen.

Was die seitlichen Verkrümmungen angeht, so kann man immer wieder beobachten, daß Personen, die im Alter ausgeprägte Skoliosen aufweisen, in jungen Jahren offenbar eine völlig normale Haltung hatten. Dies kann man als einigermaßen sicher annehmen, wenn die betreffenden z.B. in einem Leibregiment gedient hatten oder Berufssoldaten waren.

Auch die Behauptung der Vermeidbarkeit der Skoliose durch Frühbehandlung von seitlichen Fehlhaltungen und Haltungsskoliosen halte ich für nicht fundiert. Auf diese Fragen werde ich später noch zurückkommen. Sie stellen sozusagen Kardinalfragen des Problems der Wirbelsäulendeformitäten dar und verdienen vor allen anderen unsere Aufmerksamkeit. Sie sollten keineswegs so leichthin im positiven Sinne beantwortet werden, wie dies oft geschehen ist. Enttäuschungen über den Erfolg hieraus abgeleiteter Behandlungsmaßnahmen wiegen vielleicht weniger schwer als die Verantwortung für eine therapeutische Anstrengung, die mit einer großen körperlichen, zeitlichen, finanziellen und psychischen Belastung für den Behandelten verbunden und vielleicht völlig sinnlos war (s. Kap. K.II.1.a): Säuglingsskoliose und infantile Form der idiopathischen Skoliose, S. 252).

Das Schwergewicht künftiger kritischer Forschungen sollte demnach darauf gelegt werden, zu klären, ob Haltungsfehler wirklich zu Deformitäten führen können und ob diese durch Frühbehandlung zu verhindern sind. Daneben treten das ästhetische und funktionelle Problem der Haltungsfehler an Bedeutung zurück.

In neuerer Zeit sehen Orthopäden und Kinderärzte zunehmend ein, daß die nichtfixierten Haltungsskoliosen keine Initialstadien einer echten Skoliose darstellen und daß sie demgemäß keine eingreifenden Behandlungen bedürfen, sondern daß lediglich Sport und Gymnastik zur Besserung der ästhetischen Konsequenzen des Haltungsfehlers angezeigt sind (RIGAULT).

Die physiologischen Skoliosen haben vieles gemein mit den spontanheilenden Säuglingsskoliosen. Insbesondere ist noch nicht sicher geklärt, ob nicht die geringfügigen physiologischen Skoliosen des späteren Alters Residuen der Säuglingsskoliosen repräsentieren (HUG).

Wenn sich die Untersuchungsergebnisse von WYNNE-DAVIES und von COWELL, HALL und MACEWEN bestätigen sollten, wonach in der Blutsverwandtschaft von Skoliotikern gehäuft geringfügige seitliche Wirbelsäulenverkrümmungen von der Qualität der physiologischen Skoliose vorhanden sein sollen, dann würde diese Frage erneute Bedeutung erlangen. Die gehäufte Feststellung von physiologischen Skoliosen in einer Blutsverwandtschaft würde erkennen lassen, welche Skoliosegefährdung bei einem Kind aus dieser Blutsverwandtschaft besteht. Dies wäre z.B. von größter prognostischer Bedeutung für die Beurteilung einer Säuglingsskoliose (s. Kap. Q.: Die Vererbung der Skoliose, S. 521, und Kap. K.II.1.a)μ): Differentialdiagnose der spontan heilenden Säuglingsskoliose und der idiopathischen Skoliose des Säuglingsalters, S. 266).

K. Die pathologischen Verkrümmungen in seitlicher Richtung

Seitliche Verkrümmungen der Wirbelsäule geringsten Grades stellen also, wie soeben ausgeführt, banale oder sogar fast regelmäßige Vorkommnisse dar. Des weiteren lassen sich die Skoliosen in zwei große Gruppen unterteilen: Die Haltungsskoliosen und die strukturellen Skoliosen. Ihnen kommt zum Unterschied von den physiologischen Skoliosen bereits eine gewisse pathologische Wertigkeit zu, die allerdings, insbesondere bei den Haltungsskoliosen und auch bei den leichten strukturellen Skoliosen, sehr gering sein kann. Darüber, ob Haltungsskoliosen in strukturelle Skoliosen übergehen können bzw. ob erstere die obligatorischen Vorstadien der letzteren darstellen, besteht keine völlige Einigkeit, jedoch sind die Autoren, die diese Frage bejahen, in der Minderzahl (LANGE; ARKIN; STRACKER; JENTSCHURA; SCHEDE).

BLUMENSAAT und NESTMANN glaubten z.B., daß aus einer nephrogenen Skoliose eine strukturelle Skoliose entstehen könne, wenn sie bereits in der Kindheit auftrete. Ich bin der Ansicht, daß vielleicht manche strukturellen Skoliosen in ihren Anfangsstadien noch keine sichere Fixation erkennen lassen und daß mitunter eindeutige Haltungsskoliosen geringe Fixation und strukturelle Veränderungen aufweisen, daß aber von diesen Einschränkungen abgesehen, eine Haltungsskoliose niemals in das Vollbild einer echten strukturellen Skoliose übergeht.

Das heißt mit anderen Worten, daß *die idiopathischen Skoliosen nichts mit Haltungsskoliosen zu tun haben und nicht aus ihnen hervorgehen.* Auch sehr starke und sehr lange bestehende Haltungsskoliosen, z.B. infolge Beinverkürzung, bleiben in viel höherem Maße mobil als die idiopathischen Skoliosen. Die strukturellen Veränderungen sind ebenfalls sehr gering. Ein geringes Maß an Fixation ist durch Band- und Kapselveränderungen möglich.

I. Haltungsskoliosen und Fehlhaltungen

Das fundamentale Kriterium zur Unterscheidung von Haltungs- (postural scoliosis, attitude scoliotique) und struktureller Skoliose (structural scoliosis) stellt unter Berücksichtigung der soeben gemachten Einschränkungen die aktive und vor allen Dingen die passive Ausgleichbarkeit dar. Ausgleich tritt mitunter schon ein, wenn im Sitzen die Arme über den Kopf erhoben werden. Ebenso verschwindet die Krümmung — und hierauf sei besonders hingewiesen — beim Rumpfvorwärtsbeugen und häufig auch im Liegen (SCHEIER). Nennenswerte Verformungen, vor allem im Sinne der Torsion, finden sich bei der Haltungsskoliose nicht.

Seitliche Fehlhaltungen in Analogie zu den sagittalen Fehlhaltungen sind mit den physiologischen Skoliosen gleichzusetzen. Ein Unterschied zwischen sagittalen und frontalen Fehlhaltungen besteht insofern, als die ersteren eine Übertreibung einer Normalkrümmung darstellen, die zweiten jedoch ein Abweichen von der völligen Geraden. Zu diskutieren wäre noch, ob man die physiologische Skoliose = seitliche Fehlhaltungen mit den sagittalen Fehlhaltungen oder den sogenannten normalen Haltungstypen gleichsetzen kann. Befriedigende Definitionen und Einteilungen gibt es in dieser Hinsicht ebensowenig wie hinsichtlich der Abgrenzung von physiologischen Skoliosen und Haltungsskoliosen.

1. Idiopathische Haltungsskoliosen

Manche Autoren wollen gewisse Formen der Haltungsskoliosen nicht als Skoliosen bezeichnen und sprechen, insbesondere bei Kindern, von Fehlhaltungen. Da sie aber gleichzeitig andere Krümmungsformen, die ebenfalls ausgleichbar sind, wie die statischen (Beinverkürzung) und die Schmerzskoliose als Skoliose bezeichnen, möchte ich bei allen Formen dieser Gruppe bei der Bezeichnung „Haltungsskoliosen" bleiben. Die Benennung „Fehlhaltungen" möchte ich für die leichten sagittalen Verkrümmungen reservieren. Ob eine Abgrenzung von idiopathischen Haltungsskoliosen von den physiologischen Skoliosen und den sekundären Haltungsskoliosen gerechtfertigt ist, erscheint sehr fraglich. Sie werden lediglich deswegen getrennt abgehandelt, weil damit der Zugang zu einschlägigen Publikationen eröffnet werden soll.

Manche Autoren vertreten die Ansicht, daß eine Haltungsskoliose immer einbogig C-förmig und nie S-förmig sei (INNES). *Jedoch ist diese Ansicht nicht unbestritten, vor allen Dingen auch wegen der fließenden Übergänge und der Kombination von Haltungsskoliose, Fehlhaltung und physiologischer Skoliose.* Nach GEISER sollen die idiopathischen Haltungsskoliosen kurz vor Wachstumsabschluß auftreten und mit und ohne Behandlung wieder verschwinden. Sie sollen typischerweise aus zwei langen, flachbogigen Krümmungen bestehen, die am lumbosacralen Übergang beginnen, nie eine Progredienz zeigen und nie zu strukturellen Veränderungen führen. Mit dieser Definition von GEISER ist aber bereits eine Einengung des Begriffes der Haltungsskoliosen vorgenommen, insofern er nur einen bestimmten Grad ausgleichbarer, seitlicher Wirbelsäulenverkrümmungen in einem bestimmten Alter umfaßt. Diese Gruppe steht den physiologischen Skoliosen sehr nahe und man könnte sie vielleicht als idiopathische Haltungsskoliosen bezeichnen. Sie sollten aber streng von den idiopathischen Skoliosen unterschieden werden, die progredient und strukturell sind.

Auch nach meiner Ansicht ist die idiopathische Haltungsskoliose am häufigsten die Folge eines schlechten Tonus und gestörter Haltungsreflexe der Rückenmuskulatur. Sie tritt meist z.Zt. beschleunigten Wachstums auf und geht oft mit Haltungsanomalien in der sagittalen Richtung einher.

JAMES sieht in Haltungsskoliosen, die nicht eine statische Ursache (z.B. Beinverkürzung) haben, Anomalien der Muskelkontrolle.

Nach INNES soll die Haltungsskoliose überwiegend nach links gerichtet sein und am häufigsten zwischen dem 10. und 16. Lebensjahr in Erscheinung treten. Bei dem typischen Fall der Linkskonvexität steht die rechte Schulter tiefer und die rechte Hüfte vor. Eine Thoraxdeformität ist nie anzutreffen. Der Kopf liegt in der Schwerlinie. Nach GEISER sind etwa 20–25% aller Skoliosen Haltungsskoliosen.

Nach EBACH sollen beim Erwachsenen keine statischen Skoliosen mehr zur Entwicklung kommen. Er schreibt: „Die meisten Haltungsstörungen im Jugendalter führten zu einem Dauerschaden, der durch keine therapeutische Maßnahme mehr zu beseitigen sei."

Auch PISANI ist der Ansicht, daß Haltungsskoliosen in echte strukturelle Skoliosen übergehen könnten. Diese Behauptung halte ich für unbewiesen.

Einbogige Krümmungen ohne Torsion bei Kindern stellen nach RAVAGLIA immer Haltungsskoliosen dar. Bei 126 Kindern mit derartigen einbogigen thorakalen Krümmungen erfolgte nur in 8 Fällen die Ausbildung einer Gegenkrümmung in den benachbarten Wirbelabschnitten, und in diesen Fällen hatten von vorneherein gleichzeitig Erscheinungen einer

Torsion bestanden (s. auch Kap. K.II.1.a): Säuglingsskoliose und infantile Form der idiopathischen Skoliose, S. 252).

Schwere Thoraxdeformitäten schließen zwar aus, daß es sich um eine Haltungsskoliose handelt, geringe Thoraxasymmetrien finden sich aber wohl auch bei echten Haltungsskoliosen, wenn sie den Brustabschnitt betreffen. Es gibt auch thorakogene Haltungsskoliosen (s. auch Kap. K.II.9.c): Thorakogene Schmerzskoliosen, S. 334).

2. Haltungsskoliosen mit faßbarer Ursache

Die Haltungsskoliosen mit faßbarer Ursache weisen weit geringere Überschneidungen mit den physiologischen Skoliosen auf als die idiopathischen Haltungsskoliosen. Am häufigsten sind sie bei den Beinverkürzungen. Bei ihnen sind die Überschneidungen auch mit den idiopathischen Haltungsskoliosen am stärksten.

a) Infolge Beinverkürzung

Eine der häufigsten Ursachen der Haltungsskoliosen sind Beinverkürzungen, und es bestehen hier fließende Übergänge dem Grade nach zu den physiologischen Skoliosen, als deren Ursache ja ebenfalls physiologische Beinverkürzungen angeschuldigt worden sind. Man wird *die* Fälle als Haltungsskoliosen klassifizieren, bei denen die skoliotische Verkrümmung ausgeprägter und die Beinverkürzung pathologisch ist (Storck; Larson).

In diesem Zusammenhang sei auch nochmals daran erinnert, daß eine primäre Skoliose nach dem äußeren Aspekt eine Beinverkürzung zur Folge haben kann, die aber nur scheinbar ist, wie durch genaue Messung nachgewiesen werden kann.

Nach Gaup weisen die Säuglinge und Kleinstkinder noch keine Beinlängenunterschiede auf. Beinlängenunterschiede sollen als Ursache von Wirbelsäulenkrümmungen erst im 7.–10. Lebensjahr in Frage kommen.

Manelli und Ottolenghi haben 100 Kinder mit Haltungsabweichungen und Wirbelsäulenverkrümmungen röntgenologisch im Stehen untersucht. 21% wiesen gleiche Beinlänge auf, 35% Längendifferenz bis 0,5 cm und 44% Beinlängendifferenzen von mehr als 0,5 cm (Tabellen 34 und 35).

In dem Material von Pisani und Barale hatten 28,1% der Kinder mit skoliotischen Fehlhaltungen eine ungleiche Beinlänge.

Geringfügige Beinlängendifferenzen sind auch nach den Ergebnissen folgender Autoren sehr häufig: Taillard u. Morscher; Debrunner; Hasse u. Dehner; Rush u. Steiner; Hult; Sollmann. *Die Behauptung, daß aus Beinlängendifferenz strukturelle Skoliosen entstünden, wird heute allgemein abgelehnt.* Eingeräumt wird jedoch, daß muskulär fixierte Schiefhaltungen auftreten können. Bengert fand unter 324 Patienten mit präsakralem

Tabelle 34. Häufigkeit einer Beinverkürzung bei 100 skoliotischen Kindern. (Nach Manelli und Ottolenghi)

	Beide Beine gleich lang	Beinlängendifferenz unter 0,5 cm		Beinlängendifferenz über 0,5 cm		Insgesamt
		rechts	links	rechts	links	
Links-Skoliosen	14	6	21	5	18	64
Rechts-Skoliosen	7	5	3	13	8	36
Insgesamt	21	11	24	18	26	100

Tabelle 35. Häufigkeit einer Beinverkürzung bei 100 Erwachsenen Kontrollpatienten. (Nach MANELLI und OTTOLENGHI)

	Gleiche Femurlänge	Femurlängen-unterschiede unter 0,5 cm		Femurlängen-unterschiede über 0,5 cm		Insgesamt
		rechts	links	rechts	links	
Normale Wirbelsäule	14	14	12	8	12	60
Links-Skoliose	9	2	5	4	8	28
Rechts-Skoliose	2	2	2	2	4	12
Insgesamt	25	18	19	14	24	100

LWS-Syndrom und Lendenskoliose 153 mit Beinlängendifferenz von 1 cm, 24 mit einer Differenz unter 2 cm und 10 mit einer Differenz über 2 cm. In den meisten Fällen bestand eine zur Verkürzungsseite konvexe lumbale Primärkrümmung. Umgekehrt gerichtete S-Skoliosen waren seltener (EHALT; FRANCILLON; HOLLAND u. WÖLCK; KÖNIG; MATZEN).

INGELMARK und LINDSTROM stellten bei Röntgenaufnahmen im Stehen an 173 erwachsenen Personen fest, daß in über 87% Längendifferenzen an beiden Beinen von mehr als 1 mm bestanden. Das rechte Bein war meist kürzer als das linke. Am häufigsten waren Längendifferenzen von 4–6 mm, 20–22 mm stellten die obere Grenze dar. Asymmetrie in der oberen Grenze der Darmbeinschaufel zeigt nicht ohne weiteres einen Längenunterschied der Beine an, aber in der Mehrzahl der Fälle trifft dies doch zu. In etwa 40% der Fälle bestanden auch Asymmetrien in der Ausbildung des Beckens, insofern die Distanz zwischen dem Pfannendach und der Darmbeinschaufeloberkante seitenverschieden war. Man hat immer angenommen, daß diese Skoliose, die aus einer Beinverkürzung resultiert, auf der Seite des kurzen Beines konvex ist. Meistens traf dies auch zu, jedoch nicht in allen Fällen. Es hat sich dabei um keine ausgeprägten Skoliosen gehandelt. Man muß wohl noch von physiologischen oder von idiopathischen Haltungsskoliosen sprechen.

LECOEUR hat 300 Fälle von Beinverkürzungen von mehr als 2 cm untersucht und nur 3mal eine Skoliose gefunden. Nach diesen Zahlen scheinen Zusammenhänge fraglich. Dies gilt aber nur insofern, als der Verfasser nach stärkeren strukturellen Skoliosen gefahndet hat. Gegenteilige Feststellungen werden von FERRANE getroffen, der in 73% bei ungleicher Beinlänge eine Skoliose antraf. Zu ähnlichen Resultaten sind LAURENCE und BLONDEAU gekommen. Die Konvexität der Krümmung war in 83% ihrer Fälle von C-förmiger Skoliose bei Beinverkürzung nach der Seite des kurzen Beines konvex. Sechs Fälle zeigten ein umgekehrtes Verhalten. Unter 13 doppelbogigen Skoliosen war 8mal die Krümmung an der Lendenwirbelsäule nach der Seite des kurzen Beines konvex, in 5 Fällen umgekehrt. In dem Material dieser beiden Autoren hat es sich im Gegensatz zu den Untersuchungen von LECOEUR um geringgradige Skoliosen und um geringgradige Beinverkürzungen gehandelt, und man muß sie eigentlich noch zu den physiologischen Skoliosen rechnen. Detaillierte Angaben über die Lage des Krümmungsscheitels liegen nicht vor.

VON BÜLOW sah bei einer Beinverkürzung infolge eines genu recurvatum eine Totalskoliose, die sofort verschwand, wenn die Beinverkürzung ausgeglichen wurde. Er schließt daraus, daß echte fixierte Skoliosen nicht Folge einer Beinverkürzung sein könnten.

Eine Beinverlängerung (z.B. beim Pirogoff) kann sich genauso auswirken wie eine Verkürzung.

Die Skoliosen bei geringen Beinverkürzungen sind entsprechend geringgradig. Stärkere Skoliosen treten bei beträchtlichen Beinverkürzungen vor allem nach Frakturen (Abb.

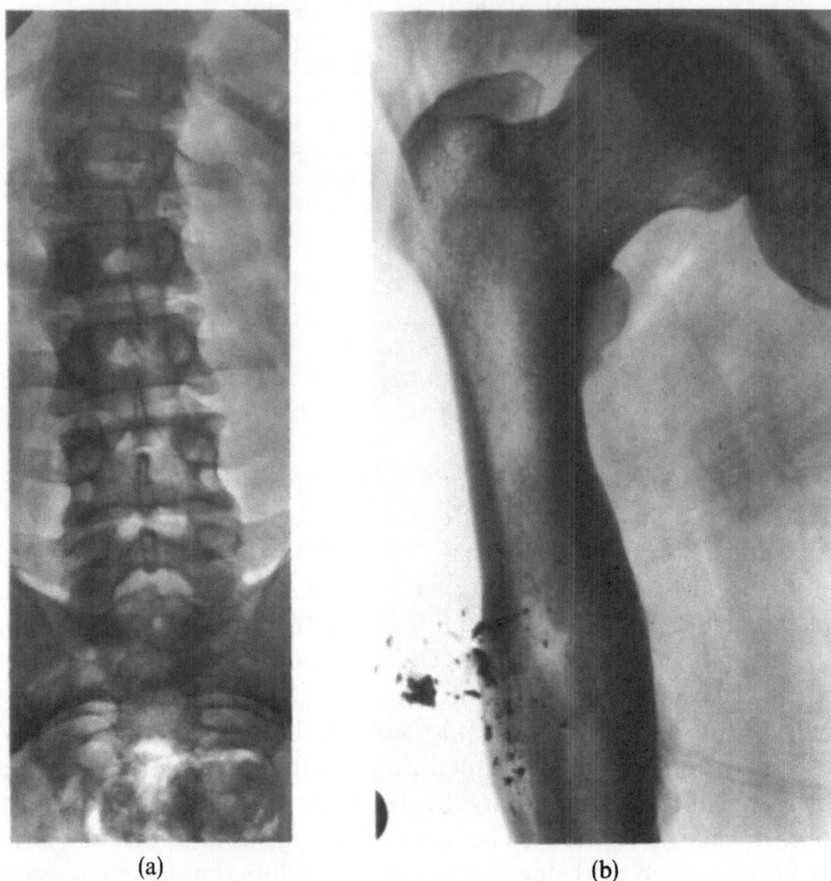

(a) (b)

Abb. 155. (a) Flache, großbogige Skoliose mit Konvexität nach der Seite des verkürzten Beines und Scheitelpunkt an der Lumbodorsalgrenze. (b) Die Ursache der skoliogenen Beinverkürzung um 3 cm war eine Schußfraktur des Femurs

155a und b), Gelenkaffektionen, einseitigen O- und X-Beinen, Klumpfüßen, Epiphysenstörungen, Knochentuberkulosen, Osteomyelitis usw. in Erscheinung.

Besonders ausgeprägt waren die Zusammenhänge in dem folgenden Fall: 62jähriger Patient, der im Alter von 12 Jahren angeblich eine Kniegelenksverletzung links erlitten hatte, derentwegen später eine Kniegelenksresektion vorgenommen wurde. Nach dem Befund hatte es sich wahrscheinlich um eine Kniegelenkstuberkulose gehandelt. Das Bein verkürzte sich im Laufe des Wachstums um 12 cm. Es bestand jetzt im Alter von 62 Jahren eine ziemlich ausgeprägte, linkskonvexe Skoliose infolge eines Beckenschiefstandes, hervorgerufen durch die Beinverkürzung. Eine nennenswerte Keilverformung oder Torsion der Wirbel war nicht vorhanden. Es hatte sich ein Drehgleiten L 1 nach rechts und L 4 nach links ausgebildet. Bei Lateralflexion des Rumpfes nach links im Liegen flachte sich die Skoliose erheblich ab. Durch redressierende Maßnahmen wäre sie sicher noch viel weitgehender oder völlig auszugleichen gewesen (Abb. 156a–c).

Eine Beinverkürzung verursacht sehr oft einen leichten Schiefstand der Kreuzbeindeckplatte. Wenn eine solche im Röntgenbild sichtbar ist, muß man immer eine Beinverkürzung ausschließen. Als weitere Ursache des Kreuzbeindeckplattenschiefstandes kommt eine Flexion und Adduktion im Hüftgelenk in Frage. Nur wenn die Hüftgelenkspfannen beiderseits gleich hoch stehen, muß man eine knöcherne Becken- und Kreuzbeinasymmetrie annehmen (HEIPERTZ; HOLLAND u. WÖLCK; KÖNIG; KRAKOWITS; THEISS).

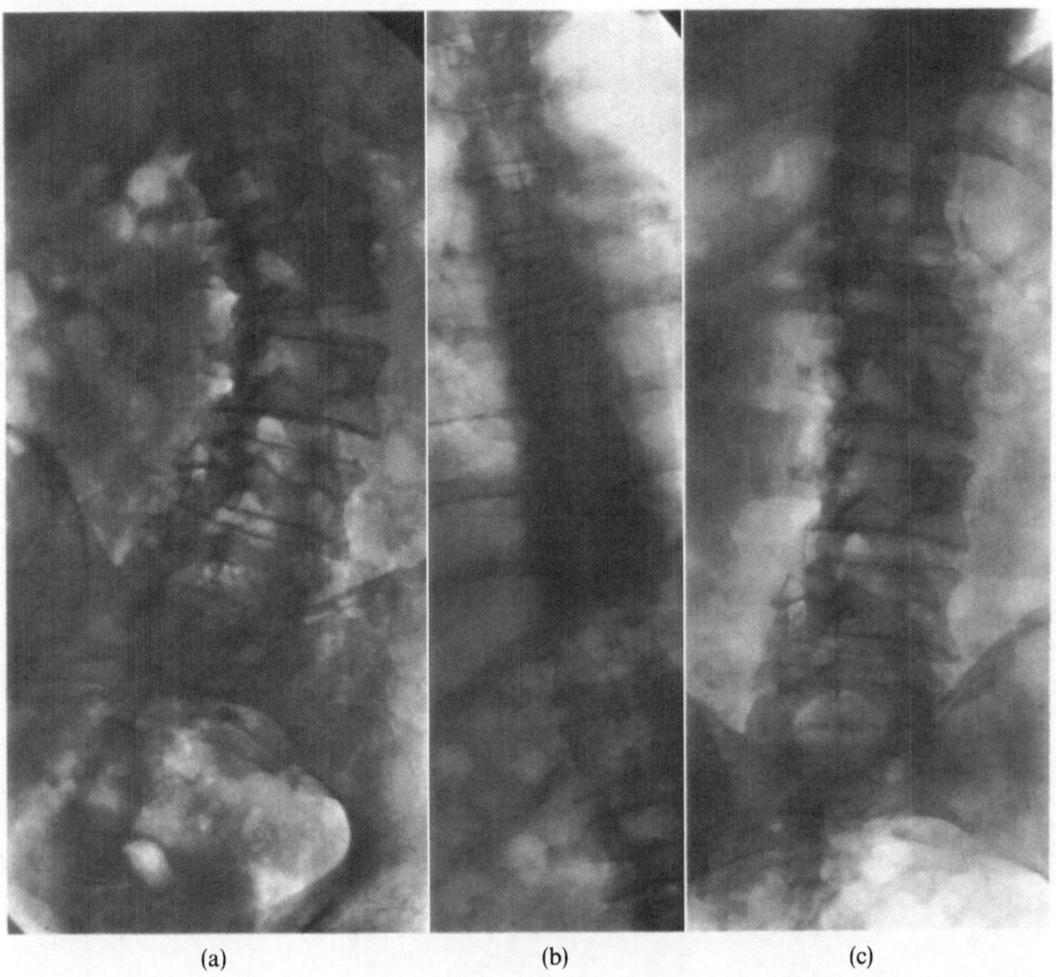

Abb. 156. (a) Großbogige linkskonvexe Lendenskoliose infolge Beinverkürzung links. Praktisch keine Keilverformung und Torsion. (b) Die Brustwirbelsäule des gleichen Patienten zeigt praktisch keine Gegenkrümmung. (c) Die Lendenkrümmung zeigt bei konvexseitig gerichteter Lateralflexion keinen völligen, aber doch einen weitgehenden Krümmungsausgleich

Ho und Izbicki haben systematische Untersuchungen über den Richtungssinn der Skoliose bei Beinverkürzungen angestellt. Bei 91 Personen fertigten sie Wirbelsäulen- und Beckenaufnahmen an, wobei eine Aufnahme bei Gleichstand der Füße, eine Aufnahme bei Erhöhung der Unterlage unter dem linken Fuß um 2 cm und eine weitere mit einer Unterlage unter dem rechten Fuß unter 2,5 cm gemacht wurde. Bei Linkserhöhung registrierten sie eine einfache dorso-lumbale Rechtskrümmung, bei Rechtserhöhung eine geringgradigere dorso-lumbale Doppelkrümmung. Die Lendenkrümmung war nach links und die Brustkrümmung nach rechts gerichtet. Bei einer leichten lumbalen Rechtsskoliose bewirkte Linkserhöhung eine Verstärkung der Skoliose, Rechtserhöhung eine Verminderung der Skoliose.

Zu gleichen Ergebnissen kamen Edinger und Biedermann, wie aus der Abb. 157a–c zu ersehen ist.

Detaillierte Angaben über die Lokalisation des Krümmungsscheitels bei Beinverkürzungen und über evtl. Abhängigkeiten der Art und dem Sitz der Verkürzung finden sich in der Literatur nur von Borgmann (Abb. 158). Eine Skoliose mit Verkürzung des Unterschenkels war lumbosacral lokalisiert. In einem Fall mit einer Beinverkürzung infolge

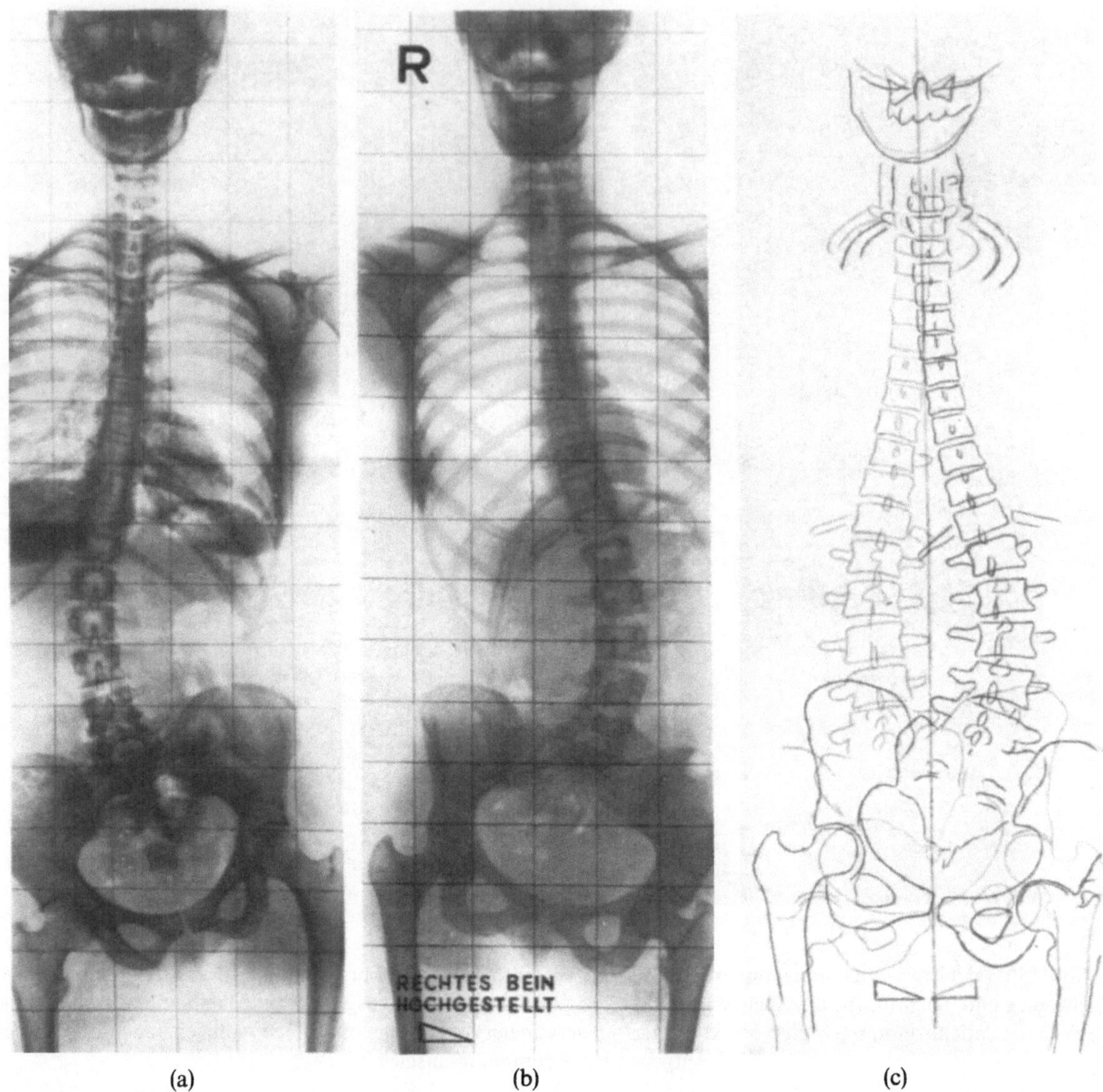

Abb. 157a–c. Abhängigkeit der Lendenskoliose von der Schiefstellung des Beckens. (a) linkes Bein hochgestellt, (b) rechtes Bein hochgestellt, (c) Pausen von a und b. (Nach EDINGER und BIEDERMANN)

einer subtrochanteren Osteotomie lag der Krümmungsscheitel im mittleren Lendenabschnitt (Abb. 159a und b).

Ein Fall von Ollierscher Krankheit mit rechtsseitiger Lokalisation und C-förmiger Rechtskrümmung der Wirbelsäule resultierte aus der Beinverkürzung bei dieser Krankheit.

SIJBRANDIJ beschreibt Deformitäten an den Beinen bei Kindern infolge unphysiologischer Sitzhaltung beim Spielen und Sitzhaltungen, die gwohnheitsmäßig eingenommen wurden. Die Kinder wiesen zum großen Teil auch Schiefhaltungen des Rumpfes auf.

b) Bei Plattfüßen

Zusammenhänge zwischen Skoliose und Veränderungen an den unteren Gliedmaßen wurden nicht nur in einer Beinverkürzung gesucht, sondern auch der Plattfuß wurde ursächlich angeschuldigt.

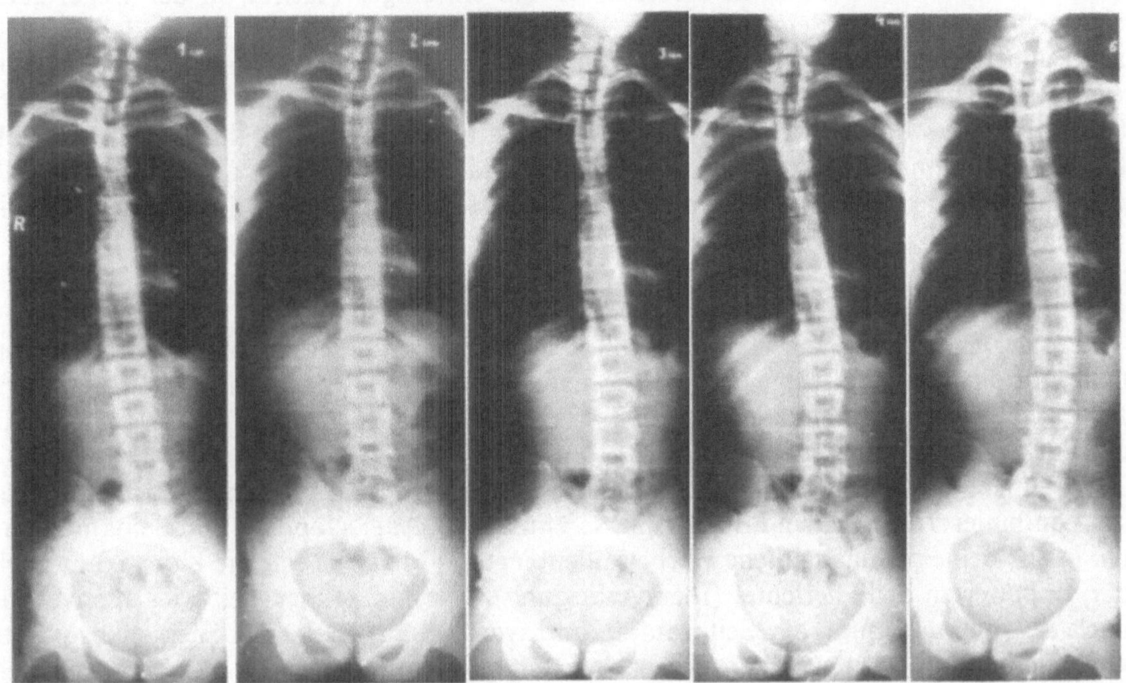

Abb. 158. Verhalten der Wirbelsäule beim linksseitig Beinamputierten, bei experimenteller Verkürzung um 1–6 cm. (Untersuchungen von BORGMANN)

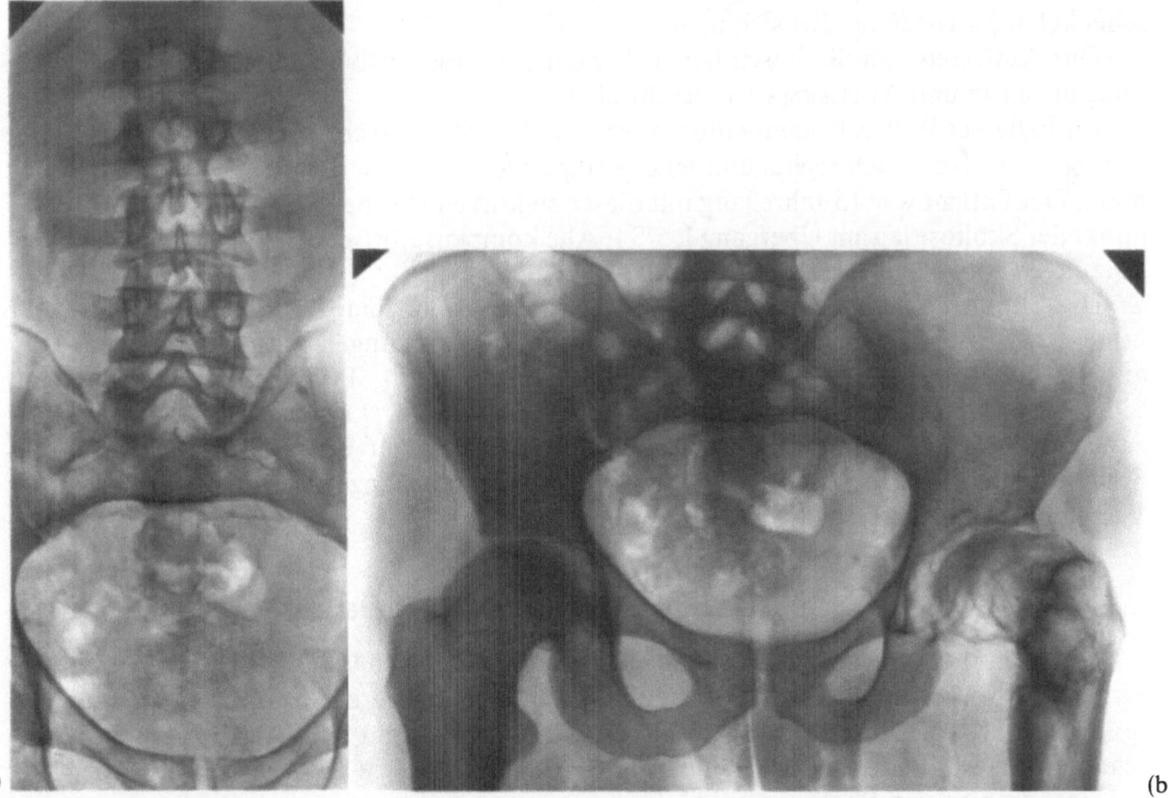

Abb. 159. (a) Geringfügige großbogige Lendenlordose mit Scheitelpunkt in Höhe des 3. LW. Linkskonvexität. (b) Die Ursache der Skoliose ist in einer linksseitigen Beinverkürzung um etwa 4 cm zu sehen, die aus einer subtrochanteren Osteotomie resultiert. Die Skoliose war im Stehen stärker, sie glich sich auf der Lendenwirbelsäulenaufnahme im Liegen teilweise aus

Ein Zusammenhang besteht insofern, als ein einseitiger Plattfuß in der Regel auch eine einseitige geringe Beinverkürzung verursachen wird (REDARD). So fanden ROTENBERG und RYVLIN eine Häufung von Skoliosen bei einseitigem Plattfuß. Darüber hinaus waren auch bei doppelseitigen Plattfüßen Skoliosen in einem sehr hohen Prozentsatz (bis zu 50%) vorhanden. LOEBEL, der die ältere Literatur bis zum Jahre 1902 bespricht, findet ein Zusammenvorkommen von Skoliose und Plattfuß in 71,1%, glaubt aber, daß der Plattfuß eine Begleiterscheinung der Skoliose sei und nicht ein ätiologischer Faktor.

c) Bei Beinamputierten

Bei der Entstehung von Haltungsskoliosen bei Beinamputierten spielt wahrscheinlich nicht nur die geringere Länge der Prothesengliedmaße, die erforderlich ist, um das Gehen zu erleichtern, eine Rolle, sondern auch das unterschiedliche Gewicht und der Einsatz des Beckens zur Prothesenbewegung.

In einem Teil der Fälle sind die Skoliosen mit Kyphosen und vermehrten Lendenlordosen kombiniert (EDINGER und BIEDERMANN; TAILLARD). ARENS fand bei 500 Beinamputierten in 80% eine geringe seitliche Wirbelsäulenbiegung. Meistens war die Konvexität nach der amputierten Seite gerichtet (Idemverbiegung). Nur ein kleiner Teil wies Konvexität nach der nicht amputierten Seite auf (Kontraverbiegung). Bei einer Vergleichsgruppe von Nichtamputierten war der Prozentsatz entsprechend starker Skoliosen wesentlich geringer (32,6 bzw. 25,6%).

Als Ursache der seitlichen Wirbelsäulenverbiegung bei Prothesenträgern sieht ARENS nicht deren schlechte Konstruktion oder zu geringe Länge, sondern die Schwerpunktsverlagerung infolge der Amputation an. Wesentliche Unterschiede zwischen Ober- und Unterschenkelamputierten fanden sich nicht.

Das Auftreten von Skoliosen bei zu kurzen Prothesen haben BLENCKE und vor allen Dingen JENNY und AUFDERMAUER beschrieben.

Im Falle der letzten beiden Autoren war das Kunstbein rechts 3 cm kürzer, was einen Beckenschiefstand nach rechts und eine geringe rechtskonvexe Lendenskoliose zur Folge hatte. Der Patient war 15 Jahre lang mit dieser zu kurzen Prothese gegangen. Der Scheitelpunkt der Skoliose lag am Übergang L 5/S 1. Alle kompensatorischen Skoliosen bei Beinverkürzungen sollen hier ihren Scheitelpunkt haben.

Die Skoliose ist mit einer Lordose kombiniert, wenn eine Stumpfbeugekontraktur besteht. Skoliosen treten nach BORGMANN schon bei Verkürzungen der Prothese um 2–3 cm auf. Er beobachtete Gegenkrümmungen im Brustabschnitt. BOCK ist der Ansicht, daß schon 1 cm Längenunterschied genügen kann; LOB sowie JANTKE glauben, daß erst Verkürzungen zwischen 3–6 cm eine Wirbelsäulenverkrümmung zur Folge haben. Die amputationsbedingten Haltungsskoliosen können zu Bandscheibendegenerationen mit einseitiger Verschmälerung führen.

d) Bei Veränderungen an den Ileosacralgelenken

Auch Veränderungen am Ileosacralgelenk können Haltungsskoliosen an der Lendenwirbelsäule verursachen. LEVINTAHL und WOLIN demonstrieren dies an einem Fall mit einseitiger Hypoplasie der Massa lateralis des Kreuzbeines und Subluxation im Ileosacralgelenk auf dieser Seite. Auch KAMIETH und REINHARDT sowie LANGENSKIÖLD haben auf das Vorkommen von Skoliosen bei Gefügestörungen an den Ileosacralgelenken hingewiesen, die an einem ungleichen Symphysenstand zu erkennen sind. Nach MASSART hat eine derartige ilio-sacrale Gefügestörung eine Schiefstellung des 5. Lendenwirbels zur Folge, die zu einer Haltungsskoliose führt (PIÉDALLU u. SAIDMAN).

Von KAMIETH wurden bei Beckenringlockerungen häufig Haltungsskoliosen der Lendenwirbelsäule beobachtet, die bei 30% der Fälle im Scheitelpunkt mehr oder weniger deutlich knickartig verstärkt waren und fließende Übergänge zum Drehgleiten aufwiesen, das in 14% der Fälle vorlag. Bei Stand auf dem Bein, das dem nichtgelockerten Iliosacralgelenk entsprach, war in einem Teil der Fälle ein Ausgleich der Skoliose zu beobachten. Bei Stand auf dem Bein, das dem gelockerten Iliosacralgelenk entsprach, verstärkte sich die Skoliosierung des öfteren weiter.

Daß Lockerungen der Iliosacralgelenke eine Rolle bei der Entstehung von Haltungsskoliosen spielen können, ergibt sich auch aus den Untersuchungen von EDINGER und BIEDERMANN. Sie stellten fest, daß bei fixierten Iliosacral- und Wirbelgelenken durch willkürliche Herbeiführung einer funktionellen Beinverkürzung infolge Entlastung der einen Seite keine Skoliosierung der Lendenwirbelsäule eintritt, im Gegensatz zu normalen anatomischen Bedingungen mit intaktem Iliosacralgelenk.

SCHÖNBERGER und HELLMICH glauben die Verursachung von Skoliosen durch Iliosacralgelenksverschiebung statistisch gesichert zu haben. Die Iliosacralgelenksverschiebungen haben sie aber nur durch Inspektion und Palpation diagnostiziert und nicht durch Röntgenuntersuchungen.

NUMAGUCHI verzeichnete bei Patientinnen mit einer Osteitis condensans ilei gehäuft Skoliosen des Lendenabschnittes mit gleichzeitigen Bandscheibendegenerationen. Es ist aber auch denkbar, daß nicht die Osteitis condensans ilei zur Skoliose geführt haben könnte, sondern umgekehrt die Skoliose zur Ostitis condensans ilii.

e) Bei Hüftgelenksaffektionen

Als weitere Ursache von Haltungsskoliosen kommen Hüftgelenkserkrankungen, insbesondere Versteifungen in Adduktion, in Frage. Diese Hüftgelenksaffektionen gehen mit einer funktionellen Verkürzung des Beines einher, ebenso wie die meisten anderen Formen eines Beckenschiefstandes. Beim Morbus Perthes und der einseitigen Hüftluxation kommt es dagegen infolge Formveränderungen des Oberschenkelhalses und -kopfes zu einer echten Beinverkürzung (Abb. 160a und b). In der Regel ist die Lendenkrümmung nach der Seite der tieferstehenden Beckenhälfte gerichtet. Sind die Verhältnisse umgekehrt, so spricht SOLLMANN von einer falschen Skoliose. Die geringsten Grade und die mobilsten Fälle können nur vermittels Aufnahmen im Stehen erfaßt werden. Aufnahmen im Liegen bringen nur die Haltungsskoliosen zur Darstellung, die eine Fixation oder einen gewissen Grad von Fixation aufweisen. Dies gilt natürlich für alle Haltungsskoliosen (JONGES).

α) Bei Jugendlichen und Kindern

Wenn die Hüftgelenksveränderungen kongenitaler Natur sind oder sich im Kindesalter einstellen, resultieren in der Regel ausgeprägtere Skoliosen als bei Auftreten im Erwachsenenalter. Im ersteren Fall genügen auch bereits geringgradige Alterationen, um eine Skoliose zu bewirken.

ORTOLANI, ALBERTI u. BIGNARDI haben bei Schulkindern mit seitlichen Haltungsabweichungen der Wirbelsäule in 53% Anomalien am Hüftgelenk gefunden.

Von BRAGARD sowie von SAEGESSER war bereits in den 40er Jahren auf das häufige Zusammenvorkommen von Coxa vara adolescentium mit Epiphysenlösung und juvenilen Rückgratverkrümmungen hingewiesen worden. RATHKE und ROMPE haben 100 jugendliche Patienten mit Hüftepiphysenlösungen auf das gleichzeitige Vorliegen von Wirbelsäulenverkrümmungen hin untersucht. Es handelte sich um 33 Mädchen und 47 Jungen im Alter von 12, 8 bzw. 15 Jahren. Hochgradige seitliche Krümmungen waren in keinem Fall nachzuweisen. Sechs hatten eine leichte linkskonvexe, 8 eine leichte rechtskonvexe und

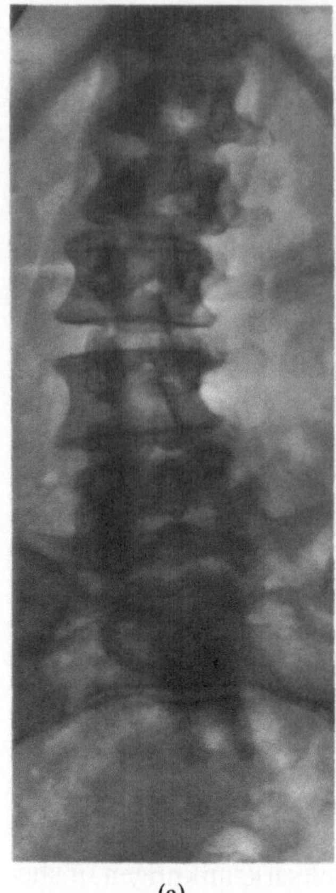

(a)

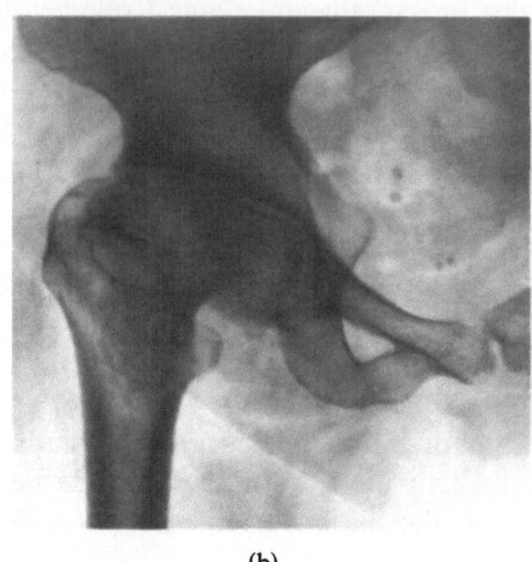

(b)

Abb. 160. (a) Krankseitig (rechts) konvexe Lendenskoliose infolge Zustandes nach Morbus Perthes. (b) Alter Morbus Perthes rechts, der infolge Beckenschiefstandes auf dieser Seite die Lendenskoliose verursacht hat

17 eine leichte S-förmige Skoliose. Sagittale Verkrümmungen waren dagegen wesentlich häufiger. Bei einem Drittel der Patienten bestand eine tiefe dorsale oder dorso-lumbale teilfixierte Skoliose. Ein hoher Prozentsatz wies gleichzeitig Formabweichungen eines oder mehrerer Wirbelkörper auf. Die Lokalisation der pathologischen Krümmung stimmte nicht immer mit der dieser Formabweichungen (Deckplatteneindellungen, intraspongiöse Bandscheibenhernien, Kastenwirbeln, Höhenverminderung, Schrägwirbel) überein. Ein zufälliges Zusammentreffen von Wirbelkörperverkrümmungen und Epiphysenlösung wird von den Autoren negiert und ätiologische Beziehungen angenommen. Beiden Affektionen, der Wirbelsäulenverkrümmung und der Epiphysenlösung, sollen erbliche Faktoren zugrunde liegen.

James berichtet über 9 Fälle von thorakolumbaler Skoliose bei Jugendlichen, die wegen einer Hüftgelenkstuberkulose lange Zeit in einem Abduktionsgips gelegen hatten. Der Krümmungsscheitel war thorakolumbal lokalisiert. Es bestand das Bild einer strukturellen Skoliose, obwohl sie durch eine Zwangshaltung ausgelöst worden war. Auf einem einschlägigen Röntgenbild ist außerdem ein sehr ausgeprägtes Drehgleiten L3 zu erkennen.

β) Bei Erwachsenen

Haltungsskoliosen bei Erwachsenen, die an einer entzündlichen Hüftgelenkserkrankung oder einer Arthrose leiden, wird meistens keine Beachtung geschenkt. In Relation zum Grundleiden sind sie bedeutungslos. Wenn man nach ihnen fahndet, kann man sie aber sehr häufig antreffen. Eingehende einschlägige Untersuchungen liegen nur über Skoliosen nach Hüftgelenksarthrodesen vor.

Nach HÖRDEGEN und TÖNNIS treten nach Hüftgelenksarthrodesen in 80,5% S-förmige Skoliosen auf. In $^{2}/_{3}$ der Fälle (68,7%) waren die Lumbalskoliosen nach der nichtoperierten Seite konvex, in $^{1}/_{3}$ (31,2%) befand sich die Konvexität auf der Seite der Arthrodese. Ein deutliches Überwiegen der Skoliose auf der nichtoperierten Seite fand sich mit 66,2% der Fälle, bei denen die Versteifung in Adduktionsstellung vorgenommen worden war. War die Arthrodese dagegen in Abduktion vorgenommen worden, so überwogen die operiertseitig konvexen Krümmungen, bei Versteifung in Mittelstellung verteilten sich die Konvexitäten der Krümmungen annähernd gleichmäßig auf beide Seiten. Bei Beinverkürzung und Beugestellung von 30° und mehr waren die Skoliosen auf der nichtoperierten Seite so häufig wie auf der operierten. Die Patienten mit ausgeprägten Skoliosen hatten auch die intensivsten Kreuzschmerzen (BECKER; DEGEL; HOHMANN) (Tabellen 36–39).

f) Psoas-Minor-Syndrom

Als Psoas-Minor-Syndrom wird ein Zustandsbild bezeichnet, bei dem der Psoas minor zu einem fibrösen Strang verkürzt ist, und klinisch abdominale Schmerzen sowie eine Torsionsskoliose der Lendenwirbelsäule in Erscheinung treten. Der derbe Strang des Psoas minor kann getastet werden. Eine Tendotomie beseitigt die Schmerzen und die Skoliose. Ätiologisch wird die Möglichkeit in Betracht gezogen, daß während des Fetallebens der Oberschenkelkopf bei exzessiven Bewegungen des Feten vorübergehend luxiert war und zu einer Schädigung des Psoas minor geführt hat. Dieses Zustandsbild des Psoas-Minor-Syndroms hat also größte Ähnlichkeit mit dem muskulären Schiefhals (VOS).

g) Bei Armamputierten

Aber nicht nur die Beinverkürzung und die Amputation des Beines weisen Beziehungen zu Haltungsskoliosen auf, sondern entsprechende Zusammenhänge bestehen auch bei Armamputierten. Diesbezügliche Untersuchungen wurden von ZUR VERTH; BRESLAU; DRAGONETTI; PITZEN; JENNY; WILMANNS; AITKEN u. FRANTZ und von BASSETTA angestellt.

Alle Autoren sind sich darin einig, daß sowohl Oberarm- als auch Unterarmamputationen zu ausgleichbaren, also haltungsbedingten seitlichen Wirbelsäulenverkrümmungen führen, wobei die Skoliosen nach Oberarmamputationen ausgeprägter sind als nach Unterarmamputationen.

DRAGONETTI stellte in der Zeit unmittelbar nach der Amputation eine hohe thorakale, nach der amputierten Seite konvexe Skoliose und eine kompensatorische Gegenkrümmung in der unteren Lendenwirbelsäule fest, die in der Folgezeit wieder verschwand. Später bildete sich dann als definitive Verkrümmung eine großbogige, gesundseitige, konvexe Dorsolumbalskoliose aus. Auch BASSETTA fand derartige, contralateral konvexe Skoliosen. Wenn ZUR VERTH in 51% seiner Fälle zur amputierten Seite konvexe Thorakal- und zur Gegenseite konvexe Lendenskoliosen feststellte, so entsprechen diese Krümmungen denjenigen, die DRAGONETTI unmittelbar nach der Amputation, aber nicht als späteren bleibenden Zustand gefunden hat (Abb. 161 a–d).

Neben diesen skoliotischen Krümmungen findet sich in der Regel eine Schwerpunktsverlagerung der Wirbelsäule nach der amputierten Seite. ZUR VERTH fand in 15% eine derartige seitliche Verlagerung, ohne daß eine skoliotische Verkrümmung bestand (Abb. 161). Über die Verhältnisse im einzelnen soll die Tabelle 40 von ZUR VERTH Aufschluß geben.

Diese Haltungsskoliosen und Schwerpunktsverlagerungen der Wirbelsäule bilden sich nach ZUR VERTH einige Jahre nach Armverlust definitiv aus und nehmen bezüglich Häufig-

Tabelle 36. Anzahl der seitlichen L.W.S.-Verbiegungen nach einseitiger Hüftarthrodese. (Nach K.M. Hördegen und D. Tönnis)

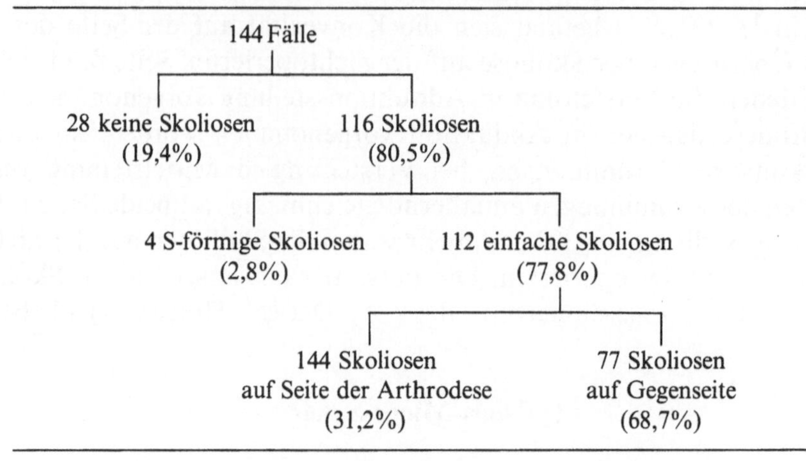

Tabelle 37. Untersuchung der Beziehung der Beinachse in der Frontalebene zur Seite der Lumbalskoliose. (Nach K.M. Hördegen und D. Tönnis)

	Skoliosen auf der Seite der operierten Hüfte	Skoliose auf der Gegenseite	Keine Skoliose
Adduktion	17,9%	66,2%	15,9%
Abduktion	47,8%	34,7%	17,5%
Mittelstellung	28,5%	35,7%	35,8%

Tabelle 38. Untersuchungen der Auswirkung der Adduktion auf die L.W.S. bei unterschiedlicher Außenrotation und bei definierter Beugung bis 30°, ohne Berücksichtigung der Beinverkürzung. (Nach K.M. Hördegen und D. Tönnis)

	Skoliose auf der Seite der operierten Hüfte	Skoliose auf der Seite der nicht-operierten Hüfte
Adduktion ab 10°		
Außenrotation bis 20° (insgesamt 14 Fälle)	3	11
Außenrotation über 20° (insgesamt 8 Fälle)	—	8

Tabelle 39. Untersuchung der Außenrotation in Auswirkung auf die Seite der Skolioseentwicklung bei definierter Adduktion bis 5°, Beinverkürzung unter 2 cm und Beugung bis 30°. (Nach K.M. Hördegen und D. Tönnis)

	Skoliose auf der Seite der operierten Hüfte	Skoliose auf der Seite der nicht-operierten Hüfte	Keine Skoliose
Außenrotation 20–30°	3	5	2
Außenrotation ab 30°	3	2	—

Tabelle 40. Art der Wirbelsäulenveränderungen nach Armamputation. (Nach ZUR VERTH)

	Oberarm und Schulter		Unterarm		Durchschnittlicher Abstand zwischen Amp.-Untersuchung in Jahren
	Anzahl	%	Anzahl	%	
Verziehung der WS zur amputierten Seite mit typischer Verbiegung	69	55	9	30	19
Verziehung der WS zur amputierten Seite ohne Verbiegung	17	14	4	13	17
Verziehung der WS zur amputierten Seite mit Ganzverbiegung der WS zur amputierten Seite	4	3	1	3	16
Verziehung der WS zur amputierten Seite mit Ganzverbiegung der WS zur nicht amputierten Seite	2	2	—	—	8
Typische Verbiegung ohne Verziehung des Oberkörpers	13	11	7	24	11
Völlig gerader Aufbau der WS	7	6	4	13	13
Verziehung des Oberkörpers zur nicht amputierten Seite	1	1	2	7	11
Nicht auszuwerten wegen anderer WS-Erkrankungen	9	8	3	10	—
Summe	122	100	30	100	

keit und Ausmaß im Laufe der Jahre nicht mehr wesentlich zu. Sie stellen sich auch unabhängig davon ein, ob eine Prothese getragen wird oder nicht, da die Prothese praktisch immer leichter ist als der verlorene Gliedmaßenabschnitt.

SOLONEN fand bei Armamputierten sehr häufig Skoliosen. Der Krümmungswinkel war immer gering. Bei 19% der Armamputierten fand sich außerdem eine Kyphose der Brustwirbelsäule. Bei Vergleichspersonen war ein solcher Befund nur in 7% zu erheben. 22% der Armamputierten hatten außerdem eine verstärkte Lordose der Lendenwirbelsäule.

FISCHER beobachtete nach Armamputation eine Ausweitung der gleichseitigen oberen Thoraxhälfte. Auf einigen seiner Aufnahmen sind außerdem gleichzeitig konvexe, geringfügige Skoliosen zu erkennen.

FOWLER u.Mitarb. untersuchten 125 Kinder mit Amputationen einer oberen Extremität. In 12 Fällen handelte es sich um angeborene Armdefekte. Bei allen Kindern mit einem hohen Defekt war eine mittlere bis mäßige Skoliose vorhanden, aber auch bei Unterarmdefekten wurden leichte Skoliosen festgestellt. Alle diese Kinder wiesen bei der Lungenfunktionsprüfung und ergometrischen Messungen Leistungsminderungen auf.

BASSETTA berichtet über eine Skoliose bei einseitiger kongenitaler Mikromelie.

Bei Affektionen verschiedener Natur, die zu einer Muskelatrophie an einem Arm führen, sollen ebenfalls leichte gesundseitig konvexe Wirbelsäulenverkrümmungen auftreten, die aber nicht mit einer Schwerpunktsverlagerung kombiniert sind. FISCHER beobachtete leichte Skoliosen nach Armlähmungen.

Nach BASSETTA können die Skoliosen ihre Richtung ändern. Am häufigsten ist die Konvexität nach der gesunden Seite gerichtet und der Rumpf hängt nach der kranken Seite über.

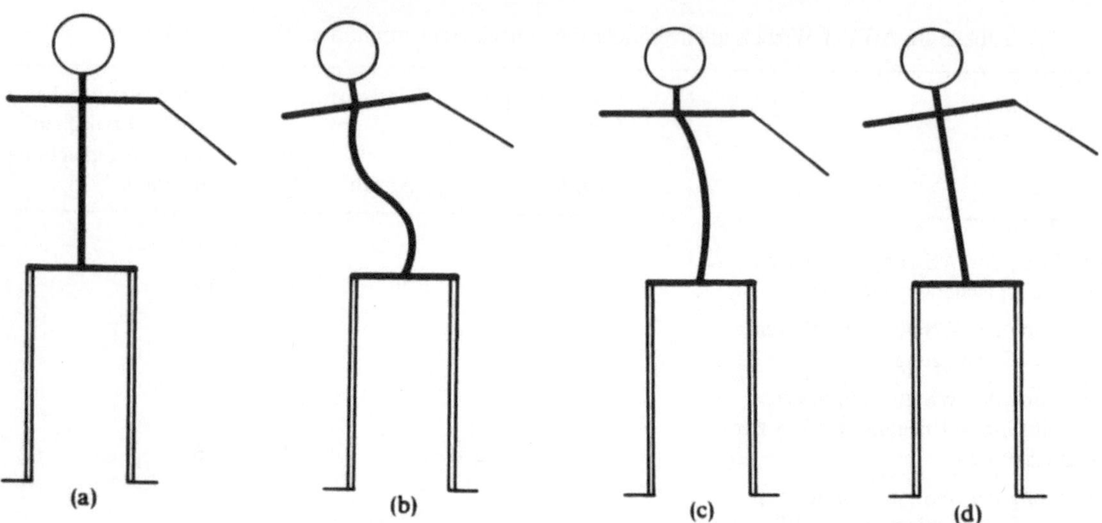

Abb. 161. (a) Durch die Armamputation unbeeinflußte Wirbelsäule. (b) Hochthorakale amputiertseitig konvexe Skoliose mit Gegenkrümmung in der LWS. (c) Großbogige gesundseitige Dorsolumbalskoliose. (d) Gleichgewichtsverlagerung der Wirbelsäule nach der gesunden Seite ohne Verkrümmung

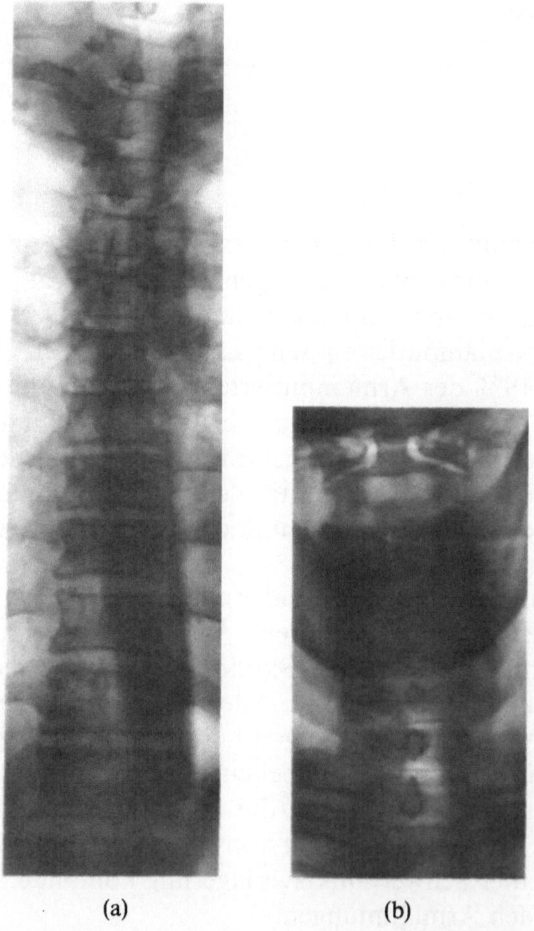

Abb. 162. (a) 46jähriger Mann mit Amputation der linken Hand vor 20 Jahren. Geringfügige rechtsgerichtete Thorakalskoliose der oberen Brustwirbelsäule. Keine Gegenkrümmung im Lendenabschnitt. (b) An der Halswirbelsäule findet sich dagegen eine geringe linkskonvexe Gegenkrümmung

Ich kann mich nicht entsinnen, jemals eine stärkere Skoliose bei einem Armamputierten gesehen zu haben. Geringgradige Skoliosen trifft man relativ häufig an. Sie gehen aber kaum über das Ausmaß der sog. physiologischen Skoliose hinaus. In mindestens der Hälfte der Fälle, die ich in letzter Zeit zu Gesicht bekam, war die Wirbelsäule völlig gerade. Eindeutige Beziehungen zwischen der Krümmungsrichtung einer bestehenden geringgradigen Skoliose und der Seite der Amputation habe ich ebenfalls nicht feststellen können (Abb. 162a und b).

h) Bei Affektionen des Schultergürtels

Sehr selten vorkommende pilzförmige Exostosen an der Margo costalis dicht cranial vom Angulus caudalis an der kostalen Fläche der Scapula verursachen, wenn sie bei Kindern auftreten, leichte thorakale Skoliosen. In einem Fall von WERWIE verschwand die Skoliose nach Abmeißelung der Exostose. Von 2 Kindern, die von CHRYSOSPATHES beobachtet wurden, hatte das eine eine leichte thorakale Skoliose, das andere nicht. Ein eigener erwachsener Patient mit einer deratigen Exostose an der Scapula, die von einer über faustgroßen Bursa umgeben war, wies zwar eine Eindellung der korrespondierenden Rippen, aber keine skoliotische Krümmung auf.

SCHULTHESS berichtet über Skoliosen bei Osteomyelitis des Oberarmes, bei Claviculaverkürzung und bei kongenitaler Schultergelenksankylose. Bei Einschränkung der Seitenhebung des Oberarmes kommt es zur krankseitigkonvexen Brustwirbelsäulenskoliose, bei völliger Aufhebung der Schultergelenksfunktion zur gesundseitigen Konvexität. Nach BASSETTA sind die Verhältnisse in praxi aber sehr viel komplizierter. Er berichtet über ein junges Mädchen, bei dem sich nach einer in Winkelstellung mit Verkürzung verheilten Claviculafraktur eine gesundseitig konkave Skoliose eingestellt hatte. Nach operativer Korrektur der Fehlstellung bildete sich die Skoliose wieder zurück. Auch drei Fälle von Skoliose mit postpoliomyelitischer Lähmung der Schulter und des Oberarmes gehören in gewissem Sinne hierher. Weiter berichtet BASSETTA über je eine Skoliose bei Oberarmosteomyelitis und bei Hypoplasie infolge Geburtslähmung.

i) Ischiasskoliose

α) Definition

Eine der häufigsten und praktisch wichtigsten Formen der Haltungsskoliose ist die sogenannte Ischiasskoliose (LORENZ).

Die Ischiasskoliose ist zu trennen von der Bandscheibenskoliose, obwohl ein Bandscheibenvorfall in der Regel die Ursache der Ischias darstellt. Die Bandscheibenskoliose (s. dort) ist strukturell und tritt fast nur bei fortgeschrittenen multiplen Verschleißveränderungen auf.

O'CONNELL fand bei 48,8% seiner Ischiaspatienten eine Skoliose.

Man sollte unterscheiden zwischen der Ischiasskoliose mit einem typischen Überhang (Abb. 163) und einer uncharakteristischen Schmerzskoliose bei Ischias ohne Überhang, die sich meist nur im Röntgenbild manifestiert und sich in nichts von der Schmerzskoliose extravertebraler Genese (z.B. Niere) unterscheidet. Zwischen Überhang und Skoliose bestehen Übergänge und Kombinationen (Abb. 164).

Ischiasskoliosen sind häufig mit einer Aufhebung der Lendenlordose oder gar mit der Kyphosierung kombiniert (s. auch Kap. S.5.: Vertebragener Schiefhals, S. 594).

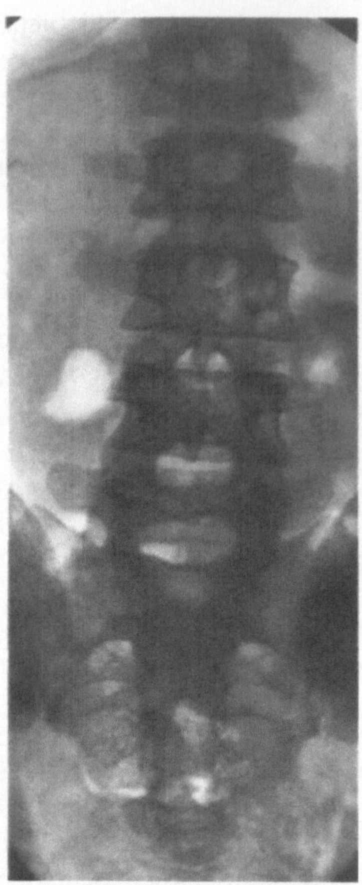

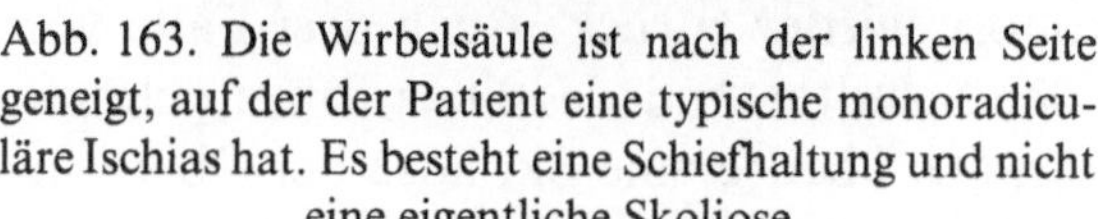

Abb. 163. Die Wirbelsäule ist nach der linken Seite geneigt, auf der der Patient eine typische monoradiculäre Ischias hat. Es besteht eine Schiefhaltung und nicht eine eigentliche Skoliose

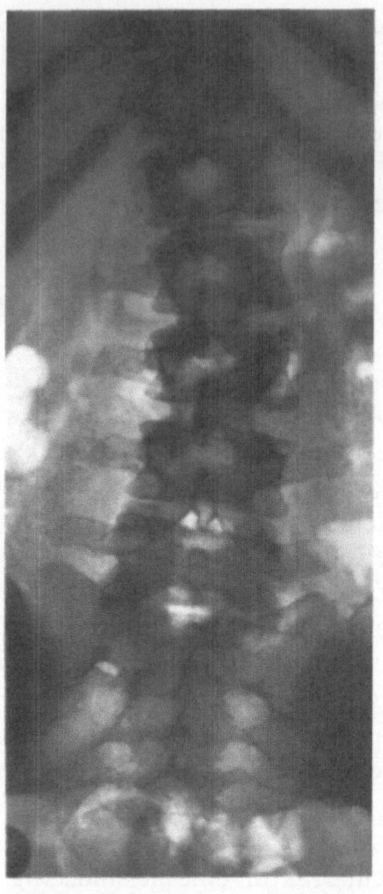

Abb. 164. Großbogige linkskonvexe Lendenskoliose bei linksseitiger Ischias und Verschmälerung des vorletzten Zwischenwirbelraumes. Kein Überhang

β) Geschichte

Popp fand 1899 in der Literatur 60 Fälle, von denen 43 das männliche und 17 das weibliche Geschlecht betrafen (Bähr; Brissaud; Charcot; Erben; Guse; Remark; Valentin; Fischer; Lamy; Albert; Babinski; Gussenbauer; Masurke; Sachs; Schönwald; Tatematsu; Schüdel; Ehret). Die ältere Literatur findet sich vollständig bei Ehret zitiert.

Gussenbauer hat die Ischiasskoliose als erster beschrieben. Von weiteren älteren Autoren sind zu nennen: Albert; Babinski; Nicolandoni; Schüdel; Lorenz; Erben; Haglund; Wahren u. Thomsen; Vulpius; Gorhan; Krecke; Hnatek; Pal; Brissaud; Remark; Blencke. Diese älteren Arbeiten (s. Oberdörffer) beschreiben das klinische Bild der Ischiasskoliose, die eigentliche Ätiologie der Ischias und die pathogenetischen Zusammenhänge sind den Autoren aber noch nicht bekannt (Immelmann; Wahren; Sachs; Mann; Stein; Thöle; Hoffa).

Weitere ältere Beobachtungen stammen von Bähr; Chlumsky; Ehret; Fischer; Schönwald; Wohlauer.

Buchholz weist darauf hin, daß in der deutschen Literatur vor 1912 zahlreiche Publikationen über die Ischiasskoliose erschienen waren, während sich in der amerikanischen Literatur über dieses Krankheitsbild nur ganz vereinzelte allgemeine Hinweise fanden.

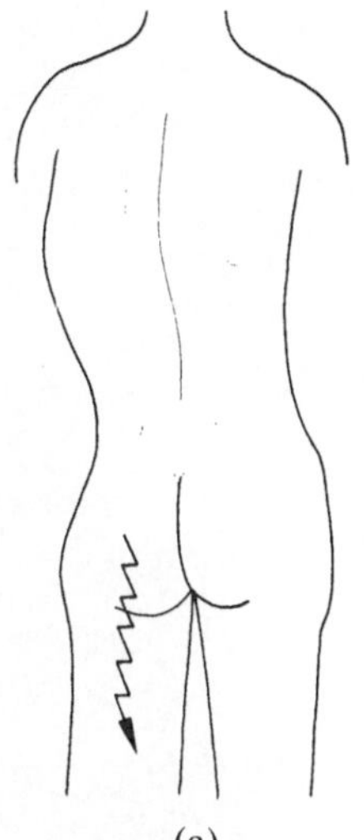

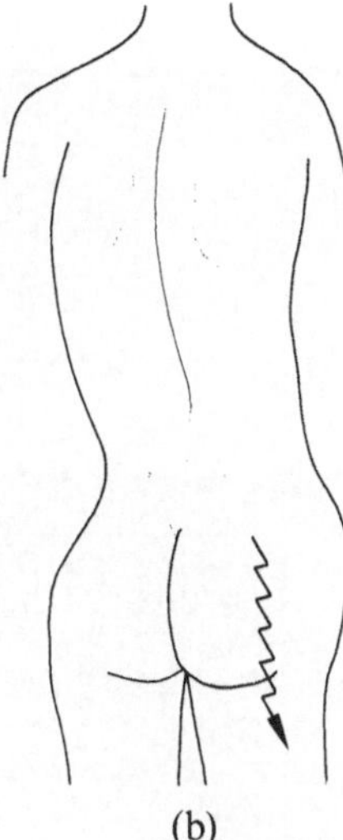

Abb. 165a und b. Rechtskonvexe Schmerzskoliose bei heterolateraler (a) und homolateraler Ischias (b). Man spricht auch von direkter (a) und gekreuzter Schmerzskoliose (b). (Nach DE DONCKER und DELCHEF)

Als er aber selbst gezielte Untersuchungen anstellte, fand er zahlreiche Fälle von Ischiasskoliose (BÄHR; BERBEZ; BINSWANGER; BREGMANN; BRUHLET; CAPPUCCIO; DENUCE; EHRET; FOPP; GUSE u. LESSER; GUSSENBAUER; HOFFA; KRECKE; KYPKE-BURCHARDI; LAMY; LORENZ; MANN; MASURKE; NIKOLADONI; OBERNDÖRFFER; PAL; PLATE; RIEDINGER; SACHS; SALOMONSON; SCHÜDEL; STAFFEL; STEIN; THÖLE; THOMAYER).

γ) Lateralität der Ischiasskoliose

Man bezeichnet eine Ischiasskoliose als homolateral, wenn die Konvexität der Krümmung auf die Seite des Ischiasschmerzes lokalisiert ist, als heterolateral, wenn die Skoliosekonvexität auf der schmerzfreien Seite liegt (LEONARDI; DE DONCKER, DELCHEF und KOWALSKI).

Die meisten Autoren sprechen aber umgekehrt von heterolateraler Ischias, wenn die Skoliosekonkavität in die schmerzfreie Seite lokalisiert ist. Diese Bezeichnungsweise hat den Vorteil, daß Überhang und Konkavität nach der gleichen Seite gerichtet sind.

DE DONCKER und DELCHEF sprechen auch von einer „inflexion croisée", wenn der Oberkörper nach der gesunden Seite überhängt. Die Konvexität der Skoliose ist dann in die kranke Seite lokalisiert. Für den Überhang nach der kranken Seite verwenden sie die Bezeichnung „inflexion directe" (Abb. 165). Die Konvexität der skoliotischen Krümmung ist dann nach der gesunden Seite gerichtet.

Überhang und Konvexität der Skoliose sind also gegensinnig lokalisiert. Hieraus resultieren viele Konfusionen in der Literatur. Der Kliniker wird seiner Bezeichnungsweise natürlicherweise den Überhang zugrunde legen, der Röntgenologe die Konvexität der skoliotischen Krümmung. Um jeden Irrtum zu vermeiden, sollte man in Zukunft nicht einfach von einer homologen (homolateralen) oder heterologen (heterolateralen) Ischiasskoliose sprechen, sondern von einer Ischiasskoliose homologer bzw. heterologer bzw. noch besser homo- bzw. heterolateralen skoliotischer Konvexität oder von Ischiasskoliosen mit homo- bzw. heterolateralem Überhang, auch wenn diese Bezeichnungsweise etwas umständlich ist (Abb. 166a–c).

δ) Häufigkeit der verschiedenen Krümmungsformen

Die Lendenkrümmung ist meistens nach der kranken Seite konvex (73% nach FOPP). Seltener findet sich Konvexität nach der gesunden Seite (19% nach FOPP; SHUSTIN).

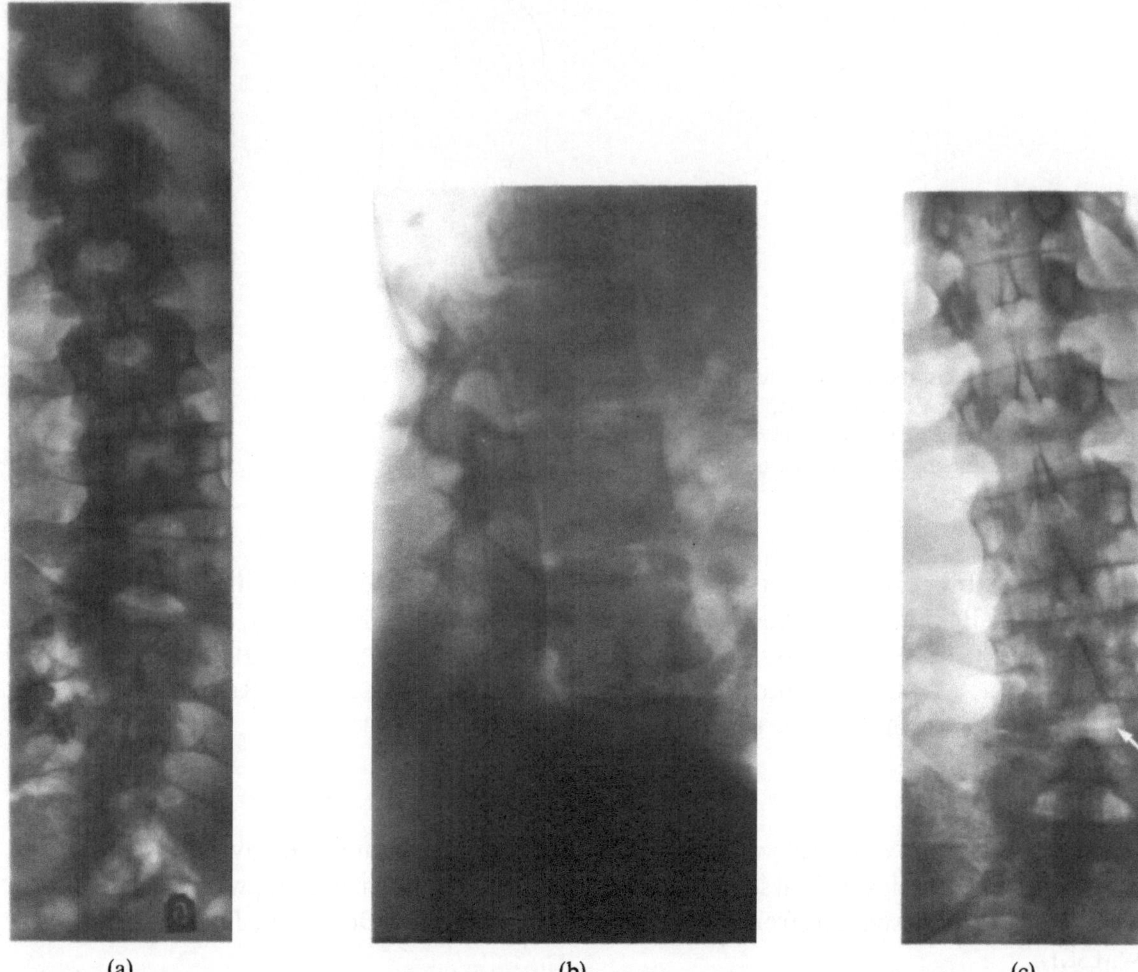

(a) (b) (c)

Abb. 166. (a) Kurzbogige Skoliose mit linksseitiger Konvexität bei L4/L5 bei rechtsseitiger massiver Verschmälerung des betreffenden Zwischenwirbelraumes. Geringfügiger Überhang nach rechts. (b) Im seitlichen Myelogramm massive Kompression des Lumbalsackes durch einen großen Prolaps. (c) Der Prolaps ist links lokalisiert und amputiert die Wurzeltasche L4. Es handelt sich also um eine gemischte Skoliose, die einerseits eine Bandscheibenskoliose, andererseits eine Ischiasskoliose ist. Die Konvexität der Krümmung ist zur Ischias und zum Prolaps homolog, der geringe Überhang heterolog dazu

Die typische Ischiasskoliose ist bei der Ischias L5 häufiger als bei der Ischias S1. Bei der Ischias L5 wird sie in $^2/_3$ der Fälle, bei der Ischias S1 nur in $^1/_3$ der Fälle angetroffen (DE SÈZE). Bei der Ischias L5, verursacht durch einen Vorfall L4/L5, ist in 6 von 7 Fällen die Skoliose nach der gesunden Seite gerichtet. Bei der Ischias S1, verursacht durch einen Vorfall L5/S1, sind $^2/_3$ der Skoliosen nach der kranken Seite gerichtet.

NILSONNE fand in 76% heterologe Skoliosen, in 22% homologe Skoliosen und in 2% alternierende Skoliosen.

THÖLE gibt an, daß die Wirbelsäulenverkrümmungen häufiger heterolog als homolog seien. PITKIN und PHESANT fanden jedoch annähernd gleiche Verteilung. Die gesundseitigen Krümmungen sollen stärker ausgeprägt sein als die krankseitigen. Bei heterologer Krümmung steht die krankseitige Beckenhälfte, bei homologer Neigung die gesundseitige Beckenhälfte tiefer. Nach COSTE ist bei der Ischias L5 die Skoliose in der Regel kurzbogig, bei der Ischias L4 großbogig.

Tabelle 41. Ischiasskoliose ohne Überhang. (Nach WEIGERT und HIPP)

	Operierte Patienten	Konservativ behandelte Patienten
Rechtsskoliose + Steilstellung	84	22
Linksskoliose + Steilstellung	110	41
Rechtsskoliose	29	18
Linksskoliose	42	23
Steilstellung	57	21
Normalstellung	22	13
Summe	344	138

Nach den Untersuchungsergebnissen von WEIGERT und HIPP sind rechtskonvexe und linkskonvexe Skoliosen bei rechtsseitiger Ischias gleich häufig, bei linksseitiger Ischias ist dagegen eine linkskonvexe Skoliose doppelt so häufig wie eine rechtskonvexe. Bei rechtsseitiger Ischias fehlt eine skoliotische Krümmung häufiger als bei linksseitiger Ischias. Bei medialen Bandscheibenvorfällen ist die Linksskoliose häufiger als die Rechtsskoliose. Folgende Tabellen fassen die Ergebnisse an 482 Ischiaspatienten zusammen (Tabelle 41 und Abb. 167a–c).

ε) Symptomatik

Die meisten Autoren sind sich darin einig, daß die Skoliose nur während der Dauer der Ischiaserkrankung besteht und dann wieder verschwindet. Nur COSTE bestreitet dies und behauptet einen dauernden Fortbestand. Die Ischiasskoliose stellt im wesentlichen eine Lateralflexion der Lendenwirbelsäule bzw. des ganzen Rumpfes (CAPENER) ohne Wirbelverformungen dar. Sie hat nach SICCORCICHE und KLEINBERG im Durchschnitt Ausmaße von 40–50°. Nach meiner Erfahrung treten derartige Skoliosen bzw. Schiefhaltungen nur bei sehr schmerzhaften und sehr ausgesprochenen Ischiasfällen auf. Sehr häufig verschwindet eine im Stehen recht eindrucksvolle Schiefhaltung bei der Horizontallagerung des Patienten zur Röntgenaufnahme weitgehend oder völlig. Die sogenannte Ischiasskoliose ist also mehr eine Angelegenheit der klinischen als der röntgenologischen Untersuchung.

Meistens ist keine nennenswerte oder nur eine leichte Rotation vorhanden. Nach COSTE soll mitunter eine Konkavrotation vorkommen, wobei zu bemerken ist, daß es sehr fraglich ist, ob es überhaupt Konkavrotationen gibt (s. Kap. N. 7.: Wirbelrotation und Skolioseentstehung, S. 489).

Die Lateralflexion ist praktisch immer mit der schon besprochenen Abflachung der Lendenlordose und Brustkyphose kombiniert (Abb. 168a–d). Eine Gegenkrümmung zu der lumbalen Lateralflexion findet sich an der Brustwirbelsäule meistens nur im Stehen, nicht dagegen, wenn die Aufnahme im Liegen gemacht wird (EHRET; BUCHHOLZ; OSGOOD). Die Skoliose ist nicht kompensiert, sondern es besteht Überhang. Trotzdem ist immer eine gewisse Gegenkrümmung vorhanden, die aber nie die Schwerlinie erreicht. Der Kopf steht also lateral von der Senkrechten, die in der Glutaealfalte errichtet wird. Die Hüfte steht nach der Seite vor, die dem Überhang der Wirbelsäule abgewandt ist. Nach der Seite des Überhanges kann die Wirbelsäule gleichmäßig geneigt werden. Bei Neigung entgegengesetzt zu der Seite des Überhanges tritt eine Knickbildung in der Schweißrinne in Erscheinung. Nach dieser Seite ist die Bewegung außerdem eingeschränkt, mitunter

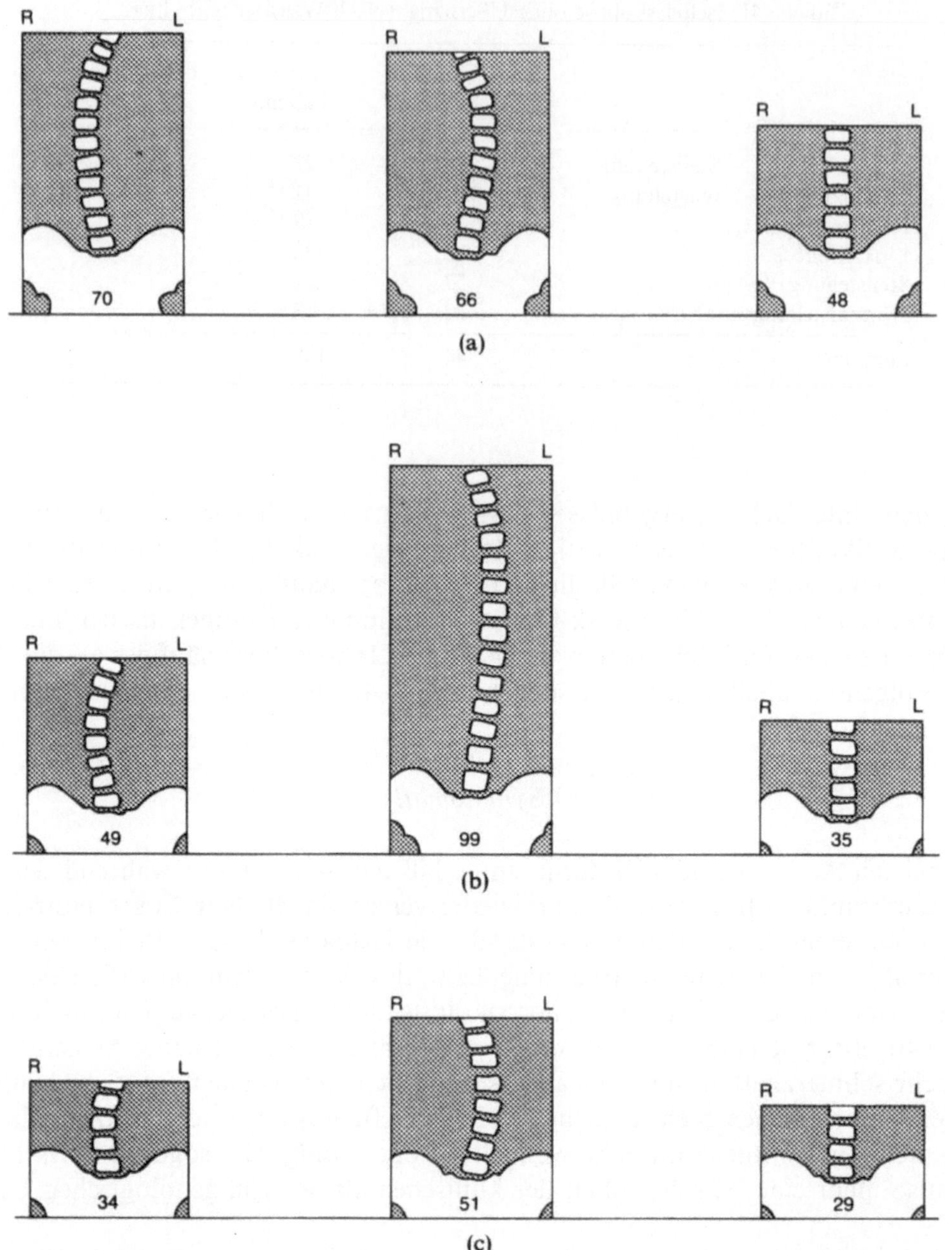

Abb. 167a–c. Beziehung der Wirbelsäulenkrümmung zur Ischiassymptomatik nach WEIGERT u. HIPP. (a) Richtung der Skoliose bei Rechtssymptomatik, (b) Richtung der Skoliose bei Linkssymptomatik, (c) Richtung der Skoliose bei Mediansymptomatik. Die Zahlen in dem Beckenfeld geben die prozentuale Häufigkeit an

ist sie sogar aufgehoben. Der untere Anteil der Lendenwirbelsäule nimmt an der Bewegung nicht teil. Sie erfolgt nur im oberen Lenden- und Brustabschnitt. Die Dorsalflexion ist ebenfalls eingeschränkt und aufgehoben.

Während sich die Skoliose in den meisten Fällen nach erfolgreicher Behandlung zurückbildet, bleibt die Abflachung der Lendenlordose meistens bestehen. Die Autoren glauben, daß für die Richtung der Skoliose bei der Ischias die Eigendynamik der Wirbelsäule eine sehr wesentliche Rolle spiele. MAIGNE beschreibt die Handgriffe, mit denen es gelingen soll, Ischiasskoliosen zu beseitigen.

Abb. 168. (a) Kurzbogige linkskonvexe Skoliose der unteren Lendenwirbelsäule ohne Überhang im Brustabschnitt bei rechtsseitiger Ischialgie. Die Konvexität der Skoliose ist also heterolog. (b) Die seitliche Aufnahme zeigt eine praktisch völlige Delordose der Lendenwirbelsäule. (c) Myelographie. Ganz flache laterale Eindellung des Lumbalsackes in Höhe der vorletzten Lendenbandscheibe mit Nichtfüllung der Nervenwurzel L 4 re. (d). Im seitlichen Myelogramm nur ganz flache Eindellung der Vorderwand in Höhe der vorletzten Lendenbandscheibe

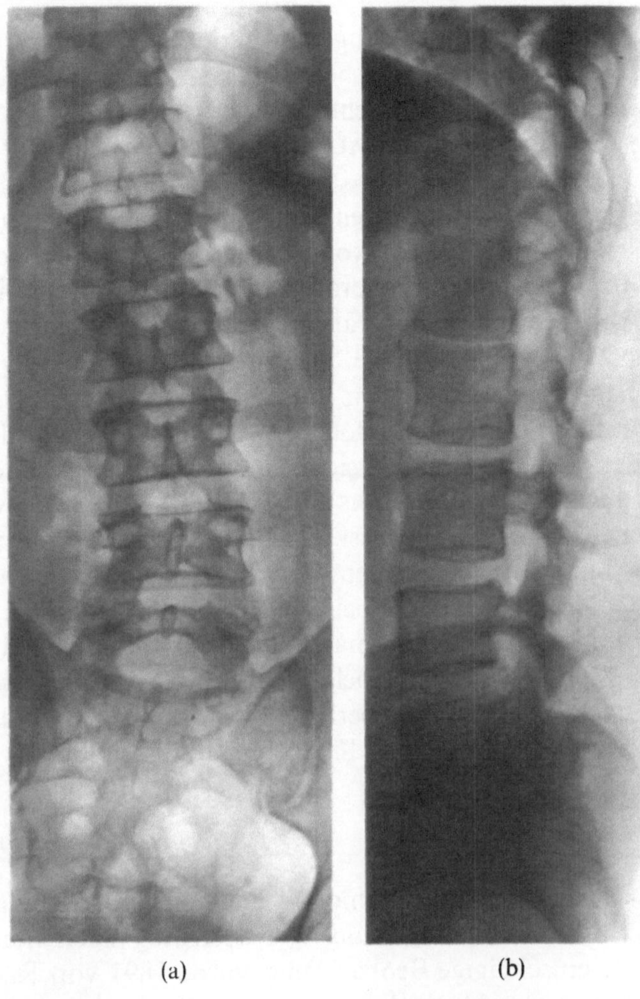

(a) (b)

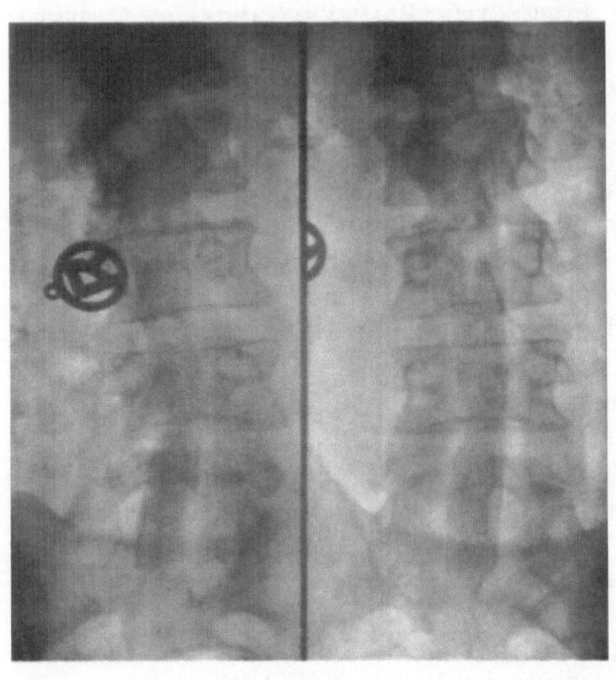

(c)

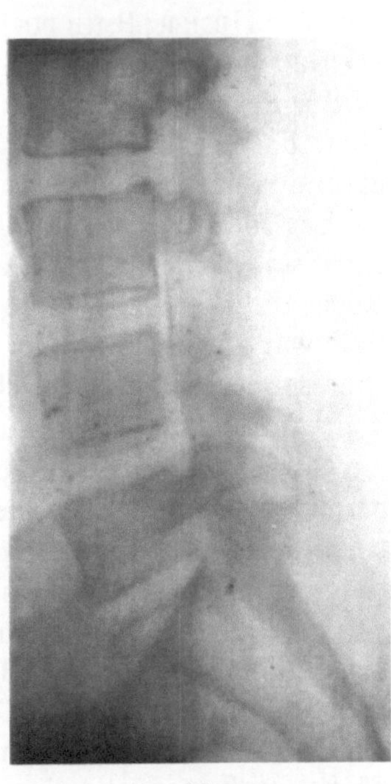

(d)

ζ) *Bei Kindern und Jugendlichen*

Bei Kindern und Jugendlichen ist eine Ischias oder Lumbago-Ischias ziemlich selten. Eine Skoliose tritt aber bei ihnen prozentual häufiger in Erscheinung als bei Erwachsenen, wenn eine Ischias besteht.

DUBOUSSET, QUENEAU und LACHERETZ beobachteten bei 2 Kindern typische Ischiasskoliosen.

Unter 7 jugendlichen Patienten mit einem Bandscheibenvorfall fand RUGTVEIT 3mal eine Skoliose. Diese Skoliosen bei jugendlichen Ischiaspatienten sieht RUGTVEIT als eine Mitindikation zum operativen Eingreifen an. In einem der operierten Fälle hat sich die Skoliose nach der Operation noch weiter verstärkt. Bei Kindern mit einem Bandscheibenvorfall kann durch die Seitenneigung der Schmerz völlig aufgehoben werden, was die Diagnose natürlich sehr erschwert. Obwohl Bandscheibenvorfälle im Kindesalter nicht häufig sind, stellen sie doch keine extreme Rarität dar. Wenn die kindliche Ischiasskoliose sehr lange besteht, soll sie in eine strukturelle Skoliose übergehen können (JAMES).

RISSER und NORQUIST beobachteten 13 Fälle von Ischiasskoliose bei Jugendlichen. 6mal war diese Ischiasskoliose durch eine Spondylolisthesis L5 verursacht. Es handelte sich in sämtlichen Fällen um Mädchen zwischen 8 und 14 Jahren.

Die Skoliosen, die bei Wirbelsäulentumoren bei Kindern in Erscheinung treten, imponieren vielfach als Ischiasskoliosen bzw. sie gehen mit einer Ischiassymptomatik einher (s. Kap. K.II.12.: Wirbelsäulentumoren, S. 349). Bei einem 15jährigen Jungen, über den WEICKERT und WAHL berichten, war die Ischiasskoliose durch eine juvenile Knochencyste verursacht, die in das Kreuzbein und den Bogen des 5. Lendenwirbels lokalisiert war.

η) *Alternierende Ischiasskoliose*

Es gibt nicht nur homologe und heterologe Ischiasskoliosen, sondern auch Ischiasfälle, bei denen die Krümmung von heterolog nach homolog und umgekehrt wechselt. Eine erste einschlägige Beobachtung wurde 1891 von REMARK mitgeteilt. In der Literatur sind bis jetzt einschließlich einer eigenen Beobachtung 24 Fälle mitgeteilt (REMARK; VULPIUS; BERBEZ; HIGIER; PHULPIN; MAYER; EHRET; FOPP; STEIN; BLENCKE; CALISSANO; CAPENER; DAINELLI; DUCAMP u. CARIEU; FAIRBANK; LERI; LORD; MAYER u. TESTU; PITKIN u. PHEASANT). PITKIN u. PHEASANT geben nur eine einzige kasuistische Darstellung, erwähnen aber, daß sie unter 506 Ischiasfällen 68mal, also in 13,4% eine alternierende Skoliose gefunden hätten.

Die meisten Autoren geben an, daß heterolog und homolog die Krümmung gleich stark sei. Abweichend von diesen Angaben behauptet DUCAMP und CARIEU, daß in der Regel die homologe Krümmung weniger stark sei als die heterologe. In einem eigenen Fall war die Krümmung heterolog konvex etwas weniger stark als homolog konvex. Eine der beiden Skolioserichtungen ist die Dauerhaltung, während die andere nur zeitweilig, meist nur sehr kurzzeitig eingenommen wird. In der Dauerhaltung sind die Schmerzen am geringsten. Bei einem Teil der Beobachtungen war die homolog konvexe (LERI; MAYER), bei einem anderen Teil die heterolog konvexe (REMARK; FOPP; BLENCKE; CARPENER; MAYER u. TESTU) die Dauerhaltung. Über längere Zeiträume kann der Richtungssinn der Dauerhaltung wechseln (CALISSANO). Wie lange die vorübergehende Haltung beibehalten wird, ist von Fall zu Fall verschieden und kann auch beim gleichen Individuum, insbesondere lageabhängig, wechseln. Bei einem Patienten von FOPP betrug die Kurzzeithaltung im Stehen 3 min, im Liegen 10 min.

Der Wechsel der Krümmungsrichtung kann spontan oder willkürlich erfolgen. Zunächst muß man von einer eigentlichen alternierenden Kyphose die Fälle abtrennen, bei denen ein Seitenwechsel als Folge eines Seitenwechsels der Ischias eintritt, wobei also eine Dauerhaltung in die andere übergeht. Meistens handelt es sich in diesen Fällen um ein einmaliges Ereignis. In den Fällen von VULPIUS und von BERBEZ war dabei die Skoliose zur jeweiligen Ischiasseite heterolog. Die Fähigkeit zum willkürlichen Seitenwechsel wurde in den Fällen von REMARK, FOPP, BLENCKE, CAPENER; MAYER u. TESTU verzeichnet.

Ein Patient von REMARK konnte den Seitenwechsel dadurch provozieren, daß er von Rückenlage in die Bauchlage wechselte. Die Lage, die zum Seitenwechsel führte, wurde also willkürlich eingenommen. Der eigentliche Wechsel vollzog sich aber unwillkürlich. Bei einem Patienten von STEIN stellte sich der Seitenwechsel jedesmal ein, wenn er sich setzte. In einem Fall von MAYER stellte sich nach Streckung des Patienten in einem Flaschenzug unwillkürliche Umkrümmung ein. In den meisten anderen Fällen versuchten die Patienten durch gezielte willkürliche Bewegungen die Umkrümmung herbeizuführen, und sich dadurch Schmerzerleichterung zu verschaffen. In der Regel handelte es sich um Aufrichtungsbewegungen mit Aufstützen der Arme an den Oberschenkeln, einem Stuhl oder an einem sonstigen Gegenstand. Mitunter wird ein Seitenwechsel nur einmal verzeichnet (PHULPIN), häufiger besteht der willkürliche oder unwillkürliche Seitenwechsel aber während der ganzen Ischiasschmerzperioden. Manche Patienten bieten dieses Phänomen bei successiven Ischiasattacken dar, während es bei anderen nur während einer Schmerzperiode auftritt.

Meistens führt der Patient den Seitenwechsel dann willkürlich herbei, wenn die Dauerhaltung stärker schmerzhaft wird, um sich Erleichterung zu verschaffen. Außer der Aufrichtungsbewegung vollführt er dabei eine Bewegung nach der krümmungsabgewandten Seite (Abb. 169a–c). Die plötzliche Umkehr der Krümmungsrichtung kann schmerzlos sein oder auch einen momentanen kurzzeitigen Schmerz verursachen. Der Umkrümmungsschmerz kann Lumbagoqualität oder radikuläre Qualität haben.

Im Moment der Umkrümmung können vom Patienten, mitunter auch von anderen Personen, schnappende Geräusche wahrgenommen werden (PITKIN, FAIRBANK sowie DUCAMP und CARIEU). Wahrscheinlich handelt es sich um ein Vacuumgeräusch in dem Zwischenwirbelkörperraum, ähnlich dem Geräusch, das sich willkürlich bei Zug an den Fingern auslösen läßt. Die von DUCAMP und CARIEU gegebene Erklärung, daß eine Sehne oder ein Bindegewebsstrang über den Dornfortsatz wegrutsche und dadurch das Geräusch verursache, ist wenig einleuchtend.

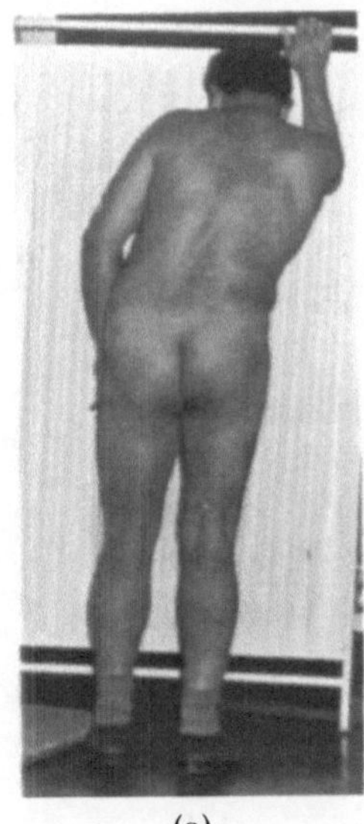

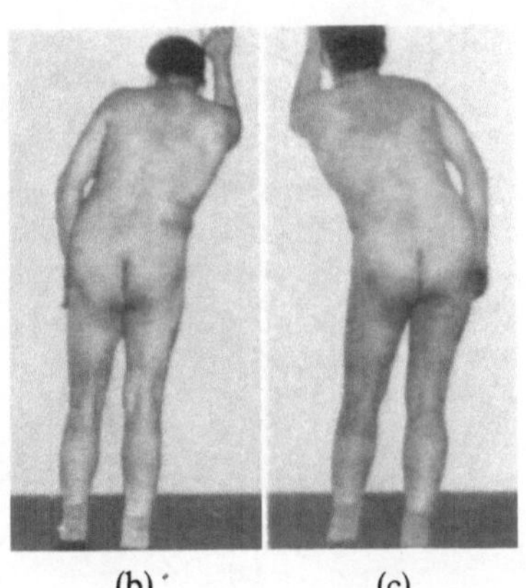

(a) (b) (c)

Abb. 169a–c. Alternierende Ischiasskoliose. (a) Überhang nach der schmerzfreien rechten Seite. (b) Aufrichten aus dem gesundseitigen Überhang im Moment der Umkrümmung. (c) Linksseitiger, krankseitiger Überhang

In der Mehrzahl der Fälle wurde das Alternieren der Ischiasskoliosen bei Patienten verzeichnet, die schon eine oder mehrere Ischiasattacken hinter sich hatten. Die längste Dauer des Alternierens betrug 5 Jahre (LORD), meistens aber nur Wochen bis Monate.

ϑ) Röntgenbefunde bei der alternierenden Ischias

Detaillierte Röntgenbefunddokumentationen über die alternierende Ischias, die von den Franzosen auch als attitude en aiguile à bascule genannt wird, liegen nicht vor. Die erste Röntgenbefunddokumentation stammt von DAINELLI (1927). Er fertigte Röntgenaufnahmen in heterologer und homologer Stellung an. Sie zeigen ein normales Verhalten der Zwischenwirbelräume. Wahrscheinlich wurde der Schmerz aber durch einen Prolaps der letzten Lendenbandscheibe verursacht und der letzte Zwischenwirbelraum war auf dem Röntgenbild nicht zu überblicken. Das gleiche gilt für Röntgenbilder von CAPENER (1933). Auch auf Röntgenaufnahmen von PITKIN und PHEASANT (1936) ist kein pathologischer Befund an den Zwischenwirbelräumen dargestellt. Ich selbst habe ebenfalls Aufnahmen in homologer und heterologer Position anfertigen können. In der Position des gesundseitigen Rumpfüberhanges klaffte der zweitletzte Zwischenwirbelraum krankseitig stärker als die benachbarten Zwischenwirbelräume. Bei krankseitigem Rumpfüberhang stellte sich parallele Begrenzung des vorletzten Zwischenwirbelraumes ein, während sich die übrigen normal konvexseitig aufspreitzten (Abb. 170a und b, Abb. 171a und b).

ι) Pathogenese der Ischiasskoliose

Hinsichtlich der Ätiologie der Ischiasskoliose bestehen recht unterschiedliche Auffassungen (SERRA). Am einfachsten wird sie als Schmerzskoliose angesehen, die ihren Scheitelpunkt in Höhe der verschmälerten Bandscheibe hat (REGNER u. Mitarb.). KLEINBERG sucht ihre Ursache in einer Affektion der Fascien, Muskeln und Bänder des Beckens und der Iliosacralgelenke. BRAUN sah Übergangswirbel als Ursache der Ischiasskoliose an (BUCHHOLZ). Eine schmerzreflektorische Entstehung nehmen an: BÄHR, HOFFART; EHRET; GREKE; LORENZ; STEIN; BABINSKI. GORHAN glaubte, daß eine thorakale Krümmung das primäre sei. SACHS macht statische Momente verantwortlich. ALBERT erblickt in der Ischias scoliotica eine Entlastungshaltung. Andere führen sie wiederum auf eine Parese der Rumpfmuskulatur zurück (MANN; SCHUDEL). REGNER nimmt an, daß der Nucleus pulposus auf

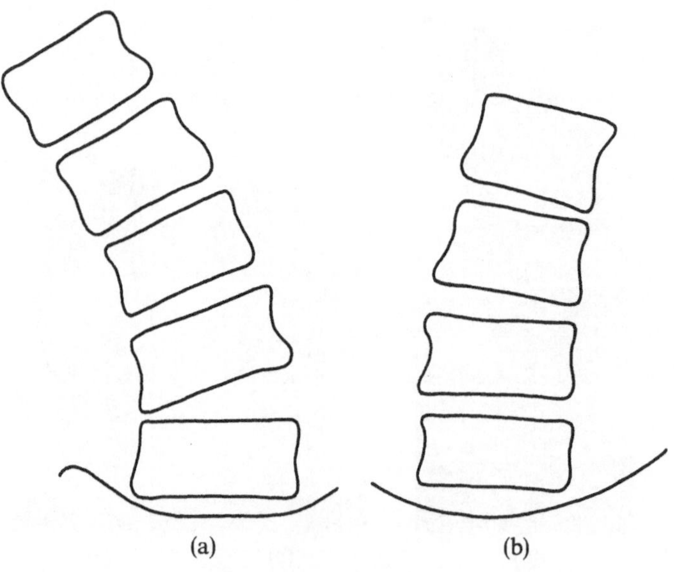

Abb. 170. (a) Pausen nach Röntgenaufnahme im Stehen in heterologer Position. Auf der schmerzfreien Seite ist der vorletzte Zwischenwirbelraum verschmälert, während er auf der linken kranken Seite stärker klafft, als die benachbarten Zwischenwirbelräume. (b) Aufnahme in homologer Position. Vorletzter Zwischenwirbelraum parallel begrenzt, während die benachbarten Zwischenwirbelräume eine physiologische, konvexseitige (rechts gesundseitig) Spreizung erkennen lassen

der Seite seines Austrittes aus dem Zwischenwirbelraum die Wirbelkörper spreizt und der Zwischenwirbelraum auf der Gegenseite verschmälert wird. Andere sehen die spastische Kontraktion der Muskulatur als Ursache an. Eine Schonhaltung in dem Sinne, daß die schmerzende Nervenwurzel durch Neigung des Körpers nach der Gegenseite entlastet wird, wird ebenfalls als Erklärung herangezogen (VULPIUS). Viel Wahrscheinlichkeit hat die Annahme, daß bei der heterologen Skoliose die Zwischenwirbellöcher auf der schmerzenden Seite erweitert werden. Hiermit sind jedoch die homologen Skoliosen nicht erklärt (DAINELLI). COSTE schuldigt wenigstens in einem Teil der Fälle die einseitige Verschmälerung des Zwischenwirbelraumes infolge des Nucleusaustrittes an. PAL glaubt, daß ein Platt- oder ein Knickfuß eine ursächliche Rolle in der Entstehung einer Ischiasskoliose spiele. ARMSTRONG führt die Ischiasskoliose auf eine extrathecale Reizung der Wurzel durch den Prolaps zurück, LINDEMANN, KUHLENDAHL und RATHKE auf eine Tonusänderung der Rückenmuskeln infolge Reizung des Nervus sinuvertebralis. Die auslösende Ursache der reflektorischen Verspannung muß nicht immer eine Bandscheibendegeneration sein. Auch entzündliche Veränderungen an den Gelenkfortsätzen können als Ursache in Frage kommen.

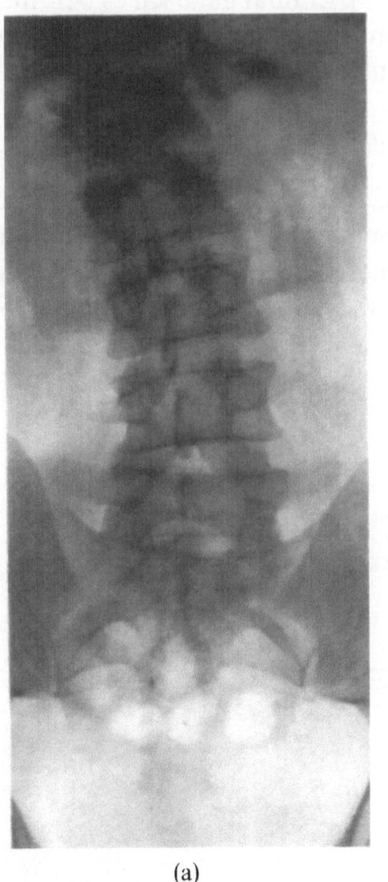

(a)

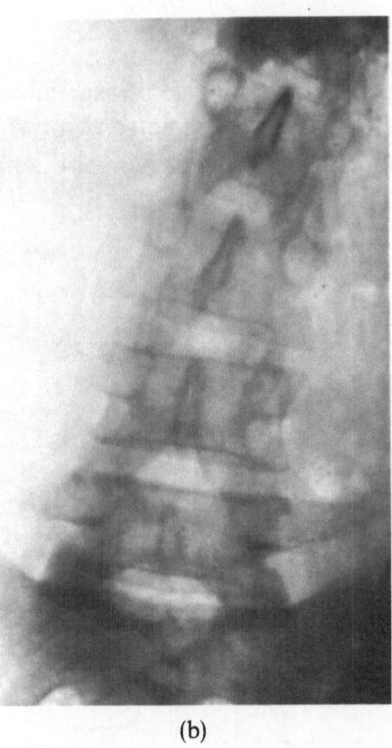

(b)

Abb. 171. (a) Rechtskonvexer Überhang. Überhang des Oberkörpers mit geringfügiger linkskonvexer tieflumbaler Skoliose bei rechtsseitiger Verschmälerung des vorletzten Zwischenwirbelraumes bei einem Patienten mit linksseitiger Ischias. Der Überhang war also zur Ischias heterolog. (b) Der Patient konnte unter Zuhilfenahme der Arme willkürlich den Überhang nach links überschnappen lassen, wobei ein Geräusch hörbar war. Die rechtsseitige Verschmälerung des vorletzten Zwischenwirbelraumes parallelisierte sich dabei, während die cranial anschließenden Zwischenwirbelräume eine linksseitige Verschmälerung entsprechend der haltungsbedingten Verformung anzeigten. Der Überhang war also jetzt homolog

Nach SPERLING verkrümmt sich die Lendenwirbelsäule schmerzseitig konkav (LINDEMANN; STROHWASSER). Nach THOMSEN haben die konvexseitigen Muskelspannungen mit der Ischias direkt nichts zu tun, sondern sie resultieren aus den statischen Gegebenheiten. Die konkavseitigen Verspannungen stellen dagegen echte schmerzreflektorische Muskelkontraktionen dar.

Die reflektorische Abflachung der sagittalen Wirbelsäulenkrümmungen als Folge eines Bandscheibenvorfalles könnte im Sinne der Heuerschen Theorie eine skoliogene Wirkung entfalten.

SAIDMAN nahm an, daß ein Prolaps von S1 einen homologen und ein Prolaps von L5 einen heterologen Überhang verursache (Abb. 172a und b). WEIL glaubte, daß sich ein homologer Überhang einstelle, wenn der Prolaps infolge Verlagerung der Nervenwurzel S1 medial von ihr zu liegen komme. Ein heterologer Überhang bilde sich aus, wenn der Prolaps lateral von der Wurzel liege (LANGE) und ein Alternieren stelle sich ein, wenn der Prolaps unter der Wurzel hindurchschlüpfe und sich damit die Lagebeziehung zwischen Prolaps und der Wurzel S1 umkehre (Abb. 173a und b). Eine eigene Beobachtung von einer alternierenden Ischiasskoliose hat mir die Annahme nahegelegt, daß möglicherweise nicht die Nervenwurzel über den feststehenden Prolaps herüberrutscht, sondern daß sich der Prolaps in einer breiten dorsalen Rißbildung im Faserring aktiv gegenüber der Nervenwurzel verschieben könne (Abb. 174a–c). Einmal habe ich es bei einer Discographie erlebt, daß es im Moment der Kontrastmittelinjektion in den Nucleus pulposus zu einer Ischiasskoliose mit heterologem Überhang kam.

κ) Röntgenuntersuchung der Ischiasskoliose

Wenn die technischen Voraussetzungen gegeben sind, müssen die Aufnahmen der Wirbelsäule bei der Ischiasskoliose immer im Stehen angefertigt werden, am besten als Ganzaufnahmen. Im Liegen verschwinden sie manchmal ganz oder sie werden doch wesentlich geringer. Eine gleichzeitige Abflachung bzw. Aufhebung der Lendenlordose oder

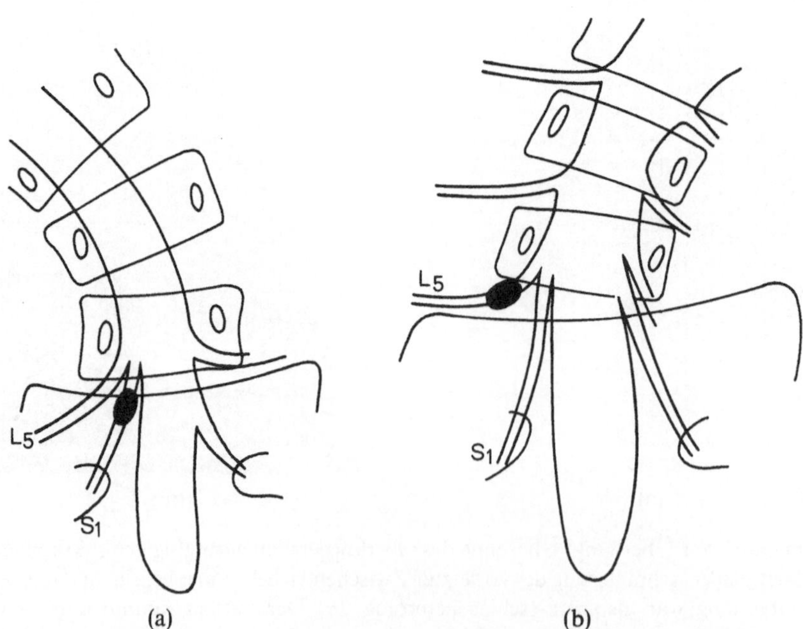

Abb. 172. (a) Nach der Vorstellung von SAIDMAN soll die Ischiasskoliose krankseitig konkav (homolog) sein, wenn der Prolaps die Wurzel S_1 irritiert. (b) Wenn der Prolaps die Wurzel L_5 irritiert, soll die Ischiasskoliose krankseitig konvex (heterolog) sein mit Rumpfüberhang nach der gesunden Seite

gar der Kyphosierung der Lendenwirbelsäule erkennt man auch auf der a.p.-Aufnahme und zwar dadurch, daß sich sämtliche Zwischenwirbelräume völlig frei projizieren. Fast immer ist der Zwischenwirbelraum, von dem der Prolaps ausgeht, auf der a.p.-Aufnahme ungleich breit. Das gleiche Phänomen ist auch an benachbarten Zwischenwirbelräumen, aber meist weniger ausgeprägt, zu finden. Die Rotation fehlt nicht ganz, aber sie ist sehr gering. In den Fällen, in denen die Zwischenwirbelräume nicht nur in Höhe des Prolapses, sondern auch an den Nachbarsegmenten ungleich breit sind, kann man ein selektives Klaffen erzielen, indem man Aufnahmen in Seitenneigung von der Seite des Überhanges weg anfertigen läßt. Bei Delordose oder Kyphosierung der Lendenwirbelsäule findet sich ein dorsales Klaffen der Zwischenwirbelräume. Es kann auf den Prolapszwischenwirbelraum beschränkt sein oder die benachbarten Zwischenwirbelräume mitbetreffen. Im letzteren Fall verschwindet es an den Nachbarzwischenwirbelräumen bei Dorsalflexion und bleibt nur an dem Prolapszwischenwirbelraum bestehen.

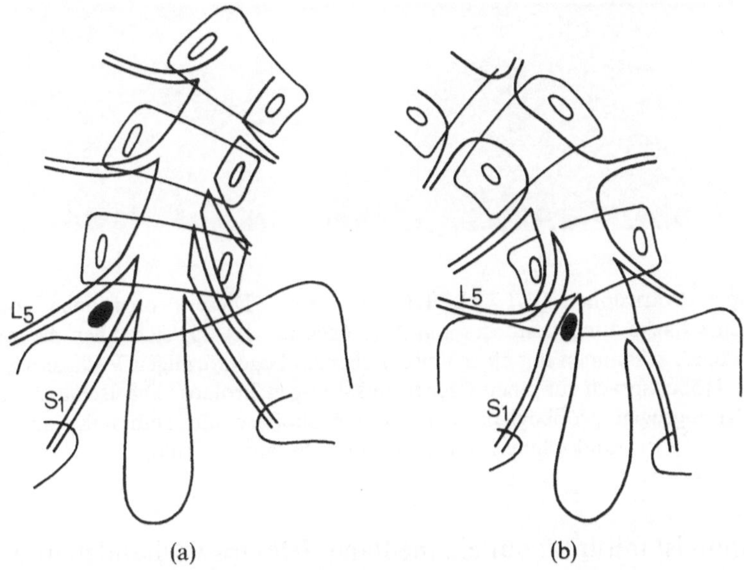

Abb. 173. (a) Schematische Darstellung der Theorie von WEIL über die Ursache der heterologen und homologen Krümmung der Ischiasskoliose. Die Krümmung ist krankseitig konvex (heterolog) mit Überhang des Oberkörpers nach der gesunden Seite, wenn der Prolaps lateral von der Wurzel S_1 liegt. (b) Die Krümmung ist krankseitig konkav (homolog) mit Rumpfüberhang der kranken Seite, wenn der Prolaps medial von der Wurzel S_1 liegt

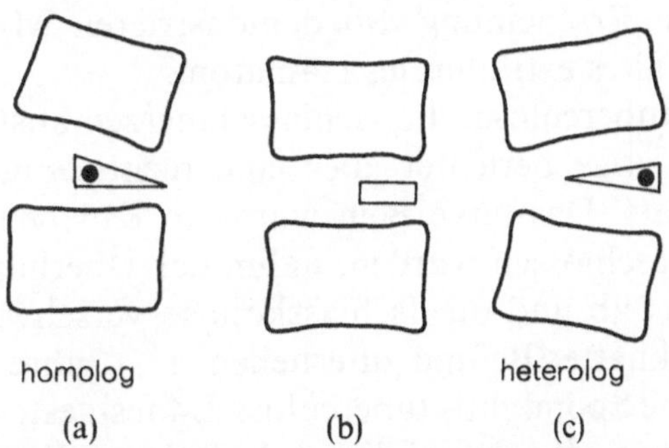

Abb. 174a–c. Schematische Darstellung des Verhaltens eines Prolapses bei heterologer und homologer Krümmung, wenn ein breiter, horizontal verlaufender Riß in der dorsalen Faserringcircumferenz besteht. Bei homologer Krümmung (a) verlagert sich der Prolaps nach medial und bei heterologer nach lateral (c). Daß in diesem Fall bei homologer Krümmung auf der Röntgenaufnahme der Zwischenwirbelraum parallele Begrenzung aufwies (b), steht nicht im grundsätzlichem Widerspruch zu diesem Erklärungsversuch

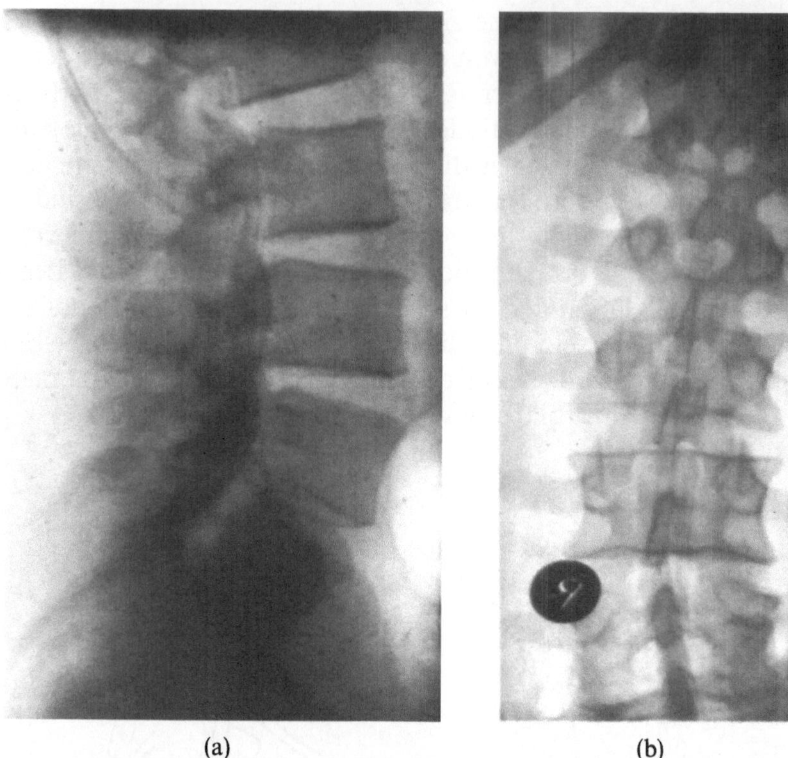

(a) (b)

Abb. 175. (a) Multiple Protrusionen L1/L2, L2/L3 und L3/L4. Diese Protrusionen konnten nicht seitenlokalisiert werden. Eine flache Eindellung des Lumbalsackes bei L4/L5, sich über die ganze Wirbelkörperrückfläche L5 erstreckend, zusammen mit einer umschriebenen, bogenförmigen Verlagerung des Lumbalsackes nach rechts in dieser Höhe, sprach für einen flachen linksseitigen Prolaps. Die Ischiassymptomatik betraf die linke Seite. (b) Die geringfügige großbogige rechtskonvexe Skoliose war zum linksseitigen Schmerzsyndrom und schmerzverursachenden Prolaps heterolog

Im Myelogramm ist mitunter nur ein medianer Prolaps vorhanden und die Seitenbeziehung kann dann nur zum Ischiasschmerz und nicht zum Prolaps hergestellt werden. Auch bei multiplen Prolapsen kommen Skoliosen vor (Abb. 175a und b).

λ) Nichtprolapsbedingte Ischiasskoliose

Skoliosen treten nicht nur bei der Bandscheibenischias, sondern auch bei der Wurzelischias anderer Ätiologie in Erscheinung. So demonstrieren MAROUN und JACOB einen Fall, verursacht durch ein altes extradurales Hämatom.

Auch eine Spondylitis tuberculosa, die Ischiasschmerzen auslöst, kann mit einer Skoliose einhergehen. WOHLANDER berichtet über eine rechtsseitige Ischias mit Überhang des Oberkörpers nach rechts. Das linke Bein wurde in Kniebeugung immer nach vorne gestellt. Wenn die Beine geschlossen wurden, nahm der Überhang zu. Nach Röntgenbestrahlung nahm die Ischias ab und die Ischiasskoliose verschwand. Zu dieser Zeit war röntgenologisch kein krankhafter Befund zu erheben. $1^1/_2$ Jahre nach dem Auftreten der Ischias scoliotica wurde eine Spondylitis tuberculosa L4 festgestellt. Die Ischias war wahrscheinlich das erste Symptom der Spondylitis tuberculosa, die sich zu dieser Zeit noch nicht durch sonstige Befunde manifestierte. Die Bestrahlung hatte Schmerzfreiheit bewirkt, so daß die Spondylitis unerkannt fortschreiten konnte. LOGROSCINO hat bei Osteoid-Osteom der Wirbelsäule eine Skoliose beschrieben. STROHWASSER berichtet über ein ischiasskolioseartiges Zustandsbild bei Hüftlendenstrecksteife.

Mitunter machen statische Skoliosen infolge Affektionen an den unteren Extremitäten oder am Becken auch lumbago-ischialgiforme Beschwerden, so daß eine Verwechslung mit einer primären Ischiasskoliose möglich ist (COSTE).

WEICKERT und WAHL berichten über eine nicht prolapsbedingte Ischiasskoliose, verursacht durch eine juvenile Knochencyste des Kreuzbeines und des Bogens vom 5. Lendenwirbel (s. auch Kap. K.II.10.: Skoliosen bei intracanaliculären Wirbelsäulentumoren, S. 344).

j) Berufsskoliosen

Eine weitere Ursache für Haltungsskoliosen sollen Dauerhaltungen sein, die meistens aus beruflichen Gründen eingenommen werden. Unter den sogenannten Lehrlingsskoliosen werden sich jedoch häufig die adoleszenten Formen der idiopathischen Skoliose verbergen (ELSNER). SCHULTHESS will bei Gondolieri in Venedig thorakale Haltungsskoliosen gefunden haben.

STEWARD, WEBB und HEWITT fanden bei Arbeitern in der Schuhbranche und Holzbranche einen erhöhten Prozentsatz von Skoliosen, ohne daß sie näher auf die Zusammenhänge eingehen.

MUNGO und GUARINO haben bei 62 Fernfahrern 27mal eine Skoliose im Brustabschnitt gefunden, deren Scheitel am häufigsten zwischen dem 6. und 10. Brustwirbel lag. In drei Fällen war eine kompensatorische Lendenskoliose vorhanden und 10mal bestand ein leichter Grad von Kyphose. In weiteren 9 Fällen waren linkskonvexe Skoliosen der Lendenwirbelsäule vorhanden. 49 Fernfahrer gaben Wirbelsäulenschmerzen an. In den meisten Fällen war die thorakale Skoliose linkskonvex, weil die Fahrer während der Fahrt den Oberkörper meistens nach links neigen. Die kompensatorischen Lendenskoliosen waren rechtskonvex.

JEANMART sowie LUYOT beobachten bei Arbeitern, die Balken auf einer Schulter trugen, nach 2–3jähriger Berufstätigkeit bleibende Thorakalskoliosen mit Konkavität auf der Gegenseite der belasteten Schulter.

k) Schulskoliosen

Zu den sogenannten Berufsskoliosen ist noch die Schulskoliose zu rechnen (BACKER und SCHLEGEL). Die Autoren glauben, daß das Tragen schwerer Aktentaschen bei Kindern skoliotische Haltungsschäden verursacht.

SCHULTHESS vertritt die Ansicht, daß die Schule infolge des Sitzens und des Schreibzwanges zur Skolioseentstehung Veranlassung geben könne. Einen Überblick über die ältere Literatur gibt KRUG.

Diese angeblichen Schulskoliosen hat man früher vielfach auch als die Ursache der strukturellen, idiopathischen Skoliose angesehen (BLENCKE). KIRSCH fand bei Schuluntersuchungen in den Ober- und Unterklassen annähernd gleich viel fixierte Skoliosen. In den Oberklassen waren die Haltungsskoliosen häufiger, was man auf die Einflüsse des Sitzens und der Schreibhaltung zurückführen könnte. MAAS behauptet, daß sich infolge Gelenkkontrakturen aus einer Haltungsskoliose der Schulkinder eine bleibende strukturelle Skoliose entwickeln könne. Die Entstehung der bleibenden Skoliosen aus sogenannten Schulskoliosen ist aber durch CHLUMSKY widerlegt, der darauf hingewiesen hat, daß bei Analphabeten Skoliosen gleich häufig sind.

l) Nephrogene Skoliosen

Da über Skoliosen bei Nierenerkrankungen einige Literatur entstanden ist und diese Skoliosen, wenigstens so wie sie beschrieben wurden, unter die Haltungsskoliosen zu klassifizieren sind, soll auch dieser Frage eine kurze Betrachtung gewidmet sein.

BLUMENSAAT und NESTMANN fanden bei Nephrolithiasis krankheitskonvexe Skoliosen, bei Hydronephrose, Pyonephrose, Pyelitis, Tuberkulose und Paranephritis krankheitskonkave Verbiegungen der Lendenwirbelsäule. Bei Ren mobilis herrschte ebenfalls die Konkaveinstellung vor, während die Haltungsanomalien bei Tumoren ein wechselndes Verhalten hinsichtlich der Richtung zeigten. Die skoliotische Einstellung der Wirbelsäule war ausgleichbar und nicht struktureller Natur.

Um den Einwand zu entkräften, daß es sich um ein zufälliges Zusammentreffen von Nierenerkrankungen mit physiologischen Skoliosen handele, stellten die Verfasser Vergleichsuntersuchungen an 100 Wirbelsäulenaufnahmen an, die von Patienten ohne Nierenerkrankungen stammten. Sie stellten dabei in 27% linkskonvexe und in 7% rechtskonvexe Skoliosen der Lendenwirbelsäule fest. Unter einer Gruppe von Nierensteinerkrankungen ohne sonstige Begleitaffektionen der Nieren, waren dagegen in 86,1% krankseitig konvexe Wirbelsäulenverkrümmungen vorhanden. 8,3% hatten krankseitig konkave und nur 5,6% keine Skoliosen. Auf Grund dieser Ergebnisse halten sich die Autoren für berechtigt, die Existenz von nephrogenen Skoliosen als gesichert anzunehmen. Diese Ansicht wurde auch von RÉVÉSZ; BEER; LIPSETT; CARTY; BENDER und GIROLAMO vertreten. Die beiden letzten Autoren haben Skoliosen bei Wandernieren beschrieben. Nach GIROLAMO gibt es bei der Ren mobilis eine homologe und eine heterologe Form der Skoliose wie bei der Ischiasskoliose (DIEULAFÉ; SCHMORL und JUNGHANNS).

BENDER glaubt, daß es sich bei diesen sogenannten nephrogenen Skoliosen um eine Schonhaltung handele, CARTY, daß sie durch Muskelspasmen verursacht werden. BLUMENSAAT und NESTMANN schuldigen eine direkt fortgeleitete Beeinflussung der Muskulatur

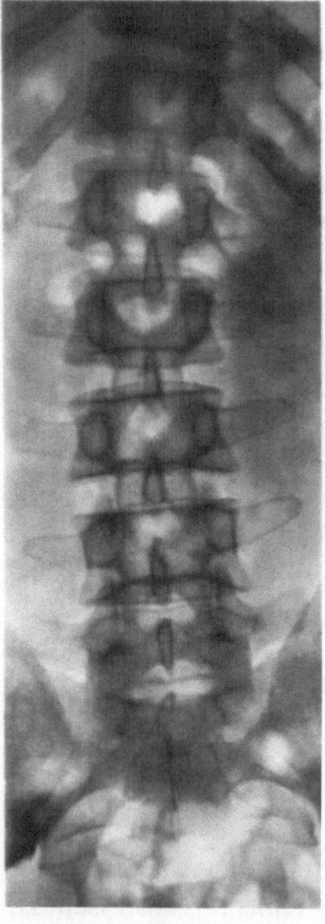

(a)

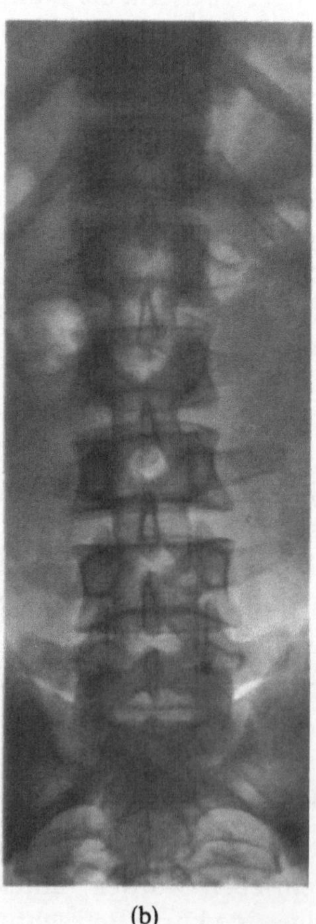

(b)

Abb. 176. (a) Bei linksseitiger Steinkolik eine großbogige rechtskonvexe Schmerzskoliose. (b) Nach Steinabgang ist die Skoliose verschwunden

durch die Nierenerkrankung und zentral bedingte willkürliche und unwillkürliche Änderung des Spannungszustandes der Muskulatur an. Daß die nephrogene Skoliose nicht statisch bedingt sein kann, ergibt sich aus ihrem Vorkommen bei bettlägerigen Patienten.

Blatt sowie Blumensaat haben, um die tatsächliche Existenz nephrogener Skoliosen nachzuweisen, Versuche an Kaninchen angestellt, indem sie experimentell Hydronephrosen erzeugten. Es stellten sich überwiegend krankheitskonkave Verkrümmungen ein, die aber, wie die Autoren einräumen, nicht so ausgeprägt waren, wie beim Menschen, was sie darauf zurückführen, daß die Wirbelsäule des Vierbeiners sehr leicht und sehr schnell in die Kyphose ausweiche.

Giraudi kommt auf Grund seiner Untersuchungen zu dem Schluß, daß es keine nephrogenen Skoliosen gibt, sondern daß es sich um ein zufälliges Zusammentreffen von physiologischen und leichten Formen von pathologischen Skoliosen mit Nierenerkrankungen handelte. Vor allen Dingen bei großen Tumoren, Sacknieren und paranephritischen Abszessen kommen aber doch leichte Wirbelsäulenverbiegungen vor, die man unbedingt in eine ätiologische Beziehung mit diesen Erkrankungen bringen muß.

Nach meiner persönlichen Erfahrung sind im allgemeinen bei Nierenaffektionen, die nicht mit einer beträchtlichen Volumenvergrößerung einhergehen, keine Skoliosen nachweisbar, die das Maß der physiologischen Skoliose übersteigen. Vereinzelt habe ich jedoch Fälle beobachtet, bei denen während einer Steinkolik eine recht ausgeprägte Skoliose auftrat, die nach Steinabgang wieder verschwand (Abb. 176a und b). Man muß demnach eine schmerzreflektorische Entstehung annehmen (Abb. 177a und b).

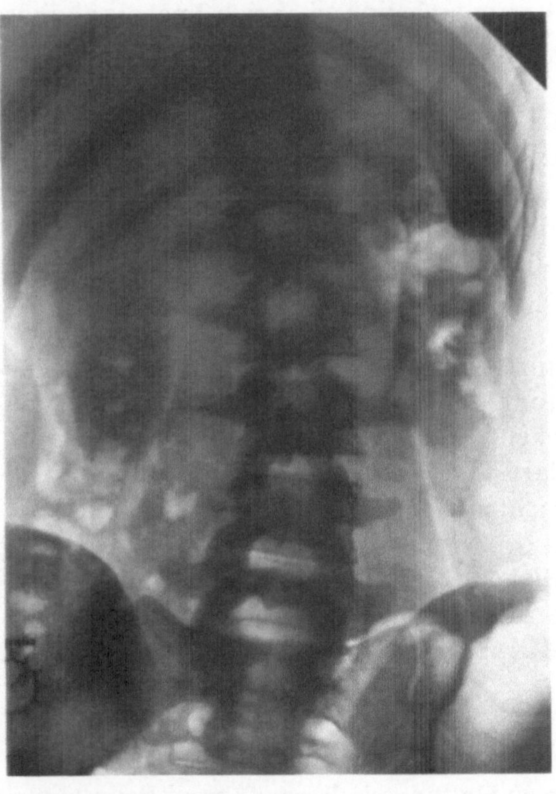

(a)

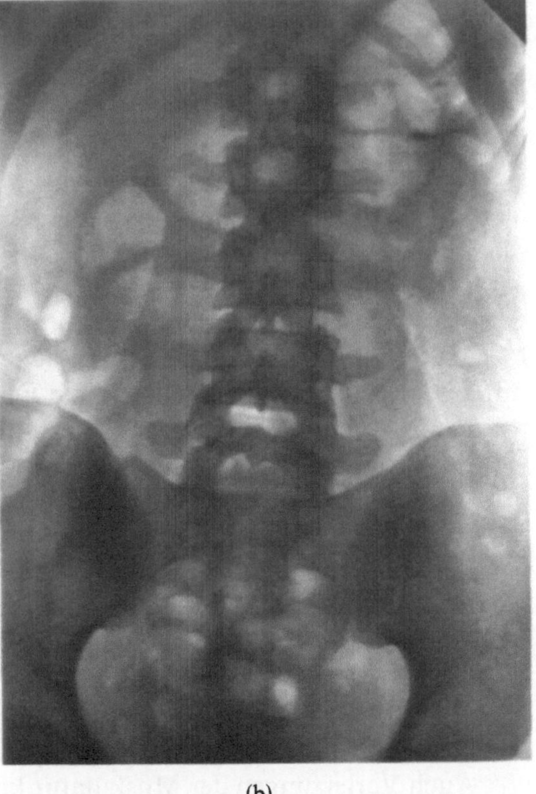

(b)

Abb. 177. (a) Linkskonvexe Skoliose der Lendenwirbelsäule bei Steinkolik rechts. Mehrere Aufnahmen nach erneuter Lagerung zeigen den gleichen Befund. (b) Aufnahme vom gleichen Patienten nach Steinabgang. Die Skoliose ist verschwunden. Man muß annehmen, daß sie schmerzreflektorischer Natur war

BLUMENSAAT und NESTMANN haben darauf hingewiesen, daß es auch Fälle von primären Skoliosen gibt, die sekundär eine Nierenerkrankung verursachen (FALK). So soll konvexseitig mitunter durch die Skoliose eine Hydronephrose oder Pyonephrose entstehen. Ihrer Ansicht, daß im Kindesalter aufgetretene nephrogene Skoliosen zu einer strukturellen Skoliose führen könnten, kann man sich nicht anschließen.

m) Haltungsskoliosen bei sonstigen, abdominalen Erkrankungen

In Analogie zu den nephrogenen Skoliosen wurde von ZANETTI die Existenz von Haltungsskoliosen, hervorgerufen durch Erkrankungen der Leber und Gallenblase angenommen (SCHMORL und JUNGHANNS). MAYET und DELAPCHIER wollen bei skoliotischen Kindern in 37% eine Appendicitis chronica gefunden haben. Sie soll schmerzreflektorisch entstanden sein und aus einer linkskonvexen Lendenkrümmung mit kompensatorischer rechtskonvexer Krümmung der Brustwirbelsäule bestehen (SAIDMAN).

n) Bei Sehstörungen

Unter weiteren Ursachen von Haltungsskoliosen sind Sehstörungen zu nennen. Sie müssen von den oculären Skoliosen (s. dort) unterschieden werden, die ein oculovertebrales Mißbildungssyndrom darstellen. BARON und CABAU geben an, daß es bei Augenmuskelstörungen zu einer Neigung der pupillären Achse kommt, die durch eine Neigung des Kopfes ausgeglichen wird. Diese Kopfneigung hat ihrerseits wieder eine Haltungsskoliose zur Folge, die nach der Seite der höherstehenden Pupille konvex ist. Nachdem sie diese Augenfehler bei 9 Kindern durch prismatische Gläser korrigiert hatten, glich sich 2mal die Skoliose vollständig aus, 4mal wurden mittlere Korrekturen und 3mal leichte Korrekturen erzielt (RAEDEMANN; RAVAGLIA und BORIONI).

DIETRICH und SLACK konnten im Röntgenbild die Schiefhaltung des Kopfes am deutlichsten festhalten, wenn die Aufnahmen im Stehen gemacht wurden und der Patient aufgefordert wurde, einen Gegenstand zu fixieren. Die zervikale Krümmung ist gewöhnlich nach der Seite des gelähmten Augenmuskels gerichtet. Eine einfache oder doppelte kompensatorische Krümmung wird nicht selten an den caudalen Wirbelabschnitten gefunden (BARON u. SOUDET; CUIGNET; DALLWIG; RISLEY; RUEDEMANN; STEPHENSON; WADSWORTH; VERZELLA, GRAZIANI u. DEL FIUME).

MÜNZENBERG beobachtete bei Blinden vereinzelt Skoliosen, die er auf die als Lauschhaltung bezeichnete gewohnheitsmäßige Fehlhaltung des Kopfes bei Blinden ursächlich zurückführte. Häufiger sind aber hohlrunde Rücken und Flachrücken.

Bei Skoliosen bei der Embryopathia rubeolaris GREIG mit Katarakt und Mikrophthalmie wurden ebenfalls Haltungsskoliosen beobachtet (s. auch Kap. K.II.44.: Oculäre Skoliosen, S. 397 und Kap. I.II.8.: Fehlhaltungen bei Augenaffektionen, S. 83).

In der älteren Literatur wurde verschiedentlich auf Skoliosen bei Nasen- und Ohrenerkrankungen hingewiesen (ZIEM) (s. auch Kap. S.2: Schiefhals beim Grisel-Syndrom, S. 588; Kap. S.11.: Auriculärer Schiefhals, S. 601 und Kap. S.12.: Oculärer Schiefhals, S. 601.

o) Bei Muskelverletzungen

Auch Verletzungen der Muskulatur können zu Haltungsskoliosen führen. Beim akuten Schmerzzustand ist die Haltungsskoliose reparabel, bei ausgedehnten Muskelverletzungen, bei denen ein Ungleichgewicht im Muskelzug die Folge sein kann und bei narbigen Veränderungen kann es u.U. sogar zu fixierten Skoliosen kommen. Bei einer Stichverletzung der rechten Rückenseite infolge eines Sturzes in ein spitzes Eisenstück bestand vorübergehend eine linkskonvexe Skoliose (Abb. 178).

Streng genommen gehört auch der oculäre Schiefhals (s. dort), wie er von REY u. HENTSCHEL; LANDOLT sowie BRADFORD beschrieben wurde, hierher. Es soll aber später bei der Besprechung des Schiefhalses hierauf nochmal des näheren zurückgekommen werden.

Auch einseitige Taubheit kann zu Haltungsskoliosen führen (INNES).

p) Hysterische Skoliosen

In der älteren Literatur existiert der Begriff der hysterischen Skoliose (BLENCKE). Sie soll nach ZESAS dadurch charakterisiert sein, daß sie plötzlich erscheint und wieder verschwindet und daß sie vorzugsweise bei jungen hysterischen Mädchen in der Pubertätszeit auftritt. Es soll sich praktisch immer um eine Totalskoliose handeln (VON HOVORKA). Die Tatsache der willentlichen Ausgleichbarkeit einer Skoliose kann aber nicht ohne weiteres als ein Beweis für ihre hysterische Natur gewertet werden. Es ist vielmehr anzunehmen, daß es sich um schlechte Haltung durch Muskelschwäche und Reflexstörungen handelt.

Eine einbogige Skoliose ohne strukturelle Veränderungen bei einem 10jährigen Mädchen, die sich im Liegen völlig ausgeglichen hatte, wurde von BRÜCKNER als psychogene Skoliose angesehen. Unter gymnastischer und psychotherapeutischer Behandlung verschwand sie völlig.

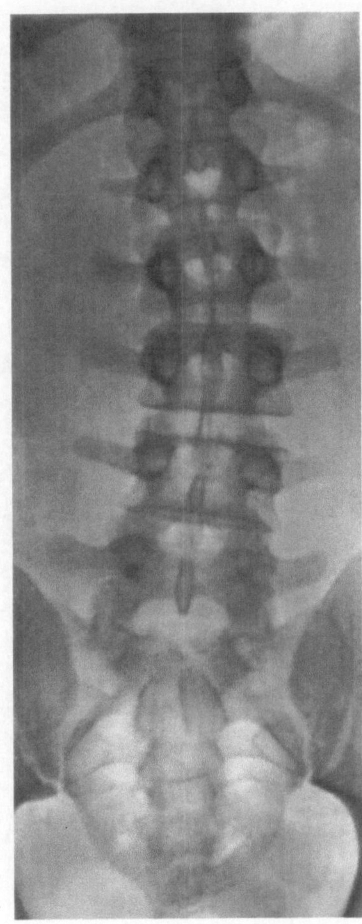

Abb. 178. Großbogige linkskonvexe Haltungsskoliose bei Messerstichverletzung rechts paravertebral in der Lendenregion

II. Strukturelle Skoliosen

Die strukturellen Skoliosen sind nicht ausgleichbar. Sie verschwinden bei Rumpfvorwärtsbeugen und Extension nicht. Die Sekundärkrümmungen sind nur anfänglich ausgleichbar und werden später ebenfalls zunehmend fixiert. Die Wirbel sind mehr oder weniger keilverformt und torquiert. Es besteht immer eine deutliche Rotation.

Die kleinen Wirbelgelenke erfahren eine Umformung, die der skoliotischen Krümmung der Wirbelsäulenachse angepaßt ist. Es kommt frühzeitig zu arthrotischen Veränderungen an den kleinen Wirbelgelenken. Bereits lange bevor sie im Röntgenbild sichtbar sind, sind entsprechende Veränderungen am Gelenkknorpel und dem Kapselbandapparat in Gange. So hat TÄGER bereits im 3. Lebensjahrzehnt bindegewebige Verödung der Gelenke auf der Konvexseite und völligen Knorpelverlust ohne Substitution auf der Konkavseite histologisch nachgewiesen. Loosersche Umbauzonen im Gelenkfortsatz stellen einen relativ seltenen Befund dar (Abb. 179).

Bei thorakalem Sitz findet sich ein Rippenbuckel bzw. eine Thoraxdeformierung. Strukturelle Skoliosen weisen in einem Teil der Fälle gleichzeitig Kyphosierungen auf. Der Prozentsatz wird sehr unterschiedlich angegeben (JAMES). Es kommen alle Übergänge zwischen Kyphosen, Skoliosen und Kyphoskoliosen vor. Bei der klinischen Untersuchung wird eine Kyphose sehr leicht durch einen Rippenbuckel vorgetäuscht (JAKOBY). Die kongenitale Skoliose und die Skoliose bei Neurofibromatose sollen am häufigsten mit einer gleichzeitigen Kyphose kombiniert sein.

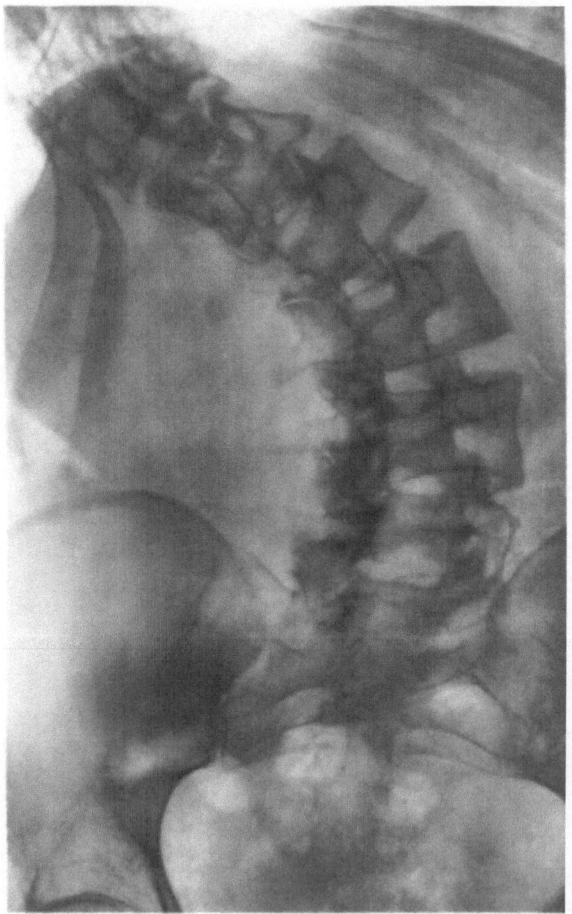

Abb. 179. Im Bereich des Krümmungsüberganges einer hochgradigen rechtskonvexen thorakalen Skoliose in die linkskonvexe Gegenkrümmung der Lendenwirbelsäule mit starkem Überhang nach rechts, ist im linksseitigen caudalen Gelenkfortsatz des 12. BW eine Umbauzone vorhanden. Konkavseitig sind die kleinen Wirbelgelenke stark arthrotisch verändert

Martens fand bei anatomischen Untersuchungen am Material der Schmorlschen Sammlung, daß am Skoliosebogen konkavseitig das vordere Längsband leicht abzuheben und verlagert war. Er stellte eine Abflachung der physiologischen Sagittalkrümmung fest. Für viele Fälle ist ein Flachrücken geradezu charakteristisch (Abb. 180a und b, 181a und b). Wie gesagt, ist ein weiteres Charakteristikum für die strukturelle Natur einer Skoliose die sogenannte Rotation, unter der wir aber gleichzeitig die Torsion und Keilverformung verstehen müssen. Der Grad dieser Verformung weist keine oder wenigstens keine völlige Parallelität zu dem Ausmaß der Skoliose auf. Oft wird angegeben, daß bei Lendenskoliosen der Grad der Rotation größer sei, da hier die rotationshemmenden Rippen fehlen. Aber auch dies hat keine unbedingte Geltung. Die Rotation ist oberhalb und unterhalb des Krümmungsscheitels gegensinnig (Meyer).

Die Wirbelbögen, die Bogenwurzeln und die Gelenkfortsätze sind konvexseitig verdünnt und verlängert, konkavseitig verdickt und verkürzt.

Die kleinen Wirbelgelenke sind konkavseitig flacher, konvexseitig mehr sagittal. Konvexseitig sind sie länger und dünner und mehr nach caudal gerichtet. Konvexseitig ist der Gelenkknorpel verdickt, konkavseitig verdünnt (Täger).

Die Dornfortsätze sind noch stärker konkavseitig torquiert als die Wirbelbögen und die Wirbelkörper (Abb. 182). Die Verbindungslinie der Dornfortsatzspitzen beschreibt eine flachere Kurve als die Verbindungslinie der Wirbelkörpermittelpunkte.

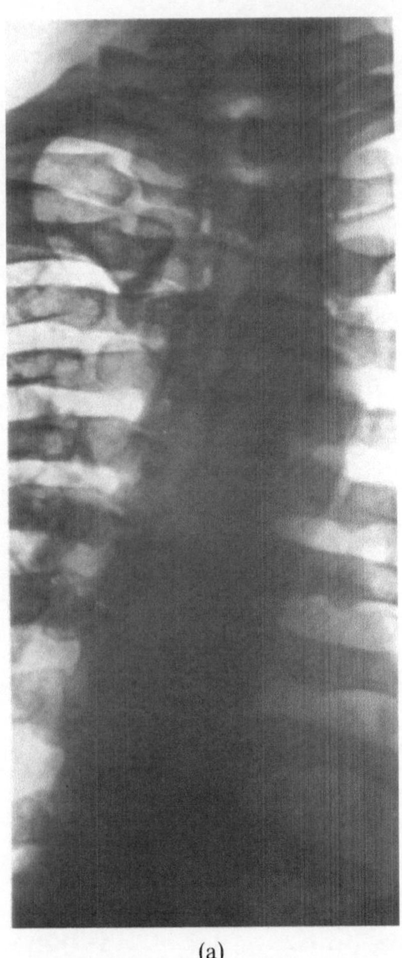

(a)

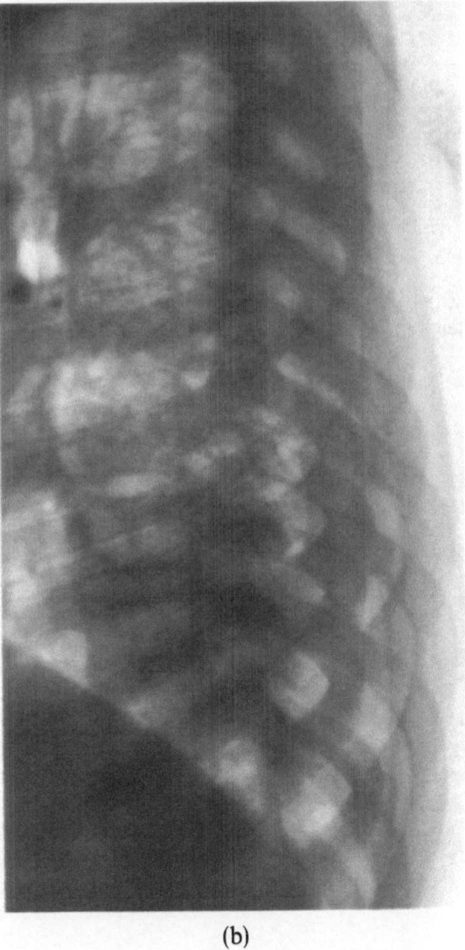

(b)

Abb. 180. (a) Hochthorakale linkskonvexe Skoliose. (b) Ausgeprägte gleichzeitige Lordose der Brustwirbelsäule, wobei die Wirbelsäule im Sinne eines Furchenrückens tief in den Thoraxraum verlagert ist

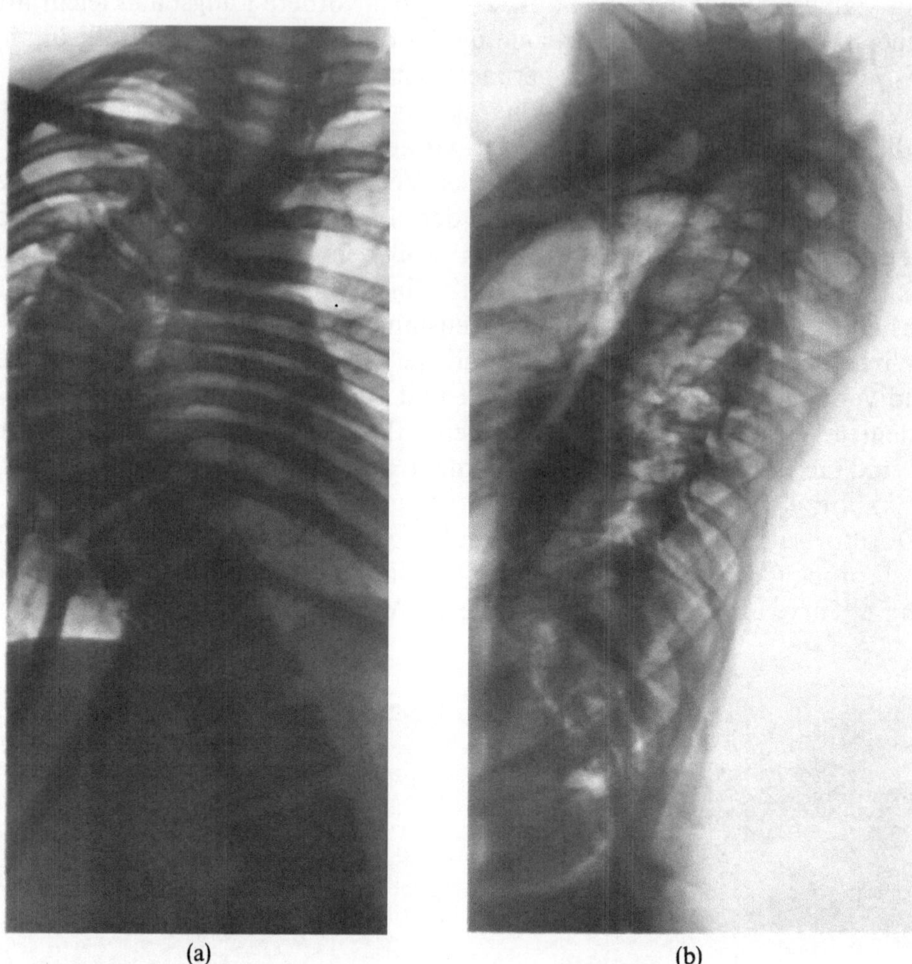

Abb. 181. (a) Idiopathische Skoliose mit thorakaler Primärkrümmung. (b) Die seitliche Wirbelsäulenaufnahme von der gleichen Patientin zeigt, daß die Skoliose nicht mit einer Kyphosierung, sondern mit einer Abflachung der Brustkyphose bis zur Lordose einhergeht

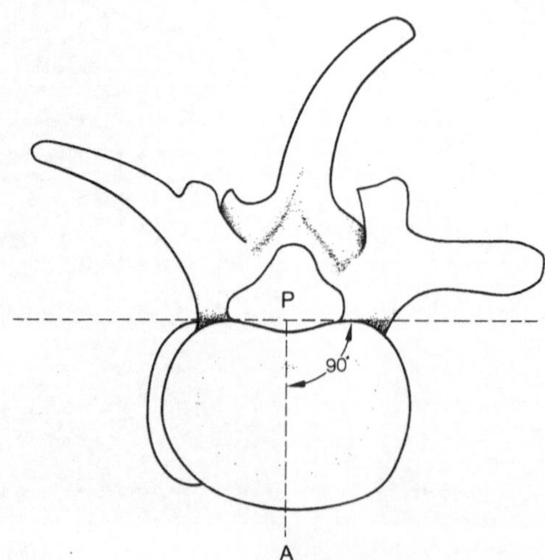

Abb. 182. Schematische Zeichnung nach einer Photographie des 3. Lendenwirbels, die die Veränderung an den Querfortsätzen, dem Dornfortsatz und den Bogenwurzeln zeigt. (Nach LONDON)

London beschreibt die Deformierung bei der strukturellen Skoliose aufgrund anatomischer Untersuchungen am Wirbelskelet. Er weist insbesondere auf die starke Verbiegung des Dornfortsatzes hin.

Delmas und Depreux haben das Verhalten der Zwischenwirbellöcher bei den Wirbelverkrümmungen untersucht. Sie stellten fest, daß bei der skoliotischen Krümmung im Krümmungsscheitel konkavseitig die Zwischenwirbellöcher verengt sind und daß diese Verengung im wesentlichen den unteren Anteil betrifft. Gleichzeitige Kyphosierung beeinflußt ebenfalls die Konfiguration der Zwischenwirbellöcher (Abb. 183a und b, 184).

Nash und Moe untersuchten das Röntgenbild der normalen Wirbel in unterschiedlicher Rotationsstellung, anhand der Abbildung der Bogenwurzel. Im Normalfall stellen sich die Bogenwurzeln symmetrisch dar. Beim 1. Grad der Rotation projiziert sich die Bogenwurzel auf einer Seite in die Wirbelkante, beim 2. Grad verschwindet sie nahezu völlig aus dem Wirbelkörper, beim 3. Grad ist sie nicht mehr sichtbar und die Bogenwurzel der drehungsabgewandten Seite projiziert sich in die Mitte des Wirbelkörpers, beim 4. Grad projiziert sich die Bogenwurzel der drehungsabgewandten Seite in die Wirbelkörperhälfte auf der Seite der Drehung (s. Abb. 23 und 25, S. 29 und 31).

Die charakteristische Verformung der Rippen bei der Skoliose geht aus einer schematischen Darstellung von Shifrin hervor (Abb. 185) (s. auch Kap. L.2.: Formveränderungen des Thoraxraumes bei der Kyphoskoliose, S. 411).

Bei jeder Skoliose besteht nach Roaf gleichzeitig eine Lordose mit einer relativen Verlängerung der vorderen Wirbelelemente. Die Lordose wird durch das Sternum in eine Kyphoskoliose umgekrümmt. An der normalen Wirbelsäule ist das Ligamentum interspinale etwas länger als das Ligamentum longitudinale anterius. Bei der Skoliose ist jedoch umgekehrt das Ligamentum longitudinale länger als das Ligamentum interspinale.

Zu den strukturellen Skoliosen gehören die idiopathischen Skoliosen, die Lähmungsskoliosen, die kongenitalen Skoliosen, die thorakogenen Skoliosen, die Skoliosen nach destruktiven Wirbelveränderungen, die Skoliosen bei neurologischen und muskulären

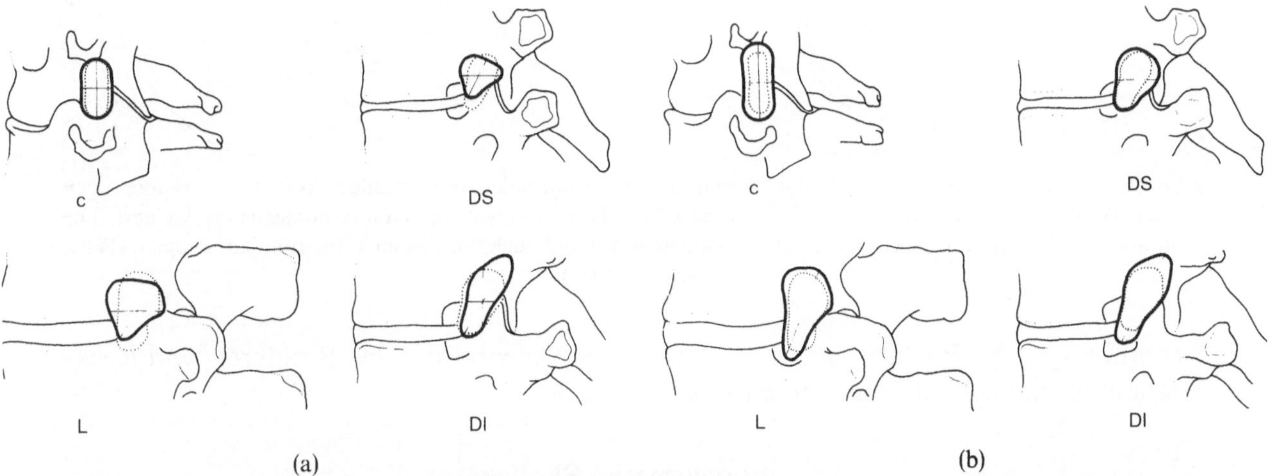

Abb. 183. (a) Formveränderungen der Zwischenwirbellöcher bei einer Verstärkung der thorakalen Sagittalkrümmung. Die normale Zwischenwirbellochkontur ist als punktierte Linie eingezeichnet. Man achte auf die typische Deformierung im Bereich des Krümmungsscheitels (*D I*) und auf die Erweiterung im oberen Thorakalbereich (*D S*) und im Lendenbereich (*L*). (Nach Delmas u. Depreux, 1953). (b) Formveränderungen der Zwischenwirbellöcher bei einer Verstärkung der Lendenkrümmung. Man beachte die Verlängerung in der Lendenregion und im unteren Brustabschnitt (*D I*) im Vergleich zu den punktiert eingezeichneten normalen Zwischenwirbellöchern

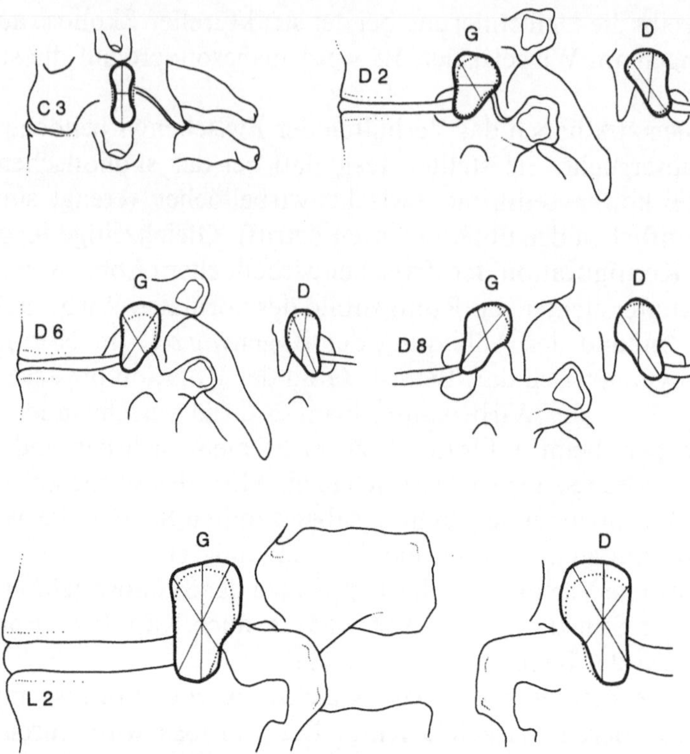

Abb. 184. Konvexseitige Formveränderungen der Zwischenwirbellöcher bei seitlicher Verkrümmung der Wirbelsäule. Zwischenwirbellöcher zwischen C3/C4, D12/D3, D6/D7, D8/D9, L2/L3. Man beachte ihre Verlängerung im Vergleich zu den normalen Zwischenwirbellöchern, die punktiert eingezeichnet sind. (Nach Delmas und Depreux)

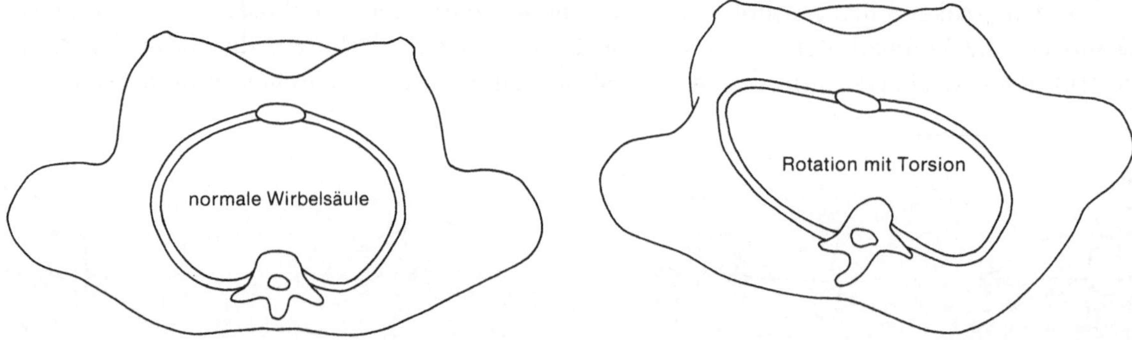

Abb. 185. Rotation mit Torsion (rechts) im Vergleich mit der normalen Wirbelsäule (links). Die Veränderungen an den Wirbeln und den Rippen sind deutlich zu sehen. Das Volumen des Thoraxraumes ist verkleinert. Die Rotation und Torsion verursacht hinten einen Rippenbuckel und auch vorn einen Vorsprung der Rippen. (Nach Shifrin, 1971)

Erkrankungen, bei Rachitis, bei Osteomalazie und Osteoporose, bei Bechterew und Recklinghausen und zahlreichen anderen Erkrankungen.

1. Idiopathische Skoliose

Von den übrigen strukturellen Skoliosen unterscheiden sich die idiopathischen Skoliosen dadurch, daß sie keine erkennbare Ursache aufweisen (Delatala; Finochietto; Giullano; Van Demark; Samson; Purrot; Ornilla; Elliott).

Sie gehen vielfach unter der Bezeichnung „essentielle Skoliosen", was durchaus zu vertreten wäre. Ich werde im folgenden allerdings nur von idiopathischen Skoliosen sprechen, um mich auf eine einheitliche Bezeichnungsweise festzulegen. Benennung als habituelle Skoliosen halte ich für völlig ungeeignet, da auch die Haltungsskoliosen als habituelle bezeichnet werden und sich hieraus Verwechslungen ergeben können.

SCHEDE sowie LANGE sprechen nicht von einer idiopathischen, sondern von einer echten Skoliose und dies erscheint durchaus begründet. Sie stellen als spezifisches Charakteristikum der echten Skoliose zum Unterschied von den Haltungsskoliosen den Schiefwuchs der einzelnen Wirbelkörper heraus. Das erste Warnzeichen der echten Skoliose stellt die Kontraktur dar, wenn sie auch nicht spezifisch ist und auch bei den Fehlhaltungen angetroffen wird. Aber auch viele andere strukturelle Skoliosen, vor allem bei Mißbildungssyndromen, Morbus Recklinghausen usw. weisen völlig gleiche Kriterien auf und unterscheiden sich nur durch die Grundkrankheit von den echten idiopathischen Skoliosen. Es ist unbedingt abzulehnen, heute noch von einer rachitischen statt von einer idiopathischen Skoliose zu sprechen. Diese ätiologische Vorstellung hat sich nicht halten lassen und man sollte diese Bezeichnung deswegen für Wirbelsäulenverkrümmungen bei der tatsächlichen und echten Rachitis des Kindesalters reservieren. Eine rachitische Skoliose ist nur dann gegeben, wenn nachgewiesenermaßen eine massive, floride Rachitis bestanden hat (VAS), und die Entstehung in der akuten Krankheitsperiode eingesetzt hat.

Bei den idiopathischen Skoliosen überwiegt keineswegs die Kombination mit einer Kyphose. Sehr häufig ist die physiologische Brustkyphose eindeutig abgeflacht oder sogar lordosiert (Abb. 181a und b, S. 247).

Die idiopathische Skoliose stellt diejenige Skolioseform dar, die die größte klinische Bedeutung hat. Weitaus die überwiegende Mehrzahl aller Skoliosen mit Krankheitsqualität gehören dieser Gruppe an. Sie entwickelt die höchsten Grade an Verkrümmung und hat insbesondere bei der thorakalen Form, vor allen Dingen im Hinblick auf die Entstehung von Herzversagen und von Paraplegie die größte Gefährdung für ihren Träger zur Folge.

α) Einteilung

Als Einteilungsprinzip für die idiopathischen Skoliosen eignet sich einmal das Alter zum Zeitpunkt des Auftretens (s. Tabellen 1–8, S. 10–12), die Lokalisation der Verkrümmungen und die Art der Verkrümmung.

Ich halte mich im Folgenden an die Einteilung, wie sie von JAMES sowie von SCOTT und MORGAN angegeben wurde. Die Einteilung dieser beiden Autoren differiert etwas. Ich habe sie zusammengefaßt und von jedem die mir am zweckmäßigsten erscheinenden Gesichtspunkte ausgewählt.

Nach Lokalisation und Form werden unterschieden: 1. die lumbale Form, 2. die thorako-lumbale Form, 3. die thorakale Form, 4. die kombiniert thorako-lumbale Form und 5. die zerviko-thorakale Form.

Nach dem Alter der Patienten zum Zeitpunkt des Auftretens teilt man ein in: 1. die infantile Form (Säuglingsskoliose) bis zum 2. Lebensjahr, 2. die juvenile Form mit einem Häufigkeitsmaximum des Auftretens zwischen dem 5. und 8. Lebensjahr und 3. die adoleszente Form mit Auftreten zwischen dem 10. Lebensjahr und dem Wachstumsabschluß (Abb. 186).

β) Statistische Angaben

Die einzelnen Schweregrade verteilen sich bei der idiopathischen Skoliose nach BESTERBEURTJE folgendermaßen:

Verkrümmungen von 20–40° in 52%, von 40–60° in 20%, von 60–80° in 9%, von mehr als 80° in 5%.

Für die idiopathischen Skoliosen insgesamt ohne Unterschied der einzelnen Formen ist das Geschlechtsverhältnis von BESTERBEURTJE und JAKOBY mit 4 weiblichen auf einen

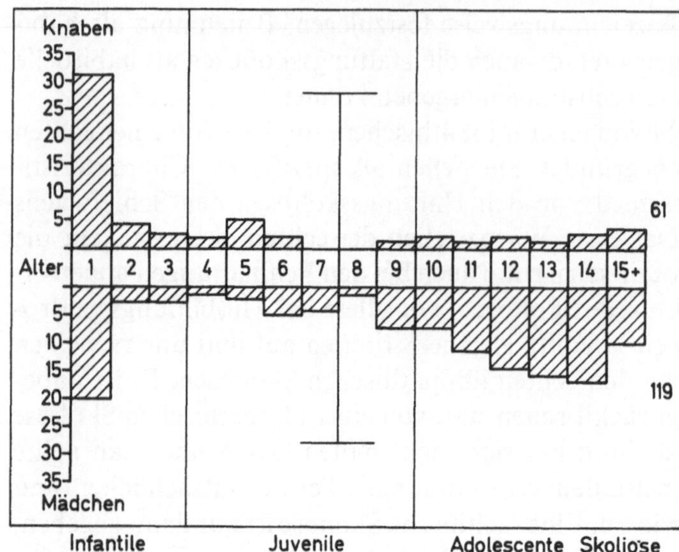

Abb. 186. Alter der Patienten zum Zeitpunkt des Auftretens der idiopathischen Skoliose in dem Material von James

männlichen Fall angegeben worden. Der Anteil der weiblichen Fälle betrug in dem Material von von Kölliker 80%. Bei den schwersten Formen überwog allerdings das männliche Geschlecht. Diese Feststellung mag sich daraus erklären, daß bei der echten progredienten infantilen Skoliose das männliche Geschlecht überwiegt und daß diese infantilen Skoliosen die schlechteste Prognose haben, also im späteren Alter die stärksten Verkrümmungen ausbilden. Allerdings stehen die beiden vorgenannten Autoren mit ihren Angaben ziemlich allein, und die meisten anderen Autoren wissen nichts von signifikanten Unterschieden bezüglich der Geschlechtsverteilung und Richtung gegenüber dem Gesamtmaterial an Skoliosen zu berichten. Auf entsprechende Unterschiede bei der Untergruppe der infantilen Skoliosen wird weiter unten eingegangen.

Einfache S-förmige Skoliosen waren nach Angaben der meisten Autoren am häufigsten und unter ihnen wieder mit weitem Abstand die dorsalen Skoliosen. Lange und Schede kennen daneben auch Totalskoliosen. Nach dem äußeren Aspekt der Dornfortsatzlinien sind allerdings Totalskoliosen viel häufiger als sie im Röntgenbild zu finden sind, da die Biegung der Gegenkrümmung oft an der Dornfortsatzlinie nicht in Erscheinung tritt. Angaben über die Häufigkeitsverteilung der einzelnen Krümmungsformen und Lokalisationen sind den Tabellen 42a und 42b zu entnehmen.

Von Waldkirch hat bei Reihenuntersuchungen an 6jährigen Schulkindern 20,3% Skoliosen gefunden (davon 9,4% Knaben und 10,9% Mädchen). Von der Gesamtzahl dieser Skoliosen waren 17,9% nach rechts 82,1% nach links gerichtet. Hinsichtlich der Lokalisation fanden sich folgende Zahlen: Totalskoliosen 55,2% (li. 47,3%, re. 7,9%), lumbale 0,7% (li. 0%, re. 0,7%), lumbodorsale 35,9% (li. 28,4%, re. 7,5%), dorsale 7,8% (li. 6,3%, re. 1,5%), dorsozervikale 0,4 (li. 0%, re. 0,4%). Es wurden auch leichte Krümmungen mitgezählt, die zweifellos nur als leichte Fehlhaltungen zu qualifizieren sind. Wie hoch der Prozentsatz struktureller Skoliosen war, ist nicht zu entnehmen.

a) Säuglingsskoliose und infantile Form der idiopathischen Skoliose

Im angloamerikanischen Schrifttum wird ausschließlich die Bezeichnung „infantile Skoliose“ gebraucht. Die deutsche Bezeichnung „Säuglingsskoliose“ erweckt die Vorstellung einer Sonderstellung, die dieser Skolioseform meiner Ansicht nach auch zukommt. *Vieles spricht dafür, daß es berechtigt ist, zwei wesensverschiedene Skolioseformen in diesem Alter anzunehmen: einmal die echte idiopathische Skoliose, die man zweckmäßig als infantile*

Tabelle 42a. Idiopathische Skoliose. Häufigkeit der einzelnen Krümmungen. (Nach SCOTT und MORGAN)

	Zahl der Patienten		Prozentsatz der Patienten	
Einfache Krümmung	96		56,8	
Rechtsthorakal		73		43,2
Linkslumbal		11		6,5
Alle zusammen		12		7,1
Doppelte Krümmung	70		41,4	
Rechtsthorakal, linkslumbal		44		26,0
Hochthorakal-li. rechtsthorakal		24		14,2
Andere		2		1,2
Dreifache Krümmung	3		1,8	
	169		100,—	

Tabelle 42b. Idiopathische Skolioselokalisation. (Nach JAMES)

	Zahl der Patienten	
	PONSETI u. FRIEDMAN (1950)	JAMES (1954)
Lumbal	93	79
Thorakolumbal	63	26
Thorakal	87	134
Doppelte Primärkrümmung	146	69

Form der idiopathischen Skoliose benennen könnte und zweitens die Säuglingsskoliose, die am ehesten als die für dieses Alter spezifische Form der physiologischen Skoliose angesehen werden könnte.

Die idiopathische Form der infantilen Skoliose ist progredient und führt zu schweren Deformationen, die (physiologische?) Säuglingsskoliose bildet sich spontan oder unter Behandlung völlig zurück. Die beiden Formen werden auch als progressiv und resolving infantil scoliosis unterschieden.

Die Säuglingsskoliose ist gelegentlich auch als kongenitale Skoliose bezeichnet worden (KUHNS), weil sie nach Ansicht der betreffenden Autoren durch intrauterine Fehlhaltungen entstanden sein sollte. Sie muß aber streng getrennt werden von der angeborenen Skoliose, verursacht durch Mißbildungen am Achsenskelet, die man noch prägnanter als Mißbildungsskoliose bezeichnen könnte.

JAMES rechnet zur infantilen Skoliose alle Fälle, die bis zum 3. Lebensjahr auftreten, während SCOTT und MORGAN die Grenze beim 2. Lebensjahr ziehen. MOE hat bei der Auswertung von 500 idiopathischen Skoliosen keinen Fall gefunden, der als progrediente infantile Skoliose im Sinne von JAMES sowie SCOTT und MORGAN hätte gewertet werden können (RENNOTTE u. GRITTEN).

Die Skoliose ist entweder fixiert oder passiv ausgleichbar. Sie geht meistens mit einer Rotation einher oder sie besteht im wesentlichen nur aus einer Rotation. Die Krümmung kann bis zu 30° betragen (SCOTT).

SCOTT fand bei Säuglingen im Alter von 6 Monaten in 75%, im Alter von 12 Monaten in 46% eine Lateralkrümmung der Wirbelsäule. Die meisten Säuglingsskoliosen werden nach OTTE zwischen dem 4. und 6. Lebensmonat angetroffen. Das männliche Geschlecht überwiegt mit 2:1. Nach JAMES sollen die infantilen Skoliosen in England wesentlich häufiger sein als in Amerika.

α) Spontan heilende Form (resolving scoliosis)

Was zunächst die benigne spontan heilende Skoliose des Säuglingsalters betrifft, so verdient sie besonders herausgestellt zu werden, da die Unkenntnis über diese besondere Form vielfach dazu geführt hat, einmal therapeutische Maßnahmen von nicht unerheblicher Tragweite einzuleiten und zum anderen das Verschwinden der Skoliosen dieser Behandlung zuzuschreiben und hieraus eine Heilbarkeit aller Skoliosen zu folgern unter der Voraussetzung, daß die Therapie sehr frühzeitig einsetze (LÖWE).

Folgende Autoren, die über spontane Heilungen bei der infantilen oder Säuglingsskoliose berichtet haben, haben sich damit ein großes Verdienst erworben. SCOTT hat 4 Fälle von eindeutig struktureller Skoliose bei Kleinkindern mitgeteilt, die im Laufe des Wachstums völlig oder nahezu völlig verschwanden. Des weiteren teilte er in einer anderen Arbeit mit, daß er 75 Säuglinge laufend geröntgt habe, die nach dem Alter von 2 Jahren keine Skoliose mehr aufwiesen. Im Alter von 6 Monaten hatten noch 80% dieser Kinder eine laterale Verkrümmung der Wirbelsäule von 10° und mehr. Nach 12 Monaten war dieser Prozentsatz auf 46% und nach 18 Monaten auf 7% gesunken.

LLOYD-ROBERTS und PILCHER berichten über 100 Fälle von Säuglingsskoliosen bei Kindern unter einem Jahr. Die Skoliosen waren strukturell. Sie bildeten sich in 92 Fällen spontan, ohne Behandlung, zurück. 5 waren progredient und 3 entwickelten sich zu einer S-förmigen strukturellen Skoliose. Bei 75 Kindern mit Säuglingsskoliosen war nach dem 2. Lebensjahr mit Erlangung des aufrechten Ganges die Krümmung verschwunden. SCOTT bezeichnet die Rückbildung der Säuglingsskoliose als „infantile alignment". JAMES, der in früheren Publikationen die Ansicht vertreten hatte, Säuglingsskoliosen entwickelten sich ohne Behandlung zu echten strukturellen idiopathischen Skoliosen weiter, räumt in seiner letzten Arbeit 1971 ein, daß sich viele Verkrümmungen spontan zurückbilden.

SCOTT unterscheidet eine spontanheilende Säuglingsskoliose, die sich vor dem 2. Lebensjahr zurückbildet und eine andere Form, die über diese Zeit hinaus bestehen bleibt und erst im 4. und 5. Lebensjahr spontan verschwindet. Letztere bezeichnet er als vorübergehende Skoliose (resolving scoliosis).

In einer weiteren Arbeit, die SCOTT zusammen mit MORGAN veröffentlicht hat, weist er darauf hin, daß sich der eine benigne, infantile Skoliosetyp langsam und gleichmäßig, der andere aber unter anfänglicher Verschlimmerung plötzlich innerhalb weniger Monate zurückbildet. Die Zeit, die zwischen der Feststellung der Skoliose und ihrer völligen Geradestreckung verstrich, betrug in dem Material von SCOTT im Durchschnitt $2^1/_2$ Monate.

JAMES, LLOYD-ROBERTS und PILCHER haben 222 Fälle sogenannter idiopathischer, infantiler Skoliose ausgewertet und in 31,6% der Kinder mit strukturellen Verkrümmungen eine spontane Rückbildung gefunden. Die spontane Abheilung trat in der Regel während der ersten Lebensjahre auf. In der Mehrzahl der Fälle war die Skoliose zwischen dem 4. und 10. Monat in Erscheinung getreten bzw. festgestellt worden. Nach PELLERIN und LOBRY treten die Säuglingsskoliosen selten vor dem 3.–4. Monat auf. Etwas mehr als die Hälfte der Kinder hatten Verkrümmungen zwischen 11 und 20°, die stärkste Verkrümmung betrug 37°.

Auch HARRENSTEIN erwähnt das Vorkommen von Spontanheilungen. SCHEDE gibt an, daß 50% der Säuglingsskoliosen spontan verschwinden und daß sie immer heilbar sein sollen. Wenn KÖLLIKER angibt, daß die linkskonvexe Thorakalskoliose am leichtesten heilbar ist, so dürfte sich dies auch auf die infantile Skoliose beziehen. PELLERIN und LOBRY haben in 15 Fällen Heilung gesehen. Auch LINDEMANN hat bei Säuglingsskoliosen

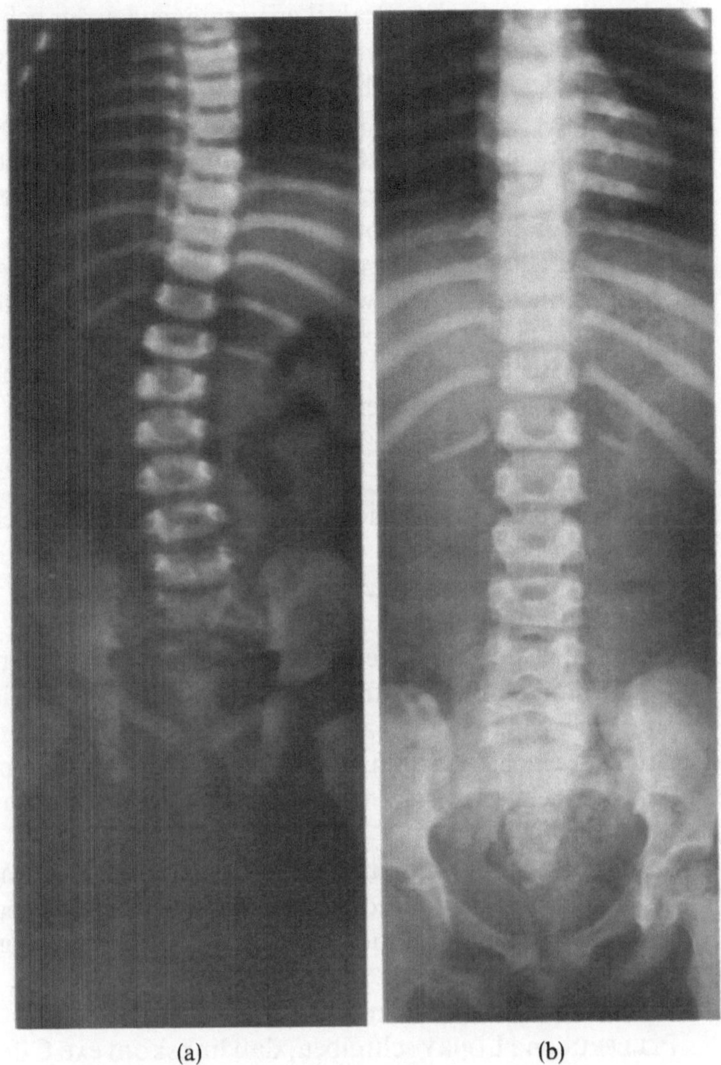

Abb. 187. (a) S-förmige Skoliose bei einem 6 Monate alten Säugling. (b) Spontane Rückbildung nach 1 Jahr

Spontanheilungen gefunden. Wenn er angibt, in 15 von 26 Fällen durch bloße Lagerungstherapie die Skoliose zum Verschwinden gebracht zu haben, so ist man wohl berechtigt, auch diese Fälle als Spontanheilungen anzusehen (Abb. 187a und b).

Nicht nur bei Haltungs-, sondern auch bei strukturellen Skoliosen wurde Rückbildung beobachtet (SCOTT). Zuerst verschwindet die laterale Krümmung und erst dann die Rotation. In keinem Fall wurde später erneute skoliotische Krümmung beobachtet. Die stärkste Krümmung, die sich zurückgebildet hat, betrug 35°. In keinem Fall sollen sich Verkrümmungen zurückgebildet haben, bei denen bereits kompensatorische Krümmungen ausgebildet waren. Dem widerspricht die eigene Beobachtung, die in der Abb. 187 dokumentiert ist. Umgekehrt zeigen aber progrediente Skoliosen in den frühesten Stadien ausschließlich eine Primärkrümmung ohne kompensatorische Verkrümmung.

Auch BÖSCH berichtet über überwiegende Spontanheilung der Säuglingsskoliose.

Man muß demnach annehmen, daß es wohl die aufrechte Haltung ist, die diese Art von Skoliosen zum Verschwinden bringt.

Die heute als gesichert anzusehende Feststellung, daß sich die Säuglingsskoliosen völlig spontan zurückbilden können, scheint mir die Annahme zu rechtfertigen, daß auch die Fälle, die sich *nach* Behandlungsmaßnahmen zurückbildeten, ebenfalls *ohne* Behandlung verschwunden wären, also in Wirklichkeit Spontanheilungen darstellen. Denn die angewandten therapeutischen Praktiken vermögen bei der echten idiopathischen Skoliose weder die Progredienz aufzuhalten, noch die Verkrümmung entscheidend zu bessern und vor allem nicht sie dauernd zu beseitigen.

Über Rückbildung von Säuglingsskoliosen nach Behandlung, oder mit anderen Worten, über meist nahezu 100%ige Behandlungserfolge, wurde von den Autoren berichtet, die behaupten oder unterstellen, daß die Säuglingsskoliose das Anfangsstadium der echten idiopathischen Skoliose repräsentieren (s. unten).

Nach Angaben von MAU sollen durch Bauchlagebehandlung 90–95% aller fixierten Säuglingsskoliosen geheilt werden können. Diese Feststellung spricht eigentlich dagegen, daß es sich bei der Rückbildung um einen Therapieerfolg handelt, denn sonst müßte dort, wo diese Prophylaxe und Behandlung nicht geübt wird, eine große Zahl echter progredienter idiopathischer Skoliosen übrigbleiben.

β) Charakteristika der Säuglingsskoliose

Über die Säuglingsskoliose insgesamt ohne Unterscheidung nach einer progressiven und benignen Form lassen sich in der Literatur noch folgende Angaben finden, die für sie charakteristisch sein sollen und sie mehr oder weniger von der juvenilen und adoleszenten Form unterscheiden.

Hier ist in erster Linie die Form der Krümmung zu nennen. Manchmal wird angegeben, daß es sich um einfache C-förmige Krümmungen handele.

Von einer momentanen zufälligen Schiefhaltung soll man diese großbogigen Skoliosen dadurch unterscheiden können, daß das Kind immer nach der Seite der Schiefhaltung umfällt, wenn es aufgesetzt wird, und daß die Krümmungen beim Rumpfvorwärtsbeugen verschwinden (PELLERIN).

JENTSCHURA gibt an, daß die großbogigen Verkrümmungen, die schon vor dem 6. Lebensmonat auftreten, entweder die gesamte Wirbelsäule oder nur einen einzelnen Abschnitt betreffen. Thorakale und thorakolumbale Verkrümmungen sollen vorherrschen, während Lendenkrümmungen selten sind. Auch eine Asymmetrie des Thorax soll in diesen Fällen praktisch immer vorhanden sein.

PELLERIN und LOBRY schreiben, daß linkskonvexe C-förmige und S-förmige Krümmungen mit thorakaler Rechtskonvexität und lumbaler Linkskonvexität vorherrschen. Nach diesen Untersuchungen ist die spontan heilende Skoliose im typischen Fall einbogig und ohne kompensatorische Gegenkrümmung.

HARRENSTEIN gibt an, daß die einbogige Säuglingsskoliose fixiert und nicht ausgleichbar sei. Im 2. Lebensjahr sollen sich dann kompensatorische Gegenkrümmungen als Auswirkung des aufrechten Ganges entwickeln. Ein Rippenbuckel soll immer vorhanden sein.

Auch SCHEDE behauptet, daß bei Säuglingen nur einbogige Skoliosen anzutreffen seien und er unterscheidet davon eine andere Skolioseform, auf die des Näheren noch zurückzukommen sein wird, die andere Charakteristika aufweist und ihre Entstehung einer Rachitis verdanken soll.

JENTSCHURA ist außerdem der Ansicht, daß diese einbogigen Skoliosen des Säuglingsalters in einem Teil der Fälle schon fixiert seien und daß sie vor allen Dingen fixiert sind, ehe sie sich zu einer S-förmigen Krümmung umwandeln. Strukturelle Veränderungen an den Wirbelsegmenten im Sinne einer Keilverformung oder Torsion sollen dagegen noch nicht bestehen und die Krümmung sowie ihre Fixierung soll allein aus einer Keilverformung der Bandscheiben resultieren. Primär soll es sich um Gewohnheitshaltungen handeln, die durch eine Rachitis in eine strukturelle Skoliose übergeführt werden.

Andererseits sollen nach JENTSCHURA bei Säuglingen auch ausgleichbare Krümmungen anzutreffen sein und er weist darauf hin, daß es unumgänglich ist, Umkrümmungsaufnahmen anzufertigen, die dann zeigen, ob sich der Skoliosebogen ausgleicht oder nicht. Wie ebenfalls erwähnt, glaubt er festgestellt zu haben, daß es durchaus fixierte Skoliosen ohne jegliche strukturelle Veränderungen an den Wirbelkörpern gibt, daß also die Fixierung durch die Keilverformung der Bandscheiben und durch Veränderungen am Kapselbandapparat der Wirbelsäule verursacht ist. Dies scheint ihm auch dadurch bewiesen zu sein, daß der Scheitelpunkt der Skoliose angeblich immer in Höhe einer Bandscheibe und nie eines Wirbelkörpers liege. Der Übergang in eine echte, strukturelle Skoliose üblicher Definition, also mit Deformierungen an den Wirbelkörpern, erfolge nur selten vor dem 2. Lebensjahr. Im 1. Lebensjahr fand er unter seinem Material von Säuglingsskoliosen nur in 10,8% keilförmige Wirbelkörperveränderungen, während dieser Prozentsatz im 2. Lebensjahr bereits 70,9% betrug. Er unterscheidet demnach ein erstes Stadium der Säuglingsskoliose, das in einer Asymmetrie der Zwischenwirbelscheiben bei fixierter Seitenverbiegung besteht, von einem 2. Stadium, das durch Wirbelkörperverformungen charakterisiert ist.

Eine doppelte Primärkrümmung bei Säuglingsskoliosen war von JAMES, LLOYD-ROBERTS und PILCHER in 10% gefunden worden. Viele Autoren legen sich nicht fest, ob diese Säuglingsskoliosen primär als S-förmige Verkrümmungen auftreten, oder ob sie sich aus C-förmigen Krümmungen entwickeln (HARRENSTEIN). Die Primärkrümmung soll dabei stets den Thorakal-, die Sekundärkrümmung den Lendenabschnitt betreffen. HARRENSTEIN beobachtete Umkrümmungen unter der Behandlung.

Die progredienten Säuglingsskoliosen sollen nach MAU mit folgenden Symptomen einhergehen, die er als 7er-Syndrom bezeichnet: 1. Hakenfüße, 2. Beckenasymmetrien, 3. Schädelasymmetrie, 4. Schiefhaltung des Kopfes, 5. Adduktorenkontraktur, 6. fixierte Fehlhaltung der Brustwirbelsäule und 7. lumbo-dorsale Kyphose (Abb. 188).

Was die Lokalisation der Krümmung bei der Säuglingsskoliose betrifft, so bestehen hierüber noch folgende Angaben: JAMES, LLOYD-ROBERTS und PILCHER fanden in 81% eine thorakale Verkrümmung, in 6% eine thorako-lumbale und in 2% eine lumbale Verkrümmung. SCOTT und MORGAN geben 89% thorakale und 11% thorako-lumbale Krümmungen an. Die Krümmung umfaßte meistens 8 Wirbel, der Scheitelpunkt lag am häufigsten zwischen dem 5. und 12. Thorakalwirbel.

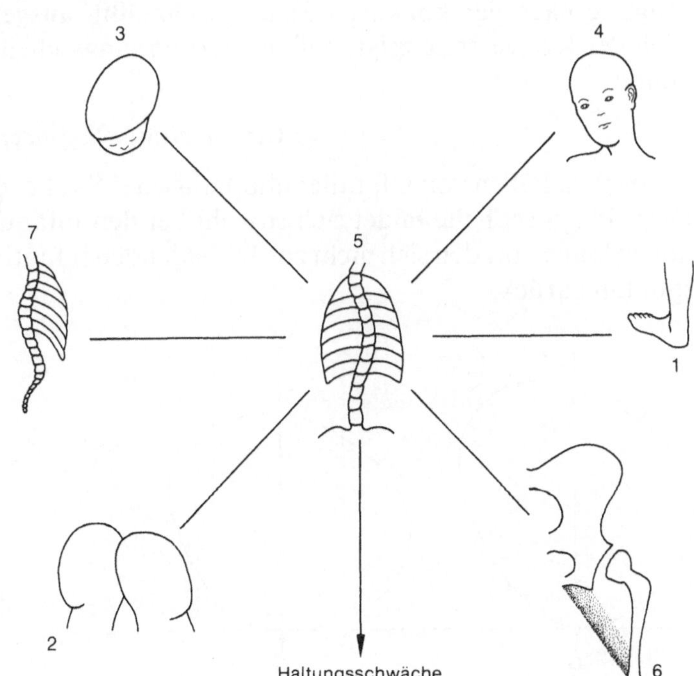

Abb. 188. Schema des Siebener-Syndroms mit Skoliose. *1* Hackenfuß, *2* Beckenasymmetrie, *3* Schädelasymmetrie, *4* Schiefhaltung des Kopfes, *6* Adduktorenkontraktur mit Hüftdysplasie und *7* lumbodorsaler Kyphose. Die Zahlen bezeichnen die ungefähre Reihenfolge des fakultativen Auftretens der verschiedenen, meist nur leichten Erscheinungen. (Nach MAU, 1968)

Nach HEDDEMANN stellt die Abduktionshinderung in den Hüftgelenken ein Frühsymptom der Deformitäten der Wirbelsäule dar. Sie kann schon vor Auftreten der Skoliose nachweisbar sein (HAEMMERLI; HENKIND u. ROTHFIELD; MARTIUS u. ALLWEIN). Eine Verminderung in der Abspreizungsfähigkeit in den Hüftgelenken ist einige Monate nach der Geburt physiologisch. Sie kann aber pathologische Ausmaße annehmen und dann in ein Früh- oder Begleitsymptom der Säuglingsskoliose darstellen. In einem nicht unbedeuteten Prozentsatz werden nach OTTO gleichzeitig Hakenfüße angetroffen. Bei allen Hakenfüßen soll bei Säuglingen deswegen gleichzeitig auch der Rückenbau inspiziert werden.

γ) Gleichzeitige Kyphosen

Ein Sitzbuckel ist zwar in einem ätiologischen Zusammenhang mit der Entstehung der idiopathischen Skoliose, aber nur ganz vereinzelt speziell mit der Entstehung der Säuglingsskoliose gebracht worden (s. Kap. K.II.1.a)ϑ): „Ätiologie der Säuglingsskoliose“ S. 260). Immerhin ist die zeitliche Koinzidenz beider Befunde gegeben.

Von den Autoren, die die Säuglingsskoliose bearbeiten, ist auf das gleichzeitige Vorkommen eines Sitzbuckels nur sehr selten überhaupt eingegangen worden.

JAMES beziffert den Prozentsatz der Kombination einer Säuglingsskoliose mit einer Kyphose auf 14%. JENTSCHURA fand bei Kindern mit Skoliosen in 44,4% eine dorsolumbale oder lumbale Kyphose. Nach PELLERIN und LOBRY sollen Säuglingsskoliosen zwar sehr früh durch eine Kyphose kompliziert werden, jedoch soll die Kyphose nicht primär auftreten.

MATZEN gibt an, daß bei Säuglingen nicht nur Skoliosen, sondern auch bereits fixierte Kyphosen anzutreffen sind. Bei der passiven Aufrichtung dieser Kyphose soll es dann leicht zur skoliotischen Krümmung kommen.

δ) Umkrümmungsaufnahmen

BROWN fertigt bei Babys mit seitlichen Wirbelsäulenverkrümmungen Röntgenaufnahmen in Seitenbeugung nach links und rechts an. Bei normalen Säuglingen erfolgt nach beiden Seiten eine normale Krümmung, bei Säuglingen, die eine von ihm als kongenitale Haltungsskoliose bezeichnete seitliche Wirbelsäulenkrümmung aufweisen, wird die Seitenbeugung nach der konkaven Seite gleichmäßig ausgeführt, während die Seitenbeugung nach der Konvexseite zeigt, daß der Krümmungsscheitel an der Seitenbeugung nicht teilnimmt.

ε) Gleichzeitige Plagiocephalie

In allen Fällen von infantiler idiopathischer Skoliose besteht Plagiocephalie (Abb. 189). Diese Plagiocephalie bildet sich sowohl bei den infantilen Skoliosen mit Spontanrückbildung als auch bei den sich nicht zurückbildenden infantilen Skoliosen bis zum 5. Lebensjahr spontan zurück.

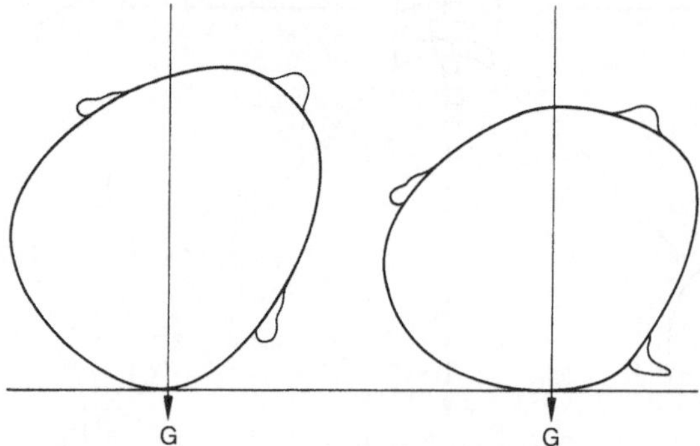

Abb. 189. Die Ursache der Plagiocephalie resultiert aus der Schwerkraft, die auf den noch plastischen, weichen infantilen Schädel einwirkt. (JAMES, 1971)

Das Zustandsbild der Säuglingsskoliose ist in der Literatur teilweise auch als Caput obstipum beschrieben worden, wobei auf die Asymmetrien am Achsenskelet nicht geachtet wurde (BECKMANN). PILCHER gibt 83% Plagiocephalie an.

Bei der Untersuchung von 100 Fällen von Säuglingsskoliose fand THOM in 75% eine Abplattung der Hinterhauptshälfte auf der Konkavseite der Skoliose. In 13% der Fälle war der Schädel in umgekehrtem Sinne verformt, also konvexseitig abgeplattet. 12% wiesen keine Schädelasymmetrien auf. Die Asymmetrie des Schädels resultiert aus der Gewohnheitshaltung beim Liegen, da der Säuglingskopf noch verformbar ist (Abb. 189). Sie kann sich im Verlaufe des weiteren Wachstums völlig zurückbilden. Die Schädelasymmetrie wird auch von THOM als Hinweis auf das Vorliegen einer Skoliose angesehen (BASLER) (s. auch Kap. S.1.e)β): Röntgenbild des Schädels beim muskulären Schiefhals, S. 578 und Kap. K.II.50: Schädelskoliosen und Plagiocephalie, S. 407).

ζ) Progrediente Form der Säuglingsskoliose

Die meisten Autoren geben an, daß ein sehr kleiner Prozentsatz der Säuglingsskoliosen ohne oder trotz Behandlung bestehen blieb bzw. weiter fortschritt. Diese progredienten Fälle betrugen im Material von JAMES u.Mitarb. 68,4%. Fünfmal war die Verkrümmung schon bei der Geburt vorhanden gewesen, ohne daß eine Wirbelsäulenmißbildung vorlag. 73mal war die Skoliose im ersten Lebensjahr aufgetreten, 27mal im 2. und 6mal im 3. Lebensjahr (die Verfasser rechnen Fälle bis zum 3. Lebensjahr zu den infantilen Skoliosen). Diese Skolioseform hat nach JAMES eine sehr schlechte Prognose.

Bei 92 Kindern, die von LLOYD-ROBERTS und PILCHER untersucht worden waren, kam es nur bei 3 zur Ausbildung struktureller Veränderungen, jedoch ohne stärkere Progredienz. Bei 5 stellte sich eine echte idiopathische progrediente Skoliose ein.

Die progrediente infantile Skoliose ist nach SCOTT nach links gerichtet. Im Durchschnitt sind 5 Wirbel betroffen. Die Rotation ist auch im frühesten Alter am Scheitelwirbel ziemlich ausgeprägt. Diese Skoliosen sind im Alter von 2 Jahren manifest und nehmen rasch zu und erreichen oft im Alter von 5 Jahren bereits 90°. Aus ihnen gehen die höchstgradigen Skoliosen des Erwachsenenalters hervor.

BLOCKEY glaubt, daß äußere Einwirkung, wie z.B. Behandlung mit einer Hiatushernienbox, verhindern kann, daß sich eine Säuglingsskoliose wieder zurückbildet und daß auch bei Kindern mit normaler Wirbelsäule diese Behandlung zu einer bleibenden Skoliose führen kann.

Als Charakteristikum der progredienten infantilen Skoliose wird eine rechtsgerichtete thorakale Krümmung mit frühzeitigem Beginn und Bevorzugung des männlichen Geschlechtes angegeben.

Die diesbezüglichen Angaben sind jedoch widersprechend. Verschiedentlich wird auch angegeben, die progredienten infantilen Skoliosen seien ganz überwiegend nach links gerichtet.

Sicherlich reicht die Richtung der Skoliose nicht aus um die echten idiopathischen infantilen Skoliosen von der spontan heilenden Säuglingsskoliose zu unterscheiden. Immerhin soll man sich in diesem Zusammenhang vor Augen halten, daß die Mehrzahl der Autoren angibt, die Gesamtheit der Säuglingsskoliosen seien überwiegend thorakal links-, die zweifelsfreien idiopathischen Skoliosen überwiegend rechtsthorakal lokalisiert.

η) Seiten- und Geschlechtsverteilung

Da manche Autoren glauben, juvenile progrediente und Säuglingsskoliosen würden sich durch die Richtung der Krümmungen und das Geschlecht unterscheiden, sollen weitere einschlägige Literaturangaben hier angeführt werden.

Nach JAMES u.Mitarb. waren die Skoliosen in 81% linkskonvex. SCOTT und MORGAN geben in 93% Linkskonvexität an. DIETRICH fand in 68,6% Linkskonvexität. In dem Material von HARRENSTEIN überwogen die linkskonvexen Skoliosen mit 73% ebenfalls. Nach WYNNE-DAVIES ist Linkskonvexität bei Mädchen häufiger. Gegenteilige Angaben werden nur vereinzelt gemacht.

LLOYD-ROBERTS und PILCHER stellten Untersuchungen an 100 Fällen infantiler Skoliosen an, die im 1. Lebensjahr in Erscheinung getreten waren. Es handelte sich um 77 Knaben und 23 Mädchen. Die Primärkrümmung war 85mal nach rechts und 15mal nach links gerichtet. Der Scheitelwirbel war am häufigsten der 9. Thorakalwirbel. 83 hatten gleichzeitig eine Plagiocephalie (Asymmetrie des Kopfes) und 10 eine Beckenasymmetrie. $^3/_4$ der Säuglingsskoliosen sind nach MATZEN linkskonvex, während umgekehrt $^3/_4$ der idiopathischen Skoliosen in der Adoleszenz rechtskonvex sind.

RAUTENBERG und TÖNNIS fanden ein Verhältnis von 53 linkskonvexen zu 25 rechtskonvexen Säuglingsskoliosen.

Die meisten Autoren geben also an, daß bei den Säuglingsskoliosen die Linkskonvexität überwiegt, während im Gesamtskoliosematerial aller Altersgruppen und im Skoliosematerial nach Abzug der infantilen Skoliosen die rechtskonvexen Thorakalskoliosen bei weitem in der Überzahl sind (MAU; RESKE).

Dadurch scheint einmal eine klare Abgrenzung als distinkte Skoliosegruppe gegeben und zum anderen wäre bei einer linkskonvexen Thorakalskoliose des späteren Alters die Wahrscheinlichkeit groß, daß sie im Säuglingsalter entstanden ist, wenn Gegenteiliges nicht bekannt ist.

Wenn nach WESTER-EBBINGHAUS 89,5% der geheilten Skoliosen linkskonvex waren, so ist hieraus mit einiger Wahrscheinlichkeit zu entnehmen, daß es sich um Säuglingsskoliosen und um deren spontan heilende Form gehandelt hat.

JAMES u.Mitarb. stellten bei Säuglingsskoliosen ein Überwiegen des männlichen Geschlechtes (60%) fest. SCOTT und MORGAN fanden gleiche Häufigkeit bei Knaben und Mädchen. Da bei dem Gesamtmaterial der Skoliosen und ebenso bei den idiopathischen Skoliosen, die nach dem 2. bzw. 3. Lebensjahr entstehen, die meisten Autoren ein Überwiegen des weiblichen Geschlechtes angeben, so stellt auch die Geschlechtsverteilung mit gewissen Einschränkungen ein Unterscheidungsmerkmal gegenüber jeder juvenilen und adolescenten Form der idiopathischen Skoliose dar. HARRENSTEIN behauptet allerdings eine höhere Frequenz der infantilen Skoliose beim männlichen Geschlecht (63%).

Diese statistischen Unterschiede bezüglich Geschlechtsverteilung und Richtung der Skoliose zwischen der infantilen und der übrigen Form, der idiopathischen Skoliose, wurden, wie gesagt, hauptsächlich von SCOTT u.Mitarb. sowie von JAMES u.Mitarb. herausgestellt. Ihre Angaben werden zwar von vielen Autoren in der Argumentation herangezogen, haben aber noch keine sichere Bestätigung an einem ausreichend großen Material gefunden. Weitere umfangreiche statistische Untersuchungen sind erforderlich, um die Angaben dieser Autoren endgültig sicherzustellen. Ihre Arbeiten sollen besonders herausgestrichen werden und diese Gesichtspunkte sollten weiteren Bearbeitungen zugrunde liegen.

Ich habe eine Überprüfung durch BERND veranlaßt. Die Untersuchung erstreckte sich aber nur auf 22 Fälle von Säuglingsskoliosen. Es ergab sich zwar ein Überwiegen des männlichen Geschlechtes mit 14:8, ein deutliches Überwiegen der thorakalen Linkskrümmung war aber nicht festzustellen.

9) *Ätiologie*

LÜBBE beobachtete bei Säuglingen mit leichten skoliotischen Krümmungen Thoraxasymmetrie. Er faßt die Wirbelsäulenkrümmung als Folge der Thoraxasymmetrie auf, die ihrerseits durch bevorzugte Lage auf einer Seite auftreten soll. Der Säugling soll die Halbseitenlage bevorzugen, auf der er den Daumen lutscht. Letztlich würde also die Händigkeit des Säuglings den Richtungssinn einer Säuglingsskoliose bestimmen. Aber auch wenn das Bett auf einer Seite an der Wand steht und der Säugling, um seine Umgebung zu beobachten, ganz überwiegend auf der wandabgekehrten Seite liegt, soll es zu solchen Thoraxasymmetrien mit Skoliosekrümmung kommen. Diese Skoliosen sind in einem Teil der Fälle mit einer Sitzkyphose kombiniert. Bei diesen Feststellungen muß man meiner Ansicht nach aber bedenken, daß auch bei der echten idiopathischen Skoliose der Rücken konkavseitig abgeflacht ist. Konkavseitige Rippenabflachungen führt LÜBBE bei Schulkindern mit Skoliosen auf die Gewohnheitslage beim Schlafen zurück. Der ätiologische Zusammenhang konnte aber auch umgekehrt sein, nämlich so, daß Skoliotiker gewohnheitsmäßig konkavseitig schlafen, eine Frage, die bisher noch nicht untersucht worden ist. Da gleichzeitig auch einseitige Schädelabflachungen verzeichnet wurden, stellt LINDEMANN die Frage, ob eine ätiologische Beziehung zwischen angeborener Schädelasymmetrie und Skoliose bestehe. LÜBBE erblickt in der Abflachung des Schädels jedoch einen Lagerungsschaden, der der Abflachung der Thoraxseite gleichgeordnet ist. Er glaubt, daß durch Behandlung — insbesondere Gipsbehandlung — von solchen Lagerungsschäden echte Skoliosen verhindert würden.

MAU nimmt an, daß eine Gewohnheitshaltung der Säuglingswirbelsäule, die anfangs noch locker ist, in eine fixierte, auch in Narkose nicht mehr ausgleichbare Fehlhaltung mit den Zeichen der beginnenden Skoliose übergehen, also auch einen Rippenbuckel und eine Rippenabflachung usw. aufweisen kann. Er erblickt in der Fehlhaltung und Rippenverformung das Primäre und in der Wirbelsäulenkrümmung deren Folge (BECKMANN; GLADEL; HAIKE und SCHULZE; CALLABIS).

Auch nach GLADEL sollen die Säuglingsskoliosen aus einer Schräglage resultieren. Er unterscheidet 2 Formen: Bei der einen soll die Krümmung durch Schräglageveränderungen am Becken induziert werden. Die Konvexitätsseite der Skoliose und die Lageseite stimmen überein. Bei der anderen Form soll die Krümmung von der Thoraxschräglage verursacht werden. Die Konvexität ist der Lageseite entgegengerichtet. Er berichtet über 2 Säuglinge der ersten Form, von denen einer eine einbogige, der andere eine S-förmige Skoliose hatte und bei denen cerebrale Bewegungsstörungen bestanden. In der Genese der Skoliose billigt er den cerebralen Störungen zwar eine verschlimmernde, aber nicht letztlich ursächliche Rolle zu.

BLENCKE sieht die Säuglingsskoliose als Folge von Kontrakturen und Tonusanomalien an, die aus einer Unreife der Hirntätigkeit beim Säugling resultiert. Wenn diese Tonusanomalien im Verlaufe der weiteren Hirnentwicklung verschwinden, bilden sich auch die Skoliosen zurück.

Diese Tonusanomalien können einerseits die Folge der Kopfschieflage bzw. der Plagiozephalie sein, andererseits können primäre Tonusanomalien eine dauernde Schieflage des Säuglings zur Folge haben und auf diesem Wege zur Skoliose führen (MAU; ROBSON). Von einigen Autoren wird die Tonusanomalie als Folge der intrauterinen Lage oder der Lage während des Geburtsaktes angesehen (CHURCHILL; CLARKE). Von allen Theorien über die Entstehung der Säuglingsskoliose kommt der Tonusstörung wohl die meiste Wahrscheinlichkeit zu, ganz gleich wie man sich den pathogenetischen Mechanismus im Detail vorstellt.

Vielfach wird als Ursache auch das Tragen des Säuglings auf dem Arm der Mutter angesehen, was HARRENSTEIN wiederum bestreitet, obwohl auch er angibt, daß die Skoliosen bei der Geburt noch nicht vorhanden seien.

ENGELMANN gibt zwar ebenfalls an, daß die fixierten Skoliosen der Säuglinge und Jugendlichen dadurch entstünden, daß die Kinder im Säuglingsalter auf dem Arm der Mutter getragen und die Wirbelsäule dadurch dauernd einseitig gekrümmt würde. Zu einer Skoliose soll es aber nur dann kommen, wenn gleichzeitig eine Rachitis besteht.

BAUER nimmt an, daß sich die Wirbelsäulenverkrümmung meistens aus einer Schiefhaltung z.Z. des Aufsitzens entwickeln. Wenn sie vor dieser Zeit in Erscheinung treten, sollen sie angeboren sein.

GOTZMANN ist zu der Feststellung gekommen, daß beim Säugling schon vor der Sitzperiode haltungsbedingte, einbogige, seitliche Verkrümmungen der Wirbelsäule in Erscheinung treten, die er mit einer intrauterinen Zwangshaltung in einen ursächlichen Zusammenhang bringt. Die gleiche Formabweichung soll sich fast regelmäßig bei Frühgeburten finden.

Die bei Säuglingen häufig vorkommende Scoliosis totalis sinistra resultiert nach CHLUMSKY auf der intrauterinen Lage in erster Hinterhauptlage. Postnatal sollen die Kinder diese intrauterine Lage beibehalten, was dann zur Skoliose führen soll.

LLOYD-ROBERTS und PILCHER sehen die Säuglingsskoliose als Folge einer intrauterinen Modellierung der Wirbelsäule und nicht als postnatal erworben und lagerungsbedingt an.

BROWNE schreibt, daß die Säuglingsskoliose ursprünglich eine Haltungsskoliose sei, die aus einer Schiefhaltung im Uterus resultiere und die sich in einer Abneigung des Säuglings manifestiere, sich nach der Seite der späteren Konvexität zu biegen. Wenn das Kind anfängt zu laufen, soll sich diese anfängliche Haltungsskoliose verschlimmern und zu einer strukturellen, idiopathischen Skoliose werden.

Relativ selten sind Berichte über Feststellung von Skoliosen direkt bei der Geburt. WERNERT berichtet über einen einschlägigen Fall. Die Wirbelsäule bildete einen großen, gleichmäßigen dextrokonvexen Bogen, der so stark gekrümmt war, daß die Achse der oberen Halswirbelsäule und die des Kreuzbeines fast einen rechten Winkel bildeten. Sie ließ sich passiv strecken, schnellte aber immer wieder sofort in die ursprüngliche Krümmung zurück. Eine Torsion bestand praktisch nicht, ebenso keine Wirbelmißbildungen. Dagegen waren Extremitätenmißbildungen und Kontrakturen vorhanden. Es hat sich also wohl nicht um eine idiopathische, sondern um eine Skoliose infolge Muskelkontrakturen gehandelt.

In dem Material von JAMES hatten in 5% der Fälle die Mütter bereits bei der Geburt eine Wirbelsäulenverkrümmung bemerkt.

SCHEDE, der alle idiopathischen Skoliosen im weiteren Sinne für rachitisch hält, sieht als Primärkrümmung eine dorso-lumbale Kyphosierung an und er erblickt in dieser Sagittalkrümmung den sogenannten Skoliosekeim, also den Anstoß zur späteren skoliotischen Verkrümmung der Wirbelsäule. Die Aufrichtung dieser sogenannten Sitzkyphose, die nach JENTSCHURA deswegen keine Sitzkyphose ist, weil sie schon vor dem Sitzalter in Erscheinung tritt, habe einen Flachrücken zur Folge, aus dem sich dann gegebenenfalls die Skoliose entwickele. Diese Umwandlung des Flachrückens in die Skoliose könne auch späterhin noch jederzeit bis zum Wachstumsabschluß, vor allen Dingen auch noch in der Adoleszenz eintreten.

Ein derartiges Durchsinken der Wirbelsäule nach dorsal an der Dorsolumbalgrenze kann man tatsächlich bei sehr vielen Säuglingen beobachten. Man hat nie durch Umkrümmungs- und Bewegungsaufnahmen verläßlich geprüft, ob es sich dabei um strukturelle oder um haltungsbedingte Verformungen der Wirbelsäule handelt, die lediglich daraus resultieren, daß die Wirbelsäule der statischen Beanspruchung des Sitzens noch nicht gewachsen ist. Auch PELLERIN und LOBRY weisen darauf hin, daß vor dem Sitzalter beim Säugling regelmäßig eine Wirbelsäulenkrümmung in Erscheinung tritt, wenn man ihn aufsetzt, die aber in Rückenlage sofort wieder verschwindet (vgl. hierzu Kap. I.VII.8.: Sitzbuckel, S. 111; Kap. I.VIII.24.a): Rachitischer Sitzbuckel, S. 189 und Kap. N.5.: Statische Umformung zur Skoliose, insbesondere infolge von Rachitis, S. 483). Dies trifft aber nicht ganz zu, denn eine lumbodorsale Kyphose ist — wie schon gesagt — wenn auch nicht so ausgeprägt wie im Sitzen — auch auf Aufnahmen in Seitenlage nachweisbar.

Tabelle 43. Entstehungsursachen der Säuglingsskoliosen. (Nach RAUTENBERG und TÖNNIS)

1905	SPITZY: Die Säuglingsskoliose wird als erste Wirbelsäulenveränderung erwähnt.
1905–1907	ZUPPINGER: Primär besteht eine Thoraxdeformität, die exogen bedingt ist und sekundär eine Wirbelsäulenverkrümmung bewirkt.
1925	FARKAS: Seitliche Dauerlage bewirkt gegenseitig konvexe Skoliose.
1927	SCHEDE: Rachitischer Sitzbuckel = Skoliosekeim.
1929	BAUER: Intrauterine Bewegungsbeschränkung, Seitlage im Uterus bedingt spätere Gewohnheitshaltung mit nachfolgender Schädelasymmetrie, Schiefhaltung des Kopfes, Adduktionskontraktur des einen Hüftgelenkes sowie Hüftdysplasie.
1955	DENIS-BROWNE: Kongenitale Lageskoliose (congenital postural scoliosis) bedingt durch Druck mit Wachstumshemmung im Uterus, vor allem auf der konkaven Seite, linkskonvex häufiger.
1959	ERLACHER: Rückenlage des Menschen ist unphysiologisch, da beim Säugling Totalkyphose besteht. Dadurch kommt es zur Seitenlage des Neugeborenen.
1962	LÜBBE: Ursache der Säuglingsskoliose: Rechtslutschen, harte Matratze, daher häufiger linkskonvexe Skoliosen, Seitenlage bewirkt Thoraxabplattung und sekundäre Wirbelsäulenverformung.
1963	BECKMANN: Schädelasymmetrie und Thoraxabplattung sind Ausdruck passiver Verformung der Rippen durch Dauerlage.
1964	WEISSMANN: Angeborenes schiefes Becken ist Ursache der lagebedingten Skoliose (pelvic obliquity).
1965	MAU: Reifehemmung des Säuglings, Zentralnervensystems und Skelettsystems als Ursache für Schräglage anzusehen, sogenanntes Siebener-Syndrom.
1965	LLOYD-ROBERTS: Ursache der Säuglingsskoliose sind intrauterine Druckverhältnisse, „Moulded baby". Vor allem bedeutend ist die Kopfhaltung.
1966	CHURCHILL: Einfluß der Geburtslagen auf die Hemisphärenentwicklung.
1967	CLARKE: Einfluß der Halswirbelsäulentorsion beim Geburtsakt auf die Hemisphärenentwicklung.
1968	ROBSON: Asymmetrische Kopfhaltung bewirkt asymmetrische motorische Entwicklung. Es wird Abhängigkeit vom Geburtsakt erwogen (Theorie CHURCHILL und CLARKE). EEG-Untersuchungen.

Da eine Sitzkyphose nicht in allen Fällen vorhanden ist, wie das SCHEDE sowie MORGAN und SCOTT angenommen haben, stellt also die Sitzkyphose wohl nicht den Skoliosekeim dar.

Schließlich spricht die Beobachtung, daß auch bei kongenitalen Skoliosen oft eine geringe lumbo-dorsale Kyphose vorhanden ist, gegen die Theorie von SCHEDE.

BAUER läßt ebenso wie ENGELMANN die strukturellen Skoliosen des Säuglingsalters aus der einbogigen Schiefhaltung durch den Einfluß einer Rachitis hervorgehen.

Von 106 Säuglingen mit Sitzbuckel in dem Material von BÖSCH haben 46 später eine Skoliose bekommen, nur 6% davon waren allerdings schwer, die übrigen geringgradig.

Die verschiedenen Vorstellungen über die Ätiologie der Säuglingsskoliose sind in einer Tabelle von RAUTENBERG und TÖNNIS zusammengefaßt (Tabelle 43). Die meisten Hypothesen über die Ätiologie und Pathogenese der Säuglingsskoliose unterscheiden nicht zwischen der spontanheilenden und der progredienten idiopathischen Form. Dies sollte aber in Zukunft immer geschehen, denn es ist unwahrscheinlich, daß zwei Skolioseformen von so unterschiedlichem Verlauf ein und dieselbe Ursache haben.

ι) *Behandlung*

Ehe die Frage erörtert wird, ob eine Behandlung notwendig oder überflüssig ist, sollen die verschieden in Gebrauch befindlichen Verfahren dargestellt werden.

WALCH, KÜHN und PASCHOLD berichten über Behandlung mit Bauchlage und Gymnastik. ESTÈVE gibt an, daß zur Behandlung der benignen Säuglingsskoliose in $^4/_5$ der Fälle

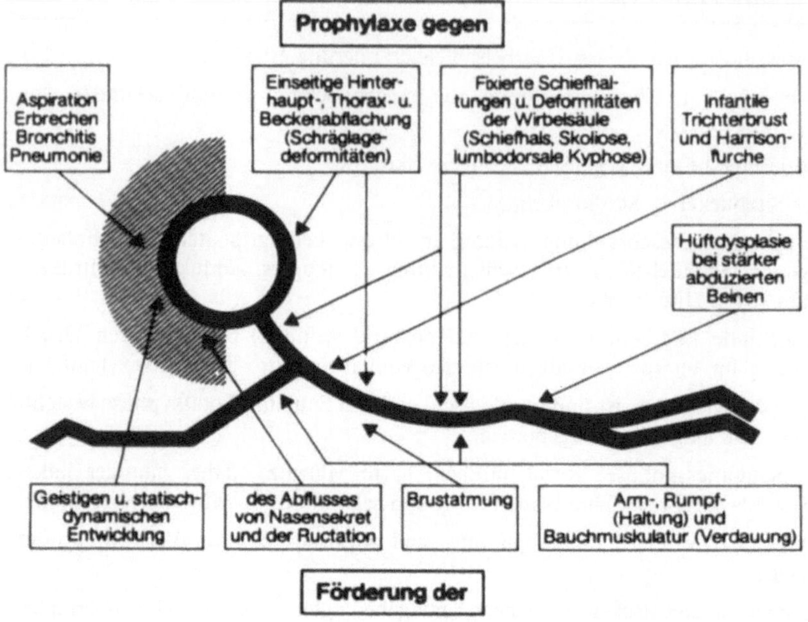

Abb. 190. Schema der Vorteile der Bauchlagerung von Neugeborenen gegenüber der Rückenlagerung. (Nach REISETBAUER, 1968)

eine einfache Lagerungsbehandlung — abwechselnd in dorsaler Hyperlordose und in Bauchlage — zur Heilung ausreicht. Es gibt nach seiner Ansicht aber auch maligne Formen, die sich zu schweren Skoliosen weiter entwickeln, ganz gleich, welche Therapie man einleitet.

Nach HEMPEL kann die Bauchlagerung der Säuglinge ohne Schaden praktiziert werden und sie bringt außer der angeblichen Skolioseverhütung bzw. Beseitigung auch noch sonstige vorteilhafte Auswirkungen auf die Gesundheit des Kindes mit sich (Abb. 190).

Diese Angaben legen es nahe, bei skolioseverdächtigen Säuglingen immer Aufnahmen in Bauch- und Rückenlage anzufertigen.

CALLABIS gibt eine Umkrümmungsbandage für Säuglinge an. Er zeigt ein Röntgenbild mit linkskonvexer tiefthorakaler Skoliose ohne Gegenkrümmung. Nach Anlegen der Umkrümmungsbandage zeigt sich eine entsprechende rechtskonvexe großbogige Skoliose. Es hat sich zweifellos nicht um echte Skoliosen gehandelt.

Das Gros der Orthopäden hielt in den letzten Jahrzehnten die Indikation zur Gipsbettbehandlung für gegeben.

HAIKE und SCHULZE, KOTTE und LEIPOLD berichten über die Anwendung des Bauchlagegipsliegebettes.

Im Falle einer nächtlichen Gipsbettbehandlung wurde von RAUTENBERG und TÖNNIS in 25% der Fälle eine Überkorrektur festgestellt. Sie bestand in einer tiefersitzenden leichten Skoliose zur Gegenseite. Bei 50% bestand eine labile Haltung. Eine Verschlimmerung wurde nie beobachtet. In einer Gruppe von Säuglingsskoliosen, die ausschließlich krankengymnastisch ohne Gipskorsett behandelt wurden, war die Skoliose in allen Fällen am Ende des 3. Lebensjahres ebenfalls verschwunden (RAUTENBERG und TÖNNIS).

κ) Entwickelt sich die Säuglingsskoliose unbehandelt weiter zu einer echten idiopathischen Skoliose?

Viele Autoren haben diese Frage mit unterschiedlichen Argumenten bejaht.

So vertreten EBACH und BLENKE die Ansicht, daß sich aus der Haltungsskoliose der Säuglinge strukturelle Skoliosen entwickeln könnten.

WYNNE-DAVIES will festgestellt haben, daß in der Blutsverwandtschaft von Säuglingen mit spontan heilender Skoliose in dem gleichen Prozentsatz echte Skoliosen vorkommen wie bei der idiopathischen adoleszenten Skoliose. Sie schließt daraus, daß die selbstheilende Säuglingsskoliose die milde Form der idiopathischen adoleszenten Kyphose darstellt.

MAU ist der Ansicht, daß es im Säuglingsalter eine funktionelle seitliche Fehlhaltung gibt, die in der Minderzahl der Fälle in eine fixierte seitliche Fehlhaltung und schließlich in eine echte, strukturelle Skoliose übergehen kann.

Wenn man sich auf die Angaben bezieht, wonach Säuglingsskoliosen in $^3/_4$ der Fälle linkskonvexe sind und Thorakalkrümmungen und das männliche Geschlecht überwiegen, die adoleszenten Skoliosen dagegen in $^3/_4$ der Fälle thorakal rechtskonvex sind und wonach das weibliche Geschlecht überwiegt, ist es rein statistisch nicht anzunehmen, daß die adoleszenten Skoliosen aus der Säuglingsskoliose entstehen.

MÜLLER warnt davor, den Übergang der Schräglagedeformität des Säuglings in eine echte idiopathische Skoliose als nicht möglich anzusehen. Er hält gegenteilige Untersuchungsergebnisse von RAUTENBERG und TÖNNIS nicht für gesichert, da die Kinder nicht über die Pubertät hinaus untersucht worden seien und gerade in der Pubertät oft Verschlimmerungen vorbestehender geringgradiger Skoliosen eintreten.

BÖSCH lehnt die Entstehung der idiopathischen Skoliose aus der Säuglingsskoliose aus statistischen Gründen ab. In einem Zeitraum von 24 Jahren entfielen auf insgesamt 1767 Skoliosen nur 133 Säuglingsskoliosen. Wenn die Säuglingsskoliose der Keim der idiopathischen Skoliose wäre, müßte sie gleich häufig oder noch häufiger sein. Außerdem gelang in nur 7% der Fälle von idiopathischer Skoliose der Nachweis des Beginnes in frühester Kindheit. Von den 133 Säuglingsskoliosen hatten in der Pubertät oder nach Wachstumsabschluß 53% völlig gerade Wirbelsäulen, 26% belanglose Skoliosen (weniger als 20°) und nur 19% schwere bis sehr schwere Skoliosen.

LÖWE vertritt die Ansicht, daß die späteren progredienten idiopathischen Skoliosen des Schulalters nicht aus den infantilen Skoliosen hervorgehen.

Nach OTTE sind die idiopathische Skoliose und die Säuglingsskoliose wesensverschieden und sie gehen nicht ineinander über. Sie könnten aber diagnostisch nicht voneinander getrennt werden. Bei der Säuglingsskoliose handelte es sich um eine Deformierung durch Gewohnheitshaltung, die aber die eigentlichen Wachstumsstrukturen intakt läßt. In annähernd 100% der Fälle erfolgte spontane Rückbildung.

Ich halte es für erwiesen, daß die Masse der Säuglingsskoliosen behandelt oder unbehandelt mit Sicherheit nicht in eine echte idiopathische Skoliose übergeht. Nur einer Minderzahl von Skoliosen des Säuglingsalters, die von der spontanheilenden Form wesensverschieden sein dürfte, obwohl sie das gleiche Bild bietet, scheint eine pathogenetische Potenz zur echten progredienten Skoliose innezuwohnen.

Die Frage, ob man jeder Säuglingsskoliose nur in einem kleinen Prozentsatz oder der Säuglingsskoliose überhaupt nicht die pathogenetische Potenz zum Übergang in eine echte idiopathische Skoliose zubilligt, ist entscheidend für die Frage, ob eine Behandlung sinnvoll und notwendig ist oder nicht.

λ) *Muß die Säuglingsskoliose behandelt werden?*

Die Mehrzahl der Orthopäden und Pädiater bejahen diese Frage heute noch.

LÜBBE hält eine Behandlung mit Schaumgummikeilen für erforderlich, weil er befürchtet, daß solche Skoliosen unbehandelt in bleibende Skoliosen übergehen könnten.

Nach GLADEL gibt es zwei heilbare Formen der Säuglingsskoliose. Er hält eine Behandlung für notwendig und will sich nicht auf die Spontanheilung verlassen.

Die Autoren, die die Entstehung der progredienten idiopathischen Skoliose aus der Säuglingsskoliose ablehnen, halten auch eine Behandlung für nicht erforderlich. Nach den in den vorhergehenden Kapiteln genannten Zahlen muß man annehmen, daß etwa 5% der Säuglingsskoliosen in echte Skoliosen übergehen bzw. von der Säuglingsskoliose wesensverschieden sind und das Frühstadium der echten idiopathischen Skoliose darstellen. Es mag noch dahingestellt bleiben, ob es durch konservative Behandlung gelingt, den schicksalhaften Verlauf dieser Skoliosen aufzuhalten. Auf jeden Fall ist, wenn überhaupt, nur bei diesen Fällen eine Behandlung sinnvoll. *Es fragt sich, ob es verläßliche Kriterien gibt, die eine Unterscheidung der spontan heilenden Säuglingsskoliose von der progredienten idiopathischen Skoliose des Säuglingsalters ermöglichen, oder ob man gezwungen ist, sämtliche Säuglingsskoliosen zu therapieren, wenn man dieser letzteren Gruppe eine Behandlung mit unsicheren Erfolgschancen angedeihen lassen will.*

μ) Differentialdiagnose der spontan heilenden Säuglingsskoliose und der idiopathischen Skoliose des Säuglingsalters

Die meisten Autoren, die eine Unterscheidung zwischen der benignen, spontan abheilenden Form und der prognostisch ungünstigen, progressiven Form der infantilen, idiopathischen Skoliose vorgenommen haben, sind sich darin einig, daß eine sichere Erkennung und Unterscheidung beider Formen nicht möglich ist (SCHEDE). Daraus ergibt sich, daß man nicht berechtigt ist, eine Abheilung auf das Konto therapeutischer Maßnahmen zu buchen, wie dies viele Autoren getan haben (HARRENSTEIN: „in 50% der Fälle ist Heilung durch Behandlung möglich" (GAUGELE; LINDEMANN; SCHEDE; WILHELM; KATTHAGEN; MORGAN).

CONNER stellte bei Familienuntersuchungen bei 61 Kindern mit infantiler Skoliose fest, daß von den 39 Kindern mit einer spontan heilenden Skoliose nur 1 einen sonstigen Defekt hatte, von den 22 Kindern mit strukturellen progredienten Skoliosen 12 dagegen einen sonstigen Defekt aufwiesen.

Die Feststellung eines sonstigen Defektes würde demnach besagen, daß mit über 50% Wahrscheinlichkeit eine echte progrediente Skoliose vorläge. Wenn dies zuträfe, müßten entweder bei den idiopathischen Skoliosen der Erwachsenen solche Defekte sehr häufig sein, was nicht der Fall ist, oder die im Säuglingsalter beginnende strukturelle Skoliose müßte ein eigenständiges, von der übrigen idiopathischen Skoliose verschiedenes Krankheitsbild darstellen. Zunächst einmal scheinen die Angaben von CONNER keineswegs gesichert.

Auch DUNOYER hält eine Differentialdiagnose zwischen der benignen und progressiven Säuglingsskoliose für möglich. Die benigne Form soll immer aus einer großbogigen Krümmung bestehen, welche beim Sitzen und bei Horizontallage abnimmt, während die progressive Form kurzbogig sei, meistens linksgerichtet und Jungen betreffen soll.

MEHTA glaubt zuverlässige Kriterien zur Differentialdiagnose zwischen spontanheilender und progressiver Säuglingsskoliose gefunden zu haben. Diese Kriterien bestehen einmal in der Stellung der konvexseitigen Rippe zum Wirbelkörper. Bei Säuglingen projiziert sich das mediale Rippenende in einem Abstand von 2 bis 4 mm neben die obere Wirbelkörperkante. In der Frühphase der Säuglingsskoliose ist dies ebenfalls noch der Fall, obwohl die konvexseitige Rippe steiler steht als die konkavseitige (Abb. 191). Bei progressiven Skoliosen projiziert sich das Rippenköpfchen dagegen konvexseitig über die obere Wirbelkörperkante. Dieses Verhalten soll anzeigen, daß es sich um eine progrediente Skoliose handelt (Abb. 192). Der Winkel, den die Mittellinie von Rippenhals und Rippenköpfchen mit der Senkrechten, die in der Wirbelkörpermitte errichtet wird, bildet (Abb. 193), ist bei Skoliosen konkavseitig und konvexseitig different. Bei spontan heilenden Skoliosen lag diese Winkeldifferenz in 80% der Fälle unter 20° und die Winkeldifferenz blieb in den nächsten 3 Monaten konstant, oder sie wurde sogar geringer, selbst dann, wenn die seitliche Krümmung zunahm.

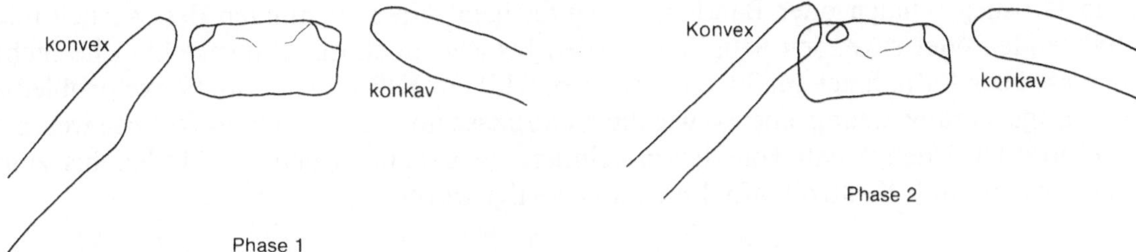

Abb. 191. Konturen des Scheitelwirbels und der Rippen im Frühstadium der Skoliose. (Nach METHA, 1972)

Abb. 192. Die Konturen zeigen in einem späteren Stadium konvexseitig Überlappung von Rippe und Wirbelkörper. (METHA, 1972)

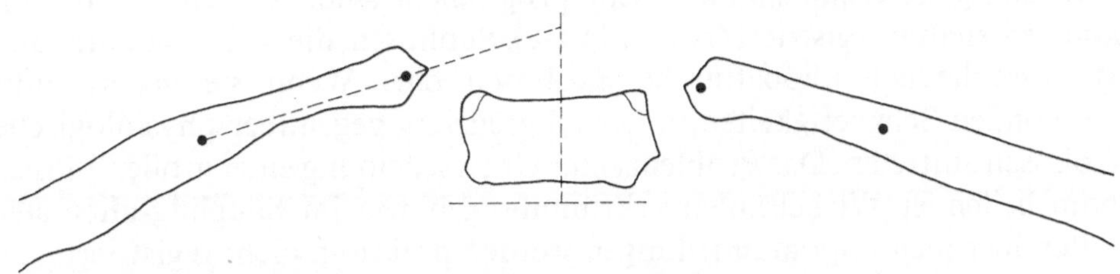

Abb. 193. Die Konstruktion des Rippenwirbelwinkels. (METHA, 1972)

Bei der progressiven Skoliose lag dagegen die Winkeldifferenz in 80% der Fälle über 20°. In den nächsten 3 Monaten nahm die Winkeldifferenz zu oder sie blieb konstant. Röntgenkontrollen innerhalb von 3 Monaten sollen also eine Differentialdiagnose zwischen spontan heilender und progredienter Skoliose ermöglichen.

Doppelbogige lumbodorsale Skoliosen lassen sich am Rippenverhalten bereits erkennen wenn die lumbale Verkrümmung auf andere Art noch nicht nachzuweisen ist. Während die Rippenwirbelkörperwinkel am oberen Ende der thorakalen Krümmung nur eine geringe oder keine Differenz zeigen, besteht an dem 12. BW eine deutliche Rippenwirbelwinkeldifferenz zwischen beiden Seiten. Dieses Verhalten zeigt an, daß sich eine lumbale Gegenkrümmung entwickeln wird.

Einer raschen Zunahme der Skoliosekrümmung im Säuglingsalter soll in der Regel auch eine rasche Zunahme der Krümmung im Pubertätsalter entsprechen.

Wenn eine Überlappung des konvexseitigen Rippenköpfchens mit der oberen Wirbelkörperkante eine Rippenwirbelwinkeldifferenz von mehr als 20° und eine Konstanz oder Progredienz bei einer Kontrolle nach 3 Monaten eine progressive Skoliose anzeigen, ist sofortige Therapie geboten. Anderenfalls genügt es, das Kind weiter zu beobachten.

FERREIRA und JAMES hatten früher angenommen, daß alle Fälle mit kompensatorischen Gegenkrümmungen progredient seien, was sich ihnen aber nicht bestätigte. Dagegen hat sich ihnen die Rippenwirbelwinkeldifferenzmessung als zuverlässiges Unterscheidungskriterium erwiesen.

Wenn die Behauptung von WYNNE-DAVIES und von COWELL, HALL und MCEWEN über die Häufung von geringgradigen Skoliosen in der Blutsverwandtschaft von Skoliotikern einer kritischen Überprüfung standhält, dann könnten auch Familienuntersuchungen zur Differentialdiagnose zwischen der spontan heilenden und der progredienten Säuglingsskoliose beitragen (s. Kap. J.f): Klinische Wertigkeit der physiologischen Skoliose, S. 210 und Kap. Q: Die Vererbung der Skoliose, S. 521).

v) Röntgenuntersuchung bei der Säuglingsskoliose

Erforderlich sind Aufnahmen in Bauch-, Rücken- und Seitenlage und in Lateralflexion. Notwendig erscheint es vor allem, Aufnahmen auf etwa verordneten Umkrümmungsbrettern, in Gipsliegeschalen oder Bandagen anzufertigen. Untersuchungen der Wirbelsäule am hängenden oder sitzenden Säugling wurden bis jetzt noch nicht angestellt. Ehe nicht Ergebnisse über Aufnahmen im Sitzen vorliegen, fehlt zur Klärung des Sitzbuckelproblems eine wichtige Voraussetzung, ebenso wie die Kenntnisse über die Säuglingsskoliose wesentlich gefördert würden, wenn von diesen Kindern in angemessenen Abständen bis zum Wachstumsabschluß Kontrollaufnahmen angefertigt würden.

b) Juvenile Skoliosen

Diese Altersgruppe der idiopathischen Skoliosen ist von allen echten idiopathischen Skoliosen die häufigste. Wenn sie nicht sehr progredient sind, werden sie aber mitunter erst im Adoleszentenalter registriert (Abb. 194a–c). Skoliosen, die im Kindesalter auftreten, stellen fast ausschließlich idiopathische Skoliosen dar. Wenn sie geringgradig sind und bleiben, können Schwierigkeiten in der Abgrenzung gegenüber physiologischen und Haltungsskoliosen auftreten. Das Problem einer Unterscheidung einer großen Masse passagerer spontan heilender Wirbelsäulenverkrümmungen wie im Säuglingsalter stellt sich im Kindesalter aber nicht. Spontanheilungen werden praktisch nicht registriert. Lediglich zwei Fälle, die im Alter von 3 und 9 Jahren aufgetreten waren, haben sich zurückgebildet (James). Dagegen stellt sich unbedingt die Frage der Progredienz. Skoliosen mit sehr

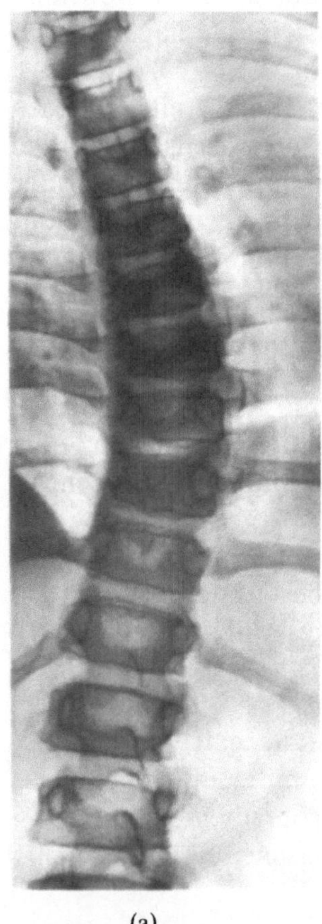
(a)

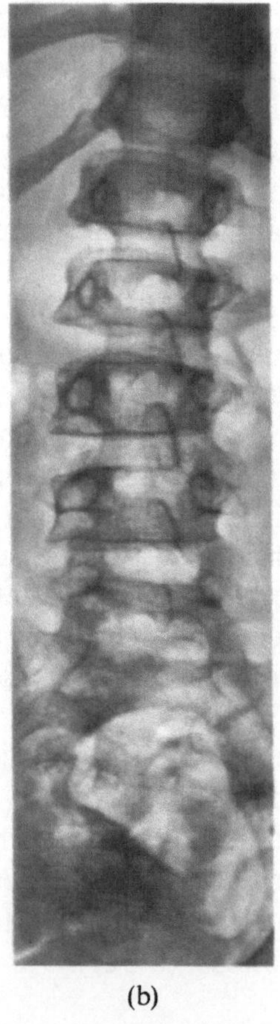
(b)

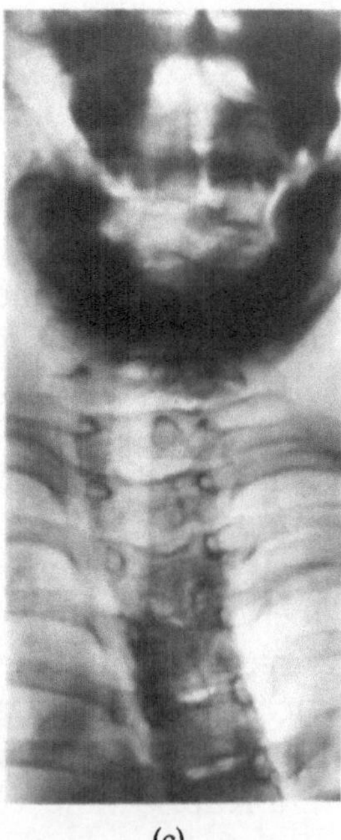
(c)

Abb. 194. (a) Linksthorakale Skoliose bei einem 10jährigen Jungen. Die Skoliose wurde vor 2 Jahren erstmalig bei der Schuluntersuchung registriert. Es besteht bereits deutliche Rotation und Keilverformung. (b) Kompensatorische Gegenkrümmung in der Lendenwirbelsäule. Die strukturellen Veränderungen sind hier geringer als im Bereich der Primärkrümmung. (c) 2. Sekundärkrümmung am cervico-dorsalen Übergang

geringer Progredienz können für den Träger praktisch bedeutungslos bleiben, während stark progrediente Fälle schwerste ästhetische Konsequenzen und echten Krankheitswert haben.

c) Adoleszente Skoliosen

Die eigentlichen idiopathischen Skoliosen des Adolescentenalters unterscheiden sich in nichts von den idiopathischen Skoliosen des Kindesalters und, wie schon erwähnt, muß man immer danach fahnden, ob ihr Beginn nicht doch in das Kindesalter zurückreicht.

Daneben bilden sich im Adoleszentenalter aber skoliotische Wirbelsäulenverkrümmungen aus, die mit Wirbelkörper- und Deckplattenveränderungen einhergehen, die für den Morbus Scheuermann charakteristisch sind (SAMSON). Diese Skolioseform soll nach RATHKE kurzbogig sein und geringgradige Sekundärkrümmungen aufweisen. Manchmal handelt es sich um Lordoskoliosen. Häufiger sind jedoch Kyphoskoliosen. Manchmal beherrscht die typische tiefthorakale Kyphose des Morbus Scheuermann das Bild und es liegt lediglich eine Kombination mit einer Seitenkrümmung vor. Es stellt sich nun die Frage, ob die reinen Skoliosen mit den typischen Wirbelkörper- und Deckplattenveränderungen als Sonderform des Morbus Scheuermann angesehen werden oder als eigene Skolioseform abgegrenzt werden sollen. Letztlich ist dies aber wohl ein Streit um Worte. Wichtig erscheint jedoch die Abtrennung von den normalen idiopathischen Adoleszentenskoliosen, ohne Wirbelkörper- und Deckplattenveränderungen (s. auch Kap. K.II.17.: Skoliosen beim Morbus Scheuermann, S. 364).

Nach WYNNE-DAVIES sind die Mütter von idiopathischen Adoleszentenskoliotikern im Durchschnitt älter als die Mütter von infantilen Skoliotikern.

SCHUHKNECHT sieht die Adoleszentenskoliose ebenso als Folge einer Fokaltoxikose an, wie den Morbus Scheuermann. Auch JUNGHANNS nimmt für die Adoleszentenskoliose den gleichen Entstehungsmechanismus wie für die Adoleszentenkyphose an. Weitere Berichte über Adoleszentenskoliosen mit den typischen Deckplattenveränderungen, wie beim Morbus Scheuermann, stammen von MARTENS und von LINDEMANN.

Neben den sog. Adoleszentenskoliosen, die nach WYNNE-DAVIS zu 90% rechtsthorakal sind und überwiegend das weibliche Geschlecht betreffen und deren Auftreten meistens in das 10.–14. Lebensjahr verlegt wird, kommen Skoliosen und Kyphoskoliosen vor, die erst z.Zt. des Wachstumsabschlusses und kurz danach in Erscheinung treten und oft familiär sind. BOGAERT vermutet, daß es sich bei ihnen um abortive bzw. monosymptomatische Formen heredodegenerativer Erkrankungen (vor allem des Morbus Friedreich) handelt (s. Kap. K.II.6.f): Skoliosen bei Friedreichscher Ataxie, S. 322).

Von verschiedenen Autoren ist auf das gleichzeitige Vorhandensein von Gesichts- bzw. Schädelskoliosen leichten Grades bei der idiopathischen Skoliose hingewiesen worden (JAMES u.Mitarb. 8%; BAUER).

d) Skoliosen bei älteren Personen

VANDERPOOL, JAMES und WYNNE-DAVIES fanden bei Personen über 50 Jahren einen Prozentsatz von 6% Skoliosen, der weit über dem Prozentsatz bei Kindern bis zum Wachstumsabschluß (0,14% bei Schulkindern) lag. Außerdem lag der Prozentsatz doppelt so hoch als er nach den Ergebnissen von Familienuntersuchungen aus genetischen Gründen hätte erwartet werden können. Eine starke Häufung wurde bei Patienten mit einer Osteoporose und Osteomalazie gefunden. Die Skoliosen, die in höherem Alter auftreten, sind demnach ganz überwiegend symptomatische und nicht idiopathische Skoliosen. Untersuchungen von BERND und REINHARDT sprechen dafür, daß die prozentuale Zunahme lumbaler Skoliosen bei älteren Skoliosen überwiegend aus Verschleißveränderungen an der

Wirbelsäule resultiert. Die Zahlen von VANDERPOOL u.Mitarb. stimmen mit den eigenen Ergebnissen insofern überein, als bei den seit der Jugend bestehenden Skoliosen alter Leute die thorakalen und bei den erst in höherem Alter aufgetretenen Skoliosen die lumbalen Primärkrümmungen überwogen. Mitunter ist es aber bei älteren Personen oft schwierig zu klären, ob es sich um Bandscheibenskoliosen oder um idiopathische Skoliosen handelt, da letzte sekundär zu degenerativen Veränderungen führen und dadurch im fortgeschrittenen Alter eine Verschlimmerung erfahren können.

e) Unterteilung nach der Lokalisation

Außer den Altersgruppen lassen sich die idiopathischen Skoliosen nach ihrer Lokalisation unterteilen. Die einzelnen Lokalisationen haben unterschiedliche Auswirkung auf das Erscheinungsbild, die Statik und die inneren Organe. Über ihre durchschnittliche Segmentlänge und die Lage des Scheitelwirbels finden sich Angaben in der Abb. 195 von PONSETI.

f) Lumbale Form

In dem Material von JAMES machte die lumbale Form 26% aller Fälle aus. Es handelte sich überwiegend um leichte Verkrümmungen (91% gegenüber 9% schweren Verkrümmungen). Die lumbalen Krümmungen traten überwiegend im Adoleszentenalter auf. Das weibliche Geschlecht überwog mit 88% erheblich. Die von PONSETI und FRIEDMAN angegebene Frequenz von 23,6% stimmt sehr gut mit den Angaben von JAMES überein. Die Progredienz war gering und die Stabilisierung erfolgte oft schon vor Wachstumsabschluß mit 14 Jahren.

Die Gegenkrümmung im Brustabschnitt war in der Regel ziemlich flach und gering ausgeprägt und nur sehr selten lag die untere Gegenkrümmung im Kreuzbein (3,2%). Der durchschnittliche Skoliosewinkel nach Stabilisierung betrug in dem Material von PONSETI und FRIEDMAN 36,8° und nur in 8% war eine Verkrümmung von mehr als 60° vorhanden. Nach LAURENCE und TROISIER betrug dieser Prozentsatz bei Patienten über 12 Jahren 5%, während er bei fast allen anderen Lokalisationen höher war, und zwar bei thorakalen Skoliosen mit 60% am höchsten. Die lumbale Form der idiopathischen Skoliose soll nach FARKAS durch frühzeitige Rotation infolge kongenitaler Bogenanomalien entstehen. Nach LANGE und SCHEDE ist die Lumbalskoliose durch Auftreten in der Mitte des 2. Lebensjahrzehntes charakterisiert und Ausdruck einer Spätrachitis.

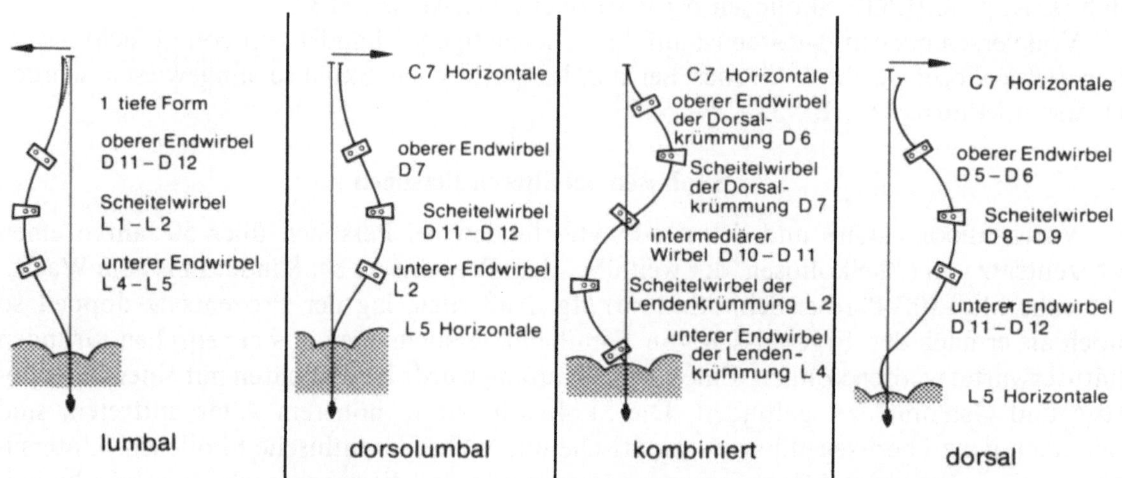

Abb. 195. Die 4 Haupttypen der idiopathischen Skoliose nach PONSETI

Die Angaben über die Häufigkeit der Lumbalskoliose divergieren demnach nicht unbeträchtlich. Die Frequenz hängt sicherlich ab vom Alter der Probanden, davon, ob auch symptomatische Skoliosen einbezogen werden und schließlich davon, ob man eine Skoliose als hochlumbal oder tiefthorakal einordnet.

Lumbalskoliosen machen nach HEIDENREICH Jugendliche für Bauberufe ungeeignet. Mit zunehmendem Alter treten sehr häufig starke Kreuzschmerzen auf.

g) Thorako-lumbale Skoliosen

Sie sind seltener als die lumbalen Skoliosen. Ihre Frequenz betrug in dem Material von PONSETI und FRIEDMAN 16%, in dem von JAMES nur 8%. Die Krümmung ist überwiegend rechtskonvex (PONSETI und FRIEDMAN 80,9%) und sie umfaßt im Durchschnitt 6–8 Wirbel. Der Krümmungsmittelpunkt liegt im 11. oder 12. Thorakalwirbel. Die Prognose soll um so schlechter sein, je höher der Krümmungsscheitel liegt, da dann ein Rippenbuckel und ein ungleicher Stand der Schulter auftritt. Die thorakolumbale Skoliose soll ebenso wie die lumbale meistens sehr spät einsetzen und überwiegend der adoleszenten Gruppe angehören. Sie stabilisiert sich etwas später mit einem Durchschnittswinkel von 42,7°. Sie ist ebenso wie die lumbale Form nicht sehr deformierend. Der Anteil der schweren

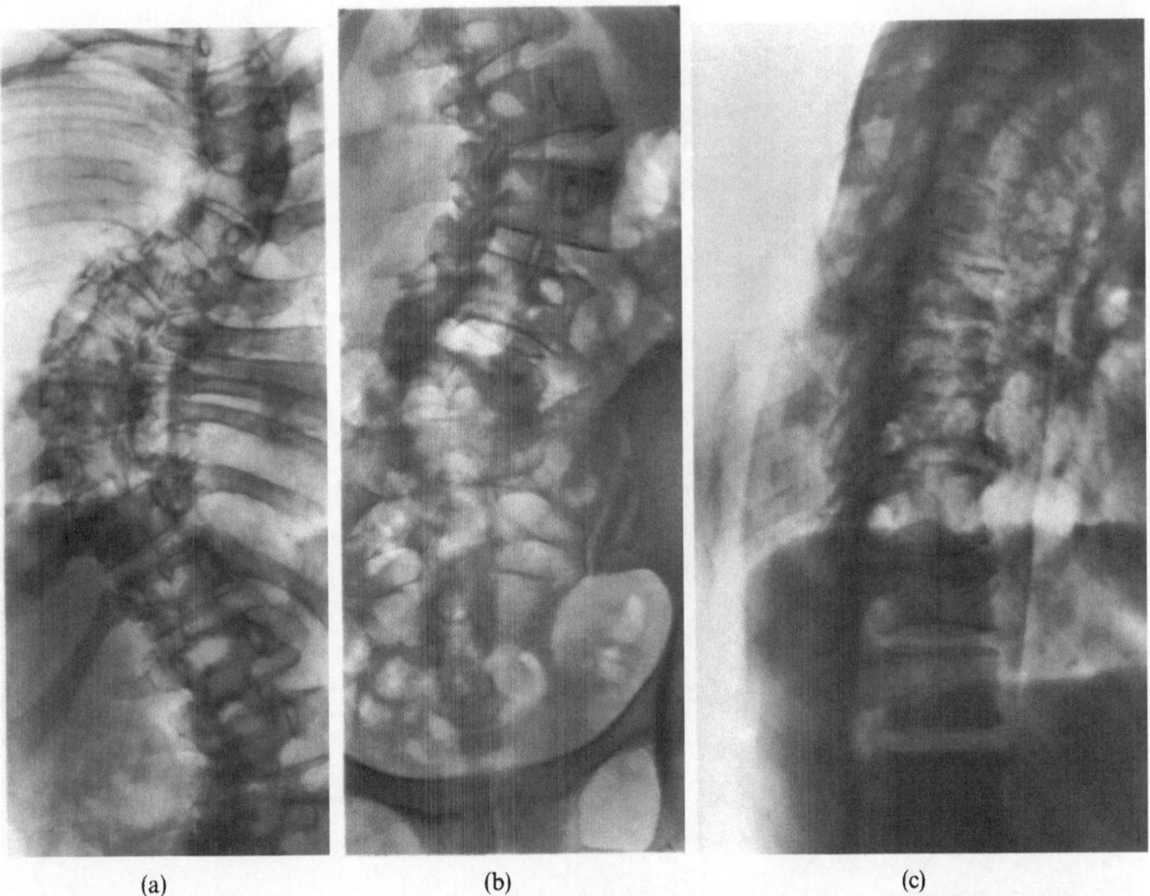

Abb. 196. (a) Mittelthorakale rechtskonvexe und lumbale linkskonvexe Krümmung. Kurzbogige lumbosacrale und cervico-thorakale Gegenkrümmungen. (b) Im Brust- und Lendenabschnitt sind die Wirbelverformungen und die Rotation annähernd gleich stark ausgeprägt. Es scheint sich um eine primär doppelbogige Skoliose zu handeln. Die Lendenskoliose stellt nicht eine Sekundärkrümmung, sondern eine primär angelegte Krümmung dar. (c) Die Sagittalkrümmungen sind abgeflacht

Verkrümmungen ist bei der thorako-lumbalen Form nach JAMES mit 31% deutlich größer als bei der lumbalen Form.

h) Kombinierte thorakale und lumbale Skoliose

Sie ist dadurch charakterisiert, daß zwei Primärkrümmungen vorhanden sind (Abb. 196a–c) und sich dann noch im typischen Fall zwei Sekundärkrümmungen ausbilden, so daß also insgesamt 4 Skoliosebögen bestehen. Ihr Anteil an den gesamten idiopathischen Skoliosen machte in dem Material von PONSETI und FRIEDMAN 37% aus. Die Länge des Krümmungsbogens ist in der Regel geringer als bei der thorako-lumbalen Form. Sie umfaßt nach PONSETI im Durchschnitt 5 Wirbel. Der thorakale Krümmungsscheitel liegt beim 7. und 8. BW, der lumbale beim 2. LW. Der Skoliosewinkel beider Primärkrümmungen ist meistens gleich, ebenso wie ihre Progredienz. Auch diese Lokalisation entsteht überwiegend im Adoleszentenalter und sie stabilisiert sich im Durchschnitt mit 15 Jahren. Die Auswirkungen auf das Erscheinungsbild sind gering, selbst relativ starke Verkrümmungen von 60–70° machen sich im bekleideten Zustand noch nicht als stärkere Deformierungen bemerkbar. Je länger die Skoliosebögen sind, um so weniger verunstaltend ist die Deformität. Eine sichere Unterscheidung zwischen einer kombinierten thorakal-lumbalen

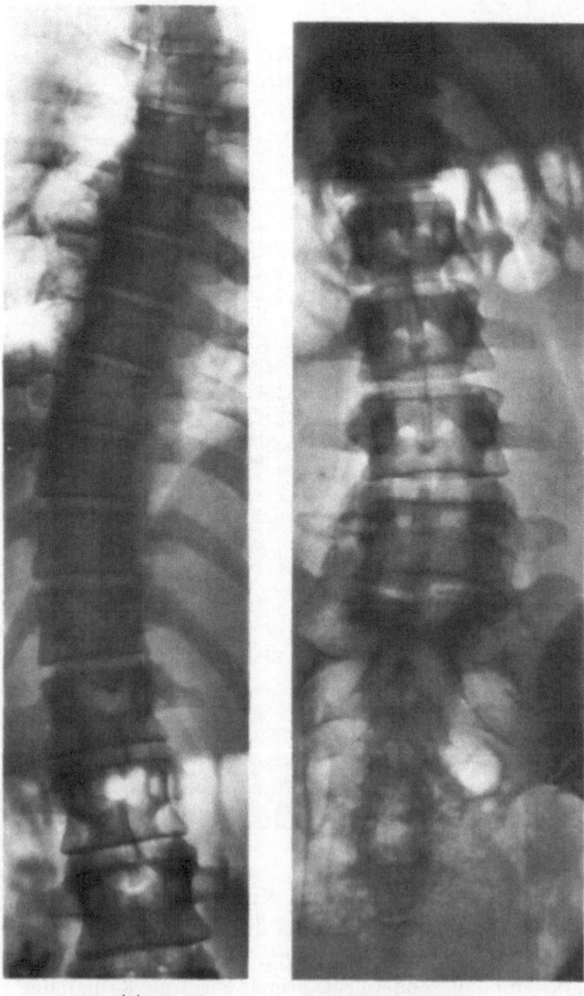

Abb. 197. (a) Großbogige thorakolumbale Skoliose. (b) Lumbosacrale Gegenkrümmung

Skoliose und einer Thorakalskoliose mit starker lumbaler Gegenkrümmung ist nicht immer möglich (Abb. 196a–c), insbesondere nicht, wenn die beiden Krümmungen die ganze Brust- und Lendenwirbelsäule einnehmen (Abb. 197a und b). Das Fehlen einer sakralen Skoliose könnte als ein gewisses Indiz für die sekundäre Natur eines lumbalen Krümmungsbogens angesehen werden. Von einem primären lumbalen Skoliosebogen erwartet man, daß er eine kompensatorische Krümmung im Kreuzbein induziert. Vielleicht hängt aber das Vorhandensein eines sakralen Krümmungsbogens mit dem Zeitpunkt der Skolioseentstehung zusammen. Manchmal ist eine Kreuzbeinkrümmung auch ein Teil des lumbalen Skoliosebogens (Abb. 197a und b).

i) Thorakale Skoliose

Sie machte in dem Material von Ponseti und Friedman 22% aller idiopathischen Skoliosen und in dem Material von James 42% aller Skoliosen aus. Sie entstehen nach James annähernd so häufig im Säuglingsalter wie im Adoleszentenalter. Seltener treten sie als juvenile Skoliosen auf. Ponseti und Friedman geben dagegen das Durchschnittsalter beim Auftreten mit 11 Jahren relativ hoch an. Die Stabilisierung erfolgt etwas später als bei den vorgenannten Formen im Alter von 16 Jahren. Daß bei der infantilen Form die Linkskonvexität und das männliche Geschlecht überwiegen soll, wurde bereits gesagt. Man kann diese Feststellungen auch so ausdrücken, daß die rechtskonvexen Skoliosen des Thorakalabschnittes vorzugsweise das weibliche Geschlecht betreffen und überwiegend nach dem Säuglingsalter entstehen. Der Krümmungsmittelpunkt liegt am häufigsten im 8. und 9. BW und umfaßt im Durchschnitt 6 Wirbelsegmente. Die Scheitelwirbel sind meistens etwas osteoporotisch und sie zeigen ausgeprägte seitliche Keilverformung. Es wird vielfach darauf hingewiesen, daß Veränderungen bestehen, die denen bei der Scheuermannschen Adoleszentenkyphose weitgehend gleichen, vor allen Dingen dann, wenn die Skoliose

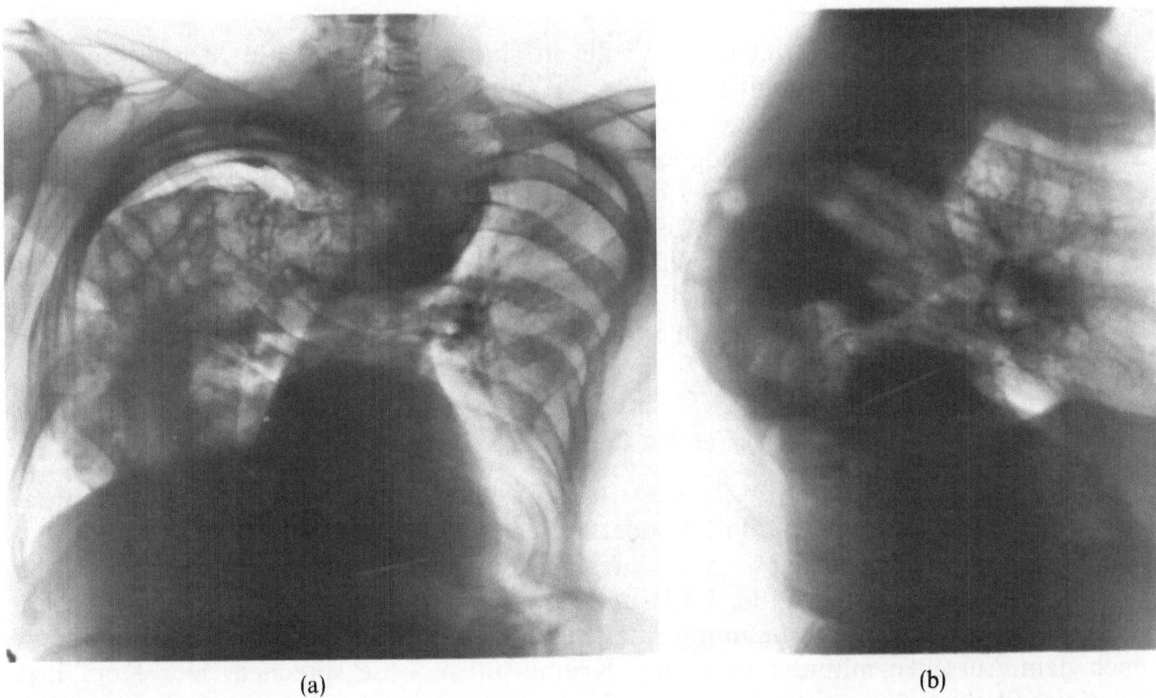

(a) (b)

Abb. 198. (a) Hochgradige rechtskonvexe Thorakalskoliose bei einem 68jährigen Mann. Die Wirbelsäulenkontur fällt rechts mit der lateralen Thoraxbegrenzung zusammen. (b) Gleichzeitige sehr starke Kyphosekrümmung

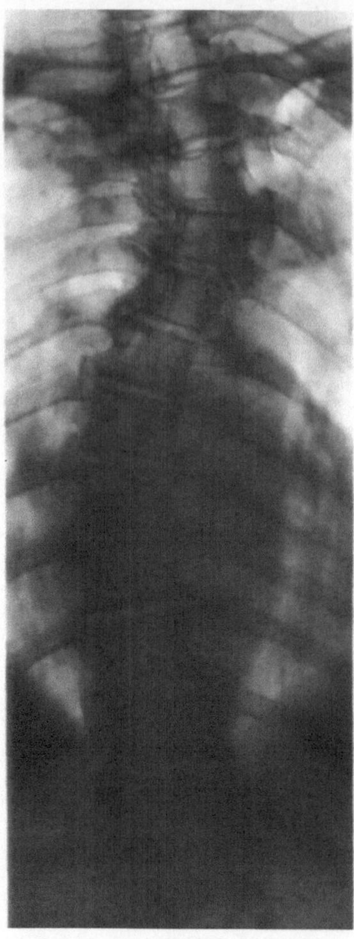

Abb. 199. Kurzbogige hochthorakale Skoliose mit langbogiger, tiefthorakaler Gegenkrümmung

im Adoleszentenalter aufgetreten ist. Vielleicht sind überhaupt echte Morbus-Scheuermann-Fälle in die Statistiken mit eingegangen. FARKAS behauptet, daß die thorakale Form der idiopathischen Skoliose Folge einer juvenilen Osteoporose sei. Der durchschnittliche Schweregrad ist stärker und die Prognose ist ungünstiger als bei den vorgenannten Formen (TRAVAGLINI und ZACCHIA). Nur die cerviko-thorakale Form weist angeblich eine noch schlechtere Prognose auf, was — so absolut gesagt — sicher nicht zutrifft. Die ästhetischen Folgen sind sehr ungünstig, da der Rippenbuckel durch die Kleidung nicht zu verdecken ist. Im Röntgenbild kann die Wirbelsäule am Thorax randbildend werden (Abb. 198a und b). Bei doppelbogigen thorakalen Skoliosen ist der craniale Krümmungsbogen immer kürzer als der caudale (Abb. 199).

j) Cervico-thorakale Skoliose

Die cervico-thorakale Form — sie tritt am seltensten auf — war in dem Material von PONSETI and FRIEDMAN nur in 1,3% der Fälle vertreten, in dem Material von SCHULTHESS in 3,6%. Sie entwickelt sich oft ziemlich spät, im Durchschnitt mit 15 Jahren. Der Scheitelwirbel ist meistens der 3. BW und der Krümmungsbogen umfaßt 4–5 Wirbelsegmente. Die caudale Gegenkrümmung ist ziemlich lang, die cervicale kürzer. Man könnte nach dem Aussehen mitunter von einer Krummstabskoliose sprechen. Der Kopf liegt bei dieser Skoliose am meisten lateral der Schwerlinie, weil die Kürze der Halswirbelsäule nicht zum Krümmungsausgleich ausreicht. Konvexseitig besteht ein Schulterblatthochstand. Wenn bei dieser Skolioseform eine Struma besteht, muß man sich fragen, ob die Skoliose wirklich idiopathisch ist oder ob sie durch die Struma indiziert wurde.

k) Eigene Untersuchungen zur Skolioselokalisation

An dem Röntgenbildmaterial des Strahleninstitutes in Homburg habe ich durch BERND statistische Untersuchungen über die prozentuale Häufigkeit der einzelnen Skolioselokalisationen durchführen lassen. Der Auswertung lagen 600 Fälle von seitlichen Wirbelsäulenverkrümmungen zugrunde, die im Laufe von 10 Jahren zur Beobachtung gekommen waren. Die folgende Tabelle gibt die prozentuale Häufigkeit der einzelnen Lokalisationen wieder (Tabelle 44).

Die lumbale Lokalisation ist demnach eindeutig am häufigsten, obwohl das Ausgangsmaterial — die gesamten Röntgenaufnahmen von 10 Jahren — mehr Thoraxaufnahmen als Lendenwirbelsäulenaufnahmen enthielt. Die höhere Prozentzahl lumbaler Skoliosen kann demnach nicht durch das Ausgangsmaterial vorgetäuscht sein, sondern die Frequenz dieser Lokalisation müßte in Wirklichkeit noch höher sein, als es dem gefundenen Wert entspricht. BERND hat weiterhin eine Aufschlüsselung nach Altersgruppen vorgenommen. Dabei ergab sich mit zunehmendem Alter eine zunehmende prozentuale Häufigkeit der Lumbalskoliosen, während die Thorakalskoliosen ein umgekehrtes Verhalten zeigten (s. Tabelle 45). Unter den 600 Skoliosefällen waren nur in einem sehr kleinen Prozentsatz kongenitale Skoliose und Skoliosen anderer Ätiologie enthalten. Die prozentuale Zunahme der Lumbalskoliosen und die entsprechende Frequenzabnahme der Thorakalskoliosen muß man dahingehend deuten, daß die Lumbalskoliosen überwiegend ihre Ursachen in Verschleißerscheinungen haben, während die Thorakalskoliosen zweifellos überwiegend eine Wachstumsanomalie primae formationis darstellen. Bei den Lumbalskoliosen wurden mit zunehmendem Alter in zunehmender Häufigkeit degenerative Bandscheibenveränderungen gefunden. Es liegt demnach der Schluß nahe, daß es sich bei den Lumbalskoliosen im wesentlichen um Bandscheibenskoliosen handelt und daß Bandscheibenveränderungen bei Lumbalskoliosen überwiegend deren Ursache und nicht deren Folge darstellen. *Die Lumbalskoliosen sind demnach nur zu einem kleinen Prozentsatz idiopathische Skoliosen.*

Tabelle 44. Verteilung der Primärkrümmung von 600 Skoliosen auf die einzelnen Wirbelsäulenabschnitte. (BERND)

Lumbale Skoliosen	288=48%
Thorakale Skoliosen	237=39,5%
Thorako-lumbale Skoliosen	74=12,3%
Cervico-thorakale Skoliosen	1= 0,2%

Tabelle 45. Altersverteilung der verschiedenen Skolioselokalisationen. (BERND)

Alter	Gesamtzahl	lumbal	thorakal	thorako-lumbal	cervico-thorakal
0–2	22	2=10%	10=45%	10=45%	
2–9	29	1= 4%	18=62%	10=34%	
9–16	75	15=20%	47=62%	13=18%	
16–40	204	99=48%	80=39%	25=13%	
40–60	201	119=59%	70=35%	12= 6%	
über 60	69	52=75%	12=17%	4= 7%	1=1%
	600				

Bei der Unklarheit der Ätiologie der idiopathischen Skoliose ist es nicht verwunderlich, daß bezüglich der Unterteilung und der Abgrenzung bestimmter Unterformen von den einzelnen Autoren recht verschiedene Angaben gemacht werden. Sowohl die Einteilung nach dem Alter des Auftretens als auch die Einteilung nach der Lokalisation ist durchaus unbefriedigend. Es wird hierdurch eine ziemlich willkürliche Ordnung aufgerichtet, die nur recht bescheidene Ansätze für die ätiologische Betrachtung, für die Prognose und die Therapie abgibt. Gerade weil konkrete Gesichtspunkte fehlen, habe ich die verwirrende Fülle von Behauptungen und Ansichten, die in der Literatur niedergelegt ist, in meine Darstellung aufgenommen, ohne den Versuch zu machen, etwa aus didaktischen Gründen die divergenten Ansichten auf einen verbindlichen Nenner zu bringen. Abschließend soll lediglich noch einmal darauf hingewiesen werden, daß es von besonderer Wichtigkeit erscheint, durch weitere Untersuchungen zu klären, ob primär Verformungen der Wirbel vorhanden sind, oder ob diese sich erst sekundär unter dem Einfluß der Achsenkrümmung entwickeln (s. Kap. N.: Theorien über die Skolioseentstehung, S. 479).

2. Mißbildungsskoliosen (kongenitale Skoliosen)

Sogenannte kongenitale Skoliosen, hervorgerufen durch Mißbildungen, sind keineswegs eine Rarität (Billing). Kuhns und Hormell haben allein 167 Fälle gesammelt. In dem Material von MacEven, Conway und Miller waren 12% aller Skoliosen kongenital. Kreuz gibt an, daß in der Gochtschen Klinik in einem Zeitraum von 4 Jahren von 1916–1920 allein 31 Fälle zur Beobachtung kamen. Wenn diese Zahl auch nicht sehr hoch erscheint, so ist doch zu bedenken, daß sie zu einer Zeit gewonnen wurde, als die Anwendung des Röntgenverfahrens noch nicht so verbreitet war, wie heute. Pendl hat aus der älteren Literatur bis zum Jahre 1902 ebenfalls 31 Fälle von kongenitalen Skoliosen zusammengetragen und in dieser Arbeit kann man die Hinweise auf die ältere Literatur finden. Das Material von Scott (1956) belief sich auf 50 Fälle, das von Dal Monte und Parenti auf 16 Fälle. Nach Faber sind 1,4% der Skoliosen durch Wirbelsäulenmißbildungen verursacht (Albanese; Fentelais; Gui; Gubern-Salisachs; Mills; Moretti; Mouchet und Roederer; Jeanbrau; Shands u. Bundens). In dem Skoliosematerial von Mayer waren 7,8% der Fälle kongenitaler Natur (Nau).

Tabelle 46. Krümmungsformen. (Nach Rathke und Ho Yong Sun)

I. Einfache Krümmung	
1. HWS linkskonvex	2
2. BWS linkskonvex	9
BWS rechtskonvex	13
3. LWS linkskonvex	6
LWS rechtskonvex	2
4. LWS/Sakr. linkskonvex	3
LWS/Sakr. rechtskonvex	3
5. BWS/LWS linkskonvex	16
BWS/LWS rechtskonvex	9
	63

II. S-förmige Krümmung	
1. BWS links-, LWS rechtskonvex	3
BWS rechts-, LWS linkskonvex	8
2. BWS/LWS links-, LWS/Sakr. rechtskonvex	2
BWS/LWS rechts-, LWS/Sakr. linkskonvex	1
3. HWS/BWS links-, BWS rechtskonvex	1
HWS/BWS rechts-, BWS linkskonvex	3
	18

III. Multiple Krümmung	
1. BWS rechts-, BWS/LWS links-, LWS rechstkonvex	3
BWS links-, BWS/LWS rechts-, LWS linkskonvex	2
2. HWS/BWS links-, BWS rechts-, BWS/LWS linkskonvex	1
HWS/BWS rechts-, BWS links-, BWS/LWS rechtskonvex	1
	7

Die Geschlechtsverteilung wird von KUHNS und HORMELL mit 60% Mädchen und 40% Knaben angegeben, nach DAL MONTE und PARENTI soll sie annähernd gleich sein.

Nach RATHKE und HO YONG SUN überwiegt bei den Mißbildungsskoliosen das weibliche Geschlecht mit 2,4:1. Die einfachen Krümmungsformen vom C-Typ überwiegen mit 71,6%. Verursachung durch Halb- oder Keilwirbel ist am häufigsten. Die Fehlbildungen liegen zu 55,5% im Brust- und zu 34,2% im Lendenabschnitt. RATHKE und HO YONG SUN haben 88 Fälle von Mißbildungsskoliosen hinsichtlich Art und Grad der Krümmung, Lokalisation und Art der Mißbildung ausgewertet. Da ein Material von 88 Fällen schon einigermaßen repräsentativ ist, sollen in folgenden Tabellen diese Autoren wiedergegeben werden (Tabellen 46–56). Zum Vergleich sind auch die weniger detaillierten tabellarischen Angaben von SCOTT wiedergegeben (Tabellen 57–59).

Nach den letztgenannten Autoren ist die dorsale Lokalisation mit 68,4% die häufigste. In den 16 Fällen von JAMES war 13mal die Thorakolumbalregion und 3mal die Cervicothorakalregion betroffen. Auch RATHKE findet die größte Häufung in der Thorakolumbalregion.

KUHNS und HORMELL geben die prozentuale Häufigkeit der einzelnen Formen von kongenitalen Skoliosen folgendermaßen an: durch numerische Variationen 3%, durch morphologische Variationen 30,3%, durch Kombination von numerischen und morphologischen Variationen 49,7%, durch fehlende Differenzierung 13,4% und durch nicht klassifizierte Veränderungen 3,6%.

Tabelle 47. Mißbildungen und deren Lokalisation. (Nach RATHKE und HO YONG SUN)

	HWS	Obere BWS	Untere BWS	Obere LWS	Untere LWS	Sakral	Summe
Seitl. Halb-(Keil)-$^3/_4$-Wirbel	1	12	9	4	4	–	30
Dorsale Halbwirbel	–	1	12	5	1	–	19
Unvollst. sag. WK-Spalten	–	2	3	–	2	–	7
Vollst. sag. WK-Spalten	–	1	6	–	3	–	10
Blockwirbel	–	9	6	3	1	–	19
Bogenspalten	–	2	2	–	17	2	23
Steiß-(Kreuz)-beindefekt	–	–	–	–	–	2	2
Klippel-Feil-Syndrom	3	–	–	–	–	–	3
Gesamt	4	27	38	12	28	4	113
		65		40			
Komplexe WS-Mißbildung	–	–	–	4	–	–	4

Tabelle 48. Seitenverhältnis der Krümmungskurven. (Nach RATHKE und HO YONG SUN)

Bereich	Rechts-konvex	Links-konvex	Summe
Halswirbelsäule	3	2	5
Obere Brustwirbelsäule	14	11	25
Untere Brustwirbelsäule	9	14	23
Obere Lendenwirbelsäule	4	13	17
Brustwirbelsäule/Lendenwirbelsäule	7	11	18
Untere Lendenwirbelsäule und Sakral	5	4	9
Summe	42	55	97

Tabelle 49. Krümmungsform und Verbiegungsgrad. (Nach RATHKE und HO YONG SUN)

Krümmungsformen	bis 5°	bis 10°	bis 20°	bis 30°	bis 50°	über 50°	Summe
Einfache Krümmung							
Zervikal	–	–	1	–	1	–	2
Dorsal	1	1	2	6	10	2	22
Dorsolumbal	4	6	2	5	4	4	25
Lumbal	–	1	1	4	–	2	8
Lumbosacral	–	–	2	3	1	–	6
Summe	5	8	8	18	16	8	63
S-förmige Krümmung	2	6	2	6	1	1	18
Multiple Krümmung	–	1	–	2	3	1	7
Gesamt	7	15	10	26	20	10	88

Tabelle 50. Krümmungsform und Progredienz. Beziehung der Krümmungsformen zur Progredienz der Verbiegung bei 39 Nachuntersuchten. (Nach RATHKE und HO YONG SUN)

Krümmungsformen	bis 0°	bis 5°	bis 10°	bis 20°	bis 30°	bis 50°	über 50°	Summe
Einfache Krümmung								
Zervikal	–	2	–	–	–	–	–	2
Dorsal	1	3	5	1	1	–	–	11
Dorsolumbal	–	3	1	4	1	1	1	11
Lumbal	–	–	1	–	1	–	–	2
Lumbosacral	–	3	1	–	–	–	–	4
Summe	1	11	8	5	3	1	1	30
S-förmige Krümmung	–	3	1	1	–	–	–	5
Multiple Krümmung	1	–	2	1	–	–	–	4
Gesamt	2	14	11	7	3	1	1	39

Eine sehr ausführliche Darstellung der Wirbelsäulenverkrümmungen bei Wirbelmißbildungen bei totgeborenen Früchten mit Untersuchungen am präparierten Skelet stammt von FALK.

Es wäre besser von Mißbildungsskoliosen als von kongenitalen Skoliosen zu sprechen, denn erstens sind vielfach nicht Skoliosen angeboren, sondern die Mißbildung und mit der Bezeichnung „kongenital" ist meistens die Vorstellung einer genetischen Fixation verbunden, was für die sogenannten kongenitalen Skoliosen nicht zutrifft.

a) Einteilung

PUTTI teilt die kongenitalen Skoliosen ein in Skoliosen: 1. bei numerischen Variationen, 2. bei morphologischen Variationen, 3. bei Kombination von numerischen und morphologischen Variationen, 4. bei fehlender Segmentdifferenzierung und 5. bei nicht klassifizierbaren Mißbildungen.

Die auf dem Boden von Wirbelmißbildungen entstandenen Skoliosen teilt SAIDMANN folgendermaßen ein: 1. durch Überschußmißbildungen, 2. durch Mißbildungen durch Reduktion; 3. durch Wirbelverschmelzungen, 4. durch Spina bifida anterior, 5. durch Spina bifida posterior, 6. durch lumbo-sacrale Anomalien, 7. durch Mißbildungen von S1, 8. durch Rippenanomalien.

Tabelle 51. Relation zwischen Wirbelmißbildungen und Ausprägung der Skoliosen. (Nach RATHKE und HO YONG SUN)

Mißbildungstypen	bis 5°	bis 10°	bis 20°	bis 30°	bis 50°	über 50°	Summe
Asymmetr. mehrf. seitl. Halbwirbel	–	–	1	–	2	1	4
Symmetr. mehrf. seitl. Halbwirbel	–	–	–	2	2	1	5
Seitl. Halb-(Keil)-$^{3}/_{4}$-Wirbel	–	–	–	5	2	1	8
+ Blockwirbel	1	–	–	–	–	1	2
+ vollst. sag. WK.-Spalten	–	–	–	1	3	–	4
+ Bogenspalten	–	–	–	1	–	–	1
Dorsaler Halb-(Keil)-Wirbel	–	3	–	–	4	3	10
+ Blockwirbel	–	1	2	2	1	–	6
+ vollst. sag. W.K.-Spalten	–	1	–	–	–	1	2
Vollst. sag. W.K.-Spalten	–	–	2	–	–	–	2
Unvollst. sag. W.K.-Spalten	–	–	1	1	–	–	2
+ Bogenspalten	–	–	–	1	–	–	1
Blockwirbel	2	2	1	1	3	–	9
+ sag. W.K.-Spalten	–	–	2	1	1	–	4
Bogenspalten	–	5	1	3	–	–	9
Spina bifida	3	2	–	4	–	1	10
Steiß-(Kreuz)-beindefekt	–	1	1	–	–	–	2
Komplex-Gesamt-WS-Mißbildung	–	1	–	1	1	1	4
Klippel-Feil-Syndrom	1	–	1	–	1	–	3
Summe	7	16	12	23	20	10	88
Rippenanomalie mit WS-Mißbildung	–	5	3	9	3	2	22

THEILER hat nachgewiesen, daß die verschiedensten Wirbelmißbildungen, einschließlich der Verschmelzung benachbarter Rippen, ein einheitliches Mißbildungssyndrom darstellen und daß die einzelnen Zustandsbilder, wie Hemisoma, Asoma, Pseudoasoma, balancierte Hemivertebra, Blockschaltwirbel, Spiralwirbel, Somatochisis, Hemispondylus, Pseudoepitritusspondylus usw. nur rein deskriptiven Wert haben. Alle diese Mißbildungen faßt er als Wirbel-Rippen-Syndrom zusammen. An der Entwicklung der Säugerwirbelsäule sind 20 Erbfaktoren beteiligt, wobei praktisch jeder Typ von Wirbelfehler auf verschiedenem formalgenetischem Wege entstehen kann. Diese Mißbildungen gehen meistens mit Kyphoskoliosen oder Kyphosen einher. Nur im kleineren Teil ist die Wirbelsäulenform völlig normal.

Besonders hingewiesen sei auf die Feststellung von RATHKE und ROMPE, daß in etwa 30% keine direkten Beziehungen zwischen Form und Lokalisation der Fehlbildung einerseits und dem Ort des Krümmungsscheitels andererseits bestehen.

Jenseits der typisch mißgebildeten Segmente finden sich häufig geringgradige Formabweichungen der Wirbel (Tonnenwirbel, Einbuchtungen der Zwischenwirbelscheiben, zerschlissene Grund- und Deckplatten usw.), die maßgebend für Entstehung und Lokalisation der Verkrümmung sein sollen.

b) Kongenitale Skoliosen ohne Wirbelmißbildungen

Kongenitale Skoliosen ohne Mißbildungen stellen zweifellos die seltenste Form angeborener, seitlicher Wirbelsäulenverkrümmungen dar, und es muß in der Mehrzahl der Fälle zweifelhaft erscheinen, ob es sich überhaupt um kongenitale Skoliosen und nicht um physiologische Skoliosen oder um Säuglingsskoliosen gehandelt hat (S. 262). Dies ist z.B. wahrscheinlich der Fall, wenn KUHNS und HORMELL angeben, daß derartige Fälle durch Behandlung völlig beseitigt werden können. HACKENBROCH sah 2 Fälle von angeborenen, seitlichen und einen Fall einer angeborenen sagittalen Wirbelsäulenverkrümmung, ohne

Tabelle 52. Relation zwischen Wirbelmißbildungen und Progredienz der Skoliosen. (Nach RATHKE und HO YONG SUN)

Mißbildungstypen	bis 0°	bis 5°	bis 10°	bis 20°	bis 30°	bis 50°	über 50°	Summe
Asymmetr. mehrf. seitl. Halbwirbel	–	–	–	1	–	–	–	1
Symmetr. mehrf. seit. Halbwirbel	1	1	–	1	–	–	–	3
Seitl. Halb-(Keil)-$^3/_4$-Wirbel	–	1	3	–	1	–	–	5
+Blockwirbel	–	–	–	–	1	–	–	1
+vollst. sag. WK.-Spalten	–	3	1	–	–	–	–	4
+Bogenspalten	–	–	–	1	–	–	–	1
Dorsaler Halbwirbel	–	–	2	–	–	–	1	3
+Blockwirbel	–	2	–	–	–	–	–	2
+sag. WK.-Spalten	–	1	–	1	–	–	–	2
Unvollst. sag. WK.-Spalten	–	1	–	–	–	–	–	1
Blockwirbel	–	–	1	1	–	–	–	2
+sag. WK.-Spalten	1	1	–	1	–	–	–	3
Bogenspalten	–	1	–	–	–	–	–	1
Spina bifida	–	–	1	1	–	1	–	3
Steißbeindefekt	–	1	1	–	–	–	–	2
Komplex-Gesamt WS.-Mißbildung	–	1	1	–	1	–	–	3
Klippel-Feil-Syndrom	–	2	–	–	–	–	–	2
Gesamt	2	15	10	7	3	1	1	39
Rippenanomalie mit WS-Mißbildung	2	3	5	2	2	–	–	14

Tabelle 53. Skoliosescheitel und Krümmungsgrad. (Bei Skoliosen mit zwei Hauptscheiteln wurden zwei Messungen vorgenommen.) (Nach RATHKE und HO YONG SUN)

Bereich	bis 5°	bis 10°	bis 20°	bis 30°	bis 50°	über 50°	Summe
Zervikal	1	1	1	–	1	1	5
Oben dorsal	2	2	4	7	8	2	25
Unten dorsal	4	7	5	8	9	6	39
Oben lumbal	–	7	2	6	2	2	19
Unten lumbal und sacral	–	–	2	6	1	–	9
Gesamt	7	17	14	27	21	11	97

Tabelle 54. Relation zwischen Skoliosescheitel und Progredienz. (Bei Skoliosen mit zwei Hauptscheiteln wurden zwei Messungen vorgenommen.) (Nach RATHKE und HO YONG SUN)

Bereich	bis 0°	bis 5°	bis 10°	bis 20°	bis 30°	bis 50°	über 50°	Summe
Zervikal	–	3	–	1	–	–	–	4
Oben dorsal	2	4	4	2	1	–	–	13
Unten dorsal	1	5	3	5	1	1	1	17
Oben lumbal	–	1	3	–	1	–	–	5
Unten lumbal und sacral	1	3	2	–	–	–	–	6
Gesamt	4	16	12	8	3	1	1	45

Tabelle 55. Relation des Verbiegungsgrades zum Geschlecht. (Nach RATHKE und HO YONG SUN)

Geschlecht	bis 0°	bis 5°	bis 10°	bis 20°	bis 30°	bis 50°	über 50°	Summe
Männlich	–	1	5	6	6	5	3	26
Weiblich	–	6	10	6	18	16	6	62
Gesamt	–	7	15	12	24	21	9	88

Tabelle 56. Auswertung von 99 Fällen von kongenitaler Skoliose (37 männliche, 61 weibliche). (Nach RATHKE und HO YONG SUN)

		Prozentsatz der Fälle mit sonstigen Mißbildungen
Prozentsatz der Fälle mit numerischen Variationen	50,7	41
Morphologische Anomalien	37,8	58
Lumbosacrale Anomalien	11,5	27

Tabelle 57. Relation der Verbiegungszunahme zum Geschlecht. (Nach RATHKE und HO YONG SUN)

Geschlecht	bis 0°	bis 5°	bis 10°	bis 20°	bis 30°	bis 50°	über 50°	Summe
Männlich	2	4	2	2	–	–	1	11
Weiblich	–	10	9	5	3	1	–	28
Gesamt	2	14	11	7	3	1	1	39

Tabelle 58. Verteilung der Mißbildungen. (Nach SCOTT)

	Total	Numerisch	Morphologisch
Cervicodorsal und dorsal	(52,3%)	57,8%	48,7%
Dorsolumbal	(25,5%)	27,1%	32,3%
Lumbal	(10,5%)	10,5%	3,0%
Lumbosacral	–	–	–
Sacral (doppelt)	(11,7%)	4,6%	16,0%

Tabelle 59. Verteilung leichter und schwerer Deformitäten. (Nach SCOTT)

	Gering	Schwer	Total
Cervical und cervicodorsal	12	–	12
Dorsal	9	24	33
Dorsolumbal	13	9	22
Lumbal	7	2	9
Lumbosacral	11	–	11
Sacral (doppelt)	3	7	10
	55 (56,7%)	42 (43,4%)	97

daß irgendwo eine Wirbelmißbildung vorhanden war. Er glaubt, daß sie durch einen vermehrten, intrauterinen Belastungsdruck infolge Raumenge verursacht waren (vgl. Kap. N.14.: Intrauterine Skolioseentstehung, S. 500). Die gleichen Mechanismen macht man auch für die Entstehung der idopathischen Skoliosen verantwortlich. Auch KUHNS und HORMELL sowie FABER nehmen eine Entstehung durch intrauterine Deformation an (KAUFMANN; KÜMMELL; GOTTSTEIN; ATHANASSOW; HIRSCHBERGER; PERRONE; CRAMER; SIEBERT). Es sollen als deren Folge Muskel- und Ligamentkontrakturen entstehen. GALEAZZI, der die gleichen Vorstellungen von der Pathogenese hat, beschrieb ebenfalls 8 einschlägige Fälle. Weitere Beobachtungen wurden von ZALEWSKI mitgeteilt. In einem Fall von DAYEZ hatte ein Zwilling eine Skoliose infolge einer Impression der Thoraxwand, die durch den anderen Zwilling verursacht war.

Von diesen Beobachtungen unterscheiden sich die Fälle von GUYOT sowie von BICK, BARACZ und LEHMANN-FACIUS. Die letztgenannten Autoren haben eine Totgeburt von 37 Wochen und eine andere von $4^1/_2$ Monaten untersucht. In beiden Fällen waren ausgeprägte Mißbildungen außerhalb der Wirbelsäule vorhanden. Im ersten Fall lag eine Eventeration des Zwerchfelles vor. Die Skoliose war in die Thorakolumbalregion lokalisiert. Bei dem zweiten Feten fanden sich ausgedehnte Anomalien am Herzen und an den Gefäßen. Die Skoliose betraf den Brustabschnitt und sie war linkskonvex. Wenn auch die Wirbelkörper normal geformt waren, so konnten durch die histologische Untersuchung doch einseitige Defekte am Anulus fibrosus der Zwischenwirbelscheibe und eine Asymmetrie des Nucleus pulposus nachgewiesen werden. Es ist denkbar, daß sich hieraus sekundär skoliotische Deformierungen der Wirbelkörper entwickelt hätten, wenn die Feten am Leben geblieben wären. In dem Falle GUYOT fand sich bei einem Feten mit einer großbogigen Thorakalskoliose, welche eine erhebliche Torsion aufwies, gleichzeitg eine Mißbildung der Bauchmuskulatur. SAIDMAN erwähnt kongenitale Skoliosen infolge totaler Hemiatrophie des ganzen Körpers.

c) Kongenitale Skoliosen auf dem Boden von Wirbelvariationen und Mißbildungen

Ist für die Fälle von sog. kongenitaler Skoliose ohne Wirbelmißbildungen unbedingt zu fordern, daß sie bei der Geburt schon nachweisbar waren, so gilt dies nicht für die Fälle mit Wirbelmißbildungen. Es kommen in dieser Gruppe durchaus Fälle zur Beobachtung, in denen sich bei einer eindeutig sichergestellten Wirbelmißbildung eine skoliotische Verkrümmung erst im Laufe des späteren Lebens einstellt. Nach SCOTT beträgt das durchschnittliche Alter, in dem die Diagnose gestellt wird, 11 Jahre (LINDEMANN; WALTER).

α) Kongenitale Skoliosen durch numerische Variationen

αα) Durch Halsrippen

Nach der Feststellung von BÖHM haben etwa in der Hälfte aller Fälle Halsrippen leichte Verkrümmungen der Wirbelsäule zur Folge. Sie entwickeln sich meistens erst zur Zeit des zweiten Wachstumsschubes in der Pubertät und stellen in den meisten Fällen Haltungsskoliosen dar (KRAUSE).

Das Ausmaß der Verkrümmung ist immer gering. Bei den Beobachtungen von KUHNS und HORMELL war der Skoliosewinkel nie größer als 15°. Von MANTLE wird er im Durchschnitt mit 19° angegeben.

Die Konvexität der dorsalen Verkrümmung liegt bei den Halsrippenskoliosen der Seite gegenüber, auf welcher die cervico-dorsale Grenze höher steht. MEYEROWITZ hat ebenfalls Skoliosen bei Halsrippen gesehen und 6 einschlägige Fälle aus der Literatur zusammengestellt. Weitere Mitteilungen zu dieser Frage stammen von STREISZLER; SPISHARNI; KRAUSE und ECKSTEIN; DREHMANN; GARRÉ; GOLD; KAYSER; POLAND; RANZI.

Streiszler stimmt mit Böhm darin überein, daß die Konvexität der Skoliose nach der Seite der Halsrippe gerichtet ist. Chauvin fand eine Skoliose bei beidseitiger Halsrippe mit Konvexität nach der Seite des kürzeren Rippenrudimentes.

Der Skoliosebogen erstreckt sich auf die untere Hals- und obere Brustwirbelsäule. Er ist ziemlich kurzbogig und beschränkt sich auf wenige Wirbel. Bei stärkeren Skoliosen findet sich eine deutliche Torsion und der verkrümmte Wirbelsäulenabschnitt kann sich tumorartig in die Oberschlüsselbeingrube vorwölben. Die Scapula wird nach oben verlagert. In diesen Fällen sind also Charakteristika der strukturellen Skoliosen vorhanden.

Auf keinen Fall geht aber eine Halsrippe konstant mit einer derartigen Skoliose einher. Streiszler fand nur in 16% eine Skoliose. Faber lehnt ursächliche Zusammenhänge zwischen Halsrippen und einer Skoliose ab. Helbing fand bei Skoliosen nur in 2% der Fälle Halsrippen. Ich habe bei Halsrippen nur Skoliosen gesehen, die allem Anschein nach ein zufälliges Zusammentreffen darstellten.

Was den Entstehungsmechanismus anbetrifft, wird von Hofer eine Druckläsion des Plexus mit Atrophie der Schultermuskulatur angeschuldigt. Von anderen Autoren wird eine rein mechanische Bewegungshemmung der Halswirbelsäule durch die Halsrippe angenommen. Vielfach wird auch die Skoliose bei einer Halsrippe mit einer Ischias scoliotica verglichen (Helbing). Eine gleichzeitige kongenitale Entstehung, also auf Grund einer der Halsrippe gleichgeordneten, angeborenen, keilförmigen Deformierung der korrespondierenden Wirbel ist ebenfalls in Betracht gezogen worden (Blencke). Vielfach ist eine Halsrippenskoliose von einer kompensatorischen Krümmung an der Thorakolumbalgrenze begleitet (Drehmann) (s. auch Kap. S.13.a): Ossärer Schiefhals, kongenitale Form, S. 603).

ββ) Durch thorako-lumbale Übergangswirbel

Wenn eine einbogige Verkrümmung an der Dorsolumbalgrenze besteht, bzw. wenn sich in dieser Gegend die Primärkrümmung einer leichten S-förmigen Skoliose findet, so kann sie durch eine Asymmetrie im Gelenkumschlag an dieser Stelle verursacht sein. An der Dorsolumbalgrenze wechseln die Gelenkflächen ihre Richtung. Im Lumbalabschnitt bilden sie einen nach dorsal, im Thorakalabschnitt einen nach ventral offenen Bogen. Erfolgt dieser Umschlag nicht in gleicher Höhe, hat also z.B. der 12. Brustwirbel auf einer Seite eine lumbale, auf der anderen Seite eine thorakale Gelenkstellung, so kann durch diese Asymmetrie eine Skoliose verursacht werden, die aber immer sehr geringgradig ist. Die Konvexität liegt dem abnormen Gelenk gegenüber (Goudron). Die Asymmetrie des Gelenkumschlages kann man als geringen Grad einer einseitigen Übergangswirbelbildung interpretieren. Über Skoliosen bei Lendenrippen und einseitiger Lendenrippe war im Schrifttum nichts zu finden.

γγ) Durch lumbo-sacrale Übergangswirbel

Skoliosen bei lumbo-sacralen Übergangswirbelbildungen haben in der Hauptsache ihre Ursache in einer stark asymmetrischen Entwicklung der Querfortsätze (Marino-Zuco; Falk; Perrone). Sowohl bei artikulierenden als auch bei verschmolzenen einseitig verbreiterten Querfortsätzen kommen Skoliosen vor (Abb. 200). Gleichzeitig kann der Körper des Übergangswirbels Keilform aufweisen (Köhn; Wierzejewsky; Judet). Die Konkavität liegt dabei in der Regel auf der Seite, auf welcher die Lumbosacralgrenze höher steht bzw. der Querfortsatz verbreitert ist (Abb. 200). Vielfach werden auch morphologische Variationen an den Gelenkfortsätzen des Übergangswirbels, die ja sehr häufig sind, als Ursache der Skoliose angesehen (Kuhns und Hormell; Roederer und Trial; Dunoyer).

Die Skoliosen bei Übergangswirbeln sind meistens sehr geringgradig und langbogig. Mitunter findet sich keine eigentliche Skoliose, sondern nur eine allgemeine Schiefhaltung

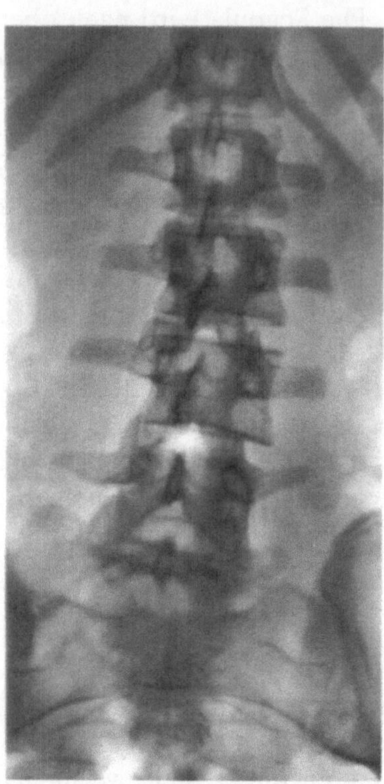

Abb. 200. Übergangswirbel mit flügelförmiger Verbreiterung des rechten Querfortsatzes, die eine nach der Gegenseite konvexe Skoliose verursacht. Die Krümmung ist großbogig

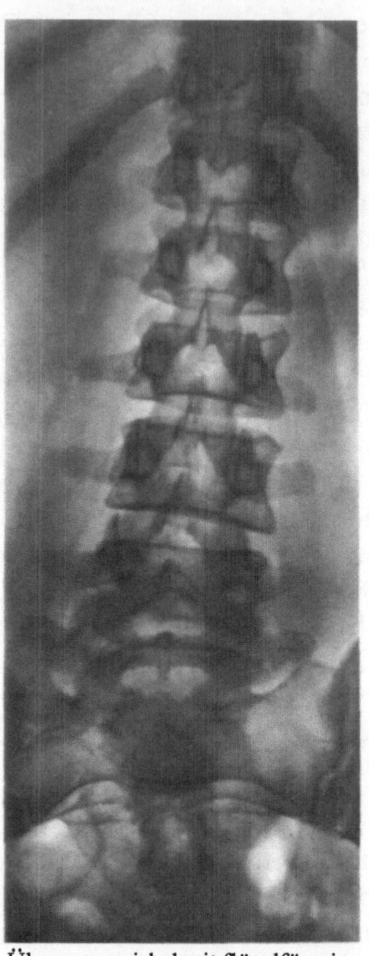

Abb. 201. Übergangswirbel mit flügelförmiger Verbreiterung des rechten Querfortsatzes. Es resultiert eine Linksneigung der Wirbelsäule ohne eigentliche Skoliose

der Lendenwirbelsäule einschließlich des ganzen Rumpfes (Abb. 201). Diese Skoliosen bei einseitiger flügelförmiger Verbreiterung der Querfortsätze gehen nicht selten mit einem Drehgleiten einher. Bei statistischen Erhebungen über das Drehgleiten habe ich gehäuft Übergangswirbel angetroffen. Der Fall, daß auf der Seite einer Querfortsatzverbreiterung die Skoliose konvex ist, habe ich nur äußerst selten angetroffen. Möglicherweise war in einem einschlägigen Fall die Skoliose gar nicht durch den Übergangswirbel induziert, sondern rein discogen. In einem Teil der Fälle von Kienböck war die Konvexität der Krümmung nach der Seite der einseitigen Verschmelzung, in anderen Fällen nach der Gegenseite gerichtet. Es hat den Anschein, als wären die Skoliosen bei Übergangswirbeln ausgleichbar, wenn nur die einseitige Verbreiterung des Querfortsatzes beseitigt werden könnte. Die Skoliosen sind praktisch immer so geringgradig, daß sie keine nennenswerte klinische Bedeutung als Verkrümmung haben. Möglicherweise disponieren sie aber zu frühzeitigem und ausgiebigem Bandscheibenverschleiß. Die Skoliose kann sekundär durch Bandscheibendegenerationen verstärkt werden. Da diese tiefen lumbalen Skoliosen äußerlich schlecht zu erkennen sind, sprach Kienböck von Kryptoskoliosen. Adams vertritt die Ansicht, daß Übergangswirbel keine Skoliosen verursachen, weil sie sehr häufig ohne jede Wirbelsäulenverkrümmung anzutreffen sind.

WREDEN hat dagegen behauptet, daß *asymmetrische Übergangswirbel* stets eine Skoliose zur Folge hätten. Dies trifft schon insofern nicht zu, als die Asymmetrie eines Übergangswirbels oft durch eine entsprechende kompensatorische Asymmetrie des darüberliegenden Segmentes bzw. des darunterliegenden Kreuzbeines aufgefangen wird. LÜBBE gibt an, daß bei den hochgradigsten Skoliosen der Schmorlschen Sammlung in keinem einzigen Fall ein Übergangswirbel vorhanden war. Dies entspricht der klinischen Erfahrung, daß man bei hochgradigen, strukturellen Skoliosen keine Häufung von Übergangswirbeln sieht. KUHNS und HORMELL haben angegeben, daß die Kombination von numerischen Variationen und morphologischen Variationen an den Wirbelsegmenten, also von Mißbildungen, in der Regel zu schweren Skoliosen führt. Dies ist insofern sicher nicht zutreffend, als in diesen Fällen die bestehende Skoliose wohl einzig und allein auf das Konto der Mißbildung gesetzt werden muß und die numerische Variation wohl ohne Einfluß auf die Skolioseentstehung gewesen sein dürfte.

β) Kongenitale Skoliosen auf Grund von Mißbildungen an den Gelenkfortsätzen

Diese Skolioseform ist insoweit in dem vorhergehenden Abschnitt schon abgehandelt worden, als Gelenkfortsatzmißbildungen bzw. Asymmetrien Begleiterscheinungen von Übergangswirbeln sein können (DUNOYER; BRAILSFORD). KIENBÖCK hat das Vorkommen von Skoliosen bei einseitiger Aplasie oder Hypoplasie der Gelenkfortsätze L5/S1 beschrieben.

Eine einschlägige Beobachtung stammt von ROEDERER und TRIAL. Es hat sich auch hier um eine Skoliose gehandelt, die man als Haltungsskoliose klassifizieren muß, da sie im Stehen erheblich stärker war als im Liegen. MILLS gibt an, daß die Gelenkstellung bei L5/S1, also nicht Aplasien, sondern die Richtung der Gelenkachse auf beiden Seiten unter Umständen von skoliogener Wirkung sein könne. VANNOCCI hat über einen Fall berichtet, bei dem an der Lendenwirbelsäule auf einer Seite eine starke Hypertrophie mit ausgeprägter, seitlicher Ausladung des Gelenkfortsatzes bestand, die er auf eine Vergrößerung des Prozessus mammillaris zurückführt, was aber nicht sicher erscheint. Eine gleichzeitige seitliche Keilform mit flacher, großbogiger Skoliose der Lendenwirbelsäule nach der Gegenseite führt der Verfasser auf diese Anomalie am Gelenkfortsatz zurück.

Im Falle einer Hypo- oder Aplasie eines Gelenkfortsatzes würde man primär eine gleichseitig konkave Skoliose erwarten. In einem eigenen Fall (Abb. 202) war die Skoliose jedoch gleichseitig konvex. Wenn ein accessorischer Knochen am Gelenkfortsatz vorhanden ist und dadurch der Gelenkfortsatz insgesamt höher ist als normal, ist die gleichseitige Konvexität verständlich.

Mitunter ist es später nicht mehr zu klären, ob eine Deformation im Gelenkfortsatzbereich anlagemäßiger Natur ist oder ob es sich um sekundäre Veränderungen handelt. Infolge Bandscheibendegenerationen können Gelenkfortsätze einseitig umgebaut werden, andererseits kann eine primäre Anomalie zum frühzeitigen Verschleiß disponieren. Auch aus Gelenkfortsatzverletzungen können asymmetrische Ausbildungen der Gelenkfortsätze resultieren.

Nicht selten finden sich aber auch einseitige Gelenkfortsatzaplasien, ohne daß eine Skoliose vorhanden ist.

γ) Kongenitale Skoliose bei Querfortsatzanomalien

Mißbildungen an den Querfortsätzen gehen ebenfalls nicht selten mit leichten Skoliosen einher. Meistens handelt es sich um Hypoplasien, große Exostosen (Abb. 203) oder gar Knochenbrücken. In dem eigenen Fall mit einer Exostose hätte man eigentlich die Konvexität auf der Exostosenseite erwartet. Daß das Umgekehrte der Fall war, lag wohl an der

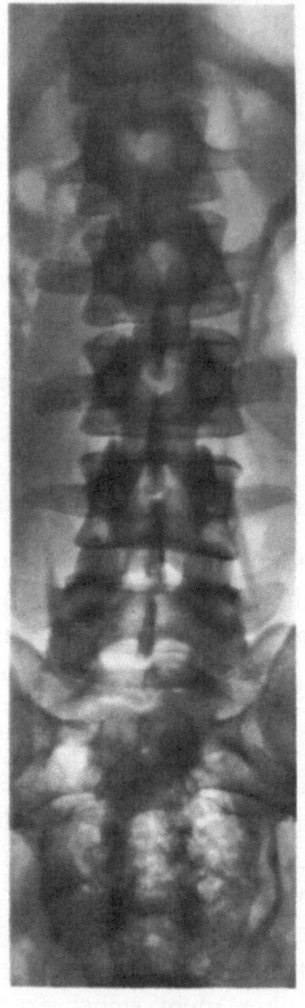

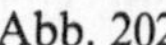

Abb. 202

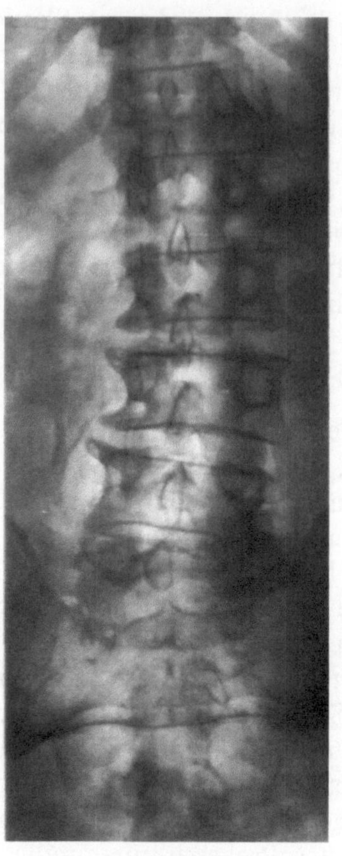

Abb. 203

Abb. 202. Hypoplasie und Persistenz eines isolierten Knochenkernes am linken caudalen Gelenkfortsatz vom 2. LW mit einer leichten, gleichseitig konvexen Haltungsskoliose

Abb. 203. Linkskonvexe Skoliose mit Scheitelpunkt in Höhe des 2. bis 3. LW. Es besteht eine deutliche Asymmetrie in der Ausbildung der Gelenkfortsätze L4/L5 auf beiden Seiten. Gleichzeitig findet sich auf der rechten Seite eine rudimentäre Ausbildung des Querfortsatzes. Dafür ist der Querfortsatz L3 verbreitert und von ihm aus geht ein großer Knochenvorsprung nach caudal ab. Der Patient gab an, in der Adoleszenz ein Wirbelsäulentrauma erlitten zu haben. Eine Gelenk- oder Querfortsatzfraktur war aber nicht dokumentiert. Damals wurden keine Röntgenaufnahmen angefertigt. Insgesamt erscheint eine Querfortsatz- und Gelenkfortsatzanomalie wahrscheinlicher. An der Ausbildung der linkskonvexen Skoliose mögen gleichzeitig degenerative Umbauerscheinungen am linken Gelenkfortsatz und degenerative Veränderungen an den benachbarten Bandscheiben mit beteiligt gewesen sein

gleichzeitigen Hypoplasie der Querfortsatzes L4 und an gleichzeitigen Gelenkfortsatzdysplasien L4/L5. Ob Querfortsatzanomalien eine Frakturfolge oder eine Mißbildung darstellen, ist mitunter schwer zu unterscheiden.

Die bisher abgehandelten Skoliosen haben fast ausschließlich den Charakter einer Haltungsskoliose, während jetzt folgende Formen fast ausschließlich struktureller Natur sind.

δ) Kongenitale Skoliosen bei Spina bifida

Wenn von ursächlichen Zusammenhängen zwischen einer Skoliose und einer Spina bifida die Rede ist, so muß zunächst unterschieden werden, zwischen der pathologischen

Spina bifida und dem vielfach als Spina bifida occulta bezeichneten Zustand am lumbosacralen Übergang ohne pathologische Wertigkeit, der viel zweckmäßiger als Fontanella lumbo-sacralis zu definieren ist und der lediglich ein Stehenbleiben auf einem physiologischen Durchgangsstadium der Wirbelsäulenentwicklung darstellt (s. Kap. „Spina bifida" in dem Beitrag „Die Lendenkreuzbeingegend" im Hbd. d. med. Radiologie, Bd. VI/1) (SAALFELD; JOACHIMSTHAL; BRUNNER; REINER; HESSE; SEVER; SCHOU; BECK; V. FINCK).

Wenn Zusammenhänge zwischen einer derartigen Fontanella lumbo-sacralis und einer Skoliose behauptet werden (BLANKOFF), so müssen diese Angaben von vorneherein Kritik herausfordern (Abb. 204). Dies gilt vor allen Dingen für die Mitteilung von VON FINCK, der bei 190 Fällen von Spina bifida, zu der er allein schon hypoplastische Entwicklung der Dornfortsatzrudimente an den oberen Kreuzbeinsegmenten rechnet, 160 Skoliosen gefunden haben will. KLOSTERMANN und KATTWINKEL haben in 50% aller Skoliosen eine Fontanella lumbo-sacralis gefunden. LANCE will eine Koinzidenz beider Befunde in 40% festgestellt haben. In dem Material von MCGILL hatten 35% der Skoliotiker eine Spina bifida occulta. Unter 100 Fällen von Spina bifida fand SCHWIDDE dagegen nur 10mal eine Kyphoskoliose. ESTÈVE beschrieb identische Skoliosen bei einem Zwillingspärchen mit Spina bifida S1, also eine Fontanella lumbo-sacralis. WREDEN ist der Ansicht, daß sich vor allen Dingen dann Skoliosen einstellen, wenn die beiden Bogenhälften in verschiedenen horizontalen Ebenen stehen. Unter derartigen Befunden kann sich aber schon eher eine pathologische Spina bifida verbergen. NEUBERT hat bei seinen Untersuchungen über Zusammenhänge zwischen der sog. Spina bifida occulta und der Skoliose festgestellt, daß bei Skoliotikern derartige Befunde nicht häufiger zu erheben sind als beim Durchschnitt der Bevölkerung und lehnt deswegen ätiologische Zusammenhänge ab.

Fälle von lumbo-sacraler Spina bifida mit einem Haarschopf oder mit einem Lipom, gehen ebenfalls meistens ohne Skoliose einher bzw., wenn eine Skoliose vorhanden ist, ist das Zusammentreffen ein Zufall. Nur wenn die Spina bifida eine Wirbelasymmetrie verursacht, kann ein ursächlicher Zusammenhang angenommen werden (DAHMEN). Die Skoliose ist aber dann gering und sie hat den Charakter der Schiefhaltung wie beim Übergangswirbel (Abb. 205). Im Falle von CODIVILLA war bei einem Kind mit einer doppelten thorakalen-lumbalen Skoliose eine Hypertrichose in der Lendenregion vorhanden, ohne daß eine Spina bifida occulta gefunden werden konnte.

Eine Spina bifida und eine kongenitale Skoliose auf Grund anderer Wirbelmißbildungen können räumlich getrennt, also unabhängig voneinander bestehen (Abb. 206).

Anders ist die Situation, wenn es sich um eine eindeutig pathologische Spina bifida mit Meningozelen oder Myelozelen handelt (INGRAHAM und LOWREY; COTTA; RIDLON). In diesem Zusammenhang sei auch auf die Abb. 87 und 89 in meinem Beitrag: „Die Lenden-Kreuzbeingegend" im Hdb. d. med. Radiologie, Bd. VI/1, verwiesen. SLATER und RUSSELL haben bei einer Meningozele Verkrümmungen der Lendenwirbelsäule — allerdings vorwiegend in der sagittalen Ebene — gefunden (s. Kap. I.VII.4.: Lendenkyphosen bei Spina bifida, S. 107). MANTLE erwähnt erhebliche skoliotische Verkrümmungen bei thorakaler Spina bifida. Jedoch waren bei diesen Beobachtungen gleichzeitig Halbwirbel und Rippenanomalien nachzuweisen (LAMY; JEAN und SOLCARD; FERNBACH).

MOUCHET und ROEDERER berichten über ein 16jähriges Mädchen mit einer Spina bifida der unteren Brustwirbelsäule, bei dem eine rechtskonvexe Thorakalskoliose bestand.

BURROWS demonstriert eine Spina bifida mit thorakaler Meningozele und gleichzeitiger ziemlich spitzwinkeliger Skoliose.

SRIRAM, BOBECHKO und HALL berichten über 33 Kinder mit Spina bifida, bei denen wegen einer Wirbelsäulendeformierung eine Operation vorgenommen wurde. 16 hatten eine Skoliose mit Lordose, 2 eine Skoliose mit Kyphose, 5 eine doppelbogige Skoliose und 3 eine Kyphoskoliose. Die stärkste Skoliose hatte einen Winkel von 147°.

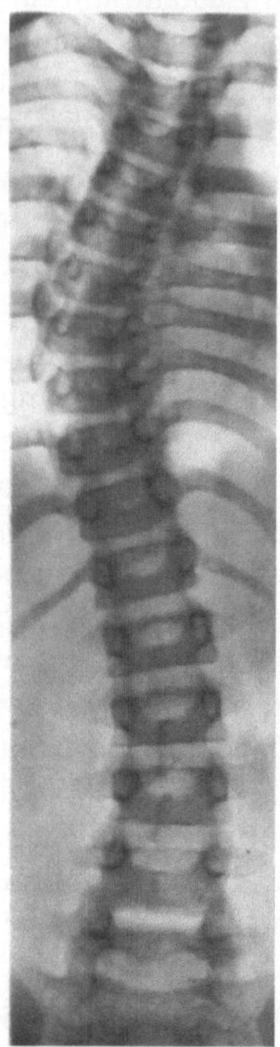

Abb. 204. Fontanella lumbalis L 5 bei einem 7jährigen Mädchen. Die S-förmige Skoliose steht hiermit in keinem ursächlichen Zusammenhang. Es handelt sich um eine idiopathische Skoliose

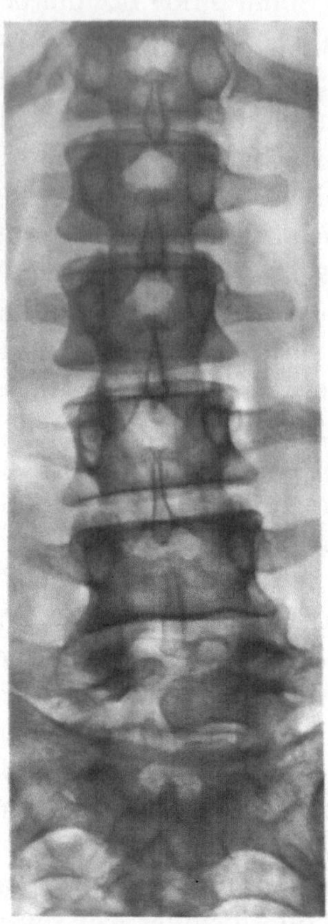

Abb. 205. Spina bifida L 5 mit tastbarem Lipom und Wirbelasymmetrie, die eine leichte Schiefhaltung der Wirbelsäule verursacht

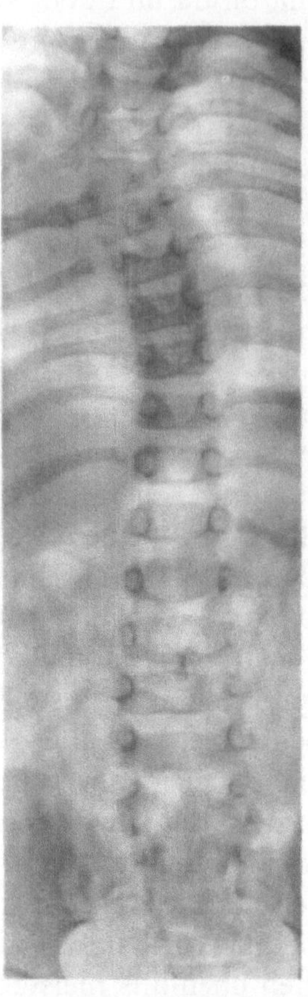

Abb. 206. Spina bifida der Lendenwirbelsäule mit Meningozele und hochthorakale Skoliose infolge kongenitaler Rippen- und Wirbelmißbildungen

In einer Beobachtung von ROCHER und ROUDIL mit thorakaler Spina bifida und einem Halbwirbel war die Wirbelsäule fast rechtwinkelig abgeknickt. Mitunter sind gleichzeitig die Wirbelbögen miteinander verschmolzen (JAMES).

Mehrere Patienten hatten außerdem noch kongenitale Anomalien an anderen Körperregionen. Die Skoliosen waren beträchtlich (durchschnittlicher Skoliosewinkel 97°) und oft dekompensiert. Ihre Besonderheit bestand lediglich darin, daß sie neben anderen Mißbildungen eine pathologische Spina bifida aufwiesen (PUTTI; BLUMEL, EVANS, HANDNOTT und EGGERS). MATHIS verzeichnete in allen Fällen von Spina bifida mit gleichzeitigen Skoliosen in diesem Bereich weitere Mißbildungen an den Wirbelsegmenten, außer der Spina bifida. Aber auch an den extravertebralen Skelettabschnitten werden gleichzeitig weitere Mißbildungen angetroffen. CARO berichtet über Spina bifida cystica-Patienten mit gleichzeitigen Hüftdeformitäten und Skoliosen.

In mehreren Fällen ist auch das Zusammenvorkommen von thorakaler Meningozele, Neurofibromatosis und Kyphoskoliose beschrieben worden (s. Kap. K.II.7.: Skoliose bei Neurofibromatose Recklinghausen, S. 323).

Die Tatsache, daß wiederholt bei totgeborenen Früchten mit Spina bifida gleichzeitig eine Skoliose verzeichnet wurde, spricht dafür, daß die Skoliose aus der Mißbildung als solcher resultiert und nicht etwa erst postnatal unter der Belastung der durch die Mißbildung in ihrer Widerstandsfähigkeit beeinträchtigten Wirbelsäule entsteht.

CAMERON fand bei 26 totgeborenen Feten und im Säuglingsalter verstorbenen Kindern bei der Sektion 9mal eine Kyphoskoliose. Sie war also in der Mehrzahl der Fälle knöchern präformiert und nicht etwa erst unter dem Einfluß des Sitzens oder Stehens zur Ausbildung gekommen. Auf diese Frage geht CAMERON allerdings nicht ein. Eine Aufnahme zeigt eine spitzwinklige untere Lendenkyphose.

MADEHEIM hat bei einem totgeborenen Feten ebenfalls eine Skoliose zusammen mit einer Spina bifida gefunden. PUTTI berichtete über Skoliosen bei coelosomen Feten. CURTIUS und SCHULZE erblicken in der Skoliose allgemein ein Dysraphiesyndrom.

Große intraspinale Lipome bei Spina bifida können mit Haltungsskoliosen einhergehen (LO RE und MICHELACCI) (s. auch Kap. I.VIII.6.: Spina bifida und Kyphose, S. 141 und Kap. I.V.2.a): Postpoliomyelitische und sonstige paralytische Hyperlordosen, S. 95).

αα) Kongenitale Skoliosen bei lateralen Meningozelen

Die äußerst seltenen lateralen Meningozelen (48 Fälle), die meistens zusammen mit einer Neurofibromatose angetroffen werden und an der Erweiterung des Foramen intervertebrale zu erkennen sind, gehen mit mehr oder weniger ausgeprägten Skoliosen oder Kyphoskoliosen einher. Ein Fall war kongenital. Die Frucht war totgeboren (DITSCHERLEIN). Auch BERNDORFER fand eine Skoliose bei einseitig entwickelter, wenn auch wohl nicht eigentlich lateraler Meningozele.

ββ) Kongenitale Skoliosen bei Spina bifida anterior

OEHLECKER hat eine hochthorakale Kyphoskoliose bei einer Spina bifida anterior und einem Asoma in diesem Bereich beschrieben.

ZIPPEL sah bei sagittalen Wirbelkörperspalten im Brustabschnitt Skoliosen. WELCH, ETTINGER und AECHT beschrieben eine Kyphoskoliose bei einem Patienten mit einer intrathorakalen Meningozele, der außerdem eine Neurofibromatose hatte. Die Meningozele hatte im Röntgenbild einen Sanduhrtumor vorgetäuscht. ROGGATZ und ZWICKER demonstrieren einen Fall mit sogenannter Rachischisis anterior am cervico-thorakalen Übergang mit 2 kompletten, halbseitigen Wirbelkörper- und Bogenreihen. Der Befund ähnelt denen, die als Verdoppelung der Wirbelsäule im thorakolumbalen Abschnitt beschrieben wurden. Der Patient hatte eine leichte hochthorakale Kyphoskoliose.

KAZMAREK hat einen Säugling beschrieben, der außer einem Megacoecum eine ventrale Spaltbildung in den Wirbelkörpern D8–D10 hatte. In gleicher Höhe war eine leichte Kyphoskoliose vorhanden. Aber auch diese Spina bifida anterior ist keineswegs zwangsläufig mit einer Skoliose kombiniert. (Weitere einschlägige Beobachtungen stammen von KORWIN; FISCHER; VAN DEMARK; RETTIG; SENGPIEL; RUZICKA und LODMELL; KESSEL; OTANI; SEARS; CLAYTON und SIEBEL; GERNES-RIEUX und LE PAUL; ZIPPEL und SCHMITTKE.)

ε) Kongenitale Skoliosen bei Diastematomylie

FUSEK berichtet über einen Fall von Diastematomylie mit einem knöchernen Septum und Wirbelkörper- und Rippenmißbildungen sowie Spina bifida und Skoliose (Abb. 207a und b).

Die Ursache der Skoliose war aber wohl nicht in der Diastematomyelie sondern in den begleitenden Mißbildungen zu suchen.

Auch SHOREY berichtet über Kyphoskoliose und Diastematomyelie.

ζ) Kongenitale Skoliosen infolge Wirbelkörper- und Rippenmißbildungen

αα) Bei Halbwirbeln

Ein Halbwirbel bzw. ein kongenitaler Keilwirbel (NAEGELI) mit lateraler Basis ist die häufigste Ursache einer kongenitalen Skoliose (nach LEHMANN-FACIUS in 85%). Nach

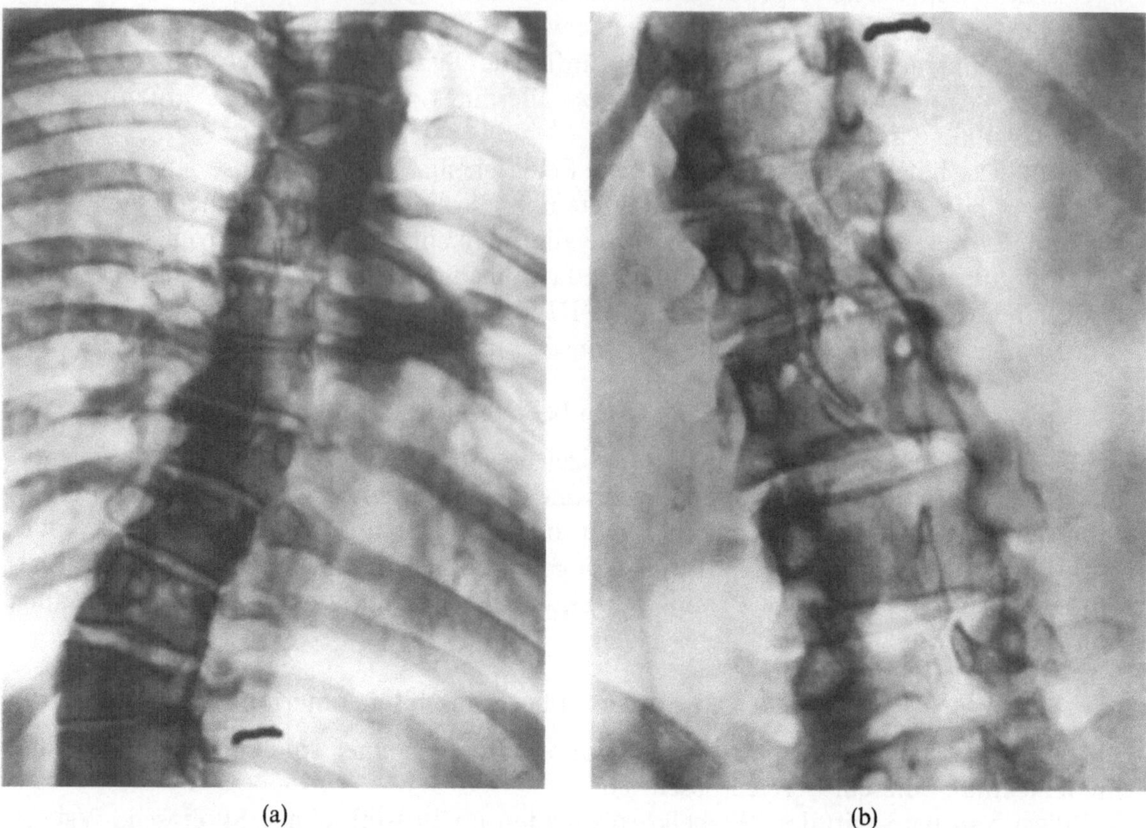

(a) (b)

Abb. 207. (a) Rechtskonvexe lumbodorsale Skoliose mit Linksüberhang, Rippenanomalien und Spina bifida im mittleren Brustabschnitt. (b) Spina bifida im Lendenabschnitt und Diastematomyelie L 2/L 3. (Nach FUSEK)

SHANDS und BUNDENS machen Halbwirbel 22,5% der Wirbelmißbildungen aus. Das weibliche Geschlecht ist bevorzugt betroffen. In dem Material von HAIKE, SCHULZE und GRIESEMANN resultierte die kongenitale Skoliose in 77% der Fälle aus Halbwirbeln.

Die häufigste Lokalisation war der lumbodorsale Übergang. Komplexe Mißbildungen sind dagegen an der Brustwirbelsäule häufiger als an der Lendenwirbelsäule. Bei 3 von 60 Patienten konnte eine familiäre Belastung nachgewiesen werden (ATHANASSOW). Bei dem Halbwirbel kann es sich um einen normalzahligen Wirbel (65%) oder um einen überzähligen Halbwirbel (35%) handeln (DAL MONTE und PARENTI; SIMRIL; LAIGNAL-LAVASTINE, SCHWAB und BONNARD). Es ist zwar angegeben worden, daß ein überzähliger Halbwirbel immer mit den Nachbarwirbeln zu einem Block verschmolzen sein soll, dies trifft aber wohl nicht zu. Sowohl normalzahlige als auch überzählige Halbwirbel können durch intakte oder weitgehend intakte Bandscheiben von den Nachbarwirbeln getrennt sein aber auch Verschmelzungen mit ihnen aufweisen (MOUCHET und ROEDERER; MORETTI; VANNOCCI) (Abb. 208 und 209). Eine Keilwirbelbildung kann ein- oder mehrfach vorhanden sein. Fälle mit einem einzigen Halbwirbel sind jedoch häufiger. Auch wenn mehrfache Halbwirbel alternierend beide Seiten betreffen, kompensieren sie sich nicht immer, sondern können mit einer Skoliose einhergehen (Abb. 210a).

KIRMISSON berichtet über einen Fall von kongenitaler Skoliose, verursacht durch einen seitlichen Keilwirbel des 2. Brustwirbels, der eine relativ geringe cervico-thorakale Skoliose verursachte, während die thorakolumbale kompensatorische Gegenkrümmung das klinische Bild beherrschte. Die Skoliose ist oft minimal.

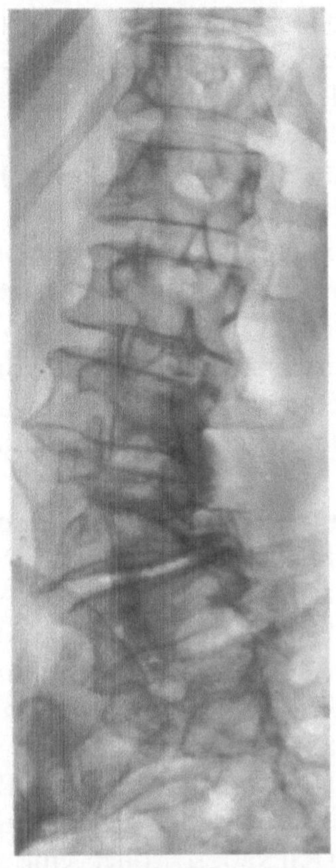

Abb. 208

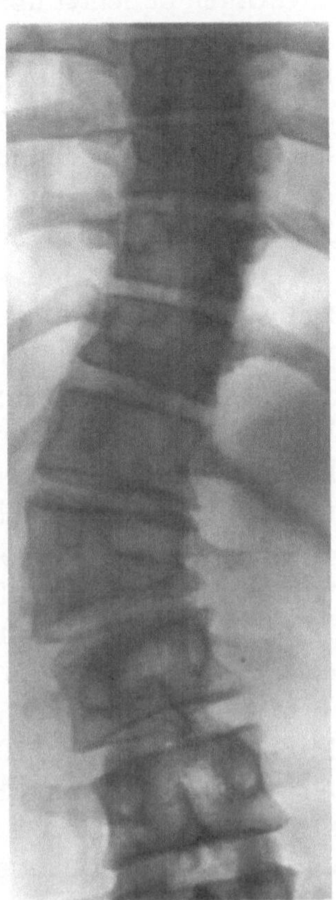

Abb. 209

Abb. 208. Rechtskonvexe Lendenskoliose infolge eines keilförmigen kongenitalen Blockwirbels L3/L4, bestehend aus einem ganzen und einem Halbwirbel. Da 6 Lendensegmente vorhanden sind, ist es wahrscheinlich, daß in dem Blockwirbel ein überzähliges Segment enthalten ist

Abb. 209. Auch bei diesem Patienten ist die Skoliose durch einen keilförmigen kongenitalen Blockwirbel verursacht, der ein überzähliges Segment enthält

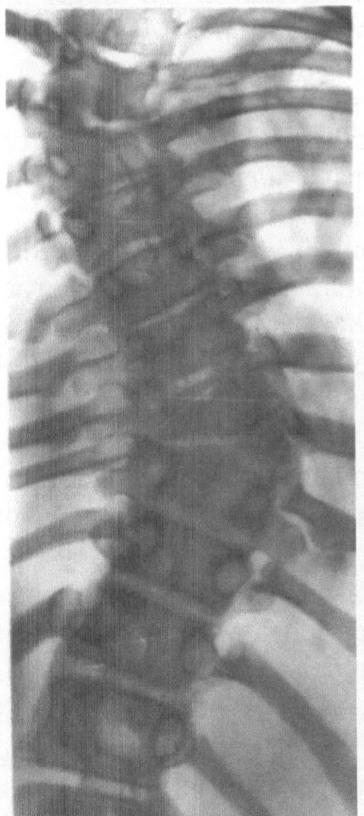

(a)

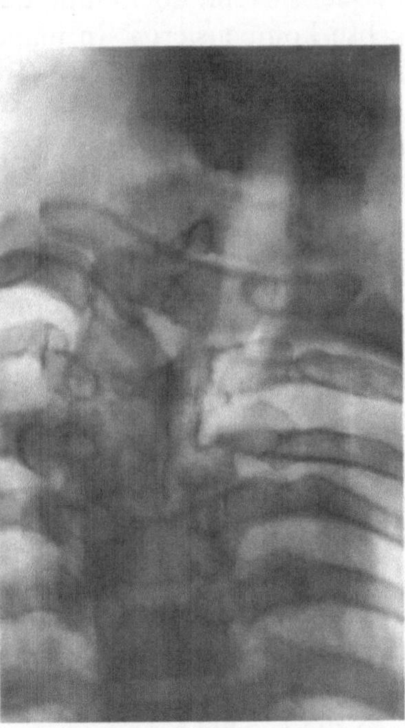

(b)

Abb. 210. (a) Thorakale Linksskoliose bei kleinem Halbwirbel D4 rechts und D10 links. (b) Rechtskonvexe hochthorakale Skoliose infolge Blockwirbelbildung, bestehend aus 3 Segmenten, von denen eines als lateraler Halbwirbel angelegt ist

POTTER berichtet über eine Skoliose mit Überhang infolge Halbwirbel D10 und D12. Es kommt auch vor, daß die Skoliose außerhalb der Mißbildung lokalisiert ist. FLEURY beschreibt eine Skoliose, verursacht durch einen überzählig angeborenen Keilwirbel zwischen dem 11. und 12. Brustwirbel. BROCHER demonstriert hochthorakale Skoliosen infolge lateraler Halbwirbel und Blockwirbelbildung.

TORGERSEN berichtet über eine schwere thorakale Kyphoskoliose infolge Hemispondylus mit gleichzeitigem Situs viscerum inversus.

DAVIES, DUFFY und KOMDAR beschrieben einen Fall von Situs inversus, bei dem gleichzeitig eine hochthorakale Skoliose infolge seitlicher Halbwirbel bestand. Konkavseitig waren 10, konvexseitig 13 Rippen angelegt.

ROEDERER und DIJONNEAU berichten über 2 Fälle von kongenitaler Skoliose infolge Halbwirbelbildung, in denen der Halbwirbel überzählig war. Die meisten anderen Autoren haben in ihren Berichten nicht darauf geachtet, ob es sich um normalzahlige oder um überzählige Halbwirbel handelte.

Über weitere Fälle von kongenitalen Skoliosen durch solitäre Halbwirbel wurde berichtet von SAVÈS; KLEIN; HUBERT, SERÉE und DETTLOFF; WAKELEY. 2 Halbwirbel wurden von PATERSON und FACIUS beschrieben. Beobachtungen von drei Halbwirbeln sind mitgeteilt von ROKITANSKY; ZANOLI; CALVETTI; FALK, Fälle von vier Halbwirbeln von NOVAC.

Am häufigsten sind die Berichte über Halbwirbel zusammen mit kombinierten multiplen Mißbildungen (Abb. 210b) (DORN; GRUB; GIANNINI, BORELLI und GREENBERG; FLEURY; NAEGELI; HOFFA; BRAUN; JACHENS; HEDFELD; WERNER; FUSARI; MOUCHET und ROEDERER; SIMOVIC; GILLASPY und VAN RENTENGHEM; ELSNER; ROCHER und POUYANNE; WEIGEL und BACH). Recht häufig sind bei diesen Fällen gleichzeitig Rippenanomalien vorhanden. Die Fälle mit Rippenanomalien (KIENBÖCK) sollen eine schlechtere Prognose haben als diejenigen, die allein durch Halbwirbel verursacht sind.

Eine ausgeprägte Skoliose findet sich in der Regel nur dann, wenn die mehrfachen Halbwirbel auf einer Seite lokalisiert sind (MARSELLA). SCOTT unterscheidet deswegen zwei Gruppen: 1. Skoliosen mit Mißbildungen auf einer Seite und 2. mit Mißbildungen auf beiden Seiten. Alternieren sie, so ist die Skoliose meist sehr gering (Abb. 210a und b) oder sie fehlt überhaupt, da sich die Halbwirbel in ihrer Wirkung auf die Wirbelsäulenachse kompensieren. In manchen Fällen treten aber trotzdem ausgeprägte Skoliosen in Erscheinung (Abb. 212) (ROCHER und TRAUTMANN). Dies ist besonders dann der Fall, wenn die Halbwirbel räumlich voneinander getrennt sind (PUTTI). Die Skoliose ist durchschnittllich am stärksten, wenn mehrfache Halbwirbel nur auf einer Seite in aufeinanderfolgende Wirbelsegmente lokalisiert sind.

Nach BILLING ist die skoliotische Krümmung bei einem Halbwirbel immer geringer als dem Halbwirbel eigentlich entspricht.

DUGAN, LOCKE und GALLAGHER berichten über einen jugendlichen Patienten, der im unteren Brustabschnitt einen ausgesprochenen keilförmigen Halbwirbel mit sehr kurzbogiger Skoliose aufwies und der gleichzeitig eine kongenitale Blockwirbelbildung C2/C3 hatte.

MANTLE gibt den durchschnittlichen Skoliosewinkel bei Halbwirbeln mit 41° an. Der durchschnittliche Skoliosewinkel ist demnach geringer als in den Fällen mit pathologischer Spina bifida, bei der ebenfalls in der Regel kombinierte Mißbildungen vorliegen.

Bei den Fällen mit kombinierten Rippen- und Wirbelmißbildungen betrug der mittlere Skoliosewinkel in dem Material von MANTLE 65°. Die kongenitalen Kyphosen, auf Grund einer dorsalen Halbwirbelbildung, gehen in der Regel ebenfalls mit einer mehr oder weniger ausgeprägten gleichzeitigen Skoliose einher (GEBHARDT; OEHLECKER; LINDEMANN; DREYFUS) (Abb. 111b).

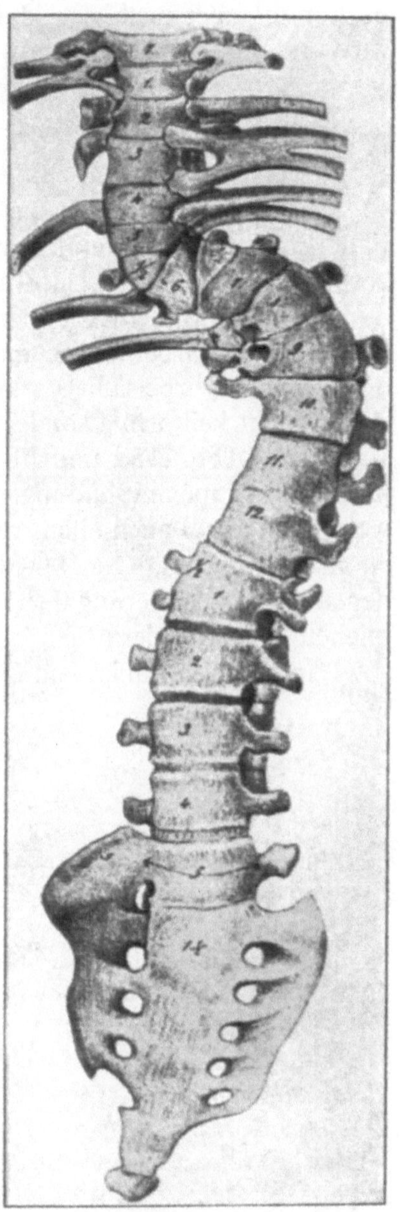

Abb. 211. Anatomisches Präparat von einer Skoliose, verursacht durch Halbwirbel. Gleichzeitig Blockwirbel. (Nach CRAMER)

Die Halbwirbel finden sich keineswegs immer in der Mitte des Krümmungsbogens, sondern nicht allzuselten im oberen oder unteren Krümmungsschenkel. Untersuchungen über die Zusammenhänge zwischen Lokalisation des Halbwirbels und topischer Korrelation der Krümmung liegen nicht vor.

RATHKE und HO YONG SUN demonstrieren lediglich eine Kurve, die zeigt, daß die Wirbelmißbildung in vielen Fällen nicht in den Krümmungsscheitel lokalisiert ist (Abb. 212).

ββ) Bei Keilwirbeln

Laterale Halbwirbel stellen zwar immer Keilwirbel dar, aber Keilwirbel keineswegs immer Halbwirbel. Keilwirbel, die aus Verformungen resultieren, sind ein integrierender Bestandteil einer jeden Skoliose. Es gibt aber auch Fälle von solitären Keilwirbeln, die offenkundig kongenitaler Natur sind, keine Halbwirbel darstellen und die Skoliose verursacht haben. Entsprechend der meist geringen Keilverformung ist auch die Skoliose gering. Es kommt aber auch vor, daß die Keilform von der Bandscheibe völlig kompensiert wird und die Wirbelsäule deswegen überhaupt keine Verkrümmung aufweist (Abb. 213).

γγ) Bei Blockwirbeln

Es versteht sich, daß Blockwirbel nur dann mit einer Skoliose einhergehen, wenn sie Keilform haben. Viele keilförmige Blockwirbel resultieren aus Halbwirbeln. Diese Fälle sind bereits zusammen mit den isolierten Halbwirbeln, die in der Minderzahl sind, besprochen worden. Es gibt aber auch keilförmige Blockwirbel, deren Keilform nicht durch die Aplasie eines halben Segmentes verursacht ist. Beide Zustände — hemiaplastischer Blockwirbel und segmentär intakter Wirbelblock — können sogar zusammen an der gleichen Wirbelsäule vorkommen (Abb. 214a–d). Mitunter sind kongenitale Blockwirbel nicht keilförmig sondern bogenförmig gekrümmt. Solche Befunde sind aber wohl Raritäten (Abb. 215a und b). Im übrigen gehen Blockwirbelbildungen jeder Art sehr häufig mit Rippenmißbildungen einher, die zur Skoliosierung beitragen oder sie möglicherweise manchmal auch allein verursachen.

In dem Material von MacEwen, Conway und Miller fanden sich 10 Patienten, bei denen die Segmentierung der postero-lateralen Anteile von 2 oder mehr Segmenten unterblieben war. Ein derartiger einseitiger Knochenbalken wurde in 4 Fällen von Blount sowie in weiteren Fällen von Goldstein sowie von Winter u.Mitarb. beschrieben. Dieser

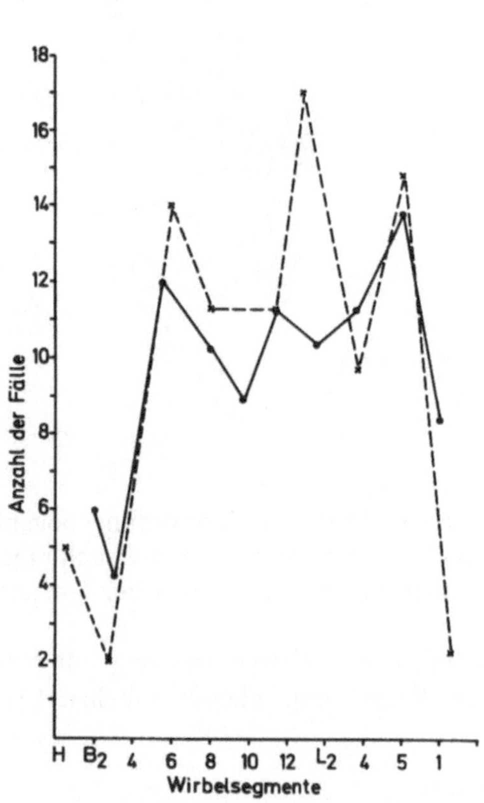

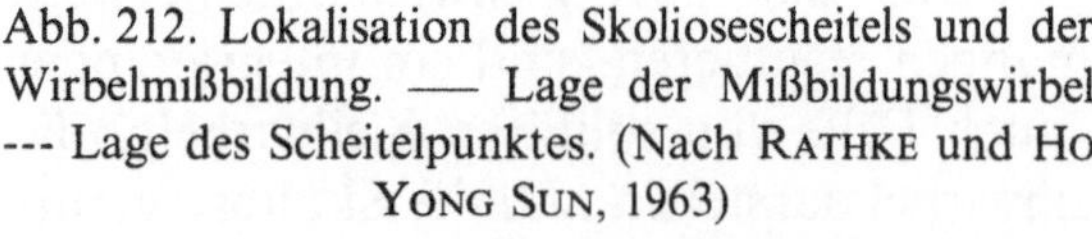
Abb. 212. Lokalisation des Skoliosescheitels und der Wirbelmißbildung. —— Lage der Mißbildungswirbel --- Lage des Scheitelpunktes. (Nach Rathke und Ho Yong Sun, 1963)

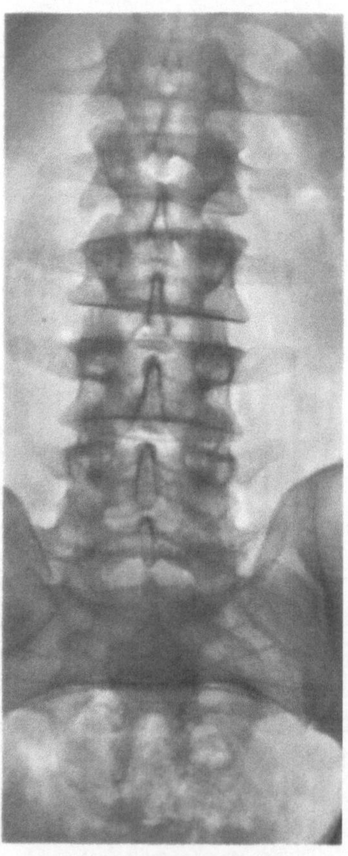
Abb. 213. Eine Keilwirbelbildung in seitlicher Richtung am 3. LWK wird durch die Bandscheibe völlig kompensiert. Es resultiert keinerlei skoliotische Krümmung

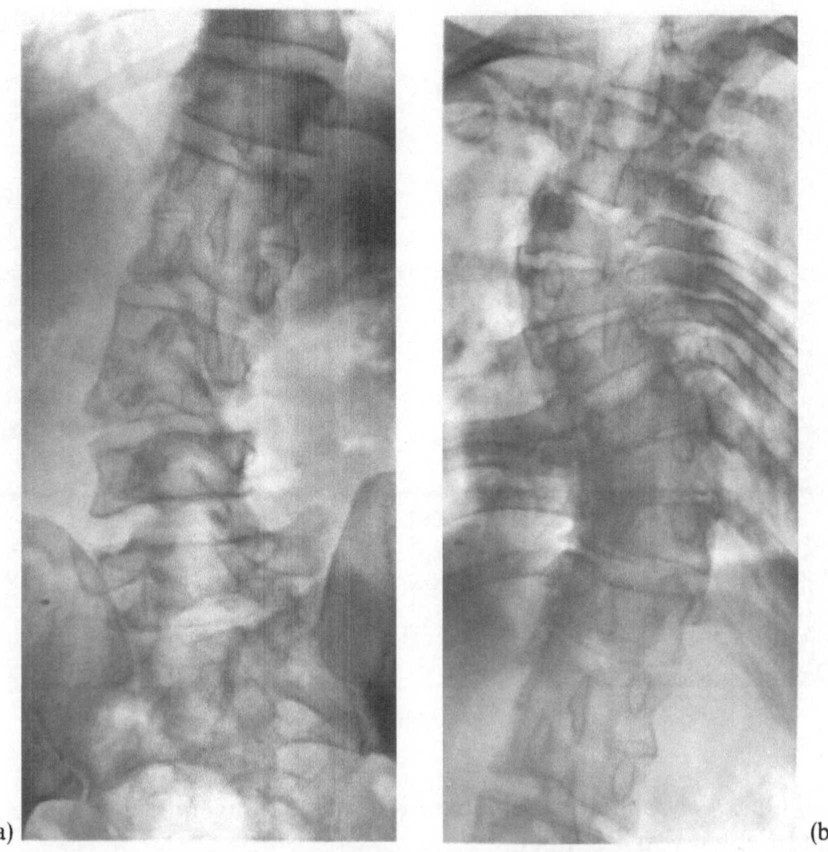

Abb. 214. (a) Zweisegmentaler hemispondyler Blockwirbel im Lendenabschnitt mit Skoliose. (b) Im Brustabschnitt findet sich ein dreisegmentärer, nicht hemispondyler Blockwirbel mit konvexseitigen Bandscheibenresten. Keilwirbelbildungen im Bereich einer hochthorakalen Gegenkrümmung können z.T. sekundärer Natur sein. Im cranialen Krümmungsscheitel folgen ein nicht keilförmiger Wirbelblock und ein keilförmiger, mehr segmentärer Block, der einen Halbwirbel enthält. (c) Die Wirbelmißbildungen erstrecken sich auch auf die untere Halswirbelsäule, die gleichfalls skoliotisch verkrümmt ist. Es handelt sich also um eine vierbogige Skoliose. (d) Zwischen dem lumbalen und tiefthorakalen Skoliosebogen besteht gleichzeitig Kyphosierung. Die Wirbelkörper zeigen im Brustabschnitt deutliche Verkleinerung des a.p.-Durchmessers und der Wirbelkanal erscheint hier erweitert (Teilabb. c und d auf S. 296)

einseitige Knochenbalken infolge unterbliebener Segmentierung betrifft in der Hauptsache die Bogenwurzeln. Die Zwischenwirbelräume können teilweise oder ganz obliteriert sein. Auf der Gegenseite ist die Anatomie normal oder fast normal. Auf der Seite des Balkens finden sich oft Rippenverschmelzungen.

δδ) Bei Rippenmißbildungen

Isolierte Rippenanomalien werden relativ selten als Ursache einer Skoliose angetroffen (Abb. 216a und b). Bei einer großen Anzahl von Wirbelmißbildungen mit Skoliosen sind gleichzeitig auch Rippenmißbildungen vorhanden. Ihre Rolle bei der Verursachung der Skoliose ist oft nicht auszumachen. Mitunter können Rippenverschmelzungen infolge der resultierenden Thoraxasymmetrie fernab der Mißbildungszone an der Wirbelsäule Skoliosen induzieren. Meistens liegen die Rippenverschmelzungen jedoch in der Konkavität der von ihnen induzierten Skoliose (Abb. 217).

Die Rippenmißbildungen, die mit den Wirbelmißbildungen einhergehen, können sowohl in Defekten als auch in Verschmelzungen bestehen. Verschmelzungen betreffen außer den Rippen gelegentlich auch die Querfortsätze und die lateralen Wirbelkörperpartien.

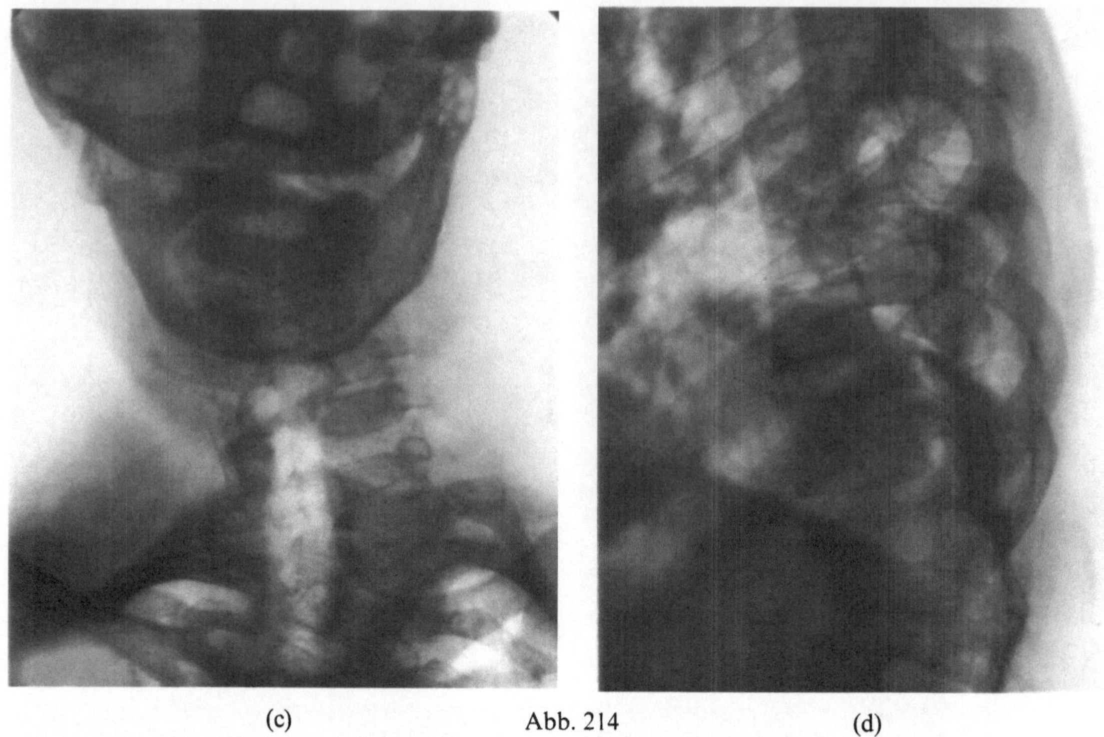

(c) Abb. 214 (d)

LEARY und OBST beobachteten bei einem Kind eine kongenitale Skoliose mit Halbwirbelbildung und Fehlen von 4 Rippen.

SWANSON berichtet über eine tiefthorakale Skoliose infolge multipler Wirbelkörpermißbildungen und Verschmelzung der Querfortsätze auf der Konkavseite.

Diese Literaturhinweise haben nur paradigmatischen Charakter. Während über Skoliosen bei isolierten Rippenmißbildungen nur selten berichtet wird, sind die Mitteilungen über Rippenmißbildungen in Kombination mit Wirbelmißbildungen sehr zahlreich. Die einschlägigen Publikationen wurden bereits in den vorhergehenden Kapiteln erwähnt. Eine Skoliose bei angeborenem Brustwanddefekt wurde von STERNBERG beschrieben.

εε) Lumbocostovertebrales Syndrom

Beim lumbocostovertebralen Syndrom handelt es sich um angeborene lumbale Hernien mit Agenesie oder Hypoplasie der 11. und 12. Rippe, Halbwirbeln und sonstigen Wirbelmißbildungen. In der Literatur ist über 50 derartige Fälle berichtet worden. Fälle mit angeborenen Lungenhernien muß man zu dem gleichen Syndrom rechnen (RICKHAM). Man kann sie als thorakocostovertebrales Syndrom bezeichnen. Die meisten einschlägigen Beobachtungen wiesen außer den Wirbel- und Rippendefekten deutliche Skoliosen auf (TOULOUKLAN; BARACZ; CONSIGLIO; GAGE; RAVITCH).

ζζ) Bei Asoma

In einem Fall von SARLIN und PAPET war eine kongenitale Kyphoskoliose der Brustwirbelsäule außer durch eine kongenitale Keilwirbelmißbildung durch ein sog. Asoma, Verminderung der Zahl der Rippen und durch eine Wirbelkörpererniedrigung, die als kongenitale Platysspondylie bezeichnet wird, verursacht.

MOL berichtet über eine schwere thorakale Kyphoskoliose bei einem 12jährigen Mädchen, die durch ein Fehlen von 2 Brustwirbelkörpern verursacht war.

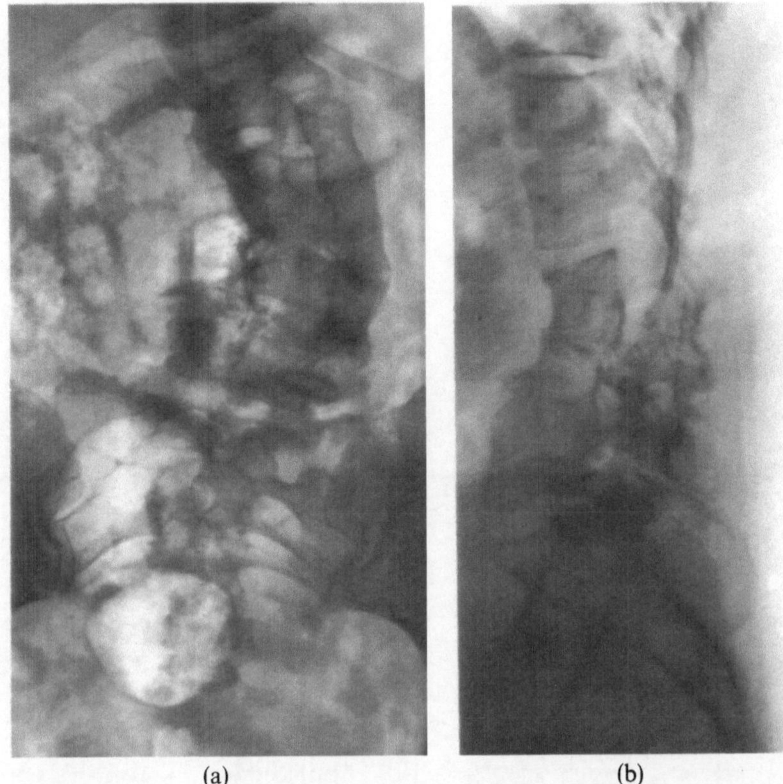

Abb. 215. (a) Linkskonvexe Skoliose der Lendenwirbelsäule infolge kongenitaler bogenförmiger Blockwirbelbildung mit linksrotatorischer Verschiebung des Wirbelblockes L1 bis L4 gegenüber dem primär wohl normal ausgebildeten 5. Lendenwirbel, der allerdings sekundär deformiert ist. In dem Blockwirbel ist ein linksseitiger Halbwirbel enthalten. Die Gelenkfortsätze sind teilweise miteinander verschmolzen. (b) Die Abbildung zeigt, daß außer der Skoliosierung auch eine Kyphosierung besteht und daß der a.p.-Durchmesser, der an dem Block beteiligten Wirbelkörper, vermindert ist. Der im übrigen normal ausgebildete 12. BWK zeigt ebenfalls einen herabgesetzten a.p.-Durchmesser. Der Wirbelkanal ist in Höhe des Wirbelblockes erweitert

Wahrscheinlich stellt dieses sog. Asoma eine dorsale Hypersegmentation eines Wirbels und nicht eine fehlende Wirbelkörperanlage dar (REINHARDT) (s. auch Kap. S.13.a): Ossärer Schiefhals, kongenitale Form, S. 603).

d) Kongenitale Skoliosen infolge Trapezius-Defektes

Es sei noch erwähnt, daß kongenitale Skoliosen auch infolge eines kongenitalen Trapezius-Defektes in Erscheinung treten können (SCHULZ-GOCHT).

In 10 einschlägigen Fällen war die Konkavität nach der Seite des Defektes gerichtet. 5mal war die Skoliose strukturell und 5mal nicht. Unter diesen Fällen waren auch Trapeziusdefekte, die in früherer Kindheit infolge Nervendurchtrennung entstanden waren. Man könnte in diesen Fällen auch von muskulären Skoliosen sprechen.

e) Besonderheiten in Abhängigkeit von der Lokalisation

Thorakale, kongenitale Skoliosen sollen nach KUHNS und HORMELL in der Regel stärker sein als lumbale (ROEDERER). STAGNARA und QUÉNAU sind dagegen der Ansicht, daß ein Halbwirbel eine stärkere skoliogene Wirkung hat, wenn er in die untere Lendenwirbelsäule lokalisiert ist, als wenn er die Dorsolumbalregion betrifft. Nach KUHNS und HORMELL

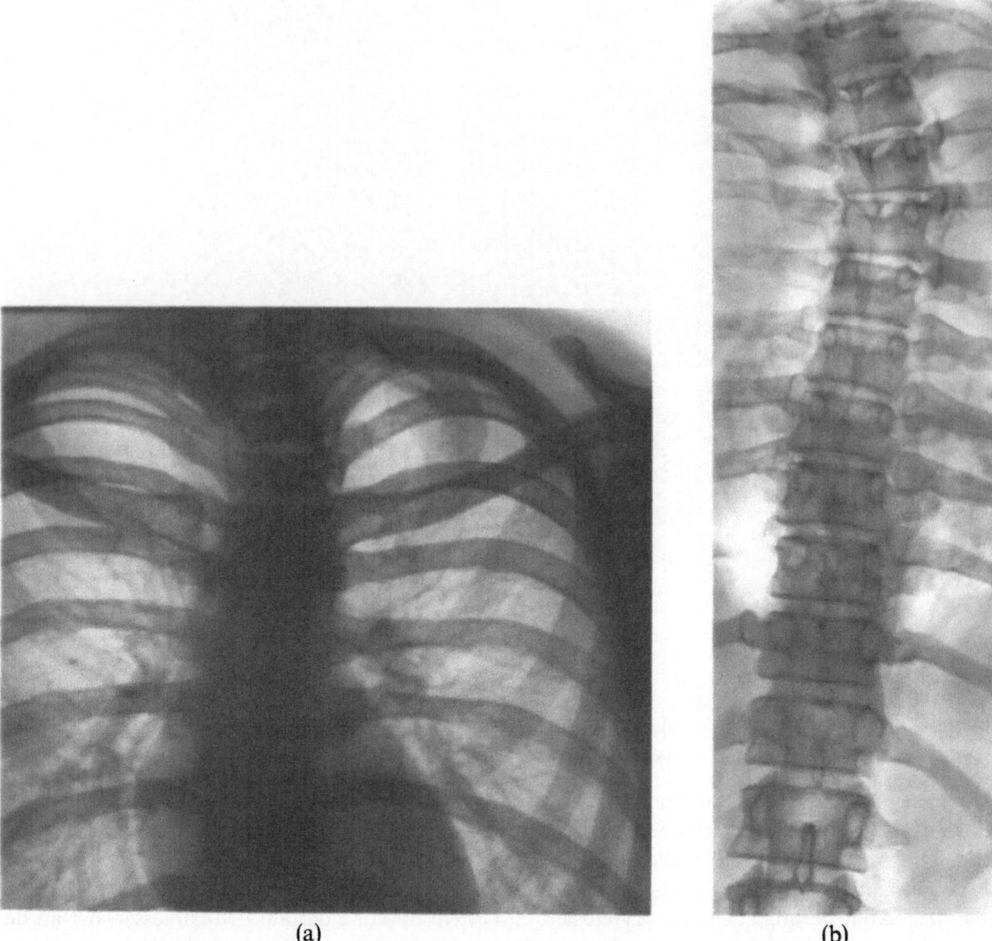

(a) (b)

Abb. 216. (a) Anomalie an der 1. Rippe links mit Skoliose. (b) An den Wirbeln selbst keine Mißbildungen. Im äußeren Aspekt war die Skoliose praktisch nicht festzustellen, sondern nur aus der Kenntnis des Röntgenbefundes heraus bei der Palpation der Dornfortsätze zu registrieren

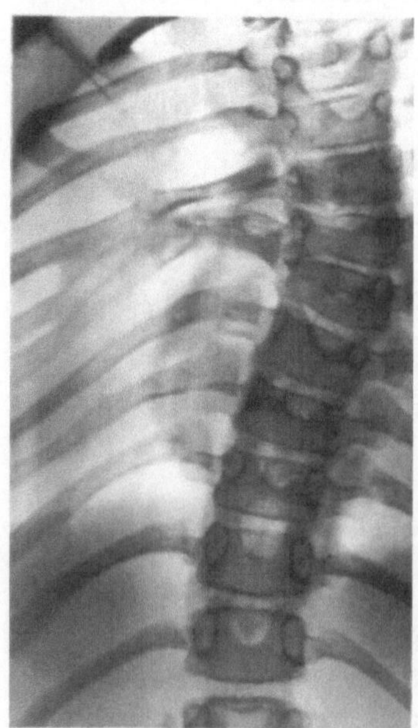

Abb. 217. Verschmelzung der 4. und 5. Rippe rechts paravertebral, die eine Skoliose induziert hat

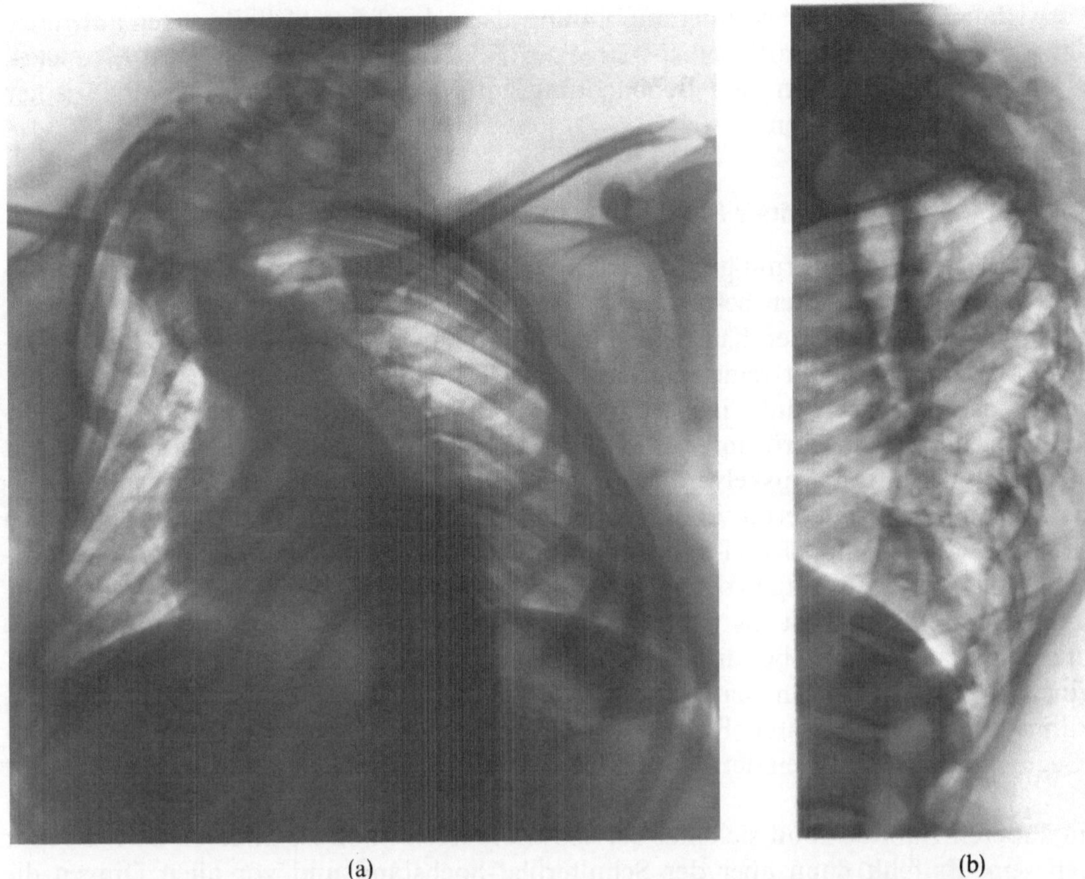

(a) (b)

Abb. 218. (a) Sehr starke cervicothorakale Krummstabskoliose mit erheblicher Thoraxdeformierung. Der craniale Skoliosebogen erstreckt sich auch auf die untere Halswirbelsäule. Er enthält ausgeprägte Keilwirbel. (b) Die Kyphosierung ist im Skoliosescheitel ziemlich ausgeprägt. Distal davon ist die Brustwirbelsäule teilweise lordosiert. Partielle Blockwirbelbildung D 11/D 12. Demnach ist die Krummstabskoliose als kongenitale Skoliose infolge kongenitaler Keilwirbelbildung anzusehen

sollen cervicale Mißbildungen niemals zu schweren Skoliosen führen. Hochthorakale Skoliosen gehen dagegen nicht selten mit erheblichen Deformierungen einher (Abb. 218a und b).

Kongenitale Skoliosen am cervico-thorakalen Übergang wurden von WERENSKIOLD und von WILLICH beschrieben. Nach WILLICH treten bei dieser Lokalisation gleichzeitig ein Schiefhals und ein Schulterblatthochstand auf, oft ist auch die physiologische Brustkyphose abgeflacht und leicht lordisiert. In diesen Fällen hat wohl ein Klippel-Feilsches Syndrom vorgelegen, zu dessen typischer Symptomatik ja nur noch der Kurzhals gehört. Aber auch bei cervico-thorakaler Lokalisation der kongenitalen Skoliose ohne Symptome des Klippel-Feil-Syndroms und der Sprengelschen Deformität sind häufig derartige Aufhebungen der Brustkyphose anzutreffen. Diese Feststellung berechtigt zu der Annahme, daß in der Entstehung der idiopathischen Skoliose die Lordosierung der Wirbelsäule nicht die causale Bedeutung hat, die ihr von manchen Autoren zugeschrieben wird.

f) Kongenitale Skoliosen beim Klippel-Feil-Syndrom

Zu den kongenitalen Skoliosen sind auch die Fälle von Wirbelsäulenverkrümmung beim Klippel-Feilschen Syndrom zu rechnen. Soweit diese Skoliosen die Halswirbelsäule betreffen, werden sie unter dem Kap. S.13.b): Schiefhals bei dem Klippel-Feil-Syndrom,

S. 608, abgehandelt. Es sei nur erwähnt, daß Skoliosen an der Brustwirbelsäule sowohl als Auswirkung der Halswirbelsäulenmißbildung als auch infolge Mißbildungen auftreten, die sich auf die Brustwirbelsäule selbst erstrecken (Fossati; Dreyfus; Rathke; Mosberg; Critschley; Eckhardt). In dem Beobachtungsgut von Schwarzweller war in jedem Fall eine Skoliose vorhanden.

g) Kongenitale Skoliosen bei Sprengelscher Deformität

Mit Sprengelscher Deformität wird ein einseitiger oder beidseitiger Schulterblatthochstand bezeichnet. Nicht selten besteht eine Kombination mit dem Klippel-Feil-Syndrom, dessen Kardinalsymptom der Kurzhals darstellt. Auch ohne gleichzeitiges Klippel-Feil-Syndrom finden sich bei der reinen Sprengelschen Deformität nicht selten Begleitmißbildungen an der Halswirbelsäule, insbesondere Halsrippen. Mitunter ist die Clavicula verkürzt. Die Scapula kann fibrös mit der Wirbelsäule verschmolzen sein. Es bestehen weiter Rippenverschmelzungen, Muskelveränderungen, Trapeziusverkürzungen, Aplasie des Pektoralis oder anderer Schultermuskeln. Doppelter Schulterblatthochstand kann äußerlich den Eindruck eines Klippel-Feil-Syndroms erwecken, ohne daß einschlägige Veränderungen an der Halswirbelsäule vorhanden sind. Das weibliche Geschlecht überwiegt. Die Sprengelsche Deformität ist als erbliche Mißbildung angesehen worden. Gottesleben hat in einem Stammbaum über drei Generationen 9 Fälle gefunden.

Eine Skoliose ist eine sehr häufige Begleiterscheinung der Sprengelschen Deformität. Sie kann durch die erwähnten Rippenverschmelzungen, Rippenmißbildungen, Halsrippen, Segmentationsstörungen der Wirbelkörper, Halbwirbel oder Spina bifida verursacht sein.

Im äußeren Habitus kann sie einer cervico-thorakalen Skoliose anderer Ursache sehr ähnlich sein. Es fehlt dann aber der Schulterblatthochstand und vor allen Dingen die Einschränkung der Beweglichkeit der oberen Gliedmaßen. Vom Klippel-Feil-Syndrom unterscheidet sich die Sprengelsche Deformität durch das Vorhandensein einer normalen Zahl von Halswirbelkörpern und durch die Bewegungseinschränkung an den Schulterblättern und den oberen Gliedmaßen.

Skoliosen wurden bei der Sprengelschen Deformität von Schwarzweller in 100% seiner Fälle und von Aschner in 58,4% verzeichnet (Collier). Auch Torticollis und Schädelskoliosen werden angetroffen (Mau).

Cavendish fand bei 112 Fällen von angeborenem Schulterblatthochstand 39 Fälle mit Skoliosen, 2mal war die Skoliose cervical, 8mal cervico-thorakal, 25mal thorakal, 4mal thorako-lumbal lokalisiert. 16 von diesen 39 Skoliosepatienten hatten gleichzeitig Halbwirbel, 12 Wirbelverschmelzungen und 11 andere Wirbelanomalien.

Martucci und Scala berichten über ein 6jähriges Mädchen mit Schulterblatthochstand. Die Verbindungslinie des Oberrandes der Schulterblätter schnitt den 6. Halswirbel anstatt den 3. Brustwirbelkörper. Gleichzeitig war ein Schmetterlingswirbel C7 ausgebildet. Beiderseits fanden sich Halsrippen und eine dorso-lumbale, rechtskonvexe Skoliose mit Mißbildungen am 11. Brustwirbel, Verschmelzung der 8. und 9. Rippe links und eine Agenesie der 11. und 12. Rippe links, sowie eine cervicale Linksskoliose.

Walker, der familiäres Vorkommen des Schulterblatthochstandes beschrieb, verzeichnet mehrfach gleichzeitig eine mehr oder weniger ausgeprägte Skoliose, sowie Wirbelsäulenfehlhaltungen und Skoliosen infolge Übergangswirbel.

Wilson, Mikity und Shinno berichten über eine Blutsverwandtschaft, in der sich Sprengelsche Deformität dominant vererbt hat. Von 2 Probanden ist gleichzeitig eine Skoliose verzeichnet. Ob alle Probanden eine Skoliose hatten, ist nicht angegeben (s. auch Kap. S.13.c): Schiefhals bei der Sprengelschen Deformität, S. 610).

h) Kongenitale Skoliosen bei Beckenmißbildungen

Es gibt Beckenmißbildungen, die wegen eines Schiefstandes zu Haltungsskoliosen führen und solche, die mit strukturellen Skoliosen einhergehen. Sie resultieren dann aus gleichzeitigen Mißbildungen des Kreuzbeines, das skoliotisch verkrümmt ist. Sein Skoliosebogen setzt sich auf die Lendenwirbelsäule fort, die ebenfalls dysplatisch sein kann. Vereinzelt finden sich auch isolierte Kreuzbeinskoliosen, ohne daß ein Krümmungsausgleich in der Wirbelsäule vorhanden ist. Kreuzbeinskoliosen und Kreuzbeinasymmetrien kommen zusammen mit Beckendysplasien jeder Art vor.

REIJS fand bei Skoliosen relativ häufig asymmetrische Becken. Er sieht diese Beckenasymmetrien nicht als Folge, sondern als Ursache der Skoliose an.

α) Skoliosen durch Kreuzbeinagenesien und Dysgenesien

Skoliosen sind unter anderem bei angeborenen Agenesien und Dysgenesien des Kreuzbeines beobachtet worden.

ECKIGER hat bei einem 18jährigen Mädchen mit Hemiaplasie des Kreuzbeines eine starke skoliotische Wirbelsäulenverkrümmung gesehen. Im Falle FERNBACH mit Mißbildungen sowohl an der Lendenwirbelsäule als auch am Kreuzbein war gleichzeitig eine Lendenkyphose vorhanden. Auch der Fall von WALTER ist hier zu nennen. Bei einem Patienten von ALLMER bestand eine seitliche Knickbildung in der Kreuzbeinachse, hervorgerufen durch eine einseitige Aplasie der Massa lateralis S2 mit entsprechendem keilförmigen Blockwirbel, die eine Schiefstellung der Kreuzbeinbasis und eine Lendenskoliose zur

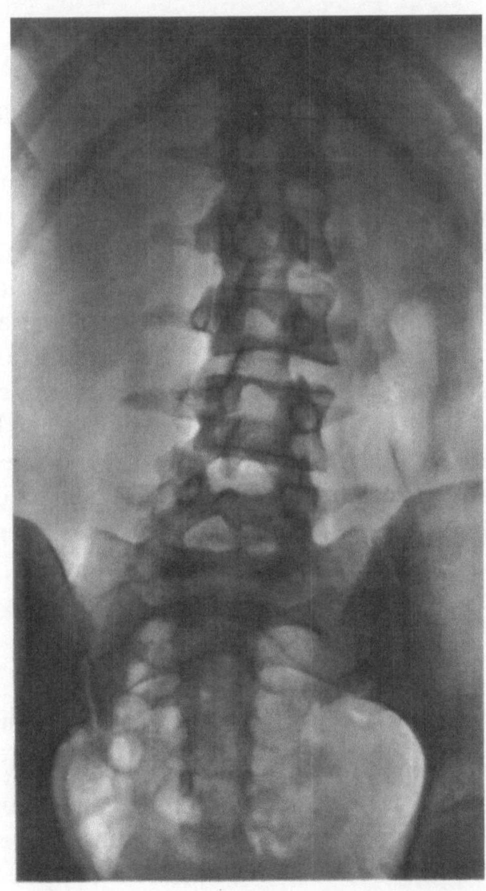

Abb. 219. Asymmetrie des Kreuzbeines mit geringer gegensinniger Lendenskoliose

Folge hatten (CURTIUS). In einem Fall von KOULALIS bestand bei Hemiagenesia sacralis eine großbogige Skoliose mit Überhang. Sie war aber durch eine gleichzeitige Beinverkürzung mit bedingt.

SILHOL beschreibt eine Kyphoskoliose bei einem $3^1/_2$jährigen Mädchen mit einer partiellen Atrophie des Os sacrum.

CHAPTAL u.Mitarb. berichten über 2 Fälle von Kreuzbeinagenesie, die gleichzeitig eine Skoliose aufwiesen. In einem Fall hat es sich um eine partielle Agenesie gehandelt, deren Asymmetrie durch eine Lendenskoliose kompensiert war. Im anderen Fall bestand eine komplette Kreuzbeinagenesie und die Skoliose resultierte überwiegend aus gleichzeitigen Halbwirbelbildungen an der unteren Brustwirbelsäule.

Bei vielen anderen Fällen von Kreuzbeinagenesien standen zwar lumbale Kyphosen im Vordergrund, außerdem waren aber auch skoliotische Verkrümmungen vorhanden (CURTIUS und SCHULZE).

EMERIT hat bei einem Mädchen mit einer Kreuzbeinagenesie S 3–5 und einem Bonnevie-Ullrich-Syndrom eine Skoliose verzeichnet. Bereits geringgradige Kreuzbeinasymmetrien können mit einer Skoliose einhergehen (Abb. 219).

β) Kongenitale Skoliosen bei Verdoppelung des Kreuzbeines

Skoliosen wurden außer bei Kreuzbeinagenesien und Dysgenesien auch bei Verdoppelung bzw. medianer Spaltung des Kreuzbeins beschrieben. MURCZYNSKI und UNIECKA berichten über eine derartige Beobachtung mit Verdoppelung des Kreuzbeines und der beiden letzten Lendenwirbel. Der 3. Lendenwirbel war als Hemispondylus ausgebildet. In einem zweiten Fall bestand das Kreuzbein aus zwei ungleichen keilförmigen Hälften. Beide Male war eine Skoliose vorhanden.

i) Kongenitale Skoliose bei Monopodie

MÜLLER hat ein Kind beschrieben, bei dem das ganze rechte Bein und die ganze rechte Beckenhälfte fehlten.

Es kam mit einer linkskonvexen Lendenskoliose zur Welt. In der Nähe der Krümmung wiesen die Wirbel Spaltbildungen an den Bögen auf. Bei der Entstehung dieser Skoliose soll pathogenetisch der Uterusdruck infolge des einseitigen Fehlens einer Extremität wirksam gewesen sein. Auch in anderen Fällen von monopodalen Mißbildungen fanden sich Wirbelsäulenverbiegungen. In einem Fall von ANDREASSY war eine angeborene Mißbildung und Hypoplasie der einen Beckenhälfte ebenfalls mit einer Lendenskoliose und Mißbildung der Wirbel im Skoliosebogen kombiniert.

Auch MONDRY berichtet über einen Fall von Monopodie mit Fehlen der entsprechenden Beckenhälfte, bei dem eine angeborene Skoliose bestand. Auf den Röntgenbildern waren schrägverlaufende Spaltbildungen in den Wirbelkörpern und Wirbelbögen des 10. bis 12. Brust- und aller Lendenwirbel vorhanden. Außerdem bestanden Rippenanomalien. Es erscheint deswegen wahrscheinlich, daß die Skoliose hieraus resultierte und nicht aus der Monopodie. Wegen der Spaltbildungen könnte man diesen Fall auch zu den Skoliosen bei Spina bifida rechnen.

j) Kongenitale Skoliosen und sonstige Mißbildungen

Neben den Mißbildungen an der Wirbelsäule, die die Skoliose verursachen, sind recht häufig weitere Mißbildungen an anderen Körperabschnitten und Organen vorhanden. MACEVEN, CONWAY und MILLER fanden bei 30% der Patienten mit kongenitaler Skoliose Gaumenspalten, Klumpfüße und andere Gliedmaßenmißbildungen.

ROEDERER und SERRAND verzeichneten Kryptorchismus und kongenitale Vitien. BUSACK fand gehäuft eine Trichterbrust. Im übrigen sei auf das Klippel-Feilsche Syndrom und die Sprengelsche Deformität, Beckenmißbildungen und auf das Kap. K.II.14.: Kongenitale Vitien und Kyphoskoliose, S. 353, verwiesen.

Bei hochthorakalen kongenitalen Skoliosen fand man Anomalien an den oberen und bei lumbalen Skoliosen Anomalien an den unteren Extremitäten und dem Urogenitalsystem.

FLORIO beschrieb einen Fall von Manus valgus infolge Radiusaplasie mit gleichzeitiger thorakaler Skoliose infolge Rippenverschmelzungen und Keilwirbelbildungen. HARRISON, PEARSON und ROAF erwähnen ebenfalls das Vorkommen von Skoliosen bei einseitiger Radiusaplasie.

CARELLA u.Mitarb. beobachteten eine dorsolumbale Kyphoskoliose infolge Wirbelkörpermißbildungen mit Schmetterlingswirbel bei einer 48jährigen Frau, die paramedian in der Dorsolumbalregion eine überzählige Mamma hatte.

k) Differentialdiagnose

Eine Differentialdiagnose zwischen einer idiopathischen und einer kongenitalen Skoliose ist oft nur im jugendlichen Alter möglich, da sekundäre Wirbelveränderungen bei der idiopathischen Skoliose in späteren Jahren mitunter eine Mißbildung, meistens einen Halbwirbel vortäuschen, während andererseits Wirbelmißbildungen durch reaktive Veränderungen verdeckt werden können. Von großem Nutzen sind immer Schichtaufnahmen (KIRSCH, COLAT und BARROIS; GILMORE, STAUFFER und JACOBS). Ich möchte besonders darauf hinweisen, daß ich bei kongenitalen Skoliosen oft keine oder nur relativ geringe kompensatorische Krümmungen gefunden habe. Hierin ist ein differentialdiagnostisches Kriterium von ziemlicher Bedeutung gegeben.

l) Klinische Erscheinungen

An klinischen Erscheinungen bei kongenitalen Skoliosen ist über Blasenlähmungen, Klumpfüße (ELSNER), Paralysen, Muskelschwäche, Sphinkterschwäche, Urininkontinenz, Gefühlstörungen am Bein, Osteolysen an den Füßen, Ataxie (KUHNS und HORMELL), Malum perforans (BOUDIN und DJINDJIAN) und Schmerzen (ROCHER und POUYANNE) berichtet worden. Sie sind fast immer durch die Mißbildung als solche und nicht durch die Skoliose verursacht. Bezüglich Paraplegien bei kongenitalen Skoliosen sei auf das einschlägige, spätere Kapitel verwiesen. Zur operativen Behandlung hat FRISCH bereits 1907 die Resektion des Keilwirbels vorgeschlagen. Im übrigen sei auf das allgemeine Kap. L.: Die Folgeerkrankungen der Kyphoskoliose und ihre röntgenologische Symptomatik, S. 410, verwiesen.

3. Skoliose bei Chondrodystrophie und Chondrodystrophia calcificans

Wenn auch eine verstärkte Lendenlordose und Brustkyphose die charakteristische Verkrümmungsform bei der Chondrodystrophie darstellen, so kommen durchaus auch Skoliosen bzw. gleichzeitige Skoliosen vor (s. auch Kap. I.VIII.9.: Kyphosen bei Chondrodystrophie, S. 142 und Kap. I.VIII.10.: Kyphosen bei Chondrodystrophia punctata, S. 144) (Abb. 220).

Insbesondere ist in einigen Publikationen auf Skoliosen bei der Chondrodystrophia calcificans (CONRADI-HÜNERMANN) hingewiesen worden. Sie können bis zur spitzwinkeligen Gibbusbildung gehen.

Diese Chondrodystrophia punctata ist außer durch ein chondrodystrophes Aussehen durch punktförmige Verkalkungen in den Epiphysen charakterisiert. Sie geht nicht selten

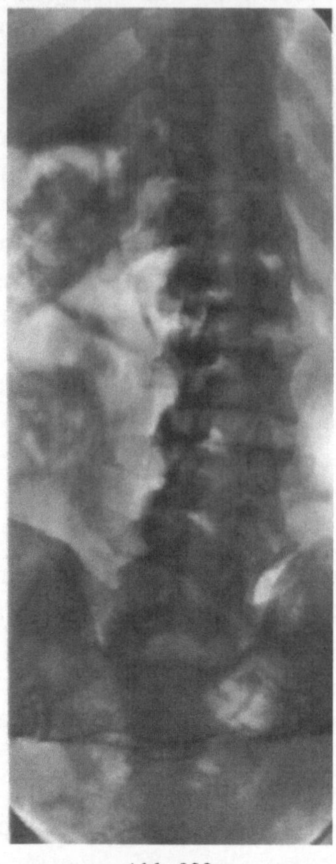

Abb. 220

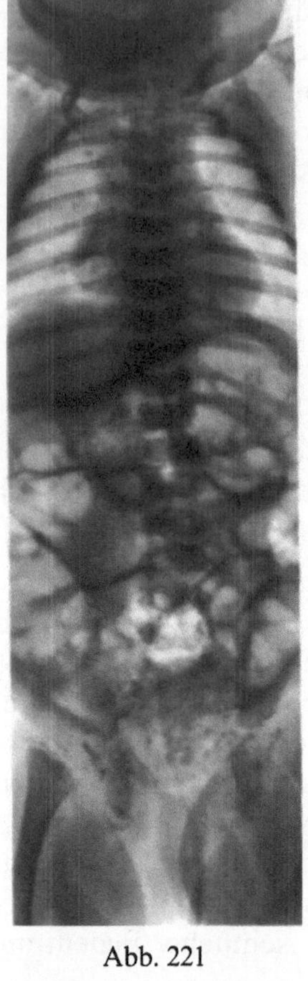

Abb. 221

Abb. 220. Patientin mit einer Chondrodystrophie ohne nennenswerte lumbodorsale Kyphose und ohne Wirbelkörperdeformierung aber mit einer linkskonvexen Lumbalskoliose. Verbreiterung der Rippen rechts paravertebral

Abb. 221. Typische Chondrodystrophia punctata Conradi-Hünermann bei einem 3 Monate alten Säugling. Die Stippled epiphysis sind deutlich ausgebildet und entsprechende Veränderungen finden sich auch an der Brustwirbelsäule. Minimale rechtskonvexe Skoliose der oberen Brustwirbelsäule. Es handelt sich um den gleichen Fall, dessen seitliche Aufnahme zur Demonstration der lumbo-dorsalen Kyphose bei dieser Erkrankung wiedergegeben ist. (Fall von HILGENBERG)

mit Linsentrübungen einher. Die Chondrodystrophia calcificans Conradi-Hünermann ist auch zur enchondralen Dysostose gerechnet worden (KOZLOWSKI und RUPPRECHT; COMINGS u. Mitarb.; CONRADI; GEERING; HANSEN und WIEDEMANN; HÜNEMANN; SAUGIER; SPRONSGER; SWOBODA und PICHLER; SPRANGER, BITTER und FOELZ). Die gleichen kalkspritzerartigen Kalkschatten, wie an den Extremitätenepiphysen, finden sich auch im Bereich der Wirbelbögen (BLOXSOM; BURCKHARDT; COMINGS, PAPAZIAN und SCHOENE; GRÜNEBAUM; HOBAEK; HÜNEMANN; KAMPF; KREMENS und ORLOFF; LISCHI und MENICHINI; LYRAKOS und RICHTER; MAYER, WOLLENSAK und DAMEROW; MELNICK; MENICHINI und DERIU; PAUL; ROBERTSON; SELAKOVICH und WITHE; SWOBODA; THIEL und GUNSCHERA).

LYRAKOS und RICHTER, die eine tabellarische Aufstellung von 82 Literaturfällen von Chondrodysplasia calcificans congenita wiedergeben, beschreiben einen eigenen Fall, bei dem eine deutliche Skoliose bestand. Es handelte sich um eine linkskonvexe Totalskoliose mit Knickbildung bei D10 und deutlicher Torsion.

SELAKOVICH und WITHE demonstrieren eine S-förmige Kyphoskoliose der Brust- und Lendenwirbelsäule bei einem 11jährigen Mädchen. Die Epiphysitis punctata war nur in der frühen Kindheit vorhanden und verschwand später. Es entwickelten sich normale

Epiphysen. An der skoliotischen Wirbelsäule waren die typischen Veränderungen, wie sonst bei der Chondrodystrophie, vorhanden. Auch CASTIAUX berichtet über eine kongenitale Chondrodystrophia calcificans mit skoliotischer Wirbelsäulenverkrümmung.

Mitunter besteht bei Probanden mit dem Vollbild der stippled epiphyses keine Verkrümmung der Wirbelsäule, während Blutsverwandte eine Skoliose, aber keine Epiphysenveränderungen aufweisen. Man muß dann die Skoliose als Abortivsymptom des Leidens ansehen (Abb. 221).

4. Bei kongenitalen enchondralen Dysostosen, Mucopolysaccharidosen und Mucolipidose

Neben den charakteristischen dorso-lumbalen Kyphosen kommen bei den kongenitalen, enchondralen Dysostosen und Mucopolysaccharidosen auch relativ häufig mehr oder weniger deutliche Verkrümmungen in seitlicher Richtung vor, die aber meistens dem Grade nach wesentlich geringer sind als die sagittalen Verkrümmungen. GRUDZINSKI bildet einen entsprechenden Fall ab, bei dem die thorako-lumbale Skoliose ausnahmsweise sehr ausgeprägt war. BAUER hat bei einer 16jährigen Zwergin infolge Morbus Morquio eine hochgradige, cervico-thorakale Kyphoskoliose mit kurzem Hals und starker Torsion der Halswirbelsäule gesehen, die zu einer Verlagerung und Verziehung des Kehlkopfes mit daraus resultierender Aphonie geführt hatte. Auch eine Beobachtung von RATHKE über eine ausgeprägte thorako-lumbale Torsionsskoliose bei einem 6jährigen Kind muß man unter die kongenitalen, enchondralen Dysostosen einreihen. Ebenso einen zweiten Fall mit einer großbogigen, C-förmigen Totalskoliose. HERZBERG und WISKEMANN berichten über eine kongenitale Skoliose bei einem jugendlichen Patienten mit Basalzellnaevus mit familiärer Belastung und mit Medulloblastom. In diesem Krankheitsbild erblicken sie eine Phakomatose (5. Phakomatose).

Im übrigen sollen die Krankheitsbilder aus diesem Formenkreis besprochen werden, bei denen besonders häufig oder besonders ausgeprägte Skoliosen beschrieben wurden (s. auch Kap. I.VIII.12.c): Weitere, nicht durch Mucopolysaccharide verursachte Speicherkrankheiten, S. 162 und Kap. T.I.8.: Kyphosen bei Mucolipidose III, S. 621).

α) Bei diastrophischem Zwergwuchs

Relativ zahlreiche Literaturangaben existieren über den diastrophischen Zwergwuchs, der auch als Lamy-Maroteaux-Syndrom bezeichnet wird (WALKER, SCOTT und HALL, 51 Fälle). Er gehört nicht zu den Mucopolysaccharidosen und darf nicht mit der Mucopolysaccharidose verwechselt werden, die als Nr. IV geführt wird und 1965 von MAROTEUX und LAMY isoliert wurde (VAZQUEZ und LEE).

Es ist also streng zu unterscheiden zwischen Lamy-Maroteux = diastrophischer (verdrehter) Zwergwuchs und Maroteaux-Lamy-Syndrom = Mucopolysaccharidose VI. Zu Irrtümern trägt weiterhin bei, daß auch der Dysplasia spondyloepiphysaria tarda und der Pyknodysostose gelegentlich die Eigennamenbenennung Maroteaux-Lamy beigelegt wird.

Der diastrophische Zwergwuchs — Lamy-Maroteux — unterscheidet sich von der Mucopolysaccharidose VI Maroteaux-Lamy außer durch die fehlende Mucopolysaccharidausscheidung im Urin dadurch, daß bereits bei der Geburt epi-metaphysäre Störungen vorhanden sind, während sie bei der Mucopolysaccharidose erst später auftreten. Der diastrophische Zwergwuchs wird wahrscheinlich autosomal-rezessiv vererbt. Er gehört zu den Mikromelien. Es bestehen Klumpfüße, Ohrmuschelanomalien und Gaumenspalten. Eine Halskyphose mit Wirbelverschiebung ist charakteristisch für das Krankheitsbild.

Sie kann von Subluxationen begleitet sein (LANGE). Charakteristisch ist weiterhin eine Verringerung der Interpedunculardistanz am lumbosacralen Wirbelsäulenabschnitt in der a.p.-Projektion, also eine Verengung des Sacralkanals (TAYBI; STOVER, HAYES und HOLT; SINGH, RAO, MULLICK und SAIGAL; KAPLAN u.Mitarb.; NEIMANN; SALLE u.Mitarb.). Oft sind gleichzeitig Bogenspalten vorhanden (s. auch Kap. I.VIII.6.: Spina bifida und Kyphose, S. 141).

Nur an der Halswirbelsäule zeigen die Wirbelkörper Keilform. Hammerform kommt thorakal-lumbal vor. Die Metatarsalia und Metaphalangia sind oval oder dreieckig. Dieser Befund ist pathognomonisch (FAUCHIER; JÄGER; LAMY und MAROTEAUX; LUDESCHER; MONNET; SILVA; SPRANGER; STEINBACH; VAN STEIJNEN; WILSON; CREMIN).

Progrediente Kyphoskoliosen stellen ein Kardinalsymptom des diastrophischen Zwergwuchses dar. Sie treten schon sehr frühzeitig auf.

JÄGER und REFIOR geben dagegen an, daß im frühen Kleinkindesalter noch keine Skoliose ausgebildet ist. Sie entstehe erst in der späteren Kindheit (SPRANGER u. WIEDEMANN; AMUSO), was jedoch von anderen Autoren bestritten wird (CREMIN) (Abb. 222a–c).

Manchmal überwiegt die kyphotische, manchmal die skoliotische Komponente. Reine Skoliosen wurden ebenfalls verzeichnet.

WALTER gibt eine ausführliche Literaturübersicht. Nur in 8 Fällen der Literatur waren schon Wirbelsäulenverkrümmungen bei der Geburt vorhanden (BRANDNER und BRINER). In 2 Fällen traten sie erst im 7. bis 9. Lebensjahr auf. In 57 Fällen handelte es sich um eine progrediente Kyphoskoliose. Sie kann alle Wirbelsäulenabschnitte betreffen und ist S-förmig oder dreifach. Eine sichere Korrelation zwischen dem Zeitpunkt des ersten Auftretens der Skoliose und dem späteren Schweregrad konnte nicht nachgewiesen werden. Rechts- und Linksskoliosen waren etwa gleich häufig. WALTER gibt eine detaillierte Aufschlüsselung der Literaturfälle.

NEIMANN, PIERSON, MANCIAUX und SAPELIER demonstrieren einen Fall mit einer sehr starken kurzbogigen mittelthorakalen Skoliose.

SINGH u.Mitarb. haben lumbodorsale Kyphosen mit Wirbelkörperdeformierungen und thorakale Skoliosen registriert.

SCHUERMANS berichtet über einen 4jährigen Jungen, der Mikromelie, Aufhellung der Knochenstruktur von Händen und Füßen und unregelmäßig langen Phalangen und Metacarpalia sowie Verplumpung der Epiphysen aufwies. Es bestand eine Kyphoskoliose mit kompensatorischer Hyperlordose und Kyphose der Halswirbelsäule bei C3/C4.

LANGER demonstriert mehrere Fälle mit Skoliosen, Kyphoskoliosen und in einem Fall mit einer hochgradigen Gibbusbildung der Halswirbelsäule.

VAZQUEZ und LEE berichten über einen Fall mit ziemlich ausgeprägter und einen zweiten mit einer spitzwinkeligen Kyphose der Halswirbelsäule. Einer hatte außerdem eine großbogige C-förmige Skoliose der Brust- und Lendenwirbelsäule (s. auch Kap. I. VIII.11.f): Diastrophischer Zwergwuchs, S. 151 und Kap. T.I.9.: Kyphosen bei diastrophischem Zwergwuchs, S. 621).

β) Metatrophischer Zwergwuchs

Der metatrophische Zwergwuchs ist ebenso wie der diastrophische bereits bei der Geburt manifest. Es besteht eine Anisospondylie mit progredienter Kyphoskoliose. Mitunter trägt auch dieses Krankheitsbild den Namen MAROTEAUX. Die Kyphoskoliosen sind frühzeitig progredient. Die Progredienz führt dazu, daß der in der frühen Kindheit überproportional lange Rumpf nach Wachstumsabschluß relativ verkürzt ist. Dieses Verhalten hat dem Krankheitsbild seinen Namen „metatropher Zwergwuchs“ eingetragen.

Thorakolumbal zeigen die Wirbelkörper Keilform. Pathognomonisch ist die Hellenbardenform des Beckens. Durch die fehlende Mucopolysaccharidausscheidung ist eine sichere

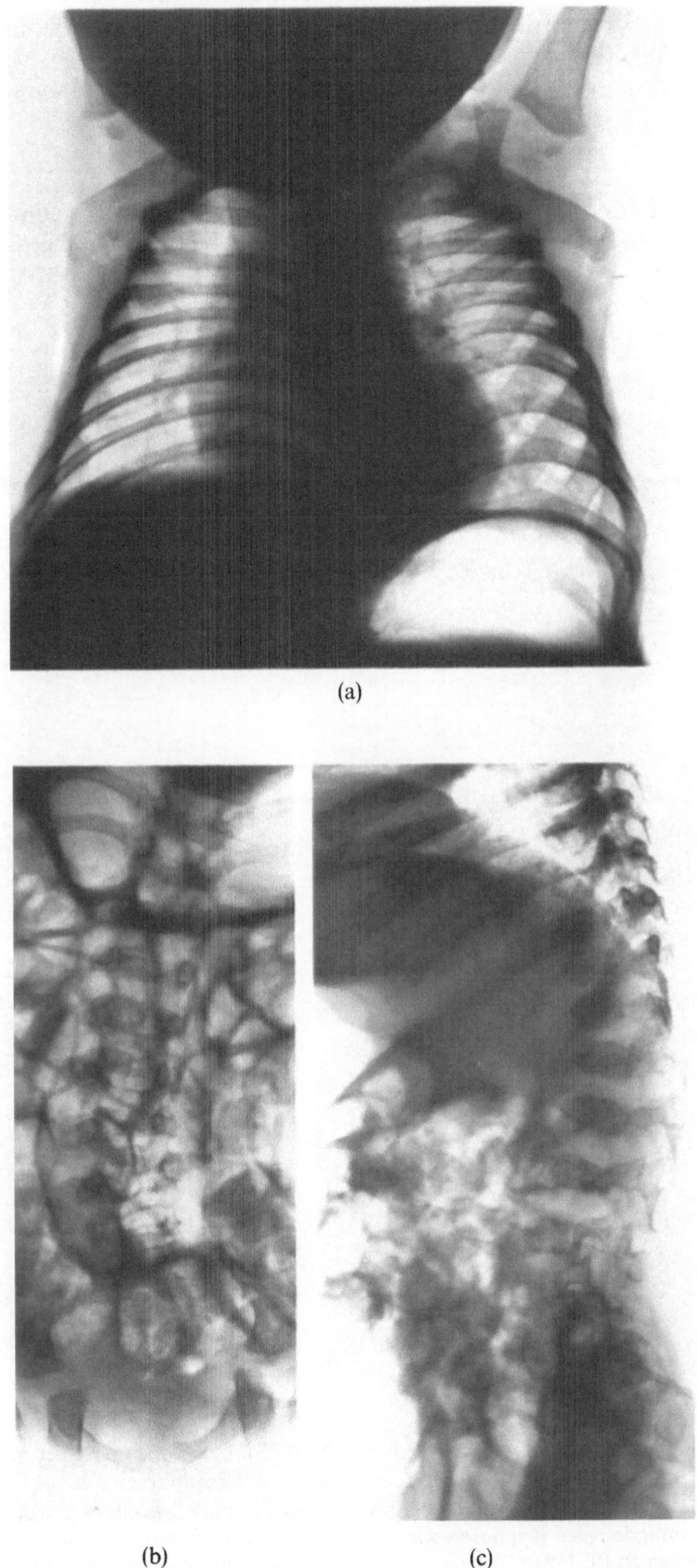

(a)

(b) (c)

Abb. 222. (a) Säugling mit diastrophischem Zwergwuchs. Linkskonvexe Skoliose der Brustwirbelsäule. (b) Rechtskonvexe Skoliose der Lendenwirbelsäule. (c) Typische lumbo-dorsale Kyphose mit Grubenhammerform der Wirbelkörper im Scheitelpunkt der Kyphose. (Fall von CREMIN)

Unterscheidung vom Morbus Morquio und durch das Fehlen von Ohrmuscheldysplasie, Gaumenspalte und Klumpfüßen, Luxationen und Kontrakturen vom diastrophischen Zwergwuchs möglich (GAFFERT; LAROSE; MAROTEAUX; SPRANGER; MARX; KOZLOWSKI u. RUPPRECHT). Die Krankheit wird vermutlich autosomal-recessiv vererbt.

γ) Bei Dysplasia cleidocranialis

Die Dysplasia cleidocranialis Scheuthauer-Marie-Sainton verursacht nur einen relativ geringen Minderwuchs. Sie wird autosomal dominant vererbt. Die Stirnhöcker springen

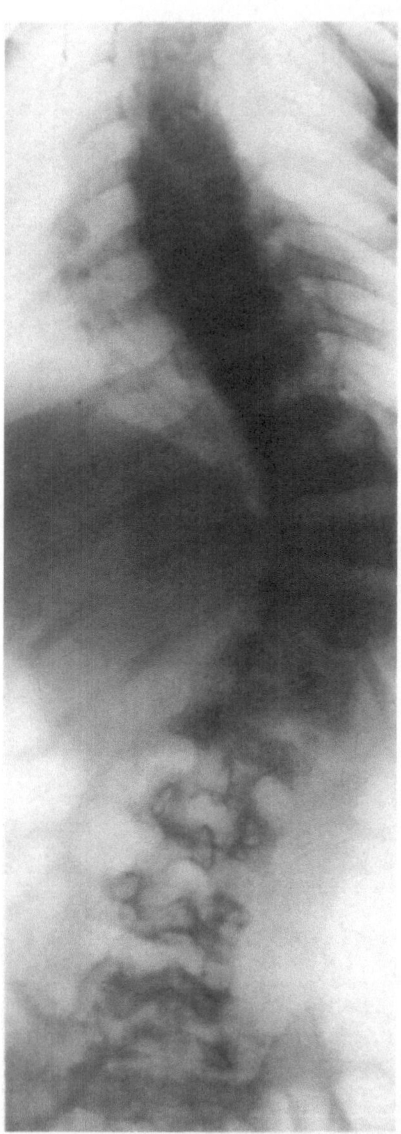

Abb. 223. Ausgeprägte tiefthorakale Skoliose bei einer spondyloepiphysären Dysplasie. Es handelt sich um den gleichen Fall von KOZLOWSKI und RUPPRECHT, der als Abb. 117 unter den lumbodorsalen Kyphosen wiedergegeben ist (S. 149)

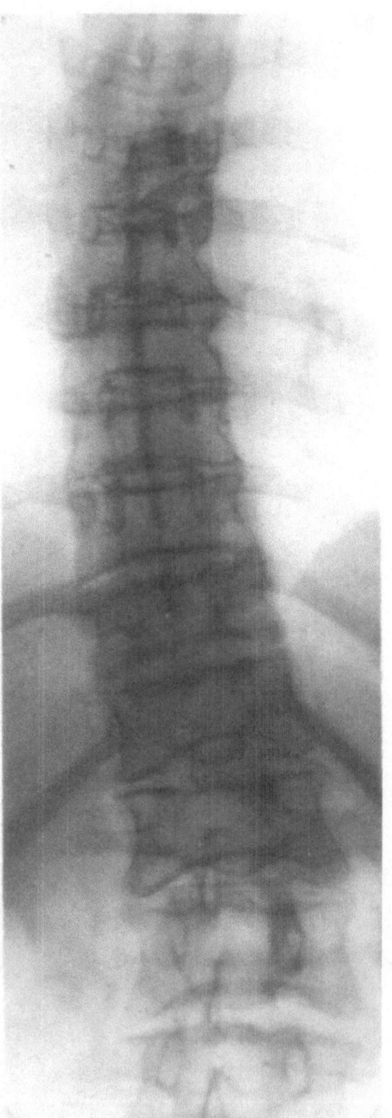

Abb. 224. Leichte Skoliose bei einem Fall von Dysplasia spondyloepiphysaria congenita mit leichter Platyspondylie und Eindellung der Wirbelkörperdeckplatten (Patient von KOZLOWSKI und RUPPRECHT). Es handelt sich um den gleichen Fall, von dem die seitliche Wirbelsäulenaufnahme stammt, die eine lumbodorsale Kyphose bei diesem Krankheitsbild demonstriert (Abb. 118, S. 149)

vor, der Oberkiefer ist hypoplastisch. Die Dentition ist verzögert. Pathognomonisch ist die Aplasie oder starke Hypoplasie der Schlüsselbeine. Es besteht Neigung zu Luxationen und Subluxationen. Skoliosen und Kyphoskoliosen sind sehr häufig (KOZLOWSKI und RUPPRECHT; BACH; COCCHI; ENGEL; HAMEDA; HINKEL; HULTKRANZ; JEQUIER; JOB; KAHLER; SOULE; SCHUCH; WIEDEMANN).

δ) Bei spondyloepiphysärer Dysplasie

Bei der spondyloepiphysären Dysplasie ist die Skoliose vielfach ausgeprägter als die gleichzeitige lumbodorsale Kyphose (Abb. 223 und 224). Befallen ist nur die Wirbelsäule, manchmal auch die rumpfnahen Epiphysen. Der Zwergwuchs resultiert im wesentlichen aus einer Rumpfverkürzung.

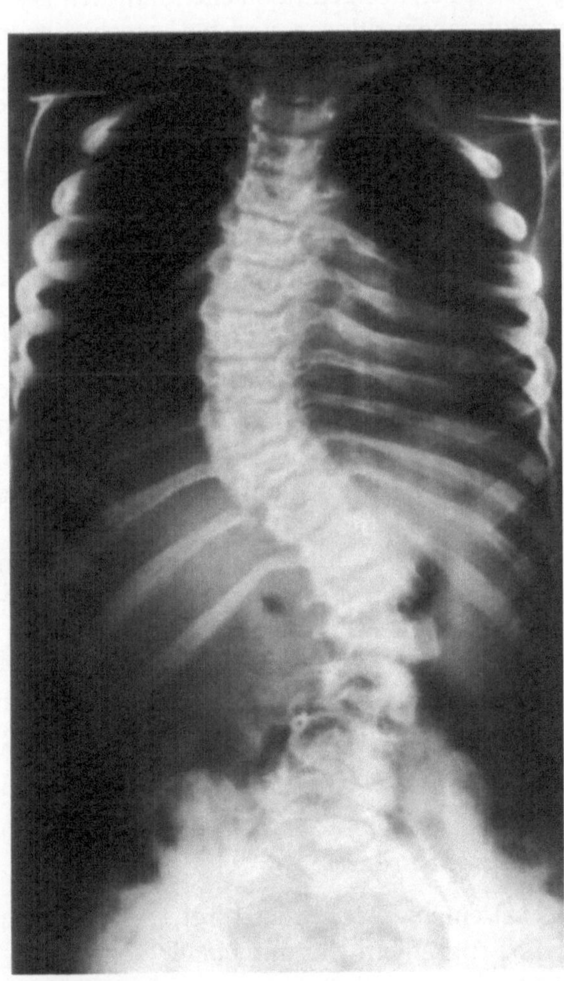

Abb. 225. Ausgeprägte Skoliose bei einer Pseudopolydystrophie (Mucopolipidose III). (Fall von MAROTEAU)

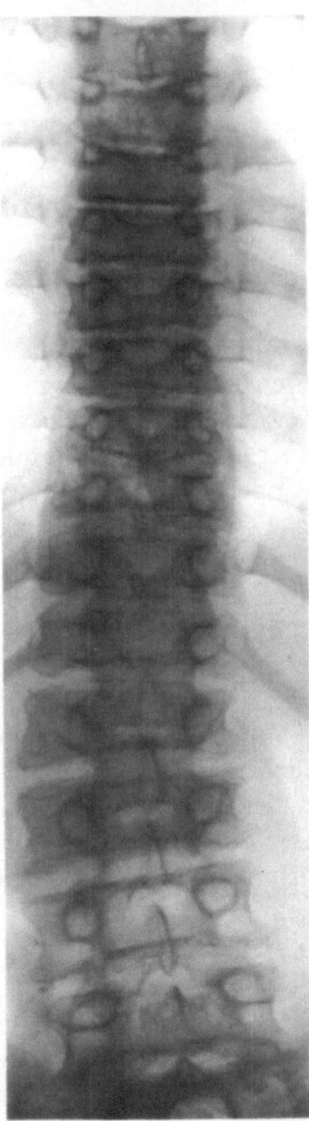

Abb. 226. Brachyrachie (Fall von KOZLOWSKI und RUPPRECHT). Typische Höhenverminderung der Wirbelkörper mit erheblicher Verbreiterung. Gleichzeitig geringgradige lumbodorsale Skoliose

ε) Bei Mucolipidose

MAROTEAUX hat bei Mucolipidose vom Typ III eine ausgeprägte S-förmige Skoliose gefunden (Abb. 225). Ein weiterer Bericht über zwei Geschwister stammt von AVIAD, STEIN und ZILBERMAN. Die Probanden waren bereits 28 bzw. 20 Jahre alt. Bei dem älteren war gleichzeitig eine leichte lumbodorsale Kyphose vorhanden und bei beiden bestanden geringe Deckplattenveränderungen. Die Erkrankung geht auch unter der Bezeichnung Pseudo-Hurler.

ζ) Bei Brachyrachie

Die multiple epiphysäre Dysplasie mit fast ausschließlichem Befall der Wirbelsäule (Brachyrachie) geht mit Verbreiterung und Höhenverminderung der Wirbelkörper einher. Unter der Bezeichnung generalisierte Platyspondylie oder Vertebra plana mögen sich entsprechende Fälle verbergen. Lordosen, Kyphosen oder Kyphoskoliosen sind die Regel (Abb. 226).

5. Skoliosen bei Zwergwuchs

Außer beim chondrodystrophischen Zwergwuchs, den kongenitalen enchondralen Dysostosen (CREMIN und BEIGHTON) und den Mucopolysaccharidosen sind bei verschiedenen anderen Zwergwuchsformen Skoliosen und Kyphoskoliosen beobachtet worden. Sie sind sämtlich genetisch fixiert und sie sind insofern kongenitale Skoliosen, auch wenn sie nicht aus den klassischen Wirbelmißbildungen nach der Einteilung von PUTTI, sondern aus syndromspezifischen oder syndromgruppenspezifischen Wirbelkörperverformungen resultieren.

Nur selten beruht ein Zwergwuchs mit Skoliose ausschließlich auf Wirbelmißbildungen.

POCHACZEVSKY u.Mitarb. beschreiben unter der Bezeichnung „spondylothorakale Dysplasie“ ein Krankheitsbild, das mit ausgedehnten Mißbildungen an der ganzen Wirbelsäule und den Rippen, einer Verkürzung des Rumpfes, Fächerform der Rippen und Skoliose einherging. Es bestand generalisierte Spina bifida-Bildung und Halbwirbelbildung. Die Zahl der Rippen und Wirbelkörper war reduziert. Schädel, Becken und Gliedmaßen waren normal ausgebildet.

GIANNINI, BORRELLI und GREENBERG beschreiben einen Zwergwuchs mit Kyphoskoliose im Thoraxbereich als Folge einer Fehlsegmentation der Wirbel.

Im übrigen gehören Patienten mit Zwergwuchs und Skoliose ganz überwiegend in den Formenkreis der congenitalen enchondralen Dysostosen. Einige andere Formen werden anschließend besprochen.

Eine systematische Erfassung aller Zwergwuchsformen, bei denen Skoliosen oder Kyphoskoliosen vorkommen, war nicht möglich. Es erschien aber nützlich, eine Anzahl von Krankheitsbildern unter dem Aspekt der Symptomenkombination: Zwergwuchs-Skoliose darzustellen.

α) Skoliose bei Zwergwuchs mit Progerie

MOLINATTI, OLIVETTI und CAMANNI fanden bei einem Zwergwuchs mit Progerie eine ausgeprägte rechtskonvexe thorakale Skoliose, die progredient war und eine Deformierung des Thorax nach sich zog.

MOYNAHAN berichtet über eine schwere mittelthorakale Skoliose bei einem 5jährigen Jungen mit einem Progeroid-Syndrom mit Zwergwuchs, universeller Livedo reticularis, generalisierten Teliangiektasien, Alopezie und chronischer Sinusitis.

β) Bei Cockayne-Syndrom

Bei dem Cockayne-Syndrom handelt es sich um eine Zwergwuchsform mit einer charakteristischen Facies, Retinitis pigmentosa, Taubheit, Verdickung der Schädelkalotte, Hypoplasie der Darmbeinschaufeln, Flaschenform der Femurmetaphysen, Elfenbeinepiphysen an den Endphalangen, bikonvexen, relativ langen Wirbelkörpern und Kyphose (HANSEN und WIEDEMANN; COCKAYNE; TYMPNER, EICHIN und FENDEL) oder Kyphoskoliose.

γ) Coffin-Syndrom

Auch das Coffin-Syndrom geht mit Zwergwuchs und verstärkter Kyphose der unteren Brustwirbelsäule mit Hyperlordose der Lendenwirbelsäule einher. Es handelt sich um ein komplexes Mißbildungssyndrom mit Gesichtsknochen- und Knorpelanomalien. Kennzeichnend sind eine eigenartige Gesichtsbildung mit Hyperthelorismus, antimongoloider Lidachsenverlauf, Epicantus, vorgewölbte Augenbrauenpartie, Hypoplasie von Jochbein und Maxilla. Die Hände sind plump, groß und fleischig. Es besteht oft ein Sternum bifidum. An den Vorderkanten der unteren thorakalen und oberen Lendenwirbel finden sich multiple cartilaginäre Exostosen. Die Stirnhöhlen sind vergrößert. Die Mucopolysaccharidausscheidung ist normal. Imbezillität ist die Regel.

6. Paralytische und andere neurogene Skoliosen

a) Postpoliomyelitische Skoliosen

α) Häufigkeit

Die häufigste Ursache einer paralytischen Skoliose sind poliomyelitische Lähmungen. Nach GEISER kommt es in rund 5% aller Poliomyelitisfälle, die im Wachstumsalter auftreten zu einer Skoliose. ROAF gibt diesen Prozentsatz wesentlich höher an. In 25% aller Poliomyelitisfälle soll sich eine Skoliose einstellen und etwa 31% aller Skoliosefälle sollen poliomyelitischen Ursprungs sein, eine Zahl, die etwas hoch erscheint. Jedoch stellt auch JAMES 280 postpoliomyelitischen Lähmungsfällen ohne Skoliosen, 193 Fälle mit postpoliomyelitischen Skoliosen gegenüber, was 40% entspricht. COLONNA und VOM SAAL geben 30% an (BOURDON, GROSSIORD, BEAUPÈRE und HELD).

Nach BEAUPÈRE-DUVAL und GROSSIORD, die 207 postpolyomyelitische Skoliosen mit respiratorischen Störungen ausgewertet haben, bekommen 30–35% der Kinder, die eine Poliomyelitis durchgemacht haben, eine Skoliose, wenn die Rumpfmuskulatur von der Poliomyelitis mitbefallen ist sogar 62%.

Bei Untersuchungen an 178 Patienten aus der Provinz Sassari und Nuoro, die eine Poliomyelitis durchgemacht hatten, fanden MASTANDREA und SANNA nur in 2,97%, d.h. in 11 Fällen eine Skoliose. Viermal bestand ausschließlich eine Skoliose, 2mal war die Skoliose mit Lähmungsfolgen an den oberen Extremitäten und 5mal mit Lähmungen an den unteren Extremitäten kombiniert. Einmal hatte es sich um eine Totalskoliose gehandelt, 3mal um eine Skoliose der mittleren Brustwirbelsäule mit großem Krümmungsradius, 2mal um Lendenskoliosen, 3mal um lumbo-dorsale Skoliosen mit kompensatorischer Krümmung und 1mal um eine komplette cerviko-thorako-lumbale Skoliose.

GILMARTIN fand Skoliosen nur bei sitz- und gehfähigen, nicht aber bei dauernd liegenden Poliomyelitikern.

β) Geschlechtsverteilung

Sichere Unterschiede in der Häufigkeit der postpoliomyelitischen Skoliose bei beiden Geschlechtern wurden im Gegensatz zu den Verhältnissen bei der idiopathischen Skoliose in der Regel nicht gefunden (SHANDS und BUNDENS geben ein Überwiegen des weiblichen Geschlechtes mit 70% an).

γ) Zeitpunkt des Auftretens

Was den Zeitpunkt des Auftretens der Skoliosen nach der Poliomyelitiserkrankung anbetrifft, so finden sich hierzu im Schrifttum folgende Angaben: JAMES schreibt, daß sich die Skoliosen in den meisten Fällen innerhalb von 2 Jahren entwickeln, aber auch erst viele Jahre später in Erscheinung treten können. Nach THIEFFRY beginnt sich die Skoliose schon zu entwickeln, während der Patient noch bettlägerig ist und sie bildet sich weiter aus, wenn er anfängt aufrecht zu sitzen, zu stehen oder zu gehen. COLONNA und VOM SAAL sowie GEISER geben eine Latenzperiode von wenigen Monaten bis zu 12 Jahren an.

JANSEN hat 100 Fälle von paralytischen Skoliosen untersucht. Bei 75% der Fälle traten die Skoliosen im 1. Jahr nach der Poliomyelitis auf. Die Gegenkrümmung kann in einzelnen Fällen im Laufe der Jahre zur Hauptkrümmung und stärksten Krümmung werden.

Nach HAMEL und MOE geht eine kollabierende Wirbelsäule (collapsing spine), die sich bei einem Kind entwickelt, in eine strukturelle Skoliose über, beim Erwachsenen jedoch nicht.

δ) Verlauf

COLONNA und VOM SAAL sowie GEISER sind der Ansicht, daß die postpoliomyelitische Skoliose ihre Progredienz im Gegensatz zur idiopathischen Skoliose mit Wachstumsabschluß nicht einstellt. In 4 ihrer Fälle hatte sich die Wirbelsäulenverkrümmung noch nach dem 16. Lebensjahr weiter ausgebildet, obwohl wiederholte Messungen kein weiteres Längenwachstum der Individuen hatten erkennen lassen. Paralytische Skoliosen können demnach auch noch nach Wachstumsabschluß entstehen (COLONNA und VOM SAAL). GEISER gibt dagegen an, daß jenseits des 14. Lebensjahres bei Mädchen und jenseits des 15. Lebensjahres bei Knaben keine strukturellen, postpoliomyelitischen Skoliosen mehr zur Entwicklung kommen, daß sich aber wohl noch ein Wirbelsäulenkollaps bzw. instabile Verkrümmungen entwickeln können (JAMES). Auch BOPPE und QUENEAU behaupten, daß nach Wachstumsabschluß keine postpoliomyelitischen Skoliosen mehr entständen. Hinsichtlich der prognostischen Beurteilung ist zu sagen, daß die Aussichten um so schlechter sind, je jünger das betroffene Individuum ist. Lange Bettruhe scheint die Prognose nicht unbedingt zu verbessern, da auch Patienten ausgedehnte Verkrümmungen bekommen, ehe sie aufstehen. Bei Patienten, die dauernd an Krücken gehen, kommt es dagegen seltener zu schweren Skoliosen, da wegen Abstützung des Rumpfes unter den Achselhöhlen praktisch ein Längszug wirksam ist.

An den postpoliomyelitischen Skoliosen stellten BEAUPÈRE-DUVAL und GROSSIORD fest, daß die Verschlimmerung der Wirbelsäulenverkrümmung linear erfolgt, bis zur Pubertät und daß dann ein Knick im Verlauf eintritt, daß aber der postpubertäre Verlauf wiederum linear ist. Die Verschlimmerungslinie ist für jeden Fall charakteristisch. Das gleiche trifft für die idiopathische Skoliose zu.

Die abrupteste Verschlimmerung erfolgt zum Scheitelpunkt der Pubertät. Die therapeutischen Maßnahmen müssen sich an dieser charakteristischen prognostischen Linie orientieren. Man weiß also aufgrund dieses Diagrammes im Vorhinaus, wie stark eine Skoliose nach Wachstumsabschluß sein wird.

ε) Charakteristika der Lähmungsskoliose

Bei der paralytischen Skoliose besteht sowohl eine Deformität als auch eine ausgeprägte Instabilität. Beide Veränderungen verlaufen nicht unbedingt parallel. Wenn die Deformität die Instabilität überwiegt, stellt sich die Frage, ob die Deformität progredient ist oder nicht. Überwiegt die Instabilität, so kommt unbedingt eine Versteifungsoperation in Frage. Nach FARKAS kann vor der endgültigen Ausbildung eine paralytische Skoliose mehrfach ihren Richtungssinn ändern, bis die endgültige Krümmungsform festgestellt ist.

BEAUPÈRE-DUVAL und GROSSIORD unterscheiden 2 große Gruppen von postpoliomyelitischen Skoliosen: Eine mit und eine ohne gleichzeitige respiratorische Funktionsstörung.

Von den idiopathischen unterscheiden sich die postpoliomyelitischen Skoliosen durch die Geringfügigkeit bzw. das vollständige Fehlen struktureller Veränderungen. Diese Feststellung ist nicht nur im Röntgenbild zu treffen, sondern sie hat auch ihre Bestätigung durch Untersuchungen am Skelet gefunden (Abb. 227).

ζ) *Formen und Lokalisationen*

Es lassen sich zwei Grundtypen von postpoliomyelitischen Skoliosen unterscheiden. Einmal Fälle von C-förmigen Totalverkrümmungen und zum anderen solche mit S-förmigen Verbiegungen der Wirbelsäule (Abb. 228 a–d).

Die C-förmigen Verkrümmungen finden sich oft bei instabilen Wirbelsäulen, die meistens aus symmetrischen Rumpfmuskellähmungen resultieren. Sie sind vielfach nur im Stehen und Sitzen vorhanden und lassen sich im Liegen ausgleichen. Sie sollen vor allem bei Patienten auftreten, die zu früh aufgestanden sind (ROAF).

Die S-förmigen Skoliosen sind nach COLONNA und vom SAAL doppelt so häufig wie C-förmige Krümmungen. Sie zeigen deutlichere strukturelle Veränderungen, die in der Hauptsache die Primärkrümmungen, wenig dagegen die Sekundärkrümmungen betreffen. Das Zentrum der Krümmung ist meist stärker fixiert als ihre oberen und unteren Enden.

Entsprechend verhält es sich auch mit der Ausgleichbarkeit beim Rumpfvorwärtsbeugen im Liegen oder bei Anwendung eines Längszuges. Die Mobilität ist bei den postpoliomyelitischen Skoliosen überhaupt größer als bei den idiopathischen Skoliosen und sie stellt neben den noch zu besprechenden Unterschieden in dem Verhalten der Rippen ein gewisses differentialdiagnostisches Kriterium dar.

Auch die Länge des Skoliosebogens gibt einen gewissen Anhalt. Sie ist bei der postpoliomyelitischen Skoliose in der Regel größer.

Man kann die Einteilung auch vornehmen, in dem man nicht die Form der Krümmung zugrunde legt, sondern Skoliosen bei instabiler Wirbelsäule von Skoliosen bei stabilen Wirbelsäulen unterscheidet. Dabei finden sich, wie gesagt, bei der instabilen Wirbelsäule vorwiegend C-förmige Verkrümmungen. Es kommen aber auch S-förmige Verkrümmun-

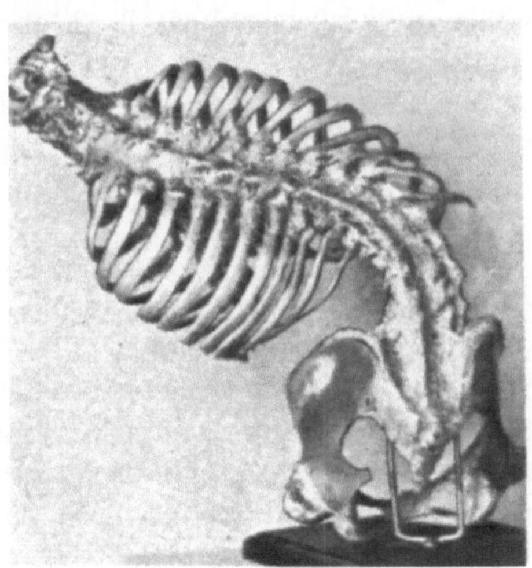

Abb. 227. Skeletpräparat eines 12jährigen Kindes. Starke poliomyelitische Skoliose, jedoch keinerlei Deformierung der Wirbelkörper. (FARKAS, 1924)

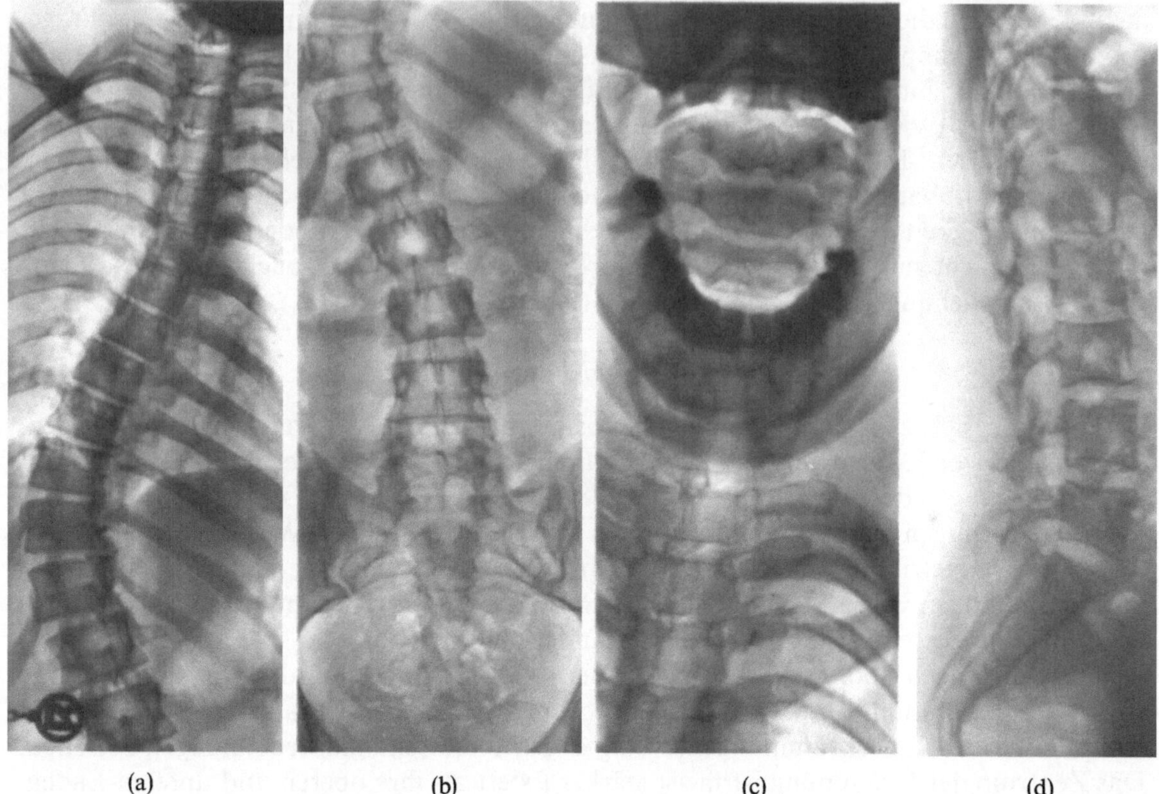

Abb. 228a–d. 27jährige Fau, die im Alter von 8 Jahren eine Poliomyelitis durchgemacht und Lähmungen am Rumpf und den Beinen zurückbehalten hatte. (a) C-förmige rechtskonvexe Skoliose der unteren Brustwirbelsäule. (b) Keine Gegenkrümmung im Lendenabschnitt und (c) an der Halswirbelsäule. (d) Aufgehobene Lendenlordose

gen vor, die mit Verbiegungen in der Sagittalebene kombiniert sein können. Meistens bildet sich eine kombinierte, thorakale und lumbale Krümmung aus, die ausgleichbar ist und es lange Zeit bleibt. Diese Unterscheidung zwischen stabilen und instabilen Skoliosen ist insofern von Bedeutung, als bei Instabilität durch eine Versteifungsoperation der Wirbelsäule eine weitere Skoliosierung am besten aufgehalten werden kann.

C-förmige Skoliosen sind aber keineswegs immer instabil. Sie können strukturell sein und mit einer Torsion und Keilverformung einhergehen (EWALD).

Die instabilen Wirbelsäulenverkrümmungen können soweit gehen, daß die Wirbelsäule völlig in sich zusammenfällt. Man spricht dann von telescoping spine oder collapsing spine.

Die Verteilung der postpoliomyelitischen Skoliosen auf die einzelnen Wirbelabschnitte wird von JAMES folgendermaßen angegeben: Cervico-thorakal 20%, thorakal 36%, thorako-lumbal 24%, lumbal 8%, kombiniert thorakal und lumbal 6%. Eine telescoping spine fand sich in 4%.

Die einzelnen Lokalisationen weisen gewisse Charakteristika auf.

Bei der hochthorakalen bzw. cervico-thorakalen Form fand JAMES gleiche Geschlechts- und gleiche Seitenverteilung. Diese Lokalisation wies in seinem Material die schlechteste Prognose auf. Der Kopf wird nach der Konkavseite verlagert. Die Deformierung ist durch die Kleidung nicht zu verbergen und wegen der starken Rotation operativ schwer zu korrigieren. JAMES gibt an, daß alle cervico-thorakalen Skoliosen paralytischer Natur waren und daß idiopathische Skoliosen dieser Lokalisation nicht vorkämen, was sicher nicht zutrifft.

Bei der thorakalen Form überwog die Rechtskrümmung, die Rippenrotation war stärker angulär als bei idiopathischen Skoliosen gleicher Lokalisation. Außerdem war die Kompensation schlechter und die Länge des Skoliosebogens größer.

Auch bei der thorako-lumbalen Form überwog die Rechtskrümmung. Die Prognose war schlechter als bei der entsprechenden Lokalisation der idiopathischen Skoliose.

Bei der lumbalen Form bestand gleiche Geschlechts- und Seitenverteilung. Die meisten Patienten hatten einen Beckenschiefstand. Bei dieser Lokalisation ließen sich zwei Gruppen unterscheiden: 1. mit flacher Krümmung, verursacht durch Wirbelsäulenkollaps bei symmetrischer schwerer Rumpflähmung, 2. kurze Krümmung, hervorgerufen durch laterale Bauchmuskellähmungen. Die Prognose war besser als bei den übrigen Gruppen. Die Länge des Skoliosebogens wechselte zwischen 5 und 13 Wirbeln. Gewöhnlich ist eine kompensatorische Gegenkrümmung der Brustwirbelsäule vorhanden.

Ein Beckenschiefstand trägt zur Entstehung einer Lumbalskoliose bei. Wenn die Rumpfmuskulatur jedoch intakt ist, führt der Beckenschiefstand allein nur zu einer leichten, nicht fixierten gut kompensierten Skoliose vom Typ der Haltungsskoliose. In der Regel steht das Becken auf der Konkavseite der Skoliose höher (BENNETT). Verkrümmung tritt außerdem bei postpoliomyelitischer Beinverkürzung auf (Abb. 229a–c).

Die Verkrümmungen können bei der postpoliomyelitischen Skoliose sehr stark werden. JAMES gibt als Maximalwert 155° an.

Paralytische Skoliosen der Halswirbelsäule kommen im jugendlichen Alter nicht vor. Sie finden sich nur bei Erwachsenen, führen aber nicht zu fixierten Skoliosen. Sie sind

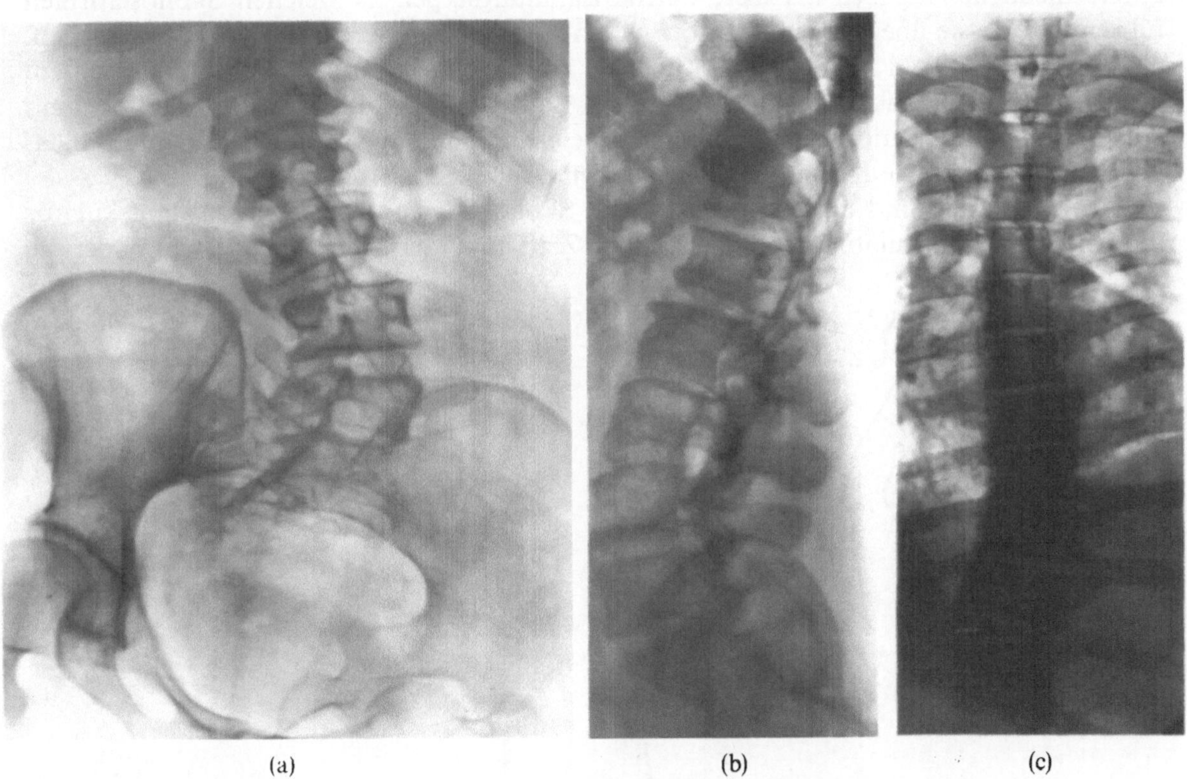

Abb. 229. (a) Postpoliomyelitische Skoliose bei einem 31jährigen Mann, der im Alter von $3^1/_2$ Jahren eine Poliomyelitis durchgemacht hatte.. Bis zum Alter von 8 Jahren konnte der Patient nicht stehen und gehen, bis dahin war die Skoliose sehr gering. Als er gehen lernte, nahm sie beträchtlich zu. Das linke Bein ist infolge der Lähmung um 8 cm verkürzt. Weitgehende Atrophie der Gesäß- und Lendenmuskulatur links. Die Skoliose resultiert einmal aus der Beinverkürzung, zum anderen aus der Lähmung der Becken- und Lendenmuskulatur. (b) Seitliche Aufnahme vom gleichen Patienten. (c) Auffallend geringe Gegenkrümmung im unteren Brustabschnitt

wohl deswegen so selten, weil Nackenmuskellähmungen mit einer sehr hohen Mortalität infolge Atemlähmung belastet sind.

η) Differentialdiagnose

Das Verhalten der Rippen weist bei der idiopathischen und bei der postpoliomyelitischen Skoliose nach Angaben von JAMES Unterschiede auf. Es soll eine differentialdiagnostische Unterscheidung bei den thorakalen Formen beider Skoliosearten ermöglichen. Bei der postpoliomyelitischen Skoliose sollen nach JAMES die Rippen auf der Konvexseite fast vertikal zusammengedrängt sein, während sie bei der idiopathischen Skoliose auf der Konkavseite zusammengedrängt und auf der Konvexseite gespreizt sein sollen. Um zuverlässige Unterscheidungskriterien handelt es sich dabei aber nicht (s. Kap. L.2.: Formveränderungen des Thoraxraumes bei der Kyphoskoliose, S. 411). Weiter sind die paralytischen im Gegensatz zu den idiopathischen Skoliosen meistens ziemlich großbogig, öfter C-förmig und sie neigen mehr zur Instabilität (STAGNARA und QUÉNEAU). Sie sind nicht so stark fixiert. Hierzu kann ich mich nicht auf Grund einer größeren Untersuchungsreihe äußern. Ich habe jedoch festgestellt, daß auch bei sicher idiopathischen Skoliosen ein Verhalten anzutreffen ist, wie es für die paralytischen Skoliosen typisch sein soll.

ϑ) Entstehung

Die Beziehungen zwischen dem Sitz der postpoliomyelitischen Lähmung und dem Sitz einer Skoliose sind recht unterschiedlich, und die verschiedenen Autoren machen unterschiedliche Angaben darüber, welche Lähmungstypen zu welchen Skolioseformen führen und ob sie überhaupt obligatorisch eine Wirbelsäulenverkrümmung verursachen.

Nach JANSEN und KNUPFER, die über 75 postpoliomyelitische Skoliosen berichten, bestehen keine klaren Beziehungen zwischen Form und Lokalisation der Skoliose und Ausmaß und Lokalisation der Lähmung. Bei gleichen Lähmungen können sich unterschiedliche und gegensinnige Krümmungen ausbilden (Abb. 230a–c).

Am häufigsten und am stärksten ist die Skoliose, wenn die Intercostalmuskulatur und die Spinalmuskulatur befallen ist. Der Zeitpunkt der stärksten Verschlimmerung

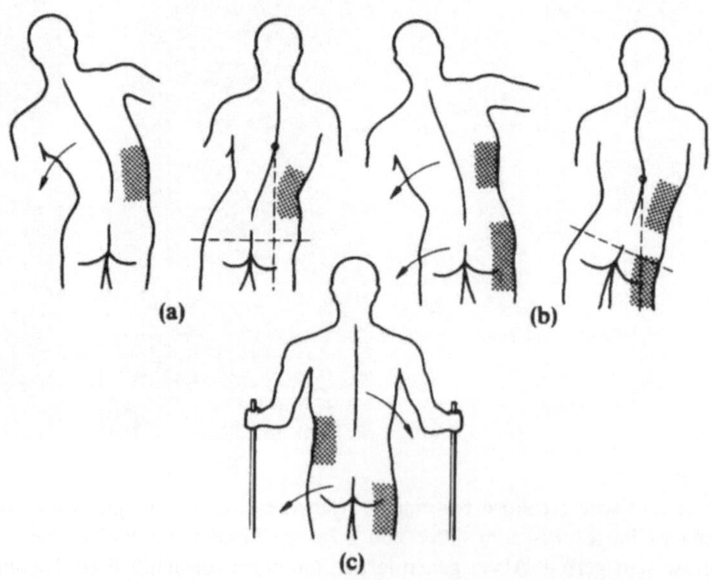

Abb. 230. (a) Einseitige Bauchmuskellähmung. (b) Kombinierte, gleichseitige Bauch- und Hüftmuskellähmung. (c) Gekreuzte Lähmungskombination zwischen Rumpf und Hüftmuskeln. (Nach KNUPFER, 1957)

der Skoliose fällt mit der Pubertät zusammen. Die Skoliose ist in der Regel um so stärker, je jünger das Kind zum Zeitpunkt der Poliomyelitis war. Je stärker die Gleichgewichtsstörungen in der Intercostal- und Zwerchfellmuskulatur sind, um so stärker sind die resultierenden Thoraxdeformierungen (BEAUPÈRE-DUVAL und GROSSIORD).

Nach KNUPFER spielen die Lähmungen der Bauchmuskulatur bei der Entstehung der Lähmungsskoliosen eine größere Rolle als die Lähmung der Rückenmuskulatur. Auch die Lähmung eines Zwerchfelles soll als Ursache in Frage kommen.

Bei einem Patienten, der im Alter von 11 Jahren eine Poliomyelitis durchgemacht hatte, wurde im Alter von 29 Jahren von ABELS und LEINER eine linkskonvexe Skoliose bei ausgeprägtem Zwerchfellhochstand rechts in Folge Zwerchfellähmung festgestellt.

Nach JANSEN stellt die paralytische Skoliose ein Wiederfinden des durch die Paralyse verlorenen Gleichgewichtes im Achsenskelet dar. Dies ist bei operativen Eingriffen zu berücksichtigen, weil die Operation das durch die Skoliose erreichte Gleichgewicht im Körperstamm empfindlich stören kann.

Viel ist in der Literatur darüber gestritten worden, ob die Konvexität der Krümmung überwiegend nach der gelähmten oder nach der gesunden Seite gerichtet ist. Diese Frage verliert insofern ihre Bedeutung, als wohl doch anzunehmen ist, daß die entscheidende Rolle die Lähmung der tiefen, rotatorischen Wirbelsäulenmuskulatur spielt, die durch die klinische Beobachtung und Untersuchung nicht sicher zu erfassen ist.

b) Skoliosen bei Paraplegien

Paralytische Skoliosen treten nicht nur nach poliomyelitischen Lähmungen auf, sie kommen auch bei kongenitaler Amyotonie, bei kongenitaler Paraplegie, bei Hemiplegie (Abb. 231) (HAMEL und MOE; GARRETT, PERRY und NICKLE) und anderen neurologischen Leiden vor.

Unter 120 Skoliosefällen von MCGILL hatten etwa 12 eine cerebrale Lähmung. Paraplegien stellen demnach nicht ganz so selten die Ursache einer Skoliose dar als man nach den spärlichen Angaben der Literatur vermuten könnte. Sie treten lediglich in ihrer klinischen Bedeutung hinter den Erscheinungen der Paraplegie zurück und werden deswegen nicht verzeichnet.

Nach den Erhebungen von KILFOYLE, FOLEY und NORTON scheint sich bei der überwiegenden Mehrzahl aller jugendlichen Paraplegiker eine Skoliose auszubilden und dies offenbar auch dann, wenn die Patienten bettlägerig sind. Über die Abhängigkeit von Sitzen, Stehen und Gehen waren keine Angaben zu finden.

KILFOYLE, FOLEY und NORTON untersuchten 104 Kinder und Jugendliche mit angeborenen und erworbenen Paraplegien. Die Ursachen der Paraplegien sind nicht angegeben. Sie fanden folgende Wirbelsäulenverkrümmungen (Tabelle 60).

Es wurden folgende Ursachen der Verkrümmungen nachgewiesen (Tabelle 61).: 6 Patienten hatten eine Collapsing spine. Ein Kollaps fand sich vor allen Dingen bei hohen Querschnittslähmungen.

AUDIC und MAURY haben ebenfalls Untersuchungen an 60 Kindern angestellt, bei denen eine Paraplegie bestand. In $^2/_3$ der Fälle entwickelte sich als Folge der Paraplegie eine Skoliose oder Skoliolordose. Die Paraplegien waren in jedem Fall oberhalb von D 11 lokalisiert. Als Ursache kamen Verletzungen, Myelitis, Tumoren, kongenitale Mißbildungen in Betracht. Die häufigsten und stärksten Verkrümmungen wurden bei Paraplegien als Folge einer Mißbildung und bei Paraplegien als Folge eines Tumors angetroffen. In je früherem Alter die Paraplegie aufgetreten war, um so häufiger stellten sich Skoliosen, Kyphosen oder Lordosen ein und um so höhergradiger waren sie. Bei den Skoliosen handelte es sich immer um einfache C-förmige Krümmungen mit rechtsseitiger Konvexität.

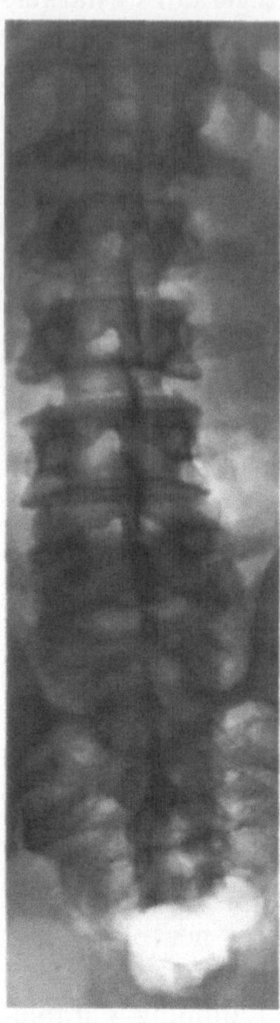

Abb. 231. Geringe großbogige rechtskonvexe Skoliose der Lendenwirbelsäule bei rechtsseitiger Hemiplegie unklarer Genese, die seit Kindheit bestand. Die Skoliose weist den Typ der Haltungsskoliose auf

Gleichzeitig war fast immer ein gestörtes Gleichgewicht an Becken und Hüfte vorhanden. In einem Teil der Fälle waren die skoliotischen Verkrümmungen mit Lordosen kombiniert. Die Kombination mit der Lordose hatte nicht selten Rückwirkungen auf den Urogenitaltrakt (KILFOYLE, FOLEY und NORTON).

Auch EVARTS berichtet über Skoliosen bei Paraplegikern. Im ersten Fall hat es sich allerdings um eine Paraplegie als Zustand nach einer thorakalen Meningocelenoperation gehandelt, und gleichzeitig waren Rippenmißbildungen vorhanden. Die starke Kyphoskoliose resultierte also möglicherweise sowohl aus der Mißbildung als auch aus der Paraplegie. In dem 2. Fall war eine Meningitis vorausgegangen, die eine spastische zentrale Lähmung hinterlassen hatte. Die thorakale Kyphoskoliose mußte als deren Folge angesehen werden. In einem 3. Fall bestand ein schweres Schmerzsyndrom, aber keine ausgeprägte Paraplegie. Die Skoliose wurde zunächst als idiopathisch angesehen, stellte sich aber bei der Operation als kongenital infolge der Verschmelzung zweier Querfortsätze im Krümmungsscheitel heraus. In einem 4. Fall wurde schließlich eine Arachnoiditis im Krümmungsscheitel der Skoliose gefunden. Möglicherweise war sie sekundäre Folge der Skoliose (hierauf wird allerdings nicht eingegangen) und die neurologischen Symptome waren Folge der Arachnoiditis. Die Beobachtungen von EVARTS sind also z.T. als Paraplegien verursacht durch eine Skoliose anzusehen und nur der Fall 2 gehört zweifelsfrei in dieses Kapitel.

An einer eigenen Beobachtung erschien der geringe Grad der Skoliose bemerkenswert, obwohl eine sehr ausgeprägte Hemiparese rechts als Folge einer Cystenoperation am Kopf im Alter von 6 Monaten bestand. Die Parese hatte eine Hypoplasie der oberen Rippen rechts zur Folge und es erscheint wahrscheinlich, daß eine geringe rechtskon-

Tabelle 60. Art der Wirbelsäulenverkrümmung bei 104 Kindern mit Paraplegien. (KILFOYLE, FOLEY und NORTON)

Primäre Lordose	47	*Primäre Skoliose*	36	*Primäre Kyphose*	14
Lordose allein		Skoliose allein		Kyphose allein	
kompensiert	16	kompensiert	0	kompensiert	6
teilkompensiert	9	teilkompensiert	9	teilkompensiert	1
unkompensiert	3	unkompensiert	0	unkompensiert	3
Lordose und Skoliose		Skoliose mit Lordose		Kyphose mit Skoliose	
kompensiert	8	kompensiert	2	kompensiert	2
teilkompensiert	9	teilkompensiert	15	teilkompensiert	2
unkompensiert	2	unkompensiert	5	unkompensiert	0
		Skoliose mit Kyphose			
		kompensiert	0		
		teilkompensiert	3		
		unkompensiert	2		

Tabelle 61. Lokale Ursache der Wirbelsäulenverkrümmungen bei Paraplegie. (Nach KILFOYLE, FOLEY und NORTON)

Skoliose und schiefes Becken	Kyphose und Rückneigung des Beckens	Lordose und Vorwärtsneigung des Beckens
24 Lähmung und Fehlhaltung	6 Traumatische Deformität	28 Lähmung des Gluteus maximus
9 Wirbelanomalien	2 Wirbelanomalien	20 Flexionskontraktur der Hüfte
2 Erektor spinae – Ungleichgewicht	3 Muskel- und Weichteildefekt	18 Luxation einer der beiden Hüften
3 Adduktor – Abduktor Ungleichgewicht	3 Dorsaler Halbwirbel	5 Rumpflähmung
1 Hüftsteife und Deformität	1 Fehlsegmentierung	8 Gastrocnemiuslähmung
3 unbekannt	1 Flexoren Spannung und Spasmus	7 Fehlhaltung, Sitzen
	1 Fehlhaltung	1 Rückenmarkstumor

vexe Skoliose des entsprechenden Brustwirbelsäulenabschnittes die direkte Auswirkung dieser Rippenasymmetrie und nur indirekt die Folge der Lähmung darstellte.

c) Skoliose bei Syringomyelie

Eine häufige Begleiterscheinung einer Syringomyelie stellt eine flache, großbogige Skoliose in der oberen Thorakalregion dar (KOHLER und GOURILLON).

Von 43 Patienten mit einer Syringomyelie von HUBERT und MACKINNON hatten 27 eine Skoliose.

Unter 59 Fällen von Syringomyelie fand VENTURI 16 Kyphoskoliosen. In diesen 16 Fällen hatten 9 ausschließlich eine Kyphoskoliose, 5 gleichzeitig Paraparesen, 1 eine Thoraxdeformierung und 2 eine Arthropathie an den oberen Gliedmaßen (DECOURT und LAGARDE).

In dem Material von HUBERT und MACKINNON hatten von 39 Patienten mit einer Syringomyelie 22 eine Wirbelsäulenverkrümmung.

Es kommt sogar nicht allzu selten vor, daß die Skoliose auftritt jahrelang bevor die Syringomyelie manifest wird bzw. diagnostiziert wird (ALAJOUANINE, MAURIC und RIBADEAU-DUMAS; FOIX und FATOU). BLENCKE beschreibt zwei Fälle, bei denen die Skoliose die Patienten in ärztliche Behandlung geführt hatte, ohne daß sie von ihrer Syringomyelie etwas wußten, die bei dieser Gelegenheit erst festgestellt wurde. Da in der Cervicothorakalregion Innervationsstörungen der Muskulatur vorhanden waren, halten ALAJOUANINE, MAURIC und RIBADEAU-DUMAS die Skoliose bei Syringomyelie für eine Lähmungsskoliose.

Jedoch ist bei der Mehrzahl der Fälle — wenigstens bei der klinischen Untersuchung — keine deutliche Muskelatrophie nachzuweisen, so daß man annehmen muß, daß auch noch andere Mechanismen bei der Entstehung der Skoliose im Falle einer Syringomyelie mitspielen (CZERNY und HEINISMANN; BERNHARDT; KRECH).

Immerhin sieht die Mehrzahl der Autoren die Skoliose bei der Syringomyelie als Folge einer Muskellähmung an. Sie soll überwiegend nach der gesunden Seite konkav sein. Andere Autoren nehmen an, daß es sich bei der Skoliose um eine Mißbildung handelt, die anlagemäßiger Natur ist und der Syringomyelie gleichgeordnet ist. Die meisten Skoliosen bei der Syringomyelie sind rechtskonvex. SASSI hat über einen Fall berichtet, bei dem die Skoliose das Frühsymptom und das führende Symptom darstellte. Eine gleichzeitige starke Schiefhaltung des Halses und Kopfes sieht er als Unterscheidungsmerkmal zur idiopathischen Skoliose an (BORIONI und RAVAGLIA; CODIVILLA; DE GENNARO; GIOVANNINI; PUTTI; ROGER und MARCORELLES; SCHAEFFER).

Die Syringomyelie tritt im allgemeinen erst im Erwachsenenalter auf. Dementsprechend auch die Kyphoskoliose. BONNAL, WINTGENS und STEVENAERT beobachteten Auftreten einer Syringomyelie bei einem 6jährigen Kind, das klinische Erscheinungen eines intramedullären Tumors darbot. Es bestand eine thorakale Skoliose mit kompensatorischer Krümmung im Lendenabschnitt. Die Tumorsymptome wurden durch eine Cyste im unteren Halsmark verursacht. Die Lokalisation der Cyste und die Lokalisation der Wirbelsäulenverkrümmung stimmten also nicht überein.

Auch bei Krankheitsbildern, deren Beziehungen zu der Syringomyelie nicht gesichert ist, wie beim Morvan-Syndrom und bei Fällen von familiären Osteolysen sind großbogige, rechtskonvexe Thorakal- und Cervicothorakalskoliosen, manchmal auch Kyphosen gefunden worden (ANDRÉ).

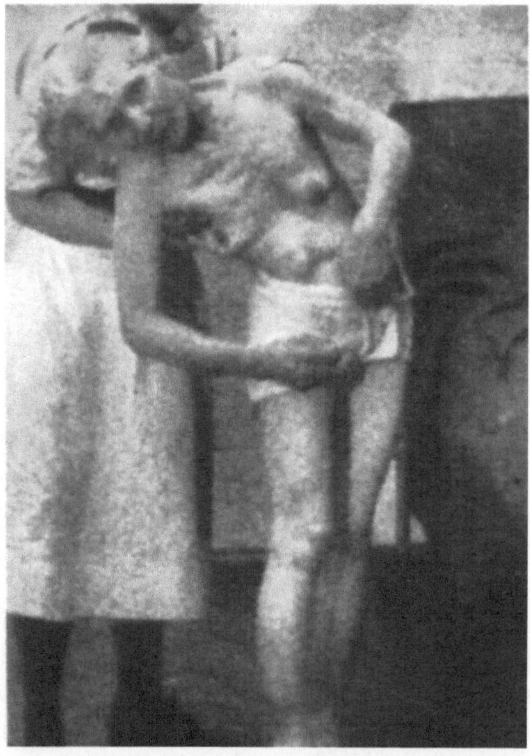

Abb. 232. Postencephalitischer Parkinsonismus. Die Skoliose ist nach der Seite mit dem geringeren Rigor konkav. (MARTIN, 1965)

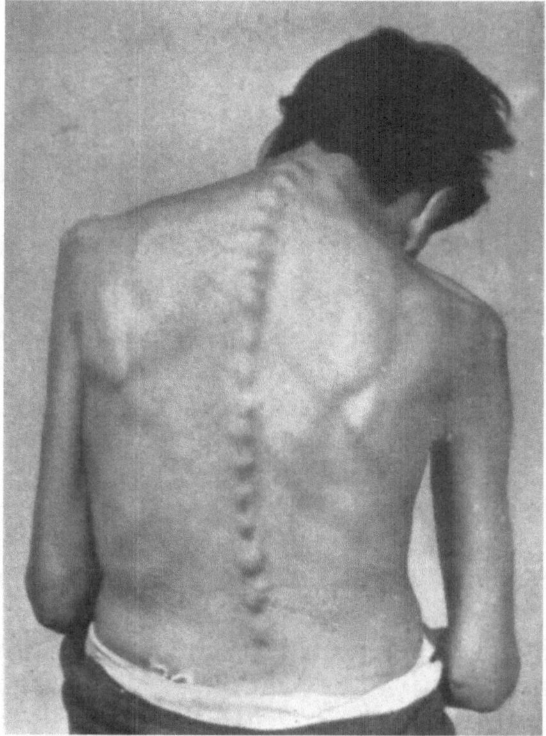

Abb. 233. Postencephalitischer Parkinsonismus. Die Konkavität der Skoliose ist nach der weniger rigiden Seite gerichtet. (MARTIN, 1965)

d) Skoliose bei Hämatomyelie

ANDRÉ hat auch über einen Patienten berichtet, der im Alter von 13 Jahren eine Hämatomyelie gehabt hatte, die ohne eigentliches Trauma entstanden war. Gleichzeitig bestand eine sehr starke linkskonvexe Thorakalskoliose, die jedoch bereits vorher in geringem Grade nachweisbar war. Der Verfasser ist der Meinung, daß eine Disposition des Rückenmarkes zur Hämatomyelie vorlag, als deren einziges Zeichen die leichte Skoliose angesehen werden konnte. Im Anschluß an die Hämatomyelie hatte sich die Skoliose dann erheblich verschlimmert. Ob die Skoliose auf dem Wege über eine Lähmung zustandegekommen war, muß offenbleiben.

e) Bei Parkinsonismus

Beim postencephalitischen Parkinsonismus werden nach Angaben von MARTIN Verkrümmungen der ganzen Wirbelsäule vom Sacrum bis zur Halswirbelsäule nach einer Seite angetroffen (Abb. 232 und 233). Meist ist der Kopf nach der gleichen Seite geneigt, seltener nach der Gegenseite. Gelegentlich betrifft die seitliche Krümmung auch ausschließlich den mittleren Wirbelabschnitt (Abb. 234). Ein Spasmus der langen Rückenmuskulatur wird überwiegend auf der Konvexseite der Krümmung, seltener auf der Konkavseite der Krümmung angetroffen. Diese Krümmungen konnten durch stereotaktische Operationen beseitigt oder wesentlich gebessert werden. Die Krümmung resultiert nicht einfach aus der Muskelrigidität, was sich daraus ergibt, daß sie einmal nach der Seite der Rigidität,

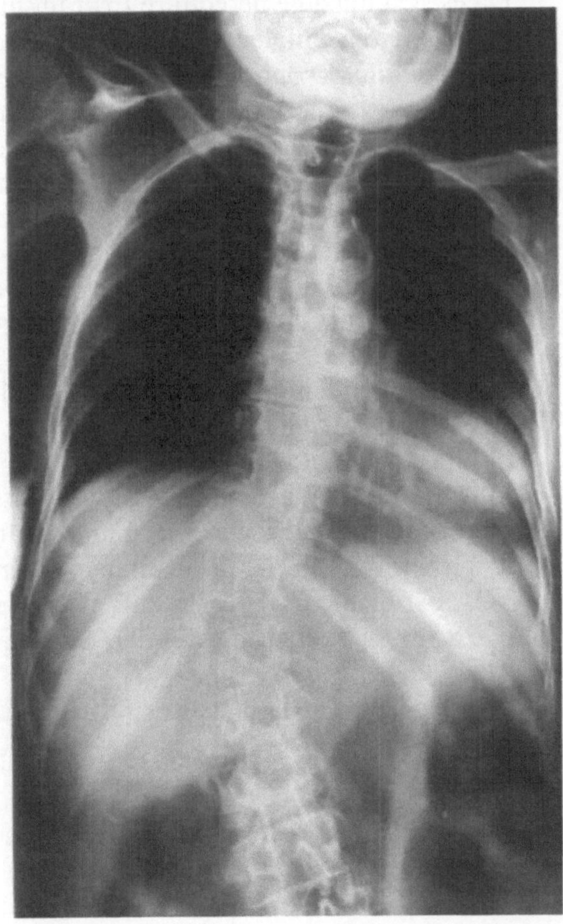

Abb. 234. Linkskonvexe thorakolumbale Skoliose bei Parkinsonismus. (Fall von HUBBLE)

das andere mal von ihr weg gerichtet ist. Sie beruht vielmehr auf einer aktiven neuromuskulären Leistung bzw. ihrer Störung. In einem Fall stellte sich die im Stehen vorhandene Krümmung im Liegen nicht dar. In einem anderen Fall wird angegeben, daß eine Wirbelrotation mit sekundären osteoarthritischen Veränderungen bestanden habe. Auch bei jugendlichen Patienten, die an Parkinsonismus leiden, werden Kyphoskoliosen gefunden (ABERCROMBIE).

f) Bei Friedreichscher Ataxie

Hohlfuß und Kyphoskoliose stellen weitgehend konstante Symptome der Friedreichschen Ataxie dar. Die Häufigkeit der Skoliose bei der Friedreichschen Ataxie wird mit 56–88% angegeben (MOLLARET in $^2/_3$ aller Fälle; THOMAS-BARRET 83% der Fälle; BAKER; BARRET; BOYER; DE LEHOCZKY). Im Röntgenbild der Wirbelsäule finden sich im Bereich des thorakalen Skoliosebogens Keilverformungen der Wirbelkörper und Deckplattenunregelmäßigkeiten. JEQUIER vertritt die Ansicht, daß die Wirbelsäulenveränderungen bei der Friedreichschen Ataxie einen Morbus Scheuermann darstellen. Daß die kyphoskoliotische Krümmung sehr viel stärker ist als dies im Durchschnitt beim Morbus Scheuermann der Fall ist, sieht er als Folge einer verschlimmernden Auswirkung der Muskellähmungen an. Das Ausmaß der Wirbelsäulenverkrümmung und das Ausmaß der neurologischen Störungen gehen nicht parallel.

Von TURNER wurde angenommen, daß die Kyphoskoliose bei der Friedreichschen Ataxie ein koordiniertes Symptom darstellt und daß die Wirbelsäulenverkrümmung nicht einfach aus der Muskellähmung resultiert.

Auch COBB und BEREDAY sehen in der Skoliose eine gleichgeordnete Mißbildung und nicht die Folge der neurologischen Störungen (STEWART).

Da es sich um eine hereditäre Erkrankung handelt, könnte man diese Skolioseformen auch zu den kongenitalen Wirbelsäulenverkrümmungen rechnen. In der Regel liegt nicht eine reine Skoliose, sondern eine ausgeprägte Kyphoskoliose vor. Sie betrifft am häufigsten die Brustwirbelsäule und weist überwiegend Rechtskonvexität auf. Die Kyphoskoliose kann sich im Laufe des Leidens entwickeln, aber auch allen anderen Symptomen vorangehen (FRIEDRICH; CASTEX; JENDRASSIK; SCHRUB; VAN BOGAERT; HALLERVORDEN).

Skoliosen werden oft auch in der Verwandtschaft von Patienten mit Friedreichscher Ataxie angetroffen. Dies läßt darauf schließen, daß es nicht so sehr neurogene, muskuläre Einflüsse sind, die die Skoliose bei der Friedreichschen Ataxie verursachen, sondern daß es sich vielmehr um eine genotypisch bedingte Kyphoskoliose handelt, die der hereditären Ataxie koordiniert ist. VAN BOGAERT wirft die Frage auf, ob nicht in dem größten Teil der spätauftretenden, familiären Skoliosefälle ein abortiver Morbus Friedreich oder eine abortive Syringomyelie vorliegt.

KOHLER und GOURILLON weisen darauf hin, daß die Kyphoskoliosen bei der Friedreichschen Ataxie nach Wachstumsabschluß weiter fortschreiten, was andererseits doch wieder für die Bedeutung neurogener und muskulärer Einflüsse sprechen würde.

Auch bei etwas unklaren Krankheitsfällen, die wohl gewisse Züge einer Friedreichschen Ataxie, aber nicht das Vollbild und nicht die klassische Symptomkombination aufwiesen, sind von SCHOB Skoliosen gefunden worden.

g) Skoliosen als Komplikation bei anderen neurologischen Leiden

KOHLER und GOURILLON haben eine Skoliose bei einer Impfencephalitis und einer Meningitis gefunden. Ebenso bei 15 Fällen Littlescher Krankheit (SAIDMAN). Eine mehr oder weniger ausgeprägte Kyphoskoliose scheint in fast allen Fällen Littlescher Erkrankung zu bestehen. Nur werden diese Befunde in der Skolioseliteratur praktisch nicht abgehandelt. Weitere Beobachtungen liegen vor bei spastischer Hemiplegie. Hochgradige Kyphoskoliosen bei der hypertrophischen Neuritis (DEJERINE und SOTTAS) werden von LOMBARD erwähnt. SCHALLER und NEWMAN fanden in 21% Wirbelsäulenverkrümmungen bei dieser Erkrankung. Auch bei der Charcot-Marie-Toothschen Erkrankung und bei dem Syndrom von ROUSSY und LEVY sind Skoliosen beschrieben worden (SMITH; BONARETTI; DE BRUYN und STERN; PINTUS). Dieses Syndrom wird von manchen Autoren als abortive Form der Friedreichschen Ataxie angesehen. Von VAN BOGAERT und BORREMANS; POPOW und ROUSSY sowie LEVY sind Skoliosen verzeichnet worden.

Ebenso geht der Morbus Pelicaeus-Merzbacher oft mit einer Kyphoskoliose einher. Es handelt sich dabei um eine chronische Form der Cerebralsklerose. Weiter ist zu nennen die Heredodegeneratio spastica Jendrassik, die Dystasie aréflexique héréditaire. Bei der Neuromegalia peripherica progressiva Hoffmann ist eine Kyphoskoliose nach SCHALLER in 21% anzutreffen. Weiter erwähnt TOURAINE das Syndrom von LAURENCE, MOON, BARDET und BIEDL, welches in einer Dystrophia adiposo-genitalis und den verschiedenartigsten Augenstörungen, Mißbildungen an den Händen, Diabetes, Diabetes insipidus und Debilität besteht.

Schließlich wären hier noch die sog. Torsionsspasmen zu erwähnen, die auf eine Encephalitis zurückgeführt werden und die in einer Lordosierung des Lendenabschnittes mit Torsion des Rumpfes bestehen. Diese Torsionsspasmen treten nur im Gehen auf (CERNIA; AUSWEGESILO; GALLOTTI und MARQUÈS) und die Wirbelsäulenverkrümmungen sind nicht dauernd vorhanden, sondern nur im Anfall. Es handelt sich also nur um kurzzeitige skoliotische Zwangshaltungen und nicht um fixierte Skoliosen.

SAIDMAN erwähnt außerdem Skoliosen bei der Diplegia cerebralis (OPPENHEIMER), bei der Chorea, bei der multiplen Sklerose und bei der Polyneuritis.

Im Anschluß an diese paralytischen oder besser neurogenen Skoliosen sei noch auf das Vorkommen von seitlichen Wirbelsäulenverkrümmungen bei der Dystrophia musculorum progressiva Erb (s. dort) und Duchenne-Aran hingewiesen. Bei dem Stiff-man-Syndrom wurden ebenfalls Kyphoskoliosen beobachtet (s. auch Kap. I.V.5.: Stiff-man-Syndrom, S. 104).

Skoliosen nach thoraxchirurgischen Eingriffen können ebenfalls eine neurogene Komponente haben, da bei der Operation die segmentalen Nerven mit durchschnitten werden.

7. Skoliose bei Neurofibromatose Recklinghausen

a) Häufigkeit

Skoliosen sind eine recht häufige Begleiterscheinung der Neurofibromatose. MICHAELIS gibt den Prozentsatz der Wirbelsäulenverkrümmungen bei dieser Erkrankung mit 3% an, ADRIAN mit 7%, HUNT und PUGH mit 10%, SCOTT mit 12%, MESZAROS, GUZZO und SCHORSCH 10%, PERRICONE und GIULIANI 30%, SNAPPER mit 40% und STAHLMANN mit 43%. VIGANO berichtet über 12 einschlägige Fälle, MCCAROLL über 19, PERRICONE und GIULIANI über 14. Das Material von MICHAELIS beläuft sich auf 30, das von STAHLMANN auf 15 Beobachtungen. Einer der ersten Fälle wurde 1887 von TEICHERT beschrieben. Eine neueste Arbeit stammt von HUNT und PUGH. Nach MCCARROLL und nach MÜLLER ist die Skoliose mit 43% der häufigste Knochenbefund bei Neurofibromatose, häufiger als alle anderen Manifestationen dieser Krankheit am Knochen.

Kyphoskoliosen kommen nicht selten auch bei Patienten vor, die nur rudimentäre sonstige Symptome einer Neurofibromatose darbieten (Abb. 235a–c).

CABITZA berichtet über einen Fall von Kyphoskoliose bei Neurofibromatose, der als einziges klinisches Symptom Café au lait-Flecken aufwies (ALLARIA und PERRICONE; BROOKS und LEHMAN; CASMAN; GORYNSKI; WEISS).

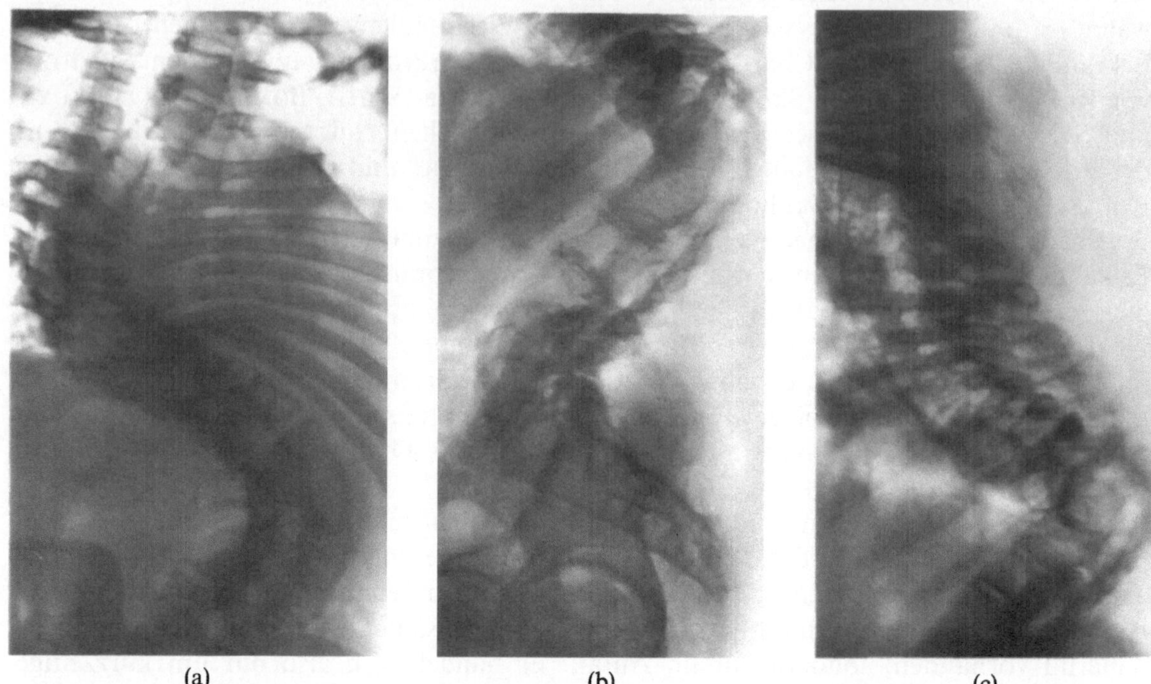

(a) (b) (c)

Abb. 235. (a) Hochgradige Kyphoskoliose bei Neurofibromatosis Recklinghausen. Der caudale lumbale Skoliosebogen überschneidet sich mit der Beckenschaufel und das Lot an dem Scheitelpunkt des thorakalen Skoliosebogens reicht nach rechts über die Mitte der Beckenschaufel hinaus. Bei dem Patienten bestehen mehrere diskrete Café-au-lait-Flecke am Körperstamm. Das Vollbild des Morbus Recklinghausen mit disseminierten Neurofibromen der Haut ist aber noch nicht vorhanden. (b) Die Skoliose geht mit einer starken Kyphose einher, die praktisch schon eine spitzwinkelige Gibbusbildung darstellt. (c) Die Brustwirbelsäule ist kompensatorisch lordosiert

Die Skoliose kann eine dem Grundleiden koordinierte Krankheitserscheinung, die Folge einer Wirbelkörperarrosion oder die Folge einer Nervenläsion durch ein intracanaliculäres Neurofibrom sein (Debaene, Vagneur, Aquaviva und Legre; Miller; Cayla; Scott; Braun; Pasquali; Nagelstam; Weiss).

Mitunter kann auch eine Skoliose aus anderer Ursache zufällig mit einer Neurofibromatose zusammentreffen.

b) Röntgenologisches Bild

Die Diagnose war in allen Fällen durch die typischen Hautveränderungen oder auch histologisch bzw. autoptisch gesichert (Weiss). Die Verkrümmung betrifft überwiegend die obere Thorakal- oder sogar die Cervicothorakalregion und sie weist meistens eine ausgeprägte kyphotische Komponente bis zur Gibbusbildung auf (Copeland, Craver und Reese; Lenin; Hülshoff; Weiss). Rutt gibt an, daß neben Kyphoskoliosen auch reine Torsionsskoliosen vorkommen. Andererseits werden auch reine Kyphosen verzeichnet. Diese Verkrümmungen sind nicht auf die Brustwirbelsäule beschränkt. Bei forme fruste können auch Hyperlordosen bestehen. Vereinzelt wurden auch Lordosierungen der Brustwirbelsäule beobachtet (Abb. 235c). Der Krümmungsbogen ist bei der echten strukturellen Neurofibromatoseskoliose meist kurzbogiger als bei der idiopathischen Skoliose. Die Kyphose ist dabei oft stärker ausgebildet als die Skoliose (Uehlinger; Allibone, Illingworth und Wright; Hagelstam; Jentschura; McCaroll; Michaelis; Miller). Fauchet u.Mitarb. demonstrieren Fälle von hochgradiger arcuärer Kyphoskoliose mit Scheitelpunkt in der oberen Brustwirbelsäule. In dem Fall der Abb. 235b war die Gibbusbildung ziemlich spitzwinkelig.

Bei einem Patienten von FRIEDMAN mit einer sehr stark ausgeprägten Neurofibromatose der Haut war bereits im Alter von $4^1/_2$ Monaten eine Kyphoskoliose aufgetreten. Sie wurde im Laufe des Wachstums so stark, daß der Autor ihr Aussehen mit einer Haarnadel verglich. Auch WEISS berichtet über eine starke Kyphoskoliose bei einem Neger.

GEHRT beschreibt eine Gibbusbildung an der Lendenwirbelsäule bei einem Kleinkind. Diese Beobachtung steht ziemlich allein da. Da in dem seitlichen Röntgenbild die typischen Deformierungen an den Wirbelkörpern zu sehen waren, wie sie für das kongenitale Myxoedem und für die kongenitale, enchondrale Dysostose charakteristisch sind, muß es fraglich erscheinen, ob diese lumbale Verkrümmung wirklich auf das Konto einer gleichzeitigen Neurofibromatose zu buchen ist, dies um so mehr, als es sich um ein 1jähriges Kind gehandelt hat, während sonst die Wirbelsäulenverkrümmungen bei der Neurofibromatose in der Regel erst um die Pubertätszeit in Erscheinung treten.

HOLT und WRIGHT sahen bei einem Kind mit Neurofibromatose eine Lumbalskoliose infolge halbseitiger Zerstörung des 1. Lendenwirbelkörpers.

In den Fällen von BARTA waren die Krümmungen sowohl in den thorakalen als auch in den thorakolumbalen Wirbelsäulenabschnitt lokalisiert. Er weist insbesondere auf die starke Progredienz der Kyphoskoliose bei Neurofibromatose hin (ASSHOFF; BÜRGER und KREUTZINGER; CIAMARAMELLA; MCKEOWN und FRAZER; MÜLLER und GSCHWEND; NIEDERECKER; PISTONE, COTTAFAVA u.Mitarb.; SCHULTE-BRINKMANN und V. MALLINCKRODT; SCOTT; KOLEPKE).

Hinsichtlich Form, Ausdehnung und Sitz der Krümmung sind die Kyphoskoliosen bei der Recklinghausenschen Krankheit nach BESIRSKY vielfältiger als die idiopathischen und postpoliomyelitischen Skoliosen. Charakteristisch sind kurze, fast knickartige Krümmungen mit starker Torsion. Die Scheitelwirbel sind ausgesprochen strahlentransparent.

SALERNO und EDEIKEN demonstrieren einen Fall von ausgeprägter tieflumbaler Skoliose bei Neurofibromatosis Recklinghausen, bei dem sie eine Myelographie vorgenommen haben. Die Wirbelkörperrückflächen wiesen tiefe Eindellungen auf und dementsprechend hatte das Füllungsbild des Lumbalsackes ein haustrenartiges Aussehen. Damit war ausgewiesen, daß die Eindellungen der Wirbelkörperrückflächen nicht durch Tumoren, sondern durch den erhöhten intraspinalen Druck oder kongenitale Formanomalien verursacht waren. Die Ausbuchtungen stellen also geringe Grade von Meningozelen dar, die auch solitär angetroffen werden und sich nach ventral oder lateral, außer nach dorsal, entwickeln können. Von der gleichen Natur sind Erweiterungen der Foramina intervertebralia. Die Ausbuchtungen des Duralsackes können aus einer Schwäche der Duralsackwandung resultieren. Außer diesen Ausbuchtungen wird häufig eine Erweiterung des Lumbalsackes angetroffen. In manchen Fällen sind die Ausbuchtungen bzw. Eindellungen der Wirbelkörperrückflächen in den Skolioseschеitel lokalisiert.

In einem Fall von MESZAROS wurde eine Erweiterung des Lumbalsackes mit multiplen lateralen Meningozelen gefunden. Auch WELSCH, ETTINGER und AECHT berichten über eine thorakale Meningozele, die zunächst als Sanduhrtumor angesehen worden war.

LOOP, AKESON und CLAWSON berichten über 2 Fälle mit ausgeprägter Kyphoskoliose, bei denen myelographisch eine starke Erweiterung des Spinalkanals und Arrosion der Wirbelkörper, sowie charakteristische Rippenveränderungen zur Darstellung kamen. Außer der Kontrastmittelmyelographie wurde auch noch die Luftmyelographie herangezogen.

DEBAENE u.Mitarb. beobachteten tiefe Einbuchtung der Wirbelkörperrückfläche bei Morbus Recklinghausen, die mit geringer Skoliose und Wirbelkörperrotation einherging.

Es wird angenommen, daß meningozelenartige Ausbuchtungen aus einer Schwäche des Duralsackes resultieren, die bewirkt, daß Druckschwankungen im Liquor sich auf

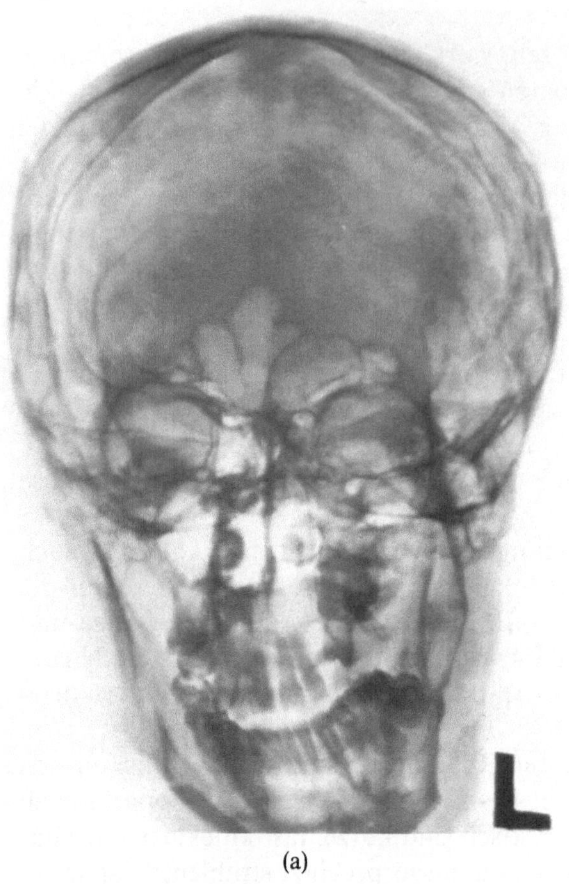

(a)

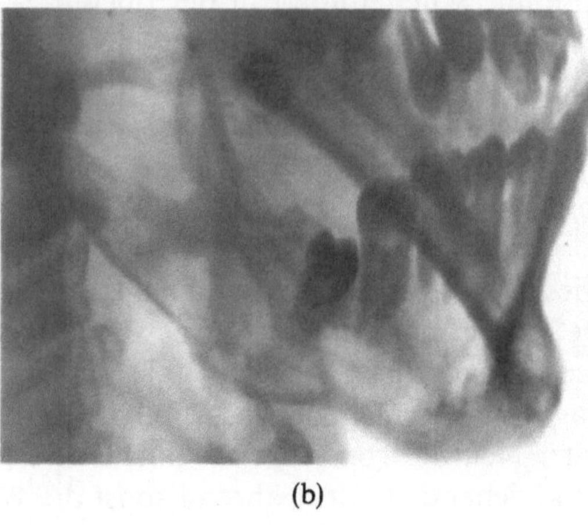

(b)

Abb. 236. (a) Histologisch gesicherte neurofibromatöse Knochenveränderungen im linken aufsteigenden Unterkieferast, die eine rechtskonvexe Gesichts- und Schädelskoliose verursacht haben. (b) Spezialaufnahme des linken Unterkieferastes, die diese durch Neurofibrome im Knochen verursachten Aufhellungen noch deutlicher zeigt

die Knochenrückfläche auswirken können. Intrathorakale Meningozelen sind ebenfalls bei neurofibromatösen Wirbelsäulenverkrümmungen angetroffen worden (LIPMANN und KESSEL). Auch HANSON hat eine Kyphoskoliose bei einem Patienten gesehen, bei dem neben einer Neurofibromatose eine thorakale Meningozele bestand. Weitere einschlägige Befunde stammen von POHL; SCHÜLLER und UIBERALL; WELSCH; ETTINGER und AECHT; BYRON, ALLING und SAMSON; CROSS, REAVIS und SAUNDERS; KESSEL; CIAGLIA; TURUNEN; HACKENSELLNER; WILHELM; BRUNNER; HILLENIUS).

Neurogene Tumoren an der Stelle der Skoliose sind von CAREY, ELLIS, COOD und WOOLNER sowie von FRIEDMAN beobachtet worden. KEMPF, WAHL und SIMLER berichten über eine Patientin mit Paraplegie, Sanduhrtumor und Neurofibromatose der Haut, bei der eine geringfügige skoliotische Krümmung der Wirbelsäule in Höhe des Sanduhrtumors bestand.

DOMBROVSKY fand bei neurofibromatöser Kyphoskoliose gleichzeitig Auftreibungen an anderen Knochen und Corticalisverdickungen. Neben den Wirbelsäulenverkrümmungen bestehen vielfach Schädelasymmetrien (STAHNKE; DOMBROVSKY) und Beinlängendifferenzen. Die Schädelskoliosen können aus neurofibromatösen Tumoren am Gesichtsschädel resultieren (Abb. 236a und b).

c) Zeitpunkt des Auftretens

Wie schon gesagt, tritt die neurofibromatöse Kyphoskoliose am häufigsten in der Pubertätszeit in Erscheinung. KOLEPKE führt aber Fälle auf, bei denen eine Wirbelsäulenverkrümmung erst sehr viel später, im 20. und im 52. Lebensjahr, festgestellt worden war (COPELAND, CRAVER und REESE; JAMES; MARIE und COUVELAIRE; LION und GASNE). Ein Patient von KÖNIGSDORF war 47 Jahre alt, als man die Kyphoskoliose bemerkte. Über Auftreten der Verkrümmung in der Kindheit berichten außer den bereits aufgeführten Autoren HIRSCH (im Alter von 6 Jahren), HABERMANN von (9 Jahren) (CHIRAY und CORILLOS) (PHILIPPART und FRIEDMAN im Alter von $4^1/_2$ Jahren).

ENKLAAR sah eine Kyphoskoliose im 11. Lebensjahr beginnen und innerhalb von 4 Jahren bis zu einem kyphoskoliotischen Gibbus fortschreiten.

Die Skoliose stellt nach PERRICONE und GIULIANI ein relativ frühes, wenn auch nicht das erste Symptom der Erkrankung dar. Die Progredienz hält meist über den Wachstumsabschluß hinaus an.

d) Genese

Als Ursache der Kyphoskoliose bei Neurofibromatose sind folgende Faktoren angesehen worden:

1. neurofibromatöse Infiltration,
2. Druckarrosionen durch fibromatöse Tumoren,
3. Osteomalazie,
4. Osteoporose, verursacht durch Muskelschwäche und
5. mesodermale Dysplasie (HEARD u.Mitarb.)

Viele Autoren weisen darauf hin, daß praktisch in allen Fällen eine deutliche Entkalkung des Knochens im Bereich der Verkrümmung vorliegt (RÜTT; PIERRE MARIE und COUVELAIRE; DU MESNIL; HOISNARD und WECHSELMANN; ADRIAN). HOISNARD hat diesen Zustand der Entkalkung und Knochenerweichung an der Wirbelsäule als Cachexie osseuse bezeichnet. ZUSCH sowie WESTFAHLEN deuteten ihn als gleichzeitige Rachitis. Dies konnte aber nie mit Sicherheit bewiesen werden.

Als weitere Faktoren in der Entstehung der Wirbelsäulenverkrümmung kommen intracanaliculäre und paravertebrale Neurinome direkt in Frage (SCHLESINGER; FAST; LÖWENFELD; GAPP). Im Falle BERGGRÜN hatte ein Neurinom den Wirbel usuriert und seinen Zusammenbruch herbeigeführt. In einer Beobachtung von POMORSKI war die Verkrümmung auf ein wirbelnahes Rankenneurom zurückzuführen. In den seltenen Fällen mit tiefthorakalem oder lumbalem Sitz muß man vor allen Dingen an diese direkte Wirkung der Neurinomknoten denken (JENTSCHURA).

Insbesondere wenn die Ausbuchtungen des Duralsackes, die Eindellungen der Wirbelkörperrückflächen und die Erweiterungen der Zwischenwirbellöcher in den Scheitelpunkt der Krümmung lokalisiert sind, ist man versucht anzunehmen, daß die Skoliose aus dieser Arrosion der Wirbelkörper resultiert. So glauben MESZAROS u.Mitarb., daß eine Schwächung der Wirbelsäule durch Erweiterung des Duralsackes ursächlich in Frage kommen kann.

Ein solcher Zusammenhang wird aber von manchen Autoren auch bestritten. So gehen nach Ansicht von LAWS und PALLIS Destruktionen an der Wirbelsäule bei Neurofibromatose, vor allen Dingen die Erweiterung der Zwischenwirbellöcher, kaum einmal mit nennenswerten Wirbelsäulenverkrümmungen einher.

In einigen Fällen bestand gleichzeitig ein lokaler Riesenwuchs an einer der unteren Extremitäten (ALLARIA und PERRICONE; CASMAN; DUCROQUET und COLLARD; FAUCHET u.Mitarb.; LIPMANN u. KESSEL; MORASCA; PASQUALI; PELLEGRINI; VIGANO; WEISS; PERRICONE und GIULIANI).

HEINTZ berichtet über einen 10jährigen Jungen mit einer Skoliose der Lendenwirbelsäule, bei dem gleichzeitig eine Beinverlängerung bestand. An der Lendenwirbelsäule bestanden Exostosen und Osteophyten an den Wirbelkörpern, Anomalien an den Querfortsätzen und ein Übergangswirbel. In wieweit die Beinverlängerung zu der Skoliose beigetragen hat, wird nicht erörtert. Derartige Beinlängendifferenzen verursachen für sich allein aber wohl nur geringe Haltungs-, nicht jedoch schwere strukturelle Skoliosen.

Es ist durchaus in Betracht zu ziehen, daß geringfügige Innervationsstörungen der Muskulatur einen wesentlichen Faktor in der Pathogenese der Wirbelsäulenverkrümmung darstellen. Der Nachweis ausgedehnter Entkalkungen der Wirbelsäule im Krümmungsmittelpunkt spricht nicht gegen diese Annahme, weil ein derartiger Befund ja auch bei der postpoliomyelitischen Skoliose zu erheben ist.

Da die Neurofibromatose ein dominant vererbliches Leiden ist (BOETERS; HOEKSTRA; MICHAELIS) könnte man mit einiger Berechtigung auch von kongenitalen Kyphoskoliosen sprechen.

e) Klinisches Bild

Die bei der neurofibromatösen Kyphoskoliose auftretenden klinischen Erscheinungen können ihre Ursache einmal in der Wirbelsäulenverkrümmung an und für sich und zum anderen in intracanaliculären oder paravertebralen Neurinomknoten haben. Die starke Verkrümmung bedingt eine abnorme Kleinheit der betroffenen Individuen. GOULD hat einen Fall mit Blasenlähmung und spastischen Paresen seziert. Überhaupt sind Paraplegien die häufigsten und schwersten Komplikationen der neurofibromatösen Skoliose (ADRIAN; STAHNKE; STAHLMANN; JENTSCHURA; MESLET).

In einem Falle von MESLET wurde angenommen, daß die Paraplegie Folge einer begleitenden Spondylitis tuberculosa war, was aber nicht völlig sicher erscheint. Bei einer Patientin von HIRSCH war die Querschnittslähmung gegen Ende einer Gravidität in Erscheinung getreten. MICHAELIS berichtet über Querschnittslähmung bei Geschwistern (s. auch Kap. L.24.g): Paraplegie bei Skoliose infolge Neurofibromatose, S. 459).

WILSON; ADRIAN; ANDERSON; FOLKMANN; KUPFERBERG; STAHNKE; STAHLMANN; JENTSCHURA sahen Verschlimmerungen der Kyphoskoliose nach traumatischen Einwirkungen.

8. Skoliosen bei tabischer Wirbelsäulenarthropathie

Bei der tabischen Wirbelsäulenarthropathie treten nicht selten auch seitliche Verkrümmungen der Wirbelsäule in Erscheinung. Von den sagittalen Verkrümmungen war früher schon gesprochen worden. STUCKE hat nie anguläre Knickbildungen, sondern immer mäßige großbogige Skoliosen und Kyphosen gefunden.

Nicht selten besteht das Bild eines Drehgleitens (s. Abb. 265 und 266, S. 361 und 362), ohne daß eine stärkere Skoliose vorhanden ist, was unter anderem ein Argument dafür darstellt, daß in den meisten Fällen das Drehgleiten die Skoliose verursacht und nicht die Skoliose das Drehgleiten (REINHARDT). THOMAS hat nicht nur ein eigentliches Drehgleiten, sondern auch regelrechte laterale Subluxationen der Wirbel bei ausgedehnten arthropathischen Zerstörungen gesehen. Die Wirbelsäulenbeweglichkeit ist in diesen Fällen vermehrt. Es bestehen ausgedehnte Knochenneubildungen und Sklerosierungen (THOMAS bringt einen ausführlichen Literaturnachweis).

Die Deformierungen und Skoliosebildungen betreffen ganz überwiegend den Lendenabschnitt (LOMBARDI und PASSERINI). SÉZARY und GERVAIS; DE SÈZE; SERRE; ROGER, AYMÈS und POURTAL sahen auch entsprechende Veränderungen am unteren Thorakalabschnitt, die eine Spondylitis tuberculosa vortäuschten. Da aber sämtliche Reaktionen auf Syphilis positiv waren, mußte eine tabische Arthropathie angenommen werden. Die Skoliose war in diesem Fall entgegen den meisten anderen Beobachtungen ziemlich spitzwinkelig und kurzbogig.

ROUQUÈS u.Mitarb. berichten über Skoliose bei Tabes mit überwiegend arthropathischen Veränderungen der Wirbelgelenke. Teilweise waren auch geringe Spondylopathien vorhanden. Manchmal überwogen jedoch die Spondylopathien. In einem Fall mit Drehgleiten bestand ein starker Überhang.

BOUSIN berichtet über eine tiefthorakale Kyphoskoliose bei einem 36 Jahre alten Tabiker infolge Osteoarthropathie an diesem Wirbelsäulenabschnitt.

Bei Skoliosen mit sehr starken spondylotischen Veränderungen muß man immer auch an die Möglichkeit denken, daß sich hinter ihr eine Tabes verbirgt, insbesondere bei Vorliegen starker subchondraler Sklerosen und paraarticulären Verkalkungen (SCHRÖDER; AUBRY, CHEVROT und BARSOTTI; ALLERGANT; BOUSIN, PÉPIN, HUBAULT und LABET; CAMPBELL und DOYLE; CHABE; ROGER; ROUQUÈS, ISRAEL, BREMER, PASSELECQ, LACROIX-COUTRY und PLAINFOSSE; SERRE, GROS, SIMON, BAUMELOU u. LAMBOLEY; DE SÈZE, HUBAULT u. CHAUNT; SICARD u. LAVARDE; THUREL, NEHLIL u. LAZAR) (s. auch Kap. I.VIII.30.: Kyphosen bei tabischer Arthropathie, S. 196 und Kap. K.II.15.b): Skoliosen bei Drehgleiten, S. 358).

9. Thorakogene Skoliosen

Die thorakogenen Skoliosen lassen sich in zwei Gruppen einteilen. Die eine Gruppe umfaßt die Fälle, bei denen die Wirbelsäulenverkrümmung als Folge einer entzündlichen Thoraxerkrankung bzw. ihrer Ausheilungszustände aufgetreten ist, die andere solche Personen, die einen chirurgischen Eingriff am Thoraxraum überstanden haben. Sie erreichen nur in einem geringen Teil der Fälle solche Ausmaße, daß sie von praktisch-medizinisch-orthopädischem Interesse sind (PUSCH). Es handelt sich dann überwiegend um pleurale Skoliosen oder um Zustände nach Lobektomien, die in der Kindheit oder in jungen Jahren entstanden sind. Diese höhergradigen Skoliosen haben unter Umständen auch die gleichen Rückwirkungen auf Herz und Kreislauf, wie die starken idiopathischen und neurofibromatösen Skoliosen. Wenn die Verkrümmungen einmal fixiert sind, so sind sie gegenüber redressierenden Maßnahmen genauso oder noch refraktärer als andere Skolioseformen. Die Progression läßt sich dann nicht mehr aufhalten. Die beste Prophylaxe stellt die schnelle Abheilung eines entzündlichen Thoraxprozesses dar. Die thorakogene Wirbelsäulenverkrümmung ist immer einbogig. Nur in Ausnahmefällen besteht Doppelbogigkeit und es stellt sich dann die Frage, ob es sich wirklich um eine thorakogene Skoliose und nicht etwa um eine praeexistente Skoliose handelt.

Sichere Beziehungen zwischen dem Krümmungsscheitel und der Lokalisation, Ausprägung und speziellen Morphologie der Schwarte haben sich nicht feststellen lassen. Vielfach haben Schwarten und Lungenschrumpfungen keine Rückwirkungen auf die Sagittalform der Wirbelsäule und dafür, warum in einem Fall Skoliosen entstehen, in dem anderen nicht, hat man bisher keine einleuchtende Erklärung beibringen können.

Mitunter sind bei verkalkten Pleuraschwarten die thorakogenen Skoliosen sehr gering oder überhaupt nicht vorhanden. Möglicherweise hat die pleurale Verkalkung die Wirkung einer Schienung der betreffenden Thoraxseite, die auf diese Weise die Ausbildung einer Skoliose überhaupt oder einer stärkeren Skoliose verhindert (Abb. 237).

Auch wenn die skoliogene Noxe bereits in früher Kindheit auftritt und wachstumsbedingt eine erhebliche Thoraxasymmetrie resultiert, sind die resultierenden Skoliosen keineswegs sehr ausgeprägt und ebenfalls einbogig.

a) Skoliosen im Anschluß an entzündliche Erkrankungen des Thoraxraumes

Die häufigste und am stärksten wirkende Ursache ist eine pleurale Schwartenbildung, ganz gleich aus welcher Erkrankung sie resultiert. Die stärkste Wirkung in dieser Hinsicht entfaltet das Pleuraempyem.

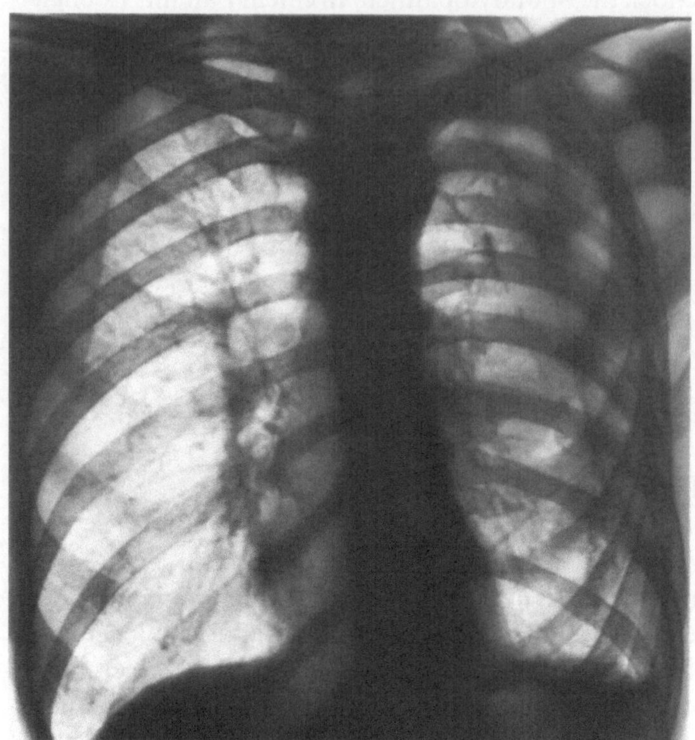

Abb. 237. Geringe thorakogene Skoliose, verursacht durch ein massive verkalkte Schwarte

α) Bei Empyem

BISGARD fand in 65,8% eine Wirbelsäulenverkrümmung nach Empyem. Die Verkrümmung war in 61% geringgradig, in 37% mittelschwer und in 2% hochgradig. Es trifft also nicht zu, wenn SELIG und ARNHEIM angeben, daß bei Empyemen ausschließlich geringgradige Skoliosen ohne Rotation entstünden, wenn auch der Prozentsatz der schweren Formen gering ist. Unter seinen akuten Empyemfällen fand BISGARD in seinem Material in 43% eine Wirbelsäulenverkrümmung. Die Skoliose war in 86,4% gering und in 13% mäßig. Ein linksseitiges Empyem verursachte etwas häufiger eine Wirbelsäulenverkrümmung als ein rechtsseitiges. Schließlich ist die skoliogene Wirkung eines Empyems in jungen Jahren größer als im höheren Alter. ZIEMSSEN; SCHWARZ sowie WALTHER geben an, daß in einem Drittel aller Empyemfälle Skoliosen auftreten.

Bei starken Empyemen ist oft anfänglich eine Wirbelsäulenverkrümmung vorhanden, die nach der Seite des Empyems konvex ist. Wenn das Empyem abgeheilt und sich Schwartenbildung einstellt, krümmt sich die Wirbelsäule um, so daß sie nach der kranken Seite konkav ist. Man beobachtete sogar eine zweimalige Umkehr der Skolioserichtung. Zu Beginn des Empyems sind die Zwischenrippenräume auf der kranken Seite erweitert, nach Einsetzen der Schwartenbildung verengt sie sich. Nur in 4 von insgesamt 44 akuten Empyemfällen von BISGARD fand sich Konvexität nach der kranken Seite. In 3 dieser Fälle hat es sich um massive Ergußbildungen gehandelt, die, wie gesagt, anfangs zur Konvexität in Richtung des Empyems führten. Wenn Konvexität nach der Empyemseite auf die Dauer bestehen bleibt, so findet dies meistens seine Erklärung in erheblichen Schrumpfungsvorgängen an der Lunge (Abb. 238).

Die initiale krankheitskonkave Skoliose beim Empyem kann man als Folge der vermehrten Expansion des Hemithorax durch die eitrige Ergußbildung auffassen. Sie verschwindet in der Regel nach Drainage des Empyems.

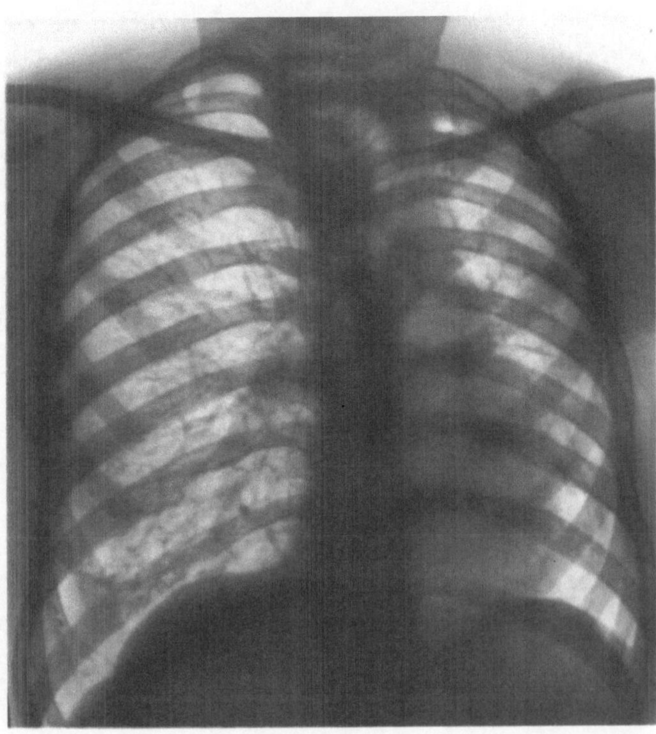

Abb. 238. Krankseitig konvexe, großbogige Skoliose bei Zustand nach einem Pleuraempyem. Die krankseitige Konvexität hat ihre Ursache in der gleichseitigen Lungenschrumpfung und in der sehr geringen Schwartenbildung

Das Intervall bis zum Auftreten der definitiven, pleuralen Skoliose nach einem Empyem beträgt nach Angaben von BISGARD Wochen oder Monate. Die Verkrümmung schreitet in der Regel mehrere Monate fort. KÖLLIKER und HEDBLUM beobachteten Progredienz über 2 Jahre. Ob ein Empyem überhaupt zu einer definitiven Skoliose führt, hängt sehr ab von der Dauer seines Bestehens. Wenn es innerhalb von 4 Monaten abheilt, so entwickelt sich nach SELIG und ARNHEIM nur eine geringe vorübergehende Wirbelsäulenverkrümmung.

Eine Empyemskoliose kann unter Umständen aus einer thorakogenen Skoliose infolge eines Thoraxwandtraumas und eines Hämatothorax hervorgehen und während dieser Krankheitsabfolge ihre Richtung wechseln (Abb. 239a–c).

β) Bei nichteitriger Pleuritis

Nicht nur bei der eitrigen Pleuritis, also bei dem Pleuraempyem, sondern auch bei rheumatischen und tuberculösen Pleuritiden werden Wirbelsäulenverkrümmungen beobachtet. REY sah eine solche postpleuritische Skoliose bei 27 von 30 Kindern entstehen. Die Konkavität der Krümmung war 24mal nach der erkrankten Seite gerichtet. Die Verkrümmungen waren sehr gering. Der Verfasser befürchtet allerdings, daß sie sich verschlimmern könnten, wenn sie nicht behandelt würden. Auch GAUGELE sah sehr häufig postpleuritische Skoliosen im Anschluß an eine Grippe bei Kindern entstehen. In einem Fall bildete sich schon eine Woche nach Beginn der Erkrankung zu einer Zeit, da das Kind noch nicht aufgestanden war, eine Totalskoliose aus. Bei einem anderen Kind mit Pleuritis bei Grippe bemerkten die Eltern die Wirbelsäulenverkrümmung nach dem Aufstehen. In zwei weiteren Fällen konstatierte man die Skoliose ärztlicherseits nach $2^1/_2$ Wochen. Die Skoliose war also in jedem Falle zu einer Zeit entstanden, als noch Exsudatbildung und noch keine Verschwartung bestand. In einem Fall war die Krümmung ausgleichbar. Möglicherweise hat es sich in diesen Fällen um Schmerz- und nicht um bleibende Skoliosen gehandelt.

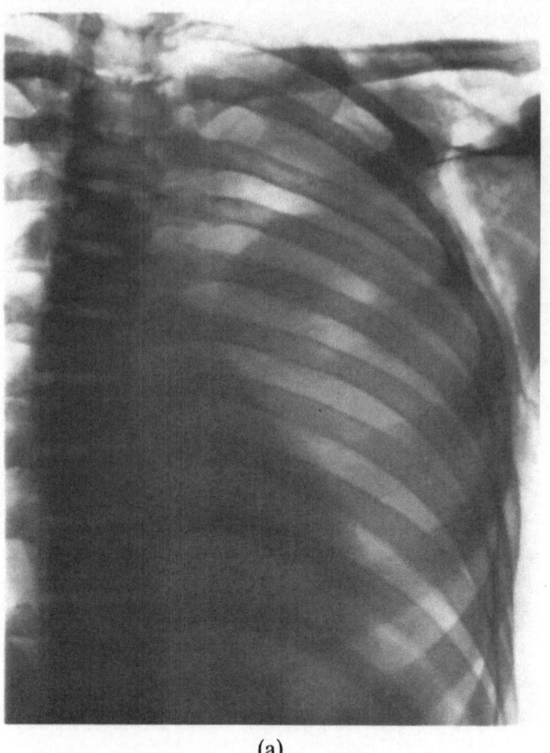

(a)

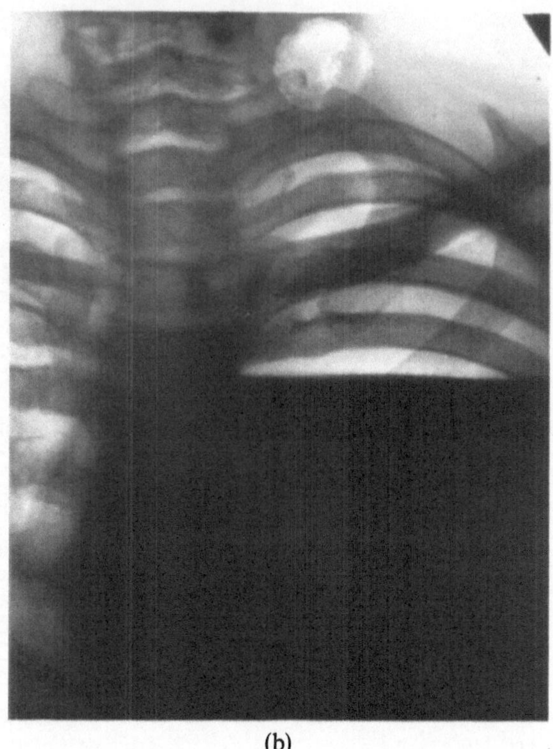

(b)

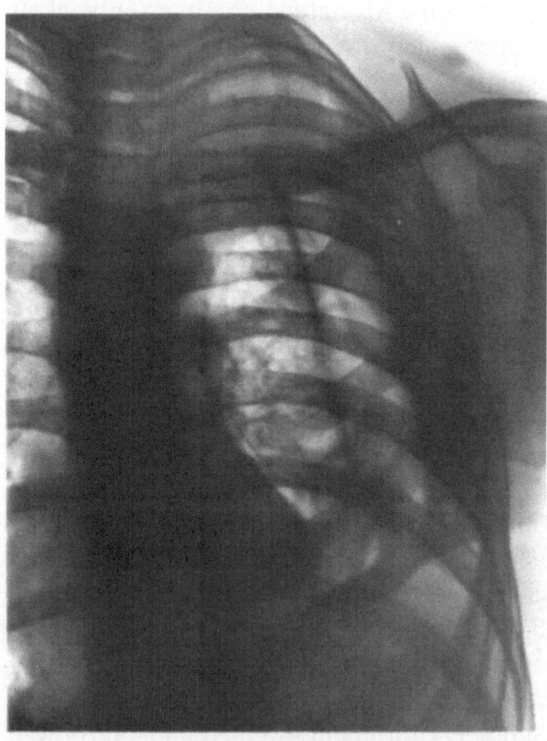

(c)

Abb. 239. (a) Geringe gesundseitige konvexe Skoliose der Brustwirbelsäule nach einem stumpfen Trauma der linken Thoraxwand mit Hautemphysem und Reflexatelektase der linken Lunge. Eine Rippenfraktur war nicht nachweisbar. (b) 10 Tage nach dem Unfall bestand ein infizierter Hämopneumothorax. Die Skoliose hatte ihre Richtung geändert und war jetzt krankseitig konvex. (c) Nachdem eine Rippenresektion vorgenommen worden und 5 Monate später das Empyem mit ausgedehnten Verschwartungen abgeheilt war, hatte sich wiederum eine gesundseitig konvexe Skoliose ausgebildet

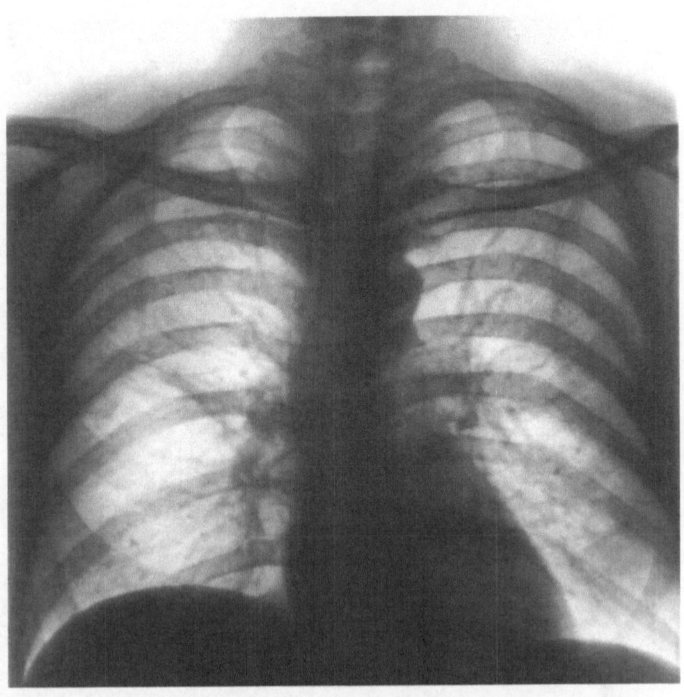

Abb. 240. Fibröse Lungenveränderungen im rechten Mittelgeschoß nach Lungenabsceß mit konsekutiver, krankseitig konkaver Thorakalskoliose geringen Ausmaßes

γ) Bei Lungenabscessen

Weiterhin entwickeln sich Skoliosen nach Lungenabscessen, ohne gleichzeitiges Empyem, wenn ausgedehnte Lungenfibrosen daraus resultieren (Abb. 240). Die Frequenz der Skoliosebildung nach Lungenabscessen ist allerdings wesentlich geringer als bei Empyemen. Er wird von BISGARD mit 7,1% angegeben. Wenn ein Lungenabsceß drainiert wurde, war die Skoliosefrequenz höher ($^1/_3$).

δ) Bei Lungentuberkulosen

Bei Lungentuberkulosen beobachtete BISGARD in 17,8% eine geringe Wirbelsäulenverkrümmung. In 43,2% dieser Fälle war die Konvexität der Krümmung nach der stärker befallenen Seite gerichtet, in 46,8% nach der weniger erkrankten Seite. Die Ursache war in parenchymatösen Schrumpfungen und Atelektasenbildungen, möglicherweise auch in Schwartenbildungen zu suchen. Ergüsse bestanden nicht (MARINO) (Abb. 241a und b).

b) Bei Schwarten und Schrumpfungen

Die Skoliosen bei den vorstehend aufgeführten Erkrankungen gehen fast immer mit mehr oder weniger ausgeprägter Schwarten und Volumenänderungen der Lungen einher. Die eigentliche Ursache ist dann auch in diesen Veränderungen zu suchen, wenn man von initialen Schmerzskoliosen absieht, die den Haltungsskoliosen gleichzusetzen sind. Wenn die Ätiologie einer Schwarte oder Schrumpfung nicht aufzuklären ist, muß man die Skoliosen zwangsläufig einfach als Schwarten- oder Lungenschrumpfungsskoliosen etikettieren. Eine Schwarte geht zwar oft, aber nicht immer, mit einer Schrumpfung der betreffenden Thoraxseite einher. Manchmal kann sie wohl auch eine Versteifung bewirken und einem gleichseitigen kollateralen Emphysem als Widerlager dienen. Ist die gleichseitige Lunge geschrumpft, wird die konkavitätserzeugende Zugwirkung der Schwarte verstärkt. Es wäre sicher besser, die thorakogenen Skoliosen künftig unter diesen Gesichtspunkten und nicht nach der Grundkrankheit zu klassifizieren. Eine detaillierte Thoraxuntersuchung

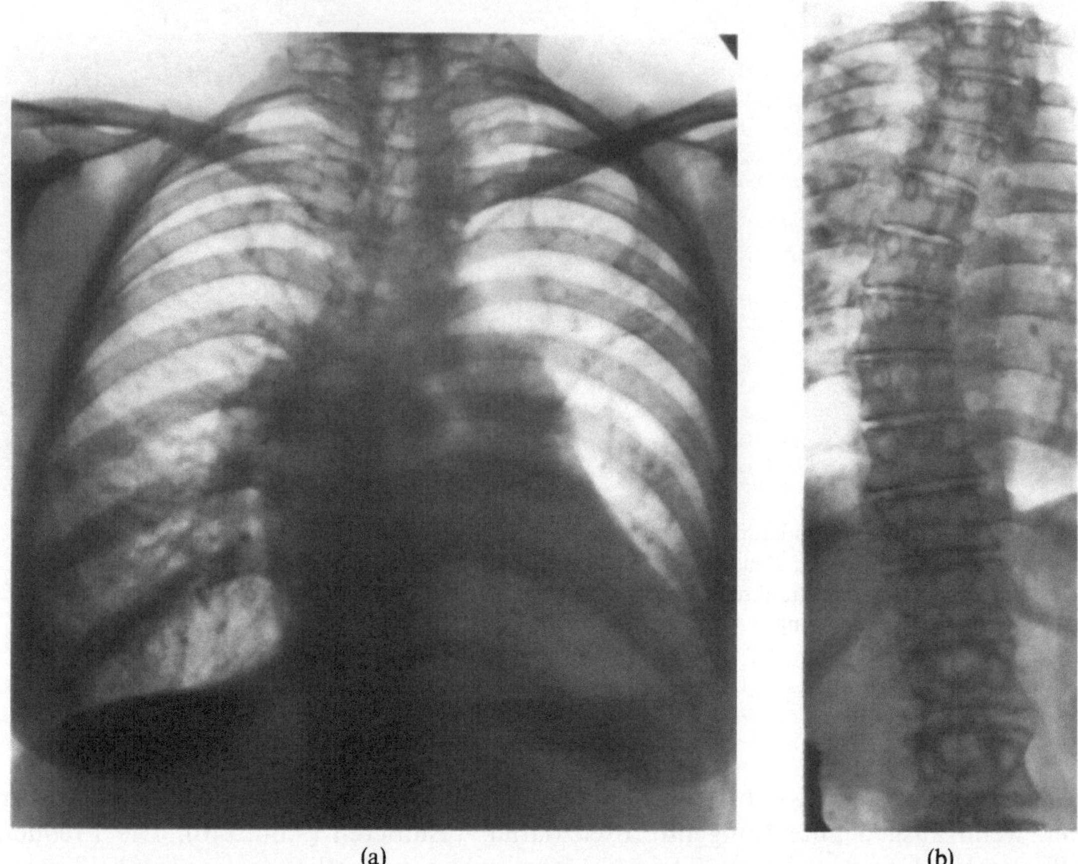

(a) (b)

Abb. 241. (a) Abgeheilte, ausgedehnte Lungentuberkulose mit Schwarte links und mäßiger Lungenschrumpfung rechts. (b) Thorakalskoliose mit Konvexität nach der Seite der Lungenschrumpfung entgegengesetzt zur Pleuraschwarte

mit Schichtaufnahmen, Aufnahmen in In- und Exspiration, Szintigraphie und Kymographie wäre die Voraussetzung.

Manchmal muß es offen bleiben, ob eine Skoliose nicht schon vor dem Auftreten einer Schwarte vorhanden war. Die Angaben der Patienten lassen einen oft im Stich (Abb. 242a und b). Denkbar ist sogar, daß Skoliosen infolge lokaler Ventilationsstörungen eine gewisse Disposition zu Lungenerkrankungen schaffen. Außerdem kann eine Schwarte die skoliogene Wirkung einer präexistenten Skoliose verstärken. Massive und insbesondere verkalkte Schwarten gehen häufig mit einer gleichseitig konkaven Skoliose einher (Abb. 243).

c) Thorakogene Schmerzskoliosen

Jentschura und Schmid haben bei verschiedenartigen schmerzhaften Prozessen im Brustraum reflektorische Zwangshaltungen beobachtet, die aber mit Abklingen dieser Prozesse wieder verschwanden und keine echten, strukturellen Skoliosen, sondern Fehlhaltungen darstellten. Derartige, vorübergehende Wirbelsäulenfehlhaltungen haben sie insgesamt bei 22 Kindern beobachtet. Die Fehlhaltungen bestanden nur beim kleineren Teil der Patienten, während der gesamten Erkrankungs- und Beobachtungszeit. Zweimal saß die Verkrümmung am dorsolumbalen Übergang, also tiefer als der mediastinalen Pleuritis entsprach. Eine bleibende Wirbelsäulenverkrümmung tritt nach mediastinaler Pleuritis

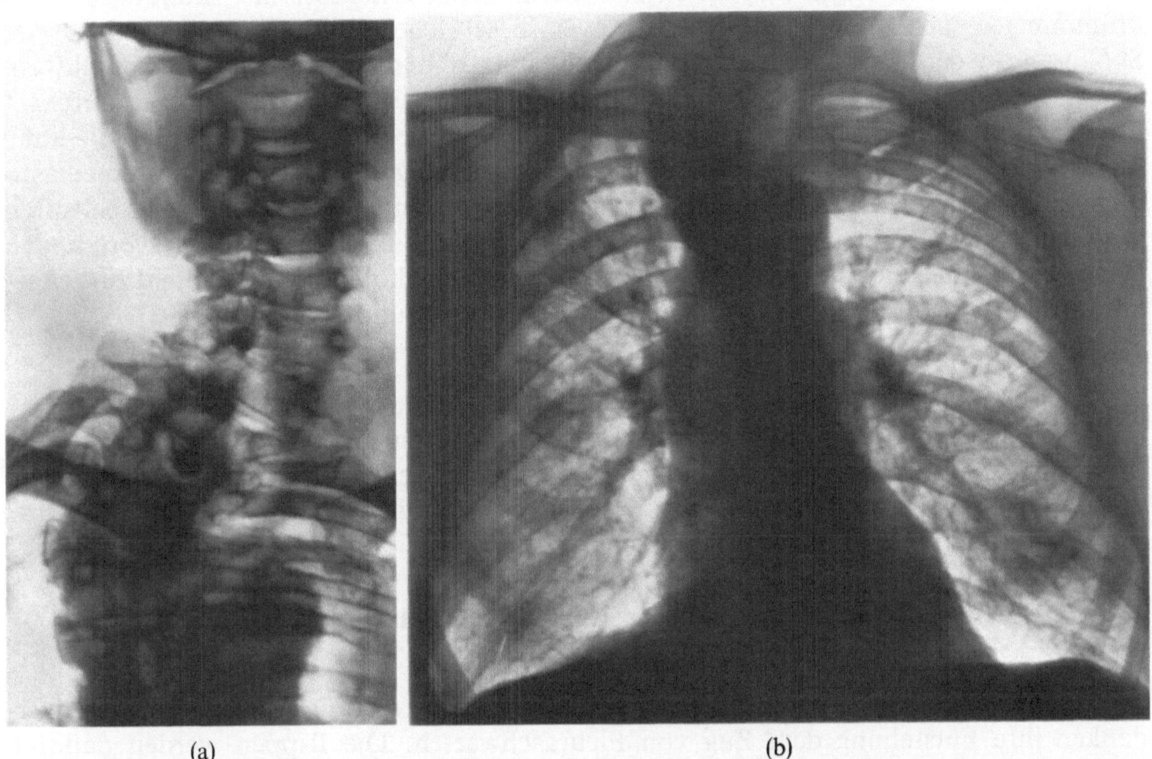

Abb. 242. (a) Cervicothorakale kurzbogige rechtskonvexe Skoliose. (b) Das Volumen des rechten Spitzenfeldes ist deutlich verkleinert. Hier finden sich spezifische Infiltrationen mit fibrösen Strängen in Richtung auf den Hilus. Es handelt sich sicherlich nicht um eine Skoliose infolge Schrumpfung des rechten Oberfeldes, hervorgerufen durch eine Tuberkulose, sondern nach der Anamnese bestand primär die Skoliose und die Tuberkulose hatte sich in dem volumenverminderten rechten Ober- und Spitzenfeld installiert

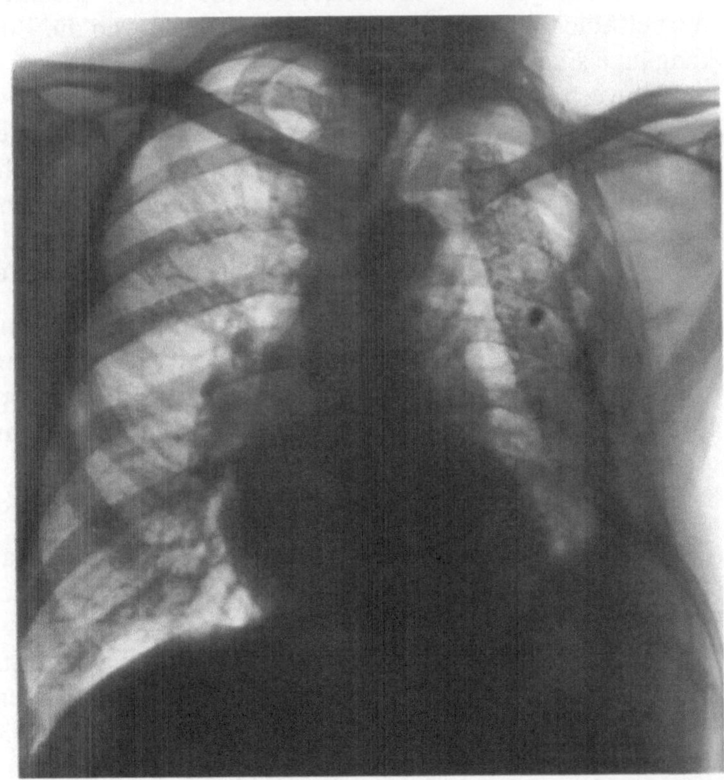

Abb. 243. Ausgedehnte verkalkte Pleuraschwarte nach Granatsplitterverletzung der Lunge. Skoliose mit Konvexität nach der Gegenseite

nach ihren Beobachtungen sehr selten auf. BISGARD hat reflektorische, skoliotische Verkrümmungen auch beim akuten Pleuraempyem beschrieben. RESKE wollte die Masse der Skoliosen an der Brustwirbelsäule, vor allen Dingen dann, wenn im Röntgenbild ein sog. paravertebraler Weichteilschatten sichtbar war, auf eine meist in der Kindheit durchgemachte Pleuritis mediastinalis fokaltoxischer Genese zurückführen. Dabei sollte die linke Seite wegen dauernder mikrotraumatischer Beanspruchung des unter der Pleura mediastinalis liegenden vacuolären Fettgewebes durch die Aortenpulsation bevorzugt betroffen sein. Auf diesen Fragekomplex wird in einem späteren Kapitel über den paravertebralen Weichteilschatten und über die Genese der idiopathischen Skoliosen noch einmal zurückgekommen (Kap. N.11.: Paravertebraler Weichteilschatten und Skoliose, S. 493).

d) Bei Pneumothorax

Auch ein Pneumothorax, der über längere Zeit besteht und unterhalten wird, kann mit aber auch ohne Schwartenbildung zu einer pleurogenen Skoliose führen. BISGARD erwähnt das Vorkommen von geringen Wirbelsäulenverkrümmungen beim Pneumothorax infolge der geänderten Druckverhältnisse.

e) Genese der Skoliosen im Anschluß an entzündliche Erkrankungen des Thoraxraumes

Die bleibenden Skoliosen nach den beschriebenen Erkrankungen im Thoraxraum verdanken ihre Entstehung dem Zug von Pleuraschwarten. Die Rippen werden dadurch einander genähert, so daß die obersten die Wirbelsäule nach caudal und die untersten nach cranial ziehen. So ist die Konkavität auf der kranken Seite einleuchtend zu erklären.

WALTHER wollte dagegen Differenzen im intrathorakalen Druck zur Erklärung heranziehen. GAUGELE glaubt, daß die Schwarten lediglich das Wiederaufrichten der durch Druckdifferenz entstandenen Skoliose verhinderten. Nach DRACHTER soll die Volumenverkleinerung der Lunge die entscheidende Rolle spielen, da dadurch auf dieser Seite die Wirbelsäule teilweise ihrer normalen Stütze durch die Lunge beraubt ist. Ähnliche Gedankengänge sind von REY vertreten worden.

Schwerpunktsverlagerungen infolge des krankhaften Prozesses und mangelhafte Atemtätigkeit der erkrankten Thoraxseite sollen ebenfalls eine Rolle spielen. Wenn die Erkrankung in früher Jugend aufgetreten war, so behalten nach KERGIN und DEWAR die Rippen ihre infantile Stellung. Sie bleiben zusammengedrängt und verschmelzen manchmal sogar.

f) Skoliosen nach operativen Eingriffen am Thorax

In der Literatur nehmen Mitteilungen über Skoliosen nach Thorakoplastik den breitesten Raum ein. Bezüglich der älteren Literatur bis zum Jahre 1922 sei auf die Arbeit von FREY und von HUG verwiesen. Arbeiten über entsprechende Verkrümmungen nach Lobektomien und Pneumektomien sind noch relativ spärlich.

α) Nach Thorakoplastik

DWORK, DINKEN und HURST sahen bei einer Thorakoplastik in 94% der Fälle eine Skoliose entstehen. BJÖRK und BUNNER beziffern die Skoliosefrequenz bei diesem Eingriff auf 87%.

LOYNES hat 243 Fälle von Thorakoplastik auf die Entstehung von Skoliosen hin untersucht. Er stellte bei 99 der operierten Patienten Skoliosen fest.

In dem Material von BJÖRK und BUNNER war in 43% die Skoliose gering (Abstand des Skoliosescheitels von der Skoliosesehne 0,5–1 cm), in 36% leicht (1,5–2 cm), und in 8% ausgeprägter (2,5–3 cm). Um hochgradige Skoliosen hat es sich also nicht gehandelt. Gemessen nach der Cobbschen Methode betrugen die Krümmungen in dem Krankengut von STAUFFER und MANKIN zwischen 8 und 50° mit einem Durchschnitt von 20,6°. Die Krümmung war um so stärker, je mehr Rippen reseziert worden waren (Abb. 244 und 245).

Die Skoliose nach Thorakoplastik ist in der ganz überwiegenden Mehrzahl der Fälle nach der operierten Seite konvex und nach der gesunden Seite konkav, im Gegensatz zu den Verhältnissen, wie sie bei der postpleuritischen Skoliose anzutreffen sind (LOYNES) (Abb. 246). Bei 30 Patienten von STAUFFER und MANKIN mit Thorakoplastik war nur in 2 Fällen die Konvexität der Krümmung nach der gesunden Seite gerichtet, was auf

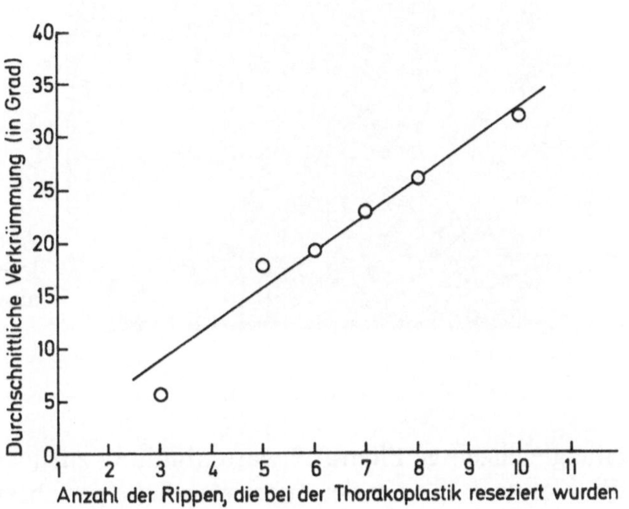

Abb. 244. Relation zwischen der Anzahl der Rippen, die in die Thorakoplastik einbezogen wurden und dem Ausmaß der Wirbelsäulenverkrümmung bei 30 Patienten. Die Wirbelsäulenverkrümmungen betragen zwischen 6° nach Resektion von 3 und 35° bei Resektion von 10 Rippen. Jeder Kreis auf dem Diagramm gibt den Mittelwert für jede der Gruppen an, die im Text aufgeführt sind. Keiner der Einzelwerte wich von dem Mittelwert um mehr als ±22% ab. (Nach STAUFFER und MANKIN)

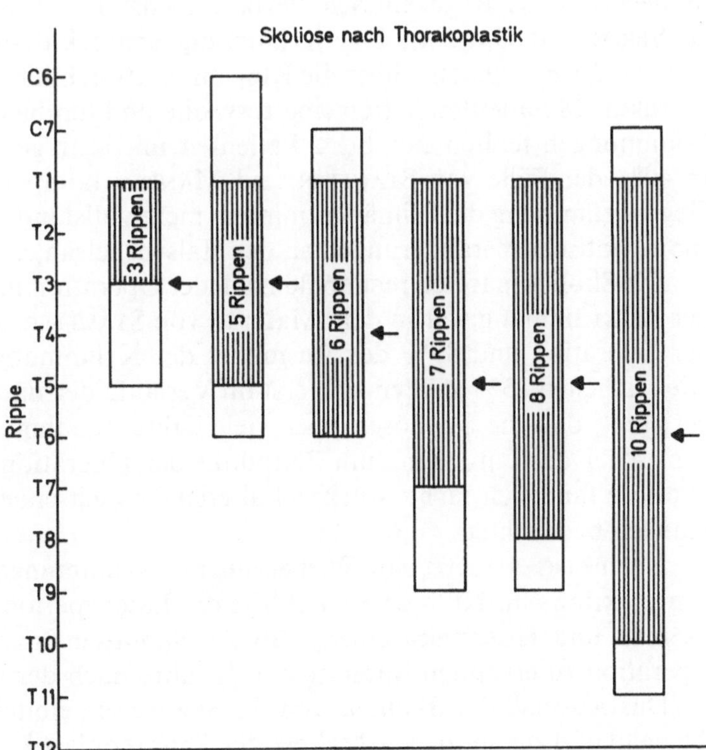

Abb. 245. Ausdehnung der Primärkrümmung in Relation zur Zahl der resezierten Rippen (schraffierter Teil der Kolumnen). Der Pfeil gibt den Scheitelpunkt der Krümmung an. (Nach STAUFFER und MANKIN)

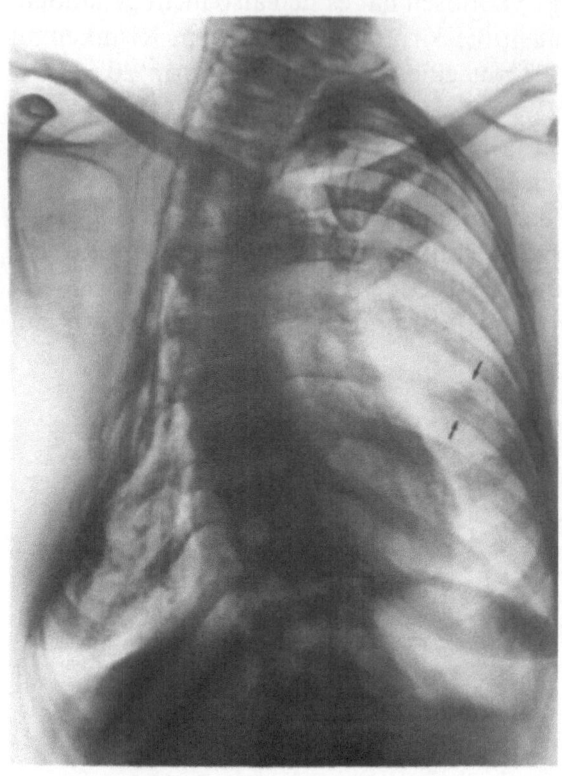

Abb. 246. Alte Thorakoplastik rechts wegen Tuberkulose in der 1. bis zur 8. Rippe mit großbogiger, ziemlich ausgeprägter operierseitiger Skoliose ohne Gegenkrümmung

eine gleichzeitige Pleuraschwartenbildung zurückgeführt werden mußte. In 28 Fällen war die Konvexität nach der operierten Seite gerichtet. Die Torsion und Rotation ist geringer als bei paralytischen und idiopathischen Skoliosen. Auf der Seite der Thorakoplastik findet sich in der Regel ein Schulterblatthochstand (ARA und TASCA; MARINO; ORECCHIA; OLIVEROS und GARCIA). Die Krümmung erstreckte sich nach oben und unten in der Regel 2 Wirbelsegmente über die Rippenresektion hinaus. Alle Krümmungen waren hochthorakal. 28 Patienten hatten eine zervikale und lumbale Gegenkrümmung. Diese Gegenkrümmungen fehlten nur bei 2 Patienten mit sehr geringgradigen Primärkrümmungen. In 40% der Fälle von STAUFFER und MANKIN kompensierte die zervikale und lumbale Gegenkrümmung die Primärkrümmung nicht vollständig. Ein Drittel der Patienten hatten spondylotische Veränderungen an der Halswirbelsäule.

Die Skoliosen treten recht bald nach der Operation in Erscheinung. 60% des Ausmaßes der Verkrümmung war in dem Material von STAUFFER und MANKIN bereits 10 Tage nach der Operation und 85% des Ausmaßes der Krümmung bereits nach 1 Jahr vorhanden. Die restlichen 15% stellten sich erst im Verlaufe der nächsten 10 Jahre ein. Auch LOYNES berichtet, daß die Skoliosen über viele Jahre zunahmen. Ein Zusammenhang zwischen dem Alter des Patienten zum Zeitpunkt der Operation und dem Ausmaß der späteren Skoliose fand sich nicht. Auch bei älteren Erwachsenen wurden noch schwere Verkrümmungen beobachtet.

Nach BISGARD setzt eine Wirbelsäulenverkrümmung schon wenige Tage nach der Rippenresektion ein. NISSEN veranschlagt die Latenzperiode auf mehrere Wochen. DWORK, DINKEN und HURST schreiben, daß die Skoliosen in der Regel $1^1/_2$ Monate nach der Operation zu erkennen waren und $1^1/_2$ Jahre nach der Operation nicht mehr zunahmen.

Das Ausmaß der Skoliose und ihr Sitz weisen eindeutige Beziehungen zum Ort, zum Ausmaß und zur speziellen Technik der Thorakoplastik auf. Je kürzer der dorsale Rippenstumpf ist, um so stärker die Skoliose. In den Fällen von Mitentfernung des Prozessus transversus ist die Skoliose am stärksten (s. auch Kap. R.3.a): Eingriffe an den Rippen, S. 552 und Kap. R.3.b): Eingriffe an den Gelenk- und Querfortsätzen, S. 555).

In dem umfangreichen Material von LOYNES korrelierte der Krümmungswinkel der Skoliose mit der Zahl der resezierten Rippen. Wenn die Rippenköpfchen und Hälse sowie die Querfortsätze mitreseziert worden waren, war die Skoliose stark (JACOB; ISELIN). Geringe Skoliosen fanden sich, wenn eine Apikolyse vorgenommen und die Scapula eingebettet worden war. Die Ursache der Verkrümmung kann sowohl in dem Fortfall der Rippen an und für sich, als auch indirekt in dem Fortfall der Ansätze für den Musculus sacrospinalis und die Iliocostalmuskulatur gesehen werden. Schließlich kann noch der Fortfall der normalen Luftkammer in der operierten Thoraxhälfte ätiologisch in Frage kommen.

ISELIN weist darauf hin, daß Durchschneiden des Trapezius und Rhomboideus das Auftreten der Skoliose begünstigt. Beide Muskeln sollen nicht durchschnitten werden. Hinzu kommt nach JACOB noch ein individueller Faktor, der die Skolioseentstehung begünstigt.

Bei der osteoplastischen Thorakoplastik nach BJÖRK und BUNNER, die darin besteht, daß ein Rippenstück reseziert und der ventrale Rippenstumpf an den dorsalen Stumpf bzw. an den Querfortsatz angeheftet wird, wodurch eine feste laterale Thoraxwand unter Verkleinerung des Thoraxvolumens auf dieser Seite entsteht, waren, wie schon zitiert, die Wirbelsäulenverkrümmungen relativ geringgradig.

WENGER und HERMANN sind sogar der Ansicht, daß Skoliosen nach Rippenresektion überhaupt nur dann entstehen, wenn die Querfortsätze mit abgetragen werden. Das Ausmaß der Skoliose ist weiterhin abhängig von der Zahl und der Länge der resezierten Rippensegmente, von dem Sitz der Resektion und der Stellung der resezierten Rippe zur Wirbelsäule. Bei Resektion der oberen Rippen ist die Skoliose ausgeprägter als bei Resektion der unteren Rippen. Je näher die Resektion an der Wirbelsäule ausgeführt wird, um so stärker wird die Skoliose. Neben der Resektion der Querfortsätze wirkt sich im Falle, daß sie erhalten bleiben, die Verletzung oder Durchtrennung des vorderen Ligamentum costo-transversarium im Sinne einer Verstärkung der Skoliose aus (WENGER).

Resektion einer oder mehrerer Rippen lateral vom Angulus sollen nur bei Kindern Wirbelsäulenverkrümmungen zur Folge haben. Wird die Thorakoplastik in mehreren Sitzungen vorgenommen, so wandert der Krümmungsscheitel mit. Eine basale Thorakoplastik hat keine Wirbelsäulenverkrümmung zur Folge. Wenn sich nach der Operation ausgiebige Rippenregenerate entwickeln, so kann eine Skolioseentstehung verhindert werden.

Besteht vor der Operation bereits eine Verkrümmung mit Konvexität nach der operierten Seite, so wird diese Verkrümmung nach der Operation erheblich stärker. Umgekehrt kann eine Skoliose gebessert oder ganz ausgeglichen werden, wenn zuvor eine Verkrümmung der Wirbelsäule nach der der thorakotomierten entgegengesetzten Seite vorgelegen hat. BISGARD hat dies in 29% der Fälle beobachtet. Manchmal entwickelt sich aus einer pleuritischen Skoliose durch die Thorakoplastik eine S-förmige Skoliose. Die Skoliosen nach Thorakoplastik sind in der Regel kurzbogig. Sie betreffen meistens den oberen Thorakalabschnitt und sind manchmal ziemlich spitzwinkelig. Stärkere Verkrümmungen gehen mit Rotation einher. Sie sollen sich dadurch von den pleurogenen Skoliosen unterscheiden, die in der Regel großbogig sein und keine Rotation aufweisen sollen. Außerdem sollen bei den postpleuritischen Skoliosen keine Gegenkrümmungen in Erscheinung treten. Ebenso ist meistens kein Rippenbuckel vorhanden.

Bei Thorakoplastik wegen einer Pleuraresthöhle tritt praktisch nie eine Skoliose auf, weil fibröse Schrumpfungen im Bereich der Costovertebralgelenke vorhanden sind und weil die Pleuraverschwielungen auf der operierten Seite wie ein Band der Abbeugung der Wirbelsäule nach der gesunden Seite entgegenwirken.

Wenn zusätzlich zu einer Lungenresektion eine Thorakoplastik vorgenommen wird, so stellt sich eine Skoliose wie bei einer Thorakoplastik ein. Wurde aber die zusätzliche Thorakoplastik wegen einer Spätkomplikation, z.B. wegen eines Pyothorax vorgenommen, so ist die Skoliose nur gering oder es tritt überhaupt keine Skoliose auf.

Wenn sich bei einer doppelseitigen Thorakoplastik nach der Erstoperation eine Skoliose entwickelt hat, so richtet sie sich nach der anschließenden Thorakoplastik auf der Gegenseite wieder auf, sofern diese noch nicht durch Knochenbrücken an den Querfortsätzen fixiert ist.

Wenn auf der Gegenseite zur Thorakoplastik ein schrumpfender Prozeß vorhanden ist, wie durch die Thorakoplastik die bereits bestehende Schrumpfungsskoliose verstärkt.

Bei einer Thorakoplastik sollten zur Verhütung einer stärkeren Skoliose einzeitig nur 4 Rippen reseziert werden. Wenn eine ausgedehntere Resektion notwendig ist, sollte die Resektion zweizeitig vorgenommen werden, weil sich nach der ersten Operation die Wirbelsäule schon etwas stabilisiert.

Eine Skoliose, die nach der Thorakoplastik entsteht, geht immer mit einer zusätzlichen Verschlechterung der Atemfunktion einher (POWERS und HIMMELSTEIN; COURNAND und RICHARDS).

αα) Genese der Skoliose nach Thorakoplastik

Nach SAUERBRUCH und ELWING sollen die Skoliosen nach Thorakoplastik durch einseitigen Zug der Muskeln der gesunden Seite zustande kommen. CAREY hat einen entsprechenden Modellversuch angestellt. FRIEDRICH glaubte, daß die Atrophie der Streckmuskulatur eine Rolle spiele. BANG und HÖSSLY schuldigten die kompensatorische Überblähung der nichtoperierten Seite an.

β) Nach Lobektomien und Pneumektomien

Nach Lobektomien entwickeln sich ebenfalls Skoliosen, die nach der operierten Seite konvex sind. Ihre Stärke steht in keiner Relation zu der relativ geringen oder überhaupt nicht vorgenommenen Rippenresektion, sondern sie ist erheblich stärker, so daß die Lappenresektion oder Pneumektomie an und für sich den skoliogenen Faktor darstellt. Der Skoliosebogen ist in der Regel größer als bei der postthorakoplastischen Skoliose.

Verlagerungen der Baucheingeweide in den Thoraxraum nach Pneumektomie können die Verhältnisse komplizieren (Abb. 247a und b).

GROOT konnte 47 Kinder nachuntersuchen, bei denen eine Pneumektomie vorgenommen worden war. 70% hatten Skoliosen. Sie waren geringgradig und betrugen nur bei 12% der Fälle über 30°. Die meisten Skoliosen waren zur operierten Seite konvex. In den Fällen, in denen die Konkavität nach der operierten Seite gerichtet war, war meistens eine Infektion abgelaufen. Sie waren meist stärker als die konvexseitigen Skoliosen. Die Skoliosen stärkeren Grades wurden überwiegend bei Kindern angetroffen, die vor dem 6. Lebensjahr operiert worden waren. Bei Kindern, bei denen eine Lobektomie oder eine Ductus-Botallioperation vorgenommen worden war, fanden sich ebenfalls operationsseitig konvexe Skoliosen in 60–100%. Sie waren aber samt und sonders geringgradig.

WINTER und TONGEN berichten über einen Fall von einem Sarkom der dorsalen Brustwand, das lokal excidiert wurde und bei dem gleichzeitig Lungenresektionen wegen Lungenmetastasen vorgenommen wurden. Im Anschluß an diese thorakalen Operationen hatte sich eine Skoliose entwickelt, die durch das Harrington-Instrumentarium aufgerichtet und versteift wurde.

Knochenbrücken, die aus Periostossifikationen infolge von Pneumek- oder Lobektomien resultieren, mögen in die Skolioseentstehung hineinspielen (Abb. 248).

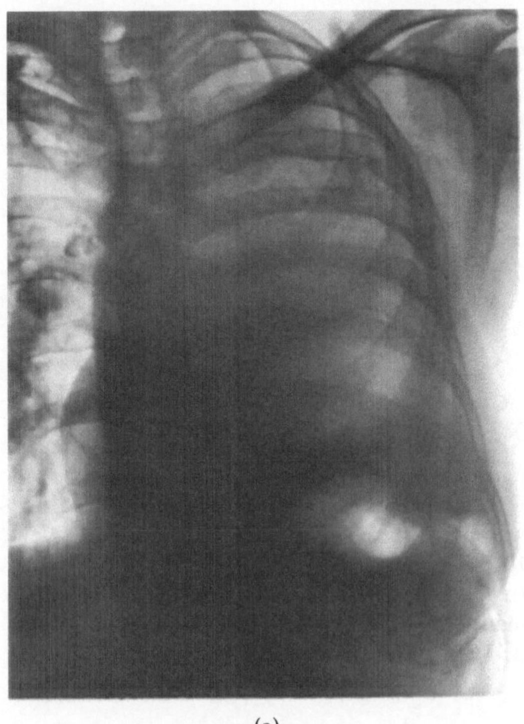
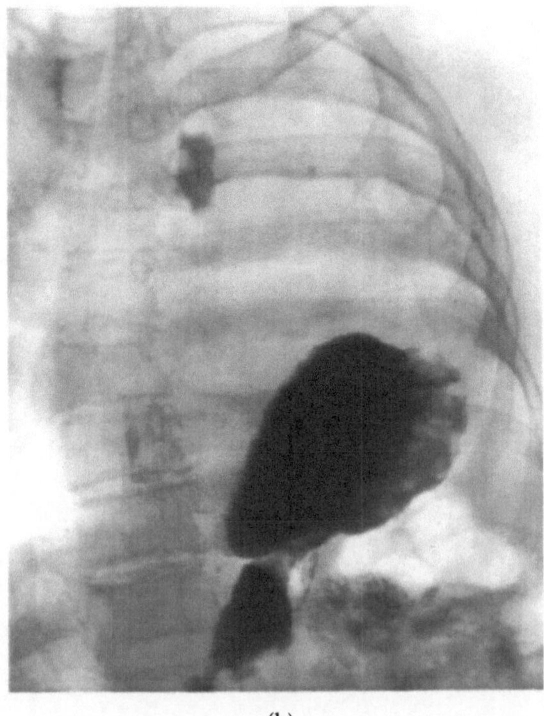

(a) (b)

Abb. 247. (a) Zustand nach Pneumektomie vor 4 Jahren wegen Tuberkulose mit krankseitig konvexer Skoliose an der oberen und gesundseitig konvexer Krümmung an der mittleren Brustwirbelsäule. (b) Die mittlere Brustwirbelsäule ist infolge der Ausfüllung der unteren Thoraxpartie durch den hochgetretenen Magen gesundseitig, die obere Brustwirbelsäule als direkte Folge der Pneumektomie krankseitig konvex verkrümmt

γ) Nach Pneumolyse

Von 22 Patienten mit einseitiger, extrapleuraler Paraffinpneumolyse, die von Bisgard nachuntersucht wurden, hatten 15 eine leichte Wirbelsäulenverkrümmung. Die Konvexität der Skoliose war 10mal nach der operierten Seite und 5mal nach der Gegenseite gerichtet.

δ) Nach Nervendurchtrennung

Alexander sah nach Phrenikotomie und Durchschneiden der Interkostalnerven 2–10 skoliotische Krümmungen mit Konvexität zur operierten Seite. Auch Bisgard beobachtete 3mal bei 4 Fällen von interkostaler Neurektomie eine entsprechende Verkrümmung.

Wirbelsäulenverkrümmungen nach Phrenikusexhairesen habe ich in der Literatur nicht beschrieben gefunden. An diese Möglichkeit hätte man immerhin denken können, da Harrenstein bei 2 Kindern mit einseitiger Zwerchfellähmung durch Geburtstrauma eine Skoliose gefunden hatte. Außerdem hatte Marconi bei jungen Kaninchen durch Phrenikusexhairesen Skoliosen erzeugen können, wenn die Tiere zuvor rachitisch gemacht worden waren.

g) Bei Trichterbrust

In gewissem Sinne sind auch Skoliosen, die gar nicht so selten bei Trichterbrust zur Beobachtung gelangen, als thorakogen einzuordnen (Busack). Meistens ist das Sternum nicht nur in sagittaler, sondern mehr oder weniger auch in seitlicher Richtung verkrümmt und wahrscheinlich induziert diese Sternumskoliose über die Rippen die Wirbelsäulensko-

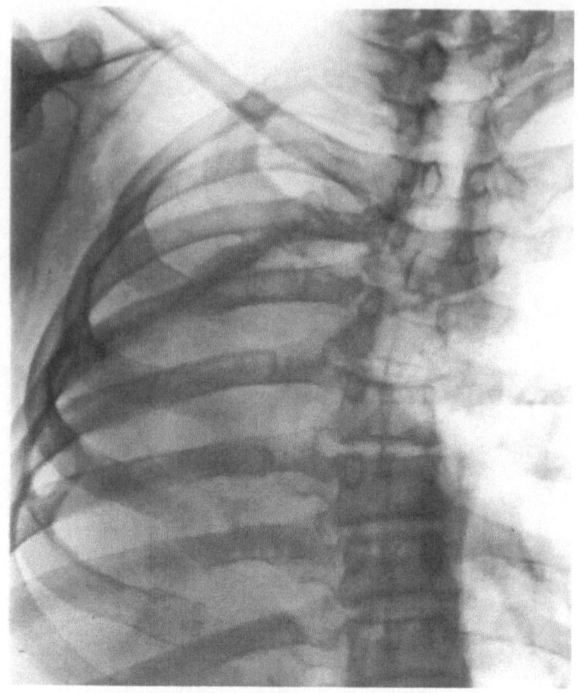

Abb. 248. Zustand 2 Jahre nach einer Pneumektomie wegen eines Bronchialcarcinoms rechts. Obwohl keine Rippenresektion vorgenommen worden war, hat sich entsprechend der Schnittführung eine Knochenbrücke ausgebildet, die aus einer Durchtrennung der 4. Rippe paravertebral und aus Traumatisierung des Periostes an der 5. Rippe hervorging. In dieser Höhe hatte sich eine kurzbogige rechtskonvexe Skoliose ausgebildet

liose. Möglich ist es natürlich, daß beiden Deformitäten die gleiche anlagemäßige Ursache zugrunde liegt.

BUSACK fand unter 10 Patienten mit Trichterbrust 9mal eine rechtskonvexe Skoliose im Brustbereich. Die physiologische Kyphose war abgeflacht. Zweimal bestand eine Brustlordose. Vereinzelt sind auch Kyphosen beschrieben worden (RHAUBITSCH).

h) Bei Lungenagenesie

Agenesien der Lunge können offenbar auf die Wirbelsäule die gleichen Auswirkungen haben wie Pneumektomien.

TURLAF u.Mitarb. beobachteten eine thorakale Skoliose bei einem derartigen Fall. Die Konvexität war nach der Seite der Agenesie gerichtet.

i) Differentialdiagnose

Zwischen thorakogenen und idiopathischen Skoliosen sollen sich nach Angaben der Literatur folgende Unterschiede ergeben: Bei der thorakogenen Skoliose ist auf der Seite der Konkavität eine vermehrte Caudalneigung der Rippen vorhanden, die Zwischenrippenräume sind bis zur Berührung oder Verschmelzung verengt. Die Thoraxwand ist ventral und dorsal abgeflacht. Der konkavseitige Hemithorax ist schmäler als der konvexseitige. Die Lunge ist schlechter beatmet oder atelektatisch. Die Schulter steht zwar etwas hoch, aber die Scapula ist nicht abgehoben. Es ist entweder keine oder nur eine geringe Wirbelrotation vorhanden. Keilform und Torsion fehlen in einem Großteil der Fälle (besonders bei der postoperativen Skoliose). Die Verkrümmungen sollen wenigstens bei der postthorakoplastischen Skoliose in der Regel kurz und scharf abgeknickt sein, was nach meiner

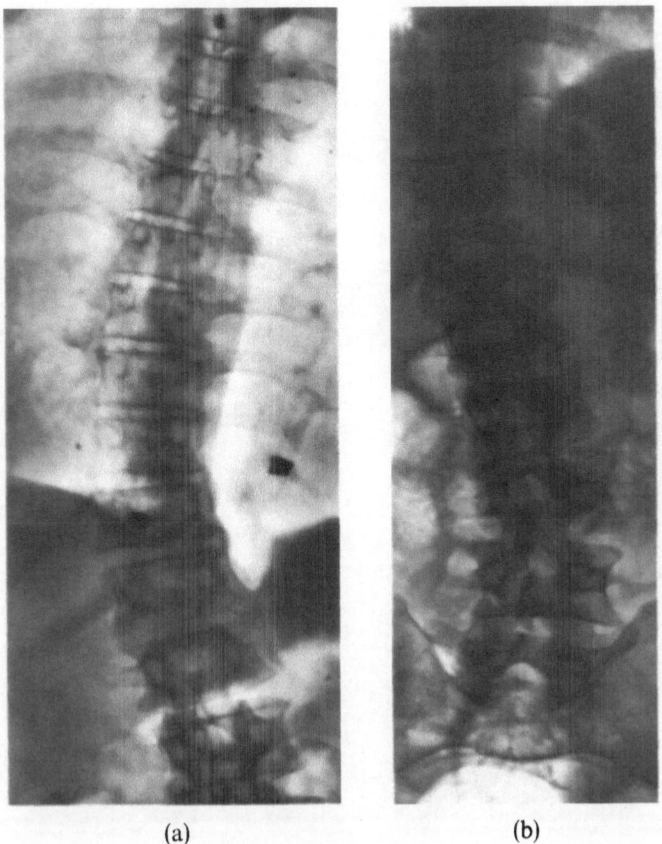

Abb. 249. (a) Thorakoplastik rechts mit Resektion der paravertebralen Abschnitte der Rippen 6–10. Sie hat eine großbogige Thorakalskoliose verursacht. (b) Die Gegenkrümmung im Lendenabschnitt ist ebenfalls großbogig

Erfahrung aber keineswegs immer zutrifft (Abb. 249a und b). Die Gegenkrümmungen entwickeln sich spät und in geringem Maße, am stärksten jedoch beim Auftreten der thorakogenen Skoliose in der Kindheit. Die Skoliosen können dann den Charakter einer idiopathischen Skoliose annehmen und eine völlige Abflachung der physiologischen Sagittalkrümmungen aufweisen. Das Mediastinum wird gewöhnlich konkavseitig verlagert. Die Verminderung der Vitalkapazität geht der Deformität parallel (Abb. 250a und b).

Im Gegensatz dazu sind bei der idiopathischen Skoliose folgende Verhältnisse anzutreffen: Auf der Seite der Konkavität sind die Interkostalräume weniger verengt, die Thoraxwand ist zwar dorsal ebenfalls abgeflacht, aber ventral vorgebuchtet. Der konkavseitige Hemithorax ist in der Regel etwas weiter als der konvexseitige. Die Lunge ist konkavseitig oft emphysematös oder teilweise atelektatisch. Auf der Seite der Konvexität findet sich ein Rippenbuckel und eine ventrale Abflachung der Thoraxwand sowie ein Schulterblatthochstand mit deutlicher Prominenz der Scapula. Die Wirbelsäule ist sehr stark rotiert, torquiert und keilverformt. Die Gegenkrümmungen entwickeln sich in geringerem zeitlichen Abstand von der Primärkrümmung und sie sind deutlicher ausgebildet. Eine Verlagerung des Mediastinums findet oft nicht statt.

Diese Angaben der Literatur zur Differentialdiagnose beider Skolioseformen treffen nach meiner Erfahrung nur für einzelne Fälle zu und sie haben keine allgemeine Gültigkeit. In dem Kap. L.2.: Formveränderungen des Thoraxraumes bei der Kyphoskoliose, S. 411, wird hierauf nochmals zurückgekommen.

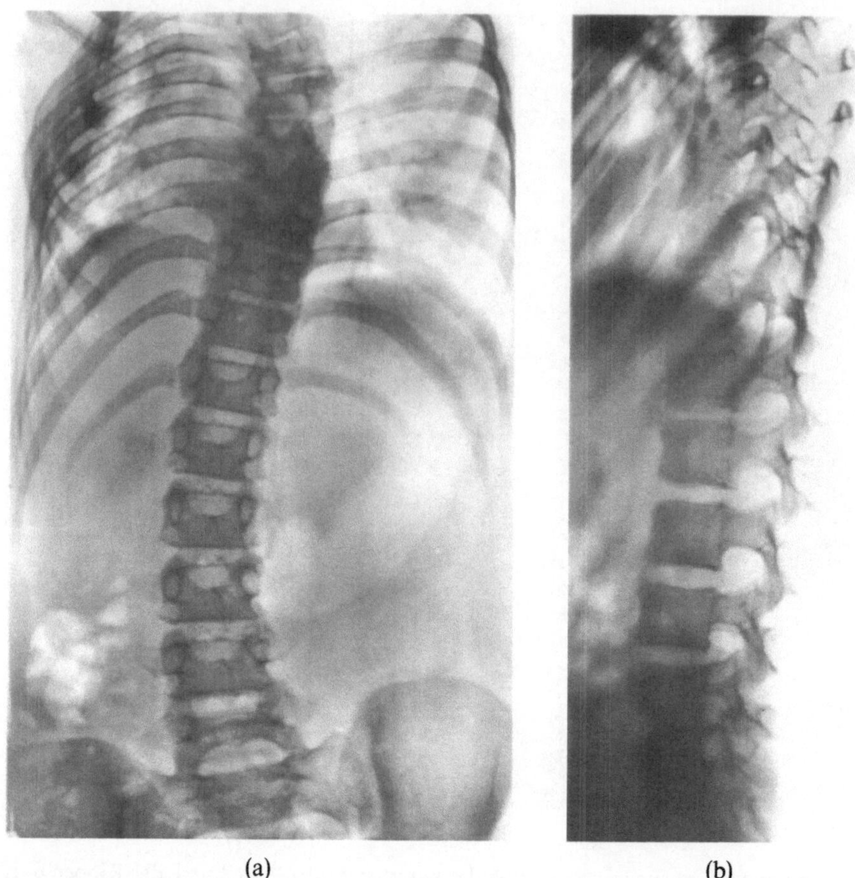

(a) (b)

Abb. 250. (a) In früher Kindheit infolge Empyems und Rippenresektion entstandene Skoliose mit Gegenkrümmung im Lendenabschnitt. Die Zwischenrippenräume sind konkavseitig schmäler als konvexseitig. Konkavseitige Verlagerung des Mediastinums. (b) Abflachung der physiologischen Sagittalkrümmungen bei der thorakogenen Skoliose

10. Skoliosen bei intracanaliculären Wirbelsäulentumoren

Wirbelsäulenverkrümmungen in der sagittalen Richtung unter dem Bild eines Morbus Scheuermann, hervorgerufen durch extradurale Cysten und sonstige Kyphosen bei intracanaliculären Tumoren wurden in früheren Abschnitten schon erörtert. Auch seitliche Verkrümmungen treten bei intracanaliculären Tumoren verschiedener Provenienz und Lokalisation in Erscheinung.

Hier kann nicht die Rede sein von den direkten Röntgensymptomen intracanaliculärer Tumoren an der Wirbelsäule. Die tumorbedingten Skoliosen sind mitunter von größerer diagnostischer Wertigkeit, vor allen Dingen dann, wenn direkte Symptome fehlen. Sie stellen oft den einzigen Hinweis auf den Tumor, aber eben doch nur einen Hinweis dar. Beide zusammen können bereits die sichere Diagnose ermöglichen.

Änderungen der Wirbelsäulenstatik bzw. der physiologischen Krümmungen werden bei Wirbelsäulentumoren in erster Linie bei Kindern verzeichnet. Diese Wirbelsäulenverkrümmungen, insbesondere Skoliosen, treten oft in Erscheinung jahrelang bevor neurologische Symptome des Tumors nachweisbar sind. Die Wirbelsäulenverkrümmungen sind fixiert und schmerzhaft, was bei den banalen Haltungsstörungen nicht der Fall ist. Bei jeder kontrakten Wirbelsäulenverkrümmung im Kindesalter muß man demnach auch sein besonderes Augenmerk auf die Möglichkeit eines intraspinalen Tumors richten. Einschlägige Angaben mit Literatur liegen vor von NISENSON; HOFF und WEINGARTEN; BOLDREY; BUCHANAN, ANDERSON; LEFEBVRE; HAFT; TILL; RICHARDSON; GAGNON; RAND; CURTISS und COLLINS). Eine Paraplegie bei einem Jugendlichen darf man nicht ohne weiteres als Paraplegie infolge einer Kyphoskoliose ansehen, sondern man muß auch immer die Möglichkeit bedenken, daß die Kyphoskoliose durch einen paraplegieverursachenden Tumor ausgelöst worden ist (CHAVANY und DURET) (s. auch Kap. L.24.: Paraplegie infolge Skoliose, S. 456).

Sollte sich eine Skoliose nach Behandlung verschlimmern und neurologische Erscheinungen auftreten, sollte in jedem Fall sofort eine Myelographie vorgenommen werden.

Außer kyphoskoliotischen Verkrümmungen werden vor allen Dingen auch Hyperlordosen, insbesondere im Lendenabschnitt, beobachtet. Die Skoliose kann einbogig oder S-förmig sein. Nicht selten ist sie nur gering und nur auf dem Röntgenbild, nicht aber bei der klinischen Inspektion zu erkennen.

Zu Beginn besteht mitunter nur eine Steifigkeit der Wirbelsäule, die vor allen Dingen bei Lokalisation in die Halswirbelsäule mit einem Torticollis verwechselt werden kann. Zum röntgenologischen Nachweis derartiger Steifigkeiten in der Wirbelsäule sollte man auch Bewegungsaufnahmen heranziehen. Auch die Hüftlendenstrecksteife muß man unter der Möglichkeit einer Verursachung durch einen intraspinalen Tumor diagnostisch klären (TROLANO). Die Steifigkeit ist bei der Palpation und Inspektion zuverlässiger zu erfassen als bei der Röntgenuntersuchung.

Im Liquor findet sich praktisch immer eine Eiweißvermehrung und Xantochromie.

DUBOUSSET, QUENEAU und LACHERETZ weisen darauf hin, daß Skoliosen bei Kindern, die mit Steifigkeit und Schmerzen einhergehen, immer in erster Linie an einen Tumor und in 2. Linie an einen entzündlichen Prozeß denken lassen müssen und daß man niemals von vorneherein eine idiopathische Skoliose unterstellen darf. Man muß in diesen Fällen das ganze Arsenal klinischer neurologischer und radiologischer Untersuchungen zur Aufklärung der Ursache einsetzen. Die Steifigkeit ist permanent und verschwindet bei Seitwärts- oder Dorsalneigung nicht.

HOFF und WEINGARTEN verzeichneten bei Kindern mit Rückenmarkstumoren als Frühsymptome Kypholordosen und schmerzhafte Steifigkeit der Wirbelsäule infolge Muskelkontraktur. Ähnliche Befunde wurden von KRAYENBÜHL und LÜTHY; INGRAHAM und von BENNETT beschrieben.

Bei Erwachsenen sind Skoliosen bei intracanaliculären Tumoren natürlich seltener und weniger ausgeprägt als bei Kindern. Sie fehlen aber nicht völlig und auch bei ihnen muß gegebenenfalls die Möglichkeit der Tumorgenese der Skoliose bedacht werden. (S. auch Kap. S.10.: Schiefhals bei Hirntumoren, S. 600 und Kap. I.VIII.29.: Kyphosen bei intracanaliculären Tumoren, S. 195).

α) Bei intramedullären Tumoren

Gut- und bösartige Tumoren verhalten sich hinsichtlich der Skolioseerzeugung gleich.

TACHDJIAN und MATSON fanden unter 115 Patienten mit intraspinalen Tumoren in 27% der Fälle eine Skoliose und in 17% der Fälle eine Kyphose.

Unter 45 Literaturfällen bestanden in 34 Fällen Wirbelsäulensteifigkeiten und Verkrümmungen länger als 6 Monate, ohne daß klinische neurologische Symptome nachweisbar waren.

DALLOZ, QUENEAU, CANLORBE und RUBIN kamen 1963 einschließlich 7 eigener Fälle auf insgesamt 52 Literaturfälle. 10mal hatte es sich mit Sicherheit, 2mal wahrscheinlich um Ependymome gehandelt. Am zweithäufigsten waren Astrocytome (11 Fälle) (Abb. 251 a–c). Außerdem wurden 4 sichere und 3 wahrscheinliche Haemangiome,

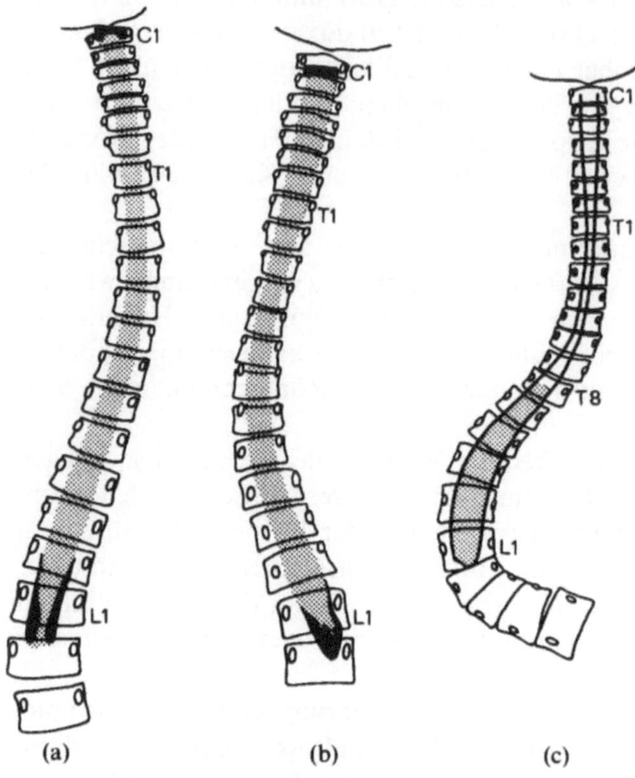

Abb. 251. (a) Astrocytom. Diagramm nach der Myelographie (Myodil in schwarz). Es zeigt das Ausmaß der Skoliose und die Ausdehnung des erweiterten Rückenmarks (gepunktet). (b) Astrocytisches Gliom. Teils solide, teils cystisch. Diagramm nach dem Myelogramm (Myodil in schwarz). Es zeigt die Ausdehnung der Skoliose und der Dilatation des Rückenmarkes (gepunktet). (c) Astrocytom. Diagramm nach röntgenologischen Verlaufskontrollen und dem Sektionsbefund. Es zeigt die Skoliose und die Ausdehnung des intramedullären Tumors (gepunktet). (BANNA, PEARCE und ULDALL)

8 Gliome, 4 Epidermoidcysten, 3 Neurofibrome, 2 Neuroblastome, 1 Sarkom, 1 Lipom, 1 Meningiom, 1 intramedulläre Cyste und 1 Arachnoidalcyste gefunden (PAILLAS; RUBIN).

Skoliosen bei intramedullären Tumoren vom Typ der Haltungsskoliosen wurden von SCHÖCHE und FRIED, BISCHOF und SCHETTLER; RICHARD; GREGER; KLEIN, RESKE; TÖRMA; WOLTMANN, KERNOHAN u.Mitarb. beschrieben. SCHÖCHE und FRIED fanden unter 17 Patienten mit intramedullären Raumforderungen 13mal Skoliosen. Mit einer Ausnahme waren sämtliche Patienten jünger als 20 Jahre. Mitunter waren die Skoliosen erheblich. Schnell wachsende Tumoren verursachten meist stärkere Verkrümmung als langsam wachsende. 7 Patienten im Alter über 40 Jahre hatten ebenfalls Skoliosen. Die Korrelationen zwischen der Lokalisation der Tumoren und der Ausdehnung der Skoliosen sind der Abb. 252 zu entnehmen. Bei Prozessen im Halsmark und oberen Brustmark wurden 6 großbogige, S-förmige Doppelkrümmungen beobachtet.

SVIEN, THELEN und KEITH fanden bei 41 Kindern mit Wirbelsäulentumoren 7mal eine Skoliose, 3mal eine Kyphose an der Halswirbelsäule.

DESORGHER u.Mitarb. haben in der Literatur 48 Fälle von intracanaliculären Tumoren gefunden, die mit Skoliosen einhergingen. Sie berichten über 2 eigene Beobachtungen (BOLDREY, ADAMS u. BROWN; BUCHANAN; CHRISTIAENS; CURTISS u. COLLINS; DALLOZ, QUENEAU, CANLORBE u. RUBIN; GAGNON u. COURTOIS; LEFEBVRE, KLEIN, LEPINTRE u. FAURE; NISENSON u. PETERSON; RICHARDSON; RUBIN).

BANNA, PEARCE und ULDALL beobachteten 3 Patienten mit Astrocytomen des Rückenmarkes, die mit Skoliosen einhergingen. In einem Fall hatte die Skoliose gleichzeitig mit einer Paraplegie im Alter von 12 Jahren begonnen. Der Patient war erst im Alter von 36 Jahren gestorben. Der Befund war ursprünglich als Friedreichsche Ataxie mit Skoliose angesehen worden. Im 2. Fall war zunächst der Befund als idiopathische Skoliose angesehen und mit Streckung und Fusionsoperation behandelt worden. Als er aus dem Gipsverband kam, bestanden Erscheinungen einer Querschnittslähmung (Abb. 251a–c).

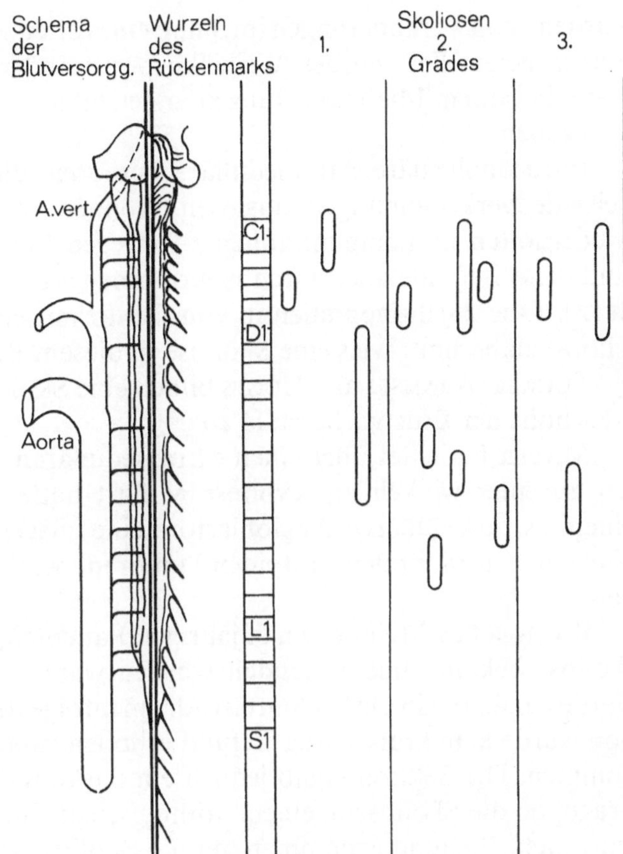

Abb. 252. Lokalisation der intramedullären Tumoren in ihrer Zuordnung zum Grad der Skoliose. (Nach SCHÖCHE, FRIED)

CURTISS u. COLLINS berichten über 3 Kinder mit Rückenmarkstumoren, bei denen sich Skoliosen neben neurologischen Ausfällen fanden. Im Falle einer derartigen Symptomkombination — Skoliose und neurologische Ausfälle — muß also nicht nur an eine Paraplegie infolge Skoliose, sondern auch an einem Tumor bei, oder an einen Tumor als Ursache der Skoliose gedacht werden. Es hat sich in allen 3 Fällen um Astrocytome gehandelt.

FEILING, der eine Kyphoskoliose bei einem Psammom des unteren Halsmarkes und bei einem Gliom des Brustabschnittes sah, glaubt, daß die Wirbelsäulenverkrümmung in diesen Fällen ebenso wie bei der Syringomyelie als diagnostischer Hinweis gewertet werden könne. CHAVANY und DURET sowie BARRÉ, PHILIPIDES und FREYD haben bei intramedullären Gliomen Kyphoskoliosen gesehen. Die Entwicklung des Leidens verlief schubweise über viele Jahre hin. Die Kyphoskoliose war anfänglich ausgleichbar, später fixiert. Auch WILLIAMS und STEVENS berichten über Skoliosen bei intramedullären Tumoren (OLDBERG). Bei einem 8jährigen Jungen bestand ein Ependymom in Höhe des 12. BW. Die Wirbelsäule wies eine Verkrümmung auf, die ursprünglich als idiopathische Skoliose angesehen worden war und die einen typischen Aspekt bot. In einem anderen Fall war eine hochsitzende Verkrümmung durch einen Halsmarktumor verursacht.

Bei einem 15jährigen Jungen, über den ALLEN und KAHN berichten, hatte sich als Folge eines langsam wachsenden intramedullären Astrocytoms eine Skoliose im gleichen Wirbelsäulenabschnitt ausgebildet. SCHÖCHE und FRIED fanden nur Skoliosen im Hals- und Brustabschnitt (Abb. 252).

β) Bei extramedullären Tumoren

NUGENT, ODOM und WOODHALL beobachteten eine leichte Kyphoskoliose der Brustwirbelsäule bei einer 43jährigen Frau, bei der extradurale Cysten in dieser Höhe gefunden wurden. Von Veränderungen im Sinne eines alten Morbus Scheuermann ist nichts erwähnt. Nur in einem Fall wurden Wirbelkörperveränderungen im Sinne eines Morbus Scheuermann bei einem 14jährigen Jungen angetroffen. Von einer zusätzlichen Kyphose ist nichts angegeben.

Intracanaliculäre extramedulläre Tumoren, die bei Kindern schmerzhaft fixierte Wirbelsäulenverkrümmungen auslösen, können in Epidermoidcysten bestehen, die nach wiederholten Lumbalpunktionen z.B. wegen Meningitis aufgetreten sind. Am häufigsten sind diese Befunde aber durch Neurinome verursacht (DUBOUSSET, QUENEAU und LACHERETZ). Eine 25jährige Patientin von CRAIG mit einem intraspinalen Dermoid im unteren Thorakalabschnitt wies eine Skoliose in diesem Bereich auf.

TUCKER, ARAMSRI und HUGES bilden eine Skoliose bei einem Meningiom im thorakalen Abschnitt der Brustwirbelsäule ab.

MAYER berichtet über einen extramedullären Tumor im Bereich der Halswirbelsäule, der zu einer winkeligen Kyphose geführt hatte. ALAJOUANINE und THUREL fanden bei einem extramedullären Angioblastom eine ausgeprägte Kyphoskoliose. HOSOI berichtete über einen intraduralen teratoiden Tumor mit winkeliger Skoliose in Höhe des 12. Brustwirbels.

KADNER beschreibt einen 55jährigen Patienten, bei dem schon viele Jahre eine Kyphoskoliose bekannt und behandelt worden waren. Als eine spastische Paraparese auftrat, wurde zunächst ein Querschnittssyndrom infolge der Skoliose angenommen. Bei der Operation wurde kein krankhafter Befund erhoben, sondern weiterhin eine Myelomalazie angenommen. Die Sektion ergab jedoch ein Sarkom der weichen Rückenmarkshäute. Zu der Frage, ob die Skoliose in einem ätiologischen Zusammenhang mit diesem Sarkom stand, wird nicht Stellung genommen, da die Skoliose seit dem 13. Lebensjahr bestand, ist dies nicht anzunehmen.

Auch thorakale Bandscheibenvorfälle können eine Skoliosierung der Wirbelsäule zur Folge haben. Sie stellen eigentlich auch extradurale Tumoren dar.

11. Bei paravertebralen Tumoren

Auch Tumoren mit paravertebralem Sitz können entsprechende Rückwirkungen auf die Wirbelsäule haben. Hier sind vor allen Dingen gutartige, mediastinale Tumoren zu nennen. Vielleicht können auch Bronchialcarcinome derartige Folgen haben (New-Engl. J. Med. 1948). Infolge Tumorarrosion der Wirbelsäule kann es ebenfalls zu Skoliosen kommen (Abb. 253).

PANNIER und DAEMS fanden als Ursache einer seit früher Jugend bestehenden Kyphoskoliose eine mediastinale Dermoidcyste. Eine weitere einschlägige Beobachtung stammt von LAWSON. BRACHER und KUHNS fanden eine Skoliose bei mediastinaler Cystenbildung, die aber ihre Ursache wahrscheinlich in einer gleichzeitig bestehenden Halbwirbelbildung hatte.

CHAPTAL u.Mitarb. bilden einen Fall von einem Neuroblastom des hinteren Mediastinums mit skoliotischer Krümmung der Wirbelsäule nach der Gegenseite bei einem 2jährigen Mädchen ab. PEREZ u.Mitarb. beobachteten in mehreren Fällen von Tumoren, ausgehend vom sympathischen Nervensystem, bei Kindern Ausbildung von Kyphoskoliosen.

CAREY, ELLIS, COOD und WOOLNER berichten über Kyphoskoliosen bei Ganglioneurom. BULMER beschreibt sehr ausgeprägte Skoliosen bei je einem Kind mit einem Ganglioneuroblastom, einem Ganglioneurom und einem Neuroblastom. Der Scheitelpunkt entsprach in den beiden ersten Fällen dem Sitz des paravertebralen Tumors. Im letzteren Fall bestand diese Beziehung nicht. In den beiden ersten Fällen wiesen die Wirbelkörper im Skoliosescheitel, entsprechend dem Tumor, Keilform auf, wobei die höhere Seite der Tumorseite

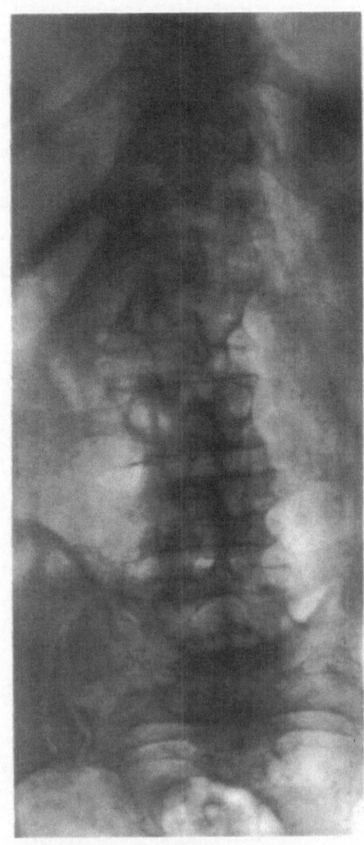

Abb. 253. Destruktion an dem 3. und 4. LW rechts durch paravertebrale Tumormetastasen mit krankseitig konvexer Skoliose. Die krankseitige Konvexität könnte durch die Mitzerstörung der Bänder und der Bandscheiben auf dieser Seite verursacht sein

entsprach. Die Skoliose wird als Folge einer vermehrten Vascularisation und einem daraus resultierenden Knochenwachstum auf der Tumorseite angesehen. Im letzteren Fall hat es sich wahrscheinlich um eine Lähmungsskoliose gehandelt, da der Tumor eine Lähmung verursacht hatte und der Skoliosescheitel topisch mit dem Tumor nicht übereinstimmte.

SHEPHARD und SUTTON beobachteten bei Sanduhrtumoren kyphoskoliotische Verkrümmungen in Höhe des arrodierten Foramen intervertebrale (S. auch Kap. K.II.34.: Skoliosen als Folge von Bestrahlungen der Wirbelsäule im Kindesalter, S. 381).

12. Wirbelsäulentumoren

Von Tumoren an der Wirbelsäule selbst machen vor allen Dingen Metastasen verschiedener Provenienz dann Wirbelsäulenverkrümmungen, wenn sie zum keilförmigen Zusammenbruch eines oder mehrerer Wirbel führen. In der Regel resultieren hieraus aber sagittale Verkrümmungen. Das gleiche gilt für primäre Wirbelsäulentumoren und Hämangiome. Wenn skoliotische Verkrümmungen vorhanden sind, die sich nicht eindeutig aus einem keilförmigen Wirbelzusammenbruch erklären lassen, so wird es sich in der Regel um eine praeexistente Krümmung handeln, wenn nicht das Gegenteil durch frühere Aufnahmen bewiesen ist (Abb. 254a und b). Generalisierter Metastasenbefall kann natürlich auch durch geringe Verformung zahlreicher Wirbel eine Skoliose verursachen (Abb. 255). Skoliosen nennenswerten Umfanges bilden sich jedoch wegen der Bettlägerigkeit und der geringen Überlebenszeit dieser Patienten nur selten aus. In einem Fall von DUBOUSSET, QUENEAU und LACHERETZ verursachte ein Knochensarkom der Wirbelsäule eine Skoliose.

Unter den gutartigen Tumoren der Wirbelsäule sind auch Exostosen zu nennen, die eine Verkrümmung herbeiführen können.

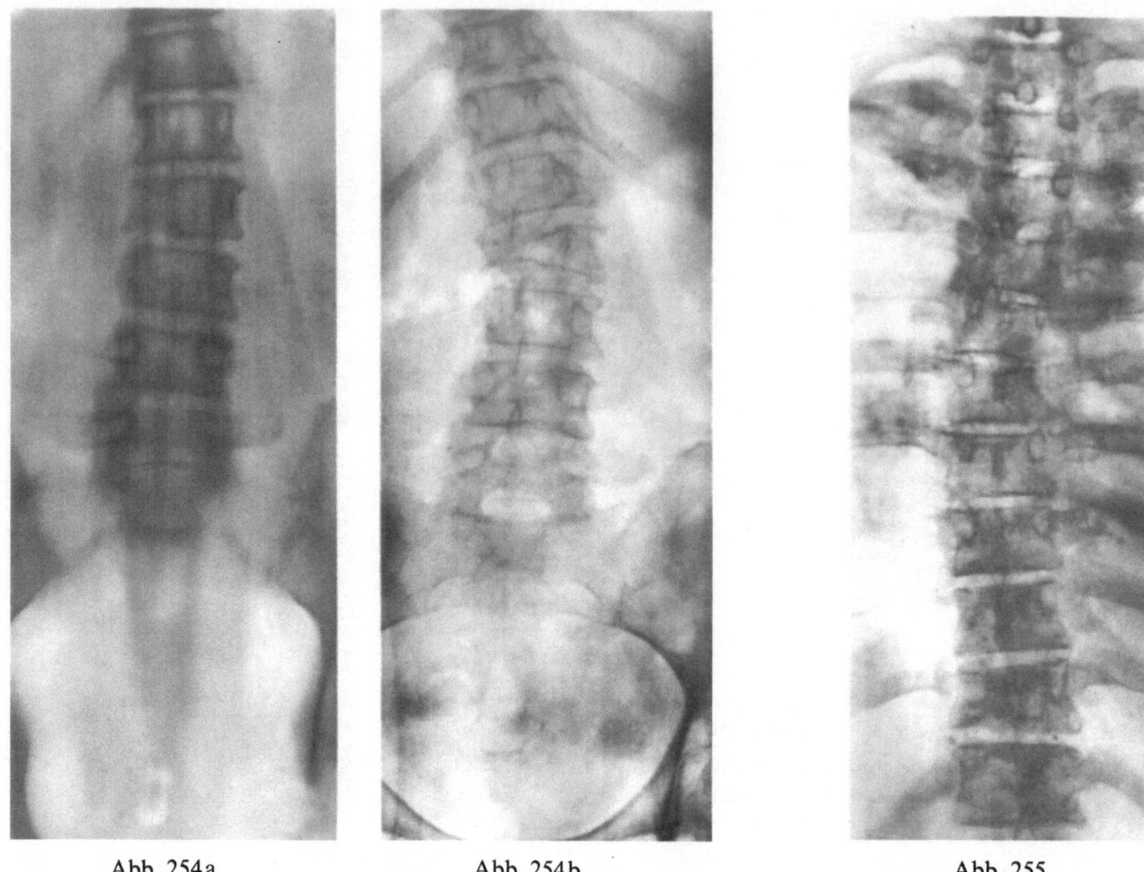

Abb. 254a Abb. 254b Abb. 255

Abb. 254. (a) Rechtsseitig geringe Destruktionen am 2. LWK. Eben angedeutete linkskonvexe Skoliose. (b) Fortschreitende Destruktion des 2. LWK mit Keilverformung. Zunahme der Skoliose. Die Destruktion war durch eine Metastase eines Mammacarcinoms verursacht

Abb. 255. Generalisierter Metastasenbefall der Wirbelsäule mit geringfügiger skoliotischer Verkrümmung

Frosch fand eine Skoliose der Lendenwirbelsäule, hervorgerufen durch eine ausgedehnte, pilzförmige Exostose, die lateral dem Lendenwirbelkörper aufsaß und eine Synostose herbeigeführt hatte. Schmieden und Löffler berichten im Lehrbuch der Chirurgie von Wullstein und Willis über Wirbelsäulenverkrümmungen durch kartilaginäre Exostosen. In einem Falle von Crespi hatte eine Exostose am Prozessus spinalis D 10 eine großbogige Skoliose bei einem Kind verursacht. Nach ihrer chirurgischen Entfernung bildete sich die Skoliose nicht sofort, sondern erst nach mehrmonatiger physico-mechanischer Behandlung zurück.

Crabbe und Wardill berichten über einen 7jährigen Jungen mit thorakaler Skoliose, die beim Rumpfvorwärtsbeugen stärker wurde. Das Röntgenbild zeigte eine Strukturverdichtung am 8. Brustwirbelkörper und eine Erweiterung des Foramen intervertebrale. Bei der Operation wurde ein Tumor gefunden, der sich histologisch als benignes Osteoblastom erwies. Nach seiner Ausräumung bildete sich die Skoliose langsam zurück. In einem Fall von Krayenbühl und Lüthy verursachte ein Neurinom infolge einer Wirbeldestruktion eine Skoliose.

Caldicott berichtet über 3 Fälle von Osteoidosteom an den Wirbelbögen. Das Osteoidosteom soll hier unabhängig von der Problematik seiner Ätiologie als gutartiger Tumor angesehen werden. Bei 2 Patienten bestand eine deutliche, bei einem eine geringgradige

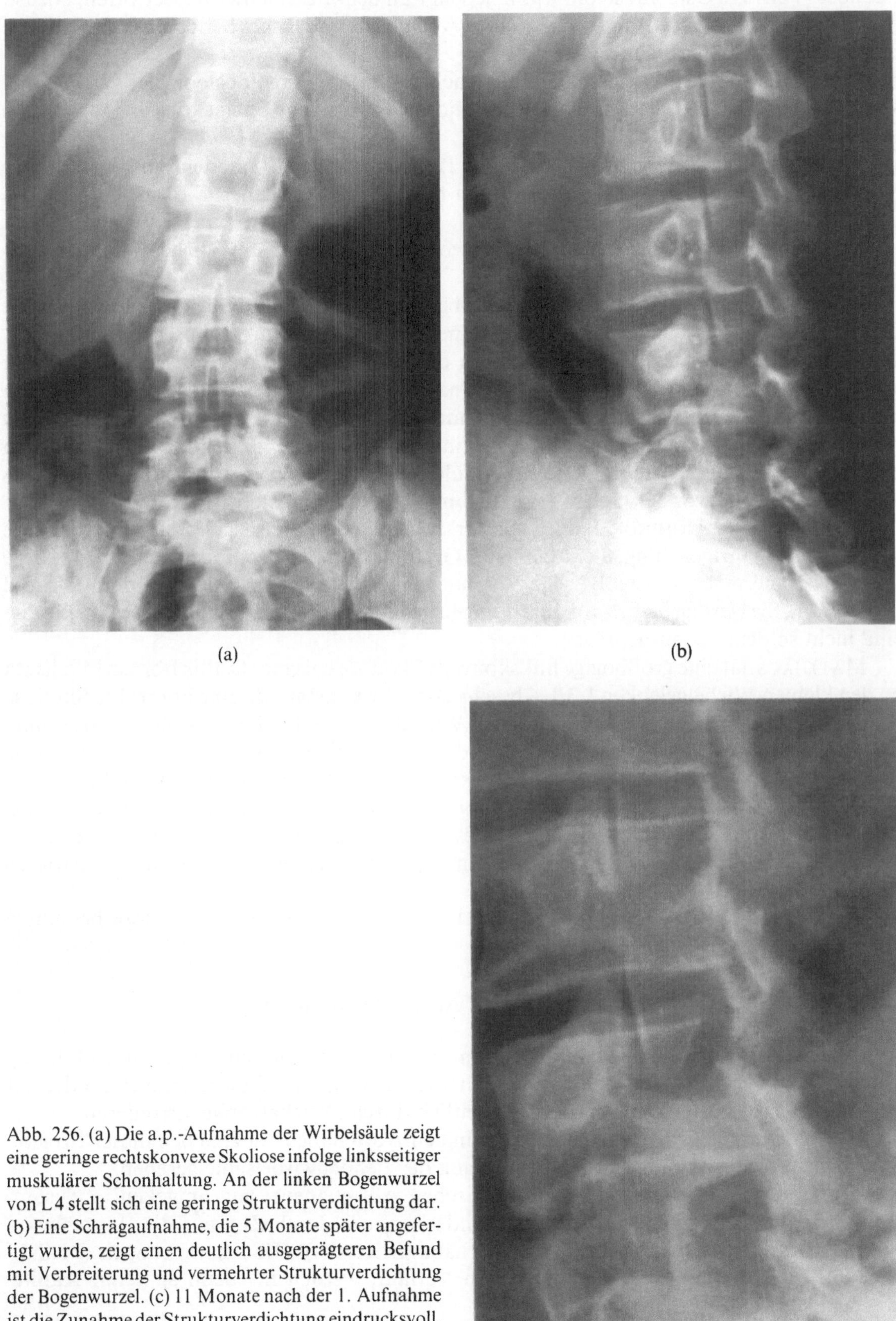

Abb. 256. (a) Die a.p.-Aufnahme der Wirbelsäule zeigt eine geringe rechtskonvexe Skoliose infolge linksseitiger muskulärer Schonhaltung. An der linken Bogenwurzel von L 4 stellt sich eine geringe Strukturverdichtung dar. (b) Eine Schrägaufnahme, die 5 Monate später angefertigt wurde, zeigt einen deutlich ausgeprägteren Befund mit Verbreiterung und vermehrter Strukturverdichtung der Bogenwurzel. (c) 11 Monate nach der 1. Aufnahme ist die Zunahme der Strukturverdichtung eindrucksvoll. Die Bogenwurzel und die Pars interarticularis sind verbreitert und sklerotisch verdichtet. (Wilkinson, 1971)

Skoliose. Von dem Osteoidosteom war in jedem Fall der 4. Lendenwirbel betroffen, ebenso in einem Fall von WILKINSON (Abb. 256a–c). Auch KEIM und REINA berichten über Skoliose bei Osteoidosteom (s. auch S. 240).

In der Literatur liegen insgesamt 45 Beobachtungen von Osteoidosteom der Wirbelsäule vor. Nur in einem Teil der Fälle waren Skoliosen vorhanden (FREIBERGER; MAC LELLAU u. WILSON).

PONSETI u. BARTA berichten über einen 12jährigen Jungen, bei dem an der 9. Rippe am Costovertebralgelenk ein Osteoidosteom bestand, das mit einer C-förmigen Skoliose der Brustwirbelsäule einherging.

MUSTARD und DUVAL sahen in 2 Fällen von Osteoidosteom der Wirbelsäule eine Skoliose.

DUBOUSSET, QUENEAU und LACHERETZ beobachteten 2 Fälle von Osteoidosteom an der Wirbelsäule bei Kindern, die mit schmerzhaften fixierten Skoliosen einhergingen. In beiden Fällen war das Osteoidosteom in die Bogenwurzel L5 lokalisiert. In 2 Fällen von DUBOUSSET, QUENEAU und LACHERETZ hat es sich um Osteoidosteome und in einem Fall um eine aneurysmatische Cyste gehandelt. MUSTARD und DUVAL sowie SHERMAN haben auf das Vorkommen von haltungsbedingten bzw. schmerzreflektorischen Skoliosen bei Fällen von Osteoidosteom der Wirbelsäule hingewiesen. In einem der Fälle von MUSTARD und DUVAL war der Gelenkfortsatz durch das Osteoidosteom betroffen.

WEICKERT und DOMINOK fanden als Ursache einer Skoliose der Lendenwirbelsäule bei einem $5^1/_2$jährigen Jungen ein benignes Osteoblastom an der Bogenwurzel L4. Diese Osteoblastome machen osteolytische Veränderungen. Sie haben vieles mit dem Osteoid gemeinsam. Sie werden jedoch vor allen Dingen größer und der Nidus und die Randsklerose sind nicht so deutlich ausgeprägt.

MATTHÄUS hat eine großbogige linkskonvexe Skoliose bei einer Ostitis fibrosa lokalisata an den kleinen Wirbelgelenken L3/L4 beschrieben. Er konstatierte eine kontrakte Skoliose bei knöcherner Verschmelzung des kleinen Wirbelgelenkes L2/L3 und eine Auftreibung des Querfortsatzes. Bei der Operation wurde eine Ostitis fibrosa lokalisata als Ursache festgestellt. Eine seitliche Wirbelsäulenverkrümmung ist auch auf der Abbildung eines Wirbelosteoms in einer Arbeit von DAHLIN und JOHNSON zu sehen, ohne daß im Text besonders auf die Begleitskoliose hingewiesen ist. In diesem Zusammenhang sei noch auf das Kapitel über Wirbelsäulenverkrümmungen bei der Neurofibromatose verwiesen (S. 323).

BUCKNILL, JACKSON, KEMP und KENDALL beschreiben eine leichte Skoliose bei einem Wirbelhämangiom.

13. Skoliosen bei Aortenaneurysmen

Aortenaneurysmen kann man gleichsam als paravertebrale, gutartige Tumorbildung hinsichtlich ihrer Auswirkungen auf die Wirbelsäulenachse auffassen. Eine Besonderheit liegt darin, daß sie die Wirbelkörperreihe seitlich durch Druckatrophie arrodieren.

MANDEVILLE hat 3mal bei einem abdominalen Aortenaneurysma neben dieser Erosion eine rechtskonvexe skoliotische Verkrümmung der Lendenwirbelsäule gesehen.

NUZZI nimmt allerdings bei einem luetischen Aortenaneurysma umgekehrte Zusammenhänge an. Er glaubt, daß eine bestehende Skoliose durch Zug auf die Aortenwand die Entstehung des Aneurysmas begünstigt habe (STAESSEN). Die Auswirkungen der Skoliose auf die Aorta, insbesondere auf ihren Verlauf, werden in einem späteren Kapitel abgehandelt (S. 435).

14. Kongenitale Vitien und Kyphoskoliose

Ein vergrößertes Herz stellt in gewissem Sinne einen paravertebralen Tumor dar und es erscheint deswegen durchaus einleuchtend, daß Vitien, die mit einer Größenzunahme des Herzens einhergehen, insbesondere dann zu einer Wirbelsäulenverkrümmung führen können, wenn sie seit der Geburt bestehen.

Angaben in der Literatur scheinen denn auch eine erhöhte Skoliosefrequenz bei kongenitalen Vitien zu belegen. White fand bei derartigen Patienten in 44% der Fälle eine thorakale Skoliose. Im Schnitt war die Skoliose im Alter von 11 Jahren aufgetreten.

Irvine-Jones gibt die Skoliosefrequenz bei kongenitalen Vitien mit 4% an. Stagnara und Quenau sahen zweimal schwere Skoliosen bei kongenitalen Vitien, Lange 6mal bei kindlicher Herzhypertrophie (Luke und Mc Donnell).

Wright und Niebauer haben die Röntgenbilder von 425 Fällen von kongenitalen Herzfehlern ausgewertet. In 5,5% dieser Beobachtungen waren Skoliosen von mehr als 10° vorhanden. Nur in einem Fall hatte es sich um eine kongenitale Wirbelsäulenverkrümmung infolge Wirbelkörper- und Rippenanomalien gehandelt. In der Altersgruppe über 14 Jahren war der Prozentsatz der Skoliose auf 19% angestiegen. In einer Kontrollgruppe von herz- und lungengesunden Individuen fanden sich dagegen nur 6% Skoliosen. Die Verfasser nehmen Zusammenhänge zwischen den kongenitalen Vitien und den Skoliosen in dem Sinne an, daß eine Herzverbreiterung zu einer Wirbelsäulenverkrümmung führt. Maßgebend ist dabei allein die Herzvergrößerung und nicht deren kongenitale Natur. Auch Lee führte bei einem 14jährigen Mädchen eine sich seit 4 Jahren entwickelnde Skoliose auf eine starke Vergrößerung des Herzens zurück.

Donzelot, Strohl, Durand, Mediano und Heim de Balsac haben bei kongenitalen Vitien, die mit einer Cyanose einhergingen, in 30% eine Wirbelsäulenverkrümmung gefunden. Auch White gibt an, daß die Skoliosehäufigkeit bei Vitien mit Cyanose höher (44%) ist als bei Vitien ohne Cyanose. Als Verkrümmung werteten Donzelot u.Mitarb. dabei schon Winkel von 5°. Der durchschnittliche Skoliosewinkel betrug 14°. Bei diesen geringen Ausmaßen der festgestellten Krümmungen erscheint jedoch der Prozentsatz der Skoliosen gegenüber herzgesunden Kindern nicht mit völliger Sicherheit erhöht (vgl. Kap. J.: Normalform der Wirbelsäule in frontaler Richtung bzw. physiologische Skoliosen, S. 206). Donzelot u.Mitarb. wollen aber außerdem ein charakteristisches Verhalten dieser Skoliosen bei kongenitalen Vitien festgestellt haben, das sie von den idiopathischen Skoliosen unterscheiden soll. Sie führen an: das Überwiegen der Rechtskrümmung, die andere Lokalisation des Scheitelpunktes (D9–D10), den geringeren Prozentsatz von Gegenkrümmungen und die fehlende Rotation. Außerdem sollen charakteristische Unterschiede bezüglich Richtung, Form und Lokalisation der Krümmungen bei den einzelnen kongenitalen Vitien vorhanden sein. So fanden sie bei der hohen Rechtslage der Aorta gehäuft linkskonvexe, hochthorakale Skoliosen. Als Entstehungsursache nehmen sie die besonderen strömungsmechanischen Verhältnisse bei den kongenitalen Vitien an.

Das Zusammenvorkommen von kongenitalen Vitien und Mißbildungsskoliosen der Wirbelsäule wird nur ausnahmsweise verzeichnet. White fand bei 125 Patienten mit kongenitalen Vitien nur 3mal gleichzeitige Wirbelsäulenmißbildungen, die mit seitlichen Verkrümmungen einhergingen.

Nair berichtet über Mißbildungsskoliosen der Wirbelsäule, Herzerkrankungen und abnorme Kleinheit der Ohren. Wahrscheinlich handelte es sich bei dieser Symptomentrias um gleichgeordnete anlagemäßige Bildungsstörungen.

15. Skoliose infolge Bandscheibendegeneration

Den Zusammenhängen zwischen Wirbelsäulenverkrümmungen und Veränderungen an der Bandscheibe ist in der Literatur relativ wenig Beachtung geschenkt worden, was insofern verständlich ist, als aus einer Bandscheibendegeneration meistens keine hochgradigen und massiven Krümmungen resultieren. Außerdem treten sie ja erst in fortgeschrittenem Alter auf, in dem sie ästhetisch nicht mehr als so schwerwiegend empfunden werden wie in jungen Jahren, sondern als Alterserscheinungen leichter hingenommen werden. Überdies sind sie ganz überwiegend in den Lendenabschnitt lokalisiert und Lendenskoliosen sind weit weniger deformierend als thorakale Skoliosen.

Die Bandscheibenskoliosen dürfen nicht mit den Ischiasskoliosen verwechselt werden, deren Ursache zwar letztlich ein Bandscheibenprolaps darstellt, die aber schmerzreflektorische bzw. reflektorische Haltungsskoliosen darstellen, während es sich bei den Bandscheibenskoliosen um irreversible strukturelle Verkrümmungen handelt. Sie resultieren aus der Summation degenerativer Asymmetrien in der Bandscheibenhöhe und den Auswirkungen der Verschleißveränderungen auf die Wirbelsäulenstatik.

Mit diesen Zusammenhängen hat sich unter anderem MARTENS auf Grund von Untersuchungen am Material der Schmorlschen Wirbelsäulensammlung beschäftigt. Nach seiner Ansicht entstehen Skoliosen, wenn an mehreren Zwischenwirbelscheiben ein Schmorlsches Knorpelknötchen seitlich der Mittellinie auftritt. Dadurch kommt es zu dem gleichen Mechanismus, wie ihn SCHMORL für die Entstehung der Adoleszentenkyphose postuliert hat. Auch VILARDELL und ABADES haben diese Auffassung vertreten. LINDEMANN berichtet ebenfalls über 10 einschlägige Fälle. Schließlich kann es, genau wie es infolge ventraler Bandscheibenverschmälerungen zur Alterskyphose kommt, durch einseitige Bandscheiben-

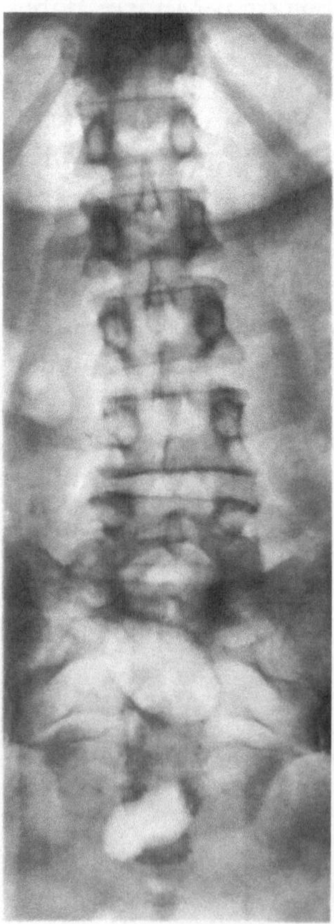

Abb. 257. Geringe großbogige linkskonvexe Lendenskoliose bei rechtsseitiger Bandscheibenverschmälerung. L 4/L 5

degeneration zu einer Skoliose kommen. Oft sind Alterskyphosen und Bandscheibenskoliosen miteinander kombiniert.

Außerdem kommen Bandscheibenskoliosen nicht selten zusammen mit Osteoporosen vor. Die Analyse des Einzelfalles hinsichtlich des Bandscheibenbefundes und der Wirbelkörperdeformierungen muß dann ergeben, was bestimmend für die Entstehung der Skoliose war, die Bandscheibe oder die Osteoporose oder beides.

Bei fortgeschrittenen degenerativen Veränderungen finden sich an einer Bandscheibe relativ häufig ganz geringfügige seitliche Achsenknickungen bzw. ganz kurzbogige Skoliosen der Wirbelsäule, die aus den einseitigen Verschmälerungen resultieren (Abb. 257).

Einseitige degenerative Veränderungen an den kleinen Wirbelgelenken können — allerdings meistens in Verbindung mit entsprechenden Bandscheibenverschmälerungen — zur Entstehung einer Skoliose Veranlassung geben oder zu ihrer Entstehung beitragen.

Die Bandscheibenskoliosen nehmen vielfach auf Aufnahmen im Stehen im Vergleich zum Liegen zu (Abb. 258a und b).

Es besteht Grund zur Annahme, daß sich leichte Skoliosen an der Lendenwirbelsäule infolge Veränderungen an den Bandscheiben bereits ausbilden, ehe ausgeprägte Verschleißerscheinungen mit reaktiven Veränderungen vorhanden sind (Abb. 259a und b). Die Voraussetzung für die Skolioseentstehung sind mehr die Lockerung im Gefüge der Bandscheiben und die einseitige Verformung als der Verschleiß an sich. Der Verschleiß bereitet der Skoliose den Boden nur insofern, als er mit einer Lockerung einhergeht. Verschleißveränderungen, die einer Rotation der Wirbelkörper entgegenwirken, wirken auch der Skolioseentstehung entgegen.

Bei Bandscheibenskoliosen findet man nicht selten eine Keilverformung eines oder einzelner Wirbel, entweder an der Basis des Skoliosebogens oder im Krümmungsscheitel.

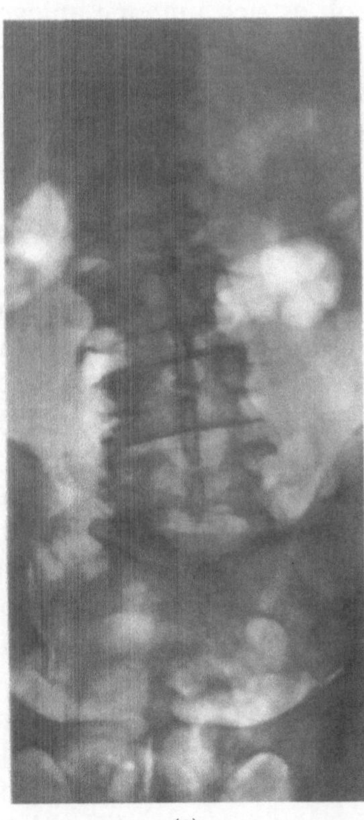

(a)

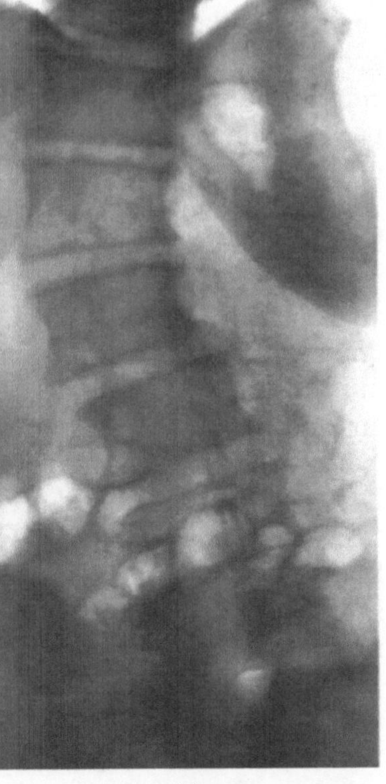

(b)

Abb. 258. (a) Rechtskonvexe Lendenskoliose. Aufnahme im Liegen. (b) Aufnahme von der gleichen Patientin im Stehen. Die Lendenskoliose hat deutlich zugenommen und es ist ein Drehgleiten L 2 nach rechts in Erscheinung getreten, das auf der Aufnahme im Liegen nicht zur Darstellung kam

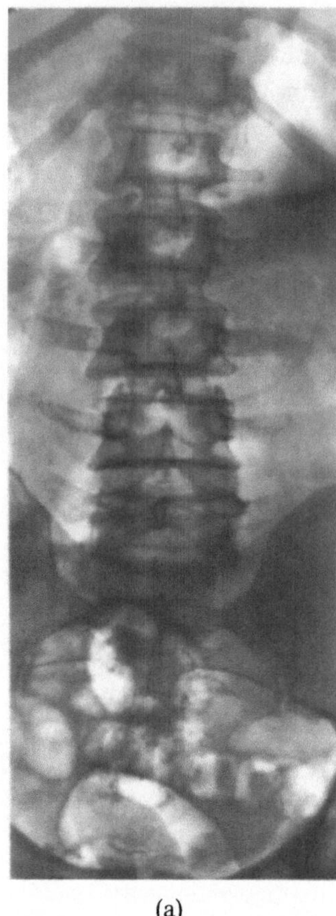

(a)

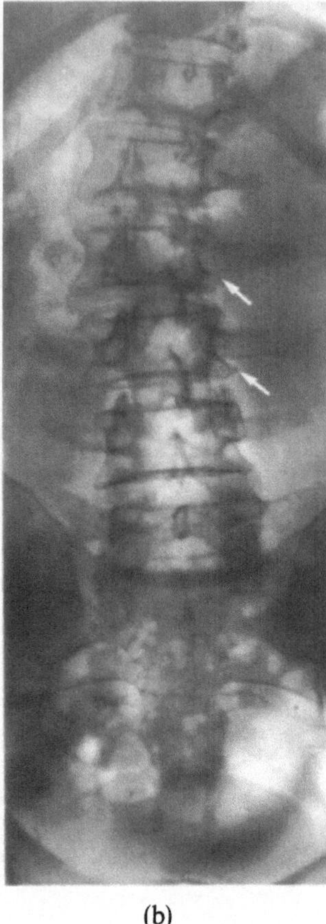

(b)

Abb. 259. (a) Die Lendenwirbelsäule zeigt nur eine ganz minimale rechtskonvexe Skoliose. (b) 9 Jahre später. Es ist eine, wenn auch nicht sehr starke, so doch deutliche großbogige Skoliose vorhanden. Auf der Aufnahme vor 9 Jahren waren noch keine spondylotischen Randzacken zu erkennen. Jetzt sind konkavseitig am 2. und 3. Lendenwirbelkörper kleine Zäckchen nachzuweisen. Ausgeprägte Verschmälerungen der Zwischenwirbelräume und sonstige reaktive Veränderungen finden sich nicht. Der Befund spricht trotzdem für eine Bandscheibenskoliose, die aber bereits im Stadium der Gefügestörung einsetzt und nicht erst im fortgeschrittenen Verschleißstadium

Es ist oft nicht zu entscheiden, ob es sich um eine anlagemäßige keilförmige Dysplasie eines Wirbelkörpers handelt, die infolge einseitiger vermehrter Belastung der entsprechenden Bandscheibe zu frühzeitigen degenerativen Veränderungen führt oder ob primär eine einseitige Bandscheibenverschmälerung bestanden hat, die den entsprechenden Wirbelkörper einer ungepufferten einseitigen Belastung aussetzte und damit dessen Keilverformung unter der Belastung nach sich zog. Wenn der Keilwirbel an der Basis gelegen ist, ist die resultierende Skoliose vielfach mit einem mehr oder weniger deutlichen Drehgleiten kombiniert.

In den Frühstadien findet sich oft nur eine leichte Seitenneigung oberhalb einer einseitig verschmälerten Bandscheibe, ohne daß eine eigentliche Skoliose mit gleichmäßigem Bogen und rotatorischer Komponente sowie einer kompensatorischen Krümmung besteht. Man muß aber diese Befunde als Initialstadien der beginnenden typischen Bandscheibenskoliose ansehen.

Im Alter findet sich eine Häufung von Aortenverkalkung bei Bandscheibenskoliose. Die Aortenverkalkung ist oft nur seitlich sichtbar (Abb. 260a und b). Eine Durchblutungsstörung der segmentellen Arterien, aus denen die Wirbelsäule ihre Blutversorgung bezieht, kommt aber kaum als Ursache der Bandscheibendegeneration in Betracht, da diese gefäßlos sind. Hierauf sollte hingewiesen werden, weil vereinzelt diesbezügliche ätiologische Zusammenhänge angenommen worden sind (Aortale Skoliose).

Auch eine im Alter sich einstellende bzw. fortsetzende Progredienz einer im Wachstumsalter entstandenen Skoliose, läßt sich durch einseitige Bandscheibendegenerationen erklären. Hier sind allerdings die Bandscheibendegenerationen Folge der Skoliose, jedoch entfalten sie im Sinne eines Circulus vitiosus eine zusätzliche skoliogene Wirkung.

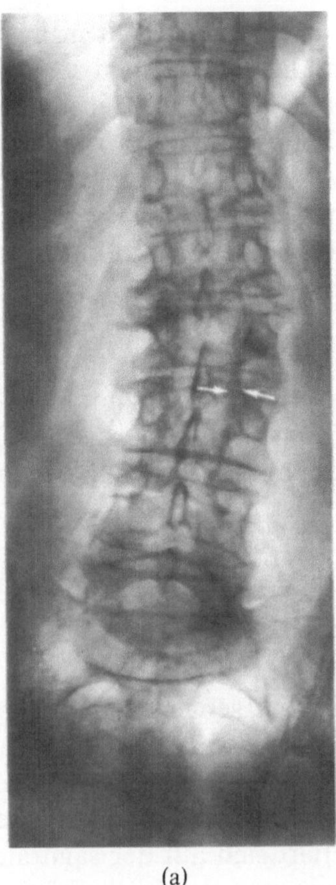

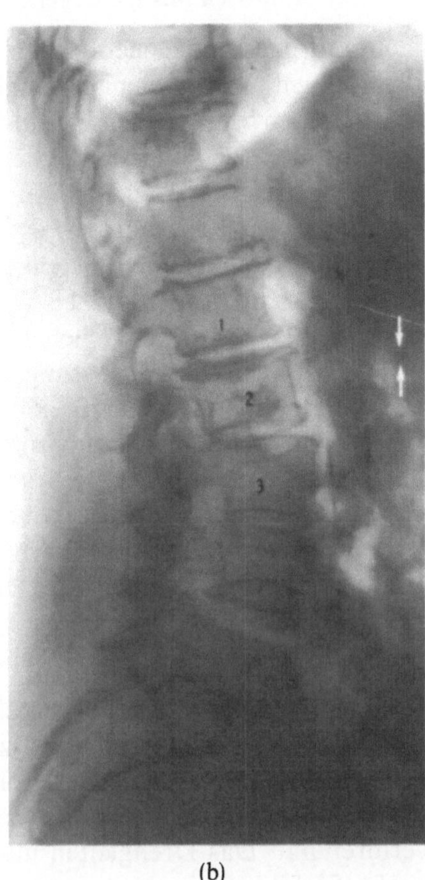

(a) (b)

Abb. 260. (a) Linkskonvexe Bandscheibenskoliose der Lendenwirbelsäule. (b) Die seitliche Aufnahme zeigt, daß eine deutliche Wandverkalkung der Aorta vorhanden ist und daß sich die Verkalkung auf einen visceralen Ast erstreckt

Im mittleren Lebensalter sind einseitige Bandscheibendegenerationen vielfach die Folge eines Bandscheibenprolapses und Martens sowie Lindblom haben festgestellt, daß die Prolapse ganz überwiegend auf der Konkavseite des Skoliosebogens lokalisiert sind. Diese konkavseitige Protrusion des Nucleus pulposus kann wiederum sowohl Ursache als auch Folge der Skoliose sein. Prolapse können also sowohl die Ursache für eine Ischias- als auch für eine Bandscheibenskoliose abgeben.

Erlacher hat eine genau entgegengesetzte pathogenetische Vorstellung hinsichtlich der Skolioseentstehung durch Alterationen der Bandscheibe entwickelt. Er nahm an, daß eine vermehrte Quellung eines exzentrisch gelegenen Nucleus pulposus als Ursache einer Skoliose anzusehen sei. Diese Auffassung hat in der Folgezeit keine ernsthafte Diskussion erfahren. Auch beim Drehgleiten und beim Prolaps kommt eine derartige Quellung des Nucleus pulposus als initialer Faktor in Frage (Reinhardt). Die Entstehung eines Drehgleitens und einer Skoliose durch Quellung eines asymmetrisch gelegenen Nucleus pulposus weisen insofern einen Zusammenhang auf, als die Entstehung einer Skoliose von manchen Autoren einer initialen Wirbelsäulenrotation zugeschrieben wird.

In diesem Fall handelt es sich nicht um diskogene Verschleißskoliosen, sondern um einen Erklärungsversuch für die Entstehung von Skoliosen in jungen Jahren, die Charakteristika der idiopathischen Skoliosen aufweisen.

Perey hat bei Kindern mit Skoliosen diskographisch Lateralverlagerungen der Nuclei pulposi im Krümmungsscheitel nachgewiesen und in diesen Befunden einen Kausalfaktor der kindlichen Skoliose erblickt (s. auch Kap. S.5.: Vertebragener Schiefhals, S. 594).

a) Skoliosen infolge degenerativer Veränderungen an den kleinen Wirbelgelenken

Bandscheibendegenerationen gehen sehr häufig mit arthrotischen Veränderungen an den kleinen Wirbelgelenken einher und letztere können sogar im röntgenologischen Bild am stärksten hervortreten. Die in diesen Fällen vorhandenen Skoliosen stellen aber letztlich nur eine Spielart der Bandscheibenskoliosen dar. GÜNTZ wollte eine Sonderform der Skoliose herausarbeiten, die nur im Alter vorkommen und sehr umschrieben sein soll, bei der die Gelenke auf der konvexen Seite schwerer verändert sind. Er sieht dabei die Erkrankung der kleinen Gelenke als Ursache der Skoliose an. Ebenso gibt SAIDMAN an, daß eine Arthrosis der kleinen Wirbelgelenke oder ihre Erkrankung beim Morbus Bechterew eine Skoliose verursachen könne.

Was die causale Bedeutung von Formabweichungen an den kleinen Wirbelgelenken für die Entstehung einer Skoliose anbetrifft, so sei auf den entsprechenden Abschnitt bei den kongenitalen Skoliosen verwiesen. Eine Aplasie der Gelenkfortsätze L5/S1 auf einer Seite kann eine leichte Seitwärtskrümmung der Lendenwirbelsäule zur Folge haben, die aber dann als Haltungsskoliose anzusprechen ist. Andererseits kann man sie zu den kongenitalen Skoliosen rechnen und schließlich auch zu den degenerativen Skoliosen, wenn gleichzeitig Arthrosen bestehen und ihr Auftreten im jugendlichen Alter nicht sichergestellt ist.

b) Skoliosen bei Drehgleiten

Unter einem Drehgleiten (lateral slip; glissement vertébral par rotation) versteht man eine rotatorische Verschiebung zweier Lendenwirbel um eine Achse, die in der Basis der Dornfortsätze liegt. Die Drehbewegung erfolgt in den kleinen Wirbelgelenken und sie ist nur möglich, wenn die korrespondierende Bandscheibe ihre normale Festigkeit verloren hat. Das Drehgleiten manifestiert sich auf der sagittalen Wirbelsäulenaufnahme als Stufenbildung in der lateralen Begrenzung der Wirbelkörperreihe in Höhe der Bandscheibe zwischen den beiden gegeneinander rotierten Wirbeln. Es ist nach eigenen Erfahrungen ebenso häufig wie die Spondylolisthesis, wird aber sehr viel seltener registriert. Die einschlägige Literatur ist ungleich spärlicher als die Literatur über die Spondylolisthesis (REINHARDT).

Die Mehrzahl der Untersucher ist der Ansicht, daß das Drehgleiten eine Folge der Skoliose darstelle (WILTSE). Eigene Untersuchungen haben jedoch ergeben, daß sich das Drehgleiten überwiegend bei leichten Skoliosen entwickelt und auch bei völlig gerader Wirbelsäule in Erscheinung treten kann (Abb. 261a und b). Eine ganze Anzahl eigener Beobachtungen legt den Schluß nahe, daß die Skoliose in der Mehrzahl der Fälle aus dem Drehgleiten resultiert, wenn es andererseits mit Sicherheit auch Fälle gibt, in denen das Drehgleiten eine Komplikation der Skoliose darstellt. Einen derartigen ätiologischen Zusammenhang kann man dann annehmen, wenn die Träger eines Drehgleitens eine Skoliose aufweisen, die bereits in der Kindheit in Erscheinung getreten ist, sie also eine idiopathische Skoliose darstellt.

Unter 88 Patienten mit einem Drehgleiten, die ich genauer untersucht hatte, wiesen 19,3 überhaupt keine, 29,5 eine geringfügige, 30,6 eine mäßige und 15,9 eine starke und nur 4,5% eine hochgradige Skoliose auf.

Das Drehgleiten setzt eine Minderung der Festigkeit der Bandscheibe und eine Lockerung im Gefüge der kleinen Wirbelgelenke voraus. In vielen Frühfällen sind zwar noch keine reaktiven degenerativen Veränderungen, wie starke Randzacken oder Umbauerscheinungen und arthrotische Veränderungen an den kleinen Wirbelkörpern vorhanden. Dies spricht allerdings nicht gegen die letztlich degenerative Ursache des Drehgleitens, sondern dafür, daß den im Röntgenbild sichtbaren sekundären Veränderungen primäre Gefügestörungen vorausgehen (Abb. 262a und b). Vereinzelte Untersuchungsergebnisse,

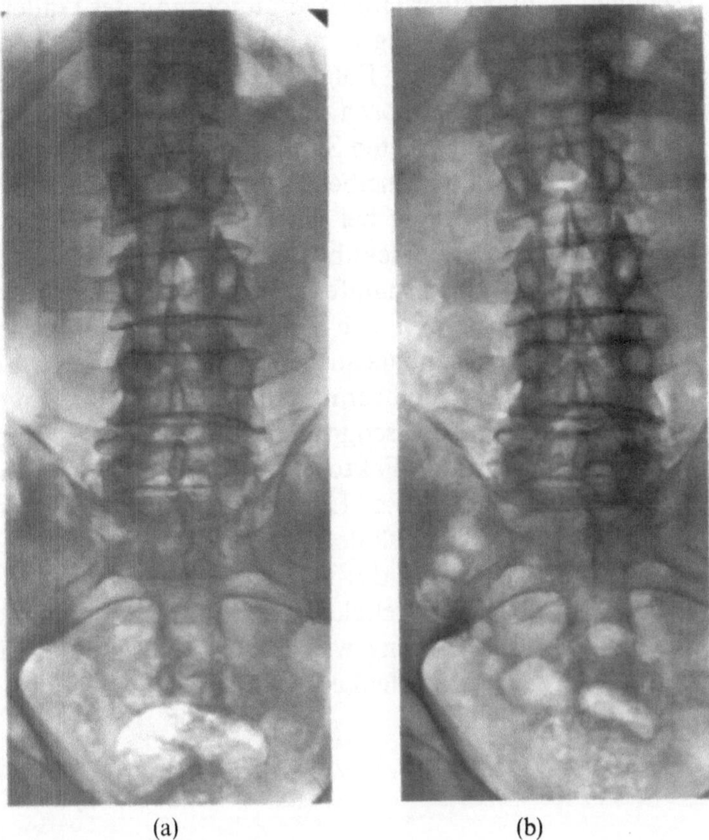

(a) (b)

Abb. 261. (a) Geringes Drehgleiten von L4 nach links. Der craniale anschließende Lendenwirbelabschnitt ist noch nahezu völlig gerade. (b) 8 Jahre später hat sich bereits eine leichte skoliotische Krümmung oberhalb des Drehgleitens eingestellt

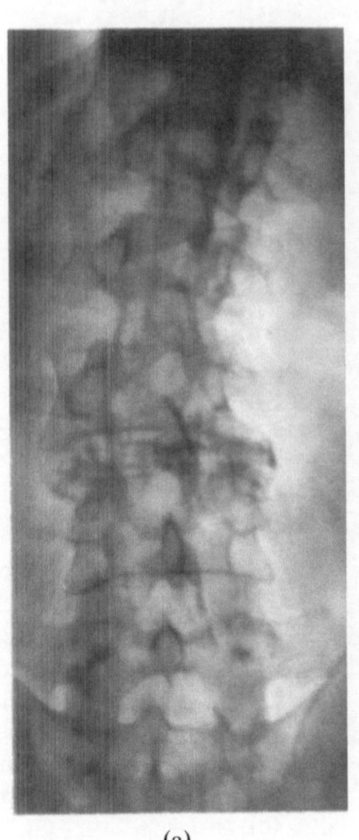

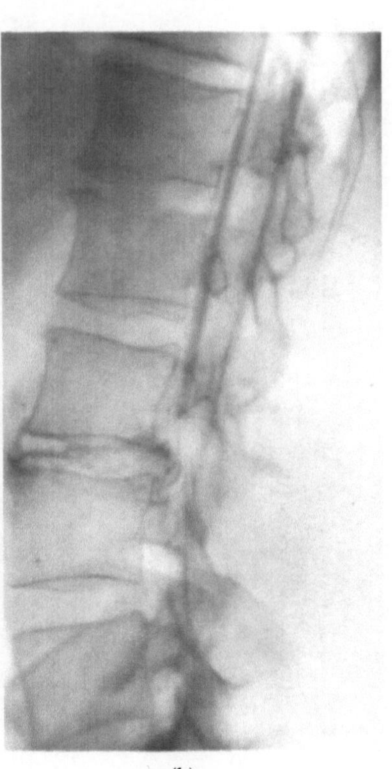

(a) (b)

Abb. 262. (a) Auf einer völlig geraden unteren Lendenwirbelsäule baut sich mit einem Drehgleiten des 3. LW eine rechtskonvexe Krümmung des oberen Lendenabschnittes auf. Ein Discogramm in dieser Höhe zeigt bei geringfügiger Verschmälerung des betreffenden Zwischenwirbelraumes eine weitgehende Zerreißung der Bandscheibe mit Kontrastmittelaustritt nach ventral-lateral und dorsal, sowie Eindellung des Lumbalsackes. Das Drehgleiten ist als Folge der Lockerung im Gefüge der Bandscheibe anzusehen. Daß sich ein cranialer Skoliosebogen auf einer geraden unteren Lendenwirbelsäule aufbaut, spricht dafür, daß das Drehgleiten die Ursache einer beginnenden Skoliose ist und daß es nicht aus einer primären Skoliose resultiert. (b) Seitliches Discoperidurogramm

die in der Literatur niedergelegt sind, lassen die Vermutung aufkommen, daß das Primärgeschehen nicht in einer Höhenverminderung des Gallertkernes, sondern umgekehrt in einer verstärkten Aufquellung zu suchen ist, die eine Überdehnung des Faserringes und damit eine Gefügestörung zur Folge hat. Auch in diesem Sinne ist die Skoliose bei Drehgleiten den Bandscheibenskoliosen zuzurechnen. Wenn das Drehgleiten sekundär bei einer praeexistenten, sehr ausgeprägten Skoliose auftritt, die in der Kindheit begonnen hat, muß man es ebenfalls als bandscheibenbedingt ansehen. Durch die Rotation und vor allen Dingen durch einen Überhang bei einer Skoliose werden zwar sämtliche Bandscheiben einem vermehrten Rotationsschub ausgesetzt, ohne daß es zum Drehgleiten kommt. An der Stelle, an der es sich manifestiert, hat aber nicht nur eine Verwindung der Bandscheibe platzgegriffen, sondern eine Festigkeitsminderung, die unter der rotatorischen Schubbelastung zu einem besonders ausgeprägten Drehgleiten Veranlassung geben kann (Abb. 263a und b). Die Verschleißveränderung, die die Festigkeit der Bandscheibe mindert, kann myelographisch und discographisch nachgewiesen werden (Abb. 262a und b).

Als disponierende Faktoren für das Auftreten eines Drehgleitens bei primär gerader Wirbelsäule könnten u.a. Übergangswirbel angesehen werden, die ja an der Unterstützungsfläche der Wirbelsäule asymmetrische Verhältnisse sowohl hinsichtlich der Festigkeit und Leistungsfähigkeit des Halteapparates als auch der Formgestaltung schaffen. 11,2% aller Patienten mit Drehgleiten und mehr oder minder ausgeprägten Skoliosen wiesen asymmetrische Übergangswirbel auf. Als weitere ursächliche Faktoren kommen Verstellungen der Iliosacralgelenke und ungleicher Symphysenstand, der in 13,33% verzeichnet wurde, in Betracht.

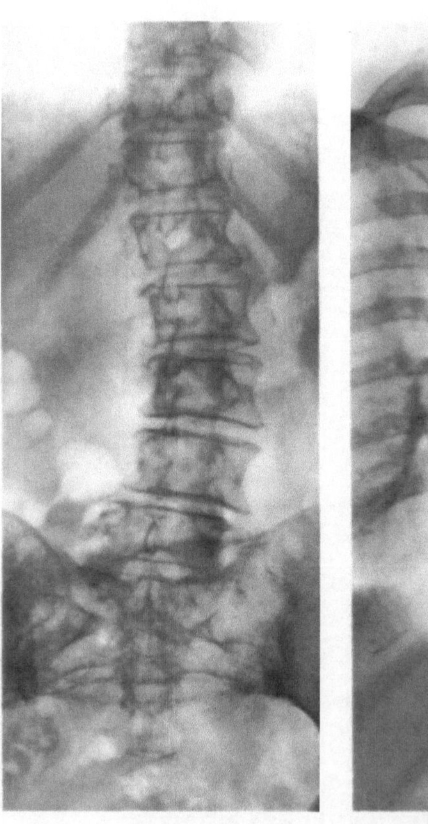

(a)

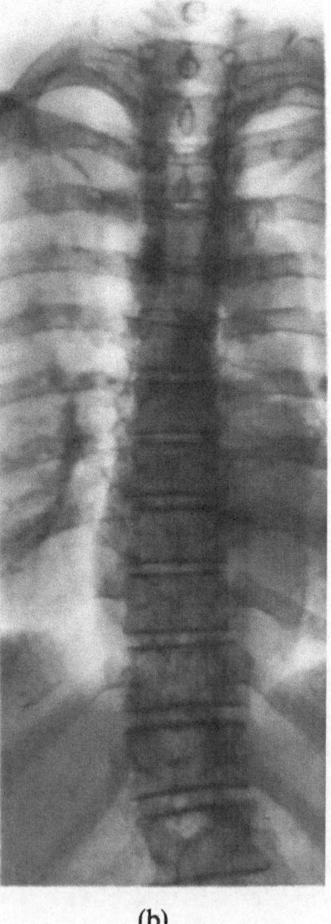

(b)

Abb. 263. (a) Deutliches linkskonvexes Drehgleiten mit Skoliose und Bandscheibenverschmälerung. Das Drehgleiten ist in den caudalen Krümmungsschenkel lokalisiert. Gleichzeitig findet sich ein entgegengesetzt gerichtetes Drehgleiten im cranialen Krümmungsschenkel. (b) An der Brustwirbelsäule ist praktisch keine Ausgleichskoliose ausgebildet

Ein Teil früherer Untersucher hat die Ansicht vertreten, daß ein Drehgleiten nur im Zwischenstück der skoliotischen Krümmung in Erscheinung trete. Ich habe es jedoch überall im Skoliosebogen, auch im Krümmungsscheitel und an jeder Stelle des Krümmungsschenkels nachweisen können. Es ist häufiger in den oberen als in den unteren Krümmungsschenkel lokalisiert. Oft kommt es sowohl im oberen als auch im unteren Krümmungsschenkel vor (Abb. 263a und b). Mitunter ist das Drehgleiten nur im Stehen, nicht aber im Liegen nachzuweisen (Abb. 258a und b).

Das Drehgleiten kommt praktisch nur an der Lendenwirbelsäule, recht selten an der unteren Brustwirbelsäule vor (Abb. 264). An höherliegenden thorakalen Wirbelsegmenten tritt es nicht in Erscheinung, weil hier die Rippen sich einer Rotationsbewegung in dem Zwischenwirbelsegment widersetzen. Selbst die unteren kurzen Rippen leisten einem Drehgleiten einen vermehrten Widerstand, der im Lendenabschnitt nicht vorhanden ist.

Als weitere Faktoren, die das Entstehen eines Drehgleitens mit Skoliose begünstigen können, sind Asymmetrien des Kreuzbeines, Beckenschiefstand, Beinverkürzung, also alle Veränderungen zu vermuten, die ein Zwischensegment einer unsymmetrischen Beanspruchung aussetzen können.

Selbst die äußerst seltenen Fälle, bei denen man eine traumatische Entstehung des Drehgleitens unterstellen kann, sind letztlich bandscheibenbedingt, denn sie kommen dadurch zustande, daß durch das Trauma die Bandscheibe lädiert wird. In einem Fall war gleichzeitig ein Abbruch eines Gelenkfortsatzes vorhanden.

Wie in dem Kyphosekapitel bereits erwähnt und wie auch im vorstehenden Kapitel über das Drehgleiten angeführt, kommt es bei der Tabes nicht selten zu vertebralen Arthro-

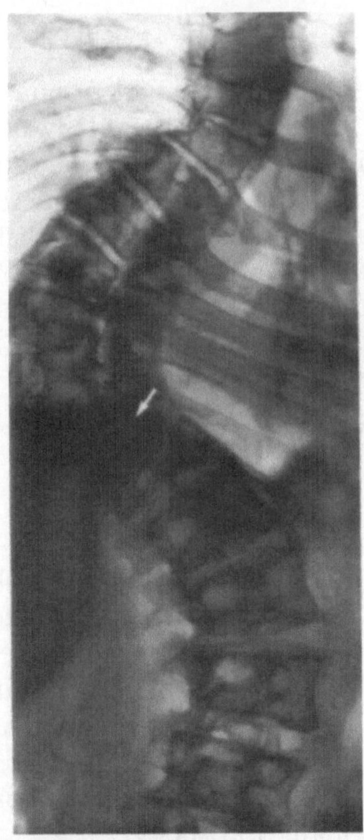

Abb. 264. Thorakale Primärskoliose mit Sekundärkrümmung in der Lendenwirbelsäule. Rechtsgerichtetes Drehgleiten des 11. BW

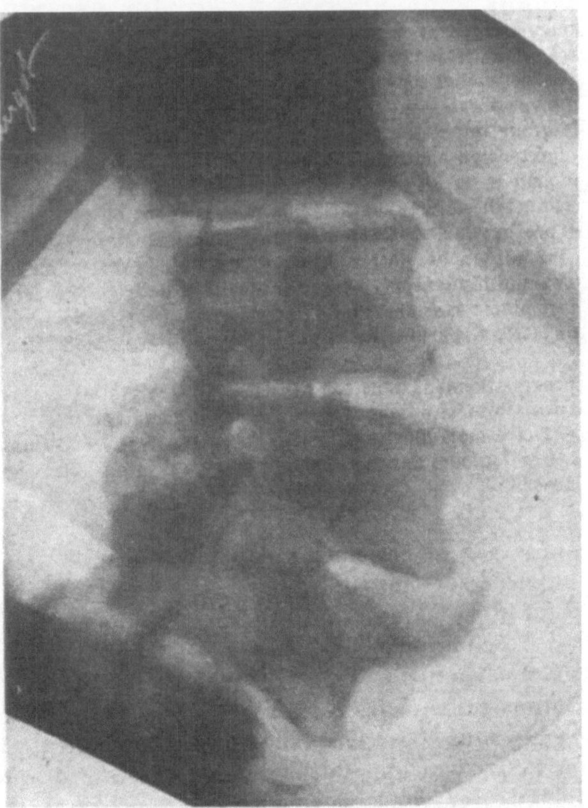

Abb. 265. Skoliose mit Drehgleiten bei einer Tabes. (LAMY und LEUBA, 1926)

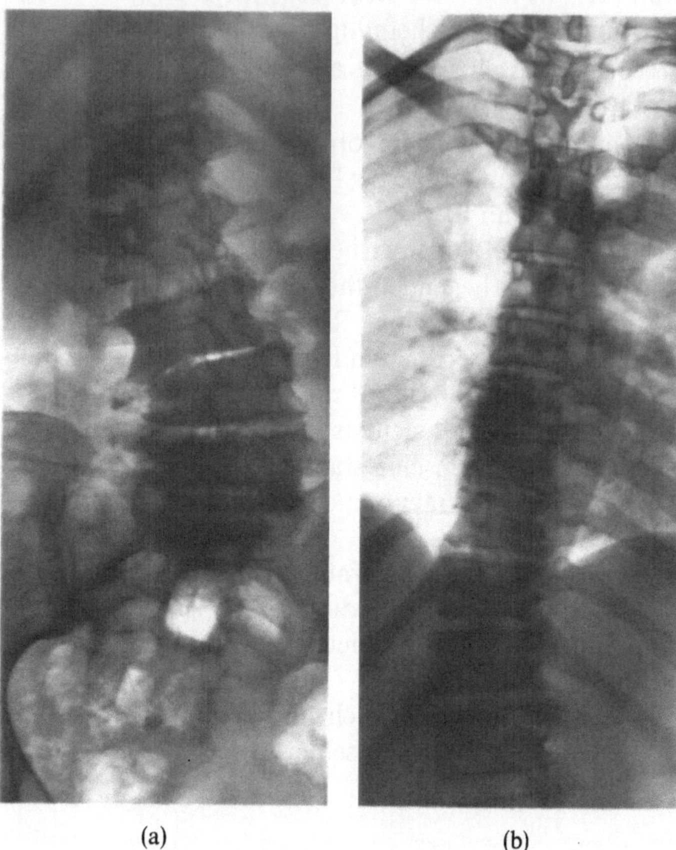

Abb. 266. (a) Es handelt sich um die gleiche Patientin, wie in Abb. 148, S. 196. Es besteht ein ausgeprägtes Drehgleiten von L3 nach rechts mit hypertrophisch-arthropathischen Veränderungen an dem Zwischenwirbelraum L3/L4. Auf den nach rechts rotierten 3. LWK baut sich eine großbogige Skoliose auf. Tabische Wirbelsäulenarthropathie. (b) Nur angedeutete Sekundärkrümmung an der Brustwirbelsäule

pathien, die häufig mit einem Drehgleiten einhergehen und in diesen Fällen dann auch eine deutliche Skoliose zur Folge haben (Abb.265). Die Skoliose resultiert teilweise aus der arthropathischen Wirbelkörperdeformierung, teilweise aus dem Drehgleiten an und für sich und mitunter auch aus den Auswirkungen von arthropathischen Veränderungen an den Gliedmaßen auf den Beckengleichstand und damit indirekt auf die Wirbelsäule (Abb. 266a und b) (AUBRY, CHEVROT und BARSOTTI; ALLERGANT; BOUSIN, PÉPIN, HUBAULT und LABET; CAMPBELL und DOYLE; CHABE; ROGER; ROUQES, ISRAEL, PASSELECQ, LACROIX-COUTRY u. PLAINFOSSE; SERRE, GROS, SIMON, BAUMELOU und LAMBOLEY; DE SÈZE, HUBAULT und CHANUT; SICARD und LAVARDE; THUREL, NEHLIL und LAZAR) (s. auch Kap. K.II.8.: Skoliosen bei tabischer Wirbelsäulenarthropathie, S. 328 und Kap. K.II.33.: Skoliosen bei Ehlers-Danlos-Syndrom, S. 379).

c) Auswirkungen der Skoliose auf die Bandscheiben und kleinen Wirbelgelenke

Bei hochgradigen, stark ausgeprägten Skoliosen bei älteren Patienten ist als Folgeerscheinung eine Verschmälerung der Bandscheiben auf der konkaven Seite infolge der höheren Verschleißbeanspruchung festzustellen. Bei anatomischen Untersuchungen erweisen sie sich auf dieser Seite besonders stark degeneriert und von starken Rißbildungen durchsetzt. Dementsprechend sind auch konkavseitig an den Wirbelkörperkanten ausgeprägte, spondylotische Zackenbildungen zu finden. Die sekundäre Natur dieser Veränderungen ist vor allen Dingen auch dadurch erwiesen, daß sie meistens erst im höheren Alter auftreten, wenn die Skoliose schon lange bestanden hatte (ERDMANN).

KIENBÖCK hat konkavseitig starke Lumbosacralarthrosen bei tiefen Lendenskoliosen gesehen. Die Skoliosen bestanden seit Kindheit. Weil sie bei der äußeren Betrachtung wenig ins Auge fallen, bezeichnete er sie als versteckte Skoliose. Da er als weiteres Charakteristikum dieser Skolioseform eine Schiefstellung des 5. Lendenwirbels annimmt, ist zu überlegen, ob diese Veränderungen nicht aus einer Haltungsskoliose infolge schräger Wirbelsäulenbasis hervorgegangen sind.

Das gleiche, was für die sekundären Veränderungen an den Bandscheiben gesagt wurde, trifft auch für die kleinen Wirbelgelenke zu. Sie sind in der Regel immer auf der Konkavseite stärker arthrotisch verändert als auf der Konvexseite.

BECHTHOLD hat eingehend die bandscheibendegenerativen Veränderungen bei Skoliosen und ihre Folgen an den Wirbelkörpern, wie Ausbildung von Trümmerfeldern, Cystenbildungen, den Umbau der verdickten Wirbelkörper, Corticalis- und Osteophytenbildungen untersucht und beschrieben. Sie sind immer konkavseitig am stärksten ausgeprägt.

16. Olisthetische Skoliosen

Bei Spondylolyse und Spondylolisthesis findet sich recht häufig gleichzeitig eine Skoliose der Lendenwirbelsäule mit Gegenkrümmung im Brustabschnitt (Abb. 267a und b). Prima vista können diese Skoliosen leicht als idiopathische Skoliosen fehlgedeutet werden. Bei allen lumbalen Skoliosen sollte man vermittels seitlicher und Schrägaufnahmen der Lendenwirbelsäule nach einer Spondylolyse oder Spondylolisthesis fahnden (BOZDECH). Der olisthetische Wirbelkörper ist häufig asymmetrisch, also auf beiden Seiten ungleich hoch. Der Spondylolysespalt ist einseitig verbreitert. BOSWORTH und FIELDING u.Mitarb. fanden in ihrem Material von Spondylolisthesen in 23% der Fälle gleichzeitig Lendenskoliosen. LAURENT und EINOLA geben diesen Prozentsatz mit 36% an. In dem Material von

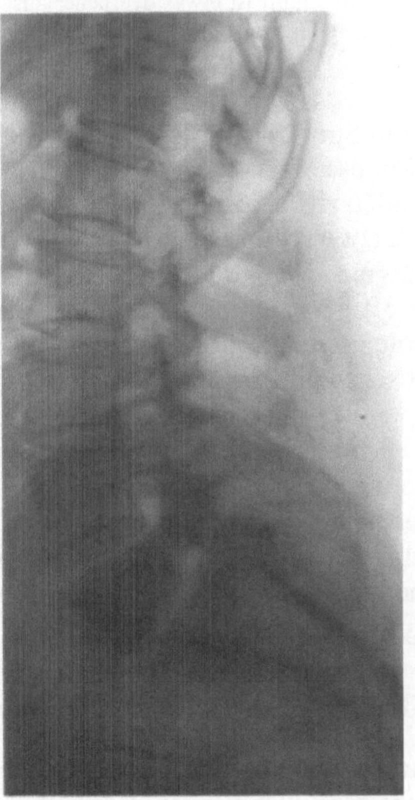

(a)

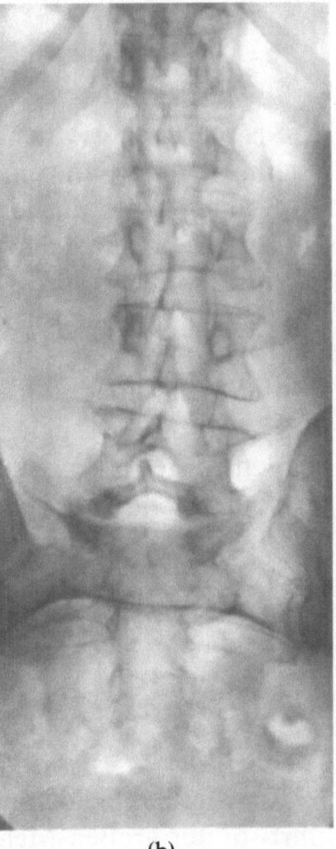

(b)

Abb. 267. (a) Ausgeprägte Spondylolisthesis L5. (b) Tieflumbale Linksskoliose

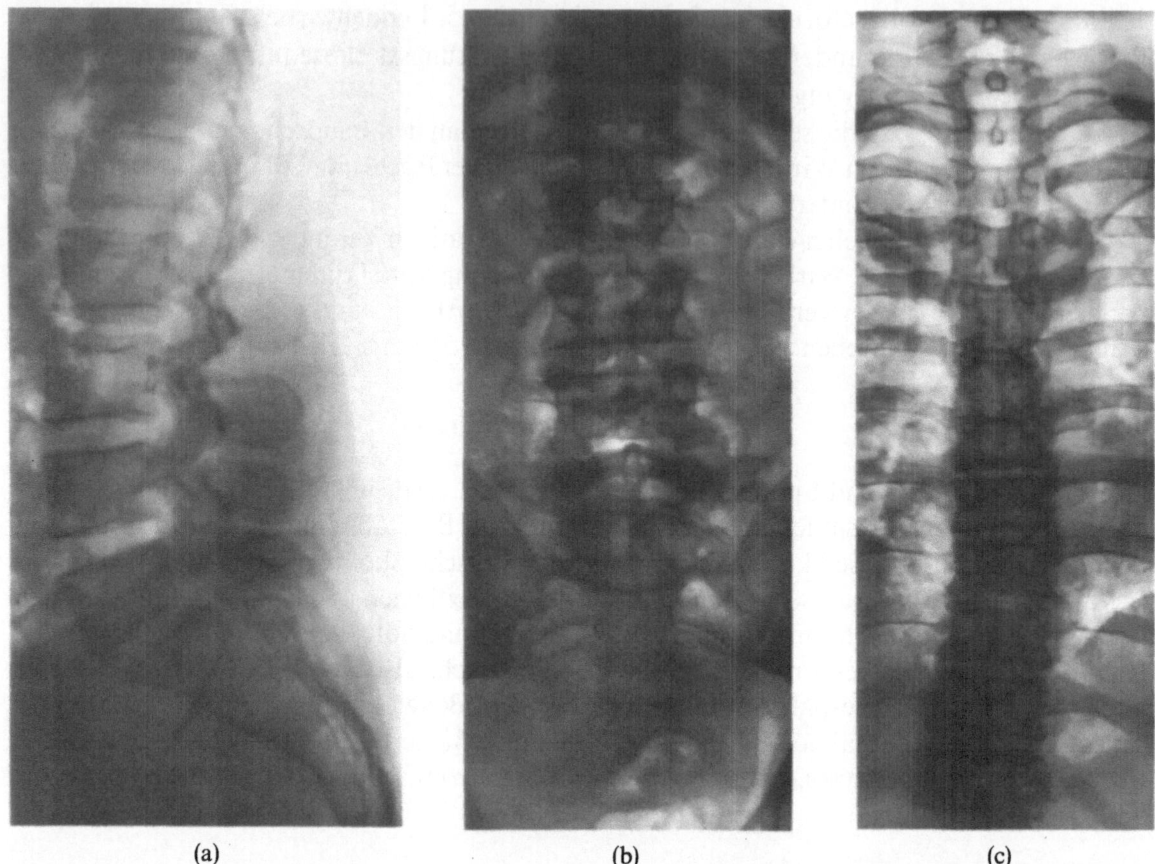

(a) (b) (c)

Abb. 268. (a) Spondylolisthesis L5. (b) Geringfügig rechtskonvexe Skoliose der Lendenwirbelsäule. (c) Die linkskonvexe Gegenkrümmung im Brustabschnitt ist etwas deutlicher ausgeprägt. Man muß sich fragen, ob es sich nicht um ein zufälliges Zusammentreffen von einer physiologischen Skoliose mit der Spondylolisthesis handelt

TOJNER hatten die Patienten mit Spondylolisthesis in 30% der Fälle und die mit Spondylolyse in 27% der Fälle eine Skoliose. In 72,7% der Fälle betraf die Spondylolisthesis bzw. die Spondylolyse den 5. Lendenwirbelkörper, in 24% den 4., in 2,4% den 3. und in 0,4% einen höheren Wirbel (GLORIEUX und ROEDERER; TAILLARD). Besonders ausgeprägte Skoliosen treten nach REIMERS auf, wenn das Wirbelgleiten bereits im späten Kindesalter einsetzt. Die Skoliosen sind oft geringgradig, so daß es sich fragt, ob es sich nicht um olisthesisunabhängige physiologische Skoliosen handelt (Abb. 268a–c). SAIDMAN spricht ebenfalls von spondylolisthetischen oder idiopathischen Skoliosen, meint damit aber offenbar ein mobiles Drehgleiten von L5 mit leichter Skoliose. Skoliosen bei Spondylolisthesis können in gewissem Sinne ebenfalls als bandscheibenbedingt angesehen werden, da es zu einer Spondylolisthesis nur kommen kann, wenn die Bandscheibe nachgibt. Diese begleitenden Verkrümmungen nehmen allerdings in der Regel nur ein sehr geringes Ausmaß an. Oft, insbesondere bei starker Spondylolisthesis, beherrscht eine Hyperlordose das Bild (NEWMAN). Bei der Therapie dieser olisthetischen Skoliosen muß zunächst einmal die Spondylolisthesis beseitigt werden, ehe die Skoliose selbst angegangen wird (BOZDECH).

17. Skoliosen beim Morbus Scheuermann

Ein Morbus Scheuermann verursacht zwar, wie in dem entsprechenden Kapitel ausgeführt, in der großen Mehrzahl der Fälle nur eine arcuäre Kyphose. Geringe skoliotische

Verkrümmungen sind aber nicht allzu selten gleichzeitig vorhanden. Ausgesprochene Kyphoskoliosen kommen ebenfalls vor. Einigermaßen typisch für sie ist Fehlen einer skoliotischen Gegenkrümmung bei tiefthorakaler Lokalisation im Bereich der oberen Brust- und der Lendenwirbelsäule. Das entscheidende diagnostische Kriterium stellen die Wirbelkörper- und Deckplattenveränderungen dar. Möglicherweise sind die Adoleszentenkyphosen mit der Skoliose bei Morbus Scheuermann identisch (s. Kap. K.II.1.c): Adoleszente Skoliosen, S. 269).

18. Skoliosen und Spondylitis tuberculosa

Ebenso geringe Aufmerksamkeit wie der Frage der seitlichen Wirbelsäulenverkrümmungen nach Frakturen hat man entsprechenden Zuständen bei der Spondylitis tuberculosa geschenkt. Starke spitzwinkelige Gibbusbildungen und entsprechende kompensatorische Lordosen sind, wie früher besprochen, nach Spondylitis tuberculosa relativ häufig. Seitliche Verkrümmungen, vor allen Dingen echte skoliotische Verkrümmungen, sind wesentlich seltener. Skoliosen werden von ALBERT sowie von LOEFFLER erwähnt. Die Fälle mit seitlicher Wirbelverschiebung, die ein Bild verursachen, das dem Drehgleiten ähnlich ist, haben ebenso wie die Luxationsfrakturen der Wirbelsäule keine eigentliche Skoliose zur Folge (REINHARDT). Eine Torsion liegt dabei nicht vor und vielfach handelt es sich nur um eine seitliche Knickbildung, die einen Gibbus kompliziert, ohne daß kompensatorische Gegenkrümmungen vorhanden sind (Abb. 269a und b).

Bei postspondylitischen Kyphoskoliosen stellt sich besonders häufig eine Paraplegie ein und sofern es sich um Frauen handelt, bekommen sie in der Schwangerschaft leicht eine kardiopulmonale Insuffizienz (s. Kap. L.18.: Kyphoskoliose und Schwangerschaft, S. 450).

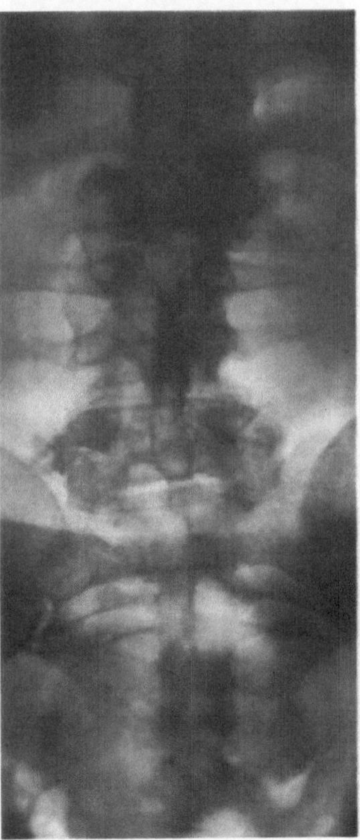

(a)

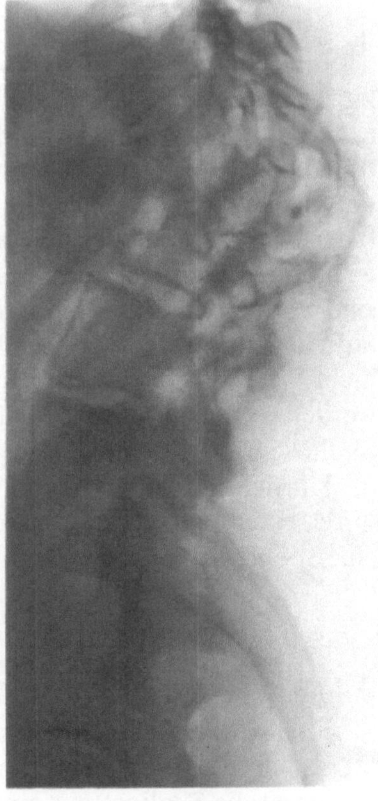

(b)

Abb. 269. (a) Seitlicher Versatz der Wirbelsäule in Höhe einer alten Spondylitis Tbc L1 und L2. (b) Gleichzeitig besteht eine ausgeprägte Gibbusbildung

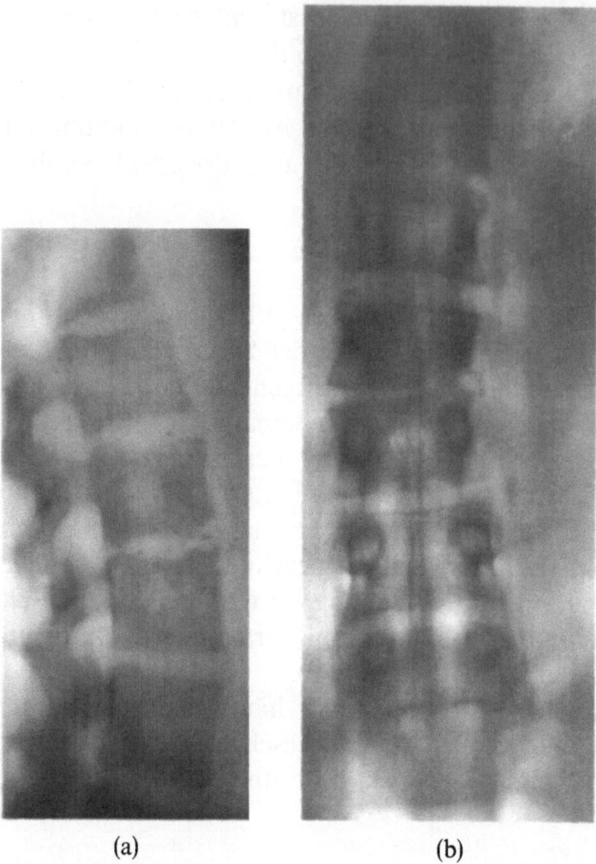

Abb. 270. Rechtskonvexe Skoliose infolge Spondylitis tuberculosa des 2. LWK mit Destruktion an der linken Circumferenz des Wirbelkörpers

Eine lumbale Kyphoskoliose bei einer fraglichen Spondylitis Tbc mit lumbaler Kotfistel zum Colon wurde von EMERIT u.Mitarb. beschrieben.

DUBOUSSET, QUENEAU und LACHERETZ beobachteten bei einem Kind eine Spondylitis tuberculosa L5, die außer mit einem geringen tiefen Lendengibbus mit einer thorakalen Ausgleichsskoliose einherging. Insbesondere bei Kindern muß man bei allen schmerzhaften fixierten Skoliosen auch an eine Verursachung durch eine Spondylitis tuberculosa denken.

Skoliosen treten nicht nur auf, wenn schon weitgehende Destruktionen vorhanden sind, sondern mitunter schon in relativ frühen Stadien (Abb. 270a und b). LOMBARD weist auf das Vorkommen von leichten Skoliosen bei Spondylitikern hin, die ihre Entstehung nicht Wirbelkörperzusammenbrüchen verdanken, sondern schmerzreflektorisch ausgelöst werden. Auch ein Psoasabsceß soll auf dem Wege über eine Muskelkontraktion zu einer Skoliose führen können. Es handelt sich dann um nicht strukturelle Skoliosen.

Hinsichtlich einer Komplikation einer praeexistenten Skoliose oder Kyphoskoliose durch eine Spondylitis tuberculosa war man vielfach der Meinung, daß Skoliotiker gegen eine Spondylitis praktisch immun seien, was ALBERT durch eine eigene Beobachtung widerlegt.

19. Skoliosen bei Osteomyelitis

Ebenso wie eine Wirbelsäulenosteomyelitis eine Kyphose verursachen kann, kann sie u.U. auch zu einer Skoliose führen. Es ist in diesen Fällen mitunter schwierig zu entscheiden, inwieweit die Skoliose aus einer Keilverformung eines Wirbelkörpers infolge Destruktion

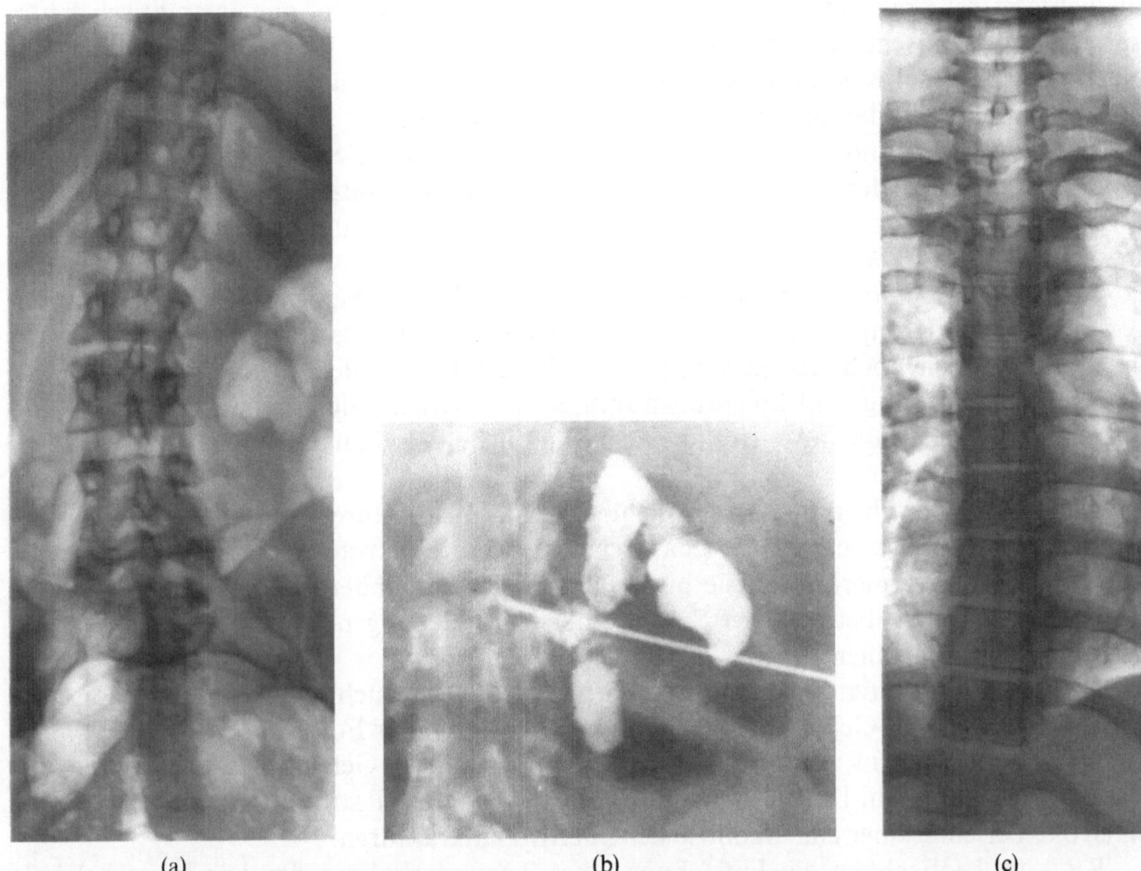

Abb. 271. (a) Rechtskonvexe Skoliose der Lendenwirbelsäule. Der Scheitelwirbel L 3 weist eine Destruktion im Deckplattenbereich auf der linken Seite auf. (b) Punktion des Destruktionsherdes mit Kontrastmittelinjektion zeigt, daß die Einschmelzung zu einer ausgedehnten paravertebralen Abszeßbildung geführt hat, die im Skoliosebogen konkavseitig gelegen ist. Auch diese paravertebrale Abszeßbildung kann zusätzlich zur Keilverformung als Skolioseursache in Betracht gezogen werden. (c) Geringe Ausgleichsskoliose im Bereich der Brustwirbelsäule

resultiert und inwieweit sie schmerzinduziert ist durch eine paravertebrale Absceßbildung (Abb. 271 a–c).

Ein Knochengumma ist in gewissem Sinn als eine spezifische Osteomyelitis anzusehen. BRAILSFORD registrierte bei einem Gumma am 5. Lendenwirbelkörper eine Skoliose.

20. Skoliosen nach Wirbelfrakturen und traumatischen Skoliosen

Die Wirbelfrakturen haben eine immense Literatur hervorgerufen. Ihren Rückwirkungen auf die Form der Wirbelsäule ist aber kaum Beachtung geschenkt worden. Die Entstehung einer Skoliose aus einem in der Kindheit erlittenen stumpfen Wirbelsäulentrauma, wie dies in früheren Jahren erörtert worden war und wie es vielfach von Eltern von Kindern mit idiopathischen Skoliosen vorgebracht wird, verdient keine ernsthafte Erörterung (PORT). Entsprechende Untersuchungen von GÖCKE an Kriegsverletzten mit Wirbelsäulenbeschwerden, die die Möglichkeit einer traumatischen Genese von Skoliosen dartun sollten, haben keine Beweiskraft. Auch diesbezügliche Behauptungen von SILFVERSKIÖLD sind abzulehnen (s. auch Hdb. d. med. Radiologie, Bd. VI/1, JUNGE, H., PFEIFFER, W.: „Traumatische Wirbelveränderungen"). Gleichmäßige Skoliosebögen nach Kompressionsfrakturen sind aber keineswegs selten.

Nach Lob zeigen Skoliosen nach Wirbelfrakturen Knickform. Ein kyphoskoliotischer Buckel fehlt bei Frakturen immer. Ebenso sind die Gegenkrümmungen praktisch kaum ausgebildet. Bandscheibenverletzungen bzw. Mitverletzungen der Bandscheiben in der Nachbarschaft einer Kompressionsfraktur können eine Abflachung der normalen Wirbelsäulenkrümmung herbeiführen. Merle d'Aubigné und Postel sahen im akuten Stadium einen Achsenknick und Schiefstellung, aber keine eigentliche Skoliose. Mayer hat eine großbogige Skoliose der Lendenwirbelsäule durch Kompressionsfraktur des 2. Lendenwirbelkörpers gleich nach dem Unfall beschrieben, die durch Umkrümmung dann aufgerichtet worden war.

Nach Roberts und Curtiss kommen Skoliosen insbesondere nach Rotationsfrakturen vor. Wenn eine Kompressionsfraktur mit Gibbus zu einer Paraplegie führt, kann sich im Laufe der Zeit noch eine paralytische Skoliose hinzugesellen (Roberts u. Curtiss).

Es ist sehr auffällig, daß Luxationsfrakturen der Wirbelsäule erheblichen Grades und manchmal sogar Totalluxationen zu keinem eigentlichen Umbau der Wirbelsäule im Sinne einer Skoliose führen.

Auch keiner der übrigen Autoren, die über Luxationsfrakturen der Wirbelsäule berichten, hat eine Skoliose verzeichnet (Kanert; Lawson; Winston; Hanke).

Nebenbei sei vermerkt, daß sie in der Regel ohne besondere Behandlung und ohne Reposition mit in Anbetracht der Schwere der Verschiebung unwahrscheinlich geringen neurologischen Ausfällen heilen.

Nicht nur Frakturen an den Wirbelkörpern, sondern auch — was allerdings selten vorkommt — an den Gelenkfortsätzen können Skoliosen zur Folge haben.

Wie schon erwähnt, kann in den seltenen Fällen von Gelenkfortsatzfrakturen mit traumatisch bedingtem Drehgleiten eine Skoliose auftreten (Reinhardt; Imhäuser). Hubenstorf berichtet über eine Skoliose bei Querfortsatzfrakturen.

Richter beobachtete die Entstehung einer Torsionsskoliose der Lendenwirbelsäule nach einem Beckenringbruch, der auch das Kreuzbein betroffen hatte.

Über Skoliosen bei paravertebralen Verletzungen ist ebenfalls wenig bekannt geworden.

Gergely sah nach einer Treibriemenverletzung des Armes eine Skoliose entstehen. Grobelsky sowie Leibold haben nach Ruptur des Erector trunci Totalskoliosen mit Konvexität nach der verletzten Seite beobachtet.

Chlumsky hat eine Skoliose als durch Blitzschlagverletzung entstanden interpretiert, bei der es sich wahrscheinlich um eine Haltungsskoliose handelte, da sie allmählich wieder verschwand. Von einem Wirbelbruch ist nichts angegeben.

Obwohl nach Elektroschock in früheren Jahren Kompressionsfrakturen relativ häufig waren, ist über konsekutive Skoliosen nichts bekannt. De Sèze und Dubois sahen eine, allerdings zuvor schon bestehende leichte Thorakalskoliose sich nach der Elektroschocktherapie verstärken. Die Wirbelkörper waren im Krümmungsscheitel keilförmig deformiert. Kwalwasser hat eine Patientin mit hochgradiger Kyphoskoliose und starker kompensatorischer Lordose unter Curare geschockt und danach keine Zunahme der Verkrümmung gesehen.

a) Frakturen bei Skoliose

Savini und Giachi berichten über 2 Fälle von Wirbelfrakturen bei präexistenter Skoliose. In einem Fall verlief die Fraktur diagonal durch den Wirbelkörper, eine Frakturform, die bei normaler Wirbelsäule praktisch nie vorkommt. Einmal hat das Trauma in Richtung einer Verstärkung der Skoliose, das andere Mal in Richtung einer Aufrichtung der Skoliose eingewirkt. Nach Versteifungsoperationen wegen Skoliose sind von Risser und Norquist sowie von Gucker je 3 Frakturen beobachtet worden. (S. auch Kap. R.8.e): Relation von Pseudarthrose, Operationslokalisation und sonstige Determinanten, S. 569.)

21. Skoliosen bei der echten Rachitis

Auf die Unzulässigkeit, der idiopathischen Skoliose eine rachitische Genese unterzuschieben und sie als solche zu bezeichnen, wurde bereits früher nachdrücklich hingewiesen. Nach KIRSCH sollen alle fixierten Skoliosen rachitischen Ursprunges sein. MATTHIASH ist in einer Schrift aus dem Jahre 1966 u.a. der Hypothese über die rachitische Genese der idiopathischen Skoliose entgegengetreten (s. Kap. I.VIII.24.: Kyphose bei Rachitis, S. 187 und Kap. K.II.1.a)9): Ätiologie, S. 260). GLISSON, der Erstbeschreiber der Rachitis (1660) hat sie bereits als Ursache der Skoliose angesehen. Seitdem hat sich diese Vorstellung gehalten und zur kritiklosen Annahme der rachitischen Genese der idiopathischen Skoliose beigetragen, andererseits aber auch die differenzierte Beschäftigung mit den seltenen Fällen echter rachitischer Skoliosen behindert und vor allem die Publikation solcher Fälle hintangehalten, erblickte man doch in ihnen eine Banalität und nichts Bemerkenswertes oder Problematisches.

SCHULTHESS hat bei der echten, floriden Rachitis im 2. und 3. Lebensjahr schwere dorso-lumbale Kyphoskoliosen entstehen sehen. FAS berichtet über 3 Fälle, die nachgewiesenermaßen in der Kindheit eine echte Rachitis hatten, allerdings erst im Adoleszentenalter eine Skoliose bekamen, so daß der Zusammenhang nicht gesichert erscheint.

GHOSEZ hat unter 1542 Skoliosefällen 17 rachitischer Genese gefunden, also in einem Prozentsatz von 1,1%. Unter den rachitiskranken Kindern, die in Behandlung kamen, hatten weniger als 2% eine Wirbelsäulenverkrümmung. Die echten rachitischen Skoliosen treten im Alter von 1–4 Jahren auf, nicht dagegen im Säuglingsalter. Nach Wachstumsabschluß hatten sich alle Skoliosen ausgeglichen. In allen Fällen hatten an den Epiphysen der Extremitäten charakteristische rachitische Veränderungen bestanden (BRUNK; SCHMITZ).

VON WALDKIRCH hat bei Reihenuntersuchungen von 6jährigen Schulkindern unter solchen mit Zeichen einer abgelaufenen Rachitis (Rosenkranz, Pectus carinatum, Epiphysenauftreibungen, O- und X-Beinen) 29,5% Skoliosen gefunden. COMBE, SCHOLDER und WEITH fanden bei Schuluntersuchungen unter 17,5% Kindern mit Flachrücken, 10,4% mit gleichzeitigen Skoliosen, von denen 11,7% durch eine Rachitis verursacht gewesen sein sollen.

BÖSCH hat 120 Patienten nachuntersucht, die in der Kindheit eine schwere Rachitis durchgemacht hatten. Nur 1 von diesen Patienten hatte später eine schwere Skoliose bekommen.

BRUNK hat Reihenuntersuchung an rachitischen Kindern und an einer Vergleichsserie angestellt, die keine Rachitis durchgemacht hatte. Sie konnte dabei eine größere Häufigkeit der thorakalen Skoliosen finden. Es hat sich dabei aber immer um geringgradige Skoliosen gehandelt. Ausgeprägte Skoliosen, die einer voll ausgeprägten idiopathischen Skoliose analog sind, wurden nicht gefunden.

TARASOV berichtet, daß sich bei Kindern in der Polarzone (Murmansk) häufig Skoliosen entwickeln. Er denkt an die Möglichkeit, daß eine Rachitis die Ursache darstellt. Genaueres ist aber der englischen Zusammenfassung nicht zu entnehmen.

BLENCKE ist bekannt, daß in der neueren Literatur die Existenz einer echten rachitischen Skoliose vielfach abgelehnt wird. Er glaubt trotzdem an ihre Existenz und vertritt nicht nur die Ansicht, daß es früher echte rachitische Skoliosen gegeben hat, sondern daß es sie auch heute noch gibt, nur daß sich heute das Bild insofern geändert habe, als nicht mehr die massiven knöchernen rachitischen Veränderungen zur rachitischen Skoliose führten, sondern rachitische Muskelveränderungen ohne ausgeprägten Knochenbefund. Die rachitische Skoliose soll im Alter von 4–6 Monaten auftreten, während die Säuglingsskoliose schon wenige Wochen nach der Geburt manifest werden sollen.

FUCHS berichtet über rachitische Skoliosen bei 5 Kindern. Angeblich sollen rachitische Veränderungen auch sonst am Skelet vorhanden gewesen sein und rachitische Veränderungen an den Zähnen bestanden haben. Über Röntgenaufnahmen von den Handgelenken usw. ist jedoch nichts erwähnt, sondern nur von Röntgenaufnahmen der Wirbelsäule. Gleichzeitig soll ein Knötchenrheumatismus bestanden haben. Es erscheint nach der Darstellung jedoch einigermaßen ungewiß, ob wirklich eine echte Rachitis vorlag.

Die neueste Publikation, die sich mit der rachitischen Skoliose befaßt, liegt von PIPINO und PANELIA aus dem Jahre 1971 vor. Er bildet darin einen Fall von sog. Windstoßdeformierung der unteren Extremitäten ab, die in einer S-förmigen Krümmung von Ober- und Unterschenkel besteht. Dementsprechend ist die Wirbelsäule skoliotisch verkrümmt. Er gibt aber nicht den einschlägigen Röntgenbefund, sondern nur die Fotografie wieder. Darüber hinaus erwähnt er in einem Nebensatz, daß sich bei Rachitikern unter Belastung eine thorakale Kyphose und Hyperlordose der Lendenwirbelsäule ausbilden könne. Eine Röntgenbildwiedergabe soll eine rachitische dorso-lumbale Kyphose demonstrieren. Sie ist aber nur relativ geringfügig. Auch in dieser Arbeit, die sich sehr eingehend mit den rachitischen Deformierungen der Gliedmaßen befaßt, wird also kein Fall beschrieben oder demonstriert, der im entferntesten den Befund einer ausgeprägten Kyphoskoliose, wie bei der idiopathischen Skoliose, dargeboten hätte.

Auch Fälle von Skoliose mit Coxa valga werden vielfach als Folge einer in der Kindheit durchgemachten Rachitis angesehen. Eine sichere ätiologische Klärung erfolgt nicht. Ich habe selbst einen solchen Befund gesehen, der auch mit einer Thorakalskoliose einherging. Eine genaue anamnestische Exploration und eine röntgenologische und klinische Durchuntersuchung war mir aber nicht möglich (Abb. 272a und b).

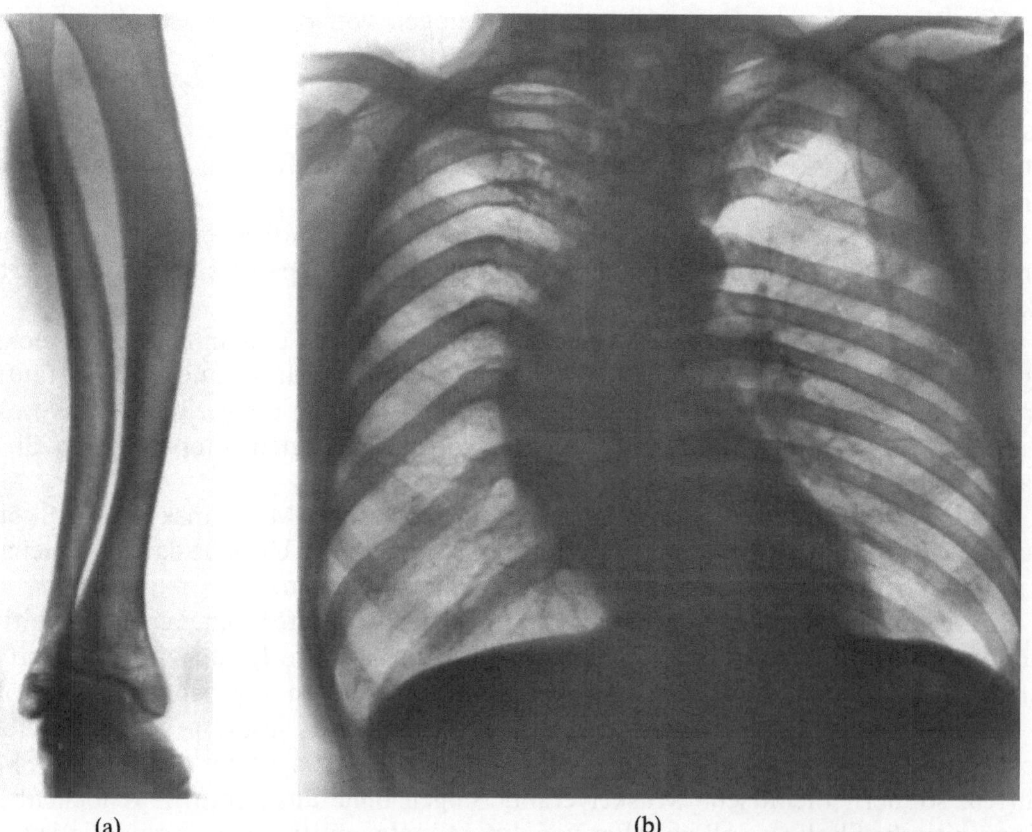

(a) (b)

Abb. 272. (a) Cruss-valgum. Die rachitische Genese ist nicht bewiesen. (b) Ausgeprägte thorakale Skoliose

HERTEL und WÜRFEL geben an, daß 4% ihrer wegen Skoliose operierten Patienten eine rachitische Skoliose gehabt hätten. Die Nachfrage ergab jedoch, daß sie diese Diagnose einfach aus Krankenblattangaben entnommen hatten, ohne kritisch zu prüfen, ob wirklich eine rachitische Ätiologie in Frage kam.

Die anatomischen Untersuchungen von ENGELMANN, die bereits früher bei der Besprechung der idiopathischen Skoliose zitiert wurden, rechtfertigen nach meiner Auffassung die Diagnose einer Rachitis nicht. Seine Angaben würden mir nur dann beweisend erscheinen, wenn an den Gliedmaßen im Epiphysenbereich die typischen Veränderungen einer floriden Rachitis festgestellt worden wären. BÖHM hat zwar Wirbelsäulen von Leichen untersucht, aber nur makroskopisch und röntgenologisch, nicht jedoch mikroskopisch. Er beschreibt fleckige Aufhellungen und unscharfe Begrenzungen der Scheitelwirbel. Auch seine Befunde scheinen die rachitische Genese der Wirbelsäulenverkrümmungen nicht zu beweisen. Vielleicht hat es sich nur um die, vor allem bei paralytischen, aber auch bei sonstigen Skoliosen bekannten Kalkverarmungen gehandelt. Auch die Feststellung von HERZ (1908), daß in Neuseeland sowohl Rachitis als auch Skoliosen sehr selten sind, kann man nicht als ausreichendes Argument für die rachitische Genese der Skoliosen ansehen.

WILLIAM-OLSSON hat ein eineiiges Zwillingspärchen mit rachitischem Zwergwuchs beschrieben, das eine verstärkte Lordose und eine leichte skoliotische Krümmung aufwies. Es war nach den Angaben des Autors ein rachitischer Rosenkranz vorhanden. Nach den wiedergegebenen Röntgenbildern erscheint aber eine echte Rachitis keineswegs sicher, sondern ich möchte eher annehmen, daß eine kongenitale, enchondrale Dysostose oder eine Hyperphosphatasie vorgelegen hat.

GOLD unterscheidet eine Wirbelkörper-Bogen-Fugen-Rachitis mit Skoliose von einer diffusen malazischen Rachitis.

Es ist überhaupt erstaunlich, daß so wenig Konkretes über die Rachitis als Ursache der Skoliose geschrieben wurde, sondern daß 98% der Autoren, die die idiopathische Skoliose als rachitisch ansehen, sich einfach mit der vagen Behauptung begnügen.

WIERZEJEWSKI weist darauf hin, daß bei den schwersten Graden rachitischer Beindeformitäten keine Spur von Wirbelsäulenverkrümmungen zu finden ist. ECKHARDT wies darauf hin, daß das Geschlechtsverhältnis bei Rachitis (1:1) und Skoliose (1:2,27) verschieden ist. Auch war die geographische Häufung von Rachitis und von Skoliose verschieden.

Für die Spätrachitis als Ursache der in der späteren Kindheit und im Adoleszentenalter auftretenden Skoliosen ist vor allem FROMME eingetreten. Er stützt sich im wesentlichen auf Spekulationen und nicht auf exakte Beobachtungen. Eher können Befunde von SCHMORL überzeugen. Er hat in 2 Fällen mit kyphoskoliotischen Verkrümmungen der Wirbelsäule des Adoleszentenalters makroskopische und histologische Zeichen einer Rachitis gefunden. Es waren typische osteoide Säume vorhanden, die die Diagnose einer Rachitis tarda rechtfertigten und gegen eine jugendliche Osteomalazie sprachen. STETTER gibt an, daß bei seinen Fällen von Spätrachitis Deformierungen an der Wirbelsäule fehlten.

Ich hatte Gelegenheit bei einer floriden Rachitis eine geringe Skoliose zu beobachten (Abb. 273a–c). Auf diesen Fall war ich in dem Kap. I.VIII.24.: Kyphose bei Rachitis, S. 187 (Abb. 142a–c), bereits eingegangen. Meine Beobachtung spricht also dafür, daß echte rachitische Skoliosen vorkommen, aber auch gleichzeitig gegen die rachitische Genese der idiopathischen Skoliose, denn bei ihr finden sich niemals Zeichen einer floriden Rachitis. 2 Jahre später war die Wirbelsäule völlig gerade (Abb. 273b). Auch bei einer Kontrolle im Alter von 14 Jahren war auch nicht die Spur einer Skoliose nachzuweisen. Die Skoliose im Säuglingsalter war zweifellos nicht einfach lagerungsbedingt, da sie bei mehrfachen Kontrollen an der gleichen Stelle und in der gleichen Ausprägung zur Darstellung kam. Aber man kann es auch für wahrscheinlich halten, daß es sich um eine spontanheilende

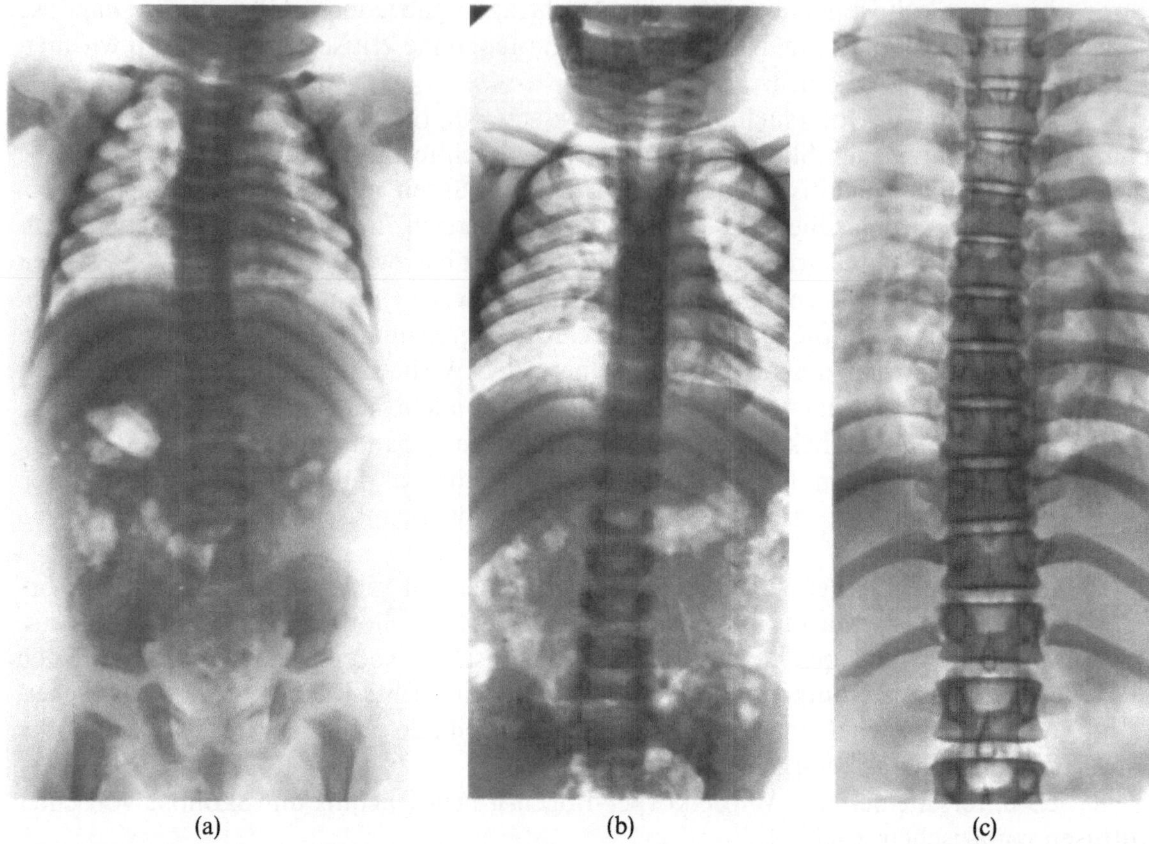

Abb. 273. (a) Leichte Thorakalskoliose bei einer echten floriden Rachitis (vgl. Abb. 142a u. b). Die Rippen zeigten einen ausgeprägten Rosenkranz. (b) 2 Jahre später war die Skoliose völlig verschwunden, ohne daß eine Skoliosebehandlung vorausgegangen war. Die Rachitis war unter Vitamin-Behandlung abgeheilt. Es scheint aber, daß nicht die Rachitisheilung die Skolioseheilung bewirkt hat, sondern ist auch möglich, daß eine spontanheilende Skoliose zufällig mit einer Rachitis zusammengetroffen war. (c) Im Alter von 14 Jahren war die Wirbelsäule weiterhin völlig gerade

Säuglingsskoliose gehandelt haben könnte, die rein zufällig mit der Rachitis zusammengetroffen war.

Für die Entstehung der rachitischen Skoliose wird mitunter die pathologische Verformbarkeit der Wirbelknochen, von anderen wieder die Muskelschwäche verantwortlich gemacht (Brandenberg). Als Hilfsursachen wurden asymmetrische Belastungen, wie das Tragen der Säuglinge (Riedinger) oder Schräglage (Schmitz) angesehen.

22. Skoliosen bei Rachitis, verursacht durch Antiepileptica

Lücking und Delling beobachteten bei einem 7jährigen Jungen, der an einer Epilepsie litt und seit dem Alter von 6 Monaten antiepileptisch medikamentös behandelt worden war, eine rachitische Osteopathie mit rechtskonvexer Skoliose der Brustwirbelsäule. Im Röntgenbild bestand eine diffuse Demineralisation des Knochens mit Auflockerung der Spongiosa. Die präparatorischen Verkalkungszonen waren verbreitert und unscharf begrenzt, die Metaphysen becherförmig aufgetrieben. Die Ulnae wiesen bds. Loosersche Umbauzonen auf. An den Knien bestand Valgastellung. Es lagen also alle röntgenologischen Kriterien der Rachitis vor. Wenn es sich auch um eine medikamentös induzierte Rachitis gehandelt hat, so könnte man aufgrund dieser Beobachtung doch unterstellen, daß auch die echte Rachitis mit einer Skoliose einhergehen könnte. Unter Vitamin-D-

Behandlung bildeten sich die röntgenologischen Rachitiszeichen zurück, die Genua valga und die Skoliose blieben jedoch unbeeinflußt. Bei Erwachsenen wurde nach antiepileptischer Langzeittherapie Osteomalazie beobachtet.

23. Skoliosen bei der sog. Vitamin-D-resistenten Rachitis (Hypophosphatasämie)

Hier ist nicht der Ort die Frage zu erörtern, ob die Beobachtungen, die in der Literatur als Vitamin-D-resistente Rachitis niedergelegt sind, der echten Rachitis als Sonderform zugerechnet werden dürfen bzw. welcher Natur das Krankheitsbild wirklich ist. Es sollen lediglich einige Mitteilungen zitiert werden, in denen über das Vorkommen von Skoliosen berichtet wird.

Bei dieser sog. Vitamin-D-resistenten Rachitis mit sporadischer Hypophosphatasämie, die genetisch fixiert ist, beobachteten TAPIA, STEARNS und PONSETI Lordosen, aber keine ausgesprochene Kyphoskoliosen, die sich mit idiopathischen Skoliosen vergleichen ließen. Sie resultieren vielfach aus Beindeformitäten.

DENT, FRIEDMAN und WATSON berichten über ein Kind mit einer vitaminresistenten Rachitis. Es sprach nur auf sehr hohe Dosen, nicht dagegen auf normale Dosen an. Der Befund wird als anlagemäßige Störung angesehen. Die Wirbelsäule wies eine lumbodorsale Kyphose mit Wirbelkörperverformungen, ähnlich wie beim Morbus Morquio, auf. Über Hypophosphatasie und Kyphose berichten CURRARINO, NEUHAUSER, REYERSBACH und SOBEL.

Bei familiärer kongenitaler Hypophosphatasämie treten Erscheinungen am Knochensystem im Röntgenbild auf, die dieser Erkrankung den Namen familiäre vitaminresistente Rachitis eingetragen haben (MCNULTY u. PIM). Das Leiden wird dominant vererbt und geht mit Verbiegungen, insbesondere der unteren Gliedmaßen einher. LAMY, ROYER, FREZAL und LESTRADET berichten über 3 einschlägige Fälle, wovon der eine eine ausgeprägte Skoliose hatte. Auf den Befund wird nicht näher eingegangen, sondern nur das Röntgenbild wiedergegeben. Es hat den Anschein, daß es sich um eine echte Skoliose und nicht um eine Haltungsskoliose infolge Verkürzung eines Beines, verursacht durch stärkere Verkrümmung, handelt.

24. Skoliosen bei A-Hypervitaminose

RUBY und MITAL berichten über ein junges Mädchen mit einer A-Hypervitaminose, das neben Epiphysenstörungen eine Skoliose aufwies, ohne daß jedoch sichergestellt war, ob diese Skoliose wirklich durch die Hypervitaminose an sich bedingt war oder nur ein zufälliges Zusammentreffen darstellte.

25. Skoliosen bei Osteoporose

Osteoporosen der Wirbelsäule, die zu kyphotischen Verkrümmungen geführt haben, sind ebenfalls meistens von geringfügigen Skoliosen begleitet. Bei der osteoporotischen Skoliose kann die Sagittalkrümmung völlig normal erhalten sein und ausschließlich eine seitliche Krümmung bestehen. In anderen Fällen handelt es sich bei der Skoliose um eine Kombination mit Kyphose. Das Ausmaß der allgemeinen Wirbelsäulenentkalkung geht dabei nicht unbedingt dem Ausmaß von Wirbelkörperzusammensinterungen und Deckplatteneinbrüchen parallel (Abb. 274a und b, 275a und b). DROGULA fand sogar in 83,2% eine skoliotische Einstellung der Wirbelsäule. Die leichten Verkrümmungen waren dabei nicht nur in den Fällen anzutreffen, die ausgeprägte Wirbelkörperverformungen aufwiesen. COSTE und HOCHFELD sahen bei einer postmenopausischen Osteoporose eine Skoliose infolge eines Blockwirbels. Auch DEVESA OLIVERA erwähnt das Vorkommen von Skoliosen bei postmenopausischer Osteoporose.

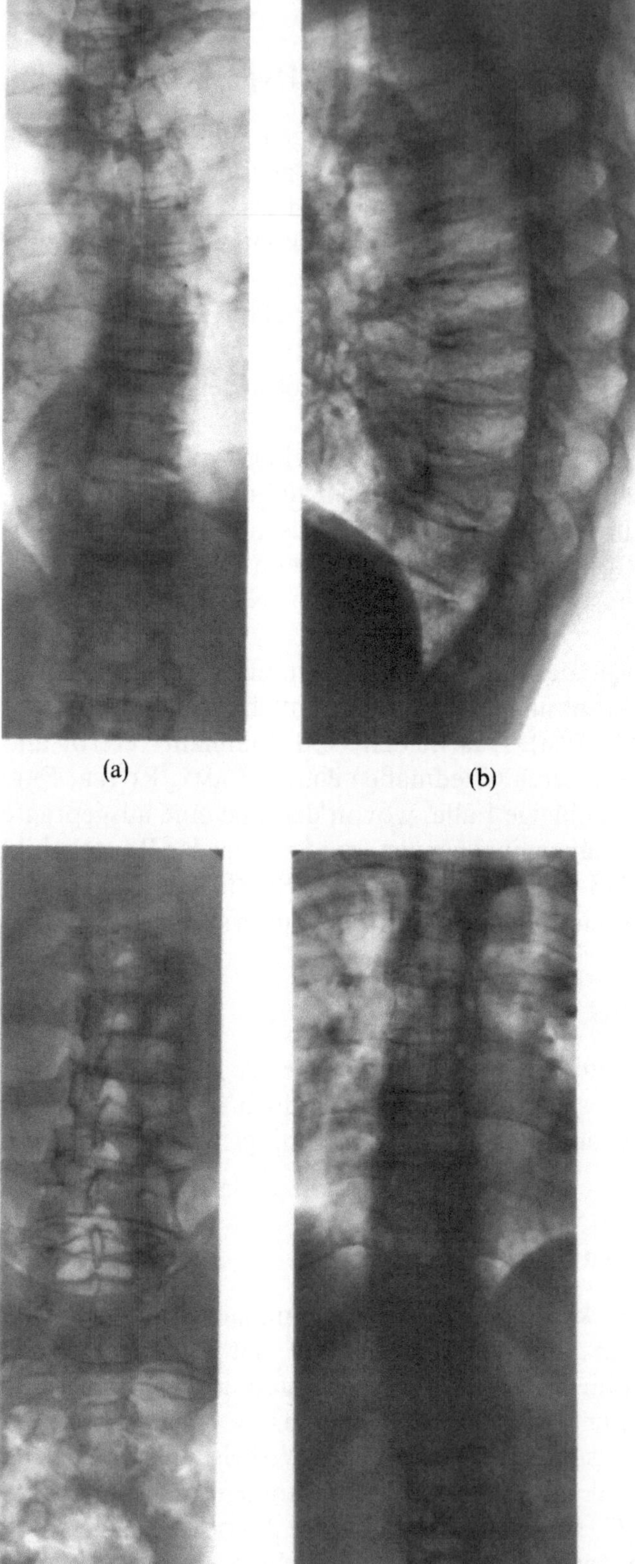

(a) (b)

Abb. 274. (a) Deutliche thorakale Skoliose bei Osteoporose. (b) Die Lokalisation stimmt mit einer geringfügigen lumbodorsalen Kyphose nicht überein

(a) (b)

Abb. 275. (a) Geringe großbogige linkskonvexe Skoliose der Lendenwirbelsäule mit Deckplattenimpressionen infolge Osteoporose. (b) Leichte rechtskonvexe Gegenkrümmung der Brustwirbelsäule

BARTELS beobachtete skoliotische Verkrümmungen bei einer 50jährigen Frau, bei der die Osteoporose infolge 15 Jahre langer Schilddrüsenmedikation entstanden war. Von ISEMEIN, FOURNIER und TABAU sind schwere Osteoporosen mit Wirbelkörperzusammenbrüchen und kyphoskoliotischen Verkrümmungen nach länger dauernder Behandlung mit Cortison und Cortisonderivaten beschrieben worden.

VANDERPOOL, JAMES und WYNNE-DAVIES kamen zur Feststellung, daß Skoliosen sich nur in 6% der Fälle nach dem 50. Lebensjahr entwickeln. Die häufigste Ursache ist die Osteoporose mit 36% und die Osteomalacie mit 38%.

PETERSEN berichtet über eine Patientin mit einem Hyperparathyreoidismus, ausgedehnten Arterienverkalkungen im Sinne einer Mönckeberg-Sklerose und einer thorakalen Kyphoskoliose. Ob die Kyphoskoliose durch die Osteoporose infolge des Hyperparathyreoidismus verursacht war, wird nicht weiter erörtert. Am häufigsten sind die osteoporotischen Skoliosen an der Brustwirbelsäule. Sie kommen aber auch an der Lendenwirbelsäule vor.

26. Skoliosen bei Osteomalazie

Skoliosen gehören zum Bild der Osteomalazie, die als Rachitis der Erwachsenen angesehen werden kann, osteoide Säume auf den Knochenbälkchen verursacht und vor allem bei Steatorrhoe und in der Schwangerschaft auftritt. Auf die Abgrenzung des Krankheitsbegriffes gegenüber der Osteoporose soll hier nicht eingegangen werden.

Auch bei Hungerosteomalazien, die gehäuft nach dem 1. Weltkrieg zur Beobachtung gelangten, fanden sich Skoliosen, die vor allem in den Brustabschnitt lokalisiert waren (HEYER). SIMON betont, daß die Wirbelsäulenverkrümmungen meist sehr schnell entstehen. Diese Fälle werden oft auch als Rachitis tarda bezeichnet. An anderer Stelle sagt er jedoch, daß stärkere Deformierungen, wie sie SCHLESINGER sah, fehlten.

MEULENGRACHT berichtet über eine Osteomalazie bei einem Mann, der während 35 Jahren täglich Karlsbader Salz eingenommen hatte. Die wiedergegebene Fotografie zeigt eine leichte Skoliose.

VANDERPOOL, JAMES und WYNNE-DAVIES fanden bei Patienten mit einer Osteomalazie 38% Skoliosen. NICHOLAS u.Mitarb. sowie RISSER haben darauf hingewiesen, daß eine Zunahme der skoliotischen Krümmung im höheren Lebensalter durch eine Osteoporose oder Osteomalazie verursacht sein kann.

27. Altersskoliosen

Der Begriff der Altersskoliosen existiert im Schrifttum nicht. Es gibt aber Fälle von Skoliosen bzw. von Kyphoskoliosen, die man den Alterskyphosen nach ihrem röntgenologischen Aspekt gleichsetzen kann. Meist überwiegt dabei die Kyphose, relativ selten ist die Skoliose stärker. Bei alten Leuten ist es aber sehr schwierig, die Kyphoskoliose zu klassifizieren. Vor allen Dingen das Fehlen von Deckplattenimpressionen spricht dagegen, daß es sich um rein osteoporotische Skoliosen handelt und als wesentliches Kriterium für die Einordnung als Alterskyphoskoliose muß man die ventrale Verschmälerung der Zwischenwirbelräume ansehen. Vielfach muß es auch offenbleiben, ob man Befunde bei alten Leuten nicht als Bandscheibenskoliosen ansehen muß, insbesondere dann, wenn an der Lendenwirbelsäule einseitige Bandscheibenverschmälerungen mit ausgeprägten spondylotischen Veränderungen bestehen. Die Skoliose im Brustabschnitt stellt dann wahrscheinlich die kompensatorische Gegenkrümmung dar. Es finden sich mitunter Verkalkungen der Längsbänder, die im Brustabschnitt bechterewähnliches Aussehen haben. Ventrale Wirbelkörpersynostosen sprechen dafür, daß zusätzlich ein Element der Alterskyphose bzw. Skoliose mit in den gesamtskoliotischen Prozeß eingegangen ist. Der Begriff „Altersskoliose" hat also einen wesentlich geringeren röntgenologischen Wert als die Alterskyphose. Er hat lediglich insofern eine gewisse Berechtigung, als man mit ihm Fälle klassifizieren kann, die alte Leute betreffen und bei denen in die Ätiologie meistens mehrere Faktoren eingehen. Mitunter kann es sich auch um geringgradige idiopathische Skoliosen handeln, die durch Altersveränderungen zugenommen haben und zusätzlich verändert worden sind.

28. Skoliosen bei der ankylosierenden Wirbelhyperostose (Forestier)

Gelegentlich werden bei der Hyperostose ankylosante vertébrale senile Skoliosen angetroffen. Wenn es sich nicht um stärkere Verkrümmungen handelt, die dem Träger bewußt sind, fragt es sich, ob die skoliotische Krümmung nicht primär bestanden hat und sich die Hyperostose sekundär auf der verkrümmten Wirbelsäule installierte. Andererseits erscheint es aber auch möglich, daß es im Verlauf des Hyperostosierungsprozesses zu seitlichen Verkrümmungen und nicht nur zu Kyphosierungen kommen kann.

29. Kyphoskoliosen bei Ostitis fibrosa generalisata von Recklinghausen

Auch bei der Ostitis fibrosa generalisata, bei der Recklinghausenschen Krankheit Nr. 1, beruhend auf einer Epithelkörperchenhyperplasie, kommen Kyphoskoliosen vor. Oft handelt es sich auch um eine Kypholordose, die aus der starken Deformation der Beine, insbesondere der Coxa-vara-Stellung, resultiert (LANGE).

GROSSMANN und HERLBAUER demonstrieren einen Fall von Osteodystrophia fibrosa generalisata cystica von Recklinghausen mit einer thorakalen Skoliose.

30. Skoliosen durch Thymusvergrößerung

PALTRINIERI will bei Säuglingen, die eine einseitige Thymushyperplasie aufwiesen, thorakale Skoliosen gesehen haben, die er auf die mechanischen Auswirkungen der Thymusvergrößerung auf die Wirbelsäule zurückführt. Eine humorale Genese auf dem Wege einer Myasthenie, hervorgerufen durch eine Thymustumorbildung, schließt er aus. Die Skoliose soll aus einem kompensatorischen Mechanismus heraus entstehen, der eine Bronchuskompression und eine Kompression der großen Gefäße und des Herzens durch die vergrößerte Thymus verhindert. Diese anfängliche Schonhaltungsskoliose soll sich dann in eine bleibende strukturelle Skoliose umwandeln können, wenn keine rechtzeitige Therapie einsetzt. Nach Bestrahlung der Thymushyperplasie hat er langsame Rückbildung der Skoliose gesehen. Dieser Effekt trat aber nicht in allen Fällen ein.

Ob es sich bei den Beobachtungen von PALTRINIERI wirklich um ein eigenes skoliotisches Syndrom handelt, soll dahingestellt bleiben. Vielleicht lag nur ein zufälliges Zusammentreffen einer Säuglingsskoliose mit einer Thymushyperplasie vor.

31. Skoliose bei Osteogenesis imperfecta und Osteopsatyrose

Skoliosen bei der Osteogenesis imperfecta resultieren wahrscheinlich aus der gleichzeitigen Kalkverarmung des Knochens und wohl weniger aus Wirbelfrakturen. Es erscheint nicht sicher, ob alle Beobachtungen, bei denen gleichzeitig eine Skoliose verzeichnet wurde, wirklich diesem Krankheitsbild zugehören (Abb. 276a–c). KOLAR und VANDERKERKEN demonstrieren einen Fall mit sehr ausgeprägten hyperplastischen Knochenbildungen an Femur und Tibia und bei dem gleichzeitig eine ausgeprägte thorakolumbale Skoliose bei Kalkverarmung und Abplattung der Wirbelkörper bestand.

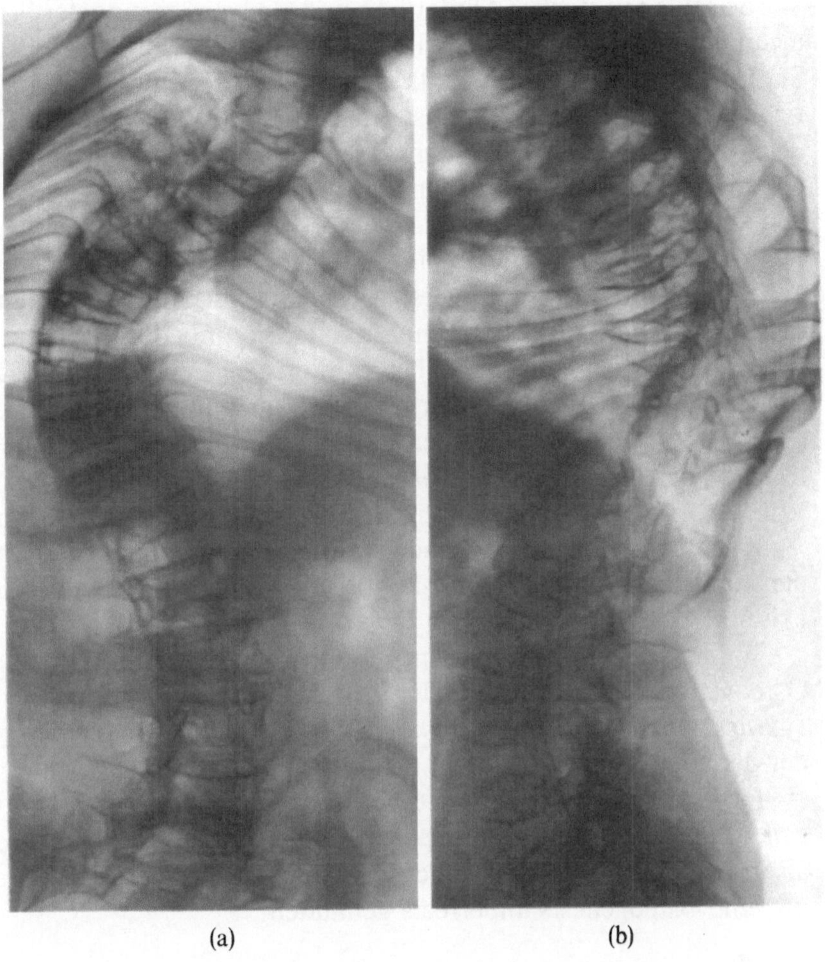

(a) (b)

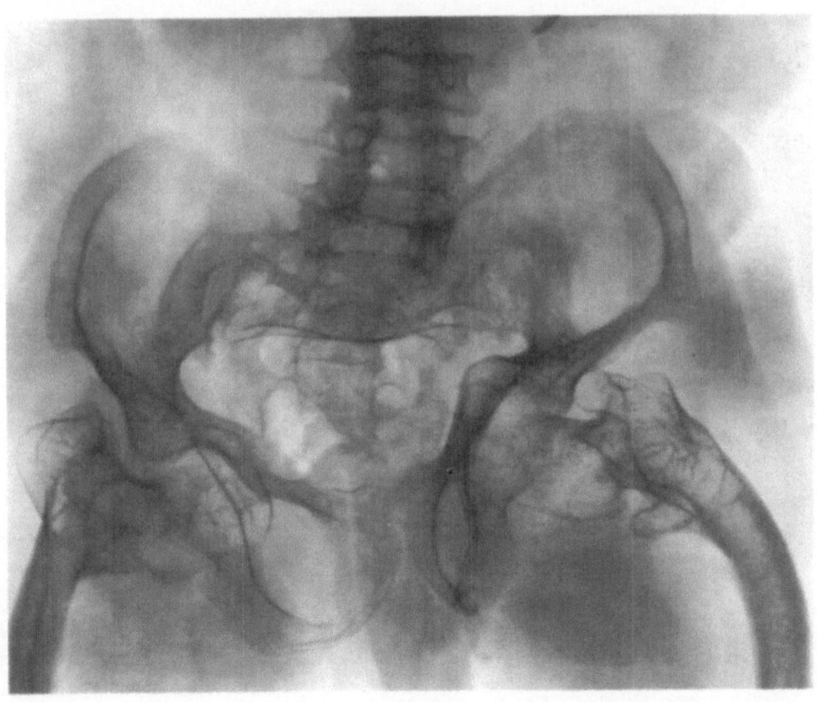

(c)

Abb. 276. (a) Starke Kyphoskoliose bei einem 22jährigen Mann infolge einer fraglichen Osteogenesis imperfecta. (b) Die seitliche Aufnahme zeigt die ausgeprägte kyphotische Komponente der Wirbelsäulenverkrümmung. (c) Beckenaufnahme des gleichen Patienten

Bei einem 10jährigen Mädchen beschreibt SCHULZE eine Osteogenesis imperfecta der Wirbelsäule mit starker Abplattung und Keilverformung der Wirbelkörper sowie Kalkverarmung und Verdichtung der Randkonturen. Es wurde eine leichte großbogige S-förmige Skoliose und eine mäßige Totalkyphose mit Scheitelpunkt im unteren Brustwirbelsäulenbereich verzeichnet. Die Kyphosierung war aber bei weitem nicht so stark ausgeprägt als der Abplattung und Keilverformung der Wirbelkörper entsprach, was auf die Verbreiterung der Zwischenwirbelscheiben und insbesondere auf deren ventrale Verbreiterung zwischen den keilförmig deformierten Wirbelkörpern zurückzuführen war.

BETTMANN berichtet über ein 17jähriges Mädchen mit Osteopsathyrose, das eine hochgradige Kyphoskoliose aufwies. Allerdings erscheint die Diagnose nicht gesichert. Nach den wiedergegebenen Röntgenbildern, wäre unbedingt an eine kongenitale enchondrale Dysostose zu denken. Daß aber skoliotische neben kyphotischen Verkrümmungen bei gesicherter Osteogenesis imperfecta vorkommen, wurde früher schon angeführt.

SOMOGYI demonstriert einen Fall mit gleichzeitiger Rachitis, bei dem eine großbogige Skoliose bestand. BEBINI, CAMMORANESI und DE FLORIO beschreiben linsen- und U-förmige Wirbelkörperverformungen und demonstrieren gleichzeitige geringe Skoliose (Abb. 277).

KRAMER berichtet über eine 40jährige Gravide mit einer Osteogenesis imperfecta, bei der eine hochgradige Kyphoskoliose bestand. Während der Sectio cesaria kam sie ad exitum.

WILLIAMS demonstrierte einen Jungen mit schweren Gliedmaßenverbiegungen infolge Osteogenesis imperfecta und Frakturen, der gleichzeitig eine sehr starke Kyphoskoliose aufwies. Auf die Kyphoskoliose wird dabei aber nicht näher eingegangen. Die Röntgenbilder der Wirbelsäule sind nicht demonstriert.

DU PAU berichtet über ein 10jähriges Mädchen mit starken Gliedmaßenverkrümmungen und starker Kyphoskoliose bei Kalkverarmung der Knochen. Er bezeichnet den Befund als kongenitale Dysostose, eine Form der Ostitis fibrosa. Wahrscheinlich hat es sich aber um eine Osteogenesis imperfecta gehandelt.

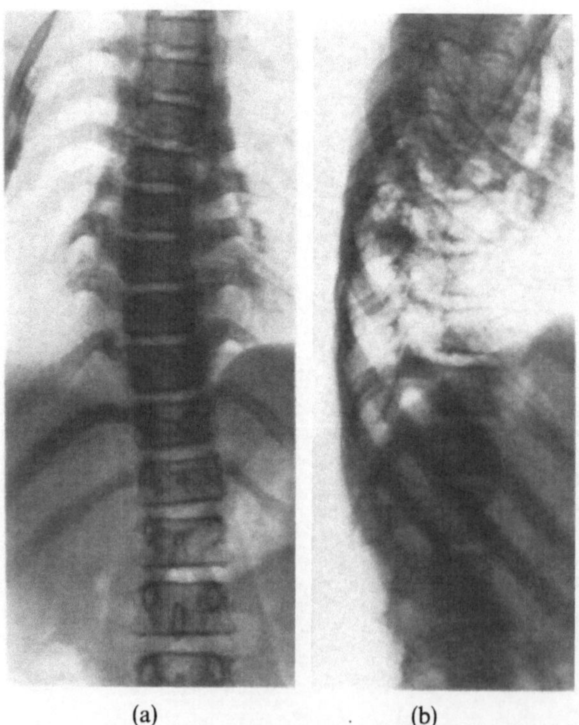

Abb. 277a und b. Heriditäre Knochenbrüchigkeit. U-Form der ventralen Begrenzung der unteren Brustwirbel (b). Leichte Skoliose (a). (BABINI, CAMMARONESI u. DE FLORIO, 1972)

Wenn die Patienten ein höheres Alter erreichen, sind die Wirbelsäulenverkrümmungen in der Regel sehr hochgradig (SCHERR).

32. Skoliosen bei Thalidomiddysmelien

Skoliosen, bei denen die Gliedmaßenanomalien im Vordergrund des klinischen Bildes stehen, werden bei den Thalidomiddysmelien angetroffen.

ANDRIAN-WERBURG fand unter 64 Thalidomiddysmelien 39mal eine mehr oder weniger ausgeprägte Skoliose und 16mal eine dorso-lumbale Kyphose und in 12 Fällen Störungen der ventralen Wirbelkörperbandscheibenbegrenzung mit ventraler Wirbelverblockung. Diese Wirbelsäulenverkrümmungen gehören zum charakteristischen Bild der Thalidomiddysmelien. MARQUARDT hat ähnliche Beobachtungen gemacht.

33. Skoliosen bei Ehlers-Danlos-Syndrom

Beim Ehlers-Danlos-Syndrom handelt es sich um eine Hyperelastizität der Haut mit molluskoiden Tumoren, um eine Hyperflexibilität der Gelenke bei langen und grazilen Gliedmaßen. Skoliosen werden bei diesem Krankheitsbild relativ häufig angetroffen (KALZ; LEGER; OTA MASAO u. TOSHIAKI YASUDA; SCHAPER; WEIL) (Abb. 278a–d).

BEIGHTON und THOMAS fanden unter 100 Fällen mit Ehlers-Danlos-Syndrom 18mal Skoliose oder Kyphose der Brust- oder Lendenwirbelsäule. 16mal verzeichneten sie thorakale Asymmetrie, die z.T. durch Skoliosen verursacht waren (BEIGHTON und HORAN; BEIGHTON).

Als Ursache der Wirbelsäulenverkrümmungen muß die Bänderschlaffheit angesehen werden. Auf der Abbildung einer lumbalen Skoliose von BEIGHTON und HORAN (Abb. 278c) zeichnet sich ein sehr ausgeprägtes Drehgleiten ab, das sich auch durch die Bandschlaffheit erklären läßt (COVENTRY; MACFARLANE; ROLLHAUSER; SHAPIRO; SVANE).

Es handelt sich also um eine Sonderform der Skoliose, bei der der entscheidende ätiologische Vorgang in den ligamentösen Wirbelverbindungen und nicht im Knochen oder der Muskulatur abläuft. In den Frühstadien ist deswegen die Skoliose ausgleichbar. Andererseits wurden die Verkrümmungen bereits bei der Geburt registriert. So berichtet ROEDERER über ein 3jähriges Kind mit sehr starker thorakaler Skoliose, die sich durch Extension teilweise ausgleichen ließ. Die Verkrümmung war von den Eltern bereits bei der Geburt bemerkt worden. Verformungen an den Wirbeln waren nicht vorhanden, und der Kalkgehalt war regelrecht. Mitunter ist die Skoliose nur in bestimmten Körperhaltungen vorhanden.

So hat LEGER nur im Sitzen geringe Veränderungen der Wirbelsäulenverkrümmungen beobachtet. Es bestand eine leichte Skoliose und eine dorso-lumbale Kyphosierung. Die Lendenlordose war abgeflacht. Die Wirbelkörper waren relativ klein ausgebildet. Manchmal unterscheiden sich die seitlichen Verkrümmungen nicht von den idiopathischen Skoliosen.

OTA MASAO und TOSHIAKI YASUDA beschrieben einen derartigen Fall. In anderen Fällen besteht ein ausgepräger Überhang, wie bei postpoliomyelitischen Skoliosen.

JÄGER hat eine hochgradige linkskonvexe Lendenskoliose mit einem derartigen rechtskonvexen Überhang angetroffen. Vom 7. bis zum 17. Lebensjahr hatten sich die Skoliose und der Überhang verstärkt. Die Skoliosen sind vielfach sehr stark.

MACFARLANE berichtet über einen 13jährigen Jungen mit Ehlers-Danlos-Syndrom, der eine sehr ausgeprägte Kyphoskoliose hatte. Ein Patient von COVENTRY wies eine dorso-lumbale Kyphose mit Keilverformung der Wirbelkörper und eine Kyphose der Halswirbelsäule auf. Auch ein zweiter Patient von dem gleichen Autor hatte eine Kyphose

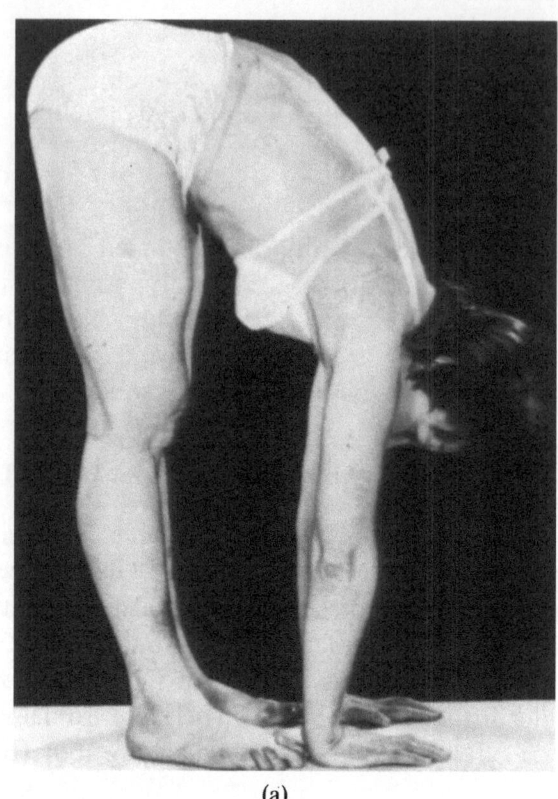

(a)

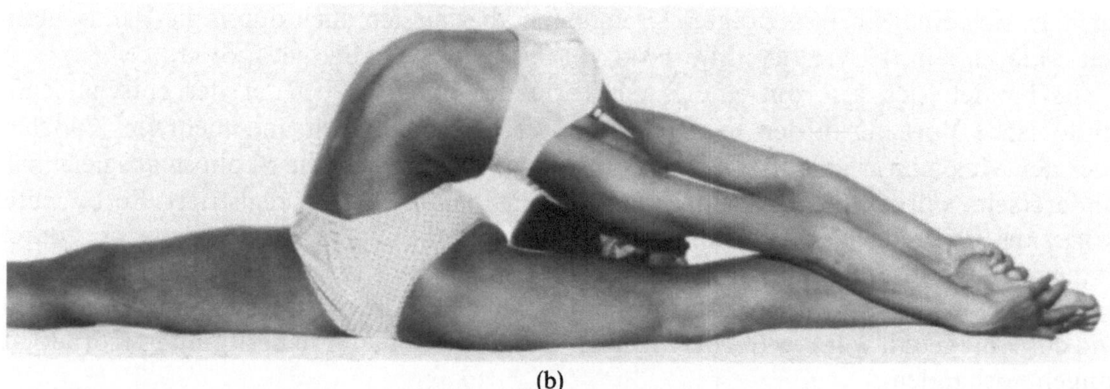

(b)

Abb. 278. (a und b) Patienten mit einem Ehlers-Danlos-Syndrom. Die Aufnahmen demonstrieren die Überdehnbarkeit der Gelenke und die Hyperflexibilität der Wirbelsäule. (c) Linkskonvexe hohe Lumbalskoliose, die mit einem sehr ausgeprägten Drehgleiten L 2 nach links einhergeht. (d) In Höhe des Drehgleitens ist die Lendenwirbelsäule kyphosiert. (Fall von BEIGHTON, 1970)

an der Brustwirbelsäule. STAGNARA u.Mitarb. berichteten über einen besonders extremen Fall von Wirbelsäulenverkrümmung bei dieser Erkrankung. Es handelte sich um einen 16jährigen Jungen. Die Kyphoskoliose betraf die Brustwirbelsäule und war praktisch spitzwinkelig. Sie wurde durch Redression aufgerichtet und versteift.

SCHAPER berichtet über familiäres Vorkommen des Ehlers-Danlos-Syndroms. Die Probanden hatten starke Kyphosen in der unteren Brust- und oberen Lendenwirbelsäule bzw. Kyphoskoliosen. Weitere Berichte über Skoliosen beim Ehlers-Danlos-Syndrom stammen von KALZ, LEGER; OTA MASAO u. TOSHIAKI YASUDA; SCHAPER; WEIL.

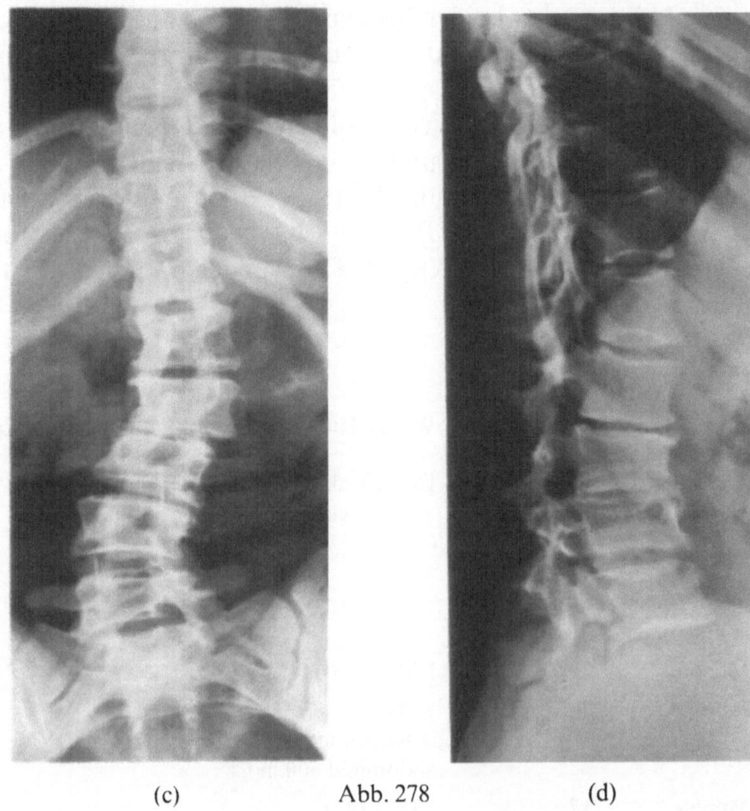

(c) Abb. 278 (d)

34. Skoliosen als Folge von Bestrahlungen der Wirbelsäule im Kindesalter

Skoliosen, die sich als Folge von Bestrahlungen der Wirbelsäulenregion im Kindesalter im Verlaufe des Wachstums entwickeln, sind einmal im Hinblick auf die Aufklärung der Pathogenese der Wirbelsäulenverkrümmungen von Interesse und zum anderen sollte diese mögliche Komplikation einer Strahlenbehandlung von dem Radiologen bei der Indikationsstellung, Planung und Durchführung bedacht werden. Eine Skoliose post radiationem beruht auf einer unsymmetrischen Schädigung der Wachstumszonen an der Wirbelsäule. Bestrahlungen der Wirbelsäulenregion beim Kind erfolgen ganz überwiegend aus vitaler Indikation und die resultierende Skoliose muß als Preis für die Heilung eines Neoplasmas nolens volens in Kauf genommen werden. Im Schrifttum ist auch über Skoliosen als Folge von Bestrahlungen aus kosmetischer Indikation berichtet worden. Diese Bestrahlungen sollten möglichst ganz unterbleiben oder doch zumindest mit einer Strahlenqualität und einer Dosis vorgenommen werden, die die Entstehung einer Wirbelsäulenverkrümmung ausschließen.

Guy konnte bei einer 21jährigen Frau eine thorakolumbale Skoliose als Folge einer Hämangiombestrahlung an der Rückenhaut im Alter von 5–6 Jahren nachweisen. Die applizierte Dosis gibt er nicht an. Das bestrahlte Hämangiom war auf der Konkavseite der Skoliose lokalisiert.

Die ersten klinischen Berichte über Wirbelsäulenveränderungen nach Tumorbestrahlungen in der Kindheit stammen von Murphy und Berens sowie Neuhauser. Später kamen Beobachtungen von Whitehouse und Lampe; Kolar; Sarzin; Vaeth, Rubin u. Omalley hinzu. Kolar u.Mitarb. haben 28 einschlägige Beobachtungen ausgewertet. Es hat sich um Fälle gehandelt, die zwischen dem 2. Lebensmonat und dem $7^1/_2$ Lebensjahr bestrahlt wurden. Es stellten sich nur dann Skoliosen ein, wenn gleichzeitig auch deutliche Schiefhaltungen mit Asymmetrien beider Beckenhälften bestanden. Die Schwere der Skoliose resultierte nach ihrer Ansicht nicht nur aus der Schwere der Wachstumshemmung an der Wirbelsäule.

Wenn das Bestrahlungsfeld einen Wirbelsäulenabschnitt symmetrisch abdeckt, stehen Wachstumsverzögerungen im Vordergrund. Ein Teil der Kinder weist aber außerdem Skoliosen auf (Probst, Bruce, Parker und Kaplan; Bloom, Qallace und Henk; Dawson; Kaplan; Katzman, Waugh u. Berdon; Neuhauser, Wittenborg, Berman u. Cohen; Rubin, Duthie und Young; Ward). Die Tabelle 62 von Vaeth u.Mitarb. gibt eine Übersicht über 12 derartige Fälle.

Tabelle 62. Überlebende nach Behandlung von Wilms Tumoren. Bestrahlte Patienten. (Vaeth u.Mitarb.)

Fall Nr., Geschlecht	Alter bei der Operation	Überlebenszeit bis 1961 (Jahre)	Dosis in der Körperachse (Tage)	Gesamtdosis	Aufnahmezahl nach Bestrahlung
Bestrahlung nach Nephrectomie: Fall 1–5					
1, ♀	18 Monate	30	1000 r (16)	∅	
2, ♀	5 Jahre	29	1500 r (15) +Radon intraabdominal 500 m Ci		18
3, ♂	23 Monate	17	2450 r (42) Metastasenverdacht 1500 r (26)		17
4, ♀	6 Monate	9	2000 r (31)		9
5, ♀	17 Monate	6	3000 r (31)		6
Bestrahlung vor und nach der Operation: Fall 6–12					
6, ♀	16 Monate	22	250 r (3) 2500 r (29)	3000 r (58)	22
7, ♀	3 Jahre	16	2800 r (36) 1200 r (16)	4000 r (65)	16
8, ♂	5 Tage	19	2300 r (20) 2900 r (26)	5200 r (87)	16
9, ♂	19 Monate	12	2500 r (21) 2500 r (24)	5000 r (90)	12
10, ♂	16 Monate	12	2500 r (19) 1890 r (21)	4400 r (77)	12
11, ♂	16 Monate	8	2500 r (24) 2500 r (24)	5000 r (111)	8
12, ♂	18 Monate	8	200 r (2) 2500 r (40)	2700 r (93)	7

Katzman, Waugh und Berdon haben 3–24 Jahre nach der Behandlung Patienten untersucht, bei denen im Kindesalter eine Bestrahlung wegen eines Wilms-Tumors oder eines Neuroblastoms vorgenommen worden war. Ende des 1. Jahres nach der Bestrahlungsbehandlung traten subcorticale Aufhellungszonen parallel zu den Deckplatten auf und es bildeten sich dann Wachstumsstörlinien aus (Abb. 279a und b). Es bestand das Bild des Knochens im Knochen. Dieser Befund resultiert aus der Beeinträchtigung der enchondralen Ossifikation durch die Bestrahlung. Bei Kindern unter 2 Monaten ist er normalerweise in 50% vorhanden (Brill), ohne daß eine Bestrahlung vorausging. In der ersten Zeit nach der Bestrahlung wiesen die Wirbelkörper Vorwölbungen der Konturen auf. Später blieben die Wirbelkörper in ihrer Höhe zurück und schließlich resultierten Verände-

Unterentwicklung, Wachstums-verzögerung	Skoliose	Deckplatten-parallele Verdichtungs-linien	Keil-ver-formung	Deck-platten-eindel-lungen	Exostosen	Orthop. Opera-tionen	Anzahl der Schwanger-schaften
							4 (4)
li. Becken, li. untere Rippen	8°	L4	L1–L4	∅	∅	∅	6 (6)
li. Becken	L5°	∅	L4 li.	∅	∅	∅	—
Halbwirbel li. T12, L1, L2	L5°	∅	T11–L3	T12–L3	∅	∅	—
re. Becken, re. untere Rippen	∅	L1–L4	∅	L2–L4	∅	∅	—
re. Becken	6°	L3/L4	∅	∅	Bogen re. hinten	∅	1 (1)
re. Becken	5°	∅	T11–L3	∅	∅	∅	2 (0)
re. Becken, untere Rippen	44° und Kyph.	∅	Fusion	T9–L3	∅	+	–
re. Becken, untere Rippen, re. Halbwirbel T11–L4	∅	L1–L4	∅	T11–L3	∅	∅	–
re. Becken, untere Rippen re. Bogenwurzeln L1 u. L2	15°	L3–L4	T12–L1	T12–L3	∅	∅	–
re. Becken, Rippen, ganzer unterer Thorax und LWS	5°	T10–L5	L2–L4	L3–L4	re. Rippen 11.	∅	–
re. Becken	5°	∅	L2–L4	∅	re. Osilium	∅	–

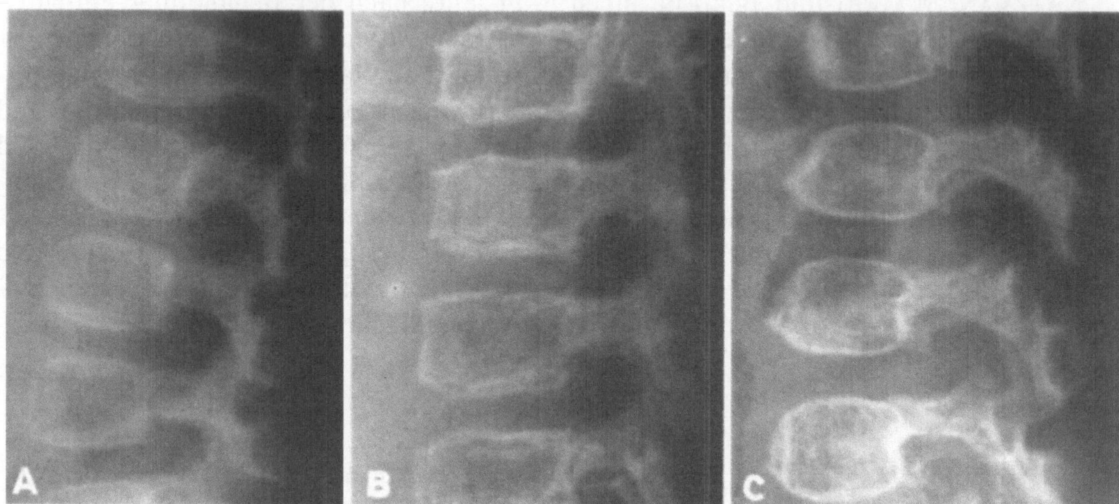

Abb. 279 A–C. Die drei Formen der Wirbelveränderungen, die nach Bestrahlung beschrieben worden sind (A). Horizontale quere Verdichtunglinien parallel zu den Deckplatten, die das Bild des Knochens im Knochen verursachen (B). Unregelmäßigkeiten oder Deckplatteneindellungen mit Höhenverminderung, verstärkter Bälkchenzeichnung und schwere Veränderungen im Wachstum (C). Grobe Konturveränderungen, wie bei Osteochondrodystrophie oder Achondroplasie. Diese Konturveränderungen gehen mit Abflachung, Schnabelform oder Kleinwirbelbildung einher. (RUBIN, DUTHIE und YOUNG)

rungen, die große Ähnlichkeit mit den Wirbelkörperveränderungen bei Kretinismus, Morbus Morquio oder Morbus Hurler hatten (Abb. 279c). Die Skoliosen waren nach der Seite des Primärtumors konkav. Eine Skoliose entwickelte sich in 71% der untersuchten Fälle. Die Verkrümmung betrug 10–128°, im Durchschnitt 24°. Bei der stärksten Skoliose mit einer Verkrümmung von 128° war der Tumor bereits in die Wirbelknochen eingewachsen und die starke Verkrümmung konnte durch Tragen eines Milwaukee-Korsetts nicht aufgehalten werden. Es wurde deswegen ein Harringtonstab implantiert und eine Fusionsoperation vorgenommen. Damit wurde eine Korrektur auf 81° erreicht. In 3 Fällen war außer der thorakolumbalen Skoliose noch ausgesprochene Gibbusbildung vorhanden (ARKIN, PACK u.Mitarb.; BERDON, BORKER und BOYER; NEUHAUSER, WITTENBORG u.Mitarb.; RUBIN, DUTHIE u. YOUNG; VAETH u. LEVITT u.Mitarb.; WHITEHOUSE u. LAMPE).

BERDON, BORKER und BOYER berichten über mehrere Fälle von Skoliosen nach Bestrahlung von Neuroblastomen in der Kindheit. In einem Fall fanden sich als Bestrahlungsfolge außer der Skoliose Exostosen an den Querfortsätzen, die möglicherweise mit zur Skolioseentstehung beigetragen hatten. Auch diese Exostosen stellten eine Bestrahlungsfolge dar.

MCCAROLL beobachtete bei einem Kind eine thorakale Skoliose nach Bestrahlung eines Neuroblastoms. Bei 4 Patienten, die im Kindesalter wegen Nierentumoren bestrahlt worden waren, fanden sich Schädigungen an den Wirbelkörpern, Zurückbleiben im Wachstum an einem Darmbein und in 3 Fällen eine mehr oder weniger ausgeprägte Skoliose.

MACKAY und BIGGS beobachteten eine Skoliose in einem Fall, der im Alter von 14 Monaten wegen eines Willms-Tumors bestrahlt worden war. Im Alter von 21 Jahren entwickelte sich eine spastische Parese. Im Myelogramm war das Rückenmark durch die Kyphose komprimiert.

Von 22 Kindern, deren Wirbelsäule bei Bestrahlungen wegen Neoplasmen in das Bestrahlungsfeld einbezogen war, wiesen 10 ein Zurückbleiben im Wachstum und nur 2 davon eine Skoliose von 13° und 7° auf.

STASEK u.Mitarb. haben Nachuntersuchungen bei Personen angestellt, die im Alter von 2 Monaten bis $7^1/_2$ Jahren wegen bösartiger Geschwülste im Lumbal- und Abdominalbereich bestrahlt worden waren. Sie verzeichneten nur 2mal unter 21 Fällen keilförmige, seitliche Deformationen, bei asymmetrischer Wachstumshemmung des Wirbelkörpers. Auf die Frage der Skolioseentstehung gehen sie detailliert nicht ein.

Bei 18 länger als 14 Monate überlebenden Kindern, die wegen eines Willmstumors operiert und bestrahlt worden waren, stellte sich in dem Material von GUTJAHR, GREI-

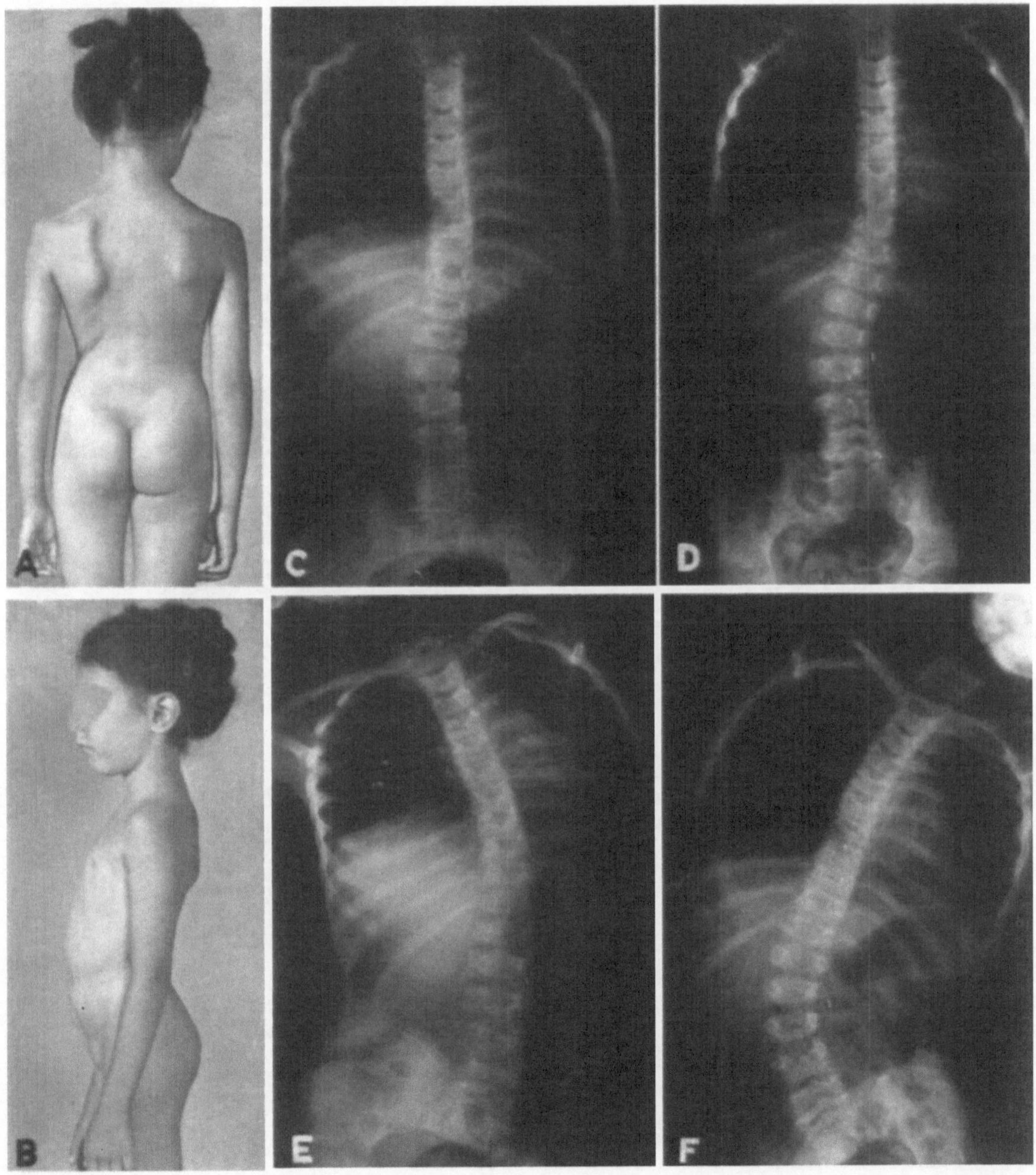

Abb. 280A–F. Fall 5 von RUBIN, DUTHIE und YOUNG. (A) und (B) 7jähriges Mädchen, das im Alter von 8 Monaten wegen eines linksseitigen Willms-Tumor, mit 3590 r bestrahlt worden war. (C) Aufnahme im Liegen. (D) Aufnahme im Stehen. Zunahme der Skoliose. (E) und (F) Aufnahme in Lateralflexion. Ausgleich der Krümmung

NACHER und KUTZNER in 14 Fällen eine Skoliose ein. Sie weisen darauf hin, daß eine leichte Keilform der Wirbelsäule nicht in jedem Fall mit einer Skoliose einhergeht. Bei mehreren Kindern ließen sich die Skoliosen durch Gymnastik wieder ausgleichen. Strenge Proportionalität zwischen Dosishöhe und Ausmaß der Krümmung war nicht gegeben (CASSADY, TEFFT, FILLER, JAFFE, PAED u. HELLMAN; O'MALLEY, D'ANGIO und WAWTER; PROBERT, PARKER und KAPLAN).

Es werden als Bestrahlungsfolge sowohl S-förmige als auch C-förmige Skoliosen angetroffen (Abb. 280A–F, 281A–D). Gleichzeitige Kyphosierung wurde beobachtet. Die Skoliosen können mobil oder fixiert sein. Proportionalität zwischen der Wachstumsdeformität

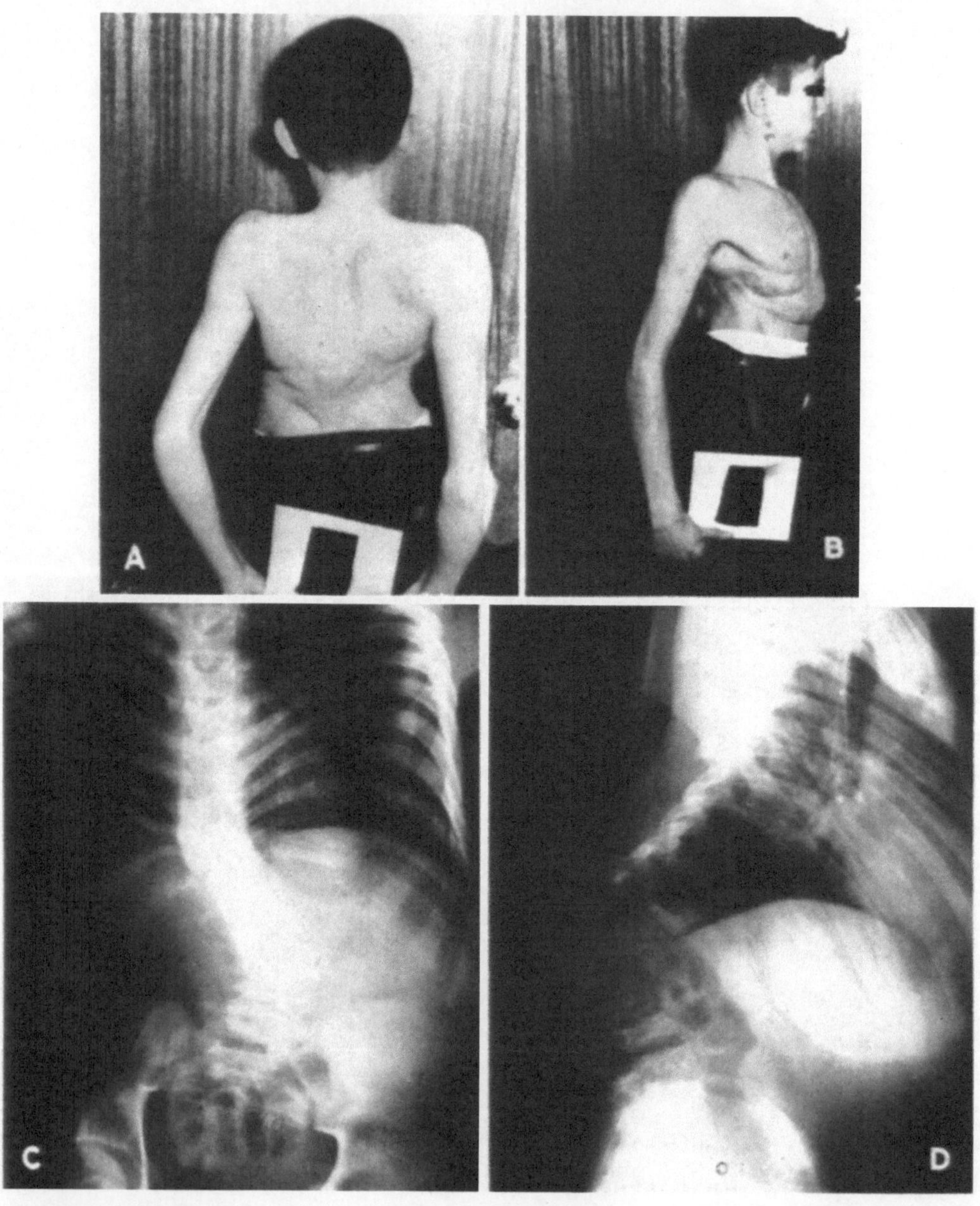

Abb. 281. (A) Rückenansicht von einem 18jährigen jungen Mann, der im Alter von 5 Tagen wegen eines Willmstumors operiert und anschließend in 2 Serien mit 2300 und 2900 r nachbestrahlt worden war. (B) Seitliche Aufnahme. (C) und (D) Wirbelkörperverschmelzungen und Kyphoskoliose, 16 Jahre nach der Bestrahlung. (VAETH, LEVITT, JONES und HOLTFRETER)

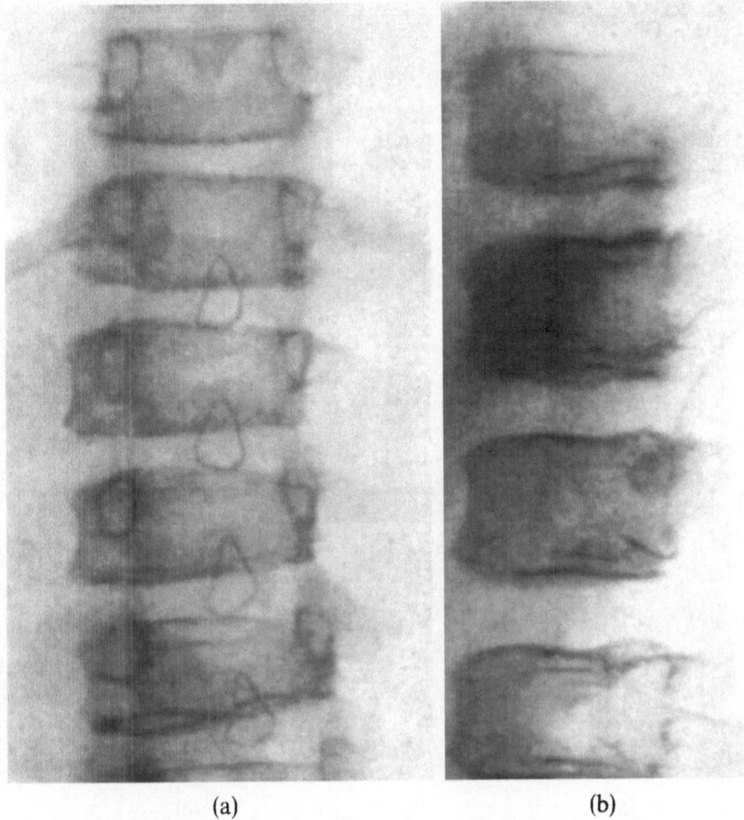

Abb. 282. (a) Dextrokonvexe Skoliose und linksseitige Hypoplasie der Wirbelkörper mit Keilwirbelformation nach der Bestrahlung eines Nephroblastoms vor 10 Jahren. (b) Derselbe Kranke. Auf der seitlichen Aufnahme sind Wachstumslinien in den Wirbelkörpern sichtbar. (KOLAR u. VRABEC)

und dem Ausmaß der Skoliose (Abb. 282a und b) ist ebensowenig gegeben wie zur Bestrahlungsdosis.

Die Entstehung einer Skoliose als Folge einer Bestrahlung im Kindesalter stellt ein Argument für die Theorie einer Entstehung der idiopathischen Skoliose aus einer einseitigen Wirbelsäulenwachstumsstörung dar (s. Kap. N.2.: Wachstumsdeformierung als Ursache der idiopathischen Skoliose, S. 479 und Kap. I.VIII.35.: Kyphosen nach Bestrahlung der Wirbelsäule, S. 200).

Die klinische Erfahrung mit Skoliosen post radiationem bestätigt überdies die Ergebnisse mancher Bestrahlungsexperimente an tierischen Wirbelsäulen (Kap. P.e): Strahlenschädigung der Wachstumszonen der Wirbelsäule, S. 511).

Die bisherigen Kenntnisse über die radiogene Skoliose lassen es dringend geboten erscheinen, daß der Radiologe vor Wirbelsäulen- und wirbelsäulennahen Bestrahlungen bei Kindern, die Eltern über diese möglichen Folgen der Behandlung sehr detailliert aufklärt und sich die Einwilligung schriftlich bestätigen läßt.

35. Skoliose beim Marfan-Syndrom

Das dominant oder unregelmäßig dominant vererbte Marfan-Syndrom geht als mesodermal-ektodermale Systemerkrankung ebenfalls mit Wirbelsäulenverkrümmungen einher. Es ist klinisch sehr leicht aus der Spinnengliedrigkeit und den blauen Skleren zu diagnostizieren. Kypholordosen sind am häufigsten anzutreffen, aber auch Skoliosen kommen vor (HIRST u. GORE; CANINI u. TURCI) (Abb. 283a–f). TOURAINE und SCHWARZWELLER geben die Häufigkeit der Kyphose mit 58% an. BRENTON und DOW untersuchten 16 Fälle von Marfan-Syndrom. 9 der 16 Patienten hatten zum Teil sehr schwere Skoliosen.

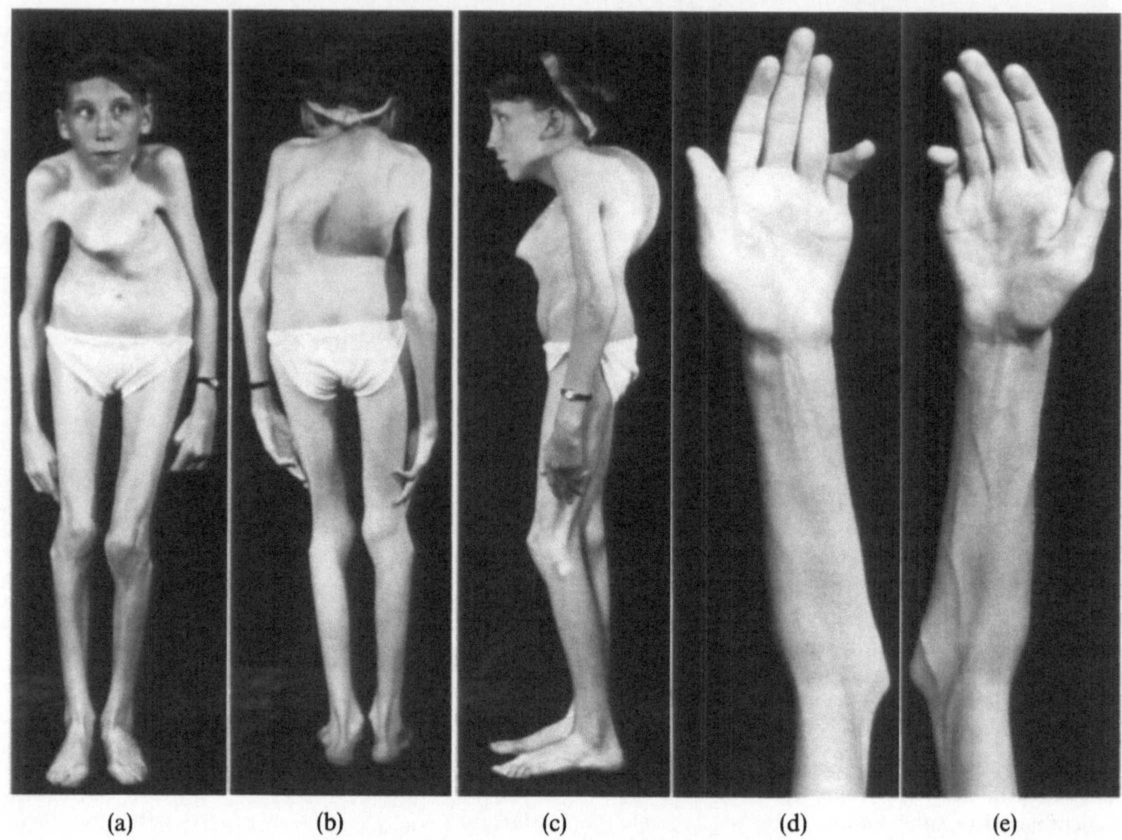

Abb. 283. (a–e) Marfan-Syndrom. Ausgeprägte Kyphoskoliose. Hühnerbrust. Dünn- und Langgliedrigkeit von Händen und Füßen. (f und g) Hochthorakle Kyphoskoliose mit Überhang und lumbaler Gegenkrümmung. (Fall von COTREL)

SLIMAN berichtet über 16 Fälle von Kyphoskoliosen und Skoliosen. Es hat sich um 10 Mädchen und 6 Jungen gehandelt. 7mal bestand eine thorakale, 4mal um eine kombinierte und 5mal um eine dorsolumbale Skoliose. Am häufigsten trat sie im frühen Kindesalter, aber auch noch später bis zum Alter von 10 Jahren auf. In einem Fall hat er Spontanheilung der Skoliose beobachtet.

GREMMEL, LOOGEN und VIETEN fanden bei einem Patienten mit einem typischen Marfan-Syndrom eine ausgeprägte Kyphoskoliose der Brustwirbelsäule mit Trichterbrust. SCHAUB, BÜHLMANN, KÄLIN und WEGMANN erwähnen ebenfalls zwei Fälle von Kyphoskoliose bei Marfan-Syndrom. Auch ECKHARDT teilt einen Fall mit. Er glaubt, daß die Skoliose beim Marfan-Syndrom kongenitaler Natur sei. VALENTIN bildet einen Patienten ab, der eine sehr ausgeprägte lumbo-dorsale Kyphoskoliose aufwies. EZRA berichtet über ein 15jähriges Mädchen mit einem Marfan-Syndrom und Pneumothorax, bei dem gleichzeitig eine leichte Skoliose bestand.

Kongenitale Wirbelkörperanomalien, z.B. Blockwirbelbildungen, sind beim Marfan-Syndrom nicht selten. Meist sind aber diese Anomalien nicht die direkte Ursache der kyphoskoliotischen Krümmung, sondern die Systemerkrankung an sich. Die Hauptkrümmung ist in der Regel in den Brustabschnitt lokalisiert (SCHAAF und SPÄTH).

Wenn die klinischen Kardinalsymptome nicht evident sind, kann die Grundkrankheit leicht übersehen und eine Skoliose beim Marfan-Syndrom als idiopathische Skoliose angesehen werden. So wurde diese spezielle Ätiologie bei einem Patienten von BRENTON und DOW erst erkannt, als bei der Schwester ein Marfan-Syndrom diagnostiziert wurde.

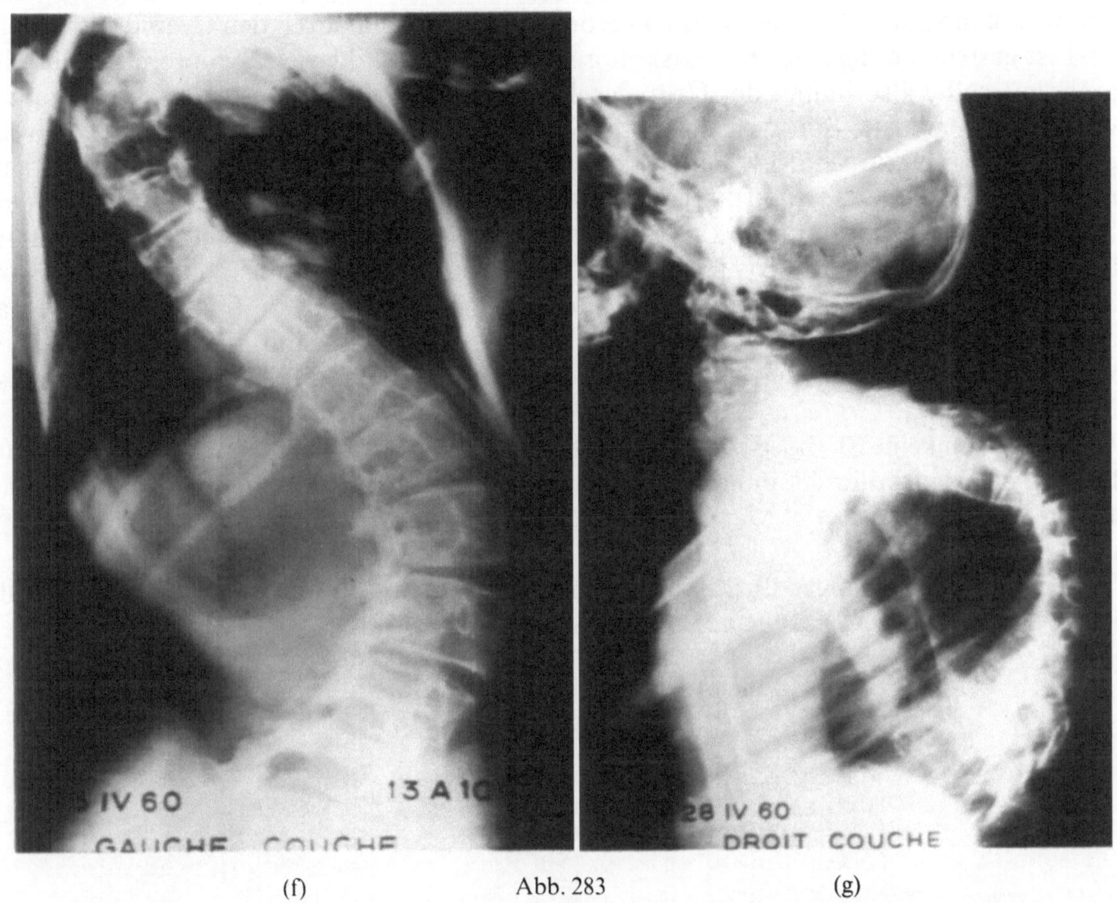

(f) Abb. 283 (g)

Nach STEINBERG ist ein Vortreten der Daumenendphalanx ulnar aus der geschlossenen Faust ein ziemlich sicheres diagnostisches Zeichen für das Vorliegen eines Marfan-Syndroms. Bei Patienten mit Kyphoskoliosen, bei denen der Verdacht auf ein Marfan-Syndrom besteht, sollte immer dieser sehr einfache Test angestellt werden.

36. Skoliose bei Homocystinurie

Auch bei der Homocystinurie werden ziemlich ausgeprägte Kyphoskoliosen beobachtet. Die Homocystinurie stellt eine angeborene Aminosäurestoffwechselstörung dar. Das Leiden wird autosomal recessiv vererbt. Die Kinder werden normal geboren. Schon früh treten respiratorische Störungen, Infektionsbereitschaft und Untergewicht in Erscheinung. Später ist der Gang ungeschickt. Sie lernen verspätet sprechen. Es besteht Spitzbogengaumen und Prognatismus. Im Laufe der Kindheit kommt es zur Linsenluxation. Es besteht Neigung zu arteriellen und venösen Thrombosen. Die langen Extremitätenknochen sind osteoporotisch mit breiten, oft verkrümmten Diaphysen und breiten Metaphysen. An den Obersprunggelenken und den Handgelenken findet sich ein metaphysärer Knochenvorsprung, der als Conus tibialis bzw. radialis bezeichnet wird. Coxa vara, genu valgum, humerus varus und cubitus valgus werden nicht selten angetroffen. Vergrößerungen der Carpalknochen stellen ein weiteres Röntgensymptom dar (SCHEDEWIC, WILLICH, GRÖBE u.Mitarb.). Die Extremitäten sind lang, manchmal besteht Arachnodaktylie.

Nach dem Aspekt können die Patienten mit einem Marfan-Syndrom verwechselt werden. Der Vererbungsmodus gibt ein differentialdiagnostisches Kriterium ab. Die Homocystinurie wird autosomal recessiv, das Marfan-Syndrom autosomal dominant vererbt.

Das Röntgenbild zeigt Osteoporose, und es besteht Neigung zu Knochenbrüchen, weswegen auch leicht die Fehldiagnose einer Osteogenesis imperfecta gestellt werden kann (BEALS).

Bis jetzt sind über 100 Fälle von Homocystinurie in der Literatur niedergelegt. Die Diagnose kann durch den Nachweis von Homocystin im Urin durch den Cyanid-nitroprussid-Test gestellt werden. Bei Kyphoskoliosen mit den geschilderten Symptomen und Oligophrenie sollte also immer der Urin einschlägig untersucht werden (CARSON u.Mitarb.; MCKUSICK; PARRISH; SCHIMKE; SMITH; RUIZ PERALES; CAREY, DONOVAN, FITZGERALD u. MCAULEY; GAUDIER, REMY u.Mitarb.; KENNEDY, SHIH u. ROWLAND; MACCARTHY u. CAREY; MORREELS, FLETCHNER, WEILBAECHER u. DORST; MUDD, FINKELSTEIN, IRREVERRE u. LASTER; SCHMINKE, MCKUSICK, HUANG, THOMAS u. POLLACK; SMITH; TANCREDI; FIORE, BRILL, MITTY u. GAULL; DE PAOLA u. AURICHIO). BRENTON und DOW fanden unter 23 Patienten mit Homocystinurie einmal eine schwere Skoliose und 11mal eine geringgradige Skoliose. Die Wirbelsäulenverkrümmungen sind die Folge von osteoporotischen Zusammensinterungen (Abb. 284a und b, 285a und b). Der Thorax ist meist deformiert.

Auch wenn keine Skoliose besteht, ist oft eine Hühnerbrust oder Trichterbrust vorhanden. Die meisten Skoliosen sind links lumbal, rechts thorakal, wobei die Lendenkrümmung stärker ist als die thorakale. Manchmal besteht das Bild einer generalisierten Platyspondylie.

Weitere Beobachtungen über Skoliosen bei Homocystinurie stammen von FIELD u.Mitarb., von RUIZ PERALES sowie von GERRITSEN und WAISMAN.

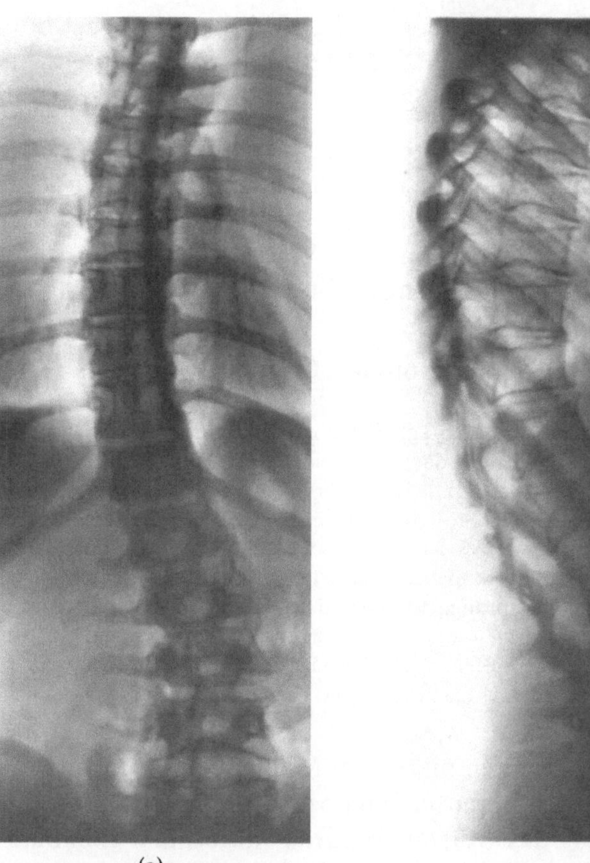

(a)

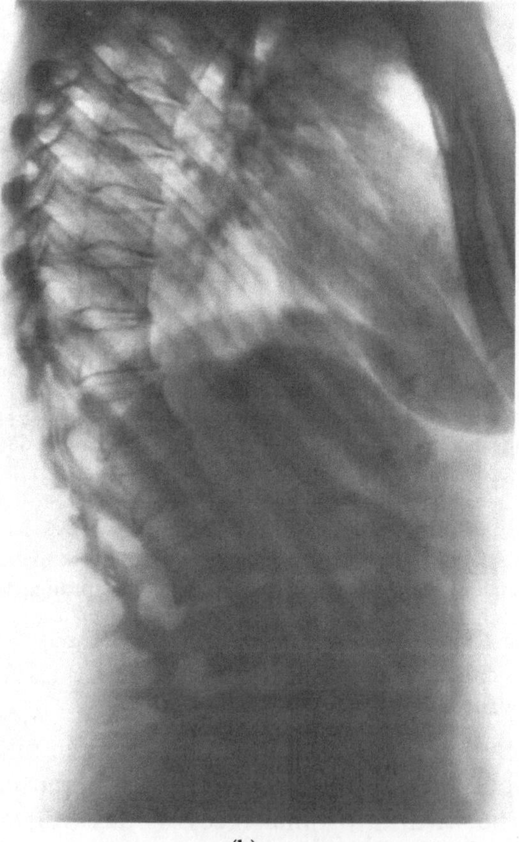

(b)

Abb. 284. (a) Kyphoskoliose bei Homocystinurie. Großbogige rechtskonvexe Skoliose. (b) Thorakolumbale Kyphose. Deckplatteneindellungen. (Fall von RUIZ PERALES, Cadiz, Spanien)

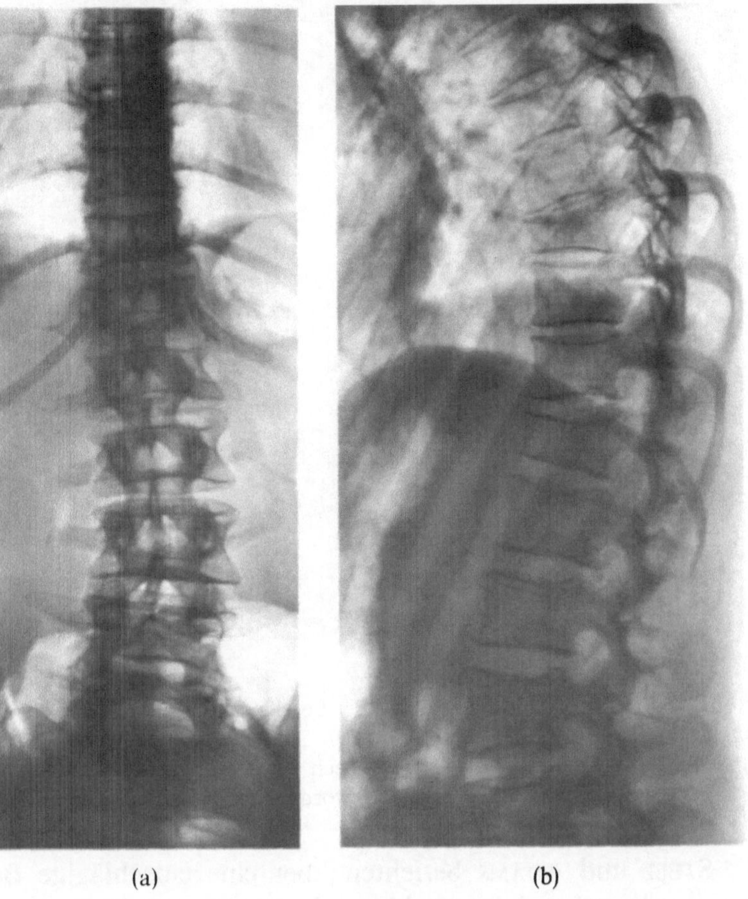

Abb. 285. (a) Geringe linkskonvexe Lendenskoliose infolge Osteoporose bei Homocystinurie. (b) Gering verstärkte Brustkyphose infolge keilförmiger Wirbelkörperzusammenbrüche. (Fall von RUIZ PERALES, Cadiz, Spanien)

37. Nach Shuntoperationen wegen Hydrocephalus

Zur Hydrocephalusbehandlung, sowohl wenn es sich um einen Hydrocephalus unklarer Ätiologie als auch um einen Hydrocephalus bei Meningocelen und Myelomeningocelen handelte, wurde früher die Shuntoperation zwischen dem lumbalen Subarachnoidalraum und dem Retroperitonealraum oder die Herstellung einer Verbindung zwischen dem Subarachnoidalraum und dem Ureter nach Nephrektomie praktiziert. In Höhe L1 oder L2 wurde eine Laminektomie vorgenommen und ein entsprechend geformtes Polyethylenröhrchen vom Lumbalsack in den Peritonealraum eingeführt. 7 Kinder, über die KUSHNER, ALEXANDER, DAVIS und KELLY berichten, die wegen einer Myelomeningocele operiert worden waren, hatten eine schwere Skoliose. Von 27 Kindern, bei denen die Shuntoperation wegen eines ätiologisch ungeklärten Hydrocephalus vorgenommen worden waren, hatten 13 eine Skoliose. 2 der Kinder mit Skoliose hatten gleichzeitig eine thorakale Kyphose und 6 eine verstärkte Lendenlordose. Obwohl die Spina bifida für sich allein eine Skoliose, Kyphose oder Lordose verursachen kann, waren in den von diesen Autoren berichteten Fällen die Wirbelsäulenverkrümmungen erst nach der Shuntoperation entstanden. Die Ursache der Skoliose kann einmal in der Operation an und für sich, also in der Laminektomie, zum anderen in der sich postoperativ im Laufe der Zeit in den meisten Fällen einstellende Arachnoiditis zu suchen sein. Möglicherweise spielen auch neurologische Ausfälle, insbesondere Innervationsausfälle an der Rumpfmuskulatur ätiologisch eine Rolle. Die Progredienz der Skoliose wurde durch Entfernen des Polyethylenschlauches, dekompressierende Laminektomie oder Neurolyse nicht aufgehalten.

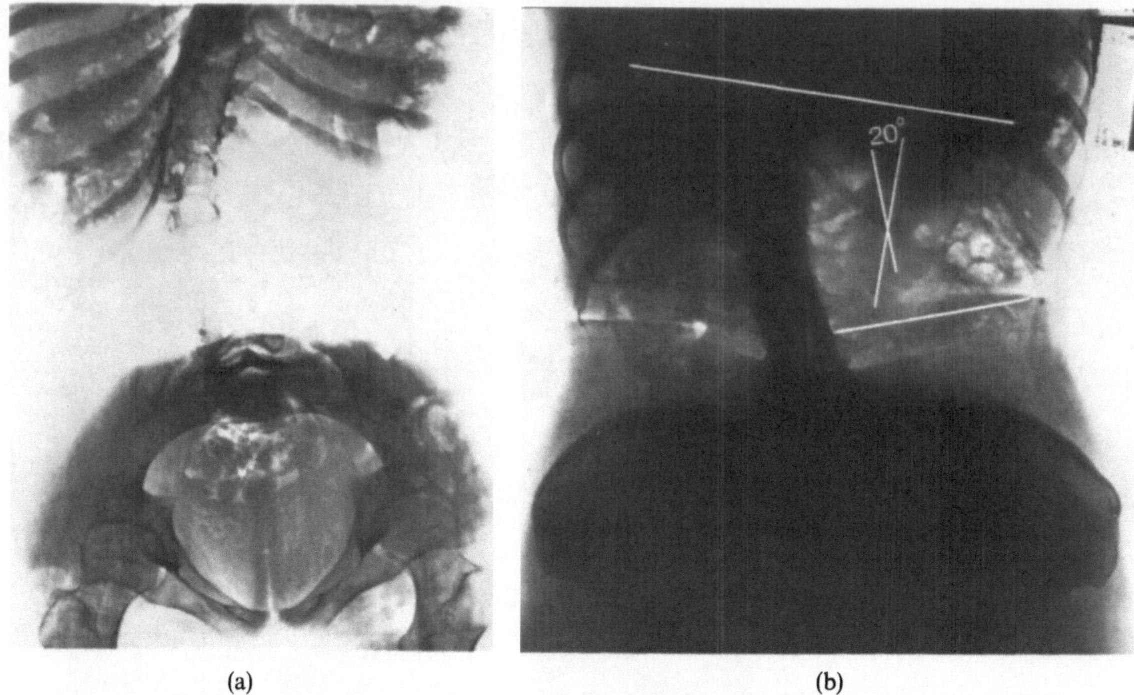

(a) (b)

Abb. 286. (a) Rechtskonvexe Skoliose der Lendenwirbelsäule, die neben einer Hyperlordose bei einem 7jährigen Mädchen als Folge einer lumbo-dorsalen Shuntoperation bestand (s. auch Abb. 97, S. 100, Fall von STEEL und ADAMS, und Abb. 403, S. 564). (b) Nach Aufrichtungsoperation der Lordose war die Skoliose etwas geringer geworden, aber nicht völlig beseitigt

STEEL und ADAMS berichten über eine einschlägige Beobachtung, die ursprünglich eine hochgradige Lordose hatte, die aber operativ korrigiert werden konnte. Nach der Korrektur blieb eine Skoliose bestehen (Abb. 286a und b) (s. Kap. I.V.2.c)δ): Hyperlordosen nach lumboperitonealen Shuntoperationen, S. 99).

38. Skoliosen bei Arthrogryposen

Bei der Arthrogrypose bestätigt sich die allgemeine Regel, daß die Krankheitszustände, die mit einer Kyphose oder Kypholordose einhergehen, auch eine Skoliose aufweisen können, wobei die Differenzierung in Fällen mit ausschließlicher Kyphose und ausschließlicher Skoliose und Kyphoskoliosen nur begrenzt möglich ist. Das Krankheitsbild (Guerin-Stern) stellt eine angeborene mesodermale Gelenksdysplasie mit Kontrakturen dar. Ob es sich um ein genetisch fixiertes Zustandsbild mit fakultativ dominantem Erbgang oder um eine Embryopathie oder um eine autosomale Trisomie handelt, ist noch offen.

TURPIN u.Mitarb. sahen bei der Arthrogrypose außer verstärkter Lendenlordose auch leichte Skoliosen (Abb. 287a–c). HARIGA, LOWENTHAL und GUAZZU dokumentieren einen Fall von Arthrogryposis mit Kyphoskoliose. RELKIN berichtet über eine 63jährige Negerin, mit allen klassischen Symptomen der fortgeschrittenen Arthrogryposis, die u.a. auch eine ausgeprägte Lendenskoliose aufwies.

HANSEN und ZACHARIAE haben über zwei Fälle von Arthrogryposis mit angeborenen Gelenkkontrakturen berichtet, die neben Veränderungen der sagittalen Wirbelsäulenkrümmung im Alter von ungefähr 8 Jahren eine zunehmende Skoliose entwickelten. Es war gleichzeitig eine Bauchmuskelaplasie vorhanden, die außer den Hüftgelenkkontrakturen für die Entstehung der Skoliose verantwortlich zu machen war (DRACHMAN und BANKER; BLANKER; VICTOR und ADAMS; BARGETON; SCHOCH; CALISE u. PALMIERI) (s. auch Kap. I.V.2.b): Hyperlordosen bei Muskelerkrankungen, S. 96).

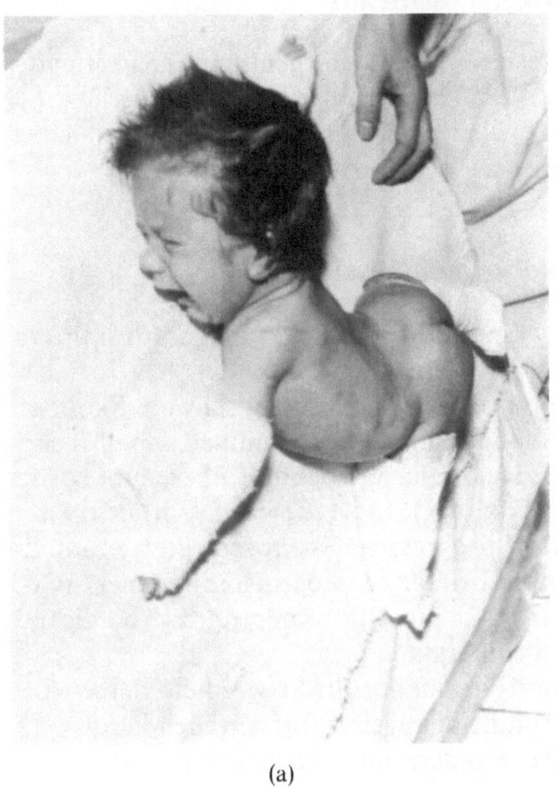

(a)

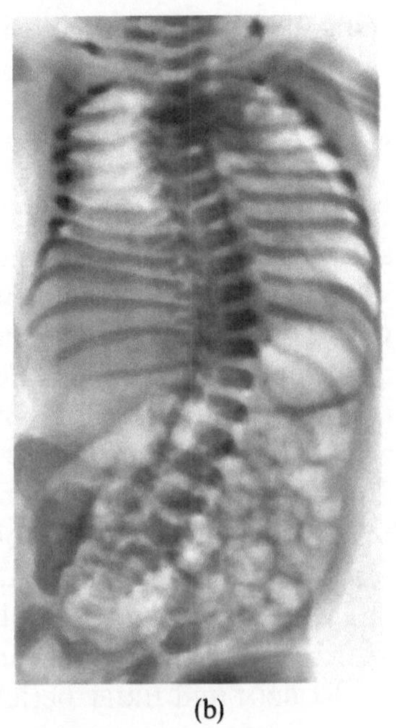

(b)

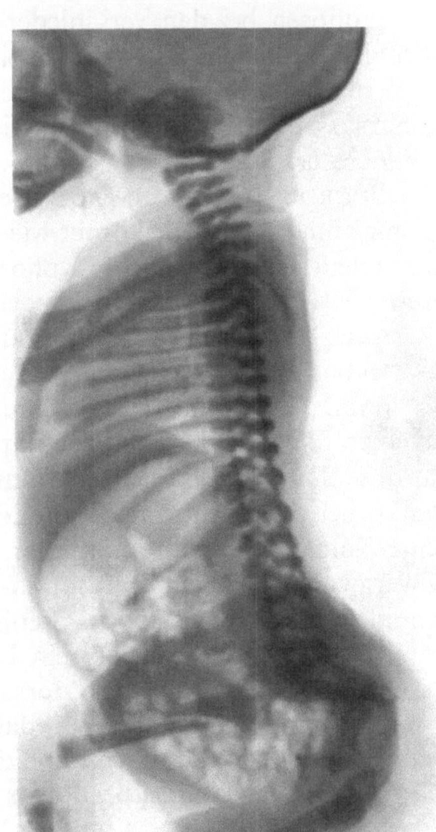

(c)

Abb. 287. (a) Neugeborenes mit einer Arthrogryposis. Neben ausgeprägten Kontrakturen an fast allen Gelenken, am stärksten an den Hüftgelenken, bestand eine C-förmige Skoliose der Wirbelsäule mit gleichzeitiger Lordose. Bei der Geburt war es zu einer Fraktur des rechten Oberschenkels gekommen. Gipsbehandlung der Fraktur und der Kontrakturen. (b) Großbogige C-förmige Linksskoliose. (c) Das Seitenbild zeigt die gleichzeitige Lordose

39. Skoliose bei Myositis ossificans

Auch bei diesem seltenen Krankheitsbild resultieren die gelegentlich anzutreffenden Wirbelsäulenverkrümmungen aus Kontrakturen. Eine einschlägige Beobachtung liegt von KRAUSE und TRAPPE vor. ILLINGWORTH berichtet über eine thorakale Skoliose mit Überhang als Folge einer Myositis ossificans progressiva.

40. Dystrophia musculorum progressiva

Bei dieser Erkrankung kommen nicht nur Hyperlordosen mit kompensatorisch verstärkter Brustkyphose, sondern auch Skoliosen vor (KOHLER und GOURILLON).

So fanden ROBIN und BRIEF bei 23 Kindern mit dieser Erkrankung schwere Skoliosen vom Typ der collapsing spine. Sie führen diese Skoliosen nicht auf asymmetrische Muskelatrophie, sondern auf das Fehlen des muskulären Haltes der Wirbelsäule überhaupt zurück (DUBOWITZ; FRIEDRICH; GUCKER; WALTON u. WARRICK). LEWITHAN u. NATHANSON verzeichnen bei Fällen von Dystrophia musculorum progressive Skoliosen, die sie auf die Schwäche der Rückenmuskulatur zurückführen. S-förmige Skoliosen sind seltener. WAGNER beobachtete eine Kyphoskoliose bei Dystrophia musculorum progressiva, die mit starker Verdünnung und Atrophie der Knochen einherging.

Mit Wachstumsabschluß soll nach KOHLER und GOURILLON die Progredienz der Wirbelsäulenverkrümmung aufhören, während das Grundleiden weiter fortschreiten kann.

ROBBIN und BRIEF berichten über Skoliose bei Kindern mit Muskeldystrophie.

41. Skoliosen bei Endocrinopathien

Skoliosen bei den verschiedenen Endocrinopathien gehen oft mit einer mehr oder weniger deutlichen Osteoporose einher, ohne daß es sich um eigentliche osteoporotische Verkrümmungen mit Wirbelkörperdeformierungen handelt. Die einzelnen Endocrinopathien lassen auch keine charakteristischen Unterschiede in der Art und Ausprägung der Skoliose erkennen.

GOURDON und DIJONNEAU weisen auf das Vorkommen von Skoliosen beim Hypothyreoidismus hin. Die Wirbelkörper wiesen die charakteristischen Formveränderungen auf, wie sie in dem Kap. I.VIII.15.: Kyphosen aus endokriner Ursache, S. 164, beschrieben wurden und wie sie ähnlich auch bei den enchondralen Dysostosen vorkommen.

Auch bei dem Turner-Syndrom sind gehäuft Skoliosen angetroffen worden (ALBRIGHT, SMITH u. FRASER; ASTLEY; KEATS u. BURNS; PRUNTY, MCSWINEY u. CLAYTON).

LAZZARI und FRONTALI beschreiben 3 Fälle von Skoliosen bei hypophysären Störungen in einem Fall mit gleichzeitiger Kyphose, im anderen mit gleichzeitiger verstärkter Lendenlordose. Die Wirbelsäulenverkrümmungen gingen mit Formveränderungen einzelner Wirbelkörper, wie Stenospondylie oder Turrispondylie einher. In einem Fall hat es sich um einen latenten Hypopituitarismus, im anderen um einen Hypopituitarismus mit leichtem Zwergwuchs von dem Typ Lorain-Levi und im 3. um einen Hypopituitarismus mit Eunuchoidismus vom Typ Soques-Stephens-Chauvet gehandelt (Abb. 288a–d).

MATZNER berichtet über ein 11jähriges Mädchen mit Pubertas praecox, vorzeitigem Epiphysenschluß und lumbo-dorsaler Kyphoskoliose. Er stellt gewisse Ähnlichkeiten mit Gargoilismus fest, glaubt aber, daß ein eigenständiges Krankheitsbild, verursacht durch eine Störung der Hypophyse und der Glandula pinealis vorliegt.

Über Kyphoskoliose bei polyostotischer fibröser Dysplasie (ALBRIGHT) berichtet COSTE. Diese Krankheit geht, wenn sie Mädchen betrifft, mit einer Pubertas praecox einher. Bei Knaben finden sich dagegen keine Störungen im Genitalbereich. Kombination mit

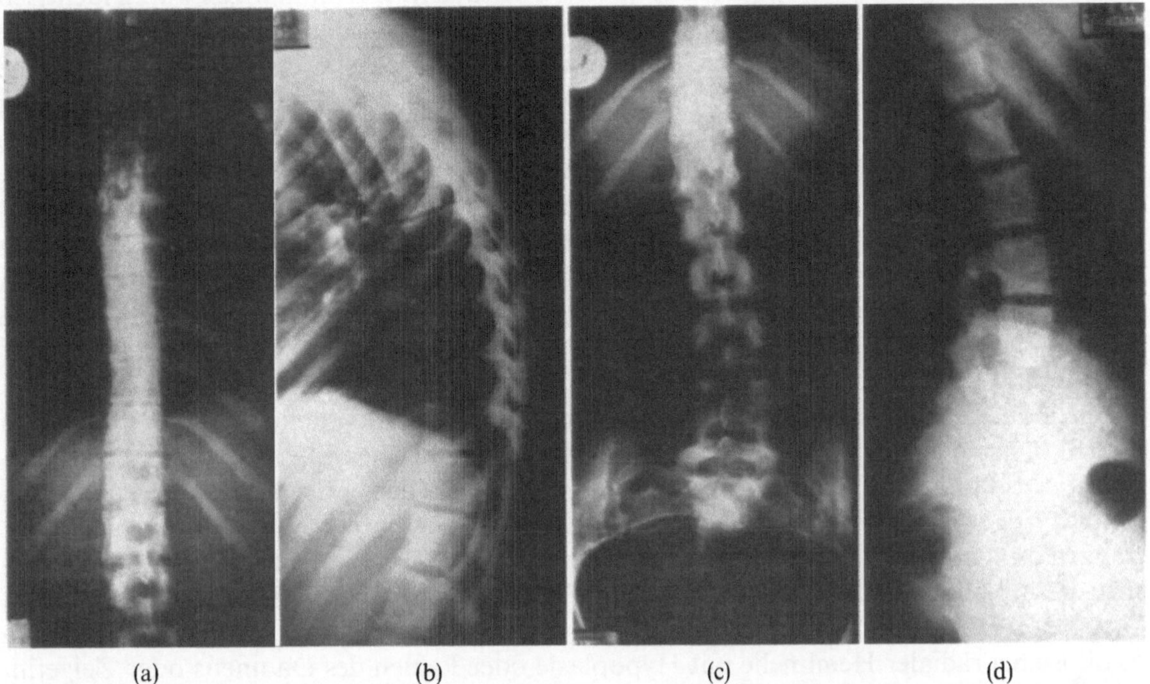

Abb. 288. (a) Thorakale, flache rechtskonvexe Skoliose (b) mit verstärkter Brustkyphose (c); im Lendenabschnitt ist der seitliche (d) und der sagittale Durchmesser vermindert (Stenospondylie). Der axiale Durchmesser ist vergrößert (Turrispondylie). (Nach LAZZARI und FRONTALI, 1966)

Hypothyreose kommt vor (s. auch Kap. K.II.48.: Skoliose bei anderen seltenen Erkrankungen, S. 399).

Die Symptomatik des Cowden-Syndroms (LLOYD u. DENNIS) besteht in einer adenoiden Fazies, einer Scrotalzunge, einer Hypoplasie der Mandibula und des Oberkiefers, einem Spitzbogengaumen, Papillomatose der Zunge und der Mundhöhle, multiplen thyreoiden Adenomen, Trichterbrust, beiderseitiger virgineller Hypertrophie der Brüste mit ausgedehnten fibrocystischen Veränderungen und vorzeitiger maligner Degeneration. Es wurde Uterushypoplasie und zeitweilige Amenorrhoe verzeichnet; sonstige endocrine Symptome fanden sich jedoch nicht. An der Wirbelsäule wird eine deutliche, wenn auch nicht hochgradige kyphoskoliotische Verkrümmung angetroffen.

42. Skoliosen und andere Mißbildungen

Während in dem Kap. K.II.2.: Mißbildungsskoliosen, S. 276, von extravertebralen Mißbildungen und skolioseverursachenden Wirbelsäulenmißbildungen die Rede war, sollen hier Skoliosen besprochen werden, die zusammen mit Gliedmaßenmißbildungen in Erscheinung treten, aber keine Mißbildungen an der Wirbelsäule selbst aufweisen. In einem Teil der Fälle hat die Gliedmaßenanomalie wahrscheinlich infolge Längendifferenzen die Skoliose induziert, die dann wahrscheinlich eine Haltungsskoliose darstellt. In anderen Fällen ist die Wirbelsäulenverkrümmung als eine den Extremitätenanomalien gleichgeordnete Krümmungsanomalie ohne Mißbildung der einzelnen Wirbel anzusehen.

Die Thalidomiddysmelien wurden bereits besprochen. Es treten bei ihnen sowohl Skoliosen vom kongenitalen als auch vom idiopathischen Typ und Haltungsskoliosen auf (S. 379).

So berichten MAKLEY und HEIPLE über radiale und ulnare Hemimelien, Phokomelie und Amelie, die mit Skoliosen einhergingen. Die Verkrümmungen traten z.T. im früheren

Alter auf und zeigten starke Progression. Die Wirbelsäulenverkrümmungen waren identisch mit idiopathischen Skoliosen. Nur in 2 Fällen bestanden kongenitale Skoliosen.

PETERSEN fand unter 97 Dysmeliekindern 11mal fixierte Skoliosen. LANGER hat eine Frau mit Polydaktylie, Verkürzung der Unterschenkel bei bumerangartiger Ausbildung der Fibulae beschrieben, bei der eine Kypholordose bestand. Möglicherweise resultierte sie aus einer Beinverkürzung. Auf den Wirbelsäulenbefund wird nicht näher eingegangen.

BRANDT und DIECKE beobachteten bei Patienten mit Morbus Klippel-Trenaunay Skoliosen. Möglicherweise hat es sich dabei um eine Haltungsskoliose infolge Beinlängendifferenz und nicht um eine Skoliose vom idiopathischen Typ gehandelt. Auch in einem Fall von DEROT u.Mitarb. mögen die Dinge ähnlich gelegen haben. Es handelte sich um eine Skoliose bei einem 18jährigen Mädchen, das gleichzeitig eine Acroosteolyse am Carpus, einen Hohlfuß, Strabismus und Niereninsuffizienz hatte.

Bei kongenitalen Anomalien an der oberen Extremität sind in einer Anzahl von Fällen eine Skoliose oder Kyphoskoliose vom Typ der idiopathischen Skoliose verzeichnet worden. KATO fand in 5 Fällen bei kongenitaler Aplasie an den Extremitäten eine Skoliose. Unter 170 Fällen von Skoliosen, die KUHNS ausgewertet hat, bestanden in 19 Fällen Mißbildungen an der oberen Extremität. Weitere einschlägige Berichte vom Zusammenvorkommen der Skoliose mit Anomalien an den Armen liegen vor von RIORDAN, HARRISON, FRANTZ u. O'RAHLLY; PARDINI; EPPS; WYNNE-DAVIES. MAKLEY u. HEIPLE beobachteten Skoliose bei radialer Hemimelie mit Hypoplasie oder Fehlen des Daumens oder Zeigefingers, bei ulnarer Hemimelie mit Fehlen oder Hypoplasie der 3 ulnaren Strahlen, bei Phokomelie und bei Amelie. Bei 11 Patienten mit bilateraler Amelie fand sich 5mal eine Skoliose vom idiopathischen Typ und 1mal eine Mißbildungsskoliose infolge Anomalie an der Halswirbelsäule. Bei 7 Patienten mit einer einseitigen radialen Hemimelie bestand 2mal eine idiopathische und 1mal eine Mißbildungsskoliose. Unter 6 Patienten mit ulnarer Hemimelie wurde 4mal eine idiopathische Skoliose verzeichnet. 3 Patienten mit Phokomelie oder Amelie hatten Wirbelsäulenverkrümmungen, einer davon eine sehr starke (s. auch S. 379).

Die sog. Affenhand, die nur eine einzige querverlaufende Falte in der Handfläche zeigt (TOURAINE und RICHARD) sowie die habituelle Schulterluxation sind ebenfalls zusammen mit Skoliose angetroffen worden. DETZEL berichtet über Skoliosen bei Patienten, die eine angeborene Radiusköpfchenluxation hatten. KYSELKA beschreibt das Zusammenvorkommen von hereditären Osteoonychodysplasien und Skoliosen. Nach TOURAINE ist ein Trophoedem MEIGE sehr häufig mit einer Kyphoskoliose kombiniert.

Bei der Dysostosis cleidocranialis mit Aplasie der Schlüsselbeine und Zahnstörungen trat nicht selten eine Skoliose auf (WEIL) (s. Kap. K.II.4.γ): Dysostosen, Mucopolysaccharidosen und Mucolipidose bei Dysplasia cleidocranialis, S. 308).

MORETTI und STAEFFEN berichten über 2 Geschwister mit Dysostosis cleido-facialis CROUZON, bei denen gleichzeitig eine Syringomyelie bestand. Bei dem Bruder wurde außerdem eine sehr starke Kyphoskoliose verzeichnet. Von Wirbelmißbildungen ist nichts erwähnt. Man muß die Kyphoskoliose möglicherweise der gleichzeitigen Syringomyelie und nicht dem Morbus Crouzon an und für sich zuschreiben.

KOHN hat ein Krankheitsbild beschrieben, das er als Hyperspongiosierung bezeichnet. Es ist charakterisiert durch partiellen Riesenwuchs, Verdünnung der Corticalis, Auftreibung einzelner Knochen, aufgehellte Knochenstruktur und Verkleinerung der Sella turcica. Die Röntgenbilder der Wirbelsäule von diesem Fall zeigen eine großbogige, ziemlich starke untere thorakale Skoliose.

MARTEL und TISCHLER fanden unter 31 Patienten mit Mongolismus 17mal eine Skoliose.

BRANDNER und SAUR berichten über einen Fall, den sie als Extremfall eines Rubinstein-Taybi-Syndroms einstufen (cranio-mandibulo-faciale Dysplasie). Es bestanden eine Verbreiterung des Daumens und der großen Zehe mit dünnen Epiphysen und ähnliche Epiphysenveränderungen an den meisten übrigen Gelenken der Extremitäten. Die Metaphysen der Röhrenknochen waren aufgetrieben, die proximale Fibulametaphyse exostotisch verbreitert. Ähnliche Befunde waren von RUBINSTEIN beschrieben worden. Er hat mehr als 200 Fälle sammeln können. Bei dem $16^1/_2$jährigen Jungen von BRANDNER und SAUR bestand eine rechtskonvexe Skoliose der Brustwirbelsäule mit linkskonvexer Gegenkrümmung der oberen Lendenwirbelsäule und gleichzeitiger Lendenlordose (LEVY-LEBLOND; PADFIELD, PARTINGTON u. SIMPSON; RUBINSTEIN).

BRUNT berichtet über ein 12jähriges Mädchen mit einem Riley-Day-Syndrom, bei dem außer einer schmerzlosen Schwellung im Kniegelenk und einer Arthropathie im Schultergelenk sich vom Alter von 9 Jahren ab eine schwere Kyphoskoliose entwickelt hatte. Nähere Angaben über den Wirbelsäulenbefund werden nicht gemacht.

Bei dem Riley-Day-Syndrom handelt es sich um einen angeborenen Enzymdefekt bei Personen der jüdischen Rasse mit Hypalgesie, Ulcerationen der Cornea, Störungen der Geschmacksempfindung und paroxysmaler Hypertension, Fieberschüben, Inkoordination und Dysarthrie, Areflexie, Schluckstörungen und abnormer Reaktionen auf manche Pharmaka. Neuropathische Arthropathien stellen keine Seltenheit bei dieser Erkrankung dar. Kyphoskoliosen wurden häufig beobachtet.

43. Skoliosen bei Olliersсher Krankheit

Beim Morbus Ollier, der in der Mehrzahl nicht einseitig, sondern beidseitig asymmetrisch ausgebildet ist, resultieren sehr ausgeprägte Kyphoskoliosen nicht aus Beinlängendifferenzen, sondern aus Halbwirbelbildungen. Die Kyphoskoliose wird nach Abschluß des Säuglingsalters manifest und nimmt bis zur Pubertät zu (RUBIN; MAINZER, MINAGI und STEINBACH; BETHGE). Die sog. Halbwirbelbildungen, die eigentlich Keilwirbelbildungen waren, resultieren wahrscheinlich aus einer Wirbelkörperchondromatose. Die Olliersche Krankheit ist im Gegensatz zu metaphysären Dysplasien nicht genetisch fixiert.

JANSEN hat bei einem 9jährigen Mädchen eine mäßige, großbogige Skoliose gesehen. Außerdem bestand eine leichte Gesichtsasymmetrie (WITTEK). In einem Fall von THIEMANN mit doppelseitigem Auftreten der Chondrome, war ebenfalls eine Skoliose vorhanden.

STARK berichtet über ein Kind mit einer Ollierschen Krankheit mit rechtsseitiger Lokalisation, bei dem eine statische Rechtsskoliose der gesamten Wirbelsäule bestand. Es hat sich also lediglich um eine Haltungs- und nicht um eine fixierte Skoliose gehandelt.

44. Oculäre Skoliosen

a) Oculo-auriculäres Syndrom

(S. auch Kap. I.II.8.: Fehlhaltungen bei Augenaffektionen, S. 83; Kap. K.I.2.n): Haltungsskoliosen mit faßbarer Ursache bei Sehstörungen, S. 244 und Kap. S. 12: Oculärer Schiefhals, S. 601).

Bei der oculo-auriculären Dysplasie sind Skoliosen der Brustwirbelsäule verzeichnet worden. Die Skoliose bei der oculo-auriculären Dysplasie darf nicht mit dem oculären Schiefhals bzw. mit den Haltungsskoliosen bei Sehstörungen (s. dort) verwechselt werden. Dort handelt es sich um eine Schiefhaltung der Halswirbelsäule, hier um eine echte Skoliose der Brustwirbelsäule von der Qualität der idiopathischen Skoliose. Die oculo-auriculäre Dysplasie oder Goldenhar-Syndrom ist charakterisiert durch epibulbäre Dermoide, durch accessorische Wucherungen an den Ohren und manchmal durch eine mandibulo-faciale Dysostose (MARIA, TEHRA u. KALE; GUPTA, GUPTA u. PRASHAR) (s. auch Kap. S. 11.: Auriculärer Schiefhals, S. 601).

b) Oculo-vertebrales Syndrom

Beim oculo-vertebralen Syndrom von Weyers besteht eine einseitige Fehlbildung des Augapfels, eine Gesichtsasymmetrie durch Dysplasie des knöchernen Orbitadaches und Hemmungsfehlbildungen der Wirbelsäule im Thoraxabschnitt und an den zugehörigen Rippen (Kirchmair). Die Wirbelsäulenfehlbildungen gehen mit einer mehr oder weniger ausgeprägten Skoliose oder Kyphoskoliose einher.

c) Oculo-cerebrales Syndrom

Unter diesem Überbegriff sind Mißbildungssyndrome zusammengefaßt, bei denen Wirbelsäulenmißbildungen, die meist mit Verkrümmungen einhergehen, neben Nierendefekten und Augenmißbildungen bestehen. Zu diesem Formenkreis gehören das Lowe-Syndrom, das Smith-Lemly- und Opitz-Syndrom, das Pinsky-George-Harley-Baird-Syndrom, das Crosson-Syndrom, das Denys-Corbeel-Syndrom, Barsy-, Moens- und Dierckx-Syndrom, das Francois-Syndrom III, das Mcance-Syndrom, das Bloch-Sulzberger-Syndrom, das Patau-Syndrom und das Ullrich-Feichtiger-Syndrom, das Sjögren-Syndrom und Larsson-Syndrom.

Auch beim Keese-Syndrom, das mit Retinaldysplasie sowie Mißbildungen am Gehirn und anderen Organen einhergeht, werden Skoliosen angetroffen, die allerdings meistens auf Wirbelmißbildungen beruhen.

Tezuka berichtet über Skoliosen bei Gleichgewichts- und Augensymptomen, kongenitaler Oculomotoriusdysfunktion und Nystagmus. Ihnen liegt eine Läsion des Hirnstammes zugrunde. Die Störung des Gleichgewichtsorgans im Hirnstamm wird als Ursache der Skoliose angesehen (Suzuki u.Mitarb.; Yamada u. Hinoki; Magnus).

45. Oto-vertebrales Syndrom

Es handelt sich um eine frühembryonale Entwicklungsstörung mit gleichzeitigen Ohrmuschel- und Wirbelsäulenmißbildungen. Die Wirbelsäulenmißbildungen sind vorwiegend an der Brustwirbelsäule lokalisiert. Es handelt sich um Keilwirbel, Halbwirbel und Blockwirbel sowie Rippenanomalien. Es resultieren aus ihnen mehr oder weniger schwere Skoliosen oder Kyphoskoliosen.

46. Skoliosen beim Banakalanga-Syndrom

Bagenda, Batwala u. Stanfield berichten über ein Zustandsbild, das am oberen Nil vorkommt und in der Eingeborenensprache als Banakalanga bezeichnet wird. Bakalanga ist das Pluralwort, der Singular dazu heißt Nakalanga. Es besteht in einer Wachstumshemmung, Abmagerung, körperlichem Verfall und Muskelschwäche. Bisher wurden 19 Probanden untersucht. Sie standen im Alter zwischen 13 und 25 Jahren. 13 waren Mädchen, 6 Knaben. Die Zähne standen vor und es bestand Malocclusion. Alle Probanden waren mit Onchocercus volvulus infiziert. Die Geschlechtsreife trat verzögert ein. Der Unterkiefer blieb unterentwickelt. Epileptiforme Anfälle und Tremor kamen vor. In 9 von den 19 Fällen war eine mäßiggradige Kyphoskoliose vorhanden. Die Autoren sind der Ansicht, daß sie aus der allgemeinen Hypotrophie resultierte.

47. Skoliosen bei Systemerkrankungen der Wirbelsäule, die überwiegend Kyphosen verursachen

Zahlreiche Wirbelsäulenerkrankungen, für die eine Kyphose charakteristisch ist, weisen gleichzeitig eine geringfügige Skoliose auf. Manchmal überwiegt jedoch die Skoliose. Eine

Anzahl von Erkrankungen, die ein solches Verhalten zeigen, wie die enchondralen Dysostosen, die Arthrogryposen usw. sind bereits in dieser Hinsicht abgehandelt worden. Auch beim Paget (EVANS), der Oochronose (KLAUS, KRIZEK und VRANESIC) sowie beim Bechterew sind einschlägige Befunde erhoben worden.

48. Skoliose bei anderen seltenen Erkrankungen

Bei zahlreichen seltenen Syndromen, vor allem bei Mißbildungssyndromen, werden Skoliosen, Kyphosen oder Kyphoskoliosen verzeichnet. Eine vollständige Erfassung wird wohl kaum möglich sein. Im folgenden sollen diejenigen Syndrome tabellarisch zusammengestellt werden, die noch nicht ausführlicher besprochen worden sind (Tabelle 63).

49. Kreuzbeinskoliose

Von den eigentlichen skoliotischen Krümmungen des Kreuzbeines müssen die strukturellen Schiefstellungen der Kreuzbeinbasis, die Schiefstellungen der Kreuzbeinbasis mitsamt dem übrigen Becken infolge Beinverkürzung und der Schiefstellung infolge asymmetrischer Entwicklung des ganzen Beckens unterschieden werden (s. Kap. K.II.2.h): Kongenitale Skoliosen bei Beckenmißbildungen, S. 301).

Bei der Besprechung der Haltungsskoliosen wurde bereits erwähnt, daß Asymmetrien der Kreuzbeinbasis zu Haltungsskoliosen der Lendenwirbelsäule führen können (VOGEL). Es muß dabei immer unterschieden werden, ob die Schiefhaltung der Kreuzbeinbasis Folge einer Asymmetrie des Knochens oder eines Beckenschiefstandes infolge Beinverkürzung ist (Abb. 289). Derartige ossär bedingte Schrägstellungen der Kreuzbeinbasis verursa-

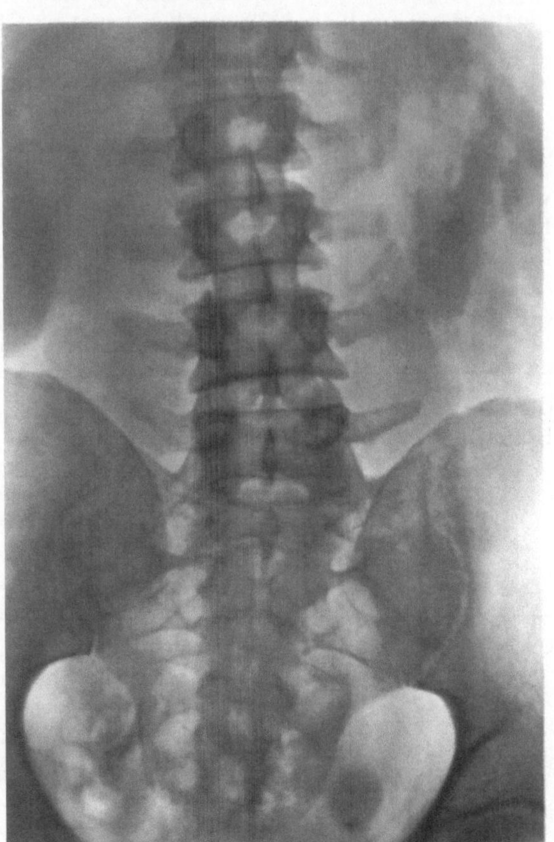

Abb. 289. Geringer Kreuzbeinschiefstand infolge eines Beckenschiefstandes. Leichte Lendenskoliose

Tabelle 63. Syndrome mit Wirbelsäulenverkrümmungen als Teilsymptome

Syndrom	Krankheitsbild	Wirbelsäulenbefunde	Literatur
Neuroenterochordales Adhäsionssyndrom	Partielle Verdoppelung des Intestinaltraktes, Hydrocephalus mit spastischen Lähmungen	kongenitale Skoliose mit Rachischisis anterior. Variation der Zahl der Wirbel, Lordose der HWS	LADD u. GROSS; GROSS u. HOTCOMP; SING u. SLANINA
Arnold-Chiari-Syndrom Dysraphie des Kleinhirnes	Okklusionshydrocephalus infolge zungenförmigen Herabreichen des Kleinhirnes. Ataxie, Nystagmus, Lähmungen, Krampfanfälle, oft sonstige Mißbildungen	Anomalien an der HWS mit Skoliose, Lordose (Kurzhals, insbesondere wenn die Anomalie mit einem Klippel-Feil-Syndrom kombiniert ist) Thorakale Kyphose oder Kypho-Skoliose	HEPPNER
Bartenwerfer-Syndrom (Dysostosis enchondralis)	Minderwuchs, Knochenbefund ähnlich wie beim Morbus Morquio. Breite Nase, mongoloide Lidstellung. Dysproportionierter Minderwuchs. Hüftluxation. Rosenkranzbildung	Platyspondylie. Lordoskoliose der Wirbelsäule	BARTENWERFER; UHLIG
Biemond-Syndrom	Gleichmäßig verteilte Adipositas. Hypogenitaler Infantilismus mit primärer Amenorrhoe, Impotenz, Oligophrenie, intermittierende Oligurie mit Gesichtsoedem, Mißbildungen am Fuß, Iriskolobom, Hüftgelenksdysplasie	Kyphoskoliose	BIEMOND
van Bogart-Scherer-Epstein-Syndrom (Lipidose-Syndrom)	Körperliche und geistige Entwicklungsverzögerung. Xanthelasmen an den Augenlidern, Hypergenitalismus, Katarakt. Zentralnervöse Symptome mit Ataxie und Spasmen.	Osteoporose der Wirbelsäule mit Kyphoskoliosen	VAN BOGAERT u. SCHERER
Charcot-Marie-Tooth-Hoffmann-Syndrom	Heredofamiliäre neurale Muskelatrophie. Symmetrische, atrophische Lähmungen an den Füßen und Unterschenkeln. Anästhesien, fibrilläre Muskelzukkungen. Auch obere Extremität kann befallen sein	Kyphose, Spondylose	HOFFMANN
Cockayne-Syndrom	Wachstumsstörungen, im 2. Lebensjahr beginnend. Disproportionierter Zwergwuchs. Tiefliegende Augen. Prognatie, Taubheit, Oligophrenie. Verdickung der Schädelcalotte. Elfenbeinepiphysen	Kyphose mit bikonvexen, ziemlich langen Wirbelkörpern	COCKAYNE; MAC DONALD, FITCH u. LEWIS

Tabelle 63 (Fortsetzung)

Syndrom	Krankheitsbild	Wirbelsäulenbefunde	Literatur
Curtis-Syndrom III	Microcephalie mit leichter Debilität, Hypodontie, Amblyopie, Mamillenhypoplasie, Hodenhypoplasie, Syndaktylie, Camptodaktylie, Atrophie des Daumenballens, Dystrophie der Arteria radialis. Nageldystrophie	Kyphoskoliose	CURTIS
Nonne-Milroy-Meige	Familiäres, chronisches atrophisches Oedem besonders der Unterschenkel, Minderwuchs, Infantilismus, Hypogenitalismus, Entwicklungsrückstand, Adipositas, Acromicrie, Genua valga, Crus valgus	Kyphose der Brustwirbelsäule	MILROY; PAZER
Cushing-Syndrom	Hochdruck, Mondgesicht, Striae. Osteoporose	Kyphose, Hyperlordose	TAMM
Déjerine-Thomas-Syndrom	Cerebellare Koordinationsstörung, Inkontinenz, Rigor.	Skoliose	DÉJERINE u. THOMAS; WELTE
Demarquay-Richet-Syndrom	Hasenscharte, Hypodontie, Minderwuchs, Infantilismus, verbreiterter Nasensattel, Klinodaktylie. Geroderma der Hand. Kongenitale Vitien, Dysplasie des 5. Lendenwirbels mit Sacralisation	Skoliose	AMMANN
Dreyfus-Syndrom	Generalisierte Platyspondylie, Kurzhalsigkeit, Wirbelsäulenzwerge, Überstreckbarkeit der Gelenke, Wirbelkörper sind höhenvermindert. Die Höhe der Zwischenwirbelräume ist vergrößert. Coxa vara, unregelmäßige Epiphysen, Ähnlichkeit mit dem Morquio-Syndrom	Manifestation der Platyspondylie beim Gehenlernen gleichzeitige Entwicklung einer Kypholordose, manchmal auch einer Kyphoskoliose	DREYFUS
Edwards-Syndrom 18 Trisomie-Syndrom	Hypertonie der Muskulatur, Ohrmuscheltiefstand und Dysplasie. Micrognathie, Ptose, Nasendysplasie. Pterygium colli, Beckendysplasie, Syndaktylie, multiple Mißbildungen innerer Organe	Skoliose	EDWARDS; HARNDEN u. CAMERON; HEINRICHS; PFEIFFER u. HÜTHER

Tabelle 63 (Fortsetzung)

Syndrom	Krankheitsbild	Wirbelsäulenbefunde	Literatur
Engelhausen-v.Recklinghausen-Syndrom	Rheumatoide Knochenschmerzen, Ermüdbarkeit, Muskelhypotonie, Entkalkung des Skelettes mit Knochenatrophie. Verdünnung der Kompacta, Auflockerung von Corticalis u. Spongiosa, multiple Cysten, überwiegend metaphysär, Kartenherzbecken	Kyphose	v.RECKLINGHAUSEN
Godfied-Prick-Carol-Prakken-Syndrom	Kongenitale Herzmißbildungen. Atrophodermia vermiculata. Mongoloider Gesichtsausdruck. Bradykardie, leichte Oligophrenie	Kyphoskoliose	CAROL, GODFRIED, PRAKKEN, PRICK
Gorlin-Goltz-Syndrom	Multiple naevoide Basalzellepitheliome, Kiefercysten, Rippenanomalien, verbreiterter Nasenrücken, Ovarialfibrome	Kyphoskoliose	GORLIN u. GOLTZ
v.Graefe-Sjögren-Syndrom	Oligophrenie, Retinitis pigmentosa, Taubheit, spinocerebellare Ataxie. Klumpfuß, Minderwuchs, Microcephalie, Genu valgum	Kyphose	HALLGREN
Helmholz-Harrington-Syndrom	Entspricht dem Pfaundler-Hurler-Syndrom, Besonderheit markante Hornhauttrübung	Kypholordose	HELMHOLZ u. HARRINGTON
Hunt-Syndrom	Kopfwackeln, Ataxie, Hypotonie, Sprachstörung, spastische Tetraparese, Hohlfuß, Muskelatrophie	Kyphoskoliose	HUNT
Laurence-Moon-Biedl-Bardet	Debilität, Retinopathie, Dysgenitalismus, Fettsucht, Schwerhörigkeit, Poly- oder Syndaktylie	Kyphose	BIEDL
Ostrum-Furst-Syndrom	Kombination des Klippel-Feil-Syndroms und der Sprengelschen Deformität mit Platybasie	Kyphose oder Skoliose, wie bei Klippel-Feil	FÜRST u. OSTRUM
Oto-Vertebralis-Syndrom	Kongenitale Vitien, Ohrmuschelmißbildungen, periphere Facialislähmung, Mißbildungen an der Wirbelsäule, insbes. an der Brustwirbelsäule, Keilwirbel, Halbwirbel, Blockwirbel, Rippenanomalien	Skoliosen, Kyphoskoliosen	NAIR u. METHEW

Tabelle 63 (Fortsetzung)

Syndrom	Krankheitsbild	Wirbelsäulenbefunde	Literatur
Parrot-Syndrom	Gehört in den Formkreis der Chondrodystrophie	dorso-lumbale Kyphose	KAUFMANN
Putti-Syndrom	Ischias, die auf arthrotische Veränderungen an den Intervertebralgelenken zurückgeführt wird	contra-homolaterale Skoliose	PUTTI
Rotter-Erb-Syndrom	Bindegewebsdysplasie, Minder- oder Zwergwuchs, Gelenkschlaffheit, epiphysäre Dys- oder Aplasie, Wirbelmißbildungen, Synchondrosen, Spaltbildungen, Größendifferenzen, Schädeldysplasie, Klump- oder Hackenfuß, Muskelatrophie, Mißbildungen an den inneren Organen	Kyphoskoliose	ROTTER, ERB
Rubinstein-Syndrom	Schwachsinn mit cranio-mandibulo-facialer Mißbildung und Extremitätenmißbildungen, Zwergwuchs, Schnabelnase, Ohrmuscheltiefstand, Astigmatismus, Microcephalie, Verbreiterung, Verkürzung und Verplumpung der Phalangen von Fingern und Zehen, Rückständigkeit des Knochenalters, Anomalien an der Wirbelsäule, Rippen und Becken, Mißbildungen an den inneren Organen	Skoliose	RUBINSTEIN; COFFIN
Russell-Syndrom	Kinder kommen klein zur Welt, verspäteter Fontanellenschluß, cranio-faciale Dysplasie, hydrocephaler Hirnschädel, kleiner V-förmiger Gesichtsschädel, Haifischmaul, Verkürzung von Oberarmen und Oberschenkeln mit Verlängerung von Unterarm und Unterschenkel, Klinodaktylie, frühzeitiger Zahnverfall	Skoliose und Hyperlordose	RUSSELL; ROSSIER
Scheuthauer-Marie-Sainton-Syndrom Dysostosis cleido-cranialis	Ein- oder doppelseitige partielle, acromeale oder totale Aplasie der Caviculae, Offenbleiben der Fontanellen, hypoplastischer Gesichtsschädel, Hypoplasie oder Aplasie der Symphyse und der proximalen Oberschenkelanteile, Rückstand in der Ossifikation der Knochenkerne, Kleinwuchs	verstärkte Lendenlordose oder Kyphoskoliose	

Tabelle 63 (Fortsetzung)

Syndrom	Krankheitsbild	Wirbelsäulenbefunde	Literatur
Silver-Syndrom	Körperasymmetrie, Minderwuchs, Dreiecksform des Gesichtes, Störungen der Geschlechtsentwicklung, Hemihypertrophien	Skoliosen, meist als Folge der Asymmetrie	SILVER; STOOL u. COHEN
Stiff-Man-Syndrom	Progressive irreversible Tonuserhöhung der Rumpf- und Extremitätenmuskulatur, Spasmen, tetaniforme Anfälle, Geburtshelferstellung der Hände, Plantarflexion der Füße	Kyphose oder Lordose	HUHNSTOCK, BROCK u. KUHN
Wildervanck-Syndrom	Symptome des Klippel-Feil-Syndroms, Taubheit, Abducenzlähmung, Hypoplasie einer Gesichtshälfte	Kyphose	WILDERVANCK; FRANCESCHETTI u. KLEIN
Ziehen-Oppenheim-Syndrom	Torsionsdystonie, bei Willkürbewegungen treten Torsionsspasmen auf, Spitzfuß, Versteifung des Rumpfes in contrakten Stellungen, eigenartig stelzender Gang	Schiefhals, Hyperlordose, Skoliose, Tortipelvis	
Pierre Robin-Syndrom	Rippendefekte, Hypoplasie der Mandibula, Gaumenspalte, Atemstörungen	Skoliose	NICHOLLS u. FLETCHER
Pyle Syndrom	Verdickung der Schädelknochen, flaschenförmige Auftreibungen der Femurmetaphysen	Skoliose	COHN
Weismann-Netter-Syndrom	Säbelscheidentibia, Zwergwuchs	Kyphoskoliose	LARCAN, CAYOTTE, GAUCHER u. BERTHEAU

chen nur leichte Haltungs-, aber keine idiopathischen Skoliosen und kaum sonstige strukturelle Skoliosen. ARMANET behauptet allerdings, daß bei der Mehrzahl der Skoliosen eine Asymmetrie der Kreuzbeinbasis oder eine Mißbildung von L 5 bestehe. WEISER wirft die Frage auf, ob nicht die Skoliose das Primäre und der Schiefstand der Kreuzbeinbasis das Sekundäre ist (BUSTOS; WITT).

TYLMAN, RAMOTOWSKY, LESZEK-ZAPEDOWSKY fanden fast bei der Hälfte der Patienten mit Skoliosen Schiefstellung des Beckens. Sie war nur vorhanden, wenn es sich um dorsale oder lumbale Skoliosen 2. und 3. Grades handelte. Die Beckensenkung war in der Hälfte der Fälle konkavseitig, in der anderen Hälfte der Fälle konvexseitig zur Skoliose lokalisiert.

Asymmetrien an der Kreuzbeinbasis können vorkommen, ohne daß eine skoliotische Verkrümmung des Kreuzbeines in seitlicher Richtung vorliegt. In anderen Fällen ist dagegen die Schrägstellung der Kreuzbeinbasis Folge einer eigentlichen Kreuzbeinskoliose. Die Angaben über die Häufigkeit derartiger skoliotischer Verkrümmungen des Kreuz- und Steißbeines sind recht spärlich.

Wenn das Sacrum in die Skoliose einbezogen ist, stellt es meistens die Gegenkrümmung zu einer Lumbalskoliose dar. Das Sacrum ist dann nicht nur verkrümmt, sondern auch gekippt, so daß der Kreuzbeinflügel auf der Konkavseite tiefer steht als auf der Konvexseite. Konkavseitig ist die Massa lateralis kürzer und dicker. Die Foramina sacralia sind enger (FISCHER; KIRMISSON u. MOUTIER).

Prinzipiell müßte man unterscheiden zwischen Kreuzbeinskoliose als Folge, und solchen, als Ursache einer Skoliose. In der Literatur sind diese beiden Möglichkeiten noch nicht klar einander gegenübergestellt worden. Im Einzelfall ist wohl auch keine sichere Unterscheidung zu treffen.

KLOSTERMANN und KATTWINKEL geben an, daß sich in 49% eine Skoliose der Lendenwirbelsäule in das Kreuz- und Steißbein fortsetzt. Die Kreuzbeinverkrümmungen sollen sich in der Hauptsache bei der rachitischen Skoliose, unter der man allerdings die idiopathische Skoliose verstehen muß, finden. Nach REIJS, OTTO und ADAMS sind bei Haltungsskoliosen keine Kreuzbeinskoliosen anzutreffen. LÜBBE fand bei seinen Erhebungen an Skeletten der Schmorlschen Sammlung bei hochgradigen Skoliosen die Kreuzbeine erstaunlich normal und symmetrisch ausgebildet.

Zwischen dem Grad einer Kreuzbeinasymmetrie und dem Grad einer skoliotischen Wirbelsäulenverkrümmung besteht keine strenge Parallelität. Die stärksten Kreuzbeinskoliosen finden sich bei den Kreuzbeinhemiagenesien. Aber auch partielle Kreuzbeinaplasien weisen oft skoliotische Asymmetrien auf. Gleichzeitige Wirbelsäulenskoliosen beruhen mitunter auf Wirbelmißbildungen. So berichten MURCZYNSKI und UNIECKA über Dysgenesien des Kreuzbeines, die mit Skoliosen einhergingen, und zum Teil durch Halbwirbel verursacht waren (s. Kap. K.II.2.h)α): Skoliosen durch Kreuzbeinagenesien und Dysgenesien, S. 301).

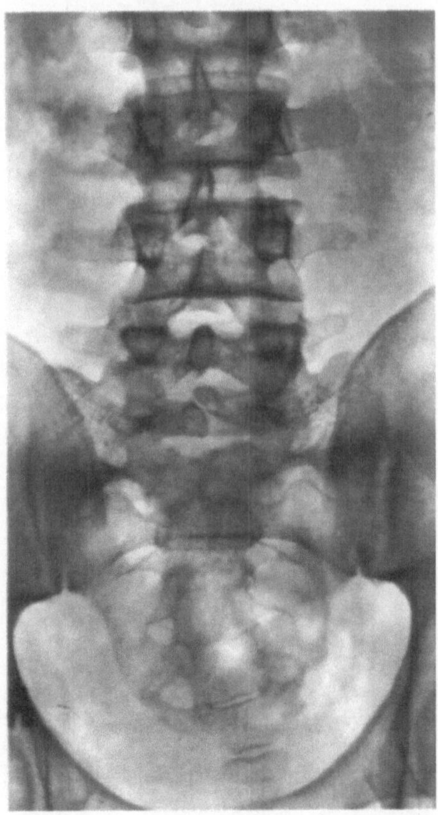

Abb. 290. Linkskonvexe Verkrümmung des Kreuzbeines, ohne daß eine gleichzeitige Lendenskoliose besteht

Neben diesen Kreuzbeinskoliosen, die eine skoliotische Verkrümmung der Lendenwirbelsäule fortsetzen, gibt es aber, wenn auch seltener, Fälle, bei denen eine leichte, seitliche Verkrümmung des Kreuzbeines vorhanden ist, ohne daß sie auf die Lendenwirbelsäule übergreift. Dies ist besonders dann der Fall, wenn nur die Pars perinealis und das Steißbein von der seitlichen Verkrümmung betroffen sind (Abb. 290). JACHENS beschrieb eine Kreuzbeinskoliose infolge eines Keilwirbels zwischen L 5/S 1.

Asymmetrische Ausbildungen des Beckens bei Wirbelsäulenskoliosen sind wahrscheinlich häufiger deren Folge als deren Ursache.

Früher hat man angenommen, daß in jedem Fall von Skoliose auch das Becken eine Asymmetrie aufweise. Dies hat sich jedoch nicht halten lassen. Skoliosen, die den letzten Lendenwirbel nicht in die Krümmung einbeziehen, gehen in der Regel nicht mit einer Beckenasymmetrie einher. Andere Autoren gehen sogar soweit anzunehmen, daß eine Beckenasymmetrie überhaupt nur dann in Erscheinung tritt, wenn auch das Sacrum mit skoliotisch verkrümmt ist (REIJS). Umgekehrt wird häufig eine Beckenasymmetrie angetroffen, ohne daß eine Skoliose besteht. In den Fällen, in denen bei einer Skoliose eine Beckenasymmetrie besteht, ist die Beckenhälfte, die das Körpergewicht trägt, stärker geneigt. Das Becken ist auf dieser Seite enger.

Kreuzbeinskoliosen können auch die Folge von Steißbeinteratomen und anderen benignen, kindlichen praesacralen Tumoren oder Cysten darstellen (VANDENDORP, DU BOIS und DEBEUGNY).

Auch als Teilsymptom lumbo-sacraler Mißbildungen, wie der Spina bifida sacralis und insbesondere praesacralis werden Kreuzbeinskoliosen angetroffen (Abb. 291). Auch bei multiplen cartilaginären Exostosen kommen sie vor (Abb. 292).

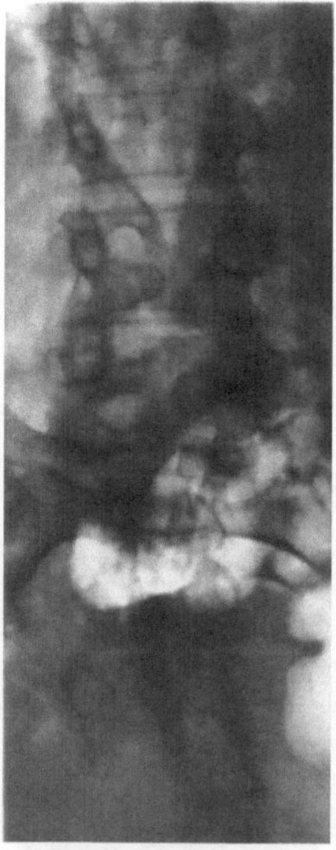

Abb. 291. Spina bifida der Lendenwirbelsäule ohne Lendenskoliose, aber mit ausgeprägter rechtskonvexer Skoliose des Kreuzbeines

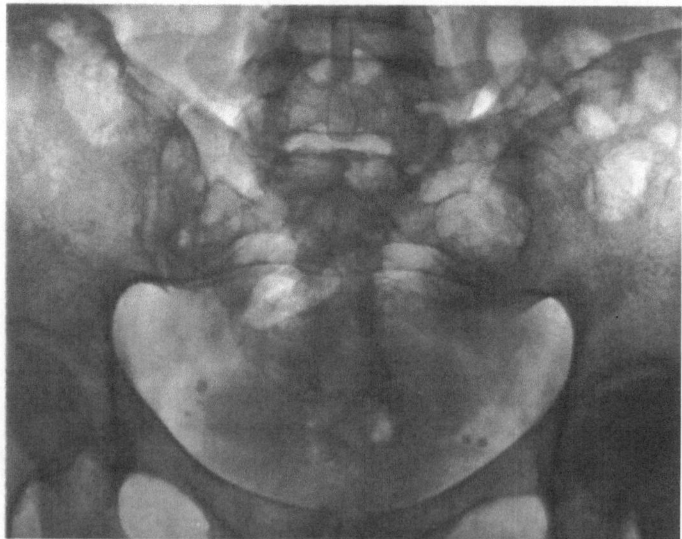

Abb. 292. An den Gliedmaßenknochen zahlreiche cartilaginäre Exostosen. Enchondromatöse Auftreibungen und Aufhellungen beider Kreuzbeinflügel. Eine leichte Kreuzbeinskoliose dürfte aus diesen Knochenveränderungen resultieren

50. Schädelskoliosen und Plagiocephalie

Eine bogenförmige Krümmung der sagittalen Symmetrieebene des Schädels bezeichnet man als Schädelskoliose (Abb. 293).

Auf die Existenz und auf die Häufigkeit physiologischer Asymmetrien am Schädel wurde bereits in dem Kapitel über die physiologische Skoliose und die Säuglingsskoliose eingegangen. Schädelasymmetrien bei der muskulären Schiefhalsbildung, die als Caput obstipum bezeichnet werden, finden dort ihre Besprechung. Über Schädelskoliosen beim Klippel-Feilschen Syndrom haben AVERY und RENTFRO; FÜRST und OSTRUM; LAROCHE und KLOTZ; GUILLAIN und MOLLARET berichtet. Weiter kommen Schädelskoliosen bei der Sprengelschen Deformität vor.

Es soll hier nur kurz auf die Beziehung zwischen Schädelasymmetrien und typischen Skoliosen hingewiesen werden.

Schädelskoliosen gehen nicht selten mit Skoliosen tieferer Wirbelabschnitte einher (Abb. 294a und b). Diese sind möglicherweise sekundärer Natur (Kap. K.I.2.n): Haltungsskoliosen mit faßbarer Ursache, bei Sehstörungen, S. 244; Kap. I.II.8.: Fehlhaltungen bei Augenaffektionen, S. 83 und Kap. S.12.: Oculärer Schiefhals, S. 601).

KOLAR, BECK und VRABEC haben nach Röntgen- und Radiumbestrahlungen im Bereich des Gesichtes bei Kindern Schädelskoliosen entstehen sehen.

DOMBROVSKY fand bei der Neurofibromatosis Recklinghausen außer ausgeprägten Kyphoskoliosen auch Asymmetrien in der Schädelbildung. Ob es sich dabei um die Folge der Kyphoskoliose oder um gleichgeordnete Asymmetrien handelt, setzt er nicht auseinander (STAHNKE). Ich habe einen Fall beobachtet, bei dem eine ausgeprägte Schädelskoliose

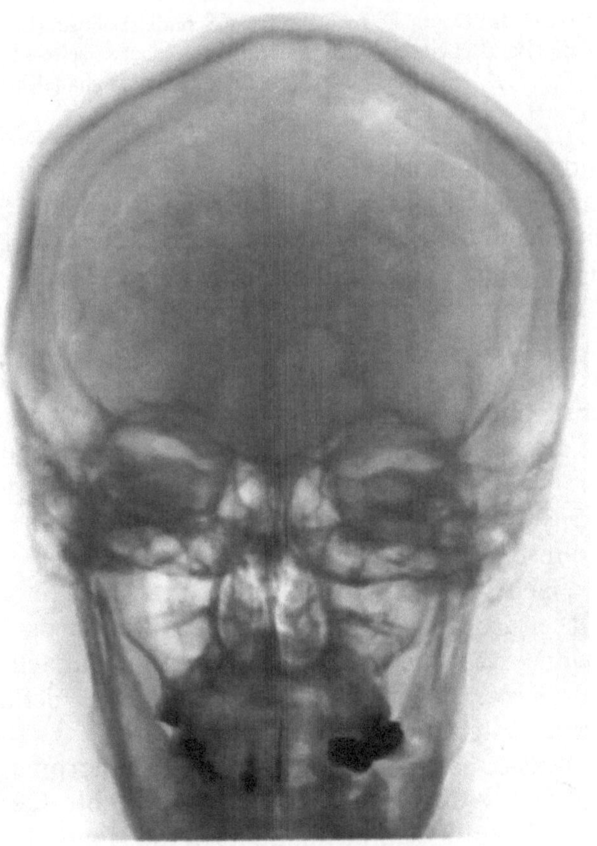

Abb. 293. Die a.p.-Aufnahme des Schädels zeigt eine Gesichtsskoliose mit Knickbildung am Schnittpunkt der sagittalen Medianebene mit der Girardschen Ebene. Die beiden aufsteigenden Unterkieferäste sind asymmetrisch ausgebildet

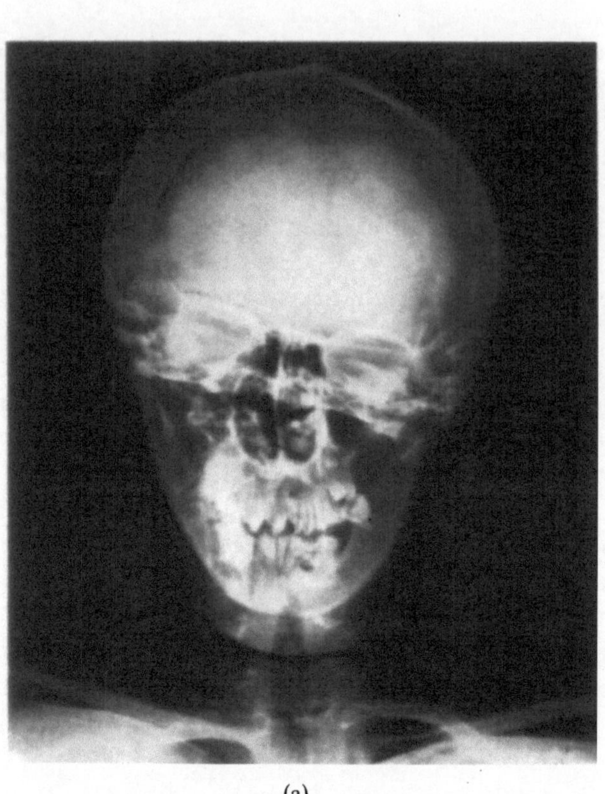
(a)

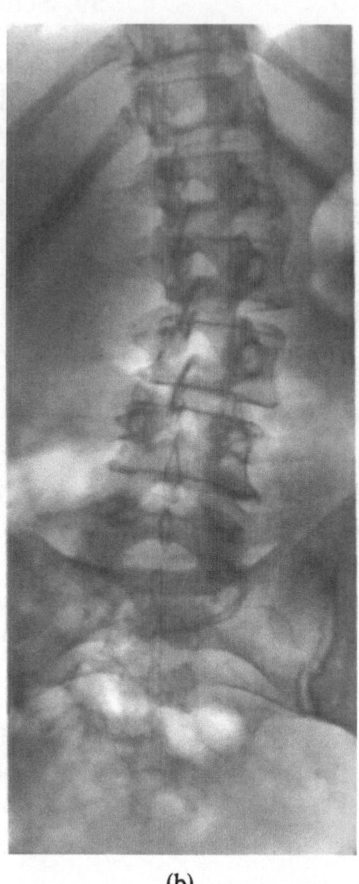
(b)

Abb. 294. (a) Deutliche rechtskonvexe Schädelskoliose. (b) Großbogige Skoliose in der Lendenwirbelsäule, die für eine Bandscheibenskoliose spricht. Möglicherweise resultiert sie letztlich aus einer Fehlhaltung und Fehlbelastung, die durch die Schädelskoliose verursacht wurde

eindeutig unmittelbare Folge neurofibromatöser Knochenveränderungen am Schädel selbst war. Eine sekundäre Skoliosierung des Schädels durch die statische Auswirkung einer seitlichen Wirbelsäulenverkrümmung konnte ausgeschlossen werden, denn die Wirbelsäule wies lediglich eine mäßige Kyphosierung, aber keinerlei Skoliosierung auf (Abb. 236a, S. 326).

SCHULTHESS schreibt, daß bei der rachitischen Skoliose, unter der die idiopathische Skoliose zu verstehen ist, meistens eine Abflachung des Hinterkopfes auf der Konkavseite der Skoliose vorhanden sei und daß sie dadurch entstehe, daß die Kinder bevorzugt auf dieser Seite lägen. Ebenso sollen bei kongenitalen Skoliosen Schädelasymmetrien vorkommen (s. auch Kap. S.1.e)β).: Röntgenbild des Schädels beim muskulären Schiefhals, S. 578 und Kap. K.II.1.a)ε): Säuglingsskoliose und infantile Form der idiopathischen Skoliose, gleichzeitige Plagiocephalie, S. 258).

Nach STAUB entstehen bei hochsitzenden Skoliosen und Kyphoskoliosen mit cervicaler und cervico-dorsaler Lokalisation, soweit sie ossär, d.h. struktureller Natur sind, Gesichtsasymmetrien, die ein frühes Symptom darstellen (JOACHIMSTHAL). HOHMANN schreibt, daß bei jeder höhergradigen Skoliose eine Schiefhaltung des Kopfes und eine Schädelasymmetrie bestehe (WALTER; PITZEN).

JANSEN hat bei einer einseitigen Chondromatose (Ollierscher Krankheit) neben einer mäßigen, großbogigen Skoliose eine leichte Gesichtsasymmetrie festgestellt. Zu nennen ist in diesem Zusammenhang noch die Hemiatrophia faciei.

Grützner berichtete über eine Schädelskoliose bei Vater und Sohn. Sie war also offenbar dominant vererbt worden. Die Krümmung war aber bei Vater und Sohn nicht gleichsinnig, sondern gegensinnig. Das Auge auf der Konkavseite der Krümmung war amblyop.

Watson berichtet über ein Syndrom, bestehend aus Skoliose, Plagiocephalie, Hüftluxation, Fledermausohren und Sternocleidomastoideustumor. Unter Plagiocephalie versteht man eine Schädelasymmetrie, die aus einer Abflachung des Os temporale auf einer Seite und des Os occipitale auf der anderen Seite besteht. Etwas ungenau kann man diesen Befund als Skoliose der Sagittalnaht bezeichnen. Meist hat es sich um eine einseitige Hüftluxation gehandelt, die Abflachung des Os temporale und die Hüftluxation betrafen die gleiche Seite, das einseitige Fledermausohr die Gegenseite der Hüftluxation und der Abflachung des Os temporale. Die Skoliose war meist einbogig, seltener doppelbogig. Die Konvexität der Skoliose betraf die Seite der Abflachung des Os temporale, der Sternodeidomatoideustumor ebenfalls. Das Zusammenvorkommen von Plagiocephalie und Skoliosen ist auch von anderen Autoren registriert worden (Wynne-Davies; Jones).

Beckmann hat darauf hingewiesen, daß das Caput obstipum bei Säuglingen und Kleinkindern sehr häufig mit Wirbelsäulendeformitäten, Beckenasymmetrien und Beindifferenzen einhergeht und daß dieses ganze Zustandsbild eine nosologische Einheit darstellt (Jentschura). Wegen den Wirbelsäulenkrümmungen ist sehr häufig auch ein Rippenbuckel vorhanden. Diese Fälle bei Säuglingen und Kleinkindern gehören zweifellos zur spontan heilenden Säuglingsskoliose.

Die Sprengelsche Deformität geht sehr häufig mit Schädelskoliosen einher: Nach Aschner in 20,4% (Mau; Collier).

L. Die Folgeerkrankungen der Kyphoskoliose und ihre röntgenologische Symptomatik

Die Wirbelsäulenverkrümmungen stellen keineswegs nur aus ästhetischen Gründen für das betroffene Individuum ein schweres Schicksal dar. Außer einer erheblichen Beeinträchtigung der körperlichen Leistungsfähigkeit, der beruflichen und sportlichen Betätigung und im täglichen Leben, disponieren besonders die stärkeren Formen zu vielerlei und verschiedenartigen Erkrankungen, die nach Ansicht der meisten Autoren die Lebenserwartungen herabsetzen (Kap. M.: Prognose und Verlauf der Skoliose, S. 472).

Die Auswirkungen der Verkrümmung auf die Wirbelsäule selbst sind bereits in dem Kap. K.II.15.c): Auswirkungen der Skoliose auf die Bandscheiben und kleinen Wirbelgelenke, S. 362, abgehandelt worden. Im übrigen können praktisch an allen anatomischen Strukturen und Organen des Körperstammes Rückwirkungen von sehr unterschiedlicher klinischer Wertigkeit in Erscheinung treten.

1. Lebenserwartung

SULSER hat sich sehr eingehend mit dieser Frage beschäftigt. Er konnte die älteren Angaben aus der Literatur, die meistens ein ziemlich geringes durchschnittliches Sterbealter der Kyphoskoliotiker angeben (DEDIC) nicht bestätigen (Tabellen 64 und 65).

Er selbst fand, wie aus der Tabelle 65 zu entnehmen ist, für sein Gesamtmaterial von 54 Fällen ein durchschnittliches Sterbealter von 64,6 Jahren. Allerdings betrug das durchschnittliche Sterbealter von 26 Skoliosen, die mit Sicherheit schon im Wachstumsalter aufgetreten waren, nur 52,9 Jahre. Über die Ätiologie der von ihm ausgewerteten Skoliosefälle gibt nachfolgende Tabelle Aufschluß (Tabelle 66).

SULSERS Erhebungen stützen sich nicht etwa auf klinische, sondern auf pathologisch-anatomische Untersuchungen. Der Anteil der Kyphoskoliose an seinem gesamten Sektionsgut betrug 2,26%, wenn nur die schweren Fälle berücksichtigt wurden 0,46%. Auf 35 Männer kamen 13 Frauen und auf 38 rechtskonvexe, 16 linkskonvexe Skoliosen. BACHMANN hatte bei Sektionen in 2,09% Kyphoskoliosen gefunden.

Die Lebenserwartung hängt wahrscheinlich entscheidend von der Lokalisation der Skoliose ab. NACHEMSON fand bei hochthorakalen Skoliosen eine um 400% höhere Mortalitätsrate als bei der Durchschnittsbevölkerung (NILSONNE und LUNDGREN).

Tabelle 64. Lebenserwartung der Kyphoskoliotiker nach Literaturangaben

Autor	Jahr	Zahl der Fälle	Durchschnittliches Sterbealter	Schwankungsbreite in Jahren
RIEDER	1881	26	38,8	19–73
NEIDERT	1886	29	47,4	18–88
BACHMANN und SCHUBERT	1899	189	48,2	3–87
ROMBERG	1925	26	46,0	19–78
CHAPMAN u.Mitarb.	1939	79	39,0	7–45
KERWIN	1942	5	53,2	31–75
SCHAUB u.Mitarb.	1954	66	35–50	?

Tabelle 65. Sterbealter von 54 Patienten mit Kyphoskoliose. (Nach SULSER)

		Durchschnittliches Sterbealter in Jahren	Schwankungsbreite in Jahren
		a) für alle 54 Fälle	
Männer	(19 Fälle)	62,2	28–90
Frauen	(35 Fälle)	65,8	30–92
Total	(54 Fälle)	64,6	28–92
b) für die 26 sicher im Wachstumsalter erworbenen Kyphoskoliosen			
Männer	(11 Fälle)	56,2	28–69
Frauen	(15 Fälle)	50,4	30–69
Total	(26 Fälle)	52,9	28–69

Tabelle 66. Sektionsmaterial. (Nach SULSER)

Ätiologie	Männer	Frauen	Total
Rachitis	2	3	5
Kongenitale Kyphosen	–	3	5
Paralytische Kyphosen	2	2	4
Spondylitis tuberculosa	1	—	1
Neurofibromatose	1	—	1
Trauma	2	—	2
Osteochondritis deformans coxae juvenilis	—	1	1
Osteomalazie	—	2	2
Osteoporosen	3	9	12
Osteogenesis imperfecta tarda Lobstein	—	1	1
Unbekannt	8	14	22
Total	19	35	54

COLLIS und PONSETI stellten bei Nachuntersuchungen von 215 Skoliosen 20–36 Jahre nach der Erstuntersuchung fest, daß die meisten Patienten ein normales aktives Leben führten, einen Beruf ausübten, verheiratet waren und sich in ihrer Aktivität kaum von der Durchschnittsbevölkerung unterschieden. Zwar gaben viele Rückenschmerzen an, sie waren dadurch aber nicht stärker behindert. Die Lebenserwartung war nicht herabgesetzt.

2. Formveränderungen des Thoraxraumes bei der Kyphoskoliose

Die Formveränderungen des Thorax hängen ab 1. von Sitz, Ausmaß und Richtung der skoliotischen Krümmung, 2. vom Ausmaß der konvexseitigen Rotation der Wirbel und 3. vom Sitz und Grad der begleitenden Kyphose oder Lordose (s. auch Kap. K.II.: Strukturelle Skoliosen, S. 246).

VIRCHOW hat es unternommen, Skeletpräparate herzustellen, die die Thorax- und Wirbelsäulenform genau so wiedergeben, wie sie beim lebenden Skoliotiker ist.

Die Thoraxverkrümmungen sind oft sehr komplexer Natur. Die konvexseitige Thoraxhälfte ist in der Regel am stärksten eingeengt.

Der mittlere Thoraxabschnitt zeigt meistens eine mediale Eindellung, so daß eine glockenförmige Thoraxgestalt resultiert. Durch die Skoliose verliert der gesamte Thorax an Höhe und nimmt vorwiegend an Breite und Tiefe zu (MARQUARDT). Aber nicht nur die Verlaufsrichtung der Rippen ist verändert, sondern sie erfahren auch erhebliche Abweichungen von der normalen Bogenform (Abb. 295). Es bildet sich ein Rippenbuckel aus, der äußerlich durch das Abstehen des konkavseitigen Schulterblattes etwas kaschiert sein kann. Bemerkenswert ist, daß nach den Feststellungen VIRCHOWS die stärkste Deformierung am knöchernen und nicht an dem leichter verformbaren knorpeligen Abschnitt der Rippen zu finden ist. Außerdem soll der Rippenbuckel nach HOFFA; SCHULTHESS und FREY eher in Erscheinung treten als die Wirbelsäulenverkrümmung.

Kontralateral zum dorsalen Rippenbuckel ist oft ventral ein allerdings flacherer Rippenbuckel sichtbar. Nicht selten ist gleichzeitig eine Trichterbrust ausgebildet.

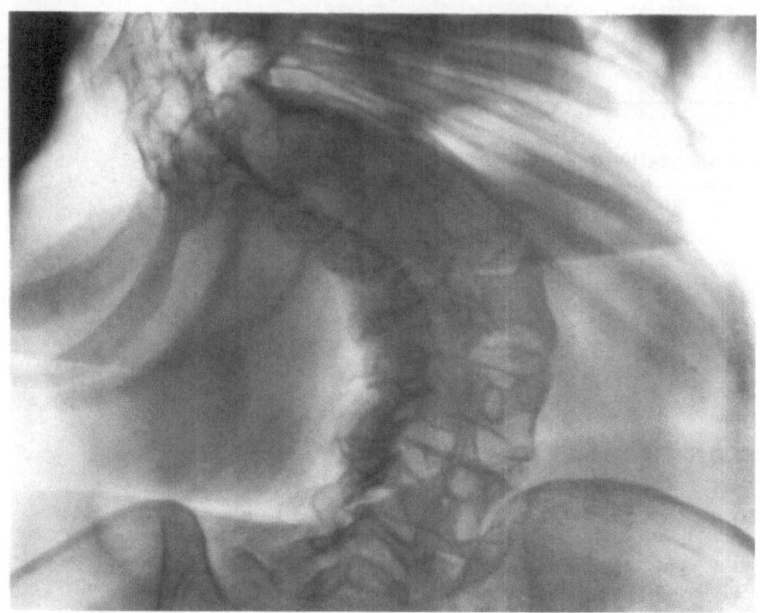

Abb. 295. Hochgradige linkskonvexe Lendenskoliose mit Gegenkrümmung im unteren Brustabschnitt. Die rechten unteren Rippen sind nach caudal konvex, die linken unteren Rippen nach caudal konkav verkrümmt. Die rechten sind verbreitert, die linken verschmälert

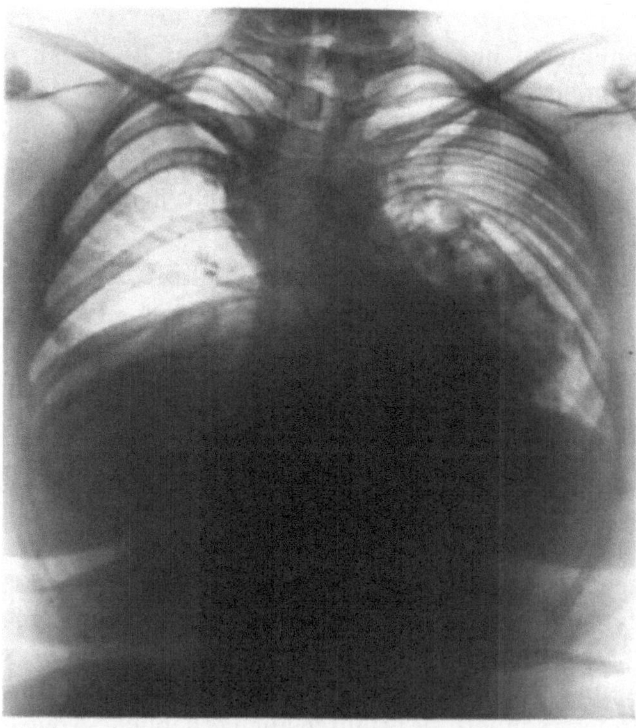

Abb. 296. Erheblicher Zwerchfellhochstand infolge der starken Kyphoskoliose. Durch die Spreizung der Zwischenrippenräume auf der rechten Seite und starke Verengung der Zwischenrippenräume auf der linken Seite kommt eine in Relation zum Ausmaß der Kyphoskoliose relativ gute Symmetrie beider Thoraxhälften zustande. Völlige Druckatrophie an der 8. und 9. Rippe links

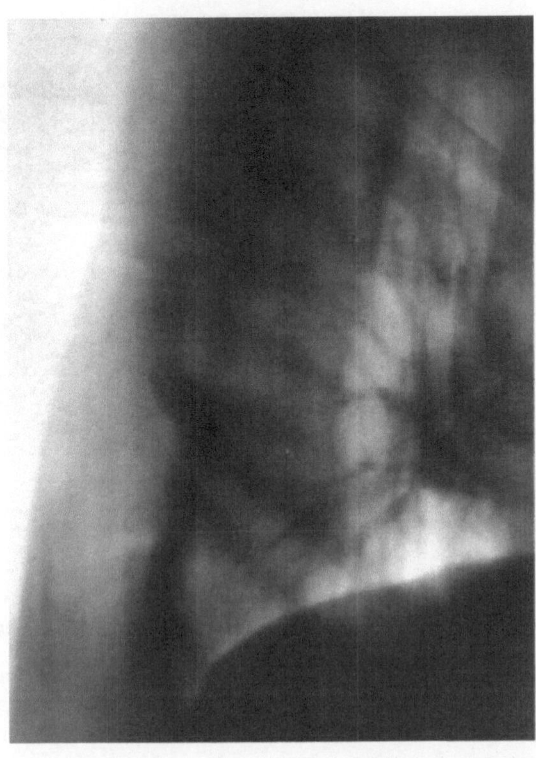

Abb. 297. Einziehung der dorsalen Thoraxwand links bei einer kongenitalen Kyphoskoliose mit Rippenmißbildungen. Die Einziehung ist im äußeren Aspekt nicht zu erkennen, da sie durch die Weichteilbedeckung aufgefüllt ist

Die Details der Thoraxdeformierung sind in der Literatur kontrovers. Aufgrund von Untersuchungen an 250 idiopathischen Skoliosen, wovon 200 rechts- und 50 linkskonvex waren, kommen GLAUBER und HORVATH zu dem Schluß, daß die Art und Ausprägung der skoliotischen Thoraxdeformität von der Lokalisation der Skoliose abhängt. Die schwersten Thoraxdeformierungen wurden bei hochthorakalen und mittelthorakalen Skoliosen angetroffen. Am geringsten war sie bei dorsolumbaler Lokalisation des Skoliosescheitels.

Auch die Ätiologie der Skoliose soll bestimmend sein für die spezielle Ausprägung der Thoraxdeformierung. Bei thorakogenen Skoliosen sind konkavseitig die Rippen stark nach caudal gerichtet. Die Thoraxwand ist ventral und dorsal abgeflacht. Der konkavseitige Hemithorax ist verschmälert (s. Kap. K.II.9.i): Differentialdiagnose, S. 342). Durch die Verlagerung der Rippen wird mitunter eine recht gute Thoraxasymmetrie erreicht (Abb. 296).

Durch die Weichteilbedeckung werden gelegentlich Einziehungen der Thoraxwand kaschiert. Sie können nur durch Schichtaufnahmen aufgedeckt werden (Abb. 297).

a) Verlaufsrichtung der Rippen

Die Verlaufsrichtung der Rippen soll bei der paralytischen, der thorakogenen und bei der idiopathischen Skoliose Unterschiede aufweisen. In Tabelle 67 sind die Angaben der Literatur über Rippenverlauf und Thoraxbreite zusammengestellt (Abb. 298 und 299). Es ergeben sich hier Widersprüche hinsichtlich des Rippenverlaufes und nicht selten sind Befunde zu erheben, die von diesem Schema abweichen.

Bei der hoch- und mittelthorakalen Skoliose nehmen die Rippen nach GLAUBER und STRACKER konvexseitig einen steilen Verlauf, während die dorsalen Anteile der Rippenbogen auf der Gegenseite fast horizontal verlaufen. Bei den dorsolumbalen Skoliosen verlaufen dagegen die Rippen auch konvexseitig weitgehend horizontal. Die Intercostalräume sind bei der hoch- und mittelthorakalen Skoliose konvexseitig erweitert, während der

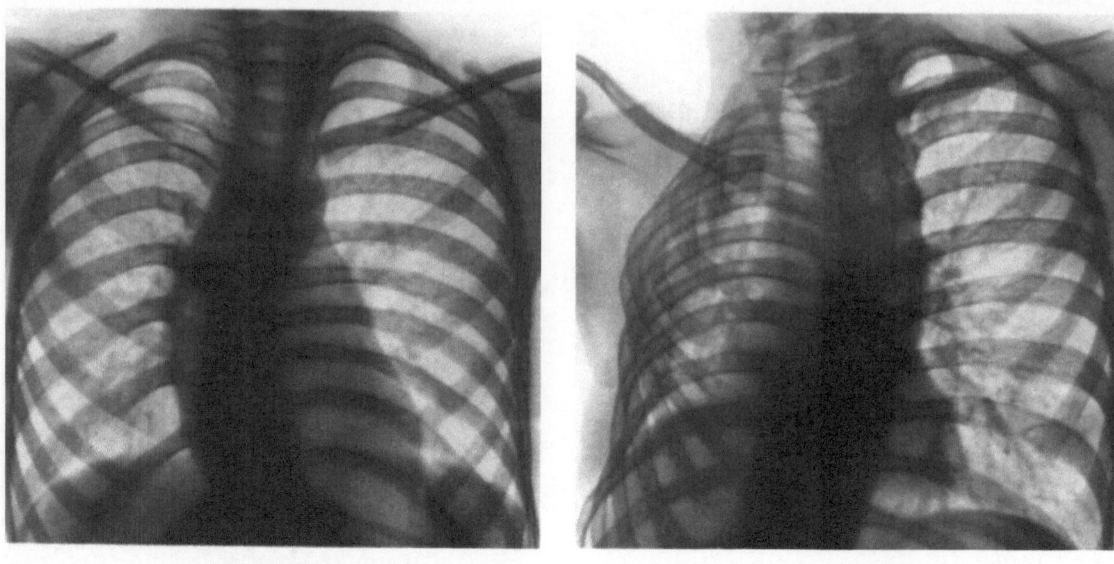

Abb. 298 Abb. 299

Abb. 298. Idiopathische Skoliose. Verbreiterung der konkavseitigen Thoraxhälfte

Abb. 299. Thorakogene Skoliose: Verschmälerung der konkavseitigen Thoraxhälfte. Mehr senkrechter Rippenverlauf auf der Konkavseite, mehr horizontaler Verlauf auf der Konvexseite. Konvexseitig sind die Zwischenrippenräume erweitert

Tabelle 67. Rippenverlauf und Hemithoraxbreite nach Angaben der Literatur

	idiopathisch	postpoliomyelitisch	thorakogen
Breite des Hemithorax	konvexseitig verschmälert		konkavseitig verschmälert
Rippenverlauf	konvexseitig senkrecht (nach JAMES konkavseitig senkrecht)	konvexseitig senkrecht	konkavseitig senkrecht
Weite der Zwischenrippenräume	konkavseitig erweitert		konvexseitig erweitert

konvexseitige Thoraxdurchmesser verringert ist. Bei der dorsolumbalen Skoliose ist dagegen der Durchmesser der konvexseitigen Thoraxhälfte erweitert. Die Lungenspitze steht im allgemeinen konkavseitig tiefer. Das Ausmaß der Rippendeformierung bzw. Thoraxdeformierung ist im Krümmungsscheitel ausgeprägter als am oberen oder unteren Ende des Krümmungsbogens. Bei hochthorakalen Skoliosen sinkt der Hals mitunter regelrecht in den Thoraxraum hinein (Abb. 300).

b) Formveränderungen der Rippen

KAUFHOLD stellt fest, daß sich bei Kyphoskoliosen auf der konkaven Seite die Querschnittsfigur der Rippen ändert. Die Höhe der Rippenfläche nimmt ab, während an der Innenfläche die Corticalis verdickt wird. Er kommt zu diesem Schluß aufgrund anatomischer Untersuchungen und es kann demnach als gesichert gelten, daß die Rippenverschmälerungen im Röntgenbild nicht projektionsbedingt sind, wie dies von GLAUBER und HORVATH angenommen wird. Auf der konvexen Seite der Kyphoskoliose sind die Rippen

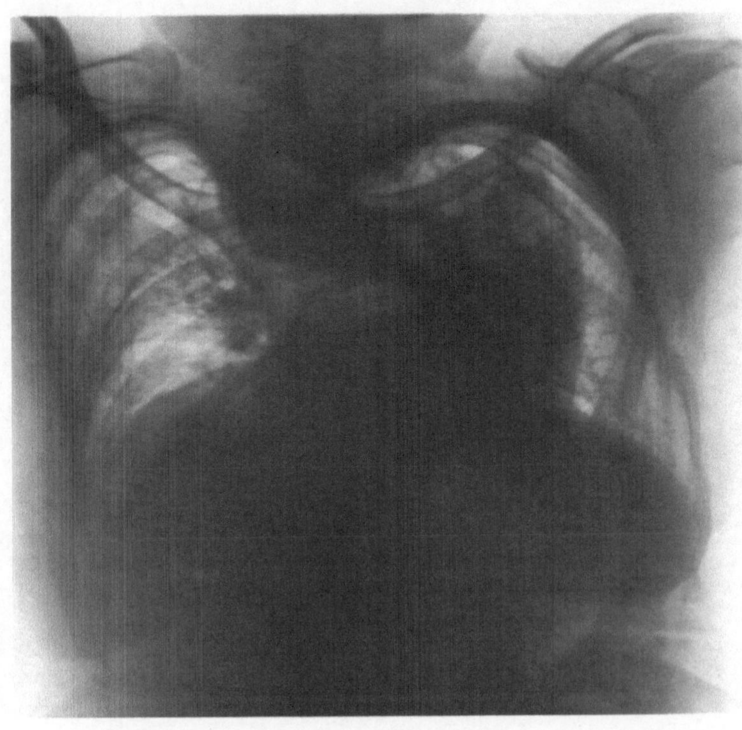

Abb. 300. Sehr starke hochthorakale Kyphoskoliose. Der Hals ist regelrecht in die obere Thoraxappertur hineingesunken

flacher und breiter. Die Rippen können manchmal einander berühren und auch zum Teil knöchern miteinander verschmelzen (SULSER) (Abb. 301). Die Höhe der Rippen ist konvexseitig geringer als konkavseitig. Mit ihrer Dicke verhält es sich umgekehrt (KECK; KAUFHOLD). Aber auch das Umgekehrte kommt vor (Abb. 302). Von LOESCHKE und von PUTSCHAR sind Spontanfrakturen an druckatrophischen Rippen beschrieben worden. Artikulation wird ebenfalls angetroffen. Auch regelrechte Osteolysen der wirbelsäulennahen Rippenabschnitte kommen bei Skoliosen vor (Abb. 303 zeigt einen einschlägigen Befund).

Auf der Konkavseite der Skoliose findet sich relativ häufig eine durchgehende Verschmälerung der beiden letzten Rippen (Abb. 304). Konkavseitig können die medianen Rippenanteile auf den Krümmungsscheitel der Wirbelsäule zu liegen kommen und dadurch einer Druckatrophie anheimfallen.

AUGUSTIN beobachtete bei poliomyelitischen Lähmungen Verschmälerungen der Rippen, die dann am ausgeprägtesten waren, wenn u.a. auch eine Skoliose bestand.

Nach STRACKER sind die Querfortsätze konvexseitig nicht nach hinten abgebogen, sondern sie stehen fast sagittal, während sie auf der konkaven Seite eine mehr frontale Stellung einnehmen.

Sowohl die Verlaufsrichtung der unteren Rippen als auch ihre Formveränderungen wechseln von Fall zu Fall erheblich je nach der Lokalisation und Ausprägung der Skoliose.

c) Sternum

Da die Rippenlänge rechts und links oft unterschiedlich ist, sind nicht selten Lage und manchmal auch die Form des Sternums verändert, und zwar ist nach ZUPPINGER bei der rechtskonvexen Dorsalskoliose das Sternum nach links verschoben. Nach FREY weist das Sternum öfters eine Verlagerung nach der Konvex- als nach der Konkavseite auf.

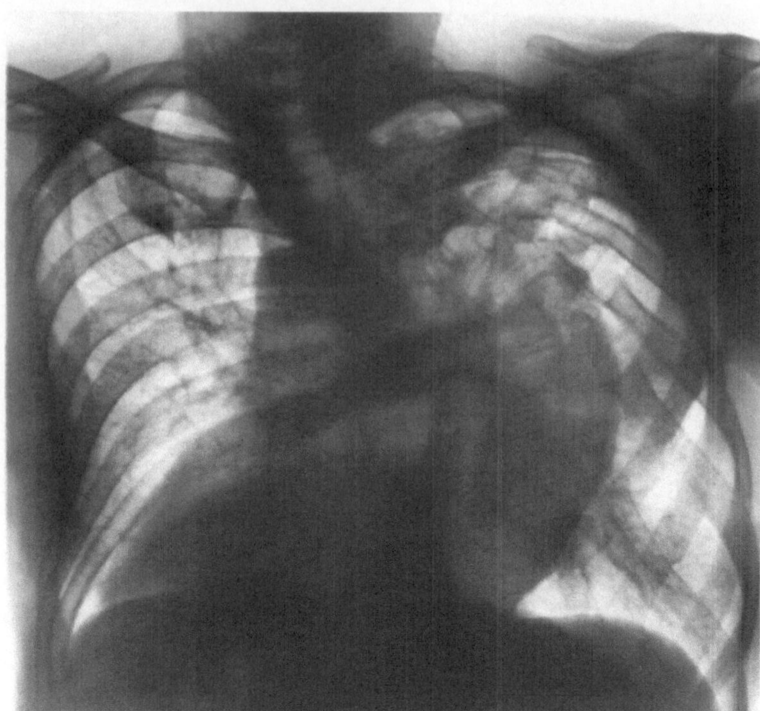

Abb. 301. Idiopathische thorakale Kyphoskoliose. Konvexseitige Verschmelzung der Rippen. 64jähriger Mann

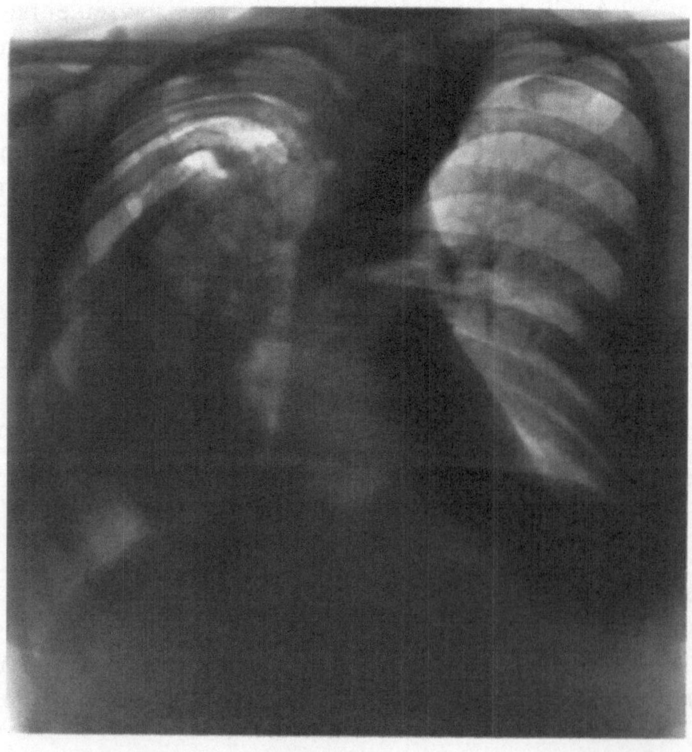

Abb. 302. Die Rippen sind cranial konvexseitig und caudal konkavseitig verschmälert

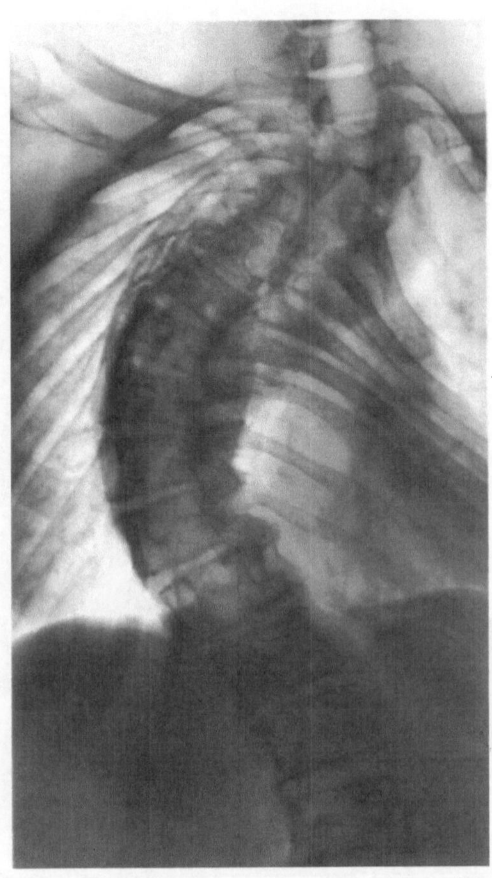

Abb. 303. Großbogige thorakale Skoliose. Die Rippen, die konvexseitig vom oberen Krümmungsschenkel abgehen, sind paravertebral stark verschmälert. Die 4. und 5. zeigen eine kurzstreckige Kontinuitätsunterbrechung durch völlige Osteolyse

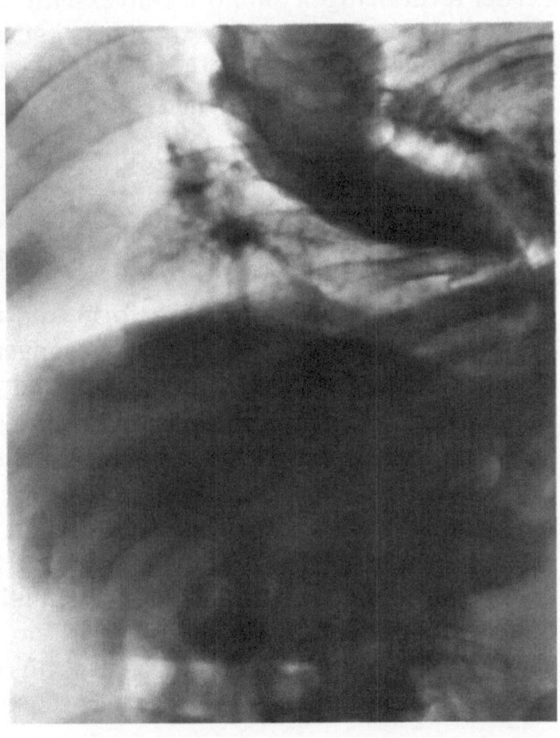

Abb. 304. Tiefthorakale Skoliose. Das Sternum ist nach caudal konkavseitig in den Skoliosebogen hineinverlagert. Erhebliche Verlängerung und hochgradige Verschmälerung der 12. Rippe re.

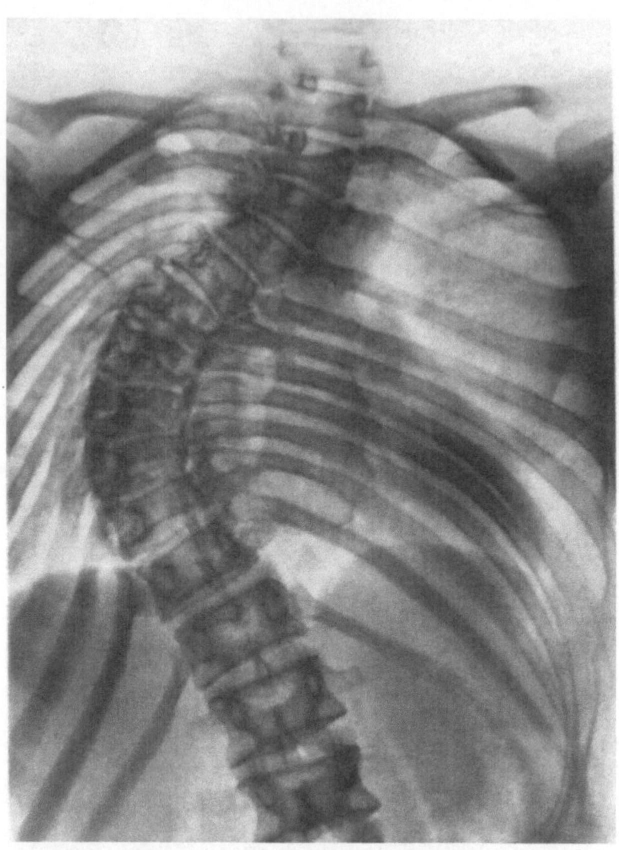

Abb. 305. Das Sternum befindet sich an einer Stelle, die der Symmetrieebene entsprechen würde, wenn keine Wirbelsäulenkrümmung bestünde

Die Angaben, daß das Sternum bei der Skoliose grundsätzlich nach der konkaven Seite der Krümmung verlagert sei (Abb. 304), trifft sicherlich nicht zu (FAUCONNET u. HOFFA). SCHULTHESS gab an, daß bei der linkskonvexen Skoliose das Sternum konkavseitig bei der rechtsseitigen Skoliose konvexseitig verlagert wird. Nach STEINDLER ist die Tendenz der Konvexverlagerung um so größer, je tiefer der Krümmungsscheitel lokalisiert ist. Ich habe das Sternum sehr oft in der Medianebene gefunden bzw. genauer an einer Stelle, die der Mittellinie entsprochen hätte, wenn keine Wirbelsäulenverkrümmung bestanden hätte (Abb. 305).

3. Auswirkungen der kyphoskoliotischen Thoraxdeformierung auf die Morphologie der Lunge

Die Veränderung der Thoraxform und die daraus resultierenden Beeinträchtigungen der Atemfunktion, auf die später eingegangen werden soll, haben an der Lunge strukturelle Veränderungen zur Folge. BACHMANN fand unter 276 sezierten Fällen in 46% ein Emphysem, in 41,6% eine Bronchitis, in 31,2% Atelektasen, in 6,1% Bronchiektasen und in 60% eine Pneumonie. Die Pneumonien mögen oft die unmittelbare Todesursache gewesen sein.

MEYER weist darauf hin, daß Kinder mit Kyphoskoliosen an rezidivierenden Bronchopneumonien leiden und daß sie sehr häufig Bronchitiker und Asthmatiker sind. Einschlägige Feststellungen machten sie nicht nur bei der Kyphoskoliose, sondern auch bei der Scheuermannschen Krankheit.

Die Veränderungen der Lungenstruktur, vor allen Dingen das Lungenemphysem, treten meistens schon relativ frühzeitig in Erscheinung und es stellt eine der initialen Ursachen

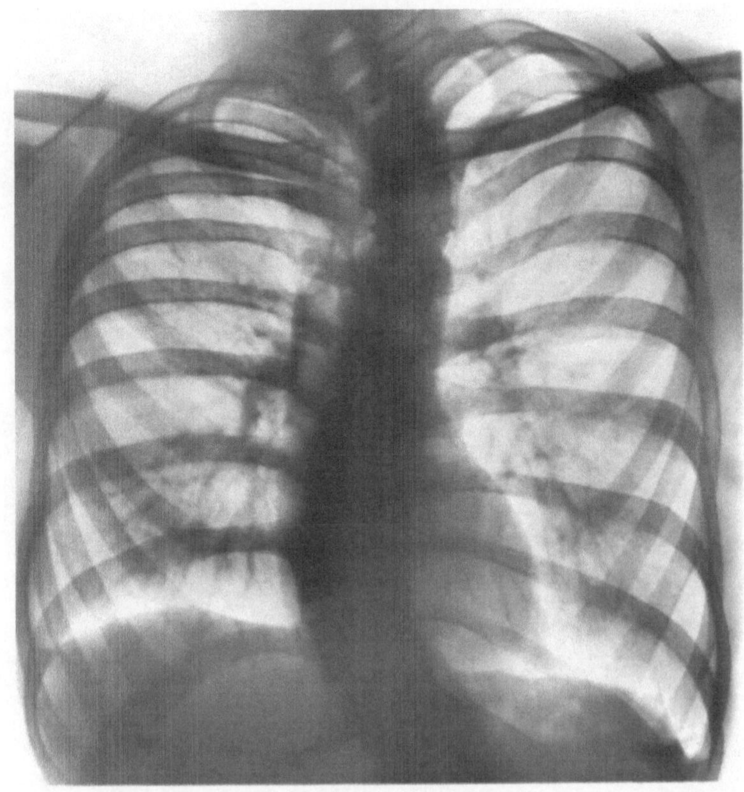

Abb. 306. Die konvexseitige Lunge ist verkleinert und die konkavseitige vergrößert und luftheller

des cardio-pulmonalen Insuffizienzsyndroms dar (CHAPMAN; SULSER; IZAR). Nach LOESCHKE kommt es auf der Konvexseite unten und auf der Konkavseite oben zu sog. Dehnungszonen im Thoraxraum, umgekehrt auf der Konvexseite oben und auf der Konkavseite unten zu sog. Kompressionszonen, deren Lokalisation mit dem Vorkommen von Lungenemphysem bzw. Atelektasen übereinstimmt.

DAVIES und REID verzeichneten Störungen des Alveolen- und Gefäßwachstums als Folge kindlicher Skoliosen. Er hat eingehende anatomische Untersuchungen bei 130 schweren Skoliosen angestellt und die konvexseitige Lungenhälfte verkleinert gefunden, die konkavseitige war vergrößert (Abb. 306). Aber auch das umgekehrte kommt vor. Er konnte herdförmige Stellen mit Überdehnung nachweisen. An anderen Stellen war die Lunge komprimiert. Atelektasen waren ein häufiger Befund. 17,7% seiner Fälle waren an Pneumonie verstorben.

Nach MARX kommt es bei der Kyphoskoliose sowohl zum Dehnungsemphysem als auch zum Obstruktionsemphysem. VATERNAHM verzeichnete vikariierendes Emphysem mit einem Pneumothorax.

RIDER sowie GOURAUD fanden bei pathologisch-anatomischen Untersuchungen in den Lungen von Kyphoskoliotikern Abschnitte, die komprimiert waren, abwechselnd mit emphysematös veränderten Partien. SANQUIRICO und BOCCACIO konnten gleiche Befunde am Lebenden durch Schichtaufnahmen erheben.

MAY stellte eine Volumenverminderung der gesamten Lungen fest, ohne daß er gleichzeitig mikroskopische Veränderungen finden konnte. GODFREY fand bei der Sektion in Höhe der Kyphoskoliose Volumenverkleinerung und Reduktion der Zahl der Alveolen. Auch HERTZOG und MANZ wiesen eine Verkleinerung des Thoraxvolumens bei Kyphoskoliotikern nach. Nach ihrer Ansicht kommt sie dadurch zustande, daß der Thorax nicht normal mitwächst. Diese Ansicht wird auch von CHAPMAN, DILL und GRAYBIEL vertreten.

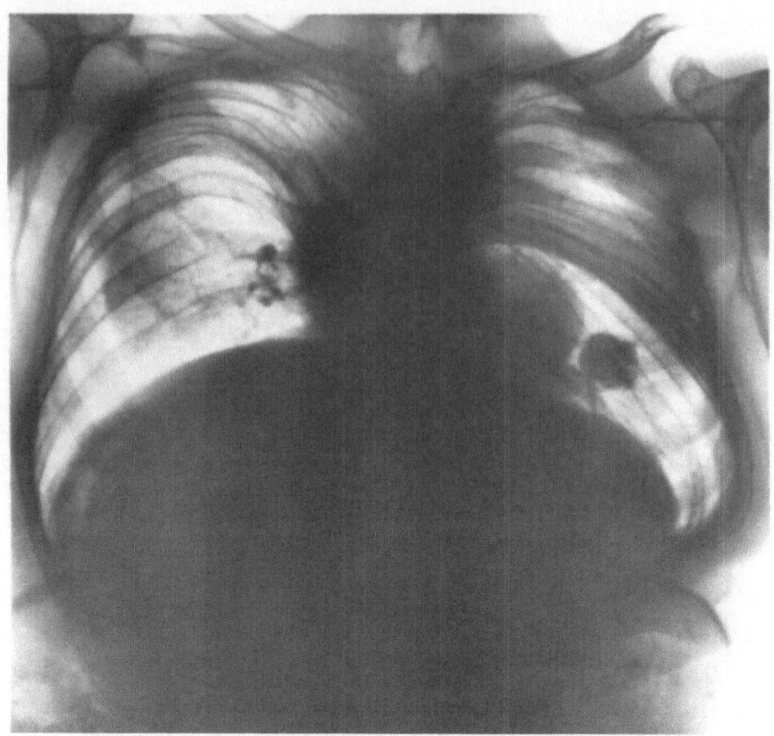

Abb. 307. Hochgradige thorakale Kyphoskoliose mit Emphysem und Atelektase des linken Oberlappens. 62jährige Frau

Sie weisen besonders darauf hin, daß diese Wachstumsbehinderung der Lungen bei frühkindlich aufgetretenen Skoliosen am stärksten ist. FEARL nimmt eine Hypoplasie der Lungen an. Er fand bei Sektionen das Gesamtgewicht der Lungen herabgesetzt.

Die seltenen Lungenatelektasen können ihre Ursache außer in der herabgesetzten Ventilation infolge Thoraxdeformierung und den von LOESCHKE angegebenen veränderten Spannungsverhältnissen, mitunter auch in einer direkten Bronchuskompression haben (Abb. 307).

Dieser Fall ist allerdings selten. Er wurde von MEYER bei einer 48jährigen Frau beobachtet, die seit Kindheit eine rechtskonvexe Thorakalskoliose mit Einbeziehung der Halswirbelsäule hatte. Es bestand eine ausgeprägte Hämoptoe und paracardial rechts war bei der Röntgenuntersuchung eine Atelektase nachzuweisen. Wegen des blutigen Auswurfes war ein Tumor vermutet worden. Eine Thorakotomie ergab jedoch, daß der Unterlappenbronchus zwischen der rechtskonvex-skoliotischen Wirbelsäule und der Thoraxwand eingeklemmt und komprimiert war. BERTSCH beschrieb bei einer linkskonvexen Kyphoskoliose Kompression des Unterlappens auf der konkaven Seite und Karnification. BACHMANN verzeichnete Bronchiektasen, Abscesse und Fibrosen.

Was die feineren Veränderungen der Lunge, insbesondere die Veränderungen an ihren Gefäßen betrifft, so wurde von STEIN das Vorkommen von Sklerosen angenommen. DUBILIER, STEINBERG und DOTTER fanden in emphysematösen Lungenabschnitten relativ enge Pulmonalisgefäße und weite Auseinanderdrängung dieser Äste. Umgekehrt waren in den atelektatischen und komprimierten Lungenpartien die Gefäße zusammengedrängt. BUCHS konnte dagegen keine Veränderungen an den Lungengefäßen feststellen, die eine Hypertonie im kleinen Kreislauf hätten erklären können. Die Pulmonalgefäße wurden von GODFREY muskelstärker als normal gefunden. NAEYE wies eine Hypertrophie der Media und der Muskelfasern an den kleinen Lungenarterien nach.

DAVIES und REID stellten bei anatomischen Untersuchungen an Kyphoskoliotikern fest, daß die Entwicklung der Alveolen und der Pulmonalarterien in manchen Lungenabschnitten zurückbleibt. Lungenembolien wurden von SULSER verzeichnet. Er hat auch eine tabellarische Aufstellung über die Sektionsbefunde an der Lunge bei Kyphoskoliose gegeben (Tabelle 68).

4. Auswirkungen auf die Trachea

Auch Rückwirkungen der Kyphoskoliose auf die Trachea kommen vor (STRACKER).

So hat BAUER bei einer 16jährigen Zwergin mit cervico-thorakaler Skoliose infolge eines Morbus MORQUIO eine Aphonie durch Verlagerung von Trachea und Kehlkopf festgestellt.

Bei der kollabierenden Wirbelsäule infolge Lähmung führt der Kollaps der Nackenregion zu einer Obstruktion der Trachea und des Oesophagus mit Störungen der Atmung und des Schluckaktes (FREYSCHUSS, NILSONNE und LUNDGREN).

Tabelle 68. Lungenveränderungen bei Kyphoskoliose. (Nach SULSER)

Lungenveränderungen	Zahl der Fälle	Prozentuale Häufigkeit	BACHMANN u. SCHUBERT (1899) (1899 Fälle)
Emphysem	34	64,1	49,7
Atelektase	33	62,2	46,5
Hypostase	28	52,9	2,5
Ödem	29	37,3	26,9
Bronchitis	19	35,9	41,6
Lungenembolien	10	18,9	3,6
Lungeninfarkte	4	7,5	1,5
Stauungsinduration	5	9,4	2,0
Pneumonie	14	26,4	22,8
Lungentuberkulose[a]	5	9,4	27,0
Lungenbrustwandverwachsungen	29	54,7	64,5

[a] 2 akute Miliartuberkulosen, 1 exsudative Tuberkulose, 2 produktiv-cirrhotische Tuberkulosen.

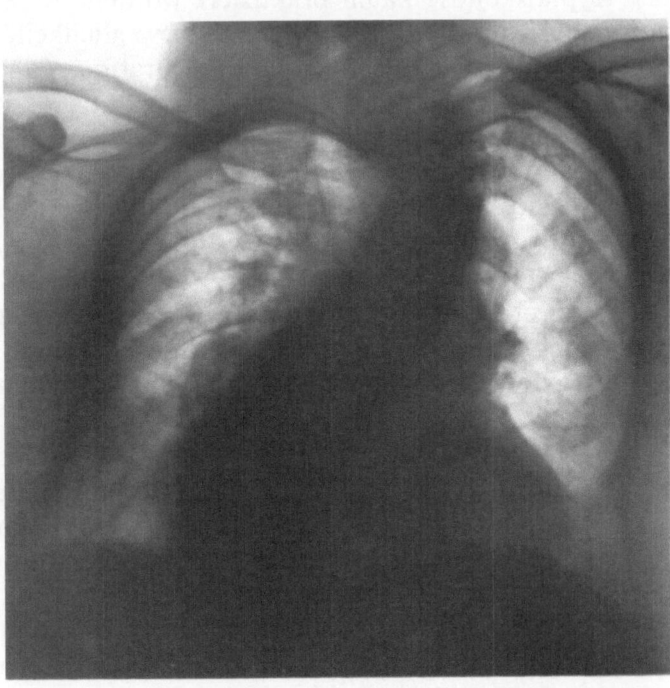

Abb. 308. Linkskonvexe zervikothorakale Skoliose mit Verlagerung der Trachea rechts der Wirbelsäule in Höhe des Skoliosebogens. Hilus- und Lungenstauung

Bei cerciko-thorakalen Skoliosen verläuft die Trachea in der Regel konkavseitig vom Skoliosebogen (Abb. 308).

5. Zwerchfellstand bei der Kyphoskoliose

Veränderungen des Zwerchfellstandes und daraus resultierende Einschränkungen seiner Beweglichkeit sollen nach Ansicht vieler Autoren ebenfalls eine Ursache der respiratorischen Insuffizienz darstellen. Vielfach wird ein Hochstand angegeben.

In dem Sektionsmaterial von SULSER war der Zwerchfellstand überwiegend ungleich. Hochstand fand sich sowohl bei der Rechts- als auch Linksskoliose (Abb. 296 und 300) in einem Teil der Fälle konkavseitig, in anderen Fällen jedoch konvexseitig. FROMMEL und DEMOLE beschrieben einen Fall von einem progressiven Zwerchfellhochstand links bei einer rechtskonvexen, unteren, thorakalen Skoliose. Sie nehmen an, daß durch die rechtskonvexe Skoliose das linke Zwerchfell überdehnt wurde und daß es deswegen zum Hochstand gekommen sei. SCHINZ vertritt die Ansicht, daß infolge Annäherung der Rippenansätze an die vertebralen Ansätze des Zwerchfelles auf der Konvexseite der Skoliose auf dieser Seite nicht selten ein Zwerchfellhochstand zu verzeichnen sei (GUIDI und TUZI).

Bis jetzt ist noch keine konstante Korrelation zwischen einer bestimmten Form oder einem bestimmten Detailfaktor der Krümmung und der speziellen Ausprägung der Thorax- und Rippenkonfiguration sowie dem Zwerchfellstand gefunden worden. Die Richtung der Krümmung bestimmt sicherlich nicht, ob das Zwerchfell konkav- oder konvexseitig höher steht. Der Faktor, von dem dies abhängt, muß noch gefunden werden.

6. Auswirkungen der Kyphoskoliose auf die Funktion der Lunge

Die Untersuchung der Atemfunktionsstörungen der Lunge bei der Kyphoskoliose fällt zwar nicht in das Fachgebiet des Radiologen, wenn man von den Störungen der Zwerchfell- und Thoraxbeweglichkeit absieht, sie stellen aber eine gewisse Voraussetzung für das Verständnis der radiologisch erfaßbaren Lungenveränderungen und der szintigraphischen Befunde dar. Die rein radiologische Funktionsuntersuchung der Lunge ist bei der Kyphoskoliose kaum praktiziert worden. Es existiert lediglich eine kleine Anzahl von Publikationen über die Zwerchfellbeweglichkeit. Diagnostischer Nutzen wäre darüber hinaus von Aufnahmen in In- und Exspiration, doppelexponierten Aufnahmen in beiden Atemphasen, vergleichenden Aufnahmen im Stehen und Liegen, sowie in rechter und linker Seitenlage zu erwarten. Auch die Kymographie sollte man heranziehen. Um überhaupt alle morphologischen Lungenveränderungen erfassen zu können, sollte eigentlich jeder Kyphoskoliotiker einer Schichtuntersuchung der Lunge unterzogen werden. Auch von der Bronchographie, insbesondere von der Veratmungsbronchographie, sollte man unter Umständen Gebrauch machen.

Die in der Literatur niedergelegten Ergebnisse spirometrischer Untersuchungen sind recht unterschiedlich und zum Teil widersprüchlich. Sie können deswegen nur referiert und einander gegenübergestellt werden. Eine systematische Darstellung müßte den Fakten Gewalt antun.

Für zukünftige Untersucher ergibt sich aus dieser Feststellung die Erkenntnis, daß nur eine genaue Dokumentation des Ausgangsmaterials, nach dem Grad der Skoliose (Skoliosewinkel), der begleitenden Sagittalkrümmung, der Lokalisation, der Länge der Krümmungsbögen, Art, Ausmaß und Lokalisation der Gegenkrümmung, der Ätiologie der Skoliose, dem Zeitpunkt ihres Auftretens, dem Alter des Patienten zum Zeitpunkt der Untersuchung und dem detaillierten morphologischen und röntgenfunktionellen Lungenbefund nützliche Ergebnisse über das bis jetzt bekannte hinaus verspricht. Der

Radiologe muß also dem Kliniker die Voraussetzung für seine Untersuchungen liefern und er muß, um eine fruchtbare Zusammenarbeit möglich zu machen, mit dem Stand der Kenntnisse über die Atemfunktionsprüfungen bei Kyphoskoliotikern in gewissem Umfang informiert sein.

a) Atembewegungen

In Untersuchungen von Horvath und Glauber wies das Zwerchfell konkavseitig keine oder fast keine Atembeweglichkeit auf (Tuzi). Miguères u.Mitarb. nahmen Diagraphien mit vertikalem und horizontalem Raster vor. Sie ergaben bei rechtskonvexen Skoliosen in 66% verminderte Exkursionen des rechten Zwerchfelles und in 27,2% der Fälle seitengleiche Atemexkursionen. In dem Material waren nur 7 linkskonvexe Skoliosen enthalten. 3mal waren die Atemexkursionen des rechten Zwerchfelles herabgesetzt, 2mal des linken Zwerchfelles und 2mal waren die Atemexkursionen seitengleich.

Die Atemexkursionen der Rippen waren in der Mehrzahl der Fälle konvexseitig größer als konkavseitig. Ein umgekehrtes Verhalten fand sich nur in 10% der Fälle.

Nach Fenkner hebt sich der kyphoskoliotische Thorax bei der Atmung nicht, sondern er dehnt sich nur nach ventral aus.

Jordanoglou untersuchte die Rippenbewegungen und stellte fest, daß genau wie beim Gesunden auch beim Kyphoskoliotiker die Bewegung um eine Achse erfolgte, die im Rippenhals liegt. Das Ausmaß der Rippenbewegung war jedoch vermindert.

Nach Caro und Dubois ist beim jugendlichen Skoliotiker die Rippenbeweglichkeit nicht eingeschränkt. Einschränkungen finden sich lediglich bei älteren Kyphoskoliotikern (Ferris u.Mitarb.).

b) Vitalkapazität

Der deformierte Thorax der Kyphoskoliotiker bringt nach Ansicht vieler Untersucher keine normalen Atemexkursionen zustande. Er ist starr und seine Vitalkapazität herabgesetzt. Die Atemfunktion wird dadurch in stärkeren Fällen bereits in Ruhe beeinträchtigt (Landen), viel mehr aber noch bei Belastung. Untersuchungen über die Vitalkapazität bei Patienten mit Wirbelsäulenverkrümmungen wurden von Werner, Zumeta, Newman und Hines angestellt. Sie fanden eine Herabsetzung nur bei schweren Formen der paralytischen und nicht paralytischen Skoliosen. Eindeutige Veränderungen waren bei den leichteren Skolioseformen nicht vorhanden. Bei den nichtparalytischen Formen konnten erst ab einem Skoliosewinkel von 45° merkliche Herabsetzungen der Vitalkapazität festgestellt werden.

Im Bereich von 40–70° Skoliosewinkel besteht nach Aeppli eine lineare Proportion zwischen Krümmungswinkel und Reduktion der Vitalkapazität und zwar derart, daß pro 10° Krümmung die Reduktion der Vitalkapazität ungefähr 10% zunimmt.

Auch Chapman, Dill und Graybiel fanden die Vitalkapazität herabgesetzt, die Residualluft erhöht und dadurch den pulmonalen Gasaustausch beeinträchtigt. Larmi, Pätiälä und Karvonen stellten bei der Untersuchung von 26 Patienten mit Kyphoskoliose nach Spondylitis tuberculosa eine deutliche Herabsetzung der Vitalkapazität fest. Es konnten fast in allen Fällen im Röntgenbild Veränderungen im Sinne eines Emphysems nachgewiesen werden (Lewis, Daines, Samuels und Hecht).

Unter 215 Skoliotikern, die von Collis und Ponseti untersucht wurden, hatten 41% eine herabgesetzte Vitalkapazität, aber nur 2% eine ausgesprochene Belastungsdyspnoe. Ebenso wiesen Shaw u. Read; Naeye; Fishman; Reid; Prime, Makley u.Mitarb. Ventilationsstörungen der Lunge bei Kyphoskoliosen nach.

Miguères u.Mitarb. haben bei 79 schweren Skoliotikern eingehende Funktionsuntersuchungen der Lunge vorgenommen, u.a. Diagraphien, Orthodiagramme der Zwerchfelle und Spirometrie. Sie haben das Material unter dem Gesichtspunkt der Korrelation der Funktion mit dem Ausmaß der Skoliose und mit dem Sitz der Skoliose aufgeschlüsselt. Im allgemeinen korrelierten die Störungen der Lungenfunktion mit der Schwere und mit dem Sitz der Skoliosen.

Lo Dico u. Le Moli fanden dagegen bei spirometrischen Untersuchungen an Skoliotikern keine eigentliche Parallelität zwischen Ausmaß der thorakalen Wirbelsäulenverkrümmung und dem Ergebnis der Spirometrie (Marino u. Maffucci).

Immerhin lagen bei allen Skoliotikern die Funktionswerte im obersten Normbereich. Die Verfasser unterstellen, daß sie nur durch Kompensationsmechanismen in diesem Bereich gehalten wurden, daß also die Funktionsreserve bei Skoliotikern herabgesetzt war. Das Atemvolumen war vermindert, die Atemfrequenz dagegen erhöht. Es hat sich ausschließlich um idiopathische Skoliosen gehandelt. 45% der Patienten von Collis und Ponseti hatten eine verminderte Vitalkapazität, aber nur 2 eine leichte Arbeitsdyspnoe.

Böhmer fand Korrelation zwischen der Vitalkapazität, der Totalkapazität und dem inspiratorischen Reservevolumen und dem Skoliosegrad.

Nach Flagstad und Kollman ist die Vitalkapazität herabgesetzt und zwar bei thorakalen Skoliosen am stärksten. Iticovici und Lyons berichten über Einschränkung der Lungenkapazität. Ebenso Marshall und Du Bois; Bedell u.Mitarb.; Gucker; Mankin, Graham u. Schack; Meznik u. Kummer; Nagy und Barta; Rompe; Scheier.

Bühlmann u. Gierhake sahen bei kyphoskoliotischen Jugendlichen zwischen 10 und 18 Jahren eingeschränkte Total- und Vitalkapazität gegenüber den theoretischen Sollwerten (Abb. 309). Der 1 sec-Wert des Tiefenautestes war dagegen normal, was gegen eine Bronchialobstruktion sprach. Heine und Meister kommen aufgrund von Untersuchungen der Lungenfunktion bei 41 jugendlichen Skoliotikern zu dem Schluß, daß immer eine restriktive Ventilationsstörung nachweisbar ist, die in Relation zu dem Krümmungsausmaß steht. Nach Scherrer und Anderhub finden sich bei jugendlichen Kyphoskoliotikern keine Funktionsstörungen, sondern nur bei Erwachsenen. Deren Funktionsstörungen sollen aus den häufigen Bronchitiden und Bronchopneumonien resultieren, die diese Patienten durchmachen und die mit der Zeit zu einer obstruktiven Ventilationsstörung führen (Cook, Barric, de Forest u. Helliesen).

Cardiopulmonale Funktionsstörungen wurden von Mankin, Graham und Schack nicht nur bei hochgradigen, sondern in einem relativ hohen Prozentsatz auch bei geringen und mäßiggradigen Skoliosen angetroffen. Ihre Untersuchungen erstreckten sich auf 33 Patienten. In 52% konnten sie eine signifikante Verminderung des Lungenvolumens nachwei-

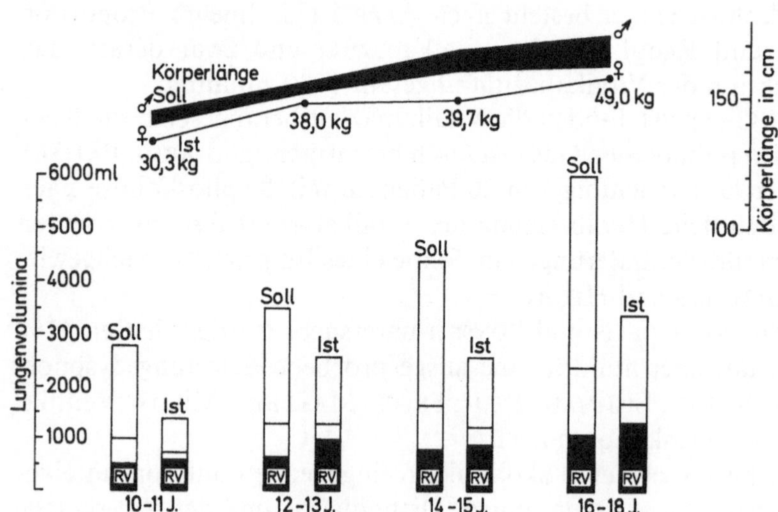

Abb. 309. Soll- und Istwerte der Körperlänge, der Total- und Vitalkapazität und des Residualvolumens bei Kyphoskoliose. Mittelwerte für verschiedene Altersgruppen. (Nach Bühlmann u. Gierhake, 1960)

sen. Die Verminderung der Vitalkapazität war um so größer, je stärker die Verkrümmung war.

Sehr differenzierte Untersuchungen wurden von STEINMANN angestellt. Die getrennte Lungenfunktionsprüfung bei Kyphoskoliotikern ergab, daß bei geringen Verbiegungen die Atmung nur in Seitenlage, aber kaum in Rückenlage beeinflußt wird. Bei Kyphoskoliosen jeglichen Grades arbeitet jene Lunge besser, die auf der Seite der Wirbelsäulenkonvexität liegt. Dies ist um so bemerkenswerter, als der Hemithorax dieser Seite oft das geringere Volumen hat. In Seitenlage war die Funktion der obenliegenden Lunge die bessere im Gegensatz zum normalen Individuum. Zuerst wird die Atemreserve eingeschränkt und erst später läßt das Atem- und Minutenvolumen nach.

Weitere Berichte über Lungenfunktionsstörungen bei Kyphoskoliosen liegen vor von PRIME; MANNING; ZORAB; SADOUL; CHERRIER; GUNELLA und ENGLERT; v. BERGOFSKY, TURINO u. FISHMAN; TOURNIAIRE; BÜHLMANN u. GIERHAKE; CARO u. DUBOIS; CHAPMAN, DILL u. GRAYBIEL; GUCKER; SCHRAUB, BÜHLMANN, KÄHLIN u. WEGMANN; AMELUNG; BERTSCH; BOVER; BRONKHORST; BRUGSCH; CABOT; CAUSSADE u. TARDIEU; CHARRIN u. LENOIR; CHUPIN; COURNAND; DEXTER; DITTRICH; DUMAS; EDEIKEN; ELLIS u. BLOOMFIELD; FABRE; GUILBERT u. TARDIEU; HESS; HOLZMANN; HUCHAR; KATZ u. CHANDLER; KÜLBS; KURZAK; LAMB; LAURENCE u. MASSE; MAY; NEIDERT; SATTERTWAITHE; SCHRÖDER; SIEBECK; SOTTAS; STEINERT; SULSER; SUSSMANN u. KUGEL; TOEPEL; TRAUBE; UHLENBRUCK; VAQUEZ; VELLAY; WOOD; UEHLINGER; DE COSTER u. REMACLE; COTREL; DOLLERY, GILLAM, HUGH-JONES u. ZORAB; FISHMAN; MANKIN, GRAHAM u. SCHACK.

Nicht nur Skoliosen, sondern auch sagittale Haltungsabweichungen führen zu Funktionsstörungen der Lunge. BENNDORF u.Mitarb. fanden Verschiebung der Atemmittellage (Abb. 310–313).

CARO weist darauf hin, daß Lungenfunktionsstörungen bei der Kyphoskoliose auch aus einer exzessiven Ventilation des Totraumes resultieren können (SEGOVIA; GONZALEZ SOMOZA) (Abb. 314).

FREYSCHUSS, NILSONNE u. LUNDGREN fanden bei Kyphoskoliosen, die schon 50 Jahre bekannt waren, sofern der Skoliosewinkel mehr als 60° betrug, Einschränkungen der Totalkapazität, der Vitalkapazität, der maximalen Ventilation und des Sekundenvolumens (BERGOFSKY, TURINO u. FISHMAN; CHAPMAN, DILL u. GRAYBIEL; STEINMANN). Von 33 Patienten von SADOL und CHERRIER hatten 13 eine chronische Bronchitis. Die Vitalkapazität konnte durch das Tragen eines orthopädischen Korsetts verbessert werden (STEINMANN). SNIDER, MILLER u. ELISBERG; BRILLE, HATZFELD und LEJEUNE beobachteten eine alveoläre Hyperventilation und Hypoxämie vom Kurzschlußtyp.

BRUDERMANN u. STEIN fanden bei Kyphoskoliotikern herabgesetztes Lungenvolumen, alveoläre Hyperventilation, Hyperkapnie, Hypoxygenation.

HILPERT und BILGE stellten bei 30 Patienten über 20 Jahren bei der Bestimmung der Vitalkapazität, des Atemgrenzwertes, des Residualvolumens im Bodypletysmographen, der totalen Lungenkapazität, des Strömungswiderstandes in den Atemwegen, der Single-breath-CO-Diffusionskapazität und der alveolaren O_2-Druckdifferenz Funktionsminderungen der Lungen in Korrelation zu dem Grad der Verkrümmung fest. Die wesentlichste Störung bestand in einer Verminderung des Gesamtaustausches.

TING und LYONS fanden Veränderungen der normalen Relation von Druck und Volumen bei Kyphoskoliosen.

BRUDERMANN u. STEIN untersuchten 7 Kyphoskoliotiker, darunter 2 kongenitale Skoliosen, 2 postpoliomyelitische Skoliosen und 2 Skoliosen nach Frakturdislokationen. 6 von ihnen hatten ein verkleinertes Lungenvolumen, erhöhte totale Minutenventilation, alveoläre Hypoventilationen, Hyperkapnie und verminderte Sauerstoffsättigung. Der Totraum war normal. Wenn ein Kyphoskoliotiker, meistens wegen einer akuten Infektion, eine

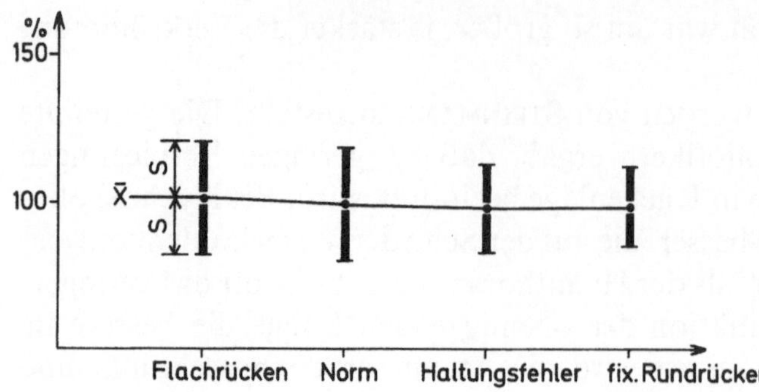

Abb. 310. Vitalkapazität bei Schülern mit normaler Wirbelsäulenhaltung, sowie mit Haltungsfehlern, Flachrücken und fixiertem Rundrücken. (Nach BENNDORF u. Mitarb., 1969)

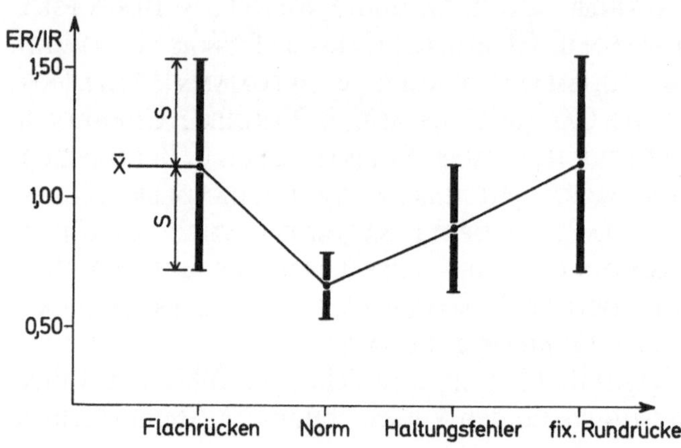

Abb. 311. Quotient aus exspiratorischem zu inspiratorischem Reservevolumen bei Schülern mit normaler Wirbelsäulenhaltung sowie mit Haltungsfehlern, Flachrücken und fixiertem Rundrücken. (Nach BENNDORF u. Mitarb., 1969)

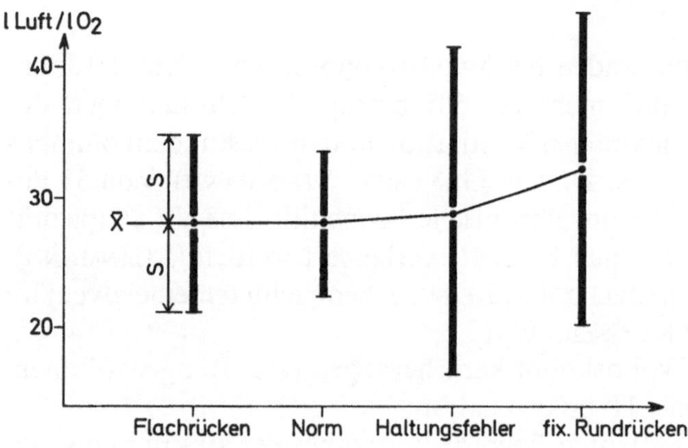

Abb. 312. Spezifische Ventilation bei Schülern mit normaler Wirbelsäulenhaltung sowie mit Haltungsfehlern, Flachrücken und fixiertem Rundrücken. (Nach BENNDORF u. Mitarb., 1969)

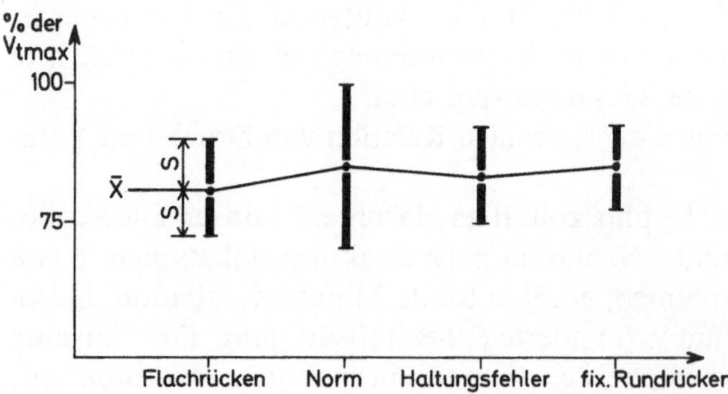

Abb. 313. Atemstoßtest bei Schülern mit normaler Wirbelsäulenhaltung sowie mit Haltungsfehlern, Flachrücken und fixiertem Rundrücken. (Nach BENNDORF u. Mitarb., 1969)

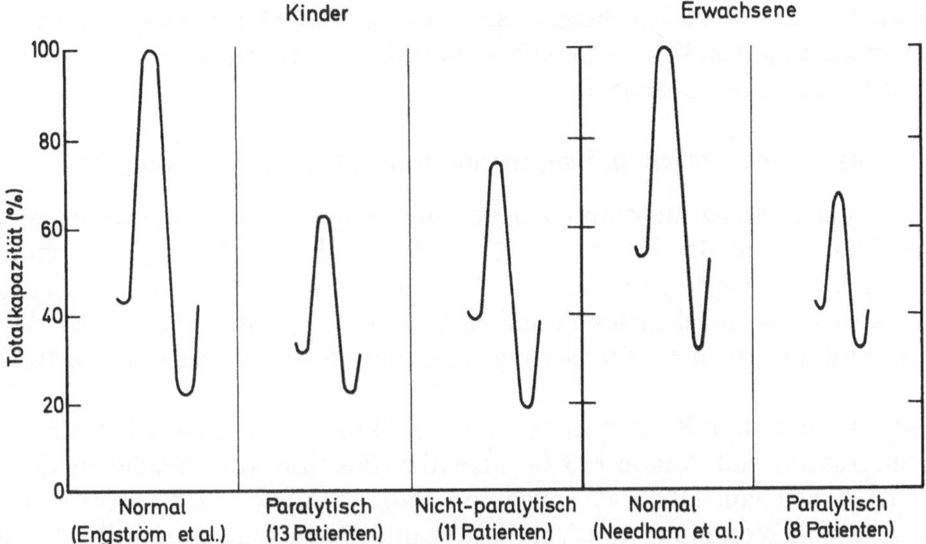

Abb. 314. Mittelwert für die Totalkapazität und ihre Partialfunktionen bei Kindern und Erwachsenen mit Kyphoskoliose, verglichen mit Normalwerten. Die Totalkapazität, die Vitalkapazität, die funktionelle Residualkapazität waren beträchtlich herabgesetzt, nur das Residualvolumen, das vermittels eines Ganzkörperplethysmographen bestimmt worden war, war annähernd normal. (CARO u. DUBOIS, 1961)

akute Herzinsuffizienz bekommt, ist eine Tracheotomie angezeigt, um die alveoläre Ventilation zu verbessern. Diese Tracheotomie sollte prophylaktisch vorgenommen werden, um zu keiner Notfalltracheotomie gezwungen zu werden. 3–4mal am Tage sollte eine Überdruckbeatmung vorgenommen werden, um die alveoläre Ventilation zu verbessern.

PISSAREK und DIPPOLD fanden bei jugendlichen Patienten mit Skoliosen und gleichzeitiger Trichterbrust eine Einschränkung der peripheren Lungenventilation, die jedoch keine nachteiligen Auswirkungen bei maschineller Beatmung während der Narkose hatte. Bei Jugendlichen mit idiopathischer Skoliose wurde von NISBET, LAMARRE u.Mitarb. die Thoraxelastizität normal gefunden (Compliance).

c) Lungenzirkulation

TOURNIAIRE, TARTULIER u. DAYRIEUX fanden bei der Untersuchung von 12 schweren Kyphoskoliosen Einengungen der Lungenstrombahn, die dem Ausmaß der Thoraxdeformität parallel ging. Sie führte zum chronischen Cor pulmonale und arteriellen pulmonalen Hochdruck.

HANLEY, PLATTS, CLIFTON und MORRIS unternahmen Blutgasanalysen bei Kyphoskoliotikern. Das Volumen des funktionierenden Parenchyms war reduziert.

Die kyphoskoliotische Thoraxdeformierung führt nach BÜHLMANN und GIERHAKE zu einer alveolären Hypoventilation (Globalinsuffizienz). Die chronische alveoläre Hypoxie bewirkt zusammen mit Erhöhung der Kohlesäurespannung eine Widerstandserhöhung im Lungenkreislauf und löst damit eine pulmonale Hypertonie aus, die zum Cor pulmonale führt.

HANLEY, PLATTS, CLIFTON und MORRIS fanden in 2 Fällen bei Herzkatheterisierung von Kyphoskoliotikern zu einem Zeitpunkt, da keine Herzinsuffizienz bestand, die Blutdruckwerte in der Pulmonalis leicht erhöht. LEWIS, DAINES, SAMUELS stellten bei einem 16jährigen Mädchen mit hochgradiger Kyphoskoliose einen stark erhöhten Pulmonalisdruck von 130:58 (Normalwert 26:11) fest. Nach MIGUÈRES u. Mitarb. betrifft die ventilatorisch-zirkulatorische Störung meistens, aber nicht immer, die Lunge auf der Konkavseite der Skoliose. Sie nahmen ebenso wie HEINE und MEISTER Blutgasanalysen vor.

FREYSCHUSS, NILSONNE u. LUNDGREN haben intrakardiale Druckmessungen und Druckmessungen in den Gefäßen bei alten Kyphoskoliotikern vorgenommen, DIPPOLD, MATZEN u. NENNING Venendruckmessungen.

d) Veränderungen im Lungenszintigramm bei Kyphoskoliotikern

Im Lungenperfusionsszintigramm speichert die Lunge auf der Konvexseite der Skoliose meist schlechter als auf der Konkavseite, wenn es sich um thorakale Rechtsskoliosen handelt. Umgekehrt speichert bei den thorakalen Linksskoliosen die konkavseitige Lunge schlechter. Aber auch umgekehrtes Verhalten kommt vor (Abb. 315a und b).

Das Szintigramm gibt die Deformierung der Lunge oft besser wieder als die Röntgenaufnahme.

LITTLER, BROWN und ROAF nahmen bei 35 Skoliotikern und 10 Normalpersonen Lungenszintigramme mit Xenon 133 in sitzender Position vor. Bezüglich der Technik wird auf eine Arbeit von DOLLERY sowie von BROWN, KIRK und SEATON verwiesen. Es wurde die regionale Verteilung von Ventilation und Perfusion bestimmt. Abweichungen von der Norm wurden nur bei den Patienten gefunden, bei denen die Skoliose die obere Brustwirbelsäule betraf. Bei Patienten mit Skoliosen der mittleren und unteren Brustwirbelsäule fanden sich keine Unterschiede zwischen der Konkav- und Konvexseite und keine Unterschiede im Vergleich zu den Normalpersonen.

BAKE, BJURE, KASALICHY u. NACHEMSON haben ähnliche Untersuchungen angestellt. Sie haben Xenon 133 i.v. injiziert und bei 45 Patienten mit unterbehandelten, idiopathischen Skoliosen Untersuchungen über die Verteilung und Ventilation vorgenommen. Zwischen der Konkavseite und der Konvexseite wurden keine Unterschiede festgestellt, jedoch fanden sie Inhomogenitäten in der Aktivitätsverteilung, vor allen Dingen bei älteren Patienten. Zu entsprechenden Ergebnissen waren auch SHANNON u.Mitarb. gekommen. Auch DOLLERY, GILLAM, HUGH-JONES und ZORAB sowie BJURE u.Mitarb. berichteten über intravenöse Perfusionsszintigramme der Lunge mit Xenon 133. In den meisten Fällen war das Speicherbild gleichmäßig. Nur 2 hatten eine leichte Speicherungsminderung in den Unterfeldern und einer einen Speicherungsgipfel im Mittelgeschoß.

MIGUERES u.Mitarb. haben Perfusionsszintigramme bei 70 Jugendlichen mit schweren Skoliosen vorgenommen und dabei eine vermehrte Speicherung auf der Seite der Konvexität und Speicherungsminderung bzw. Ausfälle auf der Seite der Konkavität gefunden. Die Ausfälle ließen keine Beziehungen zu dem Sitz und der Schwere der Skoliose erkennen.

7. Kyphoskoliotische Herzinsuffizienz

Das Organ, das durch die Wirbelsäulenverkrümmungen am stärksten beeinträchtigt wird, ist zweifellos das Herz. Allerdings kommen die kardialen Krankheitssymptome nach der Auffassung der meisten Autoren nicht durch eine direkte Schädigung des Herzens, sondern über eine Beeinträchtigung des kleinen Kreislaufes, also der Lunge, zustande. Die Krankheitserscheinungen, unter denen die Patienten zu leiden haben, sind aber die der Herzinsuffizienz und zwar einer Rechtsinsuffizienz. Diese kardio-pulmonale Insuffizienz ist nach SULSER in 63% aller Fälle die Todesursache bei Kyphoskoliotikern (Tabelle 69). Es ist deswegen auch eine umfangreiche Literatur über diese Frage entstanden. KERWIN konnte 1942 126 einschlägige Fälle zusammenstellen. Er gibt weiterhin an, daß eine kardio-pulmonale Insuffizienz infolge Kyphoskoliose 0,075% des Sektionsmaterials ausmacht. Eingehende Bearbeitungen aus den letzten Jahren stammen von SCHAUB, BÜHLMANN, KÄLIN u. WEGMANN; STEIN; HANLEY, PLATTS, CLIFTON und MORRIS; ORNING u. DUNDAS; JOHNSON, LEGER und LAUZES; KIDD u. BRIGGS.

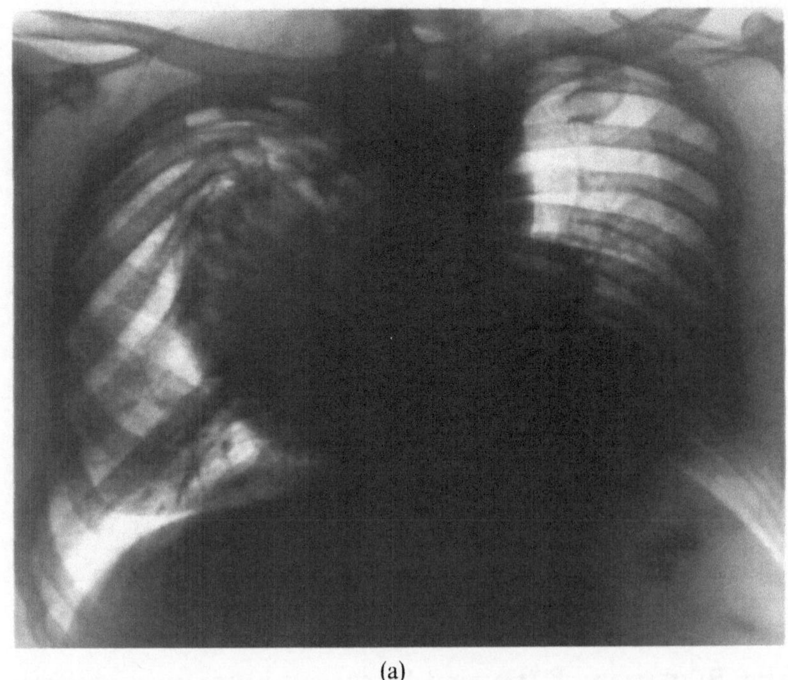

(a)

(b)

Abb. 315. (a) Starke thorakale Rechtsskoliose mit Atelektase im linken Mittel- und Untergeschoß. (b) Szintigramm. Außer dem verminderten cranio-caudalen Durchmesser besteht auf der rechten Seite ein normales Speicherbild. Links ist die Speicherung im Obergeschoß herabgesetzt und im Mittel- und Untergeschoß entsprechend der Atelektase völlig aufgehoben

Tabelle 69. Herzveränderungen bei 53 Patienten mit Kyphoskoliose. (Nach SULSER)

	Zahl der Fälle		Prozentuale Häufigkeit
Hypertrophie der rechten Herzkammer	31		67,9
exzentrische		31	
konzentrische		5	
Dilatation der rechten Herzkammer	14		26,4
Hypertrophie der linken Herzkammer	16		30,0
exzentrische		8	
konzentrische		8	
Dilatation der linken Herzkammer	10		18,9
Dilatation der Herzvorhöfe	48		90,2
Braune Atrophie des Myokards	39		73,3
Verfettung des Myokards	7		13,2
Koronarsklerose	19		35,7
Fibrosiertes Myokard	21		39,5
Myokardinfarkt	2		3,8
Klappensklerose	25		47,0
Endocarditis	9		16,9

Nach SCHAUB, BÜHLMANN, KÄLIN und WEGMANN bekommen vorzugsweise Patienten mit Kyphoskoliosen im oberen Thoraxabschnitt eine kardio-pulmonale Insuffizienz. In ihrem Material überwogen außerdem die Rechtsskoliosen mit 58:8 ganz erheblich. Dagegen findet sich eine Paraplegie überwiegend bei linkskonvexen Skoliosen.

Als Ursache der kardio-pulmonalen Insuffizienz muß man eine Einschränkung der Atemfläche und damit eine Überbelastung des kleinen Kreislaufes ansehen, die aus den kyphoskoliotischen Formveränderungen des Thoraxraumes resultieren. Stauungsergüsse sind oft schwer von Atelektasen zu unterscheiden.

Nicht jede Herzinsuffizienz bei Kyphoskoliosen ist durch die Wirbelsäulenverkrümmung verursacht. Insbesondere ist ein ätiologischer Zusammenhang unwahrscheinlich wenn ein Mißverhältnis zwischen der Schwere der Kyphoskoliose und dem Herzbefund besteht.

a) Morphologische Veränderungen des Herzens

Nach SULSER war in 68% der von ihm sezierten Fälle von kardio-pulmonaler Insuffizienz bei Kyphoskoliose eine konzentrische Hypertrophie der rechten Herzkammer oder Dilatation vorhanden. FRIEDBERG sowie RIEDER fanden in 75% eine Hypertrophie oder Dilatation des rechten Ventrikels oder eine Erweiterung der Pulmonalisarterie. Entsprechende Befunde wurden auch von REID; JAGIC; HILL; HERTZOG und MANZ mitgeteilt.

Am linken Herzen wurde dagegen von SULSER eine Hypertrophie nur in 30% und eine Dilatation nur in 19% gefunden. STEIN gibt an, daß eine Rechtshypertrophie oft mit einer Linkshypertrophie kombiniert sei, eine isolierte Linkshypertrophie dagegen sehr selten zur Beobachtung gelange. HANLEY, PLATTS, CLIFTON und MORRIS fanden nie eine deutliche Herzdilatation.

Nach Angaben von DE BENEDETTI und PROFUMO ist in 75% der Fälle von schweren Kyphoskoliosen der rechte Ventrikel dilatiert. CHAPMAN fand in 56% Dilatation und Hypertrophien des rechten Ventrikels, in 26% Hypertrophie beider Ventrikel und in 17% ausschließlich Hypertrophie des linken Ventrikels.

Die Herzfigur ist bei Wirbelsäulenverkrümmungen im Röntgenbild wegen der Verlagerungen und der Deformierungen des Thorax nur sehr schwer zu beurteilen. ROESLER gibt

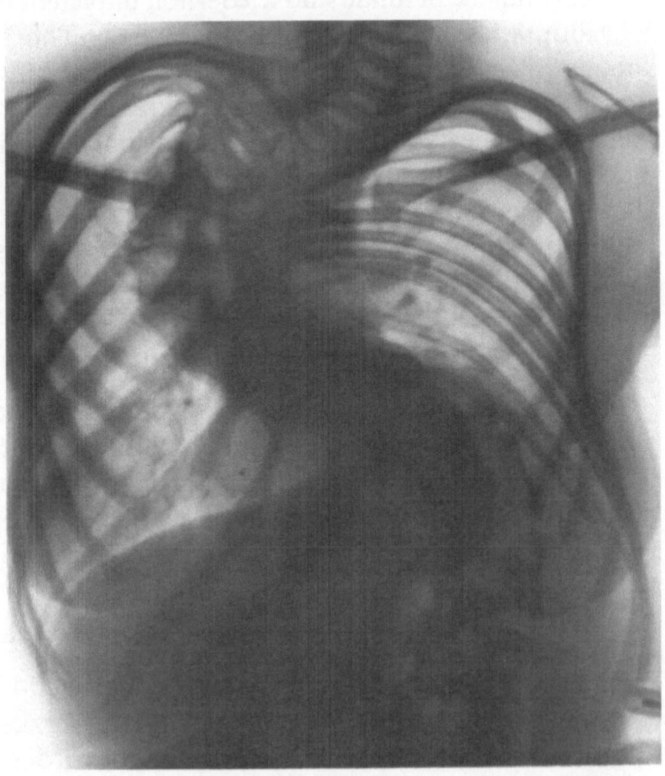

Abb. 316. Emphysematöse Überblähung der apikalen Lungenabschnitte und Kugelform des Herzens mit Rechtsverlagerung in Relation zur Wirbelsäule

an, daß bei der thorakalen Rechtsskoliose das Herz Mitralform annimmt, die durch eine Rotation des Herzens nach links hinten zustande kommen soll (EDEIKEN; STEIN; SCHAUB, BÜHLMANN, KÄLIN u. WEGMANN; AMELUNG). SULSER sieht als die wesentliche Formveränderung des Herzens bei der Rechtsskoliose eine Linksverlagerung und scheinbare Vergrößerung an. Der linke Herzrand soll gelegentlich die seitliche Brustwand erreichen. Auch er bezeichnet die Konfiguration als pseudomitral. Durch Drehung in den zweiten schrägen Durchmesser kann die Herzfigur bei der Durchleuchtung normalisiert werden. Neben dem prominenten Pulmonalisbogen ist ein stark vorspringender Aortenbogen vorhanden, der zum üblichen Bild des Mitralherzens nicht paßt. Aber auch Rechtsverlagerung und Kugelform kommen bei der Rechtsskoliose durchaus vor (Abb. 316).

Bei der Linksskoliose ist das Herz nach median verlagert. Der Abstand von beiden Thoraxwänden kann nahezu gleich groß werden. Die Konfiguration ist aortal bzw. pseudoaortal. Das Gefäßband erscheint verbreitert. Bei der Durchleuchtung wird die Herzsilhouette bei Drehung in den ersten schrägen Durchmesser korrigiert. ROESLER stimmt im wesentlichen mit diesen Angaben von SULSER überein. JASTROWITZ hat eine völlige Dextropositio cordis bei Kyphoskoliose beschrieben.

Ganz so einfach wie es nach dieser Darstellung der Literatur scheinen könnte, liegen die Verhältnisse nicht. Die typische Mitral- bzw. Aortenform bei der Links- bzw. Rechtsskoliose findet man, wie die vorhergehenden Abbildungen zeigen, nur relativ selten.

Bei reinen Kyphosen oder stark überwiegenden Kyphosen nimmt das Herz Medianlage ein, der Herzschatten zeigt fast liegende Eiform. Die seitliche Aufnahme läßt erkennen, daß das Herz weitgehend horizontal dem Zwerchfell aufliegt. Eine Verlagerung und Deformierung des Herzens wird vielfach auch durch eine, die Kyphoskoliose begleitende Trichterbrust verursacht. In einem Fall von LAM und MCCLURE war das Herz zwischen Sternum und Wirbelsäule regelrecht eingeklemmt, was die Autoren zu einer Dekompressionsoperation an den Rippenknorpeln veranlaßte, die zu einer Besserung der Herzbeschwerden führte. Ähnliche Befunde sind wiederholt mitgeteilt worden (GRÄFF; ABRAHAMSON). Diesen Verhältnissen sollte der Röntgenologe bei der Thoraxuntersuchung seine Aufmerksamkeit widmen, da nach den Erfahrungen von LAM und MCCLURE zu einer Dekompressionsoperation in entsprechenden Fällen zu raten ist. In zwei der 5 Fälle von KERWIN von Rechtsinsuffizienz war eine ausschließliche Kyphose ohne Skoliose vorhanden. EDEIKEN gibt dagegen an, daß die Kyphose keine Herzinsuffizienz mache. In 3 eigenen Fällen nimmt er nur ein zufälliges Zusammentreffen an. STRACKER macht Angaben über die Klappenprojektion auf die Brustwand (SCHNIERER; ZDANSKY bei kyphoskoliotischen Thoraxdeformierungen). TARTULIER berichtet über Cor pulmonale bei Kyphoskoliose.

b) Kymographische Befunde am Kyphoskoliotikerherzen

HORVATH hat bei jugendlichen Kyphoskoliotikern kymographische Untersuchungen am Herzen vorgenommen. Er fand überdurchschnittliche Größe der Amplituden des rechten Herzens, Pulsationen vom Typ II nach STUMPF und vom gemischten Typ, spitze bzw. gemischte Zackenformen und eine pseudomitrale Konfiguration. RICHTER u. WILLAMMOSKI bestreiten, daß man aus dem Flächenkymogramm ein Cor cyphoskolioticum diagnostizieren könne.

c) Angiokardiographische Befunde

DUBILIER, STEINBERG und DOTTER haben bei 4 Patienten mit starker Kyphoskoliose eine Angiokardiographie vorgenommen. Die Herzkammern und die großen Gefäße waren rotiert, aber nicht komprimiert. Eine Kippung des Herzens war jedoch immer deutlich. Die Vena cava cranialis verlief gerade zum rechten Vorhof. Sie folgte der Wirbelsäulenverkrümmung nicht. Abknickung und Einengung der Arteria pulmonalis war nicht zu sehen. In emphysematösen Lungenabschnitten waren die Äste der Arteria pulmonalis eng und auseinandergedrängt, in komprimierten Lungenabschnitten zusammengedrängt. Die Aorta lag der deformierten Wirbelsäule immer fest an. In 2 Fällen war die Arteria pulmonalis erweitert. Bei allen 4 untersuchten Patienten hatte es sich um Rechtsskoliosen gehandelt.

KREUZER und LOOGEN stellten im Angiokardiogramm bei einem 12jährigen Jungen mit einer rechtskonvexen Kyphoskoliose eine scheinbare Aortenabknickung fest, die aber nur durch Gegebenheiten der Projektion vorgetäuscht war. Der Junge litt außerdem an einem Ventrikelseptumdefekt mit Abgang der Aorta aus dem rechten Ventrikel.

STEINBERG hat bei einer Patientin mit hochgradiger Kyphoskoliose und Paraplegie eine Angiokardiographie vorgenommen. Der rechte Ventrikel und die Pulmonalarterie waren erweitert, die Aorta folgte der starken Kyphoskoliose und verlief praktisch doppelflintenförmig.

d) Klinische Symptome

Was die klinischen Erscheinungen der kardio-pulmonalen Insuffizienz bei Kyphoskoliotikern angeht, so bieten sie das übliche Bild: gedunsenes Gesicht, Cyanose, Dyspnoe, gestaute Halsvenen und Ödeme. Unterschiede zur Rechtsinsuffizienz beim Lungenemphysem bestehen nicht. Im kleineren Teil der Fälle sind Herzgeräusche vorhanden. Je nach der Lage des Herzens in Bezug auf die vordere Thoraxwand, sind die Töne laut oder leise. In mehr als der Hälfte der Fälle ist der physikalische Herzbefund völlig normal. Tachykardien sind relativ häufig, Bradykardien und Arrhythmien seltener (SCHAUB; BÜHLMANN, KÄLIN und WEGMANN). HANLEY, PLATTS, CLIFTON und MORRIS fanden oft einen Galopprhythmus, auch wenn die akuten Insuffizienzzeichen abgeklungen waren. Systolische Pulsationen der Jugularisvenen und der Leber, die eine Trikuspidalinsuffizienz anzeigen, waren in über 50% ihrer Fälle nachweisbar. SULSER fand im EKG Tachykardie, Sinusrhythmus und mehr oder weniger deutliche Zeichen eines Myokardschadens. EDEIKEN gibt dagegen an, daß das EKG meistens normal sei. STEIN findet anfänglich einen Rechtstyp. NECCHI und DELLA SILVA weisen darauf hin, daß ein pulmonales P im EKG durch eine Kyphoskoliose verursacht sein kann.

e) Entstehung der kardio-pulmonalen Insuffizienz bei Kyphoskoliotikern

Was den Entstehungsmechanismus der Rechtsinsuffizienz anbetrifft, so kann die Meinung der Autoren, die eine Abknickung der großen Gefäße angenommen haben (CORVISART sowie COOMBS), als überholt gelten. Eine gewisse Rolle können diese Veränderungen spielen, sicher aber nicht die entscheidende.

Auch die von STEIN angegebenen sklerotischen Veränderungen an Aorta, Pulmonalis und Coronarien haben sicher nur unterstützende Wirkung.

MEYER schuldigte die direkte, kardiale Kompression an, DEDIC glaubte, daß der Zwerchfellhochstand und die geringen Atemexkursionen des Zwerchfelles den Blutrückfluß zum Herzen behinderten und auf diesem Wege die Insuffizienz auslösten. Eine ausschließlich kardiale Ursache nehmen FORGET, SOTTAS und BARIE an.

Von der überwiegenden Mehrzahl der neueren Untersucher wird der entscheidende Faktor in der alveolären Hypoventilation gesucht (BERGOFSKY, TURINO; FISHMAN; IZAR; JOHNSON, LEGER u. LAUZES; SCHAUB, BÜHLMANN, KÄLIN u. WEGMANN; BUCHS). Nach STEIN führt diese alveoläre Hypoxie zu einer Polyglobulie und Veränderungen im Myokard. Vor allen Dingen sollen sich dadurch auch Schädigungen an den Coronarien einstellen. SCHAUB, BÜHLMANN, KÄLIN und WEGMANN erhoben beim Herzkatheterismus Befunde, die für eine alveoläre Hypoventilation charakteristisch waren.

IZAR nimmt folgende Stadieneinteilung vor: 1. pulmonale Phase: Dyspnoe, hervorgerufen durch Lungenkompression, Sklerose und Emphysem. Als Komplikation treten Bronchitis und Pneumonie auf. 2. Zwischenstadium: Dyspnoe, Lebervergrößerung, Rechtsinsuffizienz. 3. Schwere Myokardinsuffizienz. Genaue pathogenetische Zusammenhänge sind aus folgender Tabelle von SULSER zu entnehmen (Tabelle 70).

Tabelle 70. Ursachen des Cor pulmonale bei Skoliose. (Nach SULSER)

Hauptursache:	Nebenursachen:
Thoraxstarre	Lungenemphysem, Pleuraverwachsungen, interkurrente Bronchitiden und Bronchopneumonie. Einschränkung der Zwerchfellbeweglichkeit

↓
chronische, alveoläre Hypoventilation
↓
latente, respiratorische Insuffizienz
↓
manifeste, respiratorische Insuffizienz
↓
lokale, konstriktorische Wirkung des hypoxischen Blutes auf Arteriolen und Präcapillaren der Lunge, pulmonale Hypertonie
↓
chronische Überbelastung des rechten Herzens
↓
chronisches Cor pulmonale („Kyphoskolioseherz“)
↓
Rechtsinsuffizienz des Herzens

f) Prognose und Behandlung der kardio-pulmonalen Insuffizienz bei Kyphoskoliotikern

Es wird allgemein auf die Schwere und die schlechte Ansprechbarkeit der kyphoskoliotischen kardio-pulmonalen Insuffizienz hingewiesen. Die Behandlung ist die gleiche, wie bei der kardio-pulmonalen Insuffizienz anderer Ätiologie.

Kontraindiziert sind Morphiumpräparate (s. Kap. L.23.: Morphiumunverträglichkeit bei Kyphoskoliotikern, S. 455). Hierauf wird später noch zurückgekommen werden. Nach SULSER sterben $^3/_4$ aller Patienten im ersten Schub. Auslösend wirken vielfach Bronchitiden und Pneumonien (REID; STEIN). Reine Kyphosen oder überwiegende Kyphosen sind viel weniger gefährdend als Wirbelsäulenverkrümmungen mit einer ausgesprochenen skoliotischen Komponente (FINLEY; CARR; TRUESDALE und HYAT; PISANI; CASTEX; POISONNIER; PLATTS). HALMAGYI hat allerdings behauptet, daß schon relativ mäßige Vermehrung der physiologischen Kyphose eine gewisse Disposition zu Lungenaffektionen, besonders zur Staublunge schaffen könnten.

Die verminderte Lungencompliance der Kyphoskoliotiker konnte von SINHA und BERGOOFSKY vermittels intermittierender Hyperinsufflation gebessert werden.

Atemgymnastik und Analeptika erweisen sich als sehr wirksam. Dies kann für den Röntgenologen von Bedeutung sein, wenn er z.B. Kyphoskoliotiker angiographieren, bronchographieren oder sonst einer belastenden Untersuchung unterziehen soll.

g) Lungenfunktion nach Behandlung der Kyphoskoliose

Viele Untersuchungen über die Lungenfunktion bei Skoliose wurden angestellt um zu klären, ob überhaupt Funktionsstörungen bestehen und somit auch aus diesem und nicht nur aus ästhetischen Gründen eingreifende Behandlungsmaßnahmen gerechtfertigt erscheinen. Spärlicher sind Mitteilungen über die Auswirkungen der Skolioseoperationen und der konservativen Behandlung auf die Lungenfunktion.

Die Harringtonsche Aufrichtung hatte nach Untersuchungen von MIGUERES u.Mitarb. in einem Viertel der Fälle eine Verbesserung der Lungenfunktion, in 30% eine Verschlechterung der Lungenfunktion zur Folge. LINDH und NACHEMSON stellten eine Verbesserung der Vitalkapazität fest, wenn nach der Operation Atemgymnastik angewandt wurde. Die meisten Autoren konnten nach der Harringtonschen Operation keine Veränderung der Atemvolumina feststellen (MEISTER u. HEINE; BADGER; ERIKSON u. HANGE; AEPPLI; ROMPE; SCHEIER; NAGY u. BARTA; MAKLEY).

Eine Verschlechterung wurde von GUCKER; MEZNIK u. KUMMER sowie von LANGE festgestellt. Über leichte Verbesserung der Funktionswerte berichten SCHOBERTH und BÖHMER sowie MEZNIK u.Mitarb.

MAKLEY u.Mitarb. sahen eine Verschlechterung der Lungenfunktion durch die Anwendung praeoperativer Umkrümmungsgipse und Korsetts. Nach der Operation war keine Besserung der Lungenfunktion zu verzeichnen.

Blutgasanalysen ergaben dagegen in dem Material von MEISTER und HEINE einen signifikanten Anstieg des O_2-Partialdruckes. WESTGATE und MOE fanden nach Operation einen Anstieg der O_2-Sättigung auf 95,2%.

SHANNON, RISEBOROUGH u. KAZEMI verzeichneten in 13 Fällen nach Skolioseoperationen einen Anstieg der arteriellen Sauerstoffspannung und die Verteilung von Ventilation und Perfusion im Szintigramm mit Xenon 133 war bei Skoliotikern mit Krümmung unter 65° unverändert, bei solchen mit Verkrümmungen von mehr als 70° war die Ventilation inhomogen. Verschiedentlich sind auch die Auswirkungen von redressierenden Korsetts und Redressionsgipsen auf die Lungenfunktion untersucht worden. BONNET, GEUBELLE

u. COFFIN haben an Kindern mit Poliomyelitis Lungenfunktionsuntersuchungen mit und ohne Stützmieder zur Korrektur von Skoliosen vorgenommen (SADOUL).

Durch das Aufrichten einer Skoliose nach Redression und anschließender Versteifungsoperation konnte nach Untersuchungen von AEPPLI die Einschränkung der Lungenvolumina nicht wesentlich verbessert werden. Die Atemfunktion wird andererseits durch die Spondylodese auch nicht verschlechtert. Die Spondylodese hält eine andere weitere Verkrümmung der Wirbelsäule auf und damit auch eine weitere Verschlechterung der Vitalkapazität (s. auch Kap. R.: Die Behandlung der Wirbelsäulenverkrümmungen, S. 527).

8. Rückwirkungen der Kyphoskoliose auf die Aorta

Die Aorta folgt im Gegensatz zum Ösophagus, der sich, wie später noch ausgeführt wird, wie eine Sehne über den Kyphosebogen spannt, der Wirbelsäulenkrümmung. Sie kann dabei Abknickungen erfahren (EDEIKEN; HERTZOG u. MANZ). Derartige Abknickungen sind unter anderem auch als Ursache der kyphotischen Herzinsuffizienz angesehen worden. Ob sie wirklich Rückwirkungen auf die Hämodynamik haben und eine Herzinsuffizienz verursachen können, erscheint zweifelhaft. Es kommt ihnen jedoch insofern eine praktische Bedeutung zu, als sie diagnostisch in die Irre führen können.

Am deutlichsten lassen sich diese Verhältnisse im Schichtbild darstellen (Abb. 317a und b). Auch die Lungen- und Hilusgefäße erfahren Verlagerungen und Deformierungen und die A. pulmonalis ist in vielen Fällen deutlich erweitert (Abb. 318). Im Bereich lumbaler Skoliosen, insbesondere wenn gleichzeitig ein Drehgleiten besteht, wird die Aorta ebenfalls mitunter recht beträchtlich bogenförmig verlagert, was allerdings nur dann zu erkennen ist, wenn die Aortenwandungen verkalkt sind.

Ein 62jähriger Mann mit einer starken thorakalen Rechtsskoliose, der wegen Atemnot zur Röntgenuntersuchung überwiesen worden war, hatte auf der seitlichen Thoraxaufnahme eine elliptische Verschattung, die auf der a.p.-Aufnahme nicht zu erkennen war. Nach Lage und Form hätte sie dem Lappenspalt angehören können. Schichtaufnahmen

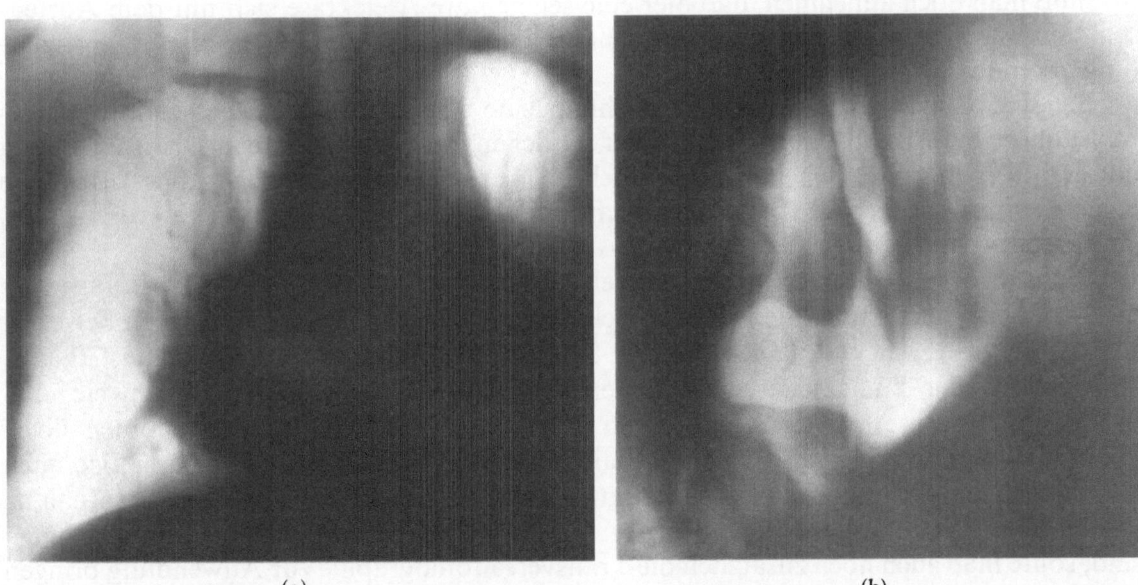

(a) (b)

Abb. 317. (a) Stark verkrümmter Verlauf der Aorta thorakalis bei einer thorakalen Kyphoskoliose. Die Aorta ist erweitert und verdichtet. (b) Im seitlichen Schichtbild zeigt sich eine deutliche Abknickung des Gefäßes an den Fußpunkten der Krümmung

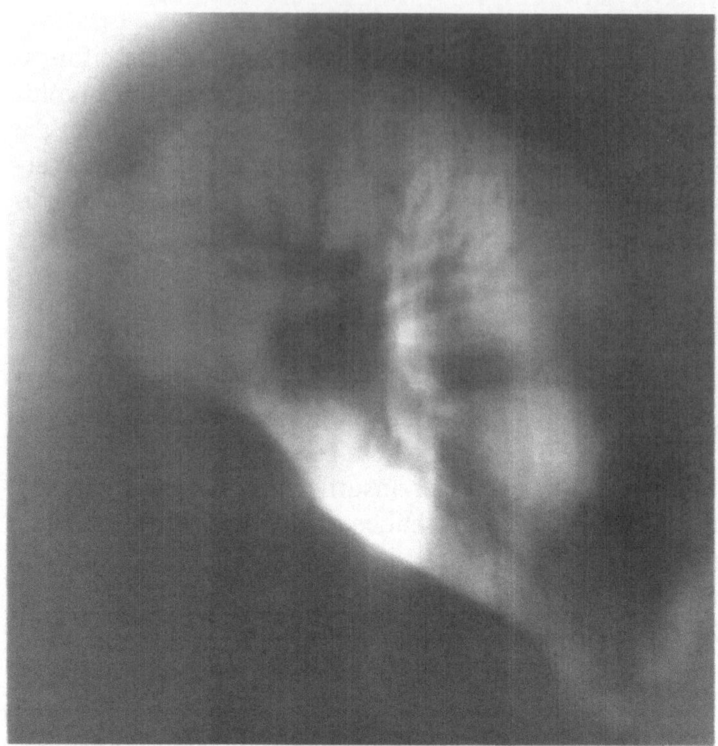

Abb. 318. Erweiterung des Stammes der rechten A. pulmonalis und der großen Pulmonalisäste, die deutlich die morphologische Veränderung des rechten Hemithorax bezüglich seines a.p. und cranio-caudalen Durchmessers widerspiegeln

stellten jedoch klar, daß sie durch orthograde Projektion der abgeknickten Aorta verursacht wurde. Die Schnitte zeigen von medial nach lateral (Abb. 319a und b) den Aortenbogen. Auf der Abb. 319c liegen zwei Rundschatten nebeneinander. Dieses Bild ist durch eine tiefe Einknickung der Aorta verursacht. Basal und dorsal im linken Unterfeld zeichnet sich am deutlichsten auf den Schichten 319b und c ein dreieckiger Schatten ab. Seine ventrale Begrenzung wird zweifellos teilweise durch die Aorta descendens gebildet. Da er sich aber nach dorsal bis zur Thoraxwand erstreckt und er von dreieckiger Form ist, muß man doch annehmen, daß hier eine segmentäre Atelektase sich mit dem Aortenschatten überlagert. Die Übersichtsaufnahmen ließen keinerlei Korrelat dieser Verschattung erkennen.

Bei einem 36jährigen Mann, der gleichfalls eine obere thorakale rechtsgerichtete Kyphoskoliose hatte (Abb. 320a), war auf der seitlichen Thoraxaufnahme in Überschneidung mit dem Kyphoskoliosescheitel ein rundliches Schattengebilde zu sehen (Abb. 320b). Die Schichtaufnahmen (Abb. 320c) zeigten auch in diesem Fall, daß es sich um den verlagerten, abgeknickten und orthograd projizierten Aortenbogen handelte.

Diese beiden Beobachtungen belegen einmal das Vorkommen von Abknickungen an der Aorta bei hohen thorakalen rechtsgerichteten Kyphoskoliosen, zum anderen beweisen sie, daß diese Abknickung auf seitlichen Übersichtsaufnahmen als abgesackte Ergüsse, Atelektasen oder Tumorschatten imponieren können und zum dritten zeigen sie, daß Schichtaufnahmen Atelektasen aufdecken können, die die Übersichtsaufnahmen überhaupt nicht vermuten lassen. Schichtaufnahmen bei Kyphoskoliotikern sollten also auch dann oder sogar gerade dann angefertigt werden, wenn die übliche Thoraxaufnahme keinen sonstigen auffälligen Befund ergibt. Wenn entsprechende Apparaturen vorhanden sind, sollte man auch noch zusätzlich die Transversaltomographie zur Anwendung bringen (LODIN).

Aortenaneurysmen können möglicherweise als Ursache einer Kyphoskoliose in Betracht kommen (s. Kap. K.II.13.: Skoliosen bei Aortenaneurysmen, S. 352).

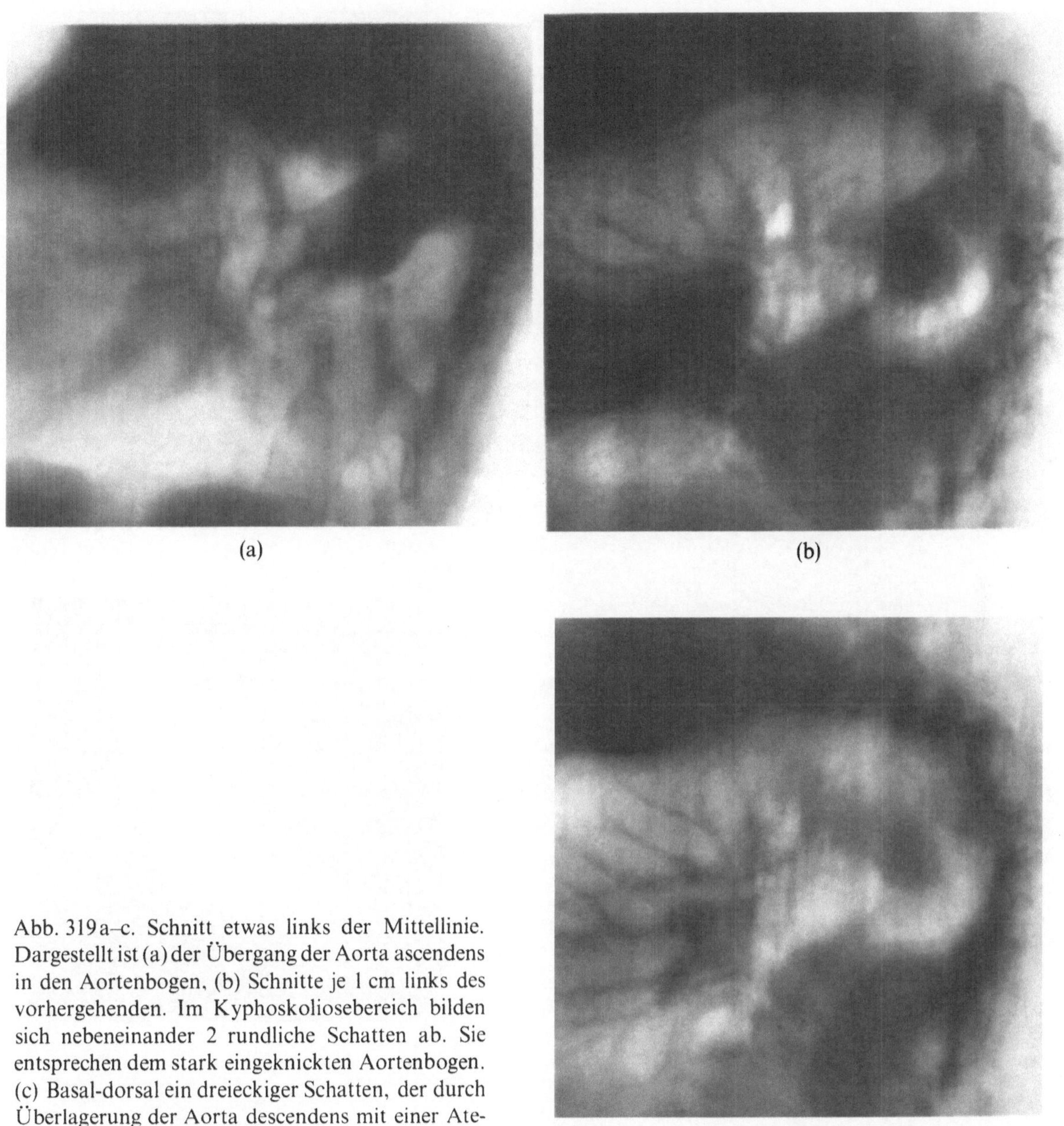

(a) (b) (c)

Abb. 319a–c. Schnitt etwas links der Mittellinie. Dargestellt ist (a) der Übergang der Aorta ascendens in den Aortenbogen, (b) Schnitte je 1 cm links des vorhergehenden. Im Kyphoskoliosebereich bilden sich nebeneinander 2 rundliche Schatten ab. Sie entsprechen dem stark eingeknickten Aortenbogen. (c) Basal-dorsal ein dreieckiger Schatten, der durch Überlagerung der Aorta descendens mit einer Atelektase verursacht ist

9. Veränderungen am Ösophagus bei Kyphoskoliose

Der Ösophagus hat bei der Kyphoskoliose meistens das Bestreben, sich als Sehne zum Krümmungsbogen einzustellen, also den kürzesten Weg zu nehmen und sich damit von der Wirbelsäule zu entfernen. Dieses Verhalten steht im Gegensatz zur Aorta, die an der Wirbelsäule durch die Intercostalarterien fixiert bleibt.

Nur ausnahmsweise folgt der Ösophagus, genau wie die Aorta, der Wirbelsäule, so daß er einen verkrümmten Verlauf nimmt. VON HACKER hat derartige Befunde durch den Druck der übrigen Organe erklärt, die den Ösophagus an die Wirbelsäule herandrängen sollen. Dies war besonders dann der Fall, wenn die Skoliose den unteren Brustabschnitt betraf. Beim tuberkulösen Gibbus kann der Ösophagus durch entzündliche und schwartige Veränderungen an die Wirbelsäule fixiert sein (PENZOLD; MAINEL).

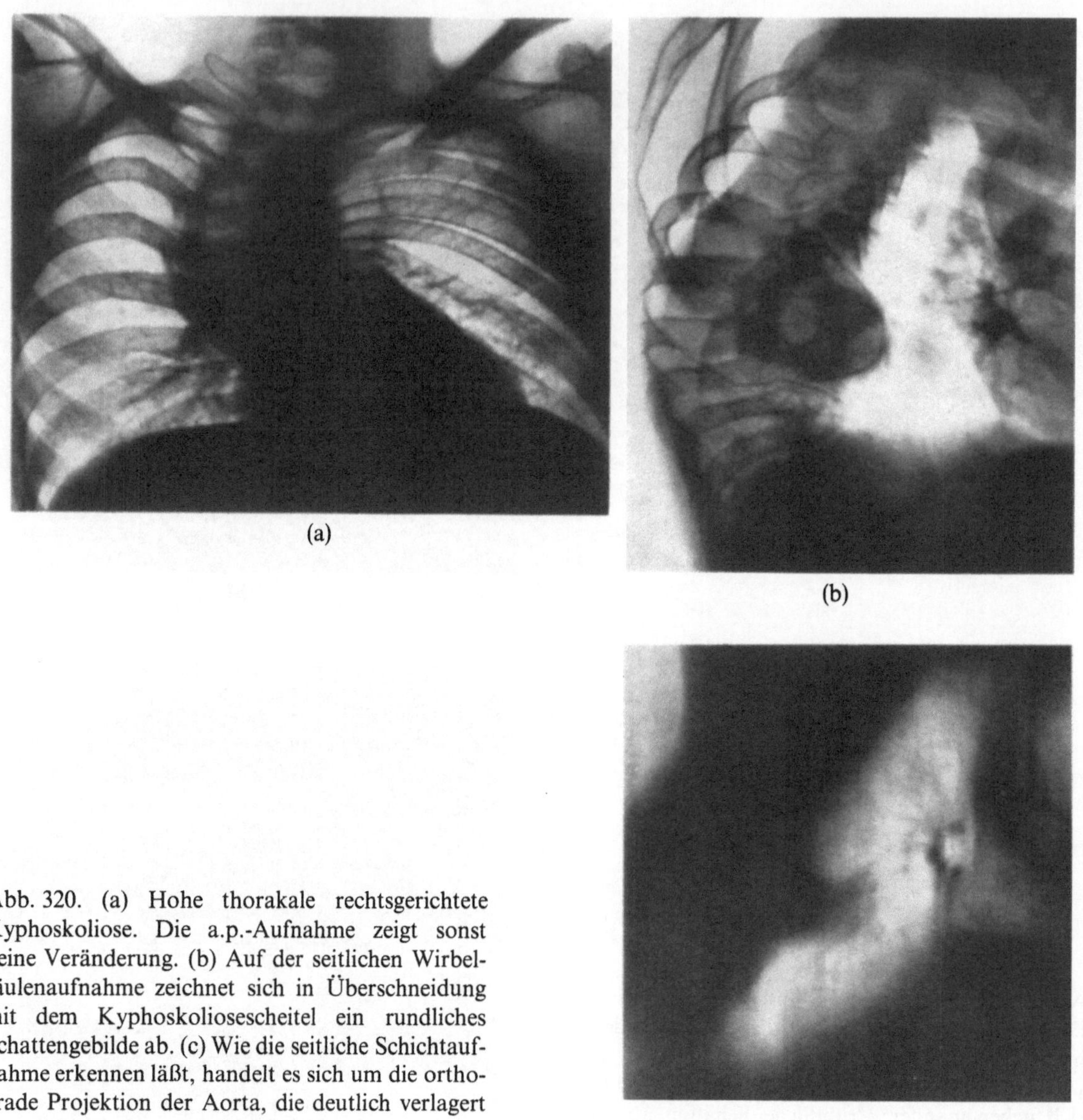

Abb. 320. (a) Hohe thorakale rechtsgerichtete Kyphoskoliose. Die a.p.-Aufnahme zeigt sonst keine Veränderung. (b) Auf der seitlichen Wirbelsäulenaufnahme zeichnet sich in Überschneidung mit dem Kyphoskoliosescheitel ein rundliches Schattengebilde ab. (c) Wie die seitliche Schichtaufnahme erkennen läßt, handelt es sich um die orthograde Projektion der Aorta, die deutlich verlagert ist

Außerdem hängt der Verlauf des Ösophagus von der Richtung der Skoliose ab. Einstellung als Bogensehne tritt nur bei Rechtskonvexität ein, während bei Linkskonvexität der Ösophagus der Wirbelsäule aufliegen bleibt (ROESLER).

Sofern er sich bei Rechtskonvexität als Sehne zum Krümmungsbogen einstellt, verläuft er manchmal doch nicht ganz gerade, sondern er kann eine rechtsgerichtete Ausbiegung aufweisen, die durch den Druck des Herzens hervorgerufen wird (BITTDORF und HÜBNER). Die Fixpunkte, an denen der Ösophagus an der Wirbelsäule haften bleibt, sind der Ösophagusmund und der Zwerchfellschlitz. Ausbiegungen des Ösophagus, die der Wirbelsäulenkrümmung entgegengesetzt sind, kommen nicht vor. Manchmal finden sich Knickbildungen, die einen rechten oder sogar einen spitzen Winkel bilden können. Mitunter legt er sich auch in Windungen (ISSEL). Bei starken Kyphoskoliosen ist das untere Ösophagusende oft erweitert und es mündet trichterartig in den Magen. Die Ursache ist wahrscheinlich in einer Erweiterung des Hiatus oesophagei durch die Zwerchfelldehnung zu suchen (s. Kap. L.10.: Hiatushernien bei Kyphoskoliosen, S. 440).

KNOFLACH beobachtete Ösophagusverengungen infolge kompensatorischer Lordose der Halswirbelsäule bei schweren Kyphoskoliosen der Brust- und Lendenwirbelsäule.

BITTDORF und HÜBNER haben nur in einem einzigen Fall Schluckbeschwerden festgestellt. ISSEL berichtet über einen 56jährigen Patienten mit angulärer Kyphoskoliose, bei dem die Speiseröhre der Wirbelsäulenverkrümmung unmittelbar auflag. Er war über der unteren Halswirbelsäule straff ausgespannt und schlitzförmig eingeengt, was dem Patienten erhebliche Schluckbeschwerden verursachte. Die Fixierung an die Wirbelsäule war offenbar narbiger Natur, da die Kyphoskoliose Folge einer Spondylitis tuberculosa war. In einer Beobachtung von STUPKA mit einer Kyphoskoliose nach Wirbelfraktur, war der Ösophagus — wahrscheinlich durch die Organisation des Begleithämatoms — an die Wirbelsäule fixiert. Auch dieser Patient klagte über Schluckbeschwerden. HAUBRICH fand bei 25 Kyphoskoliotikern 5mal ein Ulcus oesophagei. In diesen Fällen war der Ösophagus in seinem mittleren Abschnitt abgeknickt, und hier waren auch die Ulcera lokalisiert. DAILHEU-GEOFFROY und NATAF geben das Röntgenbild einer thorakalen Linksskoliose mit einem Aortenaneurysma, einer Fixierung des Ösophagus an die Wirbelsäule und einen caudal davon gelegenen Divertikel an der Vorderwand wieder.

Ösophagusdivertikel werden bei thorakalen Kyphoskoliosen gehäuft angetroffen (Abb. 321 und 322). Sie können konkav- und konvexseitig lokalisiert sein.

Ein Patient von TRAUTMANN mit Schluckbeschwerden und einer Skoliose in Höhe des Zwerchfelles hatte einen dattelkernartigen Füllungsdefekt im terminalen Ösophagus sowie einen Rundschatten im Retrokardialraum mit Aussparung in der Ösophaguskontur. Zunächst wurde dieser Befund als Carcinommetastase angesehen. Er war jedoch durch die Aorta verursacht, die infolge der Skoliose verlagert war.

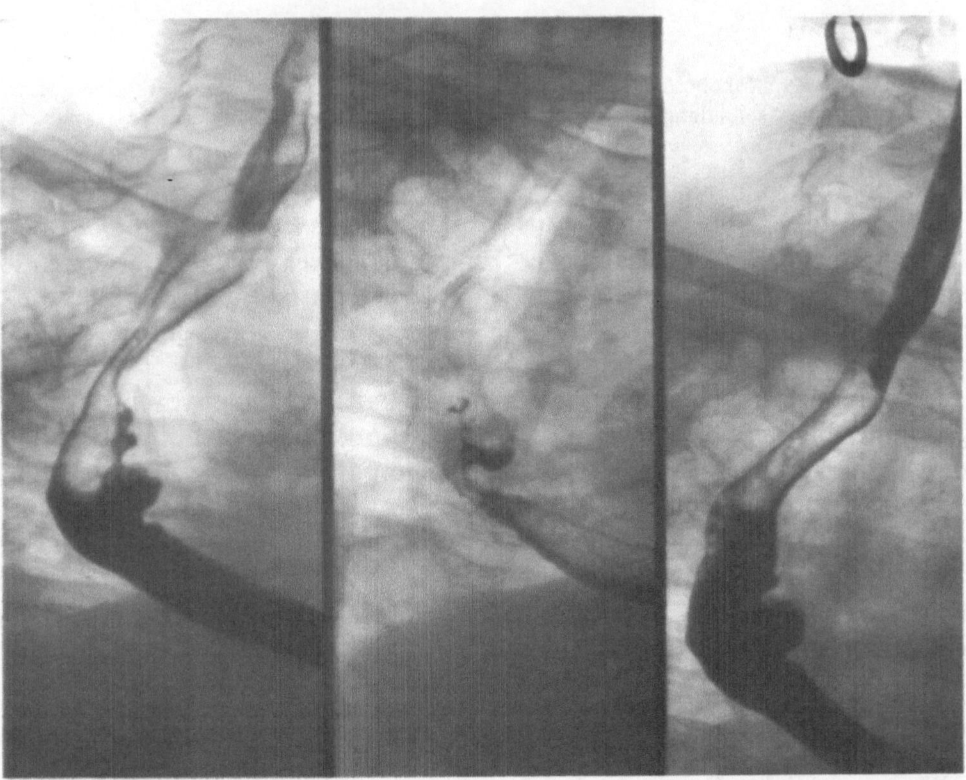

Abb. 321. Mehrfachdivertikel am Ösophagus bei Kyphoskoliose. In diesem Fall folgt der Ösophagus allerdings der Wirbelverkrümmung auch im Bereich des Skoliosescheitels weitgehend

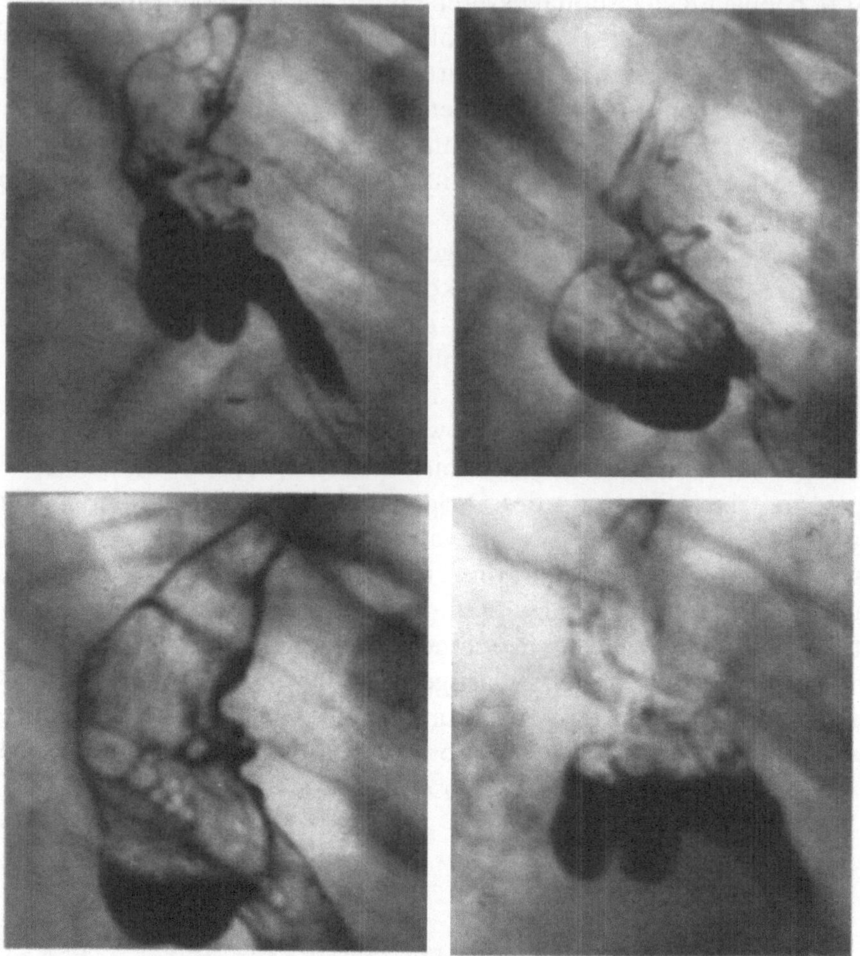

Abb. 322. Hochgradige Kyphoskoliose mit Ausweitung des Ösophagus in Höhe der Bifurkation und mehrfacher Divertikelbildung. Die Divertikel betreffen die Ösophagushinterwand

GUERRIER u.Mitarb. beobachteten bei einer 14jährigen Patientin mit einer Kyphoskoliose eine Stenose des Ösophagus im mittleren Drittel, die sie als Folge einer peptischen Ösophagitis ansahen. Der Wirbelsäulenverkrümmung messen sie dabei nur einen lokalisatorischen Effekt bei. Weitere Untersuchungen über den Verlauf und krankhafte Veränderungen am Ösophagus bei Kyphoskoliosen stammen von CASTAGNOLI; FOUILLET; ISSEL; PORTA.

Bei einem 71jährigen mit einer starken hochthorakalen rechtskonvexen Kyphoskoliose, der wegen unbestimmter Magenbeschwerden zur Röntgenuntersuchung überwiesen worden war, war der Ösophagus in Höhe des Krümmungsscheitels nach ventral von der Wirbelsäule abgehoben geschlängelt und divertikelartig erweitert. Es bestand kein Anhalt für ein Ulcus und die Peristaltik lief, wenn auch etwas ungeordnet, ab. Da sich auch an der Erweiterung peristaltische Einschnürung zeigte, handelte es sich wohl mehr um eine Aussackung infolge der Abknickung des Ösophagus als um ein eigentliches Divertikel. Schluckbeschwerden gab der Patient nicht an.

10. Hiatushernien bei Kyphoskoliosen

In Fällen von Hiatus-Ösophagushernien ist in einem Drittel der Fälle gleichzeitig eine rechtskonvexe Skoliose der unteren Brustwirbelsäule vorhanden. Aber auch linkskonvexe, tiefthorakale Skoliosen werden angetroffen. Teils wird angenommen, daß eine präexistente Skoliose die Hernienentstehung begünstige, teils daß beiden Affektionen eine gemeinsame Dysplasie zugrundeliege, teils auch, was insbesondere in den Fällen mit geringfügiger Skoliose das wahrscheinlichste ist, daß die Hernie reflektorisch eine leichte Skoliose auslöst (GAVALÀ und ZARABINI).

COMOLLI und BAGGIO fanden eine Hiatus-Ösophagushernie bei einer Kyphose der unteren Brustwirbelsäule als Folge einer Wirbeltuberkulose. Sie führten die Hernie auf mechanische Rückwirkungen der Vergrößerung des Thoraxdurchmessers auf das Foramen oesophagei zurück. HILLEMAND und BARRÉ ziehen die Möglichkeit in Betracht, daß arthrotische Veränderungen bei einer tiefthorakalen Skoliose den Grenzstrang irritieren und dadurch den Tonus der Zwerchfellbündel alterieren könnten, die den Hiatus begrenzen (DE LUCA; SANDONICO; BIANCHI).

KASSEM, GROEN und FRAENKEL fanden unter 141 Patienten mit einer Hiatushernie in 59% eine Kyphoskoliose mittleren bis schweren Grades. In einer Kontrollgruppe von Patienten mit peptischen Ulcera betrug die Kyphoskoliosehäufigkeit dagegen nur 19%. Die Autoren nehmen an, daß die Verkleinerung des Abdominalraumes durch die Kyphoskoliose die Hiatushernie verursacht. Die Kompression der Abdominalorgane durch orthopädische Korsetts, die gegen die Kyphoskoliose verordnet werden, kann zu dem Auftreten der Hernien beitragen. Der bereits zitierte Fall von TRAUTMANN mit der Eindellung des Ösophagus durch die Aorta wies gleichzeitig eine Hiatushernie auf.

GAILLARD u.Mitarb. haben bei einer 63jährigen Patientin mit einer Kyphoskoliose einen Befund festgestellt, der an ein Carcinom denken ließ. Außerdem bestand eine thorakomediastinale Sklerose. Im Laufe der Zeit rückte die Kardia immer höher und der Magen wurde bis zur Hilushöhe in den Thorax hineingezogen.

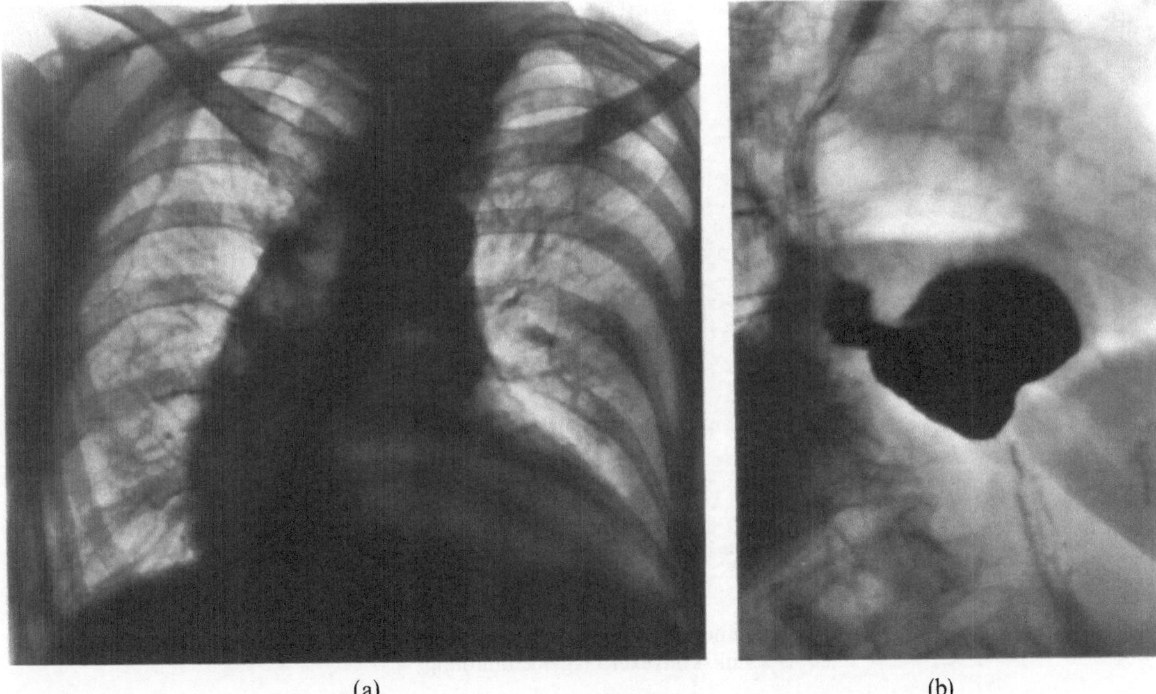

(a) (b)

Abb. 323. (a) Halbkugelige Aufhellung im Herzschatten, die nach cranial von einer bogenförmigen Verschattung begrenzt ist. Thorakale Rechtsskoliose. (b) Die Kontrastfüllung zeigt eine große Hiatushernie

Hiatushernien finden sich nicht nur bei starken tiefthorakalen, sondern mitunter auch bei ziemlich geringgradigen Skoliosen, so daß man sich fragen muß, ob es sich nicht um ein zufälliges Zusammentreffen handelt (Abb. 324a–c).

KAHL und KOCH fanden unter 57 Patienten mit Hiatushernie 32mal eine Skoliose der Brustwirbelsäule. Davon wurden 10 als Torsionsskoliosen, 8 als Kyphoskoliosen, 7 als reine Kyphosen und 7 als reine Skoliosen bezeichnet. Das Durchschnittsalter der Patienten, die neben ihrer Hiatushernie eine Kyphoskoliose haben, lag deutlich höher als bei den Hernienträgern ohne Wirbelsäulenverkrümmung. Die vermehrte Häufigkeit von Hiatushernien bei Kyphoskoliosen wurde auf ein Klaffen des Hiatus, verursacht durch die Verlagerung der Zwerchfellansätze infolge der gleichzeitigen Thoraxdeformierung, zurückgeführt. Auch von COMOLLI und BAGGIO sowie von ZAWADOWSKI ist das Zusammenvorkommen von Kyphoskoliosen und Hiatushernien beschrieben worden. EDMUNDS fand bei der Auswertung von 200 Fällen von Hiatushernien bei 20% der Gleithernien und bei 60% der paraösophagealen Hernien Wirbelsäulenverkrümmungen. Weitere einschlägige Beobachtungen liegen vor von GAVALÀ u. ZARABINI; BAIRD u. HULL; KASSEM, GROEN u. FRAENKEL.

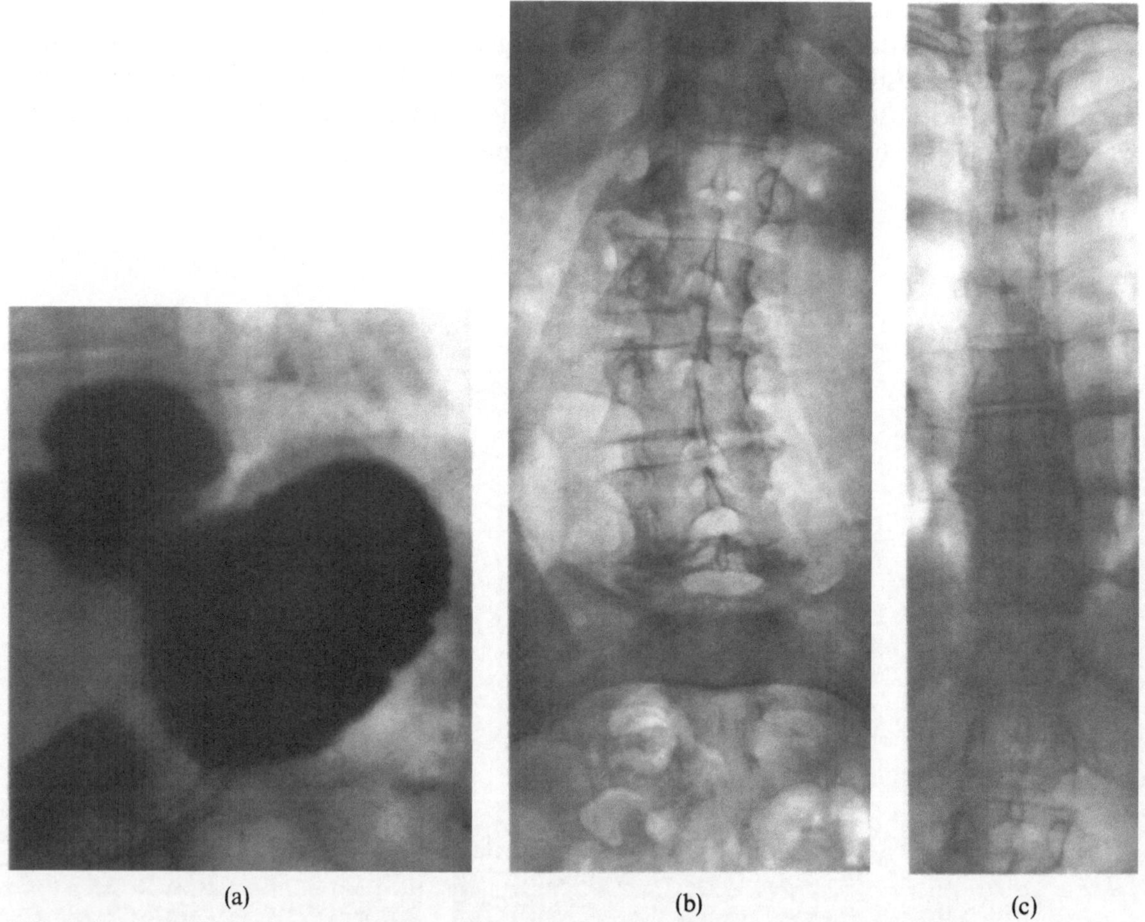

(a) (b) (c)

Abb. 324. (a) Große Hiatushernie. (b) Bei einer olisthetischen Lendenskoliose. (c) Mit geringgradiger tiefthorakaler linkskonvexer Gegenkrümmung

11. Magenerkrankungen bei Kyphoskoliosen

Der Magen zeigt bei Kyphoskoliotikern infolge der veränderten Raumverhältnisse im linken Hypochondrium Positionsänderungen im Sinne von Rechtsverlagerung, ohne daß dieser Befund Krankheitserscheinungen verursacht. Es kann auch eine Querdehnung oder Ptose entstehen bzw. vorgetäuscht werden. WULLSTEIN sah bei Streckversuchen an kyphoskoliotischen Leichen, daß der zuvor quergelagerte Magen bei Ausgleich der Skoliose in seine normale, gestreckte Lage zurückkehrte.

Die Rechtsverlagerung findet sich besonders bei linkskonvexer, thorakolumbaler Skoliose. Die bei Kyphoskoliotikern meist vorhandene äußerlich deutlich sichtbare Körperteillenfurche ruft an der großen Kurvatur und auch an der Magenvorderwand eine Eindellung hervor, die nicht als Colesches Zeichen, Verwachsung oder Carcinom fehlgedeutet werden darf (HITZENBERGER u. REICH; LUSENA). VATERNAHM fand häufig eine winkelige Abknikkung und Sanduhrform des Magens (Abb. 325a–f). Diese Einschnürungen treten in der Regel nur bei Rechtskrümmungen der unteren Brust- und oberen Lendenwirbelsäule auf. Bei Linksskoliosen der Lendenwirbelsäule weicht der Magen nach vorne aus und er liegt dann rechts von der Wirbelsäule (REIMANN; KIENBÖCK; SCHUR; PINES) (Abb. 326). In dem Fall DITTRICH war die Rechtsverlagerung so stark, daß das Bild eines Situs inversus resultierte.

HITZENBERGER behauptet eine vermehrte Geschwürsdisposition des Magens bei Kyphoskoliosen. Er fand in 12 Fällen Geschwüre an der Stelle des Magens, die die Wirbelsäule kreuzt. VATERNAHM lehnt dagegen eine Geschwürsdisposition des kyphoskoliotischen Magens ab. JÖRGENSEN und NOELLE nahmen an, daß erosive und ulcerative Schleimhautveränderungen durch Gefäßabknickungen und Gefäßstauungen zustande kamen.

Auch akute Magendilatationen treten spontan bei lumbalen und thorakolumbalen Skoliosen auf (Abb. 327a und b). Häufiger sind sie jedoch nach redressierenden Maßnahmen beobachtet worden (s. Cast-Syndrom, S. 445) (FAUCHET; DEFRENNE).

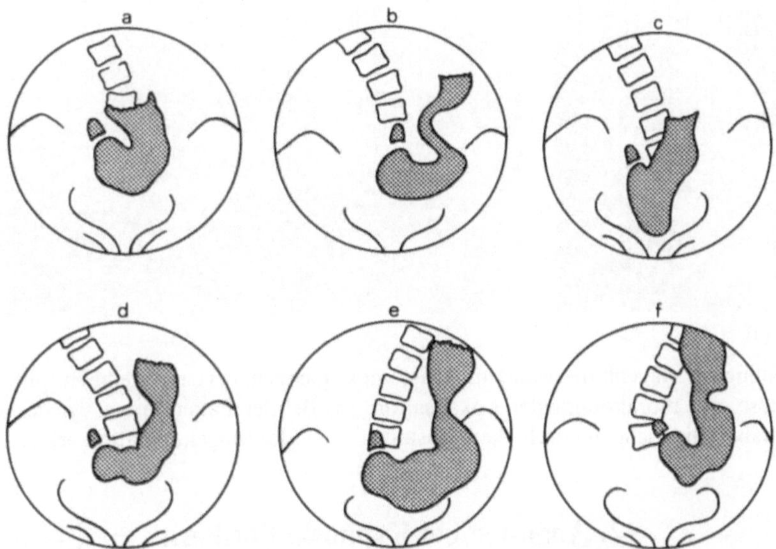

Abb. 325a–f. Die verschiedenen Magenformen bei Kyphoskoliose nach VATERNAHM, 1926. (a) Häufige Magenform (Winkelform bei Kyphoskoliose) — Aufnahme im Stehen. (b) Häufige Magenform (Pseudosanduhrform bei Kyphoskoliose — Aufnahme im Stehen. (c) Volvierter Magen bei Kyphoskoliose (Aufnahme im Stehen). (d) Derselbe Patient (Aufnahme im Liegen), Magen normale Form zeigend. (e) Magen von Sanduhrform bei Kyphoskoliose. Klinischer Verdacht auf Ulcus ventriculi (Aufnahme im Stehen). (f) Derselbe Patient (Aufnahme im Liegen). Spastische Einziehung, stärker ausgeprägt. Klinischer Verdacht bestätigt sich

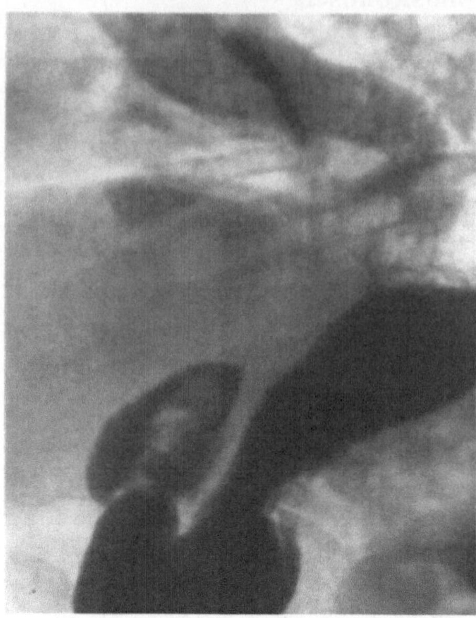

Abb. 326. Typische großkurvaturseitige Eindellung des Magens bei thorakolumbaler linkskonvexer Kyphoskoliose. Der Magen liegt ventral der Wirbelsäule

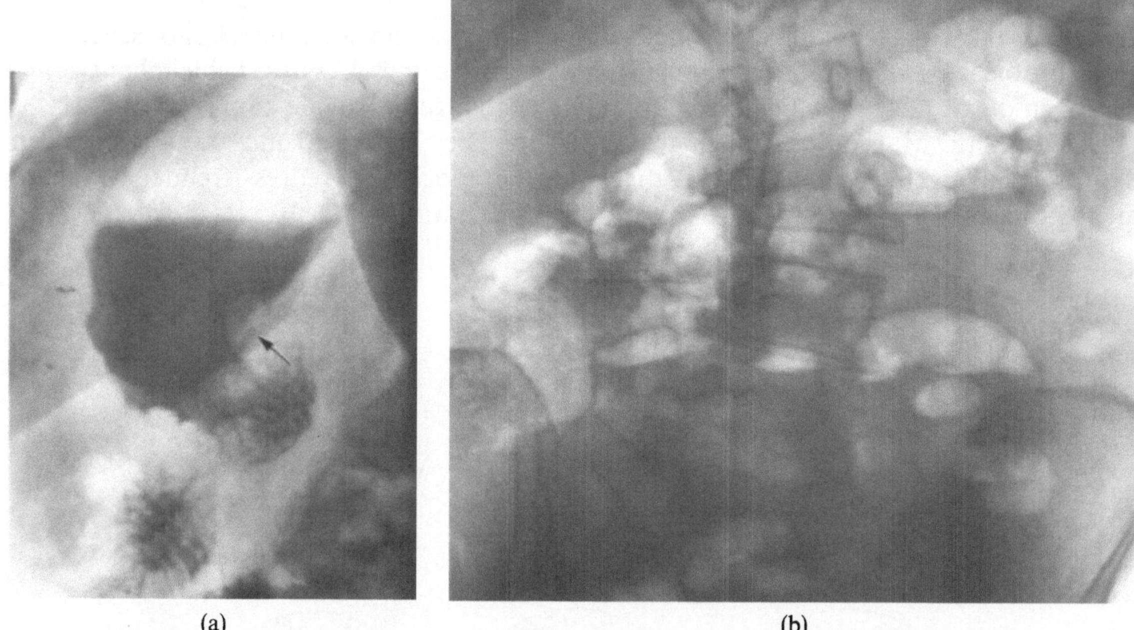

(a) (b)

Abb. 327. (a) Eindellung der Magenhinterwand im Anastomosenbereich, bei einer ziemlich spitzwinkeligen kongenitalen Kyphoskoliose, mit thorakolumbaler Lokalisation. (b) Bei der Patientin trat wiederholt ein Ileus auf, ohne daß er hinreichend durch Verwachsungen nach der Magenoperation erklärt war

12. Anämien bei Kyphoskoliotikern

Anämien werden bei Kyphoskoliotikern nicht allzu selten angetroffen. Die Ursache wird oft in blutenden Magenulcera gesucht und auch gefunden.

So hat REIMANN bei 4 Patienten, die sämtlich eine linkskonvexe Dorsalskoliose mit rechtskonvexer Gegenkrümmung aufwiesen, hypochrome Anämien höheren Grades nachgewiesen. Die Untersuchung des Stuhles auf occultes Blut war positiv. Die Benzidinprobe wurde nach längerer Liegebehandlung negativ, aber wieder positiv wenn die Patienten aufstanden und herumgingen. Ein Fall wurde operiert und es wurden eine erosiv-hämorrhagische Gastritis sowie Ulcusnarben festgestellt. Auch JÖRGENSEN und NOELLE berichten über einschlägige Fälle.

Einmal war die Skoliose postpoliomyelitischer Natur. Bei einem Teil seiner Patienten war eine akute Magenblutung vorhanden. Als Folge dieser akuten oder occulten Blutungen traten anämische Zustände im Sinne von Eisenmangelanämien auf. Sie entsprachen den Anämien, die man bei Hiatushernien, Megacolon oder großen Bauchwandbrüchen findet.

Auch MASSART sowie GILLY, ROBERT, DALLOZ und STAGNARA haben hypochrome Anämien bei Kyphoskoliotikern nachweisen können.

CARILLO MAREOS weist auf Eisenmangel-Anämien bei Skoliotikern hin, die er auf Deformationen der Kardia und des Magenbefundes zurückführt (FAUCHET).

GILLY u.Mitarb. fanden unter 100 Fällen von idiopathischen jugendlichen Skoliosen 22mal eine Eisenmangelanämie (GOLDBLATT). Diese Eisenmangelanämien werden als direkte Folge der Verlagerung des Magens und des Darmes durch die Kyphoskoliose angesehen.

Dem Röntgenologen fällt in diesen Fällen die Aufgabe zu, die Blutungsursache (Hiatushernie, Magenulcus) zu finden oder mindestens Deformierungen und Kompressionen am Eingeweidetrakt aufzudecken, die Schleimhautblutungen auslösen könnten.

13. Arteriomesenterialer Darmverschluß bei Kyphoskoliose („Castsyndrom")

Beim sog. Castsyndrom (Gipskorsett-Syndrom) handelt es sich um eine akute Magendilatation, die mit der Kompression des Bauches durch ein Gipskorsett in einem ätiologischen Zusammenhang steht. Es ist identisch mit dem arteriomesenterialen Darmverschluß, und trennt nomenklatorisch diejenigen Fälle ab, die bei Patienten durch einen Gipsverband ausgelöst wurden, der bis zur Unterbauchregion reichte. In den meisten Fällen hat es sich um einen Hüftgips gehandelt und die meisten Literaturberichte beziehen sich auf Patienten, die keine Wirbelsäulenverkrümmungen hatten. In Publikationen über das „Castsyndrom" bei Kyphoskoliotikern, die einen arteriomesenterialen Darmverschluß nach Anlage eines redressierenden oder umkrümmenden Gipsverbandes oder Korsetts bekommen hatten, wird verschiedentlich der Anschein erweckt, als handle es sich um ein spezielles Krankheitsbild in diesem speziellen Fall. Dies trifft jedoch nicht zu. Der arteriomesenteriale Darmverschluß tritt überdies nicht nur bei gips- und korsettbehandelten Kyphoskoliotikern, sondern auch spontan bei unbehandelten Kyphoskoliotikern auf. Dann ist es widersinnig von einem „Castsyndrom" zu sprechen.

Sinnvollerweise soll deswegen trotz des verführerischen Anglizismus vom arteriomesenterialen Darmverschluß bei Kyphoskoliotikern die Rede sein. Da die Wirbelsäulenverkrümmung einen ätiologischen Faktor von mindestens gleichem Gewicht darstellt, wie die Behandlungsmaßnahmen, erfolgt die Besprechung gemeinsam bei den Folgezuständen der Kyphoskoliosen. Bei der Besprechung der Komplikationen der Skoliosebehandlung kann es bei einem entsprechenden Hinweis belassen werden (s. auch Kap. R.1.f): Komplikationen der Korsett- und Gipsbehandlung, S. 537).

Der arteriomesenteriale Darmverschluß bei gips- oder korsettbehandelten Kyphoskoliotikern beginnt, wie auch sonst, mit Erbrechen und führt zur Cyanose mit Schock. Der Magen ist stark dilatiert und mit Flüssigkeit gefüllt. Es kann zur Perforation kommen. Mitunter führt eine Durchtrennung des Treitzschen Bandes zur baldigen Besserung. Nicht selten fehlen aber bei der Laparatomie Obstruktionszeichen, obwohl sich die Patienten in einem sehr schweren Krankheitszustand befinden. Besonders gefährdet erscheinen Patienten mit lumbaler Lordose. Durch die Kompression des Bauches durch das Gipskorsett werden die Darmschlingen in das kleine Becken gedrängt. Hieraus resultiert ein Zug an der Mesenterialwurzel, der das Duodenum komprimiert. Wenn nicht die richtige Diagnose gestellt wird, kommt es nicht selten zum Exitus (BERK; BUNCH; WILTON und DELANY; REID; SILVERMAN und SCHWARTZ u. WIRKO; CONLEY; ARTHUR u. MILLER; DORPH; KAUFMAN u. FRANK; GRAHAM; WILLET; STURTEVANT; WADDEL; KELLING; LEUCUTIA; MCKAY u. DONEGAN; WARNER).

HOMMEL beobachtete bei 374 Skoliotikern, die mit aufrichtenden Rumpfgipsverbänden behandelt worden waren, 7mal abdominale Störungen. Jeweils 3–5 Std nach Anlegen des Lokalizer-Gipsverbandes kam es zu massivem, unstillbarem Erbrechen. Die Pulsfrequenz war meistens erhöht, der Leib gebläht. Bei der Perkussion wurde tympanitischer Klopfschall festgestellt. Diese abdominalen Erscheinungen verschwanden in den meisten Fällen nach 8–10 Std wieder. Bei einer Patientin hielten die Beschwerden über 24 Std an. Sie waren ziemlich schwer. Ein Patient, bei dem abdominale Krankheitserscheinungen nach der Anlage eines Gipskorsettes aufgetreten waren, hatte eine erhebliche skoliotische Krümmung der Lendenwirbelsäule, teils als Primär-, teils als Sekundärkrümmung. Die Aufrichtung als solche verursachte keine abdominalen Krankheitserscheinungen, sondern nur die anschließende Fixation im Korsett- oder im Gipsverband. Gegen die abdominalen Symptome im Gipsverband ist die sofortige Lagerung auf die Konvexseite der Krümmung therapeutisch wirksam. Weitere Beobachtungen von abdominalen Symptomen nach aufrichtenden Gipsverbänden bei Skoliosen stammen von BUZZARD; CONLEY und MILLER; DORPH; KELLING; LEUCUTIA; SCHWARTZ u. WIRKO; WADDEL; WILLET; MANSBERGER).

MORITZ hat über eine Patientin mit einer Skoliose berichtet, bei der es zu einer spastischen Paraparese mit Subileus und Harnretention kam.

EVARTS berichtet über einen Fall von Cast-Syndrom nach Fusionsoperation wegen Skoliose. Er gibt an, daß bis 1966 in der Literatur 15 einschlägige Beobachtungen enthalten seien (WILLETT; KELLING; WADDEL; MCKAY u. DONEGAN; SCHWARTZ u. WIRKA; NELSON, FERRIS u. IVINS; DORPH).

LEFAUCHER, BARDOUX u. VIX beobachteten eine Stenose der Pars III des Duodenums bei einem 16jährigen Mädchen mit einer Kyphoskoliose, das bis vor 3 Monaten ein Korsett getragen hatte. Die Stenose war also nicht im Gipskorsett aufgetreten, sondern erst einige Zeit nach der Korsettbehandlung. Die Autoren führen die Stenose auf die Gastroptose zurück und darauf, daß der Magen ptotisch abgesunken war, nachdem die Stütze des Gipskorsetts fehlte.

PURANIK, KEISER u. GILBERT berichten über arteriomesenterialen Darmverschluß bei Jugendlichen, bei denen eine Operation nach Harrington vorgenommen worden war.

Auch FOUCHET und DEFRENNE verzeichnen als Folge eines Redressements oder einer Arthrodese bei Skoliosen akute Magendilatation. Magennekrose ist ebenfalls angetroffen worden. MEZNIK u.Mitarb. berichten über 9 einschlägige Beobachtungen. Sie sehen in funktionellen Störungen der Magen-Darminnervation und nicht in mechanischen Einwirkungen den entscheidenden, ätiologischen Faktor. Sie besprechen eingehend die Praevention und Therapie.

Die Symptomenkombination des sog. Castsyndrom kommt auch vor, ohne daß sich die Patienten im Gipsverband befinden. EVARTS hat über 8 einschlägige Fälle berichtet. Distension und Obstruktion der Pars III des Duodenums wurde röntgenologisch von BUNCH; WILTON; DELANAEY; BUZZARD; DORPH; MANSBERGER; EVARTS; WINTER und HALL sowie von REID u. GAMON nachgewiesen. WARNER berichtet über einen Fall, bei dem die Obstruktion des Duodenums aus einer Kompression des Organs zwischen der A. mesenterica superior, der Aorta und der Wirbelsäule resultierte. An dieser Stelle zieht das Treitzsche Band über das Duodenum hinweg und der Winkel soll verkleinert werden, wenn ein Zug auf die Wirbelsäule einwirkt. Zu der Kompression des Duodenums kommt

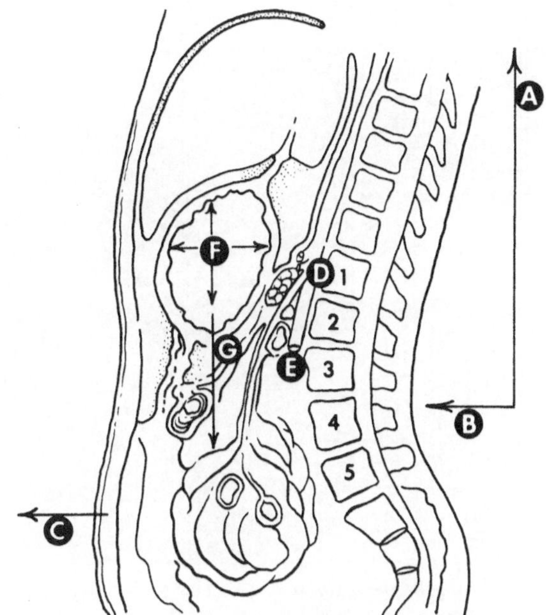

Abb. 328. Zug an der Wirbelsäule oder Hyperextension oder beides (A) verursachen Verstärkung der Lendenlordose, (B) und die physiologische Wirkung der Abdominalmuskulatur wird dadurch vermindert. Auf diese Weise kommt es zu einer Visceroptose (C). Daraus resultiert wiederum eine Verkleinerung des Arterienwinkels (D) und eine Kompression und Distension des Duodenums (E). Die sich daraufhin einstellende Magendilatation (F) verschlimmert den Zustand, weil sie den Arterienwinkel zusätzlich durch Verlagerung des Quercolons und Dünndarms nach unten verkleinert (G) und wahrscheinlich auch eine Obstruktion der Vena mesenterica superior verursacht, die zur gastrointestinalen Blutung und Infarzierung führt. (Nach WARNER u.Mitarb., 1974)

außerdem noch eine Ischämie im Versorgungsgebiet der A. mesenterica superior und Coeliaca hinzu (Abb. 328). Therapeutisch kommt eine Absaugbehandlung, eine Duodenojejunostomie oder Gastrojejunostomie und eine Durchtrennung des Treitzschen Bandes in Betracht.

Über Röntgenuntersuchungen ist nichts berichtet. Die Sondenbehandlung sollte man zur Kontrastfüllung benützen und eine Arteriographie der A. mesentericor superior könnte durchaus therapeutisch relevante Aufschlüsse erbringen.

14. Auswirkungen der Kyphoskoliose auf die Nieren

Die ausgeprägtesten und vor allem röntgenologisch am leichtesten nachweisbaren Auswirkungen hat die Kyphoskoliose auf die Nieren. Die Folgen sind aber meistens unerheblich.

Konkavseitig ist die Niere nach RÜTT immer nach caudal verlagert (Abb. 329). Konvexseitig kommt es zur Caudalverlagerung der Niere, wenn der Krümmungsscheitel oberhalb der Niere liegt (Abb. 330). Liegt der Krümmungsscheitel unterhalb von ihr, findet dagegen keine Caudalverlagerung statt. Der Ureter ist geschlängelt und erweitert. Das Beckenkelchsystem ist verplumpt, wenn eine Caudalverlagerung besteht. Auch HEITZMANN hat Untersuchungen über die Nierenverlagerung bei Skoliosen angestellt. Die konkavseitige Niere rutscht mitunter zeitweilig nach cranial über die Konvexität hinweg. In einem Fall von JEANBRAU täuschte eine Verlagerung der Niere durch eine Skoliose einen paranephritischen Absceß vor. Umgekehrt können natürlich ein paranephritischer Absceß oder auch ein Tumor eine schmerzreflektorische Skoliose verursachen, die aber meist gering ist und der die Kriterien der strukturellen Skoliose fehlen.

OTTO fand bei linkskonvexen Skoliosen rechts, also konkavseitig, häufig eine Nephroptose. Bei der rechtskonvexen Skoliose standen die Nierenschatten dagegen oft gleich hoch. Ebenso war der Prozentsatz der Pyelonephritis erhöht.

BLUMENSAAT und NESTMANN schreiben, daß Wirbelsäulenverkrümmungen konvexseitig zur Hydronephrose oder Pyonephrose führen können (CUTURI; MATLI).

Nierenveränderungen finden sich nicht nur als Auswirkungen einer Skoliose, sondern auch als simultane Mißbildung, vor allem natürlich bei kongenitalen Skoliosen.

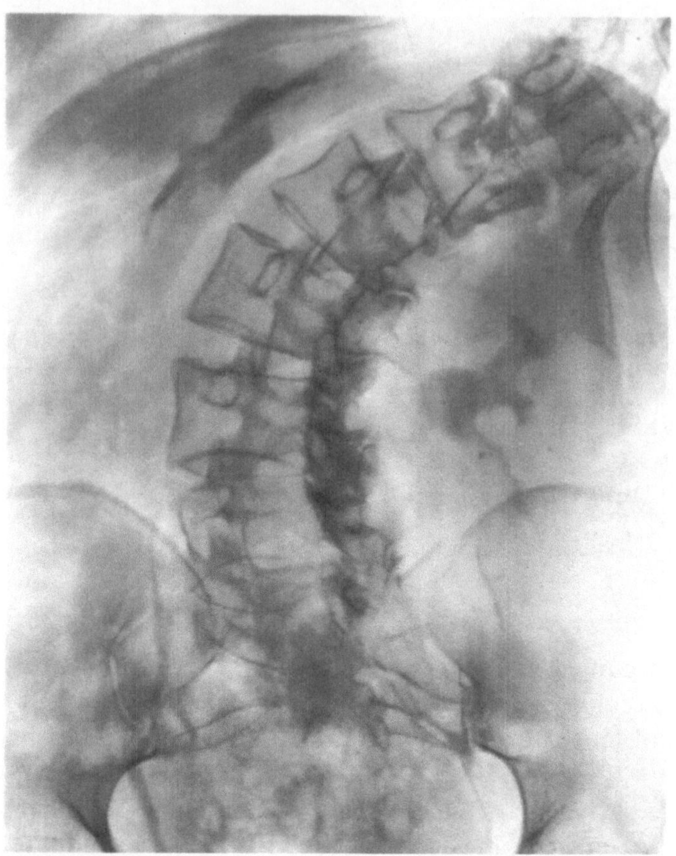

Abb. 329. Die konvexseitige Niere liegt cranial des Skoliosebogens. Die konkavseitige ist nach caudal verlagert

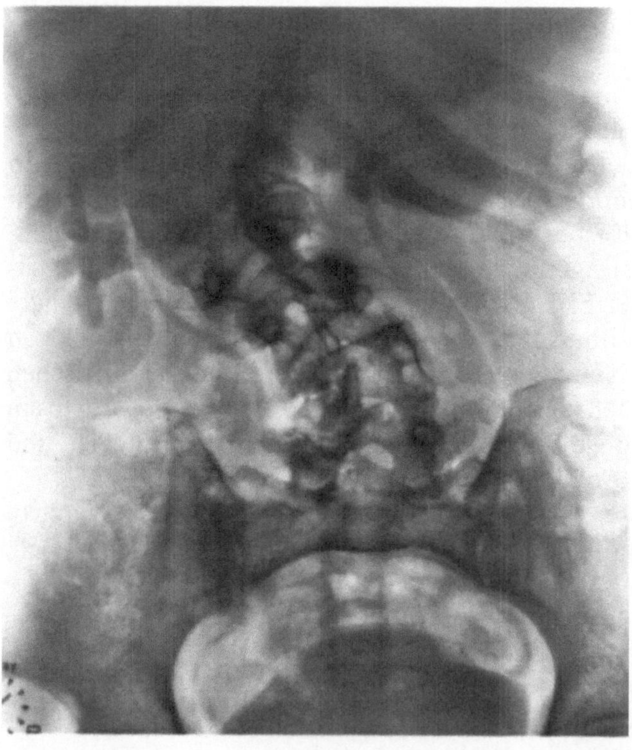

Abb. 330. Rechtskonvexe Skoliose mit Scheitelpunkt in Höhe des 1. LW, die die konvexseitige Niere nach caudal verlagert

MacEwen, Winter und Hardy fanden bei Patienten mit kongenitalen Skoliosen in 18% der Fälle gleichzeitig Nierenanomalien, darunter Solitärnieren, Verdoppelung des Beckenkelchsystems, Hydronephrose, Ektopie, Reflux, Hufeisenniere, Markschwammniere, Kelcherweiterungen, Blasendilatation und Blasenanomalien. Der Prozentsatz der Nierenmißbildungen war auch in dem Material von Otto bei Kyphoskoliotikern höher als bei dem Durchschnitt.

Kilfoyle u. Mitarb. berichteten über Rückwirkungen von Skoliosen und Lendenlordosen auf den Urogenitaltrakt bei Paraplegikern.

15. Auswirkungen der Kyphoskoliosen auf die übrigen Abdominalorgane

Eckhardt, der sich auch eingehend mit den Verlagerungen anderer Organe bei der Kyphoskoliose beschäftigt hat, fand erhebliche Formveränderungen an der Leber (Heitzmann).

Die Gallenblase ist bei rechtskonvexen thorako-lumbalen Skoliosen meistens nach links verlagert und sie projiziert sich bei der Füllung oft in den Wirbelkörperschatten hinein. Wenn der Kontrast gering und die Aufnahme schwach belichtet ist, kann man sie leicht übersehen, da sie sich nur schwach von dem Wirbelkörperschatten abhebt. Bei linkskonvexen Skoliosen ist sie nach rechts lateral verlagert. Linkskonvexe Skoliosen verursachen nicht selten einen Tiefstand der linken Colonflexur. Tiefthorakale Skoliosen die mit geringen Thoraxasymmetrien einhergehen, können recht beträchtliche Asymmetrien beider Oberbauchregionen bedingen (Abb. 331).

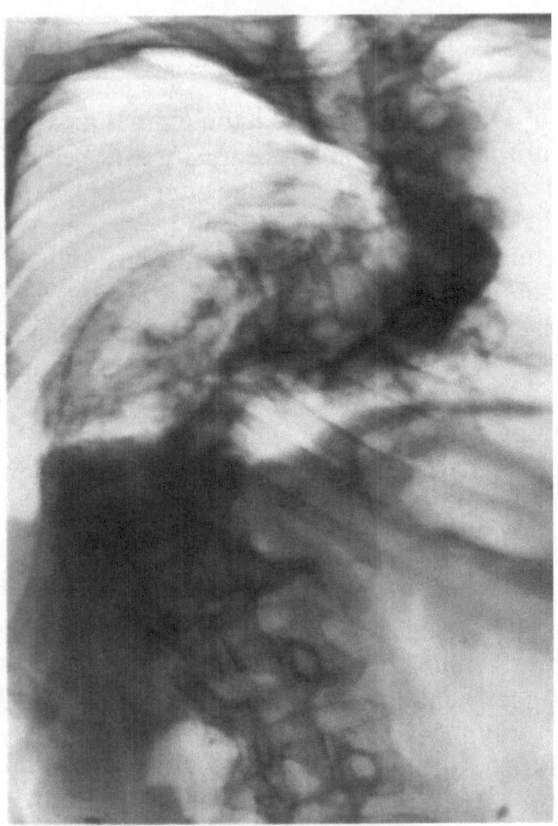

Abb. 331. Starke thorakale Skoliose, deren Gegenkrümmung sich in die Thorako-lumbalregion erstreckt. Sie verursacht eine erhebliche Differenz des seitlichen Durchmessers beider Oberbauchhälften

16. Kyphoskoliosen und Bißanomalien

TANI hat auf ein gehäuftes Vorkommen von Dysgnatien bei Kyphoskoliosen hingewiesen. Auf Bißanomalien, verursacht durch das Risser-Korsett bei Kindern und Jugendlichen, wird später noch eingegangen werden (s. Kap. R.1.g): Gebißschäden nach Extensionskorsett und Gipsbehandlung, S. 538).

17. Becken- und Beinveränderungen bei Kyphoskoliosen

Degenerative Veränderungen an den Iliosacral-, Hüft- und Beingelenken werden nicht selten beobachtet. Systematische Untersuchungen über Zusammenhänge zwischen unsymmetrischer Belastung durch die Skoliose und diesen Veränderungen liegen aber nicht vor. Bei älteren Personen mit Bandscheibenskoliose kann es sich um ein zufälliges Zusammentreffen der Verschleißveränderungen mit der Skoliose handeln.

ABESSER registrierte das Zusammenvorkommen von leichten Lumbalskoliosen und Ossifikationen der Ligamenta iliolumbalia. Er sieht die Ossifikation der Bänder als Folge einer funktionellen Überbeanspruchung durch die Skoliose an. Die Bandverknöcherung fand sich überwiegend konkavseitig. Verknöcherungen wurden nur bei leichten, nicht bei hochgradigen Skoliosen gefunden.

GUÈRIN hat darauf hingewiesen, daß es bei thorakalen Kyphoskoliosen leicht zu einer Flexion in den Hüftgelenken kommt, die die schlechte Haltung noch verstärkt.

ELSON und BURNSTEIN haben bei einem Patienten mit einer mäßigen Thorakalskoliose und einer lumbalen Lordose Osteolysen an den Füßen gefunden. Es ist aber sehr fraglich, ob hier ursächliche Zusammenhänge bestehen.

Im übrigen werden die Beckenveränderungen bei Kyphoskoliotikerinnen noch im folgenden Kap. über Kyphoskoliose und Schwangerschaft Erwähnung finden.

18. Kyphoskoliose und Schwangerschaft

Die Kyphoskoliose kann einmal das Kind durch begleitende Beckendeformierung gefährden, insbesondere dann, wenn bei tiefsitzender, lumbosacraler Kyphoskoliose ein Trichterbecken besteht und zum anderen durch die Kreislauf- und Lungenkomplikationen die Schwangere. Diese Komplikationen stellen, trotzdem von einer ganzen Anzahl von Untersuchern bei Lungenfunktionsuntersuchungen keine einschlägigen, pathologischen Befunde erhoben worden waren, eine erhebliche Gefährdung für das Leben der Mutter dar. Schließlich ist auch die Frequenz von Nierenkomplikationen erhöht.

Die Schwangerschaft ist bei einem Drittel der Kyphoskoliotikerinnen verkürzt (ESCHBACH; KLAFTEN; NEUGEBAUER; SPITZER). Daraus resultiert natürlich eine erhöhte Gefährdung der Neugeborenen.

Andererseits verläuft die Geburt bei kyphoskoliotischen Frauen manchmal völlig glatt und auffallend schnell.

a) Häufigkeit von Schwangerschaften bei Kyphoskoliotikerinnen

Die Angaben über die prozentuale Häufigkeit von Schwangerschaften bei Frauen mit Kyphoskoliosen schwanken von 1,8–0,05%. Nach LUIS bestehen bei Kyphoskoliotikerinnen gehäuft Oligomenorrhoen. Ihre Fertilität könnte herabgesetzt sein.

Kyphoskoliotische Frauen haben nach FEARL relativ selten eine Schwangerschaft. Unter 10000 Entbindungen fand er nur einmal eine Kyphoskoliose. In dem Material von WELLS und MCGAUGHEY betrug der Prozentsatz der kyphoskoliotischen Frauen 0,06. GYÖRY

Tabelle 71. Die Häufigkeit von kyphoskoliotischen Müttern unter dem Geburtengut verschiedener Kliniken. (Nach SCHÜSSLING)

Autor	Klinik	Zeitraum	Verhältnis zu den Gesamtgeburten	‰
DUGAN und BLACK	Cleveland/Ohio	1939–1955	1:147	—
SCHÜSSLING	Jena	1930–1960	1:566	1,8
AVILATHI	Helsinki	1908–1934	1:2500	0,4
KLEIN	Berlin	bis 1896	1:6000	0,16
MENDELSON	New York	1932–1949	1:7000	0,14
FEARL	Oregon	1940–1949	1:12000	0,08
WELLS und MCGAUGHEY	Pourthmouth/Virginia	1948–1953	1:15067	0,06
HIGGINBOTHAM	Houston/Texas	1941–1954	1:18790	0,05

hat 33mal mehrfache Schwangerschaften bei kyphoskoliotischen Frauen gesehen und 47% seiner Patientinnen waren schon ziemlich alt. Weitere Angaben sind der Tabelle 71 zu entnehmen.

b) Kardiopulmonale Komplikationen

Man muß unterscheiden zwischen Dekompensation, die schon in der Schwangerschaft auftritt, unter der Geburt zunimmt und in das Wochenbett andauert und Fällen, bei denen die Dekompensation unter der Geburt erst auftritt, im Wochenbett andauert und den leichten Fällen, bei denen nur eine vorübergehende Insuffizienz während der Geburt in Erscheinung tritt.

GYÖRY hat bei 39 kyphoskoliotischen Frauen mit 57 Schwangerschaften 25mal Komplikationen seitens des Herzens und 15mal Komplikationen seitens der Lunge gefunden. JENSEN beobachtete 50 Todesfälle durch Herzinsuffizienz bei schwangeren Kyphoskoliotikerinnen. Bei wirbelsäulennormalen Frauen ist die Belastung des Herzens im 5.–8. Monat am stärksten, dies trifft jedoch für Frauen mit Wirbelsäulenverkrümmungen nicht zu. Bei ihnen dauert die stärkere Belastung des Herzens über den 8. Monat hinaus an. WELLS und MCGAUGHEY stellten jedoch in den letzten Schwangerschaftswochen eine Besserung der Vitalkapazität fest. JENSEN behauptet, daß in den ersten 24 Std post partum die Patientinnen besonders gefährdet seien. Es liegen jedoch verschiedene Mitteilungen vor, die über einen Exitus letalis noch mehrere Tage bis Wochen nach der Entbindung berichten (JEWETT; MARCHAND; FEARL). Patientinnen von HAMILTON und THOMSON, die während der Schwangerschaft Herzkomplikationen bekommen hatten, überlebten, ebenso 7 Patientinnen von MENDELSON (WEBB und HARDER). Nicht ganz so günstig waren die Ergebnisse von DEWHURST und von HOMGREN.

Nach MANNING, PRIME und ZORAB traten Todesfälle durch kardiopulmonale Insuffizienz nur äußerst selten ein und zwar nur dann, wenn die Funktionswerte auf mehr als die Hälfte der Norm reduziert waren. Über weitere Todesfälle infolge kardiopulmonaler Insuffizienz bei kyphoskoliotischen Schwangeren wird von JONES; DUGAN u. BLACK; FEARL berichtet. BERGE fand dagegen keine schweren Komplikationen bei 4 kyphoskoliotischen Schwangeren.

c) Auswirkungen der Kyphoskoliose auf den Geburtskanal

Wirbelsäulenverkrümmungen haben mitunter auch ungünstige Auswirkungen auf den Geburtsverlauf an und für sich. Im Falle des Vorliegens einer kompensatorischen Lenden-

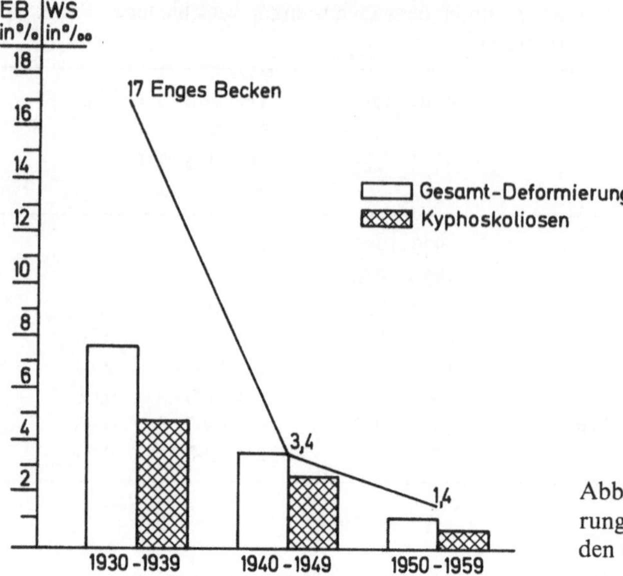

Abb. 332. Die Häufigkeit der Wirbelsäulendeformierungen, Kyphoskoliosen und verengten Becken unter den Geburten an der Universitäts-Frauenklinik Jena. (SCHÜSSLING, 1964)

lordose wird das Becken horizontal gestellt, manchmal auch verformt, woraus sich Geburtsschwierigkeiten ergeben (MARCHAND). DEWHURST fand neben der Aufhebung des Beckenneigungswinkels in der Hälfte der Fälle eine Verengung des Beckenausganges. Bei dorsolumbaler Kyphose ist nach GYÖRY das Becken in der a.p.-Richtung vergrößert, in seitlicher Richtung meistens verengt. Sitzt die Kyphose am lumbo-sacralen Übergang, sind die Beckenmaße im wesentlichen unverändert. Bei thorakaler Kyphoskoliose ist infolge der kompensatorischen Lendenlordose der Beckenneigungswinkel verstärkt. Ist die Skoliose in der Kindheit entstanden, so resultieren daraus sehr häufig Beckenasymmetrien.

LYONNET u.Mitarb. stellten bei einer Schwangeren mit einem Geburtshindernis infolge kompletter Spondylolisthesis L 5 vor den Kreuzbeinkörper eine ausgeprägte Kyphoskoliose fest. Die Ventralverschiebung der unteren Lendenwirbelsäule vor das Kreuzbein war nicht Folge einer Spondylolyse, sondern Folge einer tuberkulösen Destruktion. Ein derartiger Befund wird als spondylozème bezeichnet. Wegen der tuberkulösen Destruktion am lumbosacralen Übergang war eine Versteifungsoperation vorgenommen worden. Möglicherweise hatte sich die tuberkulöse Destruktion auch nur auf eine Spondylolyse aufgepfropft. Über die Natur der begleitenden Kyphoskoliose der Brustwirbelsäule ist nichts ausgesagt. Wahrscheinlich resultierte sie aus dem spondylozème, jedenfalls enthält die Mitteilung keine Angaben, die auf eine tuberkulöse Kyphoskoliose hinweisen könnten.

SCHÜSSLING nimmt an, daß ein Großteil der Kyphoskoliosen bei Schwangeren rachitischer Genese, die begleitenden Beckenveränderungen also rachitischer Natur waren, was natürlich sicherlich nicht zutrifft (Abb. 332).

MANNING, PRIME und ZORAB kamen aufgrund der Auswertung von 35 Schwangerschaften bei insgesamt 450 Kyphoskoliotikerinnen zu dem Schluß, daß nur ausnahmsweise Komplikationen bei der Geburt auftreten und zwar im allgemeinen auch dann nicht, wenn das Becken erheblich deformiert ist.

d) Gefährdung des Kindes bei Kyphoskoliotikerinnen

MENDELSON gibt eine Säuglingssterblichkeit von 12,5% an. Die Geburtsdauer ist oft verlängert. Erschwerend kommt hinzu, daß es sich vielfach um ziemlich alte Schwangere handelt. Bei den in der Literatur mitgeteilten Fällen war die Kyphoskoliose meistens die Folge einer Spondylitis tuberculosa. Nach GYÖRY soll sich die Verkleinerung des

Bauchraumes durch Behinderung der Uterusausdehnung nachteilig auf die Frucht auswirken und zu Mißbildungen führen können. Verfrühter oder vorzeitiger Blasensprung ist sehr häufig, ebenfalls fieberhafte und verzögerte Geburt. Die Frequenz der Zangenoperationen, Extraktionen, Fruchtverstümmelungen und Kaiserschnitte ist gegenüber dem Durchschnitt deutlich erhöht. In dem Material von GYÖRY war es bei 57 Schwangerschaften 16mal zum Abort gekommen.

e) Skoliosen infolge schwangerschaftsbedingter Wirbelveränderungen

BRET und BARDIAUX haben darauf hingewiesen, daß von Frauen während der Schwangerschaft oft Schmerzen im Rücken angegeben werden, wobei sich geringfügige thorakale Kyphosen oder Skoliosen finden. Gleichzeitig ist eine Kalkverarmung der Wirbelsäule vorhanden, und die Wirbelkörperkonturen, insbesondere die Deckplatten sind unscharf und etwas unregelmäßig. Es treten Veränderungen auf, die einem geringen Grade eines Morbus Scheuermann entsprechen. Manchmal machen sich diese Erscheinungen auch erst während der Stillperiode bemerkbar. In der Regel handelt es sich um junge Frauen und Primiparae. Bei Röntgenuntersuchungen werden mitunter bereits vorbestehende Wirbelsäulenveränderungen entdeckt, die aber nicht als Ursache der Rückenbeschwerden während der Schwangerschaft anzusehen sind. Bei der Perkussion findet man oft einen ganz isolierten Schmerz über einem einzigen Dornfortsatz. Die Skoliose ist immer sehr geringgradig und kurzbogig. Die Wirbelsäulenentkalkung ist wahrscheinlich durch hormonelle Fehlsteuerungen verursacht.

Ich hatte Gelegenheit, einen Fall zu beobachten, der hierher gehört und der als beginnende Spondylitis tuberculosa fehldiagnostiziert und viele Monate im Gipsbett festgehalten worden war. Spontanfrakturen der Rippen, die DIETZ bei einer 40jährigen Primipara mit hochgradiger Kyphoskoliose unter der Geburt auftreten sah, mögen wenigstens teilweise ihre Ursache in ähnlichen Entkalkungsvorgängen an den Rippen gehabt haben.

19. Schmerzen bei Kyphoskoliosen

Während die thorakalen Wirbelsäulenverkrümmungen vor allen Dingen Rückwirkungen auf Herz, Lunge und Kreislauf haben, verursachen Lendenverkrümmungen besonders bei langem Bestehen und beim Hinzukommen degenerativer Bandscheibenveränderungen nicht selten erhebliche Beschwerden, die meistens Lumbago-Ischiascharakter haben. In anderen Fällen, besonders bei Dekompensation und Überhang, stellen sich reine Ermüdungsschmerzen ein. MCMORRIS, ELKINS und JANES fanden bei 132 Patienten mit idiopathischen Skoliosen unter 50 Jahren in 65,2% der Fälle Kreuzschmerzen, ohne daß eine andere Ursache als die Wirbelverkrümmung hierfür zu finden war (COSTE).

ALLISON wies darauf hin, daß die Schmerzsensationen am Herzen nicht immer durch die kardialen Störungen bei der Kyphoskoliose verursacht sind, sondern ihre Ursache in einer Wurzelkompression oder in einem intercostalen Muskelkrampf haben. Der Schmerz ist in diesen Fällen meist haltungsabhängig. Nach SCOTT und MORGAN können bei starken Skoliosen auch durch Druck der Rippen auf die Darmbeinschaufel Schmerzen entstehen. SEMBER gibt Rückenschmerzen, thorakale Schmerzen, Gliedmaßenschmerzen, radikuläre Schmerzen und nächtliche Krämpfe in den Beinen an.

LERCH u. WURM stellten bei vermehrten Lordosen gehäuft Schmerzen fest, die durch Veränderungen im Sinne der Baastrupschen Krankheit verursacht wurden (REINHARDT). Bei Kyphosen fanden sie an den auseinandergespreizten Dornfortsätzen tropfenartige Knochenappositionen, die ebenfalls schmerzhaft waren. Am häufigsten kommt es erst im 50. Lebensjahr zur Schmerzentstehung, die diffus zwischen Schulterblätter und in den lumbo-sacralen Übergang lokalisiert ist. Manchmal treten Schmerzen in Erscheinung, wenn sich spondyloarthrotische Veränderungen ausbilden (LANCE).

Nach Untersuchungen von LAROCCA u. MACNAB disponieren geringgradige Skoliosen nicht zu Schmerzzuständen.

Bei Haltungsskoliosen treten mitunter Schmerzen auf; typisch ist, daß sie nur in aufrechter Haltung vorhanden sind und im Liegen verschwinden. Wenn die Ursache der Haltungsskoliosen beseitigt wird, verschwinden die Skoliosen und damit auch die Schmerzen.

Insgesamt sind Schmerzen nicht sehr häufig. Von 215 Kyphoskoliotikern von COLLIS und PONSETI klagten nur 4 über Rückenschmerzen.

HEIDENREICH vertritt die Ansicht, daß Skoliotiker wegen ihrer Schmerzdisposition nicht zur Schwerarbeit in den Bauberufen geeignet sind.

20. Narkose bei Kyphoskoliotikern

Die Narkose kann bei Kyphoskoliotikern Schwierigkeiten bereiten. Die eingeschränkte Atemfunktion muß berücksichtigt werden. Wegen des abnormen Verlaufes der Trachea (DENTON und O'DONOGHUE) entstehen oft Schwierigkeiten, wenn eine Intubation vorgenommen werden muß.

Es muß beachtet werden, daß die Trachea infolge der Wirbelverkrümmung oft verkürzt ist. Der Tubus darf nicht über die Carina hinaus eingeführt werden, weil sonst nur eine Lunge beatmet würde (MUNCIBI; TRAVAGLINI; ESPOSITO; BERNABAI u. DELUCA; CAPORALE u. PONTE; DENTON u. O'DONOGHUE; RELTON u. CONN; RITTMEYER; CANCREDI; THOMAS; SISBET).

Im Falle einer Schnittentbindung stellt die Narkose ein besonderes Gefahrenmoment für die Schwangere dar. Eine Periduralanaesthesie ist aber offenbar ebenso gefährlich wie eine Inhalationsnarkose (WENDEL).

BÖHMER stellte fest, daß bei idiopathischen Skoliosen, nicht dagegen bei Skoliosen anderer Genese, wie kongenitalen Skoliosen, poliomyelitischen oder thorakogenen Skoliosen die Cholinesterase erniedrigt ist. Bei Operationen, bei denen die Narkose mit Succinylgabe durchgeführt wird, wird deswegen das Relaxans verzögert abgebaut.

Insbesondere bei postpoliomyelitischen Skoliosen soll sehr sparsam mit Curare umgegangen werden. Am meisten sind die Patienten durch eine postoperative Ateminsuffizienz gefährdet (POUSSET u. TERMET-GREGOIRE). Außer zu Lungenkomplikationen und frühzeitiger Rechtsinsuffizienz kommt es oft auch zu einem posttraumatischen Erythrocytenschwund (POUSSET u. TERMET-GREGOIRE). BRUDERMANN und STEIN schlugen vor, am Ende der Operation eine Tracheotomie vorzunehmen.

RITTMEYER schildert die anaesthesiologischen Maßnahmen während und nach der Operation von Skoliosepatienten. Sie müssen insbesondere im Hinblick auf mögliche Lungenkomplikationen sorgfältig überwacht werden. Prä-, intra- und postoperativ soll Digitalisierung erfolgen, um einer Rechtsinsuffizienz vorzubeugen. Ein postoperativer Erytrocytenschwund resultiert einmal aus der Nachblutung, zum zweiten aus Hämolyse und zum dritten aus Störungen des hämatopoetischen Systems. Die anaesthesiologischen Probleme sind im wesentlichen die gleichen, ob es sich nun um irgend eine Operation bei einem Kyphoskoliotiker oder um eine Operation an der Wirbelsäule oder um eine Narkose zur Durchführung einer röntgenologischen Spezialuntersuchung handelt (DUBOUSSET; POISVERT u. CARA; DUSTMANN u. KOCH).

21. Operationstechnische Schwierigkeiten bei der Operation von Kyphoskoliotikern

Nicht nur die Narkose, sondern auch die Operation an und für sich bringt bei Kyphoskoliotikern Schwierigkeiten mit sich. Besonders bei Thoraxoperationen muß die eingeschränkte kardio-respiratorische Leistungsbreite berücksichtigt werden.

HOLMES berichtet über 26 Thorakotomien bei thorakalen Kyphoskoliotikern. 2mal kam es während der Operation zu einem Todesfall. In beiden Fällen hat es sich um eine konkavseitige Thorakotomie gehandelt. Bei 2 Patienten mit schweren Verkrümmungen wurden Pneumektomien und bei einem eine Hernioraphie ohne Komplikationen vorgenommen.

FALK war bei der Operation einer infizierten Hydronephrose zu einer abdominalen Schnittführung gezwungen, weil der Rippenbogen fast auf der Darmbeinschaufel aufstand. Solche Entscheidungen können vor der Operation nur auf Grund einer genauen Röntgenbefunderhebung getroffen werden.

Wenn bei Kyphotikern oder Kyphoskoliotikern aus irgendeinem Grunde (Tumor, Tuberkulose, Trauma, Entzündung) die Indikation zu einer Laminektomie gegeben erscheint, sollte man sie nur mit äußerster Zurückhaltung stellen, da sehr leicht infolge des postoperativen Ödems eine Markschädigung mit Paraplegie eintreten kann (RISKO u. NOVOSZEL).

Wenn es sich um eine Versteifungsoperation bei kyphoskoliotischen Kindern handelt, bei denen die Operation im Gipskorsett vorgenommen wird, oder das Gipskorsett direkt im Anschluß an die Operation angelegt wird, sollte unbedingt eine Gipssäge zur Hand sein, da man mit der Möglichkeit eines Herzversagens und der Notwendigkeit einer Herzmassage rechnen muß (THOMAS).

Auch an die Möglichkeit einer postoperativen Magendilatation muß immer gedacht werden.

Es erscheint sinnvoll, bei Operationen von Skoliotikern die Möglichkeit von Röntgenaufnahmen auf dem Operationstisch vorzusehen, da unter Umständen schwierige Situationen, die aus der anomalen Topographie resultieren können, auf diesem Wege zu klären sind.

22. Elektroschock bei Kyphoskoliotikern

Es wurde bereits darauf hingewiesen, daß durch einen Elektroschock eine Wirbelsäulenverkrümmung verstärkt werden kann (DE SÈZE u. DUBOIS). Diese Komplikation läßt sich jedoch durch Curaremedikation vermeiden (KWALWASSER).

23. Morphiumunverträglichkeit bei Kyphoskoliotikern

Die Feststellung von SAMUELSSON; KATZ u. CHANDLER; DEWHURST und DALEY, daß Kyphoskoliotiker, besonders wenn sie eine manifeste cardio-pulmonale Insuffizienz aufweisen, Morphium sehr schlecht vertragen und daß es durch diese Medikation zu Todesfällen kommen kann, verdient besonders herausgestellt und unterstrichen zu werden, wenn auch SULSER diese Gefahren nicht allzu hoch veranschlagt. Eine Gefährdung der Kyphoskoliotiker durch Morphium wird von SCHRÖDER; CHAPMAN; SCHERF u. BOYD angenommen.

Hieran muß der Röntgenologe unter anderem denken, wenn er Untersuchungen, wie die Pankreasszintigraphie oder die hypotone Duodenographie mit Morphiumgabe vornimmt.

24. Paraplegie infolge Skoliose

a) Literatur

Obwohl eine Paraplegie infolge Skoliose durchaus keinen alltäglichen Befund darstellt, oder vielleicht gerade deswegen, ist hierüber eine umfangreiche Literatur entstanden. GROBELSKI hat 1932 insgesamt 20 Fälle zusammengetragen. SCHÜLLER brachte es 1934 aus 27 Fälle, KLEINBERG 1951 auf 44 Fälle, KERR 1953 auf 47 Fälle, SCHEUER 1955 auf annähernd 100 Fälle. Die letzte erschienene umfassende Arbeit von ROUQUÈS, die den bisher umfangreichsten Literaturnachweis enthält (1958) bezieht sich auf 96 Fälle. Insgesamt sind bis jetzt in der Weltliteratur weit über 100 Fälle veröffentlicht worden.

Über ein relativ großes Material von Fällen berichtet ROAF, über 17 Fälle STAGNARA. An Autoren mit kleineren Fallzahlen und mit Einzelbeobachtungen sind zu nennen: FIETS u. CLIFFORD; PAIS; MCKENZIE u. DEWARE; NALLEAU; GULLEDGE u. BRAV; KLINGBERG; BUGE; FAUCHET; GUIOT; ROMMER; OKONEK; MURATORIO; FIORINI; CROUZON u. CRISTOPHE; CHAVANY; BERGOUIGNAN u. ARNÉ; DEREUX, BILLET, DESORGHER u. GULLARD. Die englischen und französischen Publikationen sind am zahlreichsten. Eine spanische Arbeit stammt von RODENSTEIN.

b) Häufigkeit

Angaben über die relative Häufigkeit der Paraplegie bei Skoliosen sind sehr spärlich.

Nach GEISER bekamen ungefähr 1% aller Patienten mit einer schweren Strukturskoliose eine Paraplegie.

SCOTT hat unter 99 kongenitalen Skoliosen 5mal eine Paraplegie gefunden, BUTLER in 11,4% der Fälle von Spondylitis tuberculosa. Parallelität zwischen der Stärke der Kyphoskoliose und dem Auftreten einer Paraplegie besteht offenbar nicht, mit anderen Worten, bei vielen sehr ausgeprägten Kyphoskoliosen tritt keine Paraplegie auf (MARGOLIS).

In der Auswertung von ROUQUÈS stehen 61 männlichen Patienten nur 28 weibliche gegenüber. Dies ist um so auffälliger, als nach den Angaben der meisten Autoren Skoliosen beim weiblichen Geschlecht häufiger sind als beim männlichen.

Die kongenitalen Skoliosen standen mit 46% an der Spitze, dann folgten die essentiellen Skoliosen mit 28,4 und die rachitischen Skoliosen mit 13,7%, die man wohl beide zusammen als idiopathische Skoliosen ansehen kann und die zusammen also einen Prozentsatz von 42,1% ausmachen. Weiter waren 6 Skoliosen paralytischen Ursprunges und 6 weitere durch verschiedene andere Affektionen verursacht.

STAGNARA kam an seinem allerdings kleineren Material zu anderen Ergebnissen. Von 17 Paraplegikern hatten 8 eine idiopathische, 3 eine kongenitale, 1 eine neurofibromatöse, 1 eine neurologische (postpoliomyelitische) Kyphoskoliose und 1 einen Morbus Pott.

In Anbetracht der relativen Seltenheit der Neurofibromatosis Recklinghausen möchte ich annehmen, daß die Kyphoskoliosen bei dieser Krankheit am meisten zu einer Paraplegie disponieren (KERR; JENTSCHURA) (s. Kap. K.II.7.: Skoliose bei Neurofibromatose Recklinghausen, S. 323). Bei reinen Kyphosen ohne skoliotische Komponente sind Paraplegien nur ganz vereinzelt beobachtet worden (GULLEDGE u. BRAV).

Von MÜLICH beschrieb eine paroxysmale Lähmung bei einem Patienten mit ausgeprägter Kyphoskoliose. Er glaubt aber nicht, daß ursächliche Zusammenhänge bestanden haben.

Paraplegien treten nur bei thorakalen Kyphoskoliosen, nicht jedoch bei thorakalen Kypholordosen und nur relativ selten bei lumbalen Kyphoskoliosen auf.

c) Paraplegien bei Wirbelsäulenverkrümmungen nach Spondylitis tuberculosa

Man muß zunächst unterscheiden zwischen einer Paraplegie bei Spondylitis tuberculosa ohne und solchen mit Verkrümmungen. Im letzteren Fall muß aber nicht zwangsläufig die Verkrümmung die Ursache der Paraplegie sein. Andere Komplikationen, wie intracanaliculäres Granulationsgewebe, können eine Mitursache oder sogar die alleinige Ursache darstellen. Paraplegien kommen auch bei der Spondylitis tuberculosa ohne Verkrümmung vor. LANGENSKIÖLD berichtet über 27 Fälle.

Nach Angaben von BUTLER tritt eine Paraplegie bei der Spondylitis tuberculosa mit Wirbelsäulenverkrümmung in 11,4% der Fälle auf (LOVE und ERB). DEERY hat 23 Fälle von Paraplegie bei Spondylitis tuberculosa operiert. Weitere Berichte stammen von SEDDON; CHAVANY u. DAUM; DOTT; GARCEAU; HYNDMAN; YAU u. Mitarb.; GUIRGNIS; SCHÜSSLER. Es hat sich ganz überwiegend um Jugendliche gehandelt. Die Paraplegien traten in der Regel als Späterscheinung auf, wenn bereits erhebliche Wirbelsäulenverkrümmungen bestanden und nicht im akuten Stadium der Spondylitis tuberculosa.

Vereinzelt sind aber auch in Frühfällen Paraplegien beobachtet worden. Sie sind in diesem Stadium der Wirbeltuberkulose nicht allein durch die Wirbelsäulenverkrümmung, sondern meistens gleichzeitig durch die Kompression des Rückenmarkes durch den begleitenden Abszeß bedingt. Nicht nur die Kompression der Markfasern, sondern auch die Kompression der Rückenmarksarterien führt zu Schädigungen. Nach medikamentöser Behandlung des Abszesses kann die fibröse Umwandlung des Congestionsabszesses eine Kompression auf das Mark ausüben (INGELRANS; SILVA).

Paraplegien treten im akuten Stadium insbesondere dann auf, wenn sich infolge starken Wirbelkörperzusammenbruches sehr rasch ein Gibbus ausbildet. Gegenseitige Verschiebungen der betroffenen Wirbel und sequestrierte Knochenteile im Wirbelkanal geben oft die direkte Kompressionsursache ab.

Zum Unterschied von den meisten übrigen Formen der Skoliose, die zu einer Paraplegie führen, ist in diesen postspondylitischen Fällen in der Regel eine ganz scharfe Knickbildung in der Vorderwand des Wirbelkanals entsprechend einem keilförmigen Wirbelzusammenbruch mit vorstehenden Knochenleisten vorhanden. Außerdem findet sich häufig tuberkulöses Granulationsgewebe im Periduralraum, das den Duralsack gleichfalls komprimiert. Schließlich werden noch toxische Einflüsse der Erkrankung auf das Rückenmark in Betracht gezogen. Die vorspringenden Knochenkanten des tuberkulösen Keilwirbels an der Vorderwand des Wirbelkanals werden von DOTT als innerer Gibbus bezeichnet. Er muß bei der Operation, die möglichst frühzeitig vorgenommen werden soll, auf alle Fälle mitbeseitigt werden. Eine einfache Laminektomie reicht in diesen Fällen nicht aus.

d) Paraplegien bei kongenitalen Skoliosen

Die Paraplegien bei kongenitalen Skoliosen sind in der Mehrzahl der Fälle durch Halbwirbel verursacht (23 von 43 Fällen von ROUQUÈS). Es waren sowohl Patienten von dieser neurologischen Komplikation betroffen, die eine solitäre Wirbelanomalie hatten, als auch solche mit komplizierten und multiplen Wirbelmißbildungen (NONNE; HERBERT u. PAILLOT; RUHLIN u. SEYMOUR; ANDRÉ-THOMAS, OBERTHUR u. PUESCH; MELARAGNO, FILHO, LAZZARESCHI u. TENUTO; POUYANNE, BERGOUIGNAN u. ARNÉ; ROCHA, VALENTIN u. PUTSCHAR; JAROSCHY; ANDRÉ-THOMAS, SORELL u. SORELL-DEJERINE; SCHÜLLER; LANGENSKIÖLD; BARGELLINI). In dem Fall von KLEINBERG hat neben den sonstigen Wirbelmißbildungen ein Bogenschlußdefekt bestanden. Einer der beiden Patienten von RIDLON hatte bei der Geburt im Thorakalabschnitt eine Spina bifida, die durch Jodinjektion verödet worden war. Diese Verödung durch Injektion hat sicher keine Rückenmarksschädigung herbeigeführt, da die Skoliose erst mit 7 und die Paraplegie erst mit 14 Jahren auftrat.

SHOREY hat einen Fall mit thorakalem Gibbus Th6 und typischer Diastematomyelie bei L2 beschrieben. CRITSCHLEY hat über Paraplegie bei Kyphoskoliose im Rahmen eines Klippel-Feilschen Syndroms berichtet.

LOWE beschreibt eine Kyphoskoliose mit Paraplegie, bei der myelographisch eine Verengung des Wirbelkanals und bei der Operation eine Dermoidcyste als Ursache gefunden wurde. Da beide Wirbelbögen verschmolzen waren, nimmt der Autor eine kongenitale Kyphoskoliose an.

MAXWELL und KAHN sahen eine vorübergehende Querschnittslähmung bei einer kongenitalen Kyphose mit nur geringer skoliotischer Komponente infolge kongenitaler Blockwirbelbildung.

FROMM berichtet über eine Paraplegie bei einer hochthorakalen kongenitalen Skoliose (Abb. 333).

Unter 3 Fällen von Paraplegie bei Kyphoskoliosen, die von SCHNEIDER beschrieben wurden, hat es sich zweimal mit Sicherheit um kongenitale Kyphoskoliosen mit Krümmungsscheitel im Brustabschnitt gehandelt.

e) Paraplegie bei idiopathischen Skoliosen

Berichte über Paraplegien bei idiopathischen Skoliosen stammen von HYNDMAN; GARCEAU; BORSCHARDT; LEHRNBECHER; PERUSI; BERGMANN. Unter den Fällen, die als rachitische Skoliosen etikettiert werden, hat man praktisch ausschließlich idiopathische Skoliosen zu verstehen. Es hat den Anschein, als sei bei den idiopathischen Skoliosen Parallelität

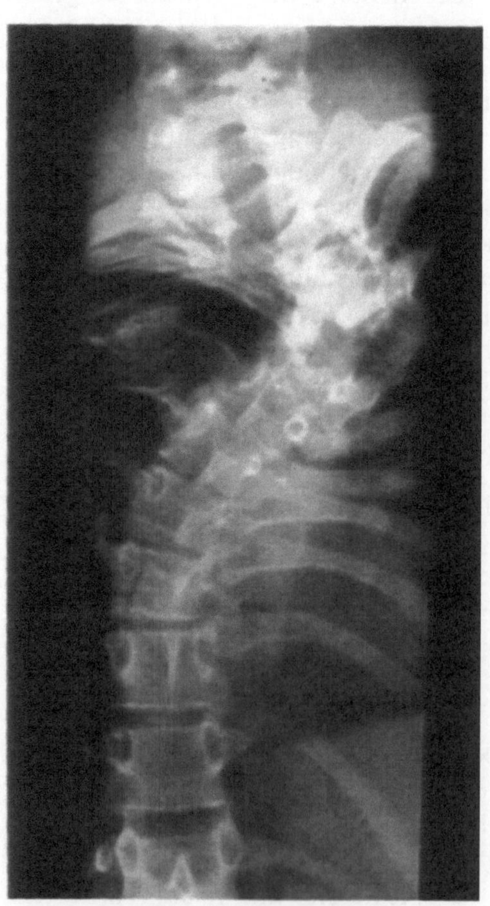

Abb. 333. 17jähriger Mann. Kongenitale hochthorakale Kyphoskoliose. Paraplegie innerhalb von 8 Monaten. (Nach FROMM, 1967)

zwischen dem Auftreten einer Paraplegie und dem Ausmaß der Krümmung gegeben, was bei der kongenitalen und spondylitischen Skoliose nicht der Fall ist.

f) Paraplegie bei Lähmungsskoliosen

Seltener sind Berichte über Paraplegien bei paralytischen Skoliosen, bei denen es sich überwiegend um postpoliomyelitische Wirbelsäulenverkrümmungen handelt (BERGMANN; COLLIER; ELMSLIE; GOLD; LOVE u. ERB; VIETS u. CLIFFORD; COLE u. KEIM).

Postpoliomyelitische Skoliosen sind vielfach C-förmig und nicht, oder nicht völlig fixiert (Collapsing spine). Möglicherweise sind sie deswegen weniger zur Paraplegie disponiert.

Zu den Lähmungsskoliosen müssen, wenigstens z.T., die Wirbelsäulenverkrümmungen bei der Littleschen Erkrankung gerechnet werden.

Ein 11jähriger Junge, über den LANGENSKIÖLD berichtet, der eine starke Skoliose der Brustwirbelsäule aufwies, bot das typische Bild einer Littleschen Krankheit. Es ist jedoch nicht sicher und auch nicht sehr wahrscheinlich, daß die starke Skoliose Folge der Littleschen Krankheit war, sondern wahrscheinlich handelt es sich um ein Zusammentreffen einer idiopathischen Skoliose mit der Littleschen Krankheit. Er führt außerdem noch einen zweiten einschlägigen Fall an.

MCKENZIE und DEWARE haben eine Beobachtung mitgeteilt, bei der wegen Kyphoskoliose mit Paraplegie eine Operation vorgenommen worden war. 7 Jahre später wurde eine Syringomyelie des Cervicalmarkes festgestellt. Die Verfasser nehmen an, daß es sich primär um eine Skoliose bei Syringomyelie gehandelt hat und daß die festgestellten neurologischen Erscheinungen nicht die typischen paraplegischen Skoliosefolgen waren.

Auch in dem Fall von BARRÈ, PHILIPPIDES und FREYD (s. Kap. K.II.10.: Skoliosen bei intracanaliculären Wirbelsäulentumoren, S. 344) hatte lange Zeit das Bild einer Syringomyelie bestanden. Bei der Operation wurde eine Gliose als Ursache der Paraplegie sichergestellt. Die Paraplegie war also Folge der Grundkrankheit und nicht Folge der Kyphoskoliose.

MELARAGNO u.Mitarb. zitieren eine Arbeit von PAVLO PINTO und PUPO, die mir im Original nicht zugänglich war, die über Paraplegie infolge Skoliose bei Friedreichscher Ataxie berichten.

g) Paraplegie bei Skoliose infolge Neurofibromatose

In den Fällen von HEUYER und FELD, RUHLIN u. SEYMOUR sowie von ROUQUÈS war die Kyphoskoliose durch eine Neurofibromatose verursacht.

ENKLAAR berichtet über eine Paraplegie bei einer Patientin mit einem Gibbus und gleichzeitiger Skoliose bei Neurofibromatose im Anschluß an eine Probeexcision an der Wirbelsäule. In diesen Fällen ist immer zu prüfen, ob die Paraplegie Folge der Wirbelsäulenverkrümmung oder durch einen gleichzeitigen neurofibromatösen intracanaliculären Tumor verursacht ist (KEMPF, WAHL u. SIMLER).

h) Paraplegie bei Kyphoskoliosen infolge Morbus Scheuermann

GIUNTINI u. FARES beobachteten eine Paraplegie bei einer sehr ausgeprägten Kyphoskoliose infolge Morbus Scheuermann.

TURINESE u. RAVENNA berichten über einen Fall von Adoleszentenkyphosen mit flüchtigen Querschnittserscheinungen, die durch Bandscheibenvorfälle im Kyphosescheitel verursacht waren, ebenso ZIELKE.

SICARD bezeichnet die zur Paraplegie führende Wirbelsäulenverkrümmung bei einer 42jährigen Frau als alte Adoleszentenkyphose (NAULLEAU).

Die meisten Fälle von Paraplegie beim Morbus Scheuermann stellen demnach eine Komplikation des Grundleidens durch Bandscheibenvorfälle dar oder es handelt sich um einen symptomatischen Morbus Scheuermann bei extraduralen Cysten (s. Kap. I.VIII.2.: Scheuermannsche Krankheit, S. 112; Kap. I.VIII.2.o)β): Scheuermannsche Krankheit, Bandscheibenvorfall, S. 123; Kap. I.VIII.2.o)γ): Scheuermannsche Krankheit, Paraplegie, S. 124 und Kap. I.VIII.2.t)β): Scheuermannsche Krankheit, Morbus Scheuermann bei extraduralen Cysten, S. 132). In jedem Fall, in dem die Paraplegie auf die Scheuermannsche kyphoskoliotische Wirbelsäulenverkrümmung als solche zurückgeführt wird, ist genau zu prüfen, ob nicht eine der oben genannten Ursachen in Frage oder mit in Frage kommt.

i) Paraplegie bei Kyphoskoliosen sonstiger Ätiologie

Da die Paraplegien bei Kyphoskoliosen, wenn man von gewissen Ausnahmen, vor allem bei den Kyphoskoliosen infolge Spodylitis tuberculosa absieht, aus der Verkrümmung an sich und nicht etwa aus bestimmten Nebenumständen resultieren, kommen sie praktisch bei Kyphoskoliosen jeder Ätiologie vor.Nur bei thorakogenen Kyphoskoliosen habe ich sie nicht verzeichnet gefunden. Im übrigen ist sie bei folgenden Kyphoskolioseformen, außer den bereits abgehandelten, beschrieben worden. Aber auch bei ihnen kommt gelegentlich Begleitbefunden die entscheidende Rolle bei der Entstehung der Paraplegie zu.

HOPKINS berichtet über Paraplegie infolge einer cervicalen Kyphose, verursacht durch eine Polyarthritis.

In einem Fall von COSTE war die Wirbelsäulenverkrümmung Folge einer fibrösen Dysplasie des Knochens (ALBRIGHT). Weitere derartige Befunde sind bei Achondroplasie (RUHLIN u. ALBERT) erhoben worden.

ARNOLD u. DAMERON berichten über den Fall einer hochgradigen cervicothorakalen Kyphoskoliose mit Hüftluxation und Epiphysiolysis capitis femoris. Es könnte sich um eine kongenitale enchondrale Dystostose gehandelt haben.

Hungerosteopathie lag im Falle BOLZINGER und GÉNISSEL vor.

KEMPINSKY, MORGAN u. BONIFACE berichten über 2 Fälle von osteoporotischen Kyphosen mit Wirbelkörperzusammenbrüchen, die zur Paraplegie geführt hatten. In dem einen Fall war die Osteoporose als postmenopausische Osteoporose, in dem anderen als die Folge einer unzweckmäßigen Diät angesehen worden.

Auch eine Gigantoacromegalie als Ursache der zur Paraplegie führenden Kyphoskoliose ist im Schrifttum erwähnt (GUIOT u. MARTINEZ VAN DER HORST).

Die beiden letztgenannten Autoren führen auch eine posttraumatische Skoliose nach Wirbelfraktur an. Eine weitere Beobachtung wurde von ZANOLI mitgeteilt. Der Patient hatte 4 Jahre vor Beginn der paraplegischen Erscheinungen durch einen Sturz eine Wirbelfraktur erlitten, die zu einer Kyphoskoliose geführt hatte. Nicht unbedingt hierher gehören Beobachtungen von MALLET-GUY, MAILLET u. EICHOLZ. Sie berichten über Luxationsfrakturen in der Lumbodorsalregion, die mit Paraplegien einhergingen und in 64% der Fälle nach Reduktion durch Hyperlordosierung wieder verschwanden. ENGELMANN hatte 2mal bei Säuglingen, die durch Geburtstrauma eine Wirbelfraktur erlitten hatten, Paraplegien gesehen.

In einer Beobachtung von GERGELY könnte man ebenfalls von einer posttraumatischen Kyphoskoliose sprechen. Bei einem 14jährigen Jungen war 4 Wochen nach einer Zerrung des Armes durch einen Treibriemen eine Wirbelsäulenverkrümmung aufgetreten, die sich 5 Jahre später zu einer ausgeprägten Kyphoskoliose mit Scheitelpunkt bei D8/D9 entwikkelt hatte. Es stellten sich dann Paresen beider Beine und Sensibilitätsstörungen ein. Ob die Skoliose allerdings wirklich letzten Endes traumatischer Natur war, muß natürlich offenbleiben.

Borschardt hat einen Fall gesehen, bei dem die Paraplegie durch einen Tumor in Höhe des Kyphosescheitels verursacht war. Bei einem anderen Patienten war die Kompression durch eine Ostitis fibrosa entstanden. Bei einem weiteren Fall stellt er eine Meningitis serosa circumscripta fest. Wahrscheinlich war sie aber durch die mechanischen Auswirkungen der Kyphoskoliose entstanden. Die Paraplegie kann somit der Kyphoskoliose selbst zur Last gelegt werden und es hat sich nicht um das zufällige Zusammentreffen einer zur Paraplegie führenden Erkrankung mit einer Kyphoskoliose gehandelt. MacKay und Biggs beobachteten eine Paraparese bei Bestrahlungskyphose.

Bei einem anderen Fall kam ein Angiom als Ursache in Frage.

Paraplegien beim Morbus Paget sind dagegen meistens nicht nur durch die Kyphose, sondern auch durch die Verengung des Wirbelkanals verursacht.

j) Krümmungslokalisation und Paraplegie

Am häufisgten stellen sich Paraplegien bei solchen Kyphoskoliotikern ein, bei denen der Krümmungsscheitel im oberen Brustabschnitt liegt (Fromm). Arnold und Dameron sowie Mauclaire beschreiben cervico-thorakale Lokalisation.

In einem Fall von Geuna mit Lokalisation in die mittlere Halswirbelsäule sind keine genauen Angaben zur Ätiologie gemacht. Möglicherweise hat eine Spondylitis tuberculosa vorgelegen, da zwei Wirbelkörper miteinander verschmolzen waren.

Vielfach wird angeben, daß die Fälle mit der höchsten Lokalisation auch die stärkste Progredienz aufweisen (Ruhlin und Seymour). Im Falle Rocha bestand eine fast rechtwinkelige cervico-dorsale Skoliose und bei einem Patienten von Chavany und Duret saß die Verkrümmung cervico-thorakal mit Einbeziehung der Halswirbelsäule in den Skoliosebogen. Tiefthorakale, thoraco-lumbale oder hochlumbale Lokalisation des Krümmungsscheitels wird aber ebenfalls nicht allzu selten angegeben (Herbert u. Paillot; Kleinberg; Gopcevich u. Tuvo; Schüller; Thurel; Garceau; Delitala; Bonaretti u. Boschi).

Die Behauptung von Guiot und Martinez van der Horst, daß Skoliosen mit Scheitelpunkt in Höhe der mittleren und unteren Thoraxregion bevorzugt zu Paraplegien führen würden, trifft sicher nicht zu.

Der Fall mit der am weitesten caudalen Lokalisation ist der von Bargellini. Es hat sich um eine kongenitale Skoliose mit einem keilförmigen Halbwirbel bei L4 und Lokalisation des Krümmungsscheitels an dieser Stelle gehandelt. Das Sacrum war in die Skoliose einbezogen. Außerdem war ein Drehgleiten vorhanden, das sich im Anschluß an die Myelographie noch verstärkte. Die Markkompression saß in Höhe D12/L1. Es wurden hier arachnoiditische Verwachsungen angenommen, und das Rückenmark war in Höhe von L2 abgeknickt.

Die linkskonvexen Skoliosen überwogen in dem Material von Grobelski. Von anderen Autoren wird jedoch häufiger eine Rechtsskoliose angegeben.

k) Paraplegie und Krümmungsform

Daß Paraplegien bei reinen Kyphosen selten sind, wurde schon erwähnt. Am häufigsten treten sie noch bei Fällen von Gibbusbildung, hervorgerufen durch eine Spondylitis tuberculosa auf. In der Regel handelt es sich um Kyphoskoliosen und je nachdem, ob die Kyphose oder die Skoliose überwiegt, entwickelt sich eine etwas anders gefärbte Symptomatik. Bei der Skoliose überwiegt die Paraplegie auf der konkaven Seite und die Störung der thermischen Sensibilität auf der konvexen Seite. Bei der Myelographie findet sich kein absoluter Block und die Liquorpassage ist frei, der Liquordruck normal. Bei der überwiegenden oder der reinen Kyphose sind die neurologischen Ausfälle in der Regel symmetrisch.

Außerdem muß bei den postspondylitischen Kyphosen immer ein Spondylitisrezidiv ausgeschlossen und geprüft werden, ob die neurologischen Ausfallerscheinungen durch einen periduralen Abszeß oder durch die Kyphose als solche verursacht sind.

In manchen Beobachtungen wird auf eine gleichzeitige Lordose hingewiesen, der aber keine besondere Bedeutung beizumessen ist, da sie in der Regel wohl als Kompensation der kyphotischen Komponente der Wirbelssäulenverkrümmung aufzufassen ist (MELARAGNO, FILHO, LAZZARESCHI u. TENUTO; GOPCEVICH u. TUVO).

In der Regel sind die kyphoskoliotischen Verkrümmungen sehr stark und manchmal scharf knickförmig bis rechtwinkelig (HERBERT u. PAILLOT; KLEINBERG). Nur selten sind die Krümmungen flach und großbogig (GOPCEVICH u. TUVO).

l) Zeitpunkt des Auftretens

Am häufigsten sind Kyphoskoliotiker im Alter zwischen 10 und 20 Jahren von einer Paraplegie betroffen (68,0%).

Nach FRANCOIS, GIRARD, MANUY u. TETAZ tritt die Paraplegie bei Kyphoskoliosen in 80% der Fälle vor dem 30., in 60% vor dem 20. und am häufigsten zwischen 14 und 19 Jahren auf. Als frühester Beginn einer Paraplegie wurde von GROBELSKI 4 Jahre bei einer kongenitalen Skoliose angegeben. Über Auftreten im höheren Lebensalter berichten PAYER (38 Jahre), SCHÜLLER (38 Jahre), BORSCHARDT (40 Jahre), SICARD (42 Jahre), KLEINBERG u. KAPLAN (43 Jahre), BONARETTI u. BOSCHI (56 Jahre), BUCY u. GOKAY sowie ROUQUÈS (58 Jahre) (GUIOT u. MARTINEZ VAN DER HORST).

Die Skoliosen bei spätauftretenden Paraplegien haben vielfach schon viele Jahre bestanden, z.B. bei dem 58jährigen Patienten von BUCY u. GOKAY seit frühester Kindheit. Die Häufung der Paraplegien bei Skoliosen im 2. Lebensjahrzahnt hat man mit dem zweiten Wachstumsschub in Zusammenhang gebracht und angenommen, daß vermehrtes Längenwachstum der Wirbelsäule die Medulla unter Spannung setze.

Was die Zeit betrifft, die zwischen dem Auftreten einer Skoliose und den ersten Erscheinungen einer Paraplegie vergeht, so wurde soeben schon gesagt, daß sie über 50 Jahre betragen kann. Das andere Extrem bildet ein Fall von SCHÜLLER (16jähriger Patient), bei dem man auf die Skoliose überhaupt erst aufmerksam wurde, als sich paraplegische Erscheinungen einstellten. Auch in einem Fall von ANDRÉ-THOMAS, SORELL und SORREL-DEJERINE sowie von KINGMA waren die Kyphoskoliose und die Paraplegie gleichzeitig festgestellt worden. Im Falle KLEINBERG betrug der zeitliche Abstand $1^1/_2$ Jahre. Am häufigsten verstreicht ein Zeitraum von etwa 10 Jahren (SCHÜLLER; RIDLON; PONSOLD).

Die in den meisten Arbeiten vertretene Ansicht, daß es der zweite Wachstumsschub sei, der zu einer Häufung der Paraplegie bei Skoliose führe, wird von MELARAGNO, FILHO, LAZZARESCHI u. TENUTO zu Recht kritisiert, denn der zweite Wachstumsschub findet nicht eigentlich am Ende des 2. Lebensjahrzehntes statt, sondern schon früher. Dies ist vor allen Dingen an dem Verschmelzen der Darmbeinapophyse zu erkennen, worauf später noch zurückzukommen sein wird.

Manchmal stellt sich die Paraplegie sehr plötzlich ein (BERGMANN; HAGENAU u. GAUTHIER). Im kleineren Teil der Fälle hat es von Beginn der ersten Erscheinung bis zur vollen Ausbildung der Paraplegie weniger als 3 Monate gedauert. Meistens beträgt diese Zeit 2–6 Jahre. In extremen Fällen kann sie sich sogar auf 30 Jahre belaufen (ROUQUÈS).

m) Klinik

Die klinischen Erscheinungen bieten meistens das typische Bild einer Paraplegie.

In der Zusammenstellung von ROUQUÈS hatte die Erkrankung 57mal mit einer progressiven Parese begonnen, 15mal waren Schmerzen angegeben worden, 9mal Parästhesien und 3mal Sphinkterstörungen (MONTANARO u. GONZALES; VIGANO). In den Fällen von GERGELY; RUHLIN u. SEYMOUR waren Paresen und Sensibilitätsstörungen gleichzeitig vorhanden. LANGENSKIÖLD berichtet über Paraplegie ohne Sensibilitätsstörung. VIETS u. CLIFFORD geben an, daß in $^2/_3$ aller Fälle Sensibilitätsstörungen vorhanden waren. Nach ROUQUÈS wurden 15mal Schmerzen angegeben. VIETS und CLIFFORD fanden nur in einem einzigen Fall Wurzelschmerzen. LECHLER behauptet, daß Wurzelreizsymptome in der Regel fehlen und daß diesem Befund differentialdiagnostische Bedeutung gegenüber periduralen Tumoren zukomme. 9mal waren Parästhesien vorhanden. ROUQUÈS fand nur 3 Fälle mit Sphinkterstörungen. GROBELKI dagegen bei 33%. MONTANARO u. GONZALES; VIGANO; VIETS u. CLIFFORD beobachteten in der Hälfte ihrer Fälle Sphinkterstörungen. WERTHEIMER fand Wadenkrämpfe als initiales Symptom. Die Lähmungen sind nach RUHLIN u. ALBERT ganz überwiegend vom spastischen Typ. Eine Monoparese hat TERZANI beschrieben, CHAVANY u. DURET eine Quadriplegie. JAROSCHY erwähnt Fußdeformitäten mit trophischen Störungen, so daß in diesem Fall der Verdacht auf eine Myelodysplasie bestehen mußte. Nach TERZANI weist das klinische Bild der Paraplegie bei Kyphoskoliosen viel Ähnlichkeit mit der Meningitis serosa circumscripta auf.

Die obere Grenze der neurologischen Ausfälle stimmt meistens aber nicht immer mit dem Krümmungsscheitel der Skoliose überein. Wenn RUHLIN u. ALBERT angeben, daß überhaupt keine sicheren Beziehungen zwischen dem Skoliosescheitel und dem Sitz der neurologischen Ausfallerscheinungen bestünden, so ist dies wohl nicht völlig zutreffend.

n) Myelographische Befunde

In sehr vielen Fällen ist bei kyphoskoliotischen Paraplegien eine Myelographie durchgeführt worden. Ein Teil der Autoren fand nur einen partiellen Stop (LEHRNBECHER; VIGANO; THUREL; BARGELLINI; VIETS u. CLIFFORD) (Abb. 334a und b). Der partielle Stop betraf manchmal den Skoliosescheitel, manchmal war er oberhalb und unterhalb davon lokalisiert (VIETS und CLIFFORD). Wenn die Myelographie von oben durchgeführt wird, wird manchmal die Engstelle von dem Kontrastmittel noch passiert, während man beim gleichen Grade der Einengung bei einer Myelographie von unten vielleicht einen kompletten Stop finden würde. Bei einer 22jährigen Patientin habe ich vermittels einer lumbalen Myelographie einen partiellen Stop gefunden. Es handelte sich um den Fall, der von SCHEUER veröffentlicht wurde.

Über einen kompletten Stop bei lumbaler Myelographie hat LANGENSKIÖLD berichtet. Der Stop betraf den Skoliosescheitel. Ebenfalls einen kompletten Stop haben nachgewiesen: KLEINBERG u. KAPLAN; HAGENAU u. GAUTHIER; ELMSLIE; ANDRÉ-THOMAS, SORELL und SORELL-DEJERINE; PONSOLD. Der Stop war fast in allen Fällen in dem Skoliosescheitel lokalisiert (DE PALMA u. MCKEEN). GOPCEVICH u. TUVO beobachteten dagegen den Stop am oberen Ende einer großbogigen Kyphoskoliose in Höhe der oberen Brustwirbelsäule. Laminektomie an dieser Stelle brachte jedoch keine Besserung, sondern erst Laminektomie am Krümmungsscheitel, so daß entweder zwei Stellen des Markes komprimiert waren oder die eigentliche Kompression am Krümmungsscheitel anzunehmen war (DELITALA). In einem Fall von ZANOLI lag der Lipiodolstop tiefer als der Scheitelwirbel.

Bei einer Patientin von NAULLEAU floß das Kontrastmittel nach kurzzeitigem Stop in zwei seitlichen Streifen am Kyphosescheitel vorbei. GOLD u.Mitarb. haben bei 32 Patienten mit Kyphoskoliosen Myelographien mit großen Volumina von Pantopaque vorgenommen. Sie verwandten bis zu 88 cm^3 und zwar immer so viel, daß der Wirbelkanal im Krümmungsbereich voll mit aufgefüllt war. Sie stellten dabei Fälle von Syringomyelie, Diastematomyelie und intraspinale Lipome als Ursache der Kyphoskoliose fest. Außerdem konnten sie Kompressionen des Rückenmarkes im Krümmungsbereich nachweisen.

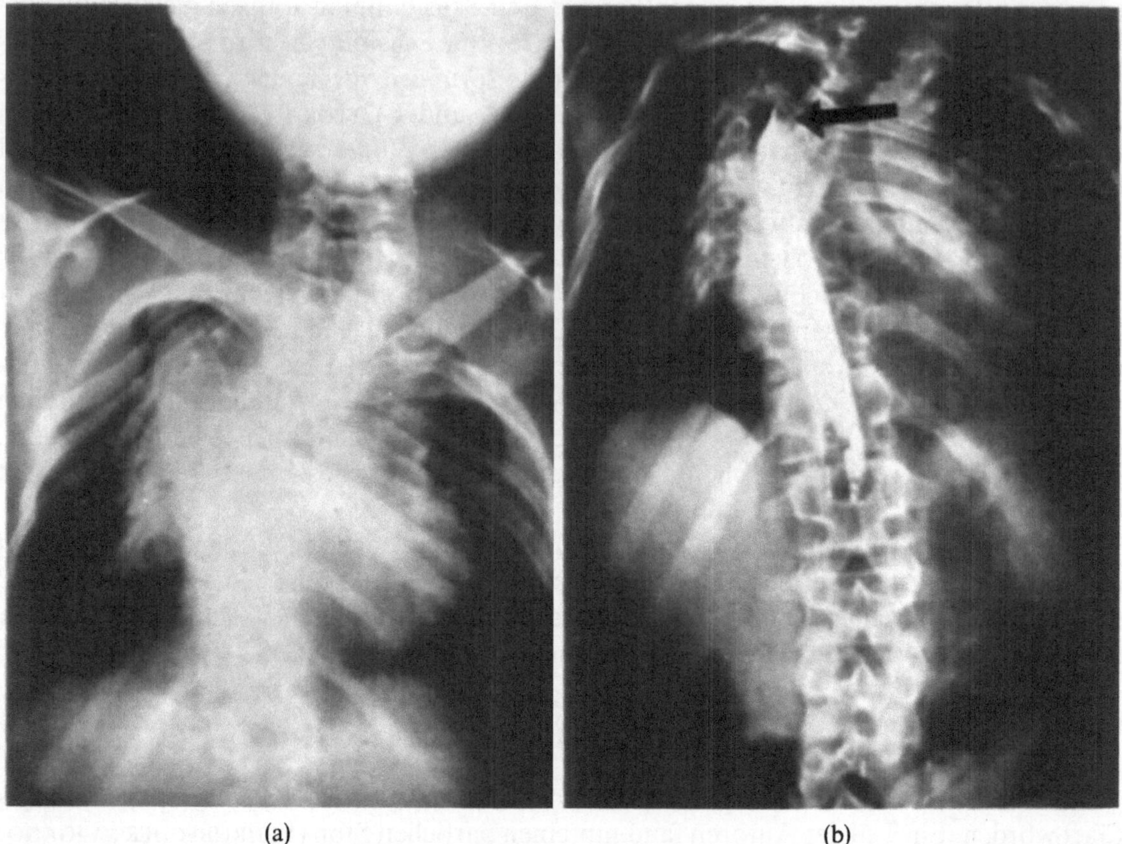

(a) (b)

Abb. 334. (a) Schwere kyphoskoliotische Verkrümmung mit Scheitel bei D 6. (b) Kompletter Stop der Kontrastmittelsäule im lumbothorakalen Myelogramm. (Nach DE PALMA u. MCKEEN)

GERGELY hat eine Luftmyelographie vorgenommen und in Höhe des Skolioseschéitels keinen Luftmantel gesehen, was auf Kompression schließen ließ.

Auch FROMM hat die Gasmyelographie zum Nachweis der Markkompression bei kyphoskoliotischen Paraplegien herangezogen (Abb. 335 a–c). Die Aufschlüsse sind aber nicht so detailliert wie bei der Myelographie mit positivem Kontrast.

o) Differentialdiagnose

Daß die Paraplegie bei Kyphoskoliose aus Begleitveränderungen resultieren kann wurde bereits mehrfach erwähnt. Wenn von der Differentialdiagnose der Kyphoskoliose die Rede ist, sind nicht diese, sondern Fälle gemeint, in denen die Paraplegieursache gleichzeitig eine Haltungsskoliose ausgelöst hat.

Differentialdiagnostisch kommen bei einer kyphoskoliotischen Paraplegie, vor allen Dingen eine multiple Sklerose, eine Syringomyelie, Meningitis serosa (GROBELSKI; GUIOT und MARTINEZ VAN DER HORST; CHAVANY u. DURET) in Frage. CHAVANY u. DURET erwähnen noch die Friedreichsche Ataxie. Sie berichten außerdem über ein 2jähriges Kind mit einer Quadriplegie und einer Kyphoskoliose im oberen Brustabschnitt mit Einbeziehung der Halswirbelsäule, bei dem zuerst an eine kyphoskoliotische Paraplegie gedacht wurde. In einem redressierenden Gipsverband verschwand die Wirbelsäulenverkrümmung jedoch innerhalb von 15 Tagen und es stellte sich heraus, daß es sich um eine schmerzbedingte Kyphoskoliose bei einem intramedullären Gliom C 6–D 3 gehandelt hatte.

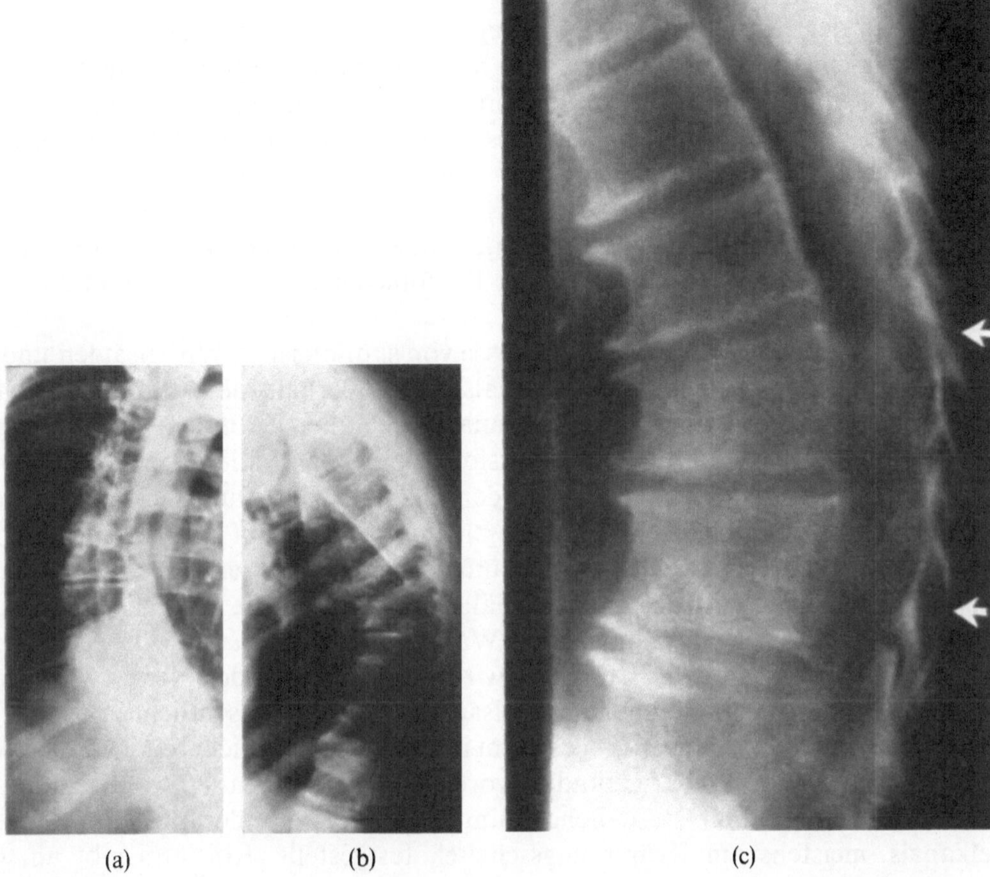

Abb. 335a–c. 45jähriger Mann mit dorso-lumbaler Kyphoskoliose (a und b). Paraplegie innerhalb 1 Woche. Stop im Luftmyelogramm (c). (FROMM, 1967)

Über einen ähnlichen Fall, bei dem aber eine Kyphoskoliose ziemlich lange bestand, wurde von BARRÉ, PHILIPIDES und FREYD berichtet.

Lechler fand 2mal bei Kyphoskoliotikern bei der Operation im Krümmungsscheitel extramedulläre Tumorbildungen. Einmal hat es sich um ein Neurinom, das andere Mal um ein Lipom gehandelt. In diesen Fällen können diese gutartigen extramedullären Tumorbildungen Komplikationen der Wirbelsäulenverkrümmung gewesen sein, sie müssen sie aber nicht verursacht haben. Auffallenderweise fehlten auch neuralgische Beschwerden, die sonst in der Regel das Krankheitsbild bei extramedullären Tumorbildungen einleiten und einen gewissen, aber nicht verläßlichen Anhalt für die differentialdiagnostische Unterscheidung zwischen kyphoskoliotischer Paraplegie und extramedullären Tumorbildungen abgeben können (s. Kap. K.II.10.: Skoliosen bei intracanaliculären Wirbelsäulentumoren, S. 344).

p) Entstehung

Kenntnisse über die Pathogenese der kyphoskoliotischen Paraplegie sind auch für den Röntgenologen von Wichtigkeit, stehen ihm doch heute 2 Untersuchungsmethoden zur Verfügung, die detaillierte Aufschlüsse in dieser Hinsicht zu geben vermögen. Mit der spinalen Arteriographie kann die arterielle Durchblutung des Rückenmarkes beurteilt werden und durch die thorakale Myelographie mit Dimer X können die Verhältnisse an der Kompressionsstelle besser dargestellt werden als mit der Jodöl- oder Luftmyelographie.

Hinsichtlich der Entstehung der Paraplegien bei Kyphoskoliosen sind im Einzelfall sicherlich unterschiedliche Verhältnisse und Mechanismen wirksam. Da in der Mehrzahl der Fälle der Kyphoskoliosescheitel im Bereich der oberen Brustwirbelsäule liegt, hat man unter anderem angenommen, daß diese Lokalisation in der Pathogenese insofern eine Rolle spiele, als Dura und Mark die Kopfbewegungen mitmachen und auf dem Skoliosescheitel scheuern würden.

Eine eigentliche Einengung des Wirbelkanallumens ist in sehr vielen Fällen nicht vorhanden. SACHS fand sogar eine Erweiterung. Entsprechende Angaben macht auch PUECH (s. HAGENAU und GAUTHIER).

JAROSCHY untersuchte Wirbelkanalausgüsse von skoliotischen Wirbelsäulen und stellte nur in einem Fall eine Verengung des Kanals dicht oberhalb des Skoliosescheitels fest. ROUQUÈS hatte eine Verengung des Wirbelkanals in 9 Fällen gefunden.

Im Falle einer gleichzeitigen starken Torsion, die bei den Fällen von Kyphoskoliosen, die zu Paraplegien führen, sehr oft vorhanden ist, reitet der Duralsack nicht eigentlich auf der Wirbelkörperrückfläche im Skoliosescheitel, sondern auf den Bogenwurzeln. Der Duralsack steht praktisch in allen Fällen unter mehr oder weniger starker Spannung und das Rückenmark ist in den meisten Fällen anämisch. Die Ursache der Spannung wird von vielen Autoren in einem ungleichen Wachstum von Dura und Wirbelsäule gesucht (THOMAS; OBERTHUR u. PUECH). Zum Teil wird auch der Zug der Nervenwurzeln angeschuldigt (WREDEN). Die Spannung des Duralsackes betrifft im wesentlichen nur die Hinterwand, während die Vorderwand nicht gespannt ist (SCHAEFFER). Nicht selten ist das Rückenmark torquiert oder abgeknickt gefunden worden (GERGELY; RUHLIN u. SEYMOUR).

Auch hat man mitunter zusätzliche raumfordernde Veränderungen im Lumen des Wirbelkanals, meistens am Krümmungsscheitel, festgestellt. ROUQUÈS gibt an, daß in 6 Fällen ein Knochenvorsprung vorhanden war. In einem Fall von SHOREY mit einer kongenitalen Gibbusbildung sprang der Halbwirbel, der diese Gibbusbildung verursacht hatte, gegen das Lumen des Wirbelkanales vor und engte ihn ein. HEYMANN fand bei der Operation im Wirbelkanal ein knotiges Knochengebilde, DEREUX an der Vorderwand des Wirbelkanals einen Knochensporn. In einem Fall von KLEINBERG war der Wirbelkanal ebenfalls durch die Wirbeldeformität eingeengt. LÉRI zieht ossäre und ligamentöse Callusbildungen innerhalb des Wirbelkanals als Kompressionsursache in Betracht. GUIOT und MARTINEZ VAN DER HORST fanden die Dura und die gelben Bänder ossifiziert. KLEINBERG und KAPLAN stellten bei der Operation konkavseitig einen knotigen Knochenvorsprung fest, der das Mark zusätzlich, zu der durch die Skoliose bedingten Torsion komprimierte. RUHLIN und SEYMOUR fanden eine Knochenleiste. ZANOLI, der, wie bereits erwähnt, einen Fall beschrieben hat, bei dem die Kyphoskoliose im Anschluß an eine Wirbelsäulenfraktur entstanden war, nimmt an, daß intracanaliculäre Callusbildungen zur Kompression geführt hatten. Bioptisch gesichert war der Befund jedoch nicht. VALENTIN und PUTSCHAR wiesen in Höhe des Skoliosescheitels eine starke Bandscheibendegeneration mit einem ausgedehnten Spaltraum und einer pathologischen Verschieblichkeit der angrenzenden Wirbel nach. Es ist denkbar, daß diese pathologische Wirbelverschieblichkeit das Mark komprimiert hatte. Eine quer ausgespannte Bride wurde von MCKENZIE und DEWARE reseziert, worauf die Paraplegie abheilte.

Vielfach wurden auch Verdickungen und Indurationen des epiduralen Fettgewebes, das mitunter auch stark vascularisiert war, sowie Arachnoiditiden gefunden (ROUQUÈS, DAVID u. PAUTRAT; BARGELLINI). Bei der Neurofibromatose können intracanaliculäre Neurinomknoten die Kompressionsursache darstellen. SACHS sowie MACEWEN fanden Vermehrung des Fettgewebes und des Bindegewebes im Periduralraum. Auch die Dura selbst kann verdickt sein. Es sei auch nochmals der Fall von RIDLON erwähnt, bei dem in der Kindheit durch Jodinjektion eine Spina bifida verödet worden war. Es ist möglich, daß hierdurch eine peridurale Fibrose verursacht wurde, auch wenn die Paraplegie erst viele Jahre später im Alter von 14 Jahren in Erscheinung trat. BARGELLINI hat arachnoiditische Veränderungen angenommen. Er fand ebenfalls das peridurale Fettgewebe verdichtet. In dem Fall von ANDRÉ-THOMAS, SORELL und SORELL-DEJERINE war das verdickte Fettgewebe sehr stark vascularisiert. HAGENAU und GAUTHIER fanden eine weniger starke Vascularisation, aber eine ziemliche Strukturverdichtung des epiduralen Gewebes (ROUQUÈS).

GUIOT und MARTINEZ VAN DER HORST bezweifeln allerdings, ob die Vermehrung des epiduralen Fettgewebes bei der Entstehung der Paraplegie eine ätiologische Rolle spielt. Sie glauben vielmehr, daß das Fettgewebe nur reaktiv den Raum auf der Konvexseite ausfüllt, der epidural von dem angespannten Duralsack freigelassen wird.

Starke epidurale Venenerweiterungen wurden gefunden von HAGENAU u. GAUTHIER; GUIOT u. MARTINEZ VAN DER HORST; LANGENSKIÖLD; WREDEN). Außer im Periduralraum finden sich mitunter auch deutliche Venenstauungen an der Arachnoidea. Die Venenstauung kann dadurch zustande kommen, daß die Zwischenwirbellöcher auf der Konkavseite verengt sind. Gleichzeitig werden hierdurch auch die Lymphgefäße und die segmentalen Arterien komprimiert, die an manchen Stellen bis zu den Längsarterien des Rückenmarkes durchlaufen. Bei ihrer Kompression kann es demnach zu einer relativen Ischämie des Rückenmarkes kommen, die in sehr vielen Fällen bei der Operation gefunden wurde und ihre Ursache nicht allein und ausschließlich in der Anspannung des Rückenmarkes über dem Skoliosescheitel und in der Kompression durch die angespannte, dorsale Durawand haben muß. Die einseitige Gefäßkompression könnte auch das manchmal nachweisbare Überwiegen der neurologischen Symptomatik auf der Konkavseite der Skoliose erklären (NAULEAU; SICARD; PERUSI). Für die ätiologische Bedeutung von Durchblutungsstörungen bei der Entstehung der Paraplegie, sprechen unter anderem auch die Tierexperimente von KAHLER, der geringe Mengen von Wachs in den Periduralraum injizierte, die das Mark noch nicht komprimieren konnten, aber trotzdem zu einer Markläsion führten. MONTANARO und GONZALES fanden bei der Autopsie eine, für das jugendliche Alter völlig ungewöhnliche, Atheromatose der Arteriae spinales dorsales.

Auch ANDRÉ-THOMAS, SORELL u. SORELL-DEJERINE haben bei einem Kyphoskoliotiker mit Paraplegie eine Autopsie vorgenommen. Sie stellten fest, daß ventral in Höhe des Scheitelpunktes der Kyphoskoliose die Vascularisation des Rückenmarkes fehlte. Die bereits erwähnte oft vorhandene starke Anspannung der segmentalen Nerven kann ebenfalls bei der Entstehung von Durchblutungsstörungen mit eine Rolle spielen. Schließlich dürfte sich auch die oft gefundene Torsion auf diesem Wege schädigend auf das Rückenmark auswirken (MENARD).

Daß es zu Paraplegien ganz überwiegend nur bei Dorsalskoliose kommt, läßt sich ebenfalls mit einer Verursachung durch eine Ischämie erklären. Die Versorgung des Rükkenmarkes durch Arterien ist im Halswirbelsäulen- und im Lendenwirbelsäulenbereich besser als im Thorakalbereich und GIUNTINI u. FARES nehmen deswegen an, daß die anatomischen Voraussetzungen für die Entstehung von Paraplegien in dieser Mindervascularisation des Brustmarkes im Vergleich zum Lenden- und Halsmark zu suchen sind (Abb. 336).

Eine detaillierte Darstellung über die Blutversorgung des Rückenmarkes gibt PISKOL in einer Monographie.

Da offenbar kongenitale Skoliosen in besonderem Maße zur Entstehung einer Paraplegie disponiert sind und dies auch dann, wenn die Krümmung nicht sehr stark ist, könnte

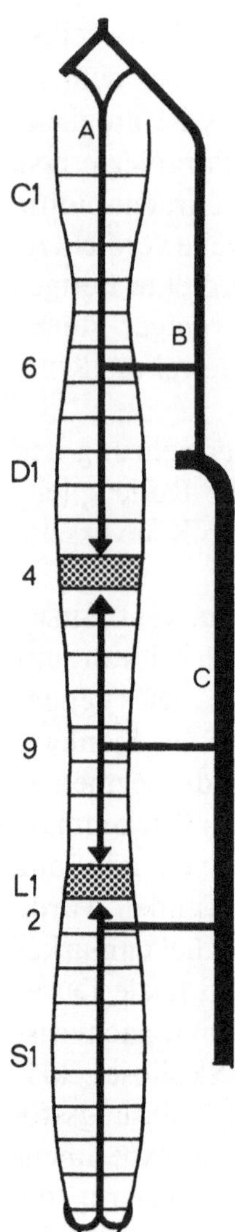

Abb. 336. Längsschnittschema der Vascularisation des Rückenmarkes nach einer Zeichnung von HAYMAKER. (A) Spinalis anterior. (B) A. vertebralis. (C) Aorta. (Nach GIUNTINI und FARES, 1961)

man vermuten, daß sie mit einer schlechteren Vascularisation des entsprechenden Markabschnittes einhergehen. Die Hypothese ist nicht von der Hand zu weisen, daß eine defekte Ausbildung der Wirbelarterien im Fetalleben die Ursache der Wirbelmißbildung darstellt. Da die Rückenmarkslängsarterien aus segmentalen Kommunikationen entstehen und sowohl die Rückenmarks- als auch die Wirbelarterien aus den segmentalen Aortenästen entspringen, ist eine minderleistungsfähige Vascularisation des Markes bei der Mißbildungsskoliose gar nicht so unwahrscheinlich.

Kleinen Cystchen, die GOPCEVICH und TUVO im Bereich des Conus medullaris gefunden hatten, wird keine ätiologische Bedeutung beigemessen. Sie nehmen an, daß es sich dabei nur um einen Nebenbefund gehandelt hat. Nach POUYANNE, BERGOUIGNÉ und ARNAN soll dagegen eine cystische Höhlenbildung im Rückenmark eine erhebliche causale Rolle spielen und sie erblicken in ihr eine der kongenitalen Kyphoskoliose koordinierte Mißbildung. BORSCHARDT fand bei der Sektion eine Ostitis fibrosa mit Cyste vor, die eventuell die alleinige oder überwiegende Ursache der Paraplegie gewesen sein könnte.

Auf die besonderen Verhältnisse bei Paraplegien infolge postspondylitischer Kyphosen und Kyphoskoliosen ist weiter oben schon eingegangen worden. Es sei hier nochmals unterstrichen, daß hier peridurales Granulationsgewebe ein entzündliches Oedem und eine toxische Markschädigung die entscheidenden Rollen spielen können.

Um nochmals auf die vermehrte Spannung des Duralsackes und Rückenmarkes zurückzukommen, so bleibt letztlich doch unklar, wieso sie plötzlich ihre feste Wirkung auf das Rückenmark entfaltet. In den meisten Fällen treten die Paraplegien auf, ohne daß die Skoliose stärker oder überhaupt merkbar zugenommen hat. Es ist also nicht bekannt, wodurch die Spannung zugenommen haben soll, wenn man sie als entscheidenden ätiologischen Faktor ansehen will. Bei den postspondylitischen Fällen muß man sogar eine relative Verlängerung des Duralsackes in Relation zur Wirbelsäule annehmen, da die Gibbusbildung ja aus einem Wirbelkörperzusammenbruch resultiert. Wie schon erwähnt setzen die paraplegischen Erscheinungen nicht allzu selten nach Wachstumsabschluß ein, wenn sowieso in den meisten Fällen keine Zunahme der Wirbelsäulenverkrümmung mehr erfolgt. Auch haben wir ja gesehen, daß die Behauptung mancher Autoren, das Häufigkeitsmaximum der Paraplegie liege zur Zeit des zweiten Wachstumsschubes, als nicht ganz richtig anzusehen ist, denn am Ende des 2. Lebensjahrzehntes, wo sich die neurologischen Erscheinungen am häufigsten bemerkbar machen, ist das Längenwachstum im wesentlichen schon abgeschlossen.

Für die Duraspannung ist auch von Bedeutung, daß das Duralsackende im Kreuzbeinabschnitt des Wirbelkanales durch das Filum terminale verankert ist. Die relative Länge und Dehnbarkeit dieses Filum terminale kann demnach eine entscheidende Rolle in der Entstehung der Duralsackspannung spielen. So hat GARCEAU bei einem 13jährigen Jungen mit thorakaler Kyphoskoliose, der dreimal wegen paraplegischer Erscheinungen laminektomiert worden war, bei einer weiteren lumbo-sacralen Laminektomie gefunden, daß sich das Rückenmark bis zum 2. Sacralsegment erstreckte und durch ein breites Filum terminale verankert war. Nach dessen Durchtrennung war es zu einer fortschreitenden Besserung gekommen (SARPYENER; SPILLER). In einem weiteren Fall mit Kyphoskoliose auf dem Boden einer alten Spondylitis tuberculosa stellte sich ebenfalls nach Resektion des Filum terminale Besserung der neurologischen Erscheinungen ein. Gleiche Überlegungen drängt die Beobachtung von SHOREY auf, der den Fall eines 12jährigen Jungen mit einer typischen Diastematomyelie bei L2 und einem kongenitalen thorakalen Gibbus beschrieb. Er beseitigte aus ähnlichen Überlegungen zusätzlich zur Laminektomie am thorakalen Gibbus die Diastematomyelie ohne allerdings eine Heilung der Paraplegie zu erzielen, was er damit erklärt, daß sie schon zu lange bestanden hatte.

In diesem Zusammenhang ist auch die Möglichkeit gleichzeitiger Myelodysplasien in Betracht zu ziehen, besonders bei den kongenitalen Skoliosen. In dem Kap. über die Spina bifida occulta, im Hdb. der med. Radiologie, Bd. VI/1: „Die Lumbosacralregion“, ist darauf hingewiesen, daß dabei sehr oft das Rückenmark sehr weit nach caudal reicht, fixiert ist und unter Spannung steht.

Die meisten Erkenntnisse über die genauen pathologischen Verhältnisse am Krümmungsbogen bei Kyphoskoliosen mit paraplegischen Erscheinungen wurden bei Operationen gewonnen. Autoptische Befunde liegen nur vereinzelt vor (VALENTIN u. PUTSCHAR; THOMAS u. SORELL; MONTANARO u. GONZALES; DEREUX; SICARD; ROUQUÈS). In einem Teil der Fälle war die Medulla am Kyphosescheitel stark malazisch und auf die Hälfte verdünnt gefunden worden.

Nur relativ selten wird ein Trauma oder eine stärkere körperliche Anstrengung als auslösende Ursache für das Auftreten der Paraplegie bei einem Kyphoskoliotiker angegeben (MELARAGNO u.Mitarb.; SCHNEIDER). GERGELY hat in der Literatur 5 einschlägige Mitteilungen gefunden.

Im Falle SICARD war die Paraplegie im Anschluß an eine Verschlimmerung der Wirbelsäulenverkrümmung durch eine Schwangerschaft aufgetreten.

q) Behandlung

Vor jeder Behandlung und insbesondere vor jeder Operation sollten eingehende Röntgenuntersuchungen einschließlich Schichtaufnahmen und womöglich auch der Spezialverfahren vorgenommen werden. Nach der Operation sollten die Verhältnisse erneut kontrolliert werden.

Hinsichtlich der Behandlung sind die Meinungen geteilt. Manche reden einer konservativen Therapie mit Bettruhe, Lagerungsbehandlung zum Ausgleich der Kyphoskoliose, Redressionsgips usw. das Wort (SCHÜLLER; PERUSI; SIEBNER). In den Fällen von SCHÜLLER setzte die Besserung ungefähr nach 3 Monaten ein (LEHRNBECHER). MAUCLAIRE beschreibt Heilung einer Paraplegie infolge cervico-dorsaler Skoliose durch Gipskragenbehandlung innerhalb von 2 Jahren. Spontanheilungen wurden beschrieben von TERZANI, von GROBELSKI und von FERREIRA und FERREIRA. Die Möglichkeit einer Verschlimmerung durch konservative Maßnahmen, insbesondere Gymnastik wurde von KLEINBERG in Betracht gezogen. Wenn die Erscheinungen gering sind, so kann man anfänglich zuwarten und konservative, vor allen Dingen, redressierende Maßnahmen und Ruhigstellung versuchen. Tritt aber eine zunehmende Verschlimmerung ein, so erscheint operatives Eingreifen unbedingt geboten und zwar ehe bleibende Markläsionen zu erwarten sind.

Die Therapie der Wahl stellt die Laminektomie mit Fensterung der Dura dar. Diese Durafensterung scheint unbedingt notwendig, da es ja die dorsale Durawand ist, die das Mark komprimiert. In den meisten Fällen kann man unter der Operation beobachten, wie nach der Incision, das zuvor anämische Mark allmählich wieder durchblutet wird (MCKENZIE u. DEWARE; COLLIER; HEUYER u. FELD; SCHEUER; CABANAC, FAU u. CHATEAU).

Vielfach wird eine zusätzliche Resektion der Nervenwurzeln und von manchen Autoren auch des Ligamentum denticulatum empfohlen. Dabei ist jedoch zu bedenken, daß mit den Nervenwurzeln zusammen die segmentalen Arterien durchschnitten werden und daß in manchen Segmenten durchlaufende Gefäße zu den Längsarterien des Rückenmarkes ziehen, die in gewissem Umfange für die Ernährung dieser Rückenmarksabschnitte verantwortlich sind. In diesen Fällen kann sich dann eine Wurzeldurchschneidung sehr nachteilig auswirken. In anderen Segmenten, in denen sich die segmentalen Arterien in der Versorgung der Nervenwurzeln selbst erschöpfen, brauchen diese Folgen nicht einzutreten.

HYNDMAN hat ein erweitertes Operationsverfahren angegeben, bei dem durch konkavseitige Resektion der Bogenwurzeln der Querfortsätze und der Rippenköpfchen ein neues Bett für das Rückenmark mit geradem Verlauf geschaffen wird (MELARAGNO, FILHO, LAZZARESCHI und TENUTO).

Die erfolgreichste Operation zur Beseitigung von Paraplegien bei Kyphoskoliotikern stellt nach GALIBERT u. Mitarb. die Vertiefung des Wirbelkanals auf Kosten der Wirbelkörperrückfläche dar.

Mitunter wird eine zusätzliche Versteifungsoperation empfohlen. Es ist auch schon versucht worden, die Paraplegie durch eine alleinige Versteifungsoperation aufzuhalten, was insofern etwas unlogisch erscheint, als die allermeisten Fälle von Paraplegie ja nicht durch eine Zunahme der Skoliose verursacht werden. So war es denn auch bei einer Kyphoskoliose, die von RUHLIN und SEYMOUR beobachtet worden war, nach 19 Monaten, trotz Versteifungsoperation zu einer Paraplegie gekommen.

RUHLIN und SEYMOUR haben bei Nachoperationen eine fibröse Auffüllung der Durafensterung gesehen. NAULLEAU hat die operativ geöffnete Dura mit Amnion gedeckt.

Viele Autoren sahen nach der Operation günstige Ergebnisse. Die Paraplegien bildeten sich ganz oder teilweise zurück (MELARAGNA, FILHO, LAZZARESCHI u. TENUTO; PONSOLD; MCKENZIE u. DEWARE). Die Nachbeobachtungszeit der letztgenannten Autoren erstreckt sich in einem Fall bis auf 22 Jahre in anderen Fällen bis auf 6 Jahre (BARGELLINI; HEIMAN;

THOMAS, OBERTHUR u. PUECH; DESÈZE, ORDONNEAU, GUIDOT, JURDIJAND u. DIJAN; GUIOT u. MARTINEZ VAN DER HORST; BUGE, PERTUISSET u.Mitarb.; GUIOT, ANQUEZ u. COMOY; GALIBERT u. DELCOUR; GERLACH u. SPULER; LANGENSKIÖLD; KLEINBERG). Die meisten Autoren sind der Ansicht, daß die Erfolge in den Fällen besser sind, in denen die Dura miteröffnet wurde, andererseits sind auch Fälle beschrieben, bei denen die Dura nicht eröffnet wurde und trotzdem eine Rückbildung eintrat. Völlige Restitutio ad integrum ist nicht allzu häufig, meistens bleiben geringe Restsymptome zurück, eine leichte Spastik oder Sensibilitätsstörungen.

Ob eine zusätzliche Durchtrennung des Filum terminale unbedingt bessere Resultate erbringt als die alleinige Dekompressionsoperation, läßt sich nicht beurteilen. Da noch keine nachteiligen Folgen einer solchen Durchtrennung bekannt wurden (SCHLEGEL), steht ihrer routinemäßigen Anwendung nichts im Wege.

Bei der Operation der Paraplegie bei tuberculöser Spondylitis mit Kyphoskoliose oder Gibbusbildung muß besonders auf eine Kompression des Markes durch Knochensequester, Granulationsgewebe und einen sog. inneren Gibbus geachtet werden.

Von den 23 Fällen von Paraplegie bei tuberculösem Gibbus, die DEERY operiert hatte, besserten sich 8 so sehr, daß die Patienten wieder gehen konnten, 3 zeigten eine geringe Besserung, 10 keine Besserung und 2 kamen ad exitum.

RISKO u. NOVASZEL warnen davor, bei Lähmungskyphosen infolge starkem Gibbus eine Laminektomie vorzunehmen, weil das bereits stark ausgespannte Rückenmark durch das postoperative Oedem irreversibel geschädigt werde.

Vielfach ist unmittelbar nach der Operation eine Verschlimmerung zu verzeichnen, was meistens durch ein Haematom bedingt ist (RUHLIN u. ALBERT). Es sind auch mehrfach postoperative Todesfälle bekannt geworden (SCHAEFFER).

r) Röntgenuntersuchung

Die myelographischen Befunde wurden bereits geschildert. Die Myelographie sollte aber nicht nur als ein Mittel zur Höhenlokalisation der Markkompression angesehen, sondern ihr sollte soweit als möglich auch eine Feindiagnostik abverlangt werden. Möglicherweise lassen sich peridurale Bindegewebe und Fettvermehrung, Bridenbildung, Knochensporne, Arachnoiditiitis usw. aus dem Myelogramm diagnostizieren. Man sollte auch auf den Stand des Conus medullaris achten und versuchen, das Filum terminale zu differenzieren, was manchmal möglich ist. Die Möglichkeiten der Feindiagnostik könnten mit dem neuen Kontrastmittel Dimer X, das sich auch für die Darstellung des thorakalen Lumbalsackabschnittes verwenden läßt, eine Erweiterung erfahren (REINHARDT).

Über den Einsatz der Tomographie zur genauen Darstellung des Wirbelkanals, seiner Wandbeschaffenheit, zum Nachweis von Stufen- oder Spornbildungen usw. ist in der Literatur nichts berichtet. Man sollte aber auf sie zurückgreifen, auch wenn die Darstellung bei der Skoliose schwierig ist.

Es wäre natürlich unter dem Gesichtspunkt der Hypothese über die Verursachung der Paraplegie durch eine Durchblutungsstörung des Markes von diagnostischem Interesse, Arteriographien der Rückenmarkarterien vorzunehmen. Im oberen und mittleren Brustabschnitt ist dies aber besonders schwierig und vielleicht auch nicht risikolos.

M. Prognose und Verlauf der Skoliose

1. Progredienz und Wachstum

In diesem Kapitel soll nicht von der Prognose der Skoliose unter der Behandlung die Rede sein, sondern von ihrem spontanen Verlauf.

Das Axiom, daß eine Verschlimmerung einer Skoliose bzw. Kyphoskoliose nach Wachstumsabschluß nicht mehr eintrete, geht fast durch die gesamte Skolioseliteratur. Nur relativ wenige Autoren weisen darauf hin, daß eine Progredienz zwar in den meisten Fällen im Erwachsenenalter nicht mehr zu verzeichnen ist, daß aber diese Feststellung keinesfalls ausschließlich und in allen Fällen zutreffend ist. So bestreitet BOUILLET die Auffassung, daß sich die Skoliose nach Wachstumsabschluß nicht mehr verschlimmere. Innerhalb von 15–20 Jahren nach Wachstumsabschluß können nach seinen Feststellungen Zunahmen der Verkrümmungen um gut 20° eintreten. Auch ZIELKE und PELLIN registrierten Verschlimmerungen nach Wachstumsabschluß. Bei kindlichen Skoliosen tritt sehr oft die Verschlimmerung z.Zt. der größten Wachstumsschübe ein.

Nach JAKOBY ist die Verschlimmerungsbereitschaft zwischen dem 9. und 10. und dem 13. und 14. Lebensjahr am größten. Die Prognose soll bei Auftreten vor dem 10. Lebensjahr schlechter sein als in den Fällen, die erst nach diesem Zeitpunkt auftreten. Die Koinzidenz zwischen Verschlimmerung und Wachstumsschub ist aber keineswegs absolut und ob sich eine Skoliose überhaupt verschlimmert, wann sie sich verschlimmert und in welchem Umfange dies der Fall sein wird, läßt sich im Einzelfall nicht voraus sagen, es sei denn, das Verfahren von DUVAL-BEAUPÈRE und GROSSIORD vermöge dies (s. unten).

STAGNARA und QUÉNAU geben an, daß eine frühzeitige Torsion eine starke Progredienz anzeige, auch wenn der Skoliosewinkel gering sei. Die meisten Autoren sind sich darin einig, daß die Progredienz um so größer ist, je früher die Skoliose auftritt (Abb. 337).

JENTSCHURA stellte bei Verlaufsuntersuchungen an 100 Patienten mit idiopathischen Skoliosen fest, daß die Progredienz besonders stark war in den Fällen, in denen gleichzeitig eine Kyphose oder Lordose bestand und insbesondere dann, wenn der Kyphosescheitel mit dem Skoliosescheitel zusammenfiel.

Nach DUVAL-BEAUPÈRE u. GROSSIORD nimmt die Skoliose bis zur Pubertät gradlinig zu. Wenn die jährliche Zunahme über mehrere Jahre bekannt ist, läßt sich die lineare Zunahme für die weiteren Jahre aus der Lage dieser Geraden ablesen. Nach der Pubertät liegt die Linie der Zunahme anders. Sie läßt sich aber ebenfalls bis zum Wachstumsabschluß interpolieren. Die Kenntnis dieser Gesetzmäßigkeit ist sehr wichtig für die Beurteilung von Therapieerfolgen (Abb. 338 und 339, s. auch Abb. 35, S. 37).

Die Behauptung, daß eine Skoliose nach Wachstumsabschluß stationär bleibe, trifft vor allem auf die Skoliosen zu, die im Wachstumsalter infolge einer Thoraxoperation, einer Thoraxerkrankung oder einer Wirbelsäulenerkrankung auftreten, Verschlimmerung von zuvor bestehenden Wirbelsäulenverkrümmungen nach Wachstumsabschluß sind bei Lähmungsskoliosen und bei Skoliosen zu verzeichnen, die durch Muskel- und Nervenerkrankungen entstanden sind (vor allen Dingen bei Dystrophia musculorum progressiva und bei der Friedreichschen Ataxie).

Jenseits des üblichen Wachstumsabschlusses kann eine Progredienz auch deswegen zu verzeichnen sein, weil wegen der Natur des zugrunde liegenden Leidens die Wirbelsäule

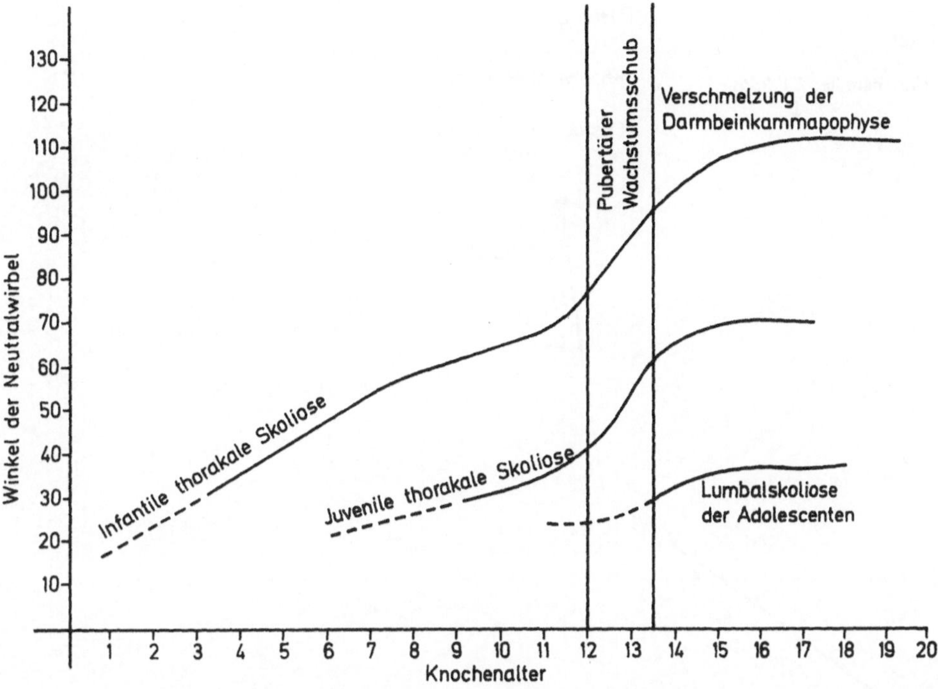

Abb. 337. Schematische Kurven, die den Verlauf der 3 Skoliosetypen wiedergeben: Infantile thorakale Skoliose (sehr schlechte Prognose), juvenile thorakale Skoliose mit pubertärem Schub, adoleszente Skoliose mit Zunahme der Lendenkrümmung nach dem pubertären Schub. (FAUCON, DU PELOUX, FAUCHET und STAGNARA)

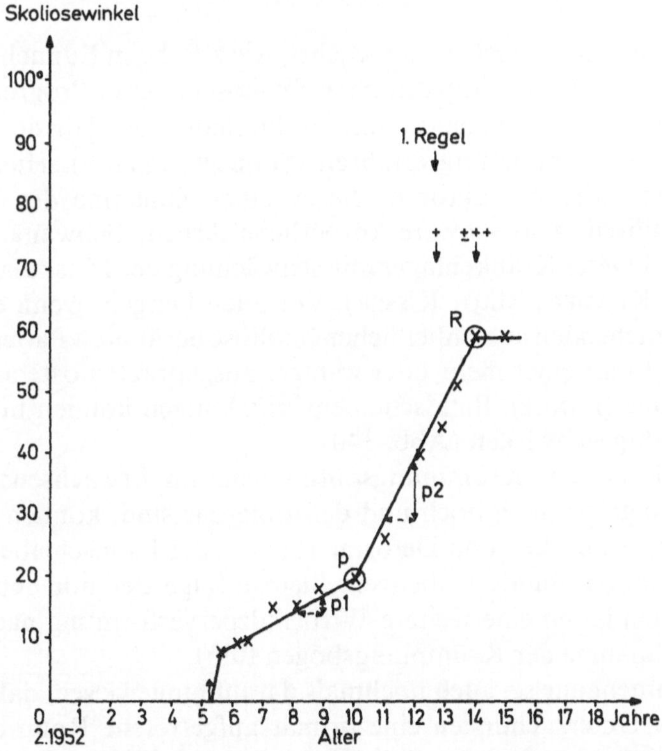

Abb. 338. Entwicklungsdiagramm einer poliomyelitischen Skoliose. Der Punkt *P* liegt bei allen poliomyelitischen Skoliosen im Durchschnitt bei Mädchen bei 10,2 Jahren ($\pm 0,5$) und bei Knaben bei 12,6 Jahren. Der Punkt *R* liegt im Durchschnitt bei Mädchen bei 17,7 Jahren ($\pm 0,4$) und bei Knaben bei 16 Jahren ($\pm 0,7$). *P* Pubertät, *R* Risserpoint = Verschmelzung der Darmbeinapophysen. (DUVAL-BEAUPÈRE u.Mitarb.)

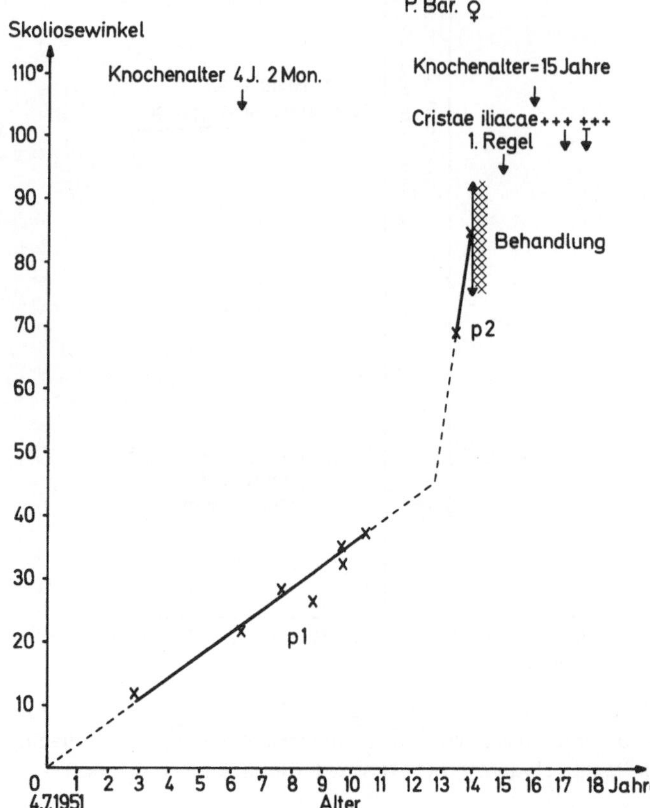

Abb. 339. Entwicklungsdiagramm einer idiopathischen Skoliose juvenilis I. Man beachte den Rückstand im Knochenalter und den späten Eintritt in die Pubertät. (DUVAL-BEAUPÈRE u.Mitarb., 1970)

über das normale Alter hinaus noch weiter wächst, wie z.B. beim Eunuchoidismus (KOHLER und GOURILLON). Selbst für die idiopathischen Skoliosen, deren Progredienz am stärksten an das Wachstumsalter gebunden ist, kommt es durchaus vor, daß sie mit zunehmendem Alter eine weitere Verschlimmerung erfahren (SCHEIER; PELLIN). Hierauf hat vor allen Dingen BRISARD hingewiesen. Faktoren, die zu einer Zunahme der Verkrümmung im Erwachsenenalter führen, sind schwere körperliche Arbeit, Schwangerschaften, Stillen, Bruchoperationen, längeres Krankenlager mit Schwächung der Muskulatur und die Altersosteoporose (PORT; KRAMER; MAO; KISSER). Vor allen Dingen, wenn eine Sagittalkrümmung zu einer vorbestehenden ausschließlichen Skoliose bei älteren Patienten hinzukommt, ist dies meistens die Folge einer mehr oder weniger ausgeprägten osteoporotischen Erweichung der Wirbelsäule (LANCE). Bandscheibenverkalkungen können in Einzelfällen einer weiteren Zunahme entgegenwirken (Abb. 340).

Eine große Rolle bei der Krümmungsprogredienz im Erwachsenenalter spielen die Bandscheiben. So lange sie noch hoch und deformierbar sind, können die Skoliosen um das Ausmaß der Verformbarkeit und Deformierbarkeit der Bandscheiben zunehmen. Darüber hinaus kann starker Bandscheibenverschleiß infolge der nun fehlenden Pufferung der Wirbelkörperdeckplatten eine weitere Wirbelkörperverformung nach sich ziehen, die ebenfalls zu einer Zunahme der Krümmungsbögen führt.

In diesem Zusammenhang sei auch nochmals darauf hingewiesen, daß nach dem Ergebnis unserer früheren Untersuchungen eine primär aufgetretene Rotation eines einzelnen Wirbels eine skoliotische Umformung der Wirbelsäule herbeiführen kann. Der Fall, daß ein Drehgleiten Folge einer Skoliose ist, ist sicherlich seltener. Nach BRISARD sind insbesondere diejenigen Kyphoskoliosefälle zu einer Progredienz im Erwachsenenalter disponiert, die nicht im Gleichgewicht sind und einen Überhang aufweisen (COSTE).

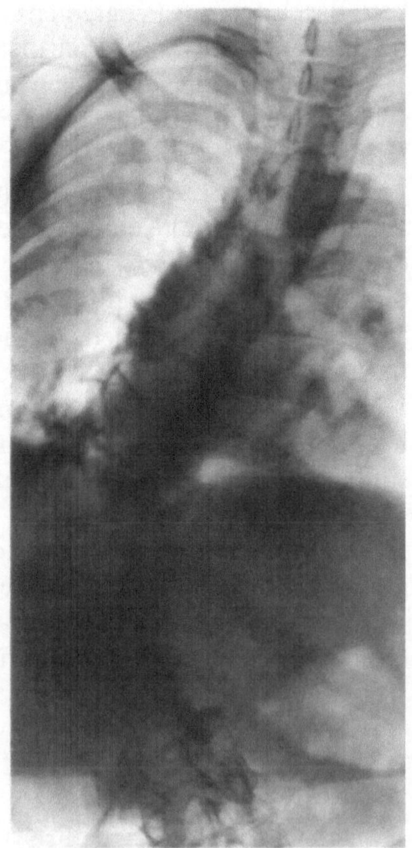

Abb. 340. 67jährige Frau mit idiopathischer Skoliose, die im Schulalter begonnen hatte und ihre stärkste Progredienz im Alter von 16 Jahren aufwies. Die Progredienz hatte aber noch, wenn auch gering, bis ins spätere Alter angehalten. Im Alter von 67 Jahren war teilweise knöcherne Überbrückung der Zwischenwirbelräume mit Kalkeinlagerungen und Synostosen konkavseitig an den kleinen Wirbelgelenken zu verzeichnen. Damit war die Skoliose knöchern fixiert, und eine weitere Zunahme durch Bandscheibendegenerationen nicht mehr möglich

Man hat auch versucht, durch das Elektromyogramm Aufschluß über die Progredienz der Skoliose zu erlangen. Offenbar ist aber eine konvexseitige Potentialerhöhung über dem Erector trunci kein zuverlässiges Indicium für Progredienz (BRUSSATIS) (s. Kap. N.12.a): Elektromyographische Untersuchungen über die Entstehung der idiopathischen Skoliose, S. 496).

2. Progredienz der kongenitalen Skoliosen

Die Progredienz der kongenitalen Skoliosen ist im Durchschnitt nicht so stark, wie die der in früher Kindheit aufgetretenen, idiopathischen Skoliosen. Es wurde schon erwähnt, daß sie sich nicht selten erst im Adolescentenalter manifestieren (LAAS; GRIESEMANN). Oft führen gerade multiple Mißbildungen nur zu relativ geringen Verkrümmungen, da sie sich gegenseitig kompensieren. Die Patienten können bis ins hohe Alter voll leistungsfähig bleiben (WEIGEL u. BACH; KINZLER). Andererseits kommen auch schwere Verkrümmungen vor.

Nach SHANDS und BUNDENS bleibt bis zum 10.–12. Lebensjahr gute Kompensation bestehen. Die Verschlimmerung erfolgt in den nächsten Jahren, also zu einer Zeit, zu der auch bei den idiopathischen Skoliosen die stärkste Progredienz zu verzeichnen ist.

Eine ganze Anzahl von Mißbildungsskoliosen bleibt während des ganzen Lebens stationär. Andere können jedoch durchaus progredient sein. Stationär bleiben Mißbildungsskoliosen, die aus Blockwirbelbildungen resultieren (RATHKE u. HO YONG SUN). Umgekehrt muß mit Progredienz gerechnet werden, wenn die Zwischenwirbelräume normale Breite haben. Die mißgebildeten Wirbelkörper haben dann offenbar weitgehend intakte Wachstumszonen, die infolge ihrer Unordnung mit zunehmendem Alter die Krümmung verstärken. Besonders zur Progredienz neigen Skoliosen, die aus kongenitalen Halbwirbeln resultieren (Rathke; Laas; Forest-Smith; v. Lackum; Wyllie).

Blount macht jedoch gegenteilige Angaben. Skoliosen, verursacht durch Halbwirbel sollen selten progredient sein im Gegensatz zu solchen Skoliosen, die mit einer Spina bifida einhergehen.

Haike, Schulze, Griesemann beobachteten bei 60 Patienten mit kongenitalen Skoliosen in 45% der Fälle eine Progredienz der Primärkrümmung. Kinzler verzeichnete sogar in 60,7% Progredienz. Er gibt an, daß Besserungen unter Behandlung nur bei tiefen, thorakalen Skoliosen zu beobachten seien. Von den meisten Verfassern, die sich hierzu äußern, wird im allgemeinen eine ziemlich günstige Prognose angegeben (Bohne; Vaternahm; Kinzler; Kreuz; Mouchet u. Roederer; Moretti).

Winter, Moe u. Eilers kommen zu dem Schluß, daß kongenitale Wirbelsäulenverkrümmungen, insbesondere während des praeadolescenten Wachstumsschubes progredient sind. Eine Behandlung erscheint ihnen praktisch immer erforderlich. Schon bei jungen Kindern soll operiert werden.

Van Meel beobachtete bei kongenitalen Skoliosen infolge Wirbelkörper- und Rippenmißbildungen Progredienz, die eine Behandlung erforderlich machte.

Pedras u. Poli stellten ebenfalls Progredienz fest und sie halten gleichfalls eine Behandlung, meistens eine Operation, für angezeigt.

3. Röntgenologische Feststellung des Wachstumsabschlusses an der Wirbelsäule

Da, wie bereits ausgeführt, der größere Teil der Wirbelsäulenverkrümmung, vor allen Dingen der idiopathischen Skoliosen, nach Wachstumsabschluß nicht mehr oder nur gering zunimmt, bzw. die entscheidende Progredienz vor dem Wachstumsabschluß stattfindet, ist es für die prognostische Beurteilung des Einzelfalles und vor allen Dingen, wie später noch auszuführen sein wird, für die Indikationsstellung zur Operation von größter Wichtigkeit zu wissen, ob die Wirbelsäule noch weiter wächst oder nicht. Das Alter des Individuums gibt nach Ansicht der meisten Autoren hierfür nur einen ungefähren Anhalt. Der Wachstumsabschluß ist ja allein schon geschlechtsverschieden.

Risser und Ferguson nehmen als Mittelwert für das weibliche Geschlecht 16 Jahre und für das männliche 17 Jahre an. Als Zeiten relativ geringen Wirbelsäulenwachstums bezeichnen sie bei Knaben das Alter von 4–11 und bei Mädchen von 3–9 Jahren. Um zu genauen Aufschlüssen über das Wirbelsäulenwachstum zu kommen, ist es erforderlich, das chronologische von dem Skeletalter zu trennen (Calvo hatte eingehende Untersuchungen hierüber angestellt und praktisch parallele Kurven gefunden). Die monatliche Zuwachsrate betrug in den jungen Altersgruppen von 0,6–0,9 mm und sank im Alter von 18–19 Jahren auf Null. Sie haben dabei nicht die gesamte Wirbelsäule gemessen, sondern als Meßstrecke den Abstand vom 8.–12. Brustwirbel benutzt.

Da auf diesem Wege eine Bestimmung des Wirbelsäulenwachstums nur dann möglich ist, wenn Aufnahmen in größerem zeitlichem Abstand gemacht werden, hat man nach anderen röntgenologischen Kriterien für den Stand des Wirbelsäulenwachstums gesucht und sie in dem Auftreten und der Vervollständigung der Darmbeinapophyse gefunden (Abb. 341).

Die vollständige Verschmelzung der Darmbeinapophyse tritt nach den Untersuchungen von Calvo in der Regel zu einer Zeit auf, zu der die monatliche Wachstumsrate auf ungefähr 0,1 mm gesunken ist. Dies ist in der Regel nach dem 16. Lebensjahr der Fall. Dann ist also kein nennenswertes Wirbelsäulenwachstum mehr zu erwarten, was allerdings

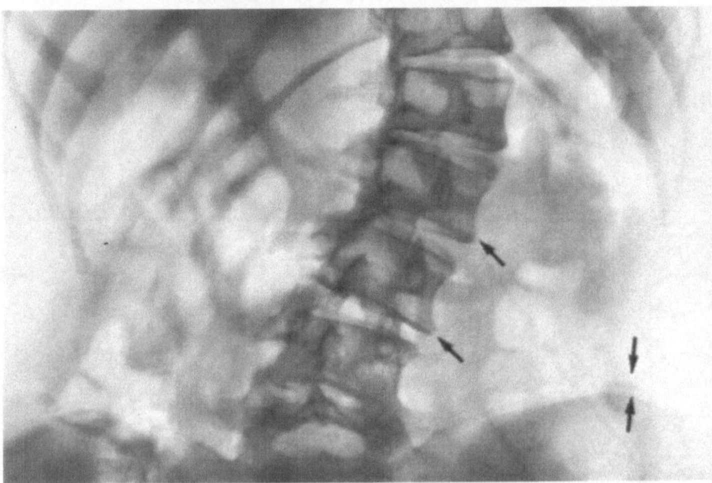

Abb. 341. Aufnahme von einem 14jährigen Mädchen. Lumbodorsale Linksskoliose. Die Darmbeinapophysen sind deutlich getrennt. An der linken lateralen Circumferenz des 2. und 3. LWK erkennt man je eine feine, strichförmige Aufhellung, die anzeigt, daß die Verschmelzung der Wirbelkörperrandleiste erst vor kurzer Zeit eingetreten ist

nur für die große Mehrzahl und nicht für alle Fälle zutrifft. Eine idiopathische Skoliose und auch eine postpoliomyelitische Skoliose verschlimmert sich dann in den meisten Fällen nicht mehr wesentlich. Dies heißt andererseits nicht, daß die Skoliose bis zu diesem Zeitpunkt fortschreiten muß, sondern nur, daß sie bis zu diesem Zeitpunkt fortschreiten kann. Eine Verschlimmerung ist in der Regel nur bis zu einer monatlichen Wachstumsrate von 0,3 mm zu verzeichnen. Das Knochenalter beträgt dann im Durchschnitt 15 bis 16 Jahre. Im Kindesalter ist eine grobe Bestimmung des Knochenalters anhand von Aufnahmen von Handwurzel und Füßen möglich. Es läßt sich aus dem Stand der Knochenkern- und Epiphysenentwicklung ablesen. Die Menarche bei den Mädchen läuft dem Knochenalter und der Verschmelzung der Darmbeinapophysen nicht streng parallel. Sie weist eine größere Streuung auf.

Die Zeit zwischen dem ersten Auftreten und der Vervollständigung der Darmbeinapophysen betrug in dem Material von Calvo in 83% der Fälle zwischen 1 und $1^1/_2$ Jahren. Nach Risser betrug die längste Zeit für die Vervollständigung der Darmbeinapophyse 3 Jahre, die kürzeste 7 Monate, der Durchschnitt 1 Jahr. Auch Zaoussis und James geben diesen Zeitraum im Durchschnitt mit 1 Jahr an. Im Röntgenbild kann nur der Zeitpunkt festgestellt werden, zu dem sie nicht mehr von der Darmbeinschaufel als distinktes Gebilde abzugrenzen ist. In Wirklichkeit muß sie dann noch nicht die Spina ossis ischii dorsalis superior erreicht haben, da dieser letzte Abschnitt dorsal vom Os ilium liegt und sich im Röntgenbild nicht mehr darstellt.

Sie tritt in der Regel zuerst ventral auf und nur selten zuerst dorsal. Ihre Ausbildung ist nicht immer ganz symmetrisch. Es gibt auch Darmbeinapophysen, die nicht sehr weit nach medial reichen, was nicht als fehlende Vervollständigung angesehen werden darf. Diese Apophysen sind daran zu erkennen, daß sie besonders dick sind. Zaoussis und James haben 224 Skoliosefälle daraufhin überprüft, ob die Progredienz wirklich mit dem Schluß der Darmbeinapophysen aufhört und sie haben diese Ansicht bestätigt gefunden.

Risser gibt folgende fünf Stadien der Verschmelzung der Darmbeinapophysen an:

1. Apophysen noch nicht sichtbar.
2. Sie beginnt sich am lateralen Rand des Darmbeinkammes darzustellen.

3. Sie erstreckt sich über die Hälfte des Darmbeinkammes.
4. Sie ist voll ausgebildet und zeigt beginnende Verschmelzung.
5. Sie ist völlig mit dem Darmbein verschmolzen (Abb. 342).

Manche Autoren nehmen eine Unterteilung in Stadien vor (Abb. 343).

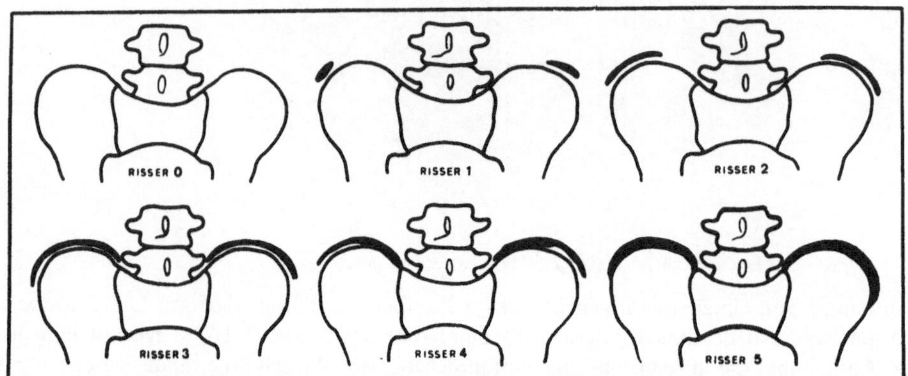

Abb. 342. Rissertest. Abschätzung des Knochenalters und damit der Skolioseprogredienz je nach der Entwicklung der Verknöcherung der Apophysen der Darmbeinkämme. (FAUCHET, 1973)

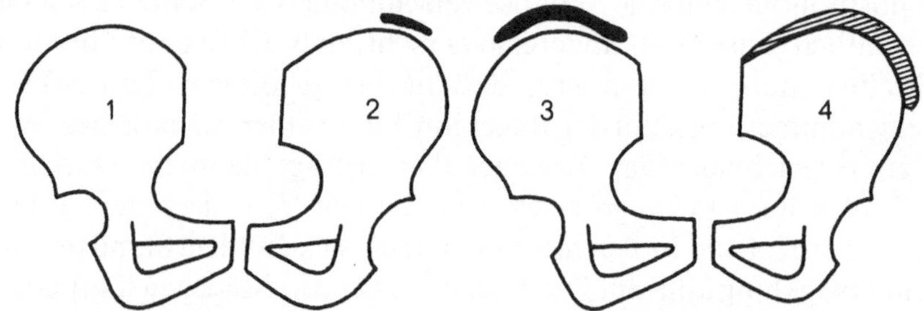

Abb. 343. Entwicklung der Darmbeinapophysen zur Beurteilung der Skolioseprogredienz nach RISSER. (Nach RATHKE, 1962)

N. Theorien über die Skolioseentstehung

Hinsichtlich des Mechanismus der Skolioseentstehung und der primären Ursache einer Skoliose bestehen so viele Vorstellungen und Theorien, daß sie im einzelnen vollständig nicht aufgezählt werden können. Ihre Vielzahl ist schon Beweis genug dafür, daß keine als allein gültig und überzeugend angesehen werden kann. Jede einzelne fördert jedoch viele bedeutungsvolle Detailaspekte zu diesem Problem zu Tage, so daß es keineswegs überflüssig erscheint, eine Besprechung widersprüchlicher und auch älterer Konzeptionen vorzunehmen (Adams; Lorenzen; Lorinser; Erlacher; Dregmann; Deutschländer).

Diese Theorien befassen sich überwiegend mit der idiopathischen Skoliose, schon etwas weniger mit der Lähmungsskoliose, am wenigsten hat man sich mit dem genauen Entstehungsmechanismus der thorakogenen Skoliose beschäftigt. Viele Theorien erheben andererseits den Anspruch für sämtliche Formen der Skoliose gleichermaßen gültig zu sein. Einiges zu diesem Thema wurde schon in dem Kapitel über die idiopathische Skoliose, insbesondere über die Säuglingsskoliose und über die Lähmungsskoliose sowie über die thorakogene vorweggenommen. Es soll an entsprechender Stelle auch auf diese Kapitel zurückverwiesen werden (s. Kap. P.: Tierexperimente zur Skolioseentstehung, S. 508; Kap. K.I.2.i)ι): Pathogenese der Ischiasskoliose, S. 236; Kap. K.II.1.a)ϑ): Säuglingsskoliose und infantile Form der idiopathischen Skoliose, Ätiologie, S. 260; Kap. K.II.6.a)ϑ): Postpoliomyelitische Skoliosen, Entstehung, S. 316; Kap. K.II.7.d): Skoliose bei Neurofibromatose Recklinghausen, Genese S. 327; Kap. K.II.9.e): Genese der Skoliosen im Anschluß an entzündliche Erkrankungen des Thoraxraumes, S. 336 und Kap. K.II.9.f)αα): Genese der Skoliose nach Thorakoplastik, S. 340).

1. Entstehungsmechanismus der kongenitalen Skoliosen

Was den Entstehungsmechanismus der Skoliose bei kongenitalen Wirbelmißbildungen anbetrifft, so erscheint es von vorneherein gesichert und evident, daß sie aus der Keilverformung der Wirbelkörper resultiert. Feller und Sternberg haben jedoch die Ansicht geäußert, daß das Primäre eine abnorme Seitwärtskrümmung der Corda dorsalis sei, die einen gestaltenden Einfluß auf die Wirbelsegmente im Krümmungsscheitel ausübe und auf diesem Wege ein einseitiges Fehlen oder eine Unterentwicklung des Knorpelkernes des Wirbelkörpers herbeiführe. Das Primäre wäre demnach die intrauterine Verkrümmung des Embryos, die sekundär zur Wirbelmißbildung führe und weiterhin erhalten bleibe.

Murakami, Kameyama und Nogami haben Mäuse am 8.–12. Schwangerschaftstag einem Unterdruck von 225 mm Hg ausgesetzt und dabei Wirbelmißbildungen gehäuft auftreten sehen, wie sie ähnlich auch beim Menschen vorkommen und die Ursache für kongenitale Skoliosen abgeben können. Ob aus diesen Mißbildungen bei den Mäusefeten Verkrümmungen resultieren, geht aus der Arbeit nicht hervor.

Nach Falk führen intrauterine Fehlbelastungen zu skoliogenen Wirbelmißbildungen.

2. Wachstumsdeformierung als Ursache der idiopathischen Skoliose

Viele Autoren vertreten die Ansicht, daß am Anfang einer bleibenden, echten, skoliotischen Verkrümmung der Wirbelsäule eine Haltungsskoliose stehe, die infolge einer Fehlbelastung der Wirbelkörperwachstumszone eine entsprechende Verformung der Wirbelsegmente nach sich ziehe, so daß die Wirbelsäule in Richtung und in der Form der ursprünglichen Haltungsskoliose weiter wachse und diese endgültig fixiert werde (ARKIN; BLUMENSAAT und NESTMANN sowie GIRLANDO). Das Primum agens in der Skolioseentstehung wäre demnach entweder eine Fehlhaltung, die aus äußeren Umständen resultiert, oder eine Haltungsskoliose infolge einer Störung im Gleichgewicht der Muskeln, Bänder, Gelenkkapseln und Bandscheiben (PUSCH). Auch aus einer funktionellen Blockierung von Wirbelsäulensegmenten soll sich eine Skoliose im Verlauf des Wachtums entwickeln können. Was die erzwungenen Fehlhaltungen anbetrifft, so hat man eine Zeit lang die Schreibhaltung der Kinder in der Schule angeschuldigt. Diese Vorstellung kann allein schon dadurch widerlegt gelten, daß Skoliosen bei Analphabeten genau so häufig sind (CHLUMSKY). Als Folge dieser Fehlhaltungen der Wirbelsäule und der daraus resultierenden, ungleichmäßigen Belastung der einzelnen Wirbelkörper, wird eine Hemmung der Epiphysenverknöcherung und des Epiphysenwachstums auf der Konkavseite einer Skoliose angenommen. MÜLLER will dies durch Tierexperimente belegt haben, auf die später noch eingegangen werden soll. DYES will gleichfalls konkavseitige Wirbelkörperrandleistenverschmälerungen nachgewiesen haben. DUBOIS spricht von einer anlagemäßigen Dissoziation der Wachstumskräfte als Ursache der Skoliose. MAAS nimmt eine erblich bedingte, herabgesetzte Wachstumsenergie der enchondralen Aufbauzonen an. NACHLASS und BORDEN erwähnen das Vorkommen von Fragmentation der Wirbelkörperepiphysen wie beim Morbus Scheuermann (BUCHMAN).

HUETER sieht einen ungleichen Wachstumsdruck beider Thoraxhälften als Ursache der Skoliose an. PASTORINI, SILLI und CEROFOLINI stellten bei idiopathischen Skoliosen in einem hohen Prozentsatz Wachstumsstörungen fest, u.zw. in der Mehrzahl der Fälle verstärktes Wachstum. Die Patienten waren überwiegend sehr grazil. ENNEKING und HARRINGTON haben histologische Untersuchungen an Wirbeln von Skoliotikern angestellt und sind zu dem Schluß gekommen, daß die Wirbeldeformierung nicht aus einer Asymmetrie des enchondralen Knochenwachstums resultieren, sondern durch äußere Einflüsse induziert werden.

KNUTSSON vertritt die Ansicht, daß eine Skoliose, insbesondere die damit verbundene Torsion, aus einer Wachstumsstörung an der Synchondrose zwischen Bogenwurzel und Wirbelkörper resultiert.

Nach BICK und nach SMOLA führen dieselben Faktoren, die während des Wachstums Verkrümmungen der Beine verursachen, auch zu einer Wachstumsdeformierung des Wirbelkörpers. Diese Faktoren können mechanische Einwirkungen, Dyskrasien, Dysplasien, Dysfunktionen und Drüsenstörungen sein. Da sich das Wirbelkörperwachtsum im Prinzip genau so vollzieht wie das Wachstum der langen Röhrenknochen, werden diese pathologischen Einwirkungen auch genau so mit einer Verkrümmung beantwortet.

Einer der Primärfaktoren für ein deformiertes Wirbelkörperwachstum kann die exzentrische Lage des Nucleus pulposus sein (BEADLE; BICK; ERLACHER). Auch asymmetrisches Wachstum der Wirbelbögen oder der Gelenkfortsätze kann eine Skoliose zur Folge haben (ROAF).

LINDAHL und RAEDER kommen aufgrund theoretischer Überlegungen und geometrischer Konstruktionen zu dem Schluß, daß die Skoliose aus einer Hemmung resultiert, die von den Ligamenta intertransversalia und der Muskulatur einer Seite auf das Wirbelsäulenwachstum ausgeübt werden.

3. Dissoziation von Nerven- und Wirbelsäulenwachstum als Ursache der Skoliose (Roth)

ROTH hat eine völlig neue Theorie über die Skolioseentstehung entwickelt. Er nimmt an, daß bestimmend für das Längenwachstum der Wirbelsäule und auch der Gliedmaßen das Längenwachstum der Nervenfasern ist. Im Falle eines Längenminderwachstums der Nervenfasern muß sich das normal weitergehende Längenwachstum der Wirbelkörper einen Ausweg suchen. Dieser Ausweg ist die skoliotische Krümmung. Die Theorie von ROTH hat sehr viel für sich, ist es doch ein Axiom, daß sich das Knochenwachstum

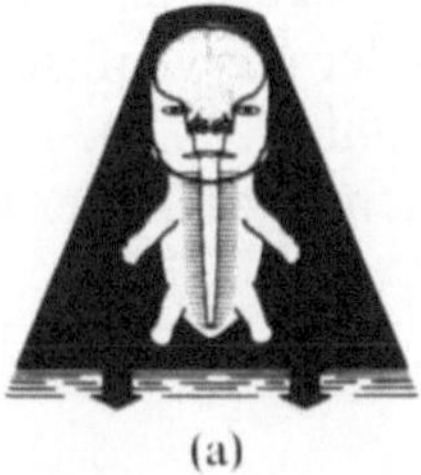

(a)

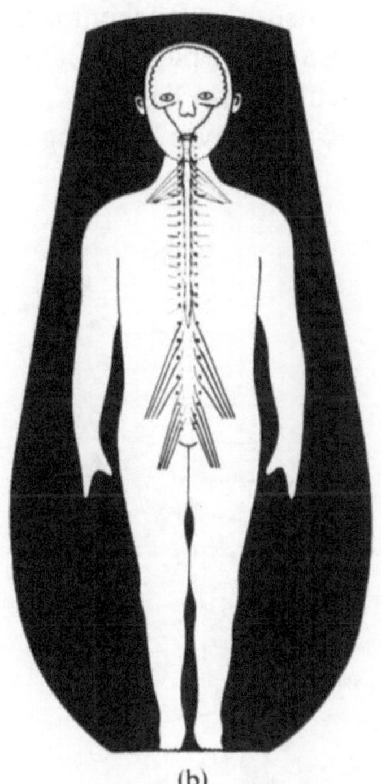

(b)

Abb. 344a und b. Schema der cranio-caudalen Entwicklungsrichtung, (a) Ende des 2. Embryonalmonats: Der Kopf ist relativ riesengroß, das Rückenmark nimmt die gesamte Länge des Spinalkanales ein. Das bald einsetzende stürmische Wachstum der distalen Körperteile ist durch Pfeile angedeutet. (b) 8jähriges Kind. Rapides Wachstum der distalen Körperpartien. Die Nervenstrukturen hinken durch Streckungswachstum nach. Ascensus des Rückenmarkes

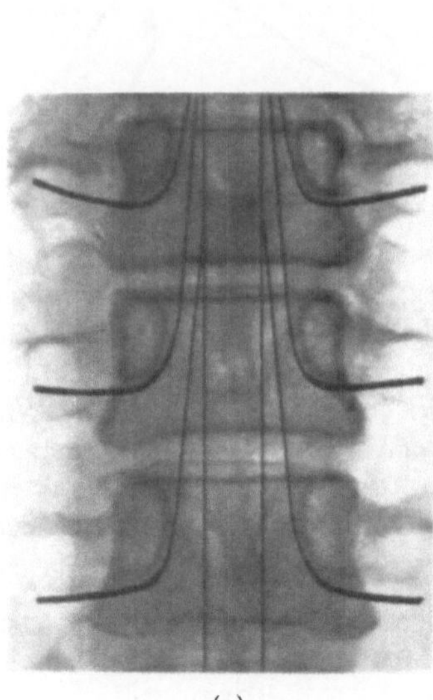

(a)

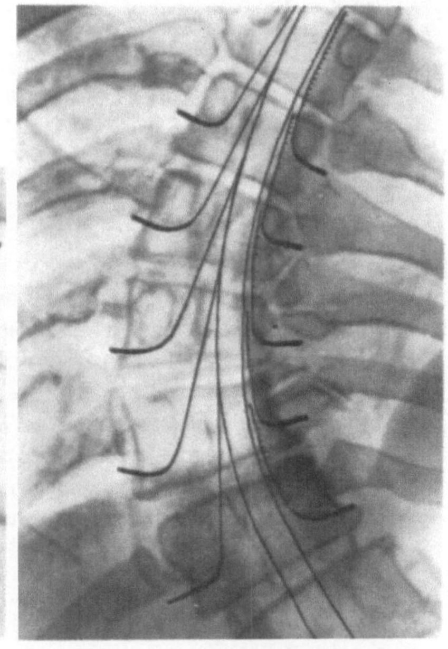

(b)

Abb. 345a und b. Vertebro-neurale Verhältnisse in der unteren Brustwirbelsäule. (a) Normalfall: Rückenmark median, symmetrische Anordnung der Spinalnerven bzw. Wurzeln. (b) Idiopathische Skoliose. Rückenmark in die Konkavität der Krümmung verschoben, Druckusur der konkavseitigen Pedikel, durch die in ihrem Streckenwachstum gehemmten intim an die Pedikel anlehnenden Spinalnerven (die Wachstumshemmung ist durch feine Querstrichelung angedeutet). (Nach ROTH, 1969)

des Schädels dem Hirnwachstum anpaßt und damit das Nervengewebe die Leitfunktion für das Knochenwachstum hat. Es ist durchaus logisch anzunehmen, daß auch am Achsenorgan, dem Nervenwachstum die Leitfunktion für das Knochenwachtum der Wirbelsäule zukommt. Das Längenwachstum des Nervengewebes erfolgt durch Streckenwachstum, wie bei der Pflanze, also durch Verlängerung der vom Zellkörper ausgehenden Fasern, während das Wachstum der übrigen Körpergewebe, also in diesem Fall, der Wirbelsäule durch Zellvermehrung erfolgt. Beide Vorgänge müssen koordiniert sein. Die Skoliose resultiert in diesem Sinne aus einer gestörten Koordination des Streckenwachstums der Nervenfasern und des Wachstums durch Zellvermehrung an den Wirbelknochen. Diese Wachstumsdisproportion führt, sofern die in physiologischen Grenzen bleibt, zu dem Ascensus des Rückenmarkes im Laufe des Wachstums. Bisher hat man aus dieser Feststellung auf eine passive Dehnung der Nervenfasern durch das Wachstum des übrigen Körpers geschlossen. Dies trifft aber wohl nicht zu. Das Streckenwachstum der Nervenstrukturen muß als aktiver Vorgang gesehen werden, der mit einem großen Energieaufwand verknüpft ist.

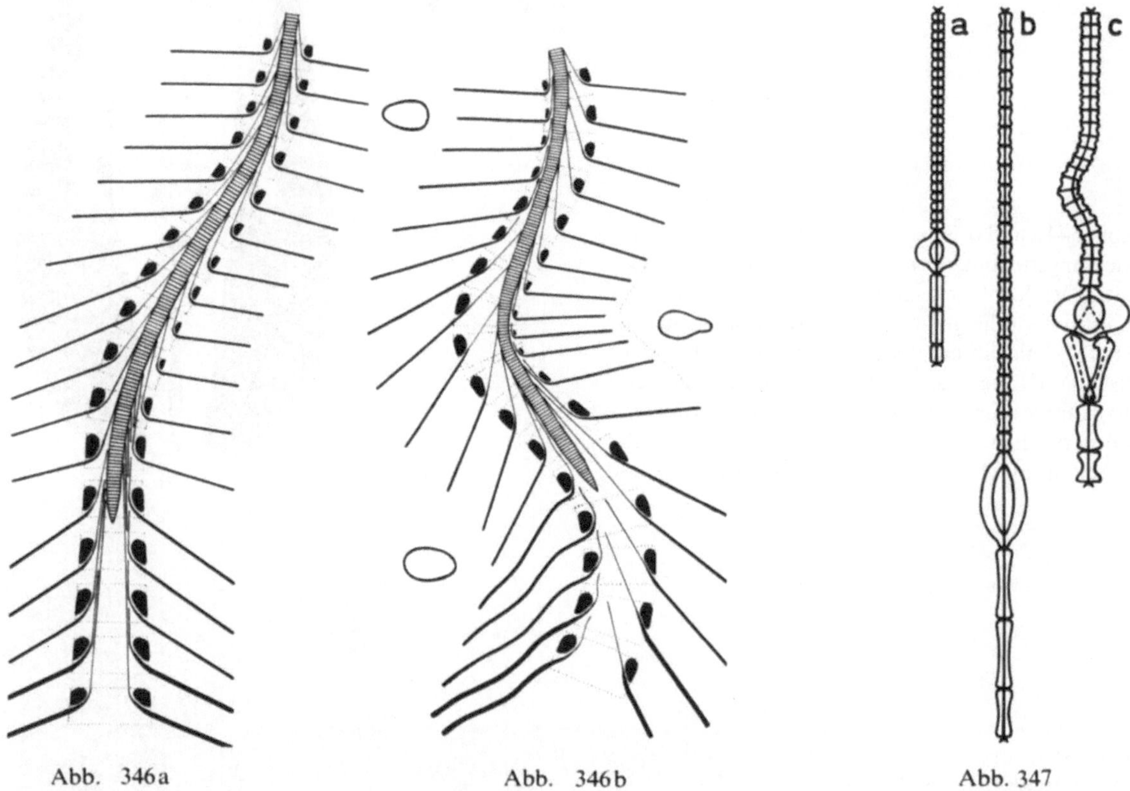

Abb. 346a Abb. 346b Abb. 347

Abb. 346a und b. Abnorme Zunahme der Spannung der Nerven, die einseitig höher stehen (in dem Schema durch die kürzeren 6.–11. linken Spinalnerven angedeutet). Die Änderung in der Symmetrie der Nervenspannung wurde durch die Lateralflexion der Wirbelsäule nach der Seite der höheren Spannung wieder ausgeglichen. Druckatrophie der konkavseitigen Bogenwurzeln. Schwere progrediente strukturelle tiefe thorakale Skoliose mit Abflachung und Keilverformung der Wirbelkörper. Verkürzung der Wirbelsäule und starke Verschmächtigung der konkavseitigen Bogenwurzel infolge der Druckwirkung, die die Spinalnerven und das Rückenmark ausüben. Kompensatorische Krümmungen hochthorakal und lumbal. Die charakteristische Verformung des Querschnittes des Spinalkanals im oberen Thorakal-, unteren Thorakal- und im Lendenabschnitt ist in entsprechender Höhe angegeben. (ROTH, 1968)

Abb. 347a–c. Das Halsschmuckmodell der normalen und pathologischen osteoneuralen Skeletmorphogenese. (a) Fetales Stadium, (b) Vierfüßler, (c) Mensch (den achondroplastischen Zwergwuchs widergebend). (Nach ROTH)

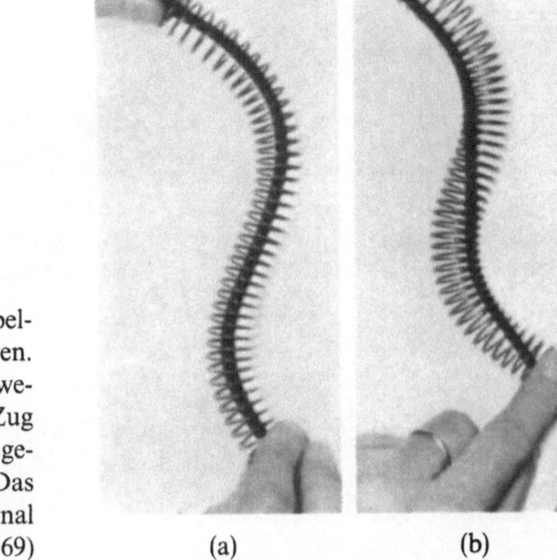

Abb. 348a und b. Schwungfeder als „Spinalkanal", „Wirbelbogenreihe" mit einer Schnur als „Rückenmark" im Inneren. Eine skoliotische Deformation der Schwungfeder kann entweder durch eine äußere Gewalteinwirkung (a) oder durch Zug am „Rückenmark" (d.h. durch seine relative Verkürzung gegenüber dem „Spinalkanal"), hervorgerufen werden (b). Das unterschiedliche Verhalten des Rückenmarkes im Spinalkanal in (a) und (b) ist besonders zu beachten. (Nach ROTH, 1969)

Wenn das Wachstum der Wirbelsäule größer ist als das der Nervenstrukturen muß sich die zu lange Wirbelsäule verbiegen, um sich an die Nerven und Rückenmarkslänge zu adaptieren. ROTH demonstriert diese Vorgänge bei der Skolioseentstehung an Modellversuchen, die im folgenden wiedergegeben werden sollen (Abb. 344a und b, 345a und b, 346a und b, 347a–c, 348a und b).

Aus der Wachstumsdisproportion zwischen der Längenentwicklung der Nervenfasern und dem Längenwachstum der Wirbelsäule resultiert unter anderem auch eine Lordose, die ja von verschiedenen Autoren als der Initialvorgang bei der Skolioseentstehung angesehen worden ist (Abb. 349a und b).

Die verstärkte Furchung des Rückens ist eine Folge einer thorakalen Lordose. ROTH demonstriert am Modell, wie sich die Lungenfurche bei Lordosierung der Wirbelsäule vertieft.

4. Haltung als Skolioseursache

Die Hypothese über derartige Zusammenhänge wurden bereits bei den Haltungsskoliosen und Säuglingsskoliosen erörtert und sie sind Bestandteil vieler anderer Theorien zur Skoliosegenese (SCHILDBACH; ROSER; EULENBERG; VOLKMANN; VOGT; RIEDINGER; LORENZ; STAFFEL; ZANDER; WOLFF; DOLEGA; HOFFA; NICOLADONI; BRADFORD; FEISS; ABBOT; LANGE; WULLSTEIN; MÜLLER; SCHENK; KOCHER; SHOLDER; WEIGHT und COMBE; ADAMS; MOTTA; FRÖHLICH; HEATH; NOBLE-SMITH; TUBBY; DOERR; HAGLUND; SMITH; JAFFÉ; LORENZEN; SCHANZ; SCHULTHESS; LOVETT; ADAMS; BLENKE; OBER und GHORMLEY; DEUTSCHLÄNDER; SPITZY).

5. Statische Umformung zur Skoliose, insbesondere infolge von Rachitis

Nach Ansicht vieler Autoren ist die Wirbelkörperverformung im Sinne der Skoliose rein statisch bedingt und nicht etwa die Auswirkung muskulärer Kräfte (ARKIN; PUSCH; BRADFORD). Den Anlaß für die statische Umformung der Wirbelsäule im Sinne einer Skoliose haben SPITZY sowie SCHEDE in einem sog. rachitischen Sitzbuckel der Säuglinge erblickt (KIRMISSON; SCHULTHESS; RUPPRECHT; VIERORDT; ENGELMANN) (s. auch Kap.

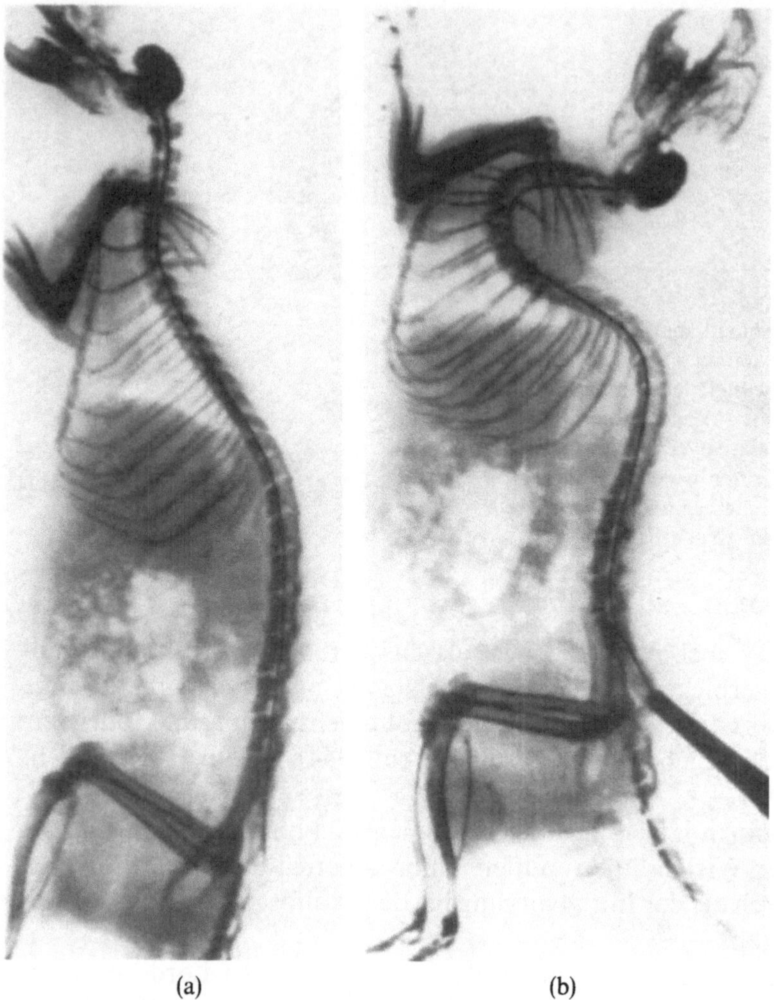

Abb. 349a und b. Durch die relative Verkürzung des in den Spinalkanal der Ratte eingeführten und am Foramen magnum fixierten dünnen Drahtes (a) gegenüber dem Achsenskelet werden die physiologischen Wirbelsäulenkrümmungen vertieft und eine Lendenlordose heraufbeschworen (b); in der a.p.-Projektion tritt zugleich eine Skoliose ein

I.VIII.24.: Kyphose bei Rachitis, S. 187; Kap. I.VII.8.: Sitzbuckel, S. 111; Kap. K.II.21.: Skoliosen bei der echten Rachitis, S. 369).

SCHEDE sieht den sog. rachitischen Sitzbuckel als Skoliosekeim an (Abb. 142, S. 188 und Abb. 143, S. 189). Damit sollte erklärt werden, wieso die Skoliose auftreten kann in einem Alter, in dem die Rachitis nicht mehr vorkommt. Nicht immer soll dabei der Skoliosekeim eine Skoliose realisieren (Abb. 350a und b), sondern nur dann, wenn die Wirbelsäule durch Infektionskrankheiten, schlechte Ernährung oder einen besonders starken Wachstumsschub in der Pubertät zusätzlichen Noxen ausgesetzt ist.

Wenn auch gelegentlich ein solcher Sitzbuckel zur Beobachtung gelangt, so kommt eine rachitische Genese doch nach unseren heutigen Kenntnissen nicht in Frage. Daß sich jede idiopathische Skoliose aus einem solchen Sitzbuckel heraus entwickelt, ist abzulehnen. Skoliosen bei Säuglingen und Kleinkindern, die zusammen mit einem Sitzbuckel in Erscheinung treten, bilden sich oft rasch wieder zurück (Abb. 351a und b).

Gleichfalls für eine rachitische Genese der idiopathischen Skoliose tritt CHLUMSKY ein, ohne jedoch diesen speziellen Entstehungsmechanismus anzunehmen, wie ihn SCHEDE beschrieben hat. Er läßt die einschlägige Literatur bis zum Jahre 1910 ziemlich ausführlich zu Wort kommen. PUSCH spricht von einer rachitisverwandten Erkrankung, die die Widerstandsfähigkeit der Wirbelsäule herabsetzen will. Form und Richtung der Verkrümmung

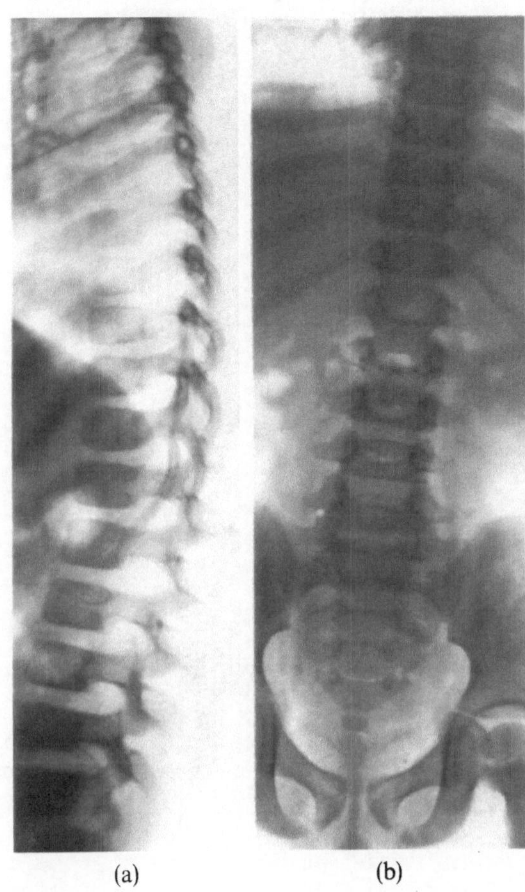

Abb. 350. (a) 3jähriger Junge, dessen Aufnahme im Liegen eine leichte Sitzbuckelbildung zeigt, die im Sitzen noch ausgeprägter war. (b) Keine gleichzeitige skoliotische Krümmung der Wirbelsäule

sollen durch primäre Asymmetrien der Wirbelsäule bestimmt sein. JUNGMANN lehnt eine rachitische Genese rundweg ab. Auch die Untersuchungen von MAIER sprechen dagegen, daß sich aus dem Sitzbuckel Skoliosen entwickeln. Ob die von diesem Autor festgestellten Behandlungserfolge wirklich als solche oder als spontane Besserungen anzusehen sind, wie sie bei der Säuglingsskoliose (s. dort) besser bekannt sind, muß noch offen bleiben. BÖHM hat zwar eine ganze Reihe von Fällen demonstriert, bei denen sich eine Skoliose aus einem Sitzbuckel rachitischer Genese entwickelt haben soll, ohne daß man dies für erwiesen ansehen könnte. Vor allen Dingen scheinen mir seine Beobachtungen nicht beweisend für die causale Bedeutung der Rachitis. Völlig abzulehnen ist es, wenn KIRSCH behauptet, daß die Skoliose das einzige Symptom einer Rachitis sein könnte.

Nicht immer geht eine Sitzbuckelbildung gleichzeitig mit einer seitlichen Verkrümmung einher. In der Mehrzahl der Fälle ist die Wirbelsäule völlig gerade.

ENGELMANN will bei anatomischen Untersuchungen eine unscharfe Begrenzung der Knorpelfuge zwischen Wirbelkörper und Bögen an kindlichen Wirbelsäulen gefunden haben, die er als Zeichen einer Rachitis und als Ursache der von ihm als habituell bezeichneten, idiopathischen Skoliose ansieht. Neben dieser Fugenrachitis soll eine diffuse, malazische Rachitis existieren, die die Säuglingsskoliose verursache. Diese Untersuchungen ENGELMANNS sind ziemlich die einzigen, die unternommen wurden, pathologisch-anatomisch die rachitische Genese der idiopathischen Skoliose zu beweisen (BÖHM). Sie sind späterhin nie überprüft und bestätigt worden. Histologische Untersuchungen wurden nicht vorgenommen. Die von ENGELMANN gebrachten Fakten haben eine rachitische Genese der idiopathischen Skoliose nicht bewiesen. Alle anderen, die dieser Theorie nachgelaufen

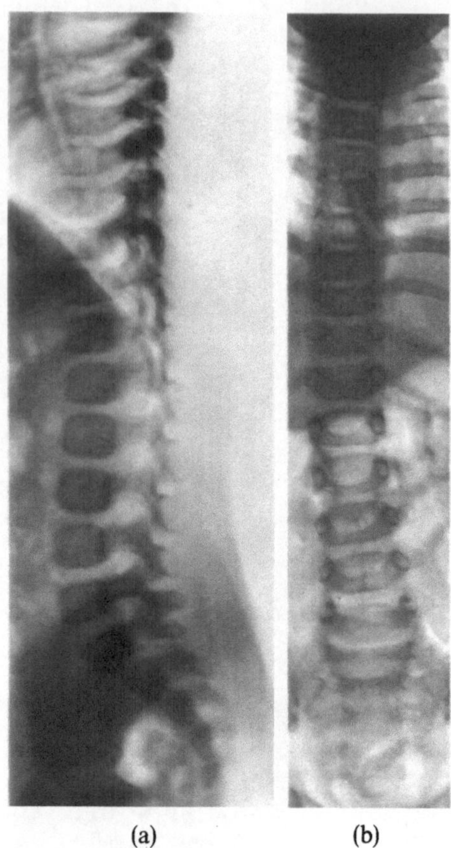

Abb. 351. (a) Leichter Sitzbuckel, der sich auch auf der Röntgenaufnahme im Liegen manifestiert. (b) Geringe großbogige rechtskonvexe Skoliose. Keine Zeichen einer Rachitis. Bei späteren Kontrollen war die Wirbelsäule völlig gerade

sind, operieren ausschließlich mit Hypothesen. Es hat nach dem heutigen Stand unseres Wissens niemand die Berechtigung, die Rachitis als den ursächlichen Faktor bei der Entstehung der idiopathischen Skoliose anzusehen, es sei denn, er bringe entsprechende histologische Untersuchungsbefunde bei, die eine wirkliche Rachitis in signifikanter Frequenz bei kindlichen Skoliosen sicherstellen, was nach der klinischen und röntgenologischen Erfahrung absolut unwahrscheinlich erscheint. Nach JENTSCHURA soll eine Rachitis die spezifischen Haltungen des Säuglings auf dem Wege über eine Kontraktur der metameren Rückenmuskulatur und eine konsekutive Umformung der Gelenkfortsätze in eine echte Skoliose überführen. Den Sitzbuckel als entscheidenden, ätiologischen Faktor lehnt er ab. Die Entstehung der Skoliose aus dem rachitischen Sitzbuckel verläuft nach SPIRA über 3 Stadien: 1. Stadium der primären Lordose, 2. Stadium der Faltenbildung und 3. Stadium des Zusammenbruches. MAYER hat 30 Kinder, bei denen im Säuglings- und Kleinkindesalter eine fixierte Kyphose festgestellt worden war, die er als rachitischen Sitzbuckel ansieht, nach 6–10 Jahren nachuntersucht (die Zeit ist nicht genau angegeben). Er fand eine sichere und eine fragliche Skoliose. Der Prozentsatz der Skoliotiker war unter diesen Kindern mit einem Sitzbuckel demnach nicht gegenüber dem Durchschnitt gleichaltriger Kinder erhöht. Diese Feststellung spricht gegen die ätiologische Bedeutung des Sitzbuckels für die Skolioseentstehung.

RABL erblickt die skoliogene Rolle der Rachitis in einer Verlängerung der Wirbelkörperreihe in der Heilungsphase der Erkrankung.

In seiner letzten Arbeit ist SCHEDE, einer der eifrigsten Verfechter einer rachitischen Genese der idiopathischen Skoliose insbesondere der Säuglingsskoliose, doch etwas von seiner früheren Meinung abgerückt, in dem er einräumt, daß die Rachitis bzw. der rachitische Sitzbuckel nur eine der vielen möglichen, aber bei weitem nicht die häufigste Ursache der Säuglingsskoliose sei (SCHMITZ; BRANDENBERG; BREUS und KOLISKO; VON SCHRICK; FRAENKEL; KIRSCH; DREMANN; PORT; BÖHM; HOHMANN; HERZ; VAS; KIKUCHI und TOSHIRO; LANGE; ERLACHER; LASALLE; SIDLER; JONKMAN).

Eine ausführliche Darstellung der Frage einer rachitischen Genese der Skoliose wird von BRUNK in einer Monographie gegeben.

Manche Autoren führen Adoleszentenkyphosen auf eine Spätrachitis zurück. FENKNER will bei derartigen Patienten rachitische Veränderungen an den Epiphysen gefunden haben. Die wiedergegebenen Röntgenbilder lassen zwar geringe Unregelmäßigkeiten an den Epiphysenlinien erkennen, die mir aber für eine Rachitis nicht beweisend erscheinen. Immerhin soll das Vorkommen echter spätrachitischer Skoliosen nicht bestritten werden. Dies sind jedoch zweifellos seltene Befunde und sie haben sicher nichts mit den idiopathischen Skoliosen des Adoleszentenalters zu tun.

PUSCH postuliert ganz allgemein als Conditio sine qua non für die Skolioseentstehung eine Verformbarkeit des Knochens, und SCHANZ spricht im gleichen Sinne von einem Mißverhältnis zwischen Belastung und Widerstandsfähigkeit der Wirbelsäule (BICK). Eine Fehlbelastung der Wirbelsegmente würde demnach nur dann zur bleibenden Verkrümmung führen, wenn ein entsprechendes dispositionelles Moment hinsichtlich der Wirbelkörperfestigkeit gegeben ist.

Nach STEINDLER setzt die Entstehung einer strukturellen Krümmung den Verlust des inneren Gleichgewichtes der Wirbelsäule voraus. Wenn der Thorax seitlich gegenüber dem Becken verschoben ist, ist die Skoliose dekompensiert. Diese Dekompensation wird durch Entwicklung von Gegenkrümmungen kompensiert. STEINDLER unterscheidet zwischen einem inklinatorischen und einem Kollapsfaktor der skoliotischen Krümmung. Die inklinatorische Krümmung ist lang, die Kollapskrümmung kurz. Beide Komponenten gehen bei der Entwicklung der Skoliose ineinander über (STEINDLER).

Unter den diversen Modifikationen der Theorien über die Entstehung der Skoliosen durch ein Mißverhältnis zwischen mechanischer Festigkeit des Knochens und der Belastung müßte man unterscheiden zwischen solchen, die eine eigentliche Verformung und solchen, die ein hierdurch induziertes asymmetrisches Wachstum unterstellen.

6. Relative Verlängerung der Wirbelkörperreihe als Skolioseursache

Eine initiale Kyphose im Sinne SCHEDES stellt letztlich in irgend einer Form eine Verlängerung der Bogenreihe gegenüber der Wirbelkörperreihe dar. HEUER hat nun umgekehrt jegliche Skoliose auf eine relative Verlängerung der Wirbelkörperreihe gegenüber der Bogenreihe zurückführen wollen. Die Sitzkyphose ist nach seiner Ansicht nicht Ursache, sondern Folge der Skoliose. Er demonstriert an einem Wirbelkörpermodell, daß bei einer Ventralflexion über die bandscheibenbedingte Kompressibilität der Wirbelkörperreihe hinaus, ein seitliches Abweichen und eine Rotation der Wirbelsegmente in Erscheinung treten. Diese Rotation ist dann nicht mehr physiologisch und sie weist nach seiner Ansicht charakteristische Unterschiede gegenüber der normalen Wirbelrotation auf, die aus Tabelle 72 zu entnehmen sind.

Für die Heuersche Hypothese spricht die klinische Beobachtung, daß vielfach bei einer Skoliose ein ausgeprägter Flachrücken vorliegt, und daß auch in einem guten Teil der Fälle, die infolge des Rippenbuckels und der abstehenden Scapula klinisch als Kyphoskoliose imponieren, in Wirklichkeit eine Abflachung der physiologischen Kyphose oder sogar eine Lordosierung der Brustwirbelsäule besteht.

ERLACHER glaubt, daß im Falle einer Abflachung der Lendenlordose infolge einer Verminderung des Beckenneigungswinkels eine Höhenzunahme der Bandscheiben nicht

Tabelle 72. Die Unterschiede zwischen physiologischer und skoliotischer Drehung. (Nach HEUER)

	Bei der physiologischen Drehung	Bei der skoliotischen Drehung
ist am stärksten verdreht ...	Das Ende der Säule ...	Die Mitte der Säule
erfolgt die Drehung ...	nur nach der Seite ...	abwechselnd nach mehreren Seiten
Die Körperreihe ...	bleibt in der Geraden ...	legt sich in Falten
liegen übereinander ...	die Wirbelkörper ...	Die Spitzen der Dornfortsätze
sind seitlich übereinander verschoben ...	die Dornfortsätze ...	die Wirbelkörper
findet Verdrehung statt ...	nur in den Zwischenwirbelscheiben	vorwiegend im knöchernen Gefüge
ist die Drehung des einen Wirbels gegen den anderen	gleichmäßig über die Wirbelsäule verteilt	ungleichmäßig über die Wirbelsäule verteilt, im Zwischenstück sehr stark, im Krümmungsscheitel sehr gering
entsteht die Drehung ...	aktiv durch Muskeltätigkeit	passiv durch Erhöhung des Längsdruckes in der Körperreihe
Die Drehung ...	kann rückgängig gemacht werden	stellt einen bleibenden Zustand dar

mehr durch lordotischen Ausgleich aufgefangen werden kann, sondern zu einer seitlichen Verbiegung führen muß.

Andererseits kann man der Heuerschen Konzeption entgegenhalten, daß eine primäre Verlängerung der Wirbelkörperreihe gegenüber der Bogenreihe nicht bewiesen ist. VAN SCHRICK hat hierzu Untersuchungen angestellt und bei Skoliotikern und Wirbelsäulennormalen keine Differenz in der Relation Wirbelkörper zur Bogenreihe nachweisen können. Ein weiteres Gegenargument ist die Behauptung von RIEDINGER, daß der kyphotische Abschnitt einer Skoliose stets die Primärkrümmung und der lordotische Abschnitt immer die sekundäre Verbiegung darstelle. Nach der Heuerschen Theorie müßte dies umgekehrt sein.

Ähnliche Gedankengänge wie HEUER entwickelt SOMMERVILLE. Er nimmt lediglich umgekehrt eine Wachstumshemmung der Bogenreihe und nicht ein vermehrtes Wachstum der Wirbelkörperreihe an. Zunächst soll eine gewisse Kompensation durch Entwicklung einer geringen Kyphose oberhalb und unterhalb der Lordose eintreten. Nach dem diese Kompensationsmöglichkeit aufgebraucht ist, wird die Lordose durch eine Rotation kompensiert. Ist dann noch die Rotationsmöglichkeit erschöpft, tritt Verformung der Wirbel ein.

Um seine Auffassung zu beweisen, hat er entsprechende Tierexperimente an Kaninchen vorgenommen. Die Wirbelbögen wurden kautherisiert und durch Verdrahtung der Dornfortsätze eine unbedingte Wachstumshemmung der Bogenreihe erzielt. Es stellten sich daraufhin Rotationsskoliosen ein, die immer nach rechts gerichtet waren. Wegen der verschiedenen Lage des Drehpunktes im Thorakal- und im Lumbalabschnitt stehen der Rotation im Thorakalabschnitt die Rippen entgegen, während sich im Lendenabschnitt die Gelenke dieser Bewegung widersetzen. Deswegen sollen sich bei der thorakalen Skoliose Verformungen der Wirbelkörper und Rippen einstellen, während sich bei den lumbalen Skoliosen Deformierungen der kleinen Gelenke ausbilden sollen. Eine Rotation kann hier nur auf dem Wege eines Drehgleitens erfolgen. Nicht nur die idiopathische Skoliose soll nach Ansicht SOMMERVILLE nach diesem Mechanismus entstehen, sondern auch die postpoliomyelitische Skoliose und zwar durch eine Wachstumshemmung der Wirbelbögen infolge Lähmung der langen Rückenstrecker.

RABL entwickelt eine Theorie, die in gewissem Sinne die Hypothesen von SCHEDE und von HEUER miteinander kombiniert. Er nimmt an, daß im Anschluß an eine floride Rachitis, bei der die erweichten Wirbelkörper zusammengedrückt werden (Kyphose), im Abheilungsstadium ein gesteigertes Höhenwachstum der Wirbelkörper einsetzt, das nach dem Heuerschen Prinzip zur Skoliose führt.

Von MEYER nimmt an, daß die Bogenreihe unter der Belastung mechanisch zusammengedrückt wird und die Wirbelkörperreihe deswegen nach der Seite ausweicht. Er huldigt also ähnlichen Vorstellungen, wie sie später von HEUER entwickelt und präzisiert wurden.

7. Wirbelrotation und Skolioseentstehung

Andere Autoren sehen das Primum movens nicht in einer Änderung der Relation Wirbelkörperreihe zur Wirbelbogenreihe, sondern in einer pathologischen Wirbelrotation. FARKAS nimmt an, daß die Lendenskoliose durch eine Wirbelrotation entsteht, die ihrerseits gangabhängig ist und dadurch erzeugt wird, daß das Schwungbein auf einer Seite kräftiger entwickelt ist. Die Entstehung aus der Rotation soll sich schon daraus ergeben, daß sich die Skoliose durch Rückrotation zum Verschwinden bringen läßt. Außerdem ist eine Rotation des Schultergürtels und des Rumpfes und Beckens vorhanden. Die Brustskoliose stellt dagegen primär keine Rotation und keine Gelenkbewegung dar, sondern nach seiner Ansicht eine Verschiebung der Wirbelkörper in den Thoraxraum hinein durch Rippendeformierung. Bei der thorakalen Skoliose soll außerdem konkavseitig eine Wirbelkörperkompression stattfinden, bei der lumbalen dagegen nicht. Eine entscheidende ätiologische Bedeutung in der Skolioseentstehung billigt er der sog. Trennung der Cortex des Wirbelkörpers von dem intravertebralen System zu. Es soll daraus eine Abscherung und partielle Verlagerung der Epiphysenplatte resultieren (LANGE und LANGE). Die Voraussetzung für ihr Zustandekommen sieht FARKAS in einer infantilen Form der Osteoporose der Wirbelsäule. Was die Lateralverlagerung der Wirbel bei der Skoliose anbetrifft, so ist sie z.T. durch Subluxation in den kleinen Wirbelgelenken hervorgerufen (FEISS).

FARKAS macht nach dem Obengesagten einen grundsätzlichen Unterschied zwischen der thorakalen und lumbalen Skoliose. Die lumbale Skoliose soll im wesentlichen rotatorischer Natur sein, während die thorakale, um dies noch einmal zu sagen, nach seiner Ansicht einer Seitwärtsverlagerung der Wirbel ihre Entstehung verdankt (FORBES; FISCHER).

DESSEWFFY verlegt in der überwiegenden Mehrzahl der Skoliosefälle die Primärkrümmung in den Lendenabschnitt. Er vertritt ähnliche Vorstellungen wie FARKAS und nimmt an, daß unter normalen Bedingungen beim Heben eines Beines eine Lendenkrümmung nach der Seite des Standbeines entstehe und daß die Konvexität bei der Abduktion verringert werde. Unter pathologischen Bedingungen kann entweder die Krümmung der Lendenwirbelsäule nach der Seite des Standbeines ausbleiben oder sogar mit einer Konvexität nach Richtung des erhobenen Beines auftreten.

ROAF sieht den Initialvorgang bei der Skolioseentstehung in der Rotation eines oder mehrerer Wirbel, hervorgerufen durch eine Gleichgewichtsstörung der tiefen rotatorischen Rückenmuskeln. Durch diese Rotation soll der Schwerpunkt nach lateral verlagert werden, was eine Lateralflexion und Wachstumsdeformierung der betreffenden und der angrenzenden Wirbel zur Folge hat. NICOLADONI kommt dagegen zu dem Schluß, daß die Deformierung der Wirbel im Sinne der Skoliose nicht nur Folge einer primären Rotation ist, sondern Folge eines primären, asymmetrischen Wachstums.

BRUSSATIS hat bei Messungen an Skolioseskeletten im cranialen Abschnitt der Primärkrümmung konvexseitig und im caudalen Abschnitt der Primärkrümmung konkavseitig eine Verkürzung der Distanz der Ansatzstellen der rotatorischen Rückenmuskulatur am Knochen gefunden.

Nach Ansicht von KAY ist die strukturelle Verformung der skoliotischen Wirbel nicht die primäre Ursache der Skoliose, sondern sie entsteht sekundär als eine Folge eines Ungleichgewichtes in dem Hebelsystem, das jeder Wirbel zusammen mit den Bändern und Muskeln bildet. Den Primärvorgang der Skolioseentstehung erblickt er in der Rotation der einzelnen Wirbel, entsprechend dem unteren Schenkel der späteren skoliotischen Krümmung. Der obere Schenkel der Krümmung soll nur die Kompensation der Instabilität im unteren Schenkel darstellen. Alle therapeutischen Bemühungen müßten demnach am unteren Schenkel der Krümmung angreifen. Wenn hier die Instabilität beseitigt ist, müßte sich die skoliotische Krümmung von selbst aufrichten.

Auch DEL TORTO vertritt die Ansicht, daß die Rotation den entscheidenden Faktor in der Skoliosegenese darstelle und aus einem Unterschied in der Elastizität des Kapselbandapparates auf beiden Seiten resultiere.

WHITE hat am Skelet die Rotationsvorgänge untersucht, mit denen die Skoliosen einhergingen.

SHAW nahm an, daß eine dorsale Lage der Gelenkfacetten zur Wirbelrotation und damit zur Skoliose führe.

8. Wirbelsäulenbewegung sowie physiologische Wirbelsäulenkrümmung und Skolioseentstehung

ABBOTT will beim Versuch am Wirbelsäulenmodell festgestellt haben, daß eine Skoliose entsteht, wenn man die Wirbelsäule nach der Seite und vorwärts beugt und gleichzeitig eine drehende Kraft anwendet.

Nach der Ansicht von LOVETT ist eine Seitenbiegung der Wirbelsäule bei gleichzeitiger Ventralflexion mit einer Drehung der Wirbelkörper nach der Konvexität der Seitenbiegung verbunden. Eine Verminderung der Rotation soll eine Vermehrung der lateralen Deviation bewirken. Die Seitenbiegung mit gleichzeitiger Rückwärtsbeugung soll zu einer Rotation der Wirbelkörper nach der Konkavität führen. Zu diesem Ergebnis ist er auf Grund von Untersuchungen an Leichen gekommen, bei denen er die Dornfortsätze durch eingeschlagene Nägel zu einem Zeiger verlängert hatte und dann an der Leiche die entsprechenden oben angegebenen Bewegungen passiv herbeiführte.

Auch nach RISSER sind Seitenbeugung und Rotation der Wirbelsäule gekoppelt. Diese Koppelung soll in der Konstruktion der Wirbelsäule begründet sein. Er demonstriert dies an einem Schlauch mit ungleich tiefen Einschnitten von vorn und hinten.

Damit ist es nun erforderlich, kurz auf den Begriff der Konkavrotation einzugehen, der in der Literatur, besonders in der älteren Literatur viel diskutiert wurde. SCHULTHESS behauptet, Wirbelsäulenpräparate von Skoliotikern mit konkavseitiger Torsion gesehen zu haben und versteht darunter eine Verdrehung der Wirbel nach der konkaven Seite, die oberhalb des konvexseitig gedrehten Scheitelwirbels liegen. Er behauptet auch im Modellversuch an der isolierten Wirbelsäule festgestellt zu haben, daß dann, wenn man die Wirbelsäule seitwärts biegt, im Krümmungsscheitel eine Rotation nach der konvexen Seite, im oberen Krümmungsschenkel aber eine Rotation nach der konkaven Seite eintritt. Dabei muß darauf hingewiesen werden, daß auch hier die Begriffe Rotation und Torsion vermischt werden und daß SCHULTHESS unter Torsion die Umkehr der Krümmungsrichtung zwischen 2 Skoliosebögen versteht. LORENZ setzt sich kritisch mit diesen Vorstellungen von SCHULTHESS auseinander und kommt zu dem Schluß, daß die Wirbelrotation oberhalb des Scheitelwirbels in dem Schulthessschen Beispiel nicht konkavseitig gerichtet war, sondern daß lediglich eine, dem Grade nach geringere Konvexrotation vorlag. Auch weist LORENZ darauf hin, daß eine Konkavrotation dann nicht angenommen werden darf, wenn es sich in Wirklichkeit bereits um die Gegenkrümmung einer Konvexrotation handelt. Auch REINER und WERNDORFF lehnen eine Konkavrotation ab.

FREY vertritt die Ansicht, daß die Konvexrotation der Wirbelsäule durch Seitwärtsbeugung infolge Einwirkung der Rippen auf die Wirbelkörper zustande komme. Dies könne man bei gesunden Personen demonstrieren, indem man sie sich in gebückter Haltung seitwärts beugen lasse, wobei konvexseitig ein Rippenbuckel auftrete. Er nimmt an, daß primär ein einzelner Wirbel rotiert, der dann eine Seitenverbiegung der benachbarten Wirbelabschnitte nach sich ziehe. Die Rotation wäre demnach das Primäre und die seitliche Verbiegung das Sekundäre.

VON BAEYER läßt die Skoliose aus einer kyphosierenden Krafteinwirkung entstehen, die aber nicht eine Kyphose zur Folge hat, sondern zu einer Skoliose führt.

Damit eine Skoliose nach dem von FREY angegebenen Mechanismus entstehen könne, sei eine abnorme Schlaffheit der Bänder und Gelenke die Voraussetzung. Er begründet dies mit der Beobachtung von SAUERBRUCH, der bei der Operation eines Patienten mit sog. habitueller Skoliose, also einer Haltungsskoliose, ein außerordentlich lockeres Wirbelgefüge fand, das den Vergleich mit lockeren Zähnen herausforderte. Außerdem zeigten die Rippen eine ungewöhnliche Beweglichkeit. Solche Zustände sollen unter Beanspruchung der Wirbelsäule über den Zeitpunkt der Ermüdung hinaus entstehen. Die höhere Frequenz der Rechtsskoliosen erklärt er dadurch, daß die linke Körperseite muskelschwächer sei und deswegen zuerst ermüde.

ROGERS, der das gesamte ältere amerikanische Schrifttum zu der Frage der Skolioseentstehung referiert, ist im Gegensatz zu FREY der Ansicht, daß die Rippen keine Rolle in der Skolioseentstehung spielen.

HENKE; VON MEYER; HOFFA sowie FICK glauben, daß eine Seitenbeugung im Brustabschnitt immer mit einer Rotation kombiniert sei. Auch nach JENTSCHURA ist eine reine Seitwärtsneigung nur in geringem Grade möglich. Bei stärkerer Seitwärtsneigung komme zwangsläufig eine Wirbelrotation hinzu. Wenn die Widerstandskraft der Wirbelsäule durch eine allgemeine Schädigung (Rachitis: ENGELMANN; oder Osteoporose: FREY; FARKAS) herabgesetzt ist, soll aus den mechanischen Auswirkungen dieser Bewegungen eine bleibende Skoliose resultieren können (Tabelle 72, S. 488).

ROAF hat, um den Mechanismus der Skolioseentstehung zu klären, an kindlichen Leichenwirbelsäulen Incisionen an den Bandscheiben, die zum Austritt der Nucleus pulposus führen, vorgenommen und eine beträchtliche Vermehrung in der lateralen Verschiebung und Rotation zwischen zwei Wirbeln festgestellt, wenn die gesamte Wirbelsäule seitlich gebogen wird. Er unterscheidet zwei Typen von Skoliosen.

Der eine Typ ist eine Übertreibung der Lateralflexion. Es ist praktisch keine Rotation vorhanden und diese Verkrümmungen bleiben ziemlich mobil.

Bei dem anderen Typ überwiegt die Rotation, er ist progredient und läßt sich nicht korrigieren. Diese Form beruht primär auf einer Wirbelrotation. Es kommt zur Skoliose allein auf Grund dieser Rotation, ohne zusätzliche Lateralflexion. Nach seiner Ansicht sind Seitwärtsbeugungen und Rotation nicht zwangsläufig miteinander gekoppelt.

Die Entstehung einer Skoliose aus einem Drehgleiten, die ich auf Grund früherer Untersuchungen für gesichert halte, stellen eine Beobachtung dar, die die experimentell gewonnenen Vorstellungen von ROAF bestätigt.

ARKIN hat durch Untersuchungen am Lebenden die Deduktionen überprüft, die LOVETT auf Grund von Leichenuntersuchungen gewonnen hatte und dabei festgestellt, daß eine Konkavrotation bei Dorsalflexion und Seitwärtsbeugung beim Lebenden im Gegensatz zu den Verhältnissen an der Leiche nicht eintritt. Nur ein einziges Mal habe er bei einem 15jährigen Jungen, der die Wirbelsäule sehr stark hyperextendieren konnte, eine Konkavrotation nachweisen können.

ROGERS sieht das Expansionsbestreben der Wirbelkörperreihe und die Elastizität der Bogenreihe als Ursache für das Rotationsbestreben der Wirbelsäule bei der Seitwärtsbeugung an.

9. Bandscheiben und Skolioseentstehung

Diese Vorstellung von ROGERS weist Beziehungen auf zu einer Theorie, die von ERLACHER entwickelt wurde. ERLACHER nimmt an, daß die Quellung eines asymmetrisch liegenden Nucleus pulposus eine Seitwärtsverkrümmung und auch eine Rotation einleite. Diese Vorstellung erklärt sehr gut die Befunde und Gegebenheiten, wie sie bei dem Drehgleiten im Initialstadium gegeben sind, wo noch keine Verschmälerung der entsprechenden Bandscheibe vorhanden ist und die Wirbelsäule im übrigen noch ziemlich gerade verläuft. ERLACHER selbst hat diese Gedankengänge in der Folgezeit nicht mehr weiter fortgeführt. Er hat späterhin vor allen Dingen viel Gewicht auf den axialen Belastungsdruck gelegt, dies vor allem deswegen, weil er bei einem Tetanus neonatorum im Anfall eine seitliche Ausbiegung der Wirbelsäule bei dem betroffenen Säugling sah, die sich später wieder ausglich. Er glaubt, daß nach dem gleichen Mechanismus Säuglingsskoliosen entstehen können, die dann eine Umformung der Wirbelsäule im Sinne einer eigentlichen strukturellen Skoliose nach sich zögen. Außerdem hatte er Versuche an Wirbelsäulen angestellt, die eine Skolioseentstehung nach dem Heuerschen Prinzip auf dem Wege über eine Quellung des Nucleus pulposus wahrscheinlich machten. Eine vermehrte Quellung der Bandscheiben hat eine Höhenzunahme der Wirbelkörperreihe zur Folge, die zu einem Ausweichen in die Skoliose führt, wenn ein Ausweichen in die Lordose nicht möglich ist. Er hat dies bei Quellungsversuchen an kindlichen Leichenwirbelsäulen demonstrieren können.

Ehe strukturelle Veränderungen vorhanden sind, entsteht eine seitliche Wirbelsäulenverkrümmung immer auf Kosten einer Keilverformung der Bandscheiben. LEHMANN-FACIUS erblickt hierin das Primärgeschehen, das die Ursache der Keilverformung der Wirbelkörper darstelle (ARNOLD).

PEREY fand bei Discographien an skoliotischen Kindern Lateralverlagerungen der Nuclei pulposi und erblickt hierin die Ursache der Skoliose.

10. Entstehung aus der physiologischen Skoliose

JANSSEN glaubt, daß die Mehrzahl der idiopathischen Skoliosen aus den eingangs besprochenen physiologischen Seitenkrümmungen der Wirbelsäule hervorgingen. Er schließt dies unter anderem daraus, daß Skoliosepatienten in einem sehr hohen Prozentsatz die gleichen typischen Krümmungen aufweisen sollen, wie sie für die physiologische Skoliose als charakteristisch angegeben wurden (Abb. 352). Nach seiner Ansicht gehört die Skoliose, die zu der angeblich normalen physiologischen Skoliose spiegelbildlich ist, zu den großen Seltenheiten. Als typisch für die physiologischen Skoliosen bzw. die aus ihnen hervorgegangenen idiopathischen Skoliosen sieht er eine dreifache Krümmung mit einer Primärbiegung und zwei kompensatorischen Biegungen an. Wie schon früher erwähnt, soll nach Ansicht von JANSSEN und auch von SCHULTHESS die physiologische Krümmung typischerweise im Thorakalabschnitt rechtskonvex sein. Auf die Ursachen, die für diese Krümmungslokalisation verantwortlich gemacht wurden (Aorta, Herz, Leber usw.) ist früher schon hingewiesen worden. JANSSEN macht sich hierüber folgende Vorstellungen: Durch das Einsetzen der Zwerchfellatmung soll eine Lendenlordose entstehen, der, nach-

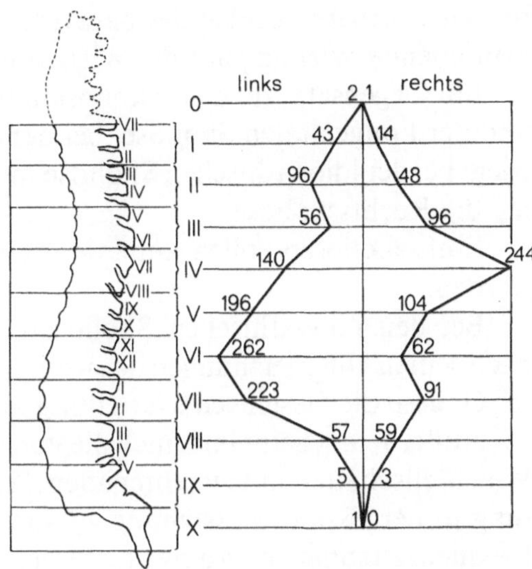

Abb. 352. JANSEN (1910) führt die asymmetrische Verteilung der Scheitelpunkte der Krümmung bei einem größeren Skoliosekollektiv auf die Auswirkung des asymmetrischen Verlaufes der Crura interna des Zwerchfelles zurück (der obere Teil der Wirbelsäule ist punktiert gezeichnet, weil der Nullpunkt in der Schulthessschen Statistik nicht ganz sichergestellt ist). Der obere Brustteil biegt etwa zweimal so oft nach links ab als nach rechts. Der mittlere Brustteil zeigt hingegen eine ausgesprochene Vorliebe für die rechte Seite. Der untere Brustteil biegt wieder viel öfter (etwa 4mal) nach links ab als nach rechts

dem das Kind laufen gelernt hat, bald eine kompensatorische Brustkyphose folgt. Außerdem sollen noch die oberen Atemmuskeln (Musculus sternocleidomastoideus und scaleni) mitwirken, in dem sie die obere Brustwirbelsäule nach unten krümmen. Die Aorta soll außerdem zu einer Schwächung der linken Wirbelkörperhälfte führen und dadurch eine rechtsseitige Ausbiegung erleichtern, deren wesentliche Ursache aber der asymmetrische Verlauf der Crura interna des Zwerchfelles sein soll. Hierfür spricht unter anderem nach seiner Ansicht die Beobachtung, daß bei Aufhängung von Skoliosepatienten in der Glisson-Schlinge bei der Inspiration die skoliotische Krümmung an der Dorsolumbalgrenze stärker sein soll. Nach SABATIER und BOUVIER spielt die Aorta, nach BÜHRING das Herz, nach HUG; PAYER; HAGLUND; ROMICH; KIRMISSON sowie REDARD die Rechtshändigkeit, Längendifferenzen der Extremitäten und Plattfüße eine Rolle bei der Skolioseentstehung und insbesondere sollen diese Faktoren, die von den meisten Autoren angegebene größere Häufigkeit der thorakalen Rechtskonvexität erklären. Dementsprechend will PÉRÉ beim Situs viscerum inversus ein Überwiegen der Linkskonvexität gefunden haben. Diese Angaben beziehen sich großenteils auf die physiologischen Skoliosen, aus denen sich ja nach Meinung mancher Autoren die pathologischen Krümmungen entwickeln sollen.

11. Paravertebraler Weichteilschatten und Skoliose

RESKE und WESTER-EBBINGHAUS haben die idiopathischen Skoliosen in einen ursächlichen Zusammenhang mit dem im Röntgenbild meistens nur auf der linken Seite sichtbaren, sog. paravertebralen Weichteilschatten gebracht. Viscerale, rheumatisch-fokaltoxische Entzündungen im paravertebralen Gewebe sollen links infolge der Aortenunruhe zu einer langsameren Abheilung und zu einer größeren Narbenbildung als rechts neigen, was die häufigere Sichtbarkeit dieses Gebildes auf der linken Seite erklären soll. Anfänglich sollen daraus Schmerzskoliosen resultieren. Später soll sich die verkürzende Narbenbildung in diesem Bereich im Sinne einer einseitigen Wachstumshemmung auf die Wirbelsäule auswirken und zu einer organischen Torsionsskoliose führen.

Als Argumente für die ursächliche Bedeutung dieses paravertebralen Weichteilschattens bei der Entstehung der idiopathischen Skoliose führt RESKE folgendes an:

Der Scheitelpunkt der typischen Skoliose soll sich auf das Gebiet zwischen dem 7. und 9. BW konzentrieren, also auf das Gebiet, das ungefähr in der Mitte zwischen den beiden sichtbaren Enden des paravertebralen Weichteilschattens liegt und wo dessen umkrümmende Wirkung auf die Wirbelsäule am stärksten sein soll.

Im Gegensatz zu den Skoliosen bekannter Genese, z.B. der postpoliomyelitischen und der kongenitalen Skoliose, bei denen die Seitenverteilung annähernd gleich ist, überwiegt bei der idiopathischen Skoliose mit links sichtbarem paravertebralem Weichteilschatten die Rechtsskoliose.

Linksskoliosen sollen außerdem eine bessere Prognose haben und in 89,5% geheilt werden.

Bei den idiopathischen Skoliosen mit paravertebralem Weichteilschatten überwiegt nach seinen Untersuchungen das weibliche Geschlecht, während bei den Skoliosen bekannter Genese die Geschlechtsverteilung annähernd gleich sein soll.

Außerdem scheint ihm auch die von ihm getroffene Feststellung, daß ein paravertebraler Weichteilschatten mit zunehmendem Alter häufiger in Erscheinung tritt, für dessen Bedeutung in der Skolioseentstehung zu sprechen. Von DIETERICH wurde eine altersabhängige Frequenzzunahme allerdings nicht gefunden.

Diese Theorie und diese Argumentation hält einer kritischen Überprüfung jedoch nicht stand. Die angezogenen Geschlechts- und Richtungsunterschiede der verschiedenen Skolioseformen sind statistisch nicht hinreichend gesichert. DIETERICH kam zu anderen Resultaten. Die größere Frequenz eines paravertebralen Weichteilschattens, bei skoliotischen

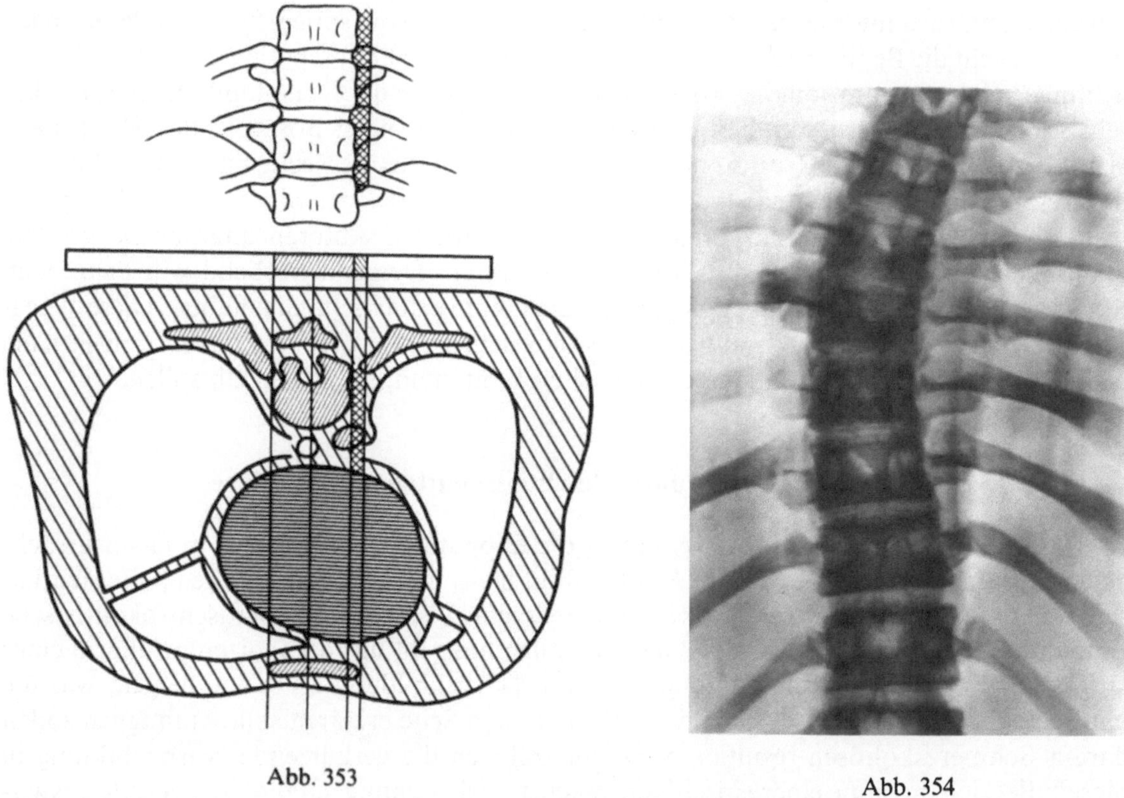

Abb. 353 Abb. 354

Abb. 353. Schematische Darstellung der anatomischen Verhältnisse im Mediastinum, die das Zustandekommen des linksseitigen Wirbelkörperbegleitschattens im a.p.-Röntgenbild der Brustwirbelsäule bewirken

Abb. 354. Rechtskonkave Thorakalskoliose bei einem 15jährigen Mädchen. Der Wirbelkörperbegleitschatten stellt sich konkavseitig besonders breit dar

als bei geraden Wirbelsäulen, ist sicher ein Phänomen, das seine Ursache in speziellen anatomischen Gegebenheiten des paravertebralen Raumes hat.

Dieses Gebilde wurde im Röntgenbild von KANKELEIT 1918 zum ersten Mal beschrieben. Wegen dieses, zu dieser Zeit noch unbekannten und in der Literatur noch nicht genauer beschriebenen Weichteilschattens, war ursprünglich eine Spondylitis tuberculosa oder ein Wirbelsäulentumor vermutet worden. KANKELEIT hat später die Wirbelsäule dieses Individuums präpariert und keine anatomische Erklärung für das Röntgenbild gefunden. Die normalen Bänder und Muskeln im paravertebralen Bereich konnten nicht das Substrat des Schattens im Röntgenbild sein. Ursprünglich dachte er deswegen an einen *Mach*effekt, ließ diese Erklärung auf Grund photometrischer Messungen aber wieder fallen.

Nach SARROUY entsteht der paravertebrale Weichteilschatten durch die orthograde Projektion des medialen linken Lungenrandes in der a.p.-Richtung. Dieser Autor weist darauf hin, daß der paravertebrale Begleitschatten bei pathologischen Prozessen in der Nachbarschaft, wie z.B. der Spondylitis tuberculosa, besonders deutlich und verbreitert zur Darstellung kommt. Ob dies wirklich zutrifft oder ob in diesen Fällen schon ein Senkungsabceß vorliegt, mag dahingestellt bleiben.

Auch GROS und SPEEG erklären die Entstehung des paravertebralen Weichteilschattens genauso wie SARROUY und LACHMANN. Die orthograde Projektion der Pleura mediastinalis und des darunterliegenden Gewebes im paravertebralen Bereich geben das Substrat für die Entstehung des paravertebralen Weichteilschattens ab. Die anatomischen Verhältnisse sind der Abb. 353 zu entnehmen.

RESKE gibt an, daß ein paravertebraler Weichteilschatten in 68,47% vorhanden ist. In 77,15% war er nur linksseitig, in 17,71% beidseitig und in 5,34% nur rechtsseitig vorhanden. Ein besonders breiter, paravertebraler Weichteilschatten fand sich in 25,2%. Bei linkskonvexen Thorakalskoliosen ist er am breitesten. Er ist nicht als Ursache, sondern als Folge der Skoliose anzusehen (Abb. 354).

12. Muskellähmung und Skoliose

Daß die Muskellähmung den entscheidenden Faktor bei der Entstehung der paralytischen Skoliose darstellt, ist zweifelsfrei, wenn auch der Entstehungsmechanismus im einzelnen nicht völlig klar zutage tritt. RIDDLE und ROAF machen auch für die Entstehung anderer und vor allen Dingen der idiopathischen Skoliose Gleichgewichtsstörungen in der Rückenmuskulatur verantwortlich (Abb. 355) (s. auch Kap. K.II.6.a)ϑ): Postpoliomyelitische Skoliosen, Entstehung, S. 316).

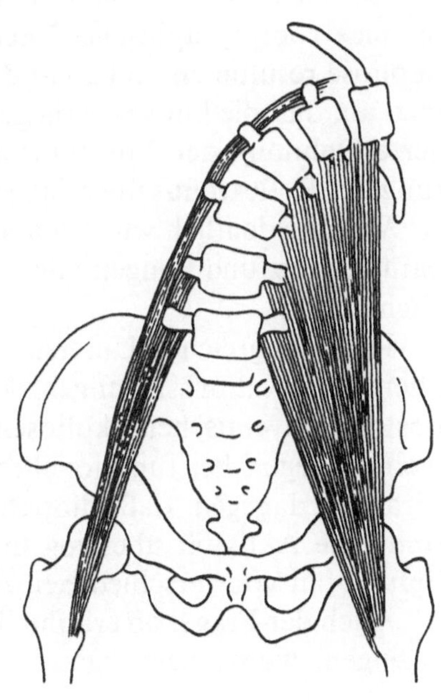

Abb. 355. Entstehung einer Lendenskoliose durch einseitige Psoaslähmung. (Nach KRUKENBERG)

a) Elektromyographische Untersuchungen über die Entstehung der idiopathischen Skoliose

Bei elektromyographischen Untersuchungen von 59 Skoliosepatienten stellten RIDDLE und ROAF in den meisten Fällen konvexseitig eine stärker entwickelte Muskulatur fest. Dies soll auch bei Lähmungsskoliosen der Fall sein, woraus sie schließen, daß es sich bei den idiopathischen Skoliosen in Wirklichkeit um nicht erkannte Lähmungsskoliosen handele. Auch BAYER fand elektromyographisch immer eine konvexseitig erhöhte Aktivität.

HENSSGE hat bei 120 Patienten mit Skoliosen elektromyographische Untersuchungen der Lendenmuskulatur vorgenommen. In 60 Fällen hat es sich um postpoliomyelitische, in den anderen 60 Fällen um idiopathische, funktionelle und kongenitale Skoliosen gehandelt. Bei den poliomyelitischen Skoliosen wurden mit wenigen Ausnahmen Innervationsstörungen des Musculus errector trunci gefunden und zwar auch dann, wenn in Einzelfällen klinisch keine Paresen nachgewiesen werden konnten. Entsprechende Innervationsstörungen fanden sich elektromyographisch auch im Errector trunci von Patienten mit idiopathischen Skoliosen. Der Verfasser schließt aus dieser seitendifferenten Innervierung des Musculus errector trunci bei idiopathischen Skoliosen auf deren primäre ätiologische Bedeutung.

Andere Autoren wollen jedoch elektromyographisch ein umgekehrtes Verhalten gefunden haben. So war bei den Untersuchungen von GRUCA die konkave Seite einer Skoliose meistens die muskelstärkste und immer primär betroffen. Durch die Annäherung ihrer Ansatzpunkte erfuhr die Muskulatur auf der Konkavseite erst sekundär eine Schwächung.

Konkavseitig erhöhte Muskelpotentiale wurden von RIDDLE und ROAF in einem kleineren Teil der Fälle festgestellt. Ähnliche Resultate hatten ALLENBACH und WIEST. Die Seitendifferenzen sollen sich beim Rumpfvorwärtsbeugen verstärken. HERTLE und JENTSCHURA fanden Seitendifferenzen in der elektromyographischen Aktivität nur bei mobilen (also Haltungs-) Skoliosen, nicht dagegen bei fixierten Skoliosen.

Auch ZUK gibt an, daß primär die Konkavseite stärkere Potentiale zeige, sich aber nach Auswirkung der Skoliose eine Potentialerhöhung einstelle. Bei 250 idiopathischen Skoliosen waren elektromyographisch in 46% der Fälle Paresen geringen Grades in der Rücken- und Bauchmuskulatur auf der konvexen Seite vorhanden. Er kommt auf Grund seiner elektromyographischen Untersuchungen zu dem Schluß, daß die Skoliose aus einem gestörten Gleichgewicht der Muskulatur resultiere (BAYER; RIDDLE u. ROAF).

Gerade dies wird von anderen Untersuchern bestritten, sie vertreten die Ansicht, daß die elektromyographische Potentialdifferenzen auf beiden Seiten aus Auswirkungen der Skoliose resultieren und nicht deren Ursache darstellen. BRUSSATIS und FRIEDEBOLD nehmen an, daß die konvexseitig gesteigerte Aktivität im Elektromyogramm über eine gesteigerte Dehnung der Muskuluspindel in der konvexseitigen Muskulatur zu einer Steigerung des Reflextonus über das System der Gammaneurone führt (ALLENBACH und WIEST).

Verschiedentlich wurden auch die unterschiedlichen Skolioseformen — idiopathische, paralytische, und kongenitale — elektromyographisch untersucht und die Ergebnisse verglichen.

In umfangreichen Untersuchungen von HENSSGE konnten, wie schon ausgeführt, periphere Innervationsstörungen des Musculus errector trunci elektromyographisch nur bei postpoliomyelitischen Skoliosen und bei idiopathischen Skoliosen nachgewiesen werden, nicht dagegen bei funktionellen und bei kongenitalen Skoliosen. Serologische Befunde sprachen dagegen, daß idiopathische Skoliosen abortive postpoliomyelitische Skoliosen sind. Die Aktivität überwog in der Regel auf der Konvexseite der Krümmung. Dieser Befund hat von verschiedenen Autoren eine unterschiedliche Deutung erfahren.

Auch der Frage, ob erhöhte Potentiale im Elektromyogramm Progredienz der Skoliose anzeigen, wurde nachgegangen. BAYER behauptet, daß konvexseitig erhöhte Potentiale

Progredienz anzeigten. Die gleiche Ansicht wird von LE FEBVRE, TRIBOULET-CHASSERANT und MISSIRLIN vertreten. Da BRUSSATIS in 24 Fällen von idiopathischen Skoliosen nach Wachstumsabschluß 20mal eine konvexseitige Potentialerhöhung registrierte, glaubt er nicht, daß sie als Indizium für Progredienz gewertet werden könne. Denn nach gängiger Vorstellung sind idiopathische Skoliosen nach Wachstumsabschluß nicht mehr progredient (s. jedoch Kap. M: Prognose und Verlauf der Skoliose, S. 472).

HENSSGE unterstellt Zusammenhänge zwischen der Dauer des Bestehens einer Skoliose und dem elektromyographischen Befund.

Er fand in über 50% bei idiopathischen Skoliosen im Elektromyogramm, das mit Nadelelektroden abgenommen wurde, Degenerationszeichen an der Rückenmuskulatur. Je früher die Skoliosen auftraten, um so häufiger waren Degenerationszeichen. Diese Degenerationszeichen fanden sich bevorzugt zwischen den Segmenten Th 7 und L 4.

Aus elektromyographischen Untersuchungen könnte man den Schluß ziehen, daß vielleicht eine Wirbelrotation in der Mechanogenese der Skoliose das Primum movens darstellt, (RIDDLE u. ROAF) da eine solche Rotation aus dem Überwiegen der tiefen rotatorischen Wirbelmuskulatur auf einer Seite resultieren könnte. Ähnliche Vorstellungen werden von ROGERS vertreten. BRUSSATIS kann sich diesen Vorstellungen nicht anschließen.

Mit der Frage nach der Ursache der vermuteten Tonusstörungen der Rückenmuskulatur befassen sich die Autoren, die in ihnen einen ätiologischen Faktor bei der Skolioseentstehung sehen, relativ wenig.

BAYER; RIDDLE und ROAF sowie ZUK nahmen an, daß die seitendifferente Aktivität Folge einer unbemerkten Parese oder einer zentralnervösen Reflexstörung ist.

b) Klinisch-anatomische Untersuchungen über Muskelveränderungen bei der idiopathischen Skoliose

Die Theorie von einer Entstehung der idiopathischen und nicht nur der paralytischen Skoliose durch eine asymmetrische Schwäche oder Lähmung der Rücken- oder Bauchmuskulatur hat man nicht nur mit elektromyographischen Untersuchungen zu untermauern versucht, sondern man hat auch klinische und anatomische Beobachtungen als Argumente herangezogen (HAUSER; MALGAIGNE; GUERIN; STROHMEYER; BARWELL; PRAWAZ; CAREY).

KUHNS stellte bei der Obduktion von 100 Kindern, die an den üblichen Kinderkrankheiten verstorben waren, 63mal Muskelveränderungen fest, die nach seiner Ansicht in den meisten Fällen wohl geheilt wären, wenn die Kinder nicht interkurrent verstorben wären, die aber dann die Ursache für eine Skoliose hätten abgeben können, sofern im Falle des Weiterlebens eine Heilung nicht eingetreten wäre.

Auch LOMBARD sowie ALLBROOK und BAYER stellen die Theorie von einer neurogenen muskulären Tonusstörung als primäre Skolioseursache auf. LOMBARD will bei der Mehrzahl der Skoliotiker Pigmentnaevi gefunden haben, bei denen es sich angeblich um neurogliomatöse und neurofibromatöse Zellreaktionen handelte. Er erblickt in ihnen Zeichen für das Vorliegen einer neuromuskulären Störung.

VIRCHOW fand bei der Präparation von Skoliotikerleichen nur an kurzen Abschnitten der tiefen Schicht des Multifidus und an wenigen Rotatores fettige und fibröse Degeneration. Diese Veränderungen entsprachen Wirbelsegmenten, die völlig ankylosiert waren.

FENKNER fand an einer Leiche mit einer starken Kyphoskoliose im Bereich des Rippenbuckels einen erheblichen Schwund des Latissimus dorsi.

HIRANO stellte bei elektronenmikroskopischen Untersuchungen an der Muskulatur von Skoliotikern neurogene Muskelatrophie fest.

Man hat nicht nur Gleichgewichtsstörungen in der eigentlichen Rückenmuskulatur für die Entstehung der idiopathischen Skoliose verantwortlich gemacht, sondern auch entsprechende Störungen am Iliopsoas. Primär kann daraus aber nur eine Lendenkrümmung resultieren. Die ausgeprägte Thorakalkrümmung, die bei der idiopathischen Skoliose praktisch immer vorhanden ist, wird als Sekundärkrümmung angesehen. Für die Rolle der Störungen des Gleichgewichtes der Ileopsoasmuskeln sind vor allem KRUCKENBERG und GIRLANDO sowie BOSE eingetreten (Abb. 355, S. 495). GIRLANDO nimmt für die dorsolumbalen idiopathischen Skoliosen eine dysmetabolische Myopathie des Musculus psoas als Ursache an. MOL und VAN ZIJL erblicken die Hauptursache in asymmetrischen Schwächen der Bauchmuskulatur.

Nicht nur Muskelschwächen und Lähmungen hat man angeschuldigt, sondern auch Kontrakturen.

MOSER glaubt, daß manche idiopathischen Skoliosen auf einer fibrösen Kontraktur der konkavseitigen Muskulatur beruhen und daß der Entstehungsmechanismus bei ihnen praktisch der gleiche ist wie beim muskulären Schiefhals.

PORT nimmt einen chronischen Muskelrheumatismus als Ursache der Skoliose an.

13. Entstehung der paralytischen Skoliose

Bei den paralytischen Skoliosen stellt die Nervenlähmung zweifelsfrei den Primärfaktor. Ebenso zweifelsfrei ist es, daß der Weg der Skolioseentstehung über die Muskulatur führt. Die Kenntnis von der paralytischen Skoliose hat dazu geführt, die Ursache der idiopathischen Skoliose in einer asymmetrischen Muskelschwäche zu suchen. Man muß sich aber immer vor Augen halten, daß die idiopathische und die paralytische Skoliose viele Unterschiede aufweisen.

Ist die Ätiologie der paralytischen Skoliose klar, so ist ihr detaillierter Entstehungsmechanismus doch nicht in allen Etappen genau bekannt. Am meisten hat man sich mit der postpoliomyelitischen Skoliose befaßt.

Auf diese Frage wurde im Kapitel über die Lähmungsskoliosen bereits kurz eingegangen. Völlig konstante Beziehungen zwischen dem Sitz der Lähmung und der Ausbildung einer Skoliose haben sich nicht feststellen lassen.

MAYER schreibt dem Beckenschiefstand eine entscheidende Rolle zu, der aus einer einseitigen Lähmung des Quadratus lumborum und der schrägen Bauchmuskeln resultieren soll (JAMES). Er unterscheidet zwei Typen von fixiertem, postpoliomyelitischem Beckenschiefstand. Der eine kommt durch eine Gleichgewichtsstörung zwischen Abduktoren und Adduktoren zustande und der zweite durch eine Gleichgewichtsstörung der Rumpfmuskeln. Dieser Beckenschiefstand soll eine lumbo-dorsale Skoliose zur Folge haben.

KNUPFER tritt für die entscheidende Bedeutung der Bauchmuskellähmungen ein. Ein paretischer Erector trunci soll sich leichter erholen und geringere Skoliosen verursachen als Ausfälle an der Bauchmuskulatur. Wenn sie einseitig betroffen ist, so fehlt auf dieser Seite die Rumpfstütze durch die Bauchblase, so daß der Inhalt des Abdominalraumes nach dieser Seite ausweicht. Die Tendenz des Rumpfes, nach dieser Seite umzukippen, wird durch die gesunde gegenseitige Rumpfmuskulatur verhindert. Die daraus resultierende Skolioseform ist inkonstant. Bei der gleichseitigen Bauch- und Hüftmuskellähmung wird ein Abkippen des Oberkörpers nach der gesunden Seite dadurch verhindert, daß das Becken nach der kranken Seite schiefgestellt wird und so der Oberkörperschwerpunkt auf die kranke Seite verlagert wird. Bei gekreuzten Bauch- und Hüftmuskellähmungen ist die Stabilität nach beiden Seiten hin aufgehoben (Abb. 230, S. 316).

GEISER ist vor allen Dingen für die pathogenetische Rolle von Lähmungen an der Intercostalmuskulatur eingetreten. Aber auch Ausfälle an der lateralen Bauchmuskulatur, dem Quadratus lumborum und dem Latissimus dorsi sollen eine große Rolle spielen.

ROAF bestreitet dies. Seitenunterschiede bei der Messung des Aktionsstromes der Intercostalmuskulatur sollen sekundärer Natur sein, da sich bei allen Formen der Skoliose eine vermehrte Innervation auf der konvexen Seite findet. Auch JAMES erkennt der Intercostalmuskulatur keine besondere Bedeutung zu. Das gleiche gilt für eine ungleiche Innervation des Zwerchfelles (ROAF).

Lähmungen der Schulterblattmuskulatur sollen nach der Ansicht von COLONNA und VOM SAAL zu thorakalen Skoliosen führen. Auch BOPPE und QUENEAU sind dieser Ansicht. Dem wird von anderer Seite widersprochen. COLONNA und VOM SAAL wollen auf der gelähmten Seite die Konkavität gefunden haben, während JAMES sie überwiegend auf der gesunden Seite fand. Im Hinblick auf die Erfahrung bei Armamputationen ist es auf jeden Fall wahrscheinlich, daß Lähmungen der Schulterarmmuskulatur bei der Skolioseentstehung mit eine Rolle spielen.

Ebenso umstritten ist die Bedeutung von Lähmungen der langen Rückenmuskulatur für die Skolioseentstehung. Sie soll bei symmetrischem Ausfall und bei zusätzlicher Lähmung der Bauchmuskulatur, vor allen Dingen zum Kollaps der Wirbelsäule disponieren (JAMES; GEISER). In dem Material von COLONNA und VOM SAAL hatten 86% der Patienten mit Lähmungen am Stamm eine Skoliose bekommen.

Jedoch kann in diesen Fällen gleichzeitig eine Lähmung der tiefen, kleinen, rotatorischen Rückenmuskeln vorgelegen haben. Sie dürfte die größte Rolle in der Skolioseentstehung spielen. Für ihre entscheidende kausale Bedeutung sind auch GROSSIORD, CIOSY-FRENAY, HELD und BEAUPÈRE eingetreten. Ihre Untersuchung ist allerdings insbesondere auch auf elektromyographischem Wege sehr schwierig.

Symmetrische Lähmungen der Stamm- und Bauchmuskulatur haben — wie schon erwähnt — sehr häufig einen Kollaps der Wirbelsäule zur Folge. In 21 Fällen von COLONNA und VOM SAAL gingen sie jedoch ohne jegliche Verkrümmung der Wirbelsäule einher.

Ein Sektionsbefund bei einer C-förmigen Totalskoliose bei einem 2jährigen Kind, bei dem sich diese Verkrümmung entwickelt hatte, obwohl das Kind nie gesessen hatte oder gelaufen war, hat EWALD mitgeteilt. Die Interspinales und Intertransversarii waren auf der konvexen Seite atrophisch, also gelähmt. Außerdem fand sich noch eine Atrophie des Semispinalis dorsi und des Multifidus. Diese Muskeln stellen neben den M. rotatores die einzigen wirklichen Rotatoren der Wirbelsäule dar. KLIPPEL sowie MONSARRAT haben bei Sektionen Muskelatrophien auf der Konvexseite von Skoliosen gefunden.

Im Gegensatz zu dieser Feststellung geben viele Autoren an, daß die Konvexität nach der gesunden Seite gerichtet sei, die Muskellähmung also die Konkavseite betrifft. Entsprechende Verhältnisse fanden sich auch in den Tierversuchen von ARND (BAYER). BAYER konnte durch elektrische Reizung der konkavseitigen Muskulatur eine im Röntgenbild nachweisbare Abflachung der Lordose erzielen.

Weitgehende Einigkeit besteht wenigstens darin, daß es im wesentlichen oder ausschließlich die asymmetrischen Lähmungen sind, die Skoliosen, abgesehen von dem Wirbelsäulenkollaps bei symmetrischen Lähmungen, verursachen.

Hinsichtlich des Entstehungsmechanismus der paralytischen Skoliose nimmt FARKAS an, daß es sich nicht um eine Seitwärtskrümmung, sondern um eine seitliche Verschiebung der Wirbel in den Thoraxraum hinein handele. Er will festgestellt haben, daß, bevor eine seitliche Verkrümmung der Wirbelsäule im Röntgenbild sichtbar wird, eine Wirbelrotation besteht. Diese Wirbelrotation kann univertebral, segmental oder alternierend sein. Es besteht also zuerst eine paralytische Wirbelsäule, ehe sich eine paralytische Skoliose einstellt.

Die Wirbelrotation geht der Skoliose also voran, ist aber nicht immer von einer Skoliose gefolgt. Die Entstehung von Skoliosen im Gefolge von Muskellähmungen am Beckengürtel erklärt er ebenfalls durch eine primäre Beckenrotation.

Als ein weiteres Charakteristikum und als einen weiteren Faktor von erheblicher pathogenetischer Bedeutung sieht er eine verwaschene und unscharfe Darstellung der Wirbelkörper im Röntgenbild an. Sie soll nach Jahren von einer Knochenatrophie gefolgt sein, die sich angeblich bei anderen Skolioseformen nicht findet. Dies trifft aber wohl nicht zu. Denn auch bei idiopathischen Skoliosen und Skoliosen anderer Genese ist, vor allen Dingen, wenn sie den Thoraxabschnitt betreffen, in den Spätstadien ebenfalls eine Knochenatrophie nachzuweisen.

BENNETT sowie CLARK haben besonders auf die ätiologische Bedeutung einer Faszienkontraktur bei der Entstehung der postpoliomyelitischen Skoliose hingewiesen. ROAF nimmt eine Kombination mehrerer Faktoren an. STEINDLER stellt sich den Mechanismus so vor, daß infolge einseitiger Muskellähmung die Wirbelsäule nach der gesunden Seite hinüberzufallen droht, was reflektorisch dadurch verhindert wird, daß der Patient das Körpergewicht nach der gelähmten Seite verlagert. Diese Vorstellung könnte aber allenfalls die C-förmigen Verkrümmungen erklären.

HARRENSTEIN hat bei 2 Kindern mit angeborener Zwerchfellähmung eine skoliotische Wirbelsäulenverkrümmung festgestellt, die nach der gelähmten Seite konvex war. Den Nervendurchschneidungen bei Tieren entsprechende Beobachtungen stellten MANARA und TASCA beim Menschen nach Anaesthesie der Spinalnerven an.

14. Intrauterine Skolioseentstehung

Eine Entstehung der idiopathischen Skoliose durch Einwirkungen während der Fetalperiode ist von NICOLETTI und von WILHELM angenommen worden. WILHELM glaubt, daß die Torsion der fetalen Wirbelsäule gegen Ende der Fetalperiode dann einen Skoliosekeim setzt, wenn noch Störungen des mütterlichen Kalkstoffwechsels hinzukommen. Nephritis, Eklampsie, Tbc, Diabetes und andere mütterliche Erkrankungen während der Schwangerschaft könnten gleichfalls eine Rolle spielen. Auch kurz aufeinander folgende Schwangerschaften, hohes Alter der Mütter und Strumen sollen einen ätiologischen Faktor darstellen.

PORTE-PALLAROL legt dar, daß Wirbelsäulenverkrümmung beim Feten und auch ziemlich deutliche Achsenknickungen weder als ein sicheres Symptom für Fruchttod angesehen werden können, noch daß bei diesen Kindern die ganz spontan geboren werden, eine Wirbelsäulenverkrümmung manifest ist (BAUNACH; SCHMIEMANN).

15. Humorale Faktoren in der Skoliosegenese

Auf das nicht seltene Vorkommen von Entkalkungsvorgängen an den Wirbelsäulen, auch jugendlicher Skoliotiker, besonders im Krümmungsbogen ist schon verschiedentlich hingewiesen worden. Sie ist nicht nur bei Lähmungsskoliosen, sondern mitunter auch bei eindeutig idiopathischen Skoliosen anzutreffen.

BESTERBEURTJE deutet die (allerdings nicht unbestrittene) Tatsache des Überwiegens des weiblichen Geschlechtes bei idiopathischen Skoliosen dahin, daß hormonelle Faktoren in der Genese eine Rolle spielen. LANGE und LANGE sehen in einer Dysharmonie des Verhältnisses von Wachstums- und Geschlechtshormon die Ursache der Verschlechterung einer idiopathischen Skoliose.

STEARNS, CHEN, MCKINLEY und PONSETI fanden bei skoliotischen Kindern Eiweißabbaustörungen mit vermehrter Stickstoffausscheidung und verstärkter Ausscheidung wesentlicher Aminosäuren. Daraus glauben sie auf Störungen in der Eiweißmatrix des Knochens schließen zu dürfen. Im Mineralstoffwechsel konnten sie dagegen keine Abweichungen im Vergleich zu wirbelsäulengesunden Kindern feststellen. Zu ähnlichen Feststellungen sind GILLY, ROBERT, DALLOZ und STAGNARA gekommen. Sie fanden ebenfalls in einem

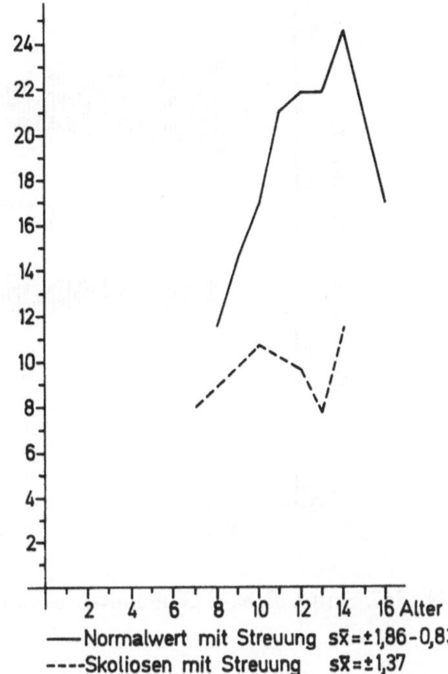

Abb. 356. Saure Mucopolysaccharid-Ausscheidung im Urin bei Normalpersonen und bei Skoliotikern. (Kyselka, 1965)

Teil der Fälle mit idiopathischen Skoliosen eine vermehrte Ausscheidung der schwefelhaltigen Aminosäuren Taurin, Methionin und Cystein. Lange und Lange sehen eine Funktionsstörung der Nebennierenrinde als Ursache der vermehrten Stickstoffausscheidung bei skoliotischen Kindern an.

Böhmer hat festgestellt, daß bei progredienten idiopathischen Skoliosen die Serumcholinesterase erniedrigt war. Nach Abschluß der Skolioseprogredienz war die Serumcholinesteraseaktivität wieder normal. Die Erniedrigung während der Progredienz ging mit einem verzögerten Abbau von Succinylcholin und Novocain einher. Skoliosen, die durch Muskelparesen oder Mißbildungen verursacht waren, wiesen normale Serumcholesteraseaktivitäten auf. Vererbbare Enzymdefekte wurden ausgeschlossen. Die alkalische Phosphatase war in einigen Fällen, wohl als Ausdruck der Umbauvorgänge, bei der Skoliose erhöht. Die Leucinaminopeptidase war bei idiopathischen Skoliosen erhöht. Belastungsversuche ergaben ein stärkeres Ansteigen der Milchsäure als bei Gesunden.

Der Kolagenumsatz im Knochen bestimmt anhand der 24 Std-Exkretion von Hydroxyprolinen im Urin war bei Jugendlichen mit idiopathischen Skoliosen erhöht. Gipskorsett, Streckungen und Fusionsoperationen bewirkten ebenfalls eine Erhöhung des Kollagenumsatzes (Zorab, Clark, Cotrel u. Harrison).

Kyselka fand bei der Untersuchung von 60 jugendlichen Patienten mit progredienten Skoliosen Veränderungen der Phosphor- und Phosphatasewerte sowie charakteristische Abweichungen in der Mucopolysaccharidausscheidung (Donnini). Die Ausscheidung der Mucopolysaccharide war vermindert (Abb. 356), die Phosphatase- und Phosphorwerte waren erhöht (Schönenberger, Taillard u. Berger).

Glauber, Fernbach; Massanyil-Medgyesi haben bei unbehandelten Patienten (165) mit idiopathischen Skoliosen Papier-Elektrophorese-Untersuchungen vorgenommen und eine Vermehrung des α_1-Globulins festgestellt (Abb. 357). Die Vermehrung des α_1-Globulins war von einer Vermehrung des Glyco-Proteins begleitet. Diese Befunde werden als die Folge einer Störung im Muco-Protein-Stoffwechsel und in der Synthese des Ossomucins der Knochenmatrix angesehen. Die hieraus resultierende hohe Konzentration der

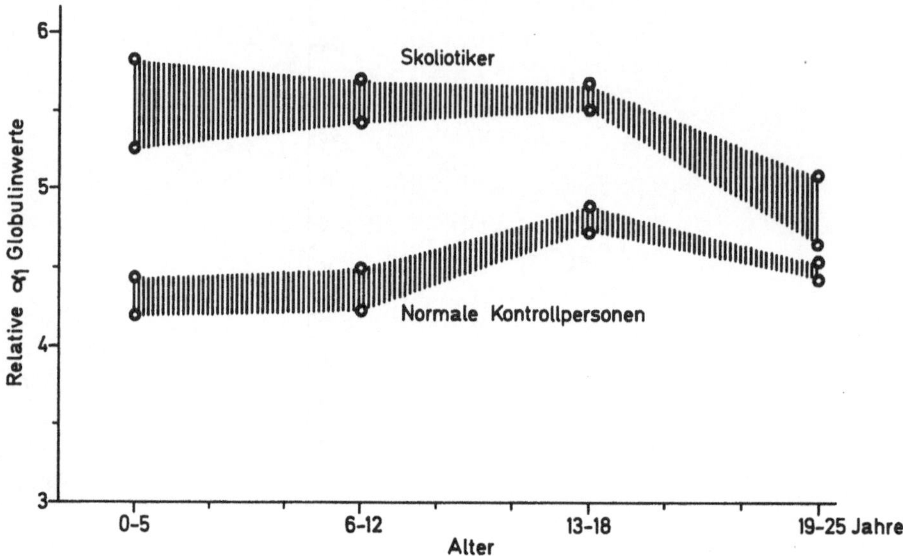

Abb. 357. Serum alpha-1-Globulinwerte von Skoliotikern und normalen Kontrollpersonen verschiedenen Alters. (GLAUBER, 1962)

Glyco-Proteine im Serum erhöht den α_1-Globulinspiegel, den Spiegel der gesamten proteingebundenen Hexose und der α_1-Glykoproteinfraktion des Serums.

IGNESTI u.Mitarb. haben das Verhalten der Serumglykoproteine bei idiopathischen juvenilen Skoliosen untersucht.

MISOL u.Mitarb. untersuchten bei 15 Jugendlichen mit typischer idiopathischer Skoliose den Gehalt des Serums an Wachstumshormon und die 17-Ketosteroidausscheidung im Urin. Sie fanden normale Werte.

GIRLANDO hat bei 92 Patienten mit idiopathischer Skoliose die FDP Aldolase und die Creatininphosphokinase untersucht und in 95% der Fälle erhöhte Werte gefunden.

BERGER, TAILARD und BERGER stellten bei einem Patienten mit idiopathischer Skoliose eine leichte Erhöhung der Taurin-Ausscheidung fest.

SCHANZ wollte bei Skoliotikern sehr häufig eine Struma gefunden haben und hält deswegen eine Hypothyreose für einen kausalen Faktor. Aus dieser Vorstellung heraus verordnete er zur Behandlung Schilddrüsenpräparate und ging, als sich thyreotoxische Erscheinungen einstellten, auf Hypophysenpräparate über. Ebenfalls eine Häufung von Hypothyreoidismus bei Skoliotikern wollen GOURDON und DIJONNEAU festgestellt haben. Sie glauben, daß die Hypothyreose zu einer Kalkverarmung des Knochens führt und damit die mechanische Widerstandsfähigkeit der Wirbelsäule herabsetzt.

Kalkverarmungen der Wirbel sind — wie schon mehrfach gesagt — bei Skoliosen häufig anzutreffen. Sie sind aber meistens auf die thorakale Krümmung beschränkt (PONSETI und FRIEDMAN; LANGE und LANGE). Sie haben mit den echten generalisierten Osteoporosen nichts zu tun. FARKAS erblickt in ihnen die initiale Veränderung bei der paralytischen Skoliose und LANGE ist der Ansicht, daß einer Verschlimmerung auch der idiopathischen Skoliosen eine Kalkverarmung des betreffenden (thorakalen) Wirbelsäulenabschnittes vorausgehe. Diese Kalkverarmung hätte demnach auch eine prognostische Bedeutung.

Es sei in diesem Zusammenhang noch erwähnt, daß nach SCHUHKNECHT die Adolescentenskoliosen ebenso durch eine Fokaltoxicose entstehen sollen, wie die Adolescentenkyphosen. GIRLANDO erblickt in der idiopathischen Skoliose eine vertebrale dysmetabolische Myopathie.

16. Stellungnahme zu den Theorien über die Skolioseentstehung

Diese ganzen Theorien über die Mechanogenese der Skoliose konnten nur unvollständig und kursorisch abgehandelt werden und es war nicht möglich, der Argumentation der Autoren im einzelnen zu folgen. Außerdem ist es mitunter recht schwierig, die Gedankengänge zu verstehen, da sie räumliche Verhältnisse und komplizierte Bewegungsvorgänge an der Wirbelsäule zum Gegenstand haben, die nur schwer zu beschreiben sind.

Zusammenfassend kann man sagen, daß keine der vielen und oft widerspruchsvollen Theorien die Entstehung einer Skoliose wirklich zu erklären vermag. Ihre Kenntnis ist aber trotzdem auch für den Röntgenologen von Nutzen. Sie ermöglicht ihm eine detaillierte und vertiefte Betrachtung und Beurteilung entsprechender Röntgenbilder und setzt ihn in den Stand, zu der Lösung dieses Problems seinen Anteil beizutragen.

Insbesondere scheint es geboten, die gesamte Statik und Mechanik der Wirbelsäulenverkrümmungen mit Wirbelsäulenganzaufnahmen erneut zu überprüfen. Die Auswertung dieser Untersuchungen sollte aus der Kenntnis der bisher aufgestellten Theorien über die Skoliosegenese heraus vorgenommen werden.

Von besonderer Wichtigkeit scheint unter anderem die Klärung der Frage, ob primäre Wirbelverformungen die Skoliose verursachen oder ob primäre Wirbelsäulenverkrümmungen sekundär Wirbelkörperverformungen zur Folge haben.

O. Bei Tieren spontan auftretende Wirbelsäulenverkrümmungen

Das Problem der Skolioseentstehung ist von einer ganzen Anzahl von Autoren experimentell angegangen worden. Die auf Grund der klinischen Beobachtungen entwickelten Theorien über die Entstehung der Skoliose müssen kritisch an diesen Befunden gemessen werden. Viele Faktoren und Argumente dieser Theorien werden der Auswertung von Röntgenaufnahmen von Skoliotikern entnommen. Der Röntgenologe ist demnach aufgerufen, sich kritisch zu diesen Hypothesen zu äußern und an der Lösung dieser Probleme mitzuarbeiten. Die tierexperimentell erzeugten Skoliosen sind z.T. mindestens, was kleinere Versuchstiere anbetrifft, röntgenologisch ausgewertet worden und aus diesem Grunde soll dem Röntgenologen in der Literatur seines Faches, das zugänglich sein, was an dieser Materie bisher existiert.

a) Bei Säugetieren

OTTENDORFF berichtet über Verkrümmungen an der Halswirbelsäule eines Pferdes. VIRCHOW hat sich mit dem Senkrücken der Pferde befaßt. WIERZEJEWSKY beschrieb beim Pferd und beim Esel strukturelle Skoliosen. PÜTZ sah ein Pferd mit einer Kyphoskoliose (Abb. 358).

Über Verkrümmungen der Brustwirbelsäule eines Rindes berichtet OTTENDORFF. SHUPE u.Mitarb. konstatierten erbliche Mißbildungen im Sinne einer Skoliose und Kyphose bei Rindern, die im übrigen Krankheitserscheinungen aufwiesen, die Ähnlichkeit mit einer Arthrogrypose beim Menschen hatten.

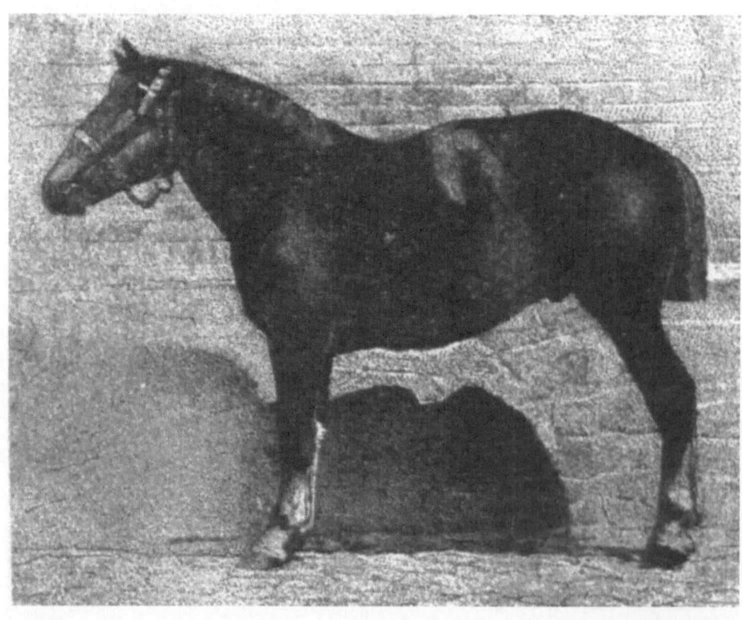

Abb. 358. Bild eines mit Skoliose und Kyphose behafteten lebenden Pferdes von der linken Seite dargestellt. (Nach PÜTZ, 1888)

ROBERTS u. WILLIAMS beschreiben das Vorkommen von Senkrücken bei Schafen. OTTENDORFF stellte bei Ziegen und Rehen Wirbelsäulenverkrümmungen fest. HALPARIA berichtet über Spaltbildung der Leibeswand mit spitzwinkelig nach ventral abgeknickter Wirbelsäule bei Feten und ausgetragenen Früchten von Rindern und einer Ziege.

DREHMANN sowie WIERZEJEWSKY haben Skoliosen bei Hunden beobachtet. In dem Fall DREHMANN betraf die Verkrümmung die Schwanzwirbelsäule und war durch kongenitale Keilwirbel verursacht. Das Muttertier hatte ursprünglich ebenfalls einen Keilwirbel gehabt, der aber atrophiert war, so daß sich späterhin die Schwanzwirbelsäule fast wieder gerade streckte. VIRCHOW beschrieb bei einem Dackel eine hochgradige thorako-lumbale Kyphose mit kompensatorischer Lordosierung der Brustwirbelsäule. Die Wirbelsäule war völlig symmetrisch und wies auch nicht die Spur einer Skoliose auf. Im Scheitelpunkt der Kyphose hatten die Wirbelkörper Keilform.

SCHULTHESS beschrieb eine seitliche Wirbelsäulenverkrümmung bei einem Schwein, die einer menschlichen Skoliose äußerst ähnlich war. Im Skoliosescheitel waren die Epiphysenscheiben zwischen Wirbelkörper und Bögen verwachsen. Auch von OTTANDER liegt ein Bericht über eine Skoliose bei einem Schwein vor. In diesem Zusammenhang sollte man daran denken, daß das Schwein in seinem gesamten Stoffwechsel dem Menschen sehr nahesteht. Wenn bei ihm auch der menschlichen Skoliose vergleichbare Wirbelsäulenverkrümmungen vorkommen, kann der Gedanke aufkommen, daß die idiopathische Skoliose eine ihrer Ursachen in einem pathologischen Stoffwechseldetail haben kann. Das

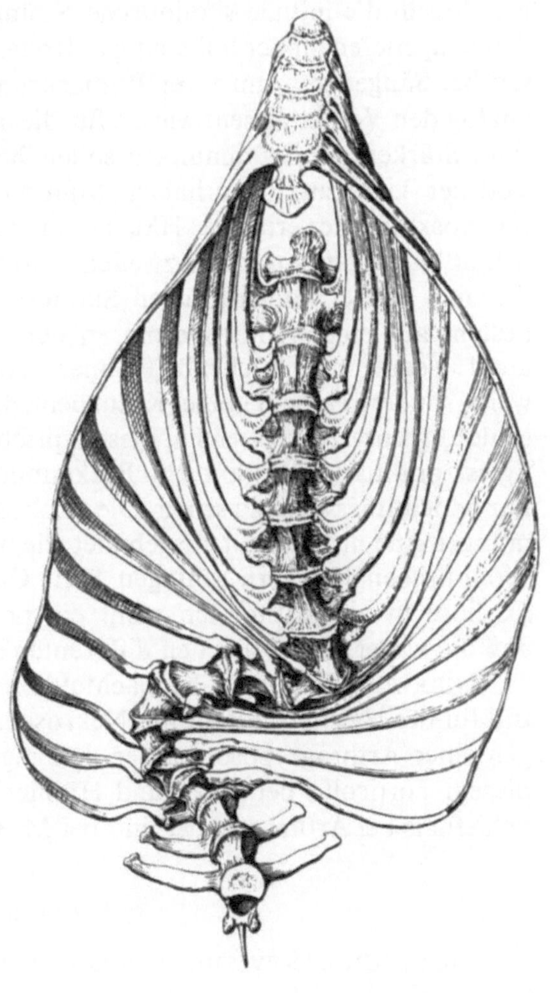

Abb. 359. Präparat der kyphoskoliotischen Wirbelsäule eines Hirsches. (Nach SCHMALTZ)

Schwein erscheint demnach ein besonders geeignetes Versuchstier für Stoffwechseluntersuchungen zur Skoliosegenese.

SCHMALTZ berichtet über Wirbelsäulenverkrümmungen beim Hirsch (Abb. 359). Bei Tupias, einem exotischen Nagetier aus Thailand, wurden Skoliosen der Brustwirbelsäule, Kyphosen und Kyphoskoliosen angetroffen (GEISEL). FREYTAG und WOLTERSTORFF konstatierten spontan aufgetretene Rückgratsverkrümmungen bei Mäusen.

Vielfach wird in diesen Mitteilungen über Spontanskoliosen bei Säugetieren nicht differenziert, ob es sich um Verkrümmungen handelt, die den menschlichen idiopathischen Skoliosen oder den menschlichen kongenitalen Skoliosen mit Mißbildungen gleichzusetzen sind. Detaillierte Angaben in dieser Hinsicht sind eine elementare Voraussetzung für die Verwertung dieser Befunde.

Über Skoliosen bei Vierfüßlern haben u.a. auch GERSTENBERGER, HALPARIN-REBECCA, KREIPE, PREUSS, TIBURTIUS, und PÜTZ berichtet. HÄRTEL bezifferte die Gesamtzahl der in der Literatur mitgeteilten spontan aufgetretenen Säugetierskoliosen auf 18 Fälle, 10mal lag ihnen eine kongenitale Mißbildung zugrunde. Inzwischen beläuft sich die Fallzahl mindestens auf 30.

b) Bei Vögeln

Bei Vögeln, die ja dem Menschen ferner stehen und deren Wirbelsäule einen anderen statischen Aufbau aufweist, treten ebenfalls nicht selten Skoliosen in Erscheinung. SCHMIDT beschrieb eine dorso-lumbale Torsionsskoliose bei einer Gans. ALBRECHT behauptet, daß bei Vögeln die initiale skoliotische Krümmung im Gegensatz zu den Verhältnissen bei den Säugetieren immer linksseitig auftrete. Es ist bemerkenswert, daß demnach die Skoliosen bei Säugetieren mit ihrer Primärkrümmung überwiegend rechtsseitig gerichtet sind, analog den Verhältnissen, wie sie für die Thorakalskoliosen beim Menschen anzunehmen sind. Stärkere Verkrümmungen sollen beim Geflügel nach CHLUMSKY den frühzeitigen Tod der Tiere zur Folge haben. Man wird also an die verkürzte Lebenserwartung der Kyphoskoliotiker erinnert. HÄRTEL unterscheidet Geflügelskoliosen auf Grund von Wirbelmißbildungen von einer zweiten Form, die für das Geflügel charakteristisch ist und die man zu der idiopathischen Skoliose des Menschen in Parallele setzen könnte. Sie besteht aus einer Knickbildung an der Dorsosacralgrenze, wozu zu sagen ist, daß die aus 41 Segmenten bestehende Hühnerwirbelsäule keine eigentliche Lendenwirbelsäule aufweist, sondern ein sehr langes Kreuzbein, das unmittelbar an die etwas kürzere Brustwirbelsäule angrenzt. Nur selten hat diese typische Geflügelskoliose wirkliche S-Form. Gleichzeitig ist praktisch konstant ein Beckenbuckel vorhanden, ein Rippenbuckel kaum oder nur andeutungsweise zu sehen. Die Skoliosen gehen mit einer Torsion einher. Gegenkrümmungen sind nicht so gut ausgebildet wie beim Menschen. Vererbungsversuche mit solchen skoliotischen Hühnern schlugen fehl. Obwohl diese Hühnerskoliose der menschlichen Skoliose in vielen Punkten nicht entspricht, nimmt HÄRTEL Identität an und glaubt, daß die Unterschiede aus den differenten statischen Bedingungen resultieren.

RIGDON u. SCHREIBER beobachteten bei Enten Schiefhaltung des Halses infolge Kontraktur der Halsmuskulatur mit Nekroseherden. Auch bei Hühnchen mit den Erscheinungen einer Arthrogrypose fand er derartige Schiefhälse. Er stellt Vergleiche an zwischen diesem Torticollis bei Enten und Hühnchen und dem muskulären Schiefhals sowie dem Schiefhals bei Arthrogrypose und bei Muskeldystrophie beim Menschen.

c) Bei Fischen und Reptilien

Von FREUND, HOWES und von ECKHARDT sind Skoliosen bei Fischen festgestellt worden. Bei Karpfen handelt es sich dabei um die Folge einer Knochenweiche, die als Endzustand

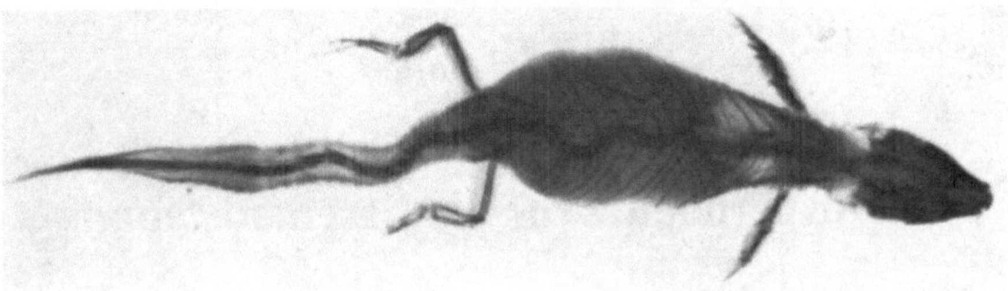

Abb. 360. Zauneidechse mit seitlichen Wirbelsäulenverkrümmungen. (GEUS, 1967)

einer Pockenkrankheit auftritt. Die Ursache ist ein Vitaminmangel. Wenn diese Karpfen im Aquarium gehalten werden, so entwickelt sich trotz Knochenweiche keine Skoliose, weil die im Aquarium gehaltenen Karpfen praktisch kein Wachstum zeigen. Man kann also insofern keine Parallele zur osteoporotischen Kyphoskoliose ziehen, als der Wachstumsfaktor noch hinzukommen muß.

Die Primärkrümmung ist immer eine Kyphose, auf die nach caudal eine kompensatorische Lordose folgt. Torsion, Rotation und Keilwirbelbildung treten ebenfalls in Erscheinung.

Schließlich beschrieb HÄRTEL noch Kypholordosen bei einem Aal und einer Kreuzotter.

GEUS sah bei Zauneidechsen mehrbogige kypholordotische und kyphoskoliotische Wirbelsäulenverkrümmungen (Abb. 360).

P. Tierexperimente zur Skoliosenentstehung

a) Bipedal gemachte Vierfüßler

GOFF und LANDMESSER haben Versuche unternommen, aus Vierfüßlern praktisch aufrecht gehende Tiere zu machen, indem sie Ratten die Vorderbeine und den Schwanz resezierten (COLTON). Als Folge dieser erzwungenen statischen Umstellung entwickelten sich thorakale Kyphosen, ohne daß es jedoch zur Ausbildung einer kompensatorischen Lendenlordose kam. Dies liegt wohl unter anderem daran, daß der statische Aufbau der Wirbelsäule bei diesen Tieren trotz des aufrechten Ganges infolge der andersartigen Verankerung des Kreuzbeines im Beckenring, seiner andersartigen Konfiguration und der stärkeren Flexion in den Hüftgelenken mit den Verhältnissen beim Menschen nicht völlig identisch ist (MÜLLER).

Auch PRATT sah die Entwicklung thorakaler Kyphosen bei bipedalen Ratten. SLIJPER stellte bei einem Ziegenbock, der ohne Vorderbeine geboren worden war, eine lumbale Lordose fest.

YAMADA hat ebenfalls Versuche mit bipedalgemachten Ratten und Mäusen angestellt. Die Wirbelsäule der Tiere nahm eine Form an, wie sie sich beim Menschen beim Heben

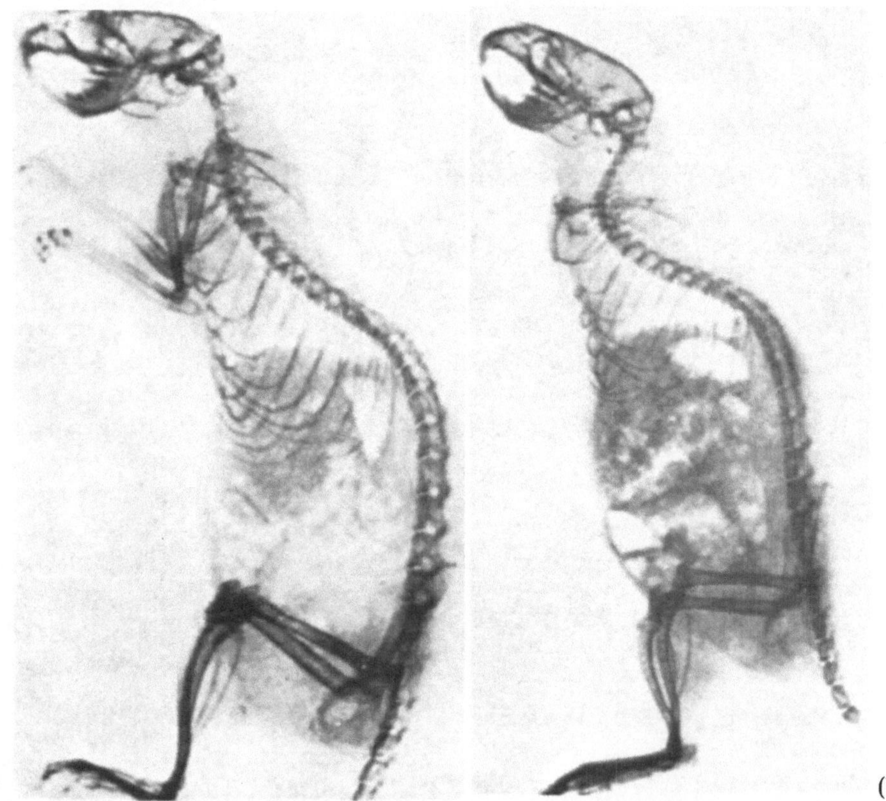

Abb. 361a und b. Die Wirbelsäule der bipedalen Ratte zeigt eine Tendenz zu einer Verstärkung der Halslordose und der Brustkyphose (b). Kontrolltier links (a). (Nach YAMADA, 1962)

schwerer Lasten findet. Die cervicale Lordose nahm ebenso zu wie die thorakale Kyphose. Die lumbale Kyphose flachte sich ab und mitunter kam es zur Ausbildung einer Lendenlordose. Diese Umformung der Vierfüßlerwirbelsäule wurde im Röntgenbild dokumentiert (Abb. 361) (SAKAMOTO; SATO; USHIKUBO).

Durch diese Untersuchungen ist grundsätzlich die Möglichkeit der statischen Umformung der Wirbelsäule bei Vierfüßlern in Annäherung an die Verhältnisse beim menschlichen aufrechten Gang aufgezeigt.

b) Zwangshaltung

WULLSTEIN hat die skoliogenen Auswirkungen einer über längere Zeit fixierten Zwangshaltung tierexperimentell untersucht, in dem er Hunde in seitlicher Umkrümmungsstellung bandagierte. Er sah zwar angeblich Skoliosen entstehen, da er die Tiere jedoch nicht genügend lange beobachtete, kann man annehmen, daß es bald wieder zur Geraderichtung der Wirbelsäule gekommen wäre und diese Annahme ist um so mehr berechtigt, als er bei der Sektion im Anschluß an den Versuch keine strukturellen Veränderungen im Sinne einer Torsion fand.

Eine durch äußere Einwirkung induzierte Zwangshaltung hatte auch in Experimenten von HAIKE und SCHULZE keine skoliogene Wirkung. Die Verff. setzten Ratten in einen kreisförmigen Käfig, so daß ihre Wirbelsäulenachse immer eine gekrümmte Fehlhaltung einnehmen mußte. Nach 8 Monaten waren noch keine Anzeichen einer Skoliose vorhanden. Sie schließen daraus, daß eine Fehlhaltung erwachsener Ratten nicht zu einer Skoliose führt.

ABBOTT nahm sogar einen entsprechenden Versuch am Menschen vor. Er gipste einen Studenten in vorwärtsgebeugter Stellung ein, wobei die Wirbelsäule (entsprechend der Skoliosetheorie von LOVETT) rechtskonvex flektiert wurde. Es resultierte angeblich eine rechtsseitige Skoliose mit ausgeprägtem Rippenbuckel, die ihre Richtung nach Eingipsen in entgegengesetzter Stellung umkehrte. Durch einen dritten Gipsverband wurde angeblich die Normalform der Wirbelsäule wieder hergestellt. Veränderungen im Sinne echter struktureller Skoliosen waren dabei wohl nicht zu beobachten. Es hat sich sicher nur um eine kurzzeitige Fortdauer der auferlegten Zwangshaltung gehandelt.

VON BEUST konnte durch Bandagierungsversuche entsprechend dem Vorgehen von WULLSTEIN ebenfalls keine bleibenden Verkrümmungen an der Wirbelsäule erzielen, und er sah nach 1–2 Wochen wieder Geradestreckung.

c) Einwirkung der Schwerkraft

WALTER sowie POOS u. WALTER untersuchten den Einfluß der Schwerkraft auf die Wirbelsäule, indem sie Kaninchen auf einem Drehrad täglich 7 Std einer Zentrifugalwirkung aussetzten. Nach 4–$7^1/_2$ Monaten fanden sie Asymmetrien des Schädels und echte Skoliosen, die sie als Folge von labyrinthären Störungen auffaßten. An der Halswirbelsäule war die Skoliose rotationskonvex, an der Brustwirbelsäule rotationskonkav. MAGNUS hat nach einseitiger Labyrinthexstirpation ähnliche Wirbelsäulenverkrümmungen gesehen.

Die Skoliosen, die ZIEM bei Kaninchen durch operative Verlegung eines Nasenloches erzielen konnte, resultieren möglicherweise aus einer Alteration der Wirbelsäulenbeanspruchung infolge einer primär entstehenden Schädelasymmetrie.

d) Tierexperimente, die die Wirbelsäule und vor allem ihre Wachstumszonen einer unsymmetrischen Krafteinwirkung aussetzten

Daß man künstlich bipedal gemachte Tiere zu Skolioseexperimenten verwandt hätte, ist nicht bekannt.

Zahlreiche Untersuchungen zeigen jedoch, daß auch beim normalen Vierfüßler sich die Verhältnisse an der Wirbelsäule hinsichtlich der Skoliosenentstehung nicht so grundsätzlich von denen an der menschlichen Wirbelsäule unterscheiden, wie man dies von vorneherein annehmen möchte.

Dies geht unter anderem aus Experimenten hervor, die MÜLLER an Ratten angestellt hat. Er nähte den Schwanz unter der Haut in der Schulterblattgegend fest und erreichte so eine Fixierung der Wirbelsäule in seitlicher Verkrümmung. Die resultierende gleichmäßige seitliche Totalkrümmung blieb nur anfänglich erhalten, später entwickelte sich am thorakolumbalen Übergang eine gegenseitig konvexe Krümmung mit leichter Gegenkrümmung im unteren Brustabschnitt.

Ebenso bildete sich im Bereich der oberen Gegenkrümmung ein Rippenbuckel aus, der auf der Konkavseite der Totalskoliose aber auf der Konvexseite der Gegenkrümmung lag. Damit will MÜLLER auch die Erklärung für die von anderen Autoren angeblich gemachte Beobachtung des Auftretens einer Konkavrotation gefunden haben. Die sog. Konkavrotation lag in Wirklichkeit also schon im Bereich der konvexseitigen Gegenkrümmung. An dem Becken trat eine viel stärkere bogenförmige Umgestaltung ein, als an der Wirbelsäule selbst.

Nicht nur die S-förmige Umgestaltung einer primär C-förmigen Totalskoliose, sondern auch das Auftreten einer Rotation ist demnach vom aufrechten Gang unabhängig.

Als weitere bemerkenswerte Tatsache stellte MÜLLER fest, daß die Rotation weiter bestehen blieb, nachdem die Schwanzspitze wieder abgetrennt worden war und eine Fixierung der Wirbelsäule in seitlicher Krümmung nicht mehr bestand.

Er kommt weiterhin zu dem Schluß, daß Krümmungen mit dem Scheitel an der lumbaldorsalen oder an der lumbal-sacralen Grenze immer konform der ursprünglichen seitlichen Abbiegung sind, während Krümmungen, deren Scheitelpunkt rein in der Lendenwirbelsäule oder auch in den oberen zwei Dritteln der Brustwirbelsäule liegt, stets Gegenkrümmungen darstellen.

Seine Versuche stellte er sowohl an Tieren an, die künstlich rachitisch gemacht worden waren, als auch an einer Vergleichsgruppe, bei der diese zusätzliche Noxe nicht gesetzt wurde. Zwischen beiden Versuchsreihen fand er keine fundamentalen Unterschiede, sondern beobachtete lediglich, daß bei künstlich rachitisch gemachten Tieren die Torsionserscheinungen am Thoraxskelet stärker ausgeprägt waren. Rachitisch gemachte Tiere bekamen auch Veränderungen an den Knorpelfugen der Wirbelepiphyse, die bei den gesunden Vergleichstieren nicht zur Ausbildung kamen. Bei letzteren war lediglich die Bandscheibe deformiert, ohne daß die Knorpelfugen verändert waren.

Die spezielle Ausgestaltung und Lokalisation der Krümmungen wies eine Abhängigkeit von der Stärke der Anfangskrümmung auf. Bei sehr starker Primärkrümmung beherrschten die lumbo-sacralen, bei geringer Anfangskrümmung die lumbo-dorsalen Krümmungen das Bild.

MATZEN hat an wachsenden Hunden einseitige Verklammerungen mehrerer Wirbel vorgenommen und keilförmige Deformierungen im Laufe des Wachstums festgestellt, wenn die Klammern so eingeschlagen wurden, daß sie in der cranialen und caudalen Epiphysenscheibe des Wirbels saßen und den Wirbelkörper überbrückten. Der keilförmig deformierende und skoliosierende Effekt trat nicht auf, wenn die Klammern in der Mitte zweier benachbarter Wirbelkörper saßen. Diese Experimente sind insofern nicht eindeutig, als man annehmen kann, daß beim Eintreiben der Klammern in die Epiphysenscheiben die Wachstumszone mit verletzt wurde, wenn der Verfasser dies auch bestreitet. Der Wachstumsdruck auf die Epiphysen scheint für die Verformung jedenfalls nicht entscheidend gewesen zu sein, da der skoliosierende Effekt nicht eintrat, wenn die Epiphysenscheiben zweier benachbarter Wirbelkörper durch die Klammer überbrückt wurden.

Ähnliche Versuche wurden von NACHLASS u. BORDEN unternommen. In der überwiegenden Mehrzahl der Fälle sahen sie frühestens 6 Wochen nach Wirbelsäulenverklammerungen bei jungen Hunden seitliche Verkrümmungen mit gleichzeitiger Rotation in Erscheinung treten. Sie schritten noch weiter fort, nachdem die Klammern bereits entfernt worden waren. Diese Ergebnisse stehen in einem gewissen Widerspruch zu den Resultaten von MATZEN. Von besonderer Bedeutung ist aber, daß aus ihnen hervorzugehen scheint, daß ungleichmäßiges Wachstum beider Wirbelkörperseiten weiter andauert, auch wenn die komprimierende Ursache nicht mehr einwirkt. Um die Möglichkeiten einer Verklammerung zu therapeutischen Zwecken, also zur Korrektur von Skoliosen im Wachstumsalter zu prüfen, wurden anschließend bei den Tieren auf der Gegenseite entsprechende Verklammerungen vorgenommen, die je nach zeitlicher Dosierung eine Unterkorrektur, einen Ausgleich oder eine Überkorrektur zeitigten (LESSER, VARVDA).

SOMMERVILLE hat bei Kaninchen eine Wachstumsverzögerung der Bogenreihe durch Verdrahtung und Kautherisation der Dornfortsätze herbeigeführt und damit rechtsgerichtete Rotationsskoliosen erzielt (s. Kap. N.6.: Relative Verlängerung der Wirbelkörperreihe als Skolioseursache, S. 487).

e) Strahlenschädigung der Wachstumszonen der Wirbelsäule

Auch Experimente, die ARKIN u. SIMON sowie ENGEL angestellt haben, scheinen darauf hinzuweisen, daß es zur Skoliose auf dem Wege einer primären Wachstumsverzögerung an den Epiphysenknorpeln kommen kann. Sie applizierten einseitig an die Wirbelsäule bei wachsenden Kaninchen, Ziegenböcken und Hunden eine Strahlendosis, die erfahrungsgemäß zu einer Wachstumsschädigung der Epiphysenknorpel führt, in dem sie Radiumnadeln paravertebral implantierten. Infolge des Abstandsgesetzes erhielten die Wirbelkörperepiphysen auf der Gegenseite nur eine minimale Dosis, die zu ihrer Schädigung nicht ausreichte. ARKIN u. SIMON sahen Keilverformungen der bestrahlten Wirbel entstehen und ENGEL berichtet über echte Skoliosen mit kompensatorischen Gegenkrümmungen. Er erblickt in einer entsprechenden Strahlentherapie bei skoliotischen Kindern eine therapeutische Möglichkeit.

f) Epiphysenausräumung oder Resektion

PACHER erzeugte bei einem jungen Schwein eine selektive Schädigung der Wirbelepiphysen, indem er durch die Bogenwurzeln operativ einging und einseitig die Wirbelepiphysen cürettierte. Dieser Eingriff wurde an drei Lendenwirbeln vorgenommen. Nach einer Wachstumszeit von 7 Monaten hatte sich eine Skoliose ausgebildet mit Konkavität auf der Seite des Eingriffes. Die Wirbel zeigten Keilform und Torsion.

OTTANDER hat bei einem 1 Monat alten Schwein die Knorpelfuge zwischen Wirbelbogen und Wirbelkörper durch Anbohren beschädigt. Innerhalb von 3 Monaten entwickelte sich eine leichte Skoliose. Die Knorpelfuge war vorzeitig verknöchert (KNUTSSON).

HAAS erzielte durch Zerstörung der Wirbelkörperepiphysen bei einem Hund großbogige Skoliosen, die allerdings keine Torsion und Rotation aufwiesen. BISGARD u. MUSSELMAN sahen nach operativer Entfernung der Epiphysenplatte auf einer Seite Keilwirbelbildung und skoliotische Verkrümmung entstehen.

Zuvor hatten sie durch Implantation von Schrotkörnern in die Wirbelkörper von jungen Ziegenböcken experimentell sichergestellt, daß das Längenwachstum der Wirbel von den Epiphysenplatten bzw. den entsprechenden Knorpelscheiben ausgeht (DUNKER).

MOSER excidierte bei Ferkeln die einander zugekehrten Wachstumszonen zweier benachbarter Wirbelkörper und sah danach keilförmige Deformierungen entstehen, die leichte Skoliosen einleiteten.

g) Spanversteifung

Durch die Spanversteifung der Querfortsätze bei Katzen und Meerschweinchen erzielte PITZEN strukturelle Torsionsskoliosen. Die Skoliosen traten auch dann auf, wenn der Span herauseiterte und es nicht zu einer knöchernen Überbrückung der Querfortsätze kam. Wenn im Lendenabschnitt eine Spanversteifung an den Querfortsätzen vorgenommen wurde, kam es zu einer Skoliose mit Lordose, wurde dagegen der Span auf die Gelenkfortsätze implantiert, so resultierte eine Skoliose mit Kyphose. Nicht nur eine Spanversteifung der Querfortsätze hatte eine skoliogene Wirkung, sondern auch deren Resektion, wie auch aus Erfahrungen bei thoraxchirurgischen Eingriffen bekannt ist.

Auch der Frage der Wachstumshemmung nach Versteifungsoperationen wurde nachgegangen. HAAS fand bei Verblockung der Dornfortsätze beim Tier keine Veränderung an den kleinen Wirbelgelenken im Laufe des Wachstums. BISGARD und MUSSELMAN stellten fest, daß das Wachstum der Wirbelkörperreihe unverändert blieb, wenn bei einer Versteifung der Wirbelkörperreihe die Epiphysenplatten nicht zerstört wurden. NEIMAN fand bei Kaninchen und Hunden, bei dorsalen Fusionen im unteren Thorakalabschnitt keine Wachstumsveränderung an den Wirbelkörpern. Die Bandscheiben waren jedoch verschmälert und es bildete sich eine Lordose aus.

h) Muskelresektion oder Verpflanzung

Viele Experimente wurden auch angestellt, um die Rolle der Muskulatur für die Entstehung der Skoliosen aufzuklären. PUSCH hat bei Hunden und Kaninchen auf einer Seite die Rückenmuskulatur zwischen den Quer- und Dornfortsätzen ausgeräumt. Es resultierte eine Skoliose mit Konvexität nach der operierten Seite und deutlichen strukturellen Veränderungen. Nach Wachstumsabschluß trat keine Verschlimmerung der Skoliose mehr ein. Besserung wurde ebenfalls nicht beobachtet. Die Skoliose ging in den meisten Fällen mit einer gleichzeitigen Kyphose einher. Wurde die Muskulatur beiderseitig ausgeräumt, so entstand einmal eine reine Kyphose und dreimal eine Kyphose mit skoliotischer Komponente.

Dies mochte seine Ursache in einer nicht völlig symmetrischen Ausräumung der Muskulatur haben. Konkavität nach der Seite der Operation war niemals zu beobachten. Manchmal bildete sich jedoch eine lumbale Gegenkrümmung aus, die stärker war als die Primärkrümmung.

ARND stellte nach einseitiger Exstirpation des Errector trunci bei Kaninchen regelmäßig resektionsseitig konkave Seitwärtskrümmungen der Wirbelsäule fest. BRUSSATIS kam jedoch bei der Überprüfung dieser Versuche zu anderen Ergebnissen: In 43% der Fälle stellte sich überhaupt keine Krümmung ein, in 25% war eine resektionsseitig konvexe und in 25% eine resektionsseitig konkave Krümmung aufgetreten.

Weiterhin stellte PUSCH Versuche zur Skolioseerzeugung an, indem er zwischen den Querfortsätzen der Lendenwirbelsäule und der Darmbeinschaufel eine Feder unter Spannung implantierte. In den Sekundärkrümmungen erblickt PUSCH übrigens nicht den statischen Ausgleich der Primärkrümmung zur Geradestellung der Augenachse, sondern er glaubt, daß durch die Primärkrümmung die langen Rückenmuskeln konvexseitig in Spannung geraten und sie dadurch die darüber und darunter liegenden Wirbelsäulenabschnitte nach der anderen Seite herüberziehen.

MILES ging so vor, daß er nicht nur auf einer Seite im Thorakalabschnitt die gesamte Rückenmuskulatur operativ entfernte, sondern er nahm auch im Lendenabschnitt auf der Gegenseite einen entsprechenden Eingriff vor. Im Thorakalabschnitt resultierte eine Krümmung, die nach der Seite der noch vorhandenen Muskulatur konkav war. Von 10 zeigten 4 keine Krümmung, 3 eine C-förmige Krümmung und 3 eine S-förmige Skoliose. Die

Wirbelkörper waren in Richtung der intakten Muskulatur rotiert. Außerdem trat eine verstärkte Kyphosierung der Wirbelsäule in Erscheinung. Daß ein einseitiger thorakaler Eingriff nach dem Vorgehen PUSCHS anscheinend eine größere skoliogene Wirkung hat, als eine zusätzliche Muskelausräumung auf der Gegenseite im Lendenabschnitt, kann als Argument für die Entstehung der Gegenkrümmung durch die vermehrte konvexseitige Anspannung der Rückenmuskulatur angesehen werden, wie dies PUSCH postuliert hat.

Bei weiteren Experimenten, die SCHWARZMANN zusammen mit MILES durchführte, wurden folgende Resultate erzielt: Bei einseitiger Excision der paravertebralen Muskulatur entstand immer eine S-förmige Kurve im Lendenabschnitt. Die Konvexität war nach der schwachen Seite, im Brustabschnitt nach der starken Seite gerichtet. Dies war der Fall, wenn der Eingriff einseitig thorako-lumbal vorgenommen wurde. Wurde aber nur im Thoraxabschnitt die Muskulatur reseziert, so war die Konvexität der Thoraxkrümmung nach der operierten Seite gerichtet.

MICHELSSON stellte Experimente an 800 Kaninchen und 66 Schweinen an. Er nahm Durchtrennungen von Muskeln, Bändern, Knochenresektionen an den Rippen und den Querfortsätzen sowie Muskeltranspositionen vor. Auf diese Weise wurden Verkrümmungen erzielt. Wenn die Operationen im Wachstumsalter vorgenommen wurde, konnten sich die verkrümmten Wirbelsäulen durch das weitere Wachstum gerade stellen. Nur in einzelnen seltenen Fällen wurden Wirbelrotationen wie bei der echten Skoliose erzielt. Im Tierversuch erschien das frühe Lebensalter weniger skolioseanfällig als das Erwachsenenalter.

STILWELL erzeugte experimentell bei 11 Affen (Macaccen) Skoliosen. Er nahm Resektionen der Musculi sacrospinales und des Ligamentum interspinale und des Gegenbandes vor. Danach kam es während des Wachstums zu einem adaptiven Knochenumbau der Wirbelkörper, der Ähnlichkeit mit der Wirbelkörperverformung bei idiopathischer Skoliose und juveniler Kyphose hatte.

DONNARI löste bei Kaninchen einseitig die Rückenstreckmuskulatur entlang von 4 Wirbeln ab und legte sie in eine 1 mm dünne Folistanfolie ein. Danach wurde die Muskulatur wieder in ihre ursprüngliche Lage gebracht. In einer zweiten Untersuchungsreihe ging er genauso vor wie soeben geschildert, und zwar in einer Ausdehnung von 5 Wirbeln. Statt Folistan wurde jedoch ein Hautstreifen des Versuchstieres interponiert.

In einer 3. Serie nahm er eine Resektion eines Rippensegmentes von 15 mm Länge an den letzten 5 Rippen einer Körperseite vor. Reseziert wurde 4 cm lateral von einer die Endpunkte der Querfortsätze verbindenden Linie.

Einer 4. Gruppe von Tieren schnitt er die Rückenstreckmuskulatur in einer Ausdehnung von 4 Wirbeln einseitig heraus und in einer 5. Serie löste er einseitig die Rückenstreckmuskulatur, entlang von 5 Wirbeln ab. Die abgelöste Muskulatur wurde in ihrer Lage belassen. Nach 5 Monaten wurden die Tiere getötet. Röntgenaufnahmen wurden vor der Operation, 70 Tage nach der Operation und 150 Tage nach der Operation angefertigt. Die Skoliose wurde aufgrund der Röntgenaufnahmen, nicht aufgrund des Präparates beurteilt. Nach Muskelumscheidung im Lendenabschnitt war die Skoliose stärker als nach Muskelumscheidung im Rückenabschnitt. Die Konvexität der Skoliose lag immer auf der operierten Seite. Rippenresektionen verursachten ausgeprägte Dorsalskoliosen mit Rotation und einem Rippenbuckel. Die stärksten Skoliosen wurden auf diese Weise erzielt. Die Ausgleichskrümmungen entstanden im dorso-lumbalen Abschnitt, weil hier die Beweglichkeit am größten ist. Im Bereich der Primärkrümmung entwickelte sich gleichzeitig eine Kyphose, im Bereich der Sekundärkrümmung eine Lordose. Die Konvexität der Krümmung lag immer auf der Seite der Muskelresektion. Da hier Narbengewebe entsteht kommt nicht die Zugbeanspruchung zur Wirkung, sondern der Ausfall der sich kontrahierenden Muskulatur.

i) Eingriffe an den Wirbelbögen

TRESSERA LLAURADO führte Operationen an den Wirbelbögen bei Kaninchen durch. In einer ersten Serie nahm er Kostotransversektomien vor und erzielte in jedem Fall schwere Skoliosen. In einer zweiten Serie trug er das Periost mehrerer Wirbelbögen auf einer Seite ab. In diesem Falle stellten sich Wirbelsäulenverkrümmungen ein, die aber weniger stark waren als im Falle der Kostotransversektomien. Nach Deperiostisation des Lumbalkanales waren die Ergebnisse unterschiedlich. Nach Deperiostisation eines halben oberen Wirbelbogens stellten sich konstant Verkrümmungen ein. Die Krümmungen waren fast immer nach der operierten Seite konvex. Nur wenn es zu einer Infektion kam, waren sie konkav. Die seitliche Verkrümmung ging mit einer Wirbelrotation einher. Bei allen Eingriffen wurde einseitig die Längsmuskulatur der Wirbelsäule lädiert. Die nichtinfizierten Fälle entsprachen ihrer Auswirkung nach postpoliomyelitischen Lähmungen, die infizierten Fälle den Kontrakturen.

LANGENSKIÖLD und MICHELSSON stellten ähnliche Versuche bei Schweinen und Kaninchen an. Wenn die hinteren Enden der 4.–5. Rippe reseziert oder wenn eine Hemilaminektomie der 4.–5. Thorakalwirbel oder an der Lendenwirbelsäule vorgenommen wurde, entstanden in jedem Fall Skoliosen. In beiden Fällen kommt es zu Funktionsverlust des hinteren kostotransversalen Ligamentes, der als eigentliche Skolioseursache angesehen wird (Abb. 362a und b).

ALEXANDER, BUNCH und EBBESSON nahmen bei Kaninchen, Laminektomien mit und ohne gleichzeitige ventrale oder dorsale Wurzeldurchtrennung vor. Bei alleinigen Laminektomien trat keine Skoliose auf. In den Fällen mit Wurzeldurchschneidung, in denen Degene-

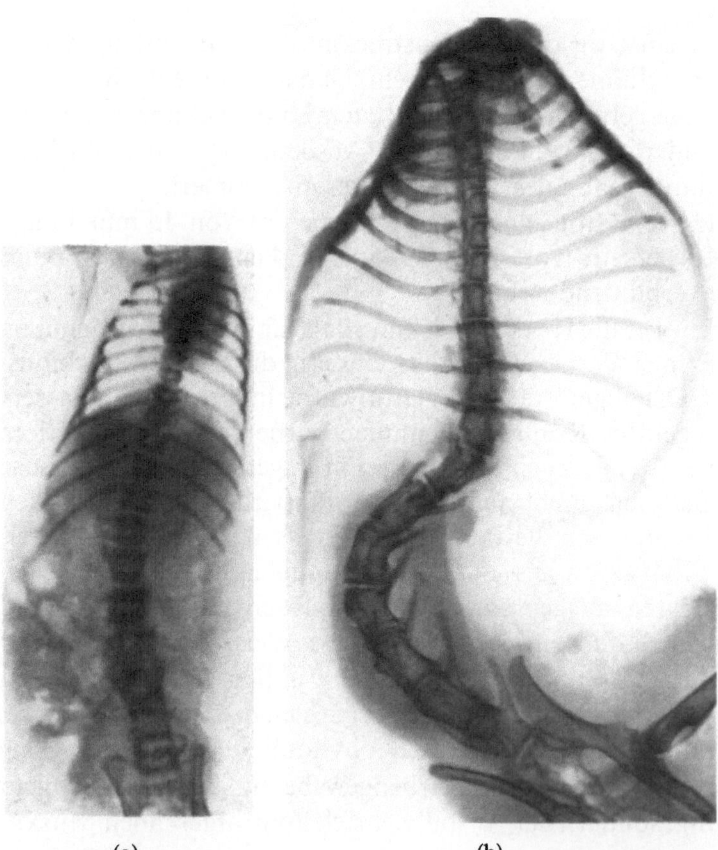

Abb. 362a und b. Hemilaminektomie rechts an den Lendenwirbeln 1–4 bei einem 28 Tage alten Kaninchen. (a) Skoliose unmittelbar nach der Operation. (b) Das Kaninchen wurde $3^1/_2$ Monate später getötet. Der Skoliosewinkel betrug jetzt 110°. (Nach LANGENSKIÖLD und MICHELSSON, 1962)

rationen an den Vorderhornzellen festgestellt wurden, traten auch Skoliosen in Erscheinung.

j) Nervendurchtrennungen und Rückenmarksläsionen

MILES durchtrennte die Rami spinales der segmentalen Nerven und erzielte dadurch Skoliosen, die auf der Seite der Nervendurchschneidung konkav waren und nicht auf der Seite der intakten Muskulatur, wie nach Muskelausräumungen. Außerdem überwogen nach Nervendurchtrennungen die C-förmigen Verkrümmungen.

LISZKA durchtrennte bei Kaninchen im Thoraxabschnitt die vordere Wurzel und in anderen Experimenten die hintere Wurzel der Spinalnerven und erzielte auf diese Weise Skoliosen. Die Krümmung war nach der Seite der Wurzeldurchtrennung gerichtet.

ROBIN hat an jungen Hunden paravertebrale Durchtrennung der Intercostalnerven vorgenommen und nur bei $^1/_3$ der Tiere leichte Skoliosen erzielt, die aber nicht die erwartete Richtung hatten. Er kommt zu dem Schluß, daß eine paralytische Skoliose bei Vierfüßlern nicht durch eine intercostale Nervenlähmung erzeugt werden kann.

Es wurden nicht nur periphere Nervenläsionen, sondern auch Rückenmarksläsionen zum Zwecke der Skolioseerzeugung gesetzt.

ALEXANDER, BUNCH u. EBBESSON kommen aufgrund von Tierexperimenten bei Kaninchen zu dem Schluß, daß nur Vorderhornschädigungen zur Skoliose führen und daß bei Experimenten anderer Autoren mit Durchtrennung ausschließlich der hinteren Wurzel, die angeblich ebenfalls zur Skoliose geführt hatten, gleichzeitig immer eine Läsion der Vorderhornzellen mit stattgefunden hatte. Als deren Folge kam es zu einer Verkrümmung mit Torsion des lumbo-dorsalen Anteils der Wirbelsäule (MUTTA). Die Konkavität war nach der intakten Seite gerichtet. Nur selten bildete sich eine gelähmtseitig konvexe Skoliose aus. MARCONI sah Skoliosen sich nur ausbilden, wenn die Tiere gleichzeitig rachitisch waren.

FOLTZ, KNOPP und WARD konnten experimentell bei Affen durch Destruktion im Bereich der Formatio reticularis und der Brachea conjunctiva sowie des Fasciculus longitudinalis medialis einen spastischen Torticollis erzeugen. Er trat auf der Gegenseite der Läsion auf und stellte, wie beim Menschen, ein hyperkinetisches Phänomen dar, das durch emotionalen Streß verstärkt wurde.

k) Eingriffe an den Rippen und der Lunge

DRACHTER erzielte durch paravertebrale Rippenresektion bei Hühnern eine Skoliose, PLAGEMANN durch Resektion der Rippenköpfchen bei Affen, und PIGGOT durch Rippenresektionen bei Kaninchen.

LANGENSKIÖLD UND MICHELSSON konnten durch Resektion der hinteren Enden der 6.–11. Rippe bei jungen Kaninchen progressive Skoliosen erzeugen, die mit Wirbelrotationen einhergingen. Die wiedergegebenen Röntgenbilder zeigen aber mehr bogenförmige Abknickungen der Wirbelsäule als typische Skoliosen (Abb. 363a–c; 364a–d; 365a–d).

PIGGOT erzielte durch Resektion der Rippen und der Querfortsätze bei Kaninchen Skoliosen, deren Konvexität meistens, aber nicht immer nach der operierten Seite gerichtet war.

DONNARI nahm bei Kaninchen eine Resektion der fünf untersten Rippen auf einer Seite vor und erzielte auf diese Weise nach 5 Monaten Beobachtungszeit Primärskoliosen mit Kyphosierung und Sekundärskoliosen mit Lordosierung. Die Skoliosen waren nach Rippenresektion stärker als nach einseitigen Muskelexcisionen.

FREY sah nach Drahtumschlingung bei Meerschweinchen eine gegenseitige Skoliose entstehen. Wurde außerdem auf der Gegenseite eine Rippenresektion vorgenommen, so

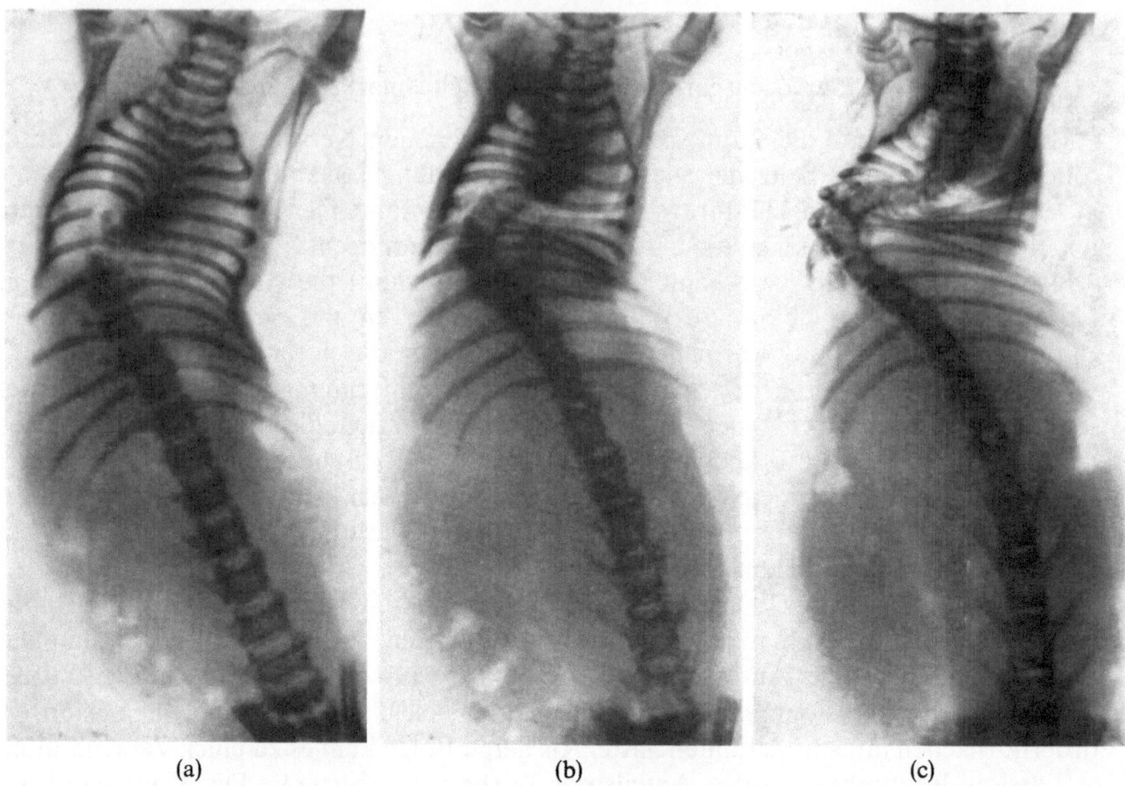

Abb. 363a–c. Skoliose bei Kaninchen, denen im Alter von wenigen Tagen die hinteren Enden der rechten 6.–11. Rippe reseziert worden waren. (a) Im Alter von 14 Tagen, Skoliose 75°, (b) 30 Tage, Skoliose 110°, (c) 52 Tage, Skoliose 170°. (Nach LANGENSKIÖLD und MICHELSSON, 1961)

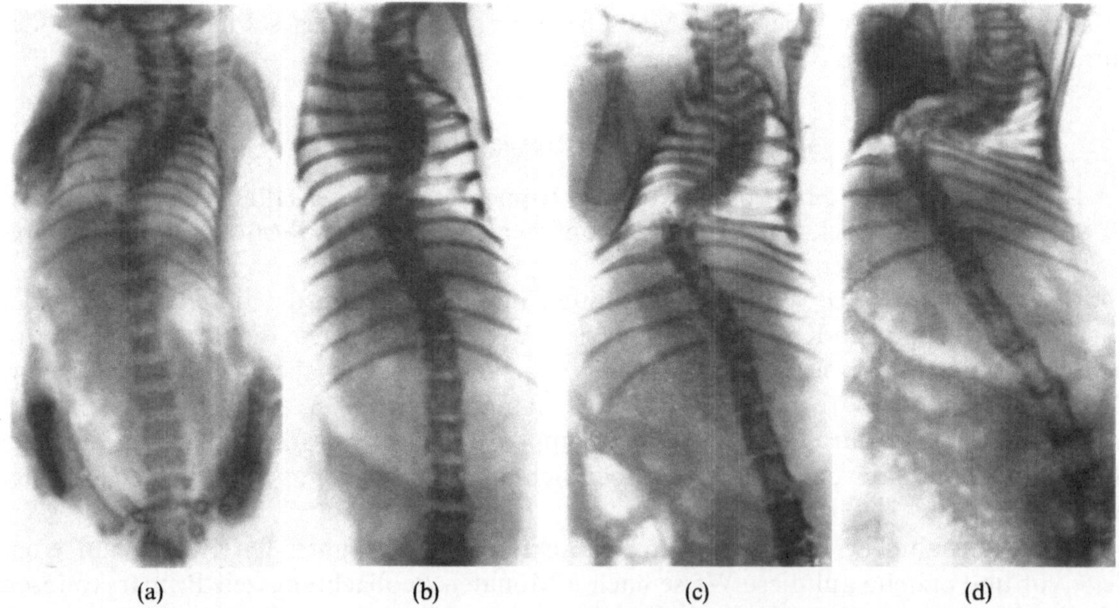

Abb. 364a–d. Progrediente Skoliose nach Resektion des paravertebralen Abschnittes der 6.–11. Rippe bei einem Kaninchen im Alter von 8 Tagen. (a) Gleich nach der Operation betrug der Skoliosewinkel 35°. (b) Im Alter von 22 Tagen immer noch 35°. (c) Im Alter von 35 Tagen hatte der Skoliosewinkel auf 85° zugenommen. (d) Im Alter von 99 Tagen betrug der Skoliosewinkel 130°. (Nach LANGENSKIÖLD und MICHELSSON, 1961)

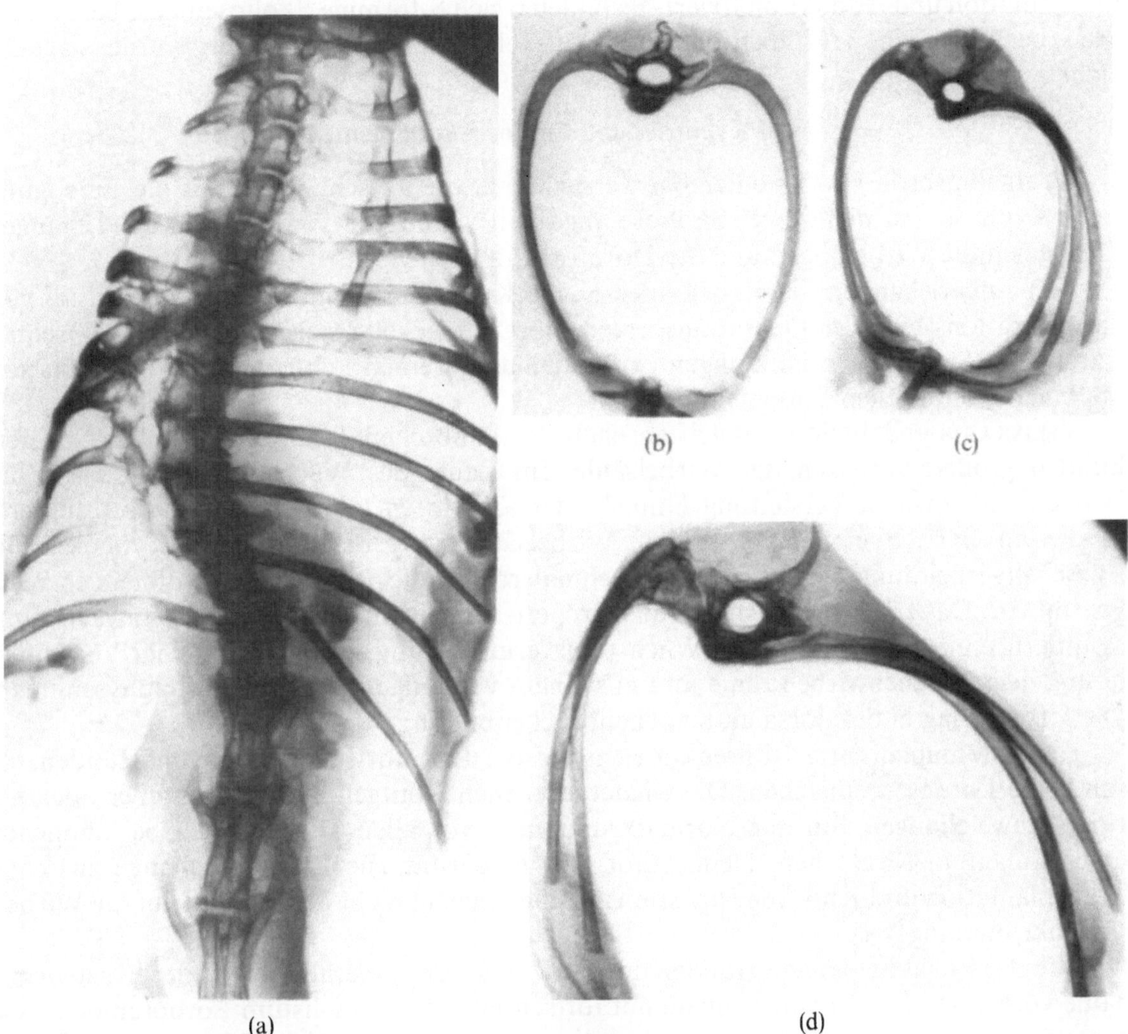

Abb. 365a–d. Wirbelsäule und Brustkorb eines Kaninchens, bei dem ungefähr 2 mm aus der 6.–11. Rippe dicht lateral vom Processus transversus reseziert worden waren. Die Operation wurde im Alter von 8 Tagen vorgenommen und das Tier im Alter von 199 Tagen getötet. (a) Vorderansicht des Präparates. Der Skoliosewinkel beträgt 60°. (b) und (c) Wirbel und Rippen aus 2 verschiedenen Höhen cranial vom Skoliosescheitel. (d) Wirbel und Rippen aus dem Skoliosescheitel. Ausgeprägte Wirbelrotation. (Nach LANGENSKIÖLD und MICHELSSON, 1961)

bildete sich eine deutlich stärkere Skoliose aus. Bei Vierfüßlern reagiert die Wirbelsäule auf Eingriffe am Thoraxraum genauso wie die menschliche Wirbelsäule. Tiere kompensieren jedoch Verkrümmungen besser und schneller als der Mensch, da die axiale Belastung als zusätzlicher pathogenetischer Faktor wegfällt.

GROOT hat bei einem Kaninchen Pneumektomien vorgenommen und dabei nur vorübergehende leichte Skoliose entstehen sehen.

BLATT sowie BLUMENSAAT erzielten bei Kaninchen krankheitskonkave Skoliosen durch experimentelle Induktion von Hydronephrosen.

l) Eingriffe an den Extremitäten

FRISCH fand nach Exartikulation eines Hinterbeines beim Kaninchen S-förmige Wirbelsäulenverkrümmungen.

HAIKE und SCHULZE haben bei Kaninchen die Femora durch einen Seidenfaden in Innenrotation und Adduktion fixiert. Es bildeten sich S-förmige Skoliosen aus, bei Kaninchen, bei denen eine Hüftluxation durch Muskelablösung herbeigeführt wurde, dagegen nicht.

m) Kyphose- und Lordoseexperimente

WITTEBOL sowie HAAS stellten Tierversuche an, die ausschließlich auf die Erzeugung einer Kyphose und nicht einer Skoliose abgestellt waren. Sie verdrahteten bei 12 jungen Kaninchen die Wirbelbögen und die Dornfortsätze von vier Brustwirbeln.

Von 7 überlebenden Tieren bekamen 6 eine Kyphosierung der Wirbelsäule distal von der Operationsstelle. Im Operationsgebiet selbst entwickelte sich eine Lordose. Dreimal waren reine Sagittalverkrümmungen vorhanden und dreimal stellte sich eine Kombination mit einer skoliotischen Verkrümmung ein.

VELISKAKIS und LEVINE versteiften nach der Hibbschen Technik bei jungen Schäferhunden größere Strecken der Wirbelsäule. Im Laufe des Wachstums stellten sich im Bereich der dorsalen Versteifung Umkehr der anterioren Cavität ein und es resultierte in diesem Bereich eine Lordose der Wirbelsäule statt der normalen Kyphose. Die Zwischenwirbelräume waren dorsal verschmälert und die Bandscheibe wölbte sich nach ventral vor. Das Längenwachstum war verzögert. Die Verringerung des Längenwachstums resultierte einmal direkt aus einer Wachstumsverminderung, zweitens aus einer Verschmälerung der Zwischenwirbelräume und aus einem vorzeitigen Schluß der Epiphysenlinien. Die Ursache lag in der dorsalen Knochenbrückenbildung.

KORNEW implantierte Röhrenknochen auf die Dornfortsatzspitzen von Hunden. Er sah keine Lordosen entstehen. Die wiedergegebenen Röntgenbilder zeigen aber doch geringe Abweichungen von der Normalkrümmung, vor allen Dingen auch bei ähnlichen Operationen an Kaninchen. Dem Autor ging es darum, die Zusammenhänge zwischen Transplantation und Knochenwachstum zu untersuchen, nicht den Einfluß auf die Wirbelsäulenkrümmung.

COLEMAN hat bei jungen Hunden dorsale Versteifungsoperationen an der Brustwirbelsäule vorgenommen. Er verzeichnete mit fortschreitendem Wachstum Lordosen oder Kyphosen und vermindertes Längenwachstum in dem versteiften Gebiet (HALLOCK u.Mitarb.; JOHNSON u. SOUTHWICK; PONSETI u. FRIEDMEN; VELISKAKIS u. LEVINE).

HAAS sah nach Resektion einer Bandscheibe im Lendenabschnitt eine komplette Wirbelblockbildung mit leichter knickförmiger Kyphose.

Über Tierexperimente zum Zweck der Aufklärung der Pathogenese der Scheuermannschen Krankheit s. Kap. I.VIII.2.s): Tierversuche, S. 130.

n) Tierexperimente zur Schiefhalserzeugung

FOLTZ, KNOPP und WARD erzeugten experimentell bei Affen spastische Schiefhälse durch Schädigung der Substantia reticularis interna, des Brachium conjunctivum und des Fasciculus longitudinalis internus (s. auch Kap. S. 1. o): Tierexperimente zur Erzeugung eines muskulären Schiefhalses, S. 588).

o) Pharmakologische Skolioseversuche

Alle Bemühungen, die Entstehung von Wirbelsäulenverkrümmungen durch Experimente oder durch klinische Beobachtungen aufzuklären, waren beherrscht von der vorgefaßten Meinung, daß die Verkrümmungen aus mechanischen Einwirkungen resultieren müßten. Nur die durch nichts begründete Theorie von der rachitischen Genese und das unwiderlegbare Faktum der Verknüpfung der Entstehung der idiopathischen Skoliose mit dem Wachstumsalter, haben sich in Bereiche des Stoffwechselgeschehens erstreckt, ohne daß sich die Untersucher dessen recht bewußt wurden. Das Wachstum und nicht nur das allgemeine und das Längenwachstum des Körpers, sondern auch das lokal proportionierte und angepaßte Wachstum, wird zweifellos durch chemische Mechanismen gesteuert und es ist keineswegs absurd, die Möglichkeit in Betracht zu ziehen, daß eine Störung solcher chemischer Mechanismen, die die lokale Symmetrierung und Proportionierung des Wirbelsäulenwachstums steuern, die letzte Ursache der idiopathischen Skoliose darstellen könnten. Die Erkenntnis, daß vererbte Enzymdefekte ebenso die Ursache der Wirbelsäulenverkrümmung, wie der übrigen Krankheitserscheinungen bei den sog. enchondralen Dysostosen darstellen, gibt solchen Theorien heute ein handfestes Fundament.

Die wenigen Experimente, die aber doch weit zahlreicher sind als gemeinhin bekannt ist, die auf dem Stoffwechselgebiet zur Skoliosegenese angestellt wurden, müssen demnach unbedingt in diese Darstellung einbezogen werden und nicht nur dies, sie müssen sogar ganz besonders herausgestellt werden.

Brodetti und Cauchoix erzeugten bei Kaninchen durch Lathyrismus in 2 Generationen Kyphoskoliosen im Brustabschnitt. Im Brustabschnitt ist die Vascularisation der Wirbelsäule im Wachstumsalter am schwächsten ausgebildet. Lathyrismus verursacht in diesem schlecht vascularisierten Bereich Ischämie an den Epiphysen mit konsekutiver Deformierung sowie Lockerung der Verbindung zwischen der Bandscheibe und dem Wirbelkörper infolge Periostabhebung. Diese Veränderungen führen dann zur Wirbelsäulenverkrümmung. Die Autoren nehmen an, daß der idiopathischen Skoliose beim Menschen ähnliche Vorgänge zugrunde liegen.

Fütterung von Kaninchen mit einer Diät, die reichlich Mehl von Lathyrus odoratus enthält, führt nach Untersuchungen von Herbert, Duriez und Cauchoix zu thorakalen Skoliosen, sofern sich die Tiere noch im Wachstumsalter befinden. Wenn man zusätzlich das muskuläre Gleichgewicht durch Resektion im Bereich der Lendenmuskulatur einer Seite stört, so entwickelt sich eine lumbale Kyphoskoliose. Wird die gleiche Operation bei Tieren vorgenommen, die keine Lathyrusdiät erhalten haben, stellen sich nur ganz geringfügige Wirbelsäulendeformationen ein (Herbert, Duriez und Cauchoix). Weitere einschlägige Untersuchungen liegen vor von Langenskiöld und Michelsson; Michelsson; Stilwell.

Rodriguez, Bailey und Rodriguez konnten bei Kaninchen mit Beta-Amino-Propionotrile dem wirksamen Prinzip von Lathyrus odoratus Torsionsskoliosen erzeugen. Auch bei bipedalen und nichtbipedalen Ratten erzielten sie durch Verfütterung von Lathyrus odoratus Torsionsskoliosen. Bei bipedalen und nichtbipedalen Ratten traten mit Ausnahme einer dorsolumbalen Kyphose keine Unterschiede in der Wirbelsäulendeformität in Erscheinung.

Glauber, Vizkelety, Kéry und Farkas haben Wirbelsäulendeformierungen bei Kaninchen mit Lathyrismus als Folge einer allgemeinen Stoffwechselstörung angesehen, die unter anderem auch das Knocheneiweiß betraf. Sie konnten dies zwar histochemisch im Knochen nachweisen, glaubten aber trotzdem, man könne diese Befunde nicht ohne weiteres auf menschliche Skoliosen übertragen.

Selye, Ramamurti u. Taylor konnten mit Beta-Amino-Propionitrile (BAPN) ebenfalls Skeletdeformitäten erzielen.

Amato und Bombelli haben Ratten mit Lathyrus odoratus gefüttert. Sie beobachteten Wachstumsverzögerungen mit Störungen der Metaphysenossifikation und Veränderungen an den kleinen Blutgefäßen. Die alkalische Phosphatase war erhöht. Es bestand eine Osteoporose. Die wiedergegebenen Röntgenbilder der Ratten zeigen skoliotische Krümmungen der Wirbelsäulen, ohne daß auf diesen Befund eingegangen wird.

ROTH, KOKOSKA und TOMAN konnten beim Osteolathyrismus der Ratten ein vermindertes Längenwachstum des Nervus ischiaticus feststellen. Sie schließen daraus, daß der Lathyrismus eine Hemmung des Längenwachstums am Nervensystem verursacht und sich auf diesem Wege infolge der Längendisproportion von Wirbelsäulenknochen und Rückenmarkslänge die Wirbelsäulenverkrümmung bei den Ratten entwickelt, die vielfach beim Osteolathyrismus registriert worden ist. Bezüglich der Details muß auf die Darstellung der Rothschen Theorie in dem Kapitel über die Skoliosegenese verwiesen werden (S. 481).

NOGAMI u. INGALLS injizierten am 9. Tag der Schwangerschaft bei Mäusen 6-Aminonicotinamid und erzeugten auf diese Weise bei den Jungen Wirbelsäulenmißbildungen, Halswirbelhypoplasien, Spina bifida usw., die z.T. mit skoliotischen Krümmungen einhergingen.

GARDNER erzielte mit hohen Dosen Vitamin D_3 bei Ratten die gleichen Kypholordosen wie mit Lathyrismus. Er hält es für möglich, daß nicht das Vitamin D_3 an sich, sondern das Lösungsmittel für die Kypholordoseentstehung verantwortlich ist.

STREBEL hat bei jungen Ratten durch Injektion von Dihydrotachysterol ein Progerie-Syndrom erzeugen können, bei dem es zu Mediaverkalkungen an den Coronararterien, der Aorta, Osteosklerose, Hautatrophien, Fett- und Muskelatrophie und zu Kyphosen kam.

p) Hypoxieversuche

Hypoxieversuche sind primär nicht darauf angelegt, Skoliosen sondern Wirbelmißbildungen zu erzeugen. Die Wirbelmißbildungen gehen allerdings z.T. mit einer Achsenkrümmung einher. Diese Versuche besitzen keinerlei Relevanz für die Genese der idiopathischen Skoliose, sondern ausschließlich für die Entstehung der Mißbildungsskoliose.

Bei Kaninchen, die aus Würfen stammten, in denen die Muttertiere am 9. Schwangerschaftstag einem O_2-Mangel ausgesetzt worden waren, wiesen an der Brust- und Lendenwirbelsäule Mißbildungen auf, die zu mehr oder weniger ausgeprägten Skoliosen und Kyphosen im Laufe des Wachstums führten. Die Skoliosen infolge von Wirbelmißbildungen verschlimmerten sich im Laufe des Wachstums nicht. Bei einzelnen Tieren wurden sogar Besserungen verzeichnet (RÜTT und GRÜTER; RÜTT und DEGENHARDT).

MURAKAMI, KAMEYAMA und NOGAMI haben schwangere Mäuse einer Hypoxie durch Einbringen in eine Atmosphäre von 225 mm Hg ausgesetzt und in einem sehr hohen Prozentsatz Mißbildungen an der Wirbelsäule festgestellt. Es scheint nicht ausgeschlossen, daß bei Menschen kongenitale Skoliosen auf diese Weise entstehen.

Q. Die Vererbung der Skoliose

Die Frage einer Genbedingtheit und damit einer Vererbung der Skoliose stellt sich im Prinzip nur bei den kongenitalen Skoliosen, bei den idiopathischen Skoliosen und einigen Sonderformen. Die exogenen Formen, wie die thorakogenen, paralytischen und osteoporotischen Kyphosen brauchen von vornherein nicht in den Kreis dieser Betrachtungen einbezogen zu werden (s. auch Kap. S.1.k)γ): Genetische Bedingtheit des Schiefhalses, S. 583).

a) Kongenitale Skoliosen

Eingehende Untersuchungen über die kongenitalen Skoliosen wurden von FABER an zehn Fällen angestellt. In keinem Fall war eine Heredität nachzuweisen. Von einem eineiigen Zwillingspärchen hatte der eine Paarling eine ausgeprägte angeborene Skoliose infolge Wirbelkörpermißbildung, der andere jedoch eine völlig normale Wirbelsäule. Auch PETERSON und PETERSON beschrieben eineiige Zwillinge, von denen einer Halbwirbel mit Skoliosen, der andere eine völlig normale Wirbelsäule aufwies. Diese Feststellung könnte demnach für eine Entstehung der Mißbildungsskoliosen durch embryonale Noxen — etwa durch eine Zwangshaltung — sprechen. DURAISWAMI erzielte durch Injektion von Insulin in den Dotter von bebrüteten Eiern neben anderen Wirbelsäulenmißbildungen auch Skoliosen. JANSEN schuldigt Viruserkrankungen während der Schwangerschaft, STOCKARD intrauterinen Druck, WARKANY Placentaveränderungen an.

Umgekehrt hatte BUDDE bei einem eineiigen Zwillingspärchen zwar bei beiden Paarlingen eine Skoliose gefunden, aber nur bei einem von ihnen eine Spina bifida occulta S1 und eine Sacralisation des 5. Lendenwirbels. Daraus schloß er, daß die Skoliose ihre Ursache nicht in der Spaltbildung an der Wirbelsäule hatte, sondern wahrscheinlich idiopathischer Natur war. Skoliosen bei Vorliegen einer Spina bifida occulta und einem Übergangswirbel kann man ohnedies nicht ohne weiteres, den kongenitalen Skoliosen infolge ausgeprägter Wirbelmißbildungen gleichsetzen.

Mißbildungsskoliosen, die bei Blutsverwandten auftreten, können Teilsymptom eines Erbsyndroms sein. So berichten DRETAKIS und KONDOYANNIS über 5 Kinder aus 2 Familien, die gleichzeitig eine Encephalopathie hatten.

Obwohl FABER keine genische Bedingtheit der kongenitalen Skoliosen nachweisen konnte, glaubt er dennoch, daß man einen recessiven Erbgang nicht mit Sicherheit ausschließen könne. Die Skoliosen bei numerischen Variationen der Wirbelsäule müßten insofern als vererblich angesehen werden, als die Cranialvariation dominant und die Caudalvariation recessiv vererblich ist. Jedoch ist es nicht sicher, in welchem Umfang sie als Ursache von Skoliosen angesehen werden können. In der Literatur liegen jedoch eine ganze Zahl von Beobachtungen vor, die entgegen den Untersuchungsergebnissen von FABER zu der Annahme einer Erbbedingtheit der Skoliose infolge Wirbelkörpermißbildungen berechtigen könnten (HOBBS).

STAUB fand unter den Kindern eines skoliotischen Ehepaares in allen Fällen mehr oder weniger ausgeprägte Wirbelsäulenverkrümmungen zusammen mit Wirbelsäulenmißbildungen oder Variationen. MARQUARDT beschrieb eine Familie, in der in mehreren Generationen ausgedehnte Wirbelmißbildungen aufgetreten waren, die mit leichten skoliotischen Verkrümmungen einhergingen. Er nimmt einen recessiven Erbgang an. Nach einer Mitteilung von Ragaglini hatten sowohl der Vater als auch der Sohn einen Halbwirbel L3 mit Skoliose. (Laas teilt eine gleiche Beobachtung mit.) Auch Dal Monte u. Parenti geben an, daß in 10% ihrer Fälle mit kongenitalen Skoliosen Heredität wahrscheinlich war. Rathke beschrieb ein 6jähriges Kind mit thorako-lumbaler Torsionsskoliose bei Ossifikationsverzögerung des gesamten Skelets. Mutter und Großmutter hatten ebenfalls eine Skoliose, ein Vetter eine Peromelie und Ossifikationsdefekte am Bein. Eine bei ihm ebenfalls vorhandene geringe Skoliose war aber wahrscheinlich durch die Beinverkürzung verursacht. Ebenso wie kongenitale Skoliosen waren lumbo-dorsale Kyphosen infolge dorsaler Halbwirbel in einer Beobachtung von Beals familiär aufgetreten und autosomal dominant vererbt worden (Mills). Unter den Fällen von Ghuilamila mit Kyphosen infolge dorsalem Halbwirbel waren zweimal Geschwister betroffen. Auch van Assen berichtet über eine entsprechende Beobachtung bei zwei Brüdern. Diethelm hat in Fällen von kongenitalen Kyphosen familiäres Vorkommen angetroffen. Kaufmann sieht ebenfalls eine Keimvariation als Ursache der kongenitalen Skoliosen an. Wollenberg berichtete über eine Beobachtung, bei der Mutter und Schwester des Probanden ebenfalls eine Wirbelsäulenverkrümmung infolge Wirbelmißbildung hatten. Ein Fall von Schultze-Jena läßt sich dagegen nicht von vorneherein als Beweis für die Erbbedingtheit der kongenitalen Wirbelsäulenverkrümmungen heranziehen. Mutter und Kind hatten zwar beide Wirbelkörpermißbildungen, das Kind jedoch keine deutliche Verkrümmung. Er zieht aber die Möglichkeit in Betracht, daß die Verkrümmung erst in späterer Zeit manifest geworden wäre.

Überhaupt kann es sich bei den kongenitalen Wirbelsäulenverkrümmungen nur um eine Vererbung der zugrunde liegenden Mißbildung und nicht der Verkrümmung als solcher handeln, denn die Skoliose resultiert ja nur aus der Art, Form und Lokalisation der Mißbildung. Bei der kongenitalen enchondralen Dysostose kommen häufig neben lumbo-dorsalen Kyphosen auch Skoliosen vor. Da die kongenitale, enchondrale Dysostose ererblich ist (Typ 1 dominant, Typ 2 und 3 recessiv) sind auch alle aus dieser Erbkrankheit resultierenden Wirbelsäulenverkrümmungen erbbedingt.

In diesen Formenkreis gehört wahrscheinlich auch der oben zitierte Fall von Rathke mit Ossifikationsverzögerung des gesamten Skelets und wahrscheinlich ebenfalls ein Fall (William-Olsson) von Zwillingen mit einer angeblichen rachitischen Skoliose. Es handelte sich um ein eineiiges Zwillingspärchen mit angeblich rachitischem Zwergwuchs. Auch ein deutlicher Rosenkranz soll vorhanden gewesen sein. Nach den in der Arbeit wiedergegebenen Röntgenbildern erscheint aber eine Rachitis keineswegs sicher. Man hat eher den Eindruck, daß es sich um eine kongenitale enchondrale Dysostose gehandelt hat.

Als völlig sicher kann auch die Erbbedingtheit der Kyphoskoliose bei der Neurofibromatose insofern angesehen werden, als die Grundkrankheit erblich ist. Boeters fand unter 77 Beobachtungen 59 einwandfrei dominante Vererbungsvorgänge. Hoekstra konnte Neurofibromatosen über vier Generationen verfolgen.

b) Familienuntersuchungen idiopathischer Skoliosen

Was die Vererbbarkeit der idiopathischen Skoliosen anbetrifft, so liegen hierüber in der Literatur zahlreiche Angaben, aber wenig detaillierte Untersuchungen vor. Gilly, Robert, Dalloz u. Stagnara geben familiäres Auftreten in 47% an, Engelmann und Sidler sowie Hoffa in 25–30%, Hayek 36,5%, Faber in 26,5%, Kleinberg in 25%, Schulthess in 10%, Simonetti 5,4%, Lange in 4,9%, James, Lloyd-Roberts u. Pilcher fanden familiäres Auftreten nur in einem einzigen ihrer Fälle. MacEwen und Cowell fanden bei Familienuntersuchungen geschlechtsgebundene dominante Vererbung der Skoliosen. Weitere Berichte über Vererbung bei Skoliosen liegen von ABALMASOVA u.Mitarb.; CODORNIU; LEHMANN; SEVASTIKOGLOU u. BERGQUIST; TELKMANN und WEISER vor.

FABER hat der Frage der Vererbung der Skoliose eingehende Untersuchungen gewidmet. Unter anderem ist er auch der Frage nachgegangen, ob eine geschlechtsgebundene Vererbung vorliegt. Hieran hätte das in vielen Statistiken angegebene Überwiegen beim weiblichen Geschlecht denken lassen können. Wie eingangs schon angeführt, fand sich dieses Überwiegen des weiblichen Geschlechtes aber in der Hauptsache nur in dem Material orthopädischer Kliniken, während man bei Schuluntersuchungen eine annähernd gleiche Geschlechtsverteilung festgestellt haben will. Im Falle eines geschlechtsgebundenen Erbganges dürfte außerdem eine Übertragung der Skoliose vom Vater auf den Sohn nicht erfolgen. In dem Material von FABER hatten jedoch die Väter skoliotischer Kinder in 21% ebenfalls eine Skoliose. Eine Geschlechtsbegrenztheit in dem Sinne, daß die Eigentümlichkeit des Körperbaues des weiblichen Geschlechtes die Manifestation einer Skoliose begünstigt, hält er allerdings für möglich. Die Relation von skoliotischen Knaben zu gesunden Brüdern und von skoliotischen Mädchen zu gesunden Schwestern war mit 5,5 und 5,2 annähernd gleich. Auch ein Unterschied hinsichtlich der Häufigkeit der Skoliose beim männlichen und weiblichen Geschlecht zwischen solitären und familiären Fällen ergab sich gleichfalls nicht. FABER hält einen unregelmäßig dominanten Erbgang für wahrscheinlich. Gegen Recessivität spricht, daß der Prozentsatz von Verwandtenehen bei Skoliotikern nicht erhöht war.

SIDLER berichtet über 5 Geschwister, die sämtlich eine linkskonvexe Skoliose hatten. Verschieden war lediglich das Ausmaß der Gegenkrümmung, die Torsion und die Verkrümmung in sagittaler Richtung. Auch der Vater war mit einer Skoliose behaftet und in seiner Aszendenz fanden sich weitere Wirbelsäulenverkrümmungen. Die Mutter war merkmalsfrei, aber in ihrer Aszendenz waren gleichfalls Skoliosen vorhanden und es bestand Konsanguinität 3. Grades. Die fünf Kinder mußten als homozygot-skoliotisch angesehen werden. Auch die Untersuchungen von SIDLER sprechen demnach für einen unregelmäßig dominanten Erbgang.

WYNNE-DAVIES stellte fest, daß die idiopathischen Skoliosen familiär auftreten (Abb. 366). Die Befunde sprechen entweder für einen dominanten Erbgang oder für eine Verursachung durch mehrere Gene. Die Adoleszentenkyphosen zeigen das gleiche familiäre Auftreten und sie scheinen demnach die gleiche Ätiologie zu haben. Sämtliche Kinder mit Skoliose, die weniger als 1 Jahr alt waren, hatten eine Schädelasymmetrie (Plagiocephalie).

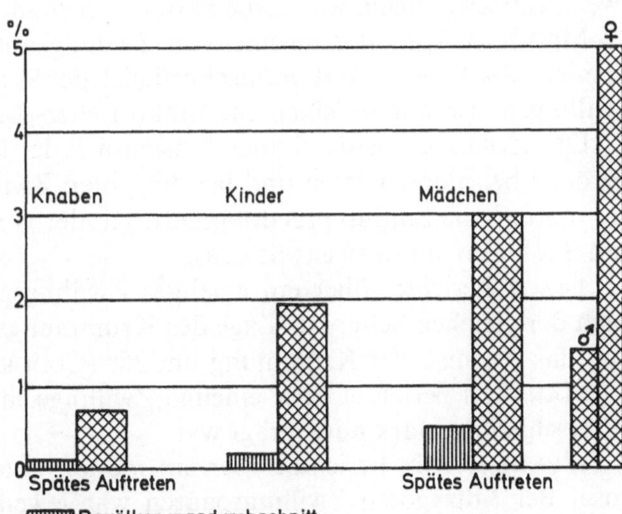

Abb. 366. Vergleich der Skoliosehäufigkeit in der Durchschnittsbevölkerung und in der Blutsverwandtschaft von Skoliotikern. (WYNNE-DAVIES, 1968)

Die Verwandten 1.–3. Grades von 114 Kindern mit idiopathischer Skoliose wurden auf das Vorliegen eines Rippenbuckels hin beim Bücken untersucht. In 0,39% wurde ein Rippenbuckel angetroffen. Dieser Prozentsatz war 4mal so hoch als beim Durchschnitt der Bevölkerung. Er nahm von den Verwandten 1.–3. Grades nur gering ab. In der Gruppe der infantilen männlichen Skoliosen war der Prozentsatz der Rippenbuckel in der Verwandtschaft ziemlich hoch, gering dagegen bei weiblichen infantilen Skoliosen.

Auch bei den spontan heilenden infantilen Skoliosen fanden sich im gleichen Prozentsatz Rippenbuckel in der Blutsverwandtschaft wie bei den Kindern mit einer progredienten Skoliose. Diese Feststellung spräche dafür, daß die spontan heilende infantile Skoliose die mildeste Form der progredienten infantilen Skoliose darstellt.

Unter 100 Fällen von idiopathischen Skoliosen, die von GILLY u.Mitarb. ausgewertet wurden, fanden sich 21mal in der Blutsverwandtschaft weitere Skoliosefälle, 9mal betrafen die Skoliosen 2 Generationen, 2mal 3 Generationen und einmal 4 Generationen. Es wurden insgesamt 24 Sippen untersucht mit 76 Kindern. Davon hatten 39 eine gerade und 37 eine skoliotische Wirbelsäule. Die Verfasser schließen daraus, daß die idiopathische Skoliose dominant vererbt wird. Sie glauben aber nicht, daß die Wirbelsäulenverkrümmung an sich erblich fixiert ist, sondern eine Stoffwechselstörung, die zur Skoliose führt.

COWELL, HALL und MACEWEN untersuchten 17 Familien mit idiopathischer Skoliose und stellten eine geschlechtsgebundene dominante Vererbung mit variabler Expressivität und unvollständiger Penetranz fest. 33% der Eltern und Geschwister von Skoliosepatienten hatten eine skoliotische Verkrümmung von mehr als 10°. In einer Kontrollgruppe fanden sich nur 5,6% Skoliosen von mehr als 10°.

DRETAKIS und KONDOYANNIS berichten über zwei Familien mit 3 bzw. 2 skoliotischen Kindern, die eine Encephalopathie mit gleichzeitigen Augenstörungen hatten. Sie bezeichnen die Skoliosen zwar als kongenital. Nach ihrer Beschreibung muß man sie aber wohl als idiopathisch klassifizieren, eventuell könnte man noch eine Einordnung als okuläre Skoliosen in Betracht ziehen.

c) Zwillingsuntersuchungen bei idiopathischen Skoliosen

Da bei genetischen Untersuchungen die Zwillingsforschung eine sehr wichtige Rolle spielt, sollen auch die Beobachtungen über Skoliosen bei Zwillingen besprochen werden.

HULL berichtet über zweieiige Zwillinge, die beide eine Skoliose mit gleicher Lokalisation und Richtung hatten. Bei den übrigen Kindern der Familie, darunter 2 weiteren zweieiigen Zwillingen, war keine Skoliose vorhanden.

MEINECKE kommt aufgrund von Zwillingsuntersuchungen zu dem Schluß, daß bei eineiigen Zwillingen Konkordanz bezüglich der Skoliose 3mal häufiger ist als bei zweieiigen Zwillingen. Er nimmt einen multifaktoriellen Erbgang mit variabler Expressivität an.

DE GEORGE u. FISHER fanden hinsichtlich der idiopathischen Skoliose eine hohe Konkordanz bei monozygoten und bei dizygoten Zwillingspaaren. Sie schließen daraus, daß der mütterliche Einfluß praedominiert. Kinder von älteren Müttern wiesen eine Häufung von Skoliosen auf (SIDLER; STAUB).

TRACY berichtet über ein eineiiges Zwillingspaar mit einer dorsolumbalen Skoliose nach der gleichen Seite. Die Lage des Krümmungsscheitels differierte um 2 Wirbelkörper und das Ausmaß der Krümmung um 25° (CODORNIU; ESTÈVE; HULL; MURDOCH).

MANARESI berichtet über eineiige Zwillinge, die beide eine Skoliose hatten, die aber unterschiedlich stark ausgeprägt war.

WYNNE-DAVIES berichtet über ein monozygotes Zwillingspaar mit Adoleszentenskoliose. Bei 3 dizygoten Zwillingspaaren war jeweils nur ein Zwilling von einer Skoliose betroffen.

Weitere einschlägige Beobachtungen stammen von WEISER; NITSCHE u. ARMKNECHT; FABER; REINHARDT; ESTÈVE; HAFFNER; v. VERSCHUER; MURDOCH; WIEST; TELKMANN; RESKE. BUDDE und HACKENBROCH berichten beide über den gleichen Fall, d.h. HACKENBROCH hat den Fall von BUDDE nachuntersucht.

Die Auswertung der größten Fallzahl stammt von TELKMANN. Er hat 22 Beobachtungen zusammengetragen, wobei in 3 Fällen nicht feststand, ob die Zwillinge eineiig oder zweieiig waren. Von den restlichen Zwillingspaaren waren 10 eineiig und 9 zweieiig. Unter den erbgleichen Zwillingen waren 5 hinsichtlich des Skoliosemerkmals konkordant. Unter den zweieiigen Zwillingspaaren waren 3 konkordant und 6 diskordant. Eineiige Zwillinge wiesen demnach eine höhere Manifestationsrate des Skoliosemerkmals auf.

Zu ähnlichen Relationen kommt FABER an Hand der Auswertung eines kleineren Materials von 13 Fällen. In seiner eigenen Beobachtung trat die Skoliose bei beiden Paarlingen im gleichen Alter auf. Sie hatte die gleiche Richtung, den gleichen Sitz und auch der Rippenbuckel war gleich (Abb. 367). Außerdem wies die Mutter eine gleichsinnige Skoliose auf und in deren Familie waren weitere Merkmalsträger vorhanden (Abb. 368).

In dem Falle HAFFNER mit Konkordanz bei einem eineiigen Zwillingspaar war die Wirbelsäulenverkrümmung angeblich durch einen Hemispondylus verursacht. Der Fall von BUDDE war von HACKENBROCH nachuntersucht worden. Er kam zu dem Schluß, daß die entgegengesetzt konvexe Skoliose Folge einer Übergangswirbelbildung war. Die Betrachtung der Röntgenbilder zeigt aber nur eine Verbreiterung des Querfortsatzes ohne eindeutige Sacralisation, so daß wahrscheinlich eine idiopathische Skoliose vorlag. (Der Fall ist schon einmal bei den kongenitalen Skoliosen zitiert.)

In diskordanten Fällen, über die NITSCHE u. ARMKNECHT berichteten, konnte die Skoliose eine exogene Ursache haben (Beinverkürzung bzw. kongenitale Hüftluxation). Allerdings wurden in der Aszendenz dieser Probanden Skoliosen angegeben. Die nicht seltene Diskordanz bei eineiigen Zwillingen hinsichtlich des Skoliosemerkmales spricht nach FABER für die große Bedeutung peristatischer Faktoren.

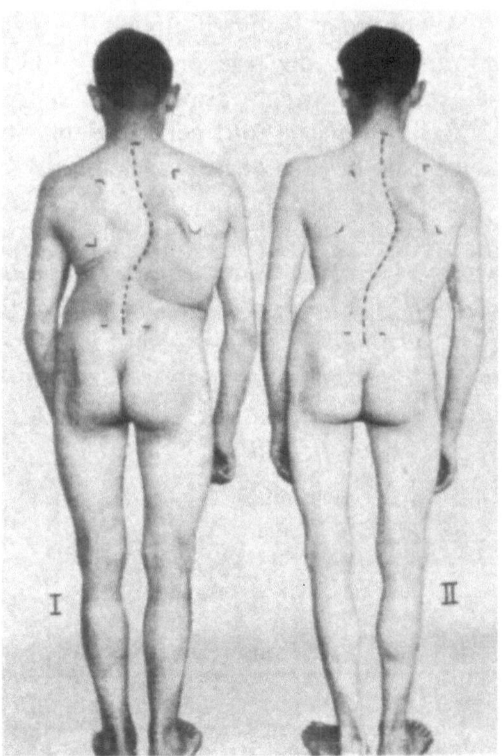

Abb. 367. Rechtskonvexe Dorsalskoliose bei eineiigen Zwillingen. (Nach FABER, 1935)

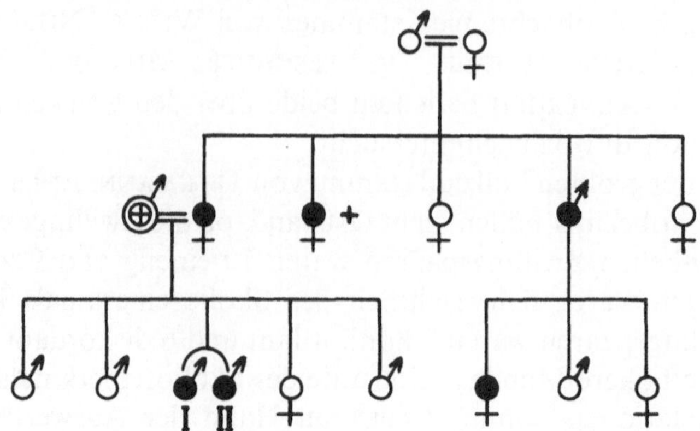

Abb. 368. Stammbaum bei eineiigen Zwillingen mit Skoliose. (FABER, 1935)

LEHMANN berichtet über ein eineiiges Zwillingspaar, bei dem der eine Paarling eine schwere Kyphoskoliose, der andere eine gerade Wirbelsäule hatte. Der Kyphoskoliotiker hatte im Alter von 8 Monaten eine Lungenentzündung durchgemacht und im Alter von 10 Monaten war bei ihm eine schwere Rachitis festgestellt worden. Die Kyphoskoliose war also möglicherweise thorakogen oder rachitisch und damit exogen.

In dem Falle WIEST von Diskordanz bei eineiigen Zwillingen konnte die Skoliose geburtstraumatischer Natur sein. Er hat beide Zwillinge elektromyographisch untersucht und bei dem Skoliotiker eine Asymmetrie der paravertebralen Muskulatur, bei dem Nichtskoliotiker seitengleiche Werte gefunden.

Im Falle einer Konkordanz sind die Skoliosen meistens gleich lokalisiert und gleichsinnig. WEISER fand jedoch bei einem eineiigen Zwillingspaar spiegelbildliche Skoliosen.

d) Schlußfolgerungen aus den Untersuchungen über Vererbung der Skoliosen

Wenn man das Fazit aus all diesen Beobachtungen zieht, so muß man zu dem Schluß kommen, daß die kongenitale Mißbildungsskoliose und Kyphose nicht genetisch fixiert ist, sondern durch während der Schwangerschaft einwirkende Noxen verursacht wird. Die idiopathische und verschiedene Sonderformen der Skoliose, wie die Skoliosen und Kyphosen bei den enchondralen Dysostosen, sind genetisch bestimmt.

Diese Feststellung zeigt auf, daß es durchaus von medizinischer Bedeutung ist, bei Wirbelsäulenaufnahmen auch geringfügige Skoliosen zu registrieren. Derartige Feststellungen sind weniger für das betroffene Individuum und seinen Gesundheitszustand von Bedeutung, sondern sie sind vor allen Dingen für die Gesundheitspflege der Familie von Wichtigkeit. Z.B. wird man, wenn bei einem Elternteil eine geringfügige Skoliose festgestellt ist, Kinder dieser Eltern besonders genau im Hinblick auf die Entstehung einer Skoliose überwachen müssen. Insofern ist also das Wissen um die Genetik der Skoliose für den Röntgenologen durchaus von Bedeutung.

R. Die Behandlung der Wirbelsäulenverkrümmungen

Der Röntgenologe ist zwar nicht direkt mit der Behandlung der Wirbelsäulenverkrümmungen befaßt, jedoch ist er durchaus berufen, an der Indikationsstellung, besonders zur Operation, mitzuwirken. Außerdem kann er die Behandlungsergebnisse nur aus der Kenntnis der Behandlungsmethode und Operationsverfahren, ihrer Technik und ihrer Möglichkeiten heraus beurteilen. Wenn der Röntgenologe an der Erfolgsbeurteilung beteiligt ist, ist eine kritischere Einstellung zu den Behandlungsresultaten gewährleistet, als wenn sie nur der Behandler und Operateur selbst vornimmt (GAUGELE; JAFFE). *Schließlich haben auch viele Operationsverfahren den Wert eines Experimentes, das gewisse Aufschlüsse über die Genese der Skoliose gibt.*

Nur unter diesen aufgezeigten Gesichtspunkten soll im Folgenden die Behandlung der Wirbelsäulenverkrümmungen besprochen werden. Auf technische Einzelheiten und insbesondere auf die unzähligen Formen der konservativen Behandlung soll nur kursorisch eingegangen werden.

Die folgenden Ausführungen sind nicht dazu bestimmt, dem Röntgenologen das Wissen eines Orthopäden zu vermitteln, das dieser für die Therapie der Skoliose benötigt, sondern lediglich die Kenntnisse, die erforderlich sind, um einen fruchtbaren Dialog mit dem Orthopäden zu führen.

FAUCON u.Mitarb. weisen darauf hin, daß jeder Skoliosetherapie zunächst eine genaue Diagnose der Art und Ätiologie und des wahrscheinlichen Verlaufes vorausgehen muß. SCHEIER fordert, daß Skoliosen $^1/_2$–$^1/_4$jährlich röntgenkontrolliert und die Aufnahmen unter möglichst identischen Bedingungen mit vergleichenden Messungen ausgeführt werden sollen. Sobald eine Verschlimmerung festgestellt wird, stellt er die Indikation zum therapeutischen Eingreifen, sei es konservativ oder operativ.

Eine Lehrbuchdarstellung über die konservative und operative Behandlung der Skoliose mit Beschreibung der Technik der Anpassung von Redressionsgipsen und Korsetts, der Operationstechnik und Abbildungen des Instrumentariums findet sich in der Monographie von JAMES: „Skoliosis".

Bezüglich der konservativen und operativen Behandlungsverfahren und insbesondere ihrer technischen Details wird auf den Handbuchbeitrag von LINDEMANN und MAU verwiesen.

HENKE sowie VIERNSTEIN, GÖB und ROSEMEYER geben eine allgemeine Darstellung der Skoliosebehandlung.

GSCHWEND, PIQUE und UNGER befassen sich speziell mit der Behandlung der Adoleszentenkyphose.

DEBEUGNY gibt eine Übersicht über die Klassifizierung und das zweckmäßige therapeutische Vorgehen bei Kyphoskoliosen.

Die genannten Therapiemaßnahmen lassen sich in konservative, chirurgische und kombinierte Behandlung unterteilen. Die kombinierte Therapie findet immer mehr Anhänger. Es soll zunächst eine allgemeine Vorstellung von ihrer Durchführung vermittelt werden.

Man kann grundsätzlich drei Behandlungsarten unterscheiden: 1. Krankengymnastik, 2. Korsettbehandlung, 3. Operation. Vielfach kombiniert man 2 oder 3 dieser Therapieformen. Die Indikationen ergeben sich teils aus dem Alter, teils aus der Art der Skoliose und teils aus ihrem Schweregrad. ZIELKE empfiehlt bei Skoliosen bis 30° Krankengymnastik, bis 50° Krankengymnastik und Korsettbehandlung, über 50° Krankengymnastik, Korsettbehandlung und Operation.

1. Konservative Behandlung

a) Frühbehandlung

Das Zauberwort und das Schlagwort in der Skoliosebehandlung, das viele fasziniert hat, war immer wieder die Frühbehandlung. Manche Autoren haben stolz über eine völlige Heilung von Säuglingsskoliosen berichtet, ohne daß ihnen die Tatsache der sehr häufigen Spontanabheilung der Säuglingsskoliose bekannt war (WILHELM; GAUGELE). Wenn SCHEDE 1949 über 60 völlige und dauernde Heilungen berichtet, so mag es fraglich erscheinen, ob es sich in allen Fällen wirklich um strukturelle Skoliosen und erst recht, ob es sich um echte progrediente idiopathische Skoliosen gehandelt hat (KATTHAGEN; LINDEMANN; HARRENSTEIN). Den Erfolgsberichten liegt auch vielfach keine Nachbeobachtung zugrunde, so daß es fraglich ist, ob der angebliche Behandlungserfolg auch erhalten blieb (HOFFMANN-KUHNT; FRITZSCHE; HOUDRÉ; LANGENDORFF; GÜNTZ). Alle Fälle, bei denen SCHEDE eine Heilung der Skoliose erzielt haben wollte, wiesen nur eine geringe initiale Verkrümmung auf. Eine stärkere S-förmige Skoliose war nicht dabei.

b) Heilbarkeit durch konservative Behandlung

Einigkeit darüber, ob Skoliosen durch konservative Maßnahmen grundsätzlich heilbar oder grundsätzlich nicht heilbar sind, besteht in der Literatur nicht.

GARDEMIN kommt zu dem Schluß, daß durch orthopädisches Turnen bei Schulkindern zwar sagittale Haltungsfehler, nicht aber Skoliosen günstig beeinflußt werden.

JAKOBY schreibt, daß die Erfolge insgesamt bescheiden sind und daß man ein Behandlungsverfahren schon dann als ideal bezeichnen kann, wenn es eine weitere Zunahme der Skoliose verhindert. GEISER sah bei 60% der konservativ behandelten Skoliosen Verschlimmerung. 40% blieben stationär. Eine Verminderung der Skoliose wurde nie erzielt.

Die Behauptung von ABBOTT, daß eine Skoliose in jedem Stadium heilbar sei, kann als widerlegt gelten (PORT).

LINDEMANN erreichte angeblich bei 15 von 26 Säuglingen Heilungen der bestehenden Skoliosen durch Lagerung (s. auch Kap. K.II.1.a): Säuglingsskoliose und infantile Form der idiopathischen Skoliose, S. 252).

c) Ausschließlich konservative Behandlung

Unter den konservativen Behandlungsmaßnahmen muß man zwischen solchen unterscheiden, die für sich allein eine Heilung, eine Besserung oder einen Stillstand der Skoliose herbeiführen sollen und solchen, die als Vorbereitung zur Operation dienen, die dann die erreichte Begradigung der Verkrümmung fixieren soll (WELLMITZ; SCHEDE; PAGANI; LACHERETZ u.Mitarb.; CRISTALLO u.Mitarb.; CARON; GÖTZE; GRASSHOFF u.Mitarb.; KEIM u.Mitarb.; POLSTER u.Mitarb.; SCHMIDT; ZIELKE).

Kaum einmal wird über medikamentöse Behandlung berichtet, so von NEUGEBAUER über Behandlung von Mädchen mit Skoliosen durch cyclische Einnahme von Östrogen und Gestagenen, durch die das Wachstum und zugleich die Progredienz der Skoliose gebremst werden sollte.

α) Gymnastik

Das orthopädische Turnen soll angeblich den Übergang von seitlichen Fehlhaltungen in echte idiopathische Skoliosen verhindern und echte strukturelle Skoliosen zum Verschwinden bringen können. Die einfachste Form stellt die Bauchlagenbehandlung bei der Säuglingsskoliose dar. Alle gymnastischen Übungen zielen darauf ab, die Krümmungen durch Aufdehnung auszugleichen und den Ausgleich durch Kräftigung der konvexseitigen Längsmuskulatur und der konkavseitigen Quermuskulatur zu erhalten (ZIELKE).

TURRINI u. FRIGO sahen eine Besserung bzw. eine günstige Beeinflussung des Verlaufes bei solchen Skoliosen, die primär schon nicht zu einer raschen Verschlimmerung neigten und bei Haltungsskoliosen (FUSI; GALEAZZI; MARINO-ZUCO; PAIS; TRAVAGLINI u. ZACCHIA; ZANOLI u. REPACI).

COLOMBANI u. GRANDESSO erzielten bei beginnenden Adoleszentenskoliosen in einem Drittel der Fälle eine Korrektur der Deformität und in 3 Fällen sogar eine Umkrümmung. Es hat sich aber um sehr geringgradige Skoliosen gehandelt, wahrscheinlich nur um Haltungsskoliosen (FALDINI u. MARIANI; ZANDER; HAWK).

GOMEZ JAUREGULE beobachteten Besserung von Skoliosen durch das Klappsche Kriechverfahren.

HUNEBELLE berichtet über Erfolge mit gymnastischer Gruppenbehandlung von skoliotischen Schulkindern.

WUNDERLICH will nach orthopädischen Turnübungen eine bedeutende Verbesserung der Elastizitätsverhältnisse bei Skoliosen festgestellt haben.

V.D. MALSBURG und WEISS berichten über eine krankengymnastische Methode, mit der die skoliotischen Krümmungen gebessert werden sollen.

Von TELLIER wurden eingehende Angaben über die zweckmäßigerweise durchzuführende Gymnastik bei der Kypholordose gemacht.

Nach IMREH hilft das orthopädische Turnen nur bei Kindern mit Haltungsfehlern, nicht dagegen bei Kindern mit echten strukturellen Skoliosen. Allerdings sollte das orthopädische Turnen den Übergang eines Haltungsfehlers in eine strukturelle Skoliose verhindern.

Nach BAUER sind konservative Maßnahmen nur in der Lage, Skoliosen aufzudehnen, aber nicht die erreichten Korrekturergebnisse zu erhalten.

Zur Verhinderung der cardiopulmonalen Insuffizienz bei Kyphoskoliotikern empfiehlt HOCHBAUER vor allen Dingen die Atemschulung.

GÖTZE, SÜNRAM, SCHELLE und KLISA erzielten durch ein sportliches Routinetraining eine Besserung der Atem- und Kreislauffunktion.

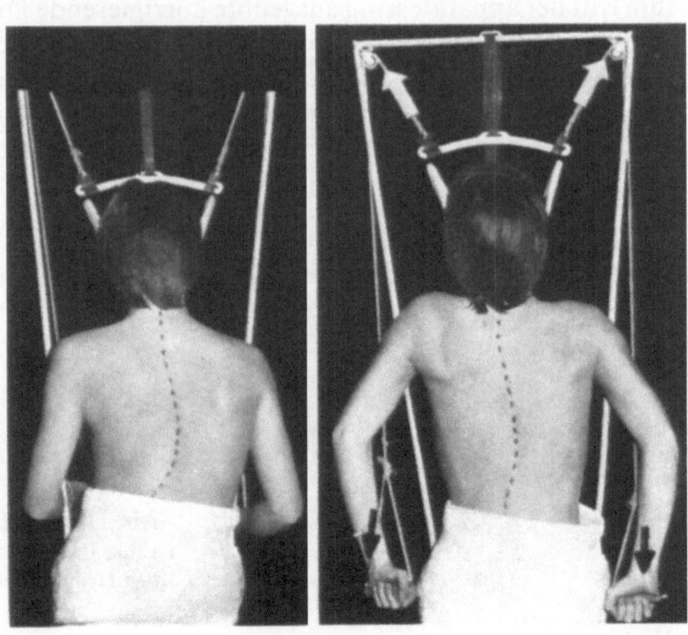

Abb. 369. Extensionsvorrichtung zur Aufrichtung der Skoliose, bei der der Patient durch aktiven Zug die Stärke der Extension selbst bestimmt. (HERTEL und WÜRFEL, 1969)

Die Operationsvorbehandlung wird, wenn überhaupt noch konservativ (s. Harringtonverfahren), fast ausschließlich mit Umkrümmungsgipskorsetts oder Quengelkorsetts durchgeführt. Nur ein kleiner Teil der Autoren bedient sich zusätzlich einer heilgymnastischen Behandlungsmethode. So betonen DESORGHER, VINCHON und JOSEPH den Wert der Gymnastik als zusätzliche Maßnahme bei der Aufrichtungsbehandlung der Skoliose vor der Operation (DE MARCHI; OROZCO DELCLOS; SACHELLAROPULOS).

KOLLMANN und SEIBEL beschreiben die Kombination von gymnastischer Vorbehandlung zur Operation und von Korsettbehandlung. Eine gewisse Überleitung zu den Korsetts stellen Apparaturen zur Streckbehandlung dar.

DUCROQUET hat eine solche Extensionsvorrichtung angegeben, die der Aufrichtung der Skoliose dient und in der der Patient durch Zug selbst die Stärke der Extension bestimmt (Abb. 369).

Für eine kritische Bewertung der Behandlungsergebnisse ist es unumgänglich, vor und nach der Behandlung Wirbelsäulenaufnahmen unter völlig identischen Bedingungen anzufertigen. Eine Analyse des Verhaltens der Wirbelsäule bei den empfohlenen Übungen aufgrund von Phasenaufnahmen ist bis jetzt noch nicht unternommen worden.

β) Korsettbehandlung

Hierunter sollen nicht nur Gips- und sonstige Korsetts verstanden werden, mit denen man eine Skoliose beseitigen oder doch bessern will, sondern auch alle sonstigen Vorrichtungen, die diesem Zweck dienen sollen.

Einer Skoliose kann man grundsätzlich medicomechanisch mit drei Prinzipien entgegenwirken: 1. kann man das Körpergewicht auf die Wirbelsäulenkrümmung im Sinne einer Geraderichtung einwirken oder einen Zug von außen in dieser Richtung angreifen lassen, 2. kann man einen Druck auf die Konvexseite der Krümmung mit dem Ziel applizieren, sie auszugleichen und 3. kann man versuchen, eine Derotation der Skoliose zu bewirken. Alle medicomechanischen Vorrichtungen stellen eine Anwendung dieser Prinzipien oder deren Kombination dar (Abb. 370).

Zur Behandlung der Säuglingsskoliose ist ein Liegebrett angegeben worden, auf dem der Säugling in Bauchlage in Umkrümmungsstellung fixiert wird (Abb. 371). Eine etwas konsequentere Behandlungshilfe stellt eine Umkrümmungsliegeschale aus Gips dar (Abb. 372). Eine dauernde Einwirkung ermöglicht das Umkrümmungsgipskorsett. Bei ihm tritt der apparateseitig ausgeübte korrigierende Druck gegenüber der durch die Körperschwere bewirkten Umkrümmung bereits entscheidend in den Vordergrund. Außerdem wird vielfach bei der Anlage des Korsetts ein axialer Zug am Patienten appliziert, um durch die Streckung der Skoliose die Anmodellierung in Korrekturstellung zu ermöglichen. Ein solches Umkrümmungsgipskorsett kann man außerdem mit einer Schraubenvorrich-

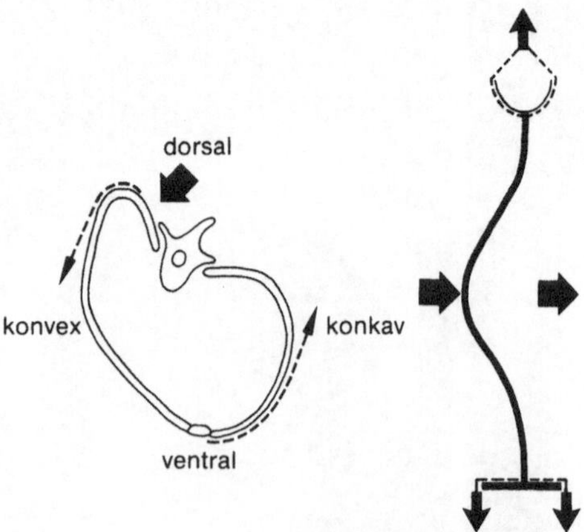

Abb. 370. Krafteinwirkungen zur Korrektur einer Skoliose. Links Extension und Druck auf die Seite. Rechts detorquierender Druck oder Zug auf den Rippenbuckel. (Nach ZIELKE, 1973)

tung versehen, die ein Nachstellen der Umkrümmung, entsprechend der bereits erreichten Aufdehnung der Skoliose ermöglicht (Abb. 373). Man spricht bei diesen Konstruktionen von einem Quengelgips. Als Localizergipse bezeichnet man Gipskorsette, bei denen ein Pelottendruck im Sinne einer Umkrümmung einwirkt. Eine dauernde axiale Streckkomponente wird zusätzlich wirksam, wenn der Gips bei axialem Zug angelegt wird und sich auf dem Beckenkamm sowie Kinn und Hinterkopf abstützt.

Die gleichen Behandlungsprinzipien, wie mit Gipskorsetts, kann man mit Korsetts aus leichterem Material, wie Metallstäben, Leder und Stoff realisieren. Sie können vom Patienten an- und abgelegt werden. Häufig werden sie nur tagsüber getragen und nachts gegen eine Umkrümmungsgipsliegeschale ausgetauscht. Sie haben außerdem den nicht unwesentlichen Vorteil, daß sie sich mit Gymnastik und Massagebehandlung kombinieren lassen. Besonders die Quengel- und Streckkorsetts werden zur Vorbereitung von Versteifungsoperationen eingesetzt. Als alleinige konservative Behandlungsmaßnahme bringen

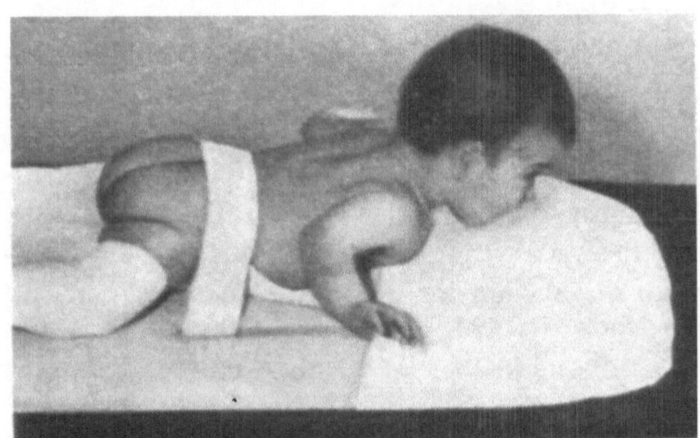

Abb. 371. Bauchliegebrett. Das Kleinstkind wird bäuchlings liegend mit Gurten auf dem gepolsterten und wasserdicht bezogenen Brett festgeschnallt. (Nach HEIPERTZ, 1964)

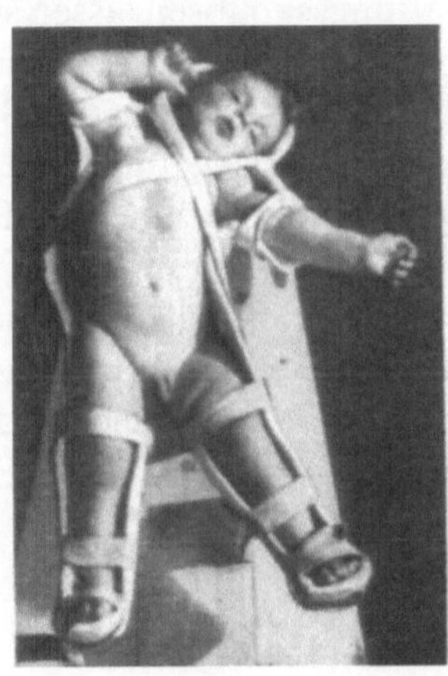

Abb. 372. Umkrümmungsgipsbett. (Nach BORGMANN)

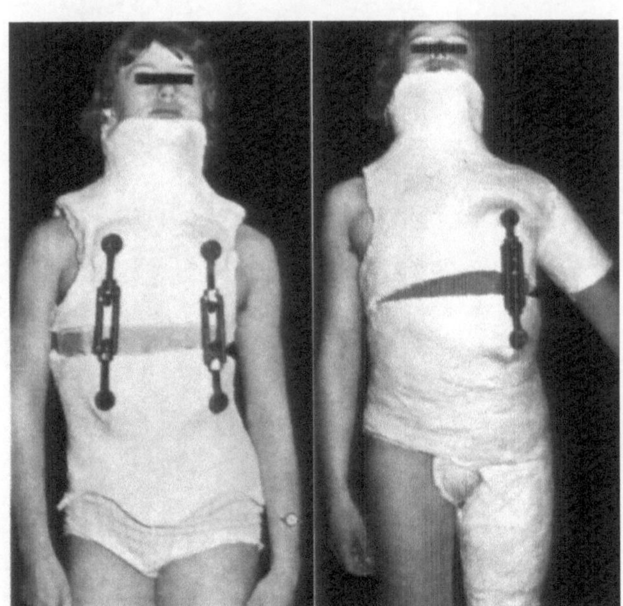

Abb. 373. Schraubenextensionsgips und Umkrümmungsgips. (HERTEL und WÜRFEL, 1969)

sie die besten Erfolge. Bei manchen Konstruktionen steht die Umkrümmung (Redression), bei anderen die Erhaltung der erreichten Korrektur im Vordergrund. Genau so wie die Skoliosen können die Kyphosen bei Jugendlichen einer Korsettbehandlung unterzogen werden. BRADFORD, MOE, MONTALVO und WINTER berichten über Behandlungserfolge mit dem Milwaukee-Korsett beim Morbus Scheuermann.

γ) Verschiedene Ausführungen der Korsetts

Von WALKER ist eine Körperschiene angegeben worden, auf der Säuglinge mit infantilen Skoliosen vermittels eines Gurts in Umkrümmungsposition fixiert wurden.

DUCCINI beschreibt ein Laufstühlchen für Kinder mit Kippeinrichtung und Suspension am Kinn zum Aufrichten der Skoliose.

Neben der Umkrümmungsliegeschale wurde vor allen Dingen viel die Umkrümmungsbandage nach KALLABIS angewandt (RIPPSTEIN).

RICHARDSON, OLNEY und FITZSIMMONS beschreiben einen sog. Backsafer zur Flexionsbehandlung der Skoliose.

Haltungsskoliosen lassen sich, wenn sie auf einer Beinverkürzung beruhen, durch Erhöhung der Schuhsohle ausgleichen (MOE). In diesem Sinne ist auch ein orthopädischer Schuh eine Vorrichtung zur Behandlung einer Skoliose.

COTREL, MOREL und REY beschreiben einen Antischwerpunktgipsverband zur Behandlung der Kyphose, die den Patienten zwingt, die obere Brustwirbelsäule aufzurichten.

Der Umkrümmungsgips (turnbuckle cast) bringt durch Seitwärtsbeugung und Streckung eine Besserung der Skoliose und ihre Mobilisation. Zur Applikation von Schraubenwinden wird er senkrecht zur Körperlängsachse durchgeschnitten (Transsection cast).

Als Localizer technic wird ein Gipskorsett (Rissergips) bezeichnet, das von der Symphyse bis zum Kinn reicht. Es wird angepaßt, während am Kopf und Becken ein Zug

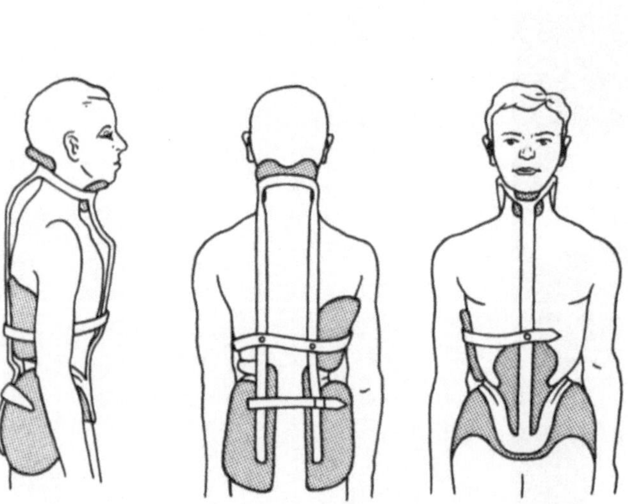

Abb. 374. Halbschematische Darstellung eines Milwaukeekorsettes nach HENKE

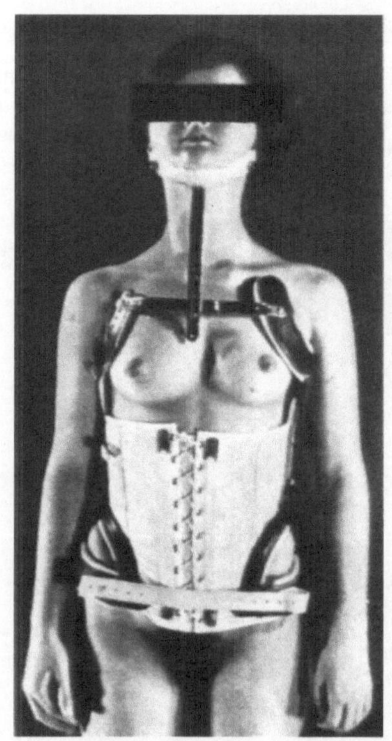

Abb. 375. Fotographie einer Patientin im Milwaukeekorsett nach KRIEGHOFF

einwirkt und der Scheitelpunkt der Krümmung unter die Endpunkte der Krümmung gedrückt wird. Die Druckwirkung wird in der Regel posterior-lateral an den Rippen bzw. an der Lendenwirbelsäule an den Querfortsätzen angesetzt (WORKMAN). Die Methode war im Prinzip schon von WULLSTEIN angegeben worden. Er applizierte die Streckung in der Vertikalen, während sie von RISSER in der Horizontalen appliziert wurde. Unter dieser Redression wird dann ein Gips angelegt, der Schultern und Hals umgreift und das Becken einschließt.

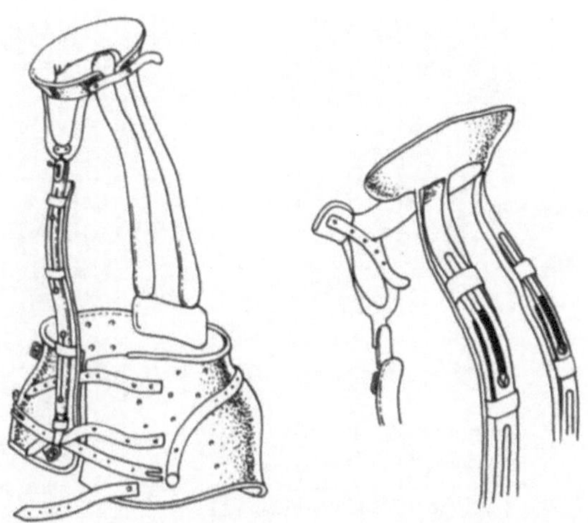

Abb. 376. Darstellung des verbesserten Milwaukeekorsettes von LABADIE, VERMEER, RIJNOIS und NOBEL

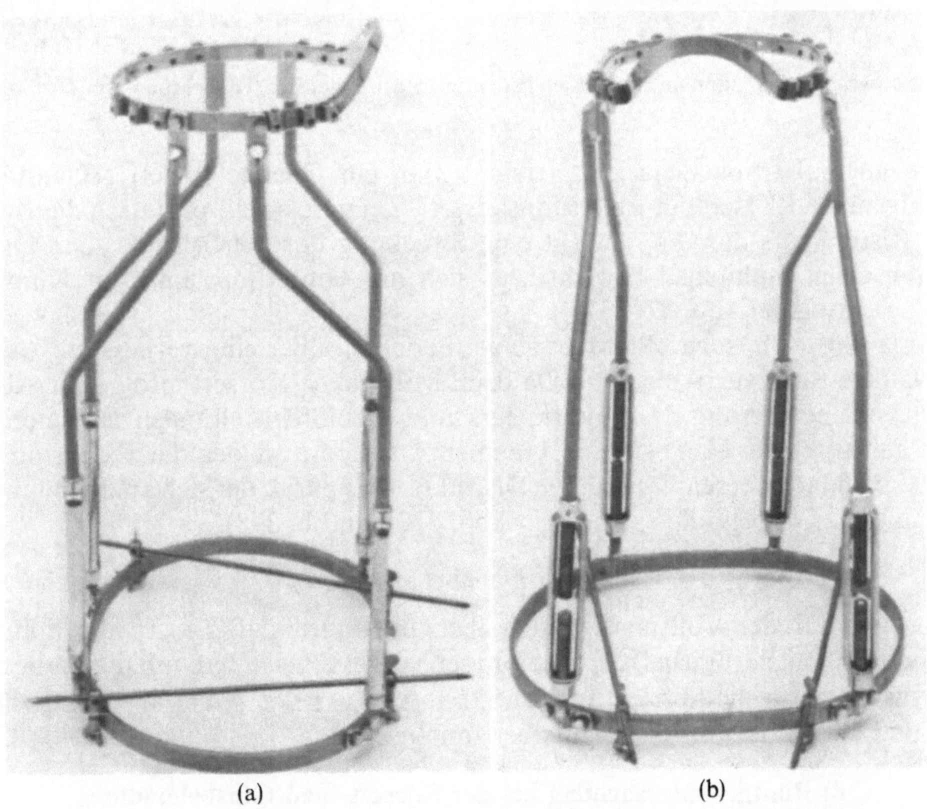

(a) (b)

Abb. 377. (a) Seitliche Ansicht der Heiligenschein-Reifenvorrichtung. Man beachte die Richtung der Beckenstäbe. Die Extensionsgewinde (turnbuckle) können der Deformität angepaßt werden. (b) Vorderansicht. Man beachte, wie das Kopfstück über dem Beckenteil zentriert ist. Der Beckenreifen muß senkrecht zur Wirbelkörperlängsachse stehen. (Nach DEWALD u. RAY)

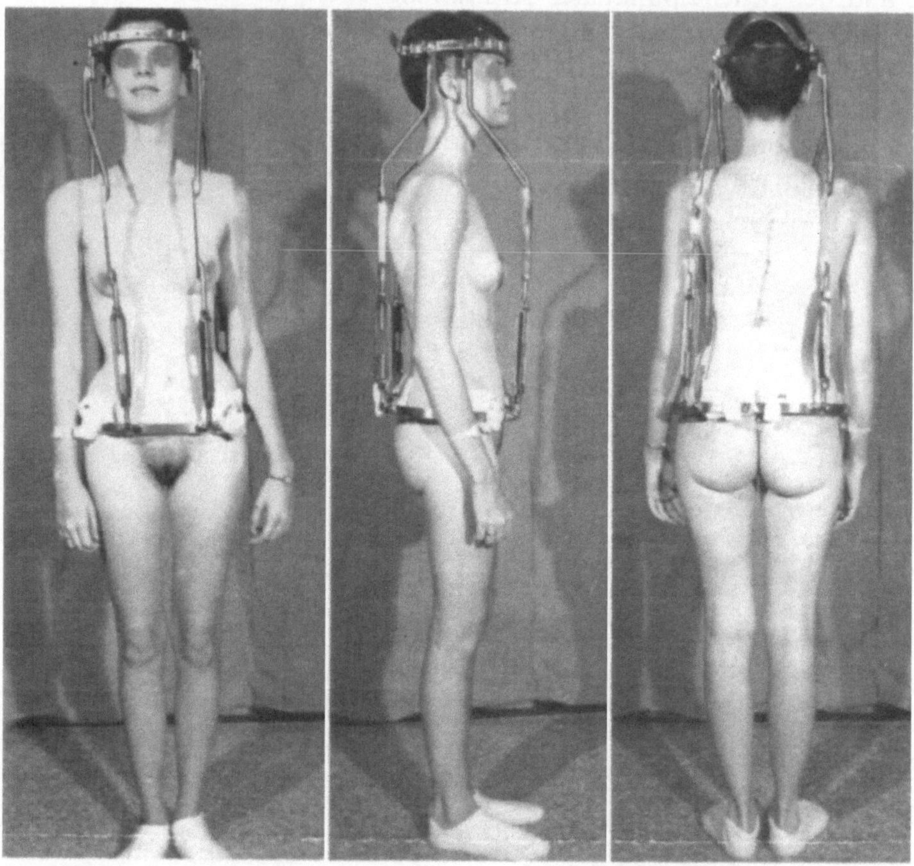

Abb. 378. Fotographische Aufnahme von einer Patientin in der Extensionsvorrichtung von DEWALD und RAY

Unter einem Turnbucklejackett versteht man ein Quengelkorsett (HERRING), unter einem Milwaukee-Korsett ein Extensionskorsett. Letzteres stellt praktisch die Korsettversion des Rissergipses dar. Es bewirkt eine Streckung der Wirbelsäule. Die Distraktion wird durch einen Stahlbügel bewirkt, der sich am Hinterkopf und am Kinn abstützt (BLOUNT; DOMMISSE) (Abb. 374, 375).

LABADIE u.Mitarb. sowie BREITENFELDER berichten über eine verbesserte Ausführung des Milwaukee-Korsetts (Abb. 376). Da beim Milwaukee-Korsett infolge der Abstützung am Kinn Fehlentwicklung des Unterkiefers und Gebißfehlstellungen auftreten können, schlagen THOMAS und MÜLLER eine Gaumenplatte vor, an der die Extension angreift.

DEWALD und RAY beschreiben einen Distraktionsapparat, der sich am Kopf und Becken abstützt und die Wirbelsäule extendiert (Abb. 377a und b, 378).

δ) Strahlenbehandlung

Es sei hier nur der Vollständigkeit halber angeführt, daß ENGEL die konvexseitige Radiumbestrahlung der Wirbelkörperepiphysen vorgeschlagen hat, um durch die einseitige Wachstumshemmung die Aufrichtung der Skoliose zu erzielen. Über die praktische Durchführung und über Ergebnisse ist nichts bekannt geworden.

d) Röntgenuntersuchung bei der Korsett- und Gipsbehandlung

Die Kenntnis dieser orthopädischen Apparaturen erscheint für den Röntgenologen von Bedeutung, weil es sinnvoll ist, zur Beurteilung des Effektes dieser orthopädischen Hilfsmittel Röntgenaufnahmen anzufertigen, bei denen sie getragen werden (Abb. 379a

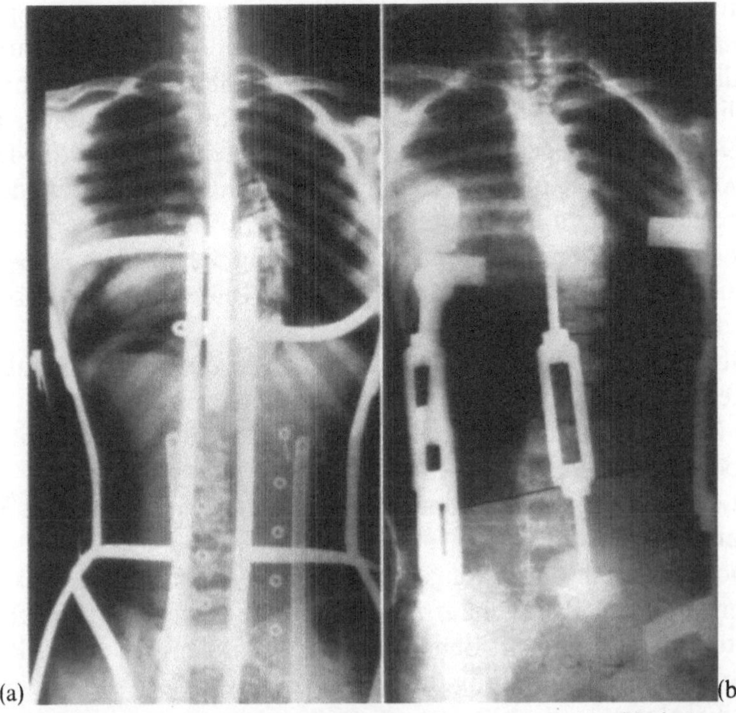

Abb. 379a und b. Röntgenbild einer Patientin im Milwaukee-Korsett (a) und im Umkrümmungsgips (b). (Nach VIERNSTEIN, GÖB und ROSEMEYER)

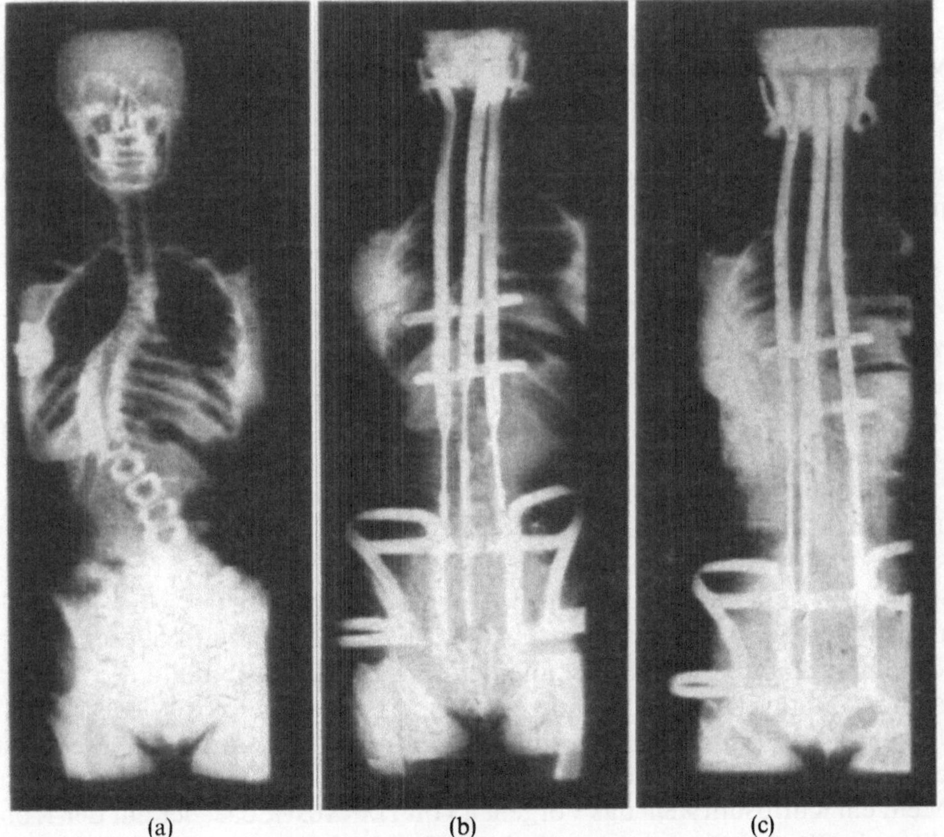

Abb. 380. (a) und (b) Skoliose vor der operativen Behandlung. (c) Skoliose nach der operativen Behandlung. (Nach BORGMANN)

und b). Man muß dabei unterscheiden zwischen Röntgenaufnahmen, die die Wirkung der Behandlungsvorrichtung während ihrer Applikation sowie ihren korrekten Sitz kontrollieren, und Aufnahmen, die in Intervallen oder am Ende der Behandlung die objektive Grundlage für die Erfolgsbeurteilung abgeben (Abb. 380a–c). Aufnahmen im Korsett sind besser möglich und leichter zu beurteilen als Aufnahmen im Gips. Bei Behandlung im Milwaukee-Korsett, im Localizer-Gips oder mit dem Harrington-Instrumentarium sollten nach BOARD immer Röntgenaufnahmen gemacht werden, um den Erfolg dieser Behandlung zu belegen und zu kontrollieren (BOARD).

MACEWEN u. SHANDS demonstrieren die Wirkung des Milwaukee-Korsettes durch Röntgenaufnahmen im Korsett. Außerdem geben sie Bilder von Skoliosen vor und nach Behandlung mit dem Korsett wieder.

KRIEGHOFF überprüfte durch Röntgenaufnahmen in den verschiedenen Stützkorsetts, deren Wirksamkeit für die Korrektur von Wirbelsäulenverkrümmungen.

NORTON und BROWN untersuchten die Wirkung von Stützkorsetts auf die Wirbelsäule und auf die Wirbelsäulenbewegung.

Auch MAYER empfiehlt die Funktionsaufnahmen der Wirbelsäule im Korsett zur Prüfung auf ihre Brauchbarkeit.

KRÜGER demonstriert ein Gipsquengelkorsett zur Behandlung des fixierten Rundrükkens Jugendlicher und zeigt Röntgenaufnahmen von der erreichten Korrektur.

ARKIN berichtet über Erfolge mit Behandlung im Umkrümmungsgipskorsett. Er führte diese Behandlung als Liegebehandlung durch und demonstriert zahlreiche Röntgenbilder mit den erzielten Erfolgen.

IRWIN und WRAY haben die Korrektur von paralytischen Skoliosen durch Behandlung mit dem Milwaukee-Stützkorsett im Röntgenbild untersucht.

DUCCINI belegt die Wirksamkeit seines Laufstühlchens mit Kinnsuspension durch Röntgenbilder.

DEWALD und RAY geben Röntgenaufnahmen wieder, die die Abflachung des Skoliosewinkels in ihrem Distraktionsapparat demonstriert.

COTREL und MOREL belegen die Erfolge ihrer Skoliosebehandlung durch Röntgenbilder. Sie führen zunächst eine Elongation und Derotation durch, in dem sie den Patienten in einem Spezialgestell aufhängen und ihn später in einem Gipskorsett oder einem Miederkorsett seitlich umkrümmen.

e) Ergebnisse der Korsettbehandlung

Von einer Redressionsbehandlung in einem entsprechenden Gipsbett (BOHNE), redressierenden Verbänden (BOSE), Korsetts und anderen medico-mechanischen Hilfen, hat man sich mitunter viel versprochen. BETTMANN will gute Erfolge und Heilungen nach einer derartigen Behandlung gesehen haben. BÖHM verzeichnete nach Behandlung im Abbottschen Gipsverband Besserung von Skoliosen bei Kindern, aber keine völlige Heilung (DEWALD, LAMBERT u. RAY; LORENZ; IRWIN u. WRAY; BLOUNT, SCHMIDT, KEEVER u. LEONARD; CAUCHOIX, COTREL und MOREL; TROJAN; LETIZIA und MANDALÁ; HAAG und JEFFERSON; COPLANS; STAGNARA; INGELRAND und COUSIN; LASSERRE; NAGERA und RISOLIA). MARIQUE will durch Umkrümmungsgips völligen Ausgleich von Skoliosen erzielt haben. Außer der Umkrümmung und Streckung der Wirbelsäule ist durch diese Apparate nach KNUPFER bei poliomyelitischen Skoliosen besonderer Wert auf die Wiederherstellung der Bauchdeckenfunktion bzw. der Stützfunktion der Bauchblase durch entsprechende Pelotten zu legen. LE MESURIER empfiehlt Anlage des Gipsverbandes bei Lagerung in der Hängematte. Mehr ein Kuriosum stellt das Vorgehen von HANAUSEK dar, der auf der Konkavseite der Skoliose das Wirbelkörperwachstum durch Diathermiebestrahlung, Massage und Jodpinselungen stimulieren wollte. SCHANZ belegt durch Photographien Besserungen von Skoliosen durch Redressionsbehandlungen. Die Frage nach der Erhaltung dieser Korrektur läßt er aber offen.

Besonders interessant sind die Erfolgsziffern des Forschungskomitees der amerikanischen orthopädischen Gesellschaft. Ihnen lag die Auswertung von 250 Skoliosefällen zugrunde. Durch die Anwendung eines Umkrümmungsstützapparates (Turnbuckles) wurde nur in 5,5% eine Beseitigung der Verkrümmung erreicht. Ein mittlerer Grad von Korrektur konnte in 65% erzielt werden. In 29% ging die gesamte Korrektur wieder verloren.

Die Zahlen scheinen vor allen Dingen hinsichtlich des relativ geringen Prozentsatzes der Korrekturverluste doch zu optimistisch und man kann als einigermaßen gesichert hinnehmen, daß auf die Dauer eine durch Kinesiotherapie und medico-mechanische Maßnahmen erzielte Besserung der Skoliose in fast allen Fällen wieder verloren geht, wenn man nicht eine Versteifungsoperation anschließt (TARR).

SHIFFRIN vertritt die Ansicht, daß durch Korsettbehandlung die Verschlimmerung der Skoliose in vielen Fällen aufgehalten werden könne.

WINCHESTER und ROAF haben darauf hingewiesen, daß trotz Besserung der Skoliose durch Redression der Skoliosewinkel unverändert bleiben kann, wenn nur die peripheren Schenkel, aber nicht der zentrale Abschnitt der Krümmung aufgedehnt wurden.

Das Beste, was man insbesondere bei der idiopathischen Skoliose — und auf sie treffen diese Ausführungen im wesentlichen zu – auf die Dauer erzielen kann, ist eine Progredienz zu verhindern oder zu vermindern. Allerdings ist eine diesbezügliche Beurteilung sehr schwierig, da man ja einer Skoliose nicht ansehen kann, ob sie sich noch verschlimmern wird oder nicht und in welchem Maße sie zu einer Verkrümmungszunahme neigt. Es sei denn, die lineare Progredienz entsprechend den Angaben von DUVAL-BEAUPÈRE und GROSSIORD sollte sich bestätigen (s. Abb. 338 u. 339, S. 473 u. 474). Wenn man von irgendeiner Therapie behauptet, daß sie die weitere Progredienz einer Skoliose aufgehalten habe, so bleibt diese Behauptung doch immer sehr problematisch. Wenn sich allerdings, besonders z.Zt. der stärksten Wachstumsschübe, also vor allen Dingen in der Pubertät, eine beginnende Verschlimmerung abzeichnet, so kann man annehmen, daß sie bis zum Wachstumsabschluß weiter fortschreiten wird.

SCHEDE, der an die Heilbarkeit der Skoliose glaubt, gibt an, daß die Dauer der aufzuwendenden Behandlung je nach dem Alter des Kindes verschieden sei. Bei einem einjährigen Kind könne eine Skoliose in 6 Monaten gerade wachsen, bei einem Schulkind erst im Verlauf von 4 Jahren. Diese Angaben können insbesondere bei älteren Kindern dazu verführen, eine konservative Behandlung über lange Zeiträume mit großer Ausdauer anzuwenden.

Bei der Erfolgsbeurteilung der Korsett- und Gipsbehandlung wird im allgemeinen nur der mehr oder weniger gute Ausgleich der Krümmung und die mehr oder weniger dauerhafte Erhaltung dieser Korrektur beachtet. Ein ästhetischer Nebeneffekt stellt eine Größenzunahme und insbesondere eine Verbesserung der Rumpf-Gliedmaßenproportion dar.

Untersuchungen über die Extensibilität der skoliotischen Wirbelsäule wurden von WORDEN und HUMPHREY angestellt. Sie konnten nachweisen, daß durch Traktionen an der Wirbelsäule die Körpergröße um 1–30 mm zunehmen konnte. Die Zugwirkung dauerte 60 min, die Messung der Größenzunahme erfolgte sofort anschließend.

f) Komplikationen der Korsett- und Gipsbehandlung

Wenn von konservativer und operativer Behandlung die Rede ist, so kommt leicht die Vorstellung auf, als seien allein die chirurgischen Eingriffe mit Komplikationen und Risiken behaftet. Dem ist aber keineswegs so. Auch die Redression und Extension ist mit Gefahren verbunden. Korsetts, Stützapparate und dergleichen können die Atmung behindern und dadurch eine Verschlechterung der Herz- und Kreislaufsituation herbeiführen, die für den Patienten bedrohliche Ausmaße annehmen kann (GEISER; MORGAN und SCOTT).

Derartige Lockerungen und Redressionen der Skoliose können sogar das Gegenteil von dem bewirken, was sie anstreben. SAXL weist darauf hin, daß sie ein Zusammensacken der Wirbelsäule und Rückenschmerzen zur Folge haben können. KREYE ist der Ansicht, daß Extension und Lockerung eine Verstärkung der Skoliose nach sich ziehen können.

Bei Gipskorsettbehandlung kann es zu Drucknekrosen der Haut kommen.

LASZLO sah nach Streckbehandlung wegen Skoliose eine Recurrenslähmung.

Massage und Bewegungsübungen, die darauf abgestellt sind, die Muskulatur zu kräftigen, haben diese Nachteile nicht und sind auf alle Fälle empfehlenswert (s. auch Kap. L.13.: Arteriomesenterialer Darmverschluß bei Kyphoskoliose („Castsyndrom"), S. 445).

g) Gebißschäden nach Extensionskorsett und Gipsbehandlung

Das Milwaukee-Korsett und der Rissergips können zur vertikalen Wachstumsstörung im unteren Teil des Gesichtes (Abb. 381a und b) und zu Bißschäden führen (Abb. 382). Hiergegen könnten prophylaktisch orthodontische Maßnahmen ergriffen werden. Wenn Stellungsanomalien eingetreten sind, so können sie durch orthodontische Maßnahmen wieder beseitigt werden (BUNCH u. JACKSONVILLE; HOWARD u. CLINTON; STILWELL; HERTEL u. WÜRFEL) (Abb. 383a–c).

Von MÜLLER und THOMAS ist eine Modifikation der Streckbehandlung nach DUCROQUET angegeben worden, bei der der axiale Zug nicht am Unterkiefer angreift, sondern an der Zahnreihe des Oberkiefers vermittels einer Gaumenplatte.

Im einzelnen kann es als Schädigung durch die Kinnpelotte des Milwaukee-Korsetts zur Reduktion der Bißhöhe, zu einer Vertiefung des frontalen Überbisses und zu Protrusionen der Incisivi kommen. Im Seitenzahnbereich kommt es zum Kreuzbiß und zum Verschachteln der Zahnreihe. Das untere Gesichtsdrittel kann im Wachstum zurückbleiben (FREUNTHALLER; HOWARD; GROSSE-WIENKER; LOGAN; MÜLLER und THOMAS).

YOUNG, OESTREICH und GOLDSTEIN weisen darauf hin, daß das Milwaukee-Korsett eine Verkürzung des Gesichtes während des Wachstums, ein Vorstehen der Schneidezähne und eine Depression der Molaren herbeiführen kann. Diese Schäden am Gesichtsschädel lassen sich aber durch korrekte Anpassung vermeiden.

Auch SCHMUTH befaßt sich mit zahnärztlichen Problemen bei der Korsettbehandlung der Skoliose.

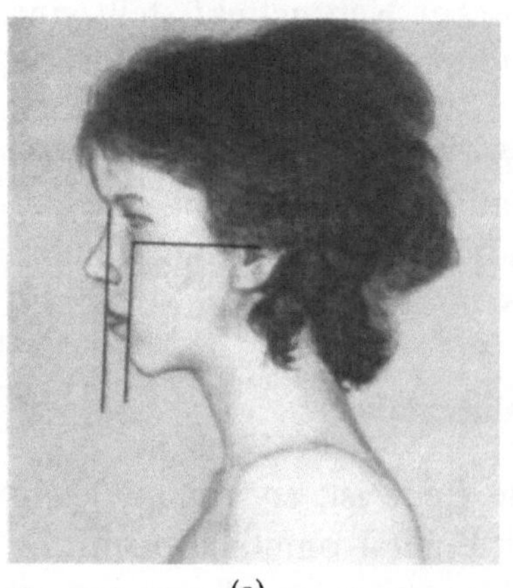

(a)

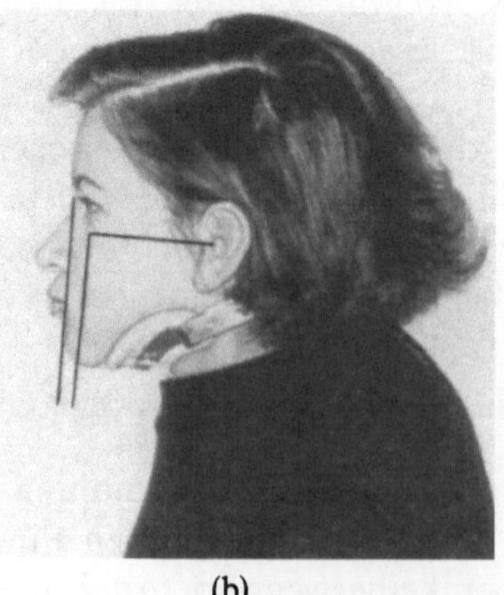

(b)

Abb. 381. (a) Gesichtsform 6 Monate vor Beginn der Behandlung mit einem Milwaukee-Korsett. (b) $4^1/_2$ Monate nach Versteifungsoperation und anschließender Behandlung im Milwaukee-Korsett. (Nach GROSSE-WIENKER, 1958)

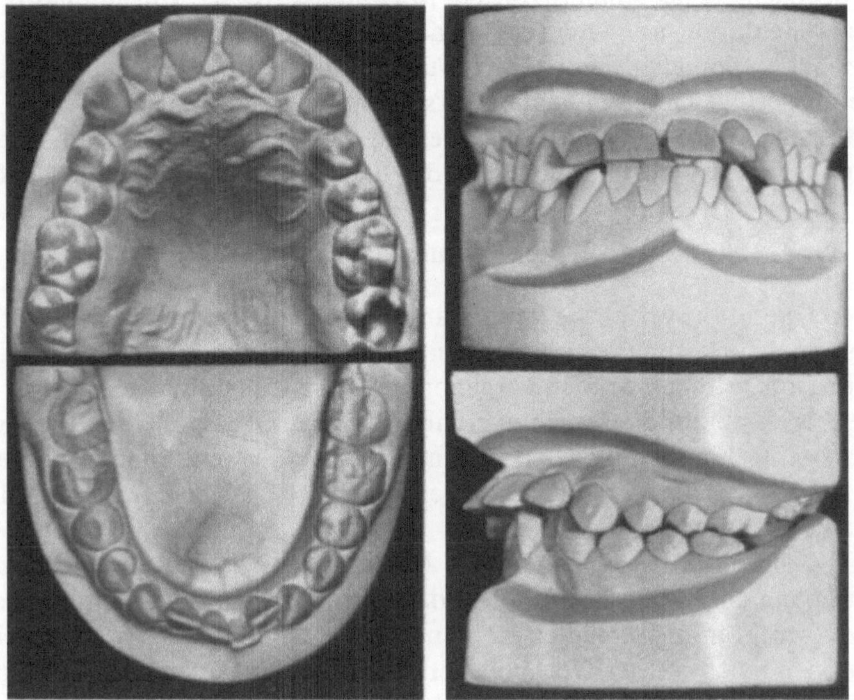

Abb. 382. Stellungsanomalien der Zähne bei einem $12^1/_2$jährigen Mädchen $3^1/_2$ Monate nach Versteifungsoperation und Einwirkung des Milwaukee-Korsetts. (Nach GROSSE-WIENKER, 1958)

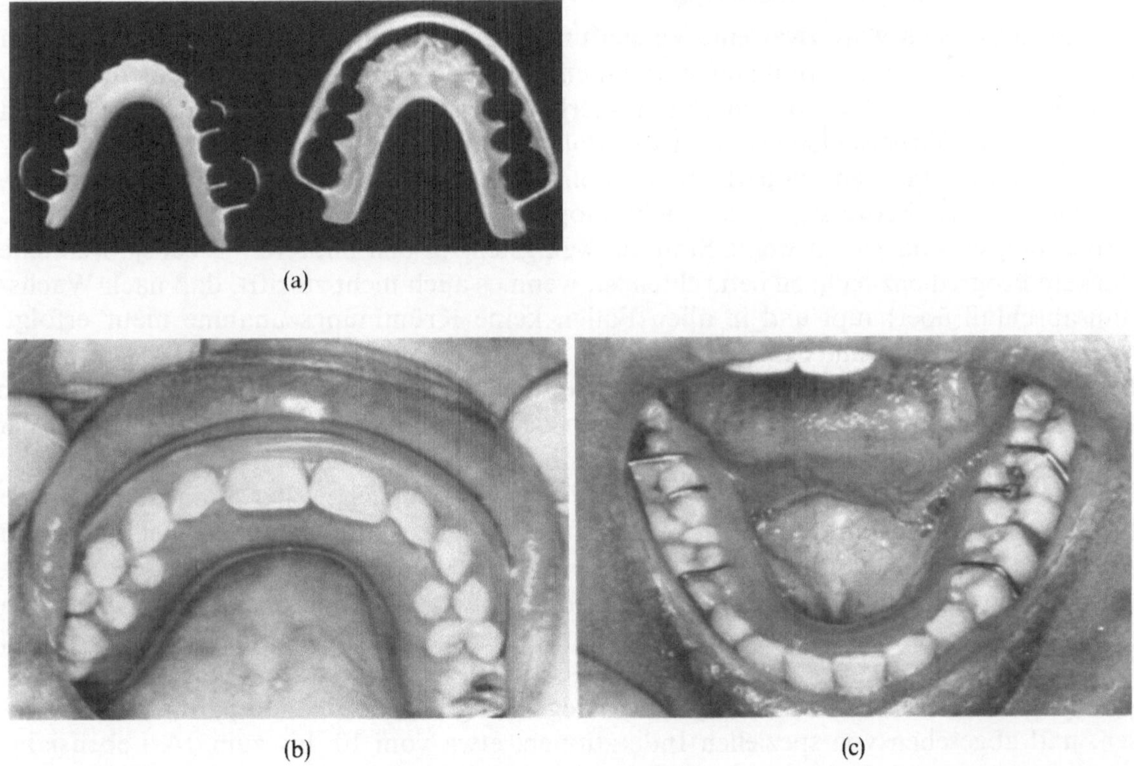

Abb. 383. (a)–(c) Stellungs- und Entwicklungsanomalien an den Zähnen nach Extensionsgipsbehandlung. Orthodontische Behandlung. (HERTEL und WÜRFEL)

SKELLY beobachtete bei Kindern, die ein Milwaukee-Korsett trugen, häufig eine nasale Sprache. Er weist darauf hin, daß bei Jugendlichen mit Haltungsfehlern in einem hohen Prozentsatz Gebißanomalien beobachtet wurden, daß also möglicherweise das Korsett nur bestehende geringe Gebißanomalien verschlimmert (GOLDSTEIN).

HOLZGARTNER, GÖRDES und CHRONEZ beschreiben ein kieferorthopädisches Gerät zur Vermeidung von Gebißdeformierungen bei der Extensionsbehandlung von Skoliosen.

2. Versteifungsoperation

Unter den Operationsverfahren kann man unterscheiden zwischen Versteifungsoperationen und solchen, die primär eine Beseitigung der Wirbelsäulenverkrümmung anstreben.

Versteifungsoperationen wurden vorgenommen, um eine durch Redression und Extension erzielte Korrektur auf die Dauer zu erhalten. Sie setzen also die im vorausgegangenen Kapitel dargestellte konservative Behandlung voraus oder eine innere Redression nach dem Harringtonschen Verfahren, das weiter unten beschrieben werden soll bzw. eine Kombination beider Redressionsverfahren.

Wie bereits ausgeführt, erscheinen alle Maßnahmen, die auf eine Redression oder gar Umkrümmung der Skoliose zielen, nur dann einen vernünftigen Sinn zu haben, wenn die erreichte Korrektur auch erhalten werden kann, was am sichersten durch eine Versteifungsoperation möglich ist. Der Wert von Versteifungsoperationen kann heute als erwiesen angesehen werden, auch wenn sich die Nachuntersuchungen noch nicht über allzu lange Zeiträume erstrecken. Versteifungsoperationen sind vor allen Dingen von amerikanischer Seite propagiert und in großer Zahl durchgeführt worden.

LINDEMANN gab 1961 einen allgemeinen Überblick über den damaligen Stand der Skolioseoperationen.

a) Indikationsstellung zur Versteifungsoperation. Zeitpunkt

Am logischsten wäre zwar eine Versteifungsoperation im frühen Kindesalter. Jedoch wird man sich zu dieser Maßnahme kaum entschließen können. Einmal steht nicht fest, welches Ausmaß die Skoliose späterhin überhaupt erreichen wird, zum anderen können Störungen des Wirbelsäulenwachstums als Folge des operativen Eingriffes auftreten. Andererseits sind die meisten idiopathischen Skoliosen nach Wachstumsabschluß so versteift, daß eine völlige Redression nicht mehr möglich ist. Eine Versteifung des bestehenden Krümmungsausmaßes hat wenig Sinn, da wenigstens in den mittleren Lebensjahren eine stärkere Progredienz nicht zu befürchten ist, wenn es auch nicht zutrifft, daß nach Wachstumsabschluß überhaupt und in allen Fällen keine Krümmungszunahme mehr erfolgt.

SICARD, LAVARDE und CHALEIL operierten bei Erwachsenen nur, wenn starke Schmerzen bestanden. Die Schmerzen waren nicht nur in die Skoliosekrümmung lokalisiert, sondern auch in das Lumbosacralsegment. Sie fügten deswegen den Versteifungsoperationen der Skoliose eine Versteifungsoperation der Lumbosacralgelenke hinzu.

Nur wenn noch Progredienz vorhanden ist bzw. wenn sich zu der Skoliose noch eine Kyphose zu entwickeln beginnt, ist nach LANGE auch bei Erwachsenen die Indikation zur Operation gegeben.

Die meisten Autoren geben bessere Erfolge mit Versteifungsoperationen an, wenn diese vor Wachstumsabschluß durchgeführt werden. MUSTARD empfiehlt die Operation im Alter zwischen 10 und 12 Jahren.

Der günstigste Zeitpunkt zur Operation liegt wenigstens bei den idiopathischen Skoliosen, und abgesehen von speziellen Indikationen, etwa vom 10. bis zum 14. Lebensjahr. GUCKER gibt an, daß man vom 10. Jahre ab kleine Abschnitte versteifen könne, daß man im allgemeinen aber bis zum 14. Jahre warten solle.

Für die Operation zu diesem Zeitpunkt kommen vor allem die Fälle mit thorakaler Primärkrümmung in Frage, die schon im Säuglingsalter in Erscheinung getreten sind und die nach JAMES unbehandelt eine sehr schlechte Prognose haben. BELGRANO sieht die Indikation vor allem bei Adoleszentenskoliosen für gegeben.

Nach SIDEMAN stellt die Pubertät die günstigste Zeit zur operativen Skoliosebehandlung dar.

Wenn MORGAN die Indikation vor allen Dingen bei spät einsetzenden Skoliosen gegeben sieht, da bei ihnen die besten Ergebnisse zu erzielen seien, so ist zu bedenken, daß diese Fälle in der Regel auch unbehandelt die geringste Progredienz zeigen. Bei paralytischen Skoliosen empfiehlt UNTEREINER sehr frühzeitig bei den ersten Anzeichen der Verkrümmung zu operieren.

b) Indikation und Ätiologie

Die Indikation zur Operation wird vor allem bei der idiopathischen Skoliose, daneben aber auch bei der paralytischen und vereinzelt auch bei kongenitalen und anderen Skolioseformen gestellt.

LORD sowie O'BRIEN befassen sich mit chirurgischen Problemen bei der Behandlung poliomyelitischer Skoliosen.

Versteifende Wirbelsäulenoperationen sind bei Poliomyelitikern oft kontraindiziert, da sie die Beine zum Gehen oft nur mit Trickbewegungen mit dem Becken nach vorne bringen können und die Versteifung dies unter Umständen verhindert. Nur wenn die zunehmende Krümmung diese Patienten am Sitzen hindert, kommt eine Versteifungsoperation in Frage.

Der zu versteifende Bezirk darf nicht lordosiert sein. Dies muß zuvor durch Wirbelsäulenaufnahmen in adaequater Position sichergestellt sein.

Nach GOULON u.Mitarb. stellt eine respiratorische Insuffizienz bei postpoliomyelitischen Skoliosen keine Gegenindikation zur Operation dar (BEAUPÈRE; BIGOT; DONALDSON u. ERGH; JAEGER-DENAVIT; QUENEAU u. DUNOYER; TRILLAT, MICHEL u. MARSON).

AFRA; BARBER; JOHNSON sowie GUIOT berichten über die Operation der Kyphose bzw. Kyphoskoliose, die mit Paraplegie einhergeht. WEBER befaßt sich mit den chirurgischen Problemen bei der operativen Behandlung der Paraplegie beim Pottschen Gibbus.

Nach den Erfahrungen von RISEBOROUGH bleibt auch die kongenitale Skoliose progredient. Deswegen sollte bis zum Wachstumsabschluß ein Milwaukee-Korsett getragen und dann operativ versteift werden.

SHARRARD sowie ECKSTEIN befassen sich speziell mit der operativen Korrektur von Skoliosen bei Myelomeningocele.

c) Indikation und Art der Skoliose

Zunächst ist es erforderlich festzustellen, inwieweit die Skoliose noch nicht fixiert ist. Die beste Indikation geben einbogige C-förmige Skoliosen ab und der Kollapstyp bei ausgedehnten doppelseitigen postpoliomyelitischen Rückenlähmungen (ROAF).

GUCKER gibt dagegen an, daß die C-förmigen Skoliosen eine schlechte Indikation zur Operation darstellten, obwohl es sich in den meisten Fällen um Lähmungsskoliosen handelt.

Weiterhin sollen nach COVILLE Skoliosen operiert werden, die sich nicht im Gleichgewicht befinden, bei denen also der Schwerpunkt außerhalb der Kreuzbeinmitte liegt. Dies vor allen Dingen auch deswegen, weil sie dem betroffenen Individuum unter Umständen erhebliche Schmerzen bereiten, da das fehlende statische Gleichgewicht durch die Muskelkraft ersetzt werden muß. Auch STEINDLER erklärt es als das Ziel der Skolioseoperation, die Wirbelsäule wieder in die Schwerlinie zu bringen, wobei er sich völlig bewußt ist, daß eine völlige Beseitigung der Deformität nicht möglich ist. Nach INGELRANS, COUSIN und DELMOTE geben die lumbalen Skoliosen eine bessere Indikation ab als die thorakalen. WINCHESTER erblickt das Ziel der Skolioseoperation darin, die mobilen Krümmungen einer S-förmigen Skoliose in der Korrekturstellung zu fixieren und die nichtmobilen Anteile der Krümmung zu kompensieren. Bei doppelbogigen Skoliosen mit zwei Primärkrümmungen müssen beide Krümmungsbögen versteift werden (JAMES). Im übrigen werden teils nur die Primärkrümmungen, teils aber auch zusätzlich die Sekundärkrümmungen versteift. Operiert werden sollen nach STAGNARA dorsale und dorsolumbale Skoliosen, die mehr als 60% Krümmung aufweisen.

d) Röntgenuntersuchung vor und nach der Versteifungsoperation

Keine Skolioseoperation darf ohne präoperative Röntgenuntersuchung vorgenommen werden (BUTTE).

Durch die Röntgenuntersuchung ist zunächst das Ausmaß der Mobilität der Krümmungen festzustellen. Durch Aufnahmen sowohl im Stehen als auch im Liegen bei Seitwärtsbeugung der Wirbelsäule kann man sich ein Bild machen, wieweit sich die einzelnen Krümmungen aufbiegen lassen. Bei jugendlichen Patienten sind die Verkrümmungen nach RISSER und NORQUIST im Liegen im Durchschnitt um 20° geringer als im Stehen. Beim Erwachsenen bestehen meistens zwischen den Aufnahmen im Stehen und Liegen kaum Unterschiede. Die Mobilität sollte metrisch festgelegt werden. Präoperativ sollten nicht nur Aufnahmen in Seitenbeugung, sondern auch in Ventral- und Dorsalflexion gemacht werden. Außerdem kann man prüfen, ob sich die untere kompensatorische Kurve aktiv aufrichten läßt. Wenn dies nicht der Fall ist, muß sie nach GEISER in die Versteifungsoperation mit einbezogen werden. Die aktive Aufrichtbarkeit der kompensatorischen Krümmungen beträgt nach v. LACKUM und MILLER im Durchschnitt 20°.

Bei der Feststellung der Mobilität müssen die Primärkrümmungen von den kompensatorischen Krümmungen unterschieden werden. Die Primärkrümmung soll nur so weit korrigiert werden, als die kompensatorischen Krümmungen mobil sind. Über die Unterscheidung zwischen kompensatorischen und Primärkrümmungen wurde eingangs schon gesprochen.

Bei der Beurteilung der Mobilität ist noch zu beachten, daß besonders bei ziemlich fixierten Krümmungen sich nur das craniale und caudale Ende aufbiegen lassen, während der Krümmungsscheitel unbeeinflußt bleibt (ROAF).

Vor der Operation ist auch die Bestimmung der Rotation anhand des Wirbelbogenschattens erforderlich. Die Rotation erstreckt sich mitunter nach oben und unten über die Krümmung hinaus. Die Operation muß diese noch mit rotierten Wirbel miterfassen (GOLDSTEIN) (s. auch Kap. R.1.d): Röntgenuntersuchung bei der Korsett- und Gipsbehandlung, S. 534 und Kap. E.1.e): Bestimmung der Rotation, S. 29).

TRAVAGLINI demonstriert im Röntgenbild die Aufrichtung von Skoliosen mit dem Harrington-Instrumentarium.

Vor der Operation empfiehlt GOLDSTEIN sog. spine marker-Röntgenogramme. Über einen Dornfortsatz an der Stelle, *in deren Höhe* das untere Ende der Versteifungsoperation vorgesehen ist, wird Methylenblau eingespritzt. Auf diese Stelle wird eine Metallmarke gelegt und dann die Röntgenaufnahmen angefertigt. So kann man feststellen, ob man bei der Operation, die auf der Röntgenaufnahme festgestellte richtige Segmenthöhe freilegt und ab dort versteift.

KEIM und HILAL haben die spinale Angiographie vermittels Kathetertechnik von der Aorta aus zur Indikationsstellung mit herangezogen. Wenn sich im Angiogramm schlechte

Durchblutungsverhältnisse am Rückenmark ergaben, hielten sie exzessive Aufrichtungen der Verkrümmungen vor der Versteifung für kontraindiziert. Sie schlugen vor, dann nur zu versteifen, ohne zu korrigieren oder rein konservativ zu behandeln (BERNBECK u.Mitarb.; BENEDETTI; GOLDSTEIN; GRIESER; LINDH; SHIFRIN; WILSON; PFEIFFER; SCHIRMEYER).

Wenn kongenitale Skoliosen operiert werden sollen, muß zuvor auch eine Myelographie gemacht werden, um Anomalien, wie z.B. eine Diastematomyelie auszuschließen.

MACEWEN und SHANDS geben Bilder von Aufrichtungen vermittels des Harrington-Instrumentariums wieder. Nach der Operation ist die erreichte Korrektur zu prüfen und metrisch festzulegen. Hierzu fertigt man wieder Aufnahmen im Stehen und Liegen an. Wenn man die Möglichkeit dazu hat, sind Ganzaufnahmen am geeignetsten.

Die Kontrollaufnahmen nach der Operation sind unbedingt ohne Gipsverband anzufertigen. Sie sollen auch Bewegungsaufnahmen umfassen. SMITH empfiehlt Ganzaufnahmen im Stehen und Liegen.

e) Initiale Redression

α) Konservative Redression

Das meiste über die Vorrichtungen und Möglichkeiten der präoperativen Redression ist bereits in dem Kapitel über die Korsettbehandlung gesagt worden. Am häufigsten werden der Rissergips und das Milwaukee-Korsett angewandt.

Zunächst wird nach ALVIK ein korrigierendes Gipsmieder in stehender Stellung unter Suspension und Seitenzug angelegt. Dann wird unter Anbringung von Taille weiter korrigiert. Zur Ermittlung des Ausmaßes der Korrektur werden Röntgenaufnahmen angefertigt. Die Versteifungsoperation erfolgt dann in Knie-Ellenbogen-Lage. 14 Tage nach der Operation wird erneut im Stehen unter Suspension und Seitenzug ein Gipskorsett angelegt, das 9 Monate getragen werden muß, bis die Verssteifung fest ist. Die erreichte Korrektur muß wiederum durch Röntgenaufnahmen kontrolliert werden.

Andere verwenden ein Gipskorsett, das in der Mitte geteilt ist (transsection cast) und durch eine Schraubenwinde im Sinne eines Krümmungsausgleiches auf die Skoliose einwirkt (Risser-Korsett). Es sind außerdem verschiedene Modifikationen und etwas anders konstruierte Apparaturen in Gebrauch, die mitunter auch noch eine erhebliche Streckwirkung haben (Milwauke-Korsett) (HIBBS, RISSER u. FERGUSSON; BLOUNT).

Durch das Risser-Korsett sind im allgemeinen Korrekturen von 25–30° zu erzielen.

Durch den Gipsverband läßt sich nach STAGNARA im Durchschnitt innerhalb von 3 Wochen eine Verminderung der Skoliosekrümmung um 40% erzielen. Mit dem Abbottschen Gipskorsett soll die Gibbusbildung vermindert werden. Das Rissergestell dient der präoperativen Redression. Man unterscheidet Extensionsgipse und Umkrümmungsgipse. Die präoperativen Vorbereitungen mit Gipskorsetts erfordert im Durchschnitt 7 Monate. Welche Korrektur erreicht wurde, zeigt erst die Aufnahme nach Abnahme des Gipskorsetts.

Nach CHOUHY AGUIRRE und OBERLÄNDER gehen 20% der durch das Risserkorsett erreichten Korrekturen schnell wieder verloren.

β) Chirurgisch durch das Verfahren von HARRINGTON

Das Verfahren von HARRINGTON zum Ausgleich der Skoliose vor der Versteifung wird entweder allein oder häufiger nach vorherigen medico-mechanischen Behandlungen angewandt. Es wird auch als innere Aufrichtung bezeichnet. Obwohl es eine Operation darstellt, verfolgt es das gleiche Ziel, wie die präoperative Korsettbehandlung.

Bei der Harringtonschen Operation wird mit 2 Metallstäben die Skoliosekrümmung zum Ausgleich gebracht. Ein Stab kommt auf die Konkavseite, der andere auf die Konvexseite der Skoliose zu liegen (Abb. 384a und b, 385a–f). An den Enden beider Stäbe sind Schraubengewinde angebracht. Konkavseitig wird durch diese Vorrichtung der Skoliosebogen auseinander gedrückt, konvexseitig wird gleichzeitig ein Zug ausgeübt (Abb. 384a und b). Die Insertion der Haken erfolgt an den Querfortsätzen oder an den Gelenken (Abb. 386a–c). Mit einem Stab werden die Gewinde auf- bzw. zugedreht und so die Distraktion bzw. Kontraktion vorgenommen. Mitunter werden 4 Haken verwandt. Wenn auf diese Weise die Geraderichtung der Skoliose erzielt ist, wird anschließend eine Spanversteifung in der erreichten Korrekturstellung vorgenommen. Gaubert, Pasquié u.Mitarb.

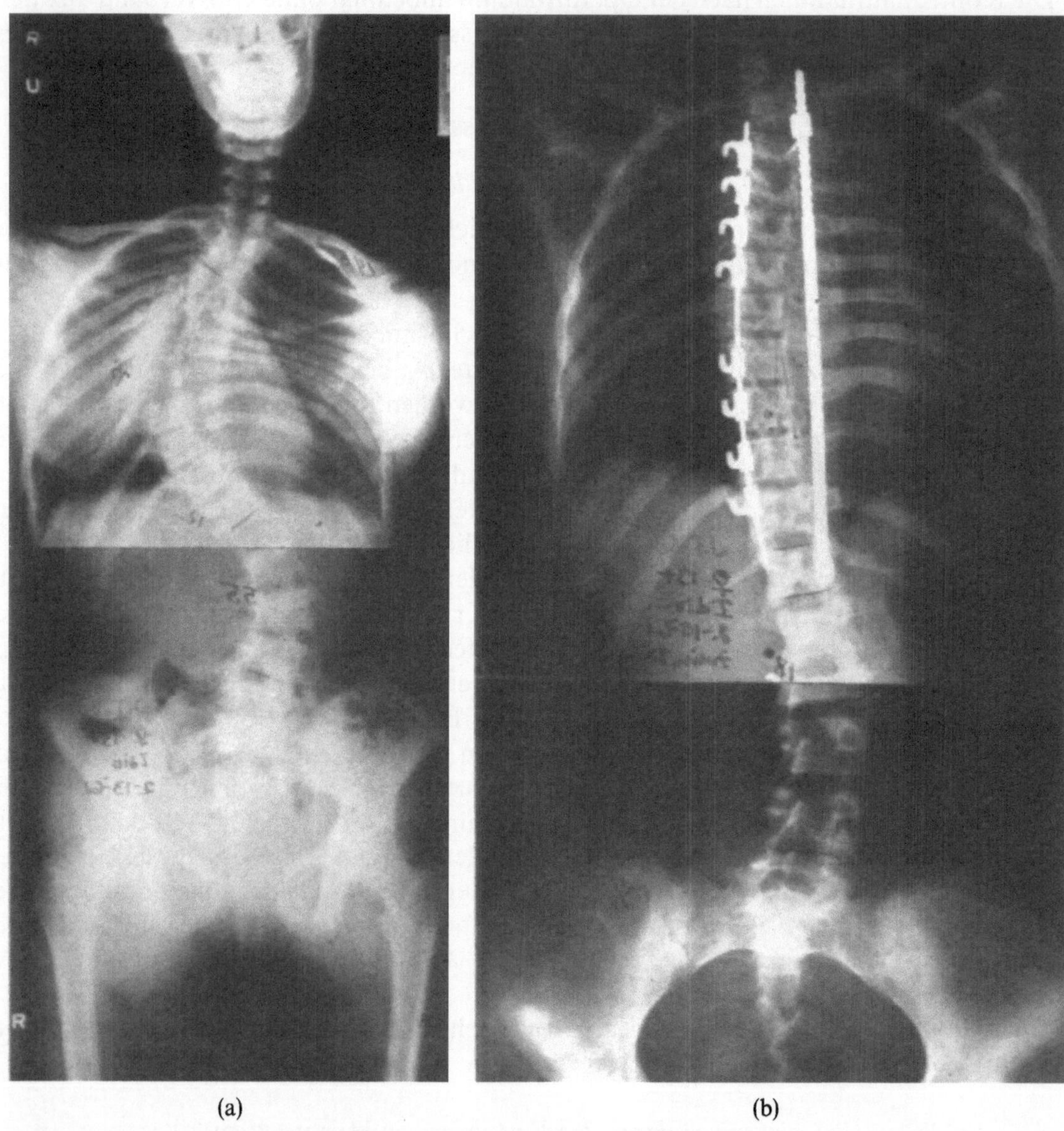

(a) (b)

Abb. 384. (a) Röntgenaufnahme im Stehen von einem 14jährigen Mädchen mit einer idiopathischen rechtskonvexen Skoliose von 75° und einer Gegenkrümmung im Lendenabschnitt von 55°. Der Harringtonfaktor (Winkelgrade nach Cobb dividiert durch die Anzahl der Wirbel, die in die Krümmung einbezogen sind) betrug 8,3 für die thorakale und 10,5 für die lumbale Krümmung. (b) Röntgenaufnahme im Stehen 1 Tag nach der Operation. Es wurde eine Kompressionsvorrichtung mit 8 Haken und eine Distraktionsvorrichtung mit 2 Haken implantiert. Die thorakale Krümmung ist von 75° auf 12° reduziert. Eine spontane Korrektur der Lendenkrümmung von 55° auf 18° wird als Folge der Änderung der Statik der Wirbelsäule durch die Korrektur der thorakalen Krümmung angesehen. (Harrington)

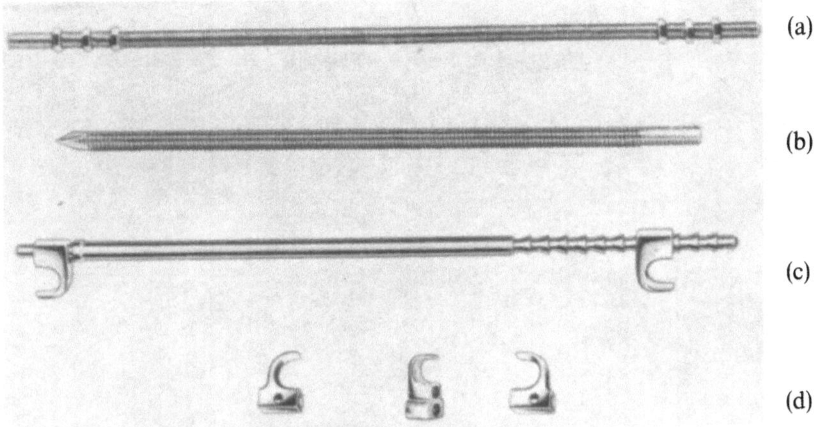

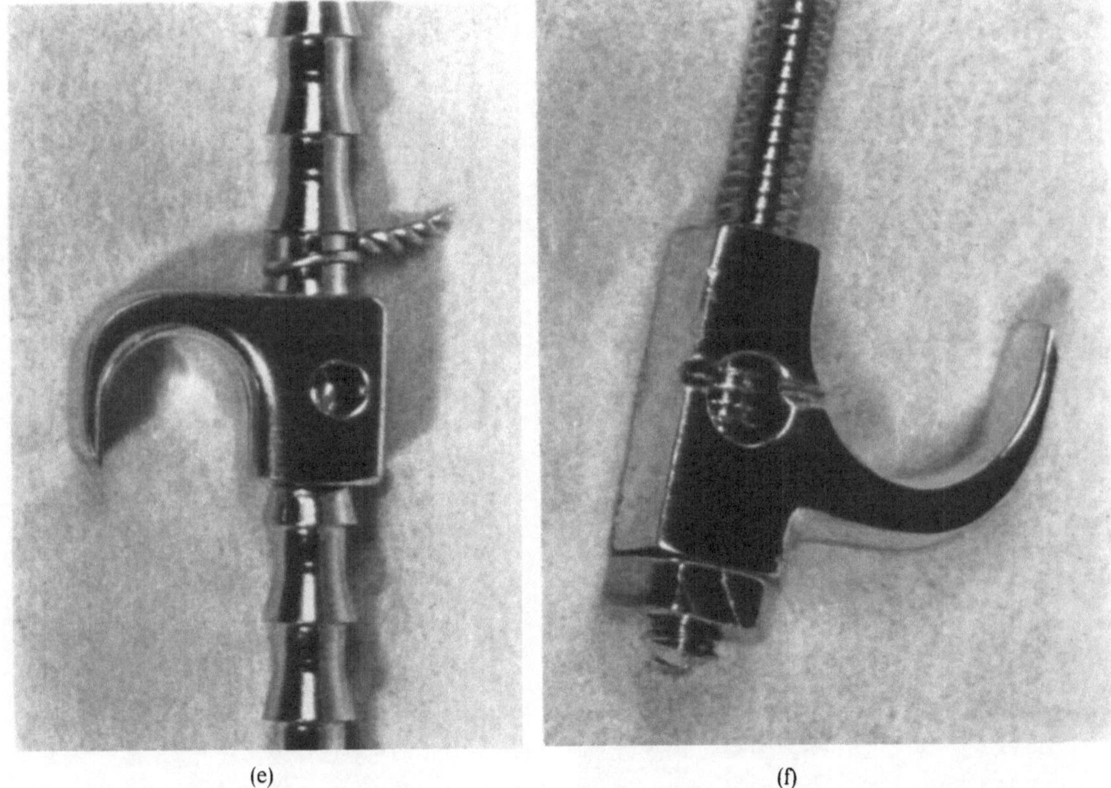

Abb. 385a–f. Die Grundelemente des Instrumentariums von HARRINGTON, die der Ausübung von komprimierenden und distrahierenden Kräften auf die Wirbelsäule dienen. (a) Ein Stab mit einem Schraubengewinde für die Kompression. (b) Eine Schraube für das Kreuzbein. (c) Ein Stab für die Distraktion mit Haken, die durch Einrasten fixiert werden. (d) Zwei Haken für die Kompression und dazwischen ein Universalhaken. (e) Distraktionshaken und gekerbter Stab zum einrasten. Blockierung des Hakens vermittels einer Drahtschlinge. (f) Haken für die Kompression und Gewindestab. Der Haken ist durch eine Sechskantmutter arretiert und der Stab dicht unterhalb von ihr abgeschnitten. (Nach HARRINGTON)

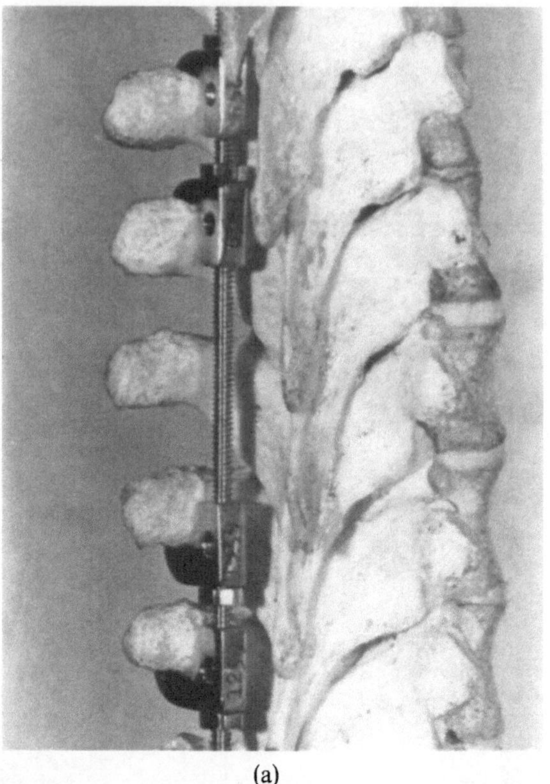

(a)

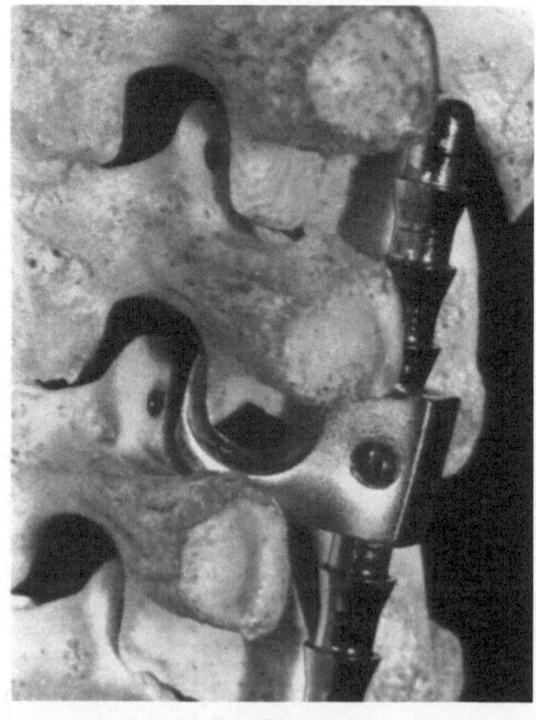

(b)

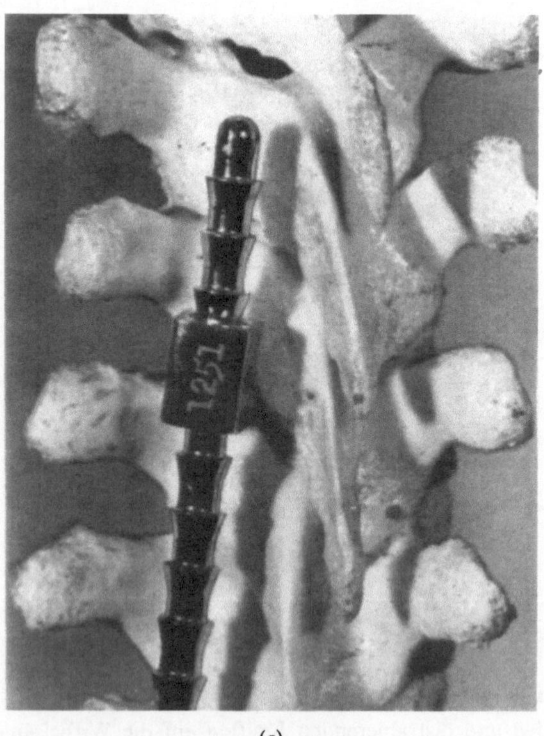

(c)

Abb. 386. (a) Kompressionsvorrichtung mit 4 Haken, die in die Querfortsätze von 4 Brustwirbeln eingesetzt sind. (b) Seitenansicht eines Abschnittes der Brustwirbelsäule. Die Abbildung zeigt, wie der Distraktionshaken mit seiner Ausfräsung den caudalen Gelenkfortsatz umfaßt und sich an ihm abstützt. Der Haken steckt auf dem Rasterstab. (c) Rückansicht zu (b). (HARRINGTON)

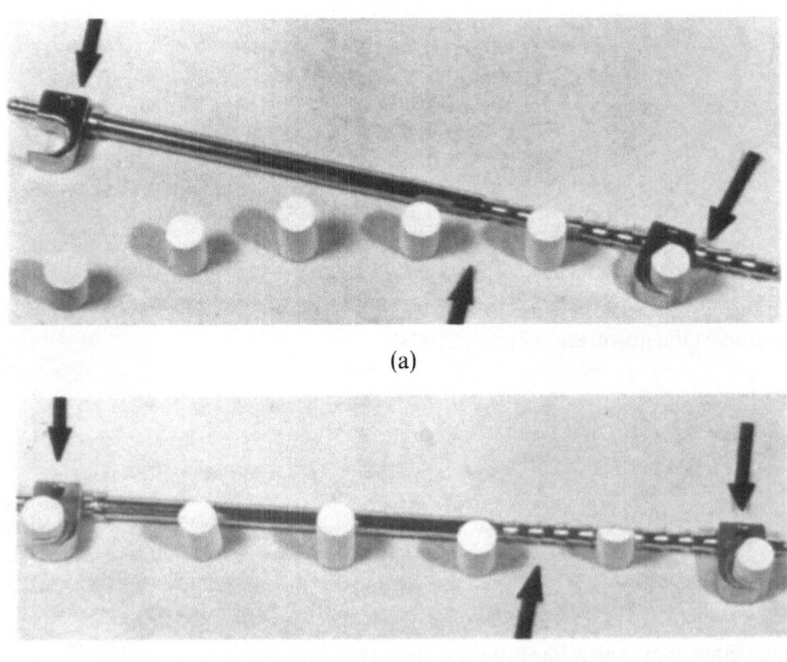

(a)

(b)

Abb. 387. (a) Schematische Darstellung der Distraktionsvorrichtung in ihrer Anwendung bei einer Kyphose. Die weißen Zylinder stellen die Rippen dar. Die Pfeile zeigen die Kräfte auf, die ausgeübt werden, wenn die Vorrichtung angebracht ist. (b) Schematische Darstellung der Distraktionsvorrichtung nach ihrer Insertion bei einer Kyphose. Die Vorrichtung wird angebracht, in dem beide Haken die Rippen fassen, sie auseinander geschoben werden und dann einrasten. Unter Umständen ist Resektion einer Rippe erforderlich (durch den Halbzylinder dargestellt), um die Haken in die Rippen inserieren zu können. Nach dem gleichen Mechanismus funktioniert die konkavseitige Distraktion einer Skoliose. Dabei werden die Haken an den Querfortsätzen angesetzt. (HARRINGTON)

haben in 63 Fällen mit diesem Verfahren sehr gute Erfolge erzielt (TAMBORNINO, ARMBRUST und MOE; TRILLAT, MICHEL und MARSON; ARNAUD; GOSSER; IBORRA; MICHEL; MICHEL und BES; MOE u. GUSTILO; SAVASTANO, THAYER u. GIBSON; GUIMONT; GOLDSTEIN; BAUER; MATZEN; FISCHER u. PAULUS).

Die Distraktionsvorrichtung wird auch zum Aufrichten von Kyphosen verwandt (Abb. 387a und b).

Bei Lumbalskoliosen werden die Harringtonstäbe an einem queren Sacralstab, entsprechend Abb. 388 abgestützt (ZIELKE).

Weitere Berichte über die Ergebnisse der Harringtonschen Operation liegen vor von BAUER; HALL; WESTGATE und MOE.

MEZNIK berichtet über die Operationsergebnisse von 59 mit dem Harringtoninstrumentarium aufgerichteten Skoliosen.

Röntgenbilder mit dem Harringtonschen Instrumentarium in situ werden in neueren Publikationen des öfteren wiedergegeben. Der Röntgenologe muß die Wirksamkeit und eventuelle Komplikationen dieses Verfahrens beurteilen können (Abb. 384a und b). Vielfach wird nur ein konkavseitiger Distraktionsstab, aber kein konvexseitiger Kompressionsstab implantiert (Abb. 389).

HALL berichtet über ein etwas heroisch anmutendes chirurgisches Vorgehen zur präoperativen Redression der Skoliose. Er fixiert am Schädel des Patienten Metallklammern und schlägt durch die Oberschenkel supracondylär Steinmann-Nägel, an die er einen Dauerzug von 20–25 kg appliziert. Die Patienten müssen im Drehbett gelagert und sehr intensiv gepflegt werden.

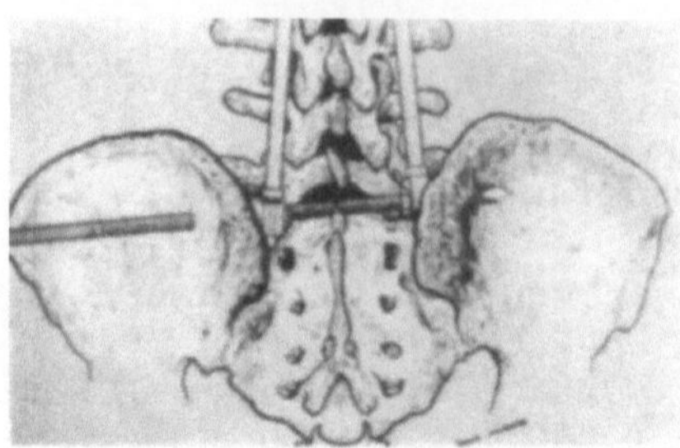

Abb. 388. Implantation des Sacralstabes im Becken, auf dem sich die Harrington-Stäbe abstützen. (ZIELKE, 1974)

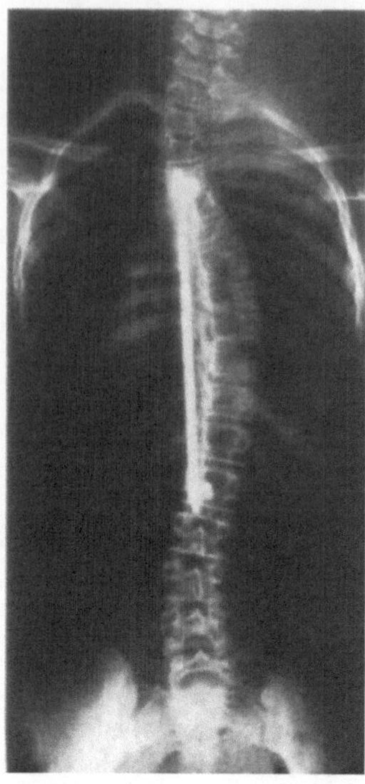

Abb. 389. Aufrichtung einer thorakalen Skoliose mit dem Harringtonschen Distraktionsstab allein ohne gleichzeitige Anwendung der Kompressionsvorrichtung. (VIERNSTEIN, GÖB und ROSEMEYER)

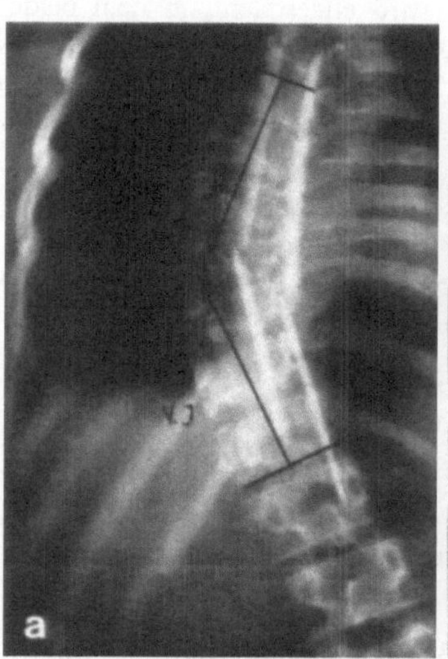

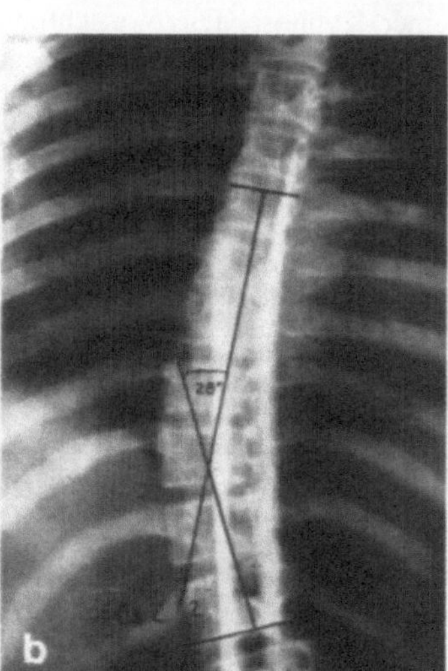

Abb. 390a und b. Implantation von Knochenspänen beiderseits im Bereich der skoliotischen Verkrümmung. (BARTA, 1968)

f) Anschließende Versteifungsoperation

Die durch medico-mechanische Behandlung oder durch innere Aufrichtung — die Metallstäbe können nicht dauernd im Körper verbleiben — erzielte Korrektur geht nach Beendigung der Behandlung wieder verloren, wenn keine Versteifungsoperation angeschlossen wird.

Grundsätzlich kommen zwei Methoden in Betracht:

1. Die Implantation langer Knochenspäne (Albee-Technik) in die Wirbelkörper- oder Bogenreihe (Abb. 390a und b). Zur Versteifung nach der Originalmethode von ALBEE werden intraspinös Späne eingelagert. Später ist man zu Spananlagerungen übergegangen. Verwandt werden Späne aus der Tibia, dem Beckenkamm oder Rippenstücke.

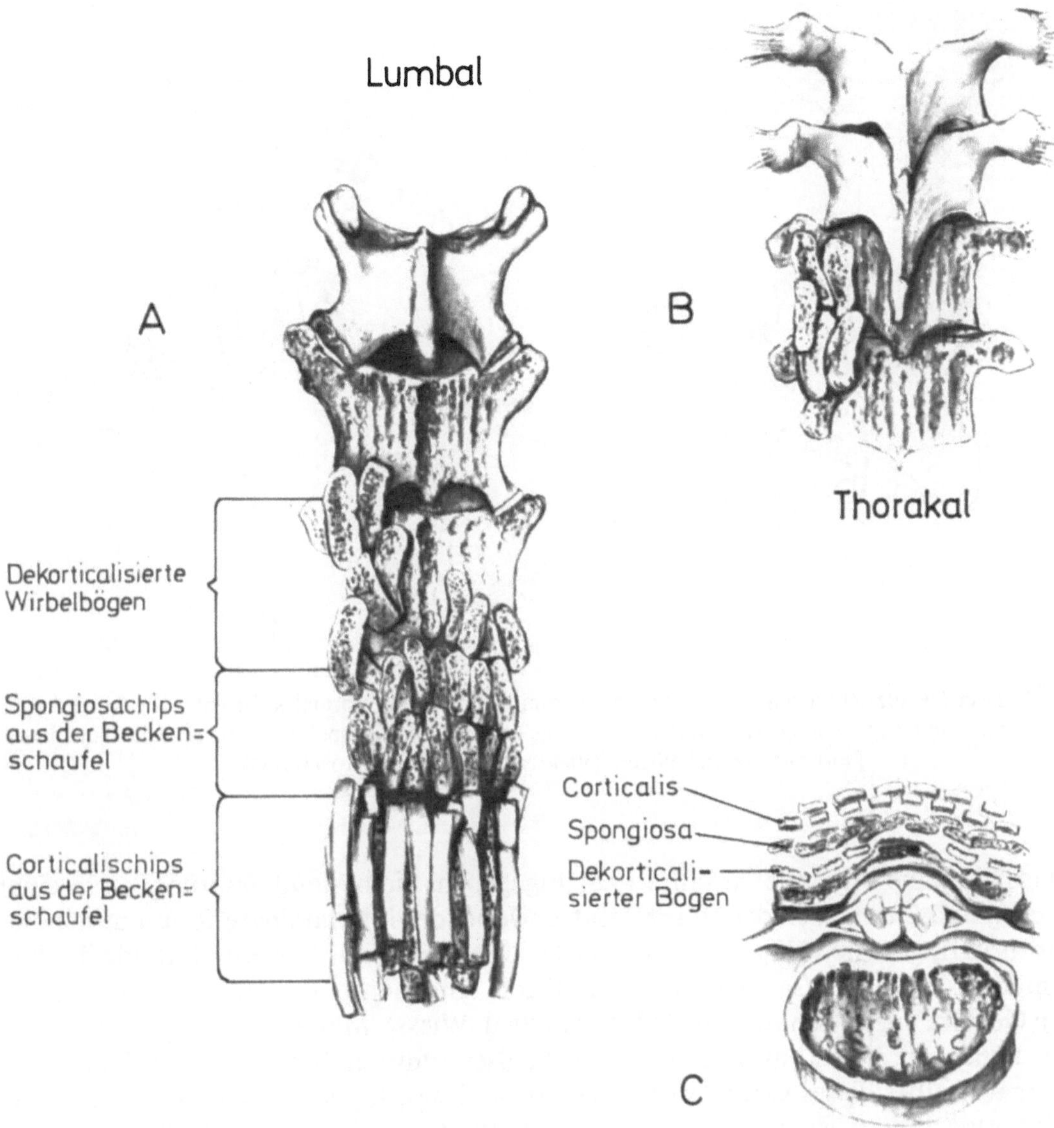

Abb. 391 A–C. Schematische Darstellung der Versteifungsoperation. (A) Lendenwirbelsäule. Im oberen Bildabschnitt sind die Wirbelbögen, die Dornfortsätze und die kleinen Gelenke noch nicht operativ angegangen. Unterhalb davon ist die Decorticalisierung der Bögen und die Resektion der dorsalen Gelenkabschnitte dargestellt. Rechts sind die Knochenspäne auf die angefrischten Bögen wieder aufgelegt. Nach unten zu sind sie mit Spongiosaspänen und ganz unten auch mit Corticalisspänen aus der Beckenschaufel bedeckt. (B) An der Brustwirbelsäule ist zu oberst die Anfrischung der Bögen, der angrenzenden Querfortsatzabschnitte und der dorsalen Gelenkabschnitte dargestellt. Zu unterst ist links die Wiederbedeckung mit den Corticalisspänen eingezeichnet. Die Auflage der Beckenspäne ist weggelassen. (C) Querschnitt. Die angefrischten Bögen sind mit 3 Lagen von Knochenspänen bedeckt. (GOLDSTEIN)

2. Die Anfrischung im Bereich der Wirbelbögen mit Implantation kleiner Knochenchips (Abb. 391 A–C). Das letztere Verfahren wurde von HIBBS angegeben und wird heute in verschiedenen Modifikationen fast ausschließlich angewandt (Abb. 392). Die Anfrischung und Chipsimplantation wird entweder interspinös, paraspinös, articulär (HERTEL und WÜRFEL) an den Wirbelbögen oder an allen diesen Stellen zusammen vorgenommen (Literatur bei THOMPSON und RALSTON).

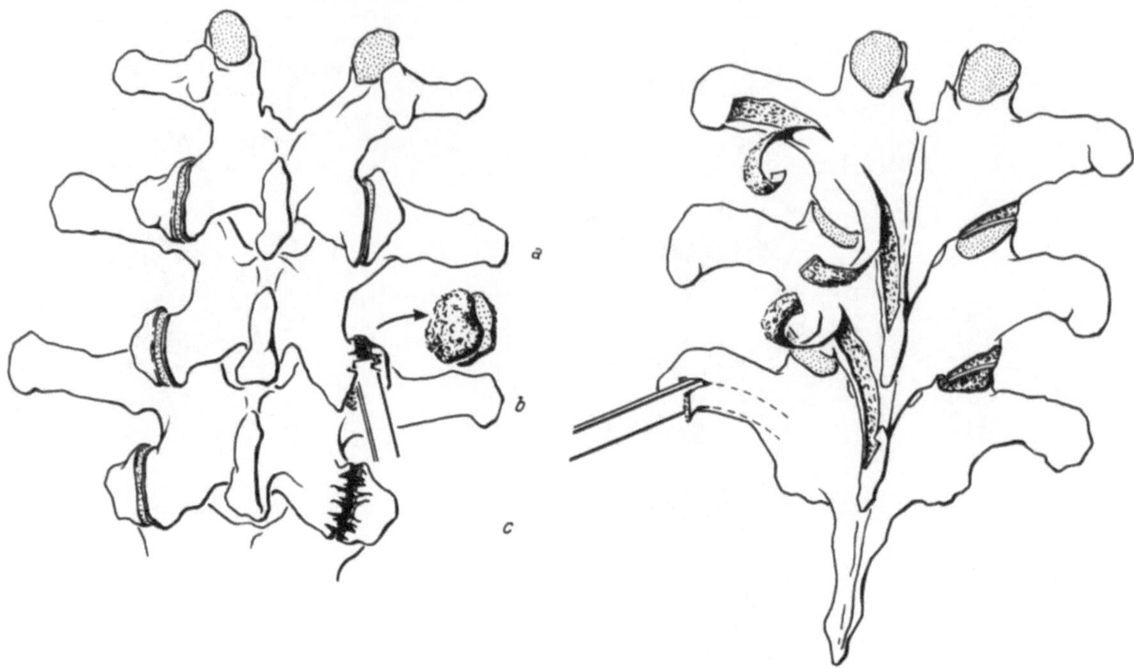

Abb. 392. Zwei Detailzeichnungen zur operativen Technik: Links: (a) normales Gelenk; (b) Resektion des Gelenkknorpels und Anfrischung; (c) verödetes Wirbelgelenk. Rechts: Abspaltung von Knochenlamellen aus Dornfortsatz und Bögen. (VIERNSTEIN, GÖB und ROSEMEYER)

HIBBS hat seine Methode im Jahre 1924 angegeben. Sie bestand ursprünglich in einem Anfrischen und Einknicken der Dornfortsätze, wobei der interlaminäre Raum durch diese Dornfortsatzfragmente völlig aufgefüllt wurde. Erst später wurde diese Methode dahingehend modifiziert, daß zusätzlich von den Bögen Knochenspäne abgelöst und auch die kleinen Gelenke angefrischt wurden (MOE; MAFIR u. WEISS). Man kann die Spanversteifung auf der konkaven oder konvexen Seite oder beidseitig durchführen. Im einzelnen finden sich Angaben über dieses Operationsverfahren bei LANGE; FREDENHAGEN; MOE; RISSER und NORQUIST; STAGNARA u. QUENAU; SCHMIDT; PONSETI u. FRIEDMAN; GUCKER; STEINDLER; BELGRANO; LANCE; KLEINBERG; GOLDSTEIN; OUTLAND und CORN).

NICOD warnt davor, die Lumbosacralregion mit zu versteifen. Da im Falle eines schlechten Gleichgewichtszustandes hieraus schwere Folgen entstehen können.

Man operiert entweder im Umkrümmungsgips oder man gipst nach der Fusion sofort in der erreichten Korrekturstellung den Patienten wieder ein, es sei denn, man wendet die innere Aufrichtung nach HARRINGTON an. Auch von anderen Operateuren wird die Operation im Umkrümmungsgipsverband vorgenommen, der dorsal gefenstert ist (CSER und LÉNÁRT). Es ist die Möglichkeit zur postoperativen Röntgenaufnahme gegeben.

Auf die sich bei diesen Operationen stellenden Narkoseprobleme wurde früher schon hingewiesen.

Das Vorgehen unterliegt im Detail vielen Variationen. Nachstehend soll das Verfahren geschildert werden, wie es von GOLDSTEIN geübt wird (Abb. 391). Er nimmt die Fusion an sämtlichen Wirbeln der Krümmung vor. Die Endwirbel des Fusionsgebietes müssen parallel zueinander stehen. Ob Wirbel über die Krümmung hinaus in die Fusion mit einbezogen werden müssen, wird erst nach Korrektur durch das Redressionsgipskorsett bestimmt. Wenn eine genügende Korrektur erreicht ist, wird ein sog. Lokalisationsgips angelegt. In ihm wird erneut durch Röntgenaufnahme das Ausmaß der erreichten Skolioseaufrichtung kontrolliert. Die Operation erfolgt durch 2 dorsale Fenster. 10–14 Tage nach der Operation wird ein neuer Lokalisationsgips angelegt. Bei fixierten Verkrümmungen und Patienten über 16 Jahre wird die Korrektur nicht mit dem Redressionsgipskorsett, sondern mit dem sog. Harrington-Instrumentarium vorgenommen. Wenn gleichzeitige Thoraxdeformitäten bestehen, werden folgende zusätzliche Operationen vorgenommen: Segmentale Rippenresektion, einfache Rippenosteotomie, Costotransversektomie und Abtrennung der Ligamenta von den Prozessus transversi. Vor der Versteifungsoperation werden Dornfortsatzmarkierungsröntgenaufnahmen angefertigt, so wie dies im Kap. R.1.d): Röntgenuntersuchung bei der Korsett- und Gipsbehandlung, S. 534, bereits geschildert wurde.

Zur Fusion werden alle Weichteile von der Wirbelsäule abpräpariert, einschließlich der Gelenkkapseln. Die Corticalis der Bögen und der Querfortsätze wird abgetragen und an der Lendenwirbelsäule auch der hintere Anteil der kleinen Wirbelgelenke reseziert. Auf das angefrischte Gebiet werden Knochenspäne aufgelegt.

Barta verwendet zur Hibbsschen Operation bogenförmig bearbeitete Knochenspäne. Er lehnt die nur konkavseitige Versteifung ab, weil sich dann auf der konvexen Seite der Rippenbuckel noch mehr verstärken würde und implantiert sowohl auf der konkaven als auch auf der konvexen Seite Knochenspäne.

Bei der paralytischen Skoliose wird sowohl die Krümmung als auch die Gegenkrümmung versteift. Wenn man nur eine Krümmung versteift, nimmt die andere zu. Gegebenenfalls werden zuvor Hüftgelenkskontrakturen beseitigt. Auch Robin weist darauf hin, daß man bei den paralytischen Skoliosen große Strecken versteifen soll. Wenn eine Beckenkippung am lumbo-sacralen Übergang besteht, wird dieser in die Versteifungsoperation einbezogen werden.

Bei kongenitalen Skoliosen ist mitunter eine Teilresektion eines Wirbelsegmentes indiziert.

Die Versteifung wird von Stagnara durch Anfrischen der Gelenkfortsätze, Implantation von lyophilem Knochen und zusätzlich autoplastischem Knochen aus der Crista iliaca vorgenommen. Nach der Operation muß weiter 6 Monate ein Gipsverband getragen werden. Die Entlassung erfolgt mit Gipskorsett.

Die Mehrzahl der Operateure verwendet neben den Spänen aus den Wirbelbögen selbst Späne aus dem Becken. Jaster und Ziller haben mit dorsaler Anfrischung der Wirbelbögen und Anlagerung von Knochenspänen aus der Beckenschaufel gute Erfolge gesehen.

Buchner hat zur Versteifung der Wirbelbögen Fremdknochen verwandt. Sicard, Lavarde und Chaleil führen ausgedehnte Arthrodesen mit einem einzigen, langen Knochenspan durch. Die Versteifung soll die Verkrümmung und die lumbo-sacrale Region betreffen.

Die Korrektur der Primärkrümmung soll bei der idiopathischen Skoliose nur insoweit vorgenommen werden, als sie durch eine Spontankorrektur der Sekundärkrümmungen ausgleichbar ist. Wird mehr korrigiert, so nehmen die Sekundärkrümmungen zu. Wenn die Primärkrümmung doch über das Ausmaß der spontanen Redression der Sekundärkrümmungen hinaus korrigiert werden soll, so muß man die Sekundärkrümmungen mit versteifen. Alvik versteifte in einer Sitzung im Durchschnitt 12–14 Wirbel.

Die Primärkrümmungen weisen in der Regel stärkere strukturelle Veränderungen auf, als die kompensatorischen Krümmungen. Die Rigidität der kompensatorischen Kurven bestimmt demnach den Grad der Korrekturmöglichkeit der Primärbiegung (Smith; Geiser).

Kay nimmt an, daß die primäre Ursache der Skoliose aus einem Ungleichgewicht in dem Hebelsystem der Wirbelsäule resultiert, das den unteren Skolioseschenkel betrifft, während der obere Skolioseschenkel nur einen Kompensationsmechanismus darstellt.

Diese Vorstellung veranlaßt ihn zu der Forderung, eine Versteifungsoperation nur am unteren Schenkel der Skoliosekrümmung vorzunehmen, da sich der obere Schenkel dann von selbst aufrichte.

Wie in dem Kap. N.7.: Wirbelrotation und Skolioseentstehung, S. 489, ausgeführt wurde, sehen einige Autoren die Lendenkrümmung als das Primäre und die thorakale Krümmung als das Sekundäre an (GIRLANDO; DESSEWFFY; FARKAS). Wenn man sich dieser Auffassung anschließen würde, müßte logischerweise jede Therapie einer doppelbogigen Skoliose an der Lendenwirbelsäule ansetzen.

Das Albeesche Verfahren ist zur Skolioseversteifung nach Ansicht der meisten neueren Autoren nicht geeignet (IDELBERGER; HOESSLY).

Eine ausführliche Übersicht über die Versteifungsoperation an der Wirbelsäule wurde 1959 von MAU gegeben.

g) Röntgenbild nach Skolioseoperationen

Im Röntgenbild sind die Versteifungsoperationen oft nur bei Kenntnis der Anamnese zu erkennen. Eine schlechte oder fehlende Abgrenzbarkeit der Bögen und Gelenkfortsätze könnte prima vista als Projektionsfolge angesehen werden (Abb. 393a–d). Es gehört eine hinreichende Kenntnis der Operationstechnik dazu, damit der Röntgenologe dem Kliniker Auskunft über das Ausmaß der knöchernen Überbrückung im Bereich der Gelenkfortsätze und Bögen (Abb. 394a–c) über eventuelle Pseudarthrosen zu geben vermag.

3. Korrigierende Skolioseoperationen

Eine große Anzahl von Operationen wurden zur direkten Korrektur der Skoliose erdacht oder sie sollten Verhältnisse schaffen, die zu einer Geradestellung der Wirbelsäule im Verlaufe des weiteren Wachstums führen sollten. Im ersten Fall haben sie meist eine Versteifung in der Korrekturstellung zur Folge oder sie werden mit zusätzlichen Versteifungsoperationen kombiniert. Andererseits werden viele Versteifungsoperationen, die im Anschluß an eine Redression vorgenommen werden, mit zusätzlichen Eingriffen kombiniert. Bei der Darstellung des Vorgehens von GOLDSTEIN wurde hierauf bereits hingewiesen.

Die Operationsverfahren, die eine direkte Krümmungskorrektur zum Ziel haben, wurden jeweils nur bei kleinen Patientenzahlen vorgenommen und zumeist nach kurzer Zeit wieder aufgegeben.

a) Eingriffe an den Rippen

Wenn es bei der Skolioseoperation mit Redressionsbehandlung nicht gelingt, einen großen Rippenbuckel zu beseitigen, ist eine Rippenbuckelresektion angezeigt. Die Rippenstümpfe legen sich von selbst aneinander oder werden aneinander fixiert. Durch die Resektion kann die Vitalkapazität deutlich verbessert werden. Dies liegt u.a. daran, daß mitunter im Bereich des Rippenbuckels Synostosen bestehen, die die respiratorische Atemverschieblichkeit behindern. Wenn dieses Gebiet reseziert ist, wird nicht nur ein gutes kosmetisches Resultat erzielt, sondern auch die Respiration verbessert (SCHÖLLNER; JUSEVEC; KUSLIK; TIETZE) (Abb. 395a und b).

Auch FLINCHUM empfiehlt die zusätzliche konkavseitige Rippenresektion zur besseren Aufrichtung der Skoliose.

ROAF reseziert konvexseitig mindestens 4 Rippen, die Costovertebralgelenke und Querfortsätze sowie die kleinen Wirbelgelenke und ein Segment der Zwischenwirbelscheibe. Vor der Operation nimmt er keine Krümmungskorrektur durch Redression vor. Erst nach der Operation legt er einen Redressionsgipsverband an.

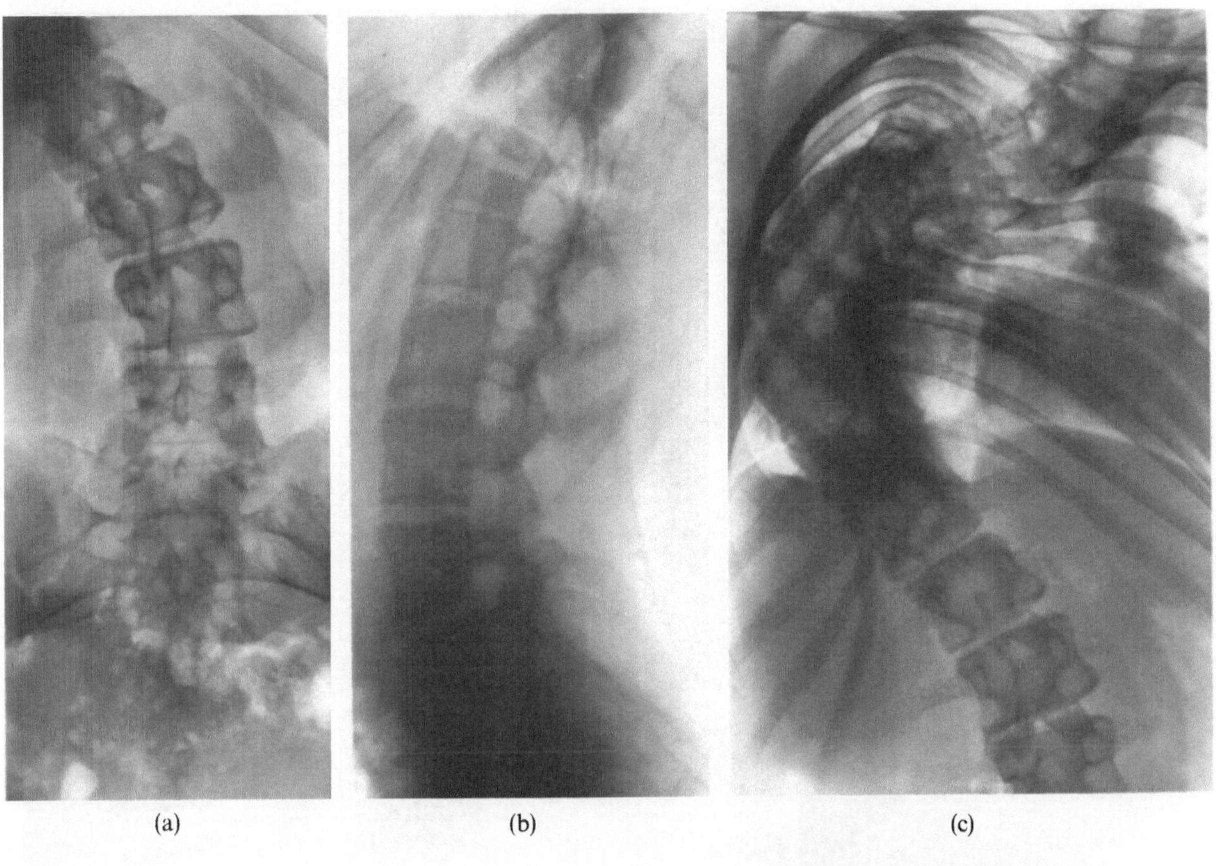

(a) (b) (c)

Abb. 393a–d. 18jähriges Mädchen mit hochgradiger, rechtskonvexer, mittelthorakaler Skoliose (c) und nur relativ schwacher Gegenkrümmung im Lendenabschnitt (a) und (b), aber ausgeprägter, gleichzeitiger Kyphosierung (d). Vor 2 Jahren war von Th 7 bis Th 11 eine Spondylodese mit Abtragung der Dornfortsätze, Anfrischung der Bögen, oberflächlicher Abtragung der kleinen Wirbelgelenke und Implantation der Knochenspäne sowie zusätzliche Implantation von Spänen aus dem Beckenkamm vorgenommen worden. Die Spondylodese ist auf der Übersichtsaufnahme nur andeutungsweise zu erkennen und zwar nur daran, daß sich die Wirbelbögen untereinander im operierten Bereich nicht differenzieren lassen. Osteolyse der konvexseitigen Rippen paravertebral im Krümmungsscheitel

(d)

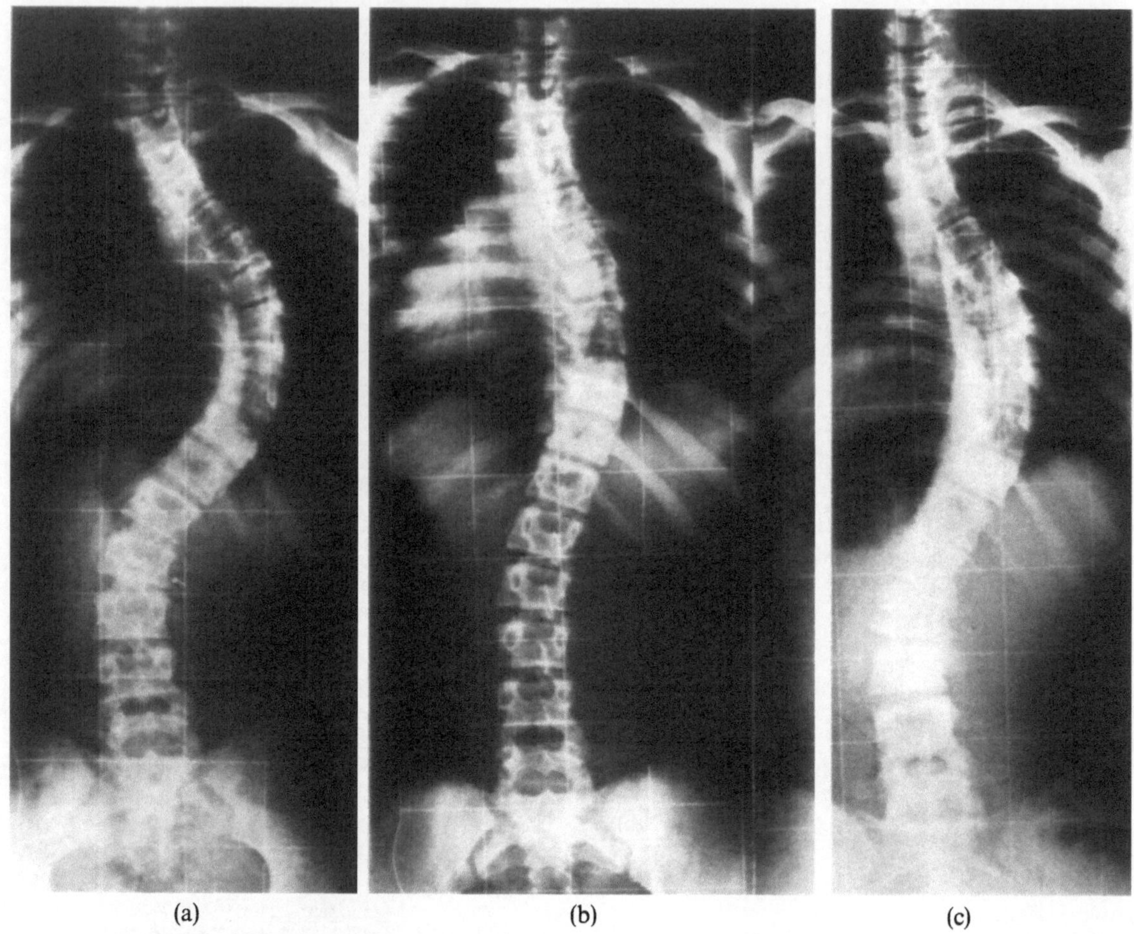

Abb. 394. (a) Vor der Behandlung. (b) Nach der Aufrichtung. (c) Nach Versteifungsoperation. (Nach VIERNSTEIN u.Mitarb.)

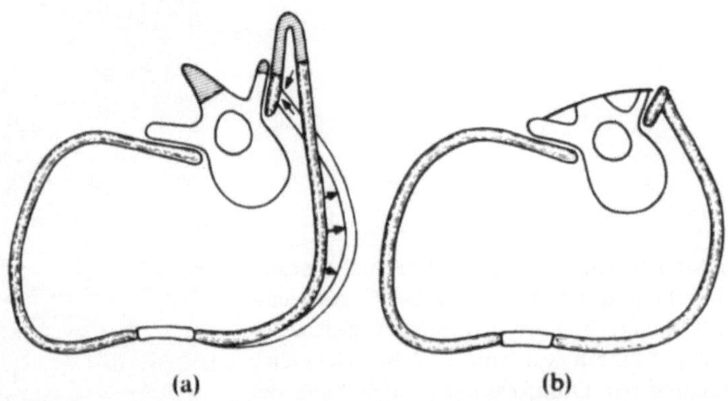

Abb. 395. (a) Thoraxquerschnitt in Höhe des Rippenbuckels. Schraffiert sind der Teil des Dornfortsatzes, der Rippe und des nach dorsal gerichteten Querfortsatzes, die bei der Rippenbuckelentfernung reseziert werden. (b) Nach der Rippenteilresektion werden die Rippenfragmente miteinander vereinigt, infolge der neuen Verlaufsrichtung und der Elastizität der Rippen gerät die Vereinigungsstelle unter Druckspannung und die Thoraxwand wölbt sich etwas nach außen. Hierdurch entsteht eine Volumenzunahme, die größer ist als der Volumenverlust im Rippenbuckel. (SCHÖLLNER)

PIGGOTT u.Mitarb. operierten Kinder mit idiopathischen Skoliosen um das 5. Lebensjahr vermittels Resektion der konvexseitigen dorsalen Rippenanteile und erzielten auf diesem Wege Besserung der Skoliose. Sie lassen offen, ob später wieder Verschlimmungen eintreten, halten es aber doch für sinnvoll, diese Resektion in einem Alter vorzunehmen, in dem man noch keine Versteifungsoperationen macht, da eine vorausgegangene Rippenresektion eine Versteifungsoperation im späteren Alter nicht ausschließt.

Nach DEL TORTO wirkt die Resektion des Rippenbuckels einer Verschlimmerung der Skoliose entgegen. MANNING, PRIME und ZORAB führten partielle Rippenresektionen zur kosmetischen Besserung der Skoliose aus.

Auch GURD hat vorgeschlagen, die Skoliose mit Rippenresektion anzugehen. HOFFA hat den Rippenbuckel reseziert und danach eine Besserung gesehen, obwohl nach den Erfahrungen bei thoraxchirurgischen Eingriffen danach eine Verschlimmerung zu erwarten gewesen wäre, da der Rippenbuckel ja auf der Konvexseite der Skoliose sitzt. Ohne Erfolg wurde die Resektion des Rippenbuckels wiederholt von TIETZE; ALSBERG sowie BADE vorgenommen.

Verschiedene Autoren haben die konkavseitige Rippenresektion mit dem Ziel der Umkrümmung bzw. der Geraderichtung der Skoliose vorgenommen, weil das Auftreten von konvexseitigen Skoliosen nach Thorakoplastiken diesen Weg zu weisen schien (BADE; CASSE; FELIX; VOLKMANN; HOFF; SAUERBRUCH; LANGE). Das anfänglich gute Operationsergebnis ging später durch Narbenzug wieder verloren (S. 336). ZUCO hat konvexseitig den Rippenbuckel reseziert und den obersten und untersten Rippenstumpf durch ein Band aneinander fixiert. Zusätzlich empfiehlt er eine konkavseitige Versteifungsoperation.

Konvexseitige Rippenraffungen wurden von FELIX und von MOL vorgenommen. FELIX führte auch Rippenspreizungen auf der Konkavseite durch. Die Drahtschlingen wurden durch das Knochenwachstum nicht selten gesprengt. Die Frühergebnisse waren mit konkavseitiger Spreizung gut, die Spätergebnisse jedoch schlecht. Vor allen Dingen wurde die Torsion der Wirbelsäule nicht beeinflußt. Bei konvexseitiger Rippenraffung wurde mitunter auch konkavseitig eine Durchtrennung der Rippen durchgeführt um so die Skoliose besser zu mobilisieren (MAAS).

Schon lange vor FELIX hatte FREY eine konvexseitige Rippenraffung mit einer konkavseitigen Rippendurchtrennung kombiniert, aber nur eine vorübergehende Besserung erzielt. Bei diesen Raffungen werden praktisch immer nach einiger Zeit entweder die Drahtschlingen gesprengt oder die Rippen brechen. GURADZE legt operativ auf der Konkavseite eine Rippenzange an, mittels der über einen aufgegipsten Metallbügel eine zunehmende Dauerspreizung auf die Rippen ausgeübt wurde, um eine Redression der Skoliose zu erzielen.

Die Mißerfolge, die man mit all diesen Eingriffen am Thorax bei idiopathischen Skoliosen erzielt hat, lassen den Schluß zu, daß sie einen völlig anderen Entstehungsmechanismus haben als die thorakogenen Skoliosen.

DRACHTER hat Pneumothoraxanlage und Phrenikotomie zur Skoliosebehandlung als Konsequenz aus seiner Theorie von der Entstehung der thorakogenen Skoliose durch einseitigen Überdruck vorgeschlagen. Irgend eine praktische Bedeutung hat ein solches Vorgehen aber nie erlangt (s. auch Kap. K.II.9.f)αα): Genese der Skoliose nach Thorakoplastik, S. 340).

b) Eingriffe an den Gelenk- und Querfortsätzen

Entsprechend der Erfahrung bei thorakoplastischen Operationen, daß Mitresektion der Querfortsätze die Entstehung einer Skoliose fördert, hat WENGER bei einem 16jährigen Skoliotiker auf der Konkavseite eine Resektion der Querfortsätze vorgenommen und

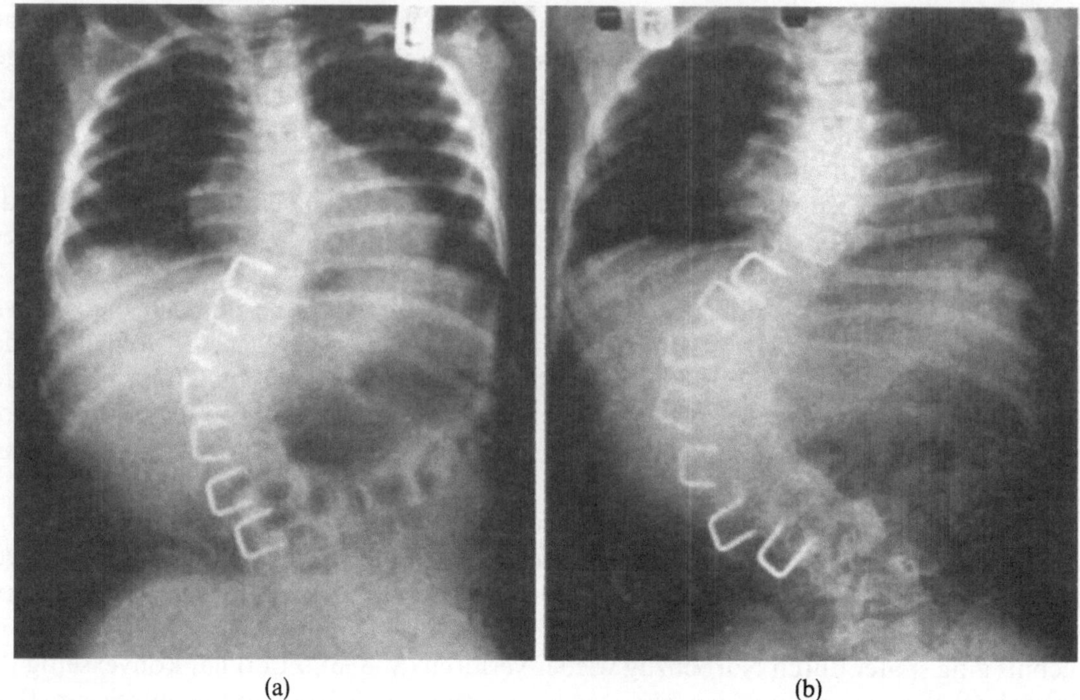

(a) (b)

Abb. 396. (a) Infantile Skoliose. Verklammerung im Alter von 16 Monaten bei einer Verkrümmung von 20°. Im Alter von 5 Jahren hatte die Verkrümmung auf 40° zugenommen. (b) Im Alter von 9 Jahren hatte die Verkrümmung 65° erreicht. (Nach HALL, 1961)

danach eine Verminderung der Verkrümmung auf die Hälfte des ursprünglichen Winkels gesehen.

Auch LINDAHL und READER schlagen eine Resektion der Querfortsätze vor, ausgehend von der Vorstellung einer Entstehung der Skoliose durch einseitige Hemmung des Wirbelwachstums infolge verkürzter Ligamenta intertransversa.

LINDAHL nahm zur Skoliosebehandlung solche Resektionen der Querfortsätze vor. HANAUSEK hat konvexseitig die Querfortsätze mit Seidennähten fixiert (s. auch Kap. K.II.9.f)αα): Genese der Skoliose nach Thorakoplastik, S. 340).

c) Wirbelkörperverklammerungen

SMITH und VON LACKUM; WYLLIE versuchten durch Eintreiben von Metallklammern in die Wirbelkörper auf der Konvexseite der Verkrümmung bei Kindern und Jugendlichen das Wirbelkörperwachstum auf der Konvexseite zu hemmen und dadurch eine Geradestrekkung der Verkrümmung zu erzielen. Angeblich haben sie damit befriedigende Erfolge erzielt. Das Operationsverfahren geht auf analoge Tierversuche zurück, die in dem entsprechenden früheren Abschnitt geschildert wurden. Ähnliche Versuche wurden auch von MATZEN unternommen (LE MESURIER) (S. 510).

HALL berichtet über Versagen von Verklammerungen von je 7 Wirbelkörpern auf der Konvexseite der Skoliose im Wachstumsalter (Abb. 396a und b).

d) Keilresektionen

Vielfach sind Keilresektionen an der Wirbelsäule zum Ausgleich der Skoliose versucht worden. Ein solches Vorgehen drängt sich bei kongenitalen Skoliosen, die durch eine

Keilwirbelbildung verursacht sind, geradezu auf. Ein entsprechender Vorschlag wurde bereits von FRISCH im Jahre 1907 gemacht. Derartige Operationen wurden durchgeführt von COMPERE; VON LACKUM und SMITH; WIESE; WILES; ROYLE.

In den Fällen von WILES und von COMPERE hatte es sich um multiple kongenitale Mißbildungen gehandelt. Um den keilförmigen Halbwirbel, bzw. ein keilförmiges Stück aus einem mißgebildeten Wirbelkörper resezieren zu können, mußten sie die Bögen und die Rippenköpfchen mit abtragen. Es kam im Anschluß an die Operation zu einem teilweise guten Ausgleich der Skoliosen. Längere Verlaufsbeobachtungen sind nur von WILES mitgeteilt worden. So gibt er an, daß nur in einem Fall 6 Monate nach der Operation eine starke Kyphose ausgebildet war, die zum Tode führte.

PIERI sah nach operativer Entfernung eines Keilwirbels guten Ausgleich der Skoliose, eine längere Nachbeobachtungszeit liegt aber auch in diesem Fall nicht vor. FREY hat einen keilförmig deformierten Wirbelkörper bei einer idiopathischen Skoliose reseziert. Auch VON LACKUM und SMITH; BERTRAND sowie ROAF gingen idiopathische Skoliosen auf diese Weise an. BERTRAND führte zusätzlich eine Verklammerung durch. MEISS hat eine spanversteifte, paralytische Skoliose durch Keilexzision aus dem Span und aus dem Krümmungsscheitel der Wirbelsäule operiert, da die Skoliose stärker geworden war, weil der Span nicht mitwuchs.

MCCAROLL hat 4 Kinder mit thorakalen Skoliosen durch konvexseitige Anfrischung der Wirbelkörper mit gleichzeitiger Keilresektion der Bandscheiben und Implantation eines Rippenspans operiert. Eine Mobilisation hat er nach der Operation nicht vorgenommen. Es kam zur Pseudarthrose des implantierten Spanes, und damit zum Fehlschlag der Operation.

e) Sonstige Operationsverfahren an der Wirbelsäule

HODGSON und HONG KONG führten bei Skoliosen infolge Spondylitis tuberculosa und bei idiopathischen Skoliosen Versteifungsoperationen durch, indem sie ventral in und auf die Wirbelkörper Rippenspäne implantierten. Sofern dies zur Fixation nicht ausreichte, nahmen sie zusätzliche dorsale Versteifung vor.

SCHEDE hat bei lumbalen Skoliosen eine Spanabstützung zwischen dem Skoliosescheitel und dem Beckenkamm vorgenommen.

LAW führte Osteotomien durch, um bei cervico-thorakaler Skoliose den Oberkörper und den Kopf durch Erzielung einer kompensatorischen Lendenskoliose aufzurichten. Cervicale Osteotomien nahm er vor, um den Blick geradeaus zu erleichtern und um Subluxationen im Atlanto-Occipitalgelenk zu verhindern und Abknickungen der Trachea zu beseitigen.

Bei 3 Kindern mit leichten Skoliosen hat PEREY Discogramme vorgenommen und in jedem Fall an der Bandscheibe, die dem Krümmungsscheitel entsprach, eine Lateralverlagerung des Nucleus pulposus gefunden, in 2 Fällen nach der konvexen und in 1 Fall nach der konkaven Seite. Er vertritt die Ansicht, daß durch Exstirpation des verlagerten Nucleus pulposus die Skoliose aufgehalten und beseitigt werden könne.

f) Spiralfederimplantation und Metallschienen

GRUCA implantiert bei Skoliosen ersten Grades konvexseitig eine Metallfeder, die er cranial und caudal von der Skoliosekrümmung an den Querfortsätzen befestigt. Diese Feder richtet die Skoliosen auf. Die Feder ist in einen Polyethylenschlauch eingezogen. Bei den Skoliosen ersten Grades wird diese Feder dorsal auf die Querfortsätze implantiert, bei den Skoliosen zweiten und dritten Grades ventral auf die Querfortsätze (Abb. 397a und b). Auch mit konvexseitiger Annäherung der auseinander gespreizten Rippen durch

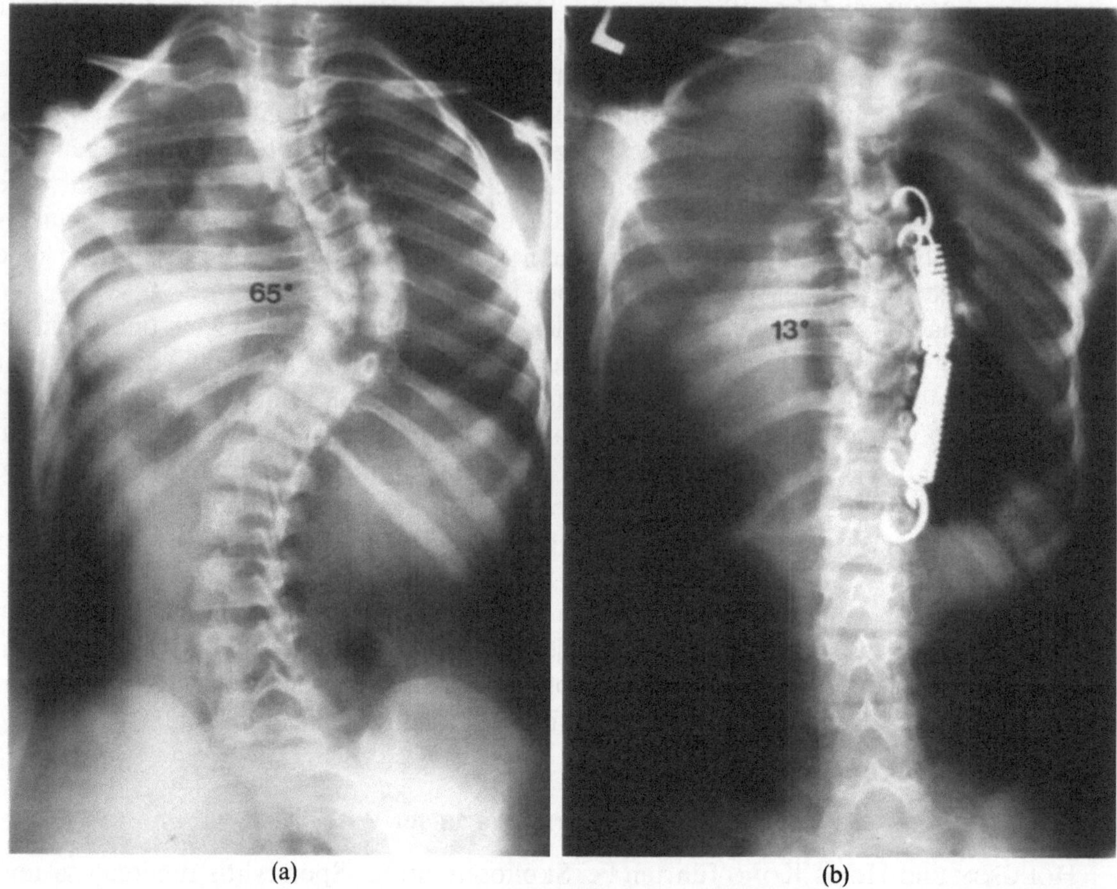

Abb. 397. (a) Thorakale Linksskoliose von 65°. (b) Korrektur der Krümmung vermittels des Zuges operativ implantierter Metallfedern bis auf 13°. (GRUCA)

Metallfedern und gleichzeitigem Federzug konkavseitig an der lumbalen Gegenkrümmung bei Verankerung der Feder vom Beckenkamm hat er Erfolge erzielt (Abb. 398a–c).

Bei schweren Lähmungsskoliosen hat LANGE jederseits der Dornfortsatzlinien zwei Stahlschienen implantiert und so der Wirbelsäule Halt gegeben.

PAP glich die skoliotische Krümmung durch Verschraubung auf eine gebogene Metallplatte aus. Wegen des Aussehens der Vorrichtung sprach er von Lyraplastik. WITT, COTTA und HOHMANN haben das Problem der Versteifung der Wirbelsäule durch implantierte Metallschienen experimentell bearbeitet.

g) Eingriffe an der Muskulatur und den Nerven

Da Lähmungsskoliosen durch einseitige Lähmung der Rückenmuskulatur zustande kommen und auch bei anderen Skolioseformen elektromyographisch Differenzen in der Muskelkraft auf beiden Seiten nachgewiesen wurden, hat GRUCA zur Behandlung eine Schwächung der muskelstärkeren Seite durch Denervation oder Muskeldurchschneidung vorgeschlagen. BAYER empfiehlt ebenfalls die Resektion der jeweiligen konvexseitigen Rami dorsales der spinalen Nerven. Der andere Weg ist der, durch Muskelverpflanzungen auf der muskelschwächeren Seite eine Geraderichtung der Skoliose zu erzielen. Zu diesem Zwecke sind je nach Sitz und Ausmaß sowie Natur der Skoliose zahlreiche Operationstechniken mit Verpflanzung von Schulter-Arm- und Bauchmuskel angegeben worden (GRUCA;

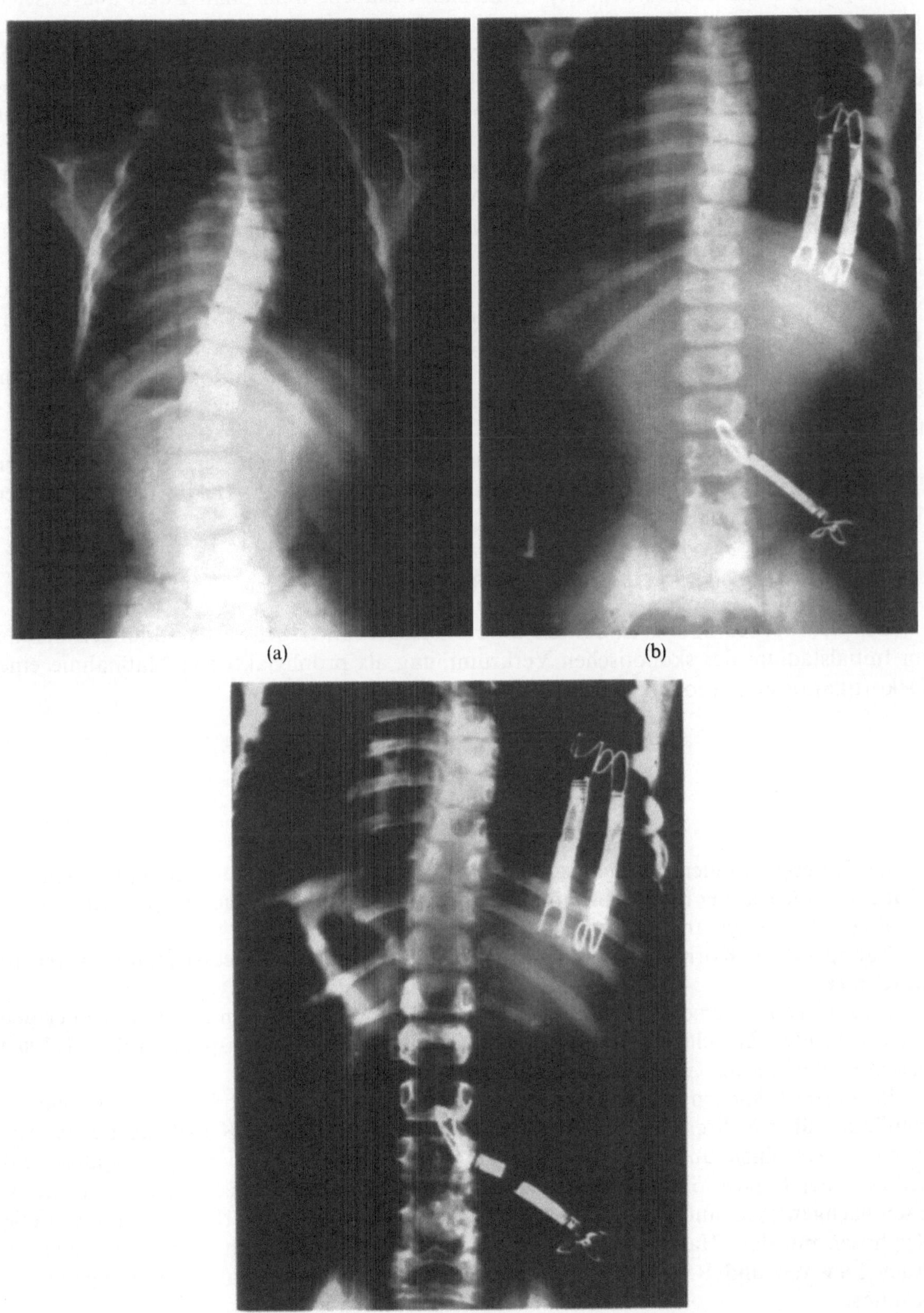

(a) (b)

(c)

Abb. 398. (a) Aufnahme vor der Spiralfederimplantation. (b) Röntgenbefund nach der Operation. Deutliche Abflachung der Skoliose. (c) Die Abflachung der Skoliose war auch noch einige Monate nach Bruch der unteren Feder bestehen geblieben. (GRUCA)

BOHNE). Einen nichtelastischen Zug kann man ausüben, wenn man Zügel aus Fascien verwendet (LOWMAN).

Bei Lähmungsskoliosen ist es oft erforderlich, als ersten operativen Eingriff durch eine Muskeltransplantation am Becken zuerst einen bestehenden Beckenschiefstand auszugleichen, um durch weitere Versteifungsoperationen dann zu einer Geraderichtung der Wirbelsäule kommen zu können.

Bei manchen Skoliosen bestehen fibröse Kontrakturen der Muskulatur. Deswegen müssen Aufdehnungsbehandlung und auch Versteifungsoperationen erfolglos bleiben. Ihre Wirkung wird von der Kontraktur überwunden. Sinnvollerweise müßten die fibrösen Muskelkontrakturen excidiert werden.

Ohne Erfolg wurden auch von GUERIN; KRUCKENBERG; LOEFFLER; SCHEPELMANN und MATZEN Operationen zur Skoliosebehandlung an der Rückenmuskulatur vorgenommen. Tendotomien wurden von LOEFFLER durchgeführt.

FENKNER konnte in Leichenversuchen nach Keilexzisionen eine Umkrümmung der Skoliose nur erzielen, wenn er konkavseitig die Muskeln zwischen den Rippen und Querfortsätzen durchtrennte.

RESKE schlägt vor, einen paravertebralen Entzündungsreiz auf der Konvexseite einer Skoliose zu setzen, um so eine Krümmung zu erreichen (s. Kap. N.11.: Paravertebraler Weichteilschatten und Skoliose, S. 493).

h) Operationen bei thorakogenen Skoliosen

Bei pleurogenen Skoliosen kommt im Fall ausgedehnter Schwartenbildungen bereits im Initialstadium der skoliotischen Verkrümmung als prophylaktische Maßnahme eine Dekortikationsoperation in Frage (KERGIN und DEWAR).

4. Kyphoseoperationen

a) Allgemein

Kyphoseoperationen sind seltener vorgenommen worden als Skolioseoperationen, am häufigsten noch bei der Bechterewkyphose. Aber vereinzelt wurden auch Kyphosen anderer Ätiologie chirurgisch angegangen.

Zur operativen Korrektur von Kyphosen ist Verdrahtung der Processus spinosi versucht worden (HANAUSEK).

MORSCHER führte bei Frakturkyphosen Aufrichtungsoperationen durch, indem er den entsprechenden Zwischenwirbelraum aufspreizte und mit Knochenspänen füllte. KAISER berichtet über Osteotomieoperationen bei schweren Kyphosen.

Bei einem Mädchen mit einer kongenitalen Kyphose, verursacht durch eine Blockwirbelbildung über mehrere Wirbelkörper, durchtrennte TSIVYAN die Knochenbrücken zwischen den einzelnen, untereinander verschmolzenen Wirbeln, reponierte die Kyphose und ließ es in der Repositionstellung zur Heilung kommen. Die Kyphose wurde, röntgenologisch nachgewiesen, auf diese Weise völlig beseitigt. WINTER u. Mitarb. haben kongenitale Kyphosen mit dem Harringtonschen Instrumentarium aufgerichtet (Abb. 399a und b). Auch DEWALD und RAY berichten über die erfolgreiche Operation einer kongenitalen Kyphose.

Da sich Kyphosen, verursacht durch Mißbildungen im Laufe des Wachstums verschlimmern können, ist in dieser Zeit eine redressierende Behandlung sinnvoll und oft auch erfolgreich (s. auch Kap. I.VIII.5.: Angeborene Kyphosen infolge Wirbelmißbildungen, S. 135).

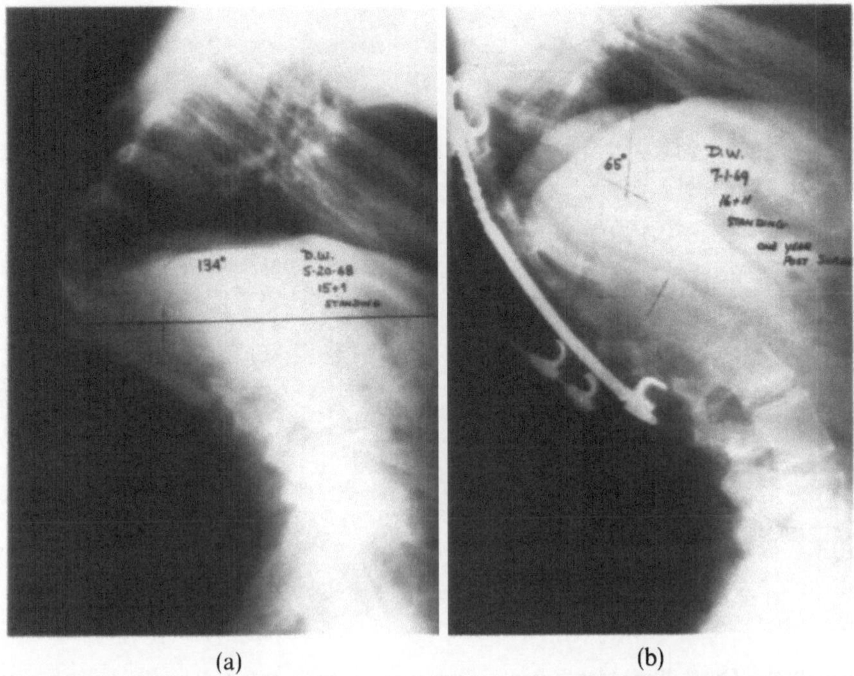

(a) (b)

Abb. 399. (a) Schwere thorakolumbale Kyphose mit Fehlen des 10. und Keilverformung des 11. Brustwirbelkörpers. Der junge Mann war erstmalig im Alter von 15 Jahren und 9 Monaten zur Untersuchung gekommen. Der Kyphosewinkel betrug zu dieser Zeit 134° im Stehen und 125° im Liegen. (b) Zunächst wurde eine vordere Osteotomie und eine vordere Versteifung vorgenommen. Anschließend wurde eine Zugbelastung mit Angriff am Schädel und den Femora appliziert. Der Kyphosewinkel betrug jetzt 81°. 3 Wochen nach der Osteotomie wurden Harringtonstäbe implantiert. Da eine leichte Skoliose bestand, konnte sowohl der Distraktions- als auch der Kompressionsstab verwandt werden. Damit wurde eine weitere Korrektur erreicht und eine hintere Versteifung vorgenommen. Postoperativ wurde der Patient in einem Heiligenscheingips ruhig gestellt. Der Kyphosewinkel betrug jetzt 45°. 6 Monate nach dieser letzten Operation wurde ein Rissergips angelegt, den er ambulant weitere 6 Monate trug. Weitere 3 Monate bekam er einen Hyperextensionsgips. Damit war die Gipsbehandlung abgeschlossen. Die Versteifungsoperation war fest. Der Kyphosewinkel betrug zu diesem Zeitpunkt 65°. (Nach WINTER u.Mitarb., 1973)

OTANI befaßt sich mit der operativen Korrektur des Pottschen Gibbus (YAU u.Mitarb.; HODGSON).

b) Beim Morbus Bechterew

Zur Korrektur der Kyphosen beim Morbus Bechterew hat man nach Möglichkeit relativ frühzeitig, wenn noch keine schwere fixierte Verkrümmung bestand und sich noch keine hochgradige Muskelatrophie ausgebildet hatte, an mehreren Wirbeln die Bögen, Dornfortsätze und Gelenkfortsätze ganz oder teilweise abgetragen und gleichzeitig oder in einer zweiten Sitzung eine forcierte Reklination der Kyphose unter manuellem Druck vorgenommen. Dabei reißt das vordere Längsband durch, was zu spüren und an einem schnappenden Geräusch zu hören ist. Im Anschluß daran nimmt man eine Versteifungsoperation in der korrigierten Stellung vor (Abb. 400) (SMITH-PETERSEN, LARSON und AUFRANC; JUNGHANNS; BOTELHEIRO; DE MARCHI; BOSSERS). Es existieren einzelne Modifikationen dieses Vorgehens; z.B. wird von HERBERT in einer zweiten Sitzung der zugehörige Diskus noch ausgeräumt.

Am besten läßt sich eine solche Operation an der Halswirbelsäule und an der Lendenwirbelsäule durchführen. Etwas gefährlicher ist sie im Brustabschnitt. LICHTBLAU und WILSON haben nach der Redression einer starken Kyphose eine Aortenruptur entstehen sehen. Eine Überkorrektur soll auf keinen Fall vorgenommen werden, da sonst bei gleichzeitiger

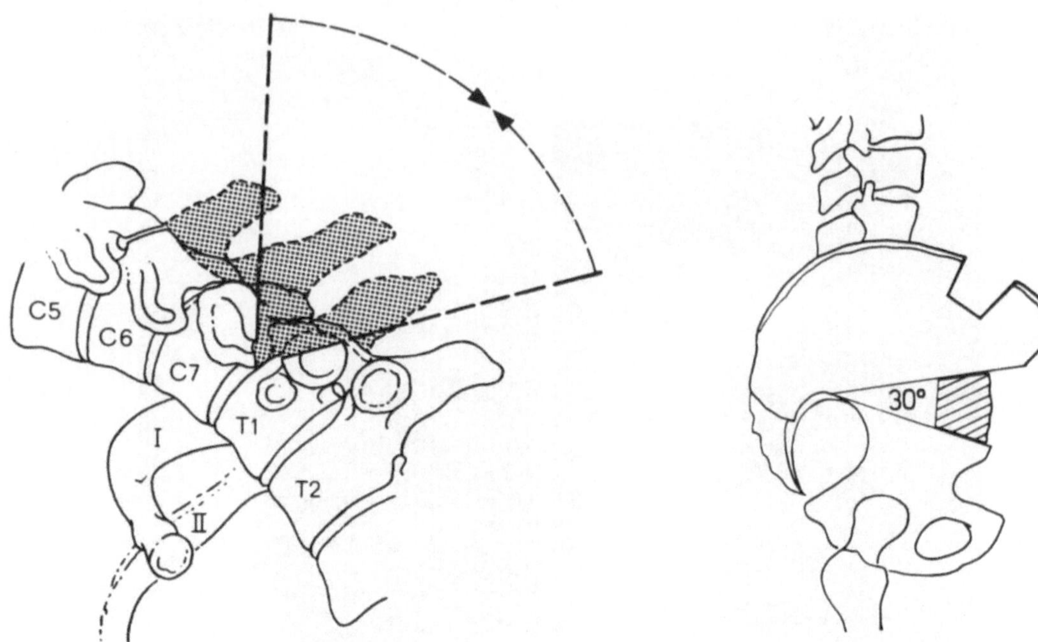

Abb. 400. Schematische Darstellung der Extensionsosteotomie beim Morbus Bechterew. (SIMMONS und BROWN)

Abb. 401. Schematische Darstellung der Keilosteotomie am Becken nach WILSON, GERARD, SEGAL und JACOB

Ankylose der Halswirbelsäule der Patient beim Essen nicht mehr auf den Tisch sehen und auch nicht mehr lesen kann. Die Operation verfolgt den Zweck, dem Patienten in einer möglichst günstigen Mittelstellung das Geradeaussehen zu ermöglichen, den starken ventralen Überhang zu beseitigen und gleichzeitig intestinale Störungen zur Rückbildung zu bringen. LAW hat über 18 eigene operierte Fälle berichtet, weitere Mitteilungen stammen von DE MARCHI und LA CHAPELLE; SIMMONS und BROWN.

Eine zweite Operationsmethode setzt am Becken an. Zur Aufrichtung der Kyphose und Vorwärtsbeugefixation werden die Beckenschaufeln oberhalb der Hüftgelenkspfannen durchtrennt und die Osteotomiestelle beiderseits durch Harringtondistraktoren auseinandergespreizt. Ein keilförmiges Knochenstück wird jederseits aus der Beckenschaufel in die Osteotomiestelle implantiert (Abb. 401) und mit Nägeln fixiert. Dadurch wird die Vorwärtsbeugekontraktur aufgerichtet (WILSON und LEVINE). WILSON, GERARD, SEGAL und JACOB ziehen diese Beckenosteotomie der Aufrichtungsosteotomie an der Wirbelsäule vor.

GOEL erzielte gute Resultate mit Wirbelkörperosteotomie bei Exzision eines keilförmigen Knochenstückes von 45° im Lendenabschnitt bei Patienten mit Morbus Bechterew und Osteomalazie.

Ventrale Keilosteotomien sind auch durch dorsale Implantation von Harrington-Stäbe fixiert worden (Abb. 399a und b).

Bei völliger, knöcherner Ankylosierung hat man die Wirbelkörperspongiosa von ventral her aufgefräst, den Gibbus aufgerichtet und die erreichte Korrektur durch Implantation von Knochenspänen als Stempel in die Ausfräsungen stabilisiert (Abb. 402a–c).

c) An der Halswirbelsäule

An der Halswirbelsäule sind vereinzelt ebenfalls Aufrichtungsoperationen wegen Kyphosierung vorgenommen worden. Sie zielen darauf ab, die Möglichkeit des Geradeaussehens wieder herzustellen (OBRADOR u.Mitarb.; DEBEYRE u.Mitarb.).

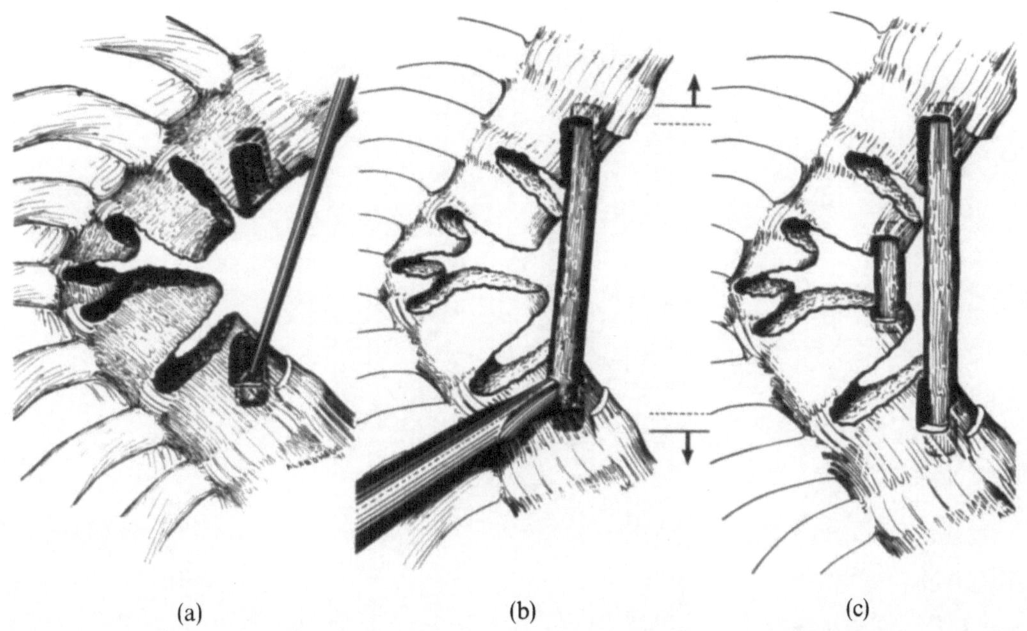

Abb. 402a–c. Technik der vorderen Stempelabstützung. (a) Der spongiöse Knochen wird im Bereich der Wirbelkörper bis zur Deckplatte ausgehöhlt. (b) Vermittels manueller Distraktion und durch manuellen Druck auf den Kyphosescheitel wird der Knochenspan als Stempel in den oberen und unteren Schlitz eingesetzt. (c) Nach Beendigung der Distraktion und des manuellen Druckes wird jeder Knochenstempel durch die spontane Tendenz zur Rekyphosierung festgekeilt. Zusätzliche Stempel werden je nach Bedarf appliziert und der freie Raum zwischen den Spänen und den Wirbelkörpern wird mit autogenem spongiösem Knochen aufgefüllt. (WINTER u. Mitarb., 1973)

BOSE hat eine derartige Aufrichtungsosteotomie bei einer Frau an der Halswirbelsäule vorgenommen, bei der eine starke Flexionskontraktur infolge Blockwirbelbildung nach Spondylitis tuberculosa bestand.

Bei cervicooccipitalen Anomalien und bei Verletzungsfolgen, insbesondere wenn sie mit Abbruch des Dens und Verschiebung des Atlas einhergehen, werden Spanimplantationen an den Dornfortsätzen der oberen Halswirbelsäule mit Abstützung der Hinterhauptsschuppe vorgenommen. Diese Versteifungsoperation kann, jenachdem in welcher Stellung sie die obere Halswirbelsäule stabilisiert (u. U. in Kyphosestellung) an den tieferen Halswirbelsäulenabschnitten zu einer Aufhebung oder Umkrümmung der physiologischen Lordose führen (LIPSCOMB).

5. Lordoseoperationen

Lordoseoperationen sind bis jetzt äußerst selten vorgenommen worden. STEEL und ADAMS haben eine fixierte, sehr hochgradige Hyperlordose, die nach einer lumbo-dorsalen Shuntoperation entstanden war, durch Beseitigung der ursächlichen Synostose der Wirbelbögen und ventrale Keilosteotomie völlig aufgerichtet (s. Abb. 403a–c; auch Abb. 97, S. 100 und 286, S. 392).

6. Ergebnisse der Skolioseoperationen

Die Erfolge der Skolioseoperationen werden sehr unterschiedlich beurteilt (HUBER). Während ein Teil der Autoren die Resultate als sehr gut beurteilen, äußern sich andere sehr zurückhaltend bis negativ. Letztlich lassen sich aber nur die Ergebnisse miteinander vergleichen, die mit der gleichen Operations- und Vorbereitungsmethode bei Skoliosen gleicher Ätiologie, von gleichem Ausmaß und im gleichen Alter erzielt wurden.

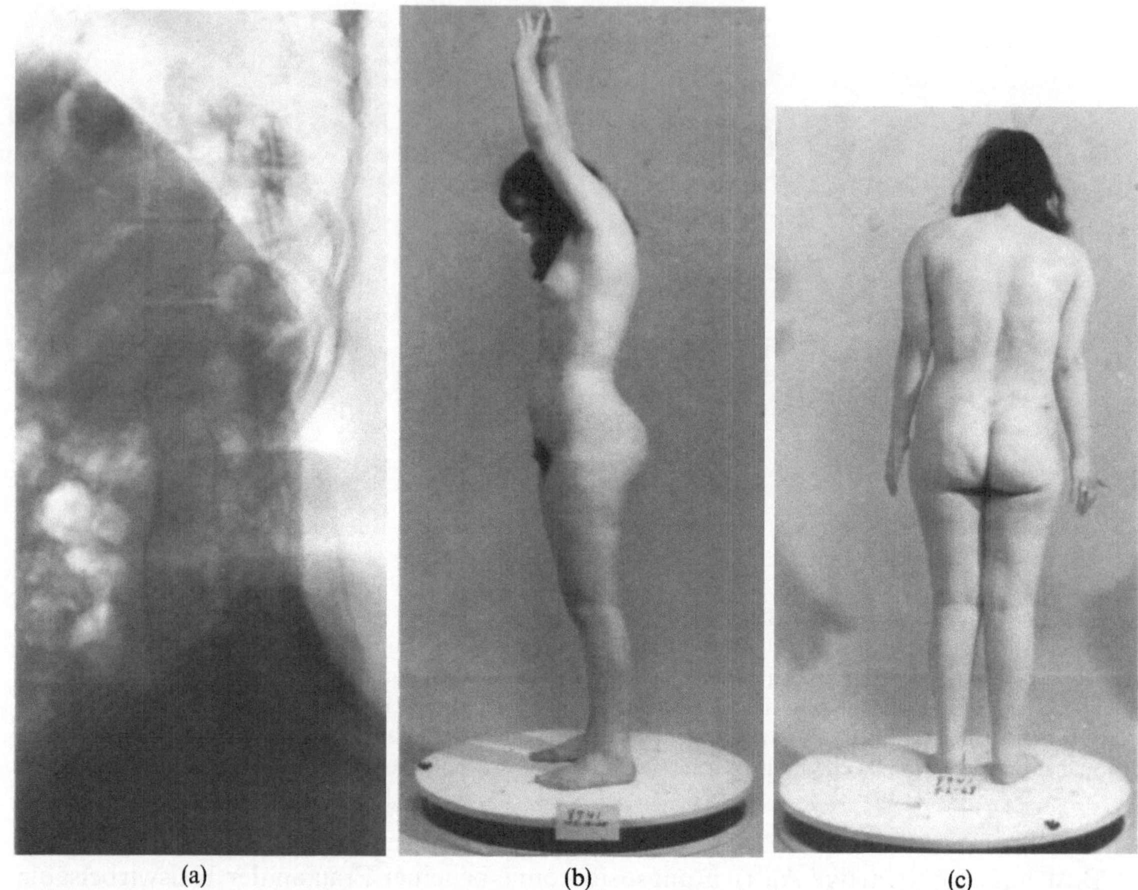

Abb. 403. (a) Korrektur der Lordose nach ventraler Keilosteotomie an den Zwischenwirbelräumen und anschließender dorsaler Osteotomie der Bogenverschmelzungen. Befund im Alter von 19 Jahren, 7 Jahre nach der Osteotomie. (b) und (c) Resultat der Lordoseoperation im äußeren Aspekt. (Fall von STEEL und ADAMS)

EDELMANN gibt ein Schema wieder, das der einheitlichen Beurteilung der Resultate von Skolioseoperationen mit verschiedener Technik dienen soll.

Wenn definitiv 30% und mehr Korrektur erreicht werden, wird dieses Ergebnis von STAGNARA als sehr gut bezeichnet. 20–29° Korrektur werden als gut und 10–19° als mittelmäßig angesehen. Der Patient ist am meisten an der Korrektur der Kyphose bzw. des Rippenbuckels interessiert und nicht an der röntgenologisch nachgewiesenen Verminderung des Skoliosewinkels.

Weitere Berichte über Operationsergebnisse bei Skoliosen liegen vor von ARKIN; DEGA; GOLDSTEIN; GRUETER; HAIKE und SCHULZE; JENTSCHURA; LANGE; LLOYD-ROBERTS und PILCHER; MAHR und WEISS; MATZEN; MAU; MOE und GUSTILO; RISSER; WANDSCHNEIDER.

RISSER und NORQUIST konnten insgesamt 77% gute und sehr gute Resultate verzeichnen. GUCKER erzielte in 44% Besserungen der Skoliosen, 47% blieben unverändert und 9% zeigten eine Verschlechterung. GRUCA berichtet über 90% ermutigende Erfolge. Insgesamt gute Resultate erzielten ZIELKE und PELLIN bei 60 Patienten.

Dem Bericht von GUCKER liegen 78 Fälle mit operierter postpoliomyelitischer Skoliose zugrunde. In 56% trat eine Pseudarthrose auf. Postpoliomyelitische Skoliosen zeigen eine Instabilität, wenn sie relativ geringgradig sind.

GARRETT und PERRY sowie NICKLE berichten über gute Ergebnisse nach Fusionsoperationen nach HIPPS bei Patienten mit paralytischer Skoliose, sog. Collapsing spine. MOE gibt an, daß die Resultate bei der paralytischen Skoliose besser sind als bei der idiopathischen. FRIEDMAN erzielt die besten Resultate mit kurzen Versteifungen der thorakalen oder thorako-lumbalen Hauptkurve bei idiopathischen und paralytischen Skoliosen.

HERTEL und WÜRFEL demonstrieren Röntgenaufnahmen von guten Ergebnissen mit Skolioseoperation unter Verwendung eines Periostlamellenspanes.

STAGNARA u.Mitarb. sowie MICHEL und BES berichten über gute Spätresultate nach Aufrichtung im Gipsverband mit anschließender Fusionsoperation bzw. nach der Methode von HALLENBORN. Die erzielten Ergebnisse werden mit Röntgenaufnahmen belegt.

MÉGEVAND sah mit der Operation bessere Resultate als mit alleiniger konservativer Behandlung. Meistens geht die Beurteilung der Ergebnisse der Skolioseoperation von der definitiv erzielten Krümmungskorrektur aus. Der Nutzen der Operation kann aber auch unter anderen Aspekten gesehen werden.

Manche Autoren geben an, daß durch die Operation zwar nicht der Skoliosewinkel verkleinert werde, aber das äußere Erscheinungsbild eine Besserung erfahre (WHITMAN). Offenbar wurde dann der Krümmungsbogen verkürzt. Eine Aufrichtung der Haltung ist nur unter dieser Voraussetzung möglich. Die Aufrichtung bewirkt unter anderem auch eine gewisse Größenzunahme. Eine solche kosmetische Verbesserung erscheint vor allem möglich, wenn zusätzlich zur Versteifung eine Rippenresektion vorgenommen wird.

. NAGY und BARTA kommen aufgrund von Untersuchungen nach Skolioseoperationen zu dem Schluß, daß die Operation nicht nur kosmetische Bedeutung hat, sondern auch Schädigungen des respiratorischen Systems vorzubeugen vermag. Die Versteifung der Brustwirbelsäule vermindert die Vitalkapazität nur in geringem Maße.

Nach Angaben von BRODGEN schritt in 23% der Fälle die Skoliose trotz Versteifungsoperation fort. Das Forschungskomitee der amerikanischen orthopädischen Gesellschaft fand als Endresultat in keinem einzigen Fall eine Beseitigung der Skoliose.

ZANOLI hat bei zwei Serien von Skolioseoperationen (1931 und 1954) wenig befriedigende Resultate erhalten.

In einem guten Teil der Fälle kommt es trotz der Versteifungsoperation nach kürzerer oder längerer Zeit zu einer erneuten Progredienz der Skoliose. In 11 von STAGNARA und QUENAU nach HIBBS operierten Fälle, bei denen keine vorherige Redression vorgenommen worden war, war 10mal nach 5 Jahren ein Fortschreiten der Skoliose festzustellen.

MEISS berichtet über eine Verschlimmerung einer paralytischen Skoliose nach Spanversteifung infolge einseitiger Wachstumshemmung.

Verschlimmerung der Skoliose trat auf, wenn die Versteifung zu kurz oder zu lang gewählt wurde (PONSETI und FRIEDMAN).

7. Ausmaß der Korrektur und Korrekturverlust

Über die zu erzielende Korrektur finden sich in der Literatur folgende Angaben. RISSER und NORQUIST erreichten im allgemeinen Korrekturen von 25–30°. Dies bezieht sich aber nur auf das Ergebnis in der Zeit nach der Operation. Später tritt ein Korrekturverlust ein und bleibende Korrekturen von 20° werden als ausgezeichnet und von 10–15° als gut angesehen. In dem Material von MOE wurde im Durchschnitt eine Korrektur von 40° erreicht.

Das primäre Ausmaß der Korrektur bleibt praktisch nie erhalten. Die stärksten Korrekturverluste stellen sich zwar ein, wenn es zur Pseudarthrose kommt, jedoch sind geringere Verluste auch in Fällen ohne jegliche Komplikation zu verzeichnen. Noch während der klinischen Behandlung trat im Durchschnitt bei solchen Fällen, die gut verliefen und später keine Pseudarthrosen bekamen, ein Korrekturverlust von 12% auf (MOE)..

Patienten, die nach Wachstumsabschluß operiert wurden, zeigen nach Risser und Norquist nur diesen postoperativen Korrekturverlust, während bei vorher operierten Patienten der Korrekturverlust oft weiter anhält.

Die in den Fällen von Jonson im Durchschnitt nach 5 Jahren noch vorhandene Korrektur betrug 18°. Da der spontane Korrekturverlust durchschnittlich 20° beträgt, empfehlen Chouhy Aguirre von vorneherein um diesen Betrag überzukorrigieren. Der größte Korrekturverlust zeigt sich meistens etwa 6 Monate nach der Operation. Tritt nach Versteifung einer thorakalen Skoliose ein stärkerer Korrekturverlust an der lumbalen Gegenkrümmung ein, so sollte diese auch versteift werden (Lange).

Der durchschnittliche Korrekturverlust bei Patienten mit einer Pseudarthrose betrug nach Moe 39° und lag damit höher als bei Patienten ohne Pseudarthrosen.

a) Ursachen der Korrekturverluste

Korrekturverluste treten ein, wenn die Fusion nicht ausgedehnt genug war, wenn der postoperative Gips nicht richtig saß oder wenn eine Pseudarthrose eintritt. Auch die Weichheit des Knochens dürfte eine erhebliche Rolle spielen (Winchester; Mau und Kramer; Kienz und Mau).

Am stärksten und am häufigsten sind die Korrekturverluste bei postoperativen Pseudarthrosen. Andererseits können durchaus Pseudarthrosen bestehen, ohne daß ein nennenswerter Korrekturverlust zu verzeichnen ist.

Der durchschnittliche Korrekturverlust bei Patienten mit einer Pseudarthrose betrug nach Moe 39° und lag damit höher als bei Patienten ohne Pseudarthrosen.

Zu einem Korrekturverlust kann es unter anderem durch die postoperative Ausdehnung der Krümmung auf die benachbarten, nicht versteiften Wirbel kommen.

8. Komplikationen der Skolioseoperation

Man kann solche Komplikationen unterscheiden, die den Erfolg der Operation in Frage stellen, von solchen, die sonstige nachteilige Wirkungen für den Patienten haben.

a) Operationsgefahren

Über die unmittelbaren Gefahren einer solchen Skolioseoperation schweigen sich die meisten Statistiken aus. Risser und Norquist geben auf 619 Operationen einen Todesfall und drei postoperative Lähmungen an. Dabei dürfte es sich aber um optimale Ergebnisse handeln. Im Durchschnitt muß man das Operationsrisiko doch höher veranschlagen (Tabelle 73).

Postoperativ kommt es mitunter zur gastroduodenalen Dilatation, die durch Absaugen beherrscht werden kann (Stagnara) (s. auch Kap. L.13.: Arteriomesenterialer Darmverschluß bei Kyphoskoliose („Castsyndrom"), S. 445).

Relton und Conn weisen darauf hin, daß bei der Aufrichtungsoperation nach Harrington sehr auf gute Beatmung in der Narkose geachtet werden muß und daß das Operationsgebiet mit vasoconstrictorischen Substanzen zur Vermeidung eines zu großen Blutverlustes infiltriert werden soll. Die Blutverluste bei Versteifungsoperationen bei Skoliotikern sind oft erheblich. Meznik empfiehlt deswegen, die intraoperative Extension der Wirbelsäule, um den Blutverlust zu senken (s. auch Kap. L.20.: Narkose bei Kyphoskoliotikern, S. 454 und Kap. L.21.: Operationstechnische Schwierigkeiten bei der Operation von Kyphoskoliotikern, S. 455).

Klems und Friedebold sowie Lichtblau und Wilson berichten über eine Ruptur der Aorta abdominalis während einer Aufrichtungsoperation bei Spondylitis ankylopoetica.

Tabelle 73. Kongenitale Kyphose: Operationskomplikation. (Nach WINTER)

	Kombinierte vordere und hintere Fusionen	Ausschließlich dorsale Fusion	Insgesamt
Pseudarthrose	2	13	15
Infektion der Operationswunde	0	3	3
Paraplegie	1	1	2
Todesfälle[a]	2	0	2
Läsion des Plexus brachialis	1	0	1
Atelektase	3	3	6
Ausklinken des Hakens	0	1	1
Bruch des Harrington-Stabes	0	1	1
Drucknekrose	3	3	6
Infektion an der Entnahmestelle	1	0	1

[a] Einer infolge Atelektase am 12. postoperativen Tag. Präoperativ hatte die Vitalkapazität nur 19% betragen. Der zweite Todesfall betraf eine 38jährige Frau. Er war durch ein Rechtsversagen verursacht. Die Operation war ein verzweifelter Versuch, die rasch progrediente pulmonale Hypertension aufzuhalten.

b) Postoperative Komplikationen

WESTGATE und MOE stellten nach Skolioseoperationen nach HARRINGTON eine geringe Verminderung der Vitalkapazität, jedoch andererseits eine geringe Verbesserung der Sauerstoffsättigung fest. Eine nennenswerte Verbesserung der Lungenfunktion wird jedenfalls durch die Operation nicht erreicht, eher eine Verschlechterung.

Nach LIN, NASH u. Mitarb. ist der Patient postoperativ durch Störung der Lungenfunktion gefährdet.

Nach SCHEIER bringt die Verwendung des Instrumentariums von HARRINGTON eine erhöhte Komplikationsrate mit sich. Es wurde eine erhöhte Infektionsgefahr verzeichnet und über Pneumothorax, neurologische Komplikationen, Haematothorax berichtet (GAUBERT u. Mitarb., MICHEL u. BES). Zu einem Haemopneumothorax kommt es nach GOLDSTEIN nur, wenn eine Costotransversektomie vorgenommen wird.

In einem Fall von schwerer Lordoskoliose mit Friedreichscher Ataxie mit lumbosacraler Meningozele kam es zu einem sensiblen Ausfall der Wurzeln S 2 bis S 5 mit Blasenlähmung (SCHEIER).

c) Komplikationen an der Wirbelsäule

Abgesehen von banalen Wundkomplikationen kann es zur Abstoßung implantierter Knochenspäne kommen (STAGNARA und QUENEAU).

Gelegentlich wird der Bruch von Metallklammern verzeichnet, die zum Zwecke der Verriegelung der Wachstumszonen implantiert worden waren (HALL). Harringtonstäbe können aus der Insertionsstelle ausklinken oder brechen (GOLDSTEIN; SCHEIER).

Bei Patienten, bei denen das letzte oder vorletzte Lendensegment nicht mitversteift wurde, entwickelte sich oft eine Bandscheibendegeneration.

Bei thorakalen Versteifungsoperationen kommt es mitunter zu einer Hyperlordose der Lendenwirbelsäule (Tabelle 74).

Die Pseudarthrose ist wohl die häufigste Komplikation (Tabelle 75). Daß sie meistens einen völligen oder beträchtlichen Korrekturverlust nach sich zieht, wurde bereits erwähnt. Sie ist im Röntgenbild nicht immer ohne weiteres zu erkennen. Tomogramme und Aufnahmen in unterschiedlichen Projektionen können von Nutzen sein. An der Brustwirbelsäule

Tabelle 74. Spätkomplikationen bei 196 Patienten. (Nach MOE und GUSTILO)

	Zahl der Fälle	%
Pseudarthrose	38	19,4
Ausdehnung der Krümmung (erfordert Ausdehnung der Versteifung)	9	4,6
Zunahme der Krümmung (erfordert Osteotomie)	8	4,1
Rückenschmerzen	8	4,1
Lordose	4	2,0
Traumatische Fraktur des Spanes	4	2,0
Tod	2	1,0
Ersatz des Spanes durch Bindegewebe	1	0,5
Ausgedehntes Narbenkeloid	1	0,5

Tabelle 75. Pseudarthrosehäufigkeit. (Nach MOE und GUSTILO)

Autor und Jahr	Zahl der Patienten	Typ der Skoliose	Patienten mit Pseudarthrose		Nachbeobachtungszeitraum
			Anzahl	%	
PONSETI und FRIEDMAN (1950)	117	51 idiopathisch	80	68,3	Durchschnitt 8 Jahre
		43 paralytisch			
		23 kongenital			
COBB (1952)	363	unbekannt	15	4,1	nicht angegeben
GUCKER (1956)	78	paralytisch	44	56,0	Durchschnitt 4 Jahre 1 Monat
BLOUNT u. Mitarb. (1958)	87	37 idiopathisch	11	33,3	Durchschnitt 4,2 Jahre
		33 paralytisch	18	48,6	
		17 verschieden	5	29,4	
RISSER und NORQUIST (1958)	242	167 stoffwechselbedingt	21	19,0	Durchschnitt
		75 paralytisch	23	31,0	6 Jahre
MOE (1958)	266	130 idiopathisch	30	23,0	14 Monate
		136 paralytisch	48	35,3	bis 8 Jahre
GOLDSTEIN (1959)	51	31 idiopathisch	3	10,0	18 Monate
		20 paralytisch	2	10,0	bis 7 Jahre
Eigene Untersuchungsreihe von MOE u. GUSTILO	196	100 idiopathisch	13	13,0	Durchschnitt 4 Jahre 1 Monat
		78 paralytisch	22	28,2	
		18 kongenital	3	16,6	

ist der Nachweis oft schwieriger als an der Lendenwirbelsäule (GOLDSTEIN). Röntgenkontrollen über längere Zeiträume sind angezeigt (LARSEN u. Mitarb.).

Mitunter sind sie wenigstens anfänglich röntgenologisch nicht zu diagnostizieren, während klinisch eine Instabilität der Wirbelsäule auf das Vorliegen einer Pseudarthrose hinweist.

d) Häufigkeit der Pseudarthrose

Die Pseudarthrosefrequenz wurde von dem Forschungskomitee der amerikanischen orthopädischen Gesellschaft bei der Auswertung von 425 Fällen mit 28% angegeben. In dem Material von RISSER und NORQUIST betrug sie zwischen 23 und 17%, von GUCKER

26%, von MOE bei idiopathischen Skoliosen 36%, von GOLDSTEIN 12,9%, von THOMPSON und RALSTON 15,6%. Bei 130 Patienten fanden HERTEL und WÜRFEL nach 4 Jahren nur 4,6% Pseudarthrosen. Unter 53 Patienten von MAY und MAUCK mit Versteifungsoperationen hatten 28 irgendwo eine Pseudarthrose.

MOE und GUSTILO geben eine tabellarische Literaturzusammenstellung über Pseudarthrosen nach Versteifungsoperationen (Tabelle 75).

e) Relation von Pseudarthrose, Operationslokalisation und sonstige Determinanten

Nach JONSSON sind Pseudarthrosen bei paralytischen Skoliosen häufiger als bei idiopathischen. Dies könnte an trophischen Störungen liegen.

Die Frequenz der Pseudarthrose ist unter anderem abhängig vom Wirbelsäulenabschnitt, in dem die Versteifungsoperation durchgeführt wurde. So treten an der Thorakolumbalregion weniger Pseudarthrosen in Erscheinung als in der Lumbalregion.

Auch von PONSETI und FRIEDMAN geben die größte Pseudarthrosefrequenzen im Lendenabschnitt an. RISSER und NORQUIST sowie MAY und MAUCK fanden dagegen die Thorakolumbalregion häufiger betroffen (Tabellen 76 und 77).

DONALDSON und WISSINGER stellen fest, daß die Häufigkeit der Pseudarthrosen um so größer ist, je tiefer die Lokalisation der Versteifungsoperation ist, und zwar unabhängig von der Ursache der Skoliose, deretwegen die Versteifungsoperation vorgenommen wurde.

Das Ausmaß der Versteifung begünstigt offenbar die Entstehung der Pseudarthrose. Die Häufigkeit nahm zu, wenn die Versteifungsoperation sich über mehr als 10 Wirbel erstreckte.

Nach RISSER und NORQUIST steigt die Pseudarthrosefrequenz mit dem Ausmaß der erzielten Korrektur an. Ebenso waren bei primär starken Deformitäten die Pseudarthrosen häufiger. Außerdem ist die Technik der Operation und die Erfahrung des Operateurs in weitem Umfange maßgebend. So hatte MOE bei idiopathischen Skoliosen anfänglich 56% Pseudarthrosen, zum Schluß nur noch 7%, bei paralytischen Skoliosen anfänglich 65%, später bei verbesserter Technik nur 14%. BERKIN sieht in der Anwendung des

Tabelle 76. Lokalisation der Versteifungsoperation und Zahl der Pseudarthrosen-Träger. (Nach MAY und MAUCK)

Lokalisation	Zahl der Fälle	Zahl der Pseudoarthrosen-Träger
Ausschließlich thorakal	11	6
Ausschließlich lumbal	1	0
Kombiniert thorako-lumbal	41	22
	53	28

Tabelle 77. Lokalisation der Pseudarthrose (Operationsbefunde) Gesamtzahl der Fälle 28, Gesamtzahl der Pseudarthrosen 45. (Nach MAY und MAUCK)

Lokalisation	Zahl der Pseudarthrosen
Th 3-Th 4, Th 4-Th 5	0
Th 5-Th 6, Th 6-Th 7	3
Th 7-Th 8, Th 8-Th 9, Th 9-Th 10	16
Th 10-Th 11, Th 11-Th 12, Th 12-L 1	19
L 1-L 2, L 2-L 3, L 3-L 4	7
L 4-L 5, L 5-S 1	0
	45

Harringtoninstrumentariums eine Prophylaxe gegen Pseudarthrose. Nicht nur bei der Hibbschen Operation, sondern auch bei Versteifung durch einen Rippenspan und Keilresektion treten Pseudarthrosen auf.

In 71% der Fälle von GUCKER, die eine postoperative Verschlechterung der Skoliose aufwiesen, war eine Pseudarthrose vorhanden. In den Fällen ohne postoperativen Korrekturverlust war der Prozentsatz der Pseudarthrosen erheblich geringer.

Stärkere körperliche Beanspruchung scheint ätiologisch keine Rolle zu spielen. So berichteten RISSER und NORQUIST über einen Fall, bei dem der Patient später Hochleistungen in der Leichtathletik erzielte und Fußball spielte.

Pseudarthrosen können an einem versteiften Wirbelsäulenabschnitt ein- oder mehrfach in Erscheinung treten. GUCKER hat einmal eine dreifache Pseudarthrose beobachtet.

Das früheste Auftreten einer Pseudarthrose lag in dem Material von GUCKER 6 Monate nach der Operation.

In etwas mehr als der Hälfte der Fälle heilte die Pseudarthrose spontan innerhalb relativ kurzer Zeit wieder ab, bei den übrigen Patienten blieb sie über viele Jahre sichtbar.

Wenn die Skoliose nach Eintritt einer Pseudarthrose stabilisiert war, kam es nicht selten zum spontanen Abheilen der Pseudarthrose ohne weiteren operativen Eingriff.

Durch Reoperation lassen sich die Pseudarthrosen praktisch immer beseitigen.

RISSER und NORQUIST beobachteten auch dreimal eine Fraktur in dem versteiften Wirbelsäulenabschnitt, ohne daß es zu einer Pseudarthrose kam. Die Frakturen heilten vielmehr normal. Auch GUCKER hat drei Fälle von Frakturen des Knochenspanes beobachtet.

NICOD gibt Osteolysen des Spans an.

f) Wachstumshemmung

Wie in dem Kap. R.2.f): Anschließende Versteifungsoperationen, S. 548, ausgeführt, herrscht keine Einigkeit über das Alter, in dem die Operation durchgeführt werden soll. Von manchen Autoren wird die Wirbelsäule erst nach Wachstumsabschluß versteift, weil sie eine Wachstumshemmung der Wirbelsäule befürchten, da ja durch die Implantation der Späne die Wachstumszonen blockiert werden.

Ob überhaupt und in welchem Umfang eine Wachstumshemmung eintritt, ist ebenfalls kontrovers. Wichtig für die Beurteilung ist in jedem Fall die Angabe des Alters zum Zeitpunkt der Operation, ebenso die Kenntnis der normalen Wachstumsraten der Wirbelsäule. Diese Angaben finden sich in den Tabellen von ANDERSON, HWANG, SHIH-CHEN und GREEN.

Bei Versteifungsoperationen vor Wachstumsabschluß tritt nach PONSETI und FRIEDMAN in dem versteiften Wirbelsäulenabschnitt entweder eine völlige oder doch eine starke Wachstumshemmung ein. Ausgedehnte Versteifungen bei Kindern unter 10 Jahren führten immer zu schweren Rumpfverkürzungen.

Nach ROMPE, SILVA und JAHNS findet zwar im versteiften Wirbelsäulenbezirk eine Höhenzunahme der Wirbelkörper im Laufe des Wachstums statt, sie bleibt aber hinter den Erwartungswerten vergleichbarer Wirbelsäulenabschnitte bei gleichaltrigen Gesunden um so stärker zurück, je früher die Versteifungsoperation vorgenommen worden war (GARDEMIN; RISKA; WANDSCHNEIDER).

MEZNIK nahm Messungen an 20 operierten Skoliosen vor. Der Jüngste war 6, zwei 12, der Älteste $20^1/_2$ Jahre alt, als die Operation vorgenommen wurde. Es wurde eine Verzahnung der Dornfortsätze und Wirbelbögen mit Verödung der lumbalen Wirbelgelenke unter zusätzlicher diffuser Auflage einer 2 cm dicken Schicht von homologen oder autologen Spongiosaspänchen durchgeführt. Die durchschnittliche Nachbeobachtungszeit betrug 1,6 Jahre, gerechnet ab einem Zeitpunkt von 6 Monaten nach der Operation. Es wurde postoperatives Höhenwachstum im Fusionsbereich festgestellt, das gegenüber den nichtversteiften Bezirken zurückblieb. RISSER fand, daß bei dorsaler Versteifung zunächst das Wirbelkörperwachstum auf Kosten der Zwischenwirbelräume weitergeht und daß sich dann später die dorsalen Anteile der Wirbelbögen verlängern. Die Breitenentwicklung der Wirbelkörper bleibt gegenüber der Norm zurück. GARDEMIN stellte Wachstum nach Versteifungsoperationen (LINDEMANN und MAU). HALLOCK stellte bei Versteifungsoperationen wegen Spondylitis tuberculosa Retardierung des Wachstums fest.

SCHEIER konstatierte nach Versteifungsoperationen bei Skoliosen und Kyphosen, die vor dem 12. Lebensjahr vorgenommen worden waren, ein Zurückbleiben im Wachstum im Bereich des versteiften Wirbelabschnittes. Im versteiften Wirbelsäulenbezirk wurde bei 7 Skoliosen und 2 Kyphosen bei Jugendlichen 4mal ein vermindertes Wachstum festgestellt. In den anderen Fällen war überhaupt kein Wachstum zu verzeichnen. In jedem Fall blieb das Wachstum hinter der Norm zurück. Unter Umständen kann die Wachstumshemmung wenigstens teilweise durch das Grundleiden verursacht sein, das zur Skoliose geführt hat. So kann die völlige Wachstumshemmung des im Alter von 4 Jahren spanversteiften Wirbelabschnittes, die PUSCH bei der Sektion des Kindes nach 10 Jahren feststellen konnte, auf die Spondylitis tuberculosa zurückgehen, derentwegen die Operation vorgenommen worden war.

Die durchschnittlich 50% betragende Wachstumsverminderung bei spontanversteiften Wirbeltuberkulosen, die CLEVELAND angegeben hat, war teilweise durch den Wirbelzusammenbruch bedingt.

Im Gegensatz zu diesen Autoren wird von anderen ein mitunter zwar reduziertes, in anderen Fällen aber normales Höhenwachstum im Fusionsbereich angegeben. Andere glauben, wie FRIEDMAN und PONSETI, daß es nur im Falle der Ausbildung einer Pseudarthrose zu einer Höhenzunahme komme.

HALLOCK sowie RISSER beobachteten ein Mitwachsen des Fusionsbereiches. CLEVELAND sah nach Wirbelfusion wegen Spondylitis tuberculosa gutes Wachstum. MOE ist der Ansicht, daß eine frühzeitige Operation wahrscheinlich keine Beeinträchtigung des Längenwachstums nach sich zieht.

WANDSCHNEIDER berichtet über 2 eigene Fälle: Einmal eine postpoliomyelitische und das andere Mal eine idiopathische Skoliose. Es war Höhenwachstum der Wirbelkörper unter Verschmälerung der Zwischenwirbelscheibe, später durch Verlängerung der gesamten Versteifungsmasse zu verzeichnen. Man kann also wohl doch schon während des Wachstumsalters Versteifungsoperationen vornehmen, ohne daß das Wirbelwachstum beeinträchtigt wird.

Aus all diesen Angaben muß man den Schluß ziehen, daß in der Mehrzahl der Fälle das Wachstum gegenüber der Norm reduziert ist und daß völliges Sistieren des Wachstums und normaler Fortgang die Ausnahme darstellen. Mit zunehmendem Operationsalter nimmt die Wachstumsverzögerung entsprechend der Abnahme der noch möglichen normalen Höhenzunahme ab. Frühoperierte Patienten zeigen das größte Wachstum im versteiften Bereich, aber auch das stärkste Zurückbleiben gegenüber der normalen Höhenzunahme. Wichtiger als die Beeinflussung der definitiven Körpergröße durch die Operation erscheint die Frage, ob ein ungleiches Wachstum bestehende Verkrümmungen verstärkt, oder neue verursacht.

STAGNARA und QUENAU weisen darauf hin, daß sich die Wirbelsäule infolge Wachstumshemmung der Bogenreihe und ungehindertem Wirbelkörperwachstum lordosieren kann. Dieser Effekt der Versteifungsoperation sei aber nicht besonders ausgeprägt und ohne klinische Bedeutung. Wenn bei einer kombinierten lumbodorsalen Skoliose nur die Thorakalkrümmung versteift wird, kann eine ziemliche Gleichgewichtsstörung resultieren, da die lumbale Krümmung weitergeht, die spanversteifte Thorakalkrümmung sich aber nicht kompensatorisch verstärken kann.

Auf der Konkavseite war der Höhenzuwachs in dem Material von MEZNIK im cranialen und caudalen Krümmungsschenkel größer als konvexseitig. Im Scheitelpunkt überwog dagegen das konvexseitige Höhenwachstum. Außerdem wurde eine leichte Abflachung der physiologischen Kyphose und eine Verschmälerung der Bandscheibenräume und bei Versteifung an der Brustwirbelsäule eine thorakale Lordose festgestellt (COBB). MEZNIK verzeichnete nach Versteifungsoperationen leichte Abnahme der Kyphosen, jedoch keine Hyperlordosierungen. Ein Zusammenhang zwischen Alteration des Höhenwachstums der Wirbelkörper und überdurchschnittlichem postoperativem Korrekturverlust konnte nicht festgestellt werden (HAAS; HALLOCK u. FRANCIS; JOHNSON u. SOUTHWICK; KORNEW; v. LACKUM u. MILLER; MOE u. GUSTILO; PONSETI u. FRIEDMANN; RISSER).

S. Seitliche Verkrümmung an der Halswirbelsäule

Die Halswirbelsäule nimmt gegenüber der Brust- und Lendenwirbelsäule eine gewisse Sonderstellung ein. Die Lateralkrümmung kommt wegen der Kürze des Wirbelabschnittes nicht so deutlich zur Ausprägung, obwohl die Lateralflexion relativ ausgiebiger möglich ist als an den übrigen Wirbelabschnitten. Sie führt andererseits zu Röntgenbildern, die in manchen Details schwer zu interpretieren sind.

Die Seitenneigung des Kopfes geht mit einer Verschiebung des Atlas in der Neigungsrichtung einher, und die Achse rotiert in gleicher Richtung (LEWIT; BROCHER; BUETTI-BÄUML; KRAMER; EDINGER u. BIEDERMANN; FIELDING; GUTMANN; JUNGHANNS; KOTTKE

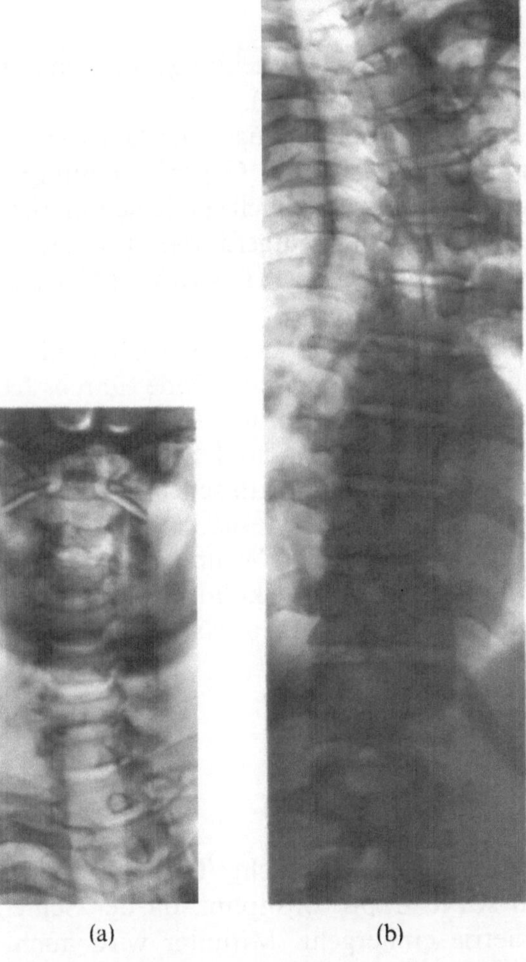

(a) (b)

Abb. 404. (a) Rechtskonvexe Skoliose der Halswirbelsäule. (b) Sie stellt eine Ausgleichsskoliose einer idiopathischen hochthorakalen Skoliose dar. Beide Skoliosen gehen gleichmäßig ineinander über. Eine Gegenkrümmung im Lendenabschnitt besteht nicht

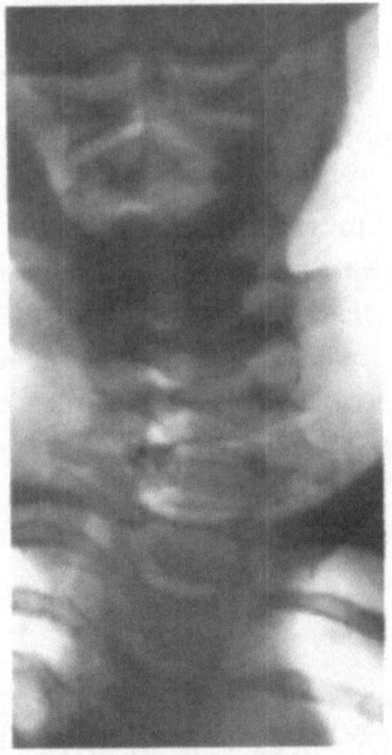

Abb. 405. Deutliche linkskonvexe Skoliose der Halswirbelsäule bei einer postpoliomyelitischen Thorakalskoliose mit Überhang

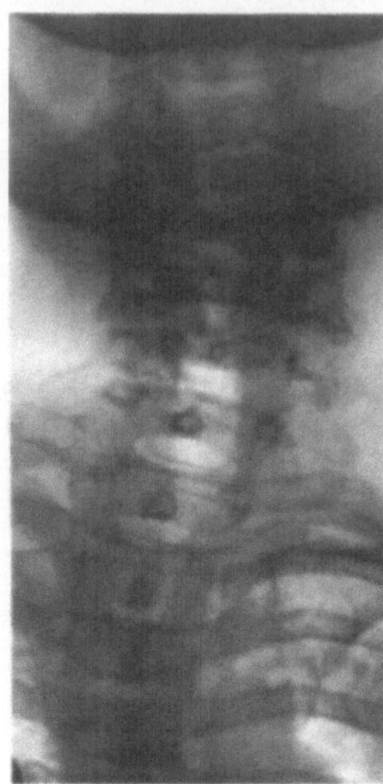

Abb. 406. Hochthorakale geringe rechtskonvexe Skoliose mit relativ starker Linkskrümmung der Halswirbelsäule. Primäre idiopathische Skoliose der Halswirbelsäule?

u. MUNDALE; PAILLAS, PIGANIOL u. SEDAN; DE SÈZE). Eine Unterscheidung zwischen Lateralflexion und Skoliose ist am Röntgenbild nicht möglich (PENNING).

Bei den meisten anderen Skolioseformen kommen Einbeziehungen der Halswirbelsäule in hochthorakale Skoliosen vor. Sie weisen mitunter keinerlei Gegenkrümmungen im Lendenwirbelsäulenabschnitt auf (Abb. 404a und b). Ausschließlich cervicale Lokalisation sind aber bei anderen als den in den folgenden Kapiteln aufgeführten Formen kaum einmal angetroffen worden. Zu erwähnen ist ein Bericht über eine Halswirbelsäulenskoliose bei einem Ehlers-Danlos-Syndrom von COVENTRY.

Lähmungsskoliosen nach Poliomyelitis kommen primär an der Halswirbelsäule praktisch nicht vor, weil Lähmungen dieser Lokalisation fast immer zum Tode führen. Jedoch gehen postpoliomyelitische Lähmungsskoliosen des Brustabschnittes recht häufig mit einer ausgeprägten Ausgleichsskoliose einher, auch wenn die Hals- und Schultermuskulatur keine Innervationsausfälle aufweist (Abb. 405). Bei den idiopathischen Skoliosen fällt auf, daß recht häufig bei den sehr starken hochthorakalen Skoliosen die Halswirbelsäule völlig gerade auf dem Endpunkt der Skoliosekrümmung aufsitzt. Wenn die Halswirbelsäulenskoliose relativ stärker ausgebildet ist als die hochthorakale Skoliose, ist die Entscheidung problematisch, ob man eine primäre idiopathische Halswirbelsäulenskoliose oder eine Ausgleichskrümmung annehmen soll (Abb. 406).

1. Muskulärer Schiefhals

a) Nomenklatur

Als Synonyma für den muskulären Schiefhals werden gebraucht: Torticollis, im englischen wry-neck, im französischen cou tordu sowie Caput obstipum, da der Schiefhals in der Regel auch mit einer Gesichtsasymmetrie einhergeht. Mitunter wird auch von angeborenem Schiefhals gesprochen, weil man ihn entweder als genetisch fixiert, als intrauterine Schädigung oder als Folge eines Geburtstraumas ansieht. Diese Bezeichnungsweise ist jedoch irreführend und sollte unterbleiben, weil sie schon für die Fälle reserviert ist, die auf Wirbelmißbildungen beruhen.

Mitunter wird die Bezeichnung „Schiefhals“ einfach für strangförmige Indurationen im Musculus sternocleidomastoideus gebraucht, ohne daß überhaupt eine Schiefhaltung und eine Asymmetrie des Kopfes besteht.

b) Geschichte

Über Skeletbefunde, die die Existenz eines Schiefhalses in vorgeschichtlicher oder geschichtlicher Zeit anzeigen, ist so gut wie nichts in der medizinischen Literatur niedergelegt. Lediglich HERRMANN beschreibt eine Schädelskoliose an einem Skelet aus der Merowingerzeit, die als Manifestation eines Schiefhalses angesehen werden konnte (WITZEL). Die ältere Literatur über den muskulären Schiefhals findet sich bei KADER.

c) Literatur

In der älteren Literatur existieren sehr umfassende Arbeiten von ISIGKEIT, VÖLCKER sowie von BAUER. Die Arbeit von BAUER enthält allein 470 Literaturnachweise zu diesem Thema. Auch in den letzten Jahren sind zahlreiche Publikationen erschienen: NAGURA (1956), IMHÄUSER (1952), KASTENDIECK (1952), KIESEWETTER, NELSON, PALLADINS u. KOOP (1955), HULBERT (1950), CHUDZICKI (1957), BROWN und MCDOWELL (1950), HELLER (1949), CHARLESWOOD (1947), COVENTRY und HARRIS (1959), PITZEN (1958), POLLIDORI (1940), GAUSS (1947), PICCININI (1955), ESTÈVE (1954), LAURENCE (1954), KASTENDIECK (1952), RESKE (1961), JONES, HODGE, BECHTOL u. LAMBERT; SCHUBERT (1968). (Eine Aufstellung findet sich in Tabelle 78).

Tabelle 78. Autoren, die über den muskulären Schiefhals publiziert haben

ABELS, H.	HELLER, M.	MORSE, A.H.
ANDERSON, W.	HELLSTADIUS, A.	NOVÉ-JOSSERAND; VIANNAY, CH.
BARGELLINI, D.	HOLLOWAY, L.W.	PARKER, R.W.
BEVAN, A.D.	HULBERT, K.F.	POWER, D'ARCY
CHANDLER, F.A.	JACOBS, C.M.	REYE, R.D.K.
CHANDLER, F.A.; ALTENBERG, A.	JAHSS, S.A.	ROSSI, D.
CLARK, W.A.	JANEK, J.	SCHMID, W.
COLONNA, P.C.	KASTENDIECK, H.	SPENCER, H.R.
DE GAETANO, L.	KEMPF, F.	SPENCER, W.G.
DE HOUGH, G.N.	KROGIUS, A.	STERN, A.
FITZ SIMMONS, H.J.	LACKUM, H.L.v.	TAYLOR, F.
GALLAVARDIN, L.; SAVY, P.	MEYERDING, H.W.	VOLKMANN, R.
GOLDING-BIRD, C.H.	MIDDLETON, D.S.	WHITMAN, R.

Tabelle 79. Häufigkeit von Verkrümmungen des übrigen Rückens beim Schiefhals. (Nach BÄTZNER und BECK)

Befund	Zahl	%
Normaler Rücken	35	48,6
Haltungsschwäche und Rundrücken	4	5,6
Haltungsfehler (ausgleichbar)		
Flachrücken	—	—
hohlrunder Rücken	8	11,1
schwache Haltung (leichte ausgleichbare Skoliose)	10	13,9
Deformitäten (echter Krummwuchs, nicht ausgleichbar)		
fixierter Rundrücken	1	1,4
fixierte Skoliose: Typ I	8	11,1
Typ II	6	8,3
Insgesamt	72	100,0

d) Häufigkeit

Ein Schiefhals ist zwar keineswegs ein seltener Befund, doch ist er immerhin seltener anzutreffen als Klumpfüße oder Hüftluxationen, die vergleichsweise hier genannt werden sollen.

In dem orthopädischen Material von ABERLE-HORSTENEGG machten die Schiefhalsfälle 1,3% aus (ECKHARDT 1,4%, ROSENFELD 0,96%, HOFFA 0,4%, SCHANZ 0,7%, DOLLINGER 2%).

Nach ABERLE-HORSTENEGG sind rechtsseitige Schiefhälse häufiger (Verhältnis 3:2). Das männliche Geschlecht ist in dem gleichen Verhältnis 3:2 häufiger betroffen als das weibliche. PITZEN stellte ein Überwiegen des männlichen Geschlechtes fest. BAUER fand dagegen gleiche Verteilung auf beide Geschlechter.

e) Röntgendiagnostik

Die Röntgenuntersuchung kommt für die Diagnosestellung kaum in Betracht. Sie erfolgt auf Grund der klinischen Befunde. Die Röntgenuntersuchung kann aber zur Differentialdiagnose gegenüber anderen Schiefhalsformen beitragen und die klinische Befunderhebung ergänzen. Die deutlichsten Veränderungen finden sich oft nicht an der Halswirbelsäule, die manchmal kaum eine oder nur eine minimale seitliche Krümmung und sonstige Veränderungen erkennen läßt, sondern am Schädel. Die Schädelbefunde sind von dem Caput obstipum bei der Säuglingsskoliose und von der Plagiocephalie zu unterscheiden (s. Kap. K.II.50.: Schädelskoliosen und Plagiocephalie, S. 407). Bei der Säuglingsskoliose fehlt die Asymmetrie des Gesichtsschädels, bei der Plagiocephalie ist der Schädel in sagittaler Richtung gekrümmt, was beim Schiefhals nicht so ausgesprochen der Fall ist.

α) Röntgenbild der Halswirbelsäule beim muskulären Schiefhals

Die Röntgenaufnahme der Halswirbelsäule zeigt in der Regel eine leichte Konkavität der Halswirbelsäule auf der erkrankten Seite (Abb. 407a). Die Lordose kann normal oder aufgehoben sein (Abb. 407b). Es besteht wenigstens in ausgeprägten Fällen und im Jugend- und Erwachsenenalter eine Asymmetrie an sämtlichen Halswirbeln, die von caudal nach cranial an Stärke zunimmt. Es sind nicht nur Höhendifferenzen auf beiden Seiten an den Wirbelkörpern, sondern vor allen Dingen auch an den Gelenkfortsätzen vorhanden (WITZEL). Die Richtung der Gelenkflächen ist gleichfalls asymmetrisch und die transcondyläre Achse des Schädels ist verdreht. Mitunter zeigt auch der Dens epistrophei eine entsprechende bogenförmige Verkrümmung (BECK; WITZEL) (Abb. 407a). BIESALSKI stellte eine Dislokation des Dens epistrophei nach der konvexen Seite fest. Die cranialen Gelenkflächen des Epistropheuskörpers sind ungleich groß. Der Epistropheuskörper ist auf der kranken Seite niedriger und neben der Verlagerung nach der gesunden Seite zeigt der Dens eine krankseitig konkave Krümmung. Asymmetrie der occipitalen Kondylen, basiläre Impression und Dislokation des Atlas gegenüber dem Epistropheus in Richtung zur kranken Seite mit einseitiger Verschmälerung des Spaltes zwischen Atlas und Epistropheus kommen gleichfalls vor.

Diese Veränderungen an Atlas und Epistropheus sind nach PITZEN praktisch immer nachzuweisen.

Neben der meistens leichten, auf die Halswirbelsäule beschränkten Skoliose von strukturellem Charakter mit krankseitiger Konkavität, kann man nicht selten Fälle beobachten, die eine Gegenkrümmung im Brustabschnitt aufweisen (Abb. 407c). Die Konvexität der Krümmung ist im Brustabschnitt im Gegensatz zum Halsabschnitt nach der kranken Seite gerichtet. Brust- und Halswirbelsäule zusammen betrachtet bilden eine S-förmige

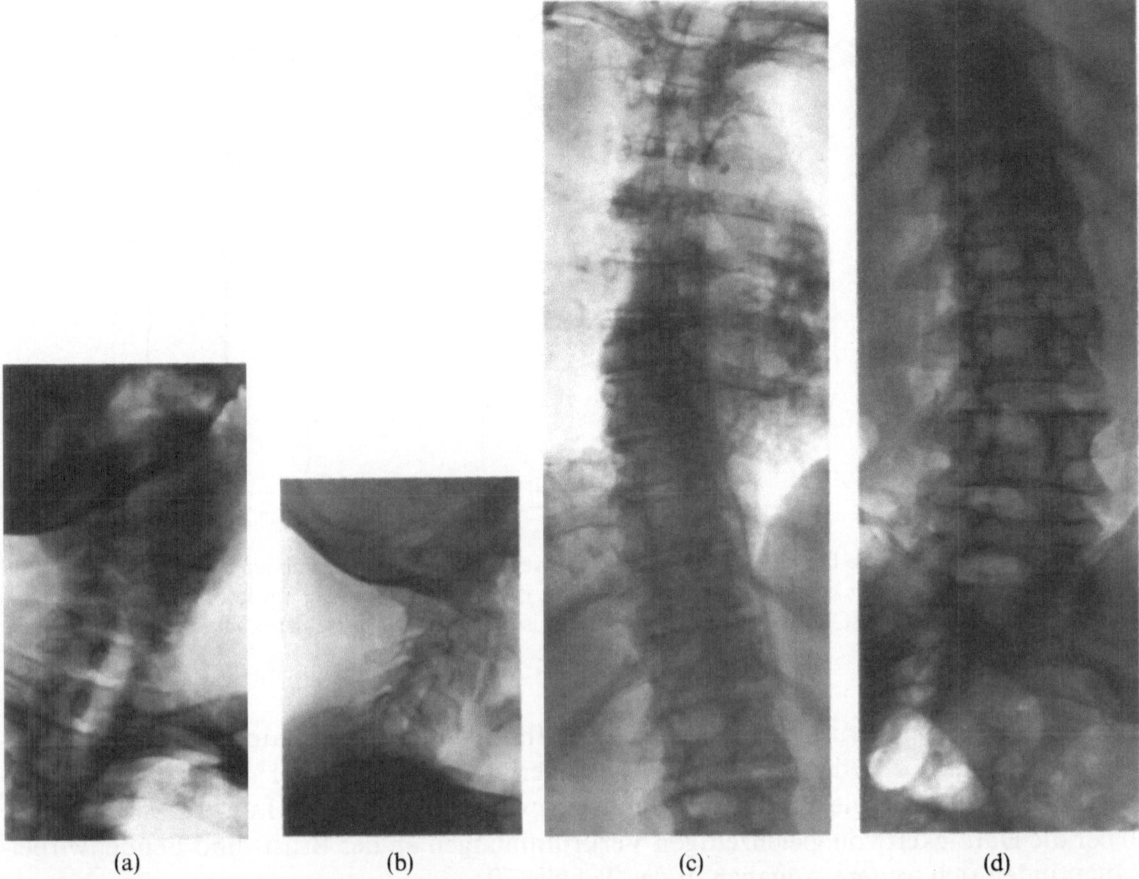

(a) (b) (c) (d)

Abb. 407. (a) 66jährige Frau, bei der ein Schiefhals schon gleich nach der Geburt festgestellt worden war. Sie war vermittels Zange entbunden worden. Auf der rechten Seite ist der Musculus sternocleidomastoideus nur als dünner derber Strang zu tasten. Die Halswirbelsäule weist eine sehr ausgeprägte kurzbogige Skoliose im oberen Abschnitt mit Linkskonvexität, also nach der gesunden Seite, auf. (Krankseitige Konkavität.) (b) In der seitlichen Projektion Abflachung der Lordose. Bandscheibendegeneration in den unteren Cervicalsegmenten. (c) Gegenkrümmung im Brustabschnitt nach der kranken Seite. (d) Ausgleichsskoliose in der Lendenwirbelsäule

Krümmung (BRANDENBERG) (Abb. 407a–c). Eine dritte Krümmung kann die Lendenwirbelsäule betreffen (Abb. 407d). WITZEL erhob ebenfalls einen derartigen Befund.

In anderen Fällen ist die obere Brustwirbelsäule mit einbezogen bzw. die Halswirbelsäulenskoliose setzt sich auf die obere Brustwirbelsäule fort (Abb. 408a–c). Der Einfachheit halber sprechen wir von C-Skoliosen und von S-Skoliosen (Abb. 408b). Bei den S-Skoliosen ist nach LORENZ die Krümmung nur schwach ausgebildet, aber schlecht zu korrigieren. Die C-Skoliosen sind stärker, aber gut korrigierbar, die Schultern stehen ungleich hoch und das konkavseitige Schulterblatt ist abgehoben. Der Kopf ist stärker krankseitig geneigt als bei den S-Skoliosen. Die Deformität ist beim äußeren Anblick immer sehr viel eindrucksvoller als im Röntgenbild. Manchmal fehlt sogar eine Skoliose auf der Aufnahme.

Nach JOACHIMSTHAL kann sich ein Schiefhals auch auf die übrige Wirbelsäule auswirken und zu einer Skoliose der gesamten Wirbelsäule einschließlich einem skoliotischen Becken führen (Abb. 407a–d). Nach MAAS gehen die Skoliosen beim muskulären Schiefhals, die primär Haltungs- oder muskuläre Skoliosen sind, infolge Gelenkkontrakturen in strukturelle Skoliosen über. Die Wirbelsäulenverkrümmungen entstehen also sekundär und können durch frühzeitige Tendotomie verhütet bzw. korrigiert werden. NICOLADONI und HUF-

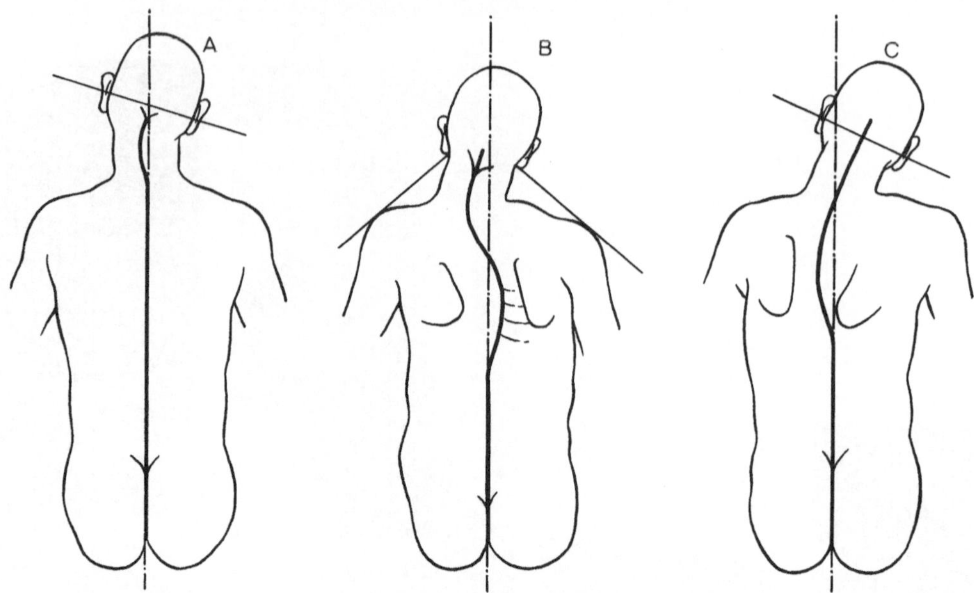

Abb. 408A–C. Schematische Darstellung der Krümmungsverhältnisse beim muskulären Schiefhals. (A) Auf die Halswirbelsäule beschränkte krankseitig konkave Skoliose. (B) S-förmige Skoliose mit krankseitiger Konkavität an der Halswirbelsäule. (C) Die obere Brustwirbelsäule ist in die Halswirbelsäulenskoliose mit einbezogen

FER erblicken in den Brustskoliosen beim Schiefhals keine kompensatorischen Krümmungen, sondern die Folge der Schwerpunktsverlagerung des Kopfes. 8,1% der Schiefhalskinder von BÖSCH hatten gleichzeitig eine echte idiopathische Skoliose (HAIKE; RESKE; THOM). Über die Häufigkeit von gleichzeitigen Verkrümmungen an der Brust- und Lendenwirbelsäule finden sich weitere Angaben in der Tabelle 79.

Von GYORGYI werden auch Occipitalisation des Atlas, Synostose zwischen der Massa lateralis des Atlas und dem Epistroheus und Aplasie oder Deformation des Processus epistrophei beschrieben. Es erscheint aber fraglich, ob es sich hier nicht doch um einen ossären Schiefhals gehandelt hat. In einem Fall fand sich eine Spina bifida des Atlasbogens. Die beschriebenen Veränderungen an der oberen Halswirbelsäule werden als sekundäre mechanische Folge des muskulären Schiefhalses angesehen. Diese Feststellungen sollten die Veranlassung geben, bei jedem muskulären Schiefhals Schichtaufnahmen von der Occipito-cervical-Region anzufertigen, da nur auf ihnen oftmals diese Befunde klar zur Darstellung kommen.

WRETE gibt an, daß beim muskulären Schiefhals nicht selten auch Knochenanomalien der Halswirbelsäule angetroffen werden, vor allen Dingen Verschmelzungen von Atlas und Epistropheus.

β) Röntgenbild des Schädels beim muskulären Schiefhals

Ein muskulärer Schiefhals ist in den allermeisten Fällen mit einer mehr oder weniger deutlichen Asymmetrie des Schädels kombiniert, die als Skoliosis capitis bezeichnet wird. Die Verformung ist bei der äußeren Betrachtung oft eindrucksvoller als auf dem Röntgenbild. Alle Linien, welche entsprechende Punkte der beiden Kopfhälften verbinden, konvergieren nach der Seite des Schiefhalses, alle unpaaren Punkte des Kopfes liegen auf einer Fläche, deren Krümmungszentren sich ebenfalls auf der Seite des Caput obstipum finden (VÖLCKER) (Abb. 409). Nach WALTER ist der Krümmungsradius an Gesichts- und Hirnschädel verschieden. Auf der Seite des erkrankten Musculus sternocleidomastoideus ist die Gesichtshälfte länger und schmäler, auf der Gegenseite breiter und kürzer. Der Angulus

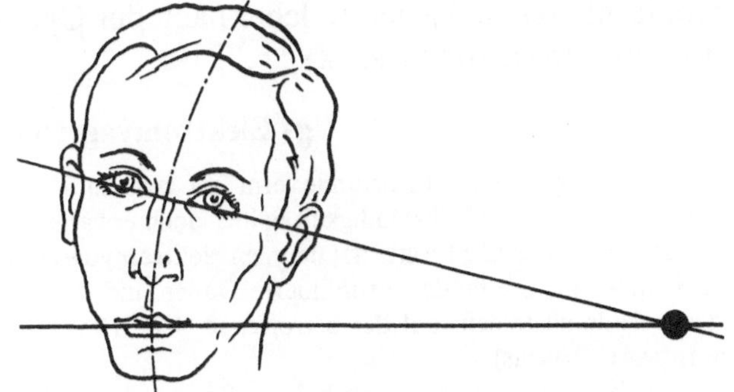

Abb. 409. Bei der Schädelskoliose, die beim muskulären Schiefhals meistens vorhanden ist, konvergieren die Verbindungslinien korrespondierender Punkte (Mundwinkel, Augen) konkavseitig. Alle unpaaren Punkte liegen auf einem Kreisbogen mit konkavseitigem Mittelpunkt

mandibulae weist dementsprechend auf beiden Seiten unterschiedliche Größe auf. Die Protuberantia occipitalis steht senkrecht über der Vertebra prominens. Das Foramen occipitale magnum ist nach der Seite des gesunden Musculus sternocleidomastoideus verlagert. Der krankseitige Hinterhauptscondylus ist erniedrigt.

Nach EXNER besteht die typische Deformierung des Gesichts- und Hirnschädels bei einem Schiefhals in der Abflachung der Gesichtshälfte auf der Schiefhalsseite, in einer konkaven Verbiegung in der Medianlinie des Gesichtes und Verziehung des Unterkiefers zur Schiefhalsseite. Die krankseitige Gesichtshälfte erscheint herabgezogen und der Hirnschädel auf der betroffenen Seite länger und schmäler. Schädelskoliosen, wie beim muskulären Schiefhals, treten nach PITZEN auch beim reflektorischen Schiefhals infolge Erysipel oder Lymphdrüsenschwellung und beim Schiefhals durch Narbenzug auf, nicht dagegen beim Torticollis spasticus und beim oculären Schiefhals.

Schädeldeformierungen, wie sie als Folge einer erschwerten Geburt auftreten, sehen anders aus als das Caput obstipum beim Schiefhals. Die intrauterine Schädeldeformierung stellt ein verschobenes Rechteck dar. Diese Geburtsdeformierungen gleichen sich außerdem recht bald aus, während die schiefhalsbedingten Schädelskoliosen im Laufe des Wachstums in der Regel an Intensität zunehmen.

Nach BÄTZNER und BECK finden sich beim muskulären Schiefhals in 68% gleichzeitig Schädelskoliosen. Nach Operation nehmen die Schädelskoliosen um 10% ab (s. auch Kap. K.II.1.a)ε): Säuglingsskoliose, Gleichzeitige Plagiocephalie, S. 258 und Kap. K.II.50.: Schädelskoliosen und Plagiocephalie, S. 407).

f) Interdependenz von Schädel- und Halswirbelsäulenskoliose

Die Gradausprägung des Schiefhalses und der Skoliosis capitis gehen einander nicht parallel. Daraus ist der Schluß gezogen worden, daß es sich um gleichgeordnete Mißbildungen und nicht um die Auswirkung des Schiefhalses auf den Schädel handelt (ISIGKEIT). KÖTTNITZ hat sogar einen Fall beobachtet, bei dem Schiefhals und Schädel entgegengesetzte skoliotische Krümmungen aufwiesen. WALTER sah eine Umkehr der Skoliosis capitis unter Behandlung. Dafür, daß die Schädelskoliose im wesentlichen eine koordinierte Mißbildung darstellt, spricht unter anderem die Beobachtung, daß in Schiefhalsfamilien nicht selten die Schädelskoliose als einzige Manifestation der krankhaften Anlage auftritt (PETERS).

Die gegenteilige Ansicht wird von PITZEN vertreten, der annimmt, daß die Schädeldeformierung Folge der Schiefhalsbildung, also Folge des pathologischen Zuges des fibrös veränderten Musculus sternocleidomastoideus sei.

Nach den eingehenden Untersuchungen von ISIGKEIT stellt die Schädelskoliose mit größter Wahrscheinlichkeit eine koordinierte Deformation dar. Andererseits hat aber der fibrös entartete und verkürzte Musculus sternocleidomastoideus sicherlich einen zusätzlichen deformierenden Einfluß auf den Schädel (PETERS). Der Anteil der Schädelskoliose, der nach der Operation noch zurückbleibt, dürfte den Anteil der koordinierten Asymmetrie repräsentieren und jener, welcher nach der Operation verschwindet, durch den Muskelzug bedingt sein (DAUBENSPECK).

g) Elektromyographische Befunde

Elektromyographische Befunde vermögen zwar zur Diagnose nichts beizutragen, einschlägige Untersuchungsergebnisse sollen der Vollständigkeit halber doch erwähnt werden.

HAKANSSON und MOURITZEN nahmen elektromyographische Untersuchungen bei Patienten mit muskulärem Schiefhals vor. Sie fanden verminderte Dauer und Amplitude der Aktionsstrompotentiale in dem Musculus sternocleidomastoideus auf der betroffenen Seite (BAXTER u.Mitarb.; DÖRING; LIDGE, BECHTOL u. LAMBERT; SCHUBERT; TÖNNIS).

Auch DENNIS fand beim muskulären Schiefhals auf der kontrakten Seite im Elektromyogramm eine Verkürzung der mittleren Potentialdauer und eine Tendenz zur Erniedrigung der Potentialamplitude. Die Amplitude der Maximalaktivität war erniedrigt.

h) Stadieneinteilung

Der postnatale muskuläre Schiefhals nimmt nach IMHÄUSER folgende Entwicklung:

1. Stadium: Bei den Neugeborenen fällt auf, daß auf der Seite der späteren Kontraktur der Musculus sternocleidomastoideus weder zu fühlen ist noch zur Funktion gebracht werden kann. Der Unterkiefer dieser Seite ist hochgerückt. Das Ohrläppchen häufig hochgeschlagen. Die gleichseitige Schulter paßt exakt in die seitliche Halsdelle.

2. Stadium: In der 3. Lebenswoche wird die Funktion des Sternocleidomuskels nachweisbar. Der Muskelbauch ist deutlich dünner als auf der Gegenseite. Am Ende der 3. Lebenswoche bildet sich die Kopfnickergeschwulst aus.

3. Stadium: In den nächsten Wochen und Monaten verhärtet, verdickt und verkürzt sich der Muskel. Es bildet sich der typische muskuläre Schiefhals aus. Der Muskelknoten verschwindet im 4.–5. Lebensmonat.

Hinsichtlich Gradausprägung unterscheidet man 2 Stadien: Die Fälle mit ausschließlicher Cervicalskoliose werden als Grad I, die Fälle mit gleichzeitiger kompensatorischer thorakaler Skoliose als Grad II bezeichnet.

i) Klinische Befunde

Die Röntgensymptome des Schiefhalses sind meist erst in der späteren Kindheit, in Jugend- oder Erwachsenenalter deutlich ausgeprägt. Die klinischen Befunde sind dagegen schon im Vorschulalter und im Einschulungsalter recht eindrucksvoll.

Der Kopf steht auf der Seite des veränderten Sternocleidomastoideus tiefer als auf der gesunden Seite. Außerdem ist der Kopf nach der gesunden Seite gedreht.

Abgesehen von diesem typischen Aussehen stellen Veränderungen im Musculus sternocleidomastoideus das entscheidende Befundkriterium dar. Der Muskel ist dünner als normal, strangförmig und verkürzt. Insbesondere beim Aufrichten des Kopfes nach der Gegenseite springt er aus der Kontur des Halses vor. Das Ohr ist auf der gleichen Seite häufig mißgebildet.

j) „Doppelseitiger Schiefhals"

Weil die strangförmige Degeneration des Musculus sternocleidomastoideus den beherrschenden objektiven Befund beim Schiefhals darstellt, spricht man gemeinhin in allen Fällen von derartigen Veränderungen an diesem Halsmuskel von einem Schiefhals, auch wenn gar keine Schiefhaltung vorhanden ist und dies nicht nur bei einseitigem, sondern auch bei doppelseitigem Muskelbefund (CHIARI; MATTNER; MÜLLER; HOHMANN; HILDEBRAND). Manchmal ist aber auch bei beidseitiger Sternocleidokontraktur leichte Schiefhalshaltung, Skoliosierung (Abb. 410) und Gesichtsasymmetrie vorhanden. Sie beruht wahrscheinlich auf einer geringen Seitendifferenz der Kontraktur. Daß die Gesichtsasymmetrie möglicherweise — wenigstens zum Teil — eine Begleitmißbildung und nicht die Folge

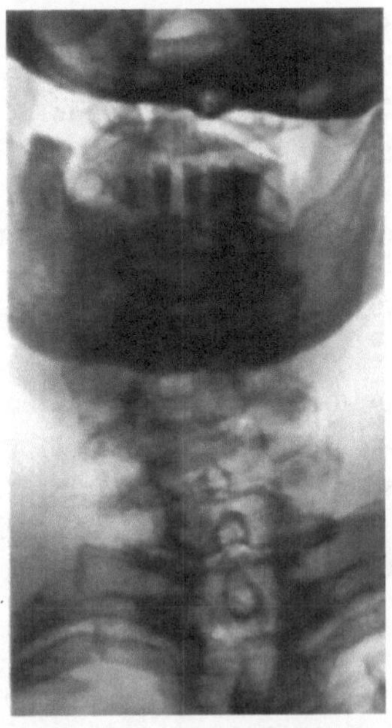

Abb. 410. Beidseitige Atrophie des Musculus sternocleido zu einem dünnen derben Strang. Der Befund bestand seit Kindheit. Patient war zum Zeitpunkt der Röntgenaufnahme 60 Jahre alt. Rechtskonvexe Skoliose, mit Scheitelpunkt im mittleren Halsabschnitt

der Kontraktur darstellt, wurde bereits erwähnt. In einem Fall von BRAGARD war eine Schiefhalsbildung wohl die Folge des Überwiegens der Fibrose auf einer Seite. In den meisten doppelseitigen Fällen wird der Kopf mehr vorgeschoben als schief gehalten, und im Röntgenbild erkennt man keine skoliotische Krümmung. In einem Fall von DAHMEN stellte sich lediglich ein Zwischenwirbelraum etwas unsymmetrisch verschmälert dar.

k) Genese

α) Geburtstraumatische Genese des Schiefhalses

Das früheste Symptom des Schiefhalses stellt in vielen Fällen ein Hämatom am Musculus sternocleidomastoideus nach der Geburt dar.

Es tritt nach COVENTRY und HARRIS im Durchschnitt $3^1/_2$ Wochen nach der Geburt als umschriebene, tumorförmige Anschwellung im Sternocleidomastoideus in Erscheinung, die im Durchschnitt nach $3^1/_2$ Monate wieder verschwindet. Im Durchschnitt $1^1/_2$ Monate nach dem Verschwinden des Sternocleidotumors beginnt sich eine Gesichtsasymmetrie zu entwickeln.

Viele Autoren bezeichnen das Hämatom als Geburtsgeschwulst und sehen es als Symptom eines Muskelrisses an. Bei weitem nicht jede Geburtsgeschwulst geht in eine Fibrose des Musculus sternocleidomastoideus über und nicht jeder Fibrose geht ein Hämatom voraus. Die meisten Fälle von Sternocleidomastoideus-Hämatom schreiten nicht fort und heilen spontan. Der Sternocleidomastoideustumor war in $^3/_4$ aller Fälle von MAC DONALD rechtsseitig lokalisiert. Er tritt gehäuft nach komplizierten Geburten, insbesondere nach Zangengeburten, auf.

SANERKIN und EDWARDS beobachteten nach einer Steißgeburt eine massive Zerreißung mit Hämatombildung und Nekrose im Sternocleidomastoideus der einen Seite.

Unter 17 Fällen von IMHÄUSER mit Geburtsgeschwulst handelte es sich 7mal um Steißlage und 1mal um eine Querlage. BUSCH verzeichnete in 39,5% der Fälle eine Steißlage.

Wenn die Ursache des Geburtsgeschwulst in einem Geburtstrauma zu suchen ist und wenn die Geburtsgeschwulst die Ursache — wenn auch nicht immer —, der Sternocleidomastoideuskontraktur und diese die Ursache des Schiefhalses ist, ist eine geburtstraumatische

Genese des Schiefhalses gegeben. Diese Theorie wurde vor allem von STROHMEYER, HULBERT und HAGEDORN vertreten.

CHER beobachtete das Zusammenvorkommen von einem typischen muskulären Schiefhals mit Tumor im Sternocleidomastoideus nach der Geburt und einer geburtstraumatischer Plexus und Schulterlähmung.

FITZ SIMMONS vertritt die Ansicht, daß der Schiefhals aus einer geburtstraumatisch entstandenen Venenobstruktion im Sternocleidomastoideus resultiere.

Nach BENEDICKT, BLACHEZ und BOUCHUT ist in den meisten frühzeitig in Erscheinung tretenden Fällen von Schiefhals eine Geburtsgeschwulst vorhanden gewesen.

Andere Untersucher (KADER; v. MIKULICZ) haben die Strohmeiersche Theorie von der geburtstraumatischen Genese dahingehend erweitert, daß es als Folge der Sternocleidomastoideusverletzung zu einer hämatogenen Infektion käme, die eine fibröse Myositis nach sich ziehe (v. NOORDEN; v. MIKULICZ; VOLLERT).

SCHLOSSMANN faßte den Schiefhals als ischämische Muskelkontraktur bei protrahiertem Geburtsverlauf auf.

β) Intrauterine Entstehung

Da man, wie schon erwähnt, nicht allzuselten Schiefhälse beobachtete, denen kein Geburtstrauma und kein Geburtshämatom vorausgegangen war und Schiefhalssymptome bereits unmittelbar nach der Geburt beobachtet wurden (VEIT), schien es naheliegend, die Entstehung bereits in die Vorgeburtsperiode zu verlegen.

Der Schiefhals ist häufig schon bei der Geburt festgestellt worden, wenn auch noch nicht voll ausgeprägt. In dem Material von WHITMAN war unter 264 Fällen der Schiefhals 32mal bei der Geburt schon deutlich ausgebildet. REDARD fand ihn unter 80 Fällen 70mal bereits bei der Geburt.

Auch die inkonstante Korrelation zwischen Geburtsgeschwulst und Schiefhalsentwicklung ließ Zweifel an der geburtstraumatischen Genese aufkommen.

MAC DONALD hat 50 Probanden mit einem Sternomastoideustumor und 52 Patienten mit einem muskulären Schiefhals verglichen. In beiden Gruppen fand sich ein hoher Prozentsatz von Steißlagen und Zangengeburten. Von den Kindern mit Sternocleidomastoidtumor bekam nur jedes 7. einen muskulären Schiefhals. Nur einer von 5 Patienten mit einem Schiefhals hatte einen Sternocleidomastoidtumor gehabt. Weitere Argumente gegen die geburtstraumatische Theorie stellt die Beobachtung von KOESTER und HADRA von sehnig-fibrösen Veränderungen im Musculus sternocleidomastoideus sofort nach der Geburt dar.

Nach BOHN; BROOKS; DREHMANN sind Sternocleidohämatome anzutreffen, ohne daß gleichzeitig Schiefhalserscheinungen bestehen oder sich später ein Schiefhals entwickelt. POWER fand unter 106 Fällen von Sternocleidohämatomen nur 21mal einen konsekutiven Schiefhals.

Diese Feststellung konnte mit der geburtstraumatischen Entstehung in Übereinstimmung gebracht werden, wenn man eine intrauterine Entstehung der Schädigung des Sternocleidomastoideus unterstellte. Demnach könnten die Kinder mit einer solchen Schädigung mit einem Schiefhals ohne Sternocleidomastoideushämatom zur Welt kommen oder der vorgeschädigte und bereits kontrakte Muskel könnte die Ursache für eine Schädigung unter der Geburt mit Hämatom sein (KOULALIS). Auch die Geburtsschwierigkeit, die bei Schiefhalskindern angeblich sehr häufig sind, könnten aus der intrauterinen Deformität resultieren (VEIT).

Eine intrauterine Raumenge haben VÖLCKER; FRAENKEL; KONRAD; ABERLE; GAUSS und SIEGEL angeschuldigt. SIPPEL nimmt an, daß primär eine Entwicklungsstörung des Musculus sternocleidomastoideus vorläge, die die Disposition zur Zerreißung bei intrauteriner Raumenge und bei erschwerter Geburt abgebe. Er will außerdem in 4 Fällen einen Schiefhals ante partum auf der Schwangerschaftsaufnahme diagnostiziert haben, was eine geburtstraumatische Genese widerlegen würde (GAUSS). PETERSEN hat Verwachsungen des Gesichtes mit dem Amnion angeschuldigt. VÖLCKER denkt vor allen Dingen an die schädlichen Auswirkungen eines Fruchtwassermangels und einer Uterusenge. Infolge der dadurch verursachten intrauterinen Kopfschiefhaltung soll es zu einer Ischämie im Sternocleidomastoideus durch Kompression der Arterie kommen. BUSCH glaubt, daß am Ende der Schwangerschaft der fetale Kopf im kleinen Becken fixiert sei und durch Herabsinken des mütterlichen Bauches flektiert werde. Einen entscheidenden Faktor hat man vor allen Dingen in der Steißlage gesehen, da der Prozentsatz der Steißlage bei Schiefhalskindern erhöht gefunden wurde (SCHMIDT). Auch die Tatsache, daß die Zahl der Erstgeborenen unter den Schiefhalskindern über den Durchschnitt erhöht ist (ISIGKEIT), wurde als Argument für die intrauterine Genese angeführt. VÖLCKER führt für seine Auffassung vor allen Dingen ins Feld, daß bei Schiefhalskindern eine Grube am Hals und eine Faltung der Ohrmuschel festzustellen sei, die durch das intrauterine Anstemmen der Schulter am Hals zustande käme. Außerdem hatte er an einem Präparat von einer Tubargravidität eine typische Caput-obstipum-Stellung gefunden. Nach PITZEN soll längere Fixierung des fetalen Schädels über der Lendenlordose der Mutter zu der Deformität führen.

IMHÄUSER kommt aufgrund von Untersuchungen von Säuglingen zu dem Schluß, daß der Musculus sternocleidomastoideus kurz nach der Geburt funktionslos ist, erst in der 3. Lebenswoche seine Funktion wieder erlangt und daß sich anschließend der typische Muskelknoten entwickelt. In den folgenden Monaten entsteht eine Verkürzung und Verhärtung. Diese Veränderungen sollen durch eine intrauterine Druckwirkung verursacht werden.

KASTENDIECK hat bei der Geburt niemals einen voll ausgebildeten Schiefhals angetroffen. Bei der Geburt ist der Sternocleidomastoideus weich und atrophisch. Die knotige strangförmige Verdickung entwickelt sich erst ab der 3. Woche. Die postnatale Entwicklung des Schiefhalses stellt die Regel, der angeborene Schiefhals dagegen die Ausnahme dar. Bei Erstgeborenen und pathologischen Kindslagen tritt gehäuft ein Schiefhals auf. Ebenso nach Kaiserschnitten. Wenn die Schwäche des Sternocleidomastoideus als Frühsymptom erkannt wird und eine Lagerung des Kopfes nach der Gegenseite im Liegebett erfolgt, kann die Verkürzung verhindert werden. Wenn diese Druckschädigung erst gegen Ende der Schwangerschaft einsetzt, resultiert eine reparable Schädigung. Es kommt zu den formes frustes.

γ) Genetische Bedingtheit des Schiefhalses

Gegen eine geburtstraumatische und eine Entstehung durch intrauterine Druckschädigung läßt sich anführen:

1. daß man aus einem eindeutigen traumatischen Sternocleidomastoideusriß unter der Geburt nie einen eindeutigen Schiefhals hat hervorgehen sehen;

2. sprechen die Erfahrungen über die Folge von Muskelrissen überhaupt und das negative Ergebnis von Tierexperimenten gegen diese Ansicht (COUVELAIRE; FABRY; HELLER; RAMOS; VÖLCKER und WITZEL) (s. auch Kap. P.n): Tierexperimente zur Schiefhalserzeugung, S. 518).

Auch die Angabe von MACDONALD, daß der Schiefhals in jedem Lebensalter auftreten kann — nur $^1/_3$ der Fälle sollen sich im Säuglingsalter manifestieren — kann als ein Argument gegen eine intrauterine oder eine geburtstraumatische Entstehung gewertet werden.

Vor allen Dingen sprechen die Untersuchungsergebnisse von ISIGKEIT gegen diese Theorien. Schon vor ihm hatten unter anderem ABERLE und PETERS ein Vitium primae formationis als Ursache des Schiefhalses angenommen (MAU; SCHUBERT; BECK; JANTZEN). ISIGKEIT hat in der Literatur 50 heredofamiliäre Fälle gefunden (KONRAD). Über familiäres Auftreten beim muskulären Schiefhals wurde auch berichtet von GREIG; BUSCH; KONRAD; VALENTIN; V. HAEFEN; SCHMID; POOTH; PFAENDLER. BUSCH (1921) beschreibt Auftreten in 3 Generationen. Weiter sind zu erwähnen GREIG; VALENTIN; V. HAEFEN; SCHMID; POOTH; PFAENDLER; STEVENS und DREHMANN.

In dem großen Material von BUSCH war dagegen familiäres Auftreten sehr selten. HOHMANN bringt eine Aufstellung der Literaturfälle von familiärem Schiefhals bis zum Jahre 1929 (Tabelle 80).

ISIGKEIT untersuchte 28 Fälle von Zwillingspaaren mit Schiefhals. 5mal hatte es sich dabei um eineiige und 23mal um zweieiige Zwillinge gehandelt. Die eineiigen Zwillinge waren zu 80% hinsichtlich des Schiefhalses konkordant, die zweieiigen nur zu 8,7%. GEDDA und IANNACCONE untersuchten 2 eineiige Zwillingspaare. Vom 1. Pärchen hatten beide Zwillinge einen Schiefhals, vom 2. nur einer. Auch STEVENS berichtet über Schiefhals bei Zwillingen.

Von dem Gesamtmaterial von ISIGKEIT war in 11,2% heredofamiliäres Vorkommen sichergestellt. Häufig konnte das Überspringen von Generationen festgestellt werden. Nur in 3,1% war eine direkte Vererbung nachweisbar. Die Zahl der Verwandtenehen der Eltern war um das 2–3fache gegenüber dem Bevölkerungsdurchschnitt erhöht. Diese Feststellungen sprechen für einen recessiven Erbgang. Die Umweltbeeinflußbarkeit veranschlagt ISIGKEIT auf 20%. Geschlechtsgebundene Vererbung besteht nicht, da beide Geschlechter annähernd gleich häufig betroffen sind.

POOTH hat an 15 Fällen von angeborenem Schiefhals, bei denen primär keine Erblichkeit angegeben war, also an einem Material, das eine negative Auslese darstellte, eingehende Sippschaftsuntersuchungen durchgeführt. 16mal stellte er dabei in den Familien der Pro-

Tabelle 80. Literaturberichte über familiäres Auftreten von muskulärem Schiefhals. (Nach HOHMANN)

BLUMENTHAL:	2 Brüder mit angeborener Schädelasymmetrie und Schiefhals (Vater Asymmetrie ohne Schiefhals)
DIEFFENBACH:	Schiefhals bei Mutter und Kind
FISCHER:	Schiefhals bei 7 Kindern einer Mutter
JOACHIMSTHAL:	Schiefhals bei Mutter und 2 Kindern (von HANTKE publiziert)
	Schiefhals bei 2 in Schädellage geborenen Geschwistern (von HANTKE publiziert)
JOACHIMSTHAL:	Rechtsseitiger Schiefhals bei 2 Schwestern im Alter von 4 Wochen und 2 Jahren
JOACHIMSTHAL:	Schiefhals bei einem 14jährigen Knaben, dessen Vater eine analoge Schrägstellung des Kopfes besaß (fraglicher Fall)
KOCH:	Schiefhals bei Zwillingen
NAUTKE:	Schiefhals bei Mutter und Kind
NAUTKE:	Schiefhals bei 2 Geschwistern
PETERSEN:	Schiefhals bei 2 Geschwistern
PFEIFFER:	Schiefhals bei Mutter und Sohn
SCHLOESSMANN:	Schiefhals bei 2 Geschwistern
SCHLOESSMANN:	Schiefhals bei 2 Geschwistern
SCHLOESSMANN:	Schiefhals bei 7 Geschwistern
ZEHNDER:	Schiefhals bei 2 Geschwistern
STROHMAYR:	2 Geschwister
KONRAD:	2mal Schiefhals bei Vater und Sohn, 1mal bei 2 Geschwistern
HUTTER:	4mal familiär, 1mal mit anderen Mißbildungen
NUSSBAUM:	1 hereditärer Fall
SPITZY:	1mal Mutter und Sohn
ABERLE:	2 Schwestern. 2 Vettern (Zusammenstellung nach BAUER, ergänzt von ABERLE (SPITZY)
FRAENKEL:	Vater linksseitiger Schiefhals. Sohn: 1. Kind Steißlage, rechtsseitiger Schiefhals

banden ausgeprägte Gesichtsasymmetrien fest, die er als den geringsten Grad eines Schiefhalses ansieht. Er schließt aus diesem Untersuchungsergebnis, daß der Schiefhals erbbedingt ist.

Auf Grund seiner Erblichkeitsuntersuchungen kommt ISIGKEIT zu dem Schluß, daß es sich beim Schiefhals um eine erbliche Aplasie des Musculus sternocleidomastoideus und nicht um eine sekundäre Degeneration handelt. Die starke prozentuale Erhöhung der Steiß- und Querlagen und sonstiger pathologischer Geburtsverläufe, sieht er nicht als Ursache des Schiefhalses, sondern als deren Folge an. Der Schiefhals wird in 60% der Fälle gleichsinnig und in 40% verschiedenseitig vererbt. Bei eineiigen Zwillingen findet sich der Schiefhals vorwiegend spiegelbildlich (s. auch Kap. Q.: Die Vererbung der Skoliose, S. 521).

δ) Entstehungsmechanismus der Schädelskoliose im Besonderen

Für die Verursachung der Schädelskoliose durch den Muskelzug spricht unter anderem die Tatsache, daß sie mit zunehmendem Alter in der Regel stärker wird. Als weiteres Argument ist die wenigstens partielle Rückbildungsfähigkeit der Schädelskoliose nach frühzeitiger operativer Durchtrennung des Musculus sternocleidomastoideus anzuführen (LINSER; HOFFA; NOVÉ-JOSSERAND; STUMME). Im Gegensatz zu diesen Autoren sah FRANCILLON bei 100 operierten Schiefhalspatienten die Schädelskoliose nicht verschwinden. Auch eine Ernährungsstörung infolge der Gefäßkompression durch die angebliche intrauterine Zwangshaltung hat man für die Entstehung der Schädelskoliose verantwortlich gemacht. LITTLER und BUSCH erblicken in der Schädelskoliose eine Inaktivitätsatrophie der kranken Seite. NICOLADONI führt sie auf Störungen an der Epiphysenfuge des Os basilare zurück.

Von den Autoren, die die Ursache des Schiefhalses in einer intrauterinen Deformation suchen, wird selbstverständlich auch die Schädelskoliose als Folge dieser uterinen Deformationswirkung aufgefaßt.

Auf die mögliche Induktion der Schädelasymmetrie durch die Schiefhaltung des Kopfes wurde bereits hingewiesen.

l) Muskulärer Schiefhals und andere Mißbildungen

Auch das häufige Zusammenvorkommen von Schiefhals und sonstigen Mißbildungen kann für eine genetische Bedingtheit des Schiefhalses oder für eine Verursachung durch eine Fruchtschädigung sprechen (Tabelle 81).

In dem Material von BUSCH war in 9,8% der Fälle außer dem Schiefhals noch eine Hüftgelenksdysplasie vorhanden und Klumpfüße bestanden in 0,5% der Fälle. HUMMER und MACEWEN fanden in 20% der Fälle mit muskulärem Schiefhals gleichzeitig eine Hüftgelenksdysplasie.

Andere Mißbildungen waren in 2,1% der Schiefhalsfälle von ISIGKEIT gleichzeitig vorhanden, am häufigsten Hüftluxationen und Klumpfüße. LEPPING berichtet über Kombination mit branchiogenen Mißbildungen.

Um ein genetisch fixiertes Mißbildungssyndrom hat es sich möglicherweise in einem Fall von FRANK, ASCH und NICOLAS gehandelt. Außer einem muskulären Schiefhals mit Gesichts- und Halswirbelsäulenskoliose bestanden ein angeborener Herzfehler, Fingermißbildungen und vestibuläre Störungen sowie Störungen des Zahndurchbruches, der Zahl und der Form und des Sitzens der Zähne. Bei der Mutter und einer Schwester fanden sich ebenfalls Fingermißbildungen und ein kongenitales Vitium.

Von GOEMINNE wurde ein geschlechtsgebundenes Mißbildungssyndrom beschrieben, das durch Spontankeloide charakterisiert ist, die in der Pubertätszeit auftreten, durch Kryptorchismus, durch einseitige Nierenparenchymatrophie und Klinodaktylie V charakterisiert

Tabelle 81. Kombination des muskulären Schiefhalses mit anderen Deformitäten. (Nach HOHMANN)

BEELI:	Hochstand des Schulterblattes und Schiefhals
COUVELAIRE:	Luxatio coxae congenita und Schiefhals
DAVIS:	Schiefhals und Hasenscharte
EHRINGHAUS:	Schiefhals, Ptosis, Rektuminsuffizienz, Hypoplasie des Genitales
EWALD:	Rechtsseitige Hüftluxation und rechtsseitiger Schiefhals
EWALD:	Doppelseitige Hüftluxation, rechtsseitiger Schiefhals, rechtsseitiger Klumpfuß
GOLDING-BIRD:	Klumpfuß und Schiefhals
HANTKE:	Linksseitige Schulterluxation und linksseitiger Schiefhals
KIRMISSON:	Doppelseitige Hüftluxation und Ankylosierung der Finger. Deformitäten des Hand- und Fußgelenkes, Schiefhals
KOCH:	Subluxation beider Hände und Schiefhals
KÜTTNER:	Schiefhals, Fazialisparese und Radiusdefekt
LAMM:	(Aus der Poliklinik von JOACHIMSTHAL) Schulterblatthochstand und Schiefhals
LAMERIS:	Schulterblatthochstand und Schiefhals
RIEDINGER:	Hypoplasie des Beckens, Luxatio supracondyloidea
SCHANZ:	Linksseitiger Schiefhals mit Defekt des rechten Musculus pectoralis major
SCHLOESSMANN:	Linksseitiger Schiefhals und doppelseitiger Klumpfuß
SCHULTHESS u. LÜNING:	Schiefhals in Verbindung mit anderen Muskelanomalien
SCHULTZE:	Schiefhals mit Fazialisparese
WIEST:	Schiefhals und andere Mißbildungen
WOLFHEIM:	Hochstand des Schulterblattes und Schiefhals
WOLLENBERG:	Doppelseitige Hüftluxation und rechtsseitiger Schiefhals
WOLLENBERG:	Linksseitige Hüftluxation und rechtsseitiger Schiefhals
ZEHNDER:	Linksseitige Hüftluxation und rechtsseitiger Schiefhals
ZEDEL:	Schiefhals, beiderseitiger Klumpfuß, Persistieren der Kloake, Pseudohermaphroditismus, Uterus bicornis, Cervix unilateralis
ABERLE:	Kombination mit angeborenem Klumpfuß und Plattfuß (Zusammenstellung nach BAUER, ergänzt von ABERLE (SPITZY)
ABERLE:	Kombination mit doppelseitiger Hüftluxation. Älterer Bruder einseitige Hüftluxation (SPITZY)
FRAENKEL:	Kombination mit Little und Entbindungslähmung des rechten Armes und Leistenbruch
FRAENKEL:	Rechter Schiefhals, Kombination mit linker Hüftluxation, beiderseitiger Knieverrenkung, rechtem Klumpfuß, linkem Hohlhackenfuß
KONRAD-BRESLAU:	Klumpfuß, Klumphand 2mal, 1mal „schwächere Ausbildung der gesamten linken Körperhälfte", 3mal Klumpfuß, 1mal „Plattfuß und X-Beine", 2mal „hohe Schulter"

ist. Dieses Mißbildungssyndrom geht mit einem meist sehr ausgeprägten, muskulären Schiefhals einher.

m) Schiefhals infolge narbiger oder entzündlicher Veränderungen an den Halsweichteilen

Skoliotische Verkrümmungen der Halswirbelsäule mit dem typischen äußeren Aspekt des Schiefhalses sind nicht nur als kongenitaler, muskulärer Schiefhals beschrieben worden, sondern auch als sekundär erworbene Deformität infolge akuter Entzündungen (WHITMAN) und narbiger Veränderungen am Hals nach Lymphdrüsentuberkulose (WALTER; THOST), nach Cholesteatomen (WALTER), nach Verbrennungs- und Verwundungsnarben (SAIDMAN; LONGHI) (Tabelle 82). HENSCHEN hatte eine Schiefhalsbildung bei Kropf beschrieben. JOACHIMSTHAL sowie MORESTIN sahen Schiefhals nach ausgedehnten Narbenbildungen am Hals. GOOCH; DIEFFENBACH sowie DALLY erwähnen die Existenz eines sog. desmogenen Schiefhalses, der aus einer Kontraktur des Platysma resultiert (TOWNSEND). Lymphknotenschwellungen unter dem Musculus sternocleidomastoideus haben in einem Fall von HEUBNER zu einem Schiefhals geführt.

Tabelle 82. Ursachen von 105 Fällen von Torticollis. Darunter finden sich 4 Fälle von Halsentzündung (sore throat) und 3 Fälle von eitriger Otitis (Aufstellung von WHITMAN aus dem Jahre 1891)

	Fälle
Vergrößerte cervikale Lymphknoten	5
Vereiterte cervikale Lymphknoten	22
Vereiterte Lymphknoten nach Scharlach	11
Torticollis nach Scharlach, ohne Angabe über den Lymphknotenbefund	7
Torticollis nach Diphtherie	4
Torticollis nach Mumps	5
Torticollis nach Masern	1
Torticollis nach Halsentzündung	4
Eitrige Otitis	3
Zahnschmerzen	1
Nach Zellulitis	2
	65

LEPPING hat einen Schiefhals mit typischen Veränderungen am Musculus sternocleidomastoideus beschrieben, bei dem aber gleichzeitig eine branchiogene Hemmungsbildung mit einem Hautknorpelanhang am Halse bestand. Der Verfasser nahm an, daß die branchiogene Mißbildung und die fibröse Umwandlung des Musculus sternocleidomastoideus auf die gleiche Entwicklungsstörung zurückgingen. Jedenfalls sah er die Muskelveränderungen nicht als Folge der branchiogenen Mißbildung an.

PITZEN weist darauf hin, daß Adenopathien am Halse auch rein schmerzreflektorisch zu einer Schiefhaltung des Kopfes führen können und daß dies besonders beim Erysipel in der Halsregion der Fall ist. Bei diesen Formen des Schiefhalses ist mitunter ebenfalls eine deutliche ausgeprägte Asymmetrie des Schädels vorhanden. Diese Fälle müssen von dem Grisel-Syndrom abgegrenzt werden (S. 588). Ein Teil gehört wohl dorthin (Tabelle 82).

GICKLER fand einen Schiefhals, verursacht durch eine Exostose der Clavicula, ein Fibromyxom im Trapezius und eine Verknöcherung in den Mm. scaleni.

Bei Arthrogrypose wird nicht selten ein Schiefhals angetroffen, der aus einem Pterygium colli resultiert (LAMY, JAMMET u. AYJAN).

n) Behandlung des muskulären Schiefhalses

Die Behandlung besteht in einer Durchtrennung des kontrakten Musculus sternocleidomatoideus. Sie sollte möglichst früh, sowohl hinsichtlich der Krankheit als auch des Lebensalters erfolgen, damit sich die knöchernen Asymmetrien noch zurückbilden können.

KARTHAUS vertritt aufgrund seiner Erfahrungen an 119 Patienten mit kongenitalem muskulärem Schiefhals die Ansicht, daß man in den ersten Jahren noch nicht operieren, sondern abwarten soll. Die Indikation zur Operation ist aber dann gegeben, wenn sich eine zunehmende Asymmetrie des Gesichtes einstellt.

DEMHARDT und DAUM untersuchten tendotomierte Schiefhalskinder nach. Sie fanden in allen Fällen Beseitigung der Schiefhaltung von Kopf und Hals durch die Tendotomie, aber in 38% bestand noch eine mehr oder weniger ausgeprägte Gesichtsasymmetrie.

BÄTZNER und BECK untersuchten 65 Kinder, die wegen eines muskulären Schiefhalses operiert worden waren. Obwohl in 89% ein gutes Ergebnis erzielt worden war, bestand in 57% der Fälle eine mehr oder weniger ausgeprägte Gesichtsskoliose und in 50% eine Wirbelsäulenfehlhaltung, die in 20% fixiert war. Unter den Fehlhaltungen waren Rundrükken, Flachrücken, hohlrunder Rücken, ausgleichbare Skoliosen, fixierte Rundrücken und fixierte Skoliosen vertreten.

Von FRANCILLON werden die Ergebnisse der Tendotomie nicht günstig beurteilt.

Als Ursache des Versagens einer Sternocleidodurchtrennung sieht KOULALIS Kontrakturen des M. scalenus anterior an.

GRAY weist darauf hin, daß es beim muskulären Schiefhals zu einem falschen Korrespondenzpunkt des Auges auf der Seite des Schiefhalses kommt, was zur Folge hat, daß nach Tendotomie der Kopf wieder in die Schiefhalsstellung geneigt wird, um diese Sehstörung auszugleichen.

o) Tierexperimente zur Erzeugung eines muskulären Schiefhalses

WITZEL hat tierexperimentell durch Carotisunterbindung nachgeprüft, ob die Kontraktur des Muskels aus einer Durchblutungsstörung resultiert, dies aber nicht bestätigen können. Es traten wohl Schädelasymmetrien auf, die jedoch von den typischen Schädelskoliosen beim Schiefhals verschieden waren.

DAUBENSPECK stellte bei einem Kaninchen, das wegen einer Ohrräude lange Zeit den Kopf schief gehalten hatte, eine Schädelasymmetrie fest.

Muskelläsionen bei Tieren wurden von COUVELAIRE; FABRY; HELLER; RAMOS und VÖLKER gesetzt. Ein typischer Schiefhals ließ sich auf diesem Wege nicht erzeugen (s. auch Kap. P.n): Tierexperimente zur Schiefhalserzeugung, S. 518).

2. Schiefhals beim Grisel-Syndrom (Torticollis rhinopharyngeus)

GRISEL hat 1930 erneut auf Zusammenhänge zwischen einer Subluxation an Atlas und Epistropheus und entzündlichen Erkrankungen des lymphatischen Rachenringes hingewiesen (JONES). Aus diesem Grunde trägt dieses Syndrom auch die Bezeichnung „Torticollis rhino-pharingycus“. Jedoch hatten KNIGHT (1894), BECKER (1903), WHITMAN (1891) und viele andere bereits vor ihm auf diesen Zusammenhang aufmerksam gemacht.

BIANCHI und GUALTIERI geben eine Übersicht über die 1962 existente Literatur. Sie brachten 213 Literaturfälle zusammen und fügten 4 eigene hinzu. Vor der Ära der Antibiotica wurde das Grisel-Syndrom häufiger angetroffen als heutzutage.

a) Röntgenbefund

Als typischer Röntgenbefund findet sich beim Grisel-Syndrom eine Rotation des Atlas gegenüber dem Epistropheus und meist auch eine Ventralverschiebung (TRIVELLI) (Abb. 411 und 412). Oft ist die Halswirbelsäule gleichzeitig kyphosiert. Der Dornfortsatz C2 ist prominent. MAKAY fand Ventralverschiebungen des 2. und 3. Halswirbels bei Kindern mit einer solchen Kyphosierung.

DELGOFFE beschreibt eine Skoliosierung der Halswirbelsäule mit Konkavität auf der Seite der Erkrankung bzw. auf der Seite, nach der der Kopf geneigt ist, mit Krümmungsmittelpunkt im Bereich der mittleren Halswirbelsäule und Verbreiterung des Densabstandes auf der Seite der Konkavität sowie Verschmälerung des Gelenkspaltes zwischen Atlas und Axis auf dieser Seite als charakteristischen Röntgenbefund beim Grisel-Syndrom. Bei der Diagnose der Ventralverschiebung des Atlas ist mit zu berücksichtigen, daß im Kindesalter die Distanz zwischen vorderem Atlasbogen und dem Epistropheus größer ist als beim Erwachsenen.

MARIQUE beschreibt eine Skoliose der Halswirbelsäule mit Rotation der Dornfortsätze C3 bis C7 nach der einen und dem Dornfortsatz C2 nach der anderen Seite. Die Konvexität

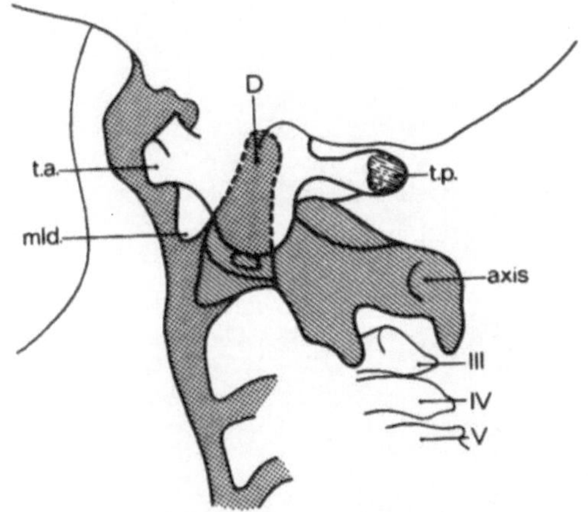

Abb. 411. Der Atlas ist nach ventral verlagert. Sein Tuberculum anterior (*ta*) ist von dem Dens epistrophei (*D*) nach ventral distanziert. Infolge der Atlasrotation stellt sich die Kontur seiner rechten Massa lateralis (*mld*) ventral vom Dens dar. Die Schiefhaltung des Kopfes war am Abend nach einer Mastoideotomie plötzlich aufgetreten. Die Röntgenaufnahme war erst 3 Jahre später angefertigt worden. (GRISEL)

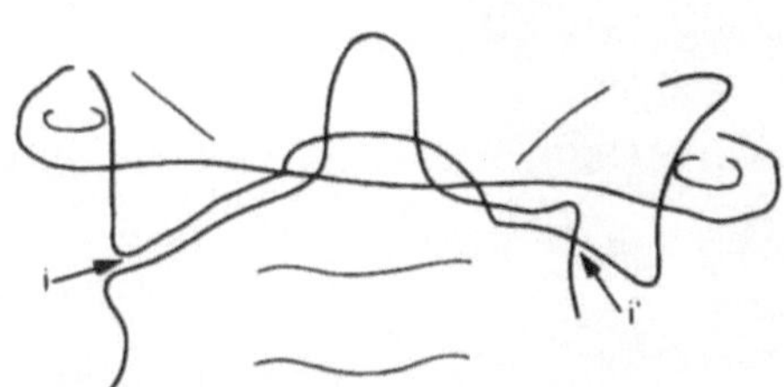

Abb. 412. Pause nach einem Röntgenbild in a.p.-Projektion. Auf der linken Seite ist der Gelenkspalt (*i'*) völlig verschwunden. Die lateralen Konturen stehen über. Rechts ist der Gelenkspalt (*i*) infolge Rückwärts- und Caudalverlagerung der Massa lateralis verschmälert. (GRISEL)

der Skoliose war kontralateral zur Verschmälerung des Atlas-epistropheus-Gelenkspaltes. Die einseitige Verschmälerung des Gelenkspaltes resultierte aus der Atlasdrehung.

Oft ist der Spalt zwischen dem Dens epistrophei und dem vorderen Atlasbogen verbreitert und die Lordose aufgehoben. Wenn nur eine Ventraldislokation des Atlas, aber kein Schiefhals besteht, ist die Zuordnung zum Grisel-Syndrom fraglich. Es kann sich dann sowohl um ein McRae- bzw. Hadley-Syndrom (HKSTER und NORDA) oder um ein doppelseitiges Grisel-Syndrom handeln.

Außer der Atlasfehlstellung und der Verbreiterung des Abstandes zwischen vorderem Atlasbogen und dem Dens epistrophei ist praktisch immer eine ziemlich starke Kyphosierung in Höhe des 3.–4. HW vorhanden. Die Dornfortsätze sind auseinander gespreizt. Die Kyphosierung ist wesentlich ausgeprägter als die skoliotische Schiefhaltung (BIANCHI u. GUALTIERI; GIANNOTTI; GIUGIARO; IMPERATI; LI CASTRI PATTI u. SALOMONE; ODELBERG-JOHNSON; PIOTET; SWANBERG; TRIVELLI; ZURRIA; VULPIAN, KIRSCH u.Mitarb.).

Die Fehlstellung wird auch als Enukleation des Atlas bezeichnet. Sie tritt ziemlich plötzlich auf.

Im seitlichen Röntgenbild sind die Halsweichteile ventral von der Halswirbelsäule verbreitert. Die Verbreiterung ist durch entzündliche Schwellung verursacht.

Die Atlasrotation geht aber keineswegs immer mit einer Skoliose oder Schiefhaltung einher (Abb. 413). Wenn neben der leichten Skoliose der Halswirbelsäule eine scheinbar kompensatorische Skoliose der Brustwirbelsäule besteht, muß man immer prüfen, ob es sich dabei nicht um eine Skoliose aus anderer Ursache handelt.

DUBOUSSET, QUENEAU und LACHERETZ beobachteten eine Torticollis mit thorakaler Ausgleichsskoliose, bei einem Kind mit Syringomyelie. Es erscheint wahrscheinlicher, daß die thorakale Krümmung die Folge der Syringomyelie war, als daß sie eine kompensatorische Skoliose zu dem Torticollis darstellte.

Ein völlig gleiches Röntgenbild wie beim Grisel-Syndrom läßt sich nach Untersuchungen von DELGOFFE erzielen, wenn man Kinder den Kopf nach der Seite neigen läßt. Bei Erwachsenen treten dagegen die Densabstandsveränderungen und die Gelenkspaltverschmälerungen bei Seitenneigung des Kopfes nicht ein. Er schließt aus diesen seinen

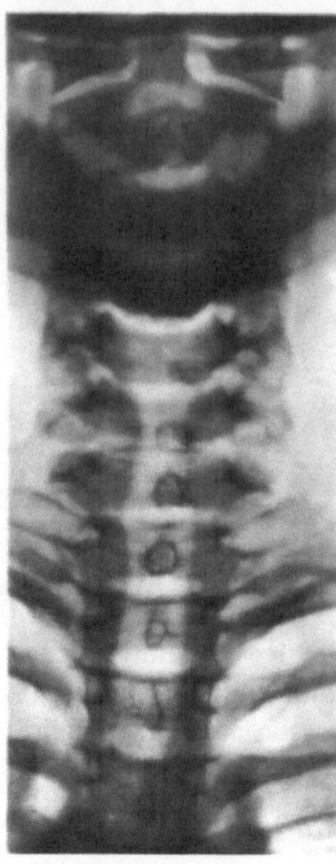

Abb. 413. Ungleiche Distanz zwischen Dens epistrophei und der Massa lateralis auf beiden Seiten. Rechts Atlas-Epistropheus-Spalt breiter als links. Keine Schiefhaltung der Halswirbelsäule, keine Skoliose. Auftreten bei einer Angina

Untersuchungen, daß die beim Grisel-Syndrom nachweisbaren Veränderungen an der Halswirbelsäule und im Atlas-Epistropheusbereich nicht Ursache der Schiefhaltung sind, sondern deren Folgen.

b) Klinischer Befund

Aus den vorstehend beschriebenen Röntgenaufnahmen resultiert eine Schiefhaltung des Kopfes und eine Seitenkrümmung des Halses, die große Ähnlichkeit mit dem muskulären Schiefhals und anderen Torticollisformen hat. Die Schiefhalshaltung wird durch eine Kontraktur der prävertebralen Muskulatur der Scaleni und des Trapezius sowie des M. sternocleidomastoideus ausgelöst. Zum Unterschied von muskulären Schiefhals ist der M. sternocleidomastoideus nicht auf der Seite, nach der der Kopf geneigt ist, sondern auf der Gegenseite kontrahiert (DELGOFFE).

Ausgelöst wird der Schiefhals durch nasopharyngeale Infekte.

Als weitere Ursache kommen in Frage: Angina, Abscesse, Phlegmonen, Thrombose, Pharyngitis und chirurgische Eingriffe am Rachen, vor allem Tonsillektomien und die Ablatio adenoider Vegetationen (KNIGHT).

Einschlägige Beobachtungen sind mitgeteilt von BOEVER und HENNEBERT; GROGONO; SULLIVAN; COUTTS; WERNE; BROCHER; LESNE; SULAMAA. TRIVELLI berichtet über einen Fall bei einem 7jährigen Mädchen, bei dem der Torticollis im Anschluß an eine banale Rhinopharyngitis auftrat (ZANOLI; ZURRIA). MARIQUE verzeichnet bei einem Kind eine Torticollis infolge adenoider Vegetationen. PIOTET berichtet über ein Kind mit einem plötzlichen Schiefhals 5 Tage nach Tonsillektomie, ebenso ODELBERG-JOHNSON.

In einem Fall von DESFOSSES hatte sich bei einem $7^1/_2$jährigen Mädchen im Anschluß an eine pseudophlegmonöse Pharingitis mit Lymphknotenschwellungen am Hals eine fixierte Rotationsstellung des Atlas mit Torticollis entwickelt. BARATOUX beschreibt einen einschlägigen Befund nach paratonsillärem Absceß.

AUBIN, DARRE und VAN DER BORSCHE berichten über ein Kind, bei dem im Anschluß an einen retropharyngealen Absceß ein Torticollis aufgetreten war, der nach Streckbehandlung wieder verschwand.

HKSTER und NORDA berichten über ventrale Dislokationen des Atlas nach Tonsillektomie, wobei der Spalt zwischen dem vorderen Atlasbogen und dem Processus odontoideus verbreitert war. Ein Schiefhals bestand nicht, der retropharyngeale Weichteilschatten war verbreitert. Diese Dislokation ist als Sonderform der Torticollis im Sinne des Grisel-Syndroms anzusehen (SWANBERG; GRISEL; BERKHEISER u. SEIDLER; NIVERGELT; SULLIVAN; SKOK, KAPP u. TROLAND; WERNE).

TESKE und CHÜDEN berichten über eine Ventralverschiebung des Atlas gegenüber dem Epistropheus nach einer Tonsillektomie bei einem 11jährigen Mädchen. Die Halswirbelsäulenlordose war abgeflacht.

Im Durchschnitt tritt der Torticollis wenige Tage nach einem akuten entzündlichen Prozeß auf. Er ist am häufigsten in der Kindheit und beim weiblichen Geschlecht. Dieses Krankheitsbild kann nicht nur bei Kindern, sondern auch bei Erwachsenen auftreten. GRISEL und BOURGEOIS berichten über eine 28jährige Patientin, BARATOUX über eine 40jährige Frau.

Der Torticollis bei nasopharyngealen Infektionen bildet sich in einem Teil der Fälle nach Angaben von GRISEL und BOURGEOIS spontan wieder zurück. In anderen Fällen bleibt er bestehen, ohne progredient zu sein.

c) Entstehungsmechanismus

Die meisten Autoren erblicken in einer schmerzreflektorischen Muskelkontraktur die Ursache des Grisel-Syndroms. Seltener wird eine fortgeleitete entzündliche Infiltration angenommen. Andere Autoren nehmen eine articulär-ossäre Genese an. TAVERNIER sieht den Torticollis als fortgeleitete cervicale septische Arthritis an. WITTEK nimmt eine entzündliche Erweichung der Bänder an. GRIEG unterstellt eine umschriebene Knochenporose im Sinne eines Sudeck. Als Ursache wird außerdem eine Lockerung der Bänder durch ein kollaterales Oedem, eine Schwellung der Bursa, eine Hyperämie oder eine Periostitis (BOEVER und HENNEBERT) in Betracht gezogen. ZURRIA glaubt, daß alle diese Faktoren zusammenwirken.

ODELBERG-JOHNSON interpretieren einen Fall von Torticollis, der akut nach Tonsillektomie entstanden war als septische akute Arthritis des Atlantoepistropheusgelenkes. Den Röntgenbefund deuten sie nicht als Subluxation, sondern als Rotationsstellung.

Von manchen Autoren ist als Ursache des Grisel-Syndroms eine abgeschwächte Osteomyelitis angenommen worden (GIANOTTI; CUEVILLAS; LOB und LISON). MOUCHET, CHATAIN und RENAUD sahen aber bei einer subakuten Osteomyelitis des Atlas-Epistropheusgelenkes nur eine Steifhaltung des Kopfes und eine Verschiebung des Atlas nach ventral, jedoch keinen eigentlichen Torticollis und keine rotatorische Verschiebung des Atlas.

Die Pharynxhinterwand erwies sich in einem Fall von SWYNGHEDAUW u.Mitarb. durch einen Absceßschatten vorgewölbt. Schichtaufnahmen ergaben dann einen Knochenabsceß im linken Anteil des Atlas. Auch in einem zweiten Fall von Grisel-Syndrom konnten die Verfasser durch Schichtaufnahmen Knochenveränderungen im Sinne einer Osteomyelitis am Atlas sicherstellen. Bei einer Angina mit retropharyngealem Absceß waren ebenfalls Knochendestruktionen vorhanden.

Schließlich wurde von manchen Untersuchern eine rheumatische Arthritis unterstellt. Tatsächlich hat mitunter eine echte juvenile rheumatische Cervicalarthritis mit einem Grisel-Syndrom, verursacht durch eine Tonsillitis, begonnen. Dabei muß man sich vor Augen halten, daß ja die Tonsillitis sehr oft den Focus einer echten rheumatischen Erkrankung darstellt (v. TORKLUS und GEHLE).

ZIMMERMANN berichtet über einen Schiefhals bei einem Mädchen mit einem pharyngealen Infekt. Die Antistreptolysinwerte waren hoch positiv. Unter Antibiotikabehandlung verschwand der Schiefhals und der erhöhte Streptolysintiter. Er rechnet den Schiefhals wegen der Laborbefunde den rheumatischen Erkrankungen zu.

Die auslösende Ursache des Grisel-Syndroms stellt manchmal ein Schlag dar. In anderen Fällen wird es durch ruckartige Bewegung des Kopfes oder durch Bewegung des Kopfes bei der Narkose (SULLIVAN; BROCHER; v. TORKLUS u. GEHLE; STEIN u.Mitarb.; TITRUD u.Mitarb.) provoziert.

Außer den primär pharyngealen Entzündungen wird nicht selten ein entzündlicher Ohrprozeß als Ersterkrankung angetroffen. RADZICH hat bereits 1890 über eine Otitis media als Ursache eines Torticollis berichtet. Der Entstehungsmechanismus läuft meistens über eine Absenkung der Entzündung in die tiefen Halsweichteile ab. Auch FELIX und LÜDECKE haben auf das Vorkommen dieses Syndroms nach entzündlichen Ohrerkrankungen hingewiesen. SWYNGHEDAUW, BONTE und LAINE haben bei einem 10jährigen Mädchen nach einer Otitis media, die eine Parazentese erforderlich gemacht hatte, am nächsten Morgen plötzlich einen Torticollis mit Neigung des Kopfes nach der kranken Seite gesehen. In diesen otogenen Fällen war nicht selten eine Osteomyelitis an Atlas oder Epistropheus konstatiert worden (s. auch Kap. S. 11.: Auriculärer Schiefhals, S. 601).

Der Morbus McRae oder Morbus Hadley gehen mit einer Ventralverschiebung des Atlas ohne Rotation einher. In manchen Fällen manifestierte sich das Krankheitsbild im Anschluß an eine pharyngeale Entzündung.

Beim Morbus McRae oder Hadley handelt es sich aber primär um eine chronische Dislokation des Atlas nach ventral auf angeborener Grundlage, verursacht durch eine Bänderschlaffheit, auf die sich eine Entzündung aufpfropft. Es gibt offenbar Mischformen zwischen dem Morbus Hadley und dem Grisel-Syndrom. Gemeinsam ist beiden Krankheiten die fortgeleitete lymphogene Entzündung. Die Verschiebung des Atlas kann im Schlaf erfolgen.

SHARP und PURSER erhoben gleiche Befunde wie beim Grisel-Syndrom bei der chronischen Polyarthritis und beim Morbus Bechterew.

Wenn dem untersuchenden Arzt der Zusammenhang zwischen einem nasopharyngealen Infekt nicht bekannt ist, und da mitunter ein mehr oder weniger banales Trauma bei einem nicht erkannten Infekt akut den Schiefhals auslöst, kann es leicht vorkommen, daß ein solcher Schiefhals als spontan oder traumatisch klassifiziert wird. Diese in den folgenden Kapiteln beschriebenen Schiefhalsfälle sind kritisch unter diesen Aspekten zu prüfen.

3. Spontaner Schiefhals

Der klinische und röntgenologische Aspekt des spontanen Schiefhalses (wry neck) unterscheiden sich von dem Grisel-Syndrom dadurch, daß kein ursächlicher nasopharyngealer Infekt bekannt, evident oder vorhanden ist und dadurch, daß er nicht nur mit Vorwärts-, sondern auch mit Rückwärtsneigung des Kopfes auftreten kann. Oft ist die Seitenneigung der Halswirbelsäule und die Schiefhaltung des Kopfes im äußeren Aspekt weit eindrucksvoller als im Röntgenbild (Abb. 414). Der spontane Schiefhals tritt ganz überwiegend bei Kindern auf.

Im Röntgenbild steht der Dens epistrophei asymmetrisch zur Massa lateralis des Atlas. Bei der vorderen Dislokation ist der Abstand auf der Gegenseite, zu der das Kinn gedreht ist, verbreitert, ebenso der Gelenkspalt zum Epistropheuskörper (Abb. 414).

Das Krankheitsbild tritt vorwiegend bei Kindern ohne nennenswertes Trauma, meist bei einer ungeschickten Bewegung auf (Abb. 415). Das Gesicht ist nach der Gegenseite gedreht, der M. sternocleido nicht verspannt, die Schiefhaltung des Kopfes jedoch schmerzhaft fixiert. Man muß unterscheiden zwischen der Dislokation nach vorn und der Dislokation nach hinten. Bei der Dislokation nach vorn ist das Kinn nach der Gegenseite, bei der

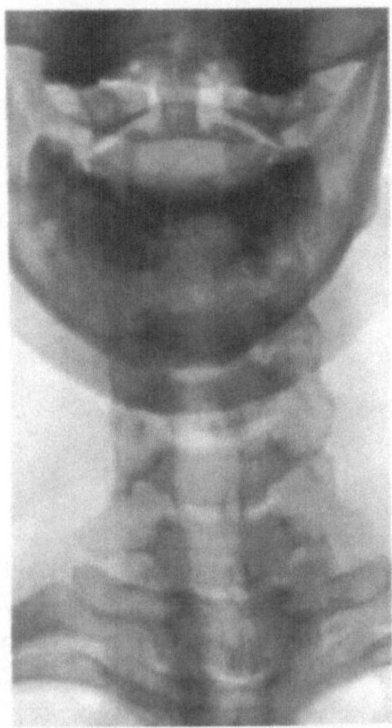

Abb. 414. Spontan aufgetretene schmerzhafte Schiefhaltung des Kopfes, die im äußeren Aspekt viel eindrucksvoller ist als im Röntgenbild. Asymmetrische Stellung des Atlas zum Dens epistrophei

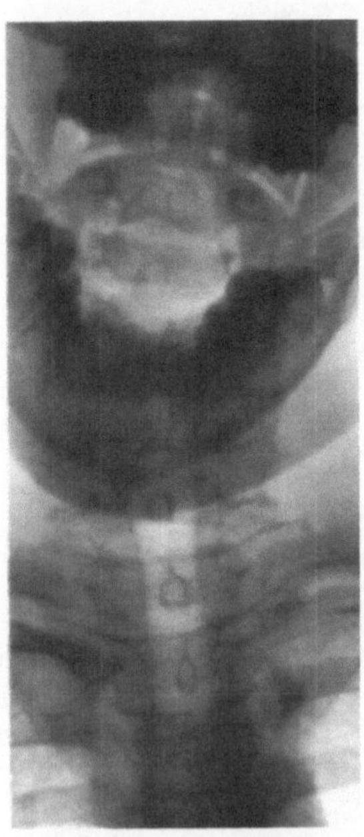

Abb. 415. Ausgeprägter Schiefhals mit Linksneigung des Kopfes und Rechtskonvexität der Halswirbelsäule bei einem 13jährigen Jungen. Spontan bei einer ungeschickten Bewegung aufgetreten

Dislokation nach hinten nach der gleichen Seite gedreht. Fälle, die als Griselsyndrom beschrieben wurden, können in Wirklichkeit spontane Atlasdislokationen auf konstitutioneller Grundlage darstellen, denn adenoide Vegetationen und Tonsillitiden sind bei Kindern sowieso sehr häufig. Daß umgekehrte Fälle, die als spontaner Schiefhals angesehen wurden, in Wirklichkeit ein Griselsyndrom dargestellt haben, wurde schon erwähnt.

WERNE hat 1957 über eigene Beobachtungen von spontaner Atlasdislokation berichtet und 176 Fälle aus der Weltliteratur angeführt (FELTEN u. FISCHER-WASELS).

GORDON berichtet über einen jungen Mann, bei dem mehrfach bei Anstrengungen ganz plötzlich ein Torticollis auftrat. Die Rotationsstellung des Atlas war die gleiche wie beim Griselsyndrom.

HESSE, BRONSTEIN u. ABELSON beobachteten bei einem Jungen mit einer spontanen Atlasdislokation nicht nur Schiefhals, sondern auch thorakale Kyphoskoliose.

Verschiedentlich wird der spontane Schiefhals auch als rheumatisch angesehen. Von RANDOLPH ist ursächlich eine Nahrungsmittelallergie angeschuldigt worden.

4. Traumatischer Schiefhals

Als traumatisch werden einmal Schiefhalsfälle bezeichnet, die nach einem mehr oder weniger banalen Trauma und solche, die nach ernstlichen Verletzungen auftreten. Die banal traumatischen Fälle stellen sich manchmal nach einer ungeschickten Bewegung ein und die Zusammenhänge gleichen mitunter sehr denen bei der Bandscheibenischias. Diese Fälle stellen also in Wirklichkeit zum großen Teil vertebragene Schiefhälse dar. Zum kleineren Teil mag es sich um akute Traumatisierung im Bereich der Bewegungssegmente durch excessive Bewegungen handeln.

Eine Abgrenzung vom spontanen Schiefhals ist vielfach problematisch.

Bei Kindern sind aber auch nicht allzu selten sehr hochgradige Schiefhälse anzutreffen, die nach einem recht erheblichen Trauma auftreten (Abb. 416). Im typischen Fall —

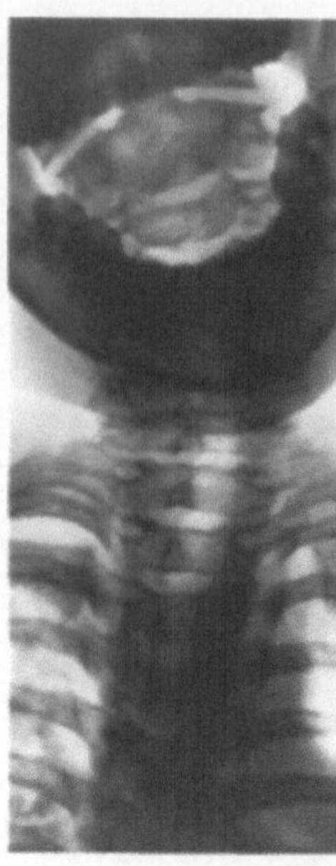

Abb. 416. 12jähriger Junge verspürte beim Kopfsprung ins Wasser plötzlich einen starken Schmerz im Nacken und es bestand eine Schmerzfixation des Halses und Kopfes in nach rechts geneigter Stellung. Eine deutlich ausgeprägte Subluxation des Atlas konnte nicht festgestellt werden

aber keineswegs immer — zeigt der Dens epistrophei asymmetrische Stellung. Der Gelenkspalt zwischen der Massa lateralis des Atlas und dem Epistropheuskörper ist einseitig verschmälert und der Abstand des Dens vom vorderen Atlasbogen vergrößert (DONALDSON).

Nach schweren Traumen können echte Dislokationen mit Kapsel- und Bandzerreißungen und eine Fraktur des Dens epistrophei auftreten, die mit einer Schiefhaltung des Kopfes einhergehen.

PETIT MEDEL hat eine Schiefhalsbildung nach einer Zerreißung der Ligamenta odontoidea und transversa beschrieben.

SOMMER berichtet über ein Kind, das nach einem Sturz von der Schaukel auf das Gesäß einen akuten traumatischen Schiefhals hatte. Der Atlas war rotiert und blockiert. Die Intervertebralräume zeigten Asymmetrie und im Seitenbild bestand Stufenbildung bei C2–C4.

ARCQ berichtet über einen Patienten, bei dem sich im Anschluß an eine Commotio, verursacht durch einen Autounfall, ein Schiefhals ausbildete, der zunächst in Narkose korrigierbar, später aber fixiert war. Als Ursache konnte auf den Schrägaufnahmen der Halswirbelsäule eine Knochenbrücke zwischen dem 5.–7. Halswirbel nachgewiesen werden, die ihrer Lage nach der tiefen Halsmuskulatur entsprach. Er qualifiziert diesen Befund als Myositis ossificans traumatica.

Ich habe nach einer Gelenkfortsatz- und Sagittalfraktur des 6. Halswirbelkörpers eine leichte frakturseitig konkave Skoliose gesehen.

Ein traumatischer Schiefhals wurde auch bei einem Pferd beobachtet, das sich während der Nacht mit dem Kopf unter der Krippe eingeklemmt hatte. Die Schiefhalshaltung blieb dauernd bestehen und beeinträchtigte die Verwendung als Zugpferd nicht (TIBURTIUS).

5. Vertebragener Schiefhals

Unter der Bezeichnung „rheumatischer Schiefhals“ hat man früher eine charakteristische Schiefhaltung des Kopfes verstanden, die meist plötzlich in Erscheinung tritt und deren Ursache rheumatischer oder neuritischer, nach RANDOLPH auch allergischer Natur sein sollte. BLENCKE spricht von einer vorübergehenden rheumatischen Kontraktur des

M. sternocleidomastoideus. SAIDMAN schuldigt eine Arthritis der kleinen Wirbelgelenke an Da der sog. rheumatische Schiefhals oft blitzartig nach ungeschickten Bewegungen auftritt, wurde er mitunter auch als traumatischer Schiefhals bezeichnet. Nach unseren heutigen Kenntnissen ist die Ursache in einem Bandscheibenvorfall bzw. in einer mechanischen Irritation der segmentalen Nerven bei ihrem Austritt aus dem Foramen intervertebrale zu erblicken. Meistens wird eine Subluxation zwischen Atlas und Epistropheus oder in einem der übrigen kleinen Wirbelgelenke für die Entstehung dieses Krankheitsbildes verantwortlich gemacht. Dabei ist zu bedenken, daß natürlich die röntgenologisch nachweisbare Gelenkverstellung ebenso gut Folge als Ursache des Schiefhalses sein kann (KUHLENDAHL und KUNERT). Es finden sich Skoliosen der Halswirbelsäule mit erhaltener physiologischer Sagittalkrümmung und solche mit aufgehobener Lordose oder gar Kyphosierung (Abb. 417a und b) (ZUCKSCHWERDT; RAWKINS; BUCY u. OBERHILL; JAEGER; GEISSENDÖRFER; FISCHER-WASELS; LINDEMANN). Manchmal ist nur eine Atlasrotation, manchmal nur eine leichte Halswirbelsäulenskoliose und manchmal eine gleichmäßige Schiefhaltung von Kopf und Hals ohne Rotation und Achsenkrümmung evident. Eine Beziehung zwischen Skoliose, Schiefhaltung und Atlasrotation sowie Lokalisation und Anzahl der Bandscheibendegenerationen hat sich nicht finden lassen. Die Lateralflexion ist nach der konvexen Seite weniger ausgiebig möglich als nach der konkaven Seite (Abb. 418a–c).

Der Kopf ist entweder nur geneigt oder gedreht und geneigt. Eine seitliche Verkrümmung ist in der Regel nur gering und oft nur bei den akuten Schmerzzuständen vorhanden. Bei chronischen Beschwerden findet sich meist nur eine Abflachung der physiologischen Halslordose oder eine Kyphosierung. Angaben über eine seitliche Verkrümmung der Halswirbelsäule beim Schulter-Arm-Syndrom finden sich in der Literatur nur sehr spärlich und kursorisch. HANFLIG beschreibt bei einem Schulter-Arm-Syndrom neben einer Ventral-

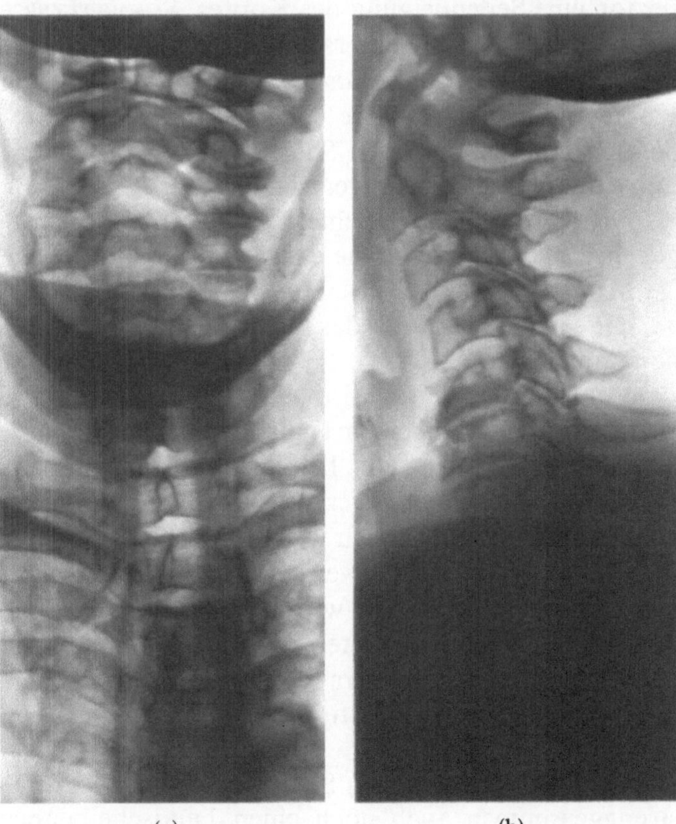

Abb. 417. (a) Rechtskonvexe Skoliose der Halswirbelsäule mit asymmetrischer Stellung der Massa lateralis des Atlas zum Dens epistrophei. (b) Gleichzeitig Kyphosierung der unteren Halswirbelsäule mit massiver Degeneration der Bandscheibe C5/C6 und C6/C7

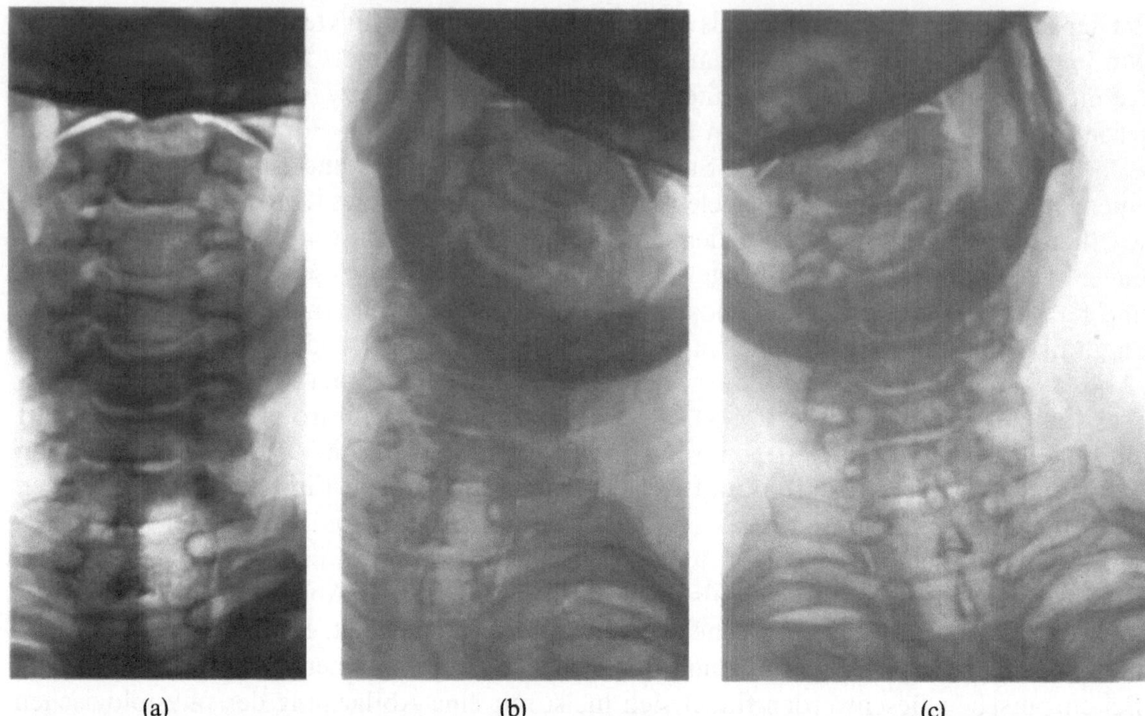

Abb. 418. (a) Leichte Schiefhalsneigung nach links mit Rotation des Atlas nach links. Degeneration der unteren Halswirbelbandscheiben. (b) Die Konkavneigung des Kopfes ist nicht eingeschränkt. Die Atlasrotation nimmt zu. (c) Die Konvexneigung des Kopfes ist wesentlich geringer als die Konkavneigung. Rückrotation des Atlas

flexion eine Seitenneigung des Kopfes. SCHWEITZER erwähnt ebenfalls die Seitenneigung. Oft wird nicht genau unterschieden zwischen ausschließlicher Seitenneigung des Kopfes und Skoliosierung der Halswirbelsäule. Meistens geht allerdings eine Seitenneigung des Kopfes mit einer Skoliose einher, wenn sie auch nur sehr gering ist. Vielfach besteht anfangs eine schmerzhafte Schiefhaltung des Kopfes, die Schmerzen in der Schulter und im Arm kommen erst später hinzu.

Dieser vertebragene Schiefhals kommt bei dem Schulter-Arm-Syndrom etwa mit der gleichen Häufigkeit vor wie eine Lendenskoliose bei der Lumbago-Ischias.

MORRIS und NIEBAUER berichten über ein Kind mit einer Bandscheibenverkalkung an der Halswirbelsäule, das unter den Erscheinungen eines Torticollis in Behandlung gekommen war.

Vor allen Dingen muß in Zukunft versucht werden, zwischen einem vertebragenen, einem spontanen und einem traumatischen Schiefhals zu unterscheiden. Ein Griselsyndrom und ein McRae- und ein Hadley-Syndrom müssen vor allem bei Kindern so weit als möglich ausgeschlossen werden. Einen vertebragenen Schiefhals sollte man ebensowenig als rheumatisch bezeichnen wie eine Lumbago-Ischias. Von einem rheumatischen Schiefhals darf nur gesprochen werden, wenn er durch echte chronisch-polyarthritische Gelenkveränderungen verursacht wird. Als vertebragen sind Schiefhalsfälle zu klassifizieren, die klinisch mit einem Schulterarmsyndrom einhergehen oder im Röntgenbild eine deutliche Bandscheibendegeneration aufweisen, es sei denn, besondere Umstände rechtfertigen die Annahme einer traumatischen Entstehung unabhängig von der Bandscheibendegeneration.

Von der vertebragenen Schiefhalsbildung in Analogie zur Ischiasskoliose müßte man strenggenommen auch noch einen bandscheibenbedingten Schiefhals in Analogie zur

Bandscheibenskoliose abtrennen (s. auch Kap. K.II.15.: Skoliose infolge Bandscheibendegeneration, S. 354 und Kap. K.I.2.i): Ischiasskoliose, S. 227).

6. Paralytischer Schiefhals

Über den paralytischen Schiefhals ist nur sehr wenig in der Literatur bekannt. SAIDMAN erwähnt das Vorkommen bei der Littleschen Krankheit bei Hemiplegie und bei postdiphtherischen Lähmungen (FOERSTER; PITZEN).

MEYER hat einen Fall bei einer angeborenen Lähmung des Trapezius und M. sternocleidomastoideus beschrieben. BAUER wies darauf hin, daß beim muskulären Schiefhals gelegentlich Plexuslähmungen vorkommen. Man muß in diesen Fällen genau prüfen, ob es sich nicht in Wirklichkeit um paralytische Schiefhälse handelt.

Ein echter Torticollis paralyticus kommt nach Stich-, Hieb- und Schußverletzungen am Hals und nach allen möglichen Arten von Kompressionen des Nervus accessorius durch Erkrankung der Schädelknochen und der Halswirbelsäule sowie nach Frakturen vor. Der Schiefhals entsteht dabei durch das Übergewicht des nicht gelähmten Musculus sternocleidomastoideus. Das Kinn ist nach der kranken Seite gedreht und etwas angehoben.

Bei Fällen von Lähmungsschiefhals unbekannter Ätiologie erhebt sich die Frage, ob die Lähmung Ursache oder Folge der Schiefhalsbildung ist. Die meisten Autoren sind der Ansicht, daß die Plexuslähmung intrauterin infolge einer Druckläsion der Nerven zustande gekommen sei und letzlich aus der Schiefhalsbildung resultiere (RUPILIUS).

BOUCHER, JOUD und SALLE konstatierten bei einem 15jährigen Jungen, der als Folge einer Poliomyelitis ausgedehnte Lähmungen davongetragen hatte, neben einer thorakalen Skoliose einen Schiefhals, der mit Luxation des Atlas gegenüber dem Epistropheus einherging und ein pyramidales Syndrom zur Folge hatte.

Lähmungsschiefhälse infolge isolierter postpoliomyelitischer Halsmuskellähmungen kommen nicht vor, da eine Poliomyelitis dieser Lokalisation praktisch immer zum Tode führt.

Wenn auch kaum Literatur über Schiefhälse bei Hemiplegie und Littlescher Erkrankung existiert, so ist doch die häufige Schiefhaltung von Kopf und Hals bei diesen Leiden vom äußeren Aspekt her allgemein bekannt.

7. Spasmodischer Schiefhals

Trotzdem der Röntgenologe kaum mit diesem Krankheitsbild befaßt wird, soll der Torticollis spasticus kurz besprochen werden. Es handelt sich dabei um einseitige krampfartige anfallsweise Kontraktionen der Halsmuskulatur, die eine Dorsal- und Lateralflexion herbeiführen (ALAJOUANINE u.Mitarb.; STUTTE; KLUZER; HERZ u. HOEFER; HERZ u. GLASER; PUTNAM).

Von diesen unwillkürlichen Kontraktionen sind besonders der M. sternocleidomastoideus, der Trapezius, der Splenius und die Scaleni betroffen. Es kommt zur chronischen Lateralflexion sowie zur Rotation des Kopfes. Auslösend sind psychische und emotionale Faktoren. Im späteren Verlauf der Erkrankung kann die Schiefhaltung des Kopfes durch sekundäre strukturelle Veränderungen in der Nackenmuskulatur und der Halswirbelsäule fixiert werden (FOERSTER). Von FOLTZ, KNOPP und WARD sind derartige Krankheitsbilder bei Affen experimentell durch Elektrokoagulation vermittels in das Mesencephalon implantierter Elektroden erzielt worden.

Berichte über den spasmodischen Torticollis liegen vor von ADSON, YOUNG und GHORMLEY; ALPERS und DRAYER; CHANDLER und ALTENBERG; COPLAND; GARNETT und ELBIRLIK;

Grinker und Walker; Herz und Glaser; Herz und Hoefer; Hyndman; Hyslop; Patterson und Little; Putnam, Herz und Glaser; Rugh.

Ursächlich werden vor allen Dingen funktionelle Störungen im Gebiet des Rindenzentrums der Kopfdrehung angeschuldigt (Blenke; de Quervain). Weiterhin kommt eine Reizung des Nervus accessorius durch Gehirn- und Rückenmarkstumoren, durch Meningitis, Caries oder Tumoren der Halswirbelsäule in Frage. Deswegen ist also der Torticollis spasticus, obwohl er nur anfallsweise auftritt und demnach nicht eigentlich als eine Skoliose anzusehen ist, Gegenstand der Röntgenuntersuchung.

Richardson und Walton (zit. nach Blenke) machen einen Muskelkrampf durch Überanstrengung des Sehapparates verantwortlich.

Blenke erwähnt das Vorkommen eines Torticollis spasticus bei der Neuralgia cervicobrachialis. Es ist aber fraglich, ob hier nicht vertebragene Schiefhälse in Analogie zur Ischiasskoliose gemeint sind.

Saidman hat das Vorkommen von Torticollis spasticus auf Grund rotatorischer Ticks oder intermittierend klonisch-tonischer Kontrakturen beschrieben. Jungmann erwähnt Hyperlordosierungen der Halswirbelsäule infolge anfallsweise Spasmen nach Encephalitis.

Durch Rhizotomie und subarachnoidale Neurektomie können die Torsionskrämpfe der Halswirbelsäule in der Mehrzahl der Fälle beseitigt oder gebessert werden (Sorensen und Hamby).

Lundberg und Svantesson untersuchten 50 Fälle nach, die wegen eines spasmodischen Torticollis operiert worden waren. Die Operation bestand in den meisten Fällen aus einer Durchtrennung des Nervus accessorius und der 3–4 obersten ventralen Wurzeln. Damit waren relativ zufriedenstellende Ergebnisse erzielt worden (Herz u. Glaser; Patterson u. Little; Poppen u. Martinez-Niochet; Törmä u. Troupp).

Nach Förster kommt der spasmodische Torticollis bei Hemiplegien, Chorea, Erkrankungen des Pallidums und der Stammganglien sowie striären Erkrankungen vor.

8. Echter rheumatischer Schiefhals

Nach Pitzen soll der rheumatische Schiefhals praktisch immer mit einer Arthrose der Uncovertebralgelenke verbunden sein. Lange nimmt als Hauptursache einen Muskelrheumatismus an, der zu einem Krampfzustand der Muskulatur führt. Es erscheint aber sehr fraglich, ob bei diesen Fällen eine echte rheumatische Ätiologie vorliegt, oder ob es sich um einen vertebragenen Schiefhals handelt. Daneben gibt es nach Petersen einen echten rheumatisch-polyarthritischen Schiefhals, der auf einer chronisch rheumatischen Entzündung der kleinen Wirbelgelenke beruht, also auf demselben Prozeß, der auch an den anderen Körpergelenken abläuft. Der Schiefhals ist oft nur visuell, aber nicht im Röntgenbild zu erkennen. Er läßt sich durch Cortisonbehandlung bessern bzw. wenigstens zeitweilig völlig beseitigen. Zum Unterschied von den anderen sog. rheumatischen und insbesondere von den sonstigen nichtrheumatischen Schiefhalsformen ist dieser echte uncovertebrale chronisch-polyarthritische Schiefhals dauernd stark schmerzhaft oder er ist es in den gleichen Schüben wie die chronische Polyarthritis. Ein akutes Krankheitsgeschehen, das stark schmerzhaft ist und mit ähnlicher Symptomatik einhergeht, entspricht meistens dem Griselsyndrom. Wahrscheinlich hat es sich in den Fällen von Petersen primär nicht um einen polyarthritischen Schiefhals, sondern um ein Griselsyndrom gehandelt, das in eine Polyarthritis mit Polyarthritis der übrigen Körpergelenke überging.

Bei der echten Spondylitis cervicalis rheumatica mit Aufhebung der physiologischen Lordose, Kyphosierung oder atlanto-axialer Dislokation besteht mitunter gleichzeitig ein Schiefhals (Sharp und Purser; Gamp, Schilling und Haas).

FULPIAN, KIRSCH, DUPONT und GAUTHIER berichten über ein 12jähriges Kind, das eine rheumatische Erkrankung durchgemacht hatte und einen Schiefhals mit Subluxation und Rotationsdislokation des Atlas aufwies.

FITZWILLIAMS beschreibt den Fall eines 15jährigen Jungen mit Atlasdislokation und einem Schiefhals, der an einem echten Gelenkrheuma litt.

Die ventralen Atlassubluxationen der erwachsenen Polyarthritiker gehen in einem Teil der Fälle ebenfalls mit einer mehr oder weniger ausgeprägten Schiefhaltung des Kopfes einher.

9. Haltungsskoliosen der Halswirbelsäule

Leichte Skoliosen der Halswirbelsäule wurden von MAEX als haltungsbedingt angesehen. Nach seinen Untersuchungen fand sich in 95% der Fälle eine leichte Neigung der Kreuzbeinbasis, die aus einer unterschiedlichen Beinlänge oder aus einer asymmetrischen knöchernen Präformation resultierte. MAEX vertritt die Ansicht, daß Kopfschmerzen und auch Migräneerscheinungen sehr häufig Folge einer Haltungsskoliose der Halswirbelsäule seien.

Auch bei Schiefstellung eines Lendenwirbels habe ich leichte Skoliosen gesehen, ohne daß Brust- und Lendenwirbelsäule eine Verkrümmung aufwiesen (Abb. 419a und b).

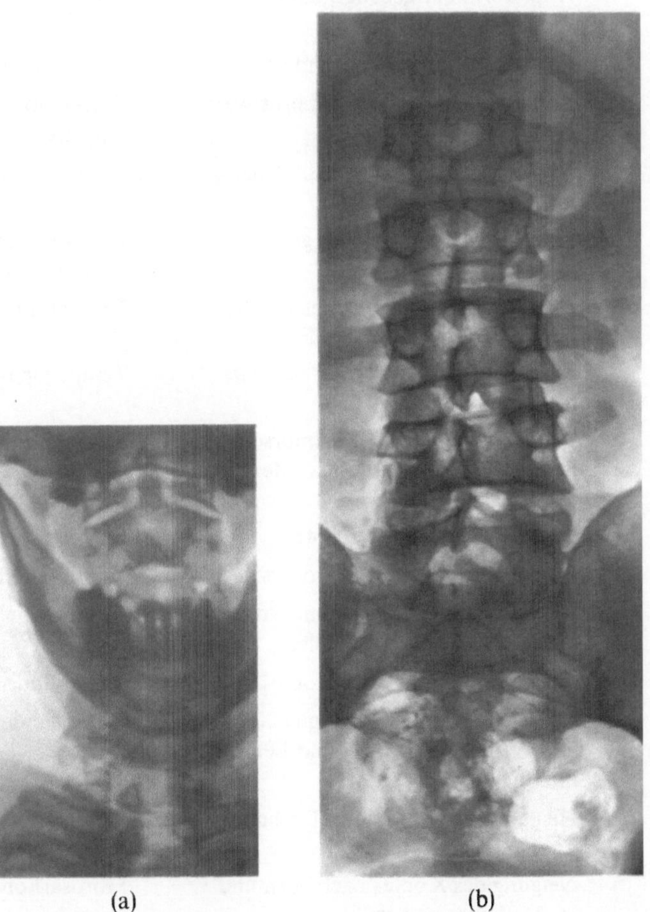

(a) (b)

Abb. 419. (a) Minimale Linkskonvexe Skoliose der Halswirbelsäule. (b) Leichte Schiefstellung des 4. LW. An der Brust- und Lendenwirbelsäule war keine Skoliose nachzuweisen

10. Schiefhals bei Hirntumoren

Von SPROCKHOFF wurde über Haltungsanomalien des Kopfes bei Hirntumoren berichtet, von WALTER bei Cholesteatom des Kleinhirnes. Verwiesen sei auch auf den Fall von GÖRDES, LEHATA und REICHEL, in dem eine intradurale Cyste zusätzlich zu einem ossären Schiefhals einen plötzlichen Torticollis ausgelöst hatte.

Bei Hirntumoren und raumfordernden Prozessen in der Schädelkapsel werden Schiefhaltungen registriert, die manchmal rein haltungsbedingt sind und auf Aufforderung vom Patienten korrigiert werden können. In anderen Fällen sind sie fixiert und ihre passive Korrektur kann zu Schmerzsensationen, Funktionsstörungen und Kollaps führen. Diese Schiefhaltungen stellen teils Schonhaltungen dar, teils müssen sie aber auch als neurologische Herdsymptome angesehen werden. Am häufigsten finden sie sich bei raumfordernden

Tabelle 83. Haltungsanomalien des Kopfes bei Großhirntumoren. (Nach SPROCKHOFF, 1939)

Autor	Kopfhaltung	Sitz des Tumors
HEBOLD	Kopf anhaltend nach vorn gebeugt, Gesicht wenig nach rechts	Sarkom des rechten Stirnhirns
ENGEL	Kopf nach hinten gezogen	Gliosarkom des rechten Frontale
MILLS	Kopf in die Kissen gebohrt	Frontales Fibrom
AUERBACH	Stark nach vorn gebeugte Haltung	Tumor der Basis beider Stirnlappen
BIELSCHOWSKY	Kopf vornüber gebeugt, Kinn auf der Brust	Frontaltumor
HITZIG u. BRAMANN	Kopf nach links rotiert und geneigt	Tumor des rechten Stirnlappens
VINCENT u. DARQUIER	Anhaltende Kopfbeugung brustwärts	Astrocytom des linken Frontallappens
KLEIST	Kopfwendung nach rechts, Neigung nach linker Schulter	Endotheliom F_2 rechts
KLEIST	Kopf zuweilen nach links geneigt	Endotheliom des linken orbitalen Stirnhirns (Gyrus rectus)
PUUSEPP	Drehung oder Neigung des Kopfes nach der Tumorseite in 4 Fällen	Frontaltumoren
GREY	Neigung des Kopfes nach der Seite des Tumors	Temporoparietaler Tumor
GREY	Kopfneigung nach der Tumorseite im Sitzen, beim Gehen nach der anderen	Tumor der Basalganglien
DE MARTEL	Seitwärtsneigung des Kopfes	Frontoparietaler Tumor
DE MARTEL	Rückwärtsbeugung des Kopfes	Frontoparietaler Tumor
TÖNNIS u. ZÜLCH	Kopfneigung nach der tumorkontralateralen Schulter in 2 Fällen	Ependymon der Parietalregion
MINGAZZINI	Rückwärtsbeugung des Kopfes	Balkentumor
HOFF	Maximal rückwärtsgebeugter Kopf und Fixation der Arme und Beine in Beugestellung	Gliom beider Thalami
HARTMANN	Neigung des Kopfes und Drehung des Kinns nach links	Fibrom der linken mittleren Schädelgrube
HARTMANN	Neigung des Kopfes nach vorn und leichte Drehung des Kinns nach links	Fibrosarkom der rechten Pyramidenspitze

Prozessen in der hinteren Schädelgrube, aber keineswegs alle Tumoren dieser Lokalisation gehen mit Fehlhaltungen einher. Umgekehrt finden sich, wenn auch seltener, Schiefhaltungen bei supratentoriellen Prozessen. Als rein cerebellares Syndrom können die Schiefhaltungen jedenfalls nicht angesehen werden. Es werden nicht nur Schiefhaltungen sondern auch Streck- und Flexionshaltungen, de facto Haltungen in jeder möglichen Bewegungsebene angetroffen. Manche Fehlhaltungsrichtungen sind jedoch häufiger als andere, am häufigsten die Neigung des Kinnes mit Drehung des Kopfes. Es gibt 6 Hauptformen pathologischer Kopfhaltung. Bisher haben sich praktisch nur die Neurologen mit diesen Fehlhaltungen des Kopfes befaßt und praktisch ausschließlich die Stellung des Kopfes nicht aber ihre Rückwirkung auf die Normalform der Halswirbelsäule registriert. In der folgenden Aufstellung von SPROCKHOFF sind Kopfhaltungen und Sitz des Tumors einander gegenübergestellt (Tabelle 83). Feste Relationen haben sich bisher nicht ergeben.

Die Frage der Zusammenhänge zwischen dem Herd und der Kopfhaltung wurde auch mehrfach tierexperimentell angegangen.

Dem Orthopäden und Röntgenologen sollten diese Zusammenhänge vor allen Dingen im Hinblick auf die Differentialdiagnose der verschiedenen Schiefhalsformen bekannt sein, und sicherlich würden die Röntgenaufnahmen der Halswirbelsäule in diesen Fällen eine Bereicherung unserer Detailkenntnisse mit sich bringen (s. auch Kap. K.II.10.: Skoliosen bei intracanaliculären Wirbelsäulentumoren, S. 344 und Kap. I.VIII.29.: Kyphosen bei intracanaliculären Tumoren, S. 195).

11. Auriculärer Schiefhals

Eigentlich könnte man die Fälle von Griselsyndrom, bei denen eine entzündliche Ohrerkrankung sekundär auf die tiefe obere Halsregion übergreift, auch als auriculären Schiefhals bezeichnen. Hier sollen aber nur die Fälle ihren Platz finden, bei denen die Mitbeteiligung der tiefen Halsregion nicht nachgewiesen werden kann (s. Kap. S.2.: Schiefhals beim Grisel-Syndrom, S. 588).

Schiefhaltungen nach Ohrerkrankungen wurden von LEROUX beschrieben. RADZICH sowie CURSCHMANN brachten Schiefhalsbildungen in Zusammenhang mit Labyrintherkrankungen (s. auch Kap. K.II.45.: Oto-vertebrales Syndrom, S. 398 und Kap. K.II.44.a): Oculo-auriculäres Syndrom, S. 397).

12. Oculärer Schiefhals

Beim oculären und auriculären Schiefhals handelt es sich um Haltungsskoliosen der Halswirbelsäule. Das, was in dem entsprechenden Kapitel über die Skoliose und Kyphose der Brustwirbelsäule und Augen- und Ohrstörungen ausgeführt wurde, gilt auch für die Halswirbelsäule (s. Kap. I.II.8.: Fehlhaltungen bei Augenaffektionen, S. 83; Kap. K.II.44.: Oculäre Skoliosen, S. 397 und Kap. K.I.2.n): Haltungsskoliosen mit faßbarer Ursache bei Sehstörungen, S. 244). Die Haltungsskoliosen der übrigen Wirbelsäulenabschnitte resultieren bei oculären Störungen aus einer primären Verkrümmung der Halswirbelsäule, die sich kompensatorisch auch auf diese Wirbelsäulenabschnitte auswirkt.

GUINET hatte den Zusammenhang zwischen Schiefhals und Augenerkrankung bereits im Jahre 1874 erkannt.

Am häufigsten findet sich ein Schiefhals oculärer Genese bei einer Trochlearisparese. Als weitere Ursache kommen Paresen im Gebiet des Obliquus superior und ein Nystagmus in Frage. Je nach der Art der Lähmung treten unterschiedliche Zwangshaltungen auf. Umgekehrt gibt die Art der Zwangshaltung Hinweise auf die Art der Lähmung. Für den Röntgenologen ist es in diesen Fällen wichtig, die Röntgenaufnahmen in der gewohnten

Zwangshaltung machen zu lassen und nicht bei der Aufnahme Kopf- und Halshaltung zum Zwecke der optimalen Darstellung der Halswirbelsäule zu korrigieren.

REY u. HENTSCHEL; LANDOLT; ABERLE-HORSTENEGG; PEZZIA; HUGONNIER; ELSCHNIG; DREHMANN sowie BRADFORD haben in neuerer Zeit über das Krankheitsbild des oculären Torticollis berichtet. Sie fanden Schiefhaltungen des Kopfes sowohl bei kongenitalen als auch bei erworbenen Augenmuskellähmungen und zwar am ausgesprochensten bei Paresen der schiefen Augenmuskeln, ebenso wurden entsprechende Haltungsstörungen an der Halswirbelsäule nach hypermetropischen und schrägachsigem Astigmatismus gefunden. Das diesen oculären Störungen gemeinsame skoliogene Moment ist das Auftreten von Doppelbildern, die durch Schiefhaltung des Kopfes zur Deckung gebracht werden. Schädelasymmetrien finden sich beim oculären Schiefhals nicht, da es sich ja um eine Haltungsskoliose ohne strukturelle Veränderungen handelt. Der oculäre Schiefhals ist auch nicht muskulär fixiert. Es handelt sich vielmehr um eine Gewohnheitshaltung. Nach operativer Korrektur des Sehfehlers durch Verlagerung der Augenmuskelansätze tritt wieder Geradestellung ein (BEIZ; KOMMERELL; ANDERSON und KESTENBAUM; ADELSTEIN u. CÜPPERS; VON BERGER, DELL'AQUILA, SCASSELLATI, STORZOLINI; HAASE; KRÜGER). Eine gewisse Kontraktur des Musculus sternocleidomastoideus findet sich nur sekundär bei veralteten Fällen. Diese Kontraktur läßt sich wieder aufdehnen und erfordert keine operative Durchtrennung (GEISLER; VAN DER BRUGH).

BIEBERGEIL hatte eine Schiefhaltung des Kopfes bei einem 7jährigen Jungen infolge eines horizontalen Nystagmus beschrieben. Die Schiefhaltung des Kopfes resultierte daraus, daß in dieser Stellung der Nystagmus am geringsten war und der Kopf zum Ausgleich der Störung in dieser Stellung fixiert gehalten wurde. Eine Anspannung des Musculus sternocleidomastoideus, wie beim muskulären Schiefhals, war nicht vorhanden.

Nach ELSCHNIG führen wohl Augenmuskellähmungen zum Schiefhals, jedoch niemals umgekehrt ein Schiefhals zu Sehstörungen. Letzteres war von HÜBSCHER behauptet worden.

Bei Lähmung der äußeren Augenmuskeln, insbesondere des Obliqus superior, werden häufig außer einer Neigung des Kopfes auch Verkrümmungen der ganzen Wirbelsäule und nicht nur der Halswirbelsäule verzeichnet. Die Verkrümmung der Wirbelsäule geht in gewissem Umfange der Schwere der Augenmuskellähmung parallel. Die Krümmung ist an der Halswirbelsäule am stärksten und konvex zur Seite der Augenmuskellähmung. Die thorakolumbalen Gegenkrümmungen sind sehr großbogig, sie können ein- oder zweibogig sein. Am besten werden die Röntgenaufnahmen im Stehen angefertigt, wobei die Augen einen Punkt fixieren. Durch diese Fixation mit den Augen wird die Krümmung in der Regel verstärkt (DIETRICH u. SLACK; BARON u. SOUDET; CUIGNET; DALLWIG; RUEDEMANN; STEPHENSON; WADSWORTH; VERZELLA).

BLATT unterscheidet 3 verschiedene Gruppen von oculärem Schiefhals:

1. Bei Strabismus mit Esotropie und Verticotropie mäßigen Grades findet man nur leichte Verkrümmungen der Wirbelsäule.

Die 2. Gruppe umfaßt einen ausgeprägteren Strabismus mit horizontalen und vertikalen Deviationen, Unmöglichkeit des binoculären Sehens mit oder ohne Diplopie infolge kongenitaler Muskelaplasie oder mit traumatischen Paralysen. Man findet in diesen Fällen außer einem Torticollis auch Skoliosen an der Brust- und Lendenwirbelsäule, teils leichten, teils aber auch schwereren Grades mit Strukturveränderungen.

In einer 3. Gruppe lassen sich die schweren angeborenen Fälle mit Muskellähmung und strukturellen Skoliosen der Wirbelsäule zusammenfassen. Die oculären und vertebralen Veränderungen sollen in diesem letzteren Fall einen gemeinsamen pathogenetischen Faktor, den Status dysraphicus haben.

Bei frühzeitiger Beseitigung des Strabismus soll in den beiden ersten Fällen der Torticollis und die Skoliose wieder verschwinden. Bei den Augenmuskellähmungen kann ein Torticollis alternans auftreten (Blatt u. Regenbogen; Calmettes, Deodati u. Pigassou; Clausen; Giacomelli; Gros, Bloch u. Walter; Korkinen u. Vannas; Krueger; Manzitti u. Gancia; Seidenari; Cüppers; D' Esposito, Agostino u. Caccia; Hasse; Harms; Jaensch; Levin; Lopez-Lacarrère; Normark; Papst u. Stein; Satanowsky; Urist; Graziani und Del Viume; Vitali).

Sebestyén beobachtete nach Schieloperationen in 56% der Fälle einen vorübergehenden Torticollis mit Schiefhaltung des Kopfes. Dieser Zustand normalisierte sich innerhalb von 2–3 Wochen wieder. Der Torticollis tritt auch in Fällen auf, bei denen vor der Schieloperation kein Schiefhals vorhanden war. Ein Schiefhals vor der Operation kann durch die Operation verschwinden, sich verändern oder unverändert bestehen bleiben. Bei dem postoperativen Torticollis handelt es sich um ein kompensatorisches Phänomen, das sich von der Zwangskopfhaltung bei einer Augenmuskellähmung nicht unterscheidet.

13. Ossärer Schiefhals

a) Kongenitale Form

Skoliosierungen der Halswirbelsäule können infolge der verschiedenartigsten Mißbildungen dieses Skeletabschnittes auftreten. Bauer widmet dem össären Schiefhals eine eingehende Besprechung und er zitiert ebenso wie Swjetschnikow (1906) die einschlägige ältere Literatur.

Berardi, Pelizza und Pinelli fanden unter 839 Mißbildungen an der Wirbelsäule, wozu sie aber auch Spina bifida occulta, Übergangswirbel und dergl. rechneten, in 39 Fällen eine Mißbildung an der Halswirbelsäule. Die verschiedenen Mißbildungen, wie Synostosen, Spaltbildungen und Wirbelkörpermißbildungen, gehen meistens mit Veränderungen in der Sagittalkrümmung — in der Regel mit einer Geradehaltung — oder Skoliose einher. Nur in dem kleinsten Teil der Fälle bestand gleichzeitig oder ausschließlich eine skoliotische Krümmung. In mehr als 50% waren gleichzeitig Mißbildungen an den Rippen, den Schulterblättern und der Brustwirbelsäule vorhanden.

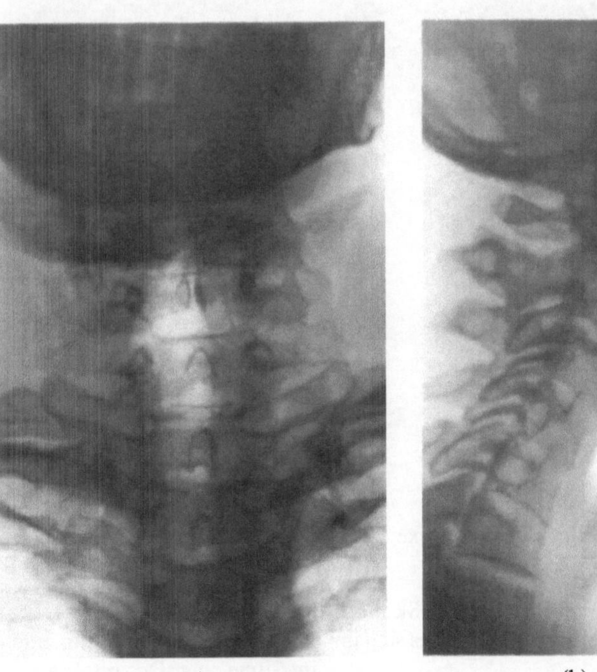

Abb. 420. (a) Leichte Linksskoliose der Halswirbelsäule bei Spina bifida occulta C 6. (b) Gleichzeitige Kyphosierung

(a) (b)

Im Falle der Kyphoskoliosen der Halswirbelsäule mit Spina bifida occulta ist die Verkrümmung meist nicht durch eine Verformung der Wirbelkörper bedingt, sondern sie imponiert als gleichgeordnetes Vitium primae formationis. Die Fälle können die verschiedentlich vertretene Auffassung stützen, daß eine Wirbelsäulenverkrümmung ein Dysraphiesymptom darstellen kann (Abb. 420a und b) (s. auch Kap. K.II.2.c)δ): Mißbildungsskoliosen, kongenitale Skoliosen bei Spina bifida, S.286).

Leichte Skoliosen sind unter anderem bei Halsrippen beschrieben worden und es ist hier sinngemäß, das heranzuziehen, was in den entsprechenden früheren Abschnitten über die Zusammenhänge zwischen Skoliosen und numerischen Variationen und Accessoria gesagt worden war (Böhm; Perrone; Oehlecker; Kayser; Miyauchi; Serafini) (Abb. 421) (s. auch Kap. K.II.2.c)α): Mißbildungsskoliosen, kongenitale Skoliosen durch numerische Variationen, S. 282).

Schiefhaltungen des Kopfes mit entsprechenden Asymmetrien und leichten Skoliosierungen der Halswirbelsäule treten recht häufig in Erscheinung bei Anomalien und vor allen Dingen bei Verschmelzungsmißbildungen im Bereich des Atlas und des Hinterhauptes. Die Verschmelzung weist alle graduellen Unterschiede auf und sie ist oft asymmetrisch. Oft verschmelzen nicht nur die Condylen sondern auch die Processus paramastoidei. Der Atlas kann als Halbwirbel ausgebildet sein, und die daraus resultierende Verkrümmung der Halswirbelsäule und der Schädelachse entspricht genau dem, was früher über die Skoliosen bei Halbwirbelbildungen gesagt wurde (Buetti-Bäuml; Biesalski; Brocher; Deutschländer; Kramer; Ehringhaus). In einem eigenen Fall von leichter Halswirbelsäulenskoliose fehlte der Atlas (Abb. 422a und b) (s. auch Kap. K.II.2.c)ζ)ζζ): Mißbildungsskoliosen bei Asoma, S. 296). Giuntini gibt als häufigste Ursache eines ossären

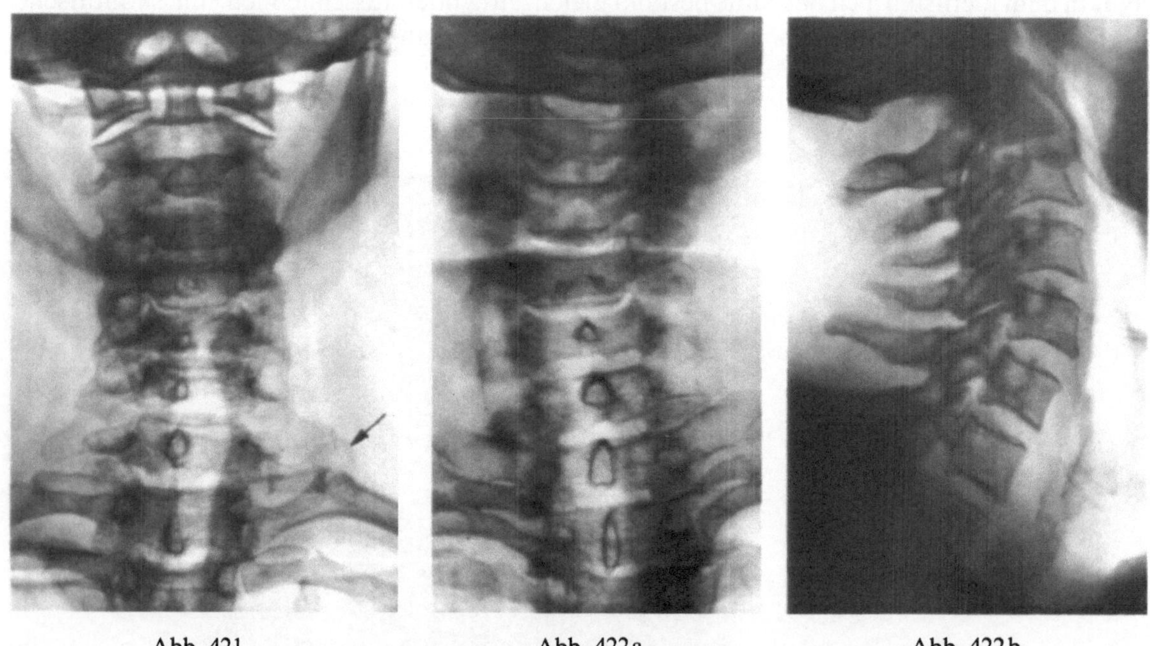

Abb. 421 Abb. 422a Abb. 422b

Abb. 421. Geringe linkskonvexe Skoliose der Halswirbelsäule bei einem Os accessorium zwischen den Querfortsätzen C7/D1 auf der linken Seite

Abb. 422. (a) Rechtskonvexe Skoliose der Halswirbelsäule. (b) Die seitliche Aufnahme zeigt, daß ein Atlas völlig fehlt. Entweder handelt es sich um eine Atlasaplasie oder um eine Einbeziehung in die Hinterhauptschuppe im Sinne einer Occipitalisation

Schiefhalses eine Verschmelzung des 2. und 3. Halswirbels an. Auch Fehlen der Bogenwurzel mit Gelenkaplasie ist als Ursache beschrieben worden (GRASSER u. KLEIN).

BÖHM weist darauf hin, daß sich die Skoliose oft erst im jugendlichen Alter manifestiert. Also auch in diesem Punkte herrschen die gleichen Verhältnisse, wie bei den Skoliosen infolge kongenitalen Halbwirbels an der übrigen Wirbelsäule (MACALISTER; LE DOUBLE). Ebenso geht der ossäre Schiefhals meistens mit einer Schädelskoliose einher.

PUTTI sah infolge einer Halbwirbelbildung C7 eine linksseitige Cervicalskoliose, die durch eine großbogige, rechtskonvexe Thorakalskoliose kompensiert war. Außerdem standen beide Schulterblätter ungleich hoch. Auch Mißbildungen an den oberen Brustwirbeln führen an der Halswirbelsäule zum Bild eines Schiefhalses (ELOWSON). Andererseits können aus Mißbildungen an der unteren Halswirbelsäule mitunter auch hochgradige thorakale Kyphoskoliosen resultieren. Über einen entsprechenden Befund haben LEWIS, DAINES, SAMUELS und HECHT berichtet. Allerdings waren die Mißbildungen nicht nur auf die Halswirbelsäule beschränkt, sondern sie fanden sich auch im Brustabschnitt. KALLIUS hat zwei Fälle von Blockwirbelbildungen an der Halswirbelsäule beschrieben, von denen der eine nur eine Schiefhalsbildung, der andere einen Schiefhals mit gleichzeitiger thorakaler Skoliose aufwies. Auch eine Beobachtung von Keilwirbelbildungen an der Halswirbelsäule mit leichter konsekutiver Torsion ist von ihm beschrieben worden. In einem anderen Fall war eine ausgeprägte Kyphosierung des oberen Halswirbelsäulenabschnittes auf eine Synostosierung von C1 und C2 zurückzuführen. Es handelte sich dabei ebenso wie in den Beobachtungen von MARCHAND, CLÉMENT, BARAC, SANTAGOSTINI und LE VISON um Fälle, die zweifellos der Klippel-Feilschen Krankheit nahestehen, wenn sie auch nicht das Vollbild darboten. Ebenso kommt Schiefhalsbildung bei der Sprengelschen Deformität vor (ASCHNER).

Auch das Syndrom von SICARD und LERMOYEZ geht meist mit einem Schiefhals einher (Kurzhals mit Verschmelzung von Atlas unf Epistropheus, vorspringenden Claviculae und Atrophie der Pectoralismuskulatur).

Schließlich sind noch Subluxationen des Atlas infolge Densaplasie oder Hypoplasie hier anzuführen, die meistens das Bild eines Schiefhalses machen (Abb. 423) (MCRAE; BUETTI; BROCHER; LEVY und RUSSO; ROBERTS; COUTTS; WEILER; NIVERGELT; weitere Literaturnachweise s. REINHARDT).

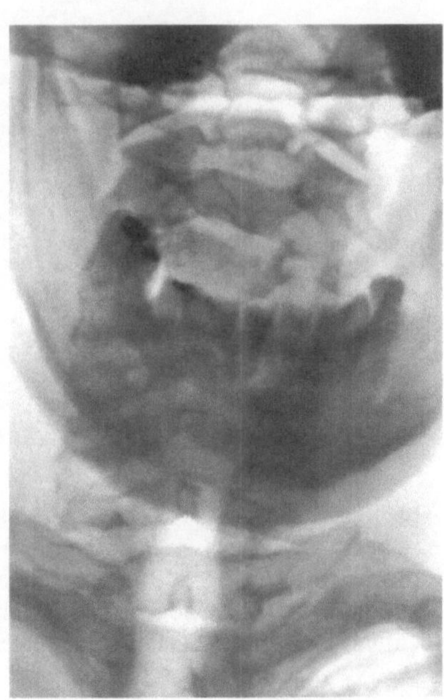

Abb. 423. Der Dens epistrophei ist verkürzt und gedrungen. Asymmetrische Stellung zur Massa lateralis des Atlas. Leichte linksgeneigte Schiefhalsbildung

Ein ossärer Schiefhals resultiert recht häufig aus asymmetrischen Verschmelzungen des Atlas mit dem Occiput (Abb. 424a–d) und sonstigen atlanto-occipitalen Dysplasien. Bei einer ausgeprägten asymmetrischen Ausbildung des Atlas ohne Verschmelzung war nur eine eben angedeutete Skoliose vorhanden (BASSETTA; BERTOLOTTI; BRETON; LE DOUBLE; LE FORT und INGELRANS; MARCONI). Auch ein Schiefhals auf dem Boden einer asymmetrischen Verschmelzung des Epistropheuskörpers mit dem 3. Halswirbel ist be-

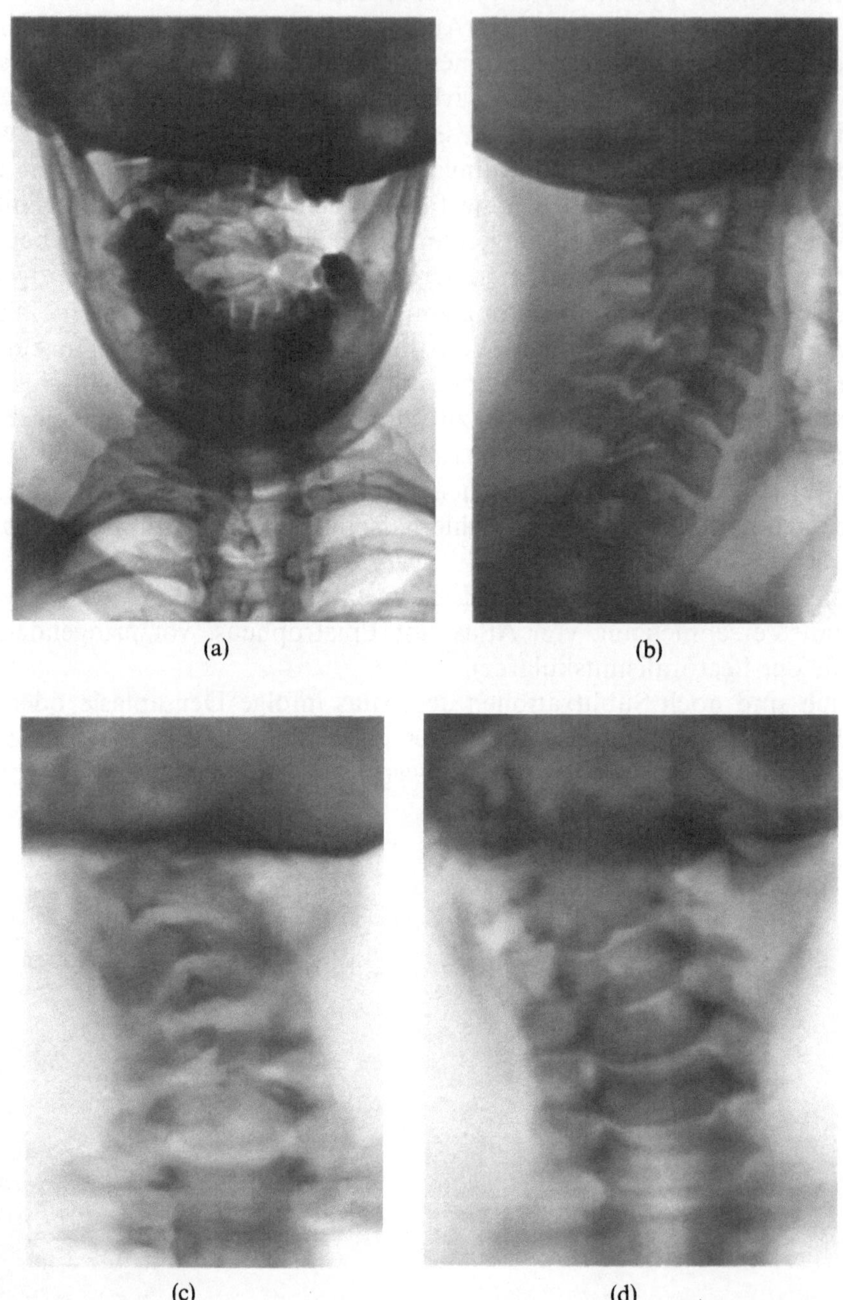

Abb. 424. (a) Atlato-occipitale Dysplasie. Die rechtskonvexe Skoliose ist sehr kurzbogig. (b) Leichte Kyphose im oberen Halswirbelsäulenabschnitt mit Verschmälerung der Bandscheibe C3/C4 und partieller Blockwirbelbildung C7/D1. (c) Spina bifida occulta C6. (d) Der Epistropheus hat rechtsseitig ein halbes Wirbelsegment assimiliert. Der Atlasbogen ist unsymmetrisch. Links artikuliert er mit der Seitenfläche des Epistropheus und nicht mit einer normalen cranialen Gelenkfläche. Der Dens ist verkürzt und der Atlasbogen in seitlicher Richtung verbreitert

schrieben worden (GIUNTINI). HADLEY berichtet über eine atlanto-occipitale Fusion mit Schiefhalsbildung.

FALK sah bei einer Phokomelie mit einem halbseitigen Occipitalwirbel eine Skoliose, die in der unteren Halswirbelsäule am stärksten ausgeprägt war, aber auch die Brustwirbelsäule betraf.

Auch Blockwirbelbildungen können mit Skoliosen einhergehen (Abb. 425a und b). HOLLAND und STOLLE beobachteten Schiefhalsbildung bei Fehlbildungen der Wirbelkörperbogenreihe. GAIZLER und GAIZLER haben einen Fall mit kongenitaler einseitiger Aplasie der Bogenwurzel vom 5. Halswirbel beschrieben, in dem gleichzeitig eine geringfügige gegenseitig konvexe Skoliose bestand. WALKO hat einen Fall beschrieben, in dem die Halswirbelsäule praktisch völlig fehlte. ELEFANT u.Mitarb. berichten über einen Schiefhals infolge Agenesie des Wirbelkörpers C3.

GÖRDES, LEHATA und REICHEL berichten über einen 9jährigen Jungen mit alternierenden lateralen Keilwirbeln im oberen Brustabschnitt und cervico-dorsalen Übergang, die für sich eine geringe Skoliose verursacht hatten. Zusätzlich trat ziemlich plötzlich ein ausgeprägter Schiefhals auf, der zuvor nicht bestanden hatte. Nach Redressionsbehandlung stellten sich neurologische Ausfälle ein. Als deren Ursache konnte eine intradurale Cyste myelographisch nachgewiesen und operativ entfernt werden. Diese Cyste wird als Ursache des plötzlichen Torticollis angesehen.

BOLDREY u.Mitarb. führten Skoliosen am cervico-thorakalen Übergang auf ein Wachstumsmißverhältnis von Dura und Wirbelsäule zurück. Nicht nur zum Klippel-Feilschen Syndrom, sondern auch zum muskulären Schiefhals können die Übergänge fließend sein. WRETE gibt an, daß bei muskulärem Schiefhals nicht selten auch Knochenanomalien der Halswirbelsäule angetroffen werden, vor allen Dingen Verschmelzungen von Atlas und Epistropheus. Auf die Differentialdiagnose geht GIUNTINI ein.

Von weiteren Berichten über ossären Schiefhals sind zu erwähnen die Arbeiten von SANGALLI; ZOJA; BERTOLOTTI; PUGH; CHERUBINI; DUBREUIL-CHAMBARDEL; LE FORT und INGELRANS; BÖHM; GIUNTINI; SIMON; HADLEY; PERROT und BABIANTZ; DREYFUS.

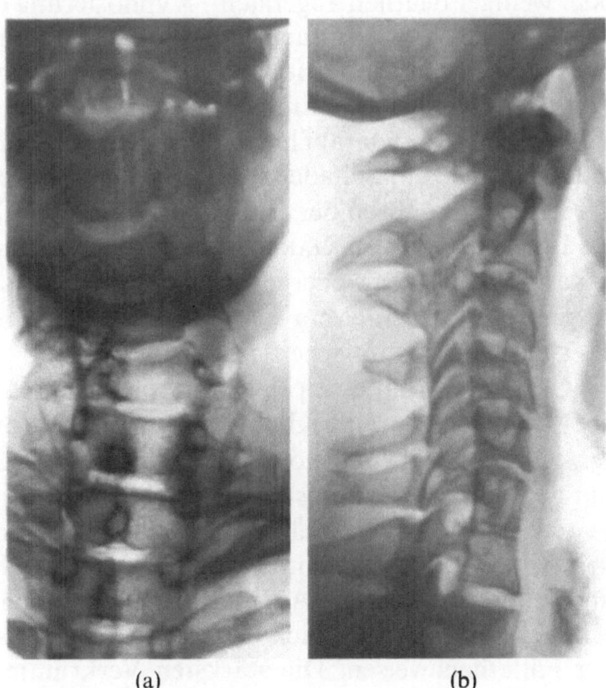

Abb. 425. (a) Geringe Keilverformung des 6. HW. Die linke Seite ist etwas höher als die rechte. Leichte linkskonvexe Skoliose mit Scheitelpunkt C6. (b) Der 6. und 7. HWK zeigen einen verminderten Sagittal- und einen vergrößerten Höhendurchmesser. Partielle Blockwirbelbildung. Aufhebung der physiologischen Lordose

HELLNER bildet mehrere Fälle von ausgedehnten Wirbelsynostosen ab, die eine Skoliose oder Kyphose der Halswirbelsäule aufweisen.

Man muß genau wie bei Mißbildungsskoliosen der übrigen Wirbelsäule auch bei dieser Skolioseform der Halswirbelsäule unterstellen, daß ein guter Teil der Fälle durch Fruchtschädigung verursacht wird (s. Kap. N.1.: Entstehungsmechanismus der kongenitalen Skoliosen, S. 479).

Über familiäres Vorkommen von ossärem Schiefhals hat BERTOLOTTI berichtet. Der ossäre Schiefhals bestand einmal bei Vater und Sohn und ein anderes Mal bei Vater, Sohn und Vetter.

Untersuchungen über das Auftreten von angeborenem ossärem Schiefhals bei Zwillingen, der allerdings unter das Klippel-Feilsche Syndrom eingereiht wird, ohne daß ein vollausgeprägter Kurzhals bestand, wurden von GEDDA und IANNACCONE angestellt. Der eine von 2 Zwillingen hatte eine ausgeprägte Verschmelzungsmißbildung, während bei dem anderen lediglich eine Synostose zweier Wirbelbögen bestand. Der Vater wies lediglich eine Segmentation des Dens epistrophei mit Kyphosierung der Halswirbelsäule auf (s. auch Kap. Q.: Die Vererbung der Skoliose, S. 521 und die Beiträge M. ERDELYI: Variationen und A. WACKENHEIM: Fehlbildungen am Schädel-Hals-Übergang, in Hbd. d. med. Radiologie, Bd. VI/1).

b) Schiefhals bei dem Klippel-Feilschen Syndrom

Bei dem Klippel-Feilschen Syndrom, das sehr häufig mit einer Arnold-Chiarischen Mißbildung, bestehend in einer Verlagerung von Hirnteilen in den Wirbelkanal infolge Spaltbildungen (FELLER und STERNBERG) sowie einem angeborenen Schulterblatthochstand (Sprengelsche Deformität) und immer mit einem Kurzhals einhergeht, verursacht häufig Abweichungen von den physiologischen Krümmungen der Halswirbelsäule (s. auch Kap. K.II.2.f): Kongenitale Skoliosen beim Klippel-Feil-Syndrom, S. 299).

FEIL, der das Krankheitsbild 1912 als erster beschrieben hatte, hatte auch bereits als erster auf das gleichzeitige Vorkommen von Wirbelsäulenverkrümmungen bei diesem Syndrom hingewiesen (FEIL, ROLAND und VAN BOCKSTAEL; RATHKE) (Abb. 426a und b).

In der Regel ist wegen der Blockwirbelbildungen die physiologische Lordose mehr oder weniger deutlich abgeflacht. Kyphosierung der Halswirbelsäule mit Wirbelverschmelzungen hat BRULAND auch bei der Pseudochondrodystrophia rheumatica beschrieben. Die Verschmelzungen sind jedoch Polyarthritisfolgen und haben nichts mit dem Klippel-Feilschen Syndrom zu tun.

DREYFUS weist darauf hin, daß bei den sehr stark ausgebildeten Fällen die Brustkyphose praktisch bis zum Schädel reicht und meistens eine Brustskoliose gleichzeitig vorhanden ist. Leichte Skoliosen der Halswirbelsäule sind aber ebenfalls die Regel (DEMELER).

In einem Fall von GARELLO und SORIANI, der im Alter von 46 Jahren eine Paraplegie bekam, lassen die wiedergegebenen Röntgenaufnahmen eine ganz leichte Skoliose und Kyphose erkennen. Man kann die Paraplegie wegen der Geringfügigkeit der Skoliose aber nicht als skoliotische Paraplegie ansehen.

CRITSCHLEY hat einen Fall von Sprengelscher Deformität beschrieben, bei dem es sich aber wohl doch um eine Klippel-Feilsches Syndrom gehandelt hat, der eine sehr ausgeprägte cervico-dorsale Kyphoskoliose aufwies, die zu einer Paraplegie geführt hatte. Eine ebenfalls nur geringgradige Skoliose bestand bei einer Patientin von RAUTUREAU. Eine hochgradige Skoliose der Halswirbelsäule beim Klippel-Feilschen Syndrom wird von LIECHTI abgebildet. Weitere Berichte stammen von LAROCHE und KLOTZ; HADLEY; CRITSCHLEY; RECHTMAN und HORWITZ. Letztere Autoren sahen einen schmerzreflektorischen Schiefhals bei einem Klippel-Feil-Syndrom nach Unfall entstehen. JEANNOPOULOS konnte eine Skoliose in 57% der Fälle nachweisen. Die stärksten Verkrümmungen, sowohl an der Hals- als auch an

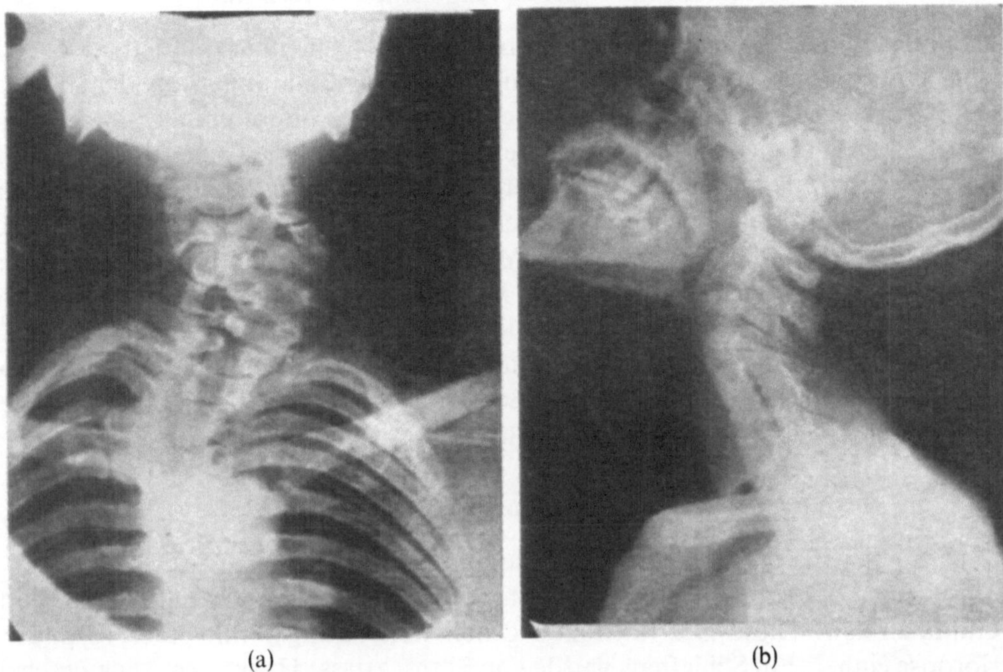

Abb. 426a und b. Klippel-Feil-Syndrom. (a) Doppelbogige Skoliose der Halswirbelsäule. Mißbildung des 4. und 5. Halswirbelkörpers. Wahrscheinlich handelt es sich um Halbwirbel. Spina bifida des 6. Halswirbels. (b) Synostose des 5. und 6. Halswirbels. (PUGH, 1950)

der Brustwirbelsäule, resultieren nach KUHNS und HORMELL, wenn sich die Mißbildungen auf den mittleren und oberen Thoraxabschnitt erstrecken (BRACHER und MOONK).

In Folge eingeschalteter Halbwirbel besteht beim Klippel-Feilschen Syndrom nicht allzu selten ein Schiefhals, den man eigentlich in dem Kapitel „Ossärer Schiefhals" unterbringen müßte, wie überhaupt eine exakte Abgrenzung beider Schiefhalsformen nicht immer möglich ist.

SHOUL und RITVO fanden bei einem typischen Klippel-Feilschen Syndrom einen Schiefhals mit Fibrose und Verkürzung des Kopfnickers.

HANGARTER und DIEKER stellten in der Blutsverwandschaft von Patienten mit einem Klippel-Feilschen Syndrom Individuen mit Skoliosen fest, die als abortive monosymptomatische Manifestationen des Leidens angesehen werden.

HIRSCH, der 7 Fälle von doppelseitigem Schulterblatthochstand aus der Literatur zitiert, beschreibt eine eigene einschlägige Beobachtung, bei der es sich nach den beigegebenen Abbildungen um ein Klippel-Feilsches Syndrom gehandelt hat (1904: damals war das Syndrom noch nicht beschrieben), das mit einem Schiefhals einherging.

Das Goldenhar-Syndrom, das in erheblichen mandibulo-facialen Gesichtsasymmetrien besteht, die mit epibulbären Dermoiden, Fistulae praeauriculares, Zahnanomalien und Ohrmuschelmißbildungen einhergehen, ist oft mit den Erscheinungen eines Klippel-Feil-Syndroms kombiniert (FLEISCHER-PETERS). Auch das Wildervanck-Syndrom, welches durch Taubstummheit, Abduzenslähmung, Retractio bulbi und cranio-mandibulo-faciale Dysplasien charakterisiert ist, geht nicht selten mit einem Klippel-Feil-Syndrom einher. Ebenso werden beim Franceschetti-Syndrom Halswirbelsäulenmißbildungen im Sinne eines Klippel-Feil-Syndroms mit Skoliosen angetroffen. Es handelt sich bei diesem Syndrom um eine autosomal dominante Mißbildung mit antimongoloider Schrägstellung der Augen, Makrostomie, Vogelgesichts-, Fischmaulphysiognomie, Ohrmuschelmißbildungen, partieller oder vollständiger Taubheit und Daumenhypoplasie.

c) Schiefhals bei der Sprengelschen Deformität

Die Sprengelsche Deformität, die auch ohne die sonstigen Charakteristika des Klippel-Feilschen Syndroms vorkommt, geht neben anderen Mißbildungen an der Wirbelsäule (vor allem Spina bifida) in den meisten Fällen mit einer Skoliose einher, die in der Regel ihren Scheitelpunkt an der cervico-thorakalen Grenze hat (BOCCANERA und MANZI).

Eine kyphotische Komponente ist in der Regel nicht vorhanden, sondern nur durch den einseitigen Schulterblatthochstand vorgetäuscht. 15 Fälle, die SCHWARZWELLER untersuchte, wiesen sämtlich eine entsprechende Wirbelsäulenverkrümmung auf. Bei ihrer Entstehung sind außer den Wirbelmißbildungen mitunter auch Rippenanomalien und Anomalien der Muskulatur (Trapeziusdefekt) beteiligt. In den Familien der Probanden mit einer Sprengelschen Deformität fanden sich gehäuft Skoliosen, die dann als monosymptomatische Manifestation dieser Anomalie aufgefaßt wurden (s. auch Kap. K.II.2.g): Kongenitale Skoliosen bei Sprengelscher Deformität, S. 300).

d) Erworbener ossärer Schiefhals

Diese Schiefhalsform ist relativ selten. Sie findet sich bei einseitig destruierenden Knochenprozessen an der Halswirbelsäule wie Tumoren, Metastasen, Osteomyelitis, Tuberkulose, Gummen usw. Diese Destruktionen gehen weit häufiger mit einer Kyphose oder Hyperlordose einher. Ein Schiefhals wurde von SCHULTHESS; HASE; LOEFFLER beschrieben.

SCHOTTE hat eine Schiefhalsbildung als Folge eines Halswirbelkörperzusammenbruches nach Xanthomatose mitgeteilt.

T. Die sagittalen Verkrümmungen der Halswirbelsäule

Hyperlordosen sind an der Halswirbelsäule relativ seltener anzutreffen als Delordosen oder Kyphose. Wo die partielle Delordose und die Hyperlordose anfangen, ist nicht festzulegen, da sich die Sagittalkrümmung willkürlich und unwillkürlich ändert. Eine Kyphose ist dagegen als pathologischer Zustand leichter zu definieren und zu diagnostizieren. Untersuchungen über die normale Sagittalkrümmung der Halswirbelsäule werden von BORDEN, RECHTMAN und GERSHON-COHEN angestellt. Sie haben 180 Patienten, 90 Männer und 90 Frauen, ohne Beschwerden, die auf die Halswirbelsäule hätten bezogen werden können, untersucht. Sie zogen die Tangente an die dorsale Begrenzung des Prozessus odontoideus und an die untere Hinterkante des 7. Halswirbelkörpers und maßen den tiefsten Punkt der Lordose. Als Mittelwert stellten sie eine Lordosetiefe von 12 mm fest. Der Bereich der normalen Abweichung betrug ± 5 mm (s. auch Kap. E.2.: Messung von Lordosen, S. 34 und den Beitrag von ZAUNBAUER, W.: Normale Haltung und normale Beweglichkeit der Wirbelsäule, in Hdb. der med. Radiologie, Bd. VI/1).

Bei Frauen über 50 Jahren zeigte die Lordose eine Tendenz zur Zunahme, bei Männern eine Tendenz zur Abflachung.

LINDENBRATEN und PUDOVA bestimmten das Bewegungsausmaß bei Streckung und Beugung der Halswirbelsäule sowie bei Lateralflexion und bei Drehung. Die Beweglichkeit der Halswirbelsäule hing in bedeutendem Maß vom Typ und Form der Halswirbelsäulenkrümmung ab.

Der Bewegungstyp der Halswirbelsäule ist abhängig von dem Haltungstyp der Halswirbelsäule. Bei Normalhaltung findet sich der Biegungs-Bewegungstyp, d.h. die einzelnen Wirbelsegmente nehmen gleichmäßig an der Bewegung teil. Bei der Streckhaltung mit leichter Ventralneigung findet sich bei der Anteflexion meistens der Dachziegelbewegungstyp oder eine Mischung von Dachziegel- und Drehpunktsbewegungstyp. Bei Streckhaltung ohne Neigung wurde der Drehpunktsbewegungstyp gefunden, bei der Lordose der Biegungsbewegungstyp.

Von 108 Patienten wurde der Bewegungswinkel gemessen. Die Mitte der Deckplatte des 1. BW wurde als Bezugspunkt gewählt und bei Ventralflexion eine Gerade an die vordere Oberkante des 2. HWK, bei Dorsalflexion an die hintere Oberkante des 2. HWK angelegt. Der zwischen beiden Geraden liegende Winkel, wurde als Bewegungswinkel

Tabelle 84. Bewegungsausmaß an der Halswirbelsäule. (Nach DE SÈZE, DJIAN u. ABDELMOULA)

	Hyperflexion	Hyperextension	Durchschnittliches Gesamtbewegungsausmaß
C2-C3	5°	8°	13°
C3-C4	5° 5	10°	15° 5
C4-C5	7°	12°	19°
C5-C6	9°	18°	27° 5
C6-C7	6° 5	11°	17° 5
Gesamtbewegungsausmaß	33°	59° 5	92° 5

bezeichnet. 5 Patienten hatten einen Bewegungswinkel von 40°, 5 von 50°, 11 von 60°, 19 von 70°, 24 von 80°, 26 von 90° und 18 von 100° (s. auch Kap. H.13.: Bewegungsmöglichkeiten der Wirbelsäule, S. 69) (Tabelle 84).

Die Änderungen der normalen Sagittalkrümmung erreichen an der Halswirbelsäule im Röntgenbild weit stärkere Ausmaße als die der Skoliosen. Äußerlich springen sie aber viel weniger in die Augen. Die Kyphosen und die Hyperlordosen haben in einem Teil der Fälle die gleiche Ursache. So können Frakturen und destruktive Veränderungen sowohl zu einer Lordose als auch Kyphose führen. Sie haben beide meist keine allzugroßen klinischen Konsequenzen, da sie in der Brustwirbelsäule kompensiert werden können. Ihre Form ist sehr individuell. Obwohl suboccipital die Wirbelsäule zu Ende ist, können Frakturen und Luxationsfrakturen und Anomalien an Atlas und Epistropheus auch zu einer Kyphose führen, ebenso wie die chronische Polyarthritis und Destruktionen (s. dort).

I. Kyphosen

1. Bei Kindern infolge Wirbelverschiebungen

Bei Kindern verschiebt sich bei der Ventralflexion nicht selten der 2. gegenüber dem 3. Halswirbel. Diese Subluxationsstellung, die mit einer leichten Kyphosierung der oberen Halswirbelsäule einhergeht, ist physiologisch und nicht etwa im Sinne eines Grisel-Syndroms durch fortgeleitete entzündliche Veränderungen verursacht (Bailey; Cattel und Filtzer). Auch bei C3/C4 und mitunter an weiteren Bewegungssegmenten tritt eine solche Pseudoluxation auf (Abb. 427). Ebenso kommt es bei Dorsalflexion zur Dorsaldislokation von C2 oder C3. Diese Dislokationen resultieren aus einer Bänderschlaffheit, die im Erwachsenenalter verschwindet. Andererseits kann es auch zu Blockierungen in diesen Einstellungen mit klinischen Erscheinungen bis zu passagären Lähmungen kommen. Wenn die Sagittalkrümmungen an der Brust- und Lendenwirbelsäule ebenfalls abgeflacht sind, handelt es sich um einen anlagemäßigen Zustand. Bei einem sog. Grisel-Syndrom

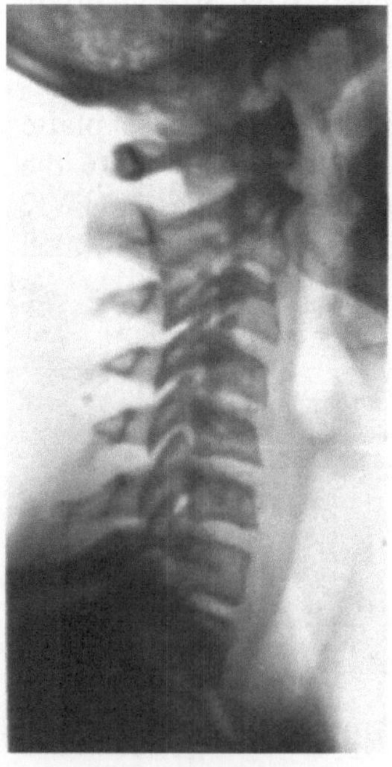

Abb. 427. Leichte Kyphosierung der Halswirbelsäule bei einem 13jährigen Mädchen mit dachziegelartiger Verschiebung der Wirbelkörper

(s. Kap. S.2.a): Schiefhals beim Grisel-Syndrom, Röntgenbefund, S. 588) kann die Kyphose die Schiefhaltung überwiegen oder allein vorhanden sein.

2. Als Folge von Zwangshaltungen

Leichte Kyphosierung der Halswirbelsäule mit schwanenhalsartiger Schwingung wurden von ROAF bei den Frauen eines Eingeborenenstammes in Ostburma beobachtet, die von der Kindheit an Metallspiralen um den Hals tragen. Diesen Spiralen werden mit zunehmendem Alter immer neue hinzugefügt, wodurch der Hals beträchtlich in die Länge gestreckt wird.

3. Bei Bandscheibendegenerationen

Ebenso wie an der Lendenwirbelsäule werden an der Halswirbelsäule häufig Aufhebungen und Abflachungen der physiologischen Lordose bei discogenen Schmerzzuständen angetroffen (Abb. 428). Teils sind dabei Bandscheibendegenerationen nachzuweisen, teils nicht (Abb. 429). Die ausgesprochenen Kyphosen scheinen nicht schmerzreflektorisch zu entstehen, sondern unmittelbar aus der Bandscheibendegeneration zu resultieren, die dann meist multipel und ziemlich stark ausgeprägt ist (Abb. 430). An der Lendenwirbelsäule finden sich discogene Kyphosen dieses Ausmaßes kaum. Hyperlordosen werden durch Bandscheibendegenerationen an der Halswirbelsäule praktisch nur dann verursacht, wenn sie solitär sind und mit einer Dorsalverschiebung einhergehen. Die Kyphosierung hängt auch von der Lokalisation der Bandscheibendegeneration ab. Sie ist am häufigsten und ausgeprägtesten wenn sie die Segmente C4–C6 betrifft. Die Kyphose baut sich bei hoher Lokalisation nicht selten auf einer Lordose auf (Abb. 431). Umgekehrt geht eine tiefcervi-

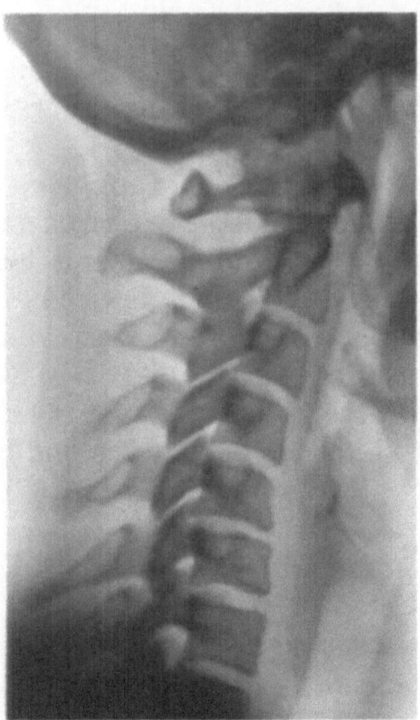

Abb. 428. Leichte Kyphosierung der Halswirbelsäule bei geringer Verschmälerung des Zwischenwirbelraumes C5/C6. Schulterarmschmerz. Die Kyphosierung ist schmerzreflektorisch bedingt und resultiert nicht aus einer Verformung der Wirbel

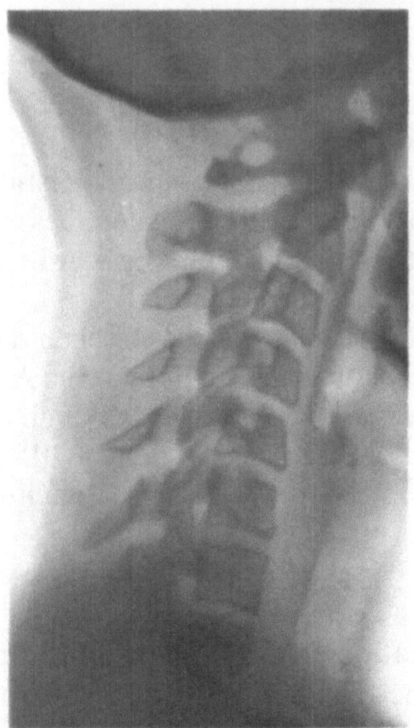

Abb. 429. Typisches cervical-radikuläres Schmerzsyndrom. Kyphosierung ohne jedes Zeichen einer Bandscheibendegeneration

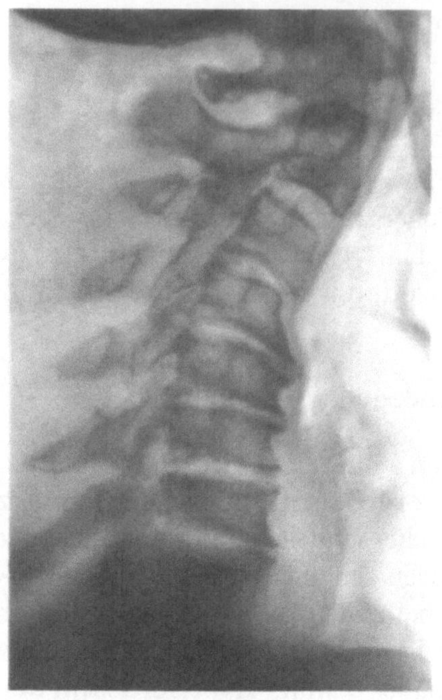

Abb. 430

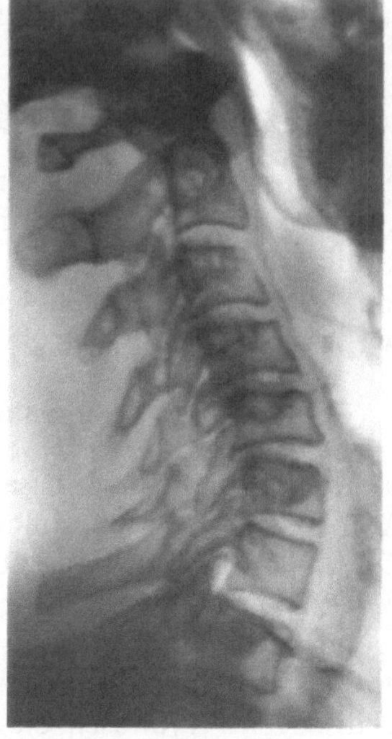

Abb. 431

Abb. 430. Leichte Halswirbelsäulenkyphose bei degenerativer Verschmälerung der Bandscheiben C3 bis D1 mit Höhenverminderung der Wirbelkörper und spondylotischen Randzacken. Der craniale Halswirbelsäulenabschnitt ist kompensatorisch lordosiert. Die leichte Kyphosierung resultiert aus der Verformung der Wirbelkörper und Bandscheiben

Abb. 431. Wenn die Kyphosierung bzw. Lordosierung die obere Halswirbelsäule betrifft, findet sich nicht selten im caudalen Abschnitt eine Verstärkung der Lordose

cale Kyphose mit einer hochcervicalen Lordose einher (Abb. 432a). Die Bewegung, insbesondere die Dorsalflexion, ist bei der Halswirbelsäulenkyphose meist eingeschränkt (Abb. 432b und c).

BORDEN, RECHTMAN und GERSHON-COHEN fanden bei der Untersuchung von 180 Personen 13 Fälle mit cervicaler Delordose. 11 davon hatten Bandscheibendegenerationen. Kyphotische Umkrümmung wurde nur in 3 Fällen mit fortgeschrittenen Bandscheibendegenerationen verzeichnet.

BRAAF und ROSNER besprechen das vertebrale Kopfschmerzsyndrom und weisen darauf hin, daß in den meisten Fällen eine Aufhebung der physiologischen Lordose der Halswirbelsäule besteht, manchmal aber auch eine verstärkte Lordose (s. auch Kap. I. VII. 1.: Delordose bei der Lumbagoischias, S. 105 und Kap. I. VII. 2.: Lumbale Delordosen und Lendenkyphosen bei röntgenologisch nachweisbaren Bandscheibenveränderungen, S. 107).

4. Nach Frakturen und Luxationen

Luxationen und Luxationsfrakturen und Kompressionsfrakturen der Halswirbelsäule sind eine relativ häufige Ursache von Krümmungsanomalien in diesem Wirbelsäulenabschnitt. Es entsteht in vielen Fällen eine mehr oder weniger ausgeprägte Kyphosierung. Die Kyphose ist meist ziemlich scharf knickförmig und der Kyphosescheitel liegt in Höhe der Verletzungsstelle. Oberhalb davon bildet sich oft eine kompensatorische Lordose aus (Abb. 433). Die Beweglichkeit der Halswirbelsäule ist in der Regel eingeschränkt (DURBIN; GROGONO; QUETSCH; REINHARDT. Weitere Literatur s. dort).

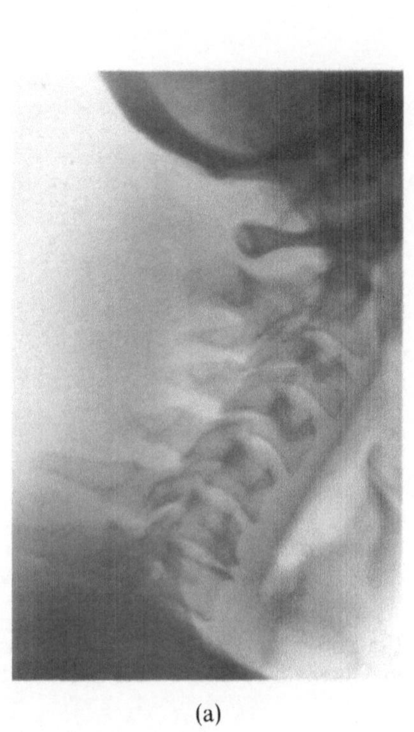

(a)

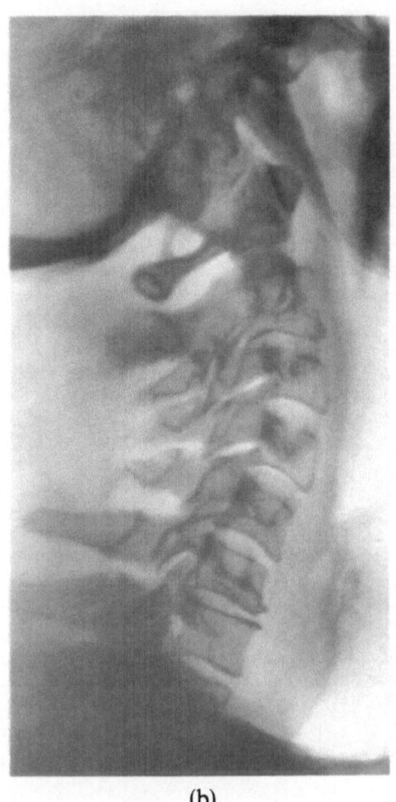

(b)

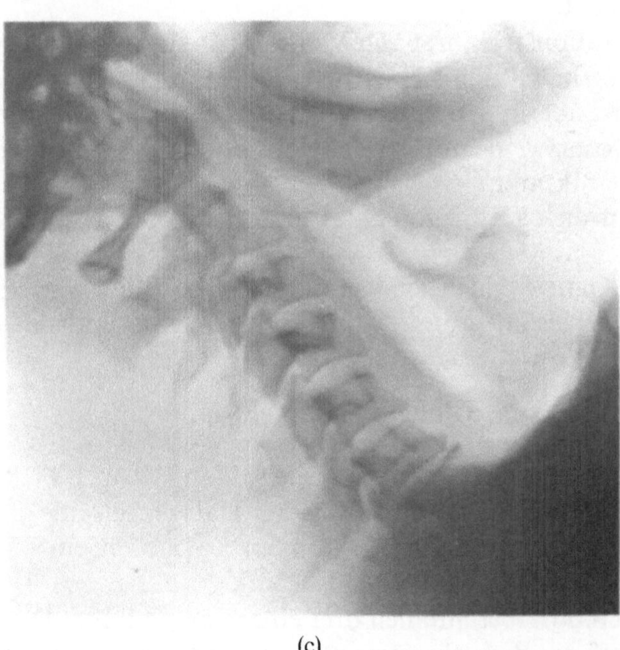

(c)

Abb. 432. (a) Degeneration der Bandscheibe C6/C7 mit Kyphosierung und verstärkter Lordose oberhalb davon. (b) Die Dorsalflexion ist nur in sehr beschränktem Umfang möglich. Die Lordose nimmt dabei gering zu. Der kyphosierte Abschnitt nimmt an der Bewegung nicht teil. (c) Die Ventralflexion ist in normalem Ausmaß möglich. Der kyphosierte Abschnitt nimmt an der Bewegung gering teil

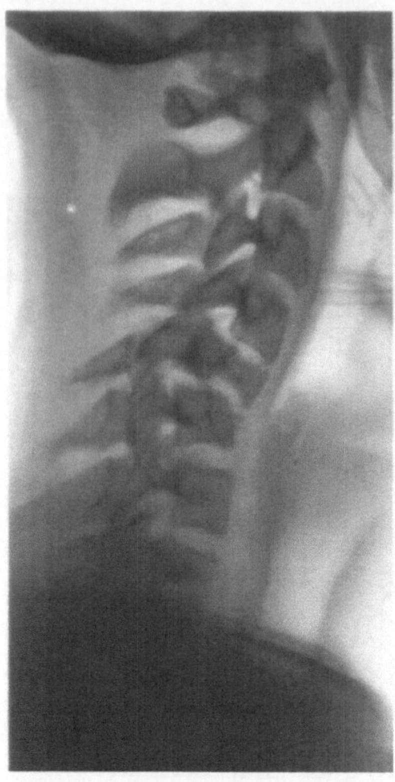

Abb. 433. Coronale Fraktur im 5. HWK mit scharfer Achsenknikkung und Lordosierung oberhalb der Knick- und Subluxationsstelle

Neurologische Störungen treten mitunter erst als Spätkomplikationen auf, wahrscheinlich durch Arachnoiditiden, die durch die mechanische Irritation der Dura infolge der Frakturkyphose entsteht.

Bei cervicalen Luxationsfrakturen mit Ventraldislokation ist das Ausmaß der Kyphose abhängig von dem Sitz. Im mittleren Halswirbelsäulenabschnitt tritt die Kyphose deutlicher hervor als bei Lokalisation in den unteren Halswirbelsäulenabschnitten (EVANS).

RAMADIER und BOMBART demonstrieren spitzwinkelige Kyphosen an der Halswirbelsäule nach Luxationsfrakturen.

Auch nach Frakturdislokation von Atlas und Epistropheus sind Kyphosen beobachtet worden.

v. TORKLUS und GEHLE bilden eine spondylotische Blockwirbelbildung nach Schußverletzung der Halswirbelsäule ab, die von C3–C6 reichte und mit einer Gibbusbildung C2/C3 einherging.

5. Nach Laminektomien

Genau wie an der Brust- und Lendenwirbelsäule (s. Kap. I.VIII.18.: Kyphosen nach Laminektomie, S. 173) stellen sich auch an der Halswirbelsäule nach Laminektomien, insbesondere nach ausgedehnten Laminektomien Kyphosen ein (ADSON u. GHORMLEY; CRAIG u. SHELDON; TAYLOR; CATTELL und CLARK).

BETTE und ENGELHARDT beschreiben drei einschlägige Fälle. Die Laminektomie hatte sich in einem Fall auf die drei obersten und im anderen auf die drei mittleren und in dem dritten Fall auf die gesamte Halswirbelsäule erstreckt. Zweimal hatte es sich um jugendliche Patienten im Alter von 16 bzw. 17 Jahren und einmal um einen 43jährigen Patienten gehandelt. $1–2^1/_2$ Jahre nach der Operation war in jedem Fall eine ausgeprägte Kyphosierung bzw. eine spitzwinkelige Gibbusbildung ausgebildet. Einmal fand sich gleichzeitig eine skoliotische Verkrümmung. Bei dem 43jährigen Patienten mit der Laminektomie an der gesamten Halswirbelsäule war eine erhebliche statische Insuffizienz vorhanden, der Patient konnte den Kopf selbst nicht mehr halten und hatte starke Schmerzen. Die Kyphosierungen waren außerdem mit erheblichen Wirbelverschiebungen in der a.p.-Richtung kombiniert und die Zwischenwirbellöcher waren eingeengt. In einem Fall bildete sich eine Versteifung der Halswirbelsäule durch spondylotische Spangen an den Wirbelkörpervorderkanten aus. Die Operationen waren wegen spastischer Hemiplegie und spastischem Schiefhals mit krampfartigen Zuckungen vorgenommen worden. Der dritte Patient war unter dem Verdacht eines Tumors operiert worden. Man hatte jedoch eine ausgedehnte Arachnoiditis gefunden und deswegen die ausgedehnte Laminektomie vorgenommen. Auch PIA und TÖNNES haben auf leichte Kyphosierungen nach Laminektomien hingewiesen.

Von DUUS und GEISSENDÖRFER wurden zum Zwecke der Behandlung von radikulären Halswirbelsäulensyndromen Dornfortsatzresektionen vorgenommen, die ebenfalls eine Kyphose zur Folge hatten. Im Gegensatz zu den Fällen ausgedehnter Laminektomie, bei denen die Zwischenwirbellöcher nicht erweitert waren, fand sich nach ausschließlicher Dornfortsatzresektion eine Foramenerweiterung.

6. Als Folge von Destruktionen

Bei Spondylitis tuberculosa (SAIDMAN; PIQUE u.Mitarb.; KIRCHBERGER), primären Tumorbildungen, Tumormetastasen, Knochengummen, Osteomyelitis (YOEHMING TING) und dergleichen Knochenveränderungen stellen sich ebenfalls Änderungen der physiologischen Halswirbelkrümmung, meist in sagittaler Richtung, ein. Ein besonderes Bild bietet die tuberkulöse Erkrankung der Gelenke zwischen Occiput, Atlas und Epistropheus, das als Malum suboccipitale einen besonderen Namen trägt. Die Suboccipitalregion ist kyphosiert, das Kinn sinkt nach unten und die untere Halswirbelsäule weist eine starke kompensatorische Lordose auf.

PASK und BAKER beschreiben einen Fall von Destruktion des Atlaskörpers durch ein Osteoblastom. Aus dieser Destruktion resultierte ein Achsenknick, der jedoch nicht als eigentliche Kyphose imponierte.

ORTNER und KUBIN berichten über einen einschlägigen Fall mit Destruktion des 6. HWK, der mit einem ziemlich ausgeprägten Gibbus einherging. Auch HOLT und WRIGHT beobachteten eine sehr starke Kyphosierung der Halswirbelsäule infolge weitgehender Destruktion eines Wirbelkörpers.

VERBIEST beschreibt eine Kypholordose der Halswirbelsäule infolge Destruktion der Dornfortsätze und Wirbelbögen vom 4.–6. Halswirbelkörper mit deutlicher Kypholordose. Nach Destruktion von Halswirbelkörpern durch Riesenzelltumoren sah er spitzwinkelige Kyphosen der Halswirbelsäule in Erscheinung treten.

GUILLEMINET berichtet über eine Kyphosierung der Halswirbelsäule mit Subluxation L 5, die im Gefolge einer Angina aufgetreten war. Er interpretiert diesen Fall als subakute septische Arthritis. Es besteht eine gewisse Ähnlichkeit mit manchen Schiefhalsfällen, die unter das Grisel-Syndrom eingeordnet wurden.

Ein leichter dorsaler Achsenknick in Höhe des 6. Halswirbels bei einem 26jährigen Mann war, nach dem Verlauf zu urteilen, am wahrscheinlichsten durch einen aseptisch-nekrotischen Prozeß an der Wirbelkörpervorderkante verursacht (Abb. 434a und b).

Nicht nur destruierende Wirbelsäulentumoren, sondern auch intracanaliculäre Tumoren können eine Kyphose der Halswirbelsäule nach dem gleichen Mechanismus auslösen wie an den übrigen Wirbelabschnitten.

SVIEN, THELEN und KEITH berichten über 3 Halswirbelsäulenkyphosen, verursacht durch intracanaliculäre Tumoren.

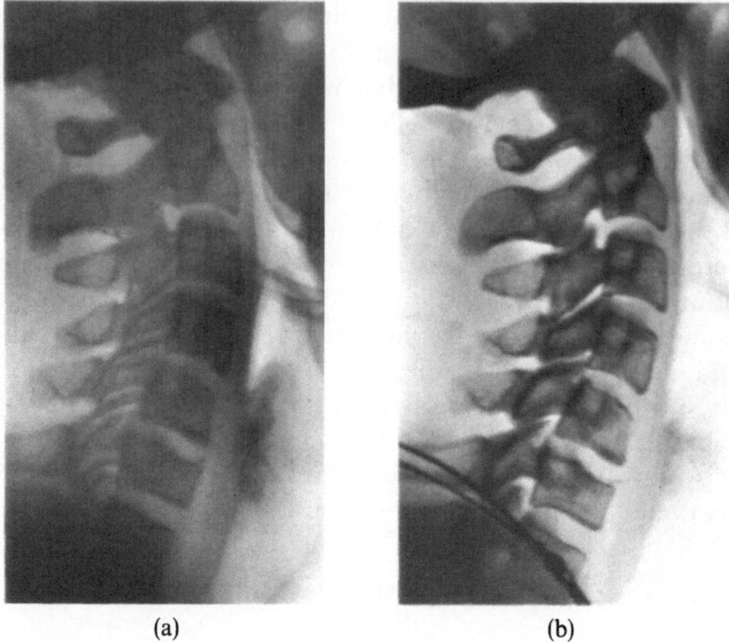

(a) (b)

Abb. 434. (a) Leichter dorsaler Achsenknick bei einem 26jährigen Mann mit einer a.p.-Verbreiterung und Abflachung des 6. Halswirbelkörpers. Am ventralen Deckplattenabschnitt bestand eine flache Excavation mit einem kleinen unscharfen isolierten Knochenschatten. (b) 2 Jahre später waren die flache Vertiefung der Deckplatte und der isolierte Knochenschatten schärfer begrenzt, letzterer auch etwas größer geworden

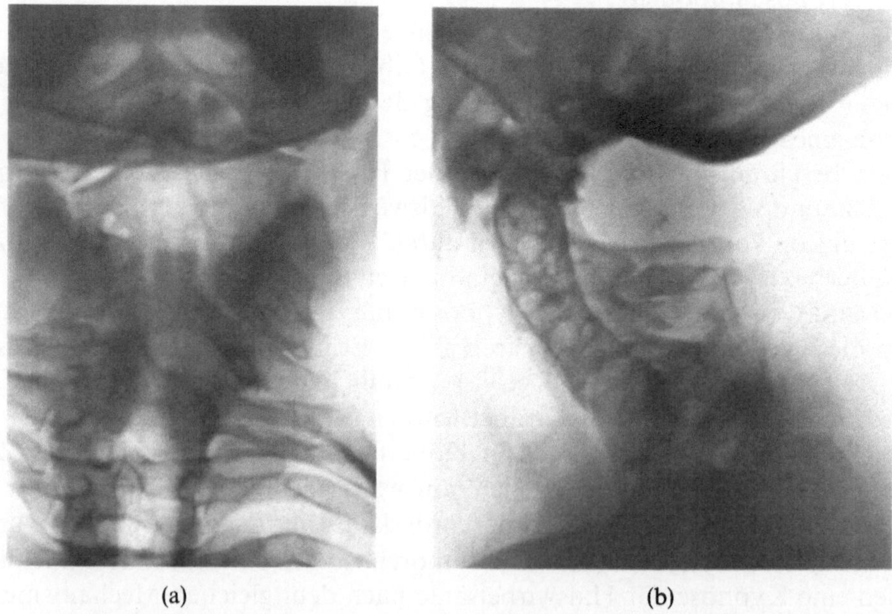

(a) (b)

Abb. 435a u. b. Ausgedehnte Verschmelzungen und Aplasie des dorsalen Atlasbogens. Erstmals im Alter von 2 Jahren in orthopädischer Behandlung. Damals wurde die Mißbildung schon festgestellt. In letzter Zeit pektanginöse Schmerzen. (a) Geringe linkskonvexe Skoliose, (b) Kypholordose

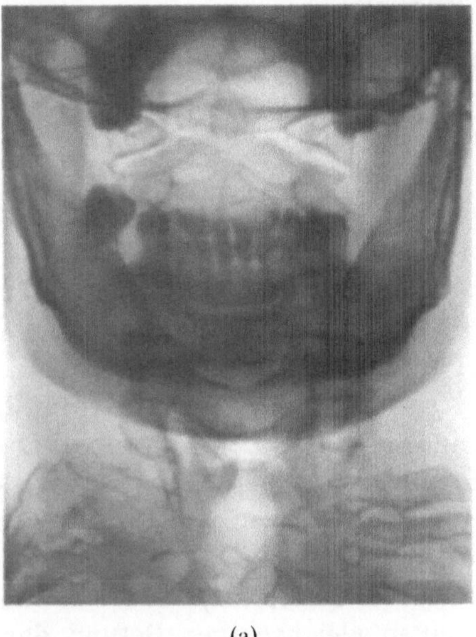

(a)

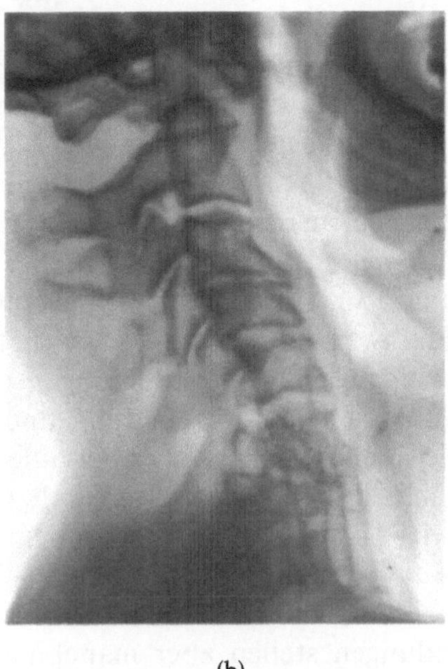

(b)

Abb. 436. (a) Multiple Mißbildungen an der gesamten Wirbelsäule einschließlich der unteren Halswirbelsäule. (b) Die Kyphose ist aber nicht durch diese Mißbildung, sondern durch eine Bandscheibendegeneration bedingt

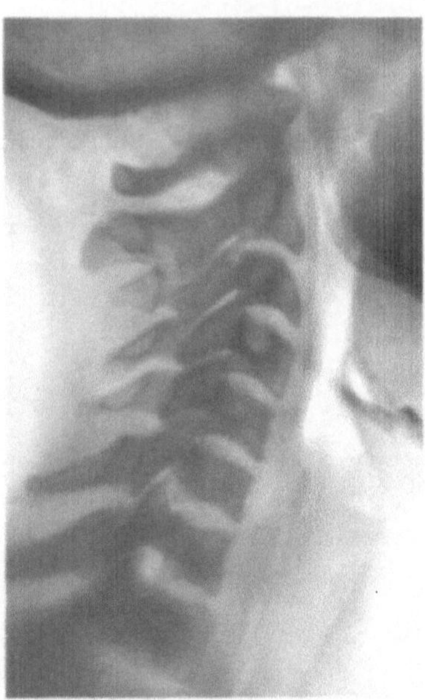

Abb. 437. Verminderung des a.p.-Durchmessers C7 und D1 und Vergrößerung der Wirbelkörperhöhe. Hieraus resultiert eine geringfügige Abflachung der physiologischen Lordose im caudalen Halsabschnitt

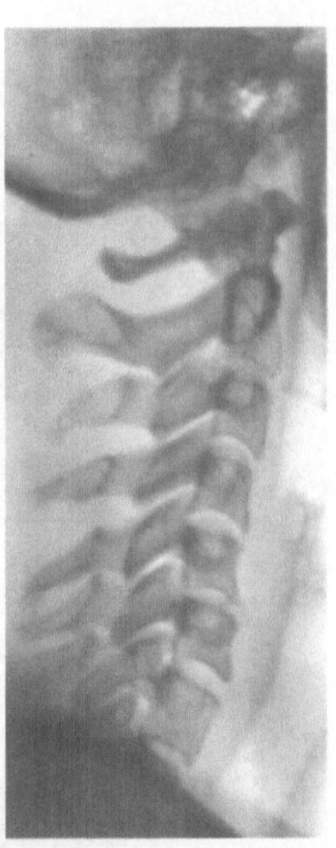

Abb. 438. An der gesamten Halswirbelsäule verminderter a.p.-Durchmesser der Wirbelkörper bei relativer Höhe und normaler Breitenausdehnung. Eine leichte Kyphosierung scheint jedoch nicht hierdurch, sondern durch eine Bandscheibendegeneration C5/C6 verursacht

7. Bei Mißbildungen

Anomalien am atlantooccipitalen Übergang bzw. am Epistropheus haben meistens Rückwirkungen auf die Sagittalkrümmung der übrigen Halswirbelsäule. Entweder gehen sie mit einer Kyphosierung oder einer Hyperlordosierung einher (NICHOLSON und SHERK; VOIGT und EICKHOFF).

WUENSCH hat an der Halswirbelsäule den Befund einer Coalitio vertebrae (s. „Kongenitale Kyphosen der Brustwirbelsäule", S. 140) mit Kyphose beschrieben (Abb. 435a und b).

BERK und TABATZNIK berichten über einen Fall von Kyphose der Halswirbelsäule infolge dorsaler Halbwirbelbildung mit gleichzeitiger Brachyphalangie und Opticusatrophie. Klinisch bestanden leichte Erscheinungen einer Paraplegie. Die Beweglichkeit des Halses war in Anbetracht der Mißbildung und der Kyphose relativ gut. Gleichzeitig bestand eine leichte Skoliose der Brustwirbelsäule und eine verstärkte Lendenlordose. Diese Beobachtung stellt bisher den einzigen Fall von dorsalem Halbwirbel mit Kyphosierung an der Halswirbelsäule dar. Im übrigen sind Kyphosen als Folge von Halbwirbeln nur an der Brust- und Lendenwirbelsäule beobachtet worden (ROWLY, MCKENZIE; COHEN; CURRARINO, NEUHAUSER u.Mitarb.; STEWART und MCKENZIE; CAVE).

Mißbildungen stellen aber manchmal nur einen gleichzeitigen Befund dar, und die Kyphose ist durch eine Bandscheibendegeneration bedingt (Abb. 436a und b). Anlagemäßige Klein- und Hundewirbel gehen nicht selten mit einer Delordose einher (Abb. 437). In einem Fall mit Hundewirbelbildung an der gesamten Halswirbelsäule resultierte eine Kyphose, aber wohl eher aus einer gleichzeitigen Bandscheibendegeneration (Abb. 438) (s. auch Kap. I.VIII.3.: Kongenitale Kyphosen, S. 135 und die Beiträge L. DIETHELM: Fehlbildungen des Corpus vertebrae; H. WOLFERS und W. HOEFFKEN: Fehlbildungen der Wirbelbögen und A. WACKENHEIM: Fehlbildungen am Schädel-Hals-Übergang, im Hdb. d. med. Radiologie, Bd. VI/1).

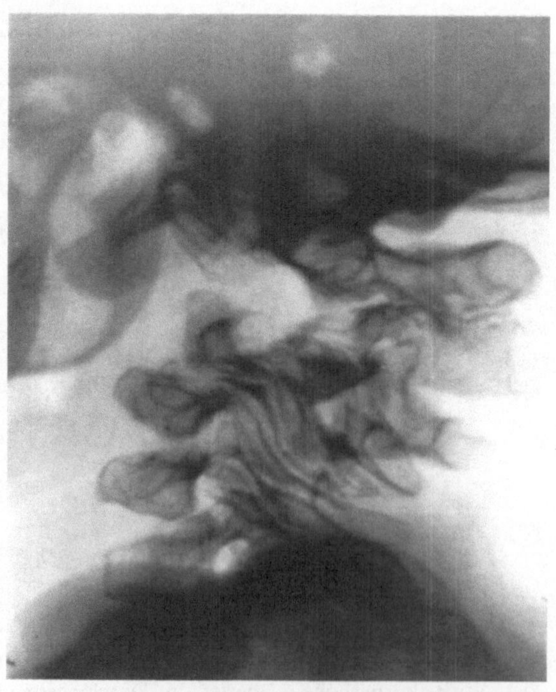

Abb. 439. Hochgradige Gibbusbildung im suboccipitalen Abschnitt der Halswirbelsäule mit erheblicher Verkleinerung des Epistropheuskörpers. Die Aufnahme stammt von dem Patienten, dessen Lendenwirbelsäule als Abb. 127 (S. 163) bei den lumbodorsalen Kyphosen wiedergegeben wurde. (Pat. von KOZLOWSKI und RUPPRECHT)

8. Bei Mucolipidose III

Die Mucolipidose III geht ebenso wie die Mucopolysaccharidosen mit einer lumbodorsalen Kyphose einher. Das Krankheitsbild ist in dem einschlägigen Kapitel bereits aufgeführt. An der Halswirbelsäule finden sich gleichzeitig im cranialen Bereich hochgradige Gibbusbildungen (Abb. 439) (s. auch Kap. K.II.4.: Strukturelle Skoliosen bei kongenitalen enchondralen Dysostosen, Mucopolysaccharidosen und Mucolipidose, S. 305 und Kap. I.VIII.12.c): Weitere, nicht durch Mucopolysaccharide verursachte Speicherkrankheiten, S. 162).

9. Bei diastrophischem Zwergwuchs

LANGER berichtet über 2 Fälle von diastrophischem Zwergwuchs.

Typisch sind kurze Gliedmaßen und cystische Schwellung des äußeren Ohres in der Neugeborenenperiode, sowie Deformitäten von Händen und Füßen. Das erste Metacarpale hatte ovale Form. Es handelt sich um ein hereditäres Leiden, das klinisch leicht mit der Achondroplasie oder mit der Arthrogryposis multiplex congenita verwechselt wird.

In einem der beiden Fälle bestand eine Kyphose der Halswirbelsäule, die bis zum Alter von $8^3/_4$ Jahren an Intensität zunahm, zu diesem Zeitpunkt anguläre Form hatte und mit einer Quadriplegie einherging. Die Kyphosierung der Halswirbelsäule resultiert bei diesem Syndrom nach VAZQUEZ und LEE aus einer Verschiebung der Wirbel.

AMUSO demonstriert einen typischen Fall mit gleichzeitiger Luxation im Atlantooccipitalgelenk und thorakolumbaler Kyphoskoliose.

Auch von SILVA, SPRANGER und GERKEN sowie von TAYBI ist Kyphosierung der Halswirbelsäule bei diastrophischem Zwergwuchs nachgewiesen worden (s. auch Kap. K.II.5.: Skoliosen bei Zwergwuchs, S. 310; Kap. I.VIII.11.: Kyphosen bei den polytopen, kongenitalen, enchondralen Dysostosen, S. 145 und Kap. I.VIII.11.f): Diastrophischer Zwergwuchs, S. 151).

10. Bei chronischer Polyarthritis

Die chronische Polyarthritis verursacht unterschiedliche Veränderungen an der oberen Halswirbelsäule, je nachdem, ob sie im Kindesalter oder im Erwachsenenalter beginnt.

Bei der Spondylitis rheumatica cervicalis juvenilis entstehen im Erwachsenenalter meist nach wiederholten Krankheitsschüben Synostosen an den mittleren Halswirbeln, am häufigsten am 3.–6. mit knöcherner Verschmelzung der kleinen Wirbelgelenke und partieller Verblockung der entsprechenden Wirbelkörper mit Erhaltenbleiben eines verkalkten Bandscheibenrestes. Mitunter kommt es zu einer so weitgehenden Synostose der Wirbelbögen, so daß der Wirbelkanal in diesem Bereich eine Knochenröhre darstellt, in der lediglich die Zwischenwirbellöcher noch offen sind. Die physiologische Lordose ist dann völlig aufgehoben (Abb. 440). An kaudal anschließenden Wirbelsegmenten kommt es infolge der vermehrten Bewegungsbeanspruchung zu einer starken Arthrose und Spondylose sowie gelegentlich zu einer Kyphosierung (HOPKINS). Ventralsubluxationen des Atlas kommen gleichzeitig vor (REINHARDT). Diese beherrschen das Bild, wenn die chronische Polyarthritis im Erwachsenenalter auftritt. Aus diesen Ventralluxationen resultieren dann ebenfalls Abflachungen oder Aufhebungen der physiologischen Lordose oder Umkrümmung zur Kyphose. REINHARDT fand beim cervicalen Rheumatismus nicht nur Aufhebung der physiologischen Lordose, sondern auch Umkrümmung zur Kyphose.

PETER, SCHULER und DIHLMANN sahen bei einer Patientin mit einer primär chronischen Polyarthritis, die Osteolysen an den Basen der Zehengrundphalangen hatte, auch osteolytische Veränderungen an den Dornfortsätzen der Halswirbelsäule, die mit einer Kyphose

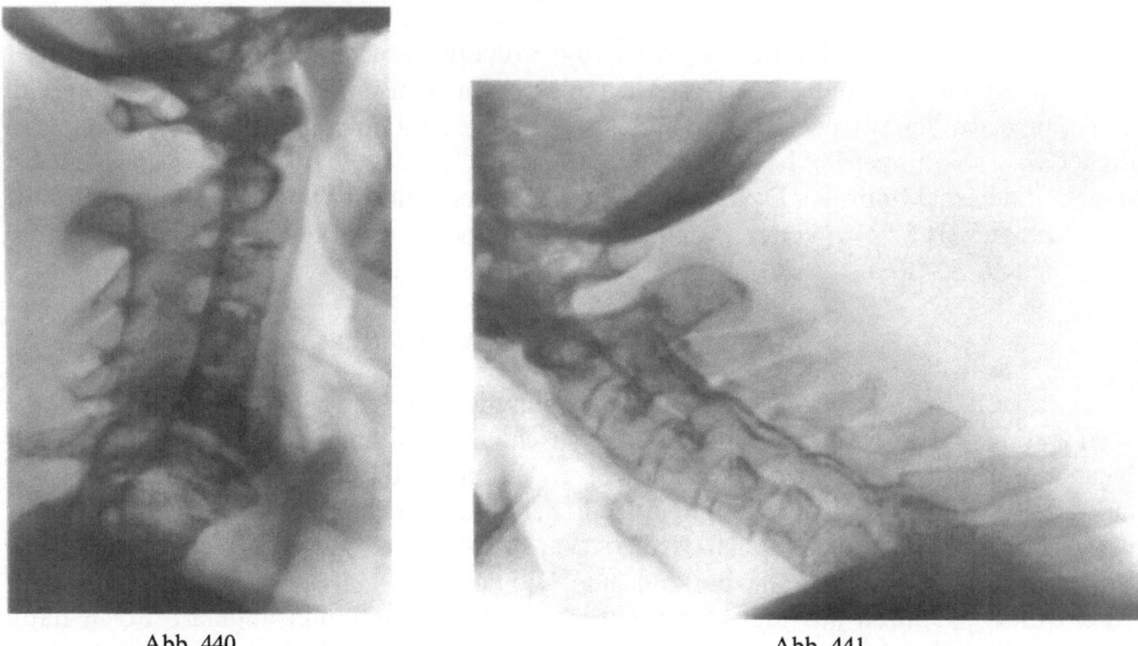

Abb. 440 Abb. 441

Abb. 440. Zustand nach juveniler Polyarthritis mit mehreren Schüben, die zu einer völligen knöchernen Ankylosierung des mittleren Halswirbelsäulenabschnittes in leichter Delordose geführt haben

Abb. 441. Versteifung der Halswirbelsäule in Ventralflexion bei einem Morbus Bechterew

einhergingen. Die Halswirbelsäulenkyphose ging kontinuierlich in eine verstärkte Brustkyphose über.

Diese atlanto-axialen Dislokationen, die meist mit einer Aufhebung der physiologischen Lordose, mitunter auch mit einer leichten Kyphosierung der oberen Halswirbelsäule einhergingen, werden bei der chronischen Polyarthritis in 6,4% der Fälle angetroffen (v. TORKLUS und GEHLE; SHARP und PURSER). Für die chronischen Polyarthritis als Ursache einschlägiger Befunde spricht die Vergrößerung des Zwischenwirbelraumes zwischen Atlasbogen und Dens epistrophei, sowie das gleichzeitige Vorkommen von Blockwirbeln und Bandscheibenverschmälerungen an der oberen Halswirbelsäule. Die Veränderungen resultieren aus einer rheumatischen Destruktion der Bänder. Arrosionen am Dens werden dabei nicht selten verzeichnet. Dislokationen treten auch subaxial und mitunter auch generalisiert auf. Sie gehen ebenfalls meistens mit einer Delordose und nur selten mit einer Kyphosierung einher (SCHILLING, HAAS und SCHACHERL).

11. Beim Morbus Bechterew

Wie bei der chronischen Polyarthritis tritt auch beim Morbus Bechterew nicht selten eine Luxation des Atlas nach ventral gegenüber dem Epistropheus auf, die zu einer Kyphose im obersten Halswirbelsäulenabschnitt führt (SCHILLING, HAAS und SCHACHERL). Oft ist die Halswirbelsäule in die Brustkyphose einbezogen und in Ventralflexion versteift (Abb. 441). In anderen Fällen findet sich eine verstärkte Lordose.

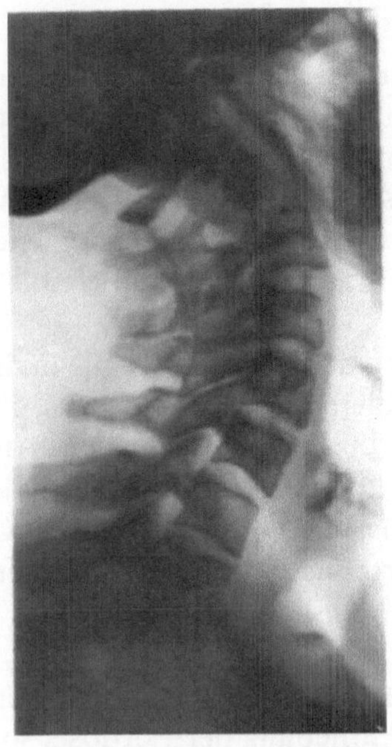

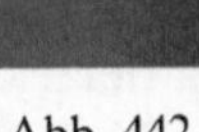

Abb. 442

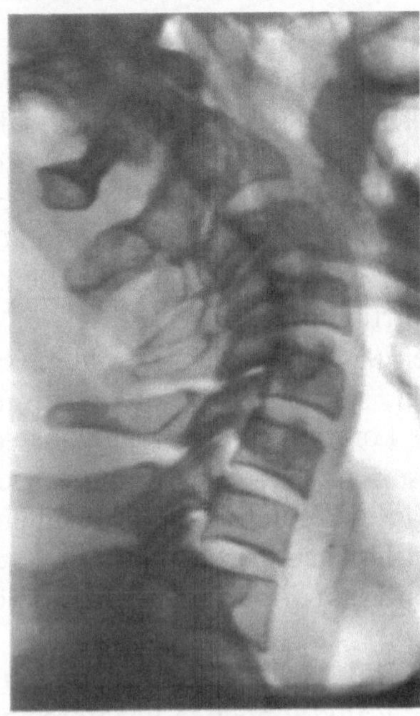

Abb. 443

Abb. 442. Hyperlordose der oberen Halswirbelsäule bei Anomalie des Epistropheus

Abb. 443. Hyperlordose der oberen Halswirbelsäule. Ob die geringe Dorsalverschiebung des 4. Halswirbels Folge oder Ursache der Hyperlordose ist, muß offenbleiben

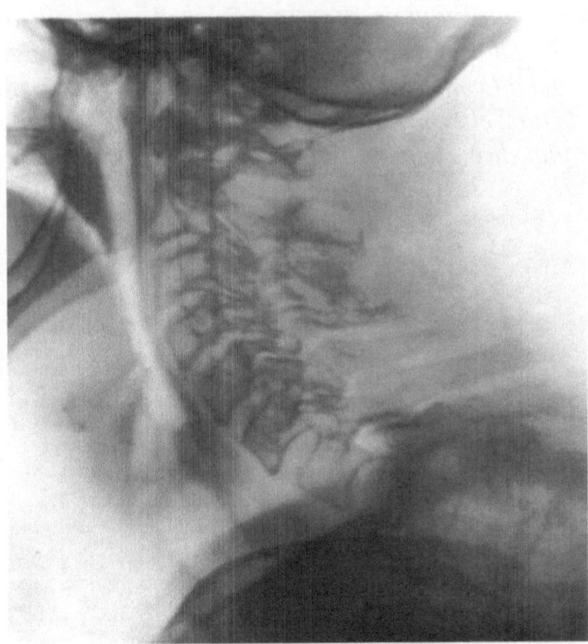

Abb. 444. Hyperlordose der Halswirbelsäule bei Osteoporose. Geringe Ventralverschiebung C4. Keine Deformierung der Wirbelkörper. An der übrigen Wirbelsäule sind Deformierungen vorhanden

II. Hyperlordosen der Halswirbelsäule

Hyperlordosen der Halswirbelsäule können prinzipiell die gleichen Ursachen zugrunde liegen, die auch zur Kyphose führen: Fraktur, destruktive Prozesse, Polyarthritis, Mißbildung (Abb. 442) usw. Zur Hyperlordose kommt es vor allem bei solitären Bandscheibendegenerationen mit Dorsalverschiebung eines Wirbels (Abb. 443) und bei Destruktionen an den Wirbelbögen. Von BEIGHTON und CRAIG sind Hyperlordosen bei den enchondralen Dysostosen (MORQUIO) vermerkt worden. RANA u.Mitarb. berichten über solche Befunde bei der Polyarthritis.

Wenn beim Morbus Bechterew keine Einbeziehung der Halswirbelsäule in die Brustkyphose eintritt, sondern die Halswirbelsäule mobil bleibt, wird die Brustkyphose durch eine stärkere kompensatorische Lordose der Halswirbelsäule ausgeglichen. Auch bei den Brustkyphosen anderer Genese findet sich oft eine kompensatorische Hyperlordose der Halswirbelsäule. Bei der osteoporotischen Kyphose ist die Halswirbelsäulenhyperlordose meist rein kompensatorisch und nicht durch Verformungen oder Deckplatteneinbrüche bedingt, auch wenn diese an der Brust- und Lendenwirbelsäule sehr ausgeprägt vorhanden sind (Abb. 444).

In einem Fall von SCHILLING, HAAS und SCHACHERL mit ventraler Atlasverschiebung bei Spondylitis ankylopoetica Bechterew war keine Aufhebung der Lordose, sondern eine Hyperlordosierung bei Verschmelzung der Wirbelbögen und Wirbelgelenke vorhanden. Neurologische Komplikationen durch Markkompression wurden nicht selten verzeichnet.

Danksagung

Die Abfassung dieses Bandes wäre mir ohne die Unterstützung meiner Mitarbeiterinnen und Mitarbeiter, an erster Stelle von Frau VON RENNENKAMPFF, *nicht möglich gewesen. Frau* MISCH *hat die erste Fassung geschrieben und an der letzten Überarbeitung mitgewirkt. Frau* BECKER-MOSSAL *hat den Literaturnachweis und die Bebilderung betreut. Unterstützt wurde sie bei dieser Arbeit von Fräulein* BECKER. *Dank des Geschickes und der vorzüglichen anatomischen Kenntnisse von Herrn Kunstmaler* ADAMS *ging die Ausstattung des Bandes mit Schemazeichnungen leicht vonstatten. Herr Dr.* ROTH *hat das Manuskript zur Korrektur gelesen. Allen meinen Mitarbeitern möchte ich auf diesem Wege meinen besonderen Dank für ihre Unterstützung und ihre Treue zu dieser Arbeit aussprechen.*

K. REINHARDT

Literatur

Monographien und Handbücher

ADAMS, W.: Lectures on the pathology and treatment of lateral and other forms of curvature of the spine. London: Churchill J. and sons 1865.

AITKEN, G.T., FRANTZ, C.H.: Management of the child amputee. In: Instructional Course Lektures. The American Academy of Orthopaedic Surgeons. Vol. 17, p. 246–295. St. Louis: The C.V. Mosby, Co. 1960.

ACKERBLOOM, B.: Störungen in der Entwicklung und Leistungsfähigkeit der Wirbelsäule. Stuttgart: Hippokrates 1958.

AKERBLOM, B.: Standing and sitting position. Stockholm: Nordiska Bokhandeln 1949.

ALBERT, E.: Der Mechanismus der skoliotischen Wirbelsäule. Wien: A. Hölder 1899.

ALTHOF, H., WIEDEMANN, H.R.: Enchondrale Dysostosen. In: OPITZ, H., u. SCHMID, F.: Handbuch der Kinderheilkunde, Bd. 6, Erkrankungen der Stützgewebe, Erkrankungen des Blutes und der blutbildenden Organe, S. 172–204. Berlin-Heidelberg-New York: Springer 1967.

ANDERS, J.M.: Chromosome studies in scoliosis. Symposium on scoliosis. London: Vincent House 1965.

ANDRY, N.: L'orthopédie ou l'art de prévenir et de corriger dans les enfants les difformités du corps. Paris 1744. (Zitat von FISCHER.)

ARKIN, A.: Conservative management of scoliosis. Clinical orthop. edited by A.F. PALMA and others, chap. 12, p. 99–108 (1953).

ARMSTRONG, I.R.: Lumbar disc lesions. Edinburgh: Livingstone 1958.

BACHMANN, M.: Die Veränderungen an den inneren Organen bei hochgradigen Skoliosen und Kyphoskoliosen. Bibliotheka medica, Abt. G, H. 4, S. 1–172. Stuttgart 1899.

BAILEY, J.A.: Disproportionale short stature: Diagnosis and management. London: W.B. Saunders Comp. Ltd.

BANCROFT, J.H.: The posture of school children. New York: Macmillan 1919.

BARWELL, R.: On curvations of the spine. 3rd. ed. London 1877. Zitat von LORENZ.

BECK, P.: Schiefhals. Lehrbuch der Orthopädie. Jena: Fischer 1928.

BEADLE, O.A.: The intervertebral discs: Observations on their normal and morbid anatomy in relation to certain spinal deformities. Great Britain Privy Council, Medical Research Council, Special Report, Ser. 161. London: His Majesty Stationary Office 1931.

BECKER: Skoliosen- und Diskopathiebehandlung mit isometrischen Spannungsbehandlungen in der Orthopädie, Gynäkologie, Chirurgie und bei internen Erkrankungen. 6. Auflage. Stuttgart: Fischer 1973.

BECKER, E.: Skoliosen- und Diskopathiebehandlung nach Dr. v. NIEDERHÖFFER. 2. Aufl. Stuttgart: Fischer 1959.

BECKER, F.: Aus RÜTT, Die Therapie der Coxarthrose. Stuttgart: Thieme 1969.

BELART: Die Funktionsstörungen der Wirbelsäule. Aroser-Vorträge der Rheumaliga. Bern: Huber 1963.

BENINGHOFF, A.: Lehrbuch der Anatomie des Menschen. München: Urban & Schwarzenberg 1949.

BERNHEIM: Neue Studien über Hypnotismus. Suggestion und Psychotherapie. 1892.

BERQUET, K.H.: Sitzschaden-Haltungsschaden. Anleitung zur richtigen Anpassung und Auswahl der Schulmöbel. Arbeitsgemeinschaft z. Förderung haltungsgefährdeter Jugendlicher i.V. Düren.

BERQUET, K.H.: Organ- und Haltungsschäden. Vortrag Fortbildungslehrg. Gummersbach Juni 1964, veröffentl. in Mitt. d. Arbeitsgemeinschaft zur Förderung haltungsgefährdeter Kinder, Juli 1964.

BERQUET, K.H.: Der Haltungsverfall unserer Jugend und seine Folgen für die Gemeinschaft. Vortrag Fortbildungslehrg. Gummersbach Juni 1964, veröffentl. in Mitt. d. Arbeitsgemeinschaft zur Förderung haltungsgefährdeter Kinder, Juli 1964.

BERQUET, K.H.: Die Erkennung von Haltungsschäden und ihre Behandlung. Vortrag Fortbildungslehrg. Gummersbach Juni 1964, veröffentl. in Mitt. d. Arbeitsgemeinschaft zur Förderung haltungsgefährdeter Kinder, Juli 1964.

BERQUET, K.H.: Haltungsschaden und Auslösung durch die Schule. Vortrag Fortbildungslehrg. Duisburg-Wedau, 7.9.1964, veröffentl. in Mitt. d. Arbeitsgemeinschaft zur Förderung haltungsgefährdeter Kinder, August 1964.

BERQUET, K.H.: Haltung und Haltungsschaden bei Kleinkindern. Vortrag Mülheim, 21.10.1964, veröffentl. in Mitt. d. Arbeitsgemeinschaft zur Förderung haltungsgefährdeter Kinder, Nov. 1964.

BERQUET, K.H.: Sitzschaden — Haltungsschaden. Eine Anleitung zur richtigen Auswahl und Anpassung der Schulmöbel mit einem Geleitwort von Prof. Dr. K.H. IDELBERGER. Herausgeg. von der Arbeitsgem. f. Haltungsgefährdetete Kinder im Auftrag des Innenministeriums NRW, Düren 1965, 2. Aufl. 20.000–30.000.

BERQUET, K.H.: Zwillingsuntersuchungen über die menschliche Haltung, den Haltungsverfall und Formelemente der Wirbelsäule. Habilitationsschrift, Düsseldorf SS 1965, Ergebnisse Chirurg. u. Orth., Bd. 48, S. 184–259. Berlin-Göttingen-Heidelberg: Springer 1966.

BIANCHINE, J.W., MURDOCH, J.L.: Juvenile osteoporosis in a boy with bilateral enucleation of the eyes for pseudoglioma in BERGSMA, D. Edit.: Birth defects: original article series, vol. 5, Nr. 4 (April) p. 225. National Foundation. New York: March of Dimes 1969.

BICHAT: Traité d'anatomie descriptive. 1819.

BLENCKE, A.: Torticollis. Orth. Chir. von ALBERT HOFFA. Stuttgart: Ferdinand Enke 1925.

BLOUNT, W.P.: Transactions 8th Congrès International Société de chirurgie orthopédique et traumatologie, p. 748–762. New York: 1960.

BLOUNT, W.P., MOE, J.H.: Non-operative treatment of scoliosis with the Milwaukee Brace. Instructional Course Lecture. The American Academy of Orthopaedic Surgeons.

BOETERS, H.: In: JUST, Handbuch der Erbbiologie des Menschen. Bd. 5, S. 183. Berlin: Springer 1940.

BONABA, J., PIERONI, L.A.: Alteraciones vertebrales en el tetanos. Instituto de Clinica Pediatrica y Pueri cultura „Dr. Louis Morquio". Monografia Nr. 4.

BONABA, J., PIERONI, L.A.: Alteraciones vertebrales en el tétanos: Cuarta monografia del instituto de clinica pediátrica e higiene infantil. Monteviedo 1939.

BRAILSFORD, J.F.: Chondro-osteo-dystrophy. J. Bone Jt. Surg. **34B**, 53–63 (1952).

BRAUS, H.: Anatomie des Menschen. Berlin: Springer 1929.

BRESLAU, W.J.: Grote amputaties en revalidatie. Amsterdam: Sociale Verzekeringsbank 1956.

BRETON: Contribution à l'étude des malformations congénitales des vertébres cervicales. Paris: Legrand 1921.

BREUS, C., KOLISKO, A.: Die pathologischen Beckenformen. Leipzig und Wien 1900 und 1912.

BROCHER, J.E.W.: Die Differentialdiagnose der Wirbelsäulentuberkulose. Leipzig: G. Thieme 1941.

BROCHER, I.E.W.: Die Scheuermann'sche Krankheit und ihre Differentialdiagnose. Basel: Benno Schwabe 1946.

BROCHER, J.E.W.: Die Wirbelsäulenleiden und ihre Differentialdiagnose. Stuttgart: Thieme 1955.

BROCHER, J.E.W.: Die Okzipito-Zervikal-Gegend. Stuttgart: Thieme 1955.

BROCHER, J.E.W.: Die Wirbelsäulenleiden und ihre Differentialdiagnose. Stuttgart: Thieme 1959.

BRUNK, M.: The importance of rickets in childhood as a cause of scoliosis in adult life. Acta orthop. scand., Suppl. 9 (1952).

BRUSSATIS, F.: Elektromyographische Untersuchungen der Rücken- und Bauchmuskulatur bei idiopathischen Skoliosen. In: Die Wirbelsäule in Forschung und Praxis. Bd. 24, S. 1–88, 128. Stuttgart: Hippokrates Verlag 1962.

BÜHRING, J.J.: Die seitl. Rückgratverkrümmung in ihren physiologischen und pathologischen Bedingungen. Bd. 17. Berlin 1851.

BUETTI-BÄUML, D.: Funktionelle Röntgendiagnose der Halswirbelsäule. Stuttgart: Thieme 1954.

BUGYI, B.: Die Gesetzmäßigkeiten des Wachstums der Wirbelsäule im Kindesalter in radiologischer Sicht. In: MÜLLER, D., Neurologie der Wirbelsäule und des Rückenmarkes im Kindesalter. Jena 1964.

BURGER-WAGNER, A.: Quadrupédie et traitement des scolioses. 2. Aufl. Paris: Masson 1963.

BUYTENDIJK, F.J.J.: Allgemeine Theorie der menschlichen Haltung und Bewegung. Berlin-Göttingen-Heidelberg: Springer 1956.

CAFFEY, J.: Pediatric X-ray diagnosis, p. 482–483, p. 823–825, p. 338–339. Chikago: Year Book Publishers 1950.

CARMENI, F.: La gimnastica correctiva. Palermo: Manfredi 1959.

CARTER, C.O.: Genetic disorders giving kyphoscoliosis. Symposium on scoliosis. London: Vincent House 1965.

CHAPCHAL, G.: Operative treatment of scoliosis. Stuttgart: Thieme 1973.

CHARRIÈRE, L., ROY, J.: Kinésithérapie des déviations antéropostérieures du rachis. Paris: Masson & Cie. 1963.

CHIEPPA, E.: Paramorfismus (Scoliosi cifosi, lordosi) e technica del tratamento. Unione biellese 1962.

CHIPAULT: Thérapeutique de la scoliose. Paris: Vigot 1900.

CLARK, J.A., HSU, L.C.S., YAU, A.C.M.C.: Visco-elastic behavior of deformed spines under correction with halo pelvic distraction. Ann-Meeting of the Scoliosis Research Society, Goteborg, Sweden (1973).

COBB, J.R.: Correction of scoliosis. Papers and discussions presented at the 2. international poliomyelitis conference, p. 250. Philadelphia-London-Montreal: J.B. Lippincott Company.

COBB, J.R.: Technique, after-treatment, and results of spine fusion for scoliosis. Instructional Course Lectures. The American Academy of Orthopaedic Surgeons, vol. 9 (eds. A. ARBOR, J.W. EDARDS), p. 65–70, 1952.

COBB, J.R., VELISKAKIS, K.: Spine Studies VI: Thoracic Indices. Exhibit presented at the Annual Meeting of The American Academy of Orthopaedic Surgeons. Chicago, Illinois, January 1964.

COCCHI, U.: Erbschäden mit Knochenveränderungen. In: Lehrbuch der Röntgendiagnostik von M.R. SCHINZ, W.E. BAENSCH, E. FRIEDEL, E. UEHLINGER, Bd. I, S. 621–833. Stuttgart: Thieme 1952.

CODIVILLA, A.: Sulla patogenesi della scoliosi da siringomelia Comunicazione alla Societa Medico-Chirurgica di Bologna, 5. dicembre 1907. Scritti Medici di Alessandro Codivilla L. Cappelli Ed. Bologna.

COLEMANN, S.S., NOONAN, M.D.: The effect of spinal fusion on vertebral growth. Presented at the Orthopaedic Soc. Tenth Annual Meeting, Chicago (1964).

COMBE, SCHOLDER, WEITH: Les déviations de la colonne vertébrale dans les écoles de Lausanne. Jb. Schweiz. Ges. Schulgesundheitspflege, 2. Jahrg., I. Teil, 38–109 (1901).

CORVISART, J.H.: Essai sur les maladies et les lésions organiques du cœur, p. 114. Paris: Migneret 1806.

COTREL, Y.: Conservative management of scoliosis. In: Proceedings of a Symposium on Scoliosis, ed. by P.A. ZORAB, p. 18. National Fund for Research into Poliomyelitis and other Crippling Diseases. London: Vincent House 1965.

COWELL, H.R., NELSON, H., MACEWEN, G.D.: Familial patterns in idiopathic scoliosis. Exhibit, American Medical Association, 117. Annual Convention (1968).

CURTIUS, F.: Klinische Konstitutionslehre. In: Handbuch der inneren Medizin, 3. Aufl., Bd. VI/II, S. 157. 1944.

DEBRUNNER, H.: In: Beinlängenunterschiede. Basel-New York: Karger AG 1965.

DECOURT, J., LAGRADE, J.: Syringomyelie, Encyel. Med. Chirurg. Neurologie 11° 17077 A 10 p.1.

DEFRENNE, P.: Les malpositions cardiotubérositaires dans les scolioses. C.R. de Journées d'Etudes "Scolioses" (Centre des Massues et Fondation Livet), Lyon, 1-er, 2-er 3 fevrier (1963), 30–32.

DEGENHARDT, K.H.: Mißbildungen der Wirbelsäule und der Rippen. In: OPITZ, H. u. SCHMID, F., Handbuch der Kinderheilkunde, Bd. 6, Erkrankungen der Stützgewebe, Erkrankungen des Blutes und der blutbildenden Organe. S. 293–306. Berlin-Heidelberg-New York: Springer 1967.

DENT, C.E.: Idiopathic juvenile osteoporosis. In: BERGSMA, D., editor: Birth defects: Original article series, vol. 5, Nr. 4, p. 134, National Foundation. New York: March of Dimes 1969.

DIEFFENBACH: Caput obstipum. RUST: Handbuch der Chir. **3**, 625 (1830–6).

DIETRICH, H.F.: Tetanus. In: GRULEE and ELEY, The child in health and disease. Ed. 2, p. 417. Baltimore: Williams & Wilkins 1952.

DOLEGA, E.: Zur Pathologie und Therapie der kindlichen Skoliose. Leipzig 1897.

DREXLER, L.: Röntgenanatomische Untersuchungen über Form und Krümmung der Halswirbelsäule in den verschiedenen Lebensaltern. In: Die Wirbelsäule in Forschung und Praxis. Bd. 23, S. 1–38. Stuttgart: Hippokrates Verlag 1962.

ECKHARDT, H.: Körperliche Mißbildungen (Arachnodactylie). Handbuch der Erbkrankheiten von FÜTT. Bd. 6, S. 211–216. Stuttgart: Thieme 1940.

EDGREN, W., VAINIO, S.: Ostéochondrosis juvenilis lumbalis. Acta chir. scand., Suppl. **227**, 1–47 (1957).

ENGELBACH, W.: Endocrine medicine. Vol. 1, p. 261. Springfield, Ill.: Charles C. Thomas 1932.

EPSTEIN, B.S.: The spine. A radiological text and atlas. Lea Kimpton 1955.

EPSTEIN, B.S.: The vertebral column. An Atlas of Tumor Radiology, vol. 14, 629 pp., 275 figs. London: Lloyd Luke Ltd. 1974 Cloth £ 22.—.

ESCHBACH, W.: Veränderungen am knöchernen Becken in Abhängigkeit von einem unterschiedlich hohen Sitz der Kyphose. Berlin 1955.

EULENBURG, M.: Die seitlichen Rückgratsverkrümmungen. Berlin 1876.

EXNER, G.: Die Halswirbelsäule, Pathologie und Klinik. Stuttgart 1954.

EXNER, G.: Variationen und Fehlbildungen der Wirbelsäule. In: HOHMANN-HACKENBROCH-LINDEMANN, Handbuch der Orthopädie, Bd. II. Stuttgart: G. Thieme 1958.

EXNER, G.: Der muskuläre Schiefhals. Handbuch der Orthopädie, G. HOHMANN, M. HACKENBROCH, K. LINDEMANN. Bd. II, S. 99–107. Stuttgart: G. Thieme 1958.

FAIRBANK, SIR, T.: An atlas of general affection of the skeleton, p. 337–340. Edinburgh: E. und S. Livingstone 1951.

FARKAS, A.: Über Bedingungen und auslösende Momente bei der Skolioseentstehung. Stuttgart: F. Enke 1925.

FERGUSON, A.B.: Roentgendiagnosis of extremities and spine. New York: Paul B. Hoeber, Incorporation 1949.

FERGUSON, A.C.: Roentgen interpretations and decisions in scoliosis. American Academy of Orthopaedic Surgeons Instructional course lectures. Vol. 7. Ann. Arbor: J.W. Edwards 1950.

FICK, R.: Handbuch der Anatomie und Mechanik der Gelenke, Teil III, S. 45. Jena: Gustav Fischer 1911.

FIELD, C.M.B., CARSON, N.A.J., CUSWORTH, D.C., DENT, C.E., NEILL, D.W.: Homocystinuria: a new disorder of metabolism. Abstracts Xth Int. Congress of Pediatrics. Lisbon, 274 (1962).

FISCHER, E.: Geschichte und Behandlung der seitlichen Rückgratsverkrümmung. Straßburg 1885.

FISCHER, E.: Die Drehungsgesetze bei dem Wachstum der Organismen. Straßburg 1889.

Fischer, O.: Theoretische Grundlagen für eine Mechanik der lebenden Körper. Leipzig: Teubner 1906.

FISHMAN, A.P.: Pulmonary aspects of scoliosis. In: Proceedings of a Symposium on Scoliosis (edit. P.A. ZORAB), p. 52. National Fund for Research into Poliomyelitis and other Crippling Diseases. London: Vincent House 1965.

FREDENHAGEN, H.: Die poliomyelitische Lähmung und ihre Behandlung. Basel-Stuttgart: Benno Schwabe & Co.

FRIEDEBERG, C.K.: Diseases of the heart. Philadelphia: W.B. Sounders Co. 1949.

FRIEDRICH, N.: Über progressive Muskelatrophie über wahre und falsche Muskelhypertrophie Berlin: Hirschwald, 344, 1873.

FRITSCHE: Haltungsfehler und Haltungsschäden bei Kindern und Jugendlichen. Volk und Wissenschaft, Berlin 1954.

FRITSCHE, KLEBS: Beitrag zur Pathologie des Riesenwuchses. Leipzig 1884.

FROMME, A.: Die Spätrachitis, die spätrachitische Genese sämtlicher Wachstumsdeformitäten und die Kriegsosteomalacie. Ergebn. Chir. Orthop. **15**, 1–203 (1922).

GALEAZZI: Il mecanismo patogentico e la terapia delle scoliosi. Milano: Edizioni redi, 92 (1948).

GAUP, E.W.T.: Die normalen Asymmetrien des menschlichen Körpers. Jena: Gustav Fischer 1909.

GILLAM, P.: Regional blood flow in kyphoscoliosis. Symposium on scoliosis, London. 1965. London: Vincent House.

GLORIEUX, P., ROEDERER, C.: La spondylolyse et ses conséquences. Paris: Masson 1937.

GOLDSTEIN, L.A.: The surgical treatment of scoliosis. Springfield, Ill.: D. Vernon Thomas 1959.

GOLDSTEIN, L.A.: The surgical treatment of scoliosis, p. 23. Springfield: Charles C. Thomas 1959.

GOLDSTEIN, L.: In: Orthopaedie surgery, by W. MERCER and R.B. DUTHIE. 6th ed., p. 744. Baltimore: Williams & Wilkins 1964.

GOLDTHWAIT, J.E., BROWN, L.T., SWAIM, L.T., KUHNS, J.G.: Body mechanics in the study and treatment of disease. Philadelphia: J.B. Lippincott & Co. 1934.

GRIMM, H.: Vorgeschichtliches, frühgeschichtliches und mittelalterliches Fundmaterial zur Pathologie der Wirbelsäule. Leipzig: Barth 1959.

GROSSIORD, A., DUVAL-BEAUPÉRE, G.: Prévention des déformations et spécialement de la scoliose poliomyélitique. Association europée ne contre la poliomyélite et les maladies associées. IX Symposium, Stockholm Imprimerie des Sciences. 17. édit., vol. 44, p. 384. Bruxelles: Bersheide 1963.

GRUBER, G.B.: Chondrodystrophia fetalis. In: SCHWALBE, Die Morphologie der Mißbildungen des Menschen und der Tiere. Teil III, S. 333, 361 ff. Jena 1937.

GÜNTZ, E.: Die Kyphose im Jugendalter. In: Die Wirbelsäule in Forschung und Praxis. Bd. 2, S. 1–148. Stuttgart: Hippokrates Verlag 1957.

GÜNTZ, E.: Die normale Haltung und ihre Abweichungen. Handbuch der Orthopädie. Bd. 2. Stuttgart: Thieme 1958.

GUÉRIN: Mémoires sur l'étiologie générale des déviations latérales d'espine. Paris 1840.

GUÉRIN: Recherches sur les difformitées congénitales. Paris 1880–1882.

GUGGISBERG: Vegetations- und Wachstumsstörungen. In: HALBAN SEITZ, Pathologie und Biologie des Weibes III. 1924.

GUIOT, HORST, M. VAN DER: Las paraplegias kyphoscolioticas. Valenzia Espana 1956.

GUNELLA, G., ENGLERT, E.: Aspects fonctionnels ventilatoires et cardio-circulatoires des syndromes de rigidité et de déformation thoracique. In: Traité Exploration Fonctionelle Pulmonaire vol. 1. Ed. Flammarion, collection a revision périodique Paris.

HACKENBROCH, M.: Funktionelle Pathologie und Klinik der Wirbelsäule. Die Wirbelsäule in Forschung und Praxis, 52, S. 1–144. Stuttgart: Hippokrates Verlag 1971.

HADLEY, L.A.: The spine. Springfield: Charles Thomas 1956.

HAFFERL: Lehrbuch der topographischen Anatomie. Berlin-Göttingen-Heidelberg: Springer 1953.

HAGLUND, P.: Die Entstehung und Behandlung der Skoliosen. Berlin: S. Karger 1916.

HAGLUND, P.: Die Prinzipien der Orthopädie. Jena: Fischer 1923.

HALLA, F.: Die Volkskrankheit Wirbelsäulenverkalkung. 27 S. 3 Abb. Wien: Wilhelm Maudrich 1974.

HAMILTON, B., THOMSON, K.J.: The heart in pregnancy and the childbearing age, p. 352. Boston: Little, Brown and Co. 1941.

HANSEN, H.G., WIEDEMANN, H.R.: Familiäre (cranio) metaphysäre Dysplasie (Pyle). In: OPITZ, H. u. SCHMID, F., Handbuch der Kinderheilkunde, Bd. 6, Erkrankungen der Stützgewebe, Erkrankungen des Blutes und der blutbildenden Organe, S. 207–213. Berlin-Heidelberg-New York: Springer 1967.

HANSEN, H.G., WIEDEMANN, H.R.: Gestörte Knorpelbildung. In: OPITZ, H. u. SCHMID, F., Handbuch der Kinderheilkunde, Bd. 6, Erkrankungen der Stützgewebe, Erkrankungen des Blutes und der blutbildenden Organe, S. 144–169. Berlin-Heidelberg-New York: Springer 1967.

HANSEN, H.G., WIEDEMANN, H.R.: Chondrodystrophia calcificans connata. In: Handbuch der Kinderheilk. Bd. VI. Berlin-Heidelberg-New York: Springer 1967.

HARRINGTON, P.R.: Data processing procédure for scoliosis. 1967.

HAUBERG, G.: Kyphosen und Lordosen. In: HOHMANN-HACKENBROCH-LINDEMANN, Handbuch der Orthopädie, Bd. II/8, S. 108. Stuttgart: Thieme 1958.

HAUSER, E.D.W.: Curvatures of the spine. Springfield, Ill.: Charles C. Thomas 1962.

HAUSER, E.D.W.: Curvatures of the spine. Springfield, Ill.: Charles C. Thomas 1964.

HEPP, O., MATTHIASH, H.H.: Stoffwechselerkrankungen des Skeletts. In: HOHMANN-HACKENBROCH-LINDEMANN, Handbuch der Orthopädie, Bd. I, S. 303. Stuttgart: G. Thieme 1957.

HETTINGER, TH.: Isometrisches Muskeltraining. Stuttgart: Thieme 1964.

HEUBNER: Lehrbuch der Kinderheilkunde. Leipzig: Ambrosius Barth, 2 (1906).

HOFFA: Lehrbuch der orthopädischen Chirurgie, 5. Aufl., S. 173 (1905).

HOFFA: Lehrbuch der orthopädischen Chirurgie. Stuttgart: Ferdinand Enke 1925.

HOLT, MCINTOSH: Holts diseases of infancy and childhood, ilth ed. D, p. 996–1000. New York: Appleton-Cent 1940.

HOLZMANN, M.: Herzform bei Thoraxdeformitäten, S. 2695 und das Herz bei Zirkulationserschwerung im kleinen Kreislauf, S. 2860. In: H.R. SCHINZ, W.E. BAENSCH, E. FRIEDL u. E. UEHLINGER, Lehrbuch der Röntgendiagnostik, 5. Aufl., Bd. 3. Stuttgart: Georg Thieme 1952.

HOOTON, E.A.: A survey in seating. Massachusetts: Heywood-Wakefield Co. 1945.

HOPPENFELD, S.: Scoliosis. A manual of concepts and treatment. Philadelphia: J.B. Lippincott 1967.

HUC, G., BRISARD, P.: La scoliose. Traité d'orthopédie, I–II, p. 1577–1694. Paris: Masson & Cie. 1932.

HUC, G., BRISARD, P.: La scoliose. Traité de Chir. Orthop. Paris: Ombredanne et Mathieu, Masson 1937.

HUETER, C.: Klinik der Gelenkkrankheiten. Teil III (1878).

INGRAHAM, F.D., LOWREY, J.J.: Occult spinal disorders in spina bifida and cranium bifidum (INGRAHAM, F.D., edit.). Cambridge: Harvard University Press.

JAMES, J.I.P.: Classification and prognosis. In: Proceedings of a symposium on scoliosis (edit. by P.A. ZORAB), p. 11. National Fund for Research into Poliomyelitis and other Crippling Diseases. London: Vincent House 1965.

JAMES, J.I.P.: Scoliosis. Edinbourgh: E. u. S. Livingstone Ltd. 1967.

JANSEN, J.W.F.: Das Wesen und Werden der Achondroplasie. Stuttgart 1913.

JANTKE: Verletzungen und Erkrankungen des Bewegungsapparates. In: Die ärztliche Beurteilung Beschädigter. Darmstadt: Steinkopf 1955.

JENNY, E.: Über die großen Amputationen an den Extremitäten. Hefte Unfallheilk. **39** (1950).

JENSEN, J.: The heart in pregnancy. St. Louis: C.V. Mosby Co 1938.

JENTSCHURA, G.: Die Klinik der Skoliose. Hrsg. HOHMANN-HACKENBROCH-LINDEMANN, Bd. 2, S. 237–277. Stuttgart: G. Thieme 1958.

JEQUIER, M.: Le syndrome de Marfan. Radiol. clin. **13**, Suppl., 1–68 (1944).

JÉQUIER, S., KAUFMANN, H.J.: Mißbildungen des Beckens und des Schultergürtels. In: Handbuch der Kinderheilkunde von OPITZ, H. und SCHMID, F., Bd. 6, S. 284–292. Berlin-Heidelberg-New York: Springer 1967.

JOACHIMSTHAL: Schiefhals. Hdb. orthop. Chir. **1**, 423 (1905).

JONES, L.: The postural complex observations as to cause, diagnosis and treatment. Ryerson: Thomas Blackwell 1955.

JONSSON, B.: Studies on Hibb's spine fusion in the treatment of scoliosis. Munksgaard 1953.

JOSEPH, J.: Man's posture. Springfield: Thomas 1960.

JUCHUM, M.: Die Erkrankungen des Rückens. In: Med. Praxis, Bd. 33.: D. Steinkopff 1949.

JUNGHANNS, H. (m. Beitr. von BUES, CLEMENS, EGER, GROSS, HACKENBROCH, MOSER, OTT, SCHULER): Wirbelsäule und Rheumatismus. In: Die Wirbelsäule in Forschung und Praxis. Bd. 34, S. 1–116. Stuttgart: Hippokrates Verlag 1966.

KAGANAS, G., MÜLLER, W., WAGENHÄUSER, F.: Vertebragene Syndrome. Fortbildungskurse für Rheumatologie. Basel: S. Karger 1973.

KASTENDIECK, H.: Der muskuläre Schiefhals beim Neugeborenen, Bd. 6. Leipzig: Georg Thieme 1952.

KASTERT, J.: Die Spondylitis tuberculosa und ihre operative Behandlung. In: Die Wirbelsäule in Forschung und Praxis. Bd. 3, S. 1–192. Stuttgart: Hippokrates Verlag 1957.

KAUFMANN, E.: Untersuchungen über die sogenannte fetale Rachitis (Chondrodystrophia foetalis). Berlin 1892.

KELLY, E.: Teaching posture and body mechanics. Barnes 1949.

KENDALL, H.O.: Posture and pain. Baltimore: Williams and Wilkins Comp. 1952.

KIENBÖCK, R.: Röntgendiagnostik der Knochen und Gelenkskrankheiten. Wien-Berlin 1936.

KLAPP, B.: Das Klapp'sche Kriechverfahren. 5. Aufl. Stuttgart: Thieme 1963.

KLEIN, M.R.: Rückenmarktumoren im Kindesalter. In: MÜLLER, D., Neurologie der Wirbelsäule und des Rückenmarks im Kindesalter. Jena 1964.

KLEINBERG, S.: Scoliosis. New York: P. Hoeber 1926.

KLEINBERG, S.: Skoliosis pathology, ethiology and treatment. Baltimore: Williams and Wilkins Comp. 1951.

KOCH, W.: Über die russisch-rumänische Kastratensekte der Skopzen. Veröffentlichungen aus der Kriegs- und Konstitutionspathologie, S. 1–38. Jena: Gustav Fischer 1921.

KOCHNER, G.: Haltungsschäden und ihre Bekämpfung. 5. Aufl. Frankfurt 1964.

KOZLOWSKI, K., RUPPRECHT, E.: Osteochondrodysplasien und Mucopolysaccharidosen. Klinik und Röntgenbild der Osteochondrodysplasien und Mukopolysaccharidosen. 136 S. Berlin: Akademie-Verlag 1972.

KRANZ, L.G.: Kinesiology Manual. 3. Aufl. Kimpton: Mosby 1956.

KÜLBS, F.: Der Kreislauf und seine Beziehungen zu physiologischen und pathologischen Zuständen: 12. Kyphoskoliose. In: Handbuch der inneren Medizin, 2. Aufl., Bd. 2, Teil I, S. 588. Berlin 1928.

KÜHNE, K.: Genetischer Wirbelsäulenvergleich. In: PONSOLD, Lehrbuch der gerichtlichen Medizin S. 392–404 1950.

KÜMMEL: Die Mißbildungen der Extremitäten durch Defekt, Verwachsung, Überzahl. Bibl. Med. (1895).

KUMMER, B.: Bauprinzipien des Säugerskelettes. Stuttgart: Thieme 1959.

LAMY, M., MAROTEAUX, P.: Les chondrodystrophis génotypiques, e bibliografia citata. Expansion. Sc. Franc. Ed. (1960).

LANGE, F., SCHEDE, F.: Die Skoliose. Ergebn. der Chir. **7**, 748–814 (1913).

LANGE, M.: Erbbiologie der angeborenen Körperfehler. Stuttgart: Ferdinand Enke 1935.

LANGE, M.: Orthopädisch-Chirurgische Operationslehre. München: J.F. Bergmann 1962.

LE DOUBLE: Traité des variations de la colonne vertébrale de l'homme. Paris: Vigot frères 1912.

LEITERSDORFER: Das militärische Training. Stuttgart 1897.

LÉRI, A.: Les affections de la colonne vertébrale. Paris 1926.

LEVY, S.: Bidrag till den mechaniske behandling af ryggens deformiteter. Köbenhavn 1884.

LI CASTRI PATTI, L., SALOMONE, G.: Il rachide cervicale patologico. Torino: Minerva Medica 1958.

LIECHTI, A.: Die Röntgendiagnostik der Wirbelsäule und ihre Grundlagen. Wien: J. Springer 1948.

LINDEMANN, K., KUHLENDAHL, H.: Die Erkrankungen der Wirbelsäule. Stuttgart: Enke 1953.

LINDEMANN, K., MAU, H.: Die Behandlung der Skoliose. In: Handbuch der Orthopädie II, Abschnitt: Die Behandlung der Skoliose, S. 278–380. Stuttgart: Thieme 1958.

LIPPERT, H.: Probleme der Statik und Dynamik von Wirbelsäule und Rückenmark. In: TROSTDORF, E. und STENDER, H.S., Wirbelsäule und Nervensystem. Stuttgart: Thieme 1970.

LOB: Die Wirbelsäulenverletzungen und ihre Ausheilung. Stuttgart: Thieme 1954.

LOESCHKE, A.: Störungen des Luftgehaltes der Lunge. Handbuch der speziellen Pathologie. Bd. III/1, S. 627. Berlin: Springer 1928.

LORENZ, A.: Pathologie und Therapie der seitlichen Rückgratverkrümmungen. Wien: Hölder 1886.

LOUYOT, P., ARLET, J., TOUSSAINT, Y.: Les dorsalgies bénignes de l'adulte: III. Conférence Internationale des Maladies Rhumatismales. Aix-les-Bains: Imprimeries Réunies, Chambéry 1956.

LOVETT, R.W.: Treatment of scoliosis. Boston 1913.

LOVETT, R.W.: Lateral curvature of the spine and round shoulders. Philadelphia: Blakiston 1916.

LOWMAN, CH.L., YOUNG, CH.: Postural fittness. Philadelphia: Lea a. Febiger 1960.

LUCAS, D.B., BRESLER, B.: Stability of the ligamentous spine. Biomechanics Laboratory. Univ. of California. Techn. Report 40, p. 1. (1961).

LÜBBE, C.: Die Säuglingsskoliose, ein heilbarer und vermeidbarer Lageschaden. 52 S. 19 Abb. in 30 Einzeldarst. München: J.F. Lehmanns 1971.

LUSTED, L.B., KEATS, TH.E.: Atlas of roentgenographic measurement. Chicago: Year Book Publ. 1959.

MCKUSICK, C.A.: Heritable disorders of connective tissue. Homocystinuria, p. 150–179. St. Louis: C.V. Mosby Co. 1966.

MCKUSICK, V.A.: Heritable disorders of connective tissue. St. Louis: Mosby 1972.

MCMURRAY, T.P.: A practice of orthopaedic surgery, p. 215. Balitmore: William Woodan Co. 1937.

MAGNES, R.: Körperstellung. VI. Band der Monographien aus dem Gesamtgebiet der Physiologie der Pflanzen und Tiere, p. 353–357. Berlin: Springer 1924.

MARCHETTI, P.G.: Le scoliosi. Bologna: Gaggi Edit 1968.

MARINO-ZUCO, C., PIETROGRANDE, V.: Ortopedia e traumatologia. Roma: SEV 1959.

MARKUSKE, H.: Untersuchungen zur Statik und Dynamik der kindlichen Halswirbelsäule: Der Aussagewert seitlicher Röntgenaufnahmen. In: Die Wirbelsäule in Forschung und Praxis, Bd. 50, S. 1–52. Stuttgart: Hippokrates Verlag 1971.

MAROTEAUX, P.: Zum Problem des Spät-Hurlers. In: Dysostosen. S. 25–30. Stuttgart: Gustav Fischer 1966.

MARX, H.H.: Lungenemphysem und Bronchitis; Dehnungsemphysem bei Kyphoskoliose. Stuttgart: Thieme 1963.

MATHIAS, E.: Schule und Haltungsfehler. München: Gmelin 1925.

MATTHIASH, H.H.: Reifung und Entwicklung in ihren Beziehungen zu Leistungsstörungen des Haltungs- und Bewegungsapparates. In: HOHMANN-HACKENBROCH-LINDEMANN, Handbuch der Orthopädie, Bd. I, S. 133. Stuttgart: Thieme 1957.

MATTHIASH, H.H.: Reifung, Wachstum und Wachstumsstörungen des Haltungs- und Bewegungsapparates im Jugendalter. Bd. 4. Basel-Freiburg i.Br.-New York: S. Karger 1966.

MAU, H.: Wesen und Bedeutung der enchondralen Dysostosen. Stuttgart: Thieme 1958.

MAU, H.: Die sogenannte Säuglingsskoliose und ihre krankengymnastische Behandlung. Stuttgart: Thieme 1962.

MENNELL, J.: The science and art of joint manipulation, vol. 2. The spinal column. Blakiston: Churchill 1952.

MERY, M.: Histoire de l'Académie des sciences. Paris 1706. Cited from PERONNE.

MEYER, H.v.: Die wechselnde Lage des Schwerpunktes im menschlichen Körper. Leipzig: Engelmann 1868.

MIXTER, W.J.: Spinal column and spinal cord. In: LEWIS, Practice of surgery, vol. 12, p. 127. Hagerstown, Md.: W.F. Prior a. Co. 1934.

MOLLARET, P.: Maladie de Friedreich. Encyclopédie Med. Chirurg. Neurologie 11° 17082 P3

MORCH, E.T.: Chondrodystrophic dwarfs in Denmark. Munksgaard Kobenhavn: Ejnar 1941.

MOREHOUSE, L.E., COOPER, I.M.: Kinesiology. St. Louis: C.V. Mosby a. Co. 1950.

MÜHR, A.: Wirbelsäule und Bandscheibe, alte und neue Wege zur Erforschung von Wirbelsäulenveränderungen. München: Desch 1961.

MÜLLER, D.: Das Problem der Funktion und der Form des Achsenorgans. In: Neurologie der Wirbelsäule und des Rückenmarkes im Kindesalter. Hrsg. v. D. MÜLLER, S. 57–113. Jena: Fischer 1964.

MÜLLER, W.: Pathologische Physikologie der Wirbelsäule. Leipzig: Barth 1932.

NAEGELE: Das weibliche Becken. Karlsruhe 1825.

NAU, P.: Les scolioses congenitales. Paris: Thèse 1904.

NICOLADONI, C.: Die Torsion der skoliotischen Wirbelsäule. Stuttgart: Ferdinand Enke 1882.

NICOLADONI, C.: Anatomie und Mechanismus der Skoliose. Berlin: Urban u. Schwarzenberg 1909.

NIEDERECKER, K.: Neurofibromatosis Recklinghausen. In: HOHMANN-HACKENBROCH-LINDEMANN, Handbuch der Orthopädie, Bd. I, S. 584. Berlin-Heidelberg-New York: Springer 1968.

OBER, F.R., BREWSTER, A.H.: Lowett's lateral curvatur

of spine and round shoulders, vol. 44. Philadelphia: P. Blaciston's Son and Co. 1931.

OSEID, S., EVJENTH, G., EVJENTH, D., GUNNART, H., MEEN, D.: Lower back trouble in young female gymnasts, frequency, symptoms and possible causes. Sport in unserer Welt – Chancen und Probleme (Referate, Ergebnisse und Materialien). Berlin-Heidelberg-New York: Springer 1973.

OSGOOD, R.B.: Body mechanics education and practice. Report of the White House Conference on Orthopedecs and Body Mechanics. New York: Th. Century and Co. 1932.

OSMOND-CLARKE, H.: Scoliosis. Modern trends in orthop. (ed., H. vol. 9, p. 220–247. New York: Paul B. Höber Incorporation 1950.

OSMOND-CLARKE, H.: Skoliosen. In: Sir HARRY PLATT, Modern trends in orthopedics. London: Butterworth and Co., Ltd. 1950.

OTT, V.R., WURM, H.: Spondylitis ankylopoetica. Darmstadt: Steinkopf 1957.

PARAICZ, E.: Beiträge zur Klinik der Rückenmarktumoren im Kindesalter. In: MÜLLER, D., Neurologie der Wirbelsäule und des Rückenmarks im Kindesalter. Jena 1964.

PAUWELS, F.: Gesammelte Abhandlungen zur funktionellen Anatomie des Bewegungsapparates. Berlin-Heidelberg-New York: Springer 1965.

PHELPS, W., KIPHUTH, R.J.H., GOFF, C.W.: Diagnosis and treatment of postural defects. Ryerson: Thomas Blackwell 1956.

PISKOL, K.: Die Blutversorgung des Rückenmarkes und ihre klinische Relevanz. Berlin-Heidelberg-New York: Springer 1972.

PITZEN, P.: Kurzgefaßtes Lehrbuch der orthopädischen Krankheiten. München-Berlin: Urban u. Schwarzenberg 1950.

PÖSCHL, M.: Juvenile Osteo-Chondro-Nekrosen. Anhang: Coxa vara congenita und Protrusio acetabuli coxae. Vertebra plana osteonecrotica Calvé. Handbuch der Medizinischen Radiologie. DIETHELM, L., Bd. V/4, S. 103–115. Berlin-Heidelberg-New York: Springer 1971.

PONSETI, I.V.: The pathogenesis of adolescent scoliosis. In: Proceedings of a second symposium on scoliosis causation. Edit. by P.A. ZORAB. Edinburgh: E. and S. Livingstone 1968.

PRAWAZ, C.G.: Du traitement des déviations de la colonne vertébrale. Paris 1875. Cited from FISCHER.

PRIME, F.J.: Routine lung function studies in Kyphoscoliosis. In: Proc. Symp. Scoliosis (London 5–6 July, 1965), p. 57–60. National Fund for Research into Poliomyelitis and other Crippling Diseases, Vincent House. London: Vincent Square 1965.

PUTSCHAR, W.: Die Alterskyphose (kyphosis senilis). In: HENKE-LUBARSCH, Handbuch der speziellen pathologischen Anatomie und Histologie, Bd. IX/3, S. 680–681. Berlin: Springer 1937.

PUTSCHAR, W.: Ätiologie und Pathogenese der Skoliose. Handbuch der speziellen pathologischen Anatomie, Bd. 9, S. 9. Berlin: Springer 1937.

RAND, R.W., RAND, C.W.: Intraspinal tumors of childhood. Springfield: Charles-C. Thomas 1960.

RANKE-SILBERBORN: Atmungs- und Haltungsübungen für Kinder und Erwachsene. München 1930.

RATHKE, F.W.: Spezielle Pathogenese der Skoliose. In: HOHMANN-HACKENBROCH-LINDEMANN, Handbuch für Orthopädie, Bd. 2, S. 188. Stuttgart: Thieme 1958.

RATHKE, F.W.: Die juvenilen Rückgratverkrümmungen. Stuttgart: Thieme 1961.

RECKLINGHAUSEN, F.D.v.: Die fibröse oder deformierende Ostitis, die Osteomalazie und die osteoplastische Carzinose in ihren gegenseitigen Beziehungen. Festschrift f. R. Virchow, Berlin (1891).

RECKLINGHAUSEN, F.D.v.: Untersuchungen über Rachitis und Osteomalacie. Jena 1911.

REDARD, P.: Traité pratique des déviations de la colonne vertébrale. Paris 1900.

REID, L.: Autopsy studies of the lungs in kyphoscoliosis. Symposium on scoliosis London. London: Vincent House 1965.

REID, L.: Autopsy studies of the lungs in kyphoscoliosis. In: Proceedings of a Symposium on Scoliosis. Edit. by P.A. ZORAB, p. 71–77. Published by the National Fund for Research into Poliomyelitis and other Crippling Diseases. London, S.W.1: Vincent House, Vincent Square 1966.

REID, L.: Pathological changes in the lungs in scoliosis. In: Scoliosis. Edit. by P.A. ZORAB, p. 67. London: Heinemann Medical Books 1969.

REINHARDT, K.: Das Drehgleiten. Ein Teilproblem der Bandscheibendegeneration. Röntgenologie, Klinik und chiropraktische Aspekte. Bibliotheca Radiologica fasc. Bd. 1, S. 1–172. Basel: S. Karger 1959.

REINHARDT, K.: Die Lendenkreuzbeingegend. Handbuch der medizinischen Radiologie, Bd. VI/1, S. 437–583. Berlin-Heidelberg-New York: Springer 1974.

REINHARDT, K., PANTER, K.: Myelographie und Ischias. Eine neuro-röntgenologische Studie. S. 1–64. Saarbrücken: West-Ost-Verlag 1955.

RETTIG, H., OEST, O., EICHLER, J.: Wirbelsäulenfibel: 2. neubearbeitete und erweiterte Aufl., Bd. VIII. Stuttgart: Thieme 1974.

RIBBING, S.: Studien über hereditäre multiple Epiphysenstörungen. Acta radiol. Suppl. **34**, (1–107).

RISCHBIETH, BARRINGTON: Treasury of human inheritance. Parts VII und VIII, Seet XVa. Dwarfism Eugenics Laboratory Memoirs XV. London (1912).

RISKA, E.B.: End results in the treatment of scoliosis. A survey of 57 cases. Acta orthop. scand. Suppl. **102**, 7–21 (1967).

RISSER, J.C.: The iliac apophysis: an invaluable sign in the management of scoliosis. In: Clinical Orthopaedics. (A.F. DE PALMA, ed.), vol. 11. Philadelphia: J.B. Lippincott Co. 1958.

ROAF, R.: Scoliosis. Baltimore: Williams u. Wilkins Company 1966.

ROAF, R.: Scoliosis. Edinburgh: E. u. S. Livingstone 1966.

ROEDERER, C., LEDENT, E.: La pratique des déviations

vertébrales. Scoliose-cyphose-lordose. Paris: G. Doin u. Ci. Ed 1951.

RÖSSLER, H., THOMAS, G.: Untersuchungen über die Biomechanik der idiopathischen Skoliose. Bücherei des Orthopäden, Bd. 4. Stuttgart: Enke 1969.

ROMBERG, E.: Lehrbuch der Krankheiten des Herzens und der Blutgefäße. 4. u. 5. Aufl., S. 279, S. 282, S. 502. Stuttgart: F. Enke 1925.

ROSENBERG: Die verschiedenen Formen der Wirbelsäule des Menschen und ihre Bedeutung. Jena: Fischer 1920.

ROSER, W.: Handbuch der anatomischen Chirurgie. Tübingen 1875.

RUBIN, P.: Dynamic classification of bone dysplasias, p. 212–222. Chicago: Year Book Med. Publ., Inc. 1964.

SABATIER, M.: Mém. sur la situation des gros vaisseaux 1791. Cited from FISCHER.

SANDERSON, P.H.: Hydroxyproline excretion in disorders of the skelet. Symposium on scoliosis, London 1965. Nat. Fund. Research Polio. London: Vincent House.

SAUERBRUCH, F., ELWING, H.: Die extrapleurale Thoracoplastik. Ergebn. inn. Med. Kinderheilk. **10**, 869–990 (1913).

SAUPE, E.: Die Thoraxdeformitäten und ihr Einfluß auf die Brusteingeweide. In: ENGEL-SCHALL, Handbuch der Röntgendiagnostik und Therapie im Kindesalter, S. 143–154. Leipzig: Thieme 1933.

SAYRE, L.H.: Spinal disease and spinal curvature; Their treatment by suspension and the use of plaster bandages. London: Smith Elder & Co. 1877.

SEEDORFF, K.S.: Osteogenesis imperfecta. A study of clinical features and heredity based on 55 danish families comprising 180 affected members. Thesis University Copenhagen 1948. Aarhus Universitetsforlaget 1949.

SELYE, H.: Textbook of endocrinology. Montreal 1948.

SHELDON, W.H., STEVENS, S.S., TUCKER, W.B.: The varieties of human physique. New York-London: Harper and Bros 1940.

SIMONS, B.: Röntgendiagnostik der Wirbelsäule. Jena: Gustav Fischer 1939.

SIMONS, B.: Röntgendiagnostik der Wirbelsäule. 2. Aufl. Jena 1951.

SNAPPER, J.: Medical clinics on bone diseases. A text and atlas, p. 131–150. New York: Interscience Publishers 1943.

SNAPPER, J.: Medical clinics of bone disease, p. 299. New York: Interscience Publishers Inc. 1949.

SØRENSEN, K.H.: Scheuermann's juvenile kyphosis. Copenhagen: Munksgaard 1964.

SPERLING, O.K.: Bandscheibenprotrusion und Bandscheibenprolaps. In: Lehrbuch der Orthopädie, hrsg. v. P.F. MATZEN. Berlin: Volk und Gesundheit 1959.

SPITZY, H.: Deformitäten der Wirbelsäule. Lehrbuch der Orthopädie von f. LANGE. Jena 1914.

SPITZY, H.: Die körperliche Erziehung des Kindes. Wien: Springer 1926.

SPITZY, H.: Deformitäten der Wirbelsäule. In: LANGES Lehrbuch der Orthopädie. 3. Aufl. Jena: Gustav Fischer 1928.

SPITZY, H.: Die Skoliose. Lehrbuch der Orthopädie von F. LANGE. Jena: Gustav Fischer 1928.

SPRANGER, J., WIEDEMANN, H.R.: Diastrophischer Zwergwuchs. In: OPITZ, H. u. SCHMID, F., Handbuch der Kinderheilkunde, Bd. 6. S. 169–172. Erkrankungen der Stützgewebe, Erkrankungen des Blutes und der blutbildenden Organe. Berlin-Heidelberg-New York: Springer 1967.

SPRANGER, J., WIEDEMANN, H.R.: Dyschondrosteosen. In: OPITZ, H. u. SCHMID, F., Handbuch der Kinderheilkunde, Bd. 6, p. 204–207. Erkrankungen der Stützgewebe, Erkrankungen des Blutes und der blutbildenden Organe. Berlin-Heidelberg-New York: Springer 1967.

SCHANZ, A.: Die statischen Belastungsdeformitäten der Wirbelsäule. Stuttgart: Enke 1904.

SCHANZ, A.: Die Lehre von den statischen Insuffizienzerkrankungen mit besonderer Berücksichtigung der Insuffizientia vertebrae. Stuttgart: Enke 1921.

SCHEDE, F.: Grundlagen der körperlichen Erziehung. Stuttgart: Enke 1961.

SCHEIER, H.: Prognose und Behandlung der Skoliose. Stuttgart: Thieme 1967.

SCHENK, F.: Zur Ätiologie der Skoliose. Berlin: G. Winkelmann 1885.

SCHENK, R.: Funktionelle Anatomie der Wirbelsäule. In: Die Funktionsstörungen der Wirbelsäule. Bern: Hans Huber 1964.

SCHERF, D., BOYD, L.J.: Klinik und Therapie der Herzkrankheiten und der Gefäßerkrankungen. 5. Aufl. Wien: Springer-Verlag 1951.

SCHILDBACH, C.H.: Die Skoliose. Leipzig 1872.

SCHINZ, H.R., BAENSCH, W.E., FRIEDL, E., UEHLINGER, E.: Lehrbuch der Röntgendiagnostik. Stuttgart: Thieme 1952.

SCHLEGEL, K.: Neurologische Komplikationen bei Wirbelsäulenerkrankungen. Hüftlendenstrecksteife. Handbuch der Orthopädie, Bd. 2, S. 868. Stuttgart: Thieme 1958.

SCHMORL, G., JUNGHANNS, H.: Die gesunde und kranke Wirbelsäule im Röntgenbild und Klinik. Stuttgart: Thieme 1957.

SCHOBERTH, H.: Sitzhaltungen, Sitzschaden, Sitzmöbel. Berlin-Göttingen-Heidelberg: Springer 1962.

SCHOBERTH, H.: Angeborene Fehlbildungen des Thorax. Handbuch der medizinischen Radiologie, Bd. 9, Teil 1, S. 438–492. Berlin-Heidelberg-New York: Springer 1969.

SCHÖNENBERG, H.: Osteogenesis imperfecta. In: OPITZ, H. u. SCHMID, F., Handbuch der Kinderheilkunde, Bd. 6, p. 136–144. Erkrankungen der Stützgewebe, Erkrankungen des Blutes und der blutbildenden Organe. Berlin-Heidelberg-New York: Springer 1967.

SCHULTHESS, W.: Die Pathologie und Therapie der Rückgratverkrümmungen. Joachimsthal, Handbuch der orthopädischen Chirurgie, Bd. 2, S. 622. Jena: Fischer 1905/7.

STAFFEL, F.: Die menschlichen Haltungstypen und ihre Beziehungen zu den Rückgratsverkrümmungen. Wiesbaden 1889.

STEINDLER, A.: Diseases and deformities of the spine and thorax, p. 168. St. Louis: C.V. Mosby and Co. 1929.

STEINDLER, A.: Static deformities of the spine. Mechanics of locomotion. Springfield, Ill.: Charles C. Thomas Springfield.

STEINDLER, A.: Mechanics of normal and pathologic locomotion in man. Springfield, Ill.: Charles C. Thomas 1935.

STEINDLER, A.: Kinesiology of the human body under normal and pathological conditions. Springfield, Ill.: Charles C. Thomas 1955.

STRASSER, H.: Lehrbuch der Muskel- und Gelenkmechanik. Bd. 2. Berlin: Springer 1913.

STROMEYER: Beitrag zur operativen Orthopädie. Hannover 1838.

TAILLARD, W.: Die Klinik der Haltungsanomalien. In: Die Funktionsstörungen der Wirbelsäule. Bern-Stuttgart: Hans Huber 1964.

TAILLARD, W., MORSCHER, E.: Die Beinlängenunterschiede. Basel-New York: Karger 1965.

TASHIRO, Y.: Zur Statistik der Deformitäten. Tokyo: Hobunsha 1910.

TESCHENDORF, W.: Lehrbuch der röntgenologischen Differentialdiagnostik. II. Band. Stuttgart: Thieme 1950.

TESTUT, L.: Traité d'anatomie humaine. Paris: Doin G. 1921.

THIEFFRY, ST.: Die Poliomyelitis. S. 196–199. Bern: Huber 1953.

THOMAS, D.V.: Anesthesia in scoliosis-Anesthetic problems. In: GOLDSTEIN, L.A. The surgical treatment of scoliosis, p. 97. Springfield, Ill.: C.C. Thomas 1959.

TORKLUS, D.v., GEHLE, W.: Die obere Halswirbelsäule. Regionale Morphologie, Pathologie und Traumatologie. Praktischer Röntgenatlas und Systematik. Stuttgart: Thieme 1970.

TOURAINE, A.: L'hérédité en medicine. Paris: Masson 1955.

UEHLINGER, E.: Die Thoraxdeformitäten. Handbuch der inneren Medizin, Bd. 4/II, S. 207–226. Berlin-Göttingen-Heidelberg: Springer 1956.

UEHLINGER, A.: Skeletveränderungen bei Neurofibromatose. Bd. 5/3, S. 393–395. Handbuch der medizinischen Radiologie 1968.

UHLENBRUCK, P.: Die Herzkrankheiten (Klinik, Röntgenbild und Elektrokardiogramm). Das Kyphoskoliotikerherz. 3. Aufl., S. 83. Leipzig 1943.

VALENTIN, B.: Arachnodaktylie. In: SCHWALBE, E., Die Morphologie der Mißbildungen des Menschen und der Tiere, Bd. III. Die Einzelmißbildungen. Lieferung I, S. 455–464. Jena: Gustav Fischer 1909.

VALENTIN, B.: Konstitution und Vererbung in der Orthopädie. Stuttgart: F. Enke 1932.

BOGAERT, L. VAN, SCHERER, H.J. et E.: Une forme cérébrale de la cholestèrinose généralisée (type particulier de lipidose à cholestèrine). Paris 1937.

VERAGUTH, O., BRAENDLI-WYSS, C.: Der Rücken des Menschen, die Erkennung und Behandlung seiner Erkrankungen. Bern: H. Huber 1940.

VERSCHUER, O. VON: Erbpathologie. Leipzig: Theodor Steinkopf 1934.

VOGT, P.: Moderne Orthopädik. Stuttgart 1883.

VOLKMANN, R.: Die Skoliose. Handbuch der allgemeinen und speziellen Chirurgie, Bd. 2. Erlangen 1882.

WALTER, H.: Der diastrophische Zwergwuchs. Fortschritte der allgemeinen klinischen Humangenetik, Bd. II, S. 31–106. Stuttgart: Thieme 1970.

WECHSELMANN: Dermatol. Studien Festschr. f. Unna 20.

WEIL, S.: Die angeborenen Skelettsystemerkrankungen. In: Handbuch der Orthopaedie von HOHMANN, HACKENBROCH, LINDEMANN, Bd. I, S. 182–248. Stuttgart: Thieme 1957.

WEIL, S.: Die Systemerkrankungen der Wirbelsäule. In: Handbuch der Orthopaedie, HOHMANN, HAKKENBROCH, LINDEMANN, Bd. 2, S. 381–418. Stuttgart: Thieme 1958.

WELFLING, J.: Maladie de Scheuermann. In: Encyclopédie médicochirurgicale. Appareil locomoteur. Paris 1959.

WELLS, K.F.: Kinesiology: the anatomic and mechanical fundamentals of human motion illustrated. Philadelphia: Saunders 1955.

WERNLY, M.: Die Osteomalazie. Stuttgart: Thieme 1952.

WEBER, W.E., WEBER, E.F.: Mechanik der Gehwerkzeuge, S. 117–119. Göttingen 1836.

WEYERS, H.: Wirbelsäulensyndrome. In: OPITZ, H. u. SCHMID, F., Handbuch der Kinderheilkunde, Bd. 6, S. 309–315. Erkrankungen der Stützgewebe, Erkrankungen des Blutes und der blutbildenden Organe. Berlin-Heidelberg-New York: Springer 1967.

WHITMAN, R.: A treatise on orthopedic surgery. 6. Edit., p. 145–146. Philadelphia: Lea and Febinger 1919.

WIEDEMANN, H.R.: Gestörte Ossifikation besonders der bindegewebig präformierten Belegknochen: Die Dysostosis cleido-cranialis. In: Handbuch der Kinderheilkunde von OPITZ, K. und SCHMID, F., Bd. VI., S. 129–135. Berlin-Heidelberg-New York: Springer 1967.

WILES, P.: Essentials of orthopedics. London 1951.

WILLIS, T.A.: Mans back. Ryerson: Thomas Blackwell 1953.

WITTEK, A.: Ollier'sche Krankheit. Bib. Med. 6 (1906). Stuttgart: E. Nägele 1906.

WOOD, P.: Diseases of the heart and circulation: Pulmonary heart disease associated with deformities of the chest. 2. Aufl., S. 474. London 1952.

ZANOLI, R.: Il torticollo. Bologna: Cappelli 1933.

ZAWADOWSKI, W.: Zit. nach HAUBRICH, R. Zwerchfellpathologie im Röntgenbild. Berlin 1956.

ZIEMSSEN: Pleuritis (1862).

ZORAB, P.A.: Scoliosis. London: William Heinemann Medical Books Limited 1969.

Zeitschriften

ABALMASOVA, E., u.Mitarb.: Familial forms of scoliosis. Clinical characteristics. Amer. Dig. For. Orthop. Lit. Second Quarter 10 (1971).

ABBOTT, E.G.: Über die Skoliose. Z. orthop. Chir. **33**, 541–573 (1913).

ABBOT, E.G.: Die Korrektur der seitlichen Rückgratsverkrümmungen. Dtsch. med. Wschr. **19**, 892 (1913).

ABBOT, E.G.: Scoliosis II: The posture of scoliosis and its relation to the physiological positions of the spine. Amer. orthop. Surg. **15**, 108–133 (1927).

ABBOTT, E.G.: Principles of treatment of scoliosis. Amer. J. orthop. Surg. **15** (1917).

ABBOTT, E.G.: Scoliosis I. The physiologic postures of the spine and their relation to scoliosis. Amer. orthop. Surg. **15**, 26–50 (1917).

ABBOTT, E.G.: Über die Skoliose. Z. orthop. Chir. **13**, 541–574 (1933).

ABERCROMBIE, R.G.: Curvatures of the spine following encephalitis lethargica. Brit. med. J. **1**, 174–175 (1928).

ABERLE-HORSTENEGG: Diskussion zum Schiefhals. Verh. dtsch. orthop. Ges. (1928).

ABERLE, W.: Ätiologisches zum Schiefhals. Z. orthop. Chir. **49**, 27–43 (1928).

ABBERLE-HORSTENEGG: Schiefhals und Augenveränderungen, Aussprache zu ELSCHNIG. Verh. dtsch. orthop. Ges. 23. Kongr. 1928, **51**, 173–205 (1929).

ABELS, H.: Über die Entstehungsweise des sogenannten angeborenen Schiefhalses, seine konstitutions- und erbpathologischen Beziehungen. Ann. paedit. (Basel) **152**, 96–116 (1927).

ABELS, H.: Die Entstehung des sogenannten angeborenen Schiefhalses. Beitrag zu einer Problemlösung durch Zusammenwirken verschiedener Sonderfächer. (Geburtshilfe, Kinderheilkunde, Orthopädie, Pathologie, Erbkunde.) Wien. med. Wschr. **84**, 109–1097 (1934).

ABELES, H., LEINER, GL.: Partial paralysis of a hemidiaphragm. Amer. Roentgenol. **51**, 572–574 (1944).

ABESSER, E.W.: Die Verknöcherung des Ligamentum iliolumbale bei Lumbalskoliosen. Z. Orthop. **92**, 370–374 (1960).

ABRAHAMSON, M.L.: Pulmocardiac failure associated with deformity of the chest. Lancet **1959**, 449–450.

ADABES, BLANCHART, J.: Concepto actual de la escoliosis. An. Med. (Cir.) **21**, 43 (1947).

ADAMS, Z.B.: A case of scoliosis relieved by operation on the transverse process of one of the vertebrae. Amer. J. orthop. Surg. **8**, 299 (1910).

ADAMS, Z.B.: The importance of the vertical or articular processes of the vertebra in the productions of congenital scoliosis. Boston med. surg. J. **162**, 569–575 (1910).

ADAMS, Z.B.: The causes and treatment of scoliosis. Amer. J. orthop. Surg. **11**, 97–115 (1913).

ADAMS, Z.B.: The reloction of bony anomalies of the lumbar and sacral spine to the causes and treatment of scoliosis. Amer. J. orthop. Surg. **12**, 4 (1914).

ADAMS, Z.B.: The causes of scoliosis and their relation to treatment. J. Amer. med. Ass. **64**, 26–29 (1915).

ADDISON, O.L.: Calvé's disease of the eighth dorsal vertebra. Proc. roy. Soc. Med. **22** (1929).

ADELSTEIN, L.J.: Spinal extradural cyst, associated kyphosis juvenilis. J. Bone Jt Surg. **23**, 93–101 (1941).

ADRIAN, C.: Über Neurofibromatose und ihre Komplikationen. Brun's Beitr. klin. Chir. **31** (1901).

ADRIAN, C.: Die Rückgratverkrümmungen bei Neurofibromatosis Recklinghausen. Z. Orthop. **81**, 143 (1951/52).

ADSON, A.W., GHORMLEY, R.K.: Fixation of the spine for dislocation following removal of a high-lying tumor of the cervical portion of the spinal cord. Proc. Mayo Clin. **8**, 297–300 (1933).

ADSON, A.W., YOUNG, H.H., GHORMLEY, R.K.: Spasmodic torticolis. Severe organic type treated by combined operation, rhizotomy, and fusion. J. Bone Jt Surg. **28**, 299–308 (1946).

AEPPLI, V.: Das Ergebnis der Spondylodose bei Skoliosen Jugendlicher im Hinblick auf die Lungenfunktion. Arch. orthop. Unfall-Chir. **56**, 155–165 (1964).

AFRA, D., DECHK, G., ZOLTAN, L.: Über die operative Behandlung der paraplegischen Skoliose. Neurochirurgia (Stuttg.) **9**, 66–77 (1966).

AHLMAN, KL., VIRTAMA, P.: Alterations of the lumbar curve and intervertebral spaces related to lying. Amer. chir. Gyn. Fenniae **44**, 291–299 (1955).

ALAJOUANINE, D., MAURIC, G., RIBADEAU-DUMAS, C.: Syringomyélie ayant débuté par une cyphoscoliose dite des adolescents à l'age de 14 ans avec signes médullaires se déterroissant 10 ans plus tard. Rev. neurol. **1**, 932–935 (1932).

ALAJOUANINE, T., MAURIC, G.: Les cyphoses du vieillard. Presse méd. **41**, 269–273 (1933).

ALAJOUNANINE, TH., MARTELL, H., THUREL, R., GUILLAUME, J.: Deux cas de torticollis spasmodique guéris par l'opération de Mackensie. Rev. neurol. **11**, 601–609 (1934).

ALAJOUANINE, TH., THUREL, R., BOULEY, H.: Deux cas de poliomyélite antérieure chronique a prèdominance bronchiale. Rev. neurol. **11**, 796–800 (1934).

ALAJOUANINE, TH., THUREL, R.: Le retentissement osseux des tumeures intrarachidiennes. Rev. neurol. **81**, 126–129 (1949).

ALBANESE, A.: Rapporto fra scoliosi et alterazioni vertebrali del tratto lumbo-sacrale. Arch. Orthop. **40**, 291–353 (1924).

ALBANESE, A.: L'ipofisi nella patogenesi della cifosi dorsale giovanile. Arch. Orthop. **46**, 713–796 (1930).

ALBANESE, A.: Rilievi metrici, grafici e radiografici delle asimmetrie pelviche nelle scoliosi. Chir. Organi Mov. **20**, 305–323 (1934).

ALBANESE, A.: Le cifosi dell'adolescenza. Arch. Orthop. **52**, 189–268 (1936).

ALBERS, D.: Eine Studie über die Funktion der Halswirbelsäule bei dorsaler und ventraler Flexion. Fortschr. Röntgenstr. **82**, 606 (1954).

ALBERT: Eine eigentümliche Art der Totalskoliose. Wien. med. Presse **1**, **2**, 1–3, 73–75 (1886).

ALBERT, E.: Zur Theorie der Skoliose, Sammlung. Sborn. lék. **3**, 473–485 (1890).

ALBERT, E.: Weitere Beiträge zur Anatomie der Skoliose. Wien. klin. Rdsch. **9**, 753, 773, 803 (1895).

ALBERT, E.: Skoliose und Spondylitis tbc. Z. Orthop. **86**, 155–158 (1955).

ALBRECHT, K.: Über den Nucleus-pulposus-Prolaps unter besonderer Berücksichtigung der Spätergebnisse. Langenbecks Arch. klin. Chir. **268**, 462–474 (1951).

ALBRECHT, K.: Die Bedeutung der röntgenologisch feststellbaren Fehlstellung des präsacralen Wirbels bei der Begutachtung von Patienten mit Kreuzschmerzen und Ischias. Mschr. Unfallheilk. **56**, 365–370 (1953).

ALBRECHT, K.: Die Fehlstellung des präsakalen Wirbels und ihre Bedeutung bei der Diagnose des Bandscheibenprolapses. Fortschr. Röntgenstr. **79**, 461–468 (1953).

ALBRECHT, K.: Die Bedeutung der lumbosacralen Lordose bei der Differentialdiagnose des Bandscheibenprolapses. Münch. med. Wschr. **96**, 973–976 (1954).

ALBRIGHT, F., SMITH, P.H., FRASER, R.: Syndrome characterized by primary ovarian insufficiency and decreased stature. Amer. J. med. Sci. **204**, 625–648 (1943).

ALEXANDER, J.: Phrenicotomie and intercostal neurectomie for pulmonary tuberculosis. Ann. intern. Med. **4**, 348 (1930).

ALEXANDER, M.S., BUNCH, W.H., EBBESSON, S.O.: Can experimental dorsal rhizotomy produce scoliosis? J. Bone Jt Surg. **54 A**, 1509–1513 (1972).

ALLAN, F.G.: Scoliosis: operative correction of fixed curves. J. Bone Jt Surg. **37 B**, 92–96 (1955).

ALLARIA, A., PERRICONE, G.: Sulla neurofibromatosi di Recklinghausen. Chir. Organi Mov. **42**, 380–390 (1955).

ALLBROOK, D.B.: Muscle imbalance in scoliosis. Lancet **1955**, 196.

ALLBROCK, D.: Movements of the lumbar spinal column. J. Bone Jt Surg. **39 B**, 339–345 (1957).

ALLEN, S.S., KAHN, E.A.: A case of scoliosis produced by spinal cord tumor. J. nerv. ment. Dis. **77**, 53–55 (1933).

ALLENBACH, E., WIEST, E.: Remarques sur l'état de la musculature paravertébrale dans les scolioses. Rev. Chir. orthop. **39**, 588 (1953).

ALLERGANT, C.D.: Ostéo-arthropathies vertébrales tabétiques (deux cas avec symptômes moteurs dus á une compression radiculaire). Brit. J. véner. Dis. **36**, 261–265 (1960).

ALLIBONE, E.C., ILLINGWORTH, R.S., WRIGHT, T.: Neurofibromatosis (von Recklinghausen's disease) of the vertebral column. Arch. Dis. Childh. **35**, 153–158 (1960).

ALLISON, A.R.: Pain in the chest wall simulating heart disease. Brit. med. J./, 332–336 (1950).

ALLMAN, J.S., HARVEY, F.J.: Experimental scoliosis in kangaroos. Austr. Orthop. Assoc., Sydney, 1965.

ALLMER, K.: Einseitiger Doppelwirbel im Kreuzbein. Virchows Arch. path. Anat. **332**, 166–169 (1959).

ALPERS, B.J., DRAYER, C.S.: The organic background of some cases of spasmodic torticollis. Report of case with autopsy. Amer. J. med. Sci. **193**, 378–384 (1937).

ALPSOY, C.: Operative Skoliosenbehandlung an der orthopädischen Klinik Istanbul. Verh. dtsch. orthop. Ges. **97**, 131–133 (1963).

ALSBERG: Diskussion. Doppelseitiger Schiefhals. Verh. dtsch. orthop. Ges. **51**, 180 (1929). 23. Kongreß.

ALTERTHUM: Zur Prognose schwerer rachitischer Deformitäten und über den Körperbau ehemals rachitischer Kinder. Z. Kinderheilk. **50**, 296–332 (1931).

ALTHOFF, H., WIEDEMANN, H.R.: Die Mucopolysaccharidosen. Med. Welt 2299 (1965).

ALVIK, I.: Eine Methode der Wirbelsäulenversteifung mit frühzeitiger Mobilisation des Patienten. Verh. dtsch. orthop. Ges. **97**, 133–135 (1963). 50. Kongreß.

ALVIK, J.: Scoliosis. A method for fusion with early mobilization of the patient. Acta orthop. scand. **34**, 44–53 (1964).

AMATO, V.P., BOMBELLI, R.: Early skeletal and vascular changes in rats fed on sweet pea (Lathyrus odoratus) seeds. J. Bone Jt Surg. **41 B**, 600–610 (1959).

AMELUNG, W.: Die Veränderungen des Röntgenbildes der Brustorgane bei Kyphoskoliosen und Skoliosen. Fortschr. Röntgenstr. **28**, 230–234 (1921/22).

American orthop. association: End result study of the treatment of idiopatic scoliosis. J. Bone Jt Surg. **23**, 963 (1941).

AMEUILLE, P., WILMOTH, P., KUDELSKI, C.: Meningocele rachidienne à développement intrapleural. Bull. Soc. Méd. Paris **56**, 608–616 (1940).

AMMANN, F., KOECHLIN, H.: Une famille atteinte de fistules congénitales bilatérales de la lèvre inférieure (chéiloporie) avec bec-de-lièvre associées dans un cas á une osteogenesis imperfecta congenita (LOBSTEIN-VROLIK). Arch. Klaus-Stift. Vererb.-Forsch. **35**, 427–433 (1960).

AMSTUTZ, H.C., CAREY, E.J.: Skeletal manifestations and treatment of Gaucher's disease. Review of twenty cases. J. Bone Jt Surg. **48 A**, 670–701 (1966).

AMUSO, S.J.: Diastrophic dwarfism. J. Bone Jt Surg. **50 A**, 113 (1968).

ANCEL, P., LALLEMAND, S.: Sur la tératogénie de la strophosomie expérimentale chez le poulet. C.R. Soc. Biol. (Paris) **130**, 385–387 (1939).

ANDERSON, W.: Clinical lecture on sternocleido-mastoid torticollis. Lancet **1893 I**, 9–12.

ANDERSON, F.M., CARSON, M.J.: Spinal cord tumors in children. J. Pediat. **43**, 190–207 (1953).

ANDERSON, M., HWANG, SHIH-CHEN, GREEN, W.T.: Growth of the normal trunk in boys and girls during the second decade of life, related to age, maturity and ossification of the iliac epiphyses. J. Bone Jt Surg. **47 A**, 1554–1564 (1965).

ANDREASSY: Kongenitale Mißbildung einer Darmbeinschaufel mit Keilwirbelkörperbildung in der Lendenwirbelsäule. Z. orthop. Chir. **47**, 264–267 (1926).

ANDRÉ: Un cas d'hématomyélie juvénile avec importante scoliose dorsale. Acta neurol. belg. **49**, 402–411 (1949).

ANDRÉ, M.J.: Études sur la syringomélie. La parésoanalgésie de Morvan et le problème des arthropathies multilantes trophoneurotiques des extrémites. Acta neurol. belg. **49**, 860–891 (1949).

ANDRÉ, A.J.: Nosologic study of syringomyelia and hydromyelia. Relation of scoliotic paraplegia to syringomyelia. Acta neurol. belg. **51**, 665–696 (1951).

ANDRÉ-THOMAS, E., SORREL, E., SORREL-DEJERINE: La paraplégie scoliotique. A propos d'un cas suivi d'autopsie. Presse méd. **41**, 1542–1547 (1933).

ANDRÉ-THOMAS, OBERTHUR, PUESCH: Paraplégie scoliotique guérie par laminectomie suivie de l'ouverture permanente de la dure-mère. Rev. neurol. **73**, 150–159 (1941).

ANDRIAN-WERBURG, H.: Wirbelsäulenbefunde bei schweren Extremitätenmißbildungen. Beitr. Orthop. Traum. **13**, 776–778 (1966).

ANDRY, N.: L'orthopédie ou l'art de prévenir et de corriger dans les enfants les difformités du corps Paris (1744). (Zitat von FISCHER.)

ANONIMOUS: Committee of the American Orthopaedic Association: End: result study of the treatment of idiopathic scoliosis. J. Bone Jt Surg. **23**, 963–977 (1941).

ANONIMOUS: Bronchogenic squame-cell carcinoma in the right kyphoscoliosis. New Engl. J. Med. **238**, 844–847 (1948).

ANONIMOUS: Le torticolis congenital. Rev. Prat. **4**, 2695–2696 (1954).

ANONIMUS: Functional disorders of the spine and their significance for the dentist. Rev. belg. Med. Dent. **21**, 601–606 (1966).

ANQUEZ, L.: Le traitement neurochirurgical des paralysies cypho scoliotiques. Acta orthop. belg. **33**, 568–574 (1967).

ANSPRACH, W.E.: Xanthomatosis with involvment of a vertebral body. Amer. J. Dis. Child. **48**, 346 (1934).

APPLETON, A.B.: Postural deformities and bone growth. An experimental study. Lancet **1934I**, 451–454.

ARA, G., TASCA, G.: Sulle deformazioni del rachide doppo toracoplastia extrafaciale. Acta chir. patav. **9**, 137–170 (1953).

ARANJO, A.: Contribuçao ao estudio do sindromo de reduçao numerica das vertebras sacroccigeanas. Rev. bras. cir., 377–408 (1932).

ARCAYA, A.: Camptocormia. Rev. chil. Pediat. **35**, 432–433 (1964).

ARCQ, M.: Ungewöhnliche Lokalisation einer Myositis traumatica an der Halswirbelsäule. Z. Orthop. **108**, 176–183 (1971).

ARENDT, W.: Luxationsfraktur der unteren Brustwirbelsäule beim Säugling. Arch. orthop. Unfall-Chir. **50**, 120–123 (1958).

ARENS, W.: Chirurgische Begutachtung von Beinamputationsfolgen. Med.-Sachverständige **53**, 25–30 (1957).

ARGÜELLES, L.: Dorsal kyphosis in adolescens. Medicina (Madr.) **15**, 40–46 (1947).

ARKIN, A.M.: Scoliosis. A concept of its pathogenesis. J. Mt Sinai Hosp. **16**, 200–202 (1949).

ARKIN, A.M.: The mechanism of the structural changes in the scoliosis. Preliminary report. N.Y. St. J. Med. **49**, 495–499 (1949).

ARKIN, A.M.: Mechanism of structural changes in scoliosis. J. Bone Jt Surg. **31A**, 519–528 (1949).

ARKIN, A.M.: The mechanism of rotation in combination with lateral deviation in the normal spine. J. Bone Jt Surg. **32A**, 180–188 (1950).

ARKIN, A.M.: Prophylaxis of scoliosis. J. Bone Jt Surg. **34A**, 47–54 (1952).

ARKIN, A.M., SIMON, N.: Radiation scoliosis. An experimental study. J. Bone Jt Surg. **32A**, 396–401 (1950).

ARKIN, A.M., PACK, G.T., RANSOHOF, N.B., SIMON, N.: Radiation induced scoliosis. Case report. J. Bone Jt Surg. **32A**, 401–404 (1950).

ARKIN, A.M., SIMON, N., SIFFERT, R.S.: Asymmetrical suppression of vertebral epiphyseal growth with ionizing radiation. Proc. Soc. exp. Biol. (N.Y.) **69**, 171 (1948).

ARKIN, A.M.: Correction of structural changes in scoliosis by corrective plaster jackets and prolonged recumbency. J. Bone Jt Surg. **46A**, 33–52 (1964).

ARKLESS, R., GRAHAM, C.B.: An unusual case of brachydactyly. Peripheral dystostosis? Pseudo-pseudohypoparathyroidism? Cone epiphyses? Amer. J. Roentgenol. **99**, 724–735 (1967).

ARLET, J.: Les dorsalgies bénignes de l'adulte. Rev. Rhum. **21**, 303 (1954).

ARLET, J., DUNGLAS, J.: L'épiphysite vertébrale lombaire et son rôle dans le développement des discopathies lombaires. Rev. Rhum. **17**, 593–596 (1950).

ARMANET, M.: Principe d'une intervention tendant à arrêter l'évolution des scolioses graves. Lyon chir. **48**, 377–379 (1953).

ARND, C.: Der Einfluß des Musculus erector trunci auf die Wirbelsäule des Kaninchens. Arch. orthop. Unfall-Chir. **1**, 145–165 (1903).

ARND, C.: Experimentelle Beiträge zur Lehre der Skoliose. Der Einfluß des Musculus erector trunci auf die Wirbelsäule des Kaninchens. Arch. Orthop. **1**, 145–165 (1903).

ARNOLD, J.G., DAMERON, T.B.: Kyphoscoliosis with paraplegia. Amer. Surg. **21**, 268–277 (1955).

ARNOLD, H.: Kritisches zu den vertebralen Deutungen SCHMORLS unter dem Blickwinkel des Kontorsionistenschadens. Z. Orthop. **87**, 186–205 (1956).

ARNOLD, H.: Vertebrale Ossifikationsstörungen. Z. ges. inn. Med. **12**, 50–61 (1957).

ARNOLD, H.: Zur Ätiologie und Pathogenese der Wirbelsäulendeformitäten des Wachstumsalters. Juvenile Kyphose und juvenile Skoliose. Mschr. Kinderheilk. **105**, 61–65 (1957).

ARNOLD, L., HAMEL, JOHN, H., MOE: The collapsing spine. Surgery **56**, 364–373 (1964).

ARNT, F.: Über einen Fall von dorsalem Halbwirbel. Röntgenpraxis **14**, 384–387 (1942).

ASCHNER, B.: Zur Erbbiologie des Skelettsystems Beiträge. Z. Konstit Lehre **14**, 128–211 (1928).

ASHER, R.: A woman with the stiff-man syndrome. Brit. med. J. **1**, 205 (1958).

ASMUSSEN, E.: The weight-carrying function of the human spine. Acta orthop. scand. **29**, 276 (1960).

ASMUSSEN, E., HEEBØLL-NIELSEN, K.: Posture, mobility and strength of the back in boys, 7 to 16 years old. Acta orthop. scand. **28**, 174 (1959).

ASMUSSEN, E., KLAUSEN, K.: Form and function of the erect human spine. Clin. Orthop. **25**, 55–63 (1962).

ASSHOFF, H.: Zur Frage der genetischen oder stoffwechselbedingten Entstehung der Neurofibromatose von Recklinghausen. Z. Orthop. **100**, 439–449 (1965).

ASTLEY, R.: Chromosomal abnormalities in childhood, with particular reference to Turner's syndrome and mongolism. Brit. J. Radiol. **36**, 2–10 (1963).

ATHANASSOW: Über kongenitale Skoliose. Arch. orthop. Mechanik **1**, 352–368 (1903).

AUBIN, M.A., DARRE, M., BORSCHE, P. VAN DER: Un cas de maladie de Grisel et Bourgeois consécutive à un abcès rétropharingien. Ann. Oto-laryng. (Paris) **56**, 321–325 (1937).

AUBRY, CHEVROT, BARSOTTI: Quelques remarques á propos d'un cas d'arthropathie tabétique du rachis. Algérie méd. **73**, 75–77 (1969).

AUDIC, B., MAURY, M.: Les deformations du tronc après paraplegie chez les enfants et adolescents. Rev. Chir. orthop. **56**, 139–153 (1970).

AUFDERMAUR, M.: Wirbelsäulenbefunde im Wachstumsalter. Path. et Microbiol. (Basel) **26**, 335–337 (1963).

AUFDERMAUR, M.: Zur Pathogenese der Scheuermann'schen Krankheit. Dtsch. med. Wschr. **89**, 73–76 (1964).

AUFDERMAUR, M.: Zur pathologischen Anatomie der Scheuermann'schen Krankheit. Schweiz. med. Wschr. **95**, 673 (1965).

AUFDERMAUR, M.: Spinal injuries in juveniles. Necropsy findings in twelve cases. J. Bone Jt Surg. **56B**, 513–519 (1974).

AULBACH, R.: Beitrag zur Ätiologie und zum klinischen Bild der fixierten Lendenlordose. Z. Orthop. **79**, 645–650 (1950).

AUGUSTIN, V.: Eigenartige Osteolyse der Rippen bei durch Poliomyelitis schwer gelähmten Kindern. Fortschr. Roentgenstr. **97**, 771–774 (1962).

AUSTIN, J., ARMSTRONG, D., SHEARER, L.: Metachromatic form of diffuse cerebral sclerosis. Arch. Neurol. (Paris) **13**, 593–614 (1965).

AUSWEGESILO, A., GALLOTTI, O., MARQUÈS, A.: Spasmes de torsion. Rev. sud. amer. med. chir. 339 (1934).

AVERY, L.W., RENTFRO, C.C.: The Klippel-Feil syndrome. Arch. Neurol. Psychiat. (Chic.) **36**, 1068 (1936).

AVIAD, I., STEIN, H., ZILBERMAN, Y.: Roentgen findings of pseudo-Hurler polydystrophy in the adult, with a note on cephalometric changes. Amer. J. Roentgenol. **122**, 56–66 (1974).

AXEL: Wirbelsäulenveränderungen bei Starrkrampf. Z. org. ges. Chir. **109**, 348 (1943).

AXER, A.: Transposition of gluteus maximus, tensor fasciae latae and ilio-tibial band for paralysis of lateral abdominal muscles in children after poliomyelitis. J. Bone Jt Surg. **40B**, 644–651 (1958).

AXER, A.: Transposition du muscle sacrospinal dans la scoliose paralytique de l'enfant. Congrès international de Chirurgie orthopédique. Paris (1966).

AXER, A., HALPERIN, N.: Heterogenous transplant (Kiel bone) for the operative treatment of scoliosis. Arch. orthop. Unfall-Chir. **72**, 207–214 (1972).

AXT, C.: Diskussionsbemerkungen zu dem Thema: „Haltungsschäden im Schul- und Lehrlingsalter". Beitr. Orthop. Traum. **7**, 268–269 (1959).

BABINSKI: Sur une déformation particulière du tronc causée par la sciatique. Arch. Neurol. (Paris) **15**, 1–24 (1888).

BACH, CH., FAURÉ, C., SCHAFFER, P., JOLLY, J.: La dysostose cléido-cranienne. Étude de six observations. Association à des manifestations neurologiques. Ann. Pédiat. **42**, 67–77 (1966).

BADE: Diskussion. Halsskoliose. Verh. dtsch. orthop. Ges. **51**, 181 (1929). 23. Kongreß.

BADGER: Zit. GUCKER persönl. Mitteilung. J. Bone Jt Surg. **44A**, 469 (1962).

BADOUX, D.M.: A contribution to the study of the body axis in mammals with special reference to domesticated dog. Proc. kon. ned. Akad. Wet. **68**, 374–390 (1965).

BÄHR, F.: Zur Entstehung der Skoliose ischiadica. Zbl. Chir. **11**, 241 (1896).

BÄHR, F.: Kritische Bemerkungen zur Scoliosis ischiadica. Langenbecks Arch. klin. Chir. **56**, 369–372 (1898).

BÄTZNER, K., BECK, W.: Der muskuläre Schiefhals. Nachuntersuchungsergebnisse unter besonderer Berücksichtigung der Sekundärveränderungen. Bruns' Beitr. klin. Chir. **217**, 38–42 (1969).

BAEYER, H. v.: Zur Theorie des Skoliosenkorsetts. Z. orthop. Chir. **48**, 412–425 (1927).

BAGENDA, R., BATWALA, J., STANFIELD, J.P.: Banakalanga: a domiciliary study into definitions and attitudes. Afr. med. J. **41**, 324–332 (1964).

BAILEY, B.: A technical procedure for radiography in scoliosis. Radiol. Techn. **37**, 137–141 (1965).

BAILEY, D.K.: The normal cervical spine in infants and children. Radiology **59**, 712 (1952).

BAILEY, J.A.: Orthopaedic aspects of achondroplastic lesions. J. Bone Jt Surg. **52A**, 1285–1301 (1970).

BAILEY, H.L., GABRIEL, M., HODGSON, A.R., SHIN, J.S.: Tuberculosis of the spine in children: operative findings and results in one hundred consecutive patients treated by the removal of the lesion and anterior grafting. J. Bone Jt Surg. **54A**, 1633–1657 (1972).

BAIRD, R.W., HULL, J.G.: Osteoporosis, kyphosis and hiatus hernia. Sth. med. J. (Bgham, Ala.) **55**, 257–261 (1962).

BAKE, B., BJURE, J., KASALICHY, J., NACHEMSON, A.: Regional pulmonary ventilation and perfusion distribution in patients with untreated idiopathic scoliosis. Thorax **27**, 703–712 (1972).

BAKER, A.B.: Friedreichs ataxia. A clinical and pathological study. Amer. J. Path. **10**, 113 (1934).

BALANDIN, J.: Beitrag zur Frage über die Entstehung der physiologischen Krümmung der Wirbelsäule beim Menschen. Arch. path. Anat. **57**, 481–518 (1873).

BALL, W.C., STEWART, P.B., NEWSHAM, L.G.S., BATES, D.V.: Regional pulmonary function studied with Xenon. J. clin. Invest. **41**, 519 (1962).

BALLERINI, G.: La valutazione del sacro in radiopelvimetria. Radiol. med. **60**, Nr. 8, 625 (1974).

BALMER, H.: Die Bewegungsachsen der Lendenwirbelsäule bei Flexion, Extension. Konsequenzen für die Röntgendiagnostik. Z. Unfallmed. Berufskr. **65**, 11–13 (1972).

BALSAMO, G.: Un caso di osteocondrite deformante giovanile del dorso di Scheuermann. Arch. Radiol. (Napoli) **23**, 19 (1949).

BANNA, M., PEARCE, G.W., ULDALL, R.: Scoliosis: a rare manifestation of intrinsic tumours of the spinal cord in children. J. Neurol. Neurosurg. Phsychiat. **34**, 637–641 (1971).

BARACZ, R. VON: Über die Lumbalhernien und seitliche Bauchhernien (Laparocelen). Arch. klin. Chir. **68**, 631 (1902).

BARATOUX, J.: Un cas de maladie de Grisel. Presse méd. **39**, 1714 (1931).

BARBER, J.B.: Antero-lateral transposition of the spinal cord for paraparesis due to congenital scoliosis. J. nat. med. Ass. (N.Y.) **60**, 169–172 (1968).

BARD, M.: Examen radiologique du rachis douloureux. Rev. Prat. (Paris) **11**, 351–429 (1961).

BARDELEBEN: Über bilaterale Asymmetrie bei Menschen und bei höheren Tieren. 23. Versammlung der anatomischen Gesellschaft. Anat. Anz. Ergänzungsheft. **34**, 2 (1909).

BARGELLINI, D.: Intervento precoce nel torcicollo muscolare congenito. Chir. Organi. Mov. **16**, 415–428 (1931).

BARGELLINI, D.: Scoliosi congenita con sindrome di compressione midollare. Arch. orthop. **56**, 261–267 (1940).

BARGETON, E.: Étude anatomique d'un cas d'arthrogrypose multiple congénitale et familiale. Rev. neurol. **104**, 479–491 (1961).

BARIE, E.: Le cœur dans les déviations du rachis et dans les déformations thoraciques. Sem. méd. (Paris) **24**, 65 (1904).

BARNETT, E., NAIRN, A.: A study of foetal attitude. Brit. J. Radiol. **38**, 338–349 (1965).

BARON, J.B., SOUDET: Scoliose d'origine oculaire. Rev. Oto-neuro-ophtal. **24**, 181–183 (1952).

BARON, J.B., CABAU, A., CABAU, N.: Nouvelle thérapeutique des attitudes scoliotiques chez l'enfant. Presse méd. **63**, 574 (1955).

BARON, J.B.: Muscles moteurs oculaires, cephalée, déséquilibre, attitude scoliotique. Presse méd. **63**, 407–410, 574 (1955).

BARONETZKY: Rev. esp. Oto-neuro-oftal. **15**, 115–126 (1956).

BARRÉ, I.A., COSTE, F., SICARD, A.: Paraparésie cyphoscoliotique et troubles de l'équilibration. Rev. neurol. **75**, 151–152 (1943).

BARRÉ, J.A.: Paraparésie cyphoscoliotique. Échec de la laminectomie avec plastie de la dure-mère. Mém. Acad. Chir. **70**, 54–57 (1944).

BARRÉ, J.A., COSTE, F., SICARD, A.: Paraparésie cyphoscoliotique. Mém. Acad. Chir. **70**, 57–58 (1944).

BARRÉ, J.A., PHILIPPIDES, FREYD: Gliomatose géante intra et extramédullaire. Évolution clinique lente avec phases de régression spontanée. Cyphoscoliose tardive très accentuée. Rev. neurol. **78**, 616–617 (1946).

BARRETT, T.M.: Friedreichs ataxia. Arch. Neurol. Psychiat. (Chic.) **17**, 28 (1927).

BARSON, A.J.: Radiological studies of spina bifida cystica. The phenomenon of congenital lumbar kyphosis. Brit. J. Radiol. **38**, 294–300 (1965).

BARTA, O.: Über die Ergebnisse der bei Skoliose mit doppeltem Knochenspan verrichteten Spondylodesen. Z. Orthop. **105**, 158–165 (1968).

BARTA, O.: Über die der Recklinghausen'schen Neurofibromatose sich angesellenden Knochenveränderungen. Z. Orthop. **108**, 88–98 (1971).

BARTELS, E.D.: Osteoporosis with collapse of columna after prolonged administration of thyroidhormon. Nord. Med. **37**, 382–383 (1948).

BARTENWERFER, K.: Destruktive Epiphysenerkrankung bei zwei Kindern von mongoloidem Aussehen. Z. orthop. Chir. **43**, 201–212 (1924).

BASLER, A.: Über den Einfluß der Lagerung von Säuglingen auf die bleibende Schädelform. Z. morph. Anthrop. **29**, 156 (1929).

BASMAJIAN, J.V.: Muscle imbalance in scoliosis. Lancet **1955**, 1140.

BASMAJIAN, J.V.: Man's posture. Arch. phys. Med. **46**, 26–36 (1965).

BASSETTA, A.: Le lesioni del cingolo scapolare come memento eziologico della scoliosis. Arch. Orthop. **31**, 353–376 (1913).

BASSETTA, A.: Del torcicollo. Arch. Ortop. **36**, 1 (1920).

BASSINI, C.: Dorso curvo giovanile. La Gimm. Med. **7**, 17 (1958).

BAUD, B.: Scheuermann Morbidität. Schweiz. med. Wschr. **95**, 675 (1965).

BAUER, A.: Der Schiefhals. Ergebn. Chir. Orthop. **5**, 191–279 (1913).

BAUER, F.: Zur Entstehung und Verhütung der Skoliose. Münch. med. Wschr. **75**, 1027 (1928).

BAUER, F.: Die habituelle Schiefhaltung des Säuglings, eine Ursache der rachitischen Skoliose. Z. orthop. Chir. **51**, 295–310 (1929).

BAUER, H.: Über angeborene Wirbelsäulenmißbildungen, insbesondere angeborene Kyphosen. Z. orthop. Chir. **58**, 354–381 (1933).

BAUER, H.: Aphonie durch Kehlkopfasymmetrie infolge Wirbelsäulendeformierung bei einer Zwergin. HNO **7**, 342–343 (1959).

BAUER, A.W.: Food and posture during pregnancy. Lancet **1962 I**, 1268–1270.

BAUER, R.: Ein Beitrag zur Differentialdiagnose der enchondralen Dysostose. Arch. orthop. Unfall-Chir. **61**, 247 (1967).

BAUER, R.: Die konservative und operative Skoliosenbehandlung. Bruns' Beitr. klin. Chir. **218**, 260–269 (1970).

BAUERMEISTER, W.: Der Haltungsverfall unserer Jugend. Vortrag. Staatsakademie Calw, 16.11.1964.

BAUNACH, A.: Deflexionshaltung des kindlichen Kopfes bei Beckenendlagen und ihre Bedeutung für die Diagnose des intrauterinen Fruchttodes. Zbl. Gynäk. **73**, 1727 (1951).

BAXTER, C.F., JOHNSON, E.W., LLOYD, J.R., CLATWORTHY, H.W. JR.: Prognostic significance of electromyography in congenital torticollis. Pediatrics **28**, 442 (1961).

BAYER, L.: Der Bauch als Hilfsorgan der Wirbelsäule. Arch. orthop. Unfall-Chir. **30**, 244–247 (1931).

BAYER, H.: Muskelphysiologische Untersuchung bei Skoliosen. Verh. dtsch. orthop. Ges. **41**, 228–232 (1954).

BAYER, H.: Welche Rückenmuskelfunktion wirkt der Skoliose tatsächlich entgegen. Verh. dtsch. orth. Ges. **42**, 228 (1954).

BAYER, H.: Welche Rückenmuskelfunktion wirkt der Skoliose tatsächlich entgegen? Verh. dtsch. orthop. Ges. **42**, 316 (1954).

BAYER, H.: Gedanken zu einer funktionellen Skoliosetherapie. Z. Orthop. **87**, 452–462 (1956).

BAYER, H.: Ätiologie der idiopathischen Skoliose. Verh. dtsch. orthop. Ges. **45**, 182 (1957).

BAYER, H.: Funktionelle Gesichtspunkte in der Skoliosebehandlung. Beitr. ges. Arbeitsber. Orthop. **2**, 66 (1958).

BEALS, R.K.: Familial vertebral hypoplasia and kyphosis. J. Bone Jt Surg. **51 A**, 190–196 (1969).

BEALS, R.K.: Homocystinuria. A report of two cases and review of the literature. J. Bone Jt Surg. **51 A**, 1564–1572 (1969).

BEAUPÈRE, G.: La rééducation dans les scolioses paralytiques. C.R.J. Rééducation, Expansion Scientifique française. Paris **41**, 1 (1959).

BEAUPERE-DUVAL, G., GROSSIORD, A.: Les caractères évolutifs des scolioses poliomyélitiques. Etude longitudinal de 207 cas de scolioses poliomyélitique de type respiratoire. Presse méd. **47**, 2375–2380 (1967).

BEBAENE, A., VAGNEUR, J.P., ACQUAVIVA, P.C., LEGRÉ, J.: Le rachis dans la neurofibromatose de Recklinghausen. J. Radiol. Électrol. **56**, 145–151 (1975).

BEBINI, L., CAMMORANESI, L., DE FLORIO, L.: La fragilitá ossea ereditaria. Aspetti radiologici e considerazioni su 54 casi. Ann. Radiol. diagn. (Bologna) **44**, 101–119 (1972).

BECHER: Über den Zusammenhang zwischen Thoraxdeformitäten, Skoliosen und adenoiden Wucherungen des Nasenrachenraumes. Zbl. Chir. **30**, 262–263 (1903).

BECHER, E.: Kyphoskoliose nach Tetanus. Münch. med. Wschr. **47**, 1317 (1918).

BECHTHOLDT, W.: Was leisten Funktionsaufnahmen bei der Diagnose von Wirbelsäulenerkrankungen. Wirbelsäule in Forschung und Praxis **28**, 28–32 (1964).

BECHTHOLDT, W.: Zur Frage der Überbelastungsschäden der Wirbelsäule bei Bandscheibendegeneration. Z. Orthop. **106**, 5–32 (1969).

BECK: Aussprache. Angeborener muskulärer Schiefhals. 23. Kongreß. Verh. dtsch. orthop. Ges. **51**, 178–180 (1929).

BECK, A.: Radiologische Beurteilung der Wirbelsäule aus fliegerärztlicher Sicht. Whrmed. Mschr. **17**, 267–276 (1973).

BECK, O.: Die Ätiologie des Caput obstipum musculare. Arch. klin. Chir. **122**, 218–247 (1922).

BECK, O.: Die Ursache der Gesichtsasymmetrie beim muskulären Schiefhals und Luxationen. Z. Orthop. **49**, 424–449 (1928).

BECKENKAMP, H., ZEYER, H.G.: Body constitution and choice of occulation with special reference to coalminers. Int. Arch. Gewerbepath. Gewerbehyg. **19**, 184–196 (1962).

BECKER: Kyphoskoliose nach Tetanus. Münch. med. Wschr. **47**, 1317 (1918).

BECKER, K.J.: Über die Behandlung jugendlicher Kyphosen mit einem aktiven bzw. einem kombinierten zweiteiligen aktiv-passiven Reklinationskorsett. Z. Orthop. **89**, 464 (1958).

BECKER, M.C., SCHLEGEL, K.F.: Schultasche und Haltung. Untersuchungen und Berechnungen über die Haltung beim Tragen einer konventionellen Aktentasche und einer neuen Schultertasche. Z. Kinderheilk. **92**, 7–14 (1965).

BECKMANN, H.A.: Das Caput obliquum und sein Einfluß auf das übrige Skelettsystem. Dtsch. Gesundh.-Wes. **18**, 326, 1693 (1963).

BEDELL, G.N., MARSHALL, R., DU BOIS, A.B., COMROE, J.H. JR.: Plethysmographic determination of volume of gas trapped in lungs. J. clin. Invest. **35**, 664–670 (1956).

BEELI, A.: Das Beelysche Kyrtometer. Z. orthop. Chir. **27**, 17–22 (1910).

BEGG, A.C.: Nuclear herniations of the intervertebral disc. J. Bone Jt Surg. **36**, 180–193 (1954).

BEIGHTON, P., THOMAS, M.L.: The radiology of the Ehlers Danlos Syndrome. Clin. Radiol. **20**, 354–361 (1969).

BEIGHTON, P., HORAN, F.: Orthopedic aspects of the Ehlers Danlos Syndrome. J. Bone Jt Surg. **51 B**, 444–453 (1969).

BEIGHTON, P., CRAIG, J.: Atlantico-axial subluxation in the Morquio Syndrome: report of a case. J. Bone Jt Surg. **55B**, 478–481 (1973).

BEILLET, J., DAGONET, Y., GALLANO, A., POTTER, M.: Les fausses cardiopathies de l'enfant. Concours Med. **89**, 6473 (1967).

BELGRANO, M.: La cura chirurgica della scoliosi. Arch. orthop. **63**, 200–214 (1950).

BELLON, E.M.: The problem of gargoylism. Brit. J. Radiol. **37**, 856–859 (1964).

BELLONI, L.: Gibbo lumbare congenito cossidetto da emispondilo posteriore. Radiol. clin. **17**, 1–18 (1948).

BELZ, M.M., BOUCHEL: Contracture du petit oblique (avec torticolis) secondaire à parésie du grand oblique. Myotomie. Guérison. Bull. Soc. Ophthal. France 648–651 (1951).

BENDER, O.: Wanderniere und Skoliose. Zbl. Chir. **30**, 52–54 (1903).

BENDER, L.F., MC MORRIS, R.O., ELKINS, E.C., JANES, J.M.: Incidence of pain in idiopatic scoliosis. Arch. phys. Med. **33**, 406–408 (1952).

BENEDETTI, G.B., GIROLA, M.: Cintributo anatomo patologico, radiografico e clinico alla conoscenza di malformazioni multiple classificabili nello "status disraphicus". Arch. Orthop. **70**, 669–695 (1957).

BENEDITTI, G.B.: Surgical treatment of scoliosis (review of the literature and case contribution). Minerva orthop. **16**, 470–490 (1965).

BENEDICKT: Schiefhals. Zit. nach ISSIGKEIT.

BENGERT, O.: Über die Bedeutung der Beinlängendifferenz. Z. Orthop. **108**, 435–445 (1971).

BENNDORF, S., SCHÜTZ, J., SCHARFENBERG, G., WENDEKAMM, R., WINKELVOSS, E.: Über den Einfluß von Störungen der normalen Wirbelsäulenhaltung auf die Lungenfunktion des Adolescenten. Dtsch. Gesundh.-Wes. **16**, 721–724 (1969).

BENNETT, G.E.: Tumors of the cauda equina and spinal cord; report of four cases in which marked spasm of erector spinae and hamstring muscles was outstanding sign. J. Amer. med. Ass. **89**, 1480–1483 (1927).

BENNETT, R.L.: Classification and treatment of early lateral deviations of the spine following acute anterior poliomyelitis. Arch. phys. Med. **36**, 9–17 (1955).

BENTIVOGLIO, L.G., BEEREL, F., STEWART, P.B., BRAYAN, A.C., BALL, W.C., BATES, D.V.: Studies of regional ventilation and perfusion in pulmonary emphysema using Xenon. Amer. Rev. resp. Dis. **88**, 315 (1963).

BERARDI, G.C., PELIZZA, A., PINELLI, G.: Le malformazioni del rachide cervicale. Minerva Ortop. **13**, 207–214 (1962).

BERBEZ, P.: Deux cas de sciatique déformante. France méd. **11**, 1693–1695 (1887).

BERDON, W.E., BOKER, D.H., BOYER, J.: Unusual benign and malignant sequelae to childhood radiation therapy: including "unilateral hyperlucent lung". Amer. J. Roentgenol. **93**, 545–556 (1965).

BERGE, J.E.: Pregnancy associated with severe kyphoscoliosis of the thoracic spine. J. Obstet. Gynaec. Brit. Emp. **69**, 81–98 (1962).

BERGGARD, J., BEARN, A.G.: The Hurler Syndrome. A biochemical and clinical study. Amer. J. Med. **39**, 221–229 (1965).

BERGGRÜN, E.: Ein Fall von allgemeiner Neurofibromatose bei einem 11jährigen Knaben. Arch. Kinderheilk. **21**, 89–113 (1896).

BERGMANN, K.J.: Two cases of scoliosis with paraplegia. Acta chir. scand. **64**, 222–224 (1929).

BERGOFSKY, E.H., TURINO, G.M., FISHMAN, A.P.: Cardiorespiratory failure in kyphoscoliosis. Medicine (Baltimore) **38**, 263–317 (1959).

BERGOUIGNAN, ARNÉ: Paraplégie scoliotique. Malformations de la moelle associée. J. Méd. Bordeaux **123**, 462–464 (1946).

BERIO, A., QUAZZA, G.F.: La displasia poliepifisaria con esteso interessamento vertebrale. Minerva pediat. **18**, 2111–2118 (1966).

BERK, M.E., TABATZNIK, B.: Cervical kyphosis from posterior hermivertebrae with brachyphalangy and congenital optic atrophy. J. Bone Jt Surg. **43B**, 77–86 (1961).

BERK, R.N., COULSON, D.B.: The body cast syndrome. Radiology **94**, 303–305 (1970).

BERKHEISER, E.J., SEIDLER, F.: Non-traumatic dislocations of the atlanto-axial joint. J. Amer. med. Ass. **96**, 517–523 (1931).

BERKIN, C.R.: Harringtons instrumentation as a salvage procedure for pseudarthrosis in spine fusions for scoliosis. J. Bone Jt Surg. **50B**, 570–577 (1968).

BERLUND, G., LINDQUIST, B.: Osteopenia in adolescence. Clin. Orthop. **17**, 259 (1960).

BERNABAI, C., DE LUCA, G.B.: La tenda ad ossigeno nel decorso post-operatorio degli interventi per scoliosi. Ortop. Traum. Appar. mot. **23**, 451 (1955).

BERNBECK, R., u.Mitarb.: To indication and technic of surgical fixation of the spine. Arch. orthop. Unfall-Chir. **59**, 221–228 (1966).

BERNDT, H.: Haltungsschäden und Schulleistungen. Beitr. Orthop. **7**, 259–265 (1959).

BERNDT, K.: Klinische Beobachtungen und Behandlungsergebnisse beim M. SCHEUERMANN. Arch. orthop. Unfall-Chir. **51**, 606–622 (1959).

BERND: Pädagogische Probleme bei stationär behandelten Skoliotikern. Med. Welt 2021 (1961).

BERNDORFER, A.: Die Glutaeal- und Sacraltumoren im Zusammenhang mit seitlichen Wirbelspalten. Mschr. Kinderheilk. **114**, 389–393 (1966).

BERNHARD, L.: Über einen Fall von angeborener Kyphose. Arch. Kinderheilk. **30**, 31–36 (1900).

BERNHARDT, M.: Syringomyelie und Skoliose. Zbl. Nervenhk. **12**, 33–37 (1889).

BERQUET, K.H.: Sitzschaden-Haltungsschaden. Anleitung zur richtigen Anpassung und Auswahl der Schulmöbel. Arbeitsgemeinschaft z. Förderung haltungsgefährdeter Jugendlicher i.V. Düren.

BERQUET, K.H.: Über die erbliche Determination der Randleistenverknöcherung. Arch. orthop. Unfall-Chir. **55**, 301–305 (1963).

BERQUET, K.H.: Organ- und Haltungsschäden. Vortrag Fortbildungslehrg. Gummersbach Juni 1964 veröffentl. in Mitt. d. Arbeitsgemeinschaft zur Förderung haltungsgefährdeter Kinder Juli 1964.

BERQUET, K.H.: Der Haltungsverfall unserer Jugend und seine Folgen für die Gemeinschaft. Vortrag Fortbildungslehrg. Gummersbach Juni 1964, veröff. in Mitt. der Arbeitsgemeinschaft zur Förderung haltungsgefährdeter Kinder, Juli 1964.

BERQUET, K.H.: Die Erkennung von Haltungsschäden und ihre Behandlung. Vortrag Fortbildungslehrg. Gummersbach Juni 1964, veröffentl. in Mitt. d. Arbeitsgemeinsch. zur Förderung haltungsgefährdeter Kinder Juli 1964.

BERQUET, K.H.: Haltungsschaden und Auslösung durch die Schule. Vortrag Fortbildungslehrg. Duisburg-Wedau, 7.9.1964, veröffentl. in Mitt. d. Arbeitsgem. zur Förderung haltungsgefährdeter Kinder August 1964.

BERQUET, K.H.: Sitzschaden und Schulgestühl. Vortrag Essen, 2.12.1964.

BERQUET, K.H.: Haltung und Haltungsschaden bei Kleinkindern. Vortrag Mülheim, 21.10.1964 veröffentl. in Mitt. d. Arbeitsgemeinschaft zur Förderung haltungsgefährdeter Kinder, Nov. 1964.

BERQUET, K.H.: Ursachen der Haltungsstörungen bei Kleinkindern. Vortrag Fortbildungskursus Derschlag. 18.9.1964.

BERQUET, K.H.: Warum muß das Schulgestühl den Kindern richtig angepaßt werden? Münch. med. Wschr. **106**, 2336–2339 (1964).

BERQUET, K.H.: Was ist Haltungsschaden, was Haltungsschwäche? Vortrag Staatsakademie Calw, 16. II. (1964).

BERQUET, K.H.: Zur Behandlung der schlechten Haltung. Vortrag Düsseldorfer Orthopädentreffen, April 1964.

BERQUET, K.H.: Wozu führen Haltungsschäden? Vortrag Modellehrgang des Landes NRW zur Ausbildung von Sonderturnlehrern, Oberweries, 26.6.1964.

BERQUET, K.H.: Zwillingsuntersuchungen über erbliche Formvarianten der Wirbelkörper und Zwischenwirbelscheiben. Arch. orthop. Unfall-Chir. **56**, 260–274 (1964).

BERQUET, K.H.: Der Gestaltswandel der kindlichen Thoraxform. Arch. orthop. Unfall-Chir. **56**, 275–276 (1964).

BERQUET, K.H.: Was ist Haltungsschaden — was Haltungsschwäche. In: Gesundheitserziehung — Haltungspflege, Sonderturnen, herausgegeben von der Arbeitsgemeinschaft zur Förderung haltungsgefährdeter Kinder und Jugendlicher, Düren/Rhld. 1965.

BERQUET, K.H.: Sitzschaden-Haltungsschaden? Anleitung zur richtigen Anpassung und Auswahl der Schulmöbel, herausgegeben von der Arbeitsgemeinschaft zur Förderung haltungsgefährdeter Kinder und Jugendlicher, Düren/Rhld. im Auftrage des Innenministeriums (Gesundheitsabtlg.) des Landes Nordrheinwestf. 1965.

BERQUET, K.H.: Sitzschaden — Haltungsschaden. Eine Anleitung zur richtigen Auswahl und Anpassung der Schulmöbel mit einem Geleitwort von Prof. Dr. K.H. IDELBERGER. Herausgeg. von der Arbeitsgem. f. haltungsgefährdete Kinder im Auftrage des Innenministeriums NRW, Düren 1965, 2. Aufl. 20000–30000.

BERQUET, K.H.: Zur Behandlung der Haltungsschäden. Z. ärztl. Fortbild. **54**, 59–64 (1965).

BERQUET, K.H.: Zwillingsuntersuchungen über die menschliche Haltung, den Haltungsschaden und verschiedene Formelemente der Wirbelsäule. Fortschr. Med. **84**, 339–340 (1966).

BERQUET, K.H.: Überlegungen zur Erblichkeit der idiopathischen Skoliose. Z. Orthop. **101**, 197–209 (1966).

BERQUET, K.H.: Sitzschaden — Haltungsschaden. Med. Welt 1305–1313 (1966).

BERTOLOTTI, M.: Le anomalie congenite del rachide cervicale. I. morfologia, anatomia radiografica. Chir. Organi. Mov. **4**, 395–499 (1920).

BERTOLOTTI, M.: Sul torticollo congenito ereditario a tipo ossogeno. G. Accad. Med. Torino **85**, 121 (1922).

BERTOLOTTI, M.: Gli uomini senza collo. (Aplasia e fusione del rachide cervicale con spina bifida.) Minerva med. **1**, 481–488 (1950).

BERTRAND, T.: Notions nouvelles dans le traitement chirurgical des scolioses graves. Rev. Chir. orthop. **38**, 33–41 (1952).

BERTSCH, A.: Über Lungenveränderungen bei hochgradiger Kyphoskoliose. Arb. path.-anat. Inst. Tübingen **7**, 340 (1911).

BESIRSKY, H.W.: Beitrag zum klinischen Bild der Neurofibromatose von Recklinghausen. Z. Orthop. **107**, 461–466 (1970).

BESTERBEURTJE, A.M.: Idiopathic scoliosis. Amer. med. Sci. **221**, 699–711 (1951).

BETHGE, J.F.J.: Die Olliersche Krankheit. Pathogenische Fragen und therapeutische Möglichkeiten. Dtsch. med. Wschr. **87**, 535–541 (1962).

BETTE, H., ENGELHARDT, H.: Folgezustände von Laminektomien an der Halswirbelsäule. Z. Orthop. **85**, 564–573 (1955).

BETTE, H.: Die Notwendigkeit der operativen Behandlung für progrediente Skoliosen und die speziellen Operations-Indikationen. Verh. dtsch. orthop. Ges. **97**, 35–39 (1963). 50. Kongreß.

BETTINI, G., JACCHIA, G.E.: Compressioni midollari da echinococcosi vertebrale. Arch. Putti Chir. Organi Mov. **16**, 73–95 (1962).

BETTMANN, E.: Die Behandlung der Skoliose. Z. orthop. Chir. **50**, 72–90 (1929).

BETTMANN, E.: Das photographische Meßverfahren bei der Skoliose. Arch. orthop. Unfall-Chir. **29**, 160–163 (1931).

BETTMANN, E.: 11jährige Beobachtung und therapeutische Versuche bei einem Fall von echter Osteopsathyrosis. Arch. orthop. Unfall-Chir. **26**, 634–640 (1928).

BEUST, v.: Über den Einfluß der Rippenresektion auf die Form der Wirbelsäule. Zit. nach FREY.

BEVAN, A.D.: Congenital wry-neck. Surg. Clin. Chicago **2**, 895–900 (1918).

BHALLA, S.K.: Metastatic disease of the spine. Clin. Orthop. **73**, 52–60 (1970).

BIANCHI, M.: Colonna vertebrale ed ernia diaframmatica. Raporti patogenetici. Chirurgia (Milano) **13**, 3 (1958).

BIANCHI, M., GUALTIERI, G.: Sulla sindrome di Grisel. Arch. orthop. **75**, 675–684 (1962).

BIANCHINE, J.W., MURDOCH, J.L.: Juvenile osteoporosis (?) in a boy with bilateral enucleation of the eyes for pseudoglioma in BERGSMA, D., Edit.: Birth defects: original article series vol. 5, Nr. 4. (April) p. 225. National Foundation. New York: March of Dimes 1969.

BIBERGEIL, E.: Funktioneller Schiefhals bei horizontalem Nystagmus. Z. orthop. Chir. **33**, 386–391 (1913).

BICK, E.M., COPEL, J.W.: Longuitudinal growth of the human vertebra. J. Bone Jt Surg. **32A**, 803 (1950).

BICK, E.M., COPEL, J.W.: The ring apophysis of the human vertebra. J. Bone Jt Surg. **33A**, 783 (1951).

BICK, E.M.: Osteohistology of normal human vertebra. Relation to scoliosis and certain lesions incedant to growth and senescens. J. Mt Sinai Hosp. **19**, 490–527 (1952).

BICK, E.M.: On the etiology of idiopathic scoliosis. Bull. Hosp. Jt Dis. (N.Y.) **19**, 225 (1958).

BICK, E.M., BARASH, E.S., STRAUSS, L.: Congenital scoliosis without vertebral anomaly; the vertebral histology of two cases. Clin. Orthop. **12**, 285–290 (1958).

BICK, E.M.: Vertebral growth: its relation to spinal abnormalities in children. Clin. Orthop. **21**, 43–48 (1961).

BIEDERMANN, F.: Die senile ankylosierende Hyperostose der Wirbelsäule. Radiol. diagn. (Berl.) **1**, 735–746 (1960).

BIEDL, A.: Geschwisterpaar mit adiposo-genitaler Dystrophie. Dtsch. med. Wschr. **48**, 1630 (1922).

BIESALSKI, K.: Zur Klinik des ossären Schiefhalses. Verh. dtsch. orthop. Ges. **9**, 83–92 (1910).

BIGNARDI, C.: Paramorphism and dysmorphism of the spinal column in school age children. Boll. Soc. med. chir. Cremona **17**, 63–88 (1963).

BILLING, E.L.: Congenital scoliosis an analytical study of its natural history. J. Bone Jt Surg. **37A**, 404–405 (1955).

BINGOLD, A.C.: Congenital kyphosis. J. Bone Jt Surg. **35B**, 579–583 (1953).

BINSWANGER, E.: Über hysterische Skoliose. Münch. med. Wschr. **49**, 211 (1902).

BIRESSI, P.C., MUSSA, L.: Ricerche radiologiche e anatomo-patologiche sull'artrosi disco-somatica a carattere iperostosante del rachide dorsale. (Sinonimi: Colonna a zucchero candito; iperostosi moniliforme; iperostosi anchilosante senile; spondilosi iperiostotica.) Reumatismo **1**, 3–39 (1957).

BISCHOFSBERGER, C.: Partielle Synostosen von Wirbelkörpern als besonderes Endbild der juvenilen Kyphose. Arch. orthop. Unfall-Chir. **8**, 492 (1937).

BISCHOFSBERGER, C.: Partielle Synostosen von Wirbelkörpern als besonderes Endbild der juvenilen Kyphose. Arch. orthop. Unfall-Chir. **44**, 73–85 (1949–51).

BISGARD, J.B.: Experimental thoracogenic scoliosis. J. thorac. Surg. **4**, 435–442 (1955).

BISGARD, J.D., MUSSELMAN, M.M.: Scoliosis. Its experimental production and growth correction. Growth and fusion of vertebral bodies. Surg. Gynec. Obstet. **70**, 1029–1036 (1940).

BISGARD, J.D.: Thoracogenic scoliosis. Influence of thoracic disease and thoracic operations on the spine. Arch. Surg. **29**, 417–445 (1934).

BISHOP: Researches into strength, flexibility, and curvatures of the vertebral column. Lancet **1859 II**, 470.

BISSON, C.: Les scolioses. L'Union Medicale du Canada **70**, 952 (1941).

BITTDORF, A., HÜBNER, L.: Der Ösophagus bei Kyphoskoliose im Röntgenbild. Fortschr. Röntgenstr. **33**, 59–68 (1925).

BJÖRK, V.O., BUNNER, R.: Scoliosis and herniation after osteoplastic thoracoplasty. J. thorac. Surg. **38**, 81–89 (1959).

BJÖRK, V.O., BJÖRK, L., HILTY, R.: Osteoplastic thoracoplasty as palliative treatment of thoracic deformity in scoliosis. Scand. J. thorac. cardiovasc. Surg. **1**, 181 (1967).

BJÖRK, L.: Transversale axiale Tomographie für die Bestimmung des Lungenvolumens bei Kyphoskoliose. Acta radiol. Diagn. **14**, 412–416 (1973).

BJURE, J.: Correction height in predicting spirometric values in scoliotic patients. Scand. J. clin. Lab. Invest. **21**, 191 (1968).

BJURE, J., GRIMBY, G., KASALICKY, J.: Respiratory impairment and airway closure in patients with untreated idiopathic scoliosis. Thorax **25**, 451–456 (1970)

BLACHEZ: Schiefhals. Zit. nach ISSIGKEIT.

BLADES, D.: Mediastinal tumours. Ann. Surg. **123**, 749–765 (1946).

BLANKENBURG, H., DETHLOFF, E.: Differentialdiagnose des dorsalen Halbwirbels. Z. Orthop. Traum. **19**, 415–419 (1972).

BLANKER, B.Q., VICTOR, M., ADAMS, R.D.: Arthrogryposis multiplex due to congenital muscular dystrophy. Brain **80**, 319–334 (1957).

BLANKOFF: Un cas de scoliose congénitale. Arch. franco-belge Chir. **31**, 225–228 (1928).

BLATT: Erzeugung von dynamisch-funktionell bedingter Hydronephrose durch Sympatektomie am Ureter. Z. Urol. **25**, 148 (1928).

BLATT, N., REGENBOGEN, L.: Diagnostic et therapeuthique de la verticotropie parétique chez l'enfant, par des moyens orthoptiques et chirurgicaux. Arch. Ophtal. **18**, 817–832 (1958).

BLATT, N.: L'interdépendance des strabismes et des déviations vertébrales. Arch. Ophthal. **22**, 343–375 (1962).

BLAW, M.E., LANGER, L.O.: Spinal cord compression in Morquio-Brailsfords disease. J. Pediat. **74**, 593–600 (1969).

BLENCKE, A.: Ist das sogenannte „Skolioseturnen" zweckmäßig oder nicht? Z. orthop. Chir. **18**, 329–341 (1907).

BLENCKE, A.: Beginnende Skoliose bei Syringomyelie. Münch. med. Wschr. **66**, 33 (1919).

BLENCKE, A.: Über Ischias scoliotica. Hysterische Skoliose. Münch. med. Wschr. **66**, 947 (1919).

BLENCKE, A.: Die Fehlhaltungen und ihre Beziehungen zur Schule. Z. orthop. Chir. **50**, 33–47 (1928).

BLENCKE, A.: Skoliosenstatistik auf Grund der Untersuchungen der Magdeburger Schulkinder. 21. Kongr. Verh. dtsch. orthop. Ges. 113 (1926).

BLENCKE, A.: Skoliosenstatistik auf Grund der Untersuchungen der Magdeburger Schulkinder. Verh. dtsch. orthop. Ges. **21**, 113–137 (1927).

BLENCKE, A.: Über Schule und Rückgratsverkrümmung. Verh. dtsch. orthop. Ges. **9**, 490 (1910).

BLENCKE, A.: Scheuermann, Calvé und kindliche Skoliose. Med. Welt 219 (1961).

BLENCKE, A.: Die Scoliosis ischiadica alternans. Arch. orthop. Unfall-Chir. **18**, 63–92 (1920).

BLENKE, B.: Frühkindliche Skoliosen, Scheuermann'sche Erkrankung und Vertebra plana Calvé. Beitr. Orthop. Traum. **9**, 61–84 (1962).

BLOCH, B.: Eigentümliche, bisher nicht beschriebene Pigmentaffektion (Incontinentia pigmenti). Schweiz. med. Wschr. **56**, 404–405 (1926).

BOCK: Die Kriegsopferversorgung. H. 1–4 (1959).

BLOCKEY, N.J.: Hiatus hernia box and scoliosis. Brit. med. J. **2**, 302–303 (1968).

BLOUNT, W.P., MOE, J.H.: Non-operative treatment of scoliosis with the Milwaukee brace. Instructional Course Lecture, The American Academy of Orthopaedic Surgeons.

BLOUNT, W.P., SCHMIDT, A.C.: Das Milwaukee-Korsett. Verh. dtsch. orthop. Ges. 41. Kongr. 1953.

BLOUNT, W.P.: Scoliosis and the Milwaukee brace. Bull. Hosp. Jt Dis. (N.Y.) 152–165 (1958).

BLOUNT, W.P., SCHMIDT, A.C., KEEVER, E.D., LEONARD, E.T.: The Milwaukee brace in the operative treatment of scoliosis. J. Bone Jt Surg. **40A**, 511 (1958).

BLOUNT, W.P., SCHMIDT, A.C., BIDWELL, R.G.: Making the Milwaukee brace. J. Bone Jt Surg. **40A**, 526–528 (1958).

BLOUNT, W.P.: Congenital scoliosis. J. Bone Jt Surg. **43B**, 202 (1961).

BLOUNT, W.: Aussprache. Zur operativen und konservativen Behandlung der Skoliose. Z. dtsch. orthop. Ges., **97**, 471–475 (1963). 50. Kongreß.

BLOUNT, W.P.: The Milwaukee brace in the treatment of the young child with scoliosis. Arch. orthop. Unfall-Chir. **56**, 363–369 (1964).

BLOUNT, W.P.: Early recognition and prompt evaluation of spinal deformity. J. Sch. Hlth **40**, 514–515 (1970).

BLOXSOM, A., JOHNSTON, R.A.: Calcinosis universalis with unusual features. Amer. J. Dis. Child. **56**, 103 (1938).

BLUM, W.: Rückenmarksläsion bei Scheuermann'scher Krankheit (Kyphosis dorsalis adolescentium). Schweiz. med. Wschr. **66**, 283–285 (1936).

BLUMEL, J., EVANS, E.B., HANDNOTT, J.L., EGGERS, G.W.: Congenital skeletal anomalies of the spine: an analysis of the charts and roentgenogramms of 264 patients. Amer. Surg. **28**, 300–309 (1962).

BLUMENSAAT, C., NESTMANN: Die nephrogene Skoliose. Bruns' Beitr. klin. Chir. **149**, 508–524 (1930).

BLUMENSAAT, C.: Nephrogene Skoliose im Tierversuch. Z. orthop. Chir. **57**, 510–516 (1932).

BLUMENTHAL, M.: Eine einfache Methode zur Darstellung und Messung von Körperbewegungen, insbesondere der Wirbelsäule. Verh. dtsch. Ges. orthop. Chir. Berl., 21 Kong. Stuttga. 107–127 (1912).

BOARD, R.F.: Radiography of the scoliotic spine. Radiol. Techn. **38**, 219–224 (1967).

BOAS, E.T.: The cardio-vascular complications of kyphoskoliosis with report of a case. Paroxysmal auricular fibrillation in a patient with severe scoliosis. Amer. J. med. Sci. **166**, 89 (1923).

BOBBA, P., VECCHIO, C., MONTEMARTINI: La "sindrome della schiena dritta" in cardiologia. Cardiol. prat. (Firenze) **21**, 393–404 (1970).

BOCCANERA, L., MANZI, A.: Sugli esiti della terapia chirurgica nella scapula alta congenita. Chir. Organi Mov. **48**, 387–404 (1960).

BOCCARDI, S.: Considerazioni sulla patogenesi e sulla terapia del dorso curvo infantile. La Ginn. Med. **7**, 72 (1959).

BOCKWOOD, C.A., EILBERT, R.E.: Camptocormia. J. Bone Jt Surg. **51A**, 552–556 (1969).

BÖHLER, J.: Sofort- und Frühbehandlung traumatischer Querschnittslähmungen. Z. Orthop. **103**, 512–529 (1967).

BÖHM, M.: Über die Ursache der jugendlichen, sogenannten habituellen Skoliose. Fortschr. Röntgenstr. **11**, 24–47 (1907).

BÖHM, M.: Über die Pathologie und Ätiologie der idiopathischen jugendlichen Rückgratsverkrümmung. Verh. dtsch. Orthop. Ges. **6**, 268 (1907).

BOEHM, M.: Untersuchungen über die anatomische Grundlage der jugendlichen, seitl. Rückgratverkrümmungen. Z. orthop. Chir. **19**, 286–405 (1908).

BÖHM, M.: Zur Ätiologie des flachen Rückens. Z. orthop. Chir. **19**, 406–413 (1908).

BOEHM, M.: Über den kongenitalen ossären Schiefhals. Verh. dtsch. orthop. Ges. 57–81 (1909). 8. Kongreß.

BÖHM, M.: Beiträge zur Pathologie und Ätiologie der „Haltungstypen" der menschlichen Wirbelsäule. Verh. dtsch. orthop. Ges. 81–87 (1909). 8. Kongreß.

BÖHM, M.: Kongenitaler ossärer Schiefhals. Dtsch. med. Wschr. **35**, 1209 (1909).

BÖHM, M.: Über die Form der Wirbelsäule. Münch. med. Wschr. **56**, 2609 (1909).

BÖHM, M.: Über die Rachitis als ursächliches Moment für Rückgratsverkrümmungen. Zbl. orthop. Unfallchir. 27 Verh. dtsch. orthop. Ges. **9**, 49–82 (1910).

BÖHM, M.: Über die Form der Wirbelsäule. Berl. klin. Wschr. **47**, 52–55 (1910).

BÖHM, M.: Über die Ursachen der jugendlichen Rückgratsverkrümmungen. Berl. Klinik **22**, 260 (1910).

BÖHM, M.: Über die Rachitis als ursächliches Moment für die Rückgratsverkrümmung. Berl. klin. Wschr. **48**, 249–252 (1911).

BÖHM, M.: Beiträge zur forcierten Korrektur der Skoliosen. Z. orthop. Chir. **33**, 480–498 (1913).

BÖHM, M.: Diskussionsbemerkung. Berl. klin. Wschr. **50**, 369 (1913).

BÖHM, M.: Die angeborenen Entwicklungsfehler des Rumpfskeletts. Berl. klin. Wschr. **50**, 1946–1950 (1913 II).

BÖHM, M.: Entstehung, Verhütung, Behandlung der rachitischen Skoliose. Verh. dtsch. orthop. Ges. **16**, 325–331 (1922).

BÖHM, M,: Aussprache. 2 Bilder von angeborenem Schiefhals. Verh. dtsch. orthop. Ges. **51**, 178 (1929). 23. Kongreß.

BÖHM, M.: Angeborener ossärer Schiefhals. Zbl. Chir. **58**, 2019 (1931).

BÖHMER, D.: Enzymuntersuchungen bei jugendlichen Patienten mit Skoliosen. Arch. orthop. Unfall-Chir. **58**, 313–322 (1965).

BÖHMER, D.: Verminderte Aktivität der Cholesterinesterase im Serum Jugendlicher mit idiopathischer Skoliose. Anaesthesist **15**, 397–398 (1966).

BÖHMER, D., NOLTE, B.: Biochemischer Beitrag zur Ätiologie der Skoliose. Z. Orthop. **110**, 137–140 (1972).

BÖHMER, D.: Lungenfunktion, Skoliose und Operation. Eine statistische Analyse. Z. Orthop. **111**, 822–827 (1973).

BÖHMIG, R.: Die Degeneration der Wirbelbandscheiben und ihre Bedeutung für die Klinik. Münch. med. Wschr. **76**, 1318 (1929).

BÖHMIG, R.: Die Blutgefäßversorgung der Wirbelbandscheiben, das Verhalten des intervertebralen Chordasegmentes und die Bedeutung beider für die Bandscheibendegeneration, zugleich ein Beitrag zur enchondralen Ossifikation der Wirbelkörper. Langenbecks Arch. klin. Chir. **158**, 374–424 (1930).

BOEHNCKE, H., BRINKMANN, E.: Haltungsverfall bei Schulkindern als Hungerfolge. Dtsch. med. Wschr. **76**, 972–993 (1951).

BOEREMA, I.: Über Kyphosis dorsalis adolescentium. Langenbecks Arch. klin. Chir. **166**, 737–749 (1931).

BÖRJESON, M., HEINEGARD, D., ÖCKERMAN, P.A.: Mukopolysaccharidosetyp III (Sanfilippos syndrom). Nord. Med. **81**, 567–569 (1969).

BÖSCH, J.: Zur Technik der Klumpfußbehandlung. Z. Orthop. **94**, 159–163 (1961).

BÖSCH, J.: The plasticity of the hip joint. Z. Orthop. **95**, 440–480 (1962).

BÖSCH, J.: Erfahrungen bei 1351 Bandscheibenoperationen aus 21 Jahren. Z. Orthop. **106**, 295–301 (1969).

BÖSCH, J.: Das Problem der sogenannten Säuglingsskoliose. Wien. med. Wschr. **122**, 498–500 (1972).

BÖSCH, J.: Nachuntersuchungen nach Schiefhalsoperationen über einen Zeitraum von 27 Jahren. Wien. klin. Wschr. **84**, 688–690 (1972).

BOESCH, P.F.: Muskelzugfraktur der Wirbelkörper. Helv. med. Acta **9**, 52 (1942).

BÖSE: Über Heilung schwerster fixierter Skoliosen. Verh. dtsch. orthop. Ges. **21**, 217 (1927).

BOEVER, F., HENNEBERT, P.: Les dislocations non-traumatiques de la colonne cervicale. Rev. Chir. orthop. **39**, 24–69 (1953).

BOHN: Schiefhals. Zit. nach ISSIGKEIT.

BOHNE, O.: Über die Sanduhrform der Wirbel. Z. orthop. Chir. **50**, 764 (1928).

BOHNE, O.: Zur Lagerungsbehandlung der rachitischen Skoliose. Z. Orthop. **69**, 241–242 (1939).

BOHNE, O.S.: Zur Behandlung der Skoliosen und über die Grenzen ihrer Behandlungsmöglichkeiten. Z. Orthop. **80**, 71–83 (1951).

BOHRER, S.P.: Spinal fractures in tetanus. Radiology **85**, 1111–1116 (1965).

BOLDERO, J.L., KEMP, F.H.: Diagnosis of hydrops foetalis. Brit. J. Radiol. **23**, 219–224 (1950).

BOLDREY, F., ADAMS, J.E., BROWN, H.: Scoliosis as a manifestation of disease of the cervico-thoracic portion of the spinal cord. Arch. Neurol. Psychiat. (Chic.) **61**, 528–544 (1949).

BOLDT, L.: Beitrag zur Dysostosis multiplex (v. Pfaundler Hurler). Z. Kinderheilk. **63**, 678–687 (1942/43).

BOLZINGER, A., GÉNISSEL: Un cas d'ostéopathie de carence révélée par une paraplegie spasmodique. Bull. Soc. Méd. milit. france **34**, 303–308 (1945).

BONABA, J., PIERONI, L.H., MOURIGAN, H., BARBEROUSSE, C.M.: Alteraciones post-tetánicas de la columna vertebral. Arch. Pediat. Urug. **9**, 350–359 (1938).

BONABA, J., PIERONI, L.R.: Alteraciones vertebrales en el tétanos. Rev. argent. Reum. **14**, 305 (1940).

BONABA, J., SCOLOGOINI, V., ANGELILLO, J.C.: Cifosis traumática en el tétanos del recien nacido: curación, utilización de penicilina e introcostrina. Arch. Pediat. Urug. **21**, 356 (1950).

BONARETTI, T.: Considerations on an atypical case of the Roussy-Levy-Syndrome. Osped. psichiat. **28**, 266–278 (1960).

BONARETTI, T., BOSCHI, E.: Considerazioni su di una interessante sindrome neurologica riscontrata in un caso di cifoscoliosi. Riv. Pat. nerv. ment. **81**, 637–653 (1960).

BONET, H.: Scoliose congénitale. Bull. Soc. belge Orthop. **4**, 71–83 (1932).

BONI, M., RECINE, A.: Ricerche istochimiche sulla patogenesi delle osteocondriti. Ortop. Traum. Appar. mot. **23**, 739 (1955).

BONNAL, J., WINTGENS, M., STEVENAERT, A.: Syringomyélie pseudotumorale avec cyphoscoliose chez un garçon de 16 ans. Acta neurochir. (Wien) **17**, 280–289 (1967).

BONNE, A.I.: De zietke van Scheuermann: Thesis Groningen (1955).

BONNET, F., GEUBELLE, F., COFFIN, C.: The influence

of the body positions and the lung volumes in poliomyelitic patients. Acta paediat. (Uppsala) **51**, 553–560 (1962).

BOORSTEIN, S.: Osteochondritis of spine with report of 2 cases. J. Bone Jt Surg. **9**, 629–635 (1927).

BOPPE, M., QUENEQU, P.: A propos des scolioses poliomyélitiques. Rev. Orthop. **35**, 12–40 (1949).

BORCHGREVINK, H.H.C.: Congenital muscular torticollis. Acta chir. scand. **128**, 62–74 (1964).

BORDEN, A.G.B., RECHTMAN, A.M., GERSHON-COHEN, J.: The normal cervical lordosis. Radiology **74**, 806–809 (1960).

BOREUX, G., BROCHER, J.E.W., KLEIN, MARTIN DU PAN, R.: Über eine atypische Form von spondylo-epiphysärer Dysostose (Pseudo-Morquio). Fortschr. Röntgenstr. **112**, 510–514 (1970).

BORGMANN, F.: Zur gutachtlichen Beurteilung von Rückenbeschwerden und -befunden bei Oberschenkelamputierten. Z. Orthop. **93**, 351–364 (1960).

BORGMANN, F.: Die Skoliose. Landarzt **40**, 136–141 (1964).

BORIONI, D., RAVAGLIA, M.: Correlazioni fra scoliosi, attitudini scoliotiche, strabismo e status dysraphicus. Atti S.E.R.T.O.T. **2**, 433 (1957).

BORSCHARDT, M.: Kyphoskoliose und Rückenmark. Schweiz. med. Wschr. **15**, 613–617 (1934).

BOS, J., ROGGE, C.W.L.: Een familie met dysplasia spondylo-epiphysaria tarda. Ned. T. Geneesk. **118**, 576–581 (1974).

BOSE, K.S.: Osteotomy of the cervical spine. J. Indian med. Ass. **42**, 576–578 (1964).

BOSE, K.S.: The role of iliopsoas in scoliosis problem. J. Indian med. Ass. **45**, 149–150 (1965).

BOSSERS, G.T.: Columnotomy in severe Bechterew kyphosis. Acta orthop. belg. **58**, 47–54 (1972).

BOSWORTH, D.M., FIELDING, J.W., DEMAREST, L., BONAQUIST, M.: Spondylolisthesis. A critical review of a consecutive series of cases treated with arthrodesis. J. Bone Jt Surg. **37A**, 767–786 (1955).

BOTELHEIRO: Cuneiform osteotomy of vertebral column in kyphosis view to ancylopoetic spondyloartritism. Chir. apparato locomotorio **9**, 115–124 (1952).

BOTELLA, A.: Les aspects radiologiques typiques des tassements vertébraux en seismotherapie. J. Radiol. **37**, 204–205 (1956).

BOUCHER, JOUD, SALLE, B.: Syndrome pyramidale décélé dans les suites d'une poliomyélite antérieure aigüe et lié à une distorsion atlanto-axoïdienne. Lyon méd. **210**, 197–212 (1963).

BOUCHUT: Schiefhals. Zit. nach ISSIGKEIT.

BOUDIN, G., PÉPIN, B., HUBAULT, A., LABET, R.: Sur quelques aspects particulières du rachis chez le tabétique. Bull. Mém. Soc. med. Hôp. Paris **113**, 439–443 (1962).

BOUILLET, R., VINCENTI, A.: La scoliose idiopathique. Acta orthop. belg. **33**, 97–388 (1967).

BOUILLET, R.: La pathogénie de la scoliose. Acta orthop. belg. **33**, 533–550 (1967).

BOULLIAT: Paraplégie, complication des scolioses graves. Rev. Chir. orthop. **49**, 771 (1963).

BOURDON, R., GROSSIORD, A., BEAUPÈRE, G., HELD, J.P.: Étude radiologique du rachis poliomyélytique. J. Radiol. **37**, 985–989 (1956).

BOUSIN, G., PÉPIN, B., HUBAULT, A., LABET, R.: Sur quelques aspects particuliers du rachis chez le tabétique. Bull. Soc. med. Hôp. Paris **113**, 439–443 (1962).

BOUVIER, M.: Corbures latérales du rachis. Gaz. Hôp. (Paris) 561 (1857).

BOYER, S.A., CHRISHOLM, MCKUSICK, V.: Cardiac aspects of Friedreichs ataxia. Circulation **25**, 493 (1962).

BOZDECH, Z.: Scoliosis and spondylolisthesis. Acta Chir. orthop. Traum. Cech. **29**, 224–228 (1962).

BRAAF, M.M., ROSNER, S.: Chronic headache. A study of over 2,000 cases. N.Y. Med. J. **60**, 3987–3995 (1960).

BRABAND, H.: Beitrag zur Röntgendiagnostik polytoper enchondraler Dysostosen. Fortschr. Röntgenstr. **93**, 80–85 (1960).

BRACHER, A.W., MOONK, A.R.: Mediastinal bronchogenic cyst and Klippel-Feil syndrome. Report of a case. J. Amer. med. Ass. **150**, 1006–1009 (1952).

BRADFIELD, E.W.C.: Case of generalized fibrocystic disease of bones. Brit. J. Surg. **19**, 192–202 (1931).

BRADFORD, E.H.: Spinal curvature in growing children. Boston med. surg. J. **184**, 521 (1921).

BRADFORD, E.H.: The aethiology of lateral curvature. Boston med. surg. J. **114**, 1 (1866).

BRADFORD, E.H.: Spinal flexibility. Boston med. surg. J. **187**, 785–788 (1922).

BRADFORD, D.S., GARCIA, A.: Neuroligical complications in Scheuermanns disease. A case report and review of the literature. J. Bone J. Surg. **51A**, 567–572 (1969).

BRADFORD, D.S., MOE, J.H., WINTER, R.B.: Kyphosis and postural roundback deformity in children and adolescents. Minn. Med. **56**, 114–120 (1973).

BRADFORD, D.S., MOE, J.H., MONTALVO, F.J., WINTER, R.B.: Scheuermanns kyphosis and roundback deformity Results of Milwaukee brace treatment. J. Bone J. Surg. **56A**, 740–758 (1974).

BRAGARD, K.: Ein Fall von doppelseitigem Caput obstipum. Z. orthop. Chir. **43**, 445–448 (1923/24).

BRAGARD: Über die Thoraxform Jugendlicher. Verh. dtsch. orthop. Ges. **32**, 60–66 (1937).

BRAILSFORD, J.F.: Chondroosteo-dystrophy. Roentgenographic and clinical features of a child with dislocation of vertebrae. Amer. J. Surg. **7**, 404–410 (1929).

BRAILSFORD, J.F.: Paget's disease of bone, its frequency, diagnosis and complications. Brit. J. Radiol. **11**, 507–532 (1938).

BRAILSFORD, J.F.: The radiology of bones and joints. J. and A. Churchill. LTD **4**, 413 (1948).

BRAILSFORD, J.F.: Chondro-osteo-dystrophy. J. Bone J. Surg. **34B**, 53–63 (1952).

BRAILSFORD, J.F.: Chondro-osteodystrophy; roentgenographic and clinic features of a child with dislocation of vertebrae. Brit. J. Radiol. **4**, 83–89 (1931).

BRAILSFORD, J.F.: Radiographic detection of the unborn foetus. Lancet **1938 I**, 1106–1107.

BRANCIFORTI, S., GOIDANICH, I.F.: Elementi di terapia del dorso curvo degli adolescenti. La Ginn. Med. **1**, 12 (1953).

BRANDENBERG, F.: Ein ungewöhnlicher Fall von Caput obstipum musculare. Z. Orthop. **35**, 824–826 (1916).

BRANDENBERG, F.: Über Stellungs- und Haltungsanomalien rachitischer Kinder. Z. orthop. Chir. **15**, 114–117 (1905).

BRANDES: Zum Rückenschwächlingsproblem. Verh. dtsch. orthop. Ges. **21**, 91–101 (1926).

BRANDNER, M., SAUR, G.: Generalisierte Dysplasie der Epiphysen und metaphysäre Exostosen beim Rubinstein-Taybi-Syndrom. Fortschr. Röntgenstr. **117**, 317–323 (1972).

BRANDNER, M., BRINER, J.: Neugeborene mit diastrophem, thanatophorem Zwergwuchs und pränataler Verbiegung der langen Röhrenknochen. Untersuchungen zur Todesursache. Fortschr. Röntgenstr. **119**, 451–456 (1973).

BRANDT, H., DIECKE, L.: Beitrag zum Klippel-Trenaunay-Syndrom. Z. Orthop. **100**, 195–201 (1965).

BRANDT, H.: Das Krankheitsbild des Fischwirbels. Bruns Beitr. klin. Chir. **164**, 824–826 (1936).

BRAUER, W.: Beitrag zur Kasuistik der Kontorsionistenschäden. Z. Orthop. **86**, 140–148 (1955).

BRAUER, W.: Zur Ätiologie der juvenilen Kyphose. (M. SCHEUERMANN). Fortschr. Röntgenstr. **83**, 839–843 (1955).

BRAUER, W., UEBERSCHAER, K.H.: Ein Kontorsionistenschaden. Fortschr. Röntgenstr. **79**, 4 (1953).

BRAUER, W.: Wirbelsäulenschäden bei „Klischnigg" Kontorsionisten. Z. Orthop. **93**, 46–51 (1960).

BRAUM, H.: Die dorsale Wirbelaxcavation, ein selbständiges Symptom bei der Neurofibromatose Recklinghausen. Fortschr. Röntgenstr. **83**, 6, 844 (1955).

BRAUN, CHR.: Angeborene Anomalien der Wirbelsäule, insbesondere der Wirbelkörperreihe. Skoliose der WS infolge Synostose durch multiple angeborene Mißbildungen. Frankfurt Z. Path. **46**, 163–184 (1934).

BRAUNE, W., FISCHER, O.: Über den Schwerpunkt des menschlichen Körpers. Abhandl. königl.-sächs. Ges. d. Wiss. Math. Phys. Kl. **15**, 561 (1889).

BREGMANN, L.E.: Über die Entstehung der Skoliose bei Ischias. Wien. med. Wschr. **14**, 1185; 1229; 1274 (1895).

BREITENFELDER, H.: Ergebnisse der Untersuchungen auf Haltungsschäden bei 600 Schulkindern. Verh. dtsch. orthop. Ges. **45**, 294–296 (1955).

BREITENFELDER, H.: Ergebnisse der Untersuchung auf Haltungsschäden an 600 Schulkindern. 43. Kongr. Dtsch. Orth. Gesellsch. (1955) Beilageh. Z. Orthop. **87**, 294–296 (1956).

BREITENFELDER, J.: Die konservative Behandlung der Skoliose mit dem Milwaukee-Korsett (korrigierende Wuchslenkung der Wirbelkörper). Z. Orthop. **109**, 690–697 (1971).

BREITENFELDER, J.: Eine einfache Methode der Kyphosenmessung. Z. Orthop. **108**, 704–705 (1971).

BREITENFELDER, J.: Die konservative Behandlung der Skoliose mit dem Milwaukee-Korsett. Erwiderung zu den Bemerkungen von H.G. GÖTZE. Z. Orthop. **110**, 257 (1972).

BREMNER, R.A.: Observations on the ambulant correction of thoracic scoliosis and kyphosis in particular reference to the experimental use of hydrostatic presure. J. Bone Jt. Surg. **41 B**, 96–104 (1959).

BRENTON, D.P., DOW, C.J.: Homocystin and Marfan's syndrome. A comparision. J. Bone Jt Surg. **54 B**, 277–298 (1972).

BRET, A.J., BARDIAUX, M.: Scolioses douloureuses et décalcification au cours de la grossesse et de l'alaitement. Sem. Hôp. Paris **25**, 2240–2248 (1949).

BRILL, P.W., BAKER, D.H., EVING, M.C.: „Bone-within-bone" in the neonatal spine. Radiology **108**, 363–366 (1973).

BRILL, P.W., MITTY, H.A., GAUL, G.E.: Homocystinuria due to cystathionine synthese deficiency: Chlinical-roentgenologic correlations. Amer. J. Roentgenol. **121**, 45–54 (1974).

BRILLE, D., HATZFELD, C., LEJEUNE, F.: The treatment of alveolar hypoventilation in cardiorespiratory fallure in kyphotic patients. J. franc. Méd. Chir. thor. **17**, 181–190 (1963).

BRINTON, D.: Paget's disease of the spine causing compression of the cord. Proc. roy. Soc. Med. **24**, 314–315 (1931).

BRISARD, P.: La scoliose chez l'adulte. Rev. prat. **2**, 1193–1195 (1952).

BRISSAUD, M.: Des scolioses dans les nèvralgies sciatiques. Arch. neurol. **19**, 1–40 (1890).

BROCHER, J.E.W.: Mehrfache angeborene Fehlbildungen der Wirbelsäule. Fortschr. Röntgenstr. **58**, 440–447 (1938).

BROCHER, I.E.W.: Scheuermann's disease. Rheumatism **5**, 33–37 (1949).

BROCHER, J.E.W.: La maladie de Scheuermann. Rheumatologie **4**, 138 (1951).

BROCHER, J.E.W.: Probleme aus dem Gebiet der Scheuermann'schen Krankheit. Med. Welt 1945–1948, 2032–2036 (1965).

BROCHER, J.E.W.: La symptomatologie radiologique de la maladie de Scheuermann. Rev. méd. Suisse rom. **85**, 244–247 (1965).

BROCHER, J.E.W., KLEIN, D., BAMATTER, F., FRANCESCHETTI, A., BORENSE, G.: Röntgenologische Befunde bei Geroderma osteodysplastica hereditaria. Fortschr. Röntgenstr. **109**, 185–198 (1968).

BRODETTI, A., CAUCHOIX, J.: La scoliose expérimentale. Étude pathogénique en fonction de la vascularisation de la colonne vertébrale du lapin. Presse méd. **44**, 1626 (1960).

BRODETTI, A., CAUCHOIX, J.: The vascular supply of the spine of normal and lathyric rabbits in relation to the pathogenesis of experimental scoliosis. Clin. orthop. **25**, 180–203 (1962).

BRODGEN, W.E.: Review of 200 cases of scoliosis treated

by spine fusion. J. Bone Jt. Surg. **18**, 1027–1029 (1936).

BRONDOLO, W.: Scoliosimetria radiografica. Arch. Ortop. (Milano) **75**, 829–836 (1962).

BROOKS: Schiefhals. Zit. nach ISSIGKEIT.

BROOKS, B., LEHMAN, E.P.: The bone changes in neurofibromatosis. Surg. Cynec. Obstet. **38**, 587–595 (1924).

BROWN, J.B., MCDOWELL, F.: Wry-neck facial distorsion prevented by resection of fibrosed sternomastoid muscle in infancy and childhood. Ann. Surg. **131**, 721–733 (1950).

BROWN, J.B., MCDOWELL, F., FRYER, M.P.: Facial distortion in wryneck prevention by early resection of fibrosed sternomastoid muscle. Plast. reconstr. Surg. **5**, 301–309 (1950).

BROWNE, D.: Congenital postural scoliosis. Proc. roy. Soc. Med. **49**, 395 (1956).

BROWN, D.: Congenital postural scoliosis. Brit. med. J. 565–566 (1965).

BROWN, I.K., KIRK, F., SEATON, A.: A scanner stand for pulmonary function studies. Brit. J. Radiol. **42**, 545 (1969).

BRUCKNER, H.: Psychogene Scoliose. Z. Orthop. **97**, 387–388 (1963).

BRÜCKNER, H.: Haltungsfehler und Haltungsschäden in der schulärztlichen Praxis. Querschnittsuntersuchung an 1400 Leipziger Schülern. Z. ärztl. Fortbild. **56**, 376–382 (1962).

BRUDERMANN, I., STEIN, M.: Physiologic evaluation and treatment of kyphoscoliotic patients. Ann. Int. Med. **1**, 95–102 (1961).

BRÜNING, A.: Untersuchungen über Rückgratsverkrümmungen bei Schuljugend in Oberhessen. Z. orthop. Chir. **33**, 514–540 (1913).

BRUGSCH, T.: Über das Verhalten des Herzens bei Skoliose. Münch. med. Wschr. **57**, 1734 (1910).

BRUHL, J., SOUPAULT, M.: Sur les déviations de la colonne vertébrale dans la sciatique. Méd. mod. Can. **3**, 826–828 (1892).

BRULAND, H.: Pseudo-chondrodystrophia rheumatica (rheumatic dwarfism). Acta rheum. scand. **6**, 209–237 (1960).

BRUNI, C.: Sulla scoliosometria. Arch. Osp. Mare **15**, 7–47 (1963).

BRUNK, M.: The importance of rickets in childhood as a cause of scoliosis in adult age. Acta orthop. scand. Suppl. **9**, 1–114 (1951).

BRUNNER, C.: Ein Fall von Spina bifida occulta mit kongenitaler, lumbaler Hypertrichosis. pes varus und mal perforant du pied. Berl. klin. Wschr. 756 (1884). Virchows Arch. path. Anat. **107**, 194 (1887).

BRUNNER, C.: Ein weiterer Beitrag zur Kasuistik der Spina bifida occulta mit Hypertrichosis lumbalis. Virchows Arch. path. Anat. **129**, 246 (1892).

BRUNT, P.W.: Unusual cause of charcot joints in early adolescence (Riley-Day-Syndrome). Brit. med. J. 277–278 (1967).

BRUNZEL, H.F.: Über die Gibbusbildung nach allgemeinem und lokalem Tetanus. Z. Orthop. **150**, 258–274 (1919).

BRUSSATIS, F.: Zur operativen Behandlung der Skoliose. Verh. dtsch. orthop. Ges. **97**, 135 (1963). 50 Kongress.

BUACHIDZE, S.M.: Perelomy posnovonochnika pri stolbniake (spine fractures in tetanus). Khirurgiya (Mosk.) **34**, 112 (1957).

BUCHANAN, D.: Tumors of the spinal cord in infancy. Arch. Neurol. Psyhiat. (Chic.) **63**, 835 (1950).

BUCHHOLZ, C.H.A.: Study of the condition frequently called sciatic scoliosis. Amer. J. orthop. Surg. **8**, 528 (1912).

BUCHHOLZ, C.: A study of the condition frequently called sciatic scoliosis. Amer. J. orthop. Surg. **10**, 528 (1913).

BUCHMAN, J.: Vertebral epiphysitis a cause of spinal deformity. J. Bone Jt. Surg. **7**, 814–834 (1925).

BUCHMANN, J.: Osteochondritis of the vertebral body. J. Bone Jt. Surg. **9**, 55–66 (1927).

BUCHMAN, J., GITTLEMAN, F.: Inorganic bloodchemestry in the osteochondritis. Amer. J. of Dis. Child. **40**, 1250–1261 (1930).

BUCHNER, H.: Zur operativen Behandlung der Scoliose. Wien. klin. Wschr. **76**, 715–720 (1964).

BUCHS, S.: Cor pulmonale chronicum bei einem 12jährigen Knaben mit Kyphoskoliose. Ann. Pédiat. **188**, 321–330 (1957).

BUCHS, P.: Lumbale Hyperlordose und Scheuermannsche Erkrankung. Schweiz. med. Wschr. **95**, 676 (1965).

BUCKNILL, T., JACKSON, J.W., KEMP, H.B.S., KENDALL, B.E.: Hemangioma of a vertebral body treated by ligation of the segmental arteries. Report of a case. J. Bone Jt. Surg. **55B**, 534–539 (1973).

BUCY, P.C., GOKAY, H.: Paraplegia resulting from severe kyphoskoliosis. J. Amer. med. Ass. **157**, 1210–1212 (1955).

BUCY, P.C., OBERHILL: Pain in the shoulder and arm from neurological involvement. J. Amer. med. Ass. **169**, 798–803 (1959).

BUDDE, M.: Beitrag zur Kenntnis der angeborenen Lumbo-sacralskoliose. Z. dtsch. Chir. **151**, 417–424 (1919).

BÜHLMANN, A., GIERHAKE, W.: Die Lungenfunktion bei der jugendlichen Kyphoscoliose. Schweiz. med. Wschr. **90**, 1153–1155 (1960).

BÜTIKOFER, R.: Beitrag zur Physiologie der Wirbelsäule. Radiol. clin. (Basel) **13**, 114–116 (1944).

BUETTI: Zur Röntgendiagnostik seltener Fehlbildungen der HWS. Radiol. clin. (Basel) **22**, 210 (1953).

BÜLOW, W. VON: Zur Mechanopathologie des genu recurvatum. Z. Orthop. **49**, 409–413 (1928).

BÜNDGEN, V., SCHNABEL, H.: Die Scheuermannsche Erkrankung und vorzeitige Degeneration der Wirbelsäule. Beitr. Orthop. Traum. **17**, 662–663 (1970).

BÜRGER, G., KREUTZINGER, E.: Beitrag zum Morbus Recklinghausen und Schwangerschaft. Z. ärztl. Fortbild. **60**, 384–386 (1966).

BUGE, A., PERTIUSET, B., MIGNOT, B., GUYOT, J.F.: La décompression antérieure dans la cyphose pure compliquée de paraplégie. Presse méd. **74**, 779–782 (1966).

BULMER, J.H.: Scoliosis complicating ganglion cell tumours. Brit. J. Surg. **53**, 619–624 (1966).

BUNCH, W.B.: Orthodontic positioner treatment during orthopaedic of scoliosis. Amer. J. Orthodont. **47**, 174–204 (1961).

BUNCH, W., DELANEY, J.: Scoliosis and acute vascular compression of the duodenum. Surgery **67**, 901–906 (1970).

BURCKHARDT, E.: Ein Fall von Chondrodystrophia fetalis calcarea. Schweiz. med. Wschr. **68**, 330 (1938).

BURDZIK, G., WÜNSCH, K.: Beitrag zum Röntgenbild der Brustkyphose und seiner Deutung. Z. Orthop. **84**, 591–607 (1954).

BUREAU, R.: Cyphose de l'enfant. Concours méd. **79**, 3409–3410 (1957).

BURROWS, F.G.O.: Some aspects of occult spinal dystrophism: a study of 90 cases. Brit. J. Radiol. **41**, 496–507 (1968).

BURT, H.A.: Effects of faulty posture. Proc. roy. Soc. Med. **43**, 187 (1950).

BURT, H., TURNER, M.: Faulty posture. II. Treatment, III. Results. Physiother. Rev. **47**, 235–241 (1961).

BUSACK, E.: Wirbelsäulenveränderungen bei Trichterbrust. Z. Orthop. **92**, 457–461 (1960).

BUSSE, H.: Über normale Asymmetrien des Gesichtes und im Körperbau des Menschen. Z. Morphol. Antropologie **35**, 412–445 (1936).

BUSTOS, F.M.: Lystetic scoliosis. Dia méd. **20**, 1201 (1948).

BUTLER, R.W.: Paraplegy in Pott's disease with special reference to the pathology and etiology. Brit. J. Surg. **22**, 738–768 (1935).

BUTTE, F.L.: Scoliosis treated by the wedging jacket. Selection of the area to be fused. J. Bone Jt. Surg. **20**, 1–22 (1938).

BYRON, F.X., ALLING, E.E., SAMSON, P.C.: Intrathoracic meningocele. J. thorac. Surg. **18**, 294–303 (1949).

CABALLO-CAMPOS, J.M.C.: Meningocele intratoracico. Bol. Sanat. S. Lucas (S. Paulo) **8**, 40–48 (1946).

CABANAC, J., FAU, R., CHATEAU, R.: Paraplégie cyphoscoliotique opérée et guérie. Rev. neurol. **48**, 138–140 (1948).

CABITZA, A.: Sulle manifestazioni rachidiche nella forma frusta della neurofibromatosi di Recklinghausen. Chir. Organi Mov. **51**, 64–75 (1962).

CABOT, C.: The interesting result of severe deformity of the thorax. Case 19432 of Case Records of Massachussetts General Hospital. New. Engl. J. Med. **209**, 854 (1933).

CAFEY, J.: Gargoylism (Hunter-Hurler disease, Dysostisis multiplex, Lipochondrocystrophy); prenatal and neonatal bone lesions and their early postnatal evolution. Bull. Hosp. Jt. Dis. N.Y. **12**, 38–66 (1951).

CAFFEY, J.: Cooleys anemia. Amer. J. Roentgenol. **78**, 381–391 (1957).

CAHUZAC, MARQUIS, P.: Platybrachyspondylie généralisée congénitale. Rev. Orthop. **4**, 335–341 (1939).

CALANDRIELLO, B.: Le cifosi congenite da emisoma dorsale. Arch. Putti Chir. Oragani Mov. **3**, 350–367 (1953).

CALANDRIELLO, B.: Sui distacchi angolari dei corpi vertebrali (le cosidette epifisi persistenti di Janker). Arch. Putti Chir. Organi Mov. **6**, 89 (1955).

CALANDRIELLO, B., TRAVIGLINI, F.: Ricerche anatomiche e radiografiche sulla ossificazione del corpo vertebrale. Arch. Putti Chir. Organi Mov. **9**, 57 (1957).

CALANDRIELLO, B.: Erfahrungen bei der operativen Behandlung der Skoliose. Verh. dtsch. orthop. Ges. 50. Kongress. **97**, 78–79 (1963).

CALCHI, N.G.: Su di un caso di cifosi dorsale degli adolescenti (Scheuermann) con sindrome psichica di Citelli. Arch. Radiol. (Napoli) **7**, 1146–1160 (1931).

CALDICOTT, W.J.H.: Diagnosis of spinal osteoid osteoma. Radiology **92**, 1192–1195 (1969).

CALISE, M., PALMIERI, A.: Arthrogryposis associated with severe dysplasia of the spine. Arch. Ostet. Ginec. **64**, 524–538 (1959).

CALISSANO, G.: Su di un caso di scoliosi sciatica alternante. Chir. Organi Mov. **9**, 158–170 (1924).

CALMETTES, L., DEODATI, F., PIGASSOU, H.: Torticollis oculaire (Au sujet de 8 cas). Arch. Ophtal. (Paris) **13**, 673 (1953).

CALMETTES, L., DEODATI, F., DELFOUR, G., BÉCHAC, G.: Remarques sur le méchanisme du torticolis oculaire. Bull. Soc. Ophtal. France **65**, 393 (1965).

CALVÉ, J.: Some preliminary observations on scoliosis. Amer. J. orthop. Surg. **12**, 13 (1914).

CALVÉ, J.:Sur une affection particulière de la colonne vertèbrale chez l'enfant simulant le mal de Pott. Ostéochondrite vertébrale infantile. J. Radiol. **9**, 22–27 (1925).

CALVÉ, J.: A localized affection of the spine suggesting osteochondritis of the vertebral body with the clinical aspect of Pott's disease. J. Bone Jt. Surg. **7**, 41–46 (1925).

CALVÉ, J.: Ostéo-chondrite vertébrale infantile. Bull. Soc. Pédiat. Paris **25**, 489–501 (1927).

CALVÉ, J.: Sur une affection particulière de la colonne vertébrale chez l'enfant, simulant le mal de Pott. J. Radiol. Électrol. **9**, 22–27 (1925).

CALVÉ, J.: A localized affection of the spine suggesting osteochondritis of the vertebral body with the clinical aspects of Pott's disease. J. Bone Jt. Surg. **7**, 91–96 (1925).

CALVETTI, P.: Su di alcuni casi di scoliosi congenita. Arch. Orthop. **56**, 455–478 (1940).

CALVETTI, P.: Su alcuni casi di scoliosi congenita. Arch. Orthop. (Milano) **46**, 1 (1941).

CALVO, J.: Observations on the growth of the femal adolescent spine and its relation to scoliosis. Clin. Orthop. **10**, 40–47 (1957).

CAMERON, A.H.: Malformations of the neurospinal axis, urogenital tract and foregut in spina bifida attributable to disturbances of the blastopore. J. Path. Bact. **73**, 213–221 (1957).

Campailla, E., Martinelli, B.: Evoluzione clinica e radiografica della malattia di Morquio-Ullrich. Chir. Organi Mov. **57**, 311 (1968).

Campailla, E., Martinelle, B., Bovi, A.: Morquio-Ullrichsche Krankheit mit Oligophrenie. Z. Orthop. **107**, 151–159 (1970).

Campbell, D.: Über eine typische Form des Zwergwuchses infolge gestörter enchondraler Ossifikation und die Frage ihrer Verwandtschaft mit der Chondrodystrophie. R. Prax. **3**, 751–759 (1931).

Camurati, C.: La vitamina A in rapporto alle osteocondriti infantili. Clin. orthop. **2**, 275 (1950).

Canini, R., Turci, G.A.: Le alterazioni scheletriche nella sindrome di Marfan. Ann. Radiol. diagn. (Bologna) **44**, 305–313 (1974).

Cano Ivorra, J., Comin Ferrer, I.: Espina bifida con cifosis presentacion de un caso. Med. esp. I **36**, 476–480 (1956).

Capener, N.: Alternanting sciatic scoliosis. Proc. roy. Soc. Med. **26**, Teil 1 425–429 (1933).

Caporale, A., Ponte, A.: Attuali orientamenti anestesiologici nella chirurgia della scoliosi. Boll. Mem. Soc. Tosco-Umbra Chir. **23**, 827 (1962).

Cappuccio, D.: La scoliosi sciatiqua, segno di Vanzetti. Gaze. Osp. Clin. **23**, 1139–1147 (1902).

Carella, A., Barnaba, A., Mossa, A., Spadetta, V.: Un caso di Mammella sopranummeraria associata a malformazione vertebrale multipla. Acta neurol. (Napoli) **26**, 136–142 (1971).

Carey, L.S., Ellis, F.H., Cood, C.A., Woolner, L.B.: Neurogenic tumors of mediastinum: clinico pathologic study. Amer. J. Roentgenol. **24**, 189–205 (1960).

Carey, M.C., Donovan, D.E., Fitzgerald, O., McAuley, F.D.: Homocystinuria. A clinical and pathological study of nine subjects in six families. Amer. J. Med. **45**, 7–25 (1968).

Carey, E.J.: Scoliosis: Etiology, pathogenesis and prevention of experimental rotary lateral curvature. J. Amer. med. Ass. **98**, 104–110 (1932).

Carr, J.G.: The cardiac complication of the funnel-chest. Ann. intern. Med. **6**, 885 (1932).

Carillo Mareos, J.P.: Aspectos sanitarios de la escoliosis, la paralisis cerebral infantil y la paraplegia. Rev. Sanid. Hig. publ. (Madr.) **39**, 82–174 (115 ref) (1965).

Caro, C.G., Dubois, A.B.: Pulmonary function in kyphoscoliosis. Thorax **16**, 282–290 (1961).

Caro, W.: Hüftdeformitäten bei spina-bifida-cystica-Patienten und ihre Behandlung. Z. Orthop. **108**, 575–587 (1971).

Carol, W.L.L., Godfried, E.G., Prakken, J.F., Prick, J.J.G.: Von Recklinghausensche Neurofibromatosis, Atrophodermia vermiculata und kongenitale Herzanomalie als Hauptkennzeichen eines familiärhereditären Syndroms. Dermatologica (Basel) **81**, 345–365 (1940).

Caron, J.C.: Therapeutic indications in scoliosis occurring during growth. Ther. Umsch. **28**, 278–282 (1971).

Carrenter, E.: Normal and abnormal growth of the spine. Clin. Orthop. **21**, 49–55 (1958).

Carrol, Mc.H.R., Costen, W.: Attemped treatment of scoliosis by unilateral vertebral epiphyseal arrest. J. Bone Jt. Surg. **42A**, 965–978 (1960).

Carson, N.A.J., Dent, C.E., Field, C.M.B., Gaull, G.E.: Homocystinuria: Clinical and pathological review of ten cases. J. Pediat. **66**, 565–583 (1965).

Carter, C.H., Wan, T., Carpenter, D.G.: Commonly used tests in the detection of Hurlers syndrome. J. Pediat. **73**, 217–221 (1968).

Carty, T.R., Liebmann, C.: The roentgen aspect of empyema in children. Amer. J. Roentgenol. **14**, 215–218 (1925).

Caruso, A.M.: Relievi clinico-statistici su 54 casi di scoliosi congenite. Boll. Soc. tosco-umbra Chir. **24**, 771–808 (1963).

Casman, J.: Skoliose dans des cas de dysplasie fibreuse des os et de neurofibromatose. Acta orthop. belg. **25**, 89–95 (1959).

Cassady, J.R., Tefft, M., Filler, R.M., Jaffe, N., Paed, D., Hellman, S.: Considerations in the radiation therapy of Wilms' tumor. Cancer (Philad.) **32**, 598 (1973).

Casse, J.: De la résection des côtes dans la scoliose. Ann. soc. belge chir. **4**, 321 (1896).

Castagnoli, M.: Esofago e patologia vertebrale. Gazz. int. Med. Chir. **62**, 2763–2795 (1957). Ref. in Zbl. Hals-, Nas.- u. Ohrenheilk. **59**, 4, 300 (1958).

Castanedo, A.: Dorsos rotondos infantiles y juveniles sus variedades e consideraciones sopre su patogenia. Cirurg. Ciruj. **22**, 574–557 (1954).

Castellana, A.: Cintributo allo studio delle cifosi congenita da emispondilo posteriore. Chir. Organi Mov. **36**, 295–303 (1951).

Castex, M.R.: Insufficiencia cardiaca cifoscoliotica. Pren. méd. argent. supp. **13**, 10 (1916).

Castiaux, P.: Un cas de chondrodystrophie calcifiante congenitale. Maladie congénitale des épiphyses ponctuées. Acta orthop. belg. **34**, 395–406 (1968).

Casuccio, C.: Le osteocondriti (Generalitá eziopatogenisi). Relaz. 39°. Congr. S.I.O.T., Napoli (1954).

Catel, W.: Pubertätsfischwirbelkrankheit. Kinderärztl. Prax. **22**, 21 (1954).

Catogio, P.: Cifosis tetánica. Dia méd. **21**, 1593 (1944).

Catolla Cavalcanti, G.F.: La teleradiografia della collonna vertebrale nello studio delle scoliosi. Minerva ortop. **7**, 58–64 (1956).

Cattell, H.S., Filtzer, D.L.: Pseudosubluxation and other normal variations in the cervical spine in children. J. Bone Jt Surg. **74A**, 1295 (1965).

Cattell, H.S. u.Mitarb.: Cervical kyphosis and instability following multiple laminectomies in children. J. Bone Jt Surg. **49**, 713–720 (1967).

Catolla Cavalcanti, G.F.: La teleradiografia della colonna vertebrale nello studio delle scoliosi. Minerva ortop. **7**, 58–64 (1956).

CAUCHOIX, J., COTREL, Y., MOREL, G.: Résultats obtenus par l'élongation vertébrale dans le traitement de la scoliose essentielle. Rev. Orthop. **44**, 176–189 (1958).

CAUCHOIX, J., COTREL, Y.: Utilisation des greffons hétéro-plastiques dans l'arthrodèse vertébrale pour scoliose. Rev. Chir. orthop. **45**, 64–69 (1959).

CAUCHOIX, J., DURIEZ, J., GHOSEZ, J.P.: L'arthorodèse vertébrale pour scoliose par avivement et apposition de greffons corticospongieux autogènes. Rev. Chir. orthop. **52**, 241 (1966).

CAUSSADE, G., TARDIEU, A.: Sur les troubles cardiopulmonaires des gibbeux et leurs rapports avec l'étiologie tuberculeuse. J. méd. franç. **21**, 195 (1932).

CAVALCANTI, G.D.: La teleradiographia della colonna vertebrale nello studio delle scoliosi. Minerva ortop. **7**, 58–64 (1956).

CAVALIER: Schiefhals. Zit. nach ISSIGKEIT.

CAVE, P.: Butterfly vertebra. Brit. J. Radiol. **31**, 503–506 (1958).

CAVENDISH, M.E.: Congenital elevation of the scapula. J. Bone Jt Surg. **54B**, 395–408 (1972).

CAYLA, G.: Les lésions osseuses de la neurofibromatose de Recklinghausen. In S. de Sèze et Coll., L'actualité rhumatologique en 1970. Un volume. Paris, Expansion Scientifique Française 212–224 (1970).

CEBBA, J.: Un nuovo caso di osteochondrite vertebrale infantile. Atti Congr. ital. **2**, 41 (1934).

CERNIA, C.: Spasme de torsion à base l'encéphalite épidémique. Rev. neurol. **11**, 469–471 (1934).

CERTONCINY, A.: Traitement de la maladie de Scheuermann. Rev. méd. Suisse rom. **85**, 251–255 (1965).

CHABE, A.: Arthropathie vertébrale tabétique. J. Méd. Bordeaux **10**, 422–425 (1941).

CHANCE, G.G.: Note on a type of flexion fracture of the spine. Brit. J. Radiol. **21**, 452–453 (1948).

CHANDLER, F.A., ALTENBERG, A.: "Congenital" muscular torticollis. J. Amer. med. Ass. **125**, 476–483 (1944).

CHANDLER, F.A.: Muscular torticollis. J. Bone Jt Surg. **30A**, 566–569 (1948).

CHAPCHAL, G.: Columnotomy in severe Bechterew kyphosis. Acta orthop. belg. **58**, 55–58 (1972).

CHAPMAN, E.M., DILL, D.B., GRAYBIEL, A.: The decrease in functional capacity of the lungs and heart resulting from deformities of the chest: pulmonocardiac failure. Medecine (Baltimore) **18**, 167–202 (1939).

CHAPTAL, J., BONNET, R.J.H., DOSSA, D., FONTVILLE: Agénésie du cacrum: Quatres observations. Pédiatrie **20**, 793–803 (1965).

CHARBONNEL, FARGES, LAFITE-DUPONT: Arthrites cervicales et torticolis naso-pharyngien. Soc. de Méd. et de Chir. de Bourdeaux (1931).

CHARLESWOD, B.P.: The aetiology of congenital torticollis and certain associated deformities with suggestion for prophylaxis. J. Obstet. Gynaec. **54**, 499–503 (1947).

CHARNLEY, J.: Orthopedic signs in the diagnosis of disc protrusion (with special reference of the straight-leg-rising test). Lancet **1951**, 186–192.

CHARTO-GAROFALIDIS, G., MATSOUKAS, J., RIGOPOULOS, C.: Toxopachyostéose diaphysaire tibiopéronière chez une enfant de 7 ans. Presse méd. **76**, 2434 (1968).

CHASIN, A.: Über Veränderungen der Wirbelsäule nach Tetanus. Fortschr. Röntgenstr. **46**, 427–441 (1932).

CHAUMEIL, G.: Les scoliotiques et l'enseignement. Rev. *Read* **135**, 33 (1966).

CHAUVIN: Côte cervicale gauche avec scoliose cervicodorsale. Marseille-méd. **59**, 1033–1035 (1922).

CHAVANY, J.A.: Scoliose et paraplégie. A propos d'un cas de cyphoscoliose compliqué de paraplégie. Rev. neurol. **63**, 260 (1924).

CHAVANY, J.A.: Scoliose et paraplégie. Rev. neurol. **41**, 860–866 (1934).

CHAVANY, J.A.: Paraplégie scoliotique. Progrès médical, Paris **75**, 62–63 (1947).

CHAVANY, J.A., DAUM, S.: Laminectomie et paraplegie pottique chez l'adulte. Rev. neurol. **80**, 360–362 (1948).

CHAVANY, J.A., DAUM, S.: La laminectomie dans le traitment des paraplégies pottiques. Semaine Hôp. Paris **24**, 2701–2705 (1948).

CHAVANY, J.A., DURET, M.: Fausse paraplégie cyphoskoliotique par gliome intramédullaire. Presse méd. **63**, 1004 (1949).

CHERUBINI, C.: Torticollo osseo congenito da sinostosi C_2-C_3. Minerva ortop. **5**, 74–95 (1954).

CHESTER, W., CHESTER, E.M.: Vertebral column in acromegaly. Amer. J. Roentgenol. **44**, 552–557 (1940).

CHIARI, K.: Doppelseitiger Schiefhals. Z. Orthop. **83**, 151–155 (1953).

CHICHE, P., VEYRAT, C., GENUYT, K., BERKMAN, M.: Syndrome du dos plat. Intérêt des variations auscul-atoires positionelles pour le diagnostic. Coeur Méd. inter. **9**, 181–189 (1970).

CHIGOT, P.L., MARTINIE-DUBOUSQUET, P., BURGER-WAGNER, A.: Maladie de Scheuermann. Sem. Hôp. Paris **12**, 1083–1102 (1958).

CHIRAY, CORILLOS: Un cas de Maladie de Recklinghausen. Rev. neurol. 259–260 (1905).

CHLUMSKY, V.: Ein Fall von Scoliosis traumatica und Diabetes nach Blitzschlag und Trauma. Z. orthop. Chir. **15**, 2948 (1906).

CHLUMSKY, V.: Beiträge zur Ätiologie und Therapie der Skoliose. Z. orthop. Chir. **18**, 95–100 (1907).

CHLUMSKY, V.: Über die Behandlung der habituellen (Schul-) Skoliose. Z. orthop. Chir. **25**, 619–625 (1910).

CHLUMSKY, V.: Betrachtungen über die Differentialdiagnose zwischen Skoliose und Spondylitis. Z. orthop. Chir. **27**, 87–101 (1910).

CHLUMSKY, V.: Was alles für die Ursache der Skoliose gehalten wurde. Z. orthop. Chir. **27**, 419–431 (1910).

CHLUMSKY, V.: Ein neuer Beitrag zur Ätiologie der Skoliose. Zbl. Chir. **39**, 212–214 (1912).

CHLUMSKY, V.: Über die Skoliose bei Hausvögeln. Z. orthop. Chir. **44**, 470–478 (1924).

CHONT, L.: Osteogenesis imperfecta. Amer. J. Roentgenol. **45**, 850 (1941).

CHOUHY AGUIRRE, S., AMOR, R.: Sobre compensacion in decompensaçion de curva escolioticas. Pren. méd. argent. **43**, 2642–2647 (1956).

CHOUHY AGUIRRE, S., CAPLAN, S.: Sobre extension de la artrodesis en curvas escolioticas dorsales y lumbares. Pren. méd. argent. **43**, 2663–2666 (1956).

CHOUHY AGUIRRE, S., CAPLAN, S.: Sobre classification e identification de curvas escolioticas. Pren. méd. argent. **43**, 2638–2641 (1956).

CHOUHY AGUIRRE, S., OBERLÄNDER, H.: Sobre perdida de correcion de las curvas escolioticas despues fusionadas. Pren. méd. argent. **43**, 2654–2662 (1956).

CHOUHY AGUIRRE, S., OBERLÄNDER, A.: Sobre correcion de las curvas escolioticas mediante el corset de Risser. Pren. méd. argent. **43**, 2647–2654 (1956).

CHRYSOSPATHIES, J.: Seltene Lokalisation von kartilaginären Exostosen. Arch. orthop. Unfall-Chir. **34**, 565–566 (1934).

CHUDZICKI, R.: Schiefhalsbildung nach li. mit dem klinischen Bild einer rechtsseitigen Kopfnickeraplasie. Beitr. Arbeitsbereich Orthopädie **4**, 313–317 (1957).

CIACCIA, S.: Gibbus bei Tetanus. Chir. Organi Mov. **16**, 531 (1931).

CIAGLIA, P.: Intrathoracic meningocele. J. thorac. Surg. **23**, 283–292 (1952).

CIAMARAMELLA, G.: Su taluni aspetti clinici della neurofibromatosi di Recklinghausen. Arch. Ortop. (Milano) **77**, 211–216 (1964).

CITELLI, S.: Ancora sull influenza delle malattie rinofaringee sul sistema ipofisario. Rif. med. **43**, 907–910 (1927).

CLARK, J.A., KESTERTON, L.: Halo pelvic traction appliance for spinal deformities. J. Biomech. **4**, 589–595 (1971).

CLARK, J.A., HSU, L.C.S., YAU, A.C.M.C.: Visco-elastic behavior of deformed spines under correction with halo pelvic. distraction. Ann-Meeting of the Scoliosis Research Society, Goteborg, Sweden (1973).

CLARK, W.A.: Torticollis. Calif. west. Med. **23**, 1429–1432 (1925).

CLAUSEN, A.: Augentorticolis. Klin. Mbl. Augenheilk. **126**, 2, 237 (1955).

CLAUSEN, J., DYGGVE, H.V., MELCHIOR, J.C.: Mucopolysaccharidosis. Arch. Dis. Child. **38**, 364 (1963).

CLAUSEN, J., DYGGVE, H.V., MELCHIOR, J.C., CHRISTIANSEN, L.H.O.: Chemical studies in gargoilism. Arch. Dis. Child. **42**, 62 (1967).

CLEVELAND, M., BOSWORTH, D.M., FIELDING, J.W., SMYRNIS, P.: Fusion of the spine for tuberculosis in children. J. Bone Jt Surg. **40A**, 91–106 (1958).

CLIMESCO, V., SARBIN, P., ROMAN, ST.: La synostose vertébrale posttétanique chez l'adulte. Rev. Orthop. **26**, 558–565 (1939).

CLOUTIER, M.D., HAYLES, A.B., RIGGS, B.L., JOWSEY, J., BICKEL, W.H.: Juvenile osteoporosis: Report of a case including a description of some metabolic and microradiographic studies. Pediatrics **40**, 649 (1967).

CLOWARD, R.B., BUCY, P.C.: Spinal extra dural cyst and kyphosis dorsalis juvenilis. Amer. J. Roentgenol. **38**, 681–706 (1937).

COBB, J.R.: Outline for the study of scoliosis. Amer. academy of orthop. surg. instructional course lectures. **5**, 261–275 (1948).

COBB, J.R.: The area of fusion in scoliosis. J. Bone Jt Surg. **34B**, 513–514 (1952).

COBB, J.R.: Technique, after-treatment, and results of spine fusion for scoliosis. In Instructional Course Lectures, The American Academy of Orthopaedic Surgeons, vol. 9 (eds. A. ARBOR, J.W. EDWARDS), p. 65–70 1952.

COBB, S., BEREDAY: Familial system disease of the neuraxis. Trans. Amer. neurol. Ass. **78**, 12 (1953).

COBB, J.R.: Spine arthrodesis in the treatment of scoliosis. Bull. Hosp. Jt Dis. (N.Y.) **19**, 187–209 (1958).

COBB, J.R.: Scoliosis quo vadis. J. Bone Jt Surg. **40A**, 507–510 (1958).

COBB, J.R.: Le problème de la courbure primitive. J. Bone Jt Surg. **42A**, 1413–1425 (1960).

COCCHI, U.: Polytope erbliche enchondrale Dysostosen. Fortschr. Röntgenstr. **72**, 409–435 (1950).

COCKAYNE, E.A.: Case reports: dwarfism with retinal atrophy and deafness. Arch. Dis. Child. **21**, 52 (1946).

CODIVILLA: La scoliose congénital. Gaz. hébd. méd. et chir. 637 (1901).

CODORNIU, A.H.R.: Idiopathic scoliosis of congenital origin. J. Bone Jt Surg. **40B**, 94–96 (1958).

COHEN, P., CREVELD, S. VAN: Peripheral dysostosis. Brit. J. Radiol. **36**, 761–765 (1963).

COFFIN, G.S.: Brachydactyly peculiar facies and mental retardation. Amer. J. Dis. Child. **108**, 351–359 (1964).

COFFIN, G.S., SIRIS, E., WEGIENKA, L.C.: Mental retardation with osteocartilagineous anomalies. Amer. J. Dis. Child. **112**, 205–213 (1966).

COHN, M.: Konstitutionelle Hyperspongiosierung des Skelettes mit partiellem Riesenwuchs. Fortschr. Röntgenstr. **47**, 293–298 (1933).

COIRA, R.: Insuficiencia respiratoria en las escoliosis. Día méd. **33**, 3117–3118 (1961).

COLACO BELMONTE, A.: Bezwaren van de opgerichte gang. Ned. T. Geneesk. **107**, 426–429 (1963).

COLANGELO, C.: Compression fractures of the thoracic vertebrae in patients with tetanus. J. Amer. med. Ass. **170**, 955 (1955).

COLANGELO, C.: Compression fractures of the thoracic vertebrae in a patient with tetanus. J. Amer. med. Ass. **170**, 455–457 (1959).

COLDE, I.: The necessity for the treatment of scoliosis in its early stage. Physiotherapy **41**, 271–272 (1955).

COLE, J., KEIM, H.: Impending paraplegia secondary to paralytic scoliosis. A case report. J. Bone Jt Surg. **53A**, 591–593 (1971).

COLEMANN, S.S., NOONAN, M.D.: The effect of spinal fusion on vertebral growth. Presented at the Orthopaedic Soc. Tenth Annual Meeting, Chicago (1964).

COLEMAN, SH.S.: The effect of posterior spine fusion on vertebral growth in dogs. J. Bone Jt Surg. **50A**, 879–896 (1968).

COLLIER, J.: Case of paraplegia with scoliosis. Proc. roy. Soc. Med. **18**, 8–9 (1924/25).

COLLIER, M.: Dysostéose mandibulo-faciale avec difformité de Sprengel, naevus verrugueux de la face et anomalies du fond de l'oeil. Ophthalmologica (Basel) **164**, 97–112 (1972).

COLLIS, D.K., PONSETI, I.V.: Long-term follow—up of patients with idiopathic scoliosis not treated surgicaly. J. Bone Jt Surg. **51A**, 425–445 (1969).

COLMAR, A. VON: Beitrag zum Bild der Hüftlendenstrecksteife. Z. Orthop. **86**, 632–636 (1955).

COLMAR, A. VON: Die Wirbelsäuleninsuffizienz nach ausgedehnter Laminektomie. Arch. orthop. Unfall-Chir. **46**, 445–451 (1954).

COLOMBANI, S., GRANDESSO, F.: Il lettino gessato nella cura delle scoliosi iniziali. Chir. Organi Mov. **58**, 438–446 (1970).

COLONNA, P.C.: Congenital torticollis. Virginia med. Mth. **53**, 794–796 (1927).

COLONNA, P.C., SAAL, F. VOM: A study of paralytic scoliosis based on five hundred cases of poliomyelitis. J. Bone Jt Surg. **39**, 335–353 (1941).

COLOSIMO, M.: L'osteodistrofia vertebrale giovanile (malattia di Scheuermann). Attuali concezioni cliniche e radiologiche. Nunt. radiol. (Roma) **34**, 955–968 (1968).

COLTON, H.F.: How bipedal habit affects the bones of the hind legs of the albino rat. J. exp. Zool. **53**, 1–10 (1929).

COMBE, SCHOLDER, WEITH: Les déviations de la colonne vertebrale dans les écoles de Lausanne. Jb. Schweiz. Ges. Schulgesundheitspflege, 2. Jahrg., 1. Teil, 38–109 (1901).

COMINGS, D.E., PAPAZIAN, C., SCHOENE, H.R.: Conradis disease. J. Pediat. **72**, 63–69 (1968).

COMOLLI, A., BAGGIO, G.: Nuovi criteri nel' interpretazione patogenetica delle ernie dello hiatus esofageo. Arch. ital. Mal. Appar. dig. **3**, 316 (1934).

COMOLLI, A., BAGGIO, G., zit. nach GAVALÀ, S., ZARABINE, G.E.: Ann. Radiol. diagn. (Bologna) **34**, 481 (1961).

COMPERE, E.L.: Excision of hemivertebrae for correction of congenital scoliosis. A report of two cases. J. Bone Jt Surg. **14**, 555–562 (1932).

COMPERE, E.L., JOHNSON, W.E., COVENTRY, M.B.: Vertebra plana (Calvés disease) due to eosinophilic granuloma. J. Bone Jt Surg. **36A**, 969–980 (1954).

COMER, A.N.: Developmental anomalies and prognosis in infantile idiopathic scoliosis. J. Bone Jt Surg. **51B**, 711–713 (1969).

CONRADI, E.: Vorzeitiges Auftreten von Knochen und eigenartigen Verkalkungskernen bei Chondrodystrophia foetalis hyperplastica. Jb. Kinderheilk. **80**, 86–97 (1914).

CONSIGLIO, G., CONSIGLIO, L., CONSIGLIO, R.: Le ernie lombari congenite e acquisite spontanee (Contributo clinico: tre casi.). Policlinico, Sec. chir. **72**, 366–380 (1965).

COOK, C.D., BARRIC, H., DE FOREST, S.A., HELLIESEN, PF.: Pulmonary physiology in children III. Lung volumes, mechanics of respiration and respiratory muscle strenght in scoliosis. Pediatrics **25**, 766 (1960).

COOMBS, C.F.: Fatal cardiac failure occuring in person with angular deformity of the spine. Brit. J. Surg. **18**, 326–328 (1930/31).

COPELAND, M.M., CRAVER, L.F., REESE, A.B.: Neurofibromatosis with ocular changes and involvement of the thoracic spine. Arch. Surg. **29**, 108–112 (1934).

COPLAND, S.M.: The scalenus anticus factor in congenital torticollis. Surgery **11**, 624–631 (1942).

COPLANS, C.W.: A lively brace for the treatment of scoliosis: preliminary communication. S. Afr. med. J. **30**, 60–62 (1956).

CORMIO, C., MARINI, M.: Dorso curvo giovanile e piede piatto valgo. Ginn. Med. **2**, 35 (1954).

CORNER, E.M.: Rotary dislocations of the atlas. Ann. Surg. **45**, 9 (1907).

CORTESANI, G.: Importanza della medicina scolastica nella prevenzione e correszione dei paramorfismi dell' età evolutiva. Minerva med. **56**, 711–712 (1965).

COSTA, J.C. DA: Paget's disease of the bones. (osteitis deformans). Surg. Clin. N. Amer. **1**, 47 (1921).

COSTANZO, G.: Considerazioni clinico-radiografiche su 135 casi di osteocondrite vertebrale degli adolescenti. Atti S.I.O.T., **39**, 39 (1954).

COSTE, F., MAURIC, G., MILLIEZ, P., BRION, S.: La forme gigantoacromégalique de la dysplasie fibreuse des os. Paraplégie associée. Sem. Hôp. Paris **27**, 2022–2031 (1951).

COSTE, F.: Scoliose post-traumatique neurogène; problème de traitement. Rev. Rhum. **22**, 330–332 (1955).

COSTE, F.: Scoliose de l'adulte et scoliose siatique. Sem. Hôp. Paris **32**, 2916–2921 (1956).

COSTE, F., HOCHFELD, M.: Scoliose avec ostéoporose et raideur douloureuse post-ménopausiques. Amélioration par les oestrogènes de synthèse. Rev. Rhum. **14**, 69–70 (1947).

COTREL, Y.: Traitement des scolioses essentielles. Rev. Chir. orthop. **43**, 331–337 (1957).

COTREL, Y.: Propos sur les traitements de la scoliose. J. Sci. méd. Lille **71**, 222–230 (1953).

COTREL, Y., MOREL, G.: La technique de l'EDF dans la correction des scolioses Rev. Chir. orthop. **50**, 59–75 (1964).

COTREL, Y., MOREL, G., REY, J.C.: Le traitement orthopédique des cyphoses structurales en cours de croissance. Rev. Rhum. **31**, 451–455 (1964).

COTREL, Y.: La scoliose idiopathique. Indications thérapeutiques actuelles, Ovest Med. **25**, 169–177 (1966).

COTREL, Y.: La scoliose idiopathique. Indications pour le traitement des scolioses idiopathiques. Acta orthop. belg. **33**, 640–648 (1967).

COTTA, H., PARSCH, K., SCHULITZ, K.-P.: Die Behandlung der Lumbalkyphose bei Spina bifida cystica. Z. Orthop. **108**, 567–574 (1971).

COURNAND, A., RICHARDS, D.W., MAIER, H.C.: Pulmonary insufficiency. Amer. Rev. Tuberc. **44**, 272 (1941).

COURNAND, A., BERRY, F.B.: The effect of pneumectomy upon cardiopulmonary function in adult *paticuts*. Amer. Surg. **116**, 532 (1942).

COURNAND, A., RILEY, R.L., HIMMELSTEIN, A., AUSTRIAN, R.: Pulmonary circulation and alveolar ventilation-perfusion relationship after pneumonectomy. J. thorac. Surg. **19**, 80 (1950).

COURNAND, A.: Some aspects of the pulmonary circulation in normal man and in chronic cardiopulmonary diseases. Circulation **2**, 641 (1950).

COUTTS, M.B.: Atlanto-epistropheal subluxations. Arch. Surg. **29**, 296–311 (1934).

COUVELAIRE: Schiefhals. Zit. nach ISSIGKEIT.

COVENTRY, M.B., HARRIS, L.B.: Congenital muscular torticollis in infancy: some observations regarding treatment. J. Bone Jt Surg. **41A**, 815–822 (1959).

COVENTRY, M.B.: Some skeletal changes in the Ehlers-Danlos syndrome. J. Bone Jt Surg. **43A**, 855–860 (1961).

COVILLE, R.: Le traitement chirurgicale des scolioses. Rev. Prat. (Paris) **2**, 1213–1216 (1952).

COWELL, H.R., NELSON, H., MACEWEN, G.D.: Familial patterns in idiopathic scoliosis. Exhibit, American Medical Association 117. Annual Convention (1968).

COWELL, H.R., HALL, J.N., MACEWEN, G.D.: Genetic aspects of idiopathic scoliosis. A Nicholas Andry Award essay. Clin. Orthop. **86**, 121–131 (1972).

CRABBE, W.A., WARDILL, J.C.: Benign osteoblastoma of the spine. Brit. J. Surg. **50**, 571–575 (1963).

CRAIG, W.M., SHELDEN, C.H.: Tumors of the cervical portion of the spinal cord. Arch. Neurol. Psychiat. (Chic.) **44**, 1–16 (1940).

CRAIG, L.: A case of epidermoid tumor of the spinal cord. Review of literature of spinal epidermoids and dermoids. Surgery **13**, 354–367 (1943).

CRAMER, K.: Beitrag zur Kasuistik der angeborenen Skoliosen. Arch. Orthop. Mechanik **5**, 341–349 (1907).

CRAMER, K.: Über Operationsbefunde bei Spina bifida occulta. Verh. dtsch. orthop. Ges. **13**, 21–24 (1914).

CRAMER, A.: Fuction of cervical region and kyphosis of the neck and changes caused by traumatic and dysplastic influences. Z. Unfallmed. Berufskr. **54**, 237–242 (1961).

CRASSELT, C.: Leistungssport und Scheuermannsche Krankheit. Med. Sport **2**, 223 (1962).

CREYSSEL, J., SCHNEPP, J.: Sur l'épiphysite vertébrale douloureuse des grands enfants et des adolescents. Lyon. chir. **49**, 433–449 (1954).

CREMIN, B.J., BEIGHTON, P.: Dwarfism in the newborn: the nomenclature, radiological features and genetic significance. Brit. J. Radiol. **47**, 77–93 (1974).

CRESPI, M.: Scoliosi dorso-lumbare da esostosi vertebrale. Arch. Orthop. **72**, 664–668 (1959).

CRISTALLO, V. u.Mitarb.: Notes on kinesiotherapy in idiopathic scoliosis. Clin. ter. **38**, 501–511 (1966).

CRITSCHLEY, M.: Sprengels deformity with paraplegia. Brit. J. Surg. **14**, 243 (1926/27).

CROSS, G.O., REAVIS, J.R., SAUNDERS, W.W.: Lateral intrathoracic meningocele. J. Neurosurg. **6**, 423–432 (1949).

CROSS, H.E., MCKUSICK, V.A., BREEN, W.: A new oculocerebral syndrome with hypopigmentation. J. Pedist. **70**, 398–406 (1967).

CROUZON, O., CHRISTOPHE, J.: Compression medullaire dans la neurofibromatose. Monde méd. 857 (1934).

CSER, I., LÉNÁRT, G.: Results of spondylodesis in scoliosis. Acta chir. Acad. Sci. hung. **8**, 223–228 (1967).

CÜPPERS, C.: Der okuläre Schiefhals. Aesthet. Med. **13**, 78–87 (1964).

CUEVILLAS, A.: Luxacion patological del atlas. Rev. Ortop. Traum (Madr.) **6**, 39 (1961).

CUIGNET: Des attitudes dans les maladies des yeux et du torticollis oculaire. Rec. ophth. **1**, 199–215 (1873).

CUIGNET: Du torticollis oculaire. Rec. ophth. **1**, 338–350 (1874).

CUMMING, W.A.: Idiopathic juvenile osteoporosis. J. Canad. Ass. Radiol. **21**, 21 (1970).

CUNEO, H.M.: Spinal extradural cysts. J. Neurosurg. **12**, 176–180 (1955).

CURRARINO, G., NEUHAUSER, E., REYERSBACH, G., SOBEL, E.H.: Hypophosphatasia. Amer. J. Roentgenol. **78**, 392–419 (1957).

CURSCHMANN, H.: Über regressive Knochenveränderungen bei Akromegalie. Fortschr. Röntgenstr. **9**, 83–92 (1905/06).

CURSCHMANN: Über Labyrintherkrankungen als Ursache der spastischen Torticollis. Dtsch. Z. Nervenheilk. **33**, 305 (1907).

CURTILLET, BARDENAT, DUZER: Un cas de paraplégie scoliotique. Algérie Chir. **146**, 27–31 (1941).

CURTISS, P., COLLINS, W.F.: Spinal-cord tumor a cause of progressive neurological changes in children with scoliosis. J. Bone Jt Surg. **43**, 517–522 (1961).

CURTINS, F., STÖRRING, F.K., SCHÖNBERG, K.: Über Friedreichsche Ataxie und status dysraphicus. (Zugleich ein Beitrag zu den Beziehungen zwischen Friedreichscher Ataxie und Diabetes mellitus.) Z. neurol. **153**, 719–743 (1935).

CURTIUS, F., SCHULZE, A.: Zur gegenwärtigen Beurteilung der Dysrhaphielehre. Arch. Klaus-Stift. Vererb.-Forsch. **43/44**, 1–63 (1968/69).

CUTURI, L.: Bilateral hydronephrosis of scoliotic origin. Urologia **7**, 175–184 (1940).

CUVELAND, E. DE: Angeborene Kyphose und querverengtes Becken. Eine Hemmungsmißbildung. Z. Orthop. **86**, 463–465 (1955).

CYRIAX, E.F.: An apparatus for estimating the degree of rotation in the spinal column. Brit. med. J. **2**, 958 (1924). Lancet **1924 II**, 1024.

CZERNY, L.J., HEINISMANN, J.I.: Beiträge zur Pathologie und Röntgentherapie der Syringomyelie. Z. Neurol. Psychiat. **125**, 573 (1930).

DAHL, M.: Über die Haltung der Volksschulkinder in der Stadt Turku. Arch. Kinderheilk. **172**, 52–64 (1965).

DAHLIN, D.C., JOHNSON, E.W.: Giant osteoid osteoma. J. Bone Jt Surg. **36A**, 559 (1954).

DAHMEN, G.: Über einen Fall von Vertebra plana totalis mit 8 Halswirbeln. Z. Orthop. **93**, 214–219 (1960).

DAHMEN, G.: Über die Beobachtung eines doppelseitigen Schiefhalses. Z. Orthop. **95**, 246–248 (1962).

DAILHEU-GEOFFROY, T., NATAF, J.: Un cas d'ectasie de l'aorte thoracique descendante chez un cyphoscoliotique. Intérêt de la tomographie. Arch. Mal. Coeur **51**, 1077–1081 (1958).

DAINELLI, M.: Su di un caso di scoliosi sciatica alternante. Reforma med. **43**, 1146–1151 (1927).

DALE, A.: Osteochondritis of vertebral body (Calvé's disease). Brit. J. Surg. **25**, 457–459 (1937).

DALE, T.: Unusual forms of familiar osteochondrodystrophie. Acta radiol. **12**, 337 (1931).

DALEY, R.: Morphine hypersensitivity in kyphoscoliosis. Brit. Heart. J. **77**, 101–103 (1945).

DALLOZ, J.C., QUENEAU, P., CANLORBE, P., RUBIN, S.: Modifications de la statique rachidienne au cours des compressions médullaires par tumeur chez l'enfant. Arch. franç. Pédiat. **20**, 309–319 (1963).

DALLWIG, K.: On torticollis in cases of vertical deviation of one eye. Arch. Ophthal. **20**, 645–650 (1901).

DALLY: Du torticolis occipito-atlantoidien. Bull. gén. Thér. (Paris) **89**, 354 (1875).

DAL MONTE, A., PARENTI, F.: Evoluzione della scoliosi congenite da emispondilo. Arch. ortop. **67**, 429–446 (1954).

DAL MONTE, A., TEODORANI, G.: Tratamento chirurgico della scoliosi. Arch. ital. Chir. **79**, 472–498 (1955).

DAMERON, T.E., GULLEDGE, W.H.: Adolescent kyphosis. U.S. armed Forces med. J. **4**, 871–877 (1953).

DANES, B.S., GROSSMAN, H.: Bone dysplasias, including Morquios syndrome, studied in skin fibroblast cultures. Amer. J. Med. **47**, 708–720 (1969).

D'ANNUNZIO, E., TENTARELLI, R.: Le complicanze vertebrali dell'infezzione tetanica. Minerva med. **58**, 471–475 (1967).

D'ANTONA, L.: Siringomielia, spina bifida occulta e cheiromegalia. Atti Accad. Fisiocr. Siena Sez. med.-fis. **2**, 341 (1927).

ROCHA, S.B. DA: A proposito de un caso de paraplegia cifoscoliotica. Gaz. med. portugesa **6**, 709–717 (1953).

DATEY, K.K., DESHMUKH, M.M., ENGINEER, S.D., DALVI, C.P.: Straight back syndrome. Brit. Heart J. **26**, 614–619 (1964).

DAUBENSPECK, K.: Zum Problem des muskulären Schiefhalses. Z. orthop. Chir. **73**, 92–100 (1942).

DAVENPORT, C.P., TAYLOR, H.L., NELSON, L.A.: Radio ulnar synostosis. Arch. Surg. **8**, 705–762 (1924).

DAVIES, E.T., DUFFY, J.P., KOMDAR, H.H.: Mitral valvotomy in situs inversus with associated skeletal anomalies. Brit. Heart. J. **27**, 148–150 (1965).

DAVIES, H.R., ROAF, R., TUCK, W.H.: Management of spinal deformities. Proc. roy. Soc. Med. **56**, 145–150 (1963).

DAVIES, G., REID, L.: Effect of scoliosis on growth of alveoli and pulmonary arteries and on right ventricle. Arch Dis. Childh. **46**, 616–623 (1971).

DAVIES, G., REID, L.: Effect of scoliosis on growth of alveoli and pulmonary arteries and on right ventricle. Arch. Dis. Childh. **46**, 623–632 (1971).

DAW, E.: Generalised deflexion of the foetal spine. Brit. J. Radiol. **43**, 240–241 (1970).

DEBAENE, A.: Le rachis dans la neurofibromatose de Recklinghausen. J. Radiol. Électrol. **56**, 145 (1975).

DEBAENE, A., AQUAVIVA, P., DUFOUR, M., LEGRÉ, J.: Hyperconcavité (scalloping) vertébrale lombaire au cours de la maladie de Recklinghausen. J. Radiol. Électrol. **54**, 149–151 (1973).

DEBAENE, A. et al.: Le rachis dans la neurofibromatose de Recklinghausen. J. Radiol. Electrol. **56**, 145 (1975).

DE BARSY, A.M., MOENS, E., DIERCKX, L.: Dwarfism, oligophrenia, and elastic tissue hypoplasia; A new syndrome? Lancet **1957 II**, 47.

DE BEAUJEU, A., MATERI, M.: Un cas de brachyplat – spondylie chez un jeune muselman tunisien. J. Radiol Électrol. **24**, 207–212 (1941). Zbl. ges. Radiol. **35**, 355 (1942).

DE BENEDETTI, F., PROFUMO, A.: L'apparato cardiocirculatorio in alcune deformazioni della cassa toracica. Minerva med. **56**, 712–715 (1965).

DEBEUGNY, P.: Conduite à tenir en présence d'une scoliose de l'enfant ou de l'adolescent. Lille méd. **11**, 1079–1085 (1966).

DEBEYRE, J., u.Mitarb.: A case of osteotomy of the cervical spine. Rev. Rhum. **34**, 280–284 (1967).

DEBRUNNER, H.V.: Zur Behandlung der lumbalen Form der juvenilen Kyphose. Schweiz. med. Wschr. **15**, 675 (1965).

DE BRUYN, R.S., STERN, O.R.: Hypertrophic polyneuritis of Dejerine and Sottas. Brain **52**, 84 (1929).

DE CARLE, D.W.: Pregnancy associated with severe angular deformities of the spine. Amer. J. Obstet. Gynec. **73**, 296–300 (1957).

DE CLIPPELE, H.: A propos du traitement de quelques cas de scoliose dorsale sévère. Acta orthop. belg. **33**, 587–591 (1967).

DE COSTER, A., REMACLE, P.: La fonction pulmonaire des cyphoscoliotiques. Acta orthop. belg. **33**, 551–563 (1967).

DECOURT, J., LAGRADE, J.: Syringomyelie. Encyel. Med. Chirurg. Neurologie 11° 17077 A 10 p 1.

DECREF, J.: Die sogenannte habituelle Skoliose und ihre modernen Behandlungsmethoden. Z. orthop. Chir. **42**, 191 (1922).

DE DONCKER, E., WATILLON, M.: Le traitement de la scoliose par alloplastie métallique (technique de Gruca). Acta orthop. belg. **26**, 89–95 (1960).

DEDIC, S.: La cardiopathie cyphotique. Arch. Mal. Coeur **23**, 33 (1930).

DE DOUCKER, E., DELCHEF, J., KOWALSKI, C.: Étude théorique de la symptomatologie, du diagnostie différentiel et du traitement. Les attitudes antalgiques. Acta orthop. belg. **35**, 102 (1969).

DEENHARDT, K.H.: Experimentelle Erzeugung von Skoliose durch O_2 Mangel. Z. Orthop. **90**, Suppl. 174–177 (1958).

DEERY, E.M.: Laminectomy for Pott's paraplegia. Ann. Surg. **124**, 201–203 (1946).

DEFOREST, SMITH, A.: Scoliosis. J. Bone Jt Surg. **40A**, 505–506 (1958).

DEFRENNE, P.: Les malpositions cardiotubérositaires dans les scolioses. C.R. de Journées d'Études „Scolioses" (Centre des Massues et Fondation Livet) Lyon, 1-er, 2-et 3 fvrier 1963 30–32.

DEGA, W.: Zur operativen Skoliosenbehandlung. Verb. dtsch. orthop. Ges. **97**, 80–82 (1963). 50. Kongreß München 1962.

DE GAETANO, L.: Patogenesi e cura chirurgica del torticollo muscolare negli adulti. Riforma méd. **51**, 1463–1466 (1935).

DEGEL: Aussprache zur Arthrose des Hüftgelenkes. Verh. dtsch. orthop. Ges. **44**, 108 (1956).

DE GENNARO, R.: Le deformita nella siringomielia. Clinica (Bologna) **10**, 120 (1945–1946).

DE GEORGE, F.V., FISHER, R.L.: Idiopathic scoliosis: genetic and environmental aspects. J. med. Genet. **4**, 251–257 (1967).

DE HOUGH, G.N.: Congenital torticollis. A review and result study. Surg. Cynec. Obstet. **58**, 972–981 (1934).

DÉJERINE, J.J., THOMAS, A.: L'atrophie olivoponto-cérébelleuse. Nouv. Iconogr. Salpêt. **13**, 330 (1900).

DELAHAYE, A.: Signes radiologiques de l'épiphysite vertébrale douloureuse des adolescents. J. Radiol. Électrol. **15**, 665–670 (1931).

DELAHAYE, R.P., SERIS, H., AUFFERT, R., GUEFFIER, G.: La radiographie du rachis en position assise. Intérêt en médicine aeronautique. Rev. Cps. Santé Armées **10**, 571–574 (1969).

DELARUE, J., CHOMETTE, G., PINAUDEAU, Y.: Contribution à l'étude du squelette lors de la colonne vertebrale. Ann. Anat. path. **6**, 1–26 (1961).

DELATALA: La scoliosi. Chir. Organi Mov. **40**, 355–361 (1954).

DE LEHOCZKY, T.: Contribution a l'étude de la maladie Friedreich. Acta. psychiat. scand. **25**, 401 (1950).

DE LEON, A.C., JR., PERLOFF, J.K., TWIGG, H.L., MAJD, M.: The straight back syndrome: clinical cardiovascular manifestations. Circulation **32**, 193–203 (1965).

DELGOFFE, A.: La soi-disant énucléation de l'atlas et le torticolis. Rev. Orthop. **21**, 1–12 (1934).

DELITALA: La scoliosi. Chir. Organi Mov. **40**, 355–361 (1954).

DELITALA, F.: Sulla cura delle osteocondriti. Chir. Organi Mov. **41**, 259 (1955).

DELMAS, A., DEPREUX, R.: Courbures rachidiennes et formes des trous de conjugaison. Rev. Rhum. **20**, 25–29 (1953).

DEL TORTO, P.: La scoliosi. Gior. Med. Prat. **19**, 335 (1937).

DEL TORTO, P.: Le osteotomie vertebrale. Rif. med. **69**, 453–458 (1955).

DEL TORTO, U.: Concetti sviluppi odierni della terapia della scoliosi. Rendiconti Atti Acad. sc. med. chir. **118**, 136–144 (1963).

DEL TORTO, U.: La correzione chirurgica delle deformitá scoliotiche. Quad. Chir. **7**, 111–119 (1964).

DEL TORTO, U.: Anatomie pathologique de la scoliose. La rotation vertébrale. Acta orthop. belg. **33**, 564–567 (1967).

DEL TORTO, U.: L'utilisation des résections costales dans le traitement chirurgical de la scoliose. Acta orthop. belg. **33**, 699–702 (1967).

DE LUCA, E.: Considerazioni clinico-radioloche su di un caso di ernia gastrica dello hiatus esofageo. Minerva med. **54**, 447 (1953).

DE MARCHI, E.: Un caso di osteotomia vertebrale. Chir. Organi Mov. **36**, 474–478 (1951).

DE MARCHI, G.F.: Our treatment of scoliosis with kinesitherapy. G. veneto Sci. med. **18**, 131–143 (1963).

DE MICHELI, G.: La neurofibromatosi di Recklinghausen dal punto di vista delle alterazioni scheletriche in genere e con particulare riguardo alle localizzazioni vertebrali. Ann. Radiol. diagn. (Bologna) **38**, 93–106 (1965).

DENKS, H.: Über den Grad des Wiederaufbaues der Vertebra plana Calvé. Zbl. Chir. **65**, 33–349 (1938).

DEMHARDT, O., DAUM, R.: Der muskuläre Schiefhals — Nachuntersuchungsergebnisse nach Tenotomie. Arch. orthop. Unfall-Chir. **67**, 367–371 (1970).

DENT, C.E., FRIEDMAN, M.: Idiopathic juvenile osteoporosis. Quart. J. Med. **34**, 177 (1965).

DENT, C.E., FRIEDMAN, M., WATSON, L.: Hereditary pseudo-vitamin D-deficiency rickets. J. Bone Jt Surg. **50B**, 708–719 (1968).

DENTON, M.V.H., O'DONOGHUE, D.M.: Anaesthesia and the scoliotic patient. Anaesthesia **10**, 366–368 (1955).

DENUCÉ: La scoliose dite sciatique. Rev. Orthop. **10**, 345 (1899).

DENYS, P., CORBEEL, L.: Acidose rénale, hypokaliémie, nanisme et syndrome oculo-cérebral. Ann. paedist. **203**, 313–327 (1964).

DE PALMA, A.F.: Idiopathic scoliosis in identical twins. Clin. Orthop. **19**, 239–242 (1961).

DE PALMA, A.F., MCKEEN, W.B.: Congenital kyphoscoliosis with paraplegia: a case report. Clin. Orthop. **39**, 190–196 (1965).

DEREUX, J., BILLET, H., DESORGHER, G., GULLARD, X.: Paraplégie cyphoscoliotique à propos d'un cas suivi d'autopsie. Rev. neurol. **79**, 3–13 (1947).

DÉROT, M., RATHERY, M., ROSSELIN, G., CATELLIER, G.: Acro-ostéolyse du carpe, pied creux, scoliose et strabisme chez une jeune fille atteinte d'une insuffic ance rénale. Bull. Soc. méd. Hôp. Paris **77**, 223–228 (1961).

De Ruggiero, C., Lalli, A.: Il trattamento ortopedico e chinesiterapico dell'osteocondrite vertebrale degli adolescenti. Arizzonti Ortop. Riab. **3**, 253 (1958).

Descovich, C.: Dati clinico statistici e classificazione dei difetti di portamento. Ginnast. med. **5** (1953).

De Sèze, S., Coliez, R.: Advantages of our dorsal film ventral technic for roentgenography of front of lumboscaral joint in upright position. Rev. Rhum. **14**, 370–373 (1947).

De Sèze, S., Dubois, J.C.: Sur les accidents vertébraux de la convulsivothérapie. Aggravation rapide à la suite d'une série d'électro-chocs d'une petite scoliose préexistante, jusqu'alors latente. Rev. Rhum. **15**, 115–119 (1948).

De Sèze, S., Jurmant, S.H., Durieu, J.: Les déséquilibres lombaires et lombo-sacrés dans le sens antéropostérieur. Rev. Rhum. **15**, 292–304 (1948).

De Sèze, S., Djian, A., Abdelmoula, M.: Étude radiologique de la dynamique cervicale dans le plan sagittal. (Une contribution radiophysiologique à l'étude pathogénique des arthroses cervicales.) Rev. Rhum. **18**, 111–116 (1951).

De Sèze, S.: Les attitudes antalgiques dans la sciatique disco-radiculaire. Sem. Hôp. Paris **155**, 2312–2321 (1955).

De Sèze, S., Guiot, G., Ordonneau, P., Turmand, S.H., Djian, A.M.A.: Paraplégie scoliotique guérie par l'intervention chirurgicale. Rev. Rhum. **28**, 604 (1961).

De Sèze, S., Caroit, M., Maitre, M.: Le syndrome douloureux vertébral trophostatique de la postménopause. Sem. Hôp. Paris **37**, 3505–3524 (1961).

De Sèze, S., Wellinger, C.: Le spondylolisthésis de L 4 et de L 5 par désaxation apophyso-articulaire postérieure. Rev. Rhum. **29**, 706–714 (1962).

De Sèze, S., Hubault, A., Chanut, J.C.: L'arthropathie tabétique en rhumatologie. Bull. Soc. med. Hôp. Paris **113**, 444–450 (1962).

De Sèze, S., Hioco, D.: L'ostéoporose idiopathique de l'homme jeune. Rev. Rhum. **38**, 2 83 (1971).

De Sèze, S.: Arthropathies tabétiques avec compressions radiculaires de la queue de cheval. La nouvelle Presse Médicale **1**, 2747 (1972).

Desfosses, L.: Un cas de maladie de Grisel. (Torticolis nasopharyngien par subluxation de l'atlas.) Presse méd. **38**, 1179–1180 (1930).

Desorgher, G., Vinchon, B.: Our experience in the treatment of scoliosis. J. Sci. méd. Lille **81**, 194–200 (1963).

Desorgher, G., Winchon, B., Joseph, J.: La place de la gymnastique dans le traitement des scolioses. J. Sci. méd. Lille **83**, 247–300 (1965).

Desorgher, G., Cécile, J.P., Bonk, G., Vinchou, B., Choteau, P., Decoumnek, M.: Scoliose révélatrice d'une tumeur médullaire. J. Radiol. Électrol. **50**, 695–698 (1969).

D'Esposito, M., Agostino, A., Caccia, G.: Sui resultati a distanza della terapia del torticollo da paralisi occulare. Arch. Ottal. **68**, 162 (1964).

Dessewffy, A.B.: Zum Entstehungsmechanismus der lumbalen Skoliose. Z. Orthop. **82**, 475–477 (1952).

Dethloff, E.: Beitrag zur Ätiologie der Skoliose. Beitr. Orthop. Traum. **19**, 86–93 (1972).

Detzel, H.: Zur Behandlung der angeborenen Radiusköpfchenluxation. Arch. orthop. Unfall-Chir. **45**, 536–542 (1953).

Deutsch, L.: Kompressionsmyelitis bei idiopathischer Osteopsathyrose. Wien. klin. Wschr. **2**, 990 (1935).

Deutschländer, C.: Behandlung der schweren Skoliose. Z. orthop. Chir. **9**, 69 (1901).

Deutschländer, C.: Zur Pathogenese der kindlichen Skoliose. Z. orthop. Chir. **11**, 382–397 (1903).

Deutschländer, C.: Die Häufigkeit der Haltungsabweichungen der Wirbelsäule im Adolescentenalter. Z. orthop. Chir. **51**, 52–64 (1929).

Deutschländer, K.: Schiefhals ossären Ursprungs. Dtsch. med. Wschr. **36**, 823 (1910).

Deutschländer, K.: Die Häufigkeit der Haltungsabweichungen der Wirbelsäule im Adolescentenalter. Z. orthop. Chir. **51**, 52 (1928).

Dewald, R.L., Lambert, C.N., Ray, D.R.: Internal instrumentation in the treatment of scoliosis. Surg. Clin. N. Amer. **46**, 55–67 (1966).

Dewald, R.L., Ray, R.D.: Skeletal traction for the treatment of severe scoliosis. The University of Illinois Halo-Hoop Apparatus. J. Bone Jt Surg. **52A**, 233–238 (1970).

Dewald, R.L., Ray, R.D.: Congenital kyphosis with successful treatment. A case report. J. Bone Jt Surg. **53A**, 587–590 (1971).

Dewhurst, C.J.: Cyphoscoliosis complicating pregnancy. J. Obstet. Gynaec. Brit. Emp. **60**, 76–79 (1953).

Dexter, L.: The effect of chronic pulmonary disease (cor pulmonale and hypoxy) on the dynamics of the circulation in man. Trans. Ass. Amer. Phycns **64**, 226 (1951).

Dickey, Le., Hobbs, R.J.W., Sherrill, J.D.: Vertebra plana and the histocytoses. J. Bone Jt Surg. **37 A**, 261–265 (1955).

Dickson, F.D.: Operative treatment of lateral curvature of the spine (Scoliose). J. Mo. med. Ass. **24**, 1–5 (1927).

Diethelm, L.: Zur Kenntnis der Entwicklungsgeschichte der Wirbelsäulen- und der Wirbelkörpermißbildung. Fortschr. Röntgenstr. **68**, 16–25, 52–62, 135–146, 209–223 (1943).

Diethelm, L.: Angeborene Kyphose auf der Grundlage eines doppelten Asoma und Epistrospondylus mit ausgebliebener Differenzierung der Neuralbögen und Spaltbildungen der Dornfortsätze. Fortschr. Röntgenstr. **68**, 16 (1943).

Diethelm, L.: Die Frühossifikation der Wirbelkörper, Bemerkungen zu der gleichnamigen Arbeit von Schinz und Töndury. Fortschr. Röntgenstr. **68**, 62 (1943).

DIETRICH: Der paravertebrale Weichteilschatten im Brustwirbelsäulenbereich bei frühkindlichen Skoliosen. Z. Orthop. **90**, 33–41 (1958).

DIETRICH, H.F., KARSHUER, R.G., STEWART, S.F.: Tetanus and lesions of the spine in childbood. J. Bone Jt Surg. **22**, 43 (1940).

DIETERICH, A.: Der paravertebrale Weichteilschatten im Brustwirbelbereich bei frühkindlicher Skoliose. Z. Orthop. **90**, 33–42 (1958).

DIETRICH, D.E., SLACK, W.J.: Scoliosis secondary to unilateral extraocular muscle paresis (ocular torticollis). Radiology **88**, 538–542 (1967).

DIETRICH, A.F., KARSHNER, R.G., STEWART, S.F.: Tetanus and lesions of the spine in childhood. J. Bone Jt Surg. **22**, 43 (1940).

DIETZ, W.: Zwei seltene Komplikationen unter der Schwangerschaft und Geburt. Z. Geburtsh. Gynäk. **141**, 249–255 (1954).

DINI, P.: Le spondiliti infeziose. Arch Putti Chir. Organi Mov. **16**, 170–178 (1962).

DIPPOLD, A., MATZEN, P., NENNING, H.: Die Messung des zentralen Venendruckes bei Skoliosepatienten. Beitr. Orthop. Traum. **17**, 193–194 (1970).

DI RIENZO, S., CRISCUOLO, D.: Complicaciones vertebrales en el tetanos. Rev. méd. Córdoba **34**, 56 (1946).

DITSCHERLEIN, G.: Angeborene lumbale laterale Meningocele, kombiniert mit multiplen Mißbildungen. Zbl. allg. Path. path. Anat. **102**, 542–552 (1961).

DITTMAR, O.: Die sagittal- und lateralflexorische Bewegung der menschlichen Lendenwirbelsäule im Röntgenbild. Z. ges. Anat. (Ab. I) **92**, 644–667 (1929).

DITTMAR, O.: Die Rundrückenbildung der Jugendlichen (Kyphosis juvenilis). Med. Klin. **35**, 1203–1206 (1939).

DITTRICH: Die Atmung bei Brustkorb- und Wirbelsäulendeformitäten. Verb. dtsch. orthop. Ges. Kongr. 27 Beil. d. Z. orthop. Chir. **58**, 126 (1933).

DITTRICH, R.I.: Schwerste Lähmungskyphosis pseudo situs inversus. Z. Orthop. **83**, 156–160 (1952).

DITTRICH, H.K., TELLER, W.: Zur röntgenologischen Differenzierung kindlicher Mucopolysaccharidosen. Ann. Radiol. **11**, 395–402 (1968).

DMYRAL, L.: Über einen Fall von intrathoracaler bilateraler Meningocele. Radiologia Austriaca **5**, 23–32 (1952).

DODION, J., BOLLAERT, A., TOPPET, M., CREMER, N., VIART, R., DE MARNETTE, R., LOEB, H.: Maladie de Morquio ou mucopolysaccharidose typ IV. Á propos de trois observations. Acta paediat. belg. **23**, 35–49 (1969).

DÖRING: Einiges über den angeborenen muskulären Schiefhals. Zbl. Chir. **19**, 1106 (1939).

DOERR, R.: Beitrag zur statischen Skoliosenfrage. Z. orthop. Chir. **31**, 1–13 (1913).

DOLEGA, M.: Über die grundlegenden Gesichtspunkte und Methoden der modernen Skoliosentherapie. Z. orthop. Chir. **5**, 439–454 (1897/98).

DOLGOPOL, V.P.: Note on incidence, complications and histopathology of Paget's disease of the bone. Bull. Russian Med. Soc. New York 37 (1939).

DOLLERY, C.T., HUGH-JONES, P.: Distribution of gas and blood in the lungs in disease. Brit. med. Bull. **19**, 59 (1963).

DOLLERY, C.T., GILLAM, P.M.S.: The distrubution of blood and gas within the lungs measured by scanning after administration of X. Thorax **18**, 316 (1963).

DOLLERY, C.T., GILLAM, P.M.S., HUGH-JONES, P., ZORAB, P.A.: Regional lung function in kyphoscoliosis. Thorax **20**, 175–181 (1965).

DOMBROVSKY, A.: Knochenveränderungen bei Recklinghausen'scher Krankheit. Zbl. Neurol. **52**, 259 (1929).

DOMISSE, G.F.: The managment of scoliosis. S. Afr. med. J. **44**, 1331–1335 (1970).

DONALDSON, J., ERGH, O.A.: Correction of scoliosis by distractor apparatus. J. Bone Jt Surg. **20**, 405 (1938).

DONALDSON, J.S.: Aquired torticollis in children and young adults. J. Amer. med. Ass. **160**, 458 (1956).

DONALDSON, W.F., WISSINGER, H.A.: The results of surgical exploration of spine fusion performed for scoliosis. West. J. Surg. **72**, 195–198 (1964).

DONATH, J., VOGEL, A.: Untersuchungen über den chondrodystrophischen Zwergwuchs. Das Verhalten der Wirbelsäule beim chondrodystrophischen Zwerg. Wien. Arch. inn. Med. **10**, 1–44 (1925).

DONATI: L'osteosintesi della colonna vertebrale nel morbo di Kümmel. 12. Congr. Ital. Ortop. Soc. (1921).

DONATI: Su la cifosi dorsale inferior degli adolescenti. Zbl. Chir. **18**, 564 (1927).

DONNARI, G.: Aporte experimental preliminar a la etiopatogenia de la escoliose llamada esencial. Bol. Soc. argent. Ortop. Traum. **28**, 47–59 (1963).

DONNARI, G.: Vorläufiger Beitrag zur Ätiologie und Pathogenese der sogenannten idiopatischen Skoliose. Z. Orthop. **98**, 251–258 (1964).

DONNINI, L. et al.: The behavior of the serum and urinary acid mucopolysaccharides in essential juvenile scoliosis and the effect of treatment with anabolic steroids. Reumatismo **15**, 77–82 (1963).

DONZELOT, E., STROHL, E., DURAND, M., MEDIANO, C., HEIM DE BALSAC, R.: Déformation de la colonne vertébrale dans les cardiopathies congénitales. Sem. Hôp. Paris **27**, 22, 116–123 (1951).

DORFMAN, A., MATALON, R.: The Hurler and Hunter syndromes. Amer. J. Med. **47**, 691–708 (1969).

DOS SANTOS, R., CARNEIRO DE MOURA: Agenesia sacrocoxigea subtotal. Hipertonia de cuello vesicular. Arch. esp. Urol. **3**, 97–107 (1946).

DOTT, M.: Sceletal traction and anterior decompression in the management of Pott's paraplegia. Edinb. med. J. **54**, 620–627 (1947).

DOUBLEDAY, L.C.: Radiological aspects of carotid aretery syndrom. Geriatrics **14**, 219–223 (1959).

DRACHMAN, D.B., BANKER, B.QM.: Arthrogryposis multiplex congenita. Arch. Neurol. **5**, 77–93 (1961).

DRAGANESCU, H., VASILIU, D.O.: Paraplegia in course of scoliosis coexistent with Recklinghausen's disease. Zbl. Neuro. **68** (1929). Spitalul **49**, 160–162 (1929).

DRAGONETTI, M.: Le deviazioni laterali della colonna vertebrale in rapporto alle lesioni acquisite nell'arto superiore. Arch. Ortop. (Milano) **57**, 297–319 (1942).

DREGMANN, G.: Ätiologie und Therapie der Skoliose. Bruns' Beitr. klin. Chir. **142**, 680–696 (1928).

DREHMANN, F.: Zur Ätiologie der sogenannten Halsrippenskoliose. Z. orthop. Chir. **16**, 12–27 (1906).

DREHMANN, G.: Angeborene Skoliose. Zbl. Chir. **26**, 894–895 (1911).

DREHMANN, F.: Diskussionsbemerkung. Z. orthop. Chir. **44**, 138 (1924).

DREHMANN: Aussprache zu Schiefhals und Augenveränderungen von Elschnig. Verh. dtsch. orthop. Ges. **51**, 173 (1929). 23. Kongr. (1928).

DREHMANN, F.: Die angeborene Kyphose. Bruns' Beitr. klin. Chir. **165**, 595–605 (1937).

DREIFUSS: Ein Fall von angeborener Skoliose. Fortschr. Röntgenstr. **11**, 196–198 (1907).

DRETAKIS, E.K., KONDOYANNIS, P.N.: Congenital scoliosis associated with encephalopathy in five children of two families. J. Bone Jt Surg. **56A**, 1747–1750 (1974).

DREXLER, L.: Röntgenanatomische Untersuchungen über Form und Krümmung der Halswirbelsäule in den verschiedenen Lebensaltern. Band 23 der Reihe. Die Wirbelsäule in Forschung und Praxis. Stuttgart: Hippokrates Verlag 1962.

DREYFUS, J.R.: Über ein neues mit allgemeiner wahrer oder scheinbarer Breitwirbligkeit (Platyspondylia vera aut spuria generalisata) einhergehendes Syndrom. Jb. Kinderheilk. **150**, 42–54 (1938).

DREYFUS, J.R.: Die 3 Formen des Klippel-Feil'schen Syndromes, ihre Abgrenzung und nervösen Begleitsymptome. Z. Kinderheilk. **58**, 739 (1957).

DREYFUSS, J.R.: Über ein neues mit allgemeiner wahrer oder scheinbarer Breitwirbeligkeit (Platyspondylia vera aut spuria generalisata) einhergehendes Syndrom. Jb. Kinderheilk. **150**, 42–53 (1937).

DREYFUSS, J.R.: Die drei Formen des Klippel-Feil'schen Syndroms, ihre Abgrenzung und nervösen Begleitsymptome. Z. Kinderheilk. **58**, 739–750 (1937).

DROGULA, K.H.: Formveränderungen der Wirbelsäule bei Osteoporosen. Z. Orthop. Beilageheft **90**, 444–457 (1959).

DUBILIER, W., STEINBERG, I., DOTTER, C.T.: Kyphoscoliosis; angiocardiographic findings in kyphoscoliosis. Radiology **61**, 56–59 (1953).

DUBOIS, M.: Prinzipielle Fragen aus der Pathologie und Therapie der sagittalen und frontalen Verkrümmungen der Wirbelsäule. Schweiz. med. Wschr. **6**, 867–873 (1925).

DUBOIS, M.: Über Rückenbeschwerden. Z. orthop. Chir. **52**, 174 (1930).

DUBOUSSET, A.M.: Anésthésie chez le scoliotique pour la greffe vertébrale. Ann. Méd. phys. **7**, 123 (1964).

DUBOUSSET, J., QUENEAU, P., LACHERETZ, M.: Problèmes diagnostiques posés par les scolioses raides et douloureuses chez l'enfant. Rev. Chir. orthop. **57**, 215–226 (1971).

DUBOWITZ, V.: Some clinical observations in childhood muscular dystrophy. Brit. J. clin. Pract. **17**, 283–288 (1963).

DUBOWITZ, V.: Progressive muscular dystrophy: Prevention of deformities. Clin. Pediat. **3**, 323–328 (1964).

DUBREUIL-CHAMBARDEL, L.: Les variations du rachis et leurs conséquences pathologiques et morphologiques. Argu. de Anat. et Antropol. Lisboa **9**, 19 (1924).

DUCCINI, E.R.: A tilt table with neck traction in the management of scoliosis. J. Amer. Phys. Ther. Ass. **43**, 661–662 (1963).

DUCROQUET, R.: Deux cas de gibbosité d'origine congénitale, simulant le mal de Pott. Bull. Soc. Pédiat. Paris **27**, 113–119 (1929).

DUCROQUET, R., COLLAND: Les déformations osseuses de la neurofibromatose. J. Chir. **52**, 483–502 (1939).

DUCROQUET, R., GALLI, L., ARVAY, N.: Sur un nouveau cas de dystrophie spondyloépiphysaire. J. Radiol. Électrol. **31**, 47–49 (1950).

DUCROQUET, R.: Zur Behandlung der Skoliose. Verh. dtsch. orthop. Ges. **97**, 136–139 (1963). 50. Kongreß.

DÜBEN, W.: Epidermoide des Schädelknochens und Wirbelkanales unter besonderer Berücksichtigung der Röntgenbefunde. Fortschr. Röntgenstr. **72**, 484–493 (1949/50).

DÜRRIGL, T.: The index of sagittal flexibility of the spinal column. Arch. int. Amer. Rheum. **8**, 188–196 (1965).

DUGAN, R.J., BLACK, M.E.: Kyphoscoliosis and pregnancy. Amer. J. Obstet. Gynec. **73**, 89–93 (1957).

DUGAN, M.C., LOCKE, S., GALLAGHER, J.R.: Occipital neuralgia in adolecents and young adults. New Engl. J. Med. **267**, 1166–1172 (1962).

DUMAS, A.: L'hypertension des bossus et des scoliòtiques. Lyon méd. **151**, 134 (1933).

DU MESNIL: Beiträge zur Anatomie und Ätiologie einiger Hautkrankheiten. Cutis laxa. Verh. phys.-med. Ges. Würzb. **24**, 1–59 (1890).

DUNKER: Ein neues operatives Verfahren zur Erzeugung von Tierskoliosen und ihre Messung. Verh. dtsch. orthop. Ges. 42 (1914). Beiheft. Z. orthop. Chir. **35** (1915).

DUNOYER, J.: Formes cliniques et évolution des scolioses de l'enfance. Sem. Hôp. Paris **32**, 2903–2912 (1956).

DU PAU, M.: A propos d'un cas de dysostose congénitale (forme d'ostéite fibreuse). Rev. Orthop. **25** (1938).

DU PELOUX, J., FAUCHET, R., DEFFRENNE: Radiologie der Verkrümmungen der Wirbelsäule. Die Wahlfläche. Die Wirbelsäule in Forschung und Praxis **28**, 47–51 (1964).

Du Peloux, J., Fauchert, R., Faucon, B., Stagnara, P.: Le plan d'élection pour l'examen radiologique des cyphoscolioses. Rev. Chir. orthop. **51**, 6, 517–524 (1965).

Duraiswami, P.K.: Experimental causation of congenital skeletal defects and its significance in orthopaedic surgery. J. Bone Jt Surg. **34B**, 646–698 (1952).

Duraiswami, P.K.: Insulin induced skeletal abnormalities in developing chickens. Brit. med. J. **2**, 384 (1950).

Durand, C.: Quelques problèmes de pratique courante. Douleurs dites «de croissance« attitudes scoliotiques et inégalités de longeurs des membres inférieurs. Sem. Hôp. Paris **39**, 1142–1145 (1963).

Durant, J., Vignon, G., Pansu, D.: A propos des cyphoses séniles. Étude de 150 observations. Rev. franç. Géront. **10**, 319–328 (1964).

Durand, P., Phillippart, M., Borrone, C., Della Cella, G., Bugiani, O.: Una nuova malattia da accumulo di glicolipidi (Ceramidi tetraesoidi). Minerva pediat. **19**, 2187–2196 (1967).

Durbin, F.C.: Fracture dislocation of the cervical spine. J. Bone Jt Surg. **39B**, 23 (1957).

Duriez, J., Héripret, G., Cauchoix, J.: Approche expérimentale de la scoliose idiopathique. I. La scoliose expérimentale du lapin lathyrique. Rev. Chir. orthop. **46**, 551–561 (1960).

Duriez, J.: Évolution histologique du greffon hétérogène compact utilisé dans l'arthrodèse vertébral pour scoliose. Acta orthop. belg. **33**, 649–654 (1967).

Duschak: Traumatische Kyphose. Z. orthop. Chir. **40**, 288 (1920).

Dustmann, H.O., Koch, H.: Anästhesiologische Probleme bei der Spondylodeseoperation nach Risser. Z. Orthop. **108**, 184–191 (1971).

Duval-Beaupère, G.: Scolioses poliomyélitiques. Pronostic en fonction du type de courbure. Ann. Méd. phys. **7**, 188 (1964).

Duval-Beaupère, G.: Apport des scolioses poliomyélytiques à l'étude des scolioses idiopathiques. Acta orthop. belg. **33**, 575–586 (1967).

Duval-Beaupère, G., Dubousset, J., Queneau, P., Grossiord, A.: Pour une théorie unique de l'évolution des scolioses. Presse méd. **78**, 1141–1146 (1970).

Dwork, R.E., Dinken, H., Hurst, A.: Post thoracoplasty scoliosis. Arch. phys. Med. **32**, 722–729 (1951).

Dwyer, A.F., Newton, N.C., Sherwood, A.A.: An anterior approach to scoliosis. A preliminary report. Clin. Orthop. **62**, 192 (1969).

Dyes, O.: Die Wirbelsäule im Wachstumsalter. Verh. dtsch. Röntg.-Ges. In Band 44, Fortschr. Röntgenstr. **23**, 40–41 (1931).

Dyggve, H.V., Melchior, J.C., Clausen, J.: Morquio-Ullrichs disease. An inborn error of metabolism? Arch. Dis. Childh. **37**, 525 (1962).

Ebach, G.: Haltungsschäden der Jugendlichen I. Med. Welt **12**, 611–617 (1963).

Ebach, G.: Haltungsschäden der Jugendlichen. II. Med. Welt **13**, 674–678 (1963).

Eberstadt, E.: Über Gibbusbildung bei Tetanus. Münch. med. Wschr. 1318–1319 (1918).

Eckhardt, H.: Untersuchungen über die Lage von Brust- und Baucheingeweiden bei hochgradiger Kyphoskoliose. Z. orthop. Chir. **48**, 125–135 (1927).

Eckhardt, H.: Statistische Untersuchungen. Z. orthop. Chir. **52**, 547–563 (1930).

Eckhardt, F.: Über das Klinische Bild der Scheuermann'schen Krankheit = Osteochondritis deformans juvenilis dorsi. Arch. Kinderheilk. **98**, 86 (1933).

Eckhardt, H.: Wirbelsäulenverkrümmung bei Karpfen und ihre Entstehung, zugleich ein Beitrag zur Theorie der Skolioseentstehung beim Menschen. Z. Orthop. **60**, 145–157 (1934).

Eckhardt, H.: Körperliche Mißbildungen (Arachnodactylie). Handbuch der Erbkrankheiten von Fütt. Bd. 6, S. 211–216. Stuttgart: Thieme 1940.

Eckstein: Anatomische Untersuchungen über den Zusammenhang zwischen Halsrippen und Skoliosen. Z. orthop. Chir. **20**, 176–188 (1908).

Eckstein, H.B.: Spinal osteotomy for severe kyphosis in children with myelomeningocele. J. Bone Jt Surg. **54**, 328–333 (1972).

Edeiken, J.: The effect of spinal deformities on the heart. Amer. Med. Sci. **186**, 99–110 (1933).

Edelmann, P.: Ergebnis-Auswertung operativ behandelter Skoliosen. Z. Orthop. **110**, 63–67 (1972).

Edelstein, J.: Adolescent kyphosis. Brit. J. Surg. **22**, 119–133 (1934).

Edge, J.R., Millard, F.J.C., Reid, L., Simon, G.: The radiographic appearances of the chest in persons of advanced age. Brit. J. Radiol. **37**, 769–774 (1964).

Edgren, W., Vainio, S.: Ostéochondrosis juvenilis lumbalis. Acta chir. scand. suppl. **227**, 1–47 (1957).

Edinger, A.: Zur Röntgendiagnostik der Wirbelsäule mit Wirbelsäulenganzaufnahme. Hippokrates (Stuttg.) **28**, 542–544 (1957).

Edinger, A., Biedermann, F.: Kurzes Bein — schiefes Becken. Fortschr. Röntgenstr. **86**, 754–762 (1957).

Edmunds, V.: Hiatus Hernia. A clinical study of 200 cases. Quart. J. Med. **26**, 445–466 (1957).

Edeiken, J.: The effect of spinal deformities on the heart. Amer. J. med. Sci. **186**, 99–110 (1937).

Edtren, W., Wainio, S.: Osteochondrosis juvenilis lumbalis. Acta chir. scand. Suppl. **227**, 114, 243–244 (1957).

Eggert, D.: Unspezifische Spondylitis im Kindesalter. Fortschr. Röntgenstr. **113**, 697–703 (1970).

Ehalt, W.: Das verkürzte Bein. Verh. dtsch. orthop. Ges. 47. Kongr. S. 451.

Ehalt, W.: Haltungsfehler und Haltungsturnen im Kindes- und Jugendalter. Landarzt **42**, 815–817 (1966).

Ehrenhaft, J.L.: Development of the vertebral column as related to certain congenital and pathologic changes. Surg. Gynec. Obstet. **76**, 282–292 (1943).

EHRET, H.: Beiträge zur Lehre der Skoliose nach Ischias. Mitt. Grenzgeb. Med. Chir. **4**, 660–708 (1899).

EHRET, H.: Weitere Beiträge zur Lehre der Skoliose nach Ischias. Mitt. Grenzgeb. Med. Chir. **13**, 53 (1904).

EHRICHT, H.G.: Wirbelsäulenentwicklung und Sport. Ther. Umsch. **31**, 243–252 (1974).

EHRICHT, H.G.: Die Osteolyse im lateralen Claviculaende nach Preßluftschaden. Arch. ortho Unfall-Chir. **50**, 576–583 (1959).

EHRINGHAUS: Ossärer Schiefhals als Teilerscheinung von weiteren Anomalien. Münch. med. Wschr. **58**, 1102 (1911).

EISELSBERG: Schiefhals. Zit. nach ISSIGKEIT.

EISELSBERG, A.: Über eine bemerkenswerte Gestaltsveränderung der Wirbelsäule nach einer ausgedehnten Laminektomie wegen Rückenmarkstumor. Arch. orthop. Unfall-Chir. **28**, 132–138 (1930).

ELDRED, E.: Postural integration at spinal levels. J. Amer. Phys. Ther. Ass. **45**, 332–344 (1965).

ELEFANT, E., JELINEK, J., JIROUT, J., TOSOVSKY, V.: Angeborene Fehlbildungen der Wirbelsäule beim Säugling. Ann. Pédiat. **195**, 313–336 (1960).

ELLEGAST, H.: Zur Röntgenologie der Wirbelsäulenveränderungen bei endokrinen Störungen. Wien. klin. Wschr. **79**, 254–258 (1962).

ELLIOTT, T.A.: Kyphoscoliosis. J. Indiana med. Ass. **55**, 31–34 (1962).

ELLIS, R.W.B.: Gargoylism. Proc. roy. Soc. Med. **31**, 770–772 (1938).

ELLIS, L.B., BLOOMFIELD, R.A.: Medical Progress: Cardiac catheterization. New Engl. J. Med. **243**, 339 (1950).

ELMSLIE, R.C.: Two cases of scoliosis with paraplegia. Proc. roy. Soc. Med. **18**, 3, 25–27 (1925).

ELOWSON, S.: Torticolis congénital, causé par des déformations des vertèbres. Acta orthop. scand. **1**, 75 (1930).

ELSBERG, C.A., DYKE, C.G., BREWER, E.D.: Symptoms and diagnosis of extradural cysts. Bull. neurol. Inst. N.Y. **3**, 395–417 (1934).

ELSCHNIG: Schiefhals und Augenveränderungen. Verh. dtsch. orthop. Ges. **51**, 168–173 (1929). 23. Kongr. 1928.

ELSNER, J.: Über Lehrlingsskoliosen. Z. orthop. Chir. **32**, 277–309 (1913).

ELSNER, J.: Angeborene Skoliosen. Z. orthop. Chir. **44**, 138–139 (1924). Verh. dtsch. orthop. Ges., 17. Kongr. 138 (1922).

ELSON, L., BURNSTEIN, N.: Idiopathic atrophy of bones of feet with typical neurotrophic changes. Amer. J. Med. **16**, 909–914 (1954).

ELWARD, J.F.: Motion in vertebral column. Amer. J. Roentgenol. **42**, 91–99 (1939).

EMERIT, J., GROUCHY, J. DE, CORONE, P., VERNANT, P., LAVAL-JEANTET, M.: Agénésie sacro-coccygienne et syndrome de Bonnevie-Ullrich. Étude génétique et chromosomique. Acta Genet. Med. **13**, 69–89 (1964).

ENGEL, E.: Dysostosis cleido-cranialis. Helv. med. Acta **4**, 158–174 (1937).

ENGEL, D.: Experiments on the production of spinal deformities by radium. Amer. J. Roentgenol. **42**, 217–234 (1939).

ENGELHARD, W.: Die Haltung, Form und Beweglichkeit der Wirbelsäule in der sagittalen Ebene. Z. orthop. Chir. **27**, 1–16 (1910).

ENGELMANN, G.: Über das Liegendtragen der Kinder und die Häufigkeit der Linksskoliose. Wien. klin. Wschr. **27**, 47–48 (1914).

ENGELMANN, G.: Zur Ätiologie der habituellen Skoliose. Z. orthop. Chir. **35**, 257–273 (1916).

ENGELMANN, G.: Die Rachitis der Wirbelsäule. Z. Orthop. **35**, 225–257 (1914).

ENGELSTAD, R.B.: Zur Röntgendiagnostik des Ewingsarkoms. Fortschr. Röntgenstr. **53**, 462–465 (1936).

ENGESET, A., IMERSLUND, O., BLYSTAD, W.: Squeletal changes resembling scarvay in infantile hypothyreosis before and after thyroid therapy. Acta radiol. **36**, 1–11 (1951).

ENKLAAR, J.E.: Scoliose bij neurofibromatosis (Recklinghausen) demonstratie van twee patienten. Ned. T. Geneesk. **106**, 201–220 (1962).

ENNEKING, W.F., HARRINGTON, P.: Pathological changes in scoliosis. J. Bone Jt Surg. **51A**, 165–184 (1969).

EPPS, C.H.: Upper-extremity limb deficiency with concomitant infantile structural scoliosis. Inter-Clinic Information Bulletin, vol. 5, Nor. 2, p. 1–9, Nov. 1965.

EPSTEIN, B.S.: The vertebral column. An Atlas of Tumor Radiology (1974), vol. 14, 629 pp., 275 figs. (Lloyd Luke Ltd., London) Cloth £22.–.

ERBE, W., STEPHAN, G., BÖTTCHER, H.: Das Muster der Skelettveränderungen bei der Akromegalie. Fortschr. Röntgenstr. **122**, 317–322 (1975).

ERBEN, S.: Ischias scoliotica (Skoliosis neuralgica). Beitr. klin. Med. Chir. Wien H. 16 (1897).

ERDHEIM, J.: Über Wirbelsäulenveränderungen bei Acromegalie. Virchows Arch. path. Anat. **281**, 197–296 (1931).

ERDMANN, H.: Endogene Ursachen der Wirbelsäulenosteochondrose des Lendenabschnittes. Arch. orthop. Unfall-Chir. **45**, 415–436 (1953).

ERIKSON, H., HANGE, M.F.: Cardiopulmonary function in scoliotic patients treated with spinal fusion. Acta orthop. scand. **33**, 295–296 (1963).

ERLACHER, P.H.: Über Gibbusbildung nach Tetanus. Z. orthop. Chir. **40**, 385–408 (1921).

ERLACHER, PH.: Zur Entstehung der angeborenen Plexus und Schulterlähmung. Arch. orthop. Unfall-Chir. **21**, 28–42 (1923).

ERLACHER, P.J.: Neue Gesichtspunkte zum Skoliosenproblem. Beilageheft. Z. orthop. Chir. **53**, 282–306 (1931).

ERLACHER, P.H.: Nochmals zur Skoliosenentstehung. Z. orthop. Chir. **59**, 594–598 (1933).

ERLACHER, PH.: Die Kriterien der anlagebedingten Veränderungen der Wirbelsäule. Wien. med. Wschr. **104**, 587 (1954).

ERLACHER, P.J.: Übungsbehelf zur Behandlung der Dorsalskoliose. Acta orthop. scand. **32**, 338–340 (1962).

ERLICH: Untersuchungen über congenitale Deformitäten und Hemmungsmißbildungen an den Extremitäten. Virchows Arch. **100**, 107 (1885).

ERMERT, W.: Das Ehlers-Danlos-Syndrom. Dtsch. med. Wschr. **85**, 1386–1390 (1960).

ERSKINE, C.A.: An analysis of the Klippel-Feil-syndrome. Arch. Path. Lab. Med. **41**, 269 (1946).

ESCOUROLLE, R., BERGER, B., POIRIER, J.: Biopsie cérébrale d'un cas de mucopolysaccaridose H.S. (Étude hystochimique et ultrastructurale). Presse méd. **74**, 2869 (1966).

ESTES, W.L.: Causes and occurence of functional scoliosis in college men. J. Amer. med. Ass. **75**, 1411 (1920).

ESTÈVE, P.: Torticolis congénital. Sem. Hôp. Paris **30**, 3608 (1954).

ESTEVE, R.: Idiopathic scoliosis in identical twins. J. Bone Jt Surg. **40B**, 97–99 (1958).

ESTEVE, P.: Scolioses du nourrisson. Acta Chir Infant **3**, 91–95 (1962).

EULENBERG: Berl. med. Wschr. (1865).

EVANS, P.R.: Cretinism with upper lumbal kyphosis resembling that in Morquio's disease. Proc. roy. Soc. Med. **29**, 500–501 (1936).

EVANS, W.: Abnormalities of the vertebral body. Amer. J. Roentgenol. **27**, 801–817 (1932).

EVANS, P.R.: Deformity of vertebral bodies in cretinism. J. Pediat. **41**, 706–712 (1952).

EVANS, D.K.: Reduction of cervical dislocations. J. Bone Jt Surg. **43B** 552–555 (1961).

EVARTS, C.M.: The management of unusual types of scoliosis. Report of four illustrative cases. Cleveland Clin. Quart. **33**, 1–12 (1966).

EVARTS, C.M.: The cast syndrome. Report of a case after spinal fusion for scoliosis. Clin. Orthop. **75**, 164–166 (1971).

EVARTS, C.M., WINTER, R.B., HALL, J.E.: Vascular compression of the duodenum associated with the treatment of scoliosis. Review of the literature and report of eighteen cases. J. Bone Jt Surg. **53A**, 431–444 (1971).

EWALD, P.: Skoliose bei Kinderlähmung. Z. orthop. Chir. **19**, 549–566 (1908).

EYMERY, J., PATRICE, Y., PISSANCIEL, G.: Fistule stercorale lombaire et ostéite vertébrale. Marseille chir. **14**, 500–503 (1962).

EZRA, P.: Le pneumothorax spontané au cours de la maladie de Marfan. J. franç. Méd. Chir. thor. **23**, 461–467 (1969).

FABER, A.: Skoliose bei eineiigen Zwillingen. Erbarzt **2**, 102–105 (1935).

FABER, A.: Untersuchungen über die Erblichkeit der Skoliose. Arch. orthop. Unfall-Chir. **36**, 217–296 (1936).

FABER, V.: Der muskuläre Schiefhals. Aesthet. Med. **13**, 110–117 (1964).

FABRE, M.: Contribution à l'étude des déformations du thorax et des troubles respiratoires en particulier dans les scolioses. Thèses, Paris 1899.

FABRY: Schiefhals. Zitat nach ISSIGKEIT.

FAHRNI, W.H., TRUEMAN, G.E.: Comperative radiological study of the spines of a primitive population with North Americans and Northern Europeans. J. Bone Jt Surg. **47B**, 552–555 (1965).

FAIRBANK, SIR, T.: An atlas of general affection of the skeleton. E. und S. Livingstone Edinburgh 337–340 (1951).

FAIVRE, G., FRENKIEL, H., COLL, E.: Le coeur des dépressions sternales congénitales. Arch. Mal. Coeur **47**, 322 (1954).

FALDINI, A., MARIANI, G.: Orientamenti nel trattamento delle scoliosi. Arch. Putti Chir. Organi Mov. **23**, 484–503 (1968).

FALDINI, A.: Rilievi statistici su 3165 casi di scoliosi. Arch. Putti Chir. Organi Mov. **25**, 313–330 (1970).

FALK, E.: Foetale Entwicklungsstörungen am Becken und der Wirbelsäule als Ursache von Deformitäten, insbesondere von Skoliosen und angeborenen Hüftluxationen. Berl. klin. Wschr. **1**, 368–369 (1913).

FALK, ED.: Foetale Entwicklungsstörung am Becken. Wirbelsäule als Ursache von Deformationen, Skoliosen und Hüftluxationen. Z. orthop. Chir. **31**, 545–566 (1913).

FALK, E.: Über angeborene Wirbelsäulenverkrümmungen. Stud. path. Entwicklung **2**, 217–402 (1914).

FALK, E.: Intrauterine Belastung und angeborene Wirbelsäulenverkrümmungen. Berl. klin. Wschr. **4**, 664–667 (1918).

FALK, C.C.: Uretero-nephrectomy on a patient with severe kyphosis. Urol. cutan. Rev. **53**, 598–599 (1949).

FAN-CONI, G.: Über generalisierte Knochenerkrankungen im Kindesalter. Helv. paediat. Acta **2**, 1–32 (1947).

FANCONI, G.: Über einen Fall von Dysostosis enchondralis epiphysaria (Ribbing Krankheit) vom Typus der Microepiphysen im Frühstadium. Helv. paediat. Acta **2**, 33–35 (1947).

FANCONI, G.: Erfolgreiche Behandlung eines sehr schweren Tetanus. Multiple Wirbelkörperfrakturen als Folge des Tetanus. Helv. paediat. Acta **2**, 177–182 (1947).

FANCONI, A.R., ILLING, R., POLEY, J.R., PRADER, A., FRANCILLON, M., LABHART, A., UEHLINGER, E.: Idiopathische transitorische Osteoporose im Pubertätsalter. Helv. paediat. Acta **21**, 531 (1966).

FARKAS, A.: Die physiologische Skoliose. Verh. dtsch. orthop. Ges., 19. Kongr. 284–291 (1924).

FARKAS, A.: Zur Mechanik der Skoliose. Z. orthop. Chir. **43**, 557 (1924).

FARKAS, A.: Über Bedingungen und auslösende Momente bei der Skoliosenentstehung. Z. orthop. Chir. **47**, Beilageheft (1925/26).

FARKAS, A.: Scolioseentstehung und Skoliosetherapie. Verh. dtsch. orthop. Ges. **21**, 137–147 (1927).

FARKAS, A.: Das vierfache Prinzip der Skoliosenbehandlung. Z. orthop. Chir. **58**, 282–286 (1933).

FARKAS, A.: Physiological scoliosis. J. Bone Jt Surg. **23**, 607–627 (1941).

FARKAS, A.: Paralytic scoliosis. J. Bone Jt Surg. **25**, 581–612 (1943).

FARKAS, A.: Therapeutic implications of the pathogenesis of idiopathic scoliosis. J. Bone Jt Surg. **36**, 687 (1954).

FARKAS, A.: The pathogenesis of idiopathic scoliosis. J. Bone Jt Surg. **36A**, 617–654 (1954).

FARKAS, A.: Experimental scoliosis in albinorats fad with sweet beans Bull. N.Y. med. Coll. **19**, 80–86 (1956).

FARKAS, A.: Basic factors in development of scoliosis. Bull. Hosp. Jt Dis. (N.Y.) **28**, 131–149 (1967).

FAUCHET, R.: A propos de certaines étiologies particulières des scolioses. Rev. Chir. orthop. **49**, Nr. 6 776 (1963).

FAUCHET, R., PELOUX, J. DU, STAGNARA, P.: Scolioses avec paraplégie. Ann. Méd. phys. **10**, 2, 138–142 (1967).

FAUCHET, R., GOUNOT, J., GOUYET, C., STAGNARA, P., MILOSEVIC, D.: Problèmes posés par certaines formes de scolioses dans la neurofibromatose de Recklinghausen. Rev. Chir. orthop. **54**, 239–247 (1968).

FAUCHET, M.R.: Utilisation du Métoclipramide dans la pathologie digestive de la scoliose. J. Méd. Lyon **51**, 1599–1605 (1970).

FAUCHET, R.: Röntgendiagnostik der Skoliose. Technik Medizin **3**, 150–156 (1973).

FAUCHIER, C., RÉGY, J.M., COMBE, P.: Nanisme diastrophique familial avec maladie de Hirschsprung. Ann. Pédiat. **45**, 2224 (1969).

FAUCON, B., PELOUX, J., DU, FAUCHET, R., STAGNARA, P.: Indication de la gymnastique, des procédés orthopédiques et de la chirurgie dans les scolioses idiopathiques. Gaz. méd. Fr. **72**, 865–881 (1965).

FAVREAU, J.C., LAURIN, C.A.: La scoliose en pratique générale. Un. méd. Can. **91**, 638–644 (1962).

FAWCITT, R.: Osteochondritis vertebralis (Calvé) associated with pathological changes in other bones. Brit. J. Radiol. **13**, 172–176 (1940).

FEARL, C.L.: Kyphoscoliosis and pregnancy cardiorespiratory implications. Western J. Surg. **59**, 411–422 (1951).

FEDERSCHMIDT: Demonstration einer Vertebra plana Calvé. Verh. dtsch. orthop. Ges. **27**, 138–144 (1933).

FEDERSCHMIDT: Das Röntgenbild der vertebra plana Calvé und seine Deutung. Röntgen- u. Lab.-Prax. **5**, 801–805 (1933).

FEICHTIGER: Ein neuer typischer, vorwiegend die Akren betreffender Fehlbildungskomplex. Med. Diss. Rostock (1943).

FEIL, A.: L'absence et la diminution des vertèbres cervicales. Étude clinique et pathogénique. Le syndrome de la réduction numérique cervicale. Thèse Paris 1919.

FEIL, A.: Occipitalisation de l'atlas et torticolis congénital. Presse méd. **29**, 515 (1921).

FEIL, A., ROLAND, J., VAN BOCKSTAEL: Les hommes sans cou. Rev. orthop. **11**, 281–304 (1924).

FEILING, A.: Two cases of intramedullary tumor of the spinal cord with operation. Lancet **1920**, 957–959.

FEISS, H.O.: Mechanism of lateral curvature. Amer. J. orthop. Surg. **5**, 152 (1907).

FEISS, H.O.: Die Mechanik der Skoliose. Amer. J. orthop. Surg. **6**, 323–339 (1907).

FEISTMANN-LUTTERBECK, E.: Die Röntgendiagnostik des Kretinenbeckens und der Osteoarthrosis cretinosa. Fortschr. Röntgenstr. **57**, 506–514 (1938).

FELIX, W., LÜDECKE, E.: Der lymphogene Schiefhals. Z. Orthop. **50**, 329–337 (1929).

FELIX, W.: Therapie der Skoliose durch plastische Rippenoperation. Thoraxchirurgie **1**, 48–57 (1953).

FELIX, W.: Beeinflussung der Skoliose durch Rippenspreizplastik. Thoraxchirurgie **1**, 48–57 (1953/54).

FELIX, W.: Die Wirkung beidseitiger rippenplastischer Eingriffe auf die Skoliose. Z. Orthop. **86**, 446–456 (1955).

FELLER, A., STERNBERG, H.: Zur Kenntnis der Fehlbildungen der Wirbelsäule I–IV. Virch. Arch. path. Anat. **272**, 930 (1929), **278**, 566 (1930), **280**, 649 (1931), **285**, 112 (1932).

FELLER, A., STERNBERG, H.: Über unvollständigen und halbseitigen Mangel von Wirbelkörpern. Virchows Arch. path. Anat. **278**, 565–609 (1930).

FELLER, A., STERNBERG, H.: Die anatomischen Grundlagen des Kurzhalses. Klippel-Feilsches Syndrom. Virchows Arch. path. Anat. **285**, 112–139 (1932).

FELTEN, H.: Über Atlasluxation. Z. Orthop. **89**, 293–309 (1958).

FENKNER: Betrachtungen über die Entstehung der Wirbelsäulenverbiegungen und ihr Verhältnis zur Spätrachitis. Arch. klin. Chir. **155**, 88–141 (1929).

FENKNER: Beitrag zur Frage der Skoliose und ihrer operativen Behandlung. Arch. klin. Chir. **169**, 132–169 (1932).

FERGUSSON, A.: Groove for hypogastric vessels. J. Bone Jt Surg. **13**, 568–569 (1931).

FERGUSON, A., RISSER, J.: Scoliosis, its prognosis. J. Bone Jt Surg. **18**, 667 (1936).

FERGUSON, A.G.: Roentgen interpretations and decisions in scoliosis. American Academy of Orthpaedic Surgeons Instructional course lectures. Vol. 7, J.W. Edwards, Ann. Arbor, 1950.

FERGUSON, A.B.: Dorsal wedging round back in preadolescence. Pediat. Clin. N. Amer. **2**, 951–956 (1955).

FERGUSON, A.B.: The etiology of the preadolescent kyphosis. J. Bone Jt Surg. **38A**, 149–157 (1956).

FERNANDEZ-VOCOS, A.: Neuvas orientaciones en el estudio y tratamiento de la escoliosis. Rev. Ortop. Traum. **18**, 220–298 (1949).

FERNBACH, H.: Zwei Fälle von angeborener Kyphoskoliose der Lendenwirbelsäule. Mschr. Kinderheilk. **49**, 324 (1931).

FERREIRA, A.M., FERREIRA, E.M.: Paraplegia in congenital dorsal kyphoscoliosis. Description of a clinical case with complete recovery from paraplegia. J. Med. **50**, 649–653 (1963).

FERREIRA, J.H., JAMES, J.I.P.: Progressive and resolving infantile idiopathic scoliosis. The differential diagnosis. J. Bone Jt Surg. **54B**, 648–655 (1972).

FERRIS, B.G., JR., MEAD, J., WHITTENBERGER, J.L., SAXTON, G.A.: Pulmonary function in convalescent poliomyelitic patients; compliance of lungs and thorax. New. Engl. J. Med. **247**, 390–393 (1952).

FERRIS, B.G., JR., WHITTENBERGER, J.L., GALLAGHER, J.R.: Maximum breathing capacity and vital capacity of normal children and adolescents. Pedatrics **9**, 659–669 (1952).

FERRIS, B.G., JR., SMITH, C.W.: Maximum breathing capacity in femal children and adolescents. Pediatrics **12**, 341–352 (1953).

FEUTELAIS: Un cas de scoliose congénitale. Rev. Orthop. **4**, 373–376 (1913).

FÈVRE, M., BUREAU, R.: Die Arthrodese der Wirbelsäule bei der Skoliose. Münch. med. Wschr. **79**, 81 (1932).

FIEHRING, C., SCHRAMM, G., WÜRBACH, G., MEERBACH, W., KOZLOWSKI, K., HOFFMANN, W., HEILINGER, J., BUTTENBERG, H.: Ungewöhnliche Befunde bei zwei Patienten mit Morbus Hunter. Dtsch. Gesundh.-Wes. **25**, 78–82 (1970).

FIELD, C.M.B., CARSON, N.A.J., CUSWORTH, D.C., DENT, C.E., NEILL, D.W.: Homocystinuria: a new disorder of metabolism. Abstracts Xth Int. Congress of Pediatrics. Lisbon. 274 (1962).

FIELDING, J.W.: Cineroentgenography of the normal cervical spine. J. Bone Jt Surg. **39A**, 1280–1288 (1957).

FIELDING, J.W., WAUGH, T.: Postoperative correction of scoliosis. J. Amer. med. Ass. **182**, 541–544 (1962).

FINBY, N., ARCHIBALD, R.M.: Sceletal abnormalities associated with gonadal dysgenesis. Amer. J. Roentgenol. **89**, 1222–1235 (1963).

FINCK, J. v.: Die Spina bifida occulta und ihre Beziehung zur Skoliose. Z. orthop. Chir. **40**, Beilageheft 332–341 (1921).

FINESCHI, G.: Sacralisation of the fifth lumbar vertebra. Anatomic and histologic studies. Arch. Putti Chir. Organi Mov. **1**, 212–231 (1951).

FINLEY, F.G.: Spinal deformitiy as a cause of cardiac hypertrophy and dilatation. Canad. med. Ass. J. **11**, 719 (1921).

FINNEY, J.M.T., HUGHSON, W.: Spasmodic torticollis. Ann. Surg. **81**, 255–269 (1925).

FINOCHIETTO, R.: Sopre escoliosis essential. Pren. méd. argent. **43**, 443–444 (1956).

FIORINI, E.: Paraplegia in scoliotica. Polyclinico **41**, 936–940 (1934).

FISCHER: Das Drehungsgesetz im Wachstum der Organismen. Straßburg 1886.

FISCHER, D.: Über die lumbodorsale Rhachischisis mit Knickung der Wirbelsäule nebst Mitteilung eines Falles von Myelocystocele lumbosacralis. Beitr. path. Anat. **5**, 161–182 (1889).

FISCHER, H., SCHÖNWALD, W.: Über Ischias scoliatica. Wien. med. Wschr. **16**, 689, 743, 788 (1893).

FISCHER, H., SCHÖNWALD, W.: Über Ischias scoliotica. Wien. med. Wschr. 915 (1893).

FISCHER, J.W., DOLEHIDE, R.A.: Fatal cardiac failure in persons with thoracic deformities. Arch. Int. Med. **93**, 687–697 (1954).

FISCHER-WASELS, J.: Über die Atlasfehlstellung. Z. Orthop. **91**, 3–25 (1959).

FISCHER, K.P.: Wirbelsäulenganzaufnahme und Statik. Die Wirbelsäule in Forschung und Praxis **28**, 52–57 (1964).

FISCHER, K.P.: Neue Gesichtspunkte in der Bewertung statischer Wirbelsäulenbefunde. Fortschr. Röntgenstr., Beih., 205–209 (1964).

FISCHER, E.: Der Thoraxumbau nach Armverlust oder Armlähmung und der Einfluß der Schulter-Brust-Muskulatur auf die Form der oberen Thoraxhälfte. Arch. orthop. Unfall-Chir. **67**, 217–227 (1970).

FISHMAN, A.P., BERGOFSKY, E.H., TURINO, C.M., JAMESON, A.G., RICHARDS, D.W.: Circulation and respiration in kyphoscoliosis. Circulation **14**, 935 (1956).

FISHMAN, A.P.: Pulmonary aspects of scoliosis. In Proceedings of a Symposium on Scoliosis, (edit. P.A. ZORAB), p. 52. National Fund for Research into Poliomyelitis and other Crippling Diseases. London: Vincent House 1965.

FITCHET, S.M.: Cleidocranial dysostosis: heridetary and familial. J. Bone Jt Surg. **11**, 838–866 (1929).

FITTE, M.: Cifosis tetánica. Bol. Acad. Argent. Cir. **25**, 1093 (1942).

FITZ SIMMONS, H.J.: Congenital torticollis. Review of the pathological aspects. New Engl. J. Med. **209**, 66–71 (1933).

FITZHUGH, ML., NEWTON, M.: Posture in pregnancy. Amer. J. Obstet. Gynec. **85**, 1091–1095 (1963).

FITZWILLIAMS, D.C.L.: Inflammatory dislocation of the atlas. Brit. med. J. **2**, 107 (1934).

FLAGSTAD, A.E., KOLLMANN, S.: Vital capacity and muscle study in 100 cases of scoliosis. J. Bone Jt Surg. **10**, 724–734 (1928).

FLEISCHER-PETERS, A.: Das Goldenharsyndrom unter besonderer Berücksichtigung der Kiefermißbildungen. Dtsch. zahnärztl. Z. **24**, 545–551 (1969).

FLEURY, A.CH.: Scoliose congénital. Thèse Paris (1901).

FLINCHUM, D.: Scoliosis trouble. J. med. Ass. Ga. **52**, 52–67 (1963).

FLINCHUM, D.: Rib resection in the treatment of scoliosis Sth. med. J. (Bgham, Ala.) **56**, 1378–1380 (1963).

FLINCHUM, D., ROBERTS, J.M.: Rib resection for scoliosis. Amer. Acad. Orth. Surg. (1965). J. Bone Jt Surg. **47A**, (1965).

FLINT, M.M.: Relationship of the gravity line test to posture trunk strength and hip-trunk flexibility of elementary school girls. Res. Quart. Amer. Ass. Hlth. phys. Educ. **35**, 141–146 (1964).

FLORIO, L.: La mano valga da assenza congenita del radio. Arch. Putti Chir. Organi Mov. **22**, 406–421 (1967).

FOERSTER: Torticollis spasticus. Verh. dtsch. orthop. Ges. **51**, (1929). 23. Kongress 1928.

FOIX, C.H., FATOU: Syringomyélie à début par cyphoscoliose juvénile. Apparition tardive des accidents confirmatifs. Rev. neurol. 28 (1922).

FOLTZ, E.L., KNOPP, L.M., WARD, A.A.: Experimental spasmodic torticollis. J. Neurosurg. **16**, 55–72 (1959).

FOPP, C.H.R.: Ein seltener Fall von Scoliosis neuromuscularis ischiadica. Z. orthop. Chir. **6**, 435–494 (1899).

FORBES, M.A.: The rotation treatment of scoliosis. N.Y. med. J. **6**, (1912).

FORBES, A.M.: A further contribution to the study of scoliosis. Canad. med. Ass. J. **2**, 1010–1012 (1912).

FORBES, M.A.: The rotation treatment of scoliosis Amer. J. orthop. Surg. **11**, 75 (1913).

FORBES, A.M.: The physiological treatment of pathological scoliosis by rotation. Brit. med. J. **2**, 536 (1913).

FORBES, A.M.: The influence of movements on the trunk of the human body. Brit. med. J. **1**, 682 (1929).

FONTAINE, R., EISENBETH, R., WARTER, P., KIENY, R., WEILL, F., SUHLER, A.: Aneurysme calcifié de l'artère splenique. J. Radiol. **45**, 457–462 (1964).

FORD, N., SILVERMAN, F.N., KOZLOWSKI, K.: Spondylo-épiphyseal dysplasia (pseudo-achondroplastic type). Amer. J. Roentgenol. **86**, 462–472 (1961).

FORESTIER, J., ROTES-QUÉROL, J.: Hyperostose ankylosante vertébral sénile. Rev. Rhum. **17**, 525–534 (1950).

FORESTIER, J., CERTONCING, A., DESLONS-PAOLI: Hyperostose rachidienne ankylosante. J. Radiol. **37**, 835–838 (1956).

FORGET, SOTTAS, BARIE: Zitat nach CHAPMANN, DILL und CARAIBEEL.

FOSSATI, S.: Klippel-Feil Syndrome; Review of literature and report of a case. Rass. Ostet. Ginec. **49**, 432 (1940).

FOUILLET, J.: Contribution à l'étude clinique, radiologique et radiocinématographique du pharynx et de l'oesophage sénile. Thèse Lyon 1959.

FOURNIER, A.M., ISEMEIN, L., TABAN, R.: Images osseuses de l'hypercorticisme thérapeutique. J. Radiol. **42**, 198–200 (1961).

FOURNIER, A.M., DENIZET, D.: Dysplasia epiphysialis tarda. J. Radiol. **50**, 542–543 (1969).

FOURRIER, P., BERT, G.: Évaluation de la compensation lombaire des tassements rachidiens par fracture. Rev. Chir. orthop. **58**, 131–136 (1972).

FOWLER, W.M., LINDE, L.M., BROOKS, M.B., JONES, M.H.: Pulmonary function and physical working capacity of children who have undergone amputation of an upper extremity. Phys. Med. Rehabilit. **43**, 409–413 (1962).

FRAENKEL, J.: Ein Beitrag zum Skoliosenproblem. Münch. med. Wschr. **62**, 2107–2112 (1925).

FRANCESCHETTI, A.: Un syndrome nouveau: de la dysostose mandibulofaciale. Bull. Schweiz. Akad. med. Wiss. **I**, 60 (1944).

FRANCESCHETTI, A., KLEIN, D.: The mandibulo-facial dysostosis. A new hereditary syndrome. Acta ophthal. (Koh.) **27**, 143 (1949).

FRANCESCHETTI, A., KLEIN, D.: Dysmorphie cervicooculo-faciale avec surdité familiale. J. Génét. hum. **3**, 176 (1954).

FRANCESCHI, DE MARCHI, G.: Lumbar and lumbosacral hyperlordosis. G. veneto Sci. med. **19**, 37–46 (1964).

FRANCILLON, M.R.: Aktinogene Skoliose. Verh. dtsch. orthop. Ges. **45**, 185 (1957).

FRANCILLON, M.R.: Präventivmedizin und Bewegungsapparat. Prävent. Med. **3**, 101–114 (1958).

FRANCILLON, M.R.: Aktinogene Skoliose. Z. Orthop. **90**, Suppl. 185–188 (1958).

FRANCOIS, J., RABEY, M.: Examen histochimique de la dystrophie cornéenne et étude de l'héridité dans un cas de gargoylisme (Maladie de Hurler). Ann. Oculist. (Paris) **185**, 784–804 (1952).

FRANCOIS, B., GIRARD, P.F., MANUY, L., TETAZ, L.: A propos d'une observation de paraplegie cyphoscoliotiques. Lyon méd. **94**, 999–1008 (1962).

FRANCOIS, J.: Syndrome malformatif avec cryptophthalmie (Note préliminaire). Ophtalmologica (Basel) **150**, 215–218 (1965).

FRANGENHEIM: Chondrodystrophische Zwerge. Fort. Rev. **17**, 69 (1911).

FRANGENHEIM: Die angeborenen Systemerkrankungen des Skelettes. Ergebn. Chir. Orthop. **4**, 90 (1912).

FRANK, R.M., ASCH, L., NICOLAS, P.: Sur une association de malformations dentaires, cervico-faciale, cardiaque et digitale. Actualités odontostomat. **72**, 365–376 (1965).

FRANKENAU, H.: Gibt es ein Lordoseherz? Schweiz. med. Wschr. **17**, 707–708 (1936).

FRANTZ, C.H., O'RAHILLY, RONAN: Congenital skeletal limb deficiencies. J. Bone Jt Surg. **43A**, 1202–1224 (1961).

FRATANTONI, J.C., NEUFELD, E.F., UHLENDORF, B.W., JABOBSON, C.B.: Intrauterine diagnosis of the Hurler and Hunter syndromes. New Engl. J. Med. **280**, 686 (1969).

FREDENHAGEN, H.: Zur Behandlung der idiopathischen Skoliose. Z. Orthop. **79**, 476–484 (1950).

FREDERICH, A., CREYSSEL, R., GILLY, R., GOLDBLATT, B.: Metabolic anomalies observed in essential scoliosis in children. Lyon méd. **95**, 97–114 (1963).

FREDENHAGEN, H.: Orthopädische Untersuchungen bei Rekruten. Schweiz. med. Wschr. **95**, 675 (1965).

FREEDLANDER, S.O.: Zit. nach MENDOLSOHN and KAY.

FREIBERGER, R.H.: Osteoid osteoma of the spine: A cause of backache and scoliosis in children and young adults. Radiology **75**, 232–235 (1960).

FREJKA, B.: Kyphosis adolescentium. J. Bone Jt Surg. **14**, 545–554 (1932).

FREJKA, D.: Cyphose infantile. Rev. Orthop. **25**, 110–124 (1938).

FREUND: Anomalien des Fischskeletts. Lubarsch's und Ostertags Ergebnisse **11**, (1908).

FREUDE, A.D., SCHOLZ, A.: Untersuchungen über das

Auftreten von Skoliosen nach Armamputationen. Zbl. Chir. **97**, 300–303 (1972).

Freunthaller, P.: Zur Vorbeugung von Gebißdeformierungen bei Milwaukeemiederbehandlung. Öst. Z. Stomat. **64**, 89–93 (1967).

Frey, E.K.: Die Entstehung der Dorsalskoliose und Möglichkeiten ihrer chirurgischen Behandlung. Dtsch. Z. Chir. **169**, 13–150 (1922).

Frey, E.K.: Zur Mechanik der Skoliose. Z. orthop. Chir. **46**, 222–233 (1924).

Frey, E.: Untersuchungen über das Rumpfskelett. Gegenbaurs morph. Jb. **62**, 355–463 (1929).

Frey, E.: Zur operativen Skoliosebehandlung. Zbl. Chir. **62**, 66–71 (1935).

Freyschuss, U., Nilsonne, U., Lundgren, K.D.: Idiopathic scoliosis in old age. I. Respiratory function. Acta med. scand. **184**, 365–372 (1968).

Freyschuss, U., Nilsonne, V., Lundgren, K.D.: Idiopathic scoliosis in old age. II. Cardiovascular function. Acta med. scand. **192**, 41–49 (1972).

Freytag, G.E.: Molche mit Wirbelsäulenverkrümmungen. Aqu. Terr. **1**, 184–185 (1954).

Fried, K.: Die keilförmige Variation der Wirbelkörperform. Radiol diagn. (Berl.) **4**, 85–94 (1963).

Fried, K.: Die zervikale juvenile Osteochondrose (Scheuermannsche Krankheit). Fortschr. Röntgenstr. **105**, 69–77 (1966).

Fried, L.C.: Atlanto-axial fracture-dislocations. Failure of posterior C1 to C2 fusion. J. Bone Jt Surg. **55B**, 490–496 (1973).

Friedebold, G.: Diskussionsbemerkung. Verh. dtsch. orthop. Ges. **45**, 217 (1957).

Friedebold, G.: Die Aktivität normaler Rückenstreckmuskulatur im Elektromyogramm unter verschiedenen Haltungsbedingungen. Eine Studie zur Skelettmuskelmechanik. Z. Orthop. **90**, 1–18 (1958).

Friedebold, G.: Die Problematik konservativer und operativer Behandlung der Skoliose. Landarzt **37**, 283–286 (1961).

Friedlander, H.L., Westin, W., Wood, W.L.: Arthrogryposis multiplex congenita. A review of 45 cases. J. Bone Jt Surg. **50A**, 89–112 (1958).

Friedman, M.M.: Neurofibromatosis of bone. Amer. J. Roentgenol. **51**, 623–630 (1944).

Friedrich: Die operative Indikationsstellung zu ausgedehnter Rippenresektion bei Lungentuberkulose. Med. Klin. 15 (1912).

Friedrich: Spontanfraktur der Wirbelsäule bei Tetanus. Zbl. Chir. **59**, 1695 (1932).

Frisch, V.O.: Zur kongenitalen Skoliose. Arch. Chir. **84**, 298–324 (1907).

Fritsche: Turnen bei Skoliose. Med. Welt 2020 (1961).

Fritzsche, K.H.: Die Behandlung von Wirbelsäulenverkrümmungen im frühesten Kindesalter. Kinderärztl. Prax. **20**, 385 (1952).

Fritzsche, K.H.: Ergebnisse der Frühskoliosen- und Sitzbuckelbehandlung. Z. Orthop. **84**, 471–473 (1954).

Fröhlich, H.: Über Schiefwuchs. Münch. med. Wschr. **11**, 824–849 (1893).

Fromm, H.: Scoliosis and praplegia. Paraplegia **5**, 17–21 (1967).

Fromme, A.: Die Spätrachitis, die spätrachitische Genese sämtlicher Wachstumsdeformitäten und die Kriegsosteomalacie. Ergebn. Chir. Orthop. **15**, 1–203 (1922).

Frommel, E., Demole, M.: Éventration diaphragmatique progressive et scoliose. Schweiz. med. Wschr. **15**, 1030–1032 (1934).

Froning, E.C., Frohman, B.: Motion of the lumbosacral spine after laminectomy and spine fusion. Correlation of motion with the result. J. Bone Jt Surg. **50A**, 897–918 (1968).

Frosch, L.: Über eine seltene Entstehungsart der Skoliose. Arch. orthop. Unfall-Chir. **29**, 467–469 (1931).

Frostell, G.: Über sagittale Kurvaturen der Wirbelsäule vom morphologischen Gesichtspunkt. Acta chir. scand. **67**, 403–420 (1930).

Fuchs: Diskussion: Rachitische Skoliose. Verh. dtsch. orthop. Ges. **16**, 352–353 (1921).

Fuchs, G., Hofbauer, J.: Spätresultat einer vor 70 Jahren durchgeführten Röntgenbestrahlung. Strahlentherapie **130**, 161–167 (1966).

Fuchs, W.A.: Die Lymphographie beim Morbus Hodgkin. Radiologia clin. Biol. **42**, 272–275 (1973).

Fürmaier, A.: Der Symptomkomplex der Hüftlendenstrecksteife. Chirurg **17/18**, 563–569 (1947).

Fürmaier, A.: Zur Kasuistik der Hüftlendenstrecksteife. Chirurg **22**, 183–184 (1951).

Fürst, W., Ostrum, H.W.: Platybasia, Klippel-Feil syndrom and Sprengels deformity. Amer. J. Roentgenol. **47**, 588–590 (1942).

Furlow, L.T.: Lumbar lordosis as sign of cauda equina tumor in children. Sth. Surg. **16**, 1065–1071 (1950).

Furuse, A., Mizuro, A., Iro, K., Saigusa, M.: Two cases of cardiac murmur caused by deformity of spinal column. Jap. Heart J. **8**, 670 (1967).

Fusari, A.: Sulla scoliosi congenita. Ortop. Traum. Appar. mot. **14**, 379–418 (1932).

Fusek, I.: Diastematomyelia. Rozhl. Chir. **44**, 661–666 (1965).

Fusi, F.: Valutazione e terapia attuale della scoliosi idiopatica giovanile. Boll. Soc. piemont. Chir. **24**, 386 (1954).

Fusi, F.: Valore del corsetto ad estensione continua, tipo Milwaukee, nel trattamento della scoliosi giovanile. Boll. Soc. piemont. Chir. **25**, 683 (1955).

Futter, H.: Zur Prävention von Haltungsschwächen. Z. Präv.-Med. **14**, 177–186 (1969).

Gage, H.: Congenital absence of five ribs with resulting deformities. N.Y. med. J. **50**, 650 (1889).

Gagnon, J., Courtois, A.: Syringomyélie de l'enfant, associée à une tumeur intramédullaire. Acta neurol. belg. **11**, 1037–1053 (1960).

Gaillard, J., Sarano, J., Compte-Devolx, J., Lapicorey, G.: Brachy-oesophage chez un scoliotique avec sclérose médiastinale, J. franç. Oto-rhino-laryng. **18**, 241–244 (1969).

Gaizler, C., Gaizler, G.: Fehlen einer Bogenwurzel an der Halswirbelsäule (eine seltene Entwicklungsabnormalität). Fortschr. Röntgenstr. **99**, 421–423 (1963).

Gaizler, G.: Die Beurteilung der Ruhehaltung der Halswirbelsäule — eine erledigte Frage? Fortschr. Roentgenstr. **103**, 566–571 (1965).

Gaizler, G.: Neue Aspekte zu radiologischen Untersuchungen der Haltung und der Bewegung der Wirbelsäule. Fortschr. Röntgenstr. **111**, 280–285 (1969).

Gaizler, G.: Das Treppenphänomen an der Halswirbelsäule. Fortschr. Röntgenstr. **114**, 317–322 (1971).

Gaizler, G.: Die Aufrichtungs- und Erschlaffungsprobe. Eine radiologische Funktionsprüfung der Wirbelsäule. Radiologe **13**, 247–249 (1973).

Galeazzi, L.: Contributo allo studio delle cifosi congenite. Arch. ital. chir. **52**, 223–261 (1938).

Galibert, P., Delcour, J.: Traitement des complications neurologiques des cypho-scolioses et des cyphoses par la transposition médullaire. Lille chir. **22**, 1–20 (1967).

Galibert, P., Delcoúr, J., Grunewald, P., Leroy, D.: L'intérét de la transposition médullaire dans le traitement des paraplégies des cyphoses et des cypho-scolioses. Sem. Hôp. Paris **46**, 2998–3002 (1970).

Gallavardin, L., Savy, P.: Sur un cas de torticollis congénital avec autopsie et examen histologique du système nerveux. Lyon méd. **101**, 767–778 (1903).

Galli, G.: Dorso curvo e spondilolistesi nel fanciullo e nell'adolescente. Clin. pediat. **37**, 547–556 (1955).

Gallo, M.: Spirometria e scoliosi. Ginnast. med. **95**, 98i (1956).

Galmiche, P.: Examen clinique d'un scoliotique. Sem. Hôp. Paris **32**, 2901–2903 (1956).

Gangelek: Die postpleuritische Skoliose und ihre Verhütung. Münch. med. Wschr. **66**, 442 (1919).

Garcan, R., Voray, A., Dimo, H.: Effondrement vertébral aigu au cours d'une maladie osseuse de Paget. Quadriplégie transitoire. Rev. neurol. **67**, 761–769 (1937).

Garceau, G.J.: The filum terminale syndrome. The cord traction syndrome. J. Bone Jt Surg. **35A**, 711–716 (1953).

Garcin, R., Launay, C., Guillaume, J., Hadengue, A.: Compression médullaire par cyste spinal extradural congénital chez un enfant de 6 ans. Opération guérison, mais dévelloppement ultérieur d'une cyphose. Rev. neurol. **98**, 54–61 (1958).

Gardemin, H.: Röntgenologische Veränderungen nach operativer Versteifung der Wirbelsäule. Verh. dtsch. orthop. Ges. **97**, 111–113 (1963). 50. Kongress.

Gardemin: Schlaffe Haltung und Skoliose. Beilageh. Z. Orthop. **87**, 298–300 (1956). 43. Kongr. dtsch. orthop. Ges. (1955).

Gardemin, H.: Röntgenologische Veränderungen nach operativer Versteifung der Wirbelsäule. Verh. dtsch. orthop. Ges. **50**, 111 (1963).

Gardemin, H., Herbst, W.: Wirbeldeformierung bei der Adoleszentenkyphose und Osteoporose. Arch. orthop. Unfall-Chir. **59**, 134–137 (1966).

Gardner, A.F.: Experimental lathyrism: Review of literature. Amer. J. clin. Nut. **7**, 213–223 (1959).

Gardner, A.F.: Morphologic and histochemical studies of skeletal lesions in rats fed sweet peas (Lathyrus odoratus) seeds. Amer. J. vet. Res. **21**, 298–305 (1960).

Gardner, A.F.: Severe spinal curvature in rats injected with a water-dispersible vitamin D3 preparation. Toxicol. appl. Pharmacol. **8**, 438–446 (1966).

Garello, L., Soriani, S.: Considerazioni su di un caso di Klippel-Feil con tetraparesi spastica e alterazioni della sensibilita di tipo siringomielico. Riv. pat. nerv. ment. **79**, 343–356 (1958).

Garland, H.G.: Hereditary scoliosis. Brit. med. J. **1**, 328 (1934).

Garnett, R.W., Jr., Elbirlik, K.: Torticollis: its dynamics and therapy. Sth. med. J. (Bgham, Ala.) **46**, 892–897 (1953).

Garré: Über Skoliose bei Halsrippen. Z. orthop. Chir. **11**, 49–53 (1903).

Garrett, A.L., Perry, J., Nickle, V.: Paralytic scoliosis. Clin. Orthop. **21**, 117–124 (1961).

Garret, A.L., Perry, J., Nickel, V.L.: Stabilisation of the collapsing spine. J. Bone Jt Surg. **43A**, 474–484 (1961).

Gaubert, J., Migueres, J., Martinez, J., Gaubert, J.H., Rayssac, M.: L'opération de Harrington dans le traitement chirurgical des scolioses graves et évolutives (24 observations). Rev. Méd. Toulouse **2**, 289–304 (1966).

Gaubert, J., Migueres, J., Gaubert, J.H., Cheneau, J., Sageloly, M., Causse, C.: Expérience de 40 opérations de Harrington pour scolioses graves et évolutives de l'adolescence, 4e Congrès National de Médecine Physique, Toulouse, les 7–9 octobre 1966. Ann. Méd. phys. **10**, 357 (1967).

Gaubert, J., Migueres, J., Mme. Gaubert, H.J., Cheneau, J., Sageloly, M., Causse, G.: Evolution du traitement chirurgical de la scoliose idiopathique. Étude statistique de 84 operations. Acta orthop. belg. **33**, 713–722 (1967).

Gaubert, J., Pasquié, M., u. Coll.: La place actuelle de l'opération de Harrington dans le traitement chirurgical des scolioses. Mèm Acad. Chir. **94**, 291 (1968).

Gaubert, J., Pasquié, M., Miguères, J., Gaubert, J.H., Cheneau, J., Causse, G., Sageloly: Le traitement chirurgical des scolioses (Notre experience actuelle à propos de 146 interventions). Ann. Chir. infant. **12**, 225–230 (1971).

Gaudier: Schiefhals. Zitat nach Issigkeit.

Gaudier, B., Remy, J., Nuyts, J.P., Caron-Poitreau, Ch., Bombart, E., Foissac-Gegoux, M.Ch.: Étude radiologique des signes osseux de l'homocystinurie. A propos de six observations. Arch. franç. Pédiat. **26**, 963–975 (1969).

Gaugele, K.: Die postpleuritische Skoliose und ihre Verhütung. Münch. med. Wschr. **66**, 442–444 (1919).

GAUGELE, K.: Postpleuritische Skoliose. Dtsch. med. Wschr. **45**, 611 (1919).

GAUGELE, K.: Ungefährdete und gefährdete Skoliosen. Verh. dtsch. orthop. Ges. **21**, 161–168 (1927).

GAUGEL, K.: Beiträge zur Behandlung der Skoliose. I. Messung und Skoliose. Münch. med. Wschr. **74**, 810 (1927).

GAUGELE, K.: Beiträge zur Behandlung der Skoliose. II. Gefährdung der Skoliose. Münch. med. Wschr. **20**, 845–846 (1927).

GAUGELE, K.: Über Erfolge der heutigen Skoliosebehandlung. Z. orthop. Chir. **57**, 321–372 (1932).

GAUGELE, K.: Die habituellen Verkrümmungen der Wirbelsäule und ihre Behandlung. Münch. med. Wschr. **35**, 344–348 (1934).

GAUSS: Schiefhals. Verh. dtsch. orthop. Ges. 33. Kongr. 128. Stuttgart: F. Enke (1939).

GAUSS: Frühoperation des Torticollis. Verh. dtsch. orthop. Ges. 33. Kongreß 128 (1939).

GAUSS, C.J.: Die Klinik des muskulären Schiefhalses. Geburtsh.- u. Frauenheilk. **7**, 121–134 (1947).

GAVALÀ, S., ZARABINI, G.E.: La patogenesi dell'ernia diaframatica dello hiatus nei suoi eventuali rapporti con le alterazioni del rachide. Ann. Radiol. diagn. (Bologna) **34**, 481–494 (1961).

GAZIOGLU, K., GOLDSTEIN, L.A., FEMI-PEARSE, D., YU, P.N.: Pulmonary function in idiopathic scoliosis: comparative evaluation before and after orthopaedic correction. J. Bone Jt Surg. **50A**, 1391–1399 (1968).

GEBHARDT, T.: Zwei Fälle von angeborener Kyphose. Arch. Orthop. **8**, 321–328 (1910).

GEDDA, L., IANNACCONE, G.: Il torticollo osseo congenito nel quadro della schistosinostosi assiale congenita familiare. Acta Genet. med. (Roma) **6**, 1–23 (1957).

GEDDA, L., IANNACCONE, G.: Nuove contributi allo studio delle malformazioni assiali. A) Coppia Mz con torcicollo osseo concordante da schisosinostosis cervicale. B) Coppia con torcicollo discordante e anisocoria concordante (status dysraphicus). Acta Genet. med. (Roma) **8**, 257–278 (1959).

GEERING, P.: Über Chondrodystrophia calcificans congenita. Gynaecologia (Basel) **160**, 166–182 (1965).

GEFFERTH, K.: Beiträge zur Diagnostik des metatrophischen Zwergwuchses. Z. Kinderheilk. **103**, 325–335 (1968).

GEHRT, B.: Beitrag zur Klinik der kindlichen Neurofibromatose (von Recklinghausen). Mschr. Kinderheilk. **102**, 278–280 (1954).

GEISEL, O.: Rachitische Wirbelsäulenverkrümmung bei Tupaias. Berl. Münch. tierärztl. Wschr. **83**, 494–496 (1970).

GEISER, M.: Der gegenwärtige Stand der Kenntnis der Skoliose und ihrer Behandlung. Praxis **46**, 885–892 (1957).

GEISER, M.: Rückenuntersuchungen in einer Infanterie-Rekrutenschule. Schweiz. med. Wschr. **102**, 1301–1309 (1972).

GEISER, M.: Die Tragikkomödie der Haltungsschäden. Schw. Rundschau Med. **64**, 400 (1975).

GEISLER: Zit. nach BAUER.

GEISSENDÖRFER, R.: Über die Kompression der Halsnerven in den Wirbellöchern und ihre Behandlung. Arch. klin. Chir. **276**, 123–140 (1953).

GELEHRTER, G.: Die Wirbelkörperbrüche im Kindes- und Jugendalter. Arch. orthop. Unfall-Chir. **49**, 253–263 (1957).

GELEHRTER, G.: Differentialdiagnose der Halswirbelverletzungen im Kindesalter. Fortschr. Röntgenstr. **99**, 506–517 (1963).

GEORGE, K., RIPPSTEIN, J.: A comparative study of the two popular methods of measuring scoliotic deformity of the spine. J. Bone Jt Surg. **43A**, 809–818 (1961).

GERARD, G.: Sur les variations d'origine et de nombre des artères genitales, spermatiques ou ovariennes, de l'homme. C.R. Soc. Biol. (Paris) **74**, 778 (1913).

GÉRARD, Y.: L'ostéotomie pelvienne préférée à l'ostéotomie rachidienne pour le traitement des grandes kyphoses de la spondylarthrite ankylosante. Rev. Rhum. **38**, 221 (1971).

GERLACH, J., SPULER, H.: Zur Ursache der Spätschädigung des Rückenmarks bei Kyphoskoliose. Med. Klin. **57**, 296–300 (1962).

GERGELY, E.: Kompression des Rückenmarks bei Kyphoskoliose. Mschr. Psychiat. Neurol. **117**, 140–152 (1949).

GÉRIN, R., BUET: Cyphose dorsale dans des jeunes personnes. Bordeaux chir. **3–4**, 120–123 (1946).

GERNES-RIEUX, CH., LE PAUL, G.: Les méningocèles à développement intrathoracique. J. franç. Méd. Chir. thor. **8**, 633–653 (1954).

GERRITSEN, T., WAISMAN, H.A.: Homocystinuria, an error in the metabolism of methionine. Pediatrics **33**, 413 (1964).

GERSTENBERGER: Mißbildungen bei einem Kalb. Mschr. Verein. Tierärzte Österreich **5**, 129–131 (1882).

GEUNA, E.: Considerazionia sulla paraplegia cifoscoliotica. Minerva med. **44**, 59–60, 237–238 (1953).

GEUS, A.: Röntgendiagnostische Untersuchungen von Skeletanomalien bei Lacerta agilis, der Zauneidechse. Elektromedica (Siemens Erlangen) **3**, 38–39 (1967).

GHOSEZ, J.P.: La scoliose rachitique. Acta orthop. belg. **34**, 929–946 (1968).

GHUILAMILA, J.D.: Angeborener Mangel eines Rückenwirbelkörpers mit nachfolgender Kyphose. Z. orthop. Chir. **18**, 177–181 (1907).

GIACCAI, L., SALAAM, M., ZELLWEGER, H.: Cleidocranial dysostosis with osteopetrosis. Acta radiol. **41**, 417–424 (1954).

GIACOMELLI, B.: Il signo del inclinazione della testa de Hoffmann-Bielschowsky, nella diagnosi differenziale della deviazione verticale asociata allo strabismo concomittans orizzontale. Bull. d'Ocul. Roma **36**, 705–714 (1957).

GIANNINI, M.J., BORRELLI, F.J., GREENBERG, W.B.: Agenesis of vertebral bodies a cause of dwarfism. Amer. J. Roentgenol. **59**, 705–711 (1948).

GIANNOTTI, M.: Lussazione patologica anteriore del atlante. Boll. Soc. piemont. Chir. **3**, 2 (1933).

GICKLER, H.: Atypischer Schiefhals durch Fibromyxom im Trapezius. Arch. orthop. Unfall-Chir. **30**, 606–609 (1931).

GIEDION, A., PRADER, A., RÜTTIMANN, A.: Der „Tarzan-Typus". Wirbelsäulenkleinwuchs, degenerative Bandscheibenveränderungen und schmales Becken. Fortschr. Röntgenstr. **94**, 472–478 (1961).

GILLASPY, C.C., RENTENGHEM, J.: An anatomical description of a specimen of extreme scoliosis with associated variations. Anat. Rec. **120**, 545–554 (1954).

GILLY, R., ROBERT, J., DALLOZ, C., STAGNARA, P.: Quelques aspects médicaux de la scoliose essentielle chez l'enfant. Pédiatrie **14**, 663–667 (1959).

GILLY, R., STAGNARA, P., FREDERICH, A., DALLOZ, G., ROBERT, J.M., GOLDBLATT, B.: Les aspects médicaux de la scoliose structurale essentielle chez l'enfant. Lyon méd. **95**, 79–95 (1963).

GILMARTIN, G.: Cartilage calcification and rib erosion in chronic respiratory poliomyelitis. Clin. Radiol. **17**, 115–120 (1966).

GILMORE, J.H., STAUFFER, R.G., JACOBS, L.G.: Two cases of spinal anomaly best demonstrated by laminagraphy. Radiology **46**, 514–517 (1946).

GIOVANNINI, S.: Sulla morfologia vertebrale e sul significato del sintoma „scoliosi" nella siringomielia. Clinica (Bologna) **9**, 120 (1943).

GIRARD, P.M.: Paralytic pelvic obliquity. J. Bone Jt Surg. **25**, 169–176 (1943).

GIRAUDI, G.: Contributo roentgenologico allo studio delle scoliosi nefrogenici. Arch. ital. Urol. **11**, 638–652 (1934).

GIRLANDO, V.: Il musculo grande psoas e la scoliosi idiopatica dorsolombare. Arch. Ortop. (Milano) **82**, 329–339 (1969).

GIRLANDO, V.: Fattori etiopatogenetici di tipizzazione della scoliosi idiopatica. Tentativo di sistemazione nosologica. Arch. Ortop. (Milano) Suppl. **82**, 341–350 (1969).

GIRLANDO, V.: Nuovo orientamento etiopatogenetico, clinico terapeutico della scoliosi idiopatica. Arch. Ortop. (Milano) **83**, 91–104 (1970).

GIRLANDO, V.: L'atteggiamento scoliotico (scoliosi potenziale). Minerva ortop. **22**, 151–158 (1971).

GIRLANDO, V.: Considerazioni sulla positivita constante di due tests enzimo-plasmatici, specifici delle miopatie riscontrati in 92 soggetti affetti da scoliosi idiopatica. Minerva ortop. **22**, 288–291 (1971).

GIROLAMO, L.: Contributo alla casistica del'ernia inguinale obliqua-interna. Rif. med. **38**, 986–988 (1922).

GIUGIARO, A.: Su di un caso di lussazione rotatoria dell'atlante simulante un torcicollo rinofaringeo. Clin. Ortop. **9**, 438 (1957).

GIULIANO, G.: La scoliosi essentiale del accrescimento stato atuale del conoscenze sul argomento. Progr. med. (Napoli) **11**, 410–412 (1955).

GIUNTINI, L.: Studio anatomo-clinico della fusione C^2-C^3 e dei suoi rapporti col torcicollo congenito. Chir. Organi Mov. **24**, 519–528 (1938).

GIUNTINI, L.: Studio-anatomico-clinico della fusione C_2-C_3 nei suoi rapporti col torcicollo congenito. Chir. Organi Mov. **24**, 519–528 (1939).

GIUNTINI, L., FARES, G.: Considerazioni patogenetiche sulle paraplegie da cifoscoliosi. Chir. Organi Mov. **50**, 196–204 (1961).

GJORUP, P.A.: Dorsal hemivertebra. Acta orthop. scand. **35**, 117–125 (1964).

GLADEL, W.: Die Schräglage-Deformitäten des Säuglingsskelettes. Münch. med. Wschr. **105**, 1586 (1963).

GLADEL, W.: Bemerkungen zu W. Heipertz: Vorbeugung und Behandlung der Skoliose im Kindes- und Jugendalter. Münch. med. Wschr. **107**, 237 (1965).

GLADEL, W.: Die Schrägseitenlage des Säuglings als gemeinsame Ursache der Säuglingsskoliose und der Hüftluxation. Mschr. Kinderheilk. **117**, 4 (1969).

GLADEL, W.: Kann die cerebrale Bewegungsstörung als häufigste Ursache der Säuglingsskoliose und der Hüftluxation angesehen werden? Kinderarzt **4**, 18–19 (1970).

GLADEL, W.: Atypische Säuglingsskoliose. Z. Orthop. **110**, 140–145 (1972).

GLAUBER, A., FERNBACH, J., MASSANYIL-MEDGYESI, G.: Protein metabolism in idiopathic scoliosis. J. Bone Jt Surg. **44A**, 1553–1556 (1962).

GLAUBER, A., VIZKELETY, T., KÉRY, L., FARKAS, T.: Ist der experimentelle Osteolathyrismus als Modell menschlicher Skelettdeformitäten zu betrachten? Z. Orthop. **100**, 449–462 (1965).

GLAUBER, A., HORVATH, F.: Die Skoliose und durch diese bewirkte Thoraxdeformität. Z. Orthop. **105**, 334–346 (1969).

GLISSON, F.: De rachitide. Cited from FISCHER (1671).

GLORIEUX, P.: Les scolioses par spondylolyse. Bull. Soc. belge Orthop. **5**, 168–171 (1933).

GODFREY, J.D., GRAF, C.J.: Scoliosis associated with intradural neoplasm. IX Congrès Sicot, Vienne, p. 555–560 (1963).

GODFREY, S.: Respiratory and cardiovascular consequences of scoliosis. Respiration **27**, Suppl. 67–70 (1970).

GÖB, A.: Beitrag zur Fehlbildung der Wirbelsäule. Z. Orthop. **78**, 535–539 (1949).

GÖCKE: Spätskoliosen als Unfallfolge. Z. orthop. Chir. **45**, 367–369 (1924).

GOECKE: Die Bewertung von Skoliosen bei Wirbelsäulenverletzten. Arch. orthop. Unfall-Chir. **23**, 408 (1924).

GOEL, M.K.: Vertebral osteotomy for correction of fixed flexion deformity of the spine. J. Bone Jt Surg. **50A**, 287–294 (1968).

GOEMINNE, L.: A new probably x-linked inherited syndrome (congenital muscular torticollis, multiple keloids cryptorchism and renal dysplasia). Genet. med. **17**, 439–467 (1968).

GOEMINNE, N.: Scoliosis et unit dentaire. Rev. stomatoodont. N. Fr. **25**, 163–169 (1960).

GÖRDES, W., LEHATA, F., REICHEL, W.: Akutes Schiefhalssyndrom auf dem Boden einer komplexen Mißbildung. Arch. orthop. Unfall-Chir. **67**, 244–254 (1970).

GÖRGENYI, A.: Idiopathic juvenile osteoporosis. Report of a case and review of literature. Acta paediat. Acad. Sci. hung. **10**, 315 (1969).

GÖTZE, H.G., IMMENKAMP, M., MATTHIAS, H.H.: Die operative Behandlung der Skoliose mit dem Haringtoninstrumentarium. Z. Orthop. **109**, 573–598 (1971).

GÖTZE, H.G.: Die konservative Behandlung der Skoliose mit dem Milwaukee-Korsett. Z. Orthop. **109**, 690 (1971). Z. Orthop. **110**, 254–256 (1972).

GÖTZE, H.G.: Der Rotationsindex bei idiopathischen Thorakalskoliosen. Z. Orthop. **111**, 737 (1973).

GÖTZE, H.G., SÜNRAM, F., SCHELLE, K., KLISA, B.: Der Einfluß eines vierwöchentlichen Konditionstrainings auf die organische Leistungsfähigkeit jugendlicher Skoliose-Patienten. Dtsch. med. Wschr. **99**, 1761 (1974).

GOFF, CH.W., LANDMESSER, W.: Bipedal rats and mices. J. Bone Jt Surg. **39A**, 616–622 (1957).

GOFF, C.W.: Interesting survivals of antiquity. Amer. J. Orthop. **9**, 70–71 (1967).

GOIDANICH, I.F.: Diagnosi differenziale delle sinostosi vertebrali congenite ed acquisite. Chir. Organi Mov. **36**, 449–464 (1951).

GOIDANICH, I.F., LENZI, L.: Morquio-Ullrich disease. A new mucopolisaccaridosis. J. Bone Jt Surg. **46A**, 734–746 (1964).

GOLD, E.: Die Chirurgie der Wirbelsäule. Neue Dtsch. Chir. **54**, 266–267 (1933).

GOLD, L.H.E., LEACH, C.G., KIEFER, S.A., CHOU, S.N., PETERSON, H.O.: Large volume myelography. An aid in the evaluation of curvatures of the spine. Radiology **97**, 531–536 (1970).

GOLDENHAR, M.: Associations malformatives de l'oeil et de l'oreille: en particulier le syndrome dermoïde épibulbaire—appendices auriculaires—fistula auris congenita et ses relations avec la dysostose mandibulo faciale. J. Génet. hum. **1**, 243–282 (1952).

GOLDING-BIRD, C.H.: Congenital wry-neck. With remarks on facial hemiatrophy. Guy's Hospital reports **47**, 253–273 (1890).

GOLDSTEIN, D.N., NIKIFOROW: Über die sogenannte Kaschin-Becksche Krankheit. Fortschr. Röntgenstr. **43**, 321 (1931).

GOLDSTEIN, L.A.: Symposium of military physical medicine priciples in treatment of structural scoliosis. Med. Clin. N. Amer. **27**, 1025–1056 (1943).

GOLDSTEIN, L.A.: Results in the treatment of scoliosis with turnbuckle plaster cast correction and fusion. J. Bone Jt Surg. **41A**, 321–335 (1959).

GOLDSTEIN, L.A.: The surgical management of scoliosis. Clin. Orthop. **35**, 95–115 (1964).

GOLDSTEIN, L.A.: Surgical management of scoliosis. J. Bone Jt Surg. **48A**, 167–196 (1966).

GOLDSTEIN, L.A., EVARTS, C.M.: Follow-up notes on articles previously published in the journal. Further experiences with the treatment of scoliosis by cast correction and spine fusion with fresh autogenous iliac-bone grafts. J. Bone Jt Surg. **48**, 962–966 (1966).

GOLDSTEIN, L.A.: Results of treatment of idiopathic scoliosis by Harrington instrumentarium and fusion with large amounts of fresh autogeneous iliac bone grafts. J. Bone Jt Surg. **49A**, 1468–1469 (1967).

GOLDSTEIN, L.A.: Treatment of idiopathic scoliosis by Harrington instrumentation and fusion with fresh autogeneous iliac bone grafts: results in 80 patients. J. Bone Jt Surg. **51A**, 209–222 (1969).

GOLDSTEIN, L.A.: The surgical management of scoliosis. Clin. Orthop. **77**, 32–56 (1971).

GOMBERT, H.J.: Funktionsdiagnostik der Halswirbelsäule mit dem Bildwandler. Radiol. Austriaca **9**, 217–226 (1957).

GÓMEZ JAUREGULE: Klapp en laescoliosis. Rev. Med. Hosp. Gen. **25**, 427–438 (1962).

GÓMEZ, M.A., ATIEZA, M.A., GAPÓN, E., MOGLIA, V., CATTÁNEO, R.: Importancia del estudio radiologico sistematico de la columna lumbosacra en los trabajadores, de una industria pesada de aceros. Pren. méd. argent. **51**, 170–176 (1964).

GONZALES, MAS, R.: Escoliosis. Rev. Iberoamer. Rehab. Med. **1**, 127–137 (1965).

GONZALES SAMOZA, E.A.: Participacion cardiaca en las deformaciones de la columna vertebral. Dia méd. **33**, 3122 (1961).

GOOCH: Zit. nach BAUER.

GOOCH, A.S., MARANHAO, V., GOLDBERG, H.: The straight thoracic spine in cardiac diagnosis. Amer. Heart. J. **74**, 595–601 (1967).

GOODING, C.A., NEUHAUSER, E.B.D.: Growth and development of the vertebral body in the presence and absence of normal stress. Amer. J. Roentgenol. **93**, 388–394 (1965).

GOODING, C.A., BALL, J.H.: Idiopathic juvenile osteoporosis. Radiology **93**, 1349 (1969).

GOPCEVICH, M., TUVO, F.: Paraplegia cifoscoliotica. Laminectomia. Recupero funzionale. Riv. Pat. Nerv. ment. **70**, 387–401 (1949).

GORDON, E.E., JANUSZKO, D.M., KAUFMAN, L.: A critical survey of stiff-man-syndrome. Amer. J. Med. **42**, 582 (1967).

GORHAN, A.: Über scoliosis ischiadica. Wien. klin. Wschr. **30**, 458–463 (1890).

GORLIN, R.J., GOLTZ, R.W.: Multiple nevoid basal-cell epithelioma, jaw cysts and bifid rib. A Syndrome. New Engl. J. Med. **262**, 908–912 (1960).

GORYNSKI, T.: Un cas de neurofibromatosis de Recklinghausen associé a une tumeur en sablier, a une scoliose et a une parésie des membres inférieurs. Rev. Pol. Chir. Orthop. **19**, 39 (1954).

GORYNSKI, T.: Technik und Ergebnisse operativer Behandlung schwerer Skoliosen mittels Keilresektion mit nachfolgender Myoalloplastik. Beitr. Orthop. Traum. **7**, 3 (1960).

GOSSELIN, C., PICHETTE, R., BERGERON, J.: Métastase thyroidienne d'aspect pottique. Laval méd. **26**, 180–185 (1958).

GOTTESLEBEN, A.: Über den doppelseitigen und einseitigen Schulterblatthochstand. Arch. klin. Chir. **144**, 723–731 (1927).

GOTTSTEIN, F.: Über angeborene Skoliose. Z. orthop. Chir. **18**, 345–357 (1907).

GOTTSTEIN, F.: Über angeborene Skoliose. Z. orthop. Chir. **18**, 395 (1907).

GOTZMANN, J.: Die neueren Theorien zur Skoliosenentstehung. Wien. med. Wschr. **84**, 455 (1934).

GOULD, E.P.: The bone changes occuring in von Recklinghausen's disease. Quart. J. Med. **11**, 221–230 (1917/18).

GOULON, M., BAROIS, A., TRAVERNIER, C., JAEGER, O., LOUGOVOY, J.: Études téléradiocinématographiques chez les scoliotiques avec paralysies des muscles respiratoires. Ann. Méd. phys. **7**, 89 (1964).

GOULON, M., BAROIS, A., LOUGOVOY, J., JAEGER, O., SIMON, O.: Apport de la réanimation neuro-respiratoire dans le traitement des scolioses avec déficit respiratoire. Ann. Méd. phys. **7**, 129 (1964).

GOULON, M., BAROIS, A., LORD, G., DUVAL-BEAUPÈRE, G., LOUGOVOY, J., BIGOT, B., SÉGUY, E.: Traitement des scolioses poliomyélitiques avec insuffisance respiratoire sévère. Méthodes et résultats à propos de 20 cas. XI. Symposium européen de la poliomyélite et des maladies associées, Rome, 7–12 oct. 1966.

GOULON, M., BAREIS, A., LORD, G., DUVAL-BEAUPÈRE, G., LOUGOVOY-VISCONTI, J., BIGOT, B., SÉGUY, E.: Traitement des scolioses poliomyelitiques avec insufficance respiratoire sévère. Méthodes et résultats à propos de 20 cas. Arch. franç. Pédiat. **24**, 667–686 (1967).

GOURDON, I., DIJONNEAU, H.: Scoliose et hypothyreoidie. Rev. Orthop. **25**, 9–24 (1914).

GOURDON, J.: Indifferente, schmerzhafte Skoliose mit Lumbalisierung des 12. Brustwirbels. Presse méd. **3**, 41 (1929). Fortschr. Röntgenstr. **39**, 523 (1929).

GOURDON, J.: Les troubles anatomiques tardifs consécutifs aux traumatismes du rachis. Ref. Z. org. Chir. **56**, 155 (1931).

GOURDON, J.: Torticolis par subluxation de l'axis. Presse méd. **40**, 92 (1932).

GOURDON, J.: Le sacrum basculé: cause de pseudo-lombagos, pseudo-sciatiques et pseudo-rhumatismes vertébraux. Presse méd. **40**, 669–671 (1932).

GRÄFF, S.: Verschiebung und Strangulation von Herz und großen Gefäßen bei Pleuraexsudaten und Kyphoskoliosen. Zbl. Chir. **47**, 1478–1479 (1920).

GRASSER, H., KLEIN: Differentialdiagnose seltener Wirbelsäulenveränderungen. Z. Orthop. **88**, 550–553 (1958).

GRASSET, E.: Anatomie pathologique de la maladie de Scheuermann. Rev. méd. Suisse rom. **85**, 228–230 (1965).

GRASSET, E.: Die Skoliose beim Säugling und beim Spastiker. IV. internat. A.P.O. Kurs, Lausanne 1969.

GRASSHOFF, H., u.Mitarb.: Conservative therapy of scoliosis. Dtsch. Gesundh.-Wes. **27**, 600–603 (1972).

GRAUJOU, P., MOUREN, P.: Les spondylites mélitococciques. Rev. Orthop. **44**, 190–213 (1958).

GRAY, C.H.: Torticollis. Lancet **1935 II**, 1257.

GRAY, F.D., JR.: Kyphoscoliosis and heart disease. J. Chronic Dis. **4**, 499–507 (1956).

GREEN, EL.: Quantitative genetics of skeletal variation in the mouse II. Crosses between four inbred strains C 3 H, DBA, C 57 BL, BALB/c. Genetics **47**, 1085–1096 (1962); Anaesthesia **17**, 467–472 (1962).

GREGER, J.: Beitrag zur Prognose der Rückenmarkstumoren. Psychiat. et Neurol. (Basel) **148**, 129–139 (1969).

GREGERSEN, G.G., LUCAS, D.B.: In vivo study of the axial rotation of the human thoracolumbar spine. J. Bone Jt Surg. **49A**, 297–362 (1967).

GREIG, D.M.: Hereditary congenital wry-neck. Brit. J. Child. Dis. **10**, 387 (1913).

GREIG, D.M.: Congenital kyphosis. Edinb. med. J. **16**, 93–99 (1916).

GREMMEL, H., LOOGEN, F., VIETEN, H.: Kardiovasculäre Befunde beim Marfan-Syndrom. Fortschr. Röntgenstr. **100**, 612–621 (1964).

GRIESER, H.: Results of surgical spinal fusion in scoliosis. Beitr. Orthop. Traum. **18**, 569–574 (1971).

GRIFFITHS, H.E.D., JONES, D.M.: Pyogenic infection of the spine. A review of twenty-eight cases. J. Bone Jt Surg. **53B**, 663–671 (1971).

GRINKER, R.R., WALKER, A.E.: The pathology of spasmodic torticollis with a note on respiratory failure from anesthesia in chronic encephalitis. J. nerv. ment. Dis. **78**, 630–637 (1933).

GRISEL, P.: Le redressement des scolioses fixées. Rev. Orthop. **4**, 377 (1913).

GRISEL, P.: Énucléation de l'atlas et torticolis nasopharyngien. Presse méd. **38**, 50–53 (1930).

GRISEL, P., TEDESCO, B.: Un nouveau cas de torticolis nasopharyngien. Ann. Oto-laryng. (Paris) **2**, 725–732 (1931).

GROBELSKI, M.: Kompressionslähmung des Rückenmarks bei Skoliose. Z. orthop. Chir. **57**, 220–245 (1932).

GRÖNBERG, J.: Über das Vorkommen von Haltungsfehlern und Deformitäten bei Schulkindern. Z. Orthop. 18, 130–166 (1907).

GROGONO, B.J.S.: Injuries of the atlas and axis. J. Bone Jt Surg. **36B**, 397 (1954).

GROH, H.: Wirbelsäule und Leistungssport. Saarl. Ärzteblatt 135–142 (1971).

GROOS, E.: Über Heilungsformen der Spondylitis tuberculosa mit besonderer Berücksichtigung der funktionellen und kosmetischen Resultate. Arch. orthop. Unfall-Chir. **32**, 490–508 (1933).

GROOT, G.: Thoracotomie en scoliose bij kinderen. Ned. T. Geneesk. **115**, 94–95 (1971).

GROS, C.M., SPEEG, P.: Le fuseau para-vertébral. J. Radiol. Électrol. **31**, 763–767 (1950).

GROS, C.M., BLOCH, P., WALTER, I.P.: Radiographie

de la colonne vertébrale en entier, en position physiologique. J. Radiol. Électrol. **41**, 254–257 (1960).

GROS, C., BLOCH, P., SCHWINGT, E., WALTER, J.P.: Intérêt de la prise de clichés de la colonne vertébrale en entier en position debout dans les troubles de la statique. Straßbourg méd. **13**, 173–182 (1962).

GROSCH, G., SCHULZE, W.: Zur Kenntnis der senilen ankylosierenden Hyperostose der Wirbelsäule. (J. Forestier and J. Rotès-Quérol.) Med. Welt **48**, 2533–2535 (1961).

GROSCH, G.: Weitere Beobachtungen der senilen ankylosierenden Hyperostosen der Wirbelsäule (Forestier und Rotès). Z. Orthop. **99**, 207–210 (1965).

GROSPIC, F.: Kyphosis dorsalis adolescentium. Medicinske pregled **1**, (1927), (kroatisch). Zbl. Chir. **1**, 61 (1928).

GROSPIC, F.: Kyphosis dorsalis adolescentium. Zbl. Chir. **55**, 1, 61 (1928).

GROSS, R.E., HOTCOMB, G.W.: Duplications of the alimentary tract. Pediatrics **9**, 449 (1992).

GROSSE-WIENKER, M.: Kieferdeformierungen und Bißverlagerungen bei der Behandlung der Kyphoskoliosis. Fortschr. Kieferorthop. **19**, 209–217 (1958).

GROSSIORD, A., CIOSI-FRENAY, C., HELD, J.P., BEAUPÈRE, G.: A propos de la prévention des scolioses poliomyélites. Sem. Hôp. Paris **32**, 1471–1477 (1956).

GROSSIORD, A., BOURDON, R., CIOSI-FRENAY, K., HELD, J.P., BEAUPÈRE, G.: Étude critique de l'examen radiographique du rachis poliomyélitique. Sem. Hôp. Paris **32**, 1484 (1956).

GROSSIORD, A.: Scoliose poliomyélitique. Centre de adaptation fonctionelle de Massues et fondation Livet (Lyon). J. d'etudes sur les scolioses 1-2-3 II. 1963.

GROSSIORD, A., DUVAL-BEAUPÈRE, G., JAEGER-DENAVIT, O., QUÉNEAU, P., LECLERC, B.: Traitement des scolioses poliomyélitiques avec problèmes respiratoires. Ann. Méd. phys. **7**, 115, 125, 143 (1964).

GROSSIORD, A.: Scolioses poliomyélitiques. Traitement préventif. Ann. Méd. phys. **7**, 192 (1964).

GROSSMAN, H., DANES, S.B.: Neurovisceral storage disease. Roentgenographic features and mode of inheritance. Amer. J. Roentgenol. **103**, 149 (1968).

GROSSMANN, I., HERLBAUER, R.: Zur Osteodystrophia fibrosa generalisata cystica. (v. Recklinghausen). Radiol. diagn. (Berl.) **10**, 673–688 (1969).

GROTE, W.: Störung der Embryonalentwicklung bei erhöhtem CO_2-Partialdruck und bei Unterdruck. Z. Morphol. Anthrop. **56**, 165–194 (1965).

GRUCA, A.: L'alloplastie des muscles et myoplastie dans la scoliose idiopathique. Revue Chir. orthop. **42**, 916–920 (1956).

GRUCA, A.: The pathogenesis and treatment of idiopatic scoliosis. A preliminary report. J. Bone Jt Surg. **40A**, 570–584 (1958).

GRUCA, A.: L'alloplastie des muscles et la myoplastie dans la scoliose idiopatique. Ann. Chir. Gynaec. Fenn. **46**, 143–149 (1957).

GRUCA, A.: Les résultats à 3 ans de distance et la technique de l'alloplastie des muscles dans la scoliose. Rev. Chir. orthop. **48**, 285–299 (1962).

GRUCA, A.: Unsere Erfahrungen mit der Muskelalloplastik bei Skoliosen. Verh. dtsch. orthop. Ges. **97**, 91–101 (1963). 50. Kongress.

GRUCA, A.: Current status of our studies on the pathogenesis and treatment of idiopathic scoliosis. Acta med. pol. **4**, 159–177 (1963).

GRUDZINSKI, Z.: Über eine neue mit Achondroplasie (Chondrodystrophie) verwandte Krankheitsform. Fortschr. Röntgenstr. **38**, 873–882 (1928).

GRÜNWALD: Z. Nervenheilk. 243 (1933).

GRÜNEBAUM, M.: Congenital chondrodystrophia calcificans. J. med. Ass. Israel **45**, 183 (1963).

GRUETER, G.: Über die ventilatorische Funktion und Elastizität der Lungen bei Skoliosen. Verh. dtsch. orthop. Ges. Beilageh. **97**, 118 (1963).

GRÜTZNER, P.: Dominant erbliche Schädelskoliose. Ber. dtsch. ophthal. Ges. **65**, 71–76 (1964).

GSCHWEND, N., LODER, E.: Wirbelsäule und Militärflugdienst. Reihenuntersuchung der Wirbelsäule bei Berufspiloten. Z. Schweiz. Sanitaetsoffiz. **39**, 28–40 (1962).

GSCHWEND, N., TSCHUI, F.: Flachrücken und Lumbalskoliose, ihre Diagnose und prognostische Bedeutung. Schweiz. med. Wschr. **93**, 1387–1393 (1963).

GSCHWEND, N.: Zur Prognose der Scheuermannschen Krankheit. Praxis **53**, 1547 (1964).

GSCHWEND, N.: Die prognostische Bedeutung der Scheuermannschen Krankheit. Schweiz. med. Wschr. **95**, 674 (1965).

GSCHWEND, N., MÜLLER, G.P.: Ergebnisse einer aktivpassiven Behandlungsmethode fixierter juveniler Thorakalkyphose. Arch. orthop. Unfall-Chir. **61**, 55–65 (1967).

GSCHWEND, N.: Schulgestühl und Haltungsschäden. Z. für Präventivmed. **14**, 187–192 (1969).

GUBERN-SALISACHS, L.: Congenital scoliosis in infants and children. Rev. esp. Pediat. **4**, 638–654 (1948).

GUBERN-SALISACHS, L.: Congenital cifosis. Rev. esp. Pediat. **5**, 831–839 (1949).

GUBERN-SALISACHS, L.: Congenital cifosis. Ann. med. (Barcelona) **38**, 285–289 (1951).

GUCKER, TH.: Experiments with poliomyelitic scoliosis after fusion and correction. J. Bone Jt Surg. **38A**, 1281–1300 (1956).

GUCKER, T.: Changes in vital capacity in scoliosis. Preliminary report on effects of treatment. J. Bone Jt Surg. **44A**, 469–481 (1962).

GUCKER, T.: III. The orthopedic treatment of myopathies. Clin. Orthop. **39**, 118–125 (1965).

GÜNTHER, H.: Körperverunstaltungen bei Osteogenesis imperfecta. Endokrinologie **33**, 177–190 (1956).

GÜNTZ, E.: Abnorme Geradhaltung der BWS bei Veränderungen der Zwischenwirbelscheiben. Z. orthop. Chir. **58**, 66 (1932).

GÜNTZ, E.: Die Erkrankungen der Zwischenwirbelgelenke. Arch. orthop. Unfall-Chir. **34**, 333–355 (1934).

GÜNTZ, E.: Haltungsveränderungen der Wirbelsäule bei Erkrankungen der Zwischenwirbelscheiben und ihre Beziehungen zu Rückenschmerzen. Röntgen- u. Lab.-Prax. **8**, 73–87 (1936).

GÜNTZ, E.: Die Bedeutung der Rückenstreckmuskulatur für die Entstehung von Wirbelkörperbrüchen durch Muskelzug im Starrkrampf (Tetanus, Cardiazolkrampf) einerseits und von Haltungskyphose andererseits. Arch. orthop. Unfall-Chir. **41**, 64–77 (1941).

GÜNTZ, E.: Die seitl. Gipsliegeschale zur Behandlung der Skoliosen. Arch. orthop. Unfall-Chir. **44**, 201–207 (1950).

GÜNTZ, E.: Die Kyphose im Jugendalter. Wirbelsäule in Forsch. u. Praxis Bd. 2 (1957).

GÜNTZ, E.: Die Kyphosen, ihre klinischen Erscheinungen und therapeutischen Gesichtspunkte. Die Wirbelsäule in Forsch. u. Praxis Bd. 5 (1958).

GUENTZ, E.: The influence of flaccid paralysis of the lower extremities on gait and posture. Clin. Orthop. **25**, 71–78 (1962).

GÜNTZE, E.: Kyphosis juvenilis sive adolescentium. Z. Orthop. **67**, 53–75 (1937).

GUÉRIN, J.: Mémoire sur les mouvements de flexion et d'inclination de la colonne vertébrale. Bull. Acad. Méd. **5**, 935 (1876), **6**, 155, 187 (1877).

GUÉRIN, J.: Les courbures vertébrales. Zit. nach FISCHER. Bull. Acad. Méd. (Paris) (1878).

GUÉRIN, R., LACHAPÈLE, A.P.: Chondrodystrophie avec élargissement et diminution de hauteur des vertèbres (Platybrachyspondylie). Rev. Orthop. **25**, 23–34 (1938).

GUÉRIN, R., LACHAPELE, A.P.: Platybrachyspondylie. Bull. Soc. franc. Elektrother. Radiol. **26**, 282–290 (1938). Ref. Zbl. ges. Rad. **28**, 322 (1938).

GUÉRIN, R., BUET: Cyphose dorsale des sujets jeunes. Le traitement des formes douloureuses par l'infiltration anésthésique. Bordeaux chir. 13–14, 120–123 (1945/46).

GUÉRIN, R.: Cyphose rachidienne et flexion des hanches. Rev. Chir. orthop. **40**, 453 (1954).

GUERRIER, Y., NICHET, L., DEJEAN, Y., SERROU, B.: Oesophage et gibbosité (à propos d'une observation). Ann. Oto-laryng. (Paris) **83**, 195–198 (1966).

GUI, L.: Studio anatomico de una malformazione congenita della prima vertebra lombare. Arch. Vecci **4**, 1–18 (1942).

GUIDI, V., TUZI, T.: La mechanica respiratoria nei cifotici. Arch. physiol. delle malattie del apparato respiratorio **14**, 412–426 (1959).

GUILLAIN, G., MOLLARET, P.: Syndrôme de Klippel-Feil avec quadriplégie spasmodique. Rev. neurol. **1**, 436 (1931).

GUILLEMINET, H.: Luxation complète de la colonne cervicale probablement consécutive à une arthrite subaigüe non tuberculeuse. Lyon chir. **28**, 581 (1931).

GUILLET, R.: Qu'est-ce qu'une colonne lombaire radiologiquement normale. Lyon chir. **56**, 33–37 (1960).

GUIMONT, A.: La scoliose. – Étude de cas opérés par la technique de Harrington. Un. méd. Can. **97**, 746–750 (1968).

GUINTINI, L.: Studio anatomico clinico della fusione C2–C3 e dei suoi rapporti col torticollo congenito. Chir. Organi Mov. **24**, 519–528 (1939).

GUIOT, G., FORJAZ, S.: Les aspects cliniques des compressions médullaires. Sem. Hôp. Paris **34**, 1–3 (1947).

GUIOT, G., MARTINEZ VON DER HORST, N.: Les paraplégies cyphoscoliotiques. Sem. Hôp. Paris **31**, 3246–3253 (1955).

GUIOT, G., MARTINEZ VAN DER HORST, S.N.: Las paraplegias cyfoscolioticas. Rev. esp. Oto-neurooftal. **5**, 115–126 (1956).

GUIOT, G., ANQUEZ, L., COMOY, C.: Traitement chirurgical des cypho-scolioses. Presse méd. **72**, 573–578 (1964).

GUIOT, G., HERTZOG, P., ANQUEZ, L.: Le traitement des paraplégies par cyphose pure. Presse méd. **75**, 1165–1170 (1967).

GUIRGNIS, A.R.: Potts paraplegia. J. Bone Jt Surg. **49 B**, 658–667 (1967).

GUKER, TH.: Canges in vital capacity in scoliosis. Preliminary report on effects of treatment. J. Bone Jt Surg. **44A**, 469–481 (1962).

GULLEDGE, W.H., BRAV, E.A.: Non tuberculous thoracic kyphosis with paraplegia. J. Bone Jt Surg. **32A**, 900–903 (1950).

GUPTA, J.S., GUPTA, S.G., PRASHAR, S.K.: Oculo-auricular cranial dysplasia. Brit. J. Ophthal. **52**, 346–347 (1968).

GURADZE: Zur operativen Behandlung der Skoliose. Verh. dtsch. orthop. Ges. **15**, 341–342 (1920).

GURD, F.B.: Scoliosis accompanying chronic infected open pneumothorax: its causation and correction. Arch. Surg. **5**, 366–373 (1922).

GUSE: Über Ischias scoliotica. Wien. med. Presse **35**, 30–33 (1894).

GUSBERTI, M.: Paramorphisms in mentally deficient subjects and the etiopathogenetic correlations with paramorphisms of subjects with normal intelligence. Boll. Soc. med.-chir. Cremona **20**, 19–39 (1966).

GUSE: Über Ischias scoliotica (Skoliosis ischiopathica v. Lesser). Wien. med. Presse **35**, 1149, 1182, 1216, 1248 (1894).

GUSSENBAUER, C.: Über Ischias scoliotica. Prag. med. Wschr. **15**, 211–213, 225–228 (1890).

GUSSENBAUER, C.: Über Ischias scoliotica. Prag. med. Wschr. **17**, 241 (1890).

GUTJAHR, P., GREINACHER, I., KUTZNER, J.: Ergebnisse der kombinierten Wilmstumorbehandlung unter besonderer Berücksichtigung der therapiebedingten Skelettveränderungen. Strahlentherapie **149**, 119–130 (1975).

GUTMANN, G.: Der erste und zweite Halswirbel, therapeutische Möglichkeiten und Gefahren. Med. Klin. **49**, 1315–1319 (1954).

GUTTMANN, G., WOLFF, H.D.: Die Wirbelsäulenschäden als volkswirtschaftlicher Faktor. Hippokrates **30**, 207–214 (1959).

GUTMANN, G.: Die Wirbelsäule in Forschung und Praxis. Med. Klin. **15**, 83 (1960).

GUY, E.: Scoliose après radiothérapie d'un angiome congénital. J. Radiol. Électrol. Med. Nucl. **52**, 880 (1971).

GUYOT, J.M.: Scoliose congénitale. Helv. paedist. Acta **7**, 272–282 (1952).

GYÖRY, G.: Die geburtshilfliche Bedeutung der Wirbelsäulenverkrümmung. Zbl. Gynäk. **66**, 887–899 (1942).

GYORGYI, G.: Les changements morphologiques de la région occipitocervicale associés au torticolis. J. Radiol. **45**, 797–803 (1964).

HAAG, R.A., JEFFERSON, P.: An effort of attemping to prevent increasing paralytic spinal curvature in the growing child. Arch. phys. Med. **39**, 241–244 (1958).

HAAS, S.L.: Growth in length of the vertebrae. Arch. Surg. **38**, 245–249 (1939).

HAAS, S.L.: Experimental production of scoliosis. J. Bone Jt Surg. **21A**, 963–968 (1939).

HAAS, S.L.: Influence of fusion of the spine on the growth of the vertebrae. Arch. Surg. **41**, 607–624 (1940).

HAAS, S.L.: Fusion of vertebrae following resection of the intervertebral disk. J. Bone Jt Surg. **44**, 544–549 (1946).

HAASE, W.: Zur operativen Therapie der Kopffehlhaltung infolge Nystagmus bei Monophthalmus. Klin. Mbl. Augenheilk. **158**, 35 (1971).

HABERMANN: Beitrag zur Kenntnis der sekundären malignen Neurome. Münch. med. Wschr. **14**, 713, 752 (1898).

HABERLER, G., CHIARI, H.: Zur Frage der Ewing-Tumoren. Z. orthop. Chir. **64**, 33–63 (1936).

HACKENBROCH, M.: Beitrag zur Kasuistik der angeborenen Rückgratsverkrümmungen als intrauterine Belastungsdeformität. Arch. Orthop. **20**, 566–575 (1922).

HACKENBROCH, M.: Zur kongenitalen Wirbelsäulenverkrümmung. Arch. orthop. Chir. **21**, 222–226 (1923).

HACKENBROCH, M.: Funktionelle Pathologie und Klinik der Wirbelsäule. Die Wirbelsäule in Forschung und Praxis. Stuttgart: Hippokrates Verlag **52**, 1–144 1971.

HACKENSELLNER, H.A., PAPE, R.: Über Meningocelen bei neurofibromatosis Recklinghausen. Fortschr. Röntgenstr. **81**, 66–71 (1954).

HACKER, V. VON: Die Kenntnis des Einflusses der Krümmungen der Wirbelsäule auf die Weite und den Verlauf des Oesophagus. Wien. Med. Wschr. **37**, 421 (1887).

HADLEY, H.G.: Klippel-Feil Syndrom. Virginia med. Mth. **67**, 421 (1940).

HADLEY, H.G.: Frequency of spinal curvatures. Med. Rec. **153**, 98–100 (1941).

HADLEY, L.A.: Roentgenographic studies of cervical spine. Amer. J. Roentgenol. **52**, 173–195 (1944).

HADLEY, LE.: Development and congenital anomalies of the cervical vertebrae. Excerpts from "Anatomico-radiographic studies of the spine". Clin. Orthop. **24**, 12–21 (1962).

HADRA: Two cases of congenital torticollis. N.Y. med. Record **29**, 1 (1891).

HÄCKEL, H.: Wirbelsäulenveränderungen bei Jugendlichen. Wien. med. Wschr. **114**, 928–930 (1964).

HAEFEN, K. V.: Ein Schiefhalsstammbaum, ein Beitrag zur Ursachenlehre des Schiefhalses. Chirurg **7**, 517 (1935).

HÄRTEL, F.: Über die Rückgratsverkrümmungen bei Tieren, insbesondere bei unseren Hausvögeln. Dtsch. Z. Chir. **98**, 277–305 (1909).

HÄSSLER, E.: Die Beziehung der Hurlerschen Krankheit (Dysostosis multiplex = dysostotische Idiotie = Gargoylismus) zum Kretinismus. Mschr. Kinderheilk. **86**, 96–110 (1941).

HAFFNER, J.: Eineiige Zwillinge mit symmetrischer Wirbelsäulendeformität. Keilwirbel. Acta radiol. **17**, 529–541 (1936).

HAFNER, R.H.V.: Localised osteochondritis (Scheuermann's disease). J. Bone Jt Surg. **34B**, 38–40 (1952).

HAFT, H., RANSOHOFF, J., CARTER, S.: Spinal cord tumors in children. Pediatrics **23**, 1152–1159 (1959).

HAGELSTAM, L.: On the deformities of the spine in multiple neurofibromatosis (von Recklinghausen). Acta chir. scand. **93**, 169–193 (1946).

HAGEN-TORN, J.: Die Lösung des Problems über die Entstehung der Schädelasymmetrie und Skoliose bei Caput obstipum. Langenbecks Arch. klin. Chir. **163**, 35–54 (1931).

HAGENEAU, J., GAUTHIER: Syndrome de compression de la moelle au cours d'une cyphoscoliose avec atrophie d'une hémivertèbre. Rev. neurol. **67**, 623–627 (1937).

HAGENEAU, J., SICARD, A.: Compression médullaire au cours de la maladie de Paget. Opération. Guérison. Rev. neurol. **68**, 846–849 (1937).

HAGLUND, P.: Über Rückgratsverkrümmungen in einer Volksschule und die Möglichkeiten zur Anordnung einer guten Behandlung derselben. Ztschr. Orthop. **25**, 649 – 815 (1910).

HAGLUND, P.: Concerning so-called sciatic scoliosis. Acta med. scand. **56**, 658 (1922).

HAHN: Scheinbare Spaltbildung der Wirbelkörper in der Adolescenz. Fortschr. Röntgenstr. **29**, 211 (1922).

HAHN, O.: Kyphosis osteochondropatica. Klin. Wschr. **I**, 1098–1100 (1922).

HAIKE, H.J., SCHULZE, H., GRIESEMANN, H.: Beitrag zur Kasuistik der kongenitalen ossären Skoliosen. Arch. orthop. Unfall-Chir. **53**, 490–497 (1961).

HAIKE, H., SCHULZE, H.: Experimentelle Untersuchungen über die Entstehung der statischen Skoliose. Z. Orthop. **100**, 114–116 (1965).

HAIKE, H., SCHULZE, H.: Experimentelle Untersuchungen zur Frage der Skoliosenentstehung durch erzwungene Fehlhaltung. Z. Orthop. **100**, 379 (1965).

HAIKE, H., SCHULZE, H.: Über die Berücksichtigung der physiologischen Reflexmechanismen des Säuglings und Kleinkindes bei der Behandlung der Skoliose mit korrigierenden Gipsliegeschalen. Z. Orthop. **99**, 512–514 (1965).

HAIKE, H., WESSELS, D.: Spätergebnisse der Behandlung des muskulären Schiefhalses. Münch. med. Wschr. **110**, 851–854 (1968).

HAKANSSON, C.H., MOURITZEN, C.: An electromyographic study of torticollis muscularis congenita. Acta orthop. scand. **41**, 545–550 (1970).

HALL, H.J.: Mobility of the normal spine in recumbency. Trans. Amer. orthop. Ass. **9**, 190–194 (1896).

HALL, J.W., KENNEY, B.J.: Idiopathie osteoporosis. Arch. intern. Med. **108**, 448 (1961).

HALL, H.: Stapling of the spine for scoliosis. Proc. roy Soc. Med. **54**, 1106–1107 (1961).

HALL, J.E.: Congenital scoliosis treated by Harrington-instrumentation and spinal fusion. J. Bone Jt Surg. **46B**, 784 (1964).

HALLGREN, B.: Retinitis pigmentosa in combination with congenital deafness and vestibulo-cerebellar ataxia with psychiatric abnormality in some cases. Acta genet. (Basel) **8**, 97–104 (1958).

HALLOCK, H., JONES, J.B.: Tuberculosis of the spine. An end-result study of the spine—fusion operation in a large number of patients. J. Bone Jt Surg. **36A**, 219–240 (1954).

HALLOCK, HALFORD, FRANCIS, K.C., JONES, J.B.: Spine fusion in young children. A long-term endresult study with particular reference to growth effects. J. Bone Jt Surg. **39A**, 481–491 (1957).

HALLOPEAU, JEANSELME, E.: Arrêt de développement des os en connexion avec la maladie de Recklinghausen. Bull. Soc. franç. Derm. Syph. **16**, 116–118 (1905).

HALMAGYI, D.F.J.: Dorsal kyphosis in chronic obstructive lung disease. Lancet **1959**, 446–448.

HALPERIN, R.: Die abnorme Krümmung der Wirbelsäule bei congenitaler Spaltbildung der Leibeswand. Arch. Wiss. prakt. Tierheilk. **15**, 48–65 (1889).

HAMEL, A.L., MOE, J.H.: The collapsing spine. Surgery **56**, 364–373 (1964).

HAMMEL, H.: Über die Osteoporose der Wirbelsäule unklarer Ursache (Fischwirbelkrankheit). Arch. orthop. Unfall-Chir. **44**, 412–415 (1951).

HAMMER, B., TELLER, W.: Dysplasia spondyloepiphysaria tarda. Bericht über 2 Fälle. Fortschr. Röntgenstr. **116**, 477–486 (1972).

HANAUSEK, J.: Étude expérimental et expériments cliniques sur un nouveau traitement opératoire des courbures de la colonne vertébrale. Arch. franco-belg. Chir. Ref. Zbl. Chir. **53**, 2480–2481 (1926).

HANAUSEK, J.: Traitement de la scoliose chez les enfants et les adolescents à la stimulation de la croissance des parties concaves de la colonne vertébrale. Rev. Orthop. **21**, 219–230 (1934).

HANEDA, S.: Über Dysostosis generalisata. Z. Orthop. **68**, 473 (1938).

HANFLIG, S.S.: Foraminal compression of nerve roots. Arch. Surg. **46**, 652–662 (1943).

HANKE, H.: Über Heilung schwerer, nicht reponierter Verletzungen der Brustwirbelsäule. Bruns' Beitr. klin. Chir. **159**, 148–159 (1934).

HANLEY, T., PLATTS, M.M., CLIFTON, M., MORRIS, T.L.: Heart failure of the hunchback. Quart. J. Med. **27**, 155–171 (1958).

HANSEMANN, D.: Akromegalie. Berl. klin. Wschr. **34**, 417–420 (1897).

HANSEN, O.H., ANDERSEN, N.O.: Congenital radioulnar synostosis. Report of 37 cases. Acta orthop. scand. **41**, 225–230 (1970).

HANSEN, O.M., ZACHARIAE, M.: Arthrogryphosis multiplex congenita mit secundärer Skoliose infolge von Bauchmuskelhypoplasie. Annales paediat. (Basel) **192**, 306–313 (1959).

HANSEN, J.W.: Statometric studies on patients operated upon for slipped disc in the lumber region. Acta orthop. scand. **34**, 225–238 (1964).

HANSEN, R.: Einige Röntgenstudien über Normalrükken während der Wachstumsjahre. Fortschr. Röntgenstr. **39**, 1079 (1929).

HANSON, R.: On the development of spinal vertebrae as seen on skiagramms from late foetal life to the age of 14. Acta radiol. (Stockh.) **5**, 112–126 (1926).

HANSON, R.: Some anomalies, deformities and diseased conditions of the vertebrae during their different states of development elucidated by anatomical and radiological findings. Acta chir. scand. **60**, 309–368 (1926).

HANSON, R.: Einige Röntgenstudien über Normalrükken während der Wachstumsjahre. Fortschr. Röntgenstr. **39**, 1079 (1929).

HANSON, R.: Ein Fall von vertebra plana der verschiedenen Entwicklungsphasen dieses Leidens beleuchtet. Acta chir. scand. **67**, 461–475 (1930).

HANSON, R.: Über tuberkulöse Spondylitis bei Fällen von Kyphosis dorsalis juvenilis, sive adolescentium. Acta chir. Scand. **78**, 287–321 (1936).

HARBIN, M., ZOLLINGER, R.: Osteochondritis of growth centers. Surg. Gynec. Obstet. **51**, 145–161 (1930).

HARE, D.C., BERNARD, C.C.: Osteitis deformans. Lancet **1921I**, 371–373.

HARE, H.F., SIMPSON, H.N.: Osteitis deformans. Lahey Clin. Bull **2**, 93–96 (1941).

HARIGA, J., LOWENTHAL, A., GUAZZU, G.C.: Nosological place and correlations of arthrogryposis "sensu stricto". Acta med. belg. **63**, 766–793 (1963).

HARMS, E.: Okulär bedingte Zwangshaltungen und ihre operative Korrektion. Klin. Mbl. Augenheilk. **114**, 569 (1949).

HARRENSTEIN, J.J.: Eine eigentümliche Krankheit der Wirbelsäule beim Kinde, die bisher unter dem Krankheitsbild der tuberkulösen Spondylitis verborgen geblieben ist. Z. orthop. Chir. **48**, 70–80 (1927).

HARRENSTEIN, R.J.: Über einige vom diagnostischen Gesichtspunkt aus irreführende Variationen in der Entwicklung der Wirbelsäule. Z. orthop. Chir. **49**, 568–581 (1928).

HARRENSTEIN, R.J.: Angeborene Kyphose mit Gibbus infolge Wirbelmißbildung. Z. orthop. Chir. **52**, 332–353 (1929).

HARRENSTEIN, R.J.: Skoliosen bei Säuglingen. Z. orthop. Chir. **52**, 1–40 (1930).

HARRENSTEIN, R.J.: Angeborene Kyphose mit Gibbus infolge Wirbelmißbildung. Z. orthop. Chir. **52**, 332–339 (1939).

HARRENSTEIN, R.J.: Das Entstehen von Skoliosen infolge von einseitiger Zwerchfell-Lähmung. Z. orthop. Chir. **52**, 92–101 (1932).

HARRENSTEIN, R.J.: Weiteres über die Frühskoliose und ihre Behandlung. Z. orthop. Chir. **59**, 1–14 (1933).

HARRENSTEIN, R.J.: Sur la scoliose des nourrissons et des jeunes enfants. Rev. Orthop. **23**, 289–307 (1936).

HARRENSTEIN, R.J.: Die Skoliose bei Säuglingen und ihre Behandlung. Z. orthop. Chir. **52**, 1–41 (1939).

HARRINGTON, P.R.: Treatement of scoliosis. Correction and internal fixation by spine instrumentation. J. Bone Jt. Surg. **44A**, 591–610 (1962).

HARRINGTON, P.R.: Spine instrumentation. Amer. J. Orthop. **8**, 228 (1963).

HARRINGTON, P.R.: Scoliosis in the growing spine. Pediat, Clin. N. Amer. **10**, 225–245 (1963).

HARRINGTON, P.R.: Spinal fusion in the treatment of idiopathic adolescent scoliosis. J. Tenn. med. Ass. **56**, 470–479 (1963).

HARRINGTON, P.R.: The management of scoliosis by spine instrumentation: an evaluation of more than 200 cases. Sth. med. J. (Bgham, Ala.) **56**, 1367–1377 (1963).

HARRINGTON, P.R.: Instrumentation in spine instability other than scoliosis. S. Afr. J. Surg. **5**, 7–12 (1967).

HARRINGTON, P.R.: Nonoperative treatment of scoliosis. Texas St. J. Med. **64**, 54–65 (1968).

HARRISON, R.G., PEARSON, M.A., ROAF, R.: Ulnar dimelia. J. Bone Jt Surg. **43B**, 549–555 (1960).

HARTUNG, K.: Zur Frage der Häufigkeit von Haltungsfehlern und Fußschäden bei Berufsschülern. Zbl. Chir. **90**, 867–872 (1965).

HARTUNG, K.: Vorsorge im Schulalter. Öff. Gesundh.-Dienst **28**, 378–386 (1966).

HASSE, C., DEHNER: Unsere Truppen in körperlicher Beziehung. Z. Anat. Entwickl.-Gesch. **249**, 249 (1893).

HASEBROECK, K.: Die Vorwärtsverlagerung des Schultergürtels als Haltungsanomalie und ihre Beziehung zum runden Rücken. Z. orthop. Chir. **12**, 613–631 (1904).

HASEBROECK, K.: Über die Bedeutung des Schultergürtels für die Haltungsanomalien und Rückgratsverkrümmungen. Münch. med. Wschr. 977–979 (1912).

HASSE, C.: Über Gesichtsasymmetrien. Arch. Anat. Physiol. Anat. Abtl. 119–125 (1887).

HASSE, C., DEHNER: Unsere Truppen in körperlicher Beziehung. Arch. Anat. Physiol. Anat. Abtg. 249 (1893).

HAUBENREISSER, J.: Kongenitale, enchondrale Dysostosen. Arch. orthop. Unfall-Chir. **50**, 23–64 (1958).

HAUBERG, G.: Zur Differentialdiagnose juveniler Kyphose und unspezifischer Spondylitis. Berl. med. Z. **1**, 655–660 (1950).

HAUBERG, G.: Ursachen und Behandlung der Lendenstrecksteife. Verh. dtsch. orthop. Ges. **44**, 444–446 (1956).

HAUBRICH, H.: Über das Ulcus oesophagei bei schwerer Kyphoskoliose. Fortschr. Röntgenstr. **78**, 419–428 (1953).

HAUKE, H.: Über die Heilung schwerer nicht reponierter Verletzungen der Brustwirbelsäule. Bruns' Beitr. klin. Chir. **159**, 148–390 (1934).

HAUSER, E.: The muscle factors in adolescent scoliosis. J. Amer. med. Ass. **98**, 1535 (1932).

HAWK, C.L.: Treatment of mild scoliosis by developing the musculature of the trunk. J. Bone Jt Surg. **10**, 330–335 (1928).

HAYEK, W.: Ererbte Rückenformen. Z. Orthop. **58**, 537–549 (1933).

HAYER, W.: Ererbte Rückenformen. Z. orthop. Chir. **58**, 537 (1932).

HEATH, C.: A clinical lecture on lateral curvature of the spine. Brit. Med. J. **1**, 573 (1895).

HECK, A.F.: A study of neural and extraneural findings in a large family with Friedreich's ataxia. J. Neurol. Sci. **1**, 226–255 (1964).

HECKER, H., VON, THEWS, K.: Ein weiterer Fall von vertebra plana. Röntgenpraxis **11**, 300–303 (1939).

HEDBLOM, C.A.: Deformity of the thorax secondary to pleural and pulmonary disease. J. Amer. med. Ass. **94**, 162 (1930).

HEDFELD, A.: Zwei Fälle von hochgradiger kongenitaler Wirbelsäulenverkrümmung in Verbindung mit anderen Mißbildungen. Diss. Marbug (1921).

HEIDENREICH, C.: Die Beurteilung der Eignung und Tauglichkeit für Bauberufe bei anlagebedingten und erworbenen Wirbelsäulenveränderungen. Beitr. Orthop. Traum. **17**, 710–712 (1970).

HEIDENREICH, C.: Beurteilung der Eignung und Tauglichkeit für Bauberufe bei anlagebedingten und erworbenen Wirbelsäulenveränderungen. Beitr. Orthop. Traum. **17**, 710–712 (1970).

HEIDSIECK: Jugendkyphose mit Wirbelverschmelzung. Verh. dtsch. orthop. Ges. **33** (1938).

HEILIG, D.: Kyphosis. J. Amer. osteopathic Ass. **54**, 155–159 (1954).

HELMHOLZ, H.F., HARRINGTON, E.R.: A syndrome characterized by congenital clouding of the cornea and by other anomalies. Amer. J. Dis. Child. **41**, 793–800 (1931).

HEINE, K.H., RASPE, R.: Zur Auswertung von Röntgenganzaufnahmen der Wirbelsäule. Dtsch. med. J. **10**, 150–156 (1959).

HEINE, J., MEISTER, R.: Quantitative Untersuchungen der Lungenfunktion und der arteriellen Blutgase bei jugendlichen Skoliotikern mit Hilfe eines „funktionsdiagnostischen" Minimalprogramms. Z. Orthop. **110**, 56–62 (1972).

HEINRICHS, E.H.: Das 18-Trisomie-Syndrom. Mschr. Kinderheilk. **I**, 327–331 (1963).

HEINTZ, N.: Les dystrophies du squelette dans la neurofibromatose de Recklinghausen. Bull. Soc. Sci. méd. Luxemb. **106**, 273–284 (1969).

HEIPERTH, W.: Vorbeugung und Behandlung der Skoliose im Kindes und Jugendalter. Münch. med. Wschr. **106**, 1121–1127 (1964).

HEIPERTZ, W.: Wirbelschäden bei Beinamputierten. Verh. dtsch. orthop. Ges. **53**, 451 (1967).

HEITMANN, R.: Das stiff-man-syndrom. Fortschr. Neurol. Psychiat. **36**, 82–99 (1968).

HEITZMANN, O.: Die Deformierung der Wirbelsäule und ihre Folge für die benachbarten Organe. Dtsch. Gesundh.-Wes. **11**, 1047–1052 (1956).

HEKSTER, R.E.M., NORDEN, A.A.J.CH.: Non-traumatic atlanto-axial displacement after tonsillectomy. A case report. Radiologia clin. Biol. **39**, 357–365 (1970).

HELBING: Beziehung zwischen Halsrippen und Skoliose. Z. orthop. Chir. **12**, 216–220 (1903/1904).

HELFERICH: Verletzungen der Wirbelsäule bei seitlich geneigter Haltung. Arch. Orthop. **2**, 84 (1904).

HELLEBRANDT, F.A.: Postural adjustments in convalescence and rehabilitation. Fed. Proc. **3**, 243–246 (1944).

HELLEBRANDT, F.A., FRIES, E.C., LARSEN, E.M., KELSO, L.E.A.: Influence of army pack on postural stability and stance mechanics. Amer. J. Physiol. **140**, 645–655 (1944).

HELLER, M.: Experimenteller Beitrag zur Aetiologie des angeborenen muskulären Schiefhalses. Dtsch. Z. Chir. **49**, 204–241 (1898).

HELLER, L.: Zur Ätiologie des muskulären Schiefhalses. Z. Geburtsh. Gynäk. **131**, 252–260 (1949).

HELLNER, H.: Wirbelsynostosen. Arch. orthop. Unfall-Chir. **44**, 1–19 (1949/51).

HELLSTADIUS, A.: Torticollis congenita. Acta chir. scand. **62**, 586–598 (1927).

HELLSTADIUS, A.: Haematomyelie after redression of sciatic scoliosis under anesthesia. Acta orthop. scand. **10**, 346–350 (1939).

HEMPEL, H.C.: Rücken oder Bauchlagerung des Neugeborenen. Kinderärztl. Prax. **33**, 261–268 (1965).

HERNDON, F.: Tabetic Charcot's spine. J. Bone Jt Surg. **9**, 605 (1927).

HENKE: Handbuch der Anatomie und Mechanik der Gelenke. Leipzig: 1863.

HENKE, G.: Scoliose. Ther. Umsch. **28**, 271–277 (1971).

HENNIG, G.: Über eine seltene Systemmißbildung nach Art einer Osteochondrodesmodysplasie. Diss. med. Kiel (1950).

HENRY, MOREL, RODOT, M.: Devenir professionnel des scoliotiques. Rev. Readapt. **135**, 37 (1966).

HENSCHEN: Über Schiefhalsbildung und Wirbelsäulenverkrümmungen bei dispnoeischen Strumen. Arch. klin. Chir. **83**, 860 (1907).

HENSSGE, J.: Elektromyographische Befunde der Rükkenmuskulatur nach Poliomyelitis und bei idiopathischen Skoliosen. Z. Orthop. **96**, 324–334 (1962).

HENSSGE, J.: Elektromyographischer Beitrag zum Skolioseproblem Kurzzusammenstellung der wichtigsten Befunde. Fortschr. Med. **82**, 665–668 (1964).

HENSSGE, J.: Elektromyographischer Beitrag zum Skolioseproblem. Z. Orthop. Beilageheft **99**, 167–195 (1965).

HENSSGE, J.: Radiologische Befunde bei beginnender Adoleszenten-kyphose (Morbus Scheuermann). Fortschr. Röntgenstr. **108**, 58–62 (1968).

HEPP, O.: Ein einfaches und wirksames Reklinationskorsett. Z. Orthop. **81**, 46 (1952).

HEPP, O., MATTHIASH, H.H.: Stoffwechselerkrankungen des Skeletts. In: HOHMANN-HACKENBROCH-LINDEMANN: Handbuch der Orthopädie Bd. I, S 303. Stuttgart: G. Thieme, 1957.

HEPPER, N.G.G., BLACK, L.F., FOWLER, W.S.: Relationships of lung volume to height and arm span in normal subjects and in patients with spinal deformity. Amer. Rev. Resp. Dis. **91**, 356–362 (1965).

HEPPNER, F.: Arnold-Chiarische Mißbildung und kindlicher Hydrocephalus. Öst. Z. Kinderheilk. **4**, 314–317 (1951).

HERAS MONTERO, M.: Agenesia sacrocoxigea subtotal. Arch. esp. Urol. **4**, 142–150 (1947).

HERBERT, J.J.: Ostéotomie vertébrale pour cyphose congénitale. Rev. Chir. orthop. **37**, 506–508 (1951).

HERBERT, J.J., PAILLOT, I.: Paraplégie kyphoscoliotique. Lyon chir. **53**, 471–475 (1957).

HERBERT, J.J.: Vertebral osteotomy for kyphosis especially in Marie-Strumpell arthritis. A report of 50 cases. J. Bone Jt Surg. **41A**, 291–302 (1959).

HERBERT, J.J.: Die vertebrale Osteotomie bei den Fehlhaltungen der Wirbelsäule (insbesondere bei der spondylitis ankylopoetica). Arch. klin. Chir. **298**, 165–184 (1961).

HERBERT, J.J.: Techniken zur Wirbelsäulenfixation bei Skoliosen mit durch Kälte konservierten homogenen Knochenspänen. Verh. dtsch. orthop. Ges. **97**, 82–85 (1963). 50 Kongress.

HERBERT, G., DURIEZ, J., CAUCHOIX, J.: Approche expérimentale du problème de la scoliose idiopathique. II. Effect de l'excision unilatérale de la masse musculaire paravertébrale lombaire chez le lapin lathyrique en croissance. Rev. Chir. orthop. **47**, 621–628 (1961).

HERLYN, K.E.: Die Zwillingspathologie unter besonderer Berücksichtigung chirurgisch-orthopädischer Erkrankungen. Bruns Beitr. klin. Chir. **157**, 421–445 (1933).

HERNANDEZ-ROS CODORNIU, A.: New forms of roentgenographic study of scoliosis with respect of pathogenesis of curvature. Apar. locom. **7**, 127–148 (1950).

HERNANDEZ ROS, A.: Operative Behandlung der Skoliosen. Verh. dtsch. orth. Ges. **97**, 101–103 (1963). 50. Kongress.

HERRING, J.M.: Correction of deformity with orthetic devices. Arch. phys. Med. **44**, 537–540 (1963).

HERRMANN, M.: Caput obstipum aus einem merovingerzeitlichen Körpergrab von Viernheim, Kreis Bergstraße. Zahnärztl. Welt **68**, 709–715 (1967).

HERRMANN, H.: Grenzen der unterstützenden Kieferorthopädischen Behandlung von Skoliose-Patienten mit Streckkorsett. Dtsch. Stomat. **21**, 526–530 (1971).

HERTEL, E., WÜRFEL, J.: Die Operation der Skoliose und ihre Ergebnisse. Z. Orthop. **106**, 85–98 (1969).

HERTLE, F., JENTSCHURA, G.: Elektromyographische Beobachtungen bei Säuglingsskoliosen. Arch. orthop. Unfall-Chir. **49**, 635–646 (1958).

HERTZOG, A.J., MANZ, W.R.: Right-sided heart failure (cor pulmonale) caused by chest deformity. Amer. Heart J. **25**, 399–403 (1934).

HERZ, M.: Die Seltenheit von Rachitis und Skoliosis auf Neuseeland. Z. orthop. Chir. **21**, 70–88 (1908).

HERZ, E., GLASER, G.H.: Spasmodic torticollis. II. Clinical evaluation. Arch. Neurol. Psychiat. (Chic.) **61**, 227–239 (1949).

HERZ, E., HOEFER, P.F.A.: Spasmodic torticollis. Physiologic analysis of unvoluntary motor activity. Arch. Neurol. Psychiat. (Chic.) **61**, 129–136 (1949).

HERZBERG, J.J., WISKEMANN, A.: Die fünfte Phakomatose. Basalzellnaevus mit familiärer Belastung und Medulloblastom. Dermatologica (Basel) **126**, 106–123 (1963).

HESS, L.: Über den Atmungsmechanismus bei Kyphoskoliose. Med. Klin. 372 (1921).

HESS, W.: Das Krankheitsbild der vertebra plana Calvé als Syndrom. Schweiz. med. Wschr. **77**, 737–738 (1947).

HESS, W.E.: Scoliosis. Clues to early recognition. Rocky Mtn. med. J. **64**, 43–46 (1967).

HESSE, F.A.: Spina bifida cystica. Ergebn. Chir. Orthop. **10**, 1196 (1918).

HESSE, I., BRONSTEIN, I.P., ABELSON, S.M.: Spontaneus atlanto-axial dislocations. Possible relation to deformity of spine. Amer. J. Dis. Child. **64**, 151–154 (1942).

HETTINGER, TH.: Isometrisches Muskeltraining. Stuttgart: Thieme, 1964.

HETZAR, W.: Adoleszentenkyphose. Dissertation Königsberg (1933).

HETZAR, W.: Untersuchungen über Kyphosis adolescentium. Brun's Beitr. klin. Chir. **160**, 13–29 (1934).

HEUBNER: Lehrbuch der Kinderheilkunde. Leipzig: Ambrosius Barth 2 (1906).

HEUER, F.: Ätiologie und Mechanik der Skoliose. Verh. dtsch. orthop. Ges. **21**, 157–160 (1927).

HEUER, F.: Die Vor- u. Rückwärtsbeugung der normalen Wirbelsäule unter besonderer Berücksichtigung der Änderung, die der Bewegungsumfang in einzelnen Wirbelsäulen erleidet. Z. orthop. Chir. **52**, 374–388 (1929).

HEUER, F.: Die menschlichen Haltungstypen und ihre Beziehungen zu den Rückgratverkrümmungen. Arch. orthop. Unfall-Chir. **28**, 249–276 (1930).

HEUER, F.: Die physiologische und skoliotische Drehung der Wirbelsäule. Z. orthop. Chir. **52**, 513–533 (1930).

HEUER, F.: Eine Nachlese zum Soliosenproblem. Arch. orthop. Unfall-Chir. **30**, 1–19 (1931).

HEUYER, G., FELD, M.: Paraplégie par kyphoscoliose au cours d'une maladie de Recklinghausen. Rev. neurol. **76**, 257–260 (1944).

HEUYER, G., LEBOVICI, S., KOUPERNIK, C., MARTINETTI, J.: Myxoedème congénital: Hypertrophie musculaire généralisée, malformation vertébral et atrophie corticale. Arch. franç. Pédiat. **7**, 698–704 (1950).

HEYER: Hungerknochenerkrankungen in München. Münch. med. Wschr. **67**, 98–99 (1920).

HEYMANN, CH.: Spinal cord compression associated with scoliosis. Report of case. J. Bone Jt Surg. **19**, 1081–1088 (1937).

HIBBS, R.A.: An operation for progressive spinal deformities. A preliminary report of three cases from the service of the orthopaedic hospital. N.Y. med. J. **93**, 1013–1016 (1911).

HIBBS, R.A.: Treatment of deformities of the spine caused by poliomyelitis. J. Amer. med. Ass. **69**, 787 (1917).

HIBBS, R.A.: A report of fifty-nine cases of scoliosis treated by the fusion operation. J. Bone Jt Surg. **6**, 3–37 (1924).

HIBBS, R.A., RISSER, J.C., FERGUSON, A.B.: Scoliosis treated by the fusion operation. An end result study of 360 cases. J. Bone Jt Surg. **13**, 91–104 (1931).

HIPP, E.: Syndrom Hüftlendenstrecksteife. Z. Orthop. **95**, 17–25 (1962).

HIENZ, H.A., MAU, H.: Röntgenologische und histologische Untersuchungen zur Frage des postoperativen Korrekturverlustes bei skoliotischen Wirbelsäulenversteifungsoperationen. Z. Orthop. **93**, 477–494 (1960).

HIGIER: 5 Fälle von Ischias scoliotica. Dtsch. med. Wschr. **18**, 627–646 (1892). Gaz. Lek. Warzzawa **12**, 288–297 (1892).

HIGIER, H.: Über eine seltene Form der alternierenden Skoliose bei Ischias. Neurol. Zbl. **14**, 962 (1895).

HILAL, S.K., KEIM, H.A.: Selective spinal angiography in adolescent scoliosis. Radiology **102**, 349–359 (1972).

HILDEBRAND: Über doppelseitiges Caput obstipum. Dtsch. Z. Chir. **45**, 584–594 (1897).

HILL, W.T.: Scoliosis cardiac failure. Amer. Heart J. **37**, 435–440 (1949).

HILL, M.C., COULSON, W., GARLAND, L.H.: The erect lateral lumbar roentgenogram in the evaluation of "low back" pain. Calif. Med. **98**, 260–263 (1963).

HILLEMAND, P., BARRE, Y.: L'étiologie de certaines hernies diaphragmatiques par l'hiatus oesophagien. Presse méd. **86**, 1791 (1954).

HILGENREINER: Aussprache. Schiefhals. Verh. dtsch. orthop. Ges. **51**, 181 (1929). 23. Kongress.

HILLEMAND, P., MIALARET, J., BOUTELIER, D.: Exclusion duodenale et ostéomalacie des gastrectomisés. Presse méd. **69**, 627–630 (1961).

HILPERT, P., BILGE, M.: Die Lungenfunktion bei Kyphoskoliose. Techn. Med. **3**, 191 (1973).

HILTGEN, M.: Syndrome du dos plat. Actualité en Cardiologie Nr. 9 Publications Sandoz (1970).

HINKEL, G.K., RUPPRECHT, E.: Zur Einordnung multipler mesenchymaler Fehlbildungen. (Eine Beobachtung von Dysostosis cleido-cranialis mit Dermatochalasis.) Arch. Kinderheilk. **175**, 292–302 (1967).

HINRICSSON, H.: Nord. Med. **20**, 2456 (1943).

HIPP, E.: Dorsale Exkavationen an den Lendenwirbelkörpern. Z. Orthop. Beilageheft **90**, 434–443 (1959).

HIRANO, S.: Electron microscopic studies on back muscles in scoliosis. J. Japan orthop. Ass. **46**, 47–62 (1972).

HIRSCH, E.: Ein Fall von Querschnittsläsion des Rükkenmarks bei Morbus Recklinghausen in Abhängigkeit von Schwangerschaft. Med. Klin. **23**, 983 (1927).

HIRSCH, K.: Über einen Fall von doppelseitigem angeborenen Hochstand der Schulterblätter. Z. orthop. Chir. **12**, 195–215 (1904).

HIRSCHBERGER, A.M.: Beiträge zur Lehre der angeborenen Skoliosen. Z. orthop. Chir. **7**, 129 (1900).

HIRST, A.E., GORE, I.: Marfan's syndrome: A review. Progr. cardiovas:. Dis. **16**, 187 (1973).

HITZENBERGER, K., REICH, L.: Größe, Form und Lage des gesunden Magens bei kyphoskoliotischen Menschen. Wien. Arch. inn. Med. **8**, 303–318 (1924).

HNATEK, J.: Ischias kyphotica. Dtsch. med. Wschr. **39**, 1989–1991 (1913).

HO, R.W., IZBICKI, R.: Spinal-pelvic adaption in the standing posture. J. Amer. Osteopath. Ass. **64**, 941–944 (1965).

HOBAEK, A.: Problems of hereditary chondrodysplasias, p. 124. Boston-Oslo-London: Oslo University Press 1961.

HOBBS, A.A.: Hereditary factors in multiple congenital deformities. Amer. J. Roentgenol. **51**, 677 (1944).

HOCHHEIM: Haltungsschäden und Skoliosen. Med. Welt 2019 (1961).

HODGEN, J.E., FRANTZ, C.H.: Juvenile Kyphosis. Surg. Gynec. Obstet. **72**, 798–806 (1941).

HODGSON, A.R., STOCK, F.E., FANG, H.S.Y., ONG, G.B.: Anterior spinal fusion. The operative approach and pathological findings in 412 patients with Pott's disease of the spine. Brit. J. Surg. **48**, 172–178 (1960).

HODGSON, A.R., YAU, A., KWON, J.S., KIM, D.: A clinical study of 100 consecutive cases of Pott's paraplegia. Clin. orthop. **36**, 128–150 (1964).

HODGSON, A.R.: Correction of fixed spinal curves. A preliminary communication. J. Bone Jt Surg. **47A**, 1221–1227 (1965).

HOEFFEL, J.C. et al.: Radiographic patterns of dyschondrosteosis (Léri-Weill disease). Radiol. Clin. Biol. **42**, 366 (1973).

HÖFFKEN, W.: Das Wirbelasoma (eine seltene Wirbelmißbildung). Fortschr. Roentgenstr. **84**, 483–487 (1956).

HOEKSTRA, G.: Über die familiäre Neurofibromatosis mit Untersuchungen über die Häufigkeit von Heredität und Malignität bei der Recklinghausenschen Krankheit. Virch. Arch. Path. Anat. **237**, 79–96 (1922).

HÖRDEGEN, K.M., TÖNNIS, O.: Der Einfluß der Hüftgelenksarthrodese auf die Wirbelsäule. Arch. orthop. Unfall-Chir. **69**, 97–113 (1970).

HÖRDEGEN, K., BESIRKY, H.W.: Hüftlendenstrecksteife bei Spondylolisthesis und Spondylolyse (zwei kasuistische Beiträge mit Abbildungen). Z. Orthop. **107**, 592–599 (1970).

HÖRDEGEN, K.M.: Wirbelsäule und Reiten. Schweiz. med. Wschr. **105**, 668 (1975).

HOESSLY, H.: Gibt es eine operative Behandlung der Skoliose? Z. orthop. Chir. **41**, 193–206 (1921).

HOESSLY: Zit. n. FREY.

HOFBAUER, L.: Kreislaufschwäche bei Kyphoskoliose. Wien. klin. Wschr. **48**, 89 (1935).

HOFF, H., WEINGARTEN, K.: Über spinale Tumoren im Kindesalter. Wien. klin. Wschr. **64**, 220–222 (1952).

HOFFA, A.: Operative Behandlung einer schweren Skoliose. Z. orthop. Chir. **4**, 402 (1895).

HOFFA: Über angeborene Skoliosen. Münch. med. Wschr. **48**, 2128–2129 (1901).

HOFFA, A.: Die neurogenen Skoliosen. Z. orthop. Chir. **11**, 4–35 (1903).

HOFFA, A.: Die neurogenen Skoliosen. Z. orthop. Chir. **11**, 30 (1903).

HOFFA: Lehrbuch der orthopädischen Chirurgie. 5. Aufl., S. 173. 1905.

HOFFA: Lehrbuch der orthopädischen Chirurgie. Stuttgart: Ferdinand Enke 1925.

HOFFMANN, J.: Weiterer Beitrag zur Lehre von der hereditären progressiven spinalen Muskulatrophie im Kindesalter nebst Bemerkungen über den fortschreitenden Muskelschwund im allgemeinen. Z. Nervenheilk. **10**, 292–320 (1897).

HOFFMANN-KUHNT, H.: Zur Therapie der Skoliose. Med. Mschr. **4**, 338–341 (1950).

HOHMANN: Über den muskulären Schiefhals. 23. Kongr. Dtsch. Gesellsch. (1928). Beilageh. Z. Orthop. **51**, 116–144 (1929).

HOHMANN, G.: Rückgratsverkrümmungen. Neue dtsch. Klinik **9**, 478–534 (1933).

HOHMANN, G., GÜNTZ, E.: Einseitige entzündliche Knochenveränderungen an einzelnen Gelenkfortsätzen der Lendenwirbelsäule als Ursache schwerer Bewegungsstörungen. Z. orthop. Chir. **66**, 115–130 (1937).

HOHMANN, G.: Über Verschiebungen von Wirbeln. Spondylose, Spondylolysthesis, Wirbelverschiebung nach hinten. Drehgleiten bei Lendenskoliose. Z. ärztl. Fortbild. **35**, 616–618 (1938).

HOHMANN, G.: Nil nocere: Gefahren bei der Behandlung der Hüftlendenstrecksteife. Münch. med. Wschr. **97**, 1173–1174 (1955).

HOHMANN, D.: Untersuchungen zur Frage des Standbeines bei Hüftarthrodesierten. Arch. orthop. Unfall-Chir. **54**, 153 (1962).

HOHMANN, D.: Gegenwärtiger Stand der operativen Behandlung der Skoliosen. Methoden und Anzeigenstellung. Mkurse ärztl. Fortbild. **19**, 4, 163 (1971).

HOISNARD: Thèse de Paris (1898).
HOLLAND, C., WÖLCK, H.: Oberschenkelamputation und Wirbelsäulenstatik. Arch. orthop. Unfall-Chir. **62**, 325–328 (1967).
HOLLAND, C., STOLLE, W.: Fehlbildungen der Wirbelbogenreihe. Fortschr. Röntgenstr. **112**, 120–122 (1970).
HOLLINSHEAD, W.H.: Functional anatomy of the limbs and back. Philadelphia: W.B. Saunders Company ed. 2 1960.
HOLLOWAY, L.W.: Caput obstipum congenitum. Sth. med. J. (Bgham, Ala.) **24**, 597–601 (1931).
HOLMES, T.W., JR.: Thoracotomy in the patient with dorsal scoliosis. Dis. Chest. **52**, 371–375 (1967).
HOLT, MCINTOSH: Holts diseases of infancy and childhood 11th ed. D., p. 996–1000. New York: Appleton-Century 1940.
HOLT, J.F., WRIGHT, E.M.: Radiologic features of neurofibromatosis. Radiology **51**, 647–664 (1948).
HOLZGARTNER, G., GÖRDES, W., CHRONEZ, E.: Einführung eines kieferorthopädischen Gerätes zur Vermeidung von Gebißdeformierungen bei der Extensionsbehandlung von Skoliosen. Z. Orthop. **102**, 31 (1966).
HOLZMANN, M.: Herzform bei Thoraxdeformitäten, S. 2695 und Das Herz bei Zirkulationserschwerung im kleinen Kreislauf, S. 2860. In: H.R. SCHINZ, W.E. BAENSCH, E. FRIEDL u. E. UEHLINGER, Lehrbuch der Röntgendiagnostik, 5. Aufl., Bd. 3, Stuttgart: Georg Thieme 1952.
HOMMA, H.: Bestimmung des Residualvolumens und ihre Bedeutung für die praeoperative Funktionsdiagnose. Wien. med. Wschr. **110**, 50–52 (1960).
HOMMEL, H.J.: Abdominale Symptome nach aufrichtenden Rumpfgipsverbänden. Z. Orthop. **101**, 339–344 (1966).
HOOTON, E.A.: A survey in seating. Massachusetts: Heywood-Wakefield Co 1945.
HOOTON, E.A.: Body built in relation to military in a sample of the united states army. Office of the Quarter Master General. Contract W 44-109 qm 1078 (1948).
HOPKINS, J.S.: Lower cervical rheumatoid subluxation with tetraplegia. J. Bone Jt Surg. **48B**, 46–51 (1967).
HOPPENFELD, S.: Congenital kyphosis in myelomeningocele. J. Bone Jt Surg. **49**, 276–280 (1967).
HOPPENFELD, S.: Scoliosis. A manual of concepts and treatment. Philadelphia: JB Lippincott 1967.
HOPPSTEIN, G.: A comparative study of the two popular methods of measuring scoliotic deformity of the spine. J. Bone Jt Surg. **43A**, 809–818 (1961).
HOREYSECK, L.: Ein weiterer Beitrag fixierter Lendenskoliose. Z. Orthop. **81**, 66–69 (1952).
HORNER, F.: Müllers Arch. Anat. Physiol. 478 (1854).
HORNSTEIN, O.P., BECKERN, H., HOFMANN, N., KLEISSL, H.P.: Pasqualini-Syndrom (fertiler Eunuchoidismus). Dtsch. med. Wschr. **99**, 1907–1914 (1974).
HORS-CAYLA, M.C., MAROTEAUX, P., GROUCHY, J. DE: Fibroblastes en culture au cours de mucopolysaccharidoses: influence du serum sur la metachromasie. Ann. Genet. **11**, 265 (1968).
HORSCH, K.: Über hereditäre degenerative Osteoarthropathie. Arch. orthop. Chir. **34**, 536–540 (1934).
HORVÁTH, E.: On kymographic investigatons of the juvenile kyphoscoliotic heart. Radiol. Diagn. **6**, 669–679 (1965).
HORVATH, F., GLAUBER, A.: Zwerchfelluntersuchung des auf Grund der idiopathischen dorsalen Skoliose deformierten Thorax. Z. Orthop. **105**, 347–358 (1968).
HORVATH, F., KAKOSSY, T.: Morphologie der Kimmellschen Krankheit auf der Schichtaufnahme. Z. Orthop. **110**, 261–265 (1972).
HORWITZ, T.: Structural deformities of the spine following bilateral laminectomy. Amer. J. Roentgenol. **46**, 836–840 (1941).
HOSOI, K.: Intradural teratoid tumor of the spinal cord. Report of a case. Arch. Path. **11**, 875 (1931).
HUEBERT, H.T.: Scoliosis. A brief history. Manitoba med. Rev. **47**, 452–456 (1967).
HOUDRE: Les traitements des scolioses dystrophiques évolutives. Maroc méd. **38**, 191–205 (1959).
HOUDRE: Kyphosis of acute evolution following tetanus in a 14-year-old child. Maroc méd. **42**, 51–52 (1963).
HOVORKA V.: Beitrag zur hysterischen Skoliose. Z. orthop. Chir. **14**, 594–599 (1905).
HOWARD, C.C.: A preliminary report of infraoclusion of the molars and premolars produced by orthopedic treatment of scoliosis. Int. J. Orthodont. **12**, 434–437 (1926).
HOWARD, F.M.: A new and effective drug in the treatment of the stiff-man-syndrome: Preliminary report. Proc. Mayo Clin. **38**, 203 (1963).
HOWARTH, M.B.: Postural anomalities of spine and lower extremities in young children. N.Y. J. med. **51**, 2868–2874 (1951).
HOWES, R.G., ISDALE, I.C.: The loose back: an unrecognized syndrome. Rheum. Phy. Med. **11**, 72–77 (1971).
HOWORTH, BECKET: Dynamic posture. J. Amer. med. Ass. **131**, 1394–1404 (1946).
HUBENSTORF, H.: Entstehung echter Torsionsskoliosen nach Querfortsatzfrakturen Erwachsener. In: Wirbelsäule in Forschung und Praxis **40**, 168 (1968). Hippokrates 1968.
HUBENSTORF: Entstehung echter Torsionsskoliosen nach Querfortsatzfrakturen Erwachsener. Wien. Orthop. Klin. Frankfurt: Gesellsch. W'S Forschung 1967.
HUBER, H.J.: Ergebnisse der Skoliosenoperationen. Verh. dtsch. orthop. Ges. **50**, 65 (1962).
HUBER, H.J.: Ergebnisse der Skoliosenoperationen. Verh. dtsch. orthop. Ges. **97**, 65–77 (1963). 50. Kongress.
HUBERT, SERÉE, DETTLOFF: Sur un cas de scoliose par hémi-vertèbres dorsales et lombaire. J. Radiol. Électrol. **29**, 580 (1948).
HUBERT, K.F.: Congenital torticollis. J. Bone Jt Surg. **32B**, 50–59 (1950).

HUBERT, T., MAC KINNON, W.B.: Syringomyelia and scoliosis. J. Bone Jt Surg. **50B**, 436 (1968).

HUBERT, H.T., MAC KINNON, W.B.: Syringiomyelia and scoliosis. J. Bone Jt Surg. **51B**, 338–343 (1969).

HUC, G., BRISARD, P.: La scoliose. Traité d'orthopédie I–II 1577–1694. Paris: Masson u. Cie 1932.

HUC, G., BRISARD, P.: La scoliose. Traité de Chir. Orthop., Ombrédanne et Mathieu, Masson, Paris 1937.

HUCHAR, H.: Considérations pratiques sur le coeur des bossus. J. Méd. Chir. prat. **67** (1896).

HUCKELL, R.G.: Treatment of scoliosis. Canad. med. Ass. J. **36**, 593–595 (1937).

HÜBSCHER: Symmetrische Einschränkung des Blickfeldes bei Torticollis. Beitr. klin. Chir. **10**, 299 (1893).

HUECK, H.: Ein Fall von eigenartiger Synostose der Lendenwirbelsäule. Arch. orthop. Unfall-Chir. **29**, 128–132 (1931).

HÜLSHOFF, T.: Über Verschlucken mit Fehlleitung von Speisen in das Bronchialsystem bei starker Spondylose der Halswirbelsäule und großem Oesophagusdivertikel; zugleich ein Beitrag zur sogenannten ankylosierenden Hyperostose der Wirbelsäule (FORESTIER). Fortschr. Röntgenstr. **86**, 141–143 (1957).

HÜLSHOFF, TH.: Neurofibromatose Recklinghausen und Knochenveränderungen. Fortschr. Röntgenstr. **92**, 174–178 (1960).

HÜNEMANN, C.: Chondrodystrophia calcificans congenita als abortive Form der Chondrodystrophie. Z. Kinderheilk. **51**, 1–19 (1931).

HUETER, C.: Klinik der Gelenkkrankheiten. Teil III (1878).

HUETER: Eine Antwort des Herrn Dr. R. Barwell, betreffend der Theorien der Skoliose. Arch. klin. Chir. **23**, 664 (1879).

HUG, O.: Thorakoplastik und Skoliose. Beilageheft Z. orthop. Chir. **42**, 1 (1921). Stuttgart: Ferdinand Enke 1921.

HUGHES, A.W.: Die Drehbewegungen der menschlichen Wirbelsäule und die sogenannten Musculi rotatores (THEILE). Arch. Anat. Entwicklungsgeschr. 265–280 (1892).

HUGONNIER, M.R.: Le torticollis oculaire. Lyon méd. **38**, 899 (1957).

HUHNSTOCKK, BROCK, R., KUHN, E.: Über das Stiff-man-Syndrom. Bericht über einen Fall und Übersicht über die Literatur. Dtsch. med. Wschr. **87**, 1388–1394 (1962).

HULBERT, K.F.: Congenital torticollis. J. Bone Jt Surg. **32B**, 50–59 (1950).

HULL, B.L.: Scoliosis in binovular twins. J. Bone Jt Surg. **43B**, 285 (1961).

HULT, L.: The munkfors investigation. Acta orthop. scand. Suppl. **16**, (1954). Zit. bei W. TAILLARD.

HULTKRANZ, J.W.: Über Dysostosis cleido-cranialis. Z. Morph. **11**, 385–528 (1908).

HUMMER, C.D., MAC EWEN, G.D.: The coexistence of torticollis and congenital dysplasia of the hip. J. Bone Jt Surg. **54A**, 1255–1256 (1972).

HUNEBELLE, G.: Le problème du travail simultané de fillettes formant une groupe hétérogène en rééducation vertébrale. Technique appliquée au centre médical scolaire de Liège. Arch. belges Méd. soc. **21**, 393–413 (1963).

HUNT, J.R.: Synergia cerebellaris myoclonica. Primary atrophy of the dentate system. Brain **44**, 440 (1921).

HUNT, J.C., PUGH, D.G.: Skeletal lesions in neurofibromatosis. Radiology **76**, 1–20 (1961).

HUNTER, C.: A rare disease in two brothers. Proc. roy. Soc. Med. **10**, 104 (1917).

HURLER, G.: Über einen Typ multipler Abartungen vorwiegend am Skelettsystem. Z. Kinderheilk. **24**, 220 (1919).

HURWITZ, S.H.: Osteitis deformans. Pagets disease. Bull. Johns Hopk. Hosp. **24**, 263–274 (1913).

HUSSENSTEIN, J., DELPLACE, J.: Maladie de Scheuermann. Presse méd. **78**, 2463–2466 (1970).

HUSSER, F.: Studien über Bewegungen der Brust- und Lendenwirbelsäule bei der Ausübung verschiedener Berufe unter Berücksichtigung der Berufsfürsorge für Körperbehinderte. Arch. Orthop. Unfall-Chir. **44**, 473–487 (1949/51).

HUWYLER, J.: Orthopädische Betrachtungsweise und Behandlung der Diskushernie. Schweiz. med. Wschr. **82**, 266–267 (1952).

HUWYLER, J.: Der Reifegrad des Skelettes bei noch florider Scheuermannscher Krankheit. Schweiz. med. Wschr. **95**, 675 (1965).

HUWYLER, J.: Das Auftreten degenerativer Veränderungen an der Hals- und Lendenwirbelsäule nach Scheuermannscher Krankheit. Schweiz. med. Wschr. **95**, 676 (1965).

HYNDMAN, O.R.: Torticollis spastica. Suggested etiologic relation to the vestibular apparatus: report of a case. Arch. Otolaryng. **29**, 927–938 (1939).

HYNDMAN, O.: Transplantation of the spinal cord. The probleme of kyphoscoliosis with cord lesion. Surg. Gynaec. Obstet. **84**, 460–464 (1947).

HYSLOP, G.H.: Torticollis of central origin. Med. Clin. N. Amer. 747–754 (1941).

IBORRA, M.: Le retentissement respiratoire des scolioses graves de l'enfant et de l'adolescent. Incidences de l'opération de Harrington. Thèse, Toulouse, 144 (1967).

IDELBERGER, K.H.: Zur Frage der operativen Behandlung der Skoliose. Arch. orthop. Unfall-Chir. **44**, 313–319 (1949/51).

IDELBERGER, K.H.: Tierexperimentelle Untersuchungen zur Pathogenese der Scheuermann'schen Krankheit. Verh. dtsch. orthop. Ges. 40. Konkr. 282 (1952).

IDELBERGER, K.H.: Unsere bisherigen Kenntnisse von Pathogenese und Ätiologie der Adoleszentenkyphose. Arch. orthop. Unfall-Chir. **45**, 406–409 (1952).

IDELBERGER, K.H.: Entstehung von Haltungsschäden der Jugendlichen. Med. Klin. **50**, 615 (1955).

IDELBERGER, K.H.: Beurteilung von Schäden des Haltungs- und Bewegungsapparates und ihre Auswirkung auf die Berufsfähigkeit Jugendlicher. Fortbildungsvortrag Ärztekammer NR z. Thema Jugendarbeitsschutzgesetz Febr. 1961.

IGNESTI, C., FRANCHI, F., DONNINI, L., SIMONETTI, E.: Behavior of the serum glycoproteins (neuraminic acid, hexoses, methylpentoses, hexosamine) in idiopathic juvenile scoliosis and effect of treatment with an anabolic steroid. Reumatismo **15**, 17–25 (1963).

IHLENFELDT, G.: Beitrag zur Scheuermann'schen Erkrankung. Dtsch. Z. Chir. **254**, 48–52 (1940).

IHLENFELDT, G.: Über eine besonders hochgradige Keilwirbelbildung bei Scheuermann'scher Erkrankung. Langenbecks Arch. klin. Chir. **263**, 222 (1949).

ILLINGWORTH, R.S.: Myositis ossificans progressiva (Münchmeyers disease) Brief review with report of two cases treated with corticosteroids and observed for 16 years. Arch. Dis. Childh. **46**, 264–268 (1971).

IMHÄUSER, G.: Zur Frage des Drehgleitens der Wirbelsäule. Arch. orthop. Unfall-Chir. **40**, 473–484 (1940).

IMHÄUSER, G.: Die Entstehung des muskulären Schiefhalses und seine Früherkennung. Dtsch. Gesundh.-Wes. **1**, 235–239 (1946).

IMHÄUSER, G.: Zur Ätiologie und Pathogenese des muskulären Schiefhalses. Z. Orthop. **82**, 254–262 (1952).

IMHÄUSER, G.: Spätuntersuchungen bei Beinamputierten. Verh. dtsch. orthop. Ges. **53**, 440 (1967).

IMHÄUSER, G.: Ist der muskuläre Schiefhals angeboren? Z. Orthop. **106**, 457–462 (1969).

IMMELMANN: Ischias scoliotica. Dtsch. med. Wschr. **31**, 243 (1907).

IMMENKAMP, M.: Ein benignes Osteoblastom des 4. Lendenwirbels als Ursache einer Hüftlendenstrecksteife. Z. Orthop. **109**, 616–625 (1971).

IMPERATI, L.: Contributo allo studio etiopatogenetico delle lussazioni patologiche del l'atlante. Riv. Chir. Med. 5–6 (1935).

IMREH, G.: Die Problematik der Haltungsfehler und Skoliosen mit ihrer Prophylaxe und Behandlung. Z. ärztl. Fortbild. **57**, 847–853 (1963).

INGELMARK, B.E., LINDSTRÖM, J.: Asymmetries of the lower extremities and pelvis and their relations to lumbar scoliosis. A radiographic study. Acta morph. neerl.-scand. **5**, 221–234 (1963).

INGELRAND, P., COUSIN, R.: Technique et résultats du traitement des scolioses évolutives de croissance à la gymnastique corrective de l'orthopédie. Lille chir. **11**, 33–40 (1956).

INGELRANS, P., VENDEUVRE, A.: Deux cas d'osteochondrite vertébral: infantile et de l'adolescent. J. Radiol. Électrol **28**, 398–401 (1947).

INGELRANS, B., COUSIN, R., DELMOTE, M.: Résultats du traitement évolutive en periode de croissance. A propos d'une statistique de 166 observations. Lille chir. **9**, 55–62 (1954).

INGELRANS, P.: Le traitement du mal de Pott et de la paraplégie pottique. Acta orthop. belg. **29**, 581–600 (1963).

INGELRANS, P., DEBEUGUY, P., PETTINATI, G.: La dysostose métaphysaire. Particularités cliniques et aspect familial. A propos d'une observation. Acta orthop. belg. **34**, 479–487 (1968).

INGRAHAM, F.D., LOWREY, J.J.: Occult spinal disorders in spina bifida and cranium bifidum. INGRAHAM, F.D. edit. Cambridge: Harvard University Press.

INGRAHAM, F.: Intraspinal tumors in infancy and childhood. Amer. J. Surg. **39**, 342–376 (1938).

INNES, A.: Postural scoliosis. Practitioner **177**, 345–347 (1956).

IRVINE-JONES, E.I.M.: A clinical study of congenital heart disease in childhood. Amer. Heart J. **2**, 121–138 (1926).

IRWIN, C.E.: Paralytic scoliosis. Instructional course lectures. Amer. Acad. orthop. surg. **5**, 221–231 (1948).

IRWIN, C.E., WRAY, J.B.: Experiences with the use of the Milwaukee frame in the treatment of paralytic scoliosis. J. Bone Jt Surg. **39A**, 1020–1026 (1957).

ISEL: Speiseröhrenverlauf bei Wirbelsäulenverkrümmungen. Diagnostische und therapeutische Schwierigkeiten bei dadurch bedingten Stenosen. HNO (Berl.) **2**, 398 (1951).

ISELIN, M.: Les déformations après thoracoplasties. Rev. Tuberc. (Paris) **4**, 44–48 (1938).

ISEMEIN, L., FOURNIER, A.M., TABAU, R.L.: Quelques aspects des ostéoporoses cortisoniques. J. Radiol. Électrol. **41**, 845–848 (1960).

ISIGKEIT, E.: Untersuchungen über die Heredität orthopädischer Leiden. III Der angeborene Schiefhals. Arch. orthop. Unfall-Chir. **30**, 459–494 (1931).

ISSEL, W.: Speiseröhrenverlauf bei Wirbelsäulenverkrümmungen diagnostische und therapeutische Schwierigkeiten bei dadurch bedingten Stenosen. Ärztl. Wschr. **6**, 56–59 (1951).

ITICOVICI, H., LYONS, H.: Ventilatory and lung volume determinations in patients with chest deformities. Amer. J. med. Sci. **232**, 265 (1956).

IZAR, G.: Gibbo e cuore. Minerva med. **45**, 711–714 (1954).

JACHENS, M.: Seltene Mißbildungen der Wirbelsäule und ihre Fehldiagnosen. Arch. Kinderheilk. **100**, 98–106 (1933).

JACOB, G.: La scoliose de cause thoraco-pleuro-pulmonaire. Poumon **23**, 439–451 (1967).

JACOBS, C.M.: Congenital torticollis. Illinois med. J. **19**, 727–735 (1911).

JAFFÉ, M.: Zur Therapie der habituellen Skoliose. Ref. Ubl. Chir. **22**, 408–410 (1890).

JAEGER, W.: Beobachtungen über den Achsenverlauf der Wirbelsäule. Fortschr. Röntgenstr. **47**, 299–312 (1933).

JAEGER, F.: Cervicale Bandscheibenschäden und ihre Behandlung. Arch. klin. Chir. **276**, 737–741 (1953).

JAEGER-DENAVIT, O.: De l'intérêt des examens fonctionnels respiratoires dans les scolioses et les séquelles de poliomyélite avec paralysie des muscles ventilatoires. Thèse Paris (1957).

JAEGER-DENAVIT, O.: Le déficit respiratoire des scolioses avant, pendant et après le traitement orthopédique et chirurgical. Ann. Méd. phys. **7**, 149 (1964).

JAEGER-DENAVIT, O.: Scolioses poliomyélitiques. Facteurs pronostiques. Rôle de l'atteinte respiratoire. Ann. Méd. phys. **7**, 182 (1964).

JÄGER, J.: Zur orthopädischen Symptomatik und Therapie des Ehlers-Danlos-Syndroms (Kasuistischer Beitrag). Z. Orthop. Beilageheft **99**, 455–464 (1965).

JÄGER, M., REFIOR, H.J.: Diastrophischer Zwergwuchs. Z. Orthop. **106**, 830–840 (1969).

JAENSCH, P.A.: Atypischer Torticollis ocularis durch Fehlen des geraden Senkers. Klin. Mbl. Augenheilk. **104**, 733 (1940).

JAENSCH, P.A.: Diskussionsbemerkung zu Stoewer: Okulär bedingte Zwangshaltungen und ihre operative Korrektion, Ber. Vers. Vgg. Augenärzte d. Ruhrgeb. Klin. Mbl. Augenheilk. **114**, 569 (1949).

JAGIC: Welche Herz- und Kreislauferscheinungen beobachtet man bei Kyphoskoliose. Wien. Klin. Wschr. 45 (1929).

JAHSS, S.A.: Torticollis. J. Bone Jt Surg. **18**, 1065–1068 (1936).

JAKOBSON, H.G., TAUSEND, M.E., SHAPIRO, J.H., POPPEL, M.H.: The "sway-back" syndrome. Amer. J. Roentgenol. **79**, 677–683 (1958).

JAKOBY, E.: Zur Prognose und Therapie essentieller Skoliosen. Z. Orthop. **87**, 383–393 (1956).

JAMES, J.I.P.: To curve patterns in idiopathic structural scoliosis. J. Bone Jt Surg. **33B** 399–406 (1951).

JAMES, J.I.P.: Common spinal deformities in children. Brit. med. J. **2**, 1270–1274 (1951).

JAMES, J.I.P.: Management of scoliosis. Postgrad. med. J. **28**, 386–396 (1952).

JAMES, J.I.: Idiopathic scoliosis. Prognosis, diagnosis and operative indications related to curve patterns in the age at onset. J. Bone Jt Surg. **36B**, 36–49 (1954).

JAMES, J.I.P.: Scoliosis in children. Brit. J. Radiol. **27**, 511–523 (1954).

JAMES, J.I.P.: Kyphoscoliosis. J. Bone Jt Surg. **37B**, 414–426 (1955).

JAMES: Paralytic scoliosis. J. Bone Jt Surg. **38B**, 660–685 (1956).

JAMES, J.E.: Paralytic scoliosis. Ann. roy. Coll. Surg. Engl. **21**, 21–42 (1957).

JAMES, J.I.P.: Symposium on the treatment of organic spinal deformities. Proc. roy. Soc. Med. **51**, 236–240 (1958).

JAMES, J.I.P., LLOYD-ROBERTS, PILCHER, M.F.: Infantile structural scoliosis. J. Bone Jt Surg. **31B**, 719–735 (1959).

JAMES, J.I.P.: Infantile idiopathic scoliosis. Clin. Orthop. **21**, 106–116 (1961).

JAMES, J.I.P.: Die operative Behandlung der Skoliose. Verh. dtsch. orthop. Ges. **50**, 126 (1962).

JAMES, J.I.P.: Die operative Behandlung der Skoliose. Verh. dtsch. orthop. Ges. **97**, 126–127 (1963). 50. Kongress.

JAMES, J.I.P.: Correction and fusion for scoliosis. J. Bone Jt Surg. **47B**, 587 (1965).

JAMES, J.I.P.: Classification and prognosis. In: Proceedings of a symposium on scoliosis, (edit. by P.A. ZORAB), p. 11. National Fund for Research into Poliomyelitis and other Crippling Diseases. London: Vincent House 1965.

JAMES, J.I.P.: Scoliosis. Edinbourg: E. u. S. Livingstone Ltd. 1967.

JAMES, J.I.: Infantile idiopathic scoliosis. Clin. Orthop. **77**, 57–72 (1971).

JANEK, J.: Beitrag zur traumatischen Ätiologie der Tortikollis. Z. Orthop. **71**, 290–295 (1911).

JANSEN, M.: Der Einfluß der respiratorischen Kräfte auf die Form der Wirbelsäule. Z. Orthop. Chir. **25**, 734 (1910).

JANSEN, M.: Die physiologische Skoliose und ihre Ursache. Z. orthop. Chir. **33**, 1–102 (1913).

JANSEN, M.: Der Einfluß der respiratorischen Kräfte auf die Form der Wirbelsäule. Z. orthop. Chir. **33**, (1913).

JANSEN, J.W.F.: Das Wesen und Werden der Achondroplasie. Stuttgart: 1913.

JANSEN, M.: Dysostosis cleido-cranialis. J. orthop. Surg. **3**, 468 (1921).

JANSEN, J.W.F.: Un cas de chondromatose unilatérale (Maladie d'Ollier). Acta radiol. (Stockh.) **4**, 133–136 (1925).

JANSEN, M.: Quelques notes sur la scoliose et le dos rond, leur cause et leur traitement. Rev. Orthop. **21**, 565–586 (1934).

JANSEN, K.: Postural factor in paralytic scoliosis: a clinical, radiologic and electromyographic study. Arch. phys. Med. **43**, 16–21 (1962).

JANSSEN, F., KEMPERDICK, H.: Spinal and costal abnormalities in congenital atresia of the oesophagus. Z. Kinderheilk. **117**, 275 (1974).

JANTKE: Verletzungen und Erkrankungen des Bewegungsapparates. In: Die ärztliche Beurteilung Beschädigter. Darmstadt: Steinkopf 1955.

JANTZEN, P.M.: Der angeborene Schiefhals. Resultate der konservativen Behandlung. Dissertation Hamburg (1948).

JANZEN, E.K.: Un cas de vertébra plana (Calvé) avec symtomes neurologiques. Rev. neurol. (1930).

JAROSCHY: Zur Kenntnis des klinischen Bildes der Chondrodystrophie. Beitr. klin. Chir. **83**, 379 (1913).

JAROSCHY, W.: Über Spätschädigungen des Rückenmarkes bei schweren Skoliosen und ihre operative Behandlung. Verh. dtsch. orthop. Ges. **21**, 194–200 (1927).

JAROSCHY, W.: Über Spätschädigungen des Rückenmarks (Kompressionsmyelitis) bei schweren Skoliosen. Bruns' Beitr. klin. Chir. **142**, 587–625 (1928).

JASTER, D., ZILLER, R.: Beitrag zur operativen Behandlung der Skoliose. Beitr. Orthop. Traum. **18**, 560–566 (1971).

JASTROWITZ: Dextropositio cordis bei Kyphoskoliose mit Differenz des Pulses in beiden Armarterien. Münch. med. Wschr. 793–794 (1919).

JAUBER DE BEAUJEU, A., MATERI, M.: Un cas de platybrachyspondylie chez un jeune musulman tunesien. J. Radiol. Électrol. **24**, 207–212 (1941).

JEAN, SOLCARD: Scoliose congénitale dorsale haute par hémivertèbre coexistant avec un spina bifida postérieur. Bull. Soc. anat. Paris 495 (1923).

JEANBRAU, E.: Voussure lombaire simulant un phlégmon périnéphrétique chronique et liée à une hèmivertèbre supplémentaire. Congrès franc. Urol. Proc. verb. 604–605 (1938).

JEANMART, L.: Les dorso-lombalgies d'origine professionelle. J. belge Radiol. **56**, 1–9 (1973).

JEANNOPOULOS, C.L.: Congenital elevation of the scapula. J. Bone Jt Surg. **34A**, 883–892 (1952).

JENKINS, D.H.R.: Extensive cervical laminectomy. Brit. J. Surg. **60**, 852 (1973).

JENNY, E.: Über die großen Amputationen an den Extremitäten. Hefte Unfallhk. 39 (1950).

JENNY, F., AUFDERMAUER, M.: Über die Spondylosis deformans der LWS bei Beinamputierten. Z. Unfallmed. Berufskr. 303–310 (1950).

JENSEN, J.: The heart in pregnancy. St. Louis: C.V. Mosby Co. (1938).

JENTSCHURA, G.: Die Rückgratsverkrümmungen bei Neurofibromatosis Recklinghausen. Orthop. **81**, 143–160 (1952).

JENTSCHURA, G.: Die akute Wirbelsäuleninsuffizienz im Kindesalter. Fortschr. Röntgenstr. **80**, 484–490 (1954).

JENTSCHURA, G.: Zur Pathogenese der Säuglingsskoliose. Arch. orthop. Unfall-Chir. **48**, 582–603 (1956).

JENTSCHURA, G.: Ergebnisse von Haltungsuntersuchungen an Heidelberger Schulkindern. 43. Kongr. Dtsch. Orth. Gesellsch. (1955). Beilageh. Z. Orthop. **87**, 292–294 (1956).

JENTSCHURA, G.: Zur Frühdiagnose der Säuglingsskoliose. Z. Orthop. **88**, 285–304 (1957).

JENTSCHURA, G., MARQUARDT, E.: Ursachen und Bedeutung lockerer Haltungsfehler im Kindesalter. Dtsch. med. Wschr. **83**, 1991 (1957).

JENTSCHURA, G., SCHMID, F.: Pleuritis mediastinalis im Kindesalter und Skolioseentstehung. Z. Orthop. **90**, 19–33 (1958).

JENTSCHURA, G.: Die Klinik der Skoliose. Hrsg. HOHMANN-HACKENBROCH-LINDEMANN, Bd 2, 237–277. Stuttgart: G. Thieme 1958.

JENTSCHURA, G.: Erwiderung zu den Bemerkungen von Herrn Prof. Schede zu meinen Arbeiten über die Säuglingsskoliose. Z. Orthop. **89**, 399–400 (1958).

JENTSCHURA, G.: Die Frühdiagnose der juvenilen Kyphose im Röntgenbild. Z. Orthop. Beilageheft 477 (1960).

JENTSCHURA, G.: Die Frühform der juvenilen Kyphose im Röntgenbild. Z. Orthop. **94**, 518–540 (1961).

JENTSCHURA, G.: Zum Heilungsverlauf der Vertebra plana Calvé. Z. Orthop. Beilageheft **99**, 211–217 (1965).

JENTSCHURA, G.: On the course of sagittal spine curvatures in idiopatic scoliosis. Zbl. Chir. **90**, 1954–1959 (1965).

JEQUIER, M.: Le syndrome de Marfan. Radiol. clin. **13**, Suppl. 1–68 (1944).

JEQUIER, M.: Les débuts de la cyphoscoliose de la maladie de Friedreich. Rev. med. Suisse rom. **83**, 420–431 (1963).

JÉQUIER, S., KAUFMANN, H.J.: Mißbildungen des Bekkens und des Schultergürtels. In: Handbuch der Kinderheilkunde von OPITZ, H. und SCHMID, F. Bd. 6. S. 284–292. Berlin-Heidelberg-New York: Springer 1967.

JEWETT, J.F.: Pulmonary stenosis, pulmonary fibrosis bronchopneumonia and atelectasis. New Engl. J. Med. **257**, 527–528 (1957).

JIROUT, J., SIMON, J., SIMONOVA, O.: Disturbances in the lumbosacral dynamics following poliomyelitis. Acta radiol (Stockh.) **48**, 361–365 (1957).

JIROUT, J.: Studien der Dynamik der Halswirbelsäule in der frontalen und horizontalen Ebene. Fortschr. Röntgenstr. **106**, 236–240 (1967).

JIROUT, J.: Die Rolle der Axis bei Seitenneigung der Halswirbelsäule und die „Latente Skoliose". Fortschr. Röntgenstr. **109**, 74–81 (1968).

JIROUT, J.: Die Kippung der Halswirbel in der sagittalen Ebene bei Seitneigung der Halswirbelsäule. Fortschr. Röntgenstr. **112**, 793–797 (1970).

JOACHIMSTHAL: Über Spina bifida occulta mit Hypertrichosis lumbalis. Berl. klin. Wschr. **22**, 563 (1891). Z. Ethnol. **24** (1892).

JOACHIMSTHAL: Ein weiterer Beitrag zur Kasuistik der Spina bifida occulta mit lokaler Hypertrichose. Virchows Arch. path. Anat. 488 (1893).

JOACHIMSTHAL: Ein seltener Fall von angeborener Wirbelspalte. Virchows Arch. path. Anat. **144**, 505 (1895).

JOACHIMSTHAL: Schiefhals. Hdb. orthop. Chir. **1**, 423 (1905).

JOB, J.C., NAHUM, M., FAURÉ, C., ROSSIER, A.: La dysostose cléido-crânienne, son polymorphisme. Arch. franç. Pédiat. **21**, 669 (1965).

JÖNSSON, M.: Einstellungsuntersuchungen bei Berglehrlingen unter besonderer Berücksichtigung der Wirbelsäule. Dtsch. Gesundh.-Wes. **21**, 1809–1811 (1966).

JÖRGENSEN, G., NOELLE, H.: Anämie und Kyphoskoliose. Ärztl. Wschr. **11**, 1–3 (1956).

JOFFE, N.: Some radiological aspects of survey in the adult. Brit. J. Radiol. **34**, 429–437 (1961).

JOHANNESSEN: Chondrodystrophia foetalis hyperplastica. Zieglers Beitr. **23**, 351 (1898).

JOHNSON, R., LÉGER, F., LAUZES: Cyphoscoliose et coeur pulmonaire. Un. méd. Can. **83**, 768–771 (1954).

JOHNSON, J.T.H., SOUTHWICK, W.O.: Bone growth after spine fusion. A clinical survey. J. Bone Jt Surg. **42A**, 1396–1412 (1960).

JOHNSON, J.T. u. Mitarb: Anterior strut grafts for severe kyphosis. Results of 3 cases with a proceeding progressive paraplegia. Clin. Orthop. **56**, 25–36 (1968).

JOHNSON, B.E., WESTGATE, H.D.: Methods of predicting vital capacity in patients with thoracic scoliosis. J. Bone Jt Surg. **52A**, 1433–1439 (1970).

JOHNSON, D.A., HUGHES, R.L.: Extradural cyst. Radiology **112**, 93 (1974).

JOHNSTON, W.L.: Hip shift: testing a basic postural dysfunction. J. Amer. Osteop. Ass. **63**, 923–930 (1964).

JOISTEN, CHR.: Über persistierende Apophysen an der LWS. Arch. orthop. Unfall-Chir. **28**, 620–622 (1930).

JONES, R.W.: Spontaneous hyperaemic dislocation of the atlas. Proc. roy. Soc. Med. **25**, 586 (1932).

JONES, L.: The postural complex. Observations as to cause, diagnosis and treatment. Springfield Ill.: Thomas 1955.

JONES, M.D.: Cineradiographic studies of the normal cervical spine. Calif. Med. **93**, 293–296 (1960).

JONES, F.P., HANSON, J.A., MILLER, J.F., BOSSOM, J.: Quantitative analysis of abnormal movement: The sit-to-stand pattern. Amer. J. phys. Med. **42**, 208–218 (1963).

JONES, D.H.: Kyphoscoliosis complicating pregnancy. Lancet **1964 I**, 517–519.

JONES, M.D., WISE, B.L.: Contribution of venous obstruction to experimentally induced Scheuermann's disease. Radiol. clin. (Basel) 91–100 (1967).

JONES, P.G.: Torticollis in infancy and childhood. Springfield Ill.: C.C. Thomas 1968.

JONGES, C.: Pathogenie van het skoliosebecken. Ned. T. Geneesk. (1907). Z. orthop. Chir. **21**, (1908).

JONKMANN, A.M.G.: Dorsale Halbwirbel als Ursache für angeborene Kyphosen. Röntgenpraxis **5**, 561–565 (1933).

JONKMANN, A.: Beitrag zur Frage: Frühskoliose und Rachitis. Z. orthop. Chir. **60**, 238–240 (1934).

JONSSON, B.: Studies in hip spane fusion in the treatment of scoliosis. Acta orthop. scand. Suppl. **14**, 1–139 (1953).

JORDANOGLOU, J.: Rib movement in health, kyphoscoliosis, and ankylosing spondylitis. Thorax **24**, 407–414 (1969).

JOSEPH, J.: Man's Posture. Springfield: Thomas 1960.

JOSEPH, H.: Electromyographic studies of man's posture. Clin. Orthop. **25**, 92–97 (1962).

JOWSEY, J., JOHNSON, K.A.: Juvenile osteoporosis. Bone findings in seven patients. Pediatrics **81**, 511 (1972).

JUDET, H.: A propos de la scoliose par asymmetrie de la V.V[e] lombaire. Presse méd. **28**, (1925).

JUDSON: Klinische Beobachtung seitlicher Wirbelverkrümmungen. Z. orthop. Chir. **4**, 526 (1896).

JUHL, J.H., MILLER, S.M., ROBERTS, G.W.: Roentgenographic variations in the normal cervical spine. Radiology **78**, 591–597 (1962).

JUNGBLUT, R., SCHULTE-BRINKMANN, W.: Scheuermann'sche Krankheit bei Patienten mit angeborenen und erworbenen Herzfehlern sowie herzgesunden Vergleichspersonen. Fortschr. Roentgenol. **109**, 216–222 (1968).

JUNGHAGEN, S.: Röntgenologische Skelettveränderungen bei Morbus Gaucher. Acta radiol. (Stockh.) **5**, 506–516 (1926).

JUNGHANS, H.: Altersveränderungen der menschlichen Wirbelsäule (mit besonderer Berücksichtigung der Röntgenbefunde). II. Die Alterskyphose. Arch. klin. Chir. **166**, 106–119 (1931).

JUNGHANNS, H.: Anatomische Grundlagen und Röntgenbilder der Adolescenten-, Alters- und osteoporotischen Kyphosen. Röntgenpraxis **4**, 97 (1932).

JUNGHANNS, H.: Die anatomischen Besonderheiten des 5. LW und der letzten Lendenbandscheiben. Arch. orthop. Chir. **33**, 260 (1933).

JUNGHANNS, H.: Dorsale Halbwirbel als Ursache für angeborene Kyphose. Röntgen- u. Lab.-Prax. **5**, 561–565 (1933).

JUNGHANNS, H.: Die entwicklungsgeschichtlichen Grundlagen der angeborenen Kyphosen. Zbl. Chir. 2997 (1935).

JUNGHANNS, H.: Die Fehlbildungen der Wirbelkörper. Arch. orthop. Unfall-Chir. **38**, 1 (1937).

JUNGHANNS, H.: Die funktionelle Untersuchung der Halswirbelsäule. Fortschr. Roentgenstr. **76**, 591–594 (1952).

JUNGHANNS, H.: Scheuermann'sche Krankheit. Dtsch. med. Wschr. **79**, 89 (1954).

JUNGHANNS, H.: Zur Ätiologie, Prognose und Therapie des M. Scheuermann. Med. Welt **1**, 300 (1955).

JUNGHANNS, H.: Die funktionelle Röntgenuntersuchung der Wirbelsäule. Radiologe **3**, 209–210 (1963).

JUNGHANNS, H.: Aufrichtungsoperationen bei Spondylitis ankylopoetica. Dtsch. med. Wschr. **93**, 1592–1594 (1968).

JUNGMANN, E.: Postencephalitischer Retrocollis spasticus. Arch. orthop. Unfall-Chir. **28**, 280 (1930).

JUSEWIC, J.S.: Thorakoplastik bei Skoliose. Zbl. Chir. **76**, 1000 (1951).

KADER, B.: Das Caput obstipum musculare. Beitr. klin. Chir. **18**, 173–323 (1897).

KADNER, P.: Differentialdiagnose: Skoliose-Sarkom der Leptomenix mit Querschnittslähmung. Beitr. Orthop. Traum. **17**, 26–27 (1970).

KÄSSNER-REITLER, R., BRÜCKNER, H.: Körperliche Haltungsanomalien bei Kindern und Jugendlichen als psychologisches Problem. Ärztl. Jugendk. **55**, 212–222 (1964).

KAGANAS, G., MÜLLER, W., WAGENHÄUSER, F.: Vertebragene Syndrome. Fortbildungskurse für Rheumatologie (1973). Basel: S. Karger.

KAHL, E., KOCH, E.: Hiatushernie bei Kyphosen und Skoliosen der Brustwirbelsäule. Dtsch. med. Wschr. **90**, 2156–2159 (1965).

KAHL, E., KOCH, E.: Hiatus hernia associated with kyphosis and scoliosis of the thoracic spine. Germ. med. Mth. **11**, 84–86 (1966).

KAHL, E., KOCH, E.: Hiatushernien bei Kyphosen und Skoliosen. Gastroenterologia (Basel) **106**, 165–170 (1966).

KAHLER, O.H.: Beitrag zur Erbpathologie der Dysostosis cleido-cranialis. Z. menschl. Vererb.- u. Konstit.-Lehre **23**, 216–234 (1939).

KAHN, P., FRATES, R.: The value of angiography of the small branches of the abdominal aorta. Amer. J. Roentgenol. **102**, 407–417 (1968).

KAISER, G.: Die Statik der Wirbelsäule und ihre Beachtung bei der Korsettbehandlung der Spondylitis tuberculosa. Z. Orthop. **83**, 424–430 (1953).

KAISER, G.: Ist die Beckenverdrehung bei der Skoliose Ursache oder Folge der Deformität. Verh. dtsch. orthop. Ges. **45**, 188–192 (1958).

KAISER: Skoliosen. Med. Welt **2**, 2019 (1961).

KAISER, G.: Der Knicksenkfuß der Kinder und Jugendlichen. Beitr. Orthop. **12**, 3–12 (1965).

KAISER, G.: Die Wirbelsäulenosteotomie zur Beseitigung einer starken Kyphose. Beitr. Orthop. Traum. **14**, 313–317 (1967).

KALLABIS, M.: Die funktionelle Behandlung von Rückgratverkrümmungen bei Säuglingen und Kleinkindern mit einer neuartigen Bandage. Orthop. Technik **16**, 224 (1964).

KALLABIS, M.: Die funktionelle Umkrümmungsbehandlung der dorsalen Skoliose bei Säuglingen und Kleinkindern. (Vorläufige Mitteilung.) Z. Orthop. **98**, 442–447 (1964).

KALLIUS, H.V.: Die Mißbildungen der Halswirbelsäule, insbesondere über das sogen. Klippel-Feil'sche Syndrom. Arch. orthop. Unfall-Chir. **29**, 440–466 (1931).

KALZ, F.: Cutis laxa als Symptom allgemeiner Stützgewebsschwäche. Arch. Derm. Syph. (Berl.) **171**, 155–160 (1935).

KAMIETH, H., REINHARDT, K.: Der ungleiche Symphysenstand. Ein wichtiges Symptom der Beckenringlockerung. Fortschr. Röntgenstr. **83**, 530 (1955).

KAMIETH, H.: Die Mechanik der Beckenringlockerung und ihre statischen Rückwirkungen auf die Wirbelsäule. Fortschr. Röntgenstr. **87**, 499–511 (1957).

KAMIETH, H.: Beckenring und Wirbelsäule. Arch. orthop. Unfall-Chir. **50**, 124–145 (1958).

KAMNIKER, K.: Zur Behandlung der posttetanischen Kyphose. Dtsch. Arch. klin. Med. **176**, (1934).

KAMPF, E.: Chondrodystrophia calcificans congenita. Z. Kinderheilk. **61**, 124 (1939).

KANERT, W.: Über schwere, nicht eingerichtete Verletzungen der Wirbelsäule. Bruns Beitr. klin. Chir. **160**, 484–490 (1934).

KANKELEIT, O.: Über die Deutung von streifenförmigen Schatten neben der Brustwirbelsäule im Röntgenbild. Münch. med. Wschr. 424–425 (1918).

KAPLAN, M., SAUVEGRAIN, J., HAYEM, F., DRAPEAU, P., MAUGEY, F., BOULLE, J.: Étude d'un nouveau cas de nanisme diastrophique. Arch. franç. Pédiat. **18**, 981 (1961).

KAPLAN, D.: Classification of the mucopolysaccharidoses based on the pattern of mucopolysacchariduria. Amer. J. Med. **47**, 721 (1969).

KARFIOL, G.: Über Wirbelsäulenbeschwerden bei Oberschenkelamputierten (Protheseninsuffizienz der Wirbelsäule) Münch. med. Wschr. **77**, 1356–1357 (1930).

KARTHAUS, P.: Congenitale musculaire torticollis. Ned. T. Geneesk. **115**, 1042 (1971).

KASSEM, N.Y., GROEN, J.J., FRAENKEL, M.: Spinal deformities and oesophageal hiatus hernia. Lancet **1965I**, 887–889.

KASTENDIECK, H.: Über die Ätiologie des angeborenen muskulären Schiefhalses. Z. Gynäk. **63**, 727–729 (1939).

KATO, KATSUJI: Congenital absence of the radius. With a review of the literature an report of three cases. J. Bone Jt Surg. **6**, 589–626 (1924).

KATTHAGEN, A.: Die Behandlung der frührachitischen Skoliose. Z. Orthop. **81**, 460–465 (1952).

KATZ, K.H., CHANDLER, H.L.: Morphine hypersensitivity in kyphoscoliosis. New Engl. J. Med. **238**, 322–324 (1948).

KATZ, J.F.: Back disorders in children. Clin Orthop. **21**, 62 (1961).

KATZ, M., DORFMANN, H., HUBAULT, A., DIJAN, A., BARD, M., SÈZE, S. DE: Maladie de Gaucher: A propos d'une observation à manifestations ostéoarticulaires dominantes. J. Radiol. Électrol. **54**, 61–68 (1973).

KATZMAN, H., WAUGH, T., BERDON, W.: Skeletal changes following irradiation of childhood tumors. J. Bone Jt Surg. **51A**, 825–842 (1969).

KAUFER, H., HAYES, J.T.: Lumbar fracture-dislocation. A study of twenty-one cases. J. Bone Jt Surg. **48A**, 712–730 (1966).

KAUFHOLD, M.: Der funktionelle Umbau von Rippen bei Pleuraschärten und Kyphoskoliosen. Beitr. klin. Chir. **183**, 489–502 (1951).

KAUFMANN, F.: Zur Kasuistik der kongenitalen Skoliose. Z. orthop. Chir. **31**, 81–108 (1913).

KAY, H.D., LEVY-SIMPSON, S., RIDDOCH, G., VILVANDRÉ, G.E.: Osteitis deformans. Arch. intern. Med. **53**, 208 (1934).

KAY, S.P.: A new conception and approach to the problem of scoliosis. Clin. Orthop. **81**, 21–33 (1971).

KAYSER: Zur Frage der kongenitalen Skoliose. Bruns' Beitr. klin. Chir. 463–473 (1910).

KAZMAREK, A.: Spina bifida anterior mit Megacoecum. Kinderärztl. Prax. **19**, 215–220 (1951).

KEATS, T.E., BURNS, T.W.: Radiographic manifestations of gonadal dysgenesis. Radiol. Clin. N. Amer. **2**, 297–313 (1964).

KECK, A.: Beitrag zur Morphologie der Rippen bei Skoliose. Z. orthop. Chir. **46**, 96–101 (1925).

KEEGAN, J.J.: Alterations of lumbar curve related to posture and seating. J. Bone Jt Surg. **35A**, 589–603 (1953).

KEENE, C.W.: Some experiments on mechanical rotation of the normal spine. Amer. J. orthop. Surg. **4**, 69–79 (1906–1907).

KEEVE, J.P.: "Fitness," "posture" and other selected school health myths. J. Sch. Hlth. **37**, 8–15 (1967).

KEIM, H.A., HILAL, S.K.: Spinal angiography in scoliosis patients. J. Bone Jt Surg. **53A**, 904 (1971).

KEIM, H.A., u. Mitarb.: The surcingle cast in scoliosis treatment. Clin. Orthop. **86**, 154–158 (1972).

KEIM, H.A., GREENE, A.F.: Diastematomyelia and scoliosis. J. Bone Jt Surg. **55A**, 1425 (1973).

KEIM, H.A., REINA, E.G.: Osteoid-osteoma as a cause of skoliosis. J. Bone Jt Surg. **57**, 159 (1975).

KEITH, A.: Anatomical notes on malay apes. J. Straits Br. Roy, Asiat. Soc. **23**, 77–94 (1891).

KEITH, A.: Man's posture: its evolution and disorders. Brit. med. J. 1–45, 499–502, 545–548, 624–626, 669–672 (1923).

KELLER, H.: Mobility of human spine. Arch. Surg. **8**, 627–657 (1924).

KELLGREN, J.H., BALL, J., TUTTON, G.K.: Articular and other limb changes in acromegaly; clinical and pathological study of 25 cases. Quart. J. Med. **21**, 405–424 (1952).

KELLOGG, L.C.: Impossibility of moving vertebrae. J. Amer. med. Ass. **81**, 233 (1923).

KELLY, T.S.B.: Non parasitic extradural cyst of spinal canal. Lancet **1937 II**, 13–16.

KEMPENEERS, P., HAELST, J. VAN, PONCELET, F.: Pathogénie et traitement de la scoliose. Bull. Soc. belge Orthop. **10**, 263–309 (1938).

KEMPF, F.: Über Ursache und Behandlung des Caput obstipum musculare. Dtsch. Z. Chir. **73**, 351–387 (1904).

KEMPF, F., WAHL, R., SIMLER, M.: Maladie de von Recklinghausen cutanée à localisation rachidienne. J. Radiol. Électrol. **42**, 138–160 (1961).

KEMPINSKY, W.H., MORGAN, P.P., BONIFACE, W.R.: Osteoporotic kyphosis with paraplegia. Neurology **8**, 181–186 (1958).

KENNEDY, C., SHIH, V.E., ROWLAND, L.P.: Homocystinuria. A report in two siblings. Pediatrics **36**, 736–741 (1965).

KERGIN, F.G., DEWAR, F.P.: Pleural decortication in the prevention and treatment of thoracogenic scoliosis. Arch. Surg. **61**, 705–712 (1950).

KERMAUNER, F.: Ein Fall von Spina bifida mit vorderer Wirbelspalte. Z. Heilk. **27**, 156–162 (1906).

KERMAUNER, F.: Über Mißbildungen und Störungen des Körperverschlusses. Arch. Gynäk. **28**, 221–226 (1906).

KERR, W.J., LAGEN, J.B.: The postural syndrome related to obesity leading to postural emphysema and cardiorespiratory failure. Ann. intern. Med. **10**, 569 (1936).

KERR, J.G.: Scoliosis with paraplegia. J. Bone Jt Surg. **35A**, 769–773 (1953).

KERWIN, A.J.: Pulmonocardiac failure as a result of spinal deformity. Arch. intern. Med. **69**, 560–572 (1942).

KESSEL, A.W.: Intrathoracic meningocele, spinal deformity and multiple neurofibromatosis. J. Bone Jt Surg. **33**, 92–93 (1951).

KIDD, E.G., BRIGGS, J.F.: Kyphoscoliotic heart disease. Five cases. Minn. Med. **35**, 42–44 (1952).

KIENBÖCK, R.: Über angeborene Rippenanomalien. Über den angeborenen Hochstand des Schulterblattes. Fortschr. Röntgenstr. **13**, 269–298 (1908/09).

KIENBÖCK, R.: Über Kreuzschmerzen bei versteckter Skoliose. Arch. orthop. Unfall-Chir. **28**, 609–621 (1930).

KIENBÖCK, R., MEWORACH: Ein Fall von multiplen Xanthomen in den Knochen. Röntgen- u. Lab.-Prax. **4**, 76–78 (1932).

KIENBÖCK, R.: Angeborene Skelettanomalien der Lumbosacralgegend bei Kryptoskoliose. Fortschr. Röntgenstr. **60**, 134–144 (1939).

KIENBÖCK, R.: Osteomalazie; Osteoporose, Osteopsathyrose, porotische Kyphose. Fortschr. Röntgenstr. **62**, 159–178 (1940).

KIESEWETTER, W.B., NELSON, P.K., PALLADINS, W.S., KOOP, C.E.: Neonatal torticollis. J. Amer. med. Ass. 1281–1285 (1955).

KIKUCHI, L., TOSHIRO, Y.: Zur Statistik der Deformitäten. Z. orthop. Chir. **29**, 293–294 (1911).

KILFOYLE, R.M., FOLEY, J.J., NORTON, P.L.: Spine and pelvic deformity in childhood and adolescent paraplegia. A study of 104 cases. J. Bone Jt Surg. **47A**, 659–682 (1965).

KIMMERLE, A.: Über einen Fall von Spondylitis syphilitica. Fortschr. Röntgenstr. **37**, 67–69 (1928).

KINGMA, M.J., DONK, E.B.: Operative behandeling van skoliose. Ned. T. Geneesk. **109**, 2285 (1965).

KINGMA, M.J.: Scoliose. Ned. T. Geneesk. **117**, 325 (1973).

KINZLER, M.: Zur Progredienz angeborener Skoliosen. Arch. orthop. Unfall-Chir. **45**, 666–670 (1953).

KIRCHMAIR, W.: Wirbelsäulendeformierung als Folge des Wundstarrkrampfes. Wien. klin. Wschr. **66**, 531–533 (1954).

KIRCHMAIR, H.: Angeborene Fehlbildungen und Anomalien 4. Oculo-vertebrales Syndrom (Weyers). Bericht über einen weiteren Fall mit zusätzlichem Zerebralschaden. Med. Mschr. **16**, 397–399 (1962).

KIRMISSON, E.: Pathogénie et traitement de la scoliose essentielle des adolescents. Rev. Orthop. **1**, 335–442 (1890).

KIRMISSON, E.: Curieux exemple de lordose congénitale chez une enfante de 18 mois. Rev. Orthop. **3**, 57 (1907).

KIRMISSON, E.: La scoliose congénitale. Rev. Orthop. **1**, 21–33 (1910).

KIRSCH, E.: Rachitis und Skoliose. Ergebnisse von Schuluntersuchungen. Rachitis und Skoliose. Dtsch. med. Wschr. 1309–1311 (1908).

KIRSCH, E.: Über die rachitische Skoliose. Verh. dtsch. orthop. Ges. **9**, 94–98 (1910).

KIRSCH, E.: Der Beginn der Skoliose. Jb. Kinderheilk. **74**, 308–317 (1911).

KIRSCH, COLAT, BARROIS: Tomographie dans les malformations thoraciques. J. Radiol. Électrol. **31**, 221–223 (1950).

KITTEL, G.: Pfaundler-Hurler'sche Krankheit oder Gargoylismus unter HNO-ärztlicher Sicht. Laryng. Rhin. Otol. **42**, 206–217 (1963).

KITTLESON, A.C., LIM, L.W.: Measurement of scoliosis. Amer. J. Roentgenol. **108**, 775–777 (1970).

KJELLAND, P.: Eclampsia puerperarum et fractura collumnal. Zentr.-Org. ges. Chir. **112**, 54 (1949).

KJELLMAN, B., GAMSTORP, I., BRUN, A., ÖCKERMAN, P., PALMGREN, B.: Mannosidosis a clinical and histopathologic study. J. Pediat. **75**, 366–373 (1969).

KLAFTEN, E.: Menstruations- und Gestationsverhältnisse bei Kyphoskoliotischen. Arch. Gynäk. **129**, 550–591 (1927).

KLAIN, V.: Il problema dei vizi di postamento degli adolescenti disauxici. Minerva pediat. **22**, 2220–2221 (1970).

KLAPP, R.: Funktionelle Behandlung der Skoliose. J. Bone Jt Surg. **22**, 858 (1924).

KLASSMEIER, H.: Funktionelle Störungen im Lendenwirbelsäulenbereich. Fortschr. Röntgenstr. **99**, 2 203–211 (1963).

KLAUS, E., KRIZEK, V., VRANESIC, Z.: Die Ochronose der Wirbelsäule im Röntgenbild. Fortschr. Roentgenol. **95**, 242–254 (1961).

KLEIN, F.: Kongenitale Skoliose. Fortschr. Roentgenol. **28**, 594 (1921/22).

KLEINBERG, S.: The operative treatment of scoliosis. Arch. Surg **5**, 631–645 (1922).

KLEINBERG, S.: Structural scoliosis complicated by paralysis of the lower limb. Report of case. J. Bone Jt Surg. **5**, 104–109 (1923).

KLEINBERG, S.: Sciatic scoliosis due to low backache. Amer. J. Surg. **7**, 89–94 (1929).

KLEINBERG, S.L.: Lumbar vertebral epiphysitis. Arch. Surg. **30**, 991 (1935).

KLEINBERG, S.: Scoliosis. Surg. Gynec. Obstet. **67**, 467–480 (1938).

KLEINBERG, S.: Treatment of structural scoliosis. Bull. Hosp. Jt Dis. **9**, 158–176 (1948).

KLEINBERG, S.: Sciatic scoliosis. Amer. J. Surg. **80**, 332–337 (1950).

KLEINBERG, S.: Scoliosis with paraplegia. J. Bone Jt Surg. **33A**, 225–230 (1951).

KLEINBERG, S., KAPLAN, A.: Scoliosis complicated by paraplegia. J. Bone Jt Surg. **34A**, 162–167 (1952).

KLEMS, H., FRIEDEBOLD, G.: Ruptur der Aorta abdominalis nach Aufrichtungsoperationen bei Spondylitis ankylopoetica. Z. Orthop. **108**, 554 (1971).

KLERKER, K.D.: Beiträge zur Kenntnis des Morbus Gaucher, besonders in klinischer Hinsicht. Acta paediat. (Uppsala) **6**, 302–351 (1927).

KLINGBERG, S.: Scoliosis with paraplegia. J. Bone Jt Surg. **33A**, 225 (1951).

KLIPPEL: Les lésions de la moelle dans la scoliose de l'enfance. Gaz. hébd. méd. chir. (1891).

KLIPPEL, M., FEIL, A.: Un cas d'absence des vertèbres cervicales. Nouv. iconogr. Sapêtrière, Paris **25**, 223 (1912).

KLOSE-GERLICH, J.: Die angeborenen seitlichen Wirbelspalten in der Lenden-Kreuzbeinregion. Z. orthop. Chir. **63**, 31 (1935).

KLUZER, E.: Considerazioni su di un caso di torticollo spasmodico operato con buono risultato. Minerva chir. **20**, 593–597 (1951).

KNIGHT: Cas de torticolis à la suite de l'ablation de vegétation. Rev. Laryngologie (1894).

KNÖTZKE, F.: Bemerkungen zur Wirbelsäule des Chondrodystrophen. Beitr. path. Anat. **81**, 547–567 (1929).

KNOFLACH, I.G.: Oesophagusverengungen bei Wirbelsäulendeformitäten. Münch. med. Wschr. **79**, 648 (1932).

KNUPFER, H.: Zur konservativen Behandlung paralytischer Skoliosen. Z. Orthop. **88**, 304–315 (1957).

KNUPFER, H.: Beitrag zur Entstehung und Behandlung von Lähmungsskoliosen. Med. Welt **2**, 1934–1939 (1957).

KNUPFER, H.: Abstützung bei paralytischen Skoliosen. Z. Orthop. **90**, 365–366 (1958).

KNUTSSON, F.: Die frontale Wirbelkörperspalte. Acta radiol. (Stockh.) **21**, 597–602 (1940).

KNUTSSON, F.: Observations on the growth of the vertebral body in Scheuermann's disease. Acta radiol. (Stockh.) **30**, 97–104 (1948).

KNUTSSON, F.: Remarques sur la croissance des corps vertébraux dans la maladie de Scheuermann. Acta radiol. (Stockh.) **30**, 173–174 (1948).

KNUTSSON, F.: Fusion of vertebrae following noninfectious disturbance in the zone of growth. Acta radiol. (Stockh.) **32**, 404–406 (1949).

KNUTSSON, F.: A contribution to the discussion of the biological cause of idiopathic scoliosis. Acta orthop. scand. **33**, 98 (1963).

KNUTSSON, F.: Vertebral genesis of idiopathic scoliosis in children. Acta Radiol. Diagn. **4**, 395–402 (1966).

KNY, W.: Zur Kenntnis der Dysostosis multiplex Typ Pfaundler-Hurler. Z. Kinderheilk. **63**, 366–377 (1942).

KOCH, F., SOUSA, F. DE: Zur Frühdiagnose der Mukopolysaccharidosen. Med. Welt **21**, N.F. 362 (1970).

KOCHER, T.: Über das Schenksche Schulband. Eine klinische Vorlesung über Skoliose. Korresp.-Bl. schweiz. Ärz. **17**, 331–338 (1887).

KOCHS, J.: Über adolescente Rückgratsverkrümmungen. Arch. orthop. Unfall-Chir. **24**, 95–118 (1927).

KOCHS, J.: Beitrag zur Chondrodystrophie und Chondromatose. Arch. orthop. Unfall-Chir. **31**, 419–433 (1932).

KOCHS, J.: Belastungsschäden am jugendlichen Organismus. Ärztl. Prax. **12**, 2049–2051 (1960).

KOCHS, J.: Die Scheuermann'sche Erkrankung (Die Adolescentenkyphose oder juvenile Kyphose). Ärztl. Prax. **13**, 1032–1036 (1961).

KÖLLIKER, VON: Zur Statistik der Skoliose. Zbl. Chir. **13**, 371–372 (1886).

KÖLLIKER, VON: Zur Verhütung und Behandlung der pleuritischen und empyematischen Skoliose. Dtsch. med. Wschr. **30**, 634 (1904).

KÖNIG, P.: Untersuchungsergebnisse über den Einfluß zu kurzer Beinprothesen auf die Wirbelsäulen. Verh. dtsch. orthop. Ges. **45**, 343 (1957).

KOESTER: Über den muskulären Schiefhals. Dtsch. med. Wschr. **21**, 117–122 (1895).

KOETSCHAU: Bericht über Untersuchungen von Haltungsfehlern an Hamburger Schulen. Verh. dtsch. orthop. Ges. **43**, 296–298 (1955).

KOETSCHAU: Bericht über Untersuchungen von Haltungsfehlern an Hamburger Schulen. 43. Kongr. Dtsch. Orthop. Gesellsch. (1955). Beilageh. Z. Orthop. **87**, 296–298 (1956).

KÖTTNITZ: Kopfskoliose. Zit. nach ISSIGKEIT.

KOHLER, C., GOURILLON, H.: Scolioses et atteintes neuropsychiatriques et neuroendocriniennes chez l'enfant et l'adolescent. Pediatrie **12**, 299–307 (1957).

KOLAR, J., VRABEC, R.: Posttraumatische Osteolyse nach Verbrühung. Arch. orthop. Unfall-Chir. **50**, 163–166 (1958).

KOLAR, J., VRABEC, R.: Zur röntgenologischen Symptomatologie der Strahlenschäden an den wachsenden Knochen. Radiol. diagn. **1**, 616–631 (1960).

KOLAR, J., VRABEC, R.: Röntgenologische Knochenbefunde nach der Hochstromverletzung. Fortschr. Röntgenstr. **92**, 385–394 (1960).

KOLAR, J., STASEK, V.L., PALECEK, L., LOKAJICEK, M.: Beitrag zur Symptomatologie der strahlenbedingten Wachstumsstörungen an der Wirbelsäule. Fortschr. Röntgenstr. **103**, 319–326 (1965).

KOLAR, J., VANDERKERKEN, G.J.M.: Osteogenesis imperfecta mit hyperplastischer Knochenbildung. Fortschr. Röntgenstr. **111**, 257–262 (1969).

KOLB, O.: Übermäßige Lendenkrümmung als Sitz und Haltungsschaden. Münch. med. Wschr. **74**, II 1097–1098 (1927).

KOLEPKE, E.: Über 2 Fälle von multipler Neurofibromatose (Recklinghausen'scher Krankheit) mit Verkrümmung der Wirbelsäule. Z. Orthop. **29**, 367 (1911).

KOLLMANN, K., SEIBEL, E.: Beitrag zur konservativen Behandlung der idiopathischen Skoliosen im Wachstumsalter als Vorbereitung für operative Maßnahmen unter besonderer Berücksichtigung beschäftigungstherapeutischer Methoden. Z. Orthop. **101**, 11–18 (1966).

KOMMERELL, G.: Nystagmusoperationen zur Korrektur verschiedener Kopfzwangshaltungen. Klin. Mbl. Augenheilk. **164**, 172–191 (1974).

KONRAD, E.: Zur Frage der Vererbung des muskulären Schiefhalses. Beitr. klin. Chir. **132**, 628 (1924).

KOPITS, E.: Eine kombinierte Methode der photographischen Skolioseabmessung. Z. orthop. Chir. **15**, 89 (1906).

KORKINEN, K., VANNAS, M.: Strabismus surgery as treatment for ocular torticolis. Acta ophthal. (Kbh.) **35**, 505–519 (1957).

KORNEW, P.: Transplantation und Knochenwachstum. Experimentelle Untersuchung. Arch. klin. Chir. **154**, 499–564 (1929).

KOSENOW, W., NIEDERLE, J.: Wirbelsäulenveränderungen im Röntgenbild bei malignen Geschwulsterkrankungen des Kindesalters. Mschr. Kinderheilk. **120**, 1–8 (1972).

KOTTKE, F.J., MUNDALE, M.O.: Range of mobility of the cervical spine. Arch. phys. Med. **40**, 379–382 (1959).

KOULALIS, G.: Bedeutung des Musculus scalenus anterior für die Entstehung des Schiefhalses. Z. Orthop. **105**, 69–74 (1969).

KOULALIS, G.: Hemiagenesia sacralis. Beitrag zur operativen Therapie. Z. Orthop. **106**, 361–367 (1969).

KOVÁCS, P.: Cosmetic correction of gibbus. Tuberkulózis **16**, 4–6 (1963).

KOVÁCS, P.: Skoliosen-Ermittlung auf Grund von Schirmbildern. Tuberkulózis **20**, 316–319 (1967).

KOVÁCS, A.: Observation of the cervial segment of the spinal canal by an extension device. Acta radiol. Diagn. **15**, 33 (1974).

KOZLOWSKI, K., ZYCHOWICZ, C.: Hypochondroplasie. Fortschr. Röntgenstr. **100**, 529–535 (1964).

KOZLOWSKI, K., ZYCHOWICZ, C.: Hypochondroplasie (ein weiterer Beitrag). Fortschr. Röntgenstr. **101**, 531–535 (1964).

KOZLOWSKI, K.: Hypochondroplasia. Polish Rev. Radiol. Nucl. Med. **29**, 450–459 (1965).

KOZLOWSKI, K., BUDZINSKA, A.: Combined metaphyseal and epiphyseal dysostosis. Report of two cases. One in which metaphyseal changes predominate, and a second one, in which epiphyseal changes are more marked. Amer. J. Roentgenol. **97**, 21–30 (1966).

KOZLOWSKI, K., HANICKA, M., ZYGULSKA/MACHOVA, H.: Dysplasia cleido-facialis. Z. Kinderheilk. **108**, 331–338 (1970).

KOZLOWSKI, K., RUPPRECHT, E.: Klinik und Röntgenbild der Osteochondrodysplasien und Mukopolysaccharidosen. Berlin: Akademie Verlag 1972.

KOZLOWSKI, K.: Spondylo metaphyseal dysplasia. Progr. pediat. Radiol. **4**, 299–308 (1973).

KOZLOWSKI, K.: Platyspondyly in childhood. Pediat. Radiol. **2**, 81–88 (1974).

KRAKOWITS, G.: Über die Auswirkung einer Beinverkürzung auf die Statik und Dynamik des Hüftgelenkes. Z. Orthop. **102**, 418 (1967).

KRAMER,: Zur Kasuistik der angeborenen Skoliosen. Arch. Orthop. **5**, 341 (1907).

KRAMER, H.: Osteogenesis imperfecta tarda bei einer vierzigjährigen Erstgebärenden. Zbl. Gynaekol. **83**, 1175–1180 (1961).

KRAUSE: Die angeborene Cervicodorsalskoliose und ihre Beziehung zur Halsrippe. Fortschr. Röntgenstr. **10**, 345–350 (1906).

KRAUSE, P., TRAPPE, M.: Ein Beitrag zur Kenntnis der Myositis ossificans progressiva. Fortschr. Roentgenol. **11**, 229–260 (1907).

KRAUSE, M.: Über die spontane Atalsdislokation. Z. Orthop. **101**, 187–196 (1966).

KRAYENBÜHL, H., LÜTHY, F.: Das spinale Neurinom und sympathische Ganglioneurom im Kindesalter. Schweiz. Z. Path. **10**, 51–65 (1947).

KRECH: Skoliose bei Syringemyelie. Klin. Wschr. **9**, 43 (1930).

KRECKE: Über scoliosis ischiadica. Münch. med. Wschr. **6**, 188 (1900).

KREMENS, V., ORLOFF, T.L.: Congenital calcific chondrodystrophy. J. A. Einstein med. Cent. **3**, 137 (1955).

KREUZ, L.: Angeborene Skoliose. Z. orthop. Chir. **44**, 133–137 (1924).

KREUZER, H., LOOGEN, F.: Verlauf der Aorta bei schwerer Skoliose. Fortschr. Röntgenstr. **98**, 361–362 (1963).

KREYE, E.: Sollen Skoliosekinder am Schulturnen teilnehmen? Dtsch. Gesundh.-Wes. **13**, 1449–1450 (1958).

KRIEGHOFF, R.: Die Aufgaben der technischen Orthopädie in der modernen Skoliosenbehandlung. Dtsch. Gesundh.-Wes. **23**, 1647–1653 (1968).

KRIEGHOFF, R., KOYDL, P., HOMMEL, H.J.: Welche Berechtigung hat die Umkrümmungsbandage in der Behandlung der Frühskoliose? Beitr. Orthop. Traum. **16**, 650 (1969).

KRIEGHOFF, R.: Die orthopädietechnische Versorgung in der konservativen Skoliosenbehandlung. Orthopädietechnische Informationen Heft **4/5** (1969).

KRÖNLEIN: Schiefhals. Zit. nach ISSIGKEIT.

KROGIUS, A.: Zur Pathogenese des muskulären Schiefhalses. Acta Chir. scand. **56**, 497–512 (1924).

KRÜCKMANN, E.: Über Augenstellung und Körperhaltung. Arch. klin. Chir. **183**, 720–725 (1935).

KRUEGER, K.E.: Beitrag zur Operation nach Kestenbaum bei nystagmischem Schiefhals. Klin. Mbl. Augenheilk. **136**, 4, 477–482 (1960).

KRÜGER, E.: Beitrag zur Therapie des fixierten Rundrückens Jugendlicher. Z. Orthop. **102**, 380–386 (1967).

KRUG, W.: Über Rückgratsverkrümmungen der Schulkinder. Jb. Kinderhk. **37**, 145–158 (1900).

KRUKENBERG: Beiträge zur Pathologie und Therapie der Skoliose. Arch. orthop. Unfall-Chir. **15**, 2 (1915).

KRUKENBERG: Zur Äthiologie und Therapie der paralytischen Skoliose. Zbl. Chir. **58**, 863 (1931).

KUBICEK, K., KUBICKOVER, B.: The prophylaxis of faulty posture. J. Sch. Hlth **25**, 265–267 (1965).

KUBICEK, K., KUBICKOVA, B.: Körperhaltung und kindliche Gesundheit. Z. ges. Hyg. **13**, 58–59 (1967).

KUBIK, S.: Anatomie des Lymphsystems. Radiol. Clin. Biol. **42**, 243 (1973).

KÜHNE, K.: Die Zwillingswirbelsäule. Z. Morph. Anthrop. **35**, 305 (1936).

KÜMMEL, W.: Die Mißbildungen der Extremitäten durch Defekt, Verwachsung, Überzahl. Bibliotheca medica. Cassel: T.G. Fischer u. Co. **3** (1895).

KÜMMELL, H.: Der heutige Standpunkt der traumatischen Wirbelerkrankung. Kümmell'sche Krankheit. Arch. orthop. Chir. **26**, 471–502 (1928).

KUHLENDAHL, H.: Monoradiculäre Kompression und osteogene Konstriktion cervicaler Nervenwurzeln. Arch. klin. Chir. **267**, 146–152 (1953).

KUHLENDAHL, H., KUNERT, W.: Röntgenologisch-klinische Studien zur Pathologie der Halswirbelsäule. Med. Welt 1596–1601 (1956).

KUHLMANN, F.Y.: Vertebra plana (Calvé) report of two cases. Amer. J. Roentgenol. **46**, 203–206 (1941).

KUHNS, J.G.: Pathological changes of muscles in the common diseases of children. J. Bone Jt Surg. **16**, 609–617 (1934).

KUHNS, J.G.: Scoliosis. New Engl. J. Med. **210**, 1310 (1934).

KUHNS, J.G.: Physiological scoliosis. Arch. Pediat. **55**, 343–351 (1938).

KUHNS, J.G.: Flat lumbal spine, its significance in childhood. Arch. Pediat. **64**, 622–629 (1947).

KUHNS, J.G., HORMELL, R.S.: Management of congenital scoliosis. Review of 170 cases. Amer. med. ass., Arch. Surg. **65**, 250–263 (1952).

KUHNS, J.G.: Diseases of posture. Clin. Orthop. **25**, 64–70 (1962).

KULSHRESHTHA, A.K.: Studies on the anatomy of the human vertebral column. Indian J. med. Sci. **15**, 958–963 (1961).

KUMMER, E.: Gait and posture under normal conditions, with special reference to the lower limbs. Clin. Orthop. **25**, 32–41 (1962).

KUSHNER, J., ALEXANDER, E., DAVIS, C.H., KELLY, D.L.: Kyphoscoliosis following subarachnoid shunts. J. Neurosurg. **34**, 783–791 (1971).

KUSLIK, M.: Die Skoliose und ihre operative Behandlung. Z. org. ges. Chir. **127**, 82 (1953).

KWALWASSER, S.: A case of marked s-curved scoliosis and marked lordosis treated by electric shock-therapy and curare. Psychiat. Quart. **24**, 17–20 (1950).

KYSELKA, R.: Die hereditäre Osteoonycho-dysplasie. Ein Beitrag zur ekto-mesodermalen Dysplasie. Arch. orthop. Unfall-Chir. **50**, 235–241 (1958).

KYSELKA, R., RRETAG, E.: A new procedure for measuring scoliotic curves. Beitr. Orthop. Traum. **7**, 508–515 (1960).

KYSELKA, R.: Biochemische Vorgänge im Zusammenhang mit der progredienten Skoliose. Beitr. Orthop. Trauma. **12**, 130–137 (1965).

LAAS, S.: Die kongenitale Skoliose. Z. Orthop. **94**, 368–373 (1961).

LABADIE, H., VERMEER, J.P., RIJNOIS, P., NOBEL, M.: Een nieuw korset ter correctie van de progressive paralytische scoliose bij kinderen. Ned. T. Geneesk. **107**, 2272–2275 (1963).

LA CHAPELLE: Osteotomy of the lumbal spine for correction of kyposis in a case of ankylosing spondylarthritis. J. Bone Jt Surg. **44**, 851–858 (1946).

LACHAPÈLE, A.P., LAGARDE, C.L.: De la maladie de Scheuermann (dite épiphysite vertébrale). J. Radiol. Électrol. **28**, 10–23 (1947).

LACHERETZ, M., u. Mitarb.: Considerations on the orthopedic and surgical treatment of idiopathic scoliosis. Acta chir. belg. Suppl. **3**, 39–45 (1965).

LACHERETZ, M., FOREST DE FAYE, JANNSENS, R.: L'appareil de Milwaukee dans le traitement de la scoliose. Pediatrie **21**, 487 (1966).

LACHMANN, E.: A comparision of the posterior boundaries of the lungs and pleura as demonstrated on the cadaver and on the roentgenogramm of the living. Anat. Rec. **83**, 521–542 (1942).

LACKNER, J.: Die Forestier'sche Erkrankung der Wirbelsäule. Fortschr. Roentgenstr. **91**, 71–76 (1959).

LACKUM, H.L. v.: Torticollis. Removal in early life

of the fibrous mass from the sterno-mastoid muscle. Surg. Gynec. Obstet. **48**, 691–694 (1929).

LACKUM, H. VON, SMITH, A.: Removal of vertebral bodies in the treatment of scoliosis. Surg. Gynec. Obstet. **57**, 250–256 (1933).

LACKUM, W.H. VON: Surgical treatment of scoliosis. Amer. Acad. orthop. Surg. **5**, 236 (1948).

LACKUM, W.H. VON, MILLER, J.B.: Critical observations of the results in the operative treatment of scoliosis. J. Bone Jt Surg. **31A**, 102–140 (1949).

LADD, W.E., GROSS, R.E.: Surgical treatment of duplications of the alimentary tract, enterogenous cysts enteric cysts or ileum duplex. Surg. Gynec. Obstet. **70**, 295 (1940).

LAEDERER, R.: La dégénérescence juvénile du disque intervertébral. Rev. suisse Path. **2**, 590–597 (1948).

LAIGNAL-LAVASTINE, SCHWAB, BONNARD: Scoliose congénitale par pièce osseuse surnuméraire entre D10 et D11. Bull. Soc. méd. Hôp. Paris 1612–1615 (1934).

LALLI, A.: Le associazioni di osteocondriti con altri processi morbosi. Orizzonti Ortop. odierna Riab **2**, 315 (1957).

LAM, C.R., MCCLURE, R.D.: Decompression of the heart in severe scoliosis. J. thorac. Surg. **12**, 517–525 (1943).

LAMB, F.W.: The roentgen ray in the diagnosis of scoliosis. Amer. J. Roentgenol. **9**, 723 (1922).

LAMB, D.W.: Lokalised osteochondritis of the lumbar spine. J. Bone Jt Surg. **36B**, 591–596 (1954).

LAMY, M.: Deux cas de sciatique spasmodique. Progr. méd. (Paris) **2**, 28–31 (1891).

LAMY, L.: Scoliose congénitale par malformation lombaire. Rev. Orthop. **11**, 462 (1924).

LAMY, L., LEUBA, J.: Les déformations de la colonne vertébrale dans le tabés et leur traitement. Rev. neurol. **33**, 51–59 (1926).

LAMY, L.: Attitudes cyphotiques douloureuses. Arch. franco-belges Chir. **31**, 191–212 (1928).

LAMY, M., ROYER, P., FREZAL, J., LESTRADET, H.: Le rachitisme vitamino-resistant familial hypophosphatémique primitif. Arch. franç. Pédiat. **15**, 1 (1958).

LAMY, M., MAROTEAUX, P.: Le nanisme diastrophique. Presse méd. **68**, 1977–1980 (1960).

LAMY, M., JAMMET, M.L., AYJAN, N.: Arthrogrypose ou syndrome arthrogryposique. Sem. Hôp. Paris **43**, 2419 (1965).

LANCE, M.: Cyphose de l'adolescence avec hypertrophie du noyau épiphysaire d'une vertèbre. Bull. Soc. Pédiat. Paris 21 fevrier (1922).

LANCE, M.: Deux cas de cyphose avec gibbosité par anomalies osseuses congénitales. Rev. Orthop. **10**, 55–60 (1923).

LANCE, M.: Étude sur les platyspondylies. Platyspondylies localisées. Platyspondylies généralisées. Bull. Soc. nat. Chir. **53**, 132–141 (1927).

LANCE, M.: Fausse gibbosité pottique d'origine congénitale. Bull. Soc. Pédiat. Paris **27**, 112–113 (1929).

LANCE, M., GIRARD, L., LANCE, P.: Ostéoporoses et malacies du rachisis chez l'adulte. Rev. Orthop. **25**, 384–448 (1938).

LANCE: Résultates éloignés de l'ostéosynthèse dans le traitement de la scoliose essentielle. Mém. Acad. Chir. **73**, 630–636 (1947).

LANCE, T.: Considérations pratiques sur le traitement des scolioses de l'enfant et de l'adulte. Sem. Hôp. Paris **32**, 2912–2916 (1956).

LANCE, P.: Algies rachidiennes d'aurigine statique. Rev. Prat. (Paris) **11**, 3573–3582 (1961).

LANCE, P.: Algies rachidiennes et maladies professionelles. Rev. Prat. (Paris) **11**, 3605–3606 (1961).

LANDEN, H.C.: Die Lungenfunktion bei Deformierung der BWS. Z. Orthop. **78**, 169–174 (1949).

LANDGRAF, F.K.: Beitrag zur Differentialdiagnose von juveniler Kyphose und Spondylitis. Fortschr. Roentgenstr. **84**, 493 (1956).

LANDI, L., CESARI, M., BOCCHI, L.: Paramorfismi e dismorfismi dell infanzia e dell adolescenza. Minerva med. **56**, 589–694 (1965).

LANDING, B.H., SILVERMAN, F.N., CRAIG, J.M., JACOBY, M.D., LAHEY, M.E., CHADWICK, D.L.: Familial neurovisceral lipidosis: analysis of eight cases of syndrome previously reported as Hurler-Variant, pseudo-Hurler and Tay-Sachs disease with visceral involvement. Amer. J. Dis. Childh. **108**, 503 (1964).

LANG, M.: Ansprache: Idiopathische Skoliosen. Verh. dtsch. orthop. Ges. **45**, 212–214 (1957).

LANG, E.K., BESSLER, W.T.: The roentgenologic features of acromegaly. Amer. J. Roentgenol. **26**, 321–328 (1961).

LANGE, CHR.: Zur Ätiologie der Skoliose. Z. orthop. Chir. **5**, 304 (1898).

LANGE, C.: Untersuchungen über Elastizitätsverhältnisse in den menschlichen Rückenwirbeln mit Bemerkungen über die Pathogenese der Deformitäten. Z. orthop. Chir. **10**, 47–110 (1902).

LANGE, F.: Die Behandlung der habituellen Skoliose durch aktive und passive Überkorrektur. Z. orthop. Chir. **18**, 1–69 (1907).

LANGE, C.: Zur Behandlung des Schiefhalses. Z. orthop. Chir. **27**, 440–441 (1910).

LANGE, F.: Das Ergebnis einer ausgedehnten Rippenresektion auf der konkaven Seite bei einer schweren Skoliose. Z. orthop. Chir. **41**, 207–216 (1921).

LANGE, M.: Die richtige Einstellung des Patienten beim Abguß eines Skoliosenkorsettes. Z. orthop. Chir. **48**, 366–375 (1927).

LANGE, M.: Ein Schulbeispiel von einer Adoleszentenskoliose, die unter dem Einfluß von oft sich wiederholendem einseitigem Schwertragen entstand. Z. orthop. Chir. **48**, 517–526 (1927).

LANGE, M.: Die Bedeutung der frührachitischen Knochenveränderungen für das spätere Leben. Münch. med. Wschr. **84**, 2022–2028 (1937).

LANGE, K.: Zur Ostitis fibrosa generalisata (RECKLINGHAUSEN). Zbl. Chir. **65**, 2368–2373 (1938).

LANGE, M.: Zum Problem der operativen Behandlung der Skoliose. Z. Orthop. **81**, 179–190 (1952).

LANGE, M.: Zur operativen Behandlung von schweren Rumpferkrankungen. Langenbecks Arch. klin. Chir. **273**, 784–791 (1953).

LANGE, M.: Die operative Behandlung der Skoliose. Z. Orthop. **88**, 41–65 (1956).

LANGE, M., LANGE, M.: Der Einfluß der innersekretorischen Störungen für die Entstehung typischer Erkrankungen des Skelettsystems, betrachtet vom internistischen und vom orthop. Standpunkt. Med. Klin. **51**, 1580–1586 (1956).

LANGE, M.: Die operative Behandlung der Skoliose. Med. Klin. **51**, 1817–1819 (1956).

LANGE, M.: Internistische Beobachtungen bei Skoliosen. Verh. dtsch. orthop. Ges. **50**, 47 (1962). Beilageh. **97**, 47–65 (1963).

LANGENSKIÖLD, F.: Über die Lockerung des Sacroiliacalgelenkes. Acta chir. scand. **67**, 535–546 (1930).

LANGENSKIÖLD, F.: Coincidence of scoliosis and paraplegia. Acta chir. scand. **105**, 188–194 (1953).

LANGENSKIÖLD, A., MICHELSSON, J.E.: Experimental progressive skoliosis in the rabbit. J. Bone Jt Surg. **43B**, 116–120 (1961).

LANGENSKIÖLD, A., MICHELSSON, J.: The pathogenesis of experimental progressive scoliosis. Acta orthop. scand. **33**, 390 (1963).

LANGENSKIÖLD, A., RISKA, E.B.: Pott's paraplegia treated by antero-lateral decompression in the thoracic and lumbar spine. A report of 27 cases. Acta orthop. scand. **38**, 181–192 (1967).

LANGENSKIÖLD, A.: Correction of congenital scoliosis by excision of one half of a cleft vertebra. Acta orthop. scand. **38**, 291–300 (1967).

LANGER, L.O.: The radiographic manifestations of the HS-Mucopolysaccharidosis of Sanfilippo. Ann. Radiol. **7**, 315–325 (1964).

LANGER, L.O. JR.: Spondyloepiphysial dysplasia tarda. Hereditary chondrodysplasia with characteristic vertebral configuration in the adult. Radiology **82**, 833–838 (1964).

LANGER, L.O.: Diastrophic dwarfism in early infancy. Amer. J. Roentgenol. **93**, 399–404 (1965).

LANGER, L.O., CAREY, L.S.: The roentgenographic features of the HS mucopolysaccharidosis of Morquio (Morquio-Brailsfords disease). Amer. J. Roentgenol. **97**, 1–20 (1966).

LANGER, L.O., KRONENBERG, R.S., GORLIN, R.J.: A case simulating Hurler syndrome of unusual longevity, without abnormal mucopolysacchariduria. Amer. J. Med. **40**, 448–457 (1966).

LANGFRITZ, H.U., SCHOEN, D.: Vorgetäuschte Keilwirbel auf dem Röntgenbild der Skoliosen. Z. Orthop. **90**, 42–49 (1958).

LANKFORD, L.L.: Postural backache. Amer. J. Orthop. **6**, 150–153 (1964).

LANZE: Pseudogibbosité pottique d'origine congénital. Bull. Soc. Pédiat. Paris **27**, 112 (1929).

LAPATSANIS, P., KAVADIAS, A., VRETOS, K.: Juvenile osteoporosis. Arch. Dis. Childh. **46**, 66 (1971).

LARCAN, A., CAYOTTE, J.L., GAUCHER, A., BERTHEAU, J.M.: La toxopachyostéose de Weismann Netter. Ann. méd. Nancy **2**, 1724–1732 (1963).

LARMI, T.K., PÄTIÄLÄ, I., KARVONEN, M.J.: Studies of pulmonary function in kyphoscoliosis after tuberculous spondylitis. Ann. Med. intern. Fenn. **44**, 57–69 (1955).

LA ROCCA, H., MACNAB, I.: Value of pre-employment radiographic assessment of the lumbar spine. Canad. med. Ass. J. **101**, 49–54 (1969).

LAROCHE, G., KLOTZ, B.: Un cas de syndrome de Klippel-Feil avec quadriplégie spasmodique. Rev. neurol. **2**, 47 (1933).

LAROSE, J.H., GAY, B.B.: Metatrophic Dwarfism. Amer. J. Roentgenol. **106**, 156–161 (1969).

LARSEN, L.J., SCHOTTSTAEDT, E.R., ASHLEY, R.K., CALLANDER, J.N.: Scoliosis in childhood. Treatment utilizing Risser casts and posterior spinal arthrodesis. Calif. Med. **98**, 20–23 (1963).

LARSON, N.J.: Sacroiliac and postural changes from anatomical short lower extremity. J. Amer. Osteop. Ass. 1 (1940).

LARSON, L.M., ROSENOW, J.H.: Fibrous sternomastoid „tumor", of infancy: Their role in etiology of muscular torticollis. Minn. Med. **31**, 1243–1247 (1948).

LASERRE, C.: Excavation et tassement des vertèbres dans l'ostéomalacie sénile et présénile. Bull. Soc. med. Chir. Bordeaux 451–467 (1936).

LASSALLE, J.: Diagnostic de la scoliose et ses rapports avec quelques états pathologiques. Thèse, Bordeaux (1900).

LASSERRE, C., MARTINAUD: Torticolis par sublaxation vertébrale chez un enfant de 5 ans opéré de mastoidite bilatérale. J. Méd. Bordeaux **2**, 53 (1933).

LASSERRE, C.: La scoliose. Examen et thérapie. J. Méd. Bordeaux **127**, 715–723 (1950).

LASZLO, A.F.: Temporary complete paralysis above recurrent laryngeal nerve due to extention-cast applied for scoliosis. Ann. Otol. (St. Louis) **56**, 216–219 (1947).

LÁSZLÓ VIGVARY, L., FAZEKAS, A., ERTNER, I.: Scheuermann'sche Krankheit bei einem Patienten mit Marfan Syndrome. Magy. Radiol. **22**, 285–289 (1970) (mit engl. u. deutsch. Zusammenfassung — Ungarisch).

LAUBER, H.C., WEBER, F.P., GREENFIELD, J.G.: Idiopathic extreme osteoporosis especially of the spinal column and thoracic cage with collapse of front of chest. Ann. rheum. Dis. **7**, 127 (1948).

LAURENCE, G., TROISIER, O.: Prognostic et pathogénie des scolioses essentielles. Rev. prat. **2**, 1183–1190 (1952).

LAURENCE, G., BLONDEAU, T.: Scolioses et bascules du bassin par inégalité des membres inférieurs. Rev. prat. **2**, 1217–1218 (1952).

LAURENCE, G.: Le torticollis congénital. Rev. prat. **4**, 2695–2696 (1954).

LAURENCE, G., AUSSANNAIRE, M., DUBOIS, M., BROUANT, M.: Trois cas de cyphose congénitale par malposition intrautérine. Arch. franç. Pédiat. **13**, 1080–1083 (1956).

LAURENT, L.E., EINOLA, S.: Spondylolisthesis in children and adolescents. Acta anaesth. scand. **31**, 1 (1961).

LAUS, S.: Paraplegia da cifosi. Boll Soc. tosco-umbra Chir. **12**, 596–604 (1951).

LAUWERS, F.: Posture disorders as the cause of low back pain. J. belge Méd. phys. Rhum. **16**, 153–173 (1961).

LAVERMICOCCA, A.: Sulla scoliosometria-binostereoscopia-Pantoscoliose grafo-plasmoscoliosometro. Atti S.I.O.T. **8**, 490–521 (1913).

LAVERMICOCCA, A.: Dokumentazione plastica della scoliosi. Arch. Ortop. (Milano) **43**, 148–156 (1927).

LAW, W.A.: Ankylosing spondylitis treated by spinal osteotomy. Brit. med. J. **1**, 308–309 (1950).

LAW, W.A.: Lumbar spinal osteotomie. J. Bone Jt Surg. **41B**, 270–278 (1959).

LAW, A.: Osteotomy of the cervial spine. J. Bone Jt Surg. **41B**, 640–641 (1959).

LAW, A.: Osteotomy of the spine. J. Bone Jt Surg. **44A**, 1199–1206 (1962).

LAWS, J.W., PALLIS, C.: Spinal deformities in neurofibromatosis. J. Bone Jt Surg. **45B**, 674–682 (1963).

LAWSON, J.D.: Lateral dislocation of the vertebra. J. Bone Jt Surg. **14**, 387–390 (1932).

LAWSON, S.L.: Paravertebral teratoid tumor with scoliosis. Report of cases. J. Amer. med. Ass. **151**, 271–275 (1953).

LAZZARI, A., FRONTALI, A.: Le spondylopatie dispituarie: Contributo clinico. Osped. ital. Chir. **15**, 155–169 (1966).

LEARY, M., OBST, D.: Congenital absence of ribs. S. Afr. med. J. **40**, 391–392 (1966).

LECHLER, H.: Über Querschnittsschädigungen bei Kyphoskoliosen. Nervenarzt **22**, 328–330 (1951).

LECHTEN: Zur Behandlung der Säuglingsskoliosen. Z. Orthop. **90**, Suppl., 203–204 (1958).

LECOEUR: Diskussionsbemerkung. Rev. Chir. orthop. **40**, 70 (1954).

LE COUNT, MYRS: Systemic blastomycosis. J. infect. Dis. **3**, 666 (1906).

LEDENT, R.: Aux extrémes en matière de scoliose. Bull. Soc. belge Orthop. **5**, 200–206 (1933).

LEDERER, R.: Die juvenile Bandscheibendegeneration in der Genese der Scheuermannschen Krankheit. Schweiz. Z. Path. **11**, 590–597 (1948).

LEE, H.G.: Seitliche rotatorische Verbiegung der Wirbelsäule infolge von Herzhypertrophie. New Engl. J. Med. **199**, 78 (1928), Ref. Fort Roe **38**, 733 (1928).

LEEDS, N.E.: Epiphysial dysplasia multiplex. Amer. J. Roentgenol. **84**, 506–510 (1960).

LEFEBVRE, J., KLEIN, M.R., LEPINTRE, J., FAURE, C.: Étude radiologique des tumeurs médullaires de l'enfant. Acta radiol. (Stockh.) **46**, 48–53 (1956).

LE FEBVRE, J., TRIBOULET-CHASSEVANT, A.: Electromyographic data in idiopathic scoliosis. Arch. phys. Med. **42**, 710–711 (1961).

LE FORT, R., INGELRANS, P.: Á propos du torticolis congénital d'origine vertébral. Rev. Orthop. **11**, 405 (1924).

LEFOUCHER, C., BARDOUSE, J., VIX, J.: Sténose du IIIe duodenum par scoliose grave. Arch. Franç. Mal. Appar. dig. **59**, 824 (1970).

LEGER, W.: Das Krankheitsbild der Mesenchymose (Ehlers-Danlos-Syndrom). Z. Orthop. **85**, 35–47 (1955).

LEGER, W.: Röntgenologische Bewegungsstudien an der Lendenwirbelsäule. 43. Kongr. Dtsch. Orthop. Ges. (1955), Beilageh. Z. Orthop. **87**, 211 (1956).

LEGER, W.: Schwerpunkt, Wirbelsäule und Becken auf Röntgenganzaufnahmen. Verh. dtsch. orthop. Ges. **88**, 446–451 (1956).

LEGER, W.: Die Bedeutung der Wirbelsäulenganzaufnahmen für die Wirbelsäulendiagnostik. Radiol. clin. (Basel) **28**, 129–138 (1959).

LEGER, W.: Röntgenologische Darstellung beider Beine im Stand. Z. Orthop. **92**, 293 (1960).

LEGER, W.: Bedeutung der Röntgenganzaufnahme zur Beurteilung der Indikation der Skoliosenoperation und der Behandlungsergebnisse. Verh. dtsch. orthop. Ges. **50**, 85–89 (1963).

LE GO, P., WELFLING, J.: Renseignements tirés de l'examen radiologique systématique du squelette lombopelvien chez les candidats à l'embauche par la S.N.F.C. Presse méd. **76**, 901 (1968).

LEHMAN, E.P.: Spinal extradural cysts. Amer. J. Surg. **28**, 307–322 (1935).

LEHMANN, O.: Aussprache zu Hüftlendenstrecksteife. Verh. dtsch. orthop. Ges. **65**, 278 (1937).

LEHMANN, W.: Diskordantes Auftreten einer schweren Kyphoskoliose bei einem eineiigen Zwillingspaar. Z. menschl. Vererb.- u. Konstit.-Lehre **20**, 237–245 (1936).

LEHMANN-FACIUS, H.: Die Keilwirbelbildung bei der kongenitalen Skoliose. Frankfurt. Z. Path. **31**, 489–499 (1925).

LEHNDORFF, H.: Deformitäten der Wirbelsäule und der Rippen im Verlauf eines schweren Tetanus. Wien. med. Wschr. **57**, 2477 (1907).

LEHRNBECHER, A.: Operation oder redressierendes Vorgehen bei skoliotischer Markkompression. Zbl. Chir. **55**, 1606–1608 (1928).

LE MESURIER, A.B.: A method of correcting, the deformity in scoliosis before performing, the fusion operation. J. Bone Jt Surg. **23**, 521–532 (1941).

LE MESURIER, A.B.: Diskussionsbemerkung: Einseitige Epiphysenausräumung an den Wirbelkörpern zur Skoliosebehandlung. J. Bone Jt Surg. **33A**, 33–34 (1951).

LEMMERZ, A.H.: Zur Kenntnis der Scheuermannschen Krankheit in Kombination mit chronisch-schleichendem Wirbelsäulenrheumatismus. Röntgenpraxis **11**, 342–349 (1939).

LEONARDI, A., FINESCHI, G. et al.: Le protrusioni posteriori del disco intervertebrale. 51. Congr. Soc. Ital. Ortop. Traum 1968.

LEPPING, J.: Schiefhals und branchiogene Mißbildung. Z. Orthop. **76**, 244–250 (1947).

LERCH, H., WURM, H.: Schmerzzustände an den Dornfortsätzen der Wirbelsäule und anderen Knochenprominenzen des Rückens. Mit pathologisch-anatomischen Bemerkungen. Arch. orthop. Unfall-Chir. **56**, 108–122 (1964).

LEROUX: Les torticollis d'origine otique. Presse méd. 495 (1906).

LE ROY, H., LACKUM, VON, SMITH, A., DE: Removal of vertebral bodies in the treatment of scoliosis. Surg. Gynec. Obstet. **57**, 250–256 (1933).

LEROY, J.G., CROCKER, A.C.: Clinical definition of the Hurler-Hunter phenotypes. Amer. J. Dis. Childh. **112**, 518 (1966).

LEROY, M.P.: Cyphose chez un adolescent avec ossification des disques intervertébraux. Rev. Orthop. **21**, 51–59 (1934).

LESNE, G.: Un cas de syndrome des Grisel chez l'enfant après intervention pharyngé. J. franç. Oto-rhino-laryng. **10**, 259–265 (1961).

LESSER, G.: Experimentelles und Klinisches über Skoliosen. Virchows Arch. path. Anat. **113**, 10 (1888).

LESSER, L. VON: Demonstration zur Theorie der Skoliose. Verh. dtsch. Ges. Chir. **9**, 23–25 (1880).

LESSER, L. VON: Experimentelles und Klinisches über Skoliose. Arch. path. Anat. Physiol. klin. Med. **113**, 10–45 (1888).

LETIZIA, G., MANDALÁ, I.: Resultati della reduzione incruenta della scoliosi col methodo di Risser. Arch. Ortop. (Milano) **70**, 97–110 (1957).

LETTOW, F.: Probleme der Ätiologie und Therapie der idiopathischen Skoliose. Beitr. Orthop. **12**, 385 (1965).

LETTOW, F.: Entwicklung, Spätergebnisse und soziologische Aspekte bei Haltungsgeschädigten. Beitr. Orthop. Traum. **13**, 428–438 (1966).

LEUBE, M.: Erfolg der spezifischen Therapie bei einem Fall von recidivierendem Tetanus. Dtsch. Arch. klin. Med. **100**, 5 (1910).

LEUCUTIA, T.: The cast syndrome. Amer. J. Roentgenol. **64**, 1013–1016 (1950).

LEVIN, B.: Neurofibromatosis clinical and roentgen manifestations. Radiology **71**, 48–58 (1958).

LEVIN, I.M.: Ocular torticollis in children. Amer. J. Dis. Childh. **44**, 1026 (1962).

LEVINTAHL, D.H., WOLIN, J.: Unilateral congenital elevation of the ilium or congenital dislocation of the sacroiliac joint. J. Bone Jt Surg. **21**, 193–196 (1939).

LEVY, S.: Bidrag till den mechaniske behandling af ryggens deformierter. Köpenhamn 1884.

LEVY-LEBLOND, E., D'OELSNITZ, M., VAILLANT, J.M., MAROTEAUX, P.: Le syndrome de Rubinstein-Taybi. Arch. franç. Pédiat. **26**, 523 (1969).

LEWIN, P.: Osteitis deformans (Paget's disease) with a report of 3 cases. J. Bone Jt Surg. **4**, 45–66 (1922).

LEWIS, C.S., DAINES, M.C., SAMUELS, A.J., HECHT, H.H.: Cor pulmonale (Pulmono-cardiac syndrome). Dis. Chest **22**, 261–268 (1952).

LEWIT, K.: Funktionelle Röntgendiagnostik der Wirbelsäule — eine Frage der Interpretation. Die Wirbelsäule in Forschung und Praxis **28**, 23–27 (1964).

LEWIT, K., KRAUSOVA, L.: Beitrag zur Flexion der Halswirbelsäule. Fortschr. Röntgenstr. **97**, 38–44 (1962).

LEWIT, K., KRAUSOVA, L.: Messung von Vor- und Rückbeuge in den Kopfgelenken. Fortschr. Röntgenstr. **99**, 4, 538–543 (1963).

LEWIT, K., KRAUSOVA, L.: Mechanismus und Bewegungsausmaß in den Kopfgelenken bei passiven Bewegungen. Z. Orthop. **103**, 323–333 (1967).

LEWITHAN, A., NATHANSON, L.: The roentgen features of muscular dystrophy. Amer. J. Roentgenol. **73**, 226–234 (1955).

LIAN, C., FACQUET, J., MARCHAL, M.: Le coeur en galette des thorax en entonnoir. Arch. Mal. Cœur **1**, 37 (1944).

LICHTBLAU, P.O., WILSON, P.D.: Possible mechanism of aortic rupture in orthopaedic correction of rheumatoid spondylitis. J. Bone Jt Surg. **38A**, 123–127 (1956).

LICHTENSTEIN, J.R., BILBREY, G.L., MACKUSICK, V.A.: Clinical and probable genetic heterogenity within mucopolysaccharidosis II. Report of a family with a mild form. Johns Hopk. med. J. **131**, 425 (1972).

LICHTOR, A.: Sacral agenesis. A case report. Arch. Surg. **54**, 430–433 (1947).

LIDGE, R.T., BECHTOL, R.C., LAMBERT, C.N.: Congenital muscular torticollis. Etiology and pathology. J. Bone Jt Surg. **39A**, 1165–1182 (1957).

LIEBENAM: Beitrag zur Dysostosis multiplex. Z. Kinderheilk. **59**, 91 (1937).

LIENERT, H.G.: Beitrag zum lumbalen Scheuermann. Arch. orthop. Unfall-Chir. **46**, 387–394 (1954).

LIN, H.Y., NASH, C.C., HERNDON, C.H., ANDERSEN, N.B.: The effect of correctiv surgery on pulmonary function in scoliosis. J. Bone Jt Surg. **56A**, 1173–1179 (1974).

LINDAHL, O., READER, E.: Mechanical analysis of forces involved in idiopathic scoliosis. Acta orthop. scand. **32**, 27–28 (1962).

LINDAHL, O.: Resection of vertebral transverse processes in idiopathic scoliosis. Acta orthop scand **37**, 342–347 (1966).

LINDBLOM, K.: Intervertebral-disc degeneration considered as a pressure atrophy. J. Bone Jt Surg. **39A**, 933–945 (1957).

LINDEMANN, K.: Zur Kasuistik der angeborenen Kyphosen. Arch. orthop. Unfall-Chir. **30**, 27–33 (1931).

LINDEMANN, K.: Rundrücken und Adoleszentenkyphose. Z. Orthop. **55**, 76–89 (1931).

LINDEMANN, K.: Über eine eigenartige Form der Wirbelsynostose bei Kyphose im Wachstumsalter. Röntgenpraxis **3**, 267–272 (1931).

LINDEMANN, K.: Die lumbale Kyphose im Adoleszentenalter. Z. Orthop. **58**, 55–65 (1933).

LINDEMANN, K.: Das Drehgleiten bei Skoliosen. Arch. orthop. Unfall-Chir. **34**, 601–608 (1934).

LINDEMANN, K.: Die Wandlungen in der Auffassung der Skolioseentstehung. Münch. med. Wschr. **81**, 1447 (1934).

LINDEMANN, K.: Entstehung der Adoleszentenskoliose. Verh. dtsch. orthop. Ges., 29. Kongr. (1934).

LINDEMANN, K.: Bandscheibenverknöcherung bei juvenilen Kyphosen. Verh. dtsch. orthop. Ges., 30. Kongr. 143 (1935).

LINDEMANN, K.: Entstehung der Adoleszentenskoliose. Z. orthop. Chir. **62** Beilageheft, 141–144 (1935).

LINDEMANN, K.: Entstehung und Behandlung frührachitischer Rückgratsverkrümmungen. Z. orthop. Chir. **69** Beilageheft, 322–330 (1939).

LINDEMANN, K.: Über die Osteoporose der WS unklarer Ursache. Arch. orthop. Unfall-Chir. **44**, 403–411 (1949).

LINDEMANN, K.: Therapeutische Ergebnisse bei rachitischer Skoliose. Z. Orthop. **81**, 25–34 (1951).

LINDEMANN, K.: Beitrag zur Pathogenese juveniler Rückgratverkrümmungen. Z. Orthop. **86**, 540–555 (1955).

LINDEMANN, K.: Die Bewertung des Traumas für die Pathogenese des Torsionsgleitens bei Skoliosen. Arch. orthop. Unfall-Chir. **47**, 631–636 (1955).

LINDEMANN, K., RATHKE, F.W.: Kongenitale Formstörungen bei juvenilen Kyphosen. Arch. orthop. Unfall-Chir. **48**, 422–432 (1956).

LINDEMANN, K.: Die Chiropraktik vom Standpunkt der Orthopädie. Kongr. Dtsch. Ges. **43** (1955), Beilageh. Z. Orthop. **87**, 223–235 (1956).

LINDEMANN, K.: Ätiologie und Pathogenese der Skoliose. Verh. dtsch. orthop. Ges. **45**, 144 (1957).

LINDEMANN, K.: Die operative Behandlung der Skoliose. Langenbecks Arch. klin. Chir. **298**, 148–165 (1961).

LINDEMANN, K.: Zur operativen Behandlung der Skoliose. Verh. dtsch. orthop. Ges. **97**, 124–125 (1963) 50. Kongr.

LINDENBRATEN, L.D., PUDOVA, H.B.: LINDENBRATEN, L.D., PUDOVA, H.B.: Die Bewegungsfunktion des zervikalen Wirbelsäulenabschnittes in den verschiedenen Altersperioden. Röntgenologische, Studie. Radiol. diagn. **10**, 661–671 (1969).

LINDGREN, E.: Myelographic changes in kyphosis dorsalis juvenilis. Acta radiol. scand. **22**, 463–470 (1941).

LINDH, M., NACHEMSON, A.: The effect of breathing exercises on the vital capacity in patients with scoliosis treated by surgical correction with the Harrington technique. Scand. J. Rehabil. Med. **2**, 1–6 (1970).

LINDSTRÖM, N.: Vertebra plana Calvé. Acta orth. scand. **6**, 208–221 (1935). Ref. Zbl. ges. Radiol. **21**, 268 (1936).

LINSER, P.: Über die Erfolge der partiellen Exstirpation des Kopfnickers beim muskulären Schiefhals. Beitr. klin. Chir. **29**, 469–483 (1901).

LION, G., GASNE, G.: Maladie de Recklinghausen. Rev. neurol. **13**, 193 (1905).

LIPMANN, KESSEL, A.W.: Intrathoracic meningocele spinal deformity and multiple neurofibromatosis. J. Bone Jt Surg. **32A**, 601–617 (1950).

LIPPMANN, A.W.: Intrathoracic meningocele, spinal deformity and multiple neurofibromatosis. J. Bone Jt Surg. **33B**, 87–93 (1951).

LIPPERT, A., POKIESER, H.: Über Wirbelfrakturen nach Tetanus. Münch. med. Wschr. **102**, 2446–2449 (1960).

LIPSCOMB, P.R.: Cervico-occipital fusion for congenital and posttraumatic anomalies of the atlas and axis. J. Bone Jt Surg. **39A**, 1289–1301 (1957).

LISCHI, G., MENICHINI, G.: L'évolution clinique et radiologique de la chondropathia calcificante congénitale. Helv. paediat. Acta **22**, 289 (1967).

LISON: Torticollis nasopharyngiens et luxation cervicales spontanées. J. belge radiol. **21**, 225 (1932).

LISZKA, O.: Spinal cord mechanisms leading to scoliosis in animal experiments. Acta Med. Pol. **2**, 45–63 (1961).

LITTLER, W.A.: Lung blood flow studies in patients with scoliosis and neuromuscular weakness. Thorax **28**, 209 (1973).

LITTLER, W.A., BROWN, J.K., ROAF, R.: Regional lung function in scoliosis. Thorax **27**, 420–427 (1972).

LLOYD, K.M., 2d, DENNIS, M.: Cowden's disease. A possible new symptom complex with multiple system involvement. Ann. intern. Med. **58**, 136–142 (1963).

LLOYD-ROBERTS, G.C., PILCHER, M.F.: Structural idiopathic scoliosis in infancy; a study of the natural history of 100 patients. J. Bone Jt Surg. **47B**, 520–525 (1965).

LOB, A.: Über einen Fall von spondylitischem Schiefhals nach isolierter Osteomyelitis des Epistropheus. Z. orthop. Chir. **52**, 107–113 (1929).

LODI, R.: Osteocondrosi isolata lombare. Arch. Osp. Mare **2**, 212 (1959).

LODI, R.: Senile vertebral ankylosing hyperostosis. G. Geront. **9**, 471–486 (1961).

LO DICO, F., LE MOLI, G.: Rilievi spirometrici in soggetti scoliotici. Arch. orthop. (Milano) **76**, 165–173 (1963).

LODIN, H.: Transversal tomography in the examination of thoracic deformities (funnel chest and kyphoscoliosis). Acta radiol. (Stockh.) **57**, 49–56 (1962).

LOEB, H., JONNIAUX, G., RESIBOIS, A., CREMER, N., DODION, J., TONDEUR, M., GREGOIRE, P.E., RICHARD, J., CIETERS, P.: Biochemical and ultrastructural studies in Hurlers syndrome. J. Pediat. **73**, 860–874 (1968).

LOEB, H., TONDEUR, M., JONNIAUX, G., MOCKEL-POHL, S., VAMOS-HURWITZ, E.: Biochemical and ultrastructural studies in a case of mucopolysaccharidosis "F" (Fucosidosis). Helv. paediat. Acta **24**, 519 (1969).

LOEB, H., TONDEUR, M., TOPPET, M., CREMER, N.: Clinical, biochemical and ultrastructural studies of an atypical form of mucopolysaccharidoses. Acta paediat. scand. **58**, 220–228 (1969).

LOEBEL, S.: Plattfuß und Skoliose. Z. orthop. Chir. **10**, 689–702 (1903).

LOEBL, W.Y.: Measurement of spinal posture and range of spinal movement. Ann. phys. Med. **9**, 103–110 (1967).

LOEFFLER, F.: Die Pathogenese und Therapie der Spondylitis tuberculosa. Ergebn. chir. Orthop. **15**, 391–491 (1922).

LOEFFLER, F.: Tenotomie der langen Rückenstrecker auf der Rippenbuckelseite bei Skoliose. Zbl. Chir. **51**, 825 (1924).

LÖHR, C.: Untersuchungen über die Bewegungen der Wirbelsäule nach vorn und hinten (nach einer neuen Methode am Lebenden). Münch. med. Wschr. **37**, 73, 97 (1890).

LOESCHKE, A.: Thoraxformen bei Kyphose und Skoliose der Wirbelsäule. Z. orthop. Chir. **58**, 108–124 (1932).

LÖWE, H.: Methoden, Probleme und Ergebnisse der Behandlung von Säuglingsskoliosen. Z. Orthop. **102**, 505 (1967).

LOGAN, W.R.: The effect of the Milwaukee brace on the developing dentition. Dent. pract. **12**, 447–454 (1962).

LOGROSCINO, D.: L'osteoma osteoide. Arch. Putti Chir. Organi Mov. **4**, 275–294 (1954).

LOIRAT, CH., HOULLEMARE, L., LESTRADET, H., GRENET, P.: L'ostéoporose idiopathique de l'enfant. Ann. Pediat. **43**, 784 (1967).

LOMBARD, P.: La scoliose, dystonie d'attitude. Rev. Orthop. **34**, 17–24 (1948).

LOMBARD, P.: La cyphose angulaire du spina bifida avec aire médullaire à nu. Rev. Chir. orthop. **37**, 419–420 (1951).

LOMBARD, P., LE GÉNISSEL: Cyphoses congénitales. Rev. Orthop. **25**, 532–550 (1938).

LOMBARDI, G., PASSERINI, A.: Tabische Wirbelsäulenarthropathie. Arch. orthop. Unfall-Chir. **49**, 95–100 (1957).

LONDON, R.J.: Observations on a scoliotic spine. Bull. Hosp. Jt Dis. (N.Y.) **25**, 208–211 (1964).

LOOP, J.W., AKESON, W.H., CLAWSON, D.K.: Acquired thoracic abnormalities in neurofibromatosis. Amer. J. Roentgenol. **93**, 416–424 (1965).

LOOSER: Über Ossifikationsstörungen bei Kretinismus. Verh. dtsch. path. Ges. **26**, 360 (1929).

LOPEZ-LACARRÈRE, J.: Le torticollis oculaire congénital. Ref. Zbl. Ophthal. **39**, 180 (1932).

LORD, G.: Treatment of poliomyelitic scolioses with severe respiratory insufficiency. Method and results apropos of 20 cases. Rev. Chir. orthop. **53**, 667–684 (1967).

LO RE, F., MICHELACCI, M.: Considerazioni cliniche e chirurgiche su alcune malformazioni congenite vertebrali lombo-sacrali associate ad angiolipoma. Arch. Putti Chir. Organi Mov. **24**, 70–85 (1965).

LORENZ, A.: Pathologie und Therapie des muskulären Schiefhalses. Wien. klin. Wschr. **4**, 318–322 (1891).

LORENZ, A.: Über ischiadische Skoliose in Theorie und Praxis. Dtsch. med. Wschr. **31**, 1539–1543 (1905).

LORENZ, A.: Über Konkavtorsion. Z. orthop. Chir. **19**, 172–207 (1908).

LORENZ, A.: Über die Frühdiagnose einiger wichtiger Deformitäten. Wien. med. Wschr. **66**, 358–362 (1916).

LORENZ, A.: Eine neue Streckbehandlung für Skoliosen. Wien. klin. Wschr. **63**, 299 (1951).

LORENZ, A.: Kritische Betrachtung zur Skoliosetherapie. Wien. klin. Wschr. **64**, 529–532 (1952).

LORENZEN, P.: Die Aetiologie der Deviationen des Rumpfes. Z. orthop. Chir. **8**, 415–433 (1901).

LORINSER, F.W.: Bemerkungen über die Pathologie und Therapie der Rückgratsverkrümmungen. Wien. med. Wschr. **22** (1856).

LOSSEN: Knochenkernentwicklung im W.K. Zit. nach JUNGHANNS.

LOSSEN, H.: Chorda dorsalis im Röntgenbild. Anat. Anz. **73**, 168 (1931).

LOUYOT, P.: Le rachis des poseurs de voies ferrées. Rev. Rhum. **20**, 908 (1953).

LOUYOT, P.: Les algies dorsales professionelles. Sem. Hôp. Paris **52**, 2670–2680 (1958).

LOUYOT, P., ANTOINE: Le rachis dorsal du jeune adulte. Rev. Rhum. **24**, 826 (1957).

LOUYOT, P., DUMAS, G.: Le mal des coltineurs. Rev. Rhum. **12**, 1–12 (1951).

LOUYOT, P., MABILLE, NIVIERE, GAUCHER, A.: La maladie de Scheuermann. Clinique (Paris) **55**, 341–347 (1960).

LOUYOT, P., MABILLE, NIVIÈRRE, GAUCHER, A.: Incidences de la maladie de Scheuermann. Rev. méd. Nancy **85**, 293–317 (1960).

LOUYOT, P., RUBENS-DUVAL, A., VILLIAUMEY, J., MENKES, C.J., MIQUEL, G.: Les séquelles de dystrophies rachidiennes de croissance chez l'adulte: aspects cliniques. Rev. Rhum. **31**, 413–424 (1964).

LOVE, J.: Transplantation of the spinal cord for relief of paraplegia. Arch. Surg. **73**, 757 (1956).

LOVE, J.G., ERB, H.R.: Transplantation of the spinal cord for paraplegia secondary to Pott's disease of the spinal column. Arch. Surg. **59**, 409–421 (1949).

LOVETT, R.W.: The etiology of lateral curvature of the spine. Boston med. surg. J. **124**, 6–8 (1891).

LOVETT, R.W.: Movements of normal spine in their relation to scoliosis. J. Boston Soc. med. Sci. **4**, 243 (1899–1900).

LOVETT, R.W.: Rotation in lateral curve. N.Y. med. J. **76**, 573–575 (1902).

LOVETT, R.W.: The mechanics of lateral curvature as applied to the treatment of severe cases. Z. orthop. Chir. **11**, 827–854 61903).

LOVETT, R.W.: Die Mechanik der normalen Wirbelsäule und ihr Verhältnis zur Skoliose. Z. orthop. Chir. **14**, 399–444 (1905).

LOVETT, R.W.: The mechanics of the normal spine in relation to scoliosis. Boston med. surg. J. **153**, 349 (1905).

LOVETT, R.W.: The relation of scoliosis to school-life. Lancet-Clin. **107**, 490–492 (1912).

LOVETT, R.W.: Relation of school life to lateral curvature of the spine. Am. phys. educat. Rev. **18**, 11–15 (1913).

LOWE, C.U., TERRY, M., MACLACHLAN, E.A.: Organic aciduria, decreased renal ammoniac production, hydrophthalmos and mental retardation. A clinical entity. Amer. J. Dis. Child. **83**, 164 (1952).

LOWE, L.W.: Congenital kyphoscoliosis with paraplegia due to intradural dermoid cyst. Proc. roy. Soc. Med. **61**, 668 (1968).

LOWMAN, C.L.: The relation of abdominal muscles to paralytic scoliosis. J. Bone Jt Surg. **14**, 763–772 (1932).

LOYNES, R.D.: Scoliosis after thoracoplasty. J. Bone Jt Surg. **54B**, 484–498 (1972).

LUDESCHER, E.: Über einen Fall von diastrophischem Zwergwuchs. Wien. klin. Wschr. **81**, 716 (1969).

LÜBBE, C.: Begleiterscheinungen und Verlauf der sog. Säuglingsskoliose. Verh. dtsch. orthop. Ges. **50** (Kongr. 1962) 469.

LÜBBE, C.: Zur Entstehung sog. idiopathischer, nichtrachitischer Skoliosen bei Säuglingen. Münch. med. Wschr. **104**, 2440–2444 (1962).

LÜBBE, C.: Über die sogenannte Säuglingsskoliose. Münch. med. Wschr. **105**, 1579–1585 (1963).

LÜBBE, C.: Die sogennante Säuglingsskoliose in neuer Sicht. Z. Orthop. **100**, 234–236 (1965).

LÜBBE, C.: Bemerkungen zu W. Heipertz: Vorbeugung und Behandlung der Skoliose im Kindes- und Jugendalter. Münch. med. Wschr. **107**, 236–237 (1965).

LÜBBE, C.: Über die Säuglingsskoliose. Mschr. Kinderheilk. **113**, 326–327 (1965).

LÜBBE, C.: Die Säuglingsskoliose — keine seltene Erkrankung. Landarzt **42**, 1569–1572 (1966).

LÜBBE, C.: Erwiederung zu der Arbeit von H. Mau: Zur Entstehung und Bauchlagenbehandlung der sogenannten Säuglingsskoliose und der Hüftdysplasie im Rahmen des Siebener-Syndroms. Z. Orthop. **102**, 322–325 (1967).

LÜBBE, C.: Erwiederung zu der Arbeit von Herrn H. Löwe in dieser Zeitschrift 102 Band 4 Heft „Methoden, Probleme und Ergebnisse der Behandlung von Säuglingsskoliosen". Z. Orthop. **103**, 254 (1967).

LÜBBE, C.: Die Prophylaxe der Säuglingsskoliose und der sog. idiopathischen Skoliose. Münch. med. Wschr. **109**, 138–149 (1967).

LÜBBE, C.: Bemerkenswerte Erfahrungen bei der Behandlung der Säuglingsskoliose. Z. Orthop. **107**, 25–36 (1970).

LÜCKING, T.H., DELLING, G.: Schwere rachitische Osteopathie bei antiepileptischer Langzeitbehandlung. Dtsch. med. Wschr. **98**, 1036–1040 (1973).

LUISI, M.: Condizioni pathologiche meno note che si accompagnano ad irregolaritá menstruali: scoliosi vertebrale ed oligomenorrea. Minerva ginec. **13**, 179–180 (1961).

LUISI, M.: Condizioni patologiche meno note che si accompagnano ad irregolaritá menstruali: scoliosi vertebrale et oligomenorrea. Minerva med. **52**, 1324 (1961).

LUKAS, R.: Beitrag zur Bestimmung von Rotationsgraden an Wirbelkörpern mittels Winkelmesser. Z. Orthop. **91**, 286–296 (1959).

LUKE, M.J., MCDONNEL, E.J.: Congenital heart disease and scoliosis. J. Pediat. **73**, 725–733 (1968).

LUSENA, R.: Transverse obdominal sulcus of kyphosus patients. Polyclinico **54**, 1190–1191 (1947).

LUSSKIN, R.: Curves and angles. A comparison of scoliosis measurement. Clin. Orthop. **23**, 232–235 (1962).

LYNCH, H.T., OZER, F., MCNUTT, HOHNSON, J.E., JANPOLSKY, N.A.: Secondary male hypogonadism and congenital ichtyosis: association of two rare genetic diseases. Amer. J. hum. Genet. **12**, 440–447 (1960).

LYON, E., MARUM, G.: Krankheiten der Wirbelkörperepiphyse. Fortschr. Röntgenstr. **44**, 498–507 (1931).

LYONNET, R., GOMET, J., CHATONAY, R., GUILLAUD, H.: Une observation de pelvis oblecta, spondylozème lombo-sacré. Obstet. Gynec. (Paris) **63**, 555–560 (1964).

LYRAKOS, A., RICHTER, J.: Das Krankheitsbild der Chondrodysplasia calcificans congenita. Z. Orthop. **106**, 379–393 (1969).

MAAS, H.: Zur Frage der Schulskoliose. Klin. Wschr. **1**, 676–678 (1922).

MAAS, H.: Das Skoliosenproblem. Z. orthop. Chir. **47**, 212–266 (1926).

MACALISTER: Notes on development and variations of the atlas. J. Anat. Physiol. **28**, 257 (1894).

MCCANCE, R.A., MATHESON, S.J., GRESHAM, G.A., ELKINTON, J.R.: The cerebro-ocular-renal dystrophies. A new variant. Arch. Dis. Childh. **35**, 240–249 (1960).

MCCRAROLL, H.R.: Clinical manifestations of congenital neurofibromatosis. J. Bone Jt Surg. **32A**, 601–617 (1950).

MACCARROLL, H.R., COSTEN, W.: Attempted treatment of scoliosis by unilateral vertebral epiphyseal arrest. J. Bone Jt Surg. **42A**, 965–978 (1960).

MACCARTHY, J.M.T., CAREY, M.C.: Bone changes in homocystinuria. Clin. Radiol. 1968 (1928).

MCCRAIG, W., MULDER, D.W.: Late neurologic symptome of spina bifida occulta: report of case. Proc. Mayo Clin. **31**, 98–100 (1956).

MACDONALD, D.: Sternomastoid tumor and muscular torticollis. J. Bone Jt Surg. **51B**, 432–443 (1969).

MACDONALD, W.B., FITCH, K.D., LEWIS, J.C.: Cockayne's syndrome. An heredo-familial disorder of growth and development. Pediatrics **25**, 997 (1960).

MACEWEN, D., COWELL, H.R.: Familial incidence of idiopathic scoliosis. Its implication in patient care. J. Bone Jt Surg. **54B**, 765 (1972).

MACEWEN, G.: Genetic aspects of idiopathic scoliosis. Clin. Orthop. **86**, 121 (1972).

MACEWEN, G.D., CONWAY, J.J., MILLER, W.T.: Congenital scoliosis with an unilateral bar. Radiology **90**, 711–715 (1968).

MACEWEN, G.D., SHANDS, A.R.: Scoliosis—a deforming childhood problem. Clin. Pediat. **6**, 210–216 (1967).

MACEWEN, D.G., WINTER, R.B., HARDY, J.H.: Evaluation of kidney anomalies in congenital scoliosis. J. Bone Jt Surg. **54A**, 1451–1454 (1972).

MACEWEN, W.: The surgery of brain and spinal cord. Brit. med. J. **2**, 302–309 (1888).

MACFARLANE, I.L.: Ehlers-Danlos syndrome presenting certain features. J. Bone Jt Surg. **41B**, 541–545 (1959).

MACKAY, E.V., BIGGS, J.S.G.: Late sequelae of radiotherapy for Wilms' tumour in infancy. Aust. Radiol. **10**, 356–359 (1966).

MACKLIN, C.: Pneumothorax with massive collapse from experimental local over-inflation of the lung substance. Canad. med. Ass. J. **36**, 414 (1937).

MACLEAN, A.D.: Spinal changes in a case of infantile scurvey. Brit. J. Radiol. **41**, 385–387 (1968).

MACLELLAU, D.J., WILSON, F.C.: Osteoid osteoma of the spine. A review of the literature and report of 6 new cases. J. Bone Jt Surg. **49**, 111–121 (1967).

MADEHEIM, H.: Über angeborene Mißbildungen der Wirbelsäule, kongenitale Skoliose und Kraniorhachischisis. Frankfurt. Z. Path. **57**, 237–261 (1943).

MAEX, L.: Postural headache and migraine. Headache **6**, 204–207 (1967).

MAGNUS, R.: Körperstellung. Berlin: Springer 1924. Cité in Stillwell. J. Bone Jt Surg. **44A** (1962).

MAHR, R., WEISS, J.W.: Bericht über die Ergebnisse von 35 in den 1950 und 54 operativ behandelter Skoliosen. Arch. orthop. Unfall-Chir. **50**, 486–496 (1959).

MAIER, E.: Über die Untersuchung vermeintlich gesunder Kinder. Materia med. Nordmark **20**, 119–125 (1968).

MAIER, E.: Prophylaxe der Haltungsschäden. Präventive Medizin, Schriftenreihe Med. Pharm. Studienges. **4/5**, 84–92 (1970).

MAIER, K.: Schwierigkeiten bei der Beurteilung frühkindlicher kyphotischer Zustandsbilder. Z. Kinderheilk. **83**, 28–39 (1959).

MAIER, R.: Brauchbarkeitsprüfungen an orthopädischen Korsetten durch Röntgenfunktionsaufnahmen. Radiologe **3**, 228–234 (1963).

MAIGNE, R.: The concept of painlessness and opposite motion in spinal manipulations. Amer. J. phys. Med. **44**, 55–69 (1965).

MAINZER, F., MINAGI, H., STEINBACH, H.L.: The variable manifestations of multiple enchondromatosis. Radiology **99**, 377–388 (1971).

MAIOTTI, A., PIZZETI, M., MOLLICA, Q.: Clinical considerations on the most popular methods for measuring scoliotic curves. Ortop. Traum. Appar. mot. **31**, 233–245 (1963).

MAKAY, R.M.: Spontaneous dislocation of the cervical spine in childhood. Arch. Dis. Childh. **32**, 505 (1957).

MAKLEY, J.T., HEIPLE, K.G.: Scoliosis associated with congenital deficiencies of the upper extremity. J. Bone Jt Surg. **52A**, 279–287 (1970).

MAKLEY, J.T., HERNDON, C.H., INKLEY, S., DOERSHUK, C., MATTHEWS, L.W., POST, R.H., LITTLE, A.S.: Pulmonary function in paralytic and non-paralytic scoliosis before and after treatment. A study of 63 cases. J. Bone Jt Surg. **50A**, 1379–1390 (1968).

MALCOLM, D., JONES, M.D.: Cineradiographic studies of the normal cervical spine. Calif. Med. **93**, 293–296 (1960).

MALCOY, J.: Cifosis tetánica. Col. Soc. Cir. B. Air **21**, 1122 (1937).

MALLET-GUY, P., MAILLET, P., EICHOLZ, L.: Résultats du traitement non sanglant des fractures fermées du rachis dorsal et lombaire compliquées de paraplégie. À propos de vingt observations personnelles. Lyon chir. **53**, 688–702 (1957).

MALMROS, R.: Medullaer kompression ved kongenite og adolescente kyphoser. Nord. Med. **59**, 678–679 (1958).

MALSBURG, K., v.D., WEISS, J.W.: Unsere krankengymnastische Behandlung der Skoliose. Z. Orthop. **101**, 334 (1966).

MAMOU, H., HÉRAULT, P.: Syndrome de Marfan et maladie de Scheuermann. Sem. Hôp. Paris **27**, 3071–3075 (1951).

MANARA, G., TASCA, G.: Alcune modificazioni della morphologia del rachide doppo anesthesia tronculare dei nervi intercostali. Acta anesth. **4**, 173–182 (1953).

MANARESI, C.: Scoliosi idiopatica in gemelli monovulari. Arch. Putti **22**, 433–436 (1967).

MANDEVILLE, F.B.: Abdominal aortic aneurism simulating perinephritic abscess: dorsolumbar scoliosis roentgen sign of aneurism. Urol. cutan. Rev. **50**, 261–264 (1946).

MANEKE, M.: Haltung, Haltungsschwäche und Haltungsschäden im Kindes- und Jugendalter. Diagnostik, Vorbeugung und Behandlung. Materia med. Nordmark **20**, 126–133 (1968).

MANELLI, E., OTTOLENGHI, G.: Rilievi clinico radiolographici sulle modificazioni del portamento somatico della popolazione scolastica elementare di San Remo. Minerva orthop. **22**, 10–15 (1971).

MANKIN, H.J., GRAHAM, J.J., SCHACK, J.: Cardiopulmonary function in mild and moderate idiopathic scoliosis. J. Bone Jt Surg. **46A**, 53–62 (1964).

MANN: Über das Vorkommen motorischer Störungen bei der Ischias mit Einschluß der ischiadischen Wirbelsäulenverkrümmung. Arch. klin. Med. **51**, 583 (1893).

MANN: Über das Vorkommen motorischer Störungen bei der Ischias mit Einschluß der ischiadischen Wirbelsäulen-Verkrümmung. Deutsch. Arch. klin. Med. 684 (1893).

MANNING, C.W.: Scoliose essentielle. J. franç. Méd. Chir. thor. **17**, 122 (1963).

MANNING, C.W., u.Mitarb.: Pregnancy and scoliosis. Lancet **1967 I**, 792–795.

MANNING, C.W., PRIME, F.J., ZORAB, P.A.: Partial costectomy as a cosmetic operation in scoliosis. J. Bone Jt Surg. **55B**, 521–527 (1973).

MANSBERGER, A.R., JR., HEARN, J.B., BYERS, R.M., FLEISIG, N., BUXTON, R.W.: Vascular compression of the duodenum. Emphasis on accurate diagnosis. Amer. J. Surg. **115**, 89–96 (1968).

MANTLE, J.A.: Congenital scoliosis. J. Bone Jt Surg. **41B**, 874 (1959).

MANZITTI, E., GANCIA, A.O.: Torticolis ocular. Arch. Oftal. B. Aires **29**, 525–531 (1954).

MARCHAND, J.H., CLÉMENT, G., BARAC, N., SANTAGOSTINI, LE VISON: Étude radiologique des blocs cervicaux. J. Radiol. Électrol. **38**, 550–554 (1957).

MARCHAND, R.: Cyphoscoliose et grossesse. Laval méd. **26**, 309–315 (1958).

MARCHETTI, P.G., FALDINI, A.: Notre méthode de traitement des scolioses idiopathiques. Acta orthop. belg. **33**, 669–698 (1967).

MARCHETTI, P.G., FALDINI, A.: La misurazione delle scoliosi. Arch. Putti Chir. Organi Mov. **25**, 38–54 (1970).

MARCONI: Alterazioni rachidiche sperimentali da tossici. Chir. Organi Mov. **13**, 585 (1929).

MARCUS, H.: Die Darstellung der Brustkorb- und Wirbelsäulenformen. Arch. orthop. Unfall-Chir. **34**, 24–30 (1934).

MARGETTS, E.L.: Camptocormie and folie à deux in two african natives. E. Afr. med. J. **36**, 257–263 (1959).

MARGETTS, E.L.: The porters of Istanbul a further note on "camptocormie". E. Afr. med. J. **37**, 667–669 (1960).

MARGOLIS, R.N.: Scoliosis with paraplegia. Conn. Med. **29**, 257–259 (1965).

MARIA, D.L., TEHRA, K.G., KALE, M.D.: Oculo-auricular dysplasia. J. All-India ophthal. Soc. **18**, 37–38 (1970).

MARIE: L'acromégalie. Étude clinique. Progr. med. **9**, 189–193 (1889).

MARIE, P.: Deux cas d'acromégalie. Hypertrophie singulière non congénitale des extrémités supérieures, inférieures et céphaliques. Rev. Med. (Paris) **6**, 297–333 (1886).

MARINO, V.: Statica e dinamica del cingolo scapolare e della colonna vertebrale dopo toracoplastica. Orthop. traum. **19**, 3–22 (1951).

MARINO, V.: Considerazioni biometriche e clinico-statistiche sulla scoliosi da pyotorace. Orthop. traum. **20**, 79–87 (1952).

MARINO-ZUCO, C.: Scolioses évolutives en période de croissance. Aspects cliniques et radiologiques. Propositions thérapeutiques. XXVIII. Congr. Soc. Franc. d'Orthop. Rec. Chir. Orthop. **40**, 1, 62 (1954).

MARINO, V., MAFFUCCI, F.: Studio della funzionalita respiratoria degli scoliotici in rapporto alla cura chirurgica della scoliosi secondo Marino Zuco. Ortop. Traum. Appar. mot. **21**, 32 (1955).

MARINO, V., MAFFUCCI, M.: Studio della funzione respiratoria negli scoliotici in rapporto alla cura chirurgica della scoliosi secondo Marino Zuco. Ortop. Traum. Appar. mot. **23**, 21–33 (1955).

MARINO, V., PIANTONI, D.: Considerazioni preliminari su alcune indagini ECG eseguite in pazienti scoliotici prima dell l'intervento della deformita secondo il metodo Marino Zuco. Ortop. Riab. **89**, 94 II (1957).

MARINO, V., SANSONE, G., ERMENEGILDO, F., D'AUTILA, A.: L'indagine schermografica nella diagnosi precoce della scoliosi. Atti S.O.T.I.M.I. III, 165–167 (1958).

MARIQUE, P.: Maladie de Grisel. Acta orthop. belg. **13**, 211 (1947).

MARIQUE, P.: Contribution au traitement de la scoliose. Rev. Orthop. **33**, 61–64 (1947).

MAROTEAUX, P.: La mucolipidose de type II. Presse méd. **78**, 179 (1970).

MAROTEAUX, P.: Le diagnostic de la maladie de Hurler au laboratoire. Ann. Genet. **9**, 42–46 (1966).

MAROTEAUX, P., LAMY, M.: Les formes pseudo-achondro-plasiques des dysplasies spondyloépiphysaires. Presse méd. **67**, 383–386 (1959).

MAROTEAUX, P., LAMY, M.: La pseudo-polydystrophie de Hurler. Presse méd. **74**, 2889–2892 (1966).

MAROTEAUX, P., LAMY, M.: Le diagnostic des nanismes chondro-dystrophiques chez les nouveau-nés. Arch. franç. Pédiat. **25**, 241–262 (1968).

MAROTEAUX, P., LAMY, M., FOUCHER, M.: La maladie de Morquio. Étude clinique radiologique et biologique. Presse méd. **44**, 2091–2094 (1963).

MAROTEAUX, P., LAMY, M.: L'oligophrénie polydystrophique (Mucopolysaccharidose H.-S.) Presse méd. **72**, 2991–2996 (1964).

MAROTEAUX, P., LAMY, M.: Hurlers disease, Morquios disease, and related mucopolysaccharidoses. J. Pediat. **67**, 312–323 (1965).

MAROTEAUX, P., LEVEQUE, B., MARRE, J., LAMY, M.: Une nouvelle dysostose avec élimination urinaire de chrondroïtine-sulphate. B. Presse méd. **71**, 1849–1852 (1963).

MAROTEAUX, P., MALAMUT, G.: Acrodysostose. Presse méd. **76**, 2189–2192 (1968).

MAROTEAUX, P., SPRANGER, J., WIEDEMANN, H.R.: Der metatropische Zwergwuchs. Arch. Kinderheilk. **173**, 211–226 (1966).

MAROUN, F.B., JACOB, J.C.: Uncommon causes of sciatica. Canad. med. Ass. J. **103**, 1292–1295 (1970).

MARQUARDT, W.: Ein Beitrag zur Frage der Vererbbarkeit schwerster Wirbelsäulenmißbildungen. Arch. orthop. Unfall-Chir. **38**, 382–385 (1938).

MARQUARDT, W.: Zur Klinik und Röntgenologie der atypischen chondrodystrophischen Wachstumsstörungen. Arch. orthop. Unfall-Chir. **38**, 711–725 (1938).

MARQUARDT, W.: Die Klinik und Röntgenologie der angeborenen enchondralen Verknöcherungsstörungen. Fortschr. Röntgenstr. **71**, 511, 794–827 (1949).

MARQUARDT, W.: Die Klinik und Röntgenologie der angeborenen enchondralen Verknöcherungsstörungen. Fortschr. Röntgenstr. **71**, 511–794 (1951).

MARQUARDT, S.: Studie über röntgenologische Veränderungen bei Thoraxdeformitäten. Fortschr. Röntgenstr. **78**, 698–708 (1953).

MARQUARDT, S.: Der Umbau des Wirbelkörpers bei Skoliosen. Fortschr. Röntgenstr. **80**, 607–612 (1954).

MARSELLA, A.: On a case of grave vertebral and costal malformations. Gazz. int. Med. Chir. **66**, 2379–2370 (1963).

MARSHALL, R., DUBOIS, A.B.: Measurement of viscous resistance of lung tissues in normal man. Clin. Sci. **15**, 161–170 (1956).

MARTEL, W., TISCHLER, J.M.: Observations on the spine in mongoloidism. Amer. J. Roentgenol. **97**, 630–638 (1966).

MARTENS, G.: Quellung der Zwischenwirbelscheiben und Skoliosenentstehung. Arch. orthop. Unfall-Chir. **32**, 369 (1932).

MARTENS, G.: Das Verhalten der Zwischenwirbelscheiben bei Skoliose. Arch. orthop. Unfall-Chir. **34**, 429–444 (1934).

MARTIN, J.P.: Curvature of the spine in post-encephalitic parkinsonism. J. Neurol. Neurosurg. Psychiat. **28**, 395–400 (1965).

MARTIN, N.S.: Pott's paraplegia. A report of 120 cases. J. Bone Jt Surg. **53B**, 596–608 (1971).

MARTIUS, G., ALLWEIN, O.: Chloroquine in serological conflict in pregnancy. A contribution to prevention of hemolytic disease in newborn. Zbl. Gynäk. **85**, 273–282 (1963).

MARTUCCI, E., SCALA, M.: Su un caso di deformita di Sprengel o scapola alta congenita. Pediatria **71**, 994–1001 (1963).

MARUM, G.J.: Roentgenographic observations in age atrophy and osteoporosis of the spine. Radiology **46**, 220–226 (1946).

MARX: Diastrophischer Zwergwuchs. Mschr. Kinderheilk. **120**, 52 (1972).

MARZIANI, R.: Über die sogenannten Platyspondylien. Z. Orthop. **56**, 446–473 (1932).

MASSA, J.: La maladie de Scheuermann. J. belge Radiol. **39**, 237–258 (1956).

MASSART, R.: Du rôle des articulations sacro-iliaques dans la constitution des déviations vertébrales. Presse méd. **60**, 351–352 (1952).

MASSE, T.: Dépistage des scolioses. Examen des scoliotiques. Rev. Prat. (Paris) **2**, 1172–1182 (1952).

MASTANDREA, G.: Considerazioni clinico-statistiche sugli esiti di poliomielite anteriore acuta nelle provincie di Sassari e di Nuoro. Minerva med. **55**, 1740–1751 (1964).

MASTRAGOSTINO, C., MOSCONI, C.: La ginnastica correttiva nella scuola primaria. Ginnast. med. **6**, 73 (1956).

MASTRAGOSTINO, S.: Discussion du rapport sur la scoliose. Acta orthop. belg. **33**, 710–712 (1967).

MASTRAGOSTINO, S., DE BENEDETTI, M.: Alcuni rilievi sul dorso curvo osteocondrosico. Ginnast. Med. **71**, 58 (1959).

MATHIS, H.: Über 9 Fälle von Kraniorachischisis (Spina bifida) mit besonderer Berücksichtigung des axialen Skelettes. Virchows Arch. path. Anat. **257**, 364–391 (1925).

MATLI, G.: Relation between malformations and diseases of spine and urinary syndromes. Urologia **8**, 206–216 (1947).

MATSUBARA, T.: Studies on scoliosis by mass screening examination, with special reference to the spinal column of infants and children. J. Jap. Orthop. Ass. **38**, 1011–1052 (1965).

MATTHÄUS, H.: Zur Differentialdiagnose der Skoliose bedingt durch eine Ostitis fibrosa localisata. Z. Orthop. **102**, 460–461 (1967).

MATTHIASH: Die Bedeutung des Pubertätsablaufes für die Entstehung von Haltungsstörungen. 43. Kongr. Dtsch. Orthop. Ges. (1955), Beilageh. Z. Orthop. **87**, 300–303 (1956).

MATTHIASH, H.H.: Pubertätsverlauf und Störungen der Skelettentwicklung. Z. Orthop. **86**, 410 (1950).

MATTIASH, H.H.: Die Bedeutung des Pubertätsablaufes für die Entstehung von Haltungsstörungen. Verh. dtsch. orthop. Ges. 43. Kongr. 300–363 (1955).

MATTIASH, H.H.: Pubertätsverlauf und Störung der Skelettentwicklung. Z. orthop. Chir. **86**, 410 (1955).

MATTHIASH, H.H.: Die mechanische Widerstandsfähigkeit der Wachstumszonen unter dem Einfluß von Testosteron. Verh. dtsch. orthop. Ges. (1955), Beiheft Z. Orthop. **87**, 39 (1956).

MATTNER: Erfahrung an 69 Fällen von Säuglingsskoliosen. Med. Welt 2019 (1961).

MATTNER, H.R.: Symmetrische Verkürzung der Musculi sternocleidomastoidei. Zbl. Chir. **86**, 34 (1955).

MATZEN: Prinzipien und Probleme der operativen Skoliosebehandlung. Med. Welt 2020 (1961).

MATZEN, K., FISCHER, V., PAULUS, W.: Erfahrungsbericht über 42 Skolioseoperationen mit dem Instrumentarium nach Harrington. Z. Orthop. **112**, 1062–1070 (1974).

MATZEN, P.F.: Zur operativen Skoliosetherapie. Z. Orthop. **85**, 585–598 (1955).

MATZEN, P.F., POLSTER, J.: Zum Symptomenkomplex der Hüftlendenstrecksteife. Arch. Orthop. Unfall-Chir. **51**, 399–410 (1959).

MATZEN, P.F.: Haltung und Haltungsschäden (Definition des Begriffes Haltung und Entwicklung der körperlichen Haltung). Ärztl. Jugendk. **55**, 185–211 (1964).

MATZEN, P.F.: Haltungsentwicklung und Haltungsschäden im Schulalter und im Beruf. Ärztl. Jugendk. **55**, 276–285 (1964).

MATZEN, P.F.: Unsere Technik der Wirbelversteifung bei Skoliose. Zbl. Chir. **90**, 763–770 (1965).

MATZEN, P.F.: Beinlängenausgleich. Arch. orthop. Unfall-Chir. **60**, 30 (1966).

MATZNER, R.: Funktionsdiagnostik der Brust- und Lendenwirbelsäule. Fortschr. Röntgenstr. **96**, 87–93 (1962).

MAU: Die Kyphose der Adoleszenten. Z. orthop. Chir. **45**, 325–328 (1924).

MAU: Die Adoleszentenkyphose. Verh. dtsch. orthop. Ges. **21**, 200–203 (1927).

MAU: Aussprache. Schiefhals. Verh. dtsch. orthop. Ges. **51**, 23. Kongr., 181–182 (1929).

MAU, C.: Klippel-Feil Synostose mit linksseitiger Abducensparalyse. Z. orthop. Chir. **43** (1924).

MAU, C.: Das angeborene Fehlen des Halses nebst Bemerkungen über die Ätiologie des angeborenen Schulterblatthochstandes und der angeborenen

Schulterlähmung. Z. orthop. Chir. **43**, 608–619 (1924).

Mau, C.: Die Kyphosis dorsalis adolescentium im Rahmen der Epiphysen und Epiphysenlinienerkrankungen des Wachstumsalters. Z. orthop. Chir. **46**, 145–209 (1925).

Mau, C.: Tierexperimentelle Studien zur Frage der pathologischen Anatomie der Adoleszentenkyphose. Z. orthop. Chir. **51**, 106–125 (1929).

Mau, C.: Nochmals zur Frage der Pathogenese bzw. der pathologischen Anatomie der Adoleszentenkyphose. Z. orthop. Chir. **55**, 62–75 (1931).

Mau, H.: Deformitäten. Entstehung und Korrektur durch asymmetrisches Längenwachstum auf mechanischer Grundlage. Verh. dtsch. orthop. Ges., 44. Kongr., 433 (1956).

Mau, H.: Der Formenkreis der enchondralen Dysostosen. Z. Orthop. **88**, 392–396 (1957).

Mau, H.: Die Wirbelversteifungsoperationen bei Skoliose und ihre Problematik. Arch. orthop. Unfall-Chir. **51**, 286–356 (1959).

Mau, H.: Begleiterscheinungen und Verlauf der sogenannten Säuglingsskoliose. Verh. dtsch. orthop. Ges. **50**, 464 (Kongr. 1962).

Mau, H.: Bemerkungen zur Skoliosenoperation. Verh. dtsch. orthop. Ges. **50**, 125 (1962).

Mau, H.: Bemerkungen zur Skolioseoperation. Verh. dtsch. orthop. Ges. **97**, 125–126 (1963) 50. Kongr.

Mau, H.: Zur Beurteilung von Behandlungsmethoden- und Ergebnissen bei Skolioseoperationen. Z. Orthop. **97**, 164–172 (1963).

Mau, H.: On the development and abdominal treatment of so-called infant's scoliosis and hip dysplasia in the scope of Siebener's syndrome. Z. Orthop. **100**, 470–485 (1965).

Mau, H.: Antwort auf vorstehende Erwiederung C. Lübbes. Z. Orthop. **102**, 325–326 (1967).

Mau, H.: Ist die sogenannte Säuglingsskoliose behandlungsbedürftig. Dtsch. med. Wschr. **93**, 2051–2053 (1968).

Mau, H.: Skoliose. Therapiewoche **19**, 837 (1969).

Mau, H.: Prophylaxe, Diagnose und Therapie orthopädischer Erkrankungen im Neugeborenenalter. Gynäkologe **4**, 3 (1971).

Mau, H.: Die sogenannte Säuglingsskoliose. Dtsch. Ärztebl. 865–870 (1974).

Mau, H., Kramer, W.G.: Grundlagen und Techniken der Skoliosebehandlung in den USA. Arch. orthop. Unfall-Chir. **49**, 231–252 (1957).

Mauclaire: Scoliose cervicale primitive avec paraplégie intermittente. Ref. Z. Orthop. **35**, 155 (1916).

Maxwell, J.A., Kahn, E.A.: Spinal cord traction producing an ascending, reversible neurological deficit. Case report. J. Neurosurg. **26**, 331–333 (1967).

May, R.: Zum Situs viscerum bei Skoliose. Dtsch. Arch. klin. Med. **50**, 339 (1892).

May, R.L.: A method for recording the progress of scoliosis and other trunk deformities with a review of previously suggested methods. Arch. phys. Med. **38**, 236–242 (1957).

May, V.R., Mauck, W.R.: Exploration of the spine for pseudarthrosis following spinal fusion in the treatment of scoliosis. Clin. Orthop. **53**, 115–122 (1967).

Mayer, E.G.: Wirbelveränderungen bei Rückenmarkstumoren. Fortschr. Roentgenstr. **64**, 53 (1941).

Mayer, L.: Correction of lateral compression fracture of a lumbar vertebra. J. Bone Jt Surg. **16**, 604–608 (1934).

Mayer, L.: Further studies of fixed paralytic pelvic obliquity. J. Bone Jt Surg. **18**, 87–100 (1936).

Mayer, H., Wollensak, J., Damerow, R.: Beitrag zur Chondrodystrophia calcificans congenita. Z. Kinderheilk. **91**, 282 (1964).

Mayer, K.: Congenital scolioses. Acta Chir. orthop. Traum. čech. **34**, 169–172 (1967).

Mayet, Delapchier, R.: Skoliose und Appendicitis chronica. Z. orthop. Chir. **33**, 250–258 (1913).

McGill, C.R.: Lumbosacral a.p. roentgenograms in scoliosis. Clin. Orthop. **81**, 51–52 (1971).

McKenzie, K.G.: Paraplegia associated with congenital scoliosis. Report of a case. Arch. Surg. **15**, 222 (1927).

McKenzie, K.G., Deware, F.P.: Scoliosis with paraplegia. J. Bone Jt Surg. **31B**, 162–174 (1949).

McKeown, F., Frazer, M.J.L.: Neurofibromatosis with pathological fractures in the newborn. Arch. Dis. Childh. **36**, 340–343 (1961).

McKusick, V.A.: Recessive inheritance of a congenital malformation syndrome: unilateral absence deformity of leg and congenital cataracts. J. Amer. med. Ass. **204**, 113–118 (1968).

McKusick, V.A.: The nosology of the mucopolysaccharidoses. Amer. J. Med. **47**, 730–747 (1969).

McKusick, V.A., Kaplan, D., Wise, D., Hanley, W.B., Suddarth, S.B., Sevick, M.E., Maumenee, A.E.: The genetic mucopolysaccharidoses. Medicine (Baltimore) **44**, 445–467 (1965).

McMaster, P.E.: Osteotomy of the spine for fixed flexion deformity. J. Bone Jt Surg. **44A**, 1207–1216 (1962).

McMorris, R.O.: Faulty posture. Pediat. Clin. N. Amer. **8**, 213–224 (1961).

McNeill, T.W., et al.: Controlled hypotensive anesthesia in scoliosis surgery. J. Bone Jt Surg. **56A**, 1159 (1974).

McNulty, Pim, P.: Hypophospatasia. Report of a case with a 30 year follow up. Amer. J. Roentgenol. **115**, 614–618 (1972).

McRae, D.L.: Bony abnormalities in region of foramen magum: correlation of anatomic and neurologic finding. Acta radiol. (Stockh.) **40**, 335–355 (1953).

McRae, D.L.: The significance of abnormalities of the cervical spine. Amer. J. Roentgenol. **84**, 3 (1960).

McRae, D.L., Barnum, A.S.: Occipitalisation of the atlas. Amer. J. Roentgenol. **70**, 23–46 (1953).

Mead, C., Lithgow, W.C., Sweeney, H.J.: Arthrogryposis multiplex congenital. J. Bone Jt Surg. **40A**, 1284–1309 (1958).

MEAD, C.A., JR.: Adult postural back pain. J. Fla. med. Ass. **54**, 956–957 (1967).

MEEL, P.J. VAN: Congenital scoliosis. Maandschr. Kindergeneesk. **30**, 239–244 (1962) [Dut.].

MÉGEVAND, A.: Résultats du traitement de la scoliose opératoire. Rev. Chir. orthop. **39**, 194–198 (1953).

MEHTA, M.H.: The rib-vertebra angle in the early diagnosis between resolving and progressive infantile scoliosis. J. Bone Jt Surg. **54B**, 230–243 (1972).

MEHTA, M.H.: Radiographic estimation of vertebral rotation in scoliosis. J. Bone Jt Surg. **55B**, 513–520 (1973).

MEIER, A.L.: Bronchuskompression als Komplikation hochgradiger Skoliose der BWS. Schweiz. med. Wschr. **84**, 1081–1082 (1954).

MEIGE, H.: Diskussionsbemerkung zu Morbus Paget. Rev. neurol. **40**, 70–71 (1933).

MEIGEBAIER, J.: Hormonal growth inhibition in idiopathic scoliosis. Z. Orthop. **107**, 716–734 (1970).

MEINECKE, R.: Unsere Erfahrungen über Behandlung und Rehabilitation Jugendlicher mit Scheuermannschen Erkrankungen. Z. ärztl. Fortbild. **56**, 374–376 (1962).

MEINECKE, R.: Zwillingsuntersuchungen bei der idiopathischen Skoliose. Beitr. Orthop. Traum. **19**, 221–226 (1972).

MEINEL: Über Knochentuberkulose. Prager Vjschr. **3**, 1 (1852).

MEISS, W.C.: Spinal osteotomy following fusion for paralytic scoliosis. J. Bone Jt Surg. **37A**, 73–77 (1955).

MEISTER, R., HEINE, J.: Vergleichende Untersuchungen der Lungenfunktion bei jugendlichen Skoliosepatienten vor und nach der Operation nach Harrington. Z. Orthop. **111**, 749–755 (1973).

MELARAGNO, FILHO, R., LAZZARESCHI, M., TENUTO, R.A.: Sobre as paraplegias cifoscloliosicas. Tratamento neurocirurgico. Arch. Neuro-psyquiat. (S.Paulo) **9**, 32–42 (1951).

MELCHIOR: Spondylopathia leucaemica. Zbl. Chir. **49**, 1737–1740 (1922).

MELNICK, J.C.: Chondrodystrophia calcificans congenita. Amer. J. Dis. Child. **110**, 218 (1965).

MENARD, L.: Deux cas de paraplégie dans la scoliose. Description. Traitement. Étiologie. Rev. Orthop. **18**, 759–767 (1931).

MENDELSON, C.L.: Pregnancy and kyphoscoliotic heart disease. Amer. J. Obstet. Gynec. **56**, 457–467 (1948).

MENDELSOHN, J.J., KAY, E.B.: Intrathoracic meningocele. J. thoracic Surg. **18**, 124–128 (1949).

MENICHINI, G., DERIU, L.: La condroangiopatia calcarea o puntata. Minerva pediat. **11**, 407 (1959).

MENICHINI, G., RUIN, A.: Sulle alterazioni scheletriche nell'ipotirioidismo infantile. Minerva med. **13**, 1601–1610 (1961).

MERCKELBACH, F.: Tetanus neonatorum bedarf der orthopädischen Überwachung. Med. Mschr. **6**, 454–455 (1949).

MERLE D'AUBIGNÉ, R., POSTEL, M.: Luxations L4/5. Réductions sanglante et ostéosynthèse. Mém. Acad. Chir. **88**, 159–160 (1962).

MERTENS, H.G., RICKER, K.: Übererregbarkeit der Gamma-Motoneurone beim „Stiff-Man"-Syndrom. Klin. Wschr. **46**, 33 (1968).

MESZAROS, W.T., GUZZO, F., SCHORSCH, H.: Neurofibromatosis. Amer. J. Roentgenol. **98**, 557–569 (1966).

MEULENGRACHT, E.: Osteomalacia of spine following abuse of laxatives. Lancet **1938 II**, 774–776.

MEULENGRACHT, E., MEYER, A.R.: Osteomalacia of the spinal column. Acta orthop. scand. **92**, 584 (1937).

MEYER, H.: Das aufrechte Stehen. (Erster Beitrag zur Mechanik des menschlichen Knochengerüstes.) Müllers Arch. Anat. 9–48 (1853).

MEYER: Muskelverpflanzung bei Lähmungsschiefhals. Verh. dtsch. orthop. Ges., 23. Kongr., 175–178 (1928).

MEYER, WEILER: Weitere Untersuchungen über die tetanische Muskelverkürzung. Münch. med. Wschr. **50**, 1614 (1917).

MEYER, E.: Die Thoraxform bei Skoliosen und Kyphoskoliosen und ihr Einfluß auf die Brustorgane. Beitr. path. Anat. **64**, 127 (1936).

MEYER, H.: Über Syndrome, die die freie Atmung des Kindes beeinträchtigen. Praxis **51**, 1208–1216 (1962).

MEYER, H.: Die Mechanik der Skoliose. Virchows Arch. path. Anat. **35**, 225–253 (1966).

MEYER, M.: La cyphose douloureuse des adolescents, son substratum anatomique. Rev. franç. Pédiat. **8**, 258–311 (1932).

MEYER, R.: An unusual form of osseous dysplasia. Amer. J. Roentgenol. **73**, 761–764 (1955).

MEYER-BURGDORFF, H., KLOSE-GERLACH, J.: Hemmungsbildungen im Ablauf der Wirbelsäulenverknöcherung. Langenbecks Arch. klin. Chir. **182**, 220–230 (1935).

MEYERDING, H.W.: Congenital torticollis. J. orthop. Surg. **3**, 91–97 (1921).

MEYEROWITZ, F.: Über Skoliose bei Halsrippen. Bruns' Beitr. klin. Chir. **46**, 46–66 (1905).

MEZNIK, F.: Beobachtungen über das Wachstum der Wirbelsäule nach Skolioseoperationen. Z. Orthop. **103**, 530–533 (1967).

MEZNIK, F.: Zur Indikation der dorsalen Spondylose bei Skoliosen. Wien. klin. Wschr. **83**, 89 (1971).

MEZNIK, F.: Zur Frage der Minderung des Blutverlustes bei Skolioseoperationen. Z. Orthop. **108**, 390–405 (1971).

MEZNIK, F., et al.: Zur Entstehung und Behandlung des sogenannten Cast-Syndroms nach Skolioseoperationen. Z. Orthop. **113**, 174–180 (1975).

MEZNIK, F., KOLLER, H., KUMMER, F.: Die Entwicklung der Lungenfunktion nach Skolioseoperationen. Z. Orthop. **110**, 542–544 (1972).

MEZNIK, F., KUMMER, F.: Skoliose und Lungenfunktion. Z. Orthop. **108**, 382–390 (1970).

MEZZARI, A.: Über die Calvé'sche Vertebra plana (Infantile Pseudospondylitis). Fortschr. Röntgenstr. **57**, 275 (1938).

MIAUCHI: Ein Fall von sogenannter Halsrippenskoliose. Z. orthop. Chir. **29**, 394 (1911).

MICHAELIS, E., KEMPERDICK, H., SPRANGER, J.W.: Dysplasia spondyloepiphysaria congenita. Fortschr. Röntgenstr. **119**, 429–438 (1973).

MICHAELIS, L.: Über Wirbelsäulenveränderungen bei Neurofibromatose. Beitr. klin. Chir. **150**, 574–587 (1930).

MICHEL, C.R.: Harrington's operations. A new method of surgical treatment of scoliosis. Pediatrie **20**, 559–566 (1965).

MICHEL, C.R.: L'appareillage des scolioses en période évolutive. Rev. Chir. orthop. **56**, 399–469 (1970).

MICHEL, C.R., IMBERT, J.C.: Indications et modalités du traitement dans les scolioses à début précoce. A propos de 62 observations. Rev. Orthop. Chir. **54**, 535–544 (1968).

MICHEL, C.R., JOUVINROUX, P.: Analyse d'une statistique de 164 scolioses opérées suivant la technique de Harrington depuis avril 1963. Acta orthop. belg. **33**, 631–639 (1967).

MICHEL, C.S., BES, J.: Opération de Harrington dans le traitement chirurgical des scolioses. Rev. Chir. orthop. **51**, 491–503 (1965).

MICHELASSI, P.L., LADDAGA, M.: Contributo allo studio della dinamica intermetamerica del rachide cervicale e lombare con l'uso della statigrafia a cancellazione circolare. Arch. Putti **16**, 279–288 (1962).

MICHELSSON, J.E.: The development of spinal deformity in experimental scoliosis. Acta orthop. scand., Suppl. **81**, 1–91 (1965).

MIDDLETON, D.S.: The pathology of congenital torticollis. Brit. J. Surg. **18**, 188–204 (1930).

MIGUERRES, J., GOUBERT, J., JOVER, A., et al.: Le retentissement respiratoire des scolioses graves chez l'adolescent. Indices respiratoires de l'opération de Harrington. Intérêt de la scintigraphie pulmonaire a propos de 79 observations. Presse méd. **78**, 2001–1006 (1970).

MIGUÈRES, J., GAUBERT, J., JOVER, A., CAUSSE, G., CHENEAU, J., MARTINEZ, J., GAUBERT, J.H.: Le rentissement respiratoire des scolioses graves chez l'adolescent. Incidences sur la fonction respiratoire de l'opération de Harrington. Intérêt de la scintigraphie pulmonaire. (A propos de 79 observations.) Bull. Phys. respir. **6**, 779–808 (1970).

MIGUÉRÈS, J., GAUBERT, J., JOVER, A., SERRES, P., GUIRAND, R., LUCOT, H., VÉTILLARD, R.: Apport de la scintigraphie (scanning, gamma-caméra) l'étude du rentissement respiratoire des scolioses graves de l'adolescent et de l'adulte jeune. J. franç. Méd. Chir. thor. **26**, 89–105 (1972).

MIKULICZ, J. VON: Über die Exstirpation des Kopfnikkers bei muskulärem Schiefhals. Zbl. Chir. **22**, 1–9 (1895).

MILES, M.: Lateral vertebral dimensions and lateral spinal dimensions. Hum. Biol. **16**, 153 (1944).

MILES, M.: Vertebral changes following experimentaly produced muscle imbalance. Preliminary report. Arch. phys. Med. **28**, 284–289 (1947).

MILLER, A.: Neurofibromatosis with reference to skeletal changes, compression myelitis and malignant degeneration. Arch. Surg. **32**, 109–122 (1936).

MILLER, G.: Die Knochenveränderungen bei der Neurofibromatosis Recklinghausen. Fortschr. Röntgenstr. **78**, 669–689 (1953).

MILLS, H.: Posture and eye strain in children. Boston med. surg. J. **168**, 128 (1913).

MILLS, N.: Congenital malformations of the vertebrae. Boston med. surg. J. **184**, 659 (1921).

MILLS, W.J., JR.: Scoliosis: disease or inheritance? Alaska Med. **8**, 53–55 (1966).

MILROY, W.F.: Chronic hereditary edema: Milroy's disease. J. Amer. med. Ass. **91**, 1172–1175 (1928).

MINEIRO, J.: Zur Entwicklung der Torsion bei Skoliosen. Verh. dtsch. orthop. Ges. **97**, 140 (1963), 50. Kongr.

MISOL, S., PONSETI, J.V., SAMANN, N., BRADBURY, J.T.: Growth hormone blood levels in patients with idiopathic scoliosis. Clin. Orthop. **81**, 122–125 (1971).

MITCHELL, J.: Vertebral osteochondritis. Arch. Surg. **25**, 544 (1932).

MITTELSTAEDT, W.: Über Bauchmuskellähmungen bei Poliomyelitis. Z. ges. Neurol. Psychiat. **58**, 1–23 (1920).

MOCQUOT, P., BAUMANN, J.: Épiphysite vertébrale. Rev. Orthop. **18**, 649–654 (1931). Ref. Zentr.-Org. Chir. **57**, 620 (1932).

MOE, J.H.: The management of idiopatic scoliosis. Clin. orthop. **9**, 169–184 (1957).

MOE, J.H.: The management of paralytic scoliosis. J. S. med. Ass. **50**, 67 (1957).

MOE, J.H.: A critical analysis of methods of fusion for scoliosis. An evaluation in 266 patients. J. Bone Jt Surg. **40A**, 529–554 (1958).

MOE, J.H.: Fundamentals of the scoliose problem for the general practitioner. Postgrad. Med. **23**, 518–532 (1958).

MOE, J.H.: Changing concepts of scoliosis. J. Bone Jt Surg. **43A**, 471–473 (1961).

MOE, J.H.: Treatment of adolescent kyphosis by nonoperative and operative methods. Manitoba med. Rev. **45**, 481–484 (1965).

MOE, J.H.: Complications of scoliosis treatment. Clin. Orthop. **53**, 21–30 (1967).

MOE, J.H.: Methods of correction and surgical techniques in scoliosis. Orthop. Clin. Amer. **3**, 17–48 (1972).

MOE, J.H., GUSTILO, R.T.: Treatment of scoliosis. Results in 196 patients treated by cast correction and fusion. J. Bone Jt Surg. **46A**, 293–312 (1964).

MOE, J.H., KETTLESON, D.N.: Idiopathic scoliosis. J. Bone Jt Surg. **52A**, 1509–1533 (1970).

MOE, J.H., SUNDBERG, A.B.: Spine fusion in the scoliotic growing child. J. Bone Surg. **50A**, 849 (1968).

MOERSCH, F.P., WOLTMAN, H.W.: Progressive fluctuating muscular rigidity and spasm (Stiff-man syndrome). Report of a case and same observations in 13 other cases. Proc. Mayo Clin. **31**, 422 (1956).

MOEWES, H.: Ein einfaches Gerät zur Messung von Skoliosewinkeln nach der Methode von COBB und FERGUSSON. Arch. orthop. Unfall-Chir. **54**, 617–618 (1963).

MOISAN, A.: Syndrome de l'aplatissement thoracique et pseudocardiopathie. Ann. Cardiol. Angéiol. **20**, 561–570 (1971).

MOL, W.: The surgical treatment of progressive idiopathic and congenital kyphoscoliosis by arrest of growth with the aid of staples on the convex side of vertebral column and fusion of the spinal processes. Arch. chir. neerl. **7**, 65–77 (1955).

MOL, W.: Progressive kyphoscoliosen. Ned. T. Geneesk. **105**, 693–696 (1961).

MOL, W., VAN DER ZIJL, M.O.: Scoliose par paralysie des muscles abdominaux. Rev. Orthop. **32**, 151–159 (1946).

MOLINATTI, G.M., OLIVETTI, M., CAMANNI, F.: Considérations cliniques sur un cas de nanisme progérique primordial. Sem. Hôp. Paris **37**, 3140–3146 (1961).

MOMMSEN, F.: Beitrag zur Technik der Behandlung schwerster Hüftbeugeankylosen. (Schlitz und Zapfenosteotomie mit ergänzender unblutiger Behandlung.) Z. orthop. Chir. **48**, 442–481 (1927).

MONCHET, A., ROEDERER, C.: Considérations sur la pathogénie et l'évolution de la scoliose congénitale. Presse méd. **54** (1922).

MONNET, P., PEYTEL, J., SALLE, B., ROBERT, G.M., VAUVELLE, J.L.: Le nanisme diastrophique. Ann. Pédiat. **43**, 1751–1757 (1967).

MONNET, P., ROBERT, J.M., SALLE, B., PEYTEL, J.: Le nanisme diastrophique. Lyon méd. **18**, 1305–1367 (1967).

MONTANARO, J.C., GONZALES, T.: La paraplegia escoliotica sobre un caso con autopsia. Sem. méd. (B. Aires) **42**, 1613–1618 (1935).

MONTEMARTINI, C., GHIRINGHELLI, F., VALENTINO, A.: La sindrome della schiena dritta. Boll. Soc. med.-chir. Pavia **76**, 533 (1961).

MONTEMEZZI, L., BALDOLI, C.: Su due casi di artrogriposi multipla congenita ossociata ad altre malformazioni. Folia hered. path. (Milano) **16**, 119–130 (1967).

MONZALI, G.L.: Lombo-sciatalgia da sclerosi del tessuto peridurale. Minerva orthop. **4**, 399–402 (1953).

MOORE, WINKELMANN, SOHS-COHAR: Asymptomatic fractures in epilepsy. J. nerv. ment. Dis. **94**, 309 (1941).

MORAND, P., LANFRANCHI, J., RAFFOUSER, P., CASENAVE, J.: Étude critique des signes cardiaques du syndrome d'aplatissement du thorax. Sem. Hôp. Paris **50**, 2602–2609 (1974).

MORASCA, L.: Le alterazioni del sistema scelectrico nella neurofibromatosi. Arch. Med. e. Chir. **7**, 353–371 (1939).

MOREAU, J.: Les platyspondylies. Arch. franco-belges chir. **29**, 887–893 (1926).

MORESTIN: Torticolis cicatriciel. Bull. mém. Soc. Chir. **63** (1910).

MORETTI, G., STAEFFEN, J.: Dysostose cranio-faciale de Crouzon et syringomyélie. Association chez le frère et la soeur. Presse méd. **67**, 378–380 (1959).

MORETTI, M.: Contributo alla conoscenza della scoliosi. Pediatrica **50**, 415–425 (1942).

MORGAN: Spinal fusion in scoliosis. J. Bone Jt Surg. **37B**, 351 (1955).

MORGAN, T.H.: Scoliosis. Maryland med. J. **16**, 71–74 (1967).

MORGAN, T.H., SCOTT, J.C.: Treatment of infantile idiopathic scoliosis. J. Bone Jt Surg. **38B**, 450–457 (1956).

MORITZ, P.: Abdominale Symptome verursachende Wirbelsäulen- und Rückenmarkserkrankungen. Chirurg **33**, 23–27 (1962).

MORONI: Malformazione del rachide cervicale. Radiol. med. **10**, 4 (1923).

MORQUIO, L.: Sur une forme de dystrophie osseuse familiale. Arch. Méd. Enf. **32**, 129 (1929).

MORQUIO, I.: Sur une forme de dystrophie osseuse familiale. Bull. Soc. Pédiat. Paris **27**, 145 (1929).

MORRIS, J., NIEBAUER, J.: Calcification of the cervical intervertebral disc. Dis. Child. **106**, 295–300 (1963).

MORRIS, J.M., LUCAS, D.B., BRESLER, B.: Role of the trunk in stability of the spine. J. Bone Jt Surg. **43A**, 327–351 (1961).

MORREELS, CH.L., FLETCHNER, B.D., WEILBAECHER, R.G., DORST, J.P.: The roentgenographic features of homocystinuria. Radiology **90**, 1150–1158 (1968).

MORSCHER, E.: Endocrinologische Probleme bei Wachstumsstörungen in der Orthopädie. Ann. Paediat. **206**, 150–163 (1966).

MORSCHER, E.: Wesen, Diagnose und Therapie der Scheuermannschen Krankheit. Schweiz. med. Wschr. **97**, 763 (1967).

MORSCHER, E.: Diagnose der Scheuermannschen Krankheit. Dtsch. med. Wschr. **93**, 2231–2232 (1968).

MORSCHER, E.: Differentialdiagnose der Scheuermannschen Krankheit. Diagnostik **2**, 267–270 (1969).

MORSCHER, E.: Möglichkeiten und Grenzen der Methode nach Harrington in der operativen Skoliosebehandlung. Arch. orthop. Unfall-Chir. **70**, 136–151 (1971).

MORSCHER, E.: Operative Aufrichtung fixierter Hyperkyphosen durch vordere Wirbelsäulenostetomie. Z. Orthop. **108**, 516–520 (1971).

MORSE, A.H.: Bilateral congenital caput obstipum. Surg. Cynec. Obstet. **20**, 74–77 (1915).

MOSBERG, W.: The Klippel-Feil syndrome. J. nerv. ment. Dis. **117**, 479 (1953).

MOSELLI, M.: Rilievi strumentali complementari nella diagnostica delle anomalie funzionali e strutturali del etá evolutia. Minerva ortop. **22**, 1–9 (1971).

MOSENTHAL: Angeborene Kyphose. Z. orthop. Chir. **53**, 111–113 (1931).

MOSER, H.: Neuere Methoden zur Messung von Wirbelsäulenverkrümmungen. Z. Orthop. **60**, 241–243 (1934).

MOSER, H.: Experimentelle Untersuchungen zur Frage der Entwicklung und Beeinflussung der angeborenen Skoliose. Wien. klin. Wschr. **68**, 230–232 (1956).

MOSER, H.: Experimentelle Skoliosen. Verh. dtsch. orthop. Ges. (1957), Beih. Z. Orthop. **89**, 178 (1958).

MOSER, H.: Die Bedeutung feingeweblicher Bindegewebsbefunde für die Operation und Nachbehandlung der Skoliose. Verh. dtsch. orthop. Ges. **50** (1962).

MOSER, J.: Neuere Methoden zur Messung von Wirbelsäulenverkrümmungen. Z. orthop. Chir. **60**, 241 (1933).

MOTTA, M.: Contributo alla etiologia della scoliosi. Arch. Ortop. (Milano) **8**, 165–185 (1891).

MOUCHET, A., CHHATAIN, S., RENAUD, C.: Ostéite subaigüe de l'atlas et syndrome de Grisel. Sem. Hôp. Paris **24**, 1753–1756 (1948).

MOUCHET, A., ROEDERER, C.: Spina bifida occulta dorsal inférieur. Symptômes pottiques avec scoliose. Bull. Soc. Pédiat. Paris **20**, 152 (1922).

MOUCHET, A., ROEDERER, C.: Considération sur la pathogénie et l'évolution de la scoliose congénitale. Presse méd. I, 577–581 (1922).

MOUCHET, A., ROEDERER, C.: Cyphose à crète de grand rayon avec anomalies vertébrales. Bull. Soc. Pédiat. Paris (1922).

MOUCHET, A., RÖDERER, C.: Quelques notions nouvelles rélatives à la scoliose congénitale. Rev. Orthop. **10**, 19 (1923).

MOUCHET, A., ROEDERER, C.: Sur une forme particulière d'ostéochondrite vertébrale des adolescents. Bull. Soc. Chirurgiens Paris **53**, 336–338 (1927).

MOUDRY: Monopodie mit völligem Fehlen der entsprechenden Beckenhälfte und mit angeborener Skoliose. Zbl. Chir. **57**, 36 (1930).

MOULEDOUS, P.: Un nouveau cas de nanisme diastrophique. Toulouse méd. **63**, 617 (1962).

MOUTIER: Scoliose statique par malformation pelvienne. Rev. Orthop. **33**, 135 (1926).

MOYNAHAN, E.J.: A new progeroid syndrome, characterized by dwarfism, kyphoscoliosis, universal livedo reticularis and generalized teleangiectasia, early marginal alopecia and chronic nasal infection. Proc. roy. Soc. Med. **55**, 877–878 (1962).

MOYSON, F., TOCKERT, R., WITTEK, F.: L'ostéomyelite vertébral du nourrisson. Acta orthop. belg. **33**, 849–859 (1967).

MUDD, S.H., FINKELSTEIN, J.D., IRREVERRE, F., LASTER, L.: Homocystinuria: an enzymatic defect. Science **143**, 1443–1445 (1964).

MÜHLBACH, R., HÄHNEL: Klinische Erfahrungen der konservativen Skoliosebehandlung mit der EDF-Technik nach ABBOT und COTREL. Beitr. Orthop. Traum. **19**, 93–105 (1972).

MÜLICH, W.: Paroxysmale Lähmungen und Kyphoskoliosen. Z. Orthop. **78**, 175–180 (1949).

MÜLLER, E.: Über die Lage der skoliotischen Abbiegungen in den verschiedenen Altersjahren. Z. orthop. Chir. **13**, 695–718 (1904).

MÜLLER, G.: Beobachtung eines doppelten Schiefhalses. Z. Orthop. **93**, 432–435 (1960).

MÜLLER, G., GSCHWEND, N.: Endocrine Störungen und Morbus Scheuermann. Schweiz. med. Wschr. **95**, 675 (1965).

MÜLLER, G., GSCHWEND, N.: Zur Therapie der Scheuermann'schen Kyphosen. Praxis **56**, 44–51 (1967).

MÜLLER, G., GSCHWEND, N.: Kyphoskokliosen bei Neurofibromatosis Recklinghausen. Arch. orthop. Unfall-Chir. **63**, 302–307 (1968).

MÜLLER, G.H., THOMAS, G.: Unterkieferfreie Abstützung bei der Skoliosetherapie. Dtsch. Zahn-, Mund- u. Kieferheilk. **45**, 353–360 (1965).

MÜLLER, H.: Übergänge von Säuglingsfehlhaltungen zur „idiopathischen Skoliose". Z. Orthop. **110**, 223–233 (1972).

MÜLLER, M.E.: Prognose und Therapie der idiopathischen Skoliose. Helv. paediat. Acta **12**, 195–203 (1957).

MÜLLER, W.: Über die Beziehungen zwischen intrauterinen Wirbelverbiegungen und Defektbildungen am Wirbelkörper. Arch. orthop. Unfall-Chir. **20**, 345–354 (1922).

MÜLLER, W.: Skoliosen im Tierversuch. Bruns' Beitr. klin. Chir. **142**, 343–379 (1928).

MÜLLER, W.: Skoliosen im Tierversuch. Bruns' Beitr. klin. Chir. **145**, 191 (1928).

MÜLLER, W.: Skoliosen im Tierexperiment. Z. orthop. Chir. **49**, Beilageheft 245–250 (1928).

MÜLLER, W.: Über die Hemmung der Epiphysenverknöcherung unter dem Einfluß abnormer Belastung. Langenbecks Arch. klin. Chir. **162**, 484–488 (1930).

MÜLLER, W.: Die angeborene Gibbusbildung mit Wirbelkörperspaltung an der unteren BWS. Arch. orthop. Unfall-Chir. **30**, 319–330 (1931).

MÜLLER, W.: Gleichzeitiges Auftreten von Osteochondritis dissecans an 6 Gelenken. Dtsch. Z. Chir. **238**, 635–643 (1933).

MÜLLER, W.: Umbauzonen an den Dornfortsätzen kyphotischer Wirbelsäulen als Ursache von Schmerzzuständen. Fortschr. Röntgenstr. **48**, 639–641 (1933). Zbl. Chir. **31**, 1847 (1935).

MÜLLER, W.: Das Bild der multiplen erblichen Störung der Epiphysenverknöcherung. Z. Orthop. **69**, 257–282 (1939).

MÜLLER, W.: Die Bekämpfung von Haltungsschäden in der Schulärztlichen Praxis. Z. Präv.-Med. **14**, 171–176 (1969).

MÜLLER, W., HETZAR, W.: Familiäre, generalisierte Osteochondritis dissecans zahlreicher Gelenke und der Wirbelsäule. Dtsch. Z. Chir. **241**, 795–804 (1933).

MÜNCHHEIMER: Zitat nach ISSIGKEIT.

MÜNZENBERG, K.J.: Haltungsfehler bei Blinden. Z. Orthop. **102**, 160–162 (1966).

MUKHERJI, M.: Pagets disease of bones, complete survey. Indian J. Radiol. **1**, 135 (1947).

MULDER, J.D.: Houdingsafwijkingen en misvormingen van de wervelkolom. Ned. T. Geneesk. **109**, 87–92 (1965).

MULL, W.: Kompressionsfraktur der Lendenwirbelsäule durch geringfügiges Trauma. Dtsch. Z. Chir. **196**, 291–296 (1926).

MULLER, R.: Protrusion of thoracic intervertebral disks with compression of the spinal cord. Acta med. scand. **139**, 99–104 (1962).

MUNCIBI, S.: Anesthesia and resuscitation in the surgical treatment of scoliosis. Minerva ortop. **17**, 657–662 (1966).

MUNGO, A., GUARINO, A.: Alterazioni della colonna vertebrale nei conducenti di automezzi pesanti. Rheumatismo **9**, 364–372 (1957).

MURAKAMI, U., KAMEYAMA, Y.: Vertebral malformation in the mouse foetus caused by maternal hypoxia during early stages of pregnancy. J. Embryol. exp. Morph. **11**, 107–118 (1963).

MURAKAMI, U., KAMEYAMA, Y., NOGAMI, H.: Skeletal malformation in the mouse fetus caused by maternal hypoxia during early stages of pregnancy. A. R. Res. Inst. Environ. **10**, 45–53 (1962).

MURATORIO, A.: Su di un caso di paraplegia di cifoscoliosi. Rass. Studi psichiat. **45**, 933–934 (1956).

MURCZYNSKI, C., UNIECKA, W.: Agenesie und Dysraphie des Kreuz- und Steißbeines. Radiol. diagn. (Berl.) **10**, 67–76 (1969).

MURDOCH, G.: Scoliosis in twins. J. Bone Jt Surg. **41 B**, 736–737 (1959).

MURK, JANSEN: Der Einfluß der respiratorischen Kräfte auf die Form der Wirbelsäule. Z. orthop. Chir. **25**, 734–774 (1910).

MURPHY, W.T., BERENS, L.D.: Late sequelae following cancericidal irradiation in children. A report of cases. Radiology **58**, 35–42 (1952).

MURRAY, R.O.: Steroids and the skeleton. Radiology **77**, 729–743 (1961).

MUSTARD, W.T.: Scoliosis diagnosis and natural history. Canad. med. Ass. J. **82**, 815 (1960).

MUSTARD, W.T.: Early correction and fusion in the treatment of scolioses. Canad. med. Ass. J. **84**, 1358–1364 (1961).

MUSTARD, W.T., DUVAL, F.W.: Osteoid osteoma of vertebrae. J. Bone Jt Surg. **41 B**, 132–136 (1959).

MUTSCHLECHNER, A.: Seltenere und wenig beachtete Ursachen für die Entstehung von Rückgratsverkrümmungen. Z. orthop. Chir. **48**, 135–138 (1927).

MUTSCHLER: Ischiasskoliose. Z. Orthop. **67**, 105–116 (1937).

MUTSCHLER, H.H.: Ermüdungsfrakturen eines Brustwirbels. Dtsch. Militärarzt **6**, 693–695 (1941).

NACHEMSON, A.: The load on lumbar disks in different positions of the body. Clin. Orthop. **45**, 107–122 (1966).

NACHEMSON, A.: A long term follow-up study of unrelated scoliosis. J. Bone Jt Surg. **50 B**, 224 (1968).

NACHEMSON, A.: A long-term follow-up study of nontreated scoliosis. Acta orthop. scand. **39**, 466 (1968).

NACHEMSON, A., ELFSTRÖM, G.: Intravital wireless telemetry of axial force in Harrington distraction rods in patients with idiopathic scoliosis. J. Bone Jt Surg. **53**, 443 (1971).

NACHLASS, I.W., BORDEN, I.N.: Experimental scoliosis, the role of epiphysis. Surg. Gynec. Obstet. **90**, 672–680 (1950).

NACHLASS, I.W., BORDEN, J.N.: The cure of experimental scoliosis by directed growth control. J. Bone Jt Surg. **33 A**, 24–34 (1951).

NAEGELI: Skoliosen infolge angeborener Anomalie der Wirbelsäule. Bruns' Beitr. klin. Chir. **99**, 128–137 (1916).

NAEYE, R.L.: Kyphoscoliosis and cor pulmonale. A study of the pulmonary vascular bed. Amer. J. Path. **38**, 561 (1961).

NAGARA, J.M., RISOLIA, A.A.: El syndrome clinico escoliotico. Dia méd. **26**, 1495–1498 (1954).

NAGURA, S.H.: Juvenile Kyphose, Scheuermann im Lichte der Knorpel-Callusbildung. Langenbecks Arch. klin. Chir. **201**, 232 (1941).

NAGURA, S.: Zusammenhänge zwischen dem angeborenen Klumpfuß, der angeborenen Hüftverrenkung und dem angeborenen Schiefhals. Z. Japan. orthop. Ges. **18**, 717 (1943).

NAGURA, S.: Zur Ätiologie des angeborenen Schiefhalses. Zbl. Chir. **81**, 593 (1956).

NAGURA, S.: Die Abnahme und Zunahme der Skoliosekinder. Beitr. Orthop. Traum. **18**, 575–579 (1971).

NAGURA, S.: Umwelteinflüsse und der angeborene Schiefhals. Ein Beitrag zur Genese des angeborenen Schiefhalses. Z. Orthop. **110**, 52–55 (1972).

NAGY, G.: Über Gibbusbildung bei Tetanus. Z. klin. Med. **127**, 434 (1935).

NAGY, G., BARTA, O.: An skoliotischen Kranken unternommene Atmungsfunktionsuntersuchungen. Z. Orthop. **105**, 166–171 (1968).

NAIR, N.S., METHEW, O.: A rare triad of congenital malformations: bilateral microtia, spinal anomalies and heart affection. Indian J. Pediat. **30**, 359–361 (1963).

NALLEAU, J.: Paraplégie cypho-scoliotique. Guérison par laminectomie avec plastie durale. Mém. Acad. Chir. **76**, 892 (1950).

NANSON, E.M.: Thoracic meningocele associated with neurofibromatosis. J. Bone Jt Surg. **33**, 650–662 (1957).

NARAVCEVIC: Eine neue Modifikation der operativen Therapie des Rippenbuckels bei Kyphoskoliose 1950. Z. org. ges. Chir. **117**, 299 (1951).

NASH, C.L., MOE, J.H.: A study of vertebral rotation. J. Bone Jt Surg. **51 A**, 223–229 (1969).

NATHAN, L., KUHNS, J.G.: Epiphysis of the spine. J. Bone Jt Surg. **22**, 55–62 (1940).

NATHHANSON, L., LEWINTON, A.: Deformities and fractures of the vertebrae as a result of senile and presenile osteoporosis. Amer. J. Roentgenol. **46**, 197–202 (1941).

NAULLEAU, J.: Paraplégie cypho-scoliotique. Guérison par laminectomie avec plastie durale. Bull. Mém. Acad. Chir. **76**, 892–900 (1950).

NECCHI DELLA SILVA: Evoluzione della P de tipo polmonare nell' anziano. G. Geront. **14**, 969–976 (1966).

NEIMANN, N., PERNOT, C., MARCHAL, C., FALL, L.: Insufficance mitrale et maladie de Hurler. A propos de deux observations chez des demifrères. Sem. Hôp. (Paris) **44**, 2381–2386 (1968).

NEIMANN, N., PIERSON, M., MANCIAUX, M., SAPELIER, J.: Á propos d'un nouveau cas de nanisme diastrophique. Arch. franç. Pédiat. **21**, 957 (1964).

NEUBERT, R.: Spina bifida occulta und Skoliose. Z. Orthop. **60**, 157–163 (1934).

NEUFELD: Torticollis als Komplikation der Adenotomie. Arch. Laryng. Rhin. (Berl.) **20**, 480 (1908).

NEUGEBAUER, F.: Die heutige Statistik der Geburten bei Beckenverengungen infolge von Rückgratskyphosen. Eine Bemerkung zu der Beschreibung eines durch Lumbosakralkyphose verengten Beckens von Herrn Dr. LEWITZKI in Kijew. Mschr. Geburtsh. Gynäk. **1**, 317–347 (1896).

NEUGEBAUER, H.: Rückenmeßgerät für Reihenuntersuchungen. Z. Orthop. **108**, 395 (1970).

NEUGEBAUER, H.: Hormonelle Wachstumsbremsung bei idiopathischen Skoliosen. Z. Orthop. **107**, 716–734 (1970).

NEUGEBAUER, H., COBB, FERGUSON: Eine Analyse der gebräuchlichsten Röntgenmeßmethoden von Skoliosen. Z. Orthop. **110**, 342–356 (1972).

NEUHAUSER, E.B.D., WITTENBORG, M.H., BERMAN, C.Z., COHEN, J.: Irradiation effects of roentgen therapy on the growing spine. Radiology **59**, 637–650 (1939).

NEUMANN, C.: Genesi della scoliosi nell'età evolutiva. Gazz sanit. **21**, 9 pag. 451–452 (1960).

NEYROUD, M.: Un cas de vertebra plana osteonécrotica (ostéochondrite vertébrale infantile) ou maladie de Calvé. Schweiz. med. Wschr. **77**, 1000–1003 (1947).

NICHOLAS, J.A., SAVILLE, P.D., BRONNER, F.: Osteoporosis, ostemalacia, and the skeletal system. J. Bone Jt Surg. **45A**, 391–405 (1963).

NICHOLLS, S.J., FLETCHER, E.W.L.: Congenital rib defects with the Pierre Robin syndrome. Pediat. Radiol. **1**, 246–247 (1973).

NICHOLSON, J.T., SHERK, H.H.: Anomalies of the occipitocervical articulation. J. Bone Jt Surg. **50A**, 295–304 (1966).

NICOD, L.: Osteosynthèse dorso lombaire chez les scoliotiques. Rev. Chir. orthop. **39**, 331–341 (1953).

NICOD, L.: Traitment de la maladie de Scheuermann et des dystrophies rachidiennes de croissance. Praxis **46**, 1619–1627 (1968).

NICOLADONI, C.: Über eine Art des Zusammenhangs zwischen Ischias und Skoliose. Wien. med. Presse **27**, 26 (1886).

NICOLADONI, C.: Über den Zusammenhang der Wachstumsstörungen und Deformitäten. Wien. med. Jahrbuch 263 (1886).

NICOLADONI, C.: Ein weiterer Fall von durch Ischias bedingter Scoliose. Wien. med. Presse **28**, 1323 (1887).

NILSONNE, H.: Some views on the problem of sciatica and sciatic scoliosis. Acta orthop. scand. **6**, 185–207 (1935).

NILSONNE, U., LUNDGREN, K.D.: Long-term prognosis in idiopathic scoliosis. Acta orthop. scand. **39**, 456 (1968).

NILSONNE, V.: Transthoracic approach for vertebral epiphysiodesis. Acta orthop. scand. **34**, 37–43 (1964).

NISBET, H.I.A., LAMARRE, A., LEVINSON, H., RELTON, J.E.S., HALL, J.E.: Thoracic elastance and its components in anesthetized scoliotic children. J. Bone Jt Surg. **55A**, 1721 (1973).

NISENSON, A., PATERSON, G.H.: Spinal cord tumors in children: a study of three cases of ependymome. J. Pediat. **27**, 315–323 (1945).

NISSEN, R.: Mediastinalverlagerung bei postoperativer Skoliose und ihre praktische Bedeutung. Münch. med. Wschr. **75**, 528 (1928).

NITSCHE, F., ARMKNECHT, P.H.: Orthopädische Leiden bei Zwillingen. Z. orthop. Chir. **58**, 518–537 (1933).

NIVERGELT, K.: Maladie de Grisel. Helv. paediat. Acta **6**, 445 (1947).

NIVERGELT, K.: Luxatio atlanto-epistrophica bei Aplasie des Dens epistrophei. Schweiz. med. Wschr. **78**, 653 (1948).

NOBLER, M.P., HIGINBOTHAM, N.L., PHILLIPS, B.F.: The cure of aneurysmal bone cyst an analysis of 33 cases. Radiology **60**, 1185 (1968).

NOGAMI, H., INGALLS, T.H.: Pathogenesis of spinal malformations induced in the embryos of mice. J. Bone Jt Surg. **49A**, 1551–1560 (1967).

NONNE, M.: Weitere Erfahrungen zum Kapitel der Diagnose von komprimierenden Rückenmarkstumoren. Dtsch. Z. Nervenheilk. **47/48**, 437–503 (1913).

NORMARK, A.: Ein Fall von okulärem Torticollis bei einem Säugling. Zbl. ges. Ophthal. **39**, 675 (1937).

NORTON, P.L., BROWN, T.: The immobilizing efficiency of back braces. Their effect on the posture and motion of the lumbosacral spine. J. Bone Jt Surg. **39A**, 111–139 (1957).

NOTHMANN: Lordose der Lendenwirbelsäule und Albuminurie. Münch. med. Wschr. **57**, 1571 (1910).

NOTTER, G.: Lipochondrodystrophie (Hurler's Syndrom). Acta radiol. (Stockh.) **32**, 439–454 (1949).

NOVAK, C.: Emispondyla sagittale. Arch. Med. Chir. **1**, 2 (1932).

NOVAK, C.: Contributo allo studio della scoliosi congenita da emivertebra. Arch. Med. Chir. **4**, 377–395 (1938).

NOVAKOWSKY, H., GADERMANN, E.: Regressive Wirbelsäulenveränderungen bei doppelseitiger Hodenatrophie und Anorchie. Verh. dtsch. Ges. inn. Med. **400**, (1952).

NOVÉ-JOSSERAND, VIANNAY, CH.: Pathogénie du torticollis congénital. (Théorie ischemique.) Rev. Orthop. **7**, 397–425 (1906).

NUGENT, G.R., ODOM, G.L., WOODHALL, B.: Spinal extradural cysts. Neurology **9**, 397–406 (1959).

NUZZI, O.: Scoliosi ed aneurisma aortico. Rif. med. (1927). Zbl. Chir. 1462 (1928).

OBER, F., GHORMLEY, R.: Scoliosis. J. Amer. med. Ass. **90**, 361–364 (1928).

OBERDOERFFER, E.: Ischias scoliotoca. Zbl. Grenzgeb. Med. Chir. **9**, 686–697 (1906).

OBRADOR, S., u.Mitarb.: Cervical kyphosis treated by an anterior tract fusion (2 cases). Rev. clin. esp. **108**, 362–366 (1968).

O'BRIEN, J.P.: The manifestation of arrested bone growth—The appearance of a vertebra with in a vertebra. J. Bone Jt Surg. **51A**, 1376–1378 (1969).

O'BRIEN, J.P., JAU, A.C.M.C., SMITH, T.K., HODGSON, A.R.: Halo pelvic traction. J. Bone Jt Surg. **53B**, 217 (1971).

O'BRIEN, J.P., u.Mitarb.: Anterior and posterior correction and fusion for paralytic scoliosis. Clin. Orthop. **86**, 151–153 (1972).

O'BRIEN, J.S., STERN, M.B., LANDIN, B.H., O'BRIEN, J.K., DONNELL, G.N.: Generalized gangliosidosis: another inborn error of ganglioside metabolism? Amer. J. Dis. Child. **109**, 338 (1965).

O'CONNELL, J.E.A.: Protrusion of the lumbar intervertebral discs. J. Bone Jt Surg. **33B**, 8–30 (1951).

O'CONNELL, W.F., LEE, Y.C.: Pulmonocardiac failor in scoliosis. Pediatrics **7**, 394–399 (1951).

ODE, A.M.: Wirbelkörperkompression durch Tetanus. Z. Orthop. **80**, 233–237 (1951).

ODELBERG-JOHNSON, G.: A case of cervical spondylarthritis after tonsillectomy. Acta orthop. scand. **2**, 302 (1932).

ODELBERG-JOHNSON, G.: On defects and pseudarthroses of the bony bridge following paraspinal bone transplantation in growing rabbits. Acta orthop. scand. **10**, 160–219 (1939).

OEHLECKER, F.: Eine kongenitale Verkrümmung der Wirbelsäule infolge Spaltung von Wirbelkörpern. Spina bifida anterior. Bruns' Beitr. klin. Chir. **61**, 570–592 (1909).

OKONEK, G.: Spätschädigungen des Rückenmarkes bei angeborenen Kyphoskoliosen. Z. Neurochir. **2**, 39–67 (1937).

OLAFSON, R.A., MULDER, D.W., HOWARD, F.M.: "Stiff-man" Syndrome: A review of the literature, report of three additional cases and discussion of pathophysiology and therapy. Proc. Mayo Clin. **39**, 131 (1964).

OLDBERG, E.: The case of spinal cord tumor associated with scoliosis. Presented before the Chicago neurological society 20.5.1937.

OLIVERAS DEVESA, M.: Biomecanica antiescoliotica. Med. clin. (Barcelona) **6**, 337–340 (1946).

OLIVEROS, A.M., GARCIA, E.: The D. THOMAS method in treatment of a residual cavern after thoracoplasty. Rev. esp. Tuberc. **31**, 587–593 (1962).

OLLEFS, H.: Zur Orthopädie des Sitzens. Z. Orthop. **80**, 573–596 (1951).

OLLIER, L.: De la dyschondroplasie. Bull. Soc. Chir. Lyon **3**, 22–27 (1900).

OLSSON, O.: Roentgendiagnostic points of view on spinal tumors in children. Acta radiol. (Stockh.) **29**, 280–293 (1948).

O'MALLEY, B.D., D'ANGIO, C.J., WAWTER, G.T.: Late effects of roentgen therapy given in infancy. Amer. J. Roentgenol. **89**, 1067–1074 (1963).

OPPENHEIM, H.: Über eine eigenartige Krampfkrankheit des kindlichen und jugendlichen Alters. (Dysbasia lordotica progressiva, Dystonia musculorum deformans.) Zbl. Nervenheilk. **30**, 1090–1109 (1911).

OPPENHEIMER, A.: A peculiar systematic disease of the spinal column (Platyspondylia osteosklerotica). J. Bone Jt Surg. **19**, 1007–1017 (1937).

ORECCHIA, C.: Contributo a la conoscenza delle modificazioni anatomo-pathologiche consequenti a la pneumectomia sperimentale. Minerva chir. **9**, 833–838 (1954).

ORNILLA, E.: Some considerations on essential scoliosis. Hisp. méd. **22**, 77–85 (1965).

ORNING, K., DUNDAS, P.: Cardiac symptoms in patients with thoracic deformities. Nord. Med. **41**, 1065–1068 (1949).

ORNSTEEN, A.M.: Zit. nach SCHMIDT PETER.

OROZCO DELCLOS, R.: Treatment of idiopathic scoliosis. Medicina (Madr.) **31**, 347–351 (1963).

ORTH, O.: Durch Kyphoskoliose bedingt Kippniere. Münch. med. Wschr. **79**, 1209 (1932).

ORTNER, W.D., KUBIN, H.: Gutartige destruierende Geschwülste der Wirbelsäule. Münch. med. Wschr. **115**, 934–937 (1973).

ORTOLANI, M., ALBERTI, H., BIGNARDI, E.: La displasia congenita dell'anca quale causa di dismorfismi del bacino e della colonna vertebrale. Minerva med. **56**, 700–701 (1965).

OSCHATZ, K.: Die Methoden, Probleme und Ergebnisse der Behandlung von Säuglingsskoliosen. Orthopädietechnische Informationen Heft **4/5** (1969).

OSGOOD, R.B.: Sciatic scoliosis. J. Bone Jt Surg. **9**, 667 (1927).

OSGOOD, R.B.: Body mechanics, education and practice. J. Amer. med. Ass. 2032 (1931).

OSGOOD, R.B.: Body mechanics education and practice. Report of the White House Conference on Orthopedics and Body Mechanics. New York: Th. Century and Co. 1932.

OSTEN-SACKEN, E. VON DER: Über osteochondropathische Kyphosen bei Jugendlichen und Kindern. Zbl. Chir. **55**, 1463 (1928).

OSTER, H.: Die familiäre Dysautonomie. Dtsch. med. Wschr. **82**, 2038–2040 (1957).

OTA MASAO, TOSHIAKI YASUDA: Erster Fall von „Syndrome d'Ehlers-Danlos" in Japan. Zbl. Haut- u. Geschl.-Kr. **66**, 120–121 (1941).

OTANI, G.: Meningocele intratoracico. Ann. Radiol. diagn. (Bologna) **23**, 416–419 (1951).

OTANI, K.: Correction of kyphosis in spinal caries. Orthop. Surg. **22**, 602–610 (1971).

OTT, R.: Zur Frage der senilen ankylosierenden Hyperostose der Wirbelsäule (Forestier-Rotès). Z. Rheumaforsch. **11**, 95–105 (1952).

OTT, V.R.: Über die Spondylosis hyperostotica. Schweiz. med. Wschr. **83**, 790–799 (1953).

OTTANDER, H.G.: Experimental progressive scoliosis in a pig. Acta orthop. scand. **33**, 91–97 (1963).

OTTE, P.: Wesen und Behandlung der Säuglingsskoliose. Mschr. Kinderheilk. **117**, 648–649 (1969).

OTTENDORF: Ein Beitrag zur Tierskoliose. Z. orthop. Chir. **11**, 803–826 (1903).

OTTO, H.: Die Nieren bei Kyphoskoliose. Z. ges. inn. Med. **18**, 446–452 (1963).

OUTLAND, T., CORN, O.: Views of parallel crafts in treatment of idiopatic scoliosis. J. Bone Jt Surg. **29**, 163–170 (1947).

OVERTON, I.M., GHORMLEY, R.K.: Congenital fusion of the spine. J. Bone Jt Surg. **16**, 929–934 (1934).

PACHER, W.: Operative Erzeugung einer Skoliose im Tierversuch. Z. orthop. Chir. **69**, 140–154 (1939).

PACKARD, F.A., STEELE, J.D., KIRKBRIDGE, T.S.: Ostitis deformans. Amer. J. med. Sci. **2**, 552–569 (1901).

PADFIELD, C.J., PARTINGTON, M.W., SIMPSON, N.E.: The Rubinstein-Taybi-Syndrome. Arch. Dis. Childh. **43**, 94 (1968).

PAGANI, A.: The active inclination corset in the treatment of asthenic curvature of the spine. Minerva ortop. **22**, 466–472 (1971).

PAGET, J.: On a form of chronic inflammation of bones (Osteitis deformans). Trans. med.-chir. Soc. London **60**, 37 (1877).

PAGET, J.: Additional cases of osteitis deformans. Med. Clas. Chir. Soc. Glasgow **65**, 225–236 (1882).

PAILLAS, J.E., DONGIER, M., BADIER, M.: Tumeurs épendymaires géantes de la queue de cheval. Sem. Hôp. Paris **28**, 2899–2904 (1952).

PAIS, C.: Le paraplegie da cifoscoliosi. Chir. Organi Mov. **31**, 29–49 (1947).

PAIS, C.: Considerazioni sul trattamento della scoliosi degli adolescenti. Arch. Osp. Mare **4**, 3, 39 (1952).

PAIVA, C.: Sindrome de Goldenhar (Displasia oculoauriculo vertebral). Rev. bras. Oftal. **30**, 139–145 (1971).

PAL, J.: Scoliosis ischiadica bei Platt-Knickfußleidenden. Wien. med. Wschr. **25**, 1449–1454 (1910).

PALMA, V., DER ASVAZADURIAN, A.: Relations entre disques et corps vertébraux dans la cyphose sénile. Arch. ital. Anat. Istol. pat. **34**, 297–310 (1960).

PALME, E., JANACEK, M.: Wirbelfraktur bei Spondylarthritis ankylopoetica. Beitr. Orthop. Traum. **19**, 34–38 (1972).

PALTRINIERI, G.: Di una particolare sindrome data da iperplasia timica e scoliosi vertebrale. La scoliosi megalotimica. Ann. Radiol. diagn. (Bologna) **25**, 260–271 (1952/53).

PALTRINIERI, G.: Scoliose megalothymique. J. Radiol. Électrol. **33**, 30–34 (1952).

PALTRINERI, M.: Paramorfismi e dismorfismi dell'infanzia e dell'adolescenza. Minerva med. **56**, 688–689 (1965).

PANELLA- CASAS, M., MONTEZ-ORTA: La cyphose par ostéoporose sénile. Rev. méd. Liège **5**, 697–708 (1955).

PANIZON, F., PEDRINI, V.: La malattia de Morquio. Studio su tre casi familiari con cornea opaca. Acta paediat. lat. **15**, 353–384 (1962).

PANNER, H.J.: A case of vertebra plana (CALVÉ). Acta radiol. (Stockh.) **8**, 547–554 (1927).

PANNIER, R., DAEMS, J.: A propos d'un cas de cyphoscoliose provoqué par un cyste dermoïde géant. Acta tuberc. belg. **40**, 352–359 (1949).

PAP, K.: Gedanken zur operativen Skoliosenbehandlung, Lyraplastik und semilunäre Skoliodese. Verh. dtsch. orthop. Ges., **97**, 104–109 (1963). 50. Kongreß.

PAPADOPOULOS, A.S.: La scoliose fixée guérit-ell? Rev. Orthop. **10**, 35 (1923).

PAPOVA-LATKINA, N.W.: The development of the vertebrae and the spinal cord during the embryonal period in man. Anat. Anz. **114**, 353–370 (1964).

PARDINI, A.G.: Radial dysplasia. Clin. Orthop. **57**, 153–177 (1968).

PARKE, W.: Congenital kyphosis. J. Bone Jt Surg. **36 B**, 680 (1954).

PARKER, R.W.: In a discussion of the relationship between wryneck and congenital haematoma of the sternomastoid at a meeting of the royal medical and chirurgical society. Lancet **1893 I**, 247.

PARRISH, J.G.: Skeletal hand charts in inherited connective tissue disease. J. med. Genet. **4**, 227–238 (1967).

PARSCH, K., SCHULITZ, K.P.: Die orthopädische Frühbehandlung des Kindes mit spina bifida cystica. Z. Orthop. **109**, 451–457 (1971).

PASK, E.H.A., BAKER, S.L.: Osteoclastoma of the axis vertebra. Brit. J. Surg. **25**, 866–871 (1937/38).

PASQUALI, P.: Su particolari alterazioni vertebrali nella neurofibromatosi multipla di Recklinghausen. Chir. Organi. Mov. **48**, 317–327 (1960).

PASQUIÉ, M.: Paraplégie par scoliose. Rev. Chir. orthop. **48**, 602–605 (1962).

PASSARGE, E., WENDEL, V., WÖHLER, W., RÜDIGER, H.W.: Krankheiten infolge genetischer Defekte im lysosomalen Mucopolysaccharidabbau. Die Mucopolysaccharidspeicherkrankheiten. Dtsch. med. Wschr. **99**, 144–158 (1974).

PASSEBOIS, P.: Osteochondrite vertébrale infantile. J. radiol. belge **23**, 397 (1939).

PASTORE, G., SINISI, P.: Paramorfismi giovanili. Gazz. sanit. (Milano) **3**, 23 (1963).

PASTORINI, M., SILLI, V., CEROFOLINI, P.L.: Indagine auxologica su soggetti, affetti da scoliosi idiopatica. Riv. Clin. pediat. **82**, 73–77 (1969).

PATAU, K., SMITH, D.W., ISCHORN, S.L., WAGNER, H.P.: Multiple congenital anomaly caused by an extra autosome. Lancet **1960 I**, 790–793.

PATERSON, D.: Scoliosis due to absence of two halves of two vertebrae. Proc. roy. Soc. Med. **23**, 271 (1930).

PATTERSON, R.M., LITTLE, S.C.: Spasmodic torticollis. J. nerv. ment. Dis. **98**, 571–599 (1943).

PATZER, H.: Zum chronischen Trophoedem (Nonne-Milroy-Meige-Syndrom) im Kindesalter. Z. Kinderheilk. **75**, 596–612 (1954).

PAUL, L.W.: Punctate epiphyseal dysplasia. Amer. J. Roentgenol. **71**, 941 (1954).

PAUL, S.S., RAO, P.L., MULLICK, P., SAIGAL, S.: Diastrophic dwarfism, a little known disease entity. Clin. Pediat. **4**, 95–101 (1965).

PAUZAT, D.: Douleurs vertébrales et cyphoses séniles. J. Méd. Bordeaux **124**, 49–53 (1947).

PAYER: Analyse des Begriffes der Insuffizientia vertebrae. Langenbecks Arch. klin. Chir. **113**, 645 (1920).

PECKHAM, F.E.: Etiology and treatment of scoliosis. J. orthop. Surg. **14**, 725 (1916).

PEDRAS, C.C.V., POLI, C.O.: Escoliose congenita. Rev. bras. Med. **28**, 1–12 (1971).

PEET, M.M., KAHN, E.A.: Vasomotor phenomena allied to Raynauds syndrom. Arch. Neurol. Psychiat. (Chic.) **35**, 79–91 (1936).

PELLEGRINI, O.: Particolari alterazioni ossee in un caso di neurofibromatosi diffusa. Arch. Ortop. (Milano) **49**, 1021 (1933).

PELLERIN, D.: Petite orthopédie quotidienne. Méd. infant. **66**, 5–19 (1959).

PELLERIN, D., LOBRY, T.: Scoliose essentielle du nourisson. Méd. infant. **66**, 19–24 (1959).

PELLICCIONI, S., SGOBBI, S.: Il dorso curvo osteocondrosico. Arch. Putti Chir. Organi Mov. **24**, 212–232 (1969).

PELLIN, B.: Klinik und Untersuchung der Skoliose. Technik in der Medizin **3**, 145–150 (1973).

PELTESOHN, S.: Zur Kenntnis der respiratorischen Thoraxdeformitäten. Z. orthop. Chir. **33**, 574–590 (1913).

PENDL, F.: Ein Fall von angeborener Skoliose. Z. orthop. Chir. **10**, 23–30 (1902).

PENNERS, R.: Diagnose und Behandlung der Säuglingsskoliose. Z. Orthop. Beilageheft **87**, 320 (1955). 43. Kontre.

PENNERS, R.: Wirbelsäulenverkrümmungen im Säuglings- und Kleinkindesalter. Landarzt **35**, 37 (1959).

PENNING, L.: Nonpathologic and pathologic relationships Rosenbaum between the lower cervical vertebrae. Amer. J. Roentgenol. **91**, 1036–1050 (1964).

PENZOLD, F.: Über die von Brustwirbelkaries ausgehende Oesophagusperforation. Virchows Arch. path. Anat. **86** (1891).

PÉRÉ: Les courbures latérales normales du rhachis humain. (1890).

PERELMAN, R.: Conduite a tenir devant une scoliose chez l'enfant. Concours méd. **85**, 5847–5852 (1963).

PEREY, O.: Discography in early cases of idiopathic scoliosis. Acta orthop. scand. **33**, 392–393 (1963).

PEREY, O., RYDMANN, T.: Idiopathic scolioses, a preliminary report. Acta orthop. scand **32**, 39–45 (1962).

PEREZ, C.A., VIETTI, T., ACKERMAN, L.V., EAGLETON, M.D., POWERS, W.E.: Tumors of the sympathetic nervous system in children. Radiology **88**, 750–760 (1967).

PERRICONE, G.: Traitement orthopédique des cyphoscolioses des adolescents. Acta orthop. belg. **33**, 703–709 (1967).

PERRICONE, G., GIULIANI, G.: Scoliosi in neurofibromatosis di von Recklinghausen. Chir. Organi Mov. **59**, 45–56 (1970).

PERRICONE, G., ROSEMBAUN DE BRITTO, S.: Dorso curvo e ginocchia vare (osteocondrosi vertebrale e tibiale). Osped. Ital.-Chir. **4**, 249 (1961).

PERRONE, A.: Über kongenitale Skoliose. Z. orthop. Chir. **15**, 323–389 (1905/1906).

PERROT, A., BABIANTZ, L.: Les malformations congénitales de la colonne vertébrale et les scolioses consécutives. Rev. méd. Suisse rom. **53**, 545–563 (1933).

PERRY, J.: Scoliosis: Some recommendations. J. Amer. med. Wom. Ass. **17**, 725–727 (1962).

PERRY, J., NICKEL, V.L.: Total cervical-spine fusion for neck paralysis. J. Bone Jt Surg. **41A**, 37–60 (1959).

PERUSI, A.: Un caso di cifoscoliosi complicato da paraplegia. Arch. Ortop. (Milano) **63**, 144–149 (1950).

PETER, E., SCHULER, B., DIHLMANN, W.: Veränderung der Wirbeldornfortsätze bei Arthritis mutilans. Dtsch. med. Wschr. **89**, 1990–1993 (1964).

PETERS, A.: Über angeborene Defektbildung der Descemet-Membran. Klin. Mbl. Augenheilk. **44**, 27 (1906).

PETERS, A.: Die Gesichts- und Schädelasymmetrien und ihr Verhältnis zum Caput obstipum. Münch. med. Wschr. 1781 (1908).

PETERSEN, D.: Der rheumatische Schiefhals. J. orthop. Surg. **95**, 99–101 (1961).

PETERSEN, D.: Zur Differentialdiagnose der juvenilen Kyphose. Arch. orthop. Unfall-Chir. **56**, 200–203 (1964).

PETERSEN, D.: Über Wirbelsäulenmißbildungen bei Dysmeliekindern. Z. Orthop. **102**, 386–394 (1967).

PETERSEN, F.: Caput obstipum. Langenbecks Arch. klin. Chir. **30**, 781–798 (1884).

PETERSEN, F.: Über angeborenen muskulösen Schiefhals. Langenbecks Arch. klin. Chir. **42**, 797 (1891).

PETERSEN, F.: Über den angeborenen musculären Schiefhals. Z. orthop. Chir. **1**, 86–113 (1892).

PETERSEN, G.FR.: Hochgradige periphere Mediaverkalkung in je einem Fall von Hyperparathyreoidismus und Hypernephrom. Acta radiol. (Stockh.) **21**, 21–31 (1940).

PETERSON, H.A., u.Mitarb.: Hemivertebrae in identical twins with dissimilar spine columns. J. Bone Jt Surg. **49**, 938–942 (1967).

PETIT-DUTAILLIS, D., MARCHAND, J., GARCIN CHALDERON, J.: Un cas de compression médullaire par maladie osseuse de Paget grandement amélioré par la laminectomie. Rev. neurol. **66**, 71–78 (1936).

PETIT, MEDEL.: Zit. nach BAUER.

PETTENATI, G.: Le traitment de la scoliose du petit enfant. Acta orthop. belg. **33**, 723–734 (1967).

PEZZIA, A.P.: Ocular torticollis. Amer. orthopt. J. **6**, 104–106 (1955).

PFAENDLER, U.: L'ontogénie et l'hérédité du caput obstipum. (Torticollis congénital.) J. Génét. hum. **1**, 83 (1952).

PFEIFFER, R.: Fusion of the spine with the autopolymerisate palacos. Arch. orthop. Unfall-Chir. **62**, 250–255 (1967).

PFEIFFER, R.A., HÜTHER, W.: Trisomie des Chromosoms Nr.18 unter dem Bild einer Arthrogryposis multiplex congenita. Med. Klin. **58**, 1110–1114 (1963).

PHILIPPART, M.: Skoliose grave et neurofibromatose infantile sous l'angle d'une pathologie constitutionelle. Acta neurol. belg. **62**, 4, 384–431 (1962).

PHOCAS, B.G.: Déformations thoraciques dues à l'hypertrophie des amygdales. Rec. Orthop. **1**, 200–204 (1890).

PIA, H.W., TÖNNES, W.: Zur Frage der operativen Behandlung der cervikalen Bandscheibenschäden. Münch. med. Wschr. **95**, 925 (1953).

PICCININI, E.: Sulla terapia chirurgica del torticollo miogeno nel adulto. Arch. Putti Chir. Organi Mov. **6**, 415–419 (1955).

PICK, L.: Der Morbus Gaucher und die ihm ähnlichen Erkrankungen. Ergebn. inn. Med. Kinderheilk. **29**, 519–627 (1926).

PIÉDALLU, P.: Subluxations sacroiliaques et scolioses avec pseudoracourcissements d'un des membres inférieurs. France méd. 9–12 (1948).

PIEPER: Wirbelfraktur und Scheuermann'sche Krankheit. Mschr. Unfallheilk. Beiheft **42**, 60–63 (1951).

PIEPER, K.S., PIEPER, R.: Exakter Nachweis der Krümmungsunterschiede an den Wirbelsäulen von Kleinstkindern, Kindern und Erwachsenen durch quadratische Regressionsanalyse. Gegenbaurs morph. Jb. **108**, 451–475 (1966).

PIERI, G.: Spondylectomia per scoliosi congenita da emivertebra. Policlinico Sez. prat. 399–403 (1941).

PIGGOTT, H.: Costogenic scoliosis. J. Bone Jt Surg. **50B**, 232–233 (1968).

PIGGOTT, H.: Posterior rib resection in scoliosis. A preliminary report. J. Bone Jt Surg. **53**, 663–671 (1971).

PINES, J.: Über die Rolle der Verkrümmung der Wirbelsäule bei der Entstehung der Ulcuskrankheit des Magen-Zwölffingerdarms. Med. Klin. **2**, 1610–1611 (1935).

PINSKY, L., DI GEORGE, A.M., HARLEY, R.D., BAIRD, H.W.: Microphthalmos, cornealopacity, mental retardation, and spastic-cerebral palsy. An oculocerebral syndrome. J. Pediat. **67**, 387–398 (1965).

PIOTET, G.: Une complication rare de l'ablation des végétations adénoïdes. Rev. méd. Suisse rom. **53**, 901–905 (1933).

PIPINO, F., PANELLA, M.: Le deformità rachitiche. Minerva ortop. **22**, 91–121 (1971).

PIPPOW, G.: Über das Zusammentreffen von Wirbelgelenkaplasien und Brachydaktylie in einer Sippe. Erbarzt **10**, 226–236 (1942).

PIQUE, J.A.: Repercusiones de las escoliosis sobre el estado general. Día méd. **33**, 3124 (1961).

PIQUÉ, J.A., u.Mitarb.: Kinesic management of dorsal kyphosis in adolescents. Med. fis. Rehab. **25**, 13–27 (1964).

PIRAME, Y.: Aspects du tetanos en Haute-Volta. A propos de 211 cas observés en deux ans. Presse méd. **71**, 1043–1046 (1963).

PIRASTU, F., CARTA, G.: La schermografia nella diagnosi della scoliosi nell'eta scolare. Rass. med. sarda **60**, 537–541 (1958).

PIRASTU, F., CARTA, G.: La schermografia nella diagnosi della scoliosi dell'etá scolare. Rass. med. sarda **60**, 537–541 (1959).

PISANI, A.: Sopra le alterazioni cardo-pulmonari che si riscontrano nella cifoscoliosi. Gazz. Osp. Clin. **25**, 1436 (1904).

PISANI, G.: Nuova metodo di indagine clinica per la valutazione dell'atteggiamento anatomico della colonna e dell'atteggiamento funzionale del tronco, e per lo studio del loro raporto, in condizioni normali e patologiche. Minerva ortop. **8**, 1–56 (1957).

PISANI, G.: Paramorfismi e dismorfismi vertebrali. Minerva ortop. **13**, 596–598 (1962).

PISANI, G.: Considerazioni sui paramorfismi vertebrali. Arch. Putti Chir. Organi Mov. **17**, 459–463 (1962).

PISANI, G.: On the etiopathogenesis of so-called essential scoliosis. Minerva ortop. **16**, 344–353 (1965).

PISANI, G.: La scoliosi problema medico e sociale. Minerva med. **61**, 331–349 (1970).

PISANI, G., BARALE, J.: Rilievi clinico-statistici sui paramorfismi vertebrali in etá scolare. Minerva ortop. **14**, 401–402 (1963).

PISSAREK, H., DIPPOLD, A.: Präoperative Untersuchungen bei Patienten mit Soliose und Trichterbrust. Beitr. Orthop. Traum. **18**, 84–85 (1971).

PISTONE, F.M., COTTAFAVA, F., BIANCHEDI, S., BERTOLOTTI, E., GROSSI-BIANCHI, M.L.: Neurofibromatosi di Recklinghausen. Minerva pediat. **21**, 454–464 (1968).

PITKIN, H.C.: Sacroarthrogenetic telalgia. IV Differential diagnosis in sacroarthrogenetic scoliosis. J. Bone Jt Surg. **18**, 1008–1017 (1936).

PITKIN, H.C., PHEASANT, H.: Sacroarthrogenetic telalgia III A study of alternating scoliosis. J. Bone Jt Surg. **18**, 706–716 (1936).

PITZEN, H.: Schädelbasisveränderungen beim muskulären Schiefhals, ein Beitrag zur Entstehungstheorie der Schädelasymmetrie. Z. Orthop. **90**, 125–150 (1958).

PITZEN, P.: Experimentelle Erzeugung von Skoliosen. Z. orthop. Chir. **49**, 58–67 (1928).

PITZEN: Muskelverpflanzung beim Lähmungsschiefhals. Aussprache zu MEYER. Verh. dtsch. orthop. Ges. **51**, 176–177 (1929). 23. Kongreß 1928.

PITZEN, P.: Horizontale Aufhellungen in den Wirbelkörpern. Röntgenpraxis **2**, 1123–1130 (1930).

PITZEN, P.: Leitsymptom Schiefhals. Münch. med. Wschr. 1183–1184 (1954).

PIVETTA, S.: Il nuovo scoliosometro del Prof. ULIVI. Ginnast. med. **3**, 80 (1955).

PIZON, P.: Mensuration anatomiques lombosacrées. J. Radiol. Électrol. **41**, 572–578 (1960).

PIZZETTI, M., ROTA, P., MOLLICA, Q.: The results of determination of respiratory function in scoliosis patients. Orizzonti Ortop. odierna Riab. **8**, 549–567 (1963).

PIZZIOLO, I.: Scoliosi e cifosi congenite. Ortop. Traum. Appar. mot. **11**, 361–422 (1939).

PLAGEMANN, H.: Monströse Lordose der Brust und Lendenwirbelsäule im Gefolge von Spina bifida lumbodorsalis. Dtsch. Z. Chir. **110**, 307–310 (1911).

PLAGEMANN: Skolioseoperationen im Experiment beim Tier. Verh. dtsch. orthop. Ges. **21**, 188–194 (1927).

PLATE, E.: Über Entstehung und Behandlung der Ischiasskoliotica. Dtsch. med. Wschr. **37**, 116–120 (1911).

PLATT, D.: Biochemie und Klinik der Mucopolysaccharidosen. Dtsch. med. Wschr. **95**, 1892 (1970).

PLATTS, M.M.: The arterial blood gases in pulmonary heart failure. Clin. Sci. **12**, 63–74 (1953).

PLUVINAGE, R.: Maladie de Morquio avec nanisme sévère et brièveté rhizomélique des membres. Sem. Hôp. Paris **37**, 421–426 (1961).

POCHACZEVSKY, R., RATNER, H., PERLES, D., KASSNER, G., NAYSAN, P.: Spondylothoracic dysplasia. Radiology **98**, 53–58 (1971).

PODAMINSKY, N.A.: Effects on sitting posture with body bent forward on the dimensions of the heart. Arbeitsphysiologie **3**, 347 (1930).

PÖSCHEL, M.: Untersuchungen über Skelettreifung-Akzeleration-Haltungsfehler. Sportarzt 45–48 (1963).

PÖSCHEL, M., MICHAELIS, R., ROTT, K.F.: Untersuchungen über Haltungsfehler und Akzeleration an Jugendlichen. Dtsch. med. Wschr. **84**, 180–182 (1959).

POHL, J.F.: Chondro-osteodystrophy (Morquio's disease) Progressive kyphosis from congenital wedge-shaped vertebrae. J. Bone Jt Surg. **21**, 187–192 (1939).

POHL, R.: Meningocele im Brustraum unter dem Bilde eines intrathorakalen Rundschattens. Röntgenpraxis **5**, 747–749 (1933).

POISVERT, M., CARA, M.: Anesthésie de scolioses graves avec déficit ventilatoire. Ann. Méd. phys. **7**, 120 (1964).

POKER, N., FINBY, N., ARCHIBALD, R.M.: Spondyloepiphysial dysplasia tarda. Four cases in childhood and adolescence and some considerations regarding platy-spondyly. Radilogy **85**, 474–480 (1965).

POKORNY, L.: Wirbelsäulenveränderungen nach Tetanus. Röntgenpraxis **9**, 813 (1937).

POLGAR, F.: Zur Röntgensymptomatologie der juvenilen Osteochondritis dorsi. Fortschr. Röntgenstr. **42**, 613–617 (1930).

POLGAR, F.: Über Plattwirbel (Platyspondylie: Präsenile Osteoporose). Röntgenpraxis **3**, 346–357 (1931).

POLI, A.: I paramorfismi e i dismorfismi dell'età scolastica. Riv. ital. Med. Igiene Scuola **1** (1968).

POLLARSOM, A.: Note rélative á l'étiologie des déviations de croissance de la colonne vertébrale. Lyon méd. **49**, 387 (1885).

POLLIDORI, A.: Studio clinoc-statistico sui casi di torticollo congenito muscolare osservati all'istituto ortopedico Rizzoli da 1899 al 1940. Chir. Organi. Mov. **26**, 255–279 (1940).

POLSTER, J., u.Mitarb.: Observations on conservatively treated scoliotic patients from the sociological viewpoint. Z. Orthop. **109**, 637–649 (1971).

PONCET, LERICH: Tuberculose inflammatoire et scoliose. Scoliose d'origine tuberculeuse. Gaz. Hôp. (Paris) 1551 (1910).

PONSETI, I.V.: Treatment of slipped epiphysis and scoliosis produced in experimental animals with animonitriles. J. Bone Jt Surg. **40B**, 159 (1958).

PONSETI, I.V.: Experimental scoliosis. Bull. Hosp. Jt Dis. (N.Y.) **19**, 216–224 (1958).

PONSETI, I.V.: Patogeneze a etiologie idiopatiche'skoliozy. Acta Chir. orthop. Traum. čech. **29**, 95–100 (1962).

PONSETI, I.: Die Behandlung der Skoliose. Z. dtsch. orthop. Ges. **97**, 121–122 (1963).

PONSETI, I.V., BAIRD, W.A.: Scoliosis and desecting aneurysm of the aorta in rats fed with lathyrus odoratus seeds. Amer. J. Path. **28**, 1059–1077 (1952).

PONSETI, I.V., FRIEDMAN, B.: Prognosis in idiopathic scoliosis. J. Bone Jt Surg. **32A**, 381–395 (1950).

PONSETI, I.V., FRIEDMAN, B.: Changes in scoliotic spina after fusion. J. Bone Jt Surg. **32A**, 751–766 (1950).

PONSETI, I.V., SHEPARD, R.S.: Lesions of the skeleton and of other mesodermal tissues in rats fed sweet-pea (lathyrus odoratus) seeds. J. Bone Jt Surg. **36A**, 1031–1058 (1954).

PONSETI, J., BARTA, C.K.: Osteoid-Osteoma. J. Bone Jt Surg. **29**, 767 (1947).

PONSOLD, A.: Rückenmarksschädigung infolge von Rückgratsverkrümmungen (unvollständige Querschnittsläsion durch rachitische Kyphoskoliose). Arch. Psychiat. Nervenkr. **103**, 199–207 (1935).

PONTANO, T.: Il gibbo dorsale tetanico. Reforma méd. **61**, 1–4 (1947).

POOS, F.R., WALTER, H.: Experimentelle Studie über das Verhalten des Bulbus und Skelettsystems unter dem Einfluß einer in Richtung und Größe veränderten Schwerkraft (Zentrifugalwirkung während des Wachstums). Virchows Arch. path. Anat. **279**, 671–683 (1931).

POOTH, A.: Sippschaftsuntersuchungen beim angeborenen muskulären Schiefhalsleiden. Z. orthop. Chir. **67**, 7 (1938).

POOTH, A.: Schiefhalsuntersuchungen beim angeborenen muskulären Schiefhalsleiden. Z. orthop. Chir. **69**, 7–30 (1939).

POPESCU, J., RACOVEANU, C., VULPESCU, S.: Studiul functiei respiratorii in cifo-scolioză. Med. interna (Buc.) **14**, 57–66 (1962).

POPOVA-LATKINA, N.W.: Die Entwicklung der Wirbelsäule und des Rückenmarks während der Embryonalperiode des Menschen. Anat. Anz. **114**, 353–370 (1964).

POPOW, S.: Une famille atteinte d'une forme particulière de maladie héréditaire (forme ROUSSY-LEVY). Rev. neurol. **58**, 447–462 (1932).

POPPEN, J.L., MARTINEZ-NIOCHET, A.: Spasmodic torticollis. Surg. clin. N. Amer. **31**, 883–890 (1951).

PORSTMANN, W.: Über klinisch stumme Wirbelfrakturen. Fortschr. Röntgenstr. **84**, 617–621 (1956).

PORT, K.: Gedanken zur Theorie und Behandlung der Skoliose. Z. orthop. Chir. **12**, 354–379 (1904).

PORT: Zur Ätiologie der Skoliose. Münch. med. Wschr. **59**, 1610–1611 (1912).

PORT, K.: Druckempfindlichkeit der Muskulatur bei beginnenden Skoliosen. Münch. med. Wschr. **67**, 1403–1405 (1920).

PORT, K.: Über das Wesen der Skoliose. Beilageheft Z. orthop. Chir. **43** (1922).

PORT, K.: Die verschiedenen Formen der Skoliose im Röntgenbild. Verz. dtsch. orthop. Ges. 16. Kongr. Z. orthop. Chir. **42**, 463–468 (1922).

PORT, K.: Die Entwicklung der skoliotischen Wirbelsäule. Z. orthop. Chir. **47**, Beilageheft 179–192 (1925/26).

PORT, K.: Die Pathologie und Therapie von Skoliosen aufgrund von Röntgenstudien. Arch. orthop. Unfall-Chir. **26**, 379–470 (1928).

PORT, K.: Form und Schicksal der Skoliose werden durch den Primärbogen bestimmt. Arch. orthop. Unfall-Chir. **46**, 346–350 (1954).

PORTA, C.F.: Sui rapporti tra patologia esofagea e patologia vertebrale. Minerva méd. **1**, 667–677 (1956).

PORTE PALLAROL, J.: Imagenes radiograficas de incurvacion de la columna vertebral del feto. Acta gynaec. obstet. hisp.-lusit. **10**, 134–141 (1961).

POTTER, C.T.: Scoliosis due to absence of the halves of two vertebrae. Proc. roy. Soc. Med. **23**, 271–272 (1930).

POUSSET, M.B., TERMET-GREGOIRE, G.: L'anéstésie dans les interventions de Harrington. Lyon med. **227**, 227–235 (1972).

POUTEAU: Zitat nach ISSIGKEIT.

POUYANNE, BERGOUIGNAN, ARNÉ: Paraplegie scoliotique: malformation associées de la moëlle et du rachis. J. Méd. Bordeaux **123**, 462–464 (1946).

POUYANNE, L., GUÉRIVE, HOUTON, J.L.: Severe kyphosis caused by abdominal cicatricial retraction, following extensive burns. Bordeaux Chir. **4**, 177–178 (1963).

POWER: Zitat nach ISSIGKEIT.

POWER, D'ARCY: In a discussion of the relationship between wryneck and congenital haematoma of the sternomastoid at a meeting of the royal medical and chirurgical society. Lancet **1893I**, 247.

POWERS, S.R., HIMMELSTEIN, A.: Late changes in ventilatory function following thoracoplasty. J. thorac. Surg. **22**, 45–51 (1951).

POZZI, G.: Importanza della gimnastica medica nel tratamento dei para-dismorfismi. Minerva med. **56**, 702–704 (1965).

PRATO, C., SCERVINI, S.: Rilievi clinico-statistici sui paramorfismi del'etá evolutiva. Pediatria **71**, 20–30 (1963).

PRATT, Z.W.: Behavior of bipedal rats. Bull. John Hopk. Hosp. **72**, 265–273 (1943).

PRENNER, K.: Wirbelsäulenläsionen nach Tetanus und deren Restitution. Wien. klin. Wschr. **73**, 279–282 (1961).

PRICE, T.M., ALLOT, E.N.: The stiffman syndrome. Brit. med. J. **I**, 682–685 (1958).

PRIESSNITZ, O.: Calcinosis intervertebralis bei einem Zwilling und ihre Beziehungen zur Scheuermann'schen Krankheit (kasuistischer Beitrag). Arch. orthop. Unfall-Chir. **46**, 565–568 (1954).

PRIME, F.J.: Le poumon dans les malformations thoraciques. J. franç. Méd. Chir. thor. **17**, 123 (1963).

PRITCHARD, A.E., ROBINSON, M.P.: Staphylococcal infection of the spine. Lancet **1961 II**, 1165–1166.

PROBERT, J.C., u.Mitarb.: Growth retardation in children after megavoltage irradiation of the spine. Cancer **32**, 634 (1973).

PROCHOWNIK, L.: Über Beckenneigung. Arch. Gynäk. **19**, 1–95 (1882).

PRUNTY, F.T.G., MCSWINEY, R.R., CLAYTON, B.E.: Primary gonadal insufficiency in girl and boy: metabolic effects of estrogen and testosterone. J. clin. Endocr. **13**, 1480–1501 (1953).

PÜTZ, H.: Über abnorme Verbiegung der Wirbelsäule bei Haustieren. Dtsch. Z. Tiermed. **15**, 161–175 (1888).

PUGH, P.R.E.: The Klippel-Feil Syndrom. J. roy. nav. med. Serv. **35**, 269–272 (1950).

PUPO, P.P., REIS, J.B., BARROS, P.: Una complicaçao rara na molestia de FRIEDREICH. Rev. paul. Med. **20**, 101–102 (1942).

PURANIK, S.R., KEISER, R.P., GILBERT, M.G.: Arteriomesenteric duodenal compression in children. Amer. J. Surg. **124**, 334–339 (1972).

PURROT, R.: Cyphose de l'enfant. Concours méd. **79**, 3409–3410 (1957).

PUSCH, G.: Grundgedanken zu einer Dynamik der Wirbelsäule und Skoliose. Z. orthop. Chir. **43**, 153 (1923/24).

PUSCH, H.: Demonstration eines Wirbelsäulenpräparates mit 9 Jahren zurückliegender Albee-Operation. Z. orthop. Chir. **45**, 369–371 (1924).

PUSCH, G.: Betrachtungen zur Mechanik der Wirbelsäule mit Ausblick auf einen neuen Gesichtspunkt zum Mechanismus der Skoliose. Z. orthop. Chir. **46**, 385–398 (1925).

PUSCH, G.: Physikalisches und Experimentelles zum Skoliosemechanismus. Verh. dtsch. orthop. Ges. **21**, 181–186 (1927). Z. orthop. Chir. Beil. **21**, 181 (1927).

PUSCH, G.: Zur Frage der Wirbelkörperkompression durch Tetanus. Z. orthop. Chir. **48**, 446–453 (1927).

PUSCH, G.: Innere Dynamik der Wirbelsäule und Skoliose. Z. orthop. Chir. **50**, 1–72 (1929).

PUSCH, G.: Ein Weg zur Vereinfachung des Skoliosenproblems. Z. orthop. Chir. **59**, 528–544 (1933).

PUSCH, G.: Die Rolle der Knochenerkrankung in der Entstehung der Wirbelsäulenverkrümmung. Forderungen zu ihrer Verhütung. Z. orthop. Chir. **60**, 461–473 (1934).

PUTNAM, T.J., HERZ, E., GLASER, G.H.: Spasmodic torticollis. III. Surgical treatment. Arch. Neurol. Psychiat. (Chic.) **61**, 240–247 (1949).

PUTNAM, F.J., HERZ, E., GLASER, G.H.: Spasmodic torticollis. Surgical treatment. Arch. Neurol. Psychiat. (Chic.) **61**, 252–260 (1949).

PUTTI, V.: Le deformitá nella siringomielia e nella tabe. Arch. orthop. (Milano) **21**, 140 (1904).

PUTTI, V.: Beitrag zur Ätiologie, Pathogenese und Behandlung des angeborenen Hochstandes des Schulterblattes. Fortschr. Röntgenstr. **12**, 328 (1908).

PUTTI, V.: Die angeborenen Deformitäten der Wirbelsäule. Wirbelsäulendeformitäten bei Teratomen. Fortschr. Röntgenstr. **14**, 285–313 (1909/10).

PUTTI, V.: Die angeborenen Deformitäten der Wirbelsäule. Technik der radiologischen Untersuchung. Fortschr. Röntgenstr. **15**, 65–93 (1910).

PUTTI, V.: Lady Jones Lecture in new conceptions in the pathogenesis of sciatic pain. Lancet **1927 I**, 53, 213.

PUTTI, V.: Sciatiche vertebrali. Rif. med. **2**, 976 (1929).

QUÉNEAU, P., DUNOYER, J.: Les résultats des greffes dans les scolioses après redressement par plâtres correcteurs. Rev. Chir. orthop. **46**, 576 (1960).

QUETSCH, F.O.: Die totalen Wirbelverschiebungen im Bereich der unteren HWS, ihre Prognose und Beurteilung. Münch. med. Wschr. 980–983 (1912).

QUINLAN, A.G.: Post tetanic kyphosis: report of a case. J. Bone Jt Surg. **36**, 80 (1954).

RABL, C.R.H.: Welche Beziehungen hat die Skoliose zur Rachitis? Arch. orthop. Unfall-Chir. **27**, 31–48 (1929).

RADOCHAY, L., RADOCHAY, M.: Die Frage der Möglichkeit der Skoliosenvorbeugung aufgrund der Schüleruntersuchung in Pecs. Arch. orthop. Unfall-Chir. **5B**, 183–186 (1961).

RAMADIER, J.O., BOMBART, M.: Fractures et luxations du rachis cervical sans lésions médullaires 2e partie: Lésions des 5 dernières vertèbres cervicales. Rev. Chir. orthop. **50**, 1–34 (1964).

RAMAMURTI, P., TAYLOR, H.E.: Histochemical studies of evolution and regression of skeletal deformities due to beta-aminopropionitril (BAPN). Lab. Invest. **7**, 114–125 (1958).

RAMPINI, S.: Das Sanfilippo-Syndrom (polydystrophe Oligophrenie, HS-Mukopolysaccharidose). Bericht über 8 Fälle und Literaturübersicht. Helv. paediat. Acta **24**, 55–91 (1969).

RAMPINI, S.: Der Spät-Hurler. Schweiz. med. Wschr. **99**, 1769 (1969).

RAMPINI, S., MAROTEAUX, P.: Ein ungewöhnlicher Phänotyp des Hurler-Syndroms. Helv. paediat. Acta **21**, 376–386 (1966).

RANA, N.A., HANCOCK, D.O., TAYLOR, A.R., HILL, A.G.S.: Atlanto-axial subluxation in rheumatoid arthritis. J. Bone Jt Surg. **55B**, 458–470 (1973).

RAND, C.: Posttetanic gibbus. Bull. Los Angeles neurol. Soc. **3**, 141

RANDOLPH, T.G.: Allergy as a cause of acute torticollis. Amer. Praet. Digest Treatment **1**, 1062–1067 (1950).

RASK, M.R.: Morquio-Brailsford osteochondrodystrophy and osteogenesis imperfecta. Report of a patient with both conditions. J. Bone Jt Surg. **45A**, 561–575 (1963).

RASPE, R.: Zur Auswertung von Röntgen-Ganzaufnahmen der WS. Zbl. Chir. **85**, 1903–1911 (1960).

RATHKE, F.W.: Über Wirbelbogenaplasie. Arch. orthop. Unfall-Chir. **45**, 175–179 (1952).

RATHKE, F.W.: Generalisierte Ossifikationsverzögerung bei allgemeiner Störung der Knorpelverknöcherung. Arch. orthop. Unfall-Chir. **46**, 415–425 (1954).

RATHKE, F.W.: Zur Ätiologie des sog. Sitzbuckels bei Skoliosen. Dtsch. orthop. Ges. 24. Kongr. (1957).

RATHKE, F.W.: Pathogenetische Gesichtspunkte bei Wirbelsäulenveränderungen infolge Osteoporose. Verh. dtsch. orthop. Ges. 46. Kontr. (1958). Z. Orthop. Beiheft **91**, 212–216 (1959).

RATHKE, F.W.: Skoliosen. Diagnostik, Beurteilung und Behandlung. Dtsch. med. Wschr. **87**, 229–236 (1962).

RATHKE, F.W.: Prognostische Beurteilung von Mißbildungsskoliosen. Verh. dtsch. orthop. Ges. **97**, 141 (1963). 50. Kongreß.

RATHKE, F.W.: On the progressive course of scoliosis associated with bone deformities. Z. Orthop. **99**, 431–439 (1965).

RATHKE, F.W.: Der jugendliche Rundrücken. Die sogenannte Scheuermannsche Krankheit. Dtsch. med. Wschr. **90**, 520–527 (1965).

RATHKE, F.W.: Klinik und Therapie der sogenannten Scheuermannschen Krankheit. Schweiz. med. Wschr. **95**, 673 (1965).

RATHKE, F.W.: Pathogenese und Therapie der juvenilen Kyphose. Z. Orthop. **102**, 16–31 (1966).

RATHKE, F.W.: Pathogenese und Therapie der juvenilen Kyphose. Z. Orthop. **102**, 16–30 (1967).

RATHKE, F.W., HIENZ, H.A.: Tierexperimentelle Untersuchungen zur Pathogenese der juvenilen Rückgratverbiegungen. Z. Orthop. **91**, 347–379 (1959).

RATHKE, F.W., HO YONG SUN: Untersuchungen über Mißbildungsskoliosen. Röntgenologische Analyse. Z. Orthop. **97**, 173–188 (1963).

RATHKE, F.W., ROMPE, G.: Untersuchungen über die angeborenen Formveränderungen in der Wirbelkörperreihe und ihre Beziehungen zu Wirbelsäulenverbiegungen. Z. Orthop. **94**, 550–575 (1961).

RATHKE, F.W., ROMPE, G.: Untersuchungen über das gemeinsame Vorkommen juveniler Rückgratverkrümmungen und Coxa vara adolescentium. Z. Orthop. **96**, 133–147 (1962).

RAUBITSCHEK, F.: Zur Kasuistik der Trichterbrust. Z. Orthop. **4**, 87–100 (1906).

RAUSCH, W.: Röntgenologische Bewegungsstudien der Wirbelsäule. Verh. dtsch. orthop. Ges. **87**, 208–211 (1956). 43. Kongr.

RAUTENBERG, E., TÖNNIS, D.: Untersuchungen über die Entstehung und den Verlauf der Säuglingsskoliose. Z. Orthop. **109**, 676–689 (1971).

RAUTENBERG, E., TÖNNIS, D.: Übergänge von Säuglingsfehlhaltungen zu idiopathischen Skoliosen. Stellungnahme zur Arbeit von H. MÜLLER. Z. Orthop. **110**, 233–234 (1972).

RAUTUREAU, M.: Sur un cas de syndrome de Klippel-Feil. Rev. Orthop. **33**, 57–60 (1947).

RAVAGLIA, M.: Evoluzione della scoliosi a curva mica. Minerva med. **56**, 701–702 (1965).

RAVAGLIA, M., BORIONI, D.: Scoliosi strabismo e status disraficus. Minerva med. **24**, 3982–3983 (1957).

RAVAULT, R., VALVEL, V.: Bloc vertébral congénital anormalement étendu. J. Radiol. Électrol. **38**, 111–112 (1957).

RAVITCH, M.A.: Atypical deformities of the chest wall: Absence and deformities of the ribs and costal cartilages. Surgery **59**, 438 (1966).

RAWKINS: The diagnosis of herniation of intervertebral discs in the cervical spine. Brit. J. phys. Med. **17**, 219–223 (1954).

RAWLINGS, M.S.: The "straight back" syndrome. A new cause of pseudoheart disease. Amer. J. Cardiol. **5**, 333–338 (1960).

RAWLINGS, M.S.: Straight back syndrome. A new heart disease. Dis. Chest. **39**, 435–443 (1961).

RE, C., FUSI, F.: Il valore della teleradiografia nella scoliosometria radiologica. Ginn. med. **4**, 83–94 (1956).

RECHE, O.: Über Form und Funktion der Halswirbelsäule der Wale. Jena. Z. Med. Naturw. **40**, 149–252 (1905).

RECHTMAN, A., HORWITZ, TH.: Congenital synostosis of the cervico-thoracic vertebrae (the Klippel-Feil syndrome). Amer. J. Roentgenol. **43**, 66–73 (1940).

RECORDIER, A.M., JOUVE-FOURNIER, P., GUERIN-GIZOLINE, A.M.: "Hyperostose ankylosante vertébrale sénile" confrontation anatomo-radiologique. Observations à propos de 20 cas. J. Radiol. Électrol. **43**, 83–87 (1962).

REDARD, P.: De la ténotomie à ciel ouvert comme traitement du torticollis musculaire. Gaz. méd. Paris **6**, 161 (1889).

REDARD, P.: Die Behandlung der Verkrümmungen der Wirbelsäule und insbesondere die Behandlung des Pott'schen Buckels. Z. orthop. Chir. **6**, 258–278 (1898/9).

REDARD, P.: Redressement forcé des scolioses. Progr. med. **42**, 1 (1899).

REDARD, P.: Déviation du rachis en rapport avec l'obstruction chronique des voies respiratoires superieures. Gaz. méd. Paris **9**, 385 (1902).

REDDEMANN, H.: Abduktionsbehinderung der Hüftgelenke im Säuglingsalter. Dtsch. Gesundh.-Wes. **20**, 996–1002 (1965).

REEDY, P.S., SHAVER, J.A., LEONARD, J.J.: Syndrome du dos plat. Acquis. méd. récentes **14**, 1 (1972).

REESE, A.B., STRAATSMA, BR.R.: Retinal dysplasia. Amer. J. Ophthal. **45**, 199 (1958).

REGENBRECHT, J.: Haltungsschäden und Thoraxdeformitäten bei Kindern und Jugendlichen. Med. Welt **25**, 460–463 (1974).

REGNER, J., LEGRAND, G., THÉBAUT, Y., AIGNAN, M.: Une pathogénie et une thérapeutique chirurgicale des algies et des scolioses d'origine discovertébrale. Sem. Hôp. (Paris) **32**, 902–910 (1956).

REICHMANN, S., LEWIN, T.: The development of the lumbar lordosis. A post mortem study on excised lumbar spines. Arch. orthop. Unfall-Chir. **69**, 275–285 (1971).

REID, W.D.: Spinal deformity as a cause of cardiac hypertrophy. J. Amer. med. Ass. **94**, 483–484 (1930).

REID, R.L., GAMON, R.S., JR.: The cast syndrome. Clin. Orthop. **79**, 85–88 (1971).

REIJS, J.H.O.: Het asymmetrische bekken en de skoliose. Ned. T. Geneesk. **5**, 442–457 (1916).

REIJS, J.H.O.: Das asymmetrische Becken und die Skoliose. Nederlandsch Tijdschrift voor Geneeskunde 1916. Z. orthop. Chir. **36**, 937 (1917).

REIJS, J.H.O.: Das Skoliosebecken. Z. orthop. Chir. **42**, 87–111 (1922).

REIMANN, F.: Anämie bei Kyphoskoliose (Zur Genese erosiv-hämorrhagischer Gastritis). Gastroenterologia **66**, 197 (1941).

REIMERS, C.: Die operative Behandlung der Spondylolisthesis. Langenbecks Arch. klin. Chir. **298**, 213–223 (1961).

REINER, M.: Ein Fall von Spina bifida occulta dorsalis. Wien. klin. Rdsch. **19**, 325 (1901).

REINER, M., WERNDORFF, R.: Über die Mechanik der Bewegungen der Wirbelsäule und ihren Beziehungen zur Skoliose. Z. orthop. Chir. **14**, 530–542 (1905).

REINHARDT: Ein Fall von Situs viscerum inversus totalis bei Zwillingen (Rekruten). Dtsch. militärärztl. Z. **41**, 932–934 (1912).

REINHARDT, H.: Beitrag zur Adoleszentenkyphose (Morbus Scheuermann). Radiol. Austriae **15**, 249–258 (1966).

REINHARDT, K.: Beitrag zur Baastrup'schen Krankheit. Dtsch. med. Wschr. **76**, 363 (1951).

REINHARDT, K.: Das Drehgleiten. Arch. orthop. Unfall-Chir. **46**, 133 (1953).

REINHARDT, K.: Über zwei Fälle einer bisher nicht beobachteten Anomalie am caudalen Gelenkfortsatz eines Lendenwirbels. Fortschr. Röntgenstr. **81**, 538 (1954).

REINHARDT, K.: Aktuelle Probleme in der Kontrastmitteluntersuchung des Wirbelkanals. Fortschr. Röntgenstr. **83**, 809 (1955).

REINHARDT, K.: Eine ungewöhnliche Anomalie an den Dornfortsätzen des 5., 6. und 7. Halswirbels. Fortschr. Röntgenstr. **85**, 253 (1956).

REINHARDT, K.: Le glissement vertébral par rotation et son importance en clinique. J. Radiol. Électrol. **38**, 905 (1957).

REINHARDT, K.: Isolierter Querfortsatz am ersten Brustwirbel. Fortschr. Röntgenstr. **88**, 624 (1958).

REINHARDT, K.: Über einige Fälle von Rückenmarks- und Caudakompressionen durch lymphogranulomatöse Infiltrationen. Fortschr. Röntgenstr. **89**, 66–74 (1958).

REINHARDT, K.: Die Vorteile der Kombination der Abrodilmyelographie mit der Discographie. Fortschr. Röntgenstr. **89**, 188 (1958).

REINHARDT, K.: Frakturen und Luxationen des 1. und 2. Halswirbels. Radiol. austriaca **10**, 185–201 (1959).

REINHARDT, K.: Neuere Gesichtspunkte zur Genese, Diagnostik und Therapie der Ischias. Fortschr. Röntgenstr. **93**, 86–98 (1960).

REINHARDT, K.: Agenesie und Dysgenesie des Kreuzbeines. Fortschr. Röntgenstr. **95**, 381–393 (1961).

REINHARDT, K.: Gesichtspunkte aus der Beobachtung von Skoliosen bei Tieren, aus tierexperimentellen Skoliosen und aus dem Erbgang der Skoliosen für die Bewertung statistischer Ergebnisse bei der Skoliose des Menschen. Arch. orthop. Unfall-Chir. **55**, 247–266 (1963).

REINHARDT, K.: Asoma an der Lendenwirbelsäule. Fortschr. Röntgenstr. **99**, 197–203 (1963).

REINHARDT, K.: Folgeerkrankungen der Kyphoskoliose und ihre röntgenologische Symptomatik. Radiologe **3**, 234–243 (1963).

REINHARDT, K.: Die Anatomie und Pathologie der kleinen Wirbelgelenke im Röntgenbild. Radiol. diagn. (Berl.) **4**, 665–700 (1963).

REINHARDT, K.: Akzessorische Knochenbildung an einem Wirbelbogen. Fortschr. Röntgenstr. **101**, 323–324 (1964).

REINHARDT, K.: Der Processus paracondyloideus seu paramastoideus und der Processus supratransversarius des Atlas. Fortschr. Röntgenstr. **102**, 507–513 (1965).

REINHARDT, K.: Ein Fall von Ischias scoliotica alternans. Fortschr. Röntgenstr. **105**, 63–68 (1966).

REINHARDT, K.: Die alternierende Ischiasskoliose. Arch. orthop. Unfall-Chir. **60**, 369–379 (1966).

REINHARDT, K.: Bandscheibenverkalkungen bei einem Hund. Arch. orthop. Unfall-Chir. **61**, 95–103 (1967).

REINHARDT, K.: Ulnofibulare Dysplasie. Eine autosomal-dominant vererbte Mikromesomelie, ähnlich dem Nivergelt-Syndrom. Fortschr. Röntgenstr. **107**, 379–392 (1967).

REINHARDT, K.: Aplasie des li. caudalen Gelenkfortsatzes des 5. Lendenwirbels. Fortschr. Röntgenstr. **108**, 690–691 (1968).

REINHARDT, K.: Gefäßschädigungen durch Bandscheibenoperation. Med. Welt **20**, 750–752 (1969).

REINHARDT, K.: Spina bifida occulta. Dtsch. med. Wschr. **96**, 967–968 (1971).

REINHARDT, K.: Die Arthropathia tabica. Arch. orthop. Unfall-Chir. **76**, 255–269 (1973).

REINHARDT, K.: Zur Differentialdiagnose neuropathischer Arthropathien. Radiologie **13**, 227–230 (1973).

REINHARDT, K.: Überzählige Wirbelbögen zwischen dem 4. und 5. Lendenwirbel (sogenanntes Asoma). Fortschr. Röntgenstr. **119**, 252–253 (1973).

REINHARDT, K.: Die röntgenologische Symptomatik der Arthropathia diabetica. Radiologe **13**, 231–235 (1973).

REINHARDT, K.: Die röntgenologische Symptomatik der Arthropathia tabica. Radiologe **13**, 236–246 (1973).

REINHARDT, K.: Die Arthropathia diabetica. Dtsch. med. Wschr. **99**, 102 (1974).

REINHARDT, K., ANGEL, H.W.: Exostosis bursata scapulae. Radiologe **14**, 142–145 (1974).

REINHARDT, K.: Spondylosis rheumatica cervicalis juvenilis. Ausgedehnte knöcherne Ankylosierung der Halswirbelsäule, besonders im Bereich der Wirbelbögen, nach juveniler rheumatischer Polyarthritis. Dtsch. med. Wschr. 1073–1077 (1974).

REINHARDT, K.: Punktion und Kontrastmitteldarstellung einer Osteomyelitis der Lendenwirbelsäule und des paravertebralen Abszesses. Röntgen-Bl. **27**, 45–50 (1974).

REINHARDT, K., KAMIETH, H.: Der ungleiche Symphysemstand. Ein wichtiges Röntgensymptom der Bekkenringlockerung. Fortschr. Röntgenstr. **83**, 809 (1955).

REINHARDT, K., PANTER, K.: Les procédés myélographiques. Résultats et risques. J. Radiol. Électrol. **36**, 159 (1955).

REINHARDT, K., SCHÖLZEL, P.: Myelographische Bewegungsstudien. Fortschr. Röntgenstr. **88**, 168 (1958).

REINHARDT, K., SOMMER, F.: Über die Verstellungen und Verdrehungen an der Wirbelsäule, ihre Röntgensymptomatologie und ihre Bewertung als Ursache vertebragener Krankheitserscheinungen. Fortschr. Röntgenstr. **88**, 301–308 (1958).

REINHARDT, W.: Das Krankheitsbild des Wirbelsäulen-Rheumatismus. Med. Mschr. **18**, 103–108 (1964).

REINHOLD, H., TILLMANN, R.: Der Morbus Scheuermann als soziales Problem bei schwerer körperlicher Berufsarbeit. Dtsch. Gesundh.-Wes. **23**, 1469–1472 (1968).

REISSNER, A.: Unterscheidungsmerkmale, entzündlicher und posttraumatischer Zustände an der Wirbelsäule. Fortschr. Röntgenstr. **34**, 726–751 (1931).

REISNER, A.: Das Röntgenbild der Keilwirbel, seine Bedeutung für die Genese der Wirbelsäulendeformitäten. Arch. orthop. Unfall-Chir. **32**, 135 (1932).

RELKIN, R.: Arthrogryposis multiplex congenita. Report of two cases, review of literature. Amer. J. Med. **39**, 871–876 (1965).

RELTON, J.E.S., CONN, A.W.: Anaesthesia for the surgical correction of scoliosis by the Harrington method in children. Canad. Anaesth. Soc. J. **10**, 603–615 (1963).

REMARK, E.: Alternierende Skoliose bei Ischias. Dtsch. med. Wschr. **17**, 257–259 (1891).

REMY, J., BEGUERY, P., WALBAUM, R., LEMAITRE, G., DEBRUXELLES, P.: L'hypochondroplasie. Á propos de cinq observations. Ann. Radiol. **16**, 481–493 (1973).

RENANDER, A.: Entwicklungsstörungen der Wirbel. Acta radiol. (Stockh.) **10**, 588 (1929).

RENNOTTE, A., GRITTEN, D.: La scoliose infantile. Rev. med. Liege **27**, 366–370 (1972).

RESKE, W.: Der paravertebrale Weichteilschatten im Brustwirbelsäulenbereich, seine Ursache und Bedeutung. Z. Orthop. **86**, 489–540 (1955).

RESKE, W.: Der muskuläre Schiefhals und seine Behandlungserfolge. Arch. orthop. Unfall-Chir. **53**, 297–306 (1961).

RESKE, W.: Reflexhaltung als Ursache für Skoliosen. Z. Orthop. **94**, 586–594 (1961).

RETTIG, H.: Ein Beitrag zur formalen Genese frontaler Wirbelkörperspalten. Arch. orthop. Chir. **50**, 269–285 (1958).

RETTIG, H.: Patho-Physiologie angeborener Fehlbildungen der Lendenwirbelsäule und des Lendenwirbelsäulen-Kreuzbeinübenganges. Z. Orthop. Beilageheft **91**, 1–134 (1959).

REUTER, M.: Über die Eigenform, die Bewegungsmöglichkeiten und einige Messungen an der Hundewirbelsäule. Z. Anat. Entwickl.-Gesch. **99**, 117–145 (1913).

RÉVÉSZ, V.: Die direkte Röntgendiagnostik der peri- und paranephritischen Eiterungen und die Röntgenuntersuchung der chronischen Perinephritis. Fortschr. Röntgenstr. **34**, 48–61 (1926).

RÉVÉSZ, V.: Zur direkten Röntgendiagnostik der perinephritischen Abszesse. Fortschr. Röntgenstr. **38**, 526–530 (1928).

REY, J.: Die praktische Bedeutung der postpleuritischen Skoliose im Kindesalter. Arch. Kinderheilk. **72**, 260–273 (1922).

REY, J., HENTSCHEL, F.: Der funktionelle Schiefhals bei Sehstörungen. Z. orthop. Chir. **50**, 371–374 (1929).

REYE, R.D.K.: Sterno-mastoid tumor and congenital muscular torticollis. Med. J. Aust. **1**, 867–870 (1951).

RIBIERRE, M., MAROTEAUX, P.: Observation d'un nanisme diastrophique diagnostiqué le deuxième jour de la vie. Arch. franç. Pédiat. **22**, 1228 (1965).

RIBÓ, RIUSL: Fractura vertebral por tetanus. Medicina clin. (Barcelona) **6**, 273 (1946).

RICHARDSON, B.J., OLNEY, N., FITZSIMMONS, L.: The backsaver. J. Amer. Phys. Ther. Ass. **42**, 516 (1962).

RICHARDSON, F.L.: A report of 16 tumors of the spinal cord in children. The importance of the rigidity as an early sign of disease. J. Pediat. **57**, 42–54 (1960).

RICHTER, J.: Ein Beitrag zu den Spätfolgen von Frakturen des Beckenringes. Mschr. Unfallheilk. **67**, 307–312 (1964).

RICHTER, K., WILLAMMOSKI, G.: Zur Flächenkymographie des Herzens bei Thoraxdeformitäten. Radiol. diagn. (Berl.) **7**, 661–663 (1966).

RICKHAM, P.: Lung hernia secondary to absence of ribs. Arch. Dis. Childh. **34**, 14 (1959).

RIDDLE, H.F.V., ROAF, R.: Muscle imbalance in the causation of scoliosis. Lancet **1955**, 1245–1247.

RIDLON, J.: Report of two cases of scoliosis accompanied by pressure paralysis of the lower limbs. J. Amer. med. Ass. **67**, 803–804 (1916).

RIEDIGER, J.: Über Rotationsluxation der Lendenwirbelsäule. Arch. Orthop. **2**, 85–95 (1904).

RIEDINGER, J.: Über die mechanische Entstehung der Skoliose. Z. orthop. Chir. **14**, 525–529 (1905).

RIELY, A.: A study of the anatomy, pathology and etiology of scoliosis. J. Amer. med. Ass. **42**, 872–877 (1904).

RIENZO, DI. S., CRISCUOLO, E.: Complicaciones vertebrales del tetanos. Rev. méd. Córdoba **34**, 56–74 (1946).

RIGAULT, P.: Les déviation vertébrales. Sem. Hôp. (Paris) **44**, 568–569 (1968).

RIGDON, R.H., FERGUSON, T.M., COUCH, J.R.: Muscular dystrophy in chicken: Pathologic study. Texas Rep. Biol. Med. **20**, 446–453 (1962).

RIGDON, R.H., SCHREIBER, M.H.: Torticollis. Spontaneous occurence in ducks with consideration of its relation of that in man. Arch. Path. **80**, 58–62 (1965).

RILEY, C.M.: Familial autonomic dysfunction. J. Amer. med. Ass. **149**, 1532 (1952).

RIORDAN, D.C.: Congenital absence of the radius. J. Bone Jt Surg. **37A**, 1129–1140 (1955).

RIPPSTEIN, J.: La scoliose. Rev. méd. Suisse rom. **83**, 372–399 (1963).

RIPPSTEIN, J.: La scoliose. Nos connaissances actuelles. Med. et Hyg. (Genève) **22**, 537–538 (1964).

RIPPSTEIN, J.: Deux nouveaux instruments pour l'examen clinique des scolioses. Le gibbosomètre. L'hydrogoniométrie. Acta orthop. belg. **33**, 595–597 (1967).

RIPPSTEIN, J.: Die idiopathische Skoliose, therapeutische Betrachtungen. Schweiz. med. Wschr. **97**, 768–769 (1967).

RISEBOROUGH, E.J.: Treatment of scoliosis. New Engl. J. Med. **276**, 1429–1431 (1967).

RISKA, E.B.: Scoliosis treated with spinal fusion. Acta orthop. scand. **33**, 396–398 (1963).

RISKA, E.B.: Spinal fusion in scoliosis. A survey of 197 cases. Acta orthop. scand. Suppl. 1667, (1964).

RISKO, T., NOVASZEL, T.: Angaben über die Kontraindikationen der Laminektomie bei Patienten mit Wirbelsäulendeformität. Z. Orthop. **99**, 425–430 (1965).

RISLEY, S.D.: Spastic torticollis. In: Discussion on Wadsworth **15**, 384–385.

RISSER, J.C.: Important practical facts in the treatment of scoliosis. Amer. Acad. orthop. Surg. **5**, 248 (1948).

RISSER, J.C.: The application of bodycasts for the correction of scoliosis. Instructional course lectures. Amer. Acad. orthop. Surg. **12**, 255–259 (1955).

RISSER, J.C.: Scoliosis. Instructionel course lecture. Amer. Acad. orthop. Surg. **14**, 91–105 (1957).

RISSER, J.C.: Das Wachstum der Wirbelsäule und seine Beeinflussung durch versteifende Operationen. Dtsch. orthop. Ges. 45. Kongr. (1957).

RISSER, J.C.: Clinical evaluation of scoliosis. J. Amer. med. Ass. **164**, 134–136 (1957).

RISSER, J.C.: Iliac apophysis, an invaluable sign in the management of scoliosis. Clin. orthop. **11**, 111–119 (1958).

RISSER, J.C.: Scoliosis. Arizona med. **15**, 496–500 (1958).

RISSER, J.C.: Scoliosis: Past and present. J. Bone Jt Surg. **46A**, 167–199 (1964).

RISSER, J.C.: Changing concepts on treatment of scoliosis. J. Jap. orthop. Ass. **38**, 511–514 (1964).

RISSER, J.C.: Treatment of scoliosis during the past 50 years. Clin. Orthop. **44**, 109–113 (1966).

RISSER, J.C., FERGUSON, A.B.: Scoliosis: its prognosis. J. Bone Jt Surg. **18**, 667–670 (1936).

RISSER, J.C., LAUDER, C.H., NORQUIST, D.M., CRAIG, W.A.: Three types of body casts. In: Instructional course lectures. The America Academy of Orthopaedic Surgeons. Vol. 10, p. 131–142. Ann. Arbor, J.W. EDWARDS (1953).

RISSER, J.C., NORQUIST, D.M.: A follow-up study of the treatment of scoliosis. J. Bone Jt Surg. **40A**, 555–569 (1958).

RISSER, J.C., NORQUIST, D.M.: Sciatic scoliosis in growing children. Clin. Orthop. **21**, 137–155 (1961).

RITTMEYER, P.: Anaesthesiologische Probleme mit der operativen Behandlung von Skoliosen. Z. Orthop. **98**, 436–442 (1964).

ROAF, R.: Wedge resection for scoliosis. J. Bone Jt Surg. **37B**, 97–101 (1955).

ROAF, R.: Muscle imbalance in scoliosis. Lancet **1955II** 1244.

ROAF, R.: Paralytic scoliosis. J. Bone Jt Surg. **38B**, 640–659 (1956).

ROAF, R.: Scoliosis. Brit. J. of clin. Pract. **10**, 831–845 (1956).

ROAF, R.: The treatment of resistant scoliosis. Proc. roy. Soc. Med. **51**, 237–240 (1958).

ROAF, R.: Rotation movements of the spine with special reference to scoliosis. J. Bone Jt Surg. **40B**, 312–332 (1958).

ROAF, R.: Vertebral growth and its mechanical control. J. Bone Jt Surg. **42B**, 40 (1960).

ROAF, R.: Giraffe necked woman. J. Bone Jt Surg. **43B**, 114–115 (1961).

ROAF, R.: Management of spinal deformities. Proc. roy. Soc. Med. **56**, 147–148 (1963).

ROAF, R.: The treatment of progressive scoliosis by unilateral growth-arrest. J. Bone Jt Surg. **45**, 637–651 (1963).

ROAF, R.: Spinal deformity and paraplegia. Paraplegia **2**, 112–119 (1964).

ROAF, R.: The basic anatomy of scoliosis. J. Bone Jt Surg. **48B**, 786–792 (1966).

ROAF, R.: The treatment of scoliosis. Int. Surg. **47**, 226–235 (1967).

ROAF, R.: A new plate for correcting scoliosis. Proc. roy. Soc. Med. **62**, 272–273 (1969).

ROBANESCU, N.: The development of scoliosis. Beitr. Orthop. Traum. **8**, 303–309 (1961).

ROBERG, O.T.: Spinal deformity following tetanus and its relation to juvenile kyphosis. J. Bone Jt Surg. **35B**, 19, 603–629 (1937).

ROBERTS, R.E., COHEN, M.J.: Osteitis deformans (Pagets disease of bone). Proc. Roy. Med. (Sect. Electrotherapy)**19**, 13–40 (1926).

ROBERTS, H.E., WILLIAMS, B.M.: Cerebral oedema in lambs associated with hypocuprosis, and its relationship to swayback. I. Field, clinical, gross anatomical and biochemical observations. J. comp. Path. **76**, 279–283 (1966).

ROBERTS, J.B., CURTISS, P.H.: Stability of the thoracic and lumbar spine in traumatic paraplegia following fracture or fracture-dislocation. J. Bone Jt Surg. **52A**, 1115–1130 (1970).

ROBERTSON, D.H.H.: Kyphosis and fracture of the manubrium in tetanus. Report of a case. J. Bone Jt Surg. **37B**, 466–467 (1955).

ROBERTSON, D.H.H.: Kyphosis and fracture of the manubrium in tetanus. J. Bone Jt Surg. **37B**, 466 (1955).

ROBERTSON, H.: Chondro-angiopathia calcarea seu punctata. Aust. Radiol. **11**, 53 (1967).

ROBERTSON, J.F., GRAHAM, CH.P.: Spinal extradural cyst, associated with kyphosis dorsalis juvenilis. Ann. Surg. **110**, 285–290 (1939).

ROBIN, G.C.: Experimental paralytic scoliosis. Israel J. med. Sci. **2**, 208–211 (1966).

ROBIN, G.C.: The treatment of the paralytic collapsing spine. J. Bone Jt Surg. A **53**, 466–476 (1971).

ROBIN, G.C.: The treatment of the paralytic collapsing spine. S. Afr. J. Surg. **9**, 173–182 (1971).

ROBINOW, M.: Morquio's disease. Clin. orthop. **11**, 138–153 (1958).

ROBINS, M.M., STEVENS, H.F., LINKER, A.: Morquio's disease: an abnormality of mucopolysaccharide metabolism. J. Pediat. **62**, 881–889 (1963).

ROBINS, P.R., et al.: Scoliosis in Marfan's syndrome. J. Bone Jt Surg. **57A**, 358 (1975).

ROCH, M.: Arachnodactylie, cyphoscoliose, inocclusion de la cloison interventriculaire, ectopie du crystallin. Syndrome de Marfan. Presse méd. **II**, 1429–1430 (1937).

ROCHER, H.L., POUYANNE: Sur un cas de scoliose congénital avec malformations vertébrales et costales multiples. Chir. Narzad. Ruchu **7**, 59 (1934).

ROCHER, H.L., ROUDIL, G.: Aspect anomal d'une scoliose congénitale par hémivertèbre. J. Méd. Bordeaux **107**, 655–656 (1930).

ROCHER, L., ROUDIL, G.: Malformation du sacrococcyx. Rev. Chir. (Paris) **50**, 299 (1931).

ROCHER, ROUDIL: Hernie nucléaire et épiphysite vertébrale dans la cyphose des adolescents. Bull. Soc. radiol. Med. **20**, 235 (1932).

ROCHER, TRAUTMANN: Un cas de scoliose par hémivertèbre. Rev. Orthop. **11**, 462 (1924).

RODENSTEIN, J.: Complicaciones neurologicas en las escoliosis idiopaticas. Día méd. **33**, 3124 (1961).

RODRIGUEZ, R.M., BAILEY, R.W., RODRIGUEZ, R.P.: Skeletal lesions of lathyrism and effects of bipedalis on spine development. Clin. Orthop. **41**, 189–197 (1965).

ROEDERER, C.: Deux cas de scoliose congenitale par hémivertèbre. Bull. Soc. Pédiat. Paris **19**, 137 (1921).

ROEDERER, C.: A propos d'une opinion nouvelle sur la scoliose. Bull. Soc. Med. Paris (1922).

ROEDERER, C.: L'insuffisance vertébral. J. Méd. Paris **13**, 612 (1923).

ROEDERER, C.: Le traitment et le pronostic des scolioses par hémivertèbre. Bull. Soc. Med. Paris **7** (1924).

ROEDERER, C.: Scoliose provenant d'une spondyloly-dèse unilatérale. Arch. franç. Pédiat. **5**, 295–296 (1948).

ROEDERER, C.: Syndrome d'Ehlers-Danlos atypique coincidant avec une dolichosténomélie. Arch. franç. Pédiat. **8**, 192–195 (1951).

ROEDERER, C.: Propos amer sur la scoliose. Concours méd. **75**, 2923–2926 (1953).

ROEDERER, C., DIJONNEAU, H.: Contribution à l'étude des scolioses congénitales. Paris Méd. **73**, Partie med. II, 240–249 (1929).

ROEDERER, C., SERRAND: Une forme rare d'anomalie vertébrale congénitale. Bull Soc. radiol. Med. **24**, 188–190 (1936).

ROEDERER, C., TRIAL: Scoliose olistésique par aplasie d'une articulaire sacrée. J. Radiol. Électrol. **31**, 313 (1950).

ROEMER, F.J.: Relation of torticollis to breech delivery. Amer. J. Obstet. Gynec. **68**, 1146–1150 (1954).

ROESLER, H.: Zur röntgenologischen Beurteilung des Herzgefäßbildes bei Thoraxdeformitäten. Dtsch. Arch. klin. Med. **164**, 365–377 (1929).

RÖSSLER, H.: Über das Krankheitsbild der erblichen multiplen Störungen der Epiphysenverknöcherungen. Z. Orthop. **80**, 547 (1951).

RÖSSLER, H.: Zur Differentialdiagnose der juvenilen Kyphose. Z. Orthop. **84**, 268–278 (1953).

RÖSSLER, H., SELL, G.: Sonderformen juveniler Wirbelosteochondrosen. Z. Orthop. **92**, 357–370 (1960).

ROGALSKI, T.: Anatomie der aufrechten Haltung des Menschen. Bull. Acad. pol. Sci. Lettres Cl. Med. (1935).

ROGER, H.: Le rachis tabétique. Paris méd. **49**, 542–543 (1923).

ROGER, H., AYMÈS, G., POURTAL, L.: Syphilis vertébrale dorsale inférieure à forme de scoliose. Rev. neurol. **31**, 613–614 (1924).

ROGER, H., MARCORELLES, J.: Siringomyélie, malformations rachidiennes et "status dysraphicus". Presse méd. **51**, 723 (1942).

ROGER, H., POURSINES, REVORDIER, A.M.: Les ostéoarthropathies vertébrales tabétiques. Marseille-méd. **70**, 65–136 (1933).

ROGERS, S.P.: Mechanics of scoliosis. Arch. Surg. **26**, 962–980 (1933).

ROGGATZ, J., ZWICKER, H.: Die Rachischisis anterior. Z. orthop. **107**, 610–620 (1970).

ROHMER, F.: Déformations vertébrales et affections médullaires. Strasbourg méd. **8**, 840–845 (1957).

ROHRKIRSCH, O.: Primäres Sarkom der Wirbelsäule. Kasuistischer Beitrag. Röntgenpraxis **3**, 208–214 (1931).

ROKITANSKY, C.: Med. Jahrbücher **28**, 47 (1852).

ROLLHAUSER, H.: Die Zugfestigkeit der menschlichen Haut. Gegenbaurs morph. Jb. **90**, 249 (1950).

ROMANUS, R.: Chondro-osteodystrophy (BRAILSFORD) and its relation to other diseases. Acta orthop. scand. **11**, 31–69 (1940).

ROMER, U.: Behandlung des Morbus Scheuermann. Schweiz. med. Wschr. **97**, 1615–1617 (1967).

ROMER, V.: Zur Therapie des Morbus Scheuermann. Schweiz. med. Wschr. **95**, 674 (1965).

ROMICH, S.: Die Asymmetrie des menschlichen Körpers und ihre Behandlung. Z. orthop. Chir. **49**, 1–23 (1928).

ROMO DIEZ, X.: Dorsos rotondos infantiles e juveniles. Cirurg. cirurganos Mexico **22**, 557–566 (1954).

ROMPE, G.: Zur Häufigkeitsverteilung röntgenologisch nachweisbarer Strukturunregelmäßigkeiten der Wirbelkörperschlußplatten. Z. Orthop. **100**, 16–20 (1965).

ROMPE, G.: Aussprache zu: spirometrische Verlaufskontrollen operierter Skoliosen. Verh. dtsch. orthop. Ges. **52**, 398 (1966).

ROMPE, G., SILVA, E., JAHNS, E.: Beobachtungen zur Frage des Längenwachstums operativ versteifter Wirbelsäulenabschnitte bei Skoliosen. Z. Orthop. **104**, 513–526 (1968).

ROSEMEYER, B.: Die aufrechten Körperhaltungen des Menschen. Eine vergleichende Untersuchung. Z. Orthop. **112**, 151–159 (1974).

ROSENFELD, L., WEHNER, G.: Vorbeugende Fürsorge für Rückgratsverkrümmungen. Z. orthop. Chir. **50**, 509–528 (1929).

ROSS, E.: Ergebnisse einer Röntgenreihenuntersuchung der Wirbelsäule bei 5000 männlichen Jugendlichen. Fortschr. Röntgenstr. **97**, 734–751 (1962).

ROSS, E.: Das Schubladenphänomen an der jugendlichen Lendenwirbelsäule. Fortschr. Röntgenstr. **98**, 37–46 (1963).

ROSS, E.: Die enchondrale Dysostose der Wirbelsäule. Kritisches zur Diagnose der Scheuermannschen Erkrankung. Fortschr. Röntgenstr. **98**, 578–588 (1963).

ROSSELET, A.: Un cas nouveau d'ostéochondrite vertébral (vertebra plana ou vertebra osteochondrica). Schweiz. med. Wschr. **78**, 1292 (1948).

ROSSELET, E.: Contribution à l'étude de la vertébra plana osteonecrotica, maladie de Calvé. Radiol. clin. (Basel) **18**, 371–391 (1949).

ROSSI, D.: Un caso di torcicollo congenito in un feto estratto con parto cesareo. (Contributo all'etiogenesi del torcicollo). Riv. Ostet. Ginec. prat. **10**, 277–282 (1928).

ROSSIER, A.: Nanisme „intra-utérin" avec dysostose cranio-facio-mandibulaire (type RUSSEL). Arch. franç. Pédiat. **19**, 561–579 (1962).

ROTA, G.: Contributo alla conoscenza della platispondylia congenita. Arch. Med. Chir. **9**, 407–426 (1940).

ROTENBERG, I., RYVLIN, I.: Seitliche Verbiegungen der Wirbelsäule im Zusammenhang mit Plattfuß. Z. Org. ges. Chir. **57**, 620 (1932).

ROTH, G., LAMBERT, H., CHU CHEN, K.: Hernie discale thoracique double et maladie de Scheuermann. À propos d'un cas. Rev. méd. Suisse rom. **85**, 296–304 (1965).

ROTH, M.: Idiopathic scoliosis caused by a short spinal cord. Acta radiol. (Stockh.) **7**, 257 (1968).

ROTH, M.: Idiopathische Skoliose – eine Sonderform der osteoneuralen Wachstumsdisproportion. Z. Orthop. **107**, 37–46 (1969).

ROTH, M.: The vertebral groove. Acta radiol. (Stockh.) **9**, 740–745 (1969).

ROTH, M.: Models of vertebroneural relations. Acta radiol. (Stockh.) **9**, 746–753 (1969).

ROTH, M.: Das relative osteo-neurale Wachstum. Eine Theorie der Knochendysplasien. Radiol. diagn. (Berl.) **11**, 715–724 (1970).

ROTH, M.: Das „Halsschmuckmodell" der Skoliose und anderer Skelettdeformitäten. Z. Orthop. **110**, 619–622 (1972).

ROTH, M.: Das relative osteoneurale Wachstum. Gegenbauers morph. Jb. **117**, 232, 255, 312, 334, 421–440 (1972).

ROTH, M., KRKOSKA, J., TOMAN, J.: Osteolathyrismus – eine osteoneurale Wachstumsstörung. Radiol. diagn. (Berl.) **11**, 707–713 (1970).

ROTH, P.B.: Lateral curvature of the spine. Brit. med. J. **1**, 888 (1912).

ROTTER, W., ERB, W.: Über eine Systemerkrankung des Mesenchyms mit multiplen Luxationen, angeborener Gelenkschlaffheit und Wirbelbogenspalten. Virchows Arch. path. Anat. **316**, 233–263 (1948).

ROUQUÈS, L.: La paraplégie kyphoscoliotique: révision critique. Rev. neurol. **98**, 358–380 (1958).

ROUQUES, L., ISRAEL, J., PASSELECQ, A., LACROIX-COUTRY, PLAINFOSSE, M.C.: À propos des ostéoarthropathies vertébrales tabétiques. Presse méd. **70**, 692–696 (1962).

ROUQUÈS, L., GUILLAUME, J., RIBADEAU-DUMAS, CH., ROGE, R.: Les cystes extraduraux congénitaux et leurs rapports avec la cyphose dorsale juvenile. Ann. Méd. **49**, 369–395 (1948).

ROUSSAK, N.J.: Hysterical abdominal proptosis. Gastroenterology **17**, 133–137 (1951).

ROUSSY, G., LEVY, G.: La dystaxie aréflexique héréditaire. Presse med. **93**, 1733–1736 (1932).

ROUSSY, G., LEVY, G.: À propos de la dystaxie aréflexique héréditaire. Rev. neurol. **62**, 763–773 (1934).

ROWE, C.R., SORBIE, C.: Fractures of the spine in the aged. Clin. Orthop. **26**, 34–49 (1963).

ROWLAND, V.C.: The diagnosis of right iliac pain. Ohio St med. J. **21**, 399–403 (1925).

ROWLY, K.A.: Coronal Cleft Vertebra. J. Fac. Radiol. (Lond.) **6**, 267 (1955).

ROYER, P., MEGEVAND, A.: Les anomalies squelettiques du myxoédème congénital et leur valeur diagnostique. Arch. franç. Pédiat. **2**, 125–140 (1954).

ROYLE, N.D.: The operative removal of an accessory vertebra. Med. J. Aust. **1**, 467 (1928).

RUBIN, L.K., MITAL, M.A.: Skeletal deformities following chronic hypervitaminosis A. A case report. J. Bone Jt. Surg. **56A**, 1283–1287 (1974).

RUBIN, P., DUTHIE, R.B., YOUNG, L.W.: The significance of scoliosis in postirradiated Wilms' Tumor and Neuroblastoma. Radiology **79**, 539–559 (1962).

RUBIN, S., STRATEMEIER, E.H.: Intrathoracic meningocele. Radiology **58**, 552–555 (1952).

RUBINSTEIN, J.H.: The broad thumbs syndrome, Progess report 1968. Birth Defects: Original article series Vol **5**, 25 (1969).

RUBINSTEIN, J.H., TAYBI, H.: Broad thumbs and toes and facial abnormalites. A possible mental retardation syndrome. Amer. J. Dis. Child. **105**, 588–608 (1963).

RUBINSTEIN, H.J., u.Mitarb.: The effect of external compression on the murmur and thrill of the straight back syndrome. Amer. Heart J. **74**, 88–91 (1967).

RUBY, I.K., MITAL, M.W.: Skeletal deformities following chronic hypervitaminosis A. J. Bone Jt Surg. **56A**, 1283 (1974).

RÜBE, W., HEMMER, W.: Ist der Morbus Scheuermann eine seltene Erkrankung? (Eine Untersuchung zur Koinzidenz von M. Scheuermann und lumbaler Nucleus-pulposus-Hernie.) Fortschr. Röntgenstr. **96**, 489–495 (1962).

RUEDEMANN, A.D., JR.: Scoliosis and vertical ocular muscle imbalance. Arch. Ophthal. **56**, 389–414 (1956).

RÜTT, A.: Die Skoliose bei der Neurofibromatosis Recklinghausen und die Bedeutung des Unfalles für dieses Krankheitsbild. Arch. orthop. Unfall-Chir. **46**, 633–644 (1954).

RÜTT, A.: Zur Therapie der Scheuermannschen Krankheit. Beitr. Orthop. Traum. **13**, 731–735 (1966).

RÜTT, A.: Das i.v. Pyelogramm bei Patienten mit Skoliose. Arch. orthop. Unfall-Chir. **59**, 33–35 (1966).

RÜTT, A., DEGENHARDT, K.H.: Beitrag zur Ätiologie und Pathogenese von Wirbelsäulenmißbildungen. Arch. orthop. Unfall-Chir. **51**, 120–139 (1959).

RÜTT, A., GRÜTER, H.: Tierexperimentelle Dysspondylien und ihre Zusammenhänge mit degenerativen Wirbelveränderungen. Z. Orthop. **96**, 430–439 (1962).

RUGH, J.T.: Spasmodic torticollis: its cause and treatment. Amer. J. Surg. **49**, 490–495 (1940).

RUGTVEIT, A.: Juvenile lumbar disc herniations. Acta orthop. scand. **37**, 348–356 (1966).

RUHLIN, C.W., ALBERT, S.: Scoliosis complicated by spinal-cord involvement. J. Bone Jt Surg. **23**, 877–886 (1941).

RUIZ PERALES, F.: Radiologische Untersuchung der Knochenveränderungen bei Homocystinurie. Radiologia **14**, 383–392 (1972).

RUNGE, C.F.: Pre-employment examination of the lumbosacral spine. J. Bone Jt Surg. **36A**, 74–84 (1954).

RUNGE, K.: Über die Nebenknochenkerne der Wirbelkörper. Fortschr. Roentgenstr. **60**, 323–360 (1939).

RUPILIUS, K.: Ein Beitrag zur gemeinsamen Genese der angeborenen Zwerchfellähmung, der Plexuslähmung und des Schiefhalses. Arch. orthop. Unfall-Chir. **34**, 628–633 (1945).

RUPPRECHT, E., PURATH, W.: Pseudoachondroplasie. Z. Orthop. **110**, 92–100 (1972).

RUPPRECHT, E., PURATH, W.: Pseudo-achondroplastic dysplasia. Progr. pediat. Radiol. **4**, 566–578 (1973).

RUSH, W.A., STEINER, H.A.: A study of lower extremity length inequality. Amer. J. Roentgenol. **56**, 616 (1946).

RUSSELL, A.: A syndrome of "intrauterine", dwarfism, recognizable at birth with craniofacial dysostosis, disproportionately short arms and other anomalies.

(5 examples). Proc. roy. Soc. Med. **47**, 1040–1044 (1954).

RYAN, C.A.: Scoliosis. Canad. med. Ass. J. **58**, 170 (1948).

SAALFELD, E.: Über Spina bifida occulta mit Hypertrichosis lumbalis. Virchows Arch. path. Anat. **137**, 384 (1894).

SABATIER: Zitat nach JANSEN.

SACHELLAROPULOS, O.: Therapy of juvenile scoliosis on the basis of experimental results. Bull. Sci. med. **134**, 535–539 (1962).

SACHS: Beitrag zur Frage der Ischias scoliotica. Langenbecks Arch. klin. Chir. **46**, 684 (1893).

SACHS, E.: An unusual case of paraplegia associated with marked gibbus and a localized collection of fat at the side of the gibbus. J. Bone Jt Surg. **1**, 709–721 (1925).

SACHS, E.: Spinal cord surgery. Surg. Gynec. Obstet. **47**, 289–296 (1928).

SACHS, H.: Ein Beitrag zur Frage der Entspannungsskoliose. (Ischiasskoliotica oder Skoliosis neuralgica.) Ärztl. Sachverständigenzeitung **5**, 377–382 (1899).

SADOUL, P.: Respiratory insufficiency in kyphotic patients. J. franç. Méd. Chir. thor. **17**, 167–180 (1963).

SAEGESSER, M.: Kyphosis and Coxa vara adolescentium. Münch. med. Wschr. **42**, 1141–1142 (1940).

SAKAMOTO, K.: Study of skeletal changes in "bipedal rat". Shikoku Acta med. **14**, 1149 (1959).

SALAGHI, M.: Malformazione della rachide e contenuto e loro cura. Cremona 1898. Z. orthop. Chir. **5** (1897/98).

SALANOVAL: Résultat de 30 opérations de Harrington pour scoliose idiopathique. Acta orthop. belg. **33**, 659–668 (1967).

SALAVERRI, M.: Über die chirurgische Skoliosebehandlung. Verh. dtsch. orthop. Ges. **97**, 139–140 (1963). 50. Kongreß.

SALERNO, N.R., EDEIKEN, J.: Vertebral scalloping in neurofibromatosis. Radiology **97**, 509–510 (1970).

SALLE, B., PICOT, C., VAUZELLE, J.L., DEFFRENNE, P., MONNET, P., FRANCOIS, R., ROBERT, J.M.: Le nanisme diastrophique – à propos de trois observations chez le nouveau né. Pédiatrie **21**, 311–327 (1966).

SALLÉRAS, I.: Espina bifida occulta. Rev. Espec. Asoc. méd. argent. **5**, 763–771 (1930).

SALOMONSON: Ischias scoliotica. Zit. nach FOPP.

SALTER, R.B., FIELD, P.: The effects of continuous compression on living articular cartilage: an experimental investigation. J. Bone Jt Surg. **42A**, 31–49 (1960).

SALVAT ESPASA, M.: Un caso de agenesia del sacro, distrofia vesico-gluteo-crural. Rev. méd. Barcelona **9**, 547–551 (1928).

SALVIOLI, G.: Il problema dei paramorfismi e dei dismorfismi dello scolaro. Gazz. sanit. (Milano) **3**, 10 (1963).

SAMMONS, B.P., THOMAS, D.F.: Extensive lumbar meningocele associated with neurofibromatosis. Am. J. Roentgenol. **81**, 1021 (1959).

SAMSON, J.E.: Scoliosis of growth. Clinical and therapeutic aspects. Un. méd. Can. **82**, 6–12 (1953).

SAMUELSSON, S.: The danger of using Morphine in cor pulmonale. Cardiologia (Basel) **21**, 817–825 (1952).

SANCHIS OLMOS, V.: Plastia con piel conservada en las escoliosis poliomyeliticas. Rev. Ortop. Traum. (Madr.) **41**, 1–12 (1960).

SANDLER: Camptocormia. War Med. (Chic.) **8**, 36 (1945).

SANERKIN, N.G., EDWARDS, P.: Birth injury to the sternomastoid muscle. J. Bone Jt Surg. **48B**, 441 (1966).

SANGALLI: Zit. nach BERTOLOTTI.

SANQUIRICO, D., BOCCACCIO, R.: Alterazioni pulmonari nelle deformitá del thorace and nella kyphoscoliosi. Ann. Radiol. diagn. (Bologna) **24**, 346–373 (1952).

SANTORI, F.S.: Angeborene Buckelbildung bei hinterem knorpeligem Halbwirbel. Zbl. allg. Path. path. Anat. **106**, 287–292 (1964).

SARAUX, H., u.Mitarb.: La trisomie 13 et son expression ophtalmologique. Arch. Ophthal. (Paris) **24**, 581–602 (1964).

SARLIN, PAPET: Sur une malformation congénitale du rachis de type platyspondylie. Sem. Hôp. Paris **23**, 74 (1947).

SARPYENER, M.A.: Spina bifida aperta and congenital structure of the spinal canal. J. Bone Jt Surg. **29A**, 817–821 (1947).

SARRAZIN, D., GUY, E., SCHWEISGUTH, O.: Radiotherapeutic bone sequelae of tumors of the lumbar fossa in children. Ann. Radiol. **4**, 767–779 (1961).

SARRONY, R.: La bande latéro-vertébrale (sa signification). J. Radiol. Élecrol. **29**, 646–647 (1948).

SASSI, N.: Scoliosi in adolescente come prima manifestazione clinica di siringomielia. Minerva ortop. **14**, 38–42 (1963).

SATANOWSKY, P.: Wie kommt es zu Torticollis ocularen Ursprungs? Arch. Oftal. B. Aires **7**, 547 (1932).

SATTERTWAITHE, T.E.: Displacement of the heart in lateral curvature. N.Y. med. J. **70**, 469 (1899).

SATO, Y.: Studies on deformation of the spinal column in bipedal mice. Shikoku Acta med. **15**, 1879 (1959).

SAUERBRUCH, F.: Überlegungen zur operativen Behandlung schwerer Skoliosen. Langenbecks Arch. klin. Chir. **118**, 550 (1921).

SAULE, H.: Diastropher Zwergwuchs, Bericht über ein Neugeborenes. Radiologe **15**, 50 (1975).

SAVASTANO, A.A., THAYER, J.B., GIBSON, T.K.: Experiences with the HARRINGTON instrumentation method in the treatment of idiopathic scoliosis. J. int. Coll. Surg. **42**, 412 (1964).

SAVEZ, M.: Scoliose congénitale par hémiatrophie de la seconde vertèbre lombaire. Rev. Orthop. **21**, 332–335 (1934).

SAVÈS, M.: Scoliose congénitale par hémiatrophie de la deuxième vertèbre lombaire. Rev. Orthop. **21**, 333–335 (1934).

SAVINI, R., GIACHI, L.M.: Fratture vertebrali in rachidi scoliotici. Arch. Putti Chir. Organi Mov. **24**, 368–374 (1969).

SAXL, A.: Der rheumatische Schiefhals (Torticollis rheumaticus, Caput obstipum rheumaticum) Caput antieclinatum rheumaticum. Z. orthop. Chir. **52**, 603–614 (1929).

SAXL, A.: Der Altersrundrücken. Wien. med. Wschr. **104**, 371–373 (1954).

SAYRE, L.H.: History of treatment of spondylitis and scoliosis by partial suspension and retention by means of plaster of Paris bandages. N.Y. med. J. (1895).

SCHAAF, J., SPÄTH, H.: Der Marfan-Madelungsche Symptomenkomplex. Radiologe **4**, 170–173 (1964).

SCHACHTSCHNEIDER, H.: Der hintere Bandscheibenprolaps in seinen klinischen Auswirkungen. Fortschr. Röntgenstr. **54**, 107–129 (1936).

SCHÄFER, D., WENT, W.: Fibröse Versteifung der gesamten Brust- und Lendenwirbelsäule bei enchondraler Dysostose im Pubertätsalter. Zbl. Chir. **90**, 2017–2024 (1965).

SCHAEFFER, H.: Syringomyélie à début par cyphose juvénile. Rev. neurol. **I**, 222 (1927).

SCHAEFFER, H.: Sur un nouveau cas de paraplégie scoliotique. Presse méd. **49**, 226–228 (1941).

SCHAEFER, P., PAEPRER, H.: Morbus Scheuermann bei Patienten mit angeborenen und erworbenen Herzfehlern. Dtsch. med. Wschr. **91**, 1349–1351 (1966).

SCHAJOVICZ, F.: Contributo alla struttura microscopica e alla patologia dei dischi intervertebrali nei giovani. Chir. Organi Mov. **24**, 5–38 (1938).

SCHALLER, W.F., NEWMAN, H.W.: Névrite interstitielle hypertrophique. Rev. neurol. **63**, 529–539 (1935).

SCHANZ, A.: Korrektionsresultate an schweren Skoliosen. Z. orthop. Chir. **22**, 57–67 (1902).

SCHANZ, A.: Zur Mechanik der Skoliose. Z. orthop. Chir. **14**, 446–477 (1905).

SCHANZ, A.: Über Schule und Skoliose. Münch. med. Wschr. **53**, 2464–2466 (1906).

SCHANZ, A.: Kann Gymnastik in der Skoliosebehandlung schädlich wirken. Berl. klin. Wschr. **46**, 1546 (1909) und Arch. klin. Chir. **88**, 1076–1091 (1909).

SCHANZ, A.: Über Skoliosebehandlung in der Schule. Verh. dtsch. Ges. Orthop. **27**, 453–456 (1910).

SCHANZ, A.: Die Lehre von den statischen Insuffizienzerkrankungen mit besonderer Berücksichtigung der Insufficientia vertebrae. Stuttgart 1921.

SCHANZ, A.: Diskussion Schiefhals. Verh. dtsch. orthop. Ges., 23. Kongr., **51**, 180 (1929).

SCHANZ, A.: Der Bauch als Hilfstrageorgan der Wirbelsäule. Arch. Chir. **29**, 245 (1931).

SCHAPER, G.: Familiäres Vorkommen von Ehlers-Danlos-Syndrom. Ein Beitrag zur Klinik und Pathogenese. Z. Kinderheilk. **70**, 504–526 (1951/52).

SCHAPIRA, C.: Su alcune forme rare di malformazioni congenite del rachide. Chir. Organi Mov. **22**, 39–57 (1936).

SCHARPE, N.: The atypical spinal tumor. Amer. J. med. Sci. **167**, 542–553 (1924).

SCHARSICH: Wirbelfraktur bei Tetanus. Zbl. Chir. **58**, 3889–3890 (1931).

SCHAUB, F., BUHLMANN, A., KALIN: Das Kyphoskolioseherz und seine Pathogenese. Cardiologica (Basel) **25**, 148–152 (1954).

SCHAUB, F., BÜHLMANN, A., KÄLIN, R., WEGMANN, T.: Zur Klinik und Pathogenese des sogenannten Kyphoskolioseherzens. Schweiz. med. Wschr. **84**, 1147–1150 (1954).

SCHEDE, F.: Theoretische und praktische Beiträge zum Skolioseproblem. Z. orthop. Chir. **43**, 410–443 (1924).

SCHEDE, F.: Die Operation der Skoliose. Z. orthop. Chir. **46**, 79–96 (1925).

SCHEDE, F.: Haltungsfehler und Skoliosen. Klin. Wschr. **39**, 40 (1927).

SCHEDE, F.: Der Skoliosenkeim. Z. orthop. Chir. **49**, 74–91 (1928).

SCHEDE, F.: Kyphose. Kurse ärztl. Fortbildung, Dez. (1931).

SCHEDE, F.: Die Frühbehandlung der Skoliose. Z. Chir. **56**, 569–583 (1932).

SCHEDE, F.: Die Skoliose. Münch. med. Wschr. **80**, 998–1001 (1933).

SCHEDE, F.: Die Haltungsschwäche. Gesundh. u. Erziehung **48**, 353–359 (1935).

SCHEDE, F.: Die Skoliose. Schweiz. med. Wschr. **84**, 1012–1015 (1954).

SCHEDE, F.: Bemerkungen zu den Arbeiten von Jentschura. Z. Orthop. **89**, 397–399 (1958).

SCHEDE, F.: The conservative treatment of scoliosis. A work report. Z. Orthop. **102**, 1–15 (1966).

SCHEDE, F.: Die konservative Behandlung der Skoliose. Ein Arbeitsbericht. Z. Orthop. **102**, 1–15 (1967).

SCHEDE, F.: Contribution to the Mau Lübbe discussion on infant scoliosis. Z. Orthop. **103**, 104–105 (1967).

SCHEDEWIC, H., WILLICH, E., GRÖBE, H., SCHMIDT, H., MÜLLER, K.M.: Skeletal findings in homocystinuria: a collaborativ study. Pediat. Radiol. **1**, 12–23 (1973).

SCHEIDT, W.: Untersuchungen über die Massenproportionen des menschlichen Körpers. Z. ges. Anat. **8**, 259–268 (1921).

SCHEIE, H.G., HAMBRICK, G.W., JR., BARNESS, L.A.: A newly recognised forme fruste of Hurlers disease (Gargoylism): The Sanford R. Gifford Lecture. Amer. J. Ophthal. **53**, 753–769 (1962).

SCHEIER, H.: Die Skoliose und ihre Behandlung. Schweiz. med. Wschr. **91**, 537–547 (1962).

SCHEIER, H.: Zwei Typen von Gipskorsetten zur Korrektur der Skoliose. Verh. dtsch. orthop. Ges. **97**, 114–117 (1963). 50. Kongr.

SCHEIER, H.J.G.: Behandlung des Morbus Scheuermann. Z. Präv.-Med. **14**, 147–155 (1969).

SCHEIER, H.J.G.: Zur Verwendung des Instrumentars von P. Harrington zur Korrektur und internen Fixation von Skoliosen. Z. Orthop. **106**, 253–264 (1969).

SCHEIER, H.J.G.: Spondylodese und Wachstum. Z. Orthop. **106**, 430–437 (1969).

SCHEIER, H.: Die Skoliose im Alter. Orthop. Prax. **7**, 66–69 (1971).

SCHEIER, H.: Behandlung des Morbus Scheuermann beim Jugendlichen als Prophylaxe der Rückenschmerzen Erwachsener. Ther. Umsch. **28**, 29–31 (1971).

SCHENK, V.: Über Skoliose. Zbl. Chir. **48**, 852 (1885).

SCHERB, R.: Operative Heilung der Skoliose mit lumbosacralem Sitz ihrer Ursache. Verh. dtsch. orthop. Ges. **16**, 468–477 (1922).

SCHERR, D.D.: A severely deformed patient with osteogenesis imperfecta at the age of fifty-four. J. Bone Jt Surg. **46A**, 159–160 (1964).

SCHERRER, M., ANDERHUB, H.P.: Kyphoskoliose beim Erwachsenen. Respiration **27** Suppl., 76–79 (1970).

SCHEUER, F.: Die postmenopausiche Osteoporose und ihre Behandlung. Z. Orthop. **88**, 471–483 (1957).

SCHEUERMANN, H.: Kyphosis dorsalis juvenilis. Z. orthop. Chir. **41**, 305–318 (1921).

SCHEUERMANN, H.: Zur Röntgensymptomatologie der juvenilen Osteochondritis dorsi. Fortschr. Röntgenstr. **44**, 233–234 (1931).

SCHEUERMANN, H.: Roentgenologic studies of the origin and development of juvenile kyphosis. Arch. orthop. scand. **5**, 161 (1934).

SCHEUERMANN, H.: Kyphosis juvenilis (Scheuermanns Krankheit). Fortschr. Röntgenstr. **53**, 1–16 (1936).

SCHEUTHAUER, G.: Kombination rudimentärer Schlüsselbeine mit Anomalien des Schädels bei erwachsenen Menschen. Allg. Wien. med. Ztg. **16**, 293 (1871).

SCHIEDT, E.: Beitrag zur Ossifikation der Wirbelsäule. Langenbecks Arch. klin. Chir. **280**, 241–260 (1955).

SCHIEMANN, R.: Der Wendehals ein röntgenologisches Zeichen für den intrauterinen Fruchttod. Zbl. Gynäk. **58**, 377 (1934).

SCHIESTEL, H.: Spätschäden der Wirbelsäule nach traumatischer Gibbusbildung. Hefte Unfallheilkd. **108**, 182–184 (1971).

SCHILDBACH, J.: Die Entwicklung der juvenilen Kyphose. Zbl. Chir. **33**, 2086–2104 (1937).

SCHILLING, F., HAAS, H.P., SCHACHERL, M.: Die spontane atlanto-axiale Dislokation (Ventralluxation des Atlas) bei chronischer Polyarthritis und Spondylitis ankylopoetica. Fortschr. Röntgenstr. **99**, 518–538 (1963).

SCHILT, W.: Jugendliche Wirbelsäulenanomalien als Ursache von Kreuzschmerzen. Arch. orthop. Unfall-Chir. **56**, 166–184 (1964).

SCHIMKE, R.N., MCKUSICK, V.A., HUANG, THOMAS, POLLACK, A.D.: Homocystinuria. Studies of 20 families with 38 affected members. J. Amer. med. Ass. **193**, 711–719 (1965).

SCHIPPERS, J.C.: Over een geval van „spontane" algemeene osteoporose bij een klein meisje. Maandschr. Kindergeneesk. **8**, 109 (1938).

SCHIRMEYER, R.: On preoperative treatment of progressive scoliosis. Beitr. Orthop. Traum. **13**, 765–767 (1966).

SCHLEGEL, K.F.: Über Wert und Wertlosigkeit der Behandlung von Adoleszentenkyphosen. Arch. orthop. Unfall-Chir. **45**, 660–665 (1953).

SCHLEGEL, K.F.: Die biologische Bedeutung der jugendlichen Kyphosen. Med. Klin. **48**, 917–921 (1953).

SCHLEGEL: Die Wirbelsäulen-ganzaufnahme. Technik, Erfahrung, Möglichkeiten. 43. Kongr. Dtsch. Orthop. Ges. (1955), Beilageh. Z. Orthop. **87**, 288–292 (1956).

SCHLEGEL, K.F., DIERKS, M.: Haltungsforschung im Röntgenbild. Z. Orthop. **88**, 451–462 (1957).

SCHLOESSMANN, H.: Die Entstehung des angeborenen muskulären Schiefhalses. Bruns' Beitr. klin. Chir. **71**, 209–253 (1910).

SCHLÜTER, K.: Eine einheitliche Deutung der unterschiedlichen Knochenveränderungen bei der Dysplasia osteochondrotica columnae vertebralis adolescentium (Adoles Zentenkyphose). Z. Orthop. **97**, 503–524 (1963).

SCHLUTER, K.: Gibt es Beweise für das Wolffsche Transformationsgesetz. Funktionelle Strukturen und Materialanordnung im Wirbelkörper. Radiologe **3**, 211–219 (1963).

SCHMALTZ: Buckligkeit beim Hirsch. Berl. tierärztl. Wschr. 37–38 (1902).

SCHMID, G.: Vertebra plana totalis. Fortschr. Röntgenstr. **76**, 358–361 (1952).

SCHMID, L.: Beitrag zur Differentialdiagnose der Rükkenschmerzen im Kindesalter. Z. Orthop. **82**, 545 (1952).

SCHMID, P.: Zur Entstehung der Adoleszentenkyphose. Dtsch. med. Wschr. **74**, 798–803 (1949).

SCHMID, W.: Das Vitium primae formationis in der Aetiologie des muskulären Schiefhalses. Med. Welt **10**, 1246 (1936).

SCHMID, W.: L'étiologie du torticolis musculaire. Presse méd. **45**, 1189–1191 (1937).

SCHMIDT: Grundlegendes über die Skoliose und ihre Behandlung. Verh. dtsch. orth. Ges. **84**, 195–220 (1954).

SCHMIDT, A.C.: Halo-tibial traction combined with the Milwaukee Brace. Clin. Orthop. **77**, 73–83 (1971).

SCHMIDT, E.: Zur Kenntnis der Skoliose bei Tieren. Z. orthop. Chir. **11**, 352–361 (1903).

SCHMIDT, M.: Zum Kapitel des Schiefhalses. Zbl. Chir. **17**, 570–573 (1890).

SCHMIDT, M.B.: Die anatomischen Veränderungen des Skelets bei der Hurlerschen Krankheit. Zbl. Path. **79**, 113–123 (1942).

SCHMIDT, PETER P., LÜDERS, C.J.: Über eine Patientin mit Lordosekontraktur der gesamten Wirbelsäule bei progredienter Muskelatrophie und interstitieller Fibrolipomatose. Ein Beitrag zum Problem der dysplastischen Mesenchymosen. Helvet. paediatr. Acta **20**, 101–118, Suppl. 14 (1965).

SCHMITZ, E.J.: Über rachitische Nachwirkungen und ihre Verhütung und Bekämpfung im Rahmen der Rachitisprophylaxe und Rachitistherapie. Münch. med. Wschr. **85**, 1622–1625 (1938).

SCHMORL, G.: Über Rachitis tarda. Dtsch. Arch. klin. Med. **85**, 170–210 (1905).

SCHMORL, G.: Die Pathogenese der juvenilen Kyphose. Fortschr. Röntgenstr. **41**, 359–383 (1930).

SCHMORL, G.: Bemerkungen zu der Arbeit von Mau zur Frage der Pathogenese bzw. pathologischen

Anatomie der Adoleszentenkyphose. Z. orthop. Chir. **55**, 274 (1931).

SCHMORL, G.: Kyphosis adolescentium. Bemerkungen zu der gleichnamigen Arbeit von Boerema. Langenbecks Arch. klin. Chir. **168**, 806 (1932).

SCHMUTH, G.P.: Problem of anchoring occlusion-supporting appliances in patients with scoliosis. Fortschr. Kieferorthop. **27**, 429–432 (1966).

SCHNEIDER: Einfluß der Scheuermannschen Erkrankung auf den Beruf Jugendlicher. 43. Kongr. Dtsch. Orthop. Ges. (1955), Beilageh. Z. Orthop. **87**, 308–310 (1956).

SCHNEIDER, H.J., DECKER, K.: Gedanken zur Gestaltung des Sitzes. Dtsch. med. Wschr. **86**, 1816–1820 (1961).

SCHNEIDER, P.G.: Die Spondylose des Skoliotikers und die operative Skoliosentherapie. Verh. dtsch. orthop. Ges. **97**, 89–90 (1963), 50. Kongr.

SCHNEIDER, P.M.: Über Querfortsatzbildungen der Lendenwirbelsäule. Arch. Orthop. Unfall-Chir. **49**, 647–651 (1958).

SCHNEIDER, R.: Transposition of compressed spinal cord in kyphoscoliotic patients with neurological deficit. J. Bone Jt Surg. **42A**, 1199 (1960).

SCHNEIDER, R.C.: Transposition de la moelle épinière comprimée par kyphoscoliose avec atteinte neurologique. J. Bone Jt Surg. **42A**, 1027–1040 (1960).

SCHNEIDER, W.F.: Klinische Untersuchungen zur Ätiologie der Alterskyphose. Med. Mschr. **4**, 35–38 (1950).

SCHNIERER, J.: Einfluß der Krümmung der Wirbelsäule auf die Weite und den Verlauf der Trachea. Wien. klin. Wschr. **47**, 1412–1415 (1934).

SCHOB, F.: Weitere Beiträge zur Kenntnis der Friedreich-ähnlichen Krankheitsbilder. Z. Neurol. **73**, 188–238 (1921).

SCHOBERTH, H.: Die Harmonie von Form und Funktion, die Basis vollkommener Gesundheit. Aesthet. Med. **13**, 67–78 (1964).

SCHOBERT, H., BÖHMER, D.: Spirometrische Verlaufskontrollen operierter Skoliosen. Verh. dtsch. orthop. Ges. **52**, 386 (1966).

SCHOCH, J.: Die Arthrogryposis multiplex congenita. Med. Welt **51**, 2673–2678 (1961).

SCHÖCHE, J., FRIED, H.: Skoliosen bei intramedullären Tumoren. Dtsch. Gesundh.-Wes. **26**, 1700–1703 (1971).

SCHÖLLNER, D.: Steigerung der Vitalkapazität durch Rippenbuckelresektion mit der Brustkorbdehnungstechnik. Z. Orthop. **101**, 323 (1966).

SCHÖLLNER, H.: Der Einfluß halbseitigen Minderwuchses auf die Skolioseentstehung. 53. Kongr. Orthop. Ges. (1966), Beilageh. Z. Orthop. **103**, 143–150 (1967).

SCHOEN, D.: Röntgenologische Untersuchungen über die Morbidität der Halswirbelsäule und deren klinische Wertigkeit. Klin. Wschr. **34**, 897–900 (1956).

SCHOEN, D., EGGSTEIN, M., VOGT, W.: Ist die hyperostotische Spondylosis deformans eine diabetische Osteopathie? Fortschr. Röntgenstr. **110**, 524–539 (1969).

SCHOEN, D., NIETH, H., SCHAUB, R.: Der Furchenrükken. Fortschr. Röntgenstr. **104**, 520–527 (1966).

SCHÖNBERGER, M., HELLMICH, K.: Häufigkeit der Sacroiliacalverschiebung und Skoliose und ihr bester Schätzwert. Hippokrates (Stuttg.) **35**, 476–479 (1964).

SCHÖNEICH, R.: Dorsaler Halbwirbel des 1. LWK und Blockwirbelbildung des 12. BWK mit dem 2. LWK. Fortschr. Röntgenstr. **82**, 280 (1955).

SCHÖNENBERGER, F., TAILLARD, W., BERGER, H.: Beitrag zur Aminosäurenausscheidung beim Epiphysiolysen, Perthesscher Krankheit und Skoliosen. Z. Orthop. **95**, 73–81 (1962).

SCHÖRNER, R.: Mieder bei schwersten Luxationshüften zur Überbrückung und Korrektur schmerzhafter Lendenlordosen. Arch. orthop. Unfall-Chir. **45**, 410–412 (1953).

SCHOLDER, P.: Les attitudes vicieuses au seuil de la pathologie. Schweiz. med. Wschr. **97**, 761–763 (1967).

SCHOLDER, P.: Aspect morphologique des dystrophies rachidiennes de croissance de type Scheuermann. Praxis **57**, 1608 (1968).

SCHOLDER, P., WEITH, COMBE: Les déviations de la colonne vertébrale dans les écoles de Lausanne. Ann. suiss. hyg. scol. **2**, 38–109 (1901). Ref. Z. orthop. Chir. **9/10** (1901/02).

SCHOLDER-HEGI, P.: État du rachis de nos conscrits. Incidence de l'ostéochondrose post-Scheuermann. Rev. méd. Suisse rom. **82**, 620–628 (1962).

SCHOLDER-HEGI, P.: Zur Scheuermannschen Erkrankung: Wo liegen die Grenzen zwischen dem normalen und pathologischen. Schweiz. med. Wschr. **95**, 674 (1965).

SCHOOT, P. VAN DER: Training und Haltungsschwäche. Vortrag Staatsakademie Calw, 17.11.1964.

SCHOTTE, M.: Über eine Systemerkrankung des Skelettes. Klin. Wschr. **9**, 1826–1828 (1930).

SCHOU: Ein Fall von Spina bifida occulta mit Hypertrichosis lumbalis. Berl. klin. Wschr. **5**, 113 (1894).

SCHRADER, R.: Über Wirbelsäulenbeschwerden bei Oberschenkelamputierten. Münch. med. Wschr. **II**, 1629–1630 (1930).

SCHRADER, R.: Osteochondritis der Wirbel. Zbl. Chir. 335–339 (1931).

SCHRAMM, G.: Einseitige entzündliche Knochenveränderungen an einzelnen Gelenkfortsätzen der Lendenwirbelsäule als Ursache schwerer Bewegungsstörungen. Verh. dtsch. orthop. Ges. **32**, 274–277 (1937).

SCHRAMM, G.: Die entzündliche Lordose. Z. Orthop. **71**, 172–182 (1941).

SCHRAMM, G., WÜRBACH, G., FIEHRING, C.: Zur Mukopolysaccharidausscheidung beim Morbus Hunter. Helv. paediat. Acta **29**, 404–412 (1969).

SCHRIMPF, H.: Fetale Beckenformen in Abhängigkeit von Mißbildungen der Wirbelsäule. Virchows Arch. path. Anat. **325**, 422–440 (1954).

SCHRÖDER, C.: Morphium-Überempfindlichkeit bei Kyphoskoliose. Zbl. Gynäk. **53**, 1621 (1929).

SCHROEDER, G.: Die Arthropathia und Spondylopathia tabica. Münch. med. Wschr. **104**, 724–733 (1962).

SCHUBERT, A.: Die Ursache der angeborenen Schiefhalserkrankung. Dtsch. Z. Chir. **167**, 32–59 (1921).

SCHUBERT, A.: Zur Ätiologie der Schiefhalserkrankung. Langenbecks Arch. klin. Chir. **142**, 646 (1926).

SCHUCH, P., FLEISCHER-PETERS, A.: Zur Klinik der Dysostosis cleido-cranialis. Z. Kinderheilk. **98**, 107–132 (1967).

SCHÜDEL: Über Ischias scoliotica. Langenbecks Arch. klin. Chir. **38**, 1–55 (1889).

SCHÜLLER, J.: Beitrag zur Klinik der Rückenmarksschädigungen bei Kyphoskoliosen. Münch. med. Wschr. **81**, 1503–1505 (1934).

SCHÜLLER, J.: Über die sogenannte Vertebra plana. Dtsch. med. Wschr. **64**, 264–266 (1938).

SCHUERMANS, J.: Le nanisme diastrophique. Acta orthop. belg. **34**, 871–878 (1968).

SCHÜSSLER: Ein Beitrag zur operativen Behandlung der Paraplegien bei tuberkulöser Spondylitis. Langenbecks Arch. klin. Chir. **93**, 1031–1036 (1910).

SCHÜSSLING, G.: Schwangerschaft und Geburt beim Cor kyphoskolioticum. Zbl. Gynäk. **86**, 425–441 (1964).

SCHUHKNECHT, TH.: Zur Pathogenese der Adoleszentenkyphose. Med. Mschr. **4**, 38–43 (1950).

SCHUHKNECHT, TH.: Klinische Untersuchungen zur Pathogenese der Adoleszentenskoliose. Med. Mschr. **5**, 88–92 (1951).

SCHUHKNECHT, TH.: Blockwirbelbildung bei der Adoleszentenkyphose. Med. Mschr. **8**, 522–524 (1952). Ref. Fortschr. Röntgenstr. **77**, 5 (1951).

SCHULTE-BRINKMANN, W., V. MALLINCKRODT, H.: Wirbelsäulenveränderungen bei der Neurofibromatose von Recklinghausen unter Einschluß der intrathorakalen Meningozele. Bruns' Beitr. klin. Chir. **220**, 257–273 (1960).

SCHULTHESS, E.: Über die Lehre des Zusammenhangs der physiologischen Torsion der Wirbelsäule mit lateraler Biegung und ihre Beziehung zur Skoliose unter Berücksichtigung der Lovettschen Experimente. Z. orthop. Chir. **10**, 455 (1902).

SCHULTHEISS, W.: Beschreibung der skoliotischen Wirbelsäule eines jungen Schweines. Z. orthop. Chir. **9**, 6–29 (1901).

SCHULTHESS, W.: Über die Prädilektionsstellen der skoliotischen Abbiegungen an der Wirbelsäule nach Beobachtungen an 1140 Skoliosen. Z. orthop. Chir. **10**, 733 (1902).

SCHULTHESS, W.: Klinische Beobachtungen über Formverschiedenheiten an 1137 Skoliosen. Z. orthop. Chir. **11**, 62 (1903).

SCHULTHESS, W.: Beiträge zur pathologischen Anatomie der Wirbelsäule. Arch. orthop. Unfall-Chir. **2**, 1–39 (1904).

SCHULTHESS, W.: Die Pathologie der Skoliose. Z. orthop. Chir. **14**, 478–524 (1905).

SCHULTHESS, W.: Was kann von Seiten der Schule zur Bekämpfung der Rückgratverkrümmungen getan werden? Zbl. chir. mech. Orthop. **1**, 425–431 (1907).

SCHULTHESS, W.: Über die sogenannte konkavseitige Torsion der Wirbelsäule. Z. orthop. Chir. **19**, 67–86 (1908).

SCHULTHESS, W.: Schädelasymmetrie bei kongenitaler Skoliose. Z. orthop. Chir. **19**, 87–88 (1908).

SCHULTHESS, W.: Über eine Form von Berufsskoliose. Z. orthop. Chir. **22**, 90–93 (1908).

SCHULTHESS, W.: Schule und Rückgratsverkrümmungen. Korresp.-Bl. schweiz. Ärzte **11**, 998–1004 (1910).

SCHULTZ, E.H., LEVY, R.W., RUSSO, P.E.: Agenesis of the odontoid process. Radiology **67**, 102 (1956).

SCHULZ-GOCHT: Über den Trapeziusdefekt. Zugleich ein Beitrag zur Frage der Skoliosenentstehung. Arch. orthop. Unfall-Chir. **26**, 302–307 (1928).

SCHULTZE-JENA, E.: Angeborene Mißbildungen der Lendenwirbelkörper bei Mutter und Kind. Münch. med. Wschr. **96**, 980–981 (1954).

SCHULTZE, H.U.: Ist röntgenologisch der Morbus Scheuermann ein häufiger Befund? Radiol. diagn. (Berl.) **9**, 427–432 (1968).

SCHULZE, K.J., KOTTE, V., LEIPOLD, L.: Zur Therapie der sogenannten Säuglingsskoliosen. Z. Orthop. Traum. **19**, 635–643 (1972).

SCHUMACHER, G.H., WETSTEIN, V., FANGHÄND, J.: Zur Altersanatomie der Wirbelsäule II Formabweichungen, Keilwirbelbildungen. Z. ärztl. Fortbild. **65**, 337–345 (1971).

SCHUR, M.: Über Eisenmangelanämien. Wien. Arch. inn. Med. **25**, 321–352 (1934).

SCHUSTER, W., SPRANGER, J.: Diagnose und Differentialdiagnose der Mukopolysaccharidosen. Pädiat. prax. **8**, 81–93 (1969).

SCHWALB, E.H., BRINDLEY, P., BODANSKY, M., HARRIS, T.H.: Myositis generalisata. Ann. intern. Med. **6**, 422 (1932).

SCHWARTZ, D.R., WIRKO, H.W.: The cast syndrome. A case report and discussion of the literature. J. Bone Jt Surg. **46A**, 1549–1552 (1964).

SCHWARTZ, L., BRITTEN, R.H., THOMSON, L.R.: Studies in physical development and posture. Part II. Bodily growth with age. Public Health Bulletin Nr. 179. Washington: US Government Printing Office 1928.

SCHWARZ, G.: Orale Calcium-Therapie bei zwei Fällen von juveniler idiopathischer Osteoporose. Verh. dtsch. Ges. inn. Med. **71**, 884 (1965).

SCHWARZ, G.A., REBACK, S.: Compression of the spinal cord in ostitis deformans (Paget's disease) of the vertebrae. Amer. Röentgenol. **42**, 345–366 (1939).

SCHWARZER, K., MITTELKAMPF, W.: Über die Dysostosis enchondralis. Mschr. Kinderheilk. **81**, 17–24 (1939).

SCHWARZMANN, J.R., MILES, M.: Experimental production of scoliosis in rats and mice. J. Bone Jt Surg. **27**, 59–69 (1945).

SCHWARZWELLER: Der angeborene Schulterblatthochstand und seine Beziehungen zu den Mißbildungen der Wirbelsäule. Z. menschl. Vererb.-Lehre **20**, 350 (1937).

SCHWARZWELLER, F.: Die konstitutionelle Bedingtheit der sogenannten Arachnodaktylie. Erbarzt **77**, 96–101 (1937).

SCHWEITZER, L.: Gedanken zum zerviko-brachialen Syndrom. Ärztl. Wschr. **10**, 926–929 (1955).

SCHWIDDE, J.T.: Spina bifida. Survey of two hundred twenty-five ancephaloceles, meningoceles and myelomeningoceles. Amer. J. Dis. Child. **81**, 35–51 (1952).

SCOTT, J.C.: Differential diagnosis of infantile scoliosis. Proc. roy. Soc. Med. **49**, 398–400 (1956).

SCOTT, J.C.: Resolving scoliosis. J. Bone Jt Surg. **41 B**, 105–113 (1959).

SCOTT, J.C.: The natural history of congenital scoliosis. Proc. roy. Soc. Med. **55**, 839–844 (1962).

SCOTT, J.C.: Scoliosis and neurofibromatosis. J. Bone Jt Surg. **47 B**, 240–246 (1965).

SCOTT, J.C., MORGAN, T.H.: The natural history and prognosis of infantile idiopathic scoliosis. J. Bone Jt Surg. **37 B**, 400–413 (1955).

SCOTT, T.F.: Idiopathic scoliosis in fraternal twins. J. Mich. med. Soc. **62**, 283–284 (1963).

SEBESTYÉN, J.: Das familiäre Vorkommen der okulären Torticollis. Klin. Mbl. Augenheilk. **153**, 677 (1968).

SEBESTYÉN, J.: Weitere Beobachtungen über Tortikollis nach Schieloperation. Klin. Mbl. Augenheilk. **162**, 52–57 (1973).

SEDA, H.: Um nôvo sistema de exame postural radiologico. Brasil-méd. **78**, 50–55 (1964).

SEDDON, H.J.: Pott's paraplegia: prognosis and treatment. Brit. J. Surg. **22**, 769–799 (1935).

SEGHINI, G.: Dorso curvo spondilotico (da spondilite marginale). Arch. Chir. Ort. Med. **20**, 207 (1955).

SEGOVIA, L.: Examen funcional en el enfermo escoliotico. Día med. **33**, 3119–3122 (1961).

SEIDENARI, R.: La torticolis oculari. Infanzia **6**, 19–26 (1956).

SEIDLER, F.: Treatment of scoliosis. Surg. clin. N. Amer. **29**, 207 (1949).

SEITZ, D.: Über eine ungewöhnliche, durch ausgedehnte Kontrakturen gekennzeichnete Muskelaffektion. Dtsch. Z. Nervenheilk. **178**, 492 (1958).

SELAKOVICH, W.G., WITHE, J.W.: Chondrodystrophia calcificans congenita. Report of a case. J. Bone Jt Surg. **37 A**, 1271 (1955).

SELIG: Aussprache. Schiefhals. Verh. dtsch. orthop. Ges. Kongreß 51, 181 (1929).

SELIG, S., ARNHEIM, E.: Scoliosis following empyema. Arch. Surg. **39**, 798–806 (1939).

SELL: Funktionsdiagnostik von Röntgenbildern der Wirbelsäule. 43. Kongr. dtsch. orthop. Ges. (1955). Beilageh. Z. Orthop. **87**, 208–211 (1956).

SELYE, H.: Influence of various hormones and vitamin D preparations upon established bone lathyrism. Acta anat. (Basel) **33**, 146–155 (1958).

SEMBER, J.: Las escoliosis dolorosas: su patogenia. Día med. **33**, 3126–3127 (1961).

SERAFINI: Costa cervicale. Fenomeni di compressione del plesso brachiale. Arch. orthop. Traum. **27** (1910). Z. orthop. Chir. **28**, 310 (1911).

SERRA, A.: Sulle ombre paravertebrali della colonna dorsale. Radiol. med. **1**, 117–124 (1914).

SERRA, A.: Evoluzione della interpretazioni patogenetica della scoliosi ischiatica e del dorso doloroso nel tempo recente e della etiologia della sindrome dolorosa cosi indicata. Bol. Sci. med. **128**, 75–85 (1956).

SERRADIMIGNI, A., ARNAUD, A., BORY, M.: Le syndrome du dos plat en cardiologie. Cœur Méd. inter. **9**, 69–74 (1970).

SERRATTO, M., KEZDI, P.: Absence of the physiologic dorsal kyphosis. Cardiac signs and hemodynamic manifestations. Ann. int. Med. **88**, 938–945 (1963).

SERRE, H., BARJON, M.C.: Symptomatologie et évolution cliniques de la maladie de Scheuermann. Rev. med. Suisse rom. **85**, 231–243 (1965).

SERRE, H., BARJON, M.C., SIMON, L.: Séquelles de dystrophie vertébrales de croissance et lombalgies de l'adulte. Progr. méd. (Paris) **91**, 191–198 (1963).

SERRE, H., BARJON, M.C., SIMON, L.: Les séquelles des dystrophies rachidiennes de croissance chez l'adulte. Aspects radiologiques. Rev. Rhum. **31**, 392–412 (1964).

SERRE, H., BARJON, M.C., SIMON, L.: Incidence des séquelles de dystrophie vertébrale de croissance chez l'adulte. Soc. Sci. Méd. Montpellier, 3 juillet 1964.

SERRE, H., BARJON, M.C., SIMON, L.: Fréquence des séquelles de dystrophie vertébrale de croissance chez les adultes hospitalisés en milieu rhumatologique. Soc. Sc. Méd. Montpellier, 3 juillet 1964.

SERRE, H., GROS, C., SIMON, L., BAUMELOU, H., LAMBOLEY, C.: Les compressions nerveuses de l'arthropathie tabétique du rachis. Bull. Acad. nat. Med. (Paris) **154**, 212–216 (1970).

SERRE, HL., GROS, C., SIMON, L., BAUMELOU, H., LAMBOLEY, C.: Compressions radiculaires par arthropathies tabétiques. Rev. Rhum. **37**, 525–533 (1970).

SERRE, H., PANIS, BARJON, M.C., SIMON, L., THOMAS, J.G.: Fréquence des séquelles de dystrophie vertébrale de croissance chez le jeune adulte (examen systématique de 242 militaires). Soc. Sci. Méd. Montpellier, 3 juillet 1964.

SESSA, T., TURCO, F., MUNGO, A., MARINO, V., PRISCO, C.: La funzionalita respiratoria negli scoliotici. Atti Sotimi **117**, 185 1 III (1958).

SEVASTIKOGLOU, J.A., BERGQUIST, E.: Evaluation of the reliability of radiological methods for registration of scoliosis. Acta orthop. scand. **40**, 608 (1969).

SEVER, J.W.: Spina bifida occulta. Boston med. surg. J. **161**, 388–392 (1909).

SEYSS, R.: Zur Röntgenologie der Dysostosis multiplex PFAUNDLER-HURLER. Fortschr. Röntgenstr. **73**, 749 (1950).

SEYSS, R.: Zur Biostatik der Wirbelsäule (Zugleich ein Beitrag zur Deutung der Pathogenese der Calcinosis intervertebralis). Z. Orthop. **102**, 395–406 (1967).

Sézary, A., Gervais: Arthropathie vertébrale tabétique. Rev. neurol. **27**, 758–760 (1920).

Shands, A.R., Bundens, W.D.: Congenital deformities of the spine an analysis of the roentgenograms of 700 children. Bull. Hosp. Jt Dis. (N.Y.) **17**, 110–133 (1956).

Shands, A.R., Eisberg, H.B.: Scoliosis. J. Bone Jt Surg. **36B**, 688 (1954).

Shands, A.R., Eisberg, H.B.: The incidence of scoliosis in the state of Delaware. A study of 50000 minifilms of the chest made during a study of tuberculosis. J. Bone Jt Surg. **37A**, 1243–1249 (1955).

Shannon, D.C., Riseborough, E.J., Kazemi, H.: Ventilation perfusion relationsships following correction of kyphoscoliosis. J. Amer. med. Ass. **217**, 579–584 (1971).

Shannon, D.C., Riseborough, E.J., Valenca, L.M., Kazemi, H.: The distribution of abnormal lung function in kyphoscoliosis. J. Bone Jt Surg. **52A**, 131 (1970).

Shapiro, S.K.: A case of Meekrin-Ehlers-Danlos syndrome with neurologic manifestations. J. nerv. ment. Dis. **115**, 64 (1952).

Sharp, J., Purser, D.W.: Spontaneous atlanto-axial dislocation in ankylosing spondylitis and rheumatoid arthritis. Ann. rheum. Dis. **20**, 47–77 (1961).

Sharrard, W.J.W.: Spinal osteotomy for congenital kyphosis in myelomeningocele. J. Bone Jt Surg. **50B**, 466–471 (1968).

Sharrard, W.J.: Lumbar and sacral ulceration in older paraplegic children with special reference to progressive kyphosis. Proc. roy. Soc. Med. **64**, 1145–1147 (1971).

Sharrard, W.J.: Osteotomy-excision of the spine for lumbar kyphosis in older children with myelomeningocele. J. Bone Jt Surg. **54**, 50–60 (1972).

Shaw, D.B., Read, J.: Hypoxia and thoracic scoliosis. Brit. med. J. **2**, 1486 (1960).

Shelswell, J.H., Evans, L.: Infantile kyphosis. J. Bone Jt Surg. **40B**, 148 (1958).

Shephard, R.H., Sutton, D.: Dumb–bell ganglioneuromata of the spine with report of four cases. Brit. J. Surg. **45**, 305–317 (1958).

Sherman, M.S.: Osteoid osteoma. J. Bone Jt Surg. **29A**, 918 (1947).

Shifrin, L.Z.: The lateral position for spine fusion and Harrington instrumentation for scoliosis. Clin. Orthop. **81**, 48–50 (1971).

Shifrin, L.Z.: Recognizing scoliosis early. Amer. Fam Physician **4**, 76–82 (1971).

Shorey, W.D.: Diastemortomyelia associates with dorsal kyphosis producing paraplegia. J. Neurosurg. **12**, 300–305 (1955).

Shoul, M.J., Ritvo, M.: Clinical and roentgenological manifestations of the Klippel-Feil Syndrome. Amer. J. Roentgenol. **68**, 369–385 (1952).

Shupe, J.L., James, L.F., Ballis, L.D., Binns, W., Keeler, R.F.: A probable hereditary skeletal deformity in Hereford cattle. J. Hered. **58**, 311–313 (1967).

Shustin, V.A.: On the pathogenesis of scoliosis in diskogenic lumbar radiculitis. Ortop. Travm. Protez. **24**, 21–26 (1963).

Sicard, A.: Vertebral graft in adult scoliosis. (A propos of 70 cases.) J. Chir. **93**, 517–526 (1967).

Sicard, A., Lavarde, G.: Les lésions radiculaires au cours des arthropathies tabétiques du rachis lombaire. Presse méd. **75**, 2209–2212 (1967).

Sideman, S.: Scoliosis. Amer. J. Orthop. **5**, 326–332 (1963).

Sidler, A.: Beitrag zur Kenntnis der familiären Skoliose. Schweiz. med. Wschr. **68**, 362–365 (1938).

Siebeck, R.: Klinik des Kreislaufes beim Emphysem. Asthma bronchiale und Thoraxdeformitäten. Nauheimer Fortbild. Lehrg. **11** (1935).

Siebert: Beitrag zur Lehre von der kongenitalen Skoliose. Z. orthop. Chir. **28**, 415–454 (1911).

Siebner, M.: Zur Behandlung der Kompressionslähmung des Rückenmarks bei schwerer Skoliose. Chirurg **2**, 663–665 (1930).

Siedler, A.: Beitrag zur Kenntnis der familiären Skoliose. Schweiz. med. Wschr. **19**, 362 (1938).

Siegert: Der chondrodystrophische Zwergwuchs (Mikromelie). Ergebn. inn. Med. Kinderheilk. **8**, 64 (1912).

Sigwald, J., Rondot, P., Raverdy, Ph., Singer: Le Syndrome de l'homme raide ("Stiff-Man"-Syndrome) particularités cliniques, électrologiques et thérapeutiques. Rev. neurol. **117**, 571 (1967).

Sijbrandij, S.: Groeistorrnissen in de benen tengevolge van een abnormale zithouding. Ned. T. Geneesk. **107**, 436–442 (1963).

Silfverskiöld, P.: Den habituella scoliosen och dess förhallande till asymmetrisk tillväxt. Hygiea (Stockh.) **68**, 225–234 (1906).

Silfverskiöld, N.: A "forme frust" of chondrodystrophia with changes simulating several of the known "local malacias". Acta radiol. (Stockh.) **4**, 44–57 (1925).

Silfverskiöld, P.: Über traumatische Skoliosen. Arch. orthop. Unfall-Chir. **17**, 563 (1920).

Silhol, M.: Scoliose par malformations multiples des vertèbres. Presse méd. **35**, 10 I (1927).

Silva, E.: Zur Kenntnis des diastrophischen Zwergwuchses. Z. Orthop. **101**, 620–629 (1966).

Silva, J.F.: Pott's paraplegia in Ceylon. J. int. Coll. Surg. **42**, 169–174 (1964).

Silver, H.K.: Syndrome of shortness of stature, congenital asymmetry and variations in the pattern of sexual development. Abstract. Amer. Pediatric-Society Meeting Atlantic-Cytiy (1962).

Silverman, B.J., Graham, J.J.: Cast syndrome and scoliósis. Bull. Hosp. Jt Dis. **31**, 97–110 (1970).

Sim, F.H.: Swan-neck deformity following extensive cervical laminectomy. J. Bone Jt Surg. **56A**, 564 (1974).

Simmons, E.H., Brown, N.E.: Surgery for kyphosis in ankylosing spondylitis. Can. Nurse **68**, 24–29 (1972).

Simon, R.S.: The diagnosis and treatment of kyphosis dorsalis juvenilis (Scheuermann's kyphosis) in the early stage. J. Bone Jt Surg. **24**, 681–683 (1942).

SIMONETTI, E.: Ereditarietà o familiarità nella scoliosi giovanile essenziale. Arch. Putti Chir. Organi Mov. **22**, 334–341 (1967).

SIMOVIC, M.: Ein Fall von kongenitaler Skoliose als Folge embryonaler osteogenetischer Anarchie. Z. org. ges. Chir. **60**, 542 (1933).

SIMRIL, W.A.: Consideration of preexisting conditions, congenital and acquired in the preplacement spine, examination. Radiology **70**, 654–660 (1958).

SING, R., SLANINA, J.: The duplication of the gastrointestinal tract as part of a new syndrome of the neuroenterochordal adhesion and its diagnosis. Radiol. clin. (Basel) **27**, 16 (1958).

SINGH, P.S., RAO, P.L., MULLICK, P., SAIGAL, S.: Diastrophic dwarfism—a little known disease entity. Clin. Pediat. **4**, 95–101 (1965).

SINGLETON, E.B., SAESCHNER, C.W., TENG, C.T.: Peripheral dysostosis. Amer. J. Roentgenol. **84**, 499–505 (1960).

SINHA, R., BERGOOFSKY, E.H.: Prolonged alteration of lung mechanics in kyphoscoliosis by positive pressure hyperinflation. Amer. Rev. Resp. Dis. **106**, 47–57 (1972).

SIPPEL, P.: Der angeborene muskuläre Schiefhals. Dtsch. Z. Chir. **155**, 1–49 (1920).

SJÖRGENT, LARSSON, T.: Oligophrenia in combination with congenital ichthyosis and spastic disorders. A clinical and genetic study. Acta psychiat. scand. **32**, Suppl. 113, I–1112 (1957).

SKELLY, M., DONALDSON, R.C., SCHEER, G.E., GUZZARDO, M.R.: Dysphonias associated with spinal bracing in scoliosis. J. Speech Dis. **36**, 368–376 (1971).

SHOK, P., KAPP, J., TROLAND, C.E.: Case report (atlanto-axial dislocation). J. Neurosurg. **21**, 219–222 (1964).

SLATER, J.L., RUSSEL, K.P.: Pregnancy complicated by spina bifida and meningomyelocele. West. J. Surg. **59**, 76–83 (1951).

SLIJPER, E.J.: Biologic anatomical investigations on the bipedal gait and upright posture in mammals with special reference to a little goat, born without forelegs. Kon. Akad. von Wetenschappen Proc. Sec. Sciences **65**, 288–415 (1942).

SLIMAN, N.: A propos de 16 cas de scolioses-Marfan. Tunis med. **2**, 93–101 (1971).

SMITH, A.: Scoliosis. J. Bone Jt Surg. **40A**, 505–510 (1958).

SMITH, A., DEF., VON LACKUM, WYLIC: An operation for stapling vertebral bodies in congenital scoliosis. J. Bone Jt Surg. **36A**, 342–348 (1954).

SMITH, C.K.: Vertebral deformities and other anomalies in Charcot-Marie-Tooth disease. Neurology **8**, 481 (1958).

SMITH, D.W., LEMLI, L., OPITZ, J.M.: A newly recognized syndrome of multiple congenital anomalies. J. Pediat. **64**, 210–217 (1964).

SMITH, L.H.: Two cases of Paget's disease (osteitis deformans) associated with mental symptoms. J. nerv. ment. Dis. **68**, 578–582 (1928).

SMITH, N.: The causation and treatment of spinal curvature. Brit. med. J. **2**, 645 (1897).

SMITH-PETERSEN, M.N., LARSON, C.B., AUFRANC, O.E.: Osteotomy of the spine for correction of flexion deformity in rheumatoid arthritis. J. Bone Jt Surg. **27**, 1–11 (1945).

SMITH, S.W.: Roentgen findings in homocystinuria. Amer. J. Roentgenol. **100**, 147–154 (1967).

SMOLA, E.: Längensymmetriestörungen bei Kindern. Z. Orthop. **109**, 451–457 (1971).

SMOLA, E.: Die Präskoliosen. Z. Orthop. **110**, 381 (1972).

SÖDERBERG, L., ANDRÈN, L.: Disc degeneration and lumbago-ischias. Acta orthop. scand. **25**, 137–148 (1955).

SOEUR, R.: Le torticolis congènital. À Propos d'une série de quinze cas. J. Chir. **2**, 87 (1938).

SOEUR, R.: Treatment of congenital torticollis. J. Bone Jt Surg. **22**, 35 (1940).

SOEUR, R.: À propos de la pathogénie et du traitement du dos rond de l'adolescent. Acta orthop. belg. **24**, 146–159 (1958).

SOEUR, R.: Le blocage cervical. 15. Congr. Belge de Chir. Bruxelles **6**, 10–11 (1961). Acta chir. belg. **60**, 605–620 (1961).

SOLLMANN, A.: Gibt es eine auswertbare Analyse bei Röntgenkinematographie der Wirbelsäule. Zbl. Chir. **90**, 872–877 (1965).

SOLLMANN, A.H.: Klinische Syndrome der sogenannten paradoxen Skoliose. Z. Orthop. **81**, 380–395 (1959).

SOLLMANN, A.H., BREITENBACH, H.: Röntgenanalyse und Klinik von 1000 seitlichen Röntgen-Ganzaufnahmen der WS. Fortschr. Röntgenstr. **94**, 724 (1960).

SOLLMANN, A.H., BREITENBACH, H.: Röntgenanalyse und Klinik von 1000 seitlichen Röntgenganzaufnahmen. Fortschr. Röntgenstr. **94**, 724–738 (1961).

SOLONEN, K.A.: Amputationsfolgen. Rehabilitation **17**, 53–55 (1964).

SOMMER, J.: Congenital functional scoliosis. Acta orthop. scand. **39**, 447 (1968).

SOMMER, M.: Ein Beitrag zur Behandlung des traumatischen Schiefhalses. Hippokrates **34**, 820 (1963).

SOMERVILLE, E.W.: Rotational lordosis. The development of the single curve. J. Bone Jt Surg. **34B**, 421–427 (1952).

SOMOGYI, Z.S.: Über das gleichzeitige Vorkommen von Osteogenesis imperfecta congenita (VROLIK) und angeborener Rachitis. Fortschr. Röntgenstr. **94**, 274–276 (1961).

SORENSEN, B.F., HAMBY, W.B.: Spasmodic torticollis Results in 71 surgically treated patients. J. Amer. med. Ass. **194**, 706–708 (1965).

SORREL, E.: Cyphoses et épiphysites vertébrales de croissance. Bull. Soc. Chir. Paris **53**, 348 (1927).

SORREL, E.: Cyphose et épiphysites vertébrales de croissance. Rev. Orthop. **14**, 426 (1927).

SORREL, E.: Deux cas d'agénésie des disques et corps

vertébraux dorsaux. Bull. Soc. Pédiat. Paris **33**, 557 (1935).
SORREL, E., DELAHAYE, A.: L'épiphysite vertébrale douloureuse des adolescents. Presse méd. **32**, 737–740 (1924).
SOULE, A.B.: Mutational dysostosis (cleido-cranial dysostosis). J. Bone Jt Surg. **28**, 82 (1946).
SPENCER, H.R.: On haematoma of the sterno-mastoid muscle in new-born children. J. Path. Bact. **1**, 112–116 (1892).
SPENCER, W.G.: In a discussion of the relationship between wryneck and congenital haematoma of the sternomastoid. A meeting of the royal medical and chirurgical society. Lancet **1893I**, 247.
SPIESS: Kyphoskoliose nach Tetanus. Münch. med. Wschr. **10**, 288 (1920).
SPIETH, H.: Zur Frage der Wirbelsäulenverkrümmung durch Tetanus. Bruns Beitr. klin. Chir. **121**, 460–467 (1921).
SPILLER, W.G.: Congenital and acquired enuresis from spinal lesion. a) Myelodysplasia, b) stretching of the cauda equina. Amer. J. med. Sci. **151**, 469–475 (1916).
SPIRA, E.: Die Heuer'sche Theorie der Skoliosenentstehung. Z. orthop. Chir. **57**, 19–31 (1932).
SPISHARNY, J.: Über Halsrippen. Zbl. Chir. **28**, 431 (1901).
SPISIĆ: Diskussion. Behandlung des Schiefhalses. Verh. dtsch. orthop. Ges. 23. Kongreß. **51**, 182 (1929).
SPITZER, W.: Die Blutströmungsgeschwindigkeit in normaler und gestörter Schwangerschaft. Beitrag zur Funktionsprüfung des Herzens in der Schwangerschaft und vor der Geburt. Arch. Gynäk. **154**, 449–458 (1933).
SPITZER, W.: Myelitis und Rückenmarksläsion in ihrer Beziehung zu Schwangerschaft und Geburt. Arch. Gynäk. **152**, 517–528 (1933).
SPITZY, H.: Rachitis und Frühskoliose. Verh. dtsch. orthop. Ges. **4**, 183 (1905).
SPITZY, H.: Rachitis und Frühskoliose. Z. orthop. Chir. **14**, 581–593 (1905).
SPITZY, H.: Die biologische Stellung des Rundrückens. Verh. dtsch. orthop. Ges. 307–329 (1912). 11. Kongreß.
SPITZY, H.: Z. Orthop. Beilageheft **50**, 25.
SPRANGER, J.: Der metatropische Zwergwuchs. Radiologe **7**, 385–387 (1967).
SPRANGER, J.: The systemic in neopolysaccharidoses. Ergebn. inn. Med. Kinderheilk. **32**, 165 (1972).
SPRANGER, J., GERKEN, H.: Der diastrophische Zwergwuchs. Z. Kinderheilk. **98**, 227–234 (1967).
SPRANGER, J., GERMAR, R.v.: Mukopolysaccharid-Suchtest. Pädiat. prax. **6**, 659 (1967).
SPRANGER, J., SCHUSTER, W.: Classifiable and non-classifiable mucopolysaccharidoses. Ann. Radiol. **12**, 365–375 (1969).
SPRANGER, J., SCHUSTER, W.: Diagnose und Differentialdiagnose der Morquioschen Krankheit. Mschr. Kinderheilk. **17**, 272–278 (1969).
SPRANGER, J., TELLER, W., KOSENOW, W., MURKEN, J., ECKERT-HUSEMANN, E.: Die HS-Mucopolysaccharidose von Sanfilippo (Polydystrophe Oligophrenie). Bericht über 10 Patienten. Z. Kinderheilk. **101**, 71–84 (1967).
SPRANGER, J., WIEDEMANN, H.R., TOLLSDORF, M., CRAUCOB, E., CAESAR, R.: Lipomucopolysaccharidose, eine neue Speicherkrankheit. Z. Kinderheilk. **103**, 285–306 (1968).
SPRANGER, J.W.: Biochemical definition of the mucopolysaccharidoses. Z. Kinderheilk. **108**, 17 (1970).
SPRANGER, J.W., BIDDER, U., VOELZ, C.: Chondrodysplasia punctata (Chondrodystrophia calcificans). I. Typ Conradi-Hühnermann. Fortschr. Röntgenstr. **113**, 717–727 (1970).
SPRANGER, J.W., BIDDER, U., VOELZ, C.: Chondrodysplasia punctata (Chondrocystrophia calcificans). II. Der rhizomele Typ. Fortschr. Röntgenstr. **114**, 327 (1971).
SPRANGER, J.W., OPITZ, I.M., BIDDER, U.: Heterogenity of chondrodysplasia punctata. Humangenetik **11**, 190 (1971).
SPRENGEL, O.: Die angeborene Verschiebung des Schulterblattes nach oben. Langenbecks Arch. klin. Chir. **42**, 545–549 (1891).
SPROCKHOFF, H.: Haltungsanomalien des Kopfes bei Hirntumoren. Zbl. Neurochir. **4**, 185–189, 319–324 (1939).
SRIRAM, K., BOBECHKO, W.P., HALL, J.E.: Surgical management of spinal deformities in spina bifida. J. Bone Jt Surg. **54B**, 666–676 (1972).
STAESSEN, A.: Siphilitic aortic insufficiency with kyphosis. Acta clin. belg. **3**, 112–116 (1948).
STAFFEL, F.: Über die statische Ursache des Schiefwuchses. Dtsch. med. Wschr. **11**, 554–557 (1885).
STAFFEL, F.: Zur Frage der Ischias scoliotica. Z. orthop. Chir. 543 (1910).
STAGNARA, B.: Les scolioses structurales en période de croissance. Pédiatr. **12**, 279–297 (1957).
STAGNARA, B., QUÉNEQU, P., ARCHIMBAUD, J.: Examen radiologique des scolioses essentielles. J. Radiol. Électrol. **38**, 149–157 (1957).
STAGNARA, P.: Scoliose. Lyon chir. **47**, 925–934 (1952).
STAGNARA, P.: Appareillages orthopédiques pour les scoliosis de croissance. Rev. Prat. (Paris) **2**, 1207–1212 (1952).
STAGNARA, P.: Erfahrungen mit 254 Skoliosenarthrodesen nach Redression. Verh. dtsch. orthop. Ges. **97**, 130–131 (1963) 50. Kongr.
STAGNARA, P.: Aufgerichtete und arthrodesierte Strukturskoliosen. Z. Orthop. **98**, 235–251 (1964).
STAGNARA, P.: Ambulante orthopädische Behandlung der Scheuermannschen Krankheit im floriden Stadium. Schweiz. med. Wschr. **95**, 674 (1965).
STAGNARA, P.: Les scolioses essentielles. Rev. méd. Liège **23**, 285–299 (1968).
STAGNARA, P.: Scolioses essentielles en période de croissance. Histoire naturelle et possibilités thérapeutique. Maroc méd. **50**, 646–671 (1970).
STAGNARA, P., DESBROSSES, J., MICHEL, C.R., DU PELOUX, J., COLL.: Scolioses structurales. Résultats

terminaux de traitement orthopédiques pendant la pèriode de croissance. Rev. Chir. orthop. **51**, 33–52 (1965).

STAGNARA, P., DU PELOUX, J., FAUCHET, R.: Traitment orthopédique ambulatoire de la maladie de Scheuermann en période d'évolution. Rec. chir. Orthop. **52**, 585–600 (1966).

STAGNARA, P., FAUCHET, R., BOULLIAT, G., DU PELOUX, J., MAZOYER, B., CALLAY, C.: À propos de 17 observations de paraplegies par déformations vertébrales traîtées par redressement partiel. Rev. chir. orthop. **54**, 623–636 (1968).

STAGNARA, P., FAUCHET, R., DU PELOUX, J., FAUCON, B.: Traitement ambulatoire de la maladie de Scheuermann par l'association de méthodes orthopédiques et cinésiologiques. Gaz. méd. Fr. 843 (1965).

STAGNARA, P., FAUCHET, P., DU PELOUX, J., FANCON, B., MOROEZEN, G.: Maladie de Scheuermann. Éléments de pathogénie. Traîtement orthopédique ambulatoire et rèsultats. Pèdiatrie **21**, 361–364 (1966).

STAGNARA, P., FAUCHERT, R., PELOUX, J., FAUCON, B., MORVEZEN, G.: Méd. et Hyg. (Genève) **21**, 608 (1963).

STAGNARA, P., BAUCON, B., DU PELOUX, J., FAUCHET, R.: Indications de la gymnastique, des procédés orthopédiques et de la chirurgie dans les scolioses idiopathiques. Gaz. méd. Fr. **3**, 868 (1965).

STAGNARA, P., GILLY, R., FAUCHET, R., DU PELOUX, J.: Un cas de syndrome d'Ehlers-Danlos associè à une scoliose sévère. (Redressement partiel et arthrodèse.) Rev. Chir. orthop. **49**, 365–370 (1963).

STAGNARA, P., JOUVINROUX, P., DU PELOUX, J., FAUCHET, R., PICAULT, C.: Contribution à la discussion du rapport de R. Bouillet et A. Vincent. Acta orthop. belg. **33**, 610–630 (1967).

STAGNARA, P., u.Mitarb.: Considerations on the orthopedic treatment of kypho-scoliotic paraplegia (apropos of 4 cases). Rev. neurol **112**, 122–127 (1965).

STAGNARA, P., QUÉNEAU, P.: Scolioses évolutives en période de croissance. Rev. Chir. orthop. **39**, 378–449 (1953).

STAHEL, J.: Klinische Studien über die Lendenskoliose. Z. orthop. Chir. **7**, 203–236 (1899).

STAHLMANN, A.: Nerven-, Haut- und Knochenveränderungen bei der Neurofibromatosis Recklinghausen und ihre entstehungsgeschichtliche Zusammenhänge. Virchos Arch. path. Anat. **289**, 96–149 (1933).

STAHNKE, E.: Über Knochenveränderungen bei Neurofibromatose. Dtsch. Z. Chir. **168**, 6–18 (1922).

STAPHENSON, S.: A case of ocular torticollis. Ophthalmoscope **11**, 113–114 (1913).

STARK, W.: Über die Olliersche Wachstumsstörung. Bruns' Beitr. klin. Chir. **167**, 513–533 (1938).

STASEK, V., LOKAJICEK, M., PALECEK, L., KOLAR, J.: Zum Studium des Einflusses der ionisierenden Strahlen auf die wachsende Wirbelsäule. Strahlentherapie **126**, 532–540 (1965).

STAUB, H.A.: Faziale Asymmetrien als Frühdiagnosticum zervikodorsaler Skoliosen. Münch. med. Wschr. **68**, 364 (1921).

STAUB, H.A.: Eine Skoliotikerfamilie. Ein Beitrag zur Frage der kongenitalen Skoliose und der Heredität der Skoliosen. Z. orthop. Chir. **43**, 1–20 (1922).

STAUFFER, E.S., MANKIN, H.J.: Scoliosis after thoracoplasty. A study of thirty patients. J. Bone Jt Surg. **48**, 339–348 (1966).

STEARNS, G., CHEN, J.T., MCKINLEY, J.B., PONSETI, I.V.: Metabolic studies of children with idiopathic scoliosis. J. Bone Jt Surg. **37A**, 1028–1034 (1955).

STEEL, H.H., ADAMS, D.J.: Hyperlordosis caused by the lumboperitoneal shunt procedure for hydrocephalus. J. Bone Jt Surg. **54A**, 1537–1542 (1972).

STEEL, H.H., KOHL, E.J.: Multiple congenital dislocations associated with other skeletal anomalies (Larsen's syndrome) in three siblings. J. Bone Jt Surg. **54A**, 75–82 (1972).

STEFENELLI, N., WEWALKA, F.: Ein Beitrag zur Differentialdiagnose des aufgetriebenen Abdomens. Dtsch. med. Wschr. **80**, 675–679 (1955).

STEFFKO, W.H., SCHNEIDER, J.J.: Pathologisch-anatomische Untersuchungen über die Veränderungen der Wirbelsäule bei chron. Unterernährung und anderen ungünstigen äußeren Einwirkungen. Fortschr. Röntgenstr. **37**, 247–261 (1928).

STEHR, L.: Lendenlordose und Kreuzschmerzen. Arch. orthop. Unfall-Chir. **38**, 514–528 (1938).

STEIN: Über die Beziehungen zwischen Ischias, Lumbago und Skoliose. Z. orthop. Chir. **25**, 470 (1910).

STEIN, F., BLOCH, F., KENIN, A.: Nontraumatic subluxation of atlanto-axial articulation; report of a case. J. Amer. med. Ass. **152**, 131–132 (1953).

STEIN, H., ZAHN, L. v.: Zur Pathogenese, Frühdiagnose und Prophylaxe des Morbus Scheuermann. Dtsch. med. Wschr. **81**, 200 (1956).

STEIN, H., VON ZAHN, L.: Zur Pathogenese, Frühdiagnose und Prophylaxe des Morbus Scheuermann. Dtsch. Wschr. **81**, 200–202 (1965).

STEIN, T.: Le coeur des gibbeux. Sem. Hôp. Paris **30**, 2808–2815 (1954).

STEINBACH, H.L., BROWN, R.A.: Epiphyseal dysostosis. Amer. J. Roentgenol. **105**, 860 (1969).

STEINBACH, H.L., FELDMAN, R., GOLDBERG, M.B.: Acromegaly. Radiology **72**, 535–549 (1959).

STEINBACH, H.L., PREGER, L., WILLIAMS, H.E., COHEN, P.: The Hurler syndrome without abnormal mucopolysacchariduria. Radiology **90**, 472–478 (1968).

STEINBERG, I.: Cor pulmonale in kyphoscoliosis. Angiocardiographic features of a case. Amer. J. Roentgenol. **97**, 658–663 (1966).

STEINBERG, J.: A simple screening test for the Marfansyndrom. Amer. J. Roentgenol. **97**, 118–124 (1966).

STEINDLER, A.: Kondition leading to prescoliosis. Amer. J. Dis. Child. **36**, 357–366 (1928).

STEINDLER, A.: The conservative compensation-derotation treatment of scoliosis. J. Bone Jt Surg. **23**, 67–80 (1941).

STEINDLER, A.: Nature and course of idiopathic scoliosis. Amer. Acad. Orthop. Surg. instruct. course lect. **7**, 150 (1950).

Steindler, A.: Diskussionsbemerkung zu Nachlas. J. Bone Jt Surg. **33A**, 33 (1951).

Steiner, J.: Klinische Studien über die Totalskoliose und die dabei beobachtete konkavseitige Torsion. Z. orthop. Chir. **5**, 404–438 (1897).

Steinert, H., Verse: Myopathologische Beiträge. 2. Dystrophia musculorum progressiva retrahens. Mitt. Grenzgeb. Med. Chir. **21**, 105 (1910).

Steinert, R.: Herzlage im Thorax des Kyphoskoliotikers. Dtsch. Arch. klin. Med. **154**, 278 (1927).

Steinmann, E.P.: Die Funktionsprüfung der einzelnen Lunge bei der Kyphoskoliose. Z. Orthop. **80**, 202–232 (1951).

Stephen, J.P.H.: Posterior Harrington compression in thoracic kyphosis. J. Bone Jt Surg. **54B**, 203 (1972).

Stephenson, S.: A case of ocular torticollis. Ophthalmoscope **11**, 113–114 (1913).

Stern, A.: Zur Ätiologie des angeborenen Schiefhalses. Mschr. Geburtsh. Gynäk. **65**, 179–180 (1923/24).

Sternberg, H.: Die angeborene Kyphose und der angeborene Gibbus, ihre anatomischen Grundlagen und ihre formale Genese. Arch. orthop. Unfall-Chir. **31**, 465–478 (1932).

Sternberg, H.: Zur Prognose angeborener Skoliosen. Arch. orthop. Unfall-Chir. **31**, 478–485 (1932).

Sternberg, H.: Zur Prognose angeborener Skoliosen. Arch. orthop. Unfall-Chir. **33**, 307 (1933).

Stevens, A.E.: Congenital torticollis in identical twins. Lancet **1948**, 378.

Stewart, A.M., McKenzie, J.: A possible method of foetal sex determination. Brit. med. J. i, **1**, 396 (1957).

Stewart, A.M., Webb, J.W., Hewitt, D.: Social medicine studies based on civilian medical board records. Physical and occupational characteristics of men with hernia spinal curvature and rheumatism. Brit. J. prev. soc. Med. **10**, 39–44 (1956).

Stewart, R.M.: Anomalies of form and function in Friedreichs ataxia. Scot. med. J. **4**, 84 (1959).

Stilwell, D.: Structural deformities of vertebrae. Bone adaptation and modeling in experimental scoliosis and kyphosis. J. Bone Jt Surg. **44A**, 611–634 (1962).

Stilwell, F.S.: The correlation of malocclusion and scoliosis to posture and its effect upon the teeth and spine. Dent. Cosmos **69**, 154–163 (1927).

Stockard, C.R.: Developmental rate and structural expression: an experimental study of twins double monster and single deformities. Amer. J. Anat. **28**, 115 (1921).

Stöver, B., Ball, F., Walther, A.: Idiopathische juvenile Osteoporose. Fortschr. Röntgenstr. **121**, 435–444 (1974).

Stoll, H.F.: Postural defects and cardiac symptoms. Amer. Heart J. **5**, 648 (1931).

Stool, S., Cohen, P.: Silver's syndrome. J. Dis. Child. **105**, 199–203 (1963).

Stope, H.: Wirbelsäulenganzaufnahmen bei Skoliosen. Verh. dtsch. orthop. Ges. **45**, 193 (1958).

Storck, H.: Die Anwendung der Statik auf den menschlichen Bewegungsapparat. Z. Orthop. **81** Beiheft, 1–85 (1951).

Storck, H.: Funktionelle Anatomie, Wirbelsäule, Bekken, Bein, als Grundlage der Chiropraktik. Ther. d. Gegenw. **95**, 281–287 (1956).

Stork, H.: Die Körperhaltung bei einseitiger Beinbelastung und ihre Änderung bei Ausfall der Hüftabductionsmuskeln. Arch. orthop. Unfall-Chir. **30**, 299–307 (1931).

Stork, H.: Kontraktur in der Lendenwirbelsäule und ihre Einwirkung auf Haltung und Bewegung des Körpers. Verh. dtsch. orthop. Ges. **62**, 102–108 (1934).

Stover, C.N., Hayes, J.T., Holt, J.F.: Diastrophic dwarfism. Amer. J. Roentgenol. **89**, 914 (1963).

Stracker, O.: Der Einfluß der Fehlformen der Wirbelsäule auf die inneren Organe und die Lebensdauer. Wien. klin. Wschr. **51**, 551–555 (1938).

Stracker, O.: Zur Behandlung der Kyphosis adolescentium. Z. Orthop. **77**, 368–377 (1948).

Stracker, O.: Zur Behandlung der Kyphosis adolescentium Scheuermann. Wien. med. Wschr. **99**, 48 (1949).

Stracker, O.: Zur Lagerungstherapie der Skoliose. Z. Orthop. **85**, 247–252 (1954).

Stracker, O.: Training bei der Skoliosebehandlung. Z. Orthop. **90**, 501–506 (1958).

Stracker, O.A.: Orthopädisches Turnen. Med. Klin. **54**, 309–311 (1959).

Stracker, O.A.: Hyperlordose und Hypolordose der Lendenwirbelsäule. Z. Orthop. **78**, 265–278 (1949).

Straus, W.L., Jr.: Fossil evidence of the evolution of the erect, bipedal posture. Clin. Orthop. **25**, 9–19 (1962).

Strebel, R.F., Payan, H., House, E.L., Pasky, B., Barath, M.: Sex differences in a progeria-like syndrome. Proc. Soc. exp. Biol. (N.Y.) **117**, 583–586 (1964).

Streiszler, E.: Die Halsrippen. Ergebn. Chir. **5**, 280–300 (1913).

Strian, F.: Über Wachstumstendenzen der fetalen Wirbelsäule, dargestellt an zwei Modellserien. Anat. Anz. **112**, 389–408 (1963).

Strohal, R.: Überlegungen zur Statik der Wirbelsäule. Hippokrates (Stuttg.) **28**, 19 (1957).

Strohmeyer, L.: Über Paralyse der Inspirationsmuskeln. 1836. Cit. from Lorenz.

Strohwasser, W.: Rückenmuskelverspannung und reflektorische Skoliose. Arch. orthop. Unfall-Chir. **53**, 146–151 (1961).

Stuart, F.S., Henry, M., Holley, H.L.: The stiff-man syndrome: Report of a case. Arthr. and Rheum. **3**, 229 (1960).

Stucke, K.: Spondylopathia tabica und Unfall. Arch. orthop. Unfall-Chir. **44**, 20–37 (1949/51).

Stumme: Über die Spätresultate der Resektion des Kopfnickers bei muskulärem Schiefhals nach Mikulicz. Z. orthop. Chir. **9**, 415 (1901).

Stupka, W.: Knickung und relative Stenosierung der

Speiseröhre bei traumatischer Kyphose der Brustwirbelsäule. Z. Laryngh. Rhinol. **20**, 35–48 (1930).

Sturtevant, M.: Megaduodenum and duodenalobstruction; criteria for diagnosis. Radiology **33**, 185 (1939).

Stutte, H.: Über striären Schiefhals, insbesondere seine Beziehungen zu extrapyramidalen Bewegungsstörungen. Nervenarzt **18**, 224–229 (1947).

Suckert, R.: Haltungsfehler bei Kindern und Jugendlichen und ihre sportärztliche Begutachtung. Wien med. Wschr. **117**, 695–698 (1967).

Sujoy, E.: Responsabilidad del pediatra frente a la evolución del tetanos del niño. Día méd. **29**, 1754 (1957).

Sujoy, E.: Spinal lesions in tetanus in children. Pediatrics **29**, 629–635 (1962).

Sujoy, E., Rivarola, J.E., Shepherd, G.: Consideraciones sobre un caso de lesión tetánica grave de columna en una niña. Arch. argent. Pediat. **46**, 39 (1956).

Sulamaa, M.: Acute painful torticollis and cervical subluxation. Acta chir. scand. **98**, 212–216 (1949).

Sullivan, A.W.: Subluxation of the atlanto-axial joint, a sequel to inflammatory processes of the neck. J. Pediat. **35**, 451–464 (1949).

Sulser: Zitat nach Schaub, Bühlmann und Kälin.

Sulser, U.J.: Zur Klinik und pathologischen Anatomie der Kyphoskoliose mit besonderer Berücksichtigung der Lebenserwartung. Cardiologia (Basel) **32**, 231–255 (1958).

Sundt, H.: Vertebra plana-Calvé. Eine Übersicht und zwei kasuistische Mitteilungen. Acta chir. scand. **76**, 500–550 (1935).

Suschke, J., Rosenbeck, H., Kreycik, Kunze, D.: Mukopolysaccharidosen: Dünnschichtchromatographische Differenzierung saurer Mukopolysaccharide. Diagnostik **7**, 318–322 (1974).

Sussmann, M.L., Kugel, M.A.: Roentgendiagnosis of deformities of the spine. Amer. J. Roentgenol. **30**, 163 (1933).

Sutter, A.: Über Unterschiede in der Form der Skoliose bei männlichen und weiblichen Individuen. Z. orthop. Chir. **11**, 298–330 (1903).

Sutro, Ch.J., Pomeranz, M.M.: Geometrical analysis of scoliotic spines. J. Bone Jt Surg. **16**, 65–68 (1934).

Suzuki, J., Inoue, S., Tsuji, H., Mitsuhashi, M.: Study on brain in scoliosis. Chiba J. Med. **40**, 316 (1964). skeletal changes. Acta orthop. scand. **37**, 49 (1966).

Svien, H.J., Thelen, E.P., Keith, H.M.: Intraspinal tumors in childrea. J. Amer. med. Ass. **155**, 959–961 (1954).

Swanberg, H.: Anterior dislocation of the atlas following tonsillectomy. J. Amer. med. Ass. **72**, 107–108 (1919).

Swaney, W.E.: Scoliosis. Med. J. Aust. **1**, 853–855 (1954).

Swanson, J.C.: Report of two cases of bone anomalies. J. Bone Jt Surg. **11**, 758–760 (1929).

Swjetschnikow: Über die Assimilation des Atlas. Arch. Anat. Entwickl.-Gesch. 155–194 (1906).

Swoboda, W.: Anguläre dorsolumbale Kyphose als unbekanntes Skelettzeichen beim kongenitalen Myxödem. Fortschr. Röntgenst. **73**, 740–749 (1950).

Swoboda, W.: Chondrodystrophia calcificans congenita. Mschr. Kinderheilk. **100**, 444 (1952).

Swoboda, W., Pichler, E.: Differentialdiagnose angeborener Skelettsystemerkrankungen. Aufbaustörungen auf chondraler Grundlage. Pädiat. prax. **5**, 99–102 (1966).

Swynghedauw, P., Bonte, G., Laine, E.: Ostéites subaigües de l'atlas consécutives à des suppurations mastoidiennes ou latérocervicales. Contribution à l'étude de la maladie de Grisel. Rev. Orthop. **32**, 43–55 (1946).

Tachdjian, D., Matson, D.: Intraspinal tumor in infants and children. J. Bone Jt Surg. **47A**, 223–248 (1965).

Täger, K.H.: Die mikroskopischen Veränderungen an den Wirbelgelenken bei jugendlichen Skoliosen. Z. Orthop. **98**, 258–267 (1964).

Taillard, W.: Le spondylolisthesis chez l'enfant et l'adolescent. Acta orthop. scand. **24**, 115 (1954).

Taillard, W.: Le diagnostic radiologique fonctionel en orthopédie vertébrale. Radiol. clin. (Basel) **30**, 377–401 (1961).

Traillard, W.: Le traitement orthopédique de la maladie de Scheuermann. Rev. méd. Suiss. rom. **85**, 256–263 (1965).

Taillard, W.: Die Klinik der Beinlängenunterschiede. 53. Kongr. Dtsch. Orthop. Ges. (1966). Beilageh. Z. Orthop. **103**, 164–172 (1967).

Taillard, W., Morscher, E.: Pathologie, Klinik und Therapie der Beinlängendifferenz. 53. Kongr. Dtsch. Orthop. Ges. (1966), Beilageh. Z. Orthop. **103**, 150–164 (1967).

Talbot, N.B., Sobel, E.H.: Certain factors with influence rate of growth and duration of children. Recent. Progr. Hormone Res. **1**, 355 (1947).

Tambornino, J.M., Armbrust, E.N., Moe, J.H.: Harrington instrumentation in correction of scoliosis. A comparison with cast correction. J. Bone Jt Surg. **46A**, 313–321 (1964).

Tamburini: Sulla patogenesi dell acromegalia. Congr. Med. Int. Roma (1894).

Tamm, J.: Die Differentialdiagnostik des Cushing-Syndroms. Dtsch. med. Wschr. **89**, 2381–2382 (1964).

Tampas, J.P., Lurie, P.R.: The roentgenologic appearance of the chest in children with functional murmurs. Amer. J. Roentgenol. **103**, 78 (1968).

Tancredi, G.: Contributo allo studio della fisiologia della meccanica respiratora nella scoliosi. Atti S.I.O.T. **21**, 131 (1930).

Tani, G.: The dysgnathia in relation to the paramorphism of the spinal column. Riv. ital. Stomat. **20**, 71–82 (1965) [It.].

Tanz, S.S.: Motion of the lumbar spine. A roentgenologic study. Amer. J. Roentgenol. **69**, 399–412 (1953).

Tapia, J., Stearns, G., Ponseti, J.: Vitamin-D-resistand rickets, a long-term clinical study of eleven patients. J. Bone Jt Surg. **46A**, 935–1007 (1964).

TARASOV, L.A.: Deformations of the skeletal system in children of polar regions. Pediatria **42**, 64–69 (1963).

TARR, I.: Analysis of normal and scoliotic spine with implications for therapeutic exercise. Physiother. Rev. **28**, 6–10 (1948).

TARTULIER, M.: Le coeur pulmonaire chronique des cyphoscolioses. Lyon Med. **94**, 1026–1030 (1962).

TATEMATSU, M., et al.: Sciatic scoliosis (Facet syndrome). Orthop. Surg. (Tokyo) **16**, 18–23 (1965).

TAYBI, H.: Diastrophic dwarfism. Radiology **80**, 1–10 (1963).

TAYLOR, A.S.: Hemilaminectomy. Trans. Amer. Neurol. Ass. **53**, 524–544 (1927).

TAYLOR, F.: Induration of the sterno-mastoid muscle. Trans. path. Soc. Lond. **26**, 224–227 (1875).

TAYLOR, R.G.: Anomalies of the lumbo-sacral articulations. J. Amer. med. Ass. **113**, 463–465 (1939).

TELKMANN, D.: Idiopathische Skoliose bei Zwillingen. Z. Orthop. **86**, 290–291 (1955).

TELLER, W., BECHTELSHEIMER, H., TOTOVIC, T.: Die Heparitinsulfat-Mucopolysaccharidose (Sanfilippo). Klin. Wschr. **45**, 497–504 (1967).

TELLIER, M.: La gymnastique médicale de l'enfant. Notes à l'usage des médecins non spécialistes. Concours méd. **84**, 7009–7010 (1962).

TELLIER, M.: Traitement de l'attitude cypho-lordotique. Concours méd. **85**, 535–538 (1963).

TELLIER, M.: La gymnastique médicale de l'enfant. Notes à l'usage des médicins non spécialistes. III: Traitement de l'attitude cyphotique lombaire, de la cyphose totale, de l'inversion vertébrale. Concours méd. **85**, 855–856 (1963).

TERZANI, A.: Paraplegia da compressione midollare in cifoscoliotico. G. Clin. med. **13**, 1087–1097 (1932).

TESKE, H.J., CHÜDEN, H.: Die Atlasverschiebung als Folgezustand entzündlicher Veränderungen oder operativer Eingriffe im Nasen-Rachen-Raum. Krankheitsbilder nach Grisel und Hadley. Fortschr. Röntgenstr. **113**, 519–522 (1970).

TEXIER, R.: Au sujet de la maladie de Scheuermann. J. Radiol. Électrol. **37**, 96–97 (1956).

TEZUKA, A.: Development of scoliosis in cases with congenital organic abnormalities of the brain-stem. A report of 7 cases. Tokushima J. exp. Med. **18**, 49–62 (1971).

THEILER, K.: Beitrag zur Analyse von Wirbelkörperfehlbildungen: Experiment, Genetik und Entwicklung. Z. menschl. Vererb.- u. Konstit.-Lehre **31**, 271–322 (1950).

THEILER, K.: Die Auswirkung von partiellen Chordadefekten bei Triton alpestris. Beiträge zur Entwicklungsmechanik der Wirbelsäule. Wilhelm Roux' Arch. Entwickl.-Mech. Org. **144**, 476–490 (1950).

THEILER, K.: Das Wirbel-Rippen-Syndrom. Schweiz. med. Wschr. **98**, 907–908 (1968).

THEISS, G.: Oberschenkelamputation und Wirbelsäulenveränderungen. Arch. orthop. Unfall-Chir. **49**, 207–221 (1957).

THERSIQUEL, R.: Les corsets en matière plastique dans les scolioses. Acta orthop. belg. **33**, 737 (1967).

THEISS, G.: Oberschenkelamputation und Wirbelsäulenveränderung. Arch. orthop. Unfall-Chir. **49**, 207 (1957).

THIEFFRY, S., LYON, G., MAROTEAUX, P.: Leucodystrophie métachromatique (Sulphatidose) et mucopolysaccharidose chez un même malade. Rev. neurol. **114**, 193 (1966).

THIEL, H.J., GUNSCHERA, H.: Katarakt bei Chondrodystrophia calcificans congenita. Klin. Mbl. Augenheilk. **154**, 536 (1969).

THIEMANN, H.: Juvenile Epiphysenstörungen. Fortschr. Röntgenstr. **14**, 79–86 (1909/10).

THÖLE: Ischias und homologe Skoliose. Dtsch. med. Wschr. **21**, 869 (1907).

THOM, H.: Über die Beziehungen zwischen Schädelasymmetrie und Säuglingsskoliose. Arch. orthop. Unfall-Chir. **53**, 250–263 (1961).

THOMAS, A., OBERTHUR PUECH, P.: Paraplégie scoliotique guérie par laminectomie suivie de l'ouverture permanente de la dure-mère. Rev. neurol. **73**, 150–159 (1941).

THOMAS, D.F.: Vertebral osteoarthropathy or Charcot's disease of the spine. J. Bone Jt Surg. **34B**, 248–255 (1952).

THOMAS, D.V.: Anesthesia in operations for scoliosis. Anesth. Analg. **36**, 34–37 (1957).

THOMAS, G.: Studie der Mechanik zur Lordoseaufhebung im Lendenwirbelsäulenbereich. Z. Orthop. **102**, 524–533 (1967).

THOMAS, G., MÜLLER, G.: Prä- und postoperative Extensionsbehandlung von Skoliose mittels einer Gaumen-Hinterhaupt-Aufhängung. Z. Orthop. **102**, 37–47 (1966).

THOMAYER: Scoliotische Ischias. Rev. Neurol. Zbl. 958 (1905).

THOMMSEN, W.: Skoliosis ischiadica. Bruns' Beitr. klin. Chir. **159**, 92 (1934).

THOMPSON, C.A., KEEGAN, J.J., DUNN, A.D.: Defects of membranous bones, exophthalmos and diabetes insipidus. Arch. intern. Med. **36**, 650–666 (1925).

THOMPSON, M.M.: Ochronosis. Amer. J. Roentgenol. **78**, 46–53 (1957).

THOMPSON, W.A.L.; RALSTON: Pseudarthrosis following spine fusion. J. Bone Jt Surg. **31A**, 400–405 (1949).

THOMSEN: Verhandlungen der Deutschen Orthopäd. Gesellsch. Ref. in Chirurg **20**, 798 (1933).

THOMSEN: Über die Haltungsschwäche und Haltungsfehler der Jugendlichen und ihre Bekämpfung. Verh. dtsch. orthop. Ges. 43. Kongr., **87**, 272 (1955).

THOMSEN, G., VESTERDAL, J.: Atypical Hurlers syndrome. Acta radiol. (Stockh.) **35**, 331–344 (1951).

THOMSEN, W.: Über Scoliosis ischiadica. Verh. dtsch. orthop. Ges., 28. Kongr., 82–90 (1933).

THOST, A.: Über die Symptome und Folgekrankheiten der hyperplastischen Rachenmandeln. Mschr. Ohrenheilk. **30**, 1–13 (1896).

THUREL, R.: Paraplégie par cyphoscoliose. Rev. neurol. **81**, 418–419 (1949).

THUREL, R., NEHLIL, J., LAZAR, L.: Complications radiculaires et médullaires des ostéo-arthropathies tabétiques. Rev. neurol. **114**, 62–65 (1966).

TIBURTIUS: Torticollis equi. Berl. tierärztl. Wschr. **15**, 567 (1899).

TIETZE: Skoliose, behandelt mit Resektion des Rippenbuckels. Allg. med. Zentr. **66**, 517 (1897).

TILL, K.: Observations on spinal tumors in childhood. Proc. roy. Soc. Med. **52**, 333–336 (1959).

TILLIER, R.: Le spina bifida occulta cervico-dorsal. Bull. Soc. Rad. Med. **20**, 368–373 (1932).

TIMM, H.: Zur Objektivierung von Fehlhaltungen der Wirbelsäule. Z. Orthop. **106**, 716–726 (1969).

TIMM, H.: Zahl und Ausmaß der Kyphosen in verschiedenen Altersstufen. Z. Orthop. **109**, 927–931 (1971).

TING, E.Y., LYONS, H.: The relation of pressure and volume of the total respiratory system and its components in kyphoscoliosis. Amer. Rev. resp. Dis. **89**, 379–386 (1964).

TITRUD, L.A., MCKINLAY, C.A., CAMP, W.A., HANNAH, H.B.: Non traumatic atlanto-axial dislocation. Report of a case with recovery after quadriplegia. J. Neurosurg. **6**, 174–180 (1949).

TÖNDURY, G.: Neuere Ergebnisse über die Entwicklungsphysiologie der Wirbelsäule. Arch. orthop. Unfall-Chir. **45**, 313–322 (1952).

TÖNDURY, G.: Le développement de la colonne vertébrale. Rev. Orthop. **39**, 553–569 (1953).

TÖNDURY, G.: Entwicklungsgeschichte und Fehlbildungen der Wirbelsäule. Die Wirbels. i. Forsch. u. Prax. **7** (1958). Stuttgart: Hippokrates-Verlag.

TÖNNIS, D.: Elektromyographische und histologische Untersuchungen zur Frage der Entstehung des muskulären Schiefhalses und des angeborenen Schulterblatthochstandes. Arch. orthop. Unfall-Chir. **56**, 435–453 (1964).

TÖNNIS, D.: Die Ursache von Schräglagedeformitäten und Säuglingsskoliosen. Vortrag auf dem Deutsch-englischen Gemeinschaftskongreß in Wiesbaden, Juni 1968.

TOEPEL, T.: Secondary effect of scoliosis on the internal organs. J. med. Ass. Ga. **12**, 77 (1923).

TÖRMA, T.: Malignant tumors of the spine and the spinal extra dural space; a study based on 250 histologically verified cases. Acta chir. scand., Suppl **225**, 1–176 (1957).

TÖRMÄ, T., TROUPP, H.: Spasmodic torticollis. Ann. Chir. Gynaec. Fenn. **47**, 401–410 (1958).

TÖRSTE, H.: Beobachtung der Ausheilungsvorgänge bei einem Fall von vertebra plana osteonecrotica (Calvé). Zbl. Chir. 635–641 (1939).

TOJNER, H.: Olisthetic scoliosis. Acta orthop. scand. **33**, 291–300 (1963).

TONAZZI, A.: Possibilità e limiti della medicina fisica di fronte alle scoliosi da poliomielite. Europa Med. Phys. **1**, 42–55 (1965).

TORGERSEN, J.: Vertebra plana in lipoidosis (Hand-Schüller-Christian). A contribution of the etiology of aseptic necrosis of bone. Acta radiol. (Stockh.) **27**, 638–642 (1946).

TORGERSEN, J.: Anomalies of the spine in anomalies of viscera and constitution. Acta radiol. (Stockh.) **29**, 311–320 (1948).

TOULOUKLAN, R.J.: The lumbocostovertebral syndrome: a single somatic defect. Surgery **71**, 174–181 (1972).

TOURAINE, A., RICHARD: La ligne des quatre doigts. Bull. Soc. franç. Derm. Syph. **50**, 65 (1943).

TOURNIAIRE, A., TARTULIER, M., DEYRIEUX, F.: Le coeur pulmonaire chronique des cyphoscolioses. Arch. Mal. Cœur **55**, 1042–1059 (1962).

TOURNIAIRE, A., TARTULIER, M., DEYRIEUX, F., MONTOUCHET, M.: Le coeur pulmonaire chronique des cyphoscolioses. J. Méd. Lyon **43**, 1581–1607 (1962).

TOWAST-RANCKEN, S.: Changes in the posture of school children in Finland during the present century. Phys. Med. Rehabilit. **43**, 406–408 (1962).

TOWNSEND: Treatment of torticollis. Med. Times and Register Philad. **38**, 234 (1900).

TOZZI, E.: Alcuni problemi di natura psicologica e sociale in soggetti affetti da dismorfismi e paramorfismi. Minerva med. **56**, 704–705 (1965).

TRABUCCHI, L.: Studio radiografico di un caso di torticollo osseo. Chir. Appar. Mov. **48**, 413–425 (1960).

TRAVAGLINI, F., ZACCHIA, G.E.: La prognosi nella scoliosi idiopatica. Arch. Putti Chir. Organi Mov. **16**, 485–516 (1962).

TRACY, H.W.: Scoliosis in twins. N.Y. med. J. **27**, 244–245 (1966).

TRAUBE, L.: Ein Fall von Dilatation und Hypertrophie des re. Ventrikels bei einem mit hochgradiger Skoliose und Verbildung des Brustkorbes behafteten Individuum. Ges. Beitr. Path. u. Physiol. **3**, 354 (1878).

TRAUTMANN, J.: Irrtümliche Diagnose einer Carcinommetastase im Retrokardialraum bei Skoliose der Wirbelsäule. Fortschr. Röntgenstr. **75**, 493–494 (1951).

TRAVAGLINI, F.: Les scolioses: nature et type. Arch. Putti Chir. Organi Mov. **16**, 467–484 (1962).

TRAVAGLINI, F.: Le pronostic de la scoliose idiopathique. Arch. Putti Chir. Organi Mov. **16**, 485–507 (1962).

TRAVAGLINI, F.H.: Scoliosis. A problem of treatment. Bull. Hosp. Jt Dis. (N.Y.) **31**, 150–169 (1970).

TREMBLAY, J.: Maladie de Scheuermann. Un. méd. Can. **77**, 281–285 (1948).

TRESSERRA, J., PNCES, J., CANADELL, J.: Formas clinicas de escoliosis y sus posibilidades evolutivas. Arch. Clin. Pediat. Teknon T. II **7**, 1 (1964).

TRESSERA LLAURADO, J.: Escoliosis experimental. Med. Clin. **44**, 184–192 (1965).

TRETHOWAN, W.H., ALLSOP, J.L., TURNER, B.: The "stiff-man" syndrome. (A report of two further cases.) Arch. Neurol. **3**, 448 (1960).

TRÈVES, A.: Gibbosité pseudopottique d'origine congénitale. Bull. Soc. Pédiat. Paris **27**, 119–125 (1929).

TRIBOULET-CHASSEVANT, A.: La dystonie d'attitude des scoliotiques. J. Kinésithérapie **2**, 1–3 (1953).

TRILLAT, A., MICHEL, C.R., MARSON, C.: La technique de Harrington dans le traitement chirurgical des scolioses. Présentation de nos premiers cas. Lyon chir. **60**, 255–258 (1964).

TRIVELLI, L.: Sul cosidetto torticollo naso-faringe di Grisel. G. veneto Sci. med. 6 (1941).

TRIVELLI, L.: Sublussazioni nel rachide cervicale consecutive e rinofaringiti acute. Minerva med. **1**, 166 (1947).

TROJAN, E.: Eine neue Methode der Skoliosebehandlung nach Dr. Robert Ducroquet Paris. Z. Orthop. **83**, 64–73 (1953).

TROLANO, C.E.: The early signs and symptoms of tumors involving the cauda equina. Ann. Surg. **147**, 668–671 (1958).

TROMBETTA, G.: Paramorphism in the elementary schools of Cremona. Boll. Soc. Med. Cremona **20**, 9–11 (1966).

TROTT, A.W.: Orthopedic problems in adolescents. Med. Clin. N. Amer. **49**, 467–477 (1965).

TRUESDALE, P.E., HYATT, G.T.: Funnel chest. New Engl. J. Med. **215**, 101 (1936); **218**, 102 (1938).

TRUETA, J., TRIAS, A.: The vascular contribution to osteogenesis. IV. The effect of pressure upon the epiphysial cartilage of the rabbit. J. Bone Jt Surg. **43B**, 800–813 (1961).

TSCHÖPE, W.I., RITZ, E., BOMMER, J., KREMPIEN, B., ANDRASSY, K., MEHLS, O.: Wirbelkörperkollaps bei Dialyseosteopathie. Dtsch. med. Wschr. **98**, 1471–1474 (1973).

TSIVYAN, Y.L.: Segmental vertebrotomy. J. int. Coll. Surg. **42**, 404–407 (1964).

TUBBY, A.H.: Symmetry and asymmetry, and their effect in the production of lateral curvature of the spina. Amer. J. orthop. Surg. **7**, 171–181 (1909/10).

TUCKER, A.S., ARAMSRI, B., HUGES, C.R.: Roentgenographic diagnosis of spinal tumors. Amer. J. Roentgenol. **78**, 54–65 (1957).

TÜCK, W.H.: Management of spinal deformities supports. Proc. roy soc. Med. **56**, 148–150 (1963).

TÜTSCH, C., ULRICH, S.P.: Wirbelsäule und Hochleistungsturnen. Schweiz. Rdsch. Med. Prax. **61**, 1085–1098 (1973).

TÜTSCH, C., ULRICH, S.P.: Wirbelsäule und Hochleistungsturnen bei Mädchen. (Beobachtung über die Entstehung einer Spondylolisthesis.) Schweiz. Rdsch. Med. **63**, 946–949 (1974).

TURIAF, J., GEORGES, R., BATTESTI, J.P., CACHIN, J.C.: Agénésie pulmonaire compliquée de tuberculose excavée ayant guérie par drainage endocavitaire et antibiochimiotherapie. Poumon **22**, 191–200 (1966).

TURINESE, A., RAVENNA, C.: Complicanze neurologiche nella osteocondrite vertebrale giovanile. G. Psichiat. Neuropat. **94**, 215–238 (1966).

TURPIN, R., CRUVEILLER, J., LAFOURCADE, J., BOCQUET, L., CAILLE, B., GORIU, R., VIALETTES, M.L.: L'arthrogrypose multiple congénitale. Maladie ou syndrome. (Étude de 9 observations.) Sem. Hôp. Paris **42**, 1–19 (1966).

TURPIN, R., LEJEUNE, J., LAFOURCADE, J., GAUTIER, M.: Aberrations chromosomiques et maladies humaines; la polydysspondylie à 45 chromosomes. C.R. Acad. Sci. (Paris) **248**, 3636–3638 (1959).

TURRINI, P., FRIGO, G.: Valutazione critica del trattamento incruento in rapporto all'evoluzione della scoliosi idiopatica. Minerva ortop. **20**, 382–388 (1969).

TUTTLE, R., BECK, B.B.: Knuckle walking hand postures in an orangutan (Pongo pygmaceus). Nature (Lond.) **236**, 33 (1972).

TUZI, T., BARIFFI, F., NATALE, P.: Functional disorders of respiration and circulation in subjects with kyphosis. Rass. int. Clin. Ter. **42**, 1350–1365 (1962) [It.].

TWIGG, H.L., DE LEON, A.C., PERLOFF, J.K., MAJD, M.: The straight-back syndrome: radiographic manifestations. Radiology **88**, 274–277 (1967).

TYLMAN, D., RAMOTOWSKY, W., LESZEK-ZAPEDOWSKY, H.: Beckendeformation bei Kranken mit seitlichen WS-Verbiegungen. Chir. org. med. orthop. Pol. acta soc. orthop. pol. **29**, 191 (1964). Ref. Z. Orthop. **100**, 398 (1965).

TYMPNER, K.A., EICHIN, F., FENDEL, H.: Cockayn's syndrom. Z. Kinderheilk. **104**, 298–307 (1968).

ÜBERMUTH, H.: Über Wesen und Ursachen frühzeitiger Altersveränderungen der menschlichen Zwischenwirbelscheiben. Z. Alternsforsch. **1**, 57–60 (1938).

UHLENBRUCK, P.: Beobachtungen zur rechtsventrikulären Herzinsuffizienz. Dtsch. Arch. klin. Med. **163**, 220 (1929).

UHLIG, H.: Dysostosis enchondralis — Typ Bartenwerfer. Arch. Kinderheilk. **148**, 22 (1954).

ULLRICH, O.: Der Status BONNEVIE-ULLRICH im Rahmen anderer Dyscranio-Dysphalangien. Ergebn. inn. Med., N.F. **2**, 412–466 (1951).

UNDEUTSCH, U., SCHEID, W. u. P.: Die Incontinentia pigmenti als Leitsymptom eines Komplexes multipler Abartungen. Z. Kinderheilk. **74**, 484–506 (1954).

UNGER: Die Mißbildungen der Wirbelsäule. Med. Welt 2019 (1961).

UNGER, H.: On the diagnosis and therapy of kyphosis in adolescents. Arch. orthop. Unfall-Chir. **58**, 172–180 (1965).

UNTEREINER, J.: Operative Prophylaxe und Therapie der poliomyelitischen Skoliose. Wien. klin. Wschr. **64**, 325–327 (1952).

URIST, M.J.: Head tilt in vertical muscle paresis. Amer. J. Ophthal. **69**, 440 (1970).

USHIKUBO, S.: Study of intervertebral disc herniation in "bipedal rat". Shikoku Acta med. **15**, 1757 (1959).

VAETH, J.M., LEVITT, S.H., JONES, D.M., HOLTFRETTER, C.: Effect of radiation therapy in survivors of Wilm's tumor. Radiology **79**, 560–567 (1962).

VALDERRAMA, J.A.F., BULLOUGH, P.G.: Solitary myeloma of the spine. J. Bone Jt Surg. **50B**, 82–90 (1968).

VALENTIN: Die Beziehung zwischen Geburtshilfe und Orthopädie. Zbl. Gynäk. 2703 (1932).

VALENTIN, B.: Knochensystemerkrankung (atypische Chondrodystrophie, Osteochondropathia multiplex) und sogenannte Platyspondylia generalisata. Bericht über 2 Fälle. Zbl. Chir. **57**, 2038–2050 (1930).

VALENTIN, B., PUTSCHAR, W.: Zur Klinik und Pathologie der Kyphoskoliosen mit Rückenmarkschädigung. Z. orthop. Chir. **57**, 245–266 (1932).

VALENTIN, B., PUTSCHAR, W.: Dysontogenetische Blockwirbel- und Gibbusbildung. Z. Orthop. **64**, 4 (1936). Zbl. Chir. **39**, 2270 (1932).

VALENTIN, M.: Stiff-Man-Syndrom. Med. Klin. **64**, 1758–1760 (1969).

VALENTINI: Ischias scoliotica. Dtsch. med. Wschr. **17**, 568 (1891).

VALERIO, V.: Rilievi clinici da un'indagine scolastica sui paramorfismi dell'infanzia. Minerva ortop. 1–2 (1960).

VALLBONA, C., HARRINGTON, P.H., HARRISON, G.M., FREIRE, R.M., REESE, W.O.: Pitfalls in the interpretation of pulmonary function studies in scoliotic patients. Arch. phys. Med. **50**, 68–74 (1969).

VAN ASSEN, J.: Angeborene Kyphose. Acta chir. scand. **67**, 14–33 (1930).

VAN BOGAERT, L.: Maladie de Friedreich et scoliose essentielle tardive héréditère. Arch. int. Méd. exp. **1**, 75–95 (1924).

VAN BOGAERT, L., BORREMANS, P.: Sur une atrophie cerebelleuse corticale. J. belge Neurol. Psychiat. **47**, 247–267 (1947).

VAN DEMARK, R.E.: Lateral curvature in children. S. Dak. J. Med. pharm. **3**, 13–16 (1950).

VANDENDORP, F., DU BOIS, DEBEUGNY, P.: Apport de la radiologie dans les tumeurs sacrococcygiennes. J. Radiol. Électrol. **46**, 923–926 (1965).

VANDENDORP, F., DU BOIS, R., LOQUET: Squelette et myxoedème congénital. J. Radiol. Electrol. **40**, 787–794 (1959).

VAN DER BRUGH: Torticollis ocularis. Dtsch. med. Wschr. **31**, 1367 (1905).

VANDERPOOL, D.W., JAMES, J.I.P., WYNNE, DAVIES, R.: Scoliosis in the elderly. J. Bone Jt Surg. **51A**, 446–455 (1969).

VAN GELDEREN, C.: Orthotic caudal syndrom. Acta psychiat. (Kbh.) **23**, 57–68 (1928).

VAN GELDEREN, CHR.: Ein orthotisches (lordotisches) Kaudasyndrom. Acta pschiat. (Kbh.) **23**, 57–68 (1948).

VAN HAELST, J.: Une forme type de scoliose juvénile. Bull. Soc. Belge Orthop. **7**, 173–178 (1935).

VAN HAELST, J.: À propos d'une nouvelle méthode de scoliosométrie. Bull. Soc. belge Orthop. **7**, 205–211 (1935).

VAN HAELST, J.: Réflexions concernant la pathogénie de la scoliose. Rev. Orthop. **25**, 707–714 (1938).

VAN HAELST, J.: Appareil de mensuration des déviations statiques du corps. Son application à l'étude de la scoliose. Rev. Orthop. **22**, 767–773 (1935).

VAN HOOF, F., HERS, H.G.: The abnormalities of lysosomal enzymes in mucopolysaccharidoses. Europ. J. Biochem. **7**, 34 (1968).

VAN HOOF, F., HERS, F.H.: Mucopolysaccharidosis by absence of Fucosidase. Lancet **1968I**, 1198.

VAN LANDINGHAM, J.H.: Herniation of thoracic intervertebral discs with spinal cord compression in kyphosis dorsalis juvenilis (Scheuermann's Disease). Case Report. J. Neurosurg. **11**, 327–329 (1954).

VANNI, E.: Columna tetánica. Rev. Med. La Plate **3**, 146 (1946).

VAN NOCCI: Su di un caso di scoliosi congenita associata ad anomalia del segmento lombare del rachide. Arch. Putti Chir. Organi Mov. **36**, 180–191 (1951).

VAN SCHRICK, F.G.: Die Wirbelblockbildung. Z. orthop. Chir. **57**, 35–49 (1932).

VAN SCHRICK, F.G.: Körper und Bogenreihe. Z. orthop. Chir. **56**, 86–92 (1932).

VAN SCHRICK, F.G.: Die angeborene Kyphose. Z. orthop. Chir. **56**, 238–259 (1932).

VAN SCHRICK, F.G.: Rachitische Veränderungen an den Körperbogenepiphysen bei entstehender Skoliose. Z. orthop. Chir. **58**, Beilageheft 187–188 (1933).

VAN SCHRICK, F.G.: Der Einbruch des Hahnschen Kanales als Ursache des kyphotischen Wirbels. Fortschr. Röntgenstr. **47**, 517–519 (1933).

VAN STEIJNEN, C.: Diastrophic dwarfism. Maandschr. Kindergeneesk. **36**, 188–192 (1968).

VARVDA, J.: Experimentelle Skoliose bei Tieren. Slov. Sborn. ortop. (Tschech.) **4**, 405 (1929). Z. org. Chir. **49**, 586 (1930).

VAS, S.B.: Zur rachitischen Genese der Skoliosen. Z. orthop. Chir. **57**, 120–121 (1932).

VASSALLO, R.: Contributo alla conoscenza della cifosi dorsale giovanile. (Malattia di Scheuermann.) Sizilia med. **6**, 171–185 (1949).

VATERNAHM, T.: Vikariierendes Emphysem und Spontanpneumothorax bei Kyphoskoliose. Med. Klin. 1919 (1925).

VATERNAHM, TH.: Das roentgenologische Magendarmbild bei Kyphoskoliose. Med. Klin. **22**, 2029–2031 (1926).

VAZQUEZ, A.M., LEE, F.A.: Diastrophic dwarfism. J. Pediat. **72**, 234–242 (1968).

VAZQUEZ MANRIQUE, J.: Considerations on the current treatment of scoliosis. Hisp. méd. **18**, 607–612 (1961).

VECCHI, A. DE, PONTI, L. DE, BERARDI, G.C.: Teleradiografia della colonna vertebrale intiera in posizione ortostatica. Valutazione delle deformazioni scoliotiche. Minerva radiol. **14**, 99–108 (1969).

VEITH, J.M., LEVITT, S.H., JONES, M.D., HOLTFRETER, CH.: Effects of radiation therapy in survivors of Wilm's Tumor. Radiology **79**, 560–568 (1962).

VEIT, K.E.: Beitrag zur Aetiologie des Caput obstipum. Langenbecks Arch. klin. Chir. **102**, 1028–1048 (1912).

VELISKAKIS, K., LEVINE, D.B.: Effects of posterior spine fusion on vertebral growth in dogs. J. Bone Jt Surg. **48A**, 1367–1376 (1966).

VENTURI, R.: Osteoarthropathie e deformita siringymieliche. Chir. Organi Mov. **51**, 253–272 (1963).

VERBIEST, H.: Giant cell tumors and aneurysmal bone cysts of the spine with special reference to the problems related to the removel of a vertebral body. J. Bone Jt Surg. **47B**, 699–713 (1965).

VERSCHUER, O. VON: Die vererbungsbiologische Zwillingsforschung. Ihre biologischen Grundlagen. Studien an 102 eineiigen und 45 gleichgeschlechtlichen zweieiigen Zwillings- und an 2 Drillingspaaren. Ergebn. inn. Med. Kinderheilk. **31**, 35–120 (1927).

VERZELLA, M., GRAZIANI, N., DEL FIUME, E.: Considérations cliniques, indications thérapeutiques et résultats dans 8 cas de torticollis oculaire. Ann. Oculist. (Paris) **192**, 736–750 (1959).

VIDAL-NAQUET, G.: Notes sur le pronostic et le traitement des scolioses des adolescents. J. Méd. Paris **54**, 533 (1934).

VIERNSTEIN, K.: Operative Behandlung der Skoliose. Verh. dtsch. orthop. Ges., **97**, 40–47 (1963). 50. Kongreß.

VIERNSTEIN, K.: Schlußwort über die chirurgische Skoliosebehandlung. Verh. dtsch. orthop. Ges. **97**, 141 (1963). 50. Kongreß.

VIERNSTEIN, K., GÖB, A., ROSEMEYER, B.: Fortschritte der Skoliosebehandlung. Münch. med. Wschr. **116**, 281–286 (1974).

VIETS, H.R., CLIFFORD, M.H.: Paraplegia associated with non-tuberculous kyphoscoliosis; a case report and a survey of the literature. New Engl. J. Med. **206**, 55–61 (1932).

VIGANO, A.: Scoliosi con paraplegia. Arch. Orthop. (Milano) **48**, 253–275 (1932).

VIGANÒ, A.: Alterazioni vertebrali nella neurofibromatosi. Arch. Ortop. (Milano) **51**, 563–591 (1935).

VIGNON, G., DURANT, J., PANSU, D., BERTRAND, J.N., TRUCHOT, R.: La spondylarthrostose ou hyperostose ankylosante vertébrale sénile. (À propos de 25 obersavations.) J. Méd. Lyon **43**, 955–965 (1965).

VIGNON, G., DURANT, J., PANSU, D., MEGARD, M.: La cyphose sénile de Schmorl. Étude de 82 observation. Rev. Rhum. **31**, 584–590 (1964).

VIGNON, G., DURANT, J., PANSU, D., VAUZELLE, J.L.: À propos des cyphoses séniles. Étude de 150 oberservations. Lyon méd. **212**, 243–257 (1964).

VIGNON, G., MARIN, A., MEGARD, M.: Étude de la colonne vertébrale du vieillard. Lyon méd. **5**, 861–866 (1956).

VILARDELL, J.M., ABADES, J.: Desviaciones del eje de la columna y disco intervertebral. Rev. esp. Rheum. **1**, 624–640 (1946).

VINCENT, A.: Le traitement actuel de la scoliose. Acta orthop. belg. **33**, 601–609 (1967).

VINCENT, C., LAURÉRON, L., DEREUX, J., LAMAÎTRE, L.: Maladie osseuse de Paget. Installation progressive de signes de compression médullaire grave. Décompression opératoire avec restauration de l'état antérieur. Rev. neurol. **65**, 794–799 (1936).

VINCENZI, M., ONGARO, M., PERNETTI, B.: Il cuore da lordosi toracica. Folia cardiol. (Milano) **507**, 524 XXI (1962).

VINCHON, B.: Traitement chirurgical des scolioses. J. Sci. méd. Lille **88**, 677–679 (1970).

VINCHON, B.: Présentation d'un appareil permettant la mesure des gibbosités scoliotiques. Rev. chir. Orthop. **51**, 643–644 (1965).

VINZ, H.: Frakturen im Bereich von Brust- und Lendenwirbelsäule bei Kindern. Zbl. Chir. **89**, 817–727 (1964).

VINZ, H.: Wirbelkörperbrüche bei Kindern — Ergebnisse einer Nachuntersuchung. Zbl. Chir. **90**, 626–636 (1965).

VIRCHOW, H.: Die Eigenformen der menschlichen Wirbelsäule. Verh. Anat. Gesellsch. Gießen (1909). Anat. Anz. Ergänzungsheft **34**, 157–164 (1909).

VIRCHOW, H.: Über die sagittalflexorische Bewegung im Atlas-Epistropheusgelenk des Menschen. Arch. Anat. Entwickl.-Gesch. 294–299 (1909)

VIRCHOW, H.: Über nach Form zusammengesetzte skoliotische Rümpfe. Z. orthop. Chir. **29**, 263–290 (1911).

VIRCHOW, H.: Zustand der Rückenmuskulatur bei Skoliose und Kyphoskoliose. Z. orthop. Chir. **34**, 1–91 (1914).

VIRCHOW, H.: Der Senkrücken des Pferdes, nach Form aufgestellt. Arch. wiss. prakt. Tierheilk. **43**, 115–128 (1916).

VIRCHOW, H.: Kyphotische Wirbelsäule eines Teckels. Berl. klin. Wschr. **54**, 921–923 (1917).

VIRCHOW, H.: Die sagittalflexorische Bewegung der menschlichen Halswirbelsäule. Berl. klin. Wschr. **56**, 167 (1919).

VITALI, G.: Considerazioni su un caso di torticollo oculare. Ann. Ottal. **41**, 1039 (1965).

VOCOS, F.: Nuevas orientaciones en el estudio y tratamiento de la escoliosis. Rev. Ortop. Traum. **18**, 290–298 (1949).

VÖLCKER, F.: Das Caput obstipum, eine intrauterine Belastungsdeformität. Bruns' Beitr. klin. Chir. **33**, 1–71 (1902).

VOGEL: Ein Fall von angeborener Skoliose, zugleich mit angeborener Hüftluxation. Z. orthop. Chir. **12**, 421–424 (1904).

VOGEL, K.: Zur operativen Behandlung der Skoliose. Zbl. Chir. **56**, 3087 (1929).

VOGT, A.: Fracture of the column after treatment of psychoses with cardialzol schok. Acta radiol. (Stockh.) **21**, 538–542 (1940).

VOIGT, K., EICKHOFF, V.: Komplexe Dysplasien der atlanto-occipitalen Übergangsregion. Fortschr. Roentgenstr. **120**, 477–480 (1974).

VOLKMANN, A.W.: Von der Drehbewegung des Körpers. Arch. path. Anat. **56**, 467–504 (1872).

VOLKMANN, R.: Das sogenannte angeborene Caput obstipum und die offene Durchschneidung des M. sternocleido-mastoides. Zbl. Chir. **12**, 233–236 (1885).

VOLKMANN, R.: Rippenresektion bei der Skoliose. Berl. klin. Wschr. **26**, 1097 (1889).

VOLLBRECHT: Zit. nach ISSIGKEIT.

VOLLERT: Zur Operation und pathologischen Anatomie des angeborenen Caput obstipum. Zbl. Chir. **38**, 713 (1890).

VOS, P.A.: Tension on the psoas minor as the cause of abdominal complaints and contracture of the psoas, and possibly also of scoliosis and congenital dislocation of the hip. Ned. T. Geneesk. **108**, 779 (1964).

VOS, P.A.: The psoas minor syndrome. J. int. Coll. Surg. **44**, 30–36 (1965).

VOTTA, E.A., PADILLA ROQUE: Sacralisation de la 5ème vertèbre lombaire. Technique de la résection de l'apophyse transverse. Rev. Cirurg. (B. Aires) **17**, 61–82 (1938).

VULPIAN, P., KIRSCH, J., DUPONT, GAUTHIER, A.: Syndrome de subluxation de Grisel au cours d'une maladie de Bouillaud. Rev. Rhum. **18**, 702 (1951).

VULPIUS, O.: Ein Fall alternierender Skoliosis neuropathica. Z. orthop. Chir. 1–8 (1895).

VULPIUS, O.: Controlaterale Torsion bei Skoliose. Z. Orthop. **4**, 63–67 (1895).

VULPIUS, O.: Zur Kenntnis der Skoliosis neuropathica. Dtsch. med. Wschr. **21**, 583–587 (1895).

VULPIUS, O.: Ein Fall von alternierender Skoliosis neuropathica. Z. orthop. Chir. **4**, 1–8 (1896).

WADDEL, W.W., JR. u.Mitarb.: Possible cast syndrome. Report of a case. J. Bone Jt Surg. **37A**, 597–599 (1955).

WADSWORTH, O.F.: Spastic torticollis, apparently due to faulty position of the eyes and cured by tendotomy. Trans. Amer. opthal. Soc. **5**, 381–384 (1889).

WAGENHÄUSER, F.J.: Bewegungsdiagnostik der Wirbelsäule in ihrer Gesamtheit und in ihren Regionen. In: Die Wirbelsäule in Forschung und Praxis. Bd. XI. Stuttgart: Hippokrates 1968.

WAGENHÄUSER, F.J.: Die klinische Untersuchung der Wirbelsäule. Praxis **58**, 167–178 (1969).

WAGENHÄUSER, F.J.: Die Klinik der Haltungsstörungen und des Morbus Scheuermann. Z. Präv.-Med. **14**, 157–170 (1969).

WAGENSEIL, F.: Chinesische Eunuchen. Z. Morph. Antropol. **32**, 415–468 (1933).

WAGNER, F.: Kasuistischer Beitrag zu den Spontanfrakturen der Patella. Dtsch. Z. Chir. **163**, 208–220 (1921).

WAHREN: Über Ischiasskoliosen und ähnliche Zustände. Acta orthop. scand. **1**, 183 (1930).

WAINE, H., BENNET, G.A., BAUER, W.: Joint disease associated with acromegaly. Amer. J. med. Sci. **209**, 671–687 (1945).

WAKELEY, C.P.G.: Congenital scoliosis. Proc. roy. Soc. Med. **23**, 995 (1930).

WALCH, H., KÜHN, R., PASCHOLD, J.: Zur Behandlung der Säuglingsskoliose. Z. Orthop. Traum. **19**, 586–592 (1972).

WALDKRICH, H. V.: Untersuchungen über den Stand der Entwicklung der Wirbelsäule zu Anfang des 7. Lebensjahres, mit besonderer Berücksichtigung der Evolution der Lendenlordose und der pathologischen Wirbelsäulenformen. Schweiz. Z. Ges. Pfl. **4**, 309–330 (1924).

WALKER, C.S.: Calcification of intervertebral discs in children. J. Bone Jt Surg. **36B**, 601–605 (1954).

WALKER, G.F.: An evalution of an external splint for idiopathic structural scoliosis in infancy. J. Bone Jt Surg. **47B**, 524–525 (1965).

WALKER, J.M., FORSTER, R.J.P.: Sacrococcygeal teratoma in the new-born. Arch. Surg. **61**, 1138–1144 (1950).

WALKER, N.: Familiäres Vorkommen des Schulterblatthochstandes. Z. Orthop. **110**, 203–211 (1972).

WALKO: Defektbildung im Bereiche der Halswirbelsäule. Dtsch. med. Wschr. **36**, 1680 (1911).

WALSH, E.G.: Physiology of standing. Nursing Times **21**, 659–660 (1964).

WALTHER, H.: Über die empyematische Skoliose. Z. orthop. Chir. **26**, 401 (1910).

WALTER: Die Entstehung der Gesichtsskoliose bei muskulärem Schiefhals. Verh. dtsch. orthop. Ges. **22**, 414–416 (1927).

WALTER, H.: Über Form und Ursache der sogenannten Gesichtsskoliosen beim muskulären Schiefhals und beim Schiefhals aus anderer Ursache. Langenbecks Arch. klin. Chir. **154**, 32 (1929).

WALTER, H.: Über Schiefkopf aus verschiedener Ursache. Verh. dtsch. orthop. Ges. 23. Kongr. (1928). Beilageh. Z. Orthop. **51**, 176–177 (1929).

WALTER, H.: Muskelverpflanzung beim Lähmungsschiefhals. Verh. dtsch. orthop. Ges. **51**, 177–178 (1929). 23. Kongreß 1928.

WALTER, H.: Experimentelle Skoliosen. Münch. med. Wschr. **76**, 214 (1929).

WALTER, H.: Angeborene Synostose der Lendenwirbelsäule. Arch. orthop. Unfall-Chir. **29**, 255–262 (1931).

WALTER, V.: Angeborene Wirbelmißbildungen. Langenbecks Arch. klin. Chir. **162**, 61–63 (1930).

WALTON, J.N., WARRICK, C.K.: Osseous changes in myopathy. Brit. J. Radiol. **27**, 1–15 (1954).

WANDSCHNEIDER, H.: Zur Frage des Wirbelsäulenwachstums nach operativer Versteifung. Z. Orthop. **98**, 429–436 (1964).

WARKANY, J.: Congenital malformations induced by maternal nutritional deficiency. J. Pediat. **25**, 476 (1944).

WARNER, T., SHOSTER, R.G., MC ILRATH, D.C., DUPREE, E.L.: The Cast-syndrom. J. Bone Jt Surg. **56A**, 1263–1266 (1974).

WASSMANN, K.: Kyphoscoliosis juvenilis Scheuermann, occupational disorder. Acta orthop. scand. **21**, 65–74 (1951).

WATERMANN, H.: Die Kyphosis adolescentium. Verh. dtsch. orthop. Ges. **20**, 208 (1925).

WATERMANN, H.: Die Kyphosis adolescentium und die Notwendigkeit ihrer Kenntnis in der Unfallbegutachtung. Arch. orthop. Unfall-Chir. **24**, 179–188 (1927).

WATERMANN, R.: Palaeopathologische Beobachtungen an altägyptischen Skeletten und Mumien. Homo **11**, 167–179 (1960).

WATERMANN, R.: Beobachtungen an Skeletten aus Gelduba. Z. Orthop. **109**, 911–921 (1971).

WATSON, G.H.: Relation between side of plagiocephaly, dislocation of hip, scoliosis, bat ears and sternomastoid toumors. Arch. Dis. Child. **46**, 203–210 (1971).

WAUGH, T.R.: Intravital measurements during instrumental correction of idiopathic scoliosis. Acta orthop. scand. **93**, 1–87 (1966).

WEBB, C.F., HARDER, J.A.: Kyphoscoliosis and pregnancy. Obstet. and Gyn. **2**, 654–657 (1953).

WEBER, B.G.: Zur Differentialdiagnose der Haltungsstörungen des Kindes. Schweiz. med. Wschr. **95**, 675 (1965).

WEBER, E.H.: Anatomisch-physiologische Untersuchung über einige Einrichtungen im Mechanismus der menschlichen Wirbelsäule. Arch. Anat. Physiol. 240–271 (1827).

WEBER, M.: Contribution to the study of the problems of spinal cord decompression, of straightening and retention of the spine in late Pott's paraplegia due to a large hump back. Neurochirurgie **11**, 533–556 (1965).

WEICKERT, H., DOMINIOK, G.W.: Benignes Osteoblastom als Ursache einer Skoliose. Dtsch. Gesundh.-Wes. **26**, 102–105 (1971).

WEICKERT, H., WAHL, H.: Cystische Strukturveränderungen im Kreuzbein. Beitr. Orthop. **19**, 292–298 (1972).

WEIGEL, H., BACH, H.: Röntgenologischer Beitrag zu seltenen Mißbildungen der Wirbelsäule. Fortschr. Röntgenstr. **84**, 331–335 (1956).

WEIGERT, M., HIPP, E.: Haltungsstörungen und röntgenologische Veränderungen an der Lendenwirbelsäule beim Bandscheibenschaden. Z. Orthop. **101**, 313–323 (1966).

WEIL, S.: Die Ischiasskoliose. Med. Klin. **50**, 1129–1131 (1955).

WEINSTEIN, J.: Über Schiefhals nach Entfernung der Wucherung des Nasenrachenraumes. Med. Klin. **5**, 695–696 (1909).

WEISER, M.: Spiegelbildliche Skoliosen bei Zwillingen. Z. Orthop. **76**, 264–266 (1947).

WEISS, K.: Über senile ankylosierende Hyperostose der Wirbelsäule. Radiol. Austriaca **7**, 187–194 (1954).

WEISS, R.S.: Von Recklinghausen's disease in the negro. Curvature of the spine in von Recklinghausen's disease. Arch. derm.-syph. (Paris) **3**, 144–151 (1921).

WEISS, W.: Zur Behandlung der Spina bibifida occulta. Zbl. Chir. **62**, 2295–2300 (1935).

WEISMANN-NETTER, R., LASERE, C.: Tassement et effondrements vertébraux dans la maladie osseuse de Paget. Bull. Soc. Méd. Paris **50**, 46–54 (1934).

WEISSMANN, S.L.: Congenital pelvic obliquity. Clin. Orthop. **36**, 118 (1964).

WELSCH, S., ETTINGER, A., AECHT, P.: Recklinghausen's neurofibromatosis associated with intrathoracic mengiocele. Report of a case. New Engl. J. Med. **238**, 622–625 (1948).

WELLMITZ, G.: The principles of surgical treatment of progressive scoliosis. Beitr. Orthop. Traum. **13**, 57–64 (1966).

WELLS, C.: A case of lumbar osteochondritis from the bronze age. J. Bone Jt Surg. **43B**, 575 (1961).

WELLS, K.F.: An investigation of certain. Evolutionary tendencies in the famel human structure. Res. Quart. Amer. Ass. Hlth phys. Educ. **18**, 260–270 (1947).

WELLS, P., MCGAUGHEY, H.S.: Pregnancy and kyphoscoliosis. Amer. J. Surg. **86**, 486–488 (1953).

WELTE, E.: Die Atrophie des Systems des Brückenfußes und der unteren Oliven. Arch. Psychiat. Nervenkr. **109**, 649 (1938).

WELTZ, G.A., NIEKERK, J. VAN: Die Atmung des Asthmatikers im Kymogramm. Fortschr. Röntgenstr. **48**, 534–541 (1933).

WENDLER, H., KELLERER, K.: Osteodysplasie-Syndrom (MELNICK-NEEDLES). Fortschr. Röntgenstr. **122**, 309–313 (1975).

WENGER, H.L., HERMANN, M.: The role of the transverse process in thoracogenic scoliosis. Quartl. Bull. Sea View Hosp. **7**, 45 (1941).

WENGER, H.L.: Ribb resection in the treatment of scoliosis. Arch. Surg. **44**, 119–128 (1942).

WENGER, H.L.: Transversectomy for scoliosis. J. Bone Jt Surg. **33A**, 253–256 (1951).

WENZEL, M.: Spätfolgen nach Tetanus. Klin. Med. **3**, 918–920 (1948).

WERENSKIOLD, P.: Über einen Fall von Wirbelmißbildungen, Keilwirbel, Spiralwirbel. Acta radiol. (Stockh.) **18**, 775–797 (1937).

WERNE, S.: Spontaneous atlas dislocation. Acta. orthop. scand. **25**, 32 (1955).

WERNE, S.: Studies in spontaneous atlas dislocation. Acta orthop. scand. Suppl. **23**, 1–150 (1957).

WERNE, S.: Spontaneous dislocation of the atlas as a complication of rheumatoid arthritis. Acta rheum. scand. 101–107 (1957).

WERNER, A.Y., ZUMETA, G.R., NEWMAN, R.W., HINES, H.M.: Comparision of vital capacity in normal and poliomyelitic subjects. J. Bone Jt Surg. **33A**, 628–632 (1951).

WERNER, P.: Über einen Fall von angeborener Skoliose. Arch. Gynäk. **104**, 200–213 (1915).

WERNER, R.: Über einen seltenen Fall von Zwergenwuchs. Arch. Gynäk. **104**, 278–300 (1915).

WERTHEIMER, P.: Discussion de la communication d'Herbert et Paillot. Lyon chir. **53**, 474–475 (1957).

WERWIE: Über eine seltene Form von kartilaginärer Exostosenbildung am Schulterblatt. Z. Orthop. **83**, 471–473 (1953).

WESPI, H.: Haltungsstörungen, Scheuermannsche Krankheit und Schularzt. Z. Präv.-Med. **14**, 137–145 (1969).

WESTGATE, H.D.: Hemi-lung ventilation and perfusion

changes secondary to thoracic scoliosis. J. Bone Jt Surg. **50A**, 845 (1968).

Westgate, H.D., Moe, J.H.: Pulmonary function in kyphoscoliosis before and after correction by the Harrington instrumentation method. J. Bone Jt Surg. **51A**, 935–946 (1969).

Wettstein, P., Curati, W.: Spondylites et spondylodiscites aigües à germes banals. Radiol. Clin. Biol. **42**, 353 (1973).

Weyers, H.: Über Wachstums- und Entwicklungsstörungen der Unterkiefersymphyse und ihre Begleitmißbildungen zugleich ein Beitrag zu Beziehungen zwischen Zahnformel und Konstitutionsanomalie. Stoma (Heidelb.) **8**, 86 (1955).

Weyers, H., Thier, J.: Malformations mandibulo-faciales et délimitation d'un "syndrome oculo-vertébral". J. Génét. hum. **7**, 143–173 (1958).

Wheeldon, T.S.: A study of achondroplasia introducing a new symptom, a wedge-shape vertebra. Amer. J. Dis. Child. **19**, 1–37 (1920).

White, A.A.: Kinematics of the normal spine as related to scoliosis. J. Biomech. **4**, 405–411 (1971).

White, R.J., Jordan, C.E., Fischer, K.C., Lampton, L., Neill, C.A., Dorst, J.P.: Skeletal changes associated with adolescent congenital heart disease. Amer. J. Roentgenol. **116**, 531–538 (1972).

Whitehouse, W.M., Lampe, I.: Osseous damage in irradiation of renal tumors in infancy and childhood. Amer. J. Roentgenol. **70**, 721–729 (1953).

Whitman, A.: Observations on the corrective and operative treatment of structural scoliosis. Arch. Surg. **5**, 578–630 (1922).

Whitman, R.: Observations on torticollis, with particular reference to the significance of the so-called haematoma of the sterno-mastoid muscle. Trans. Amer. orthop. Ass. **4**, 293–307 (1891).

Whitman, R.: Observations on torticollis with particular reference to the significance of the so-called haematoma of the sternomastoid muscle. Med. News (N.Y.) **59**, 473 (1891).

Wibin, E., Renoitra, P., Hennebert, P., Sternberg, P., u.Mitarb.: À propos de 162 cas de spondylite tuberculeuse opéré en Afrique centrale. Étude comparative des techniques chirurgicales. Acta orthop. belg. **34**, 596–624 (1968).

Wiedemann, H.R.: Achondrogenesis within the scope of connately manifested generalized skeletal dysplasias. Z. Kinderheilk. **116**, 223 (1974).

Wierzejewsky, I.: Über angeborene knöcherne Veränderungen der Wirbelsäule. Z. orthop. Chir. **50**, 603–655 (1928).

Wiest, E.: Étude clinique et électromyeographique de la musculature paravertébrale de deux jumeaux univitellins dont l'un présente une scoliose idiopathique. Rev. Chir. orthop. **40**, 138–142 (1954).

Wijn, J.F. de: Posture and postural disorders in adolescents. T. soc. Geneesk. **41**, 291–306 (1963).

Wilde, R.: Ein weiterer Beitrag zu dem Symptomkomplex der fixierten Lumballordose. Z. Orthop. **83**, 430–440 (1953).

Wilde, R.: Ein Beitrag zum Krankheitsbild der polytropen enchondralen Dysostosen. Z. Orthop. **84**, 77–88 (1953).

Wildervanck, L.S.: Een geval van sandoening van Klippel-Feil gecombineerd met abducensparalyse, retractio bulbi en doofstomheid. Ned. T. Geneesk. **96**, 2752 (1952).

Wildervanck, L.S.: Een nieuw syndroom(?): doofheid, blok-halswervels met spina bifida end abducensparalyse. Versl. Ned. Anthropogen. Veren., Ventrum Groningen Okt. 1958.

Wildervanck, L.S.: (Beobachtungen in 4 Generationen). Acta Genet. med. (Roma) **9**, 447 (1960).

Wiles, D.: Resection of dorsal vertebrae in congenital scoliosis. J. Bone Jt Surg. **33A**, 151–154 (1951).

Wiles, P.: Movements of the lumbar vertebrae during flexion and extension. Proc. roy. Soc. Med. **28**, 647–651 (1935).

Wiles, P.: Postural deformities of the antero-posterior curves of the spine. Lancet **1937 I**, 911.

Wiley, A.M., Trueta, J.: The vascular anatomy of the spine and its relationship to pyogenic vertepral osteomyelitis. J. Bone Jt Surg. **41B**, 796–809 (1959).

Wilhelm, R.: Über angeborene Skoliosen. Med. Klin. **23**, 743 (1927).

Wilhelm, R.: Die Frühbehandlung der Skoliose, eine dringliche Forderung. Z. Orthop. **86**, 221–232 (1955).

Wilhelm, R.: Ist eine Skoliose anatomisch heilbar. Z. Orthop. **89**, 404–405 (1957).

Wilhelm, R.H.: La cyphose tétanique. J. Chir. **22**, 295–312 (1923).

Wilhelm, M.: Über eine kombinierte kindliche Haltungsfehlform. Münch. med. Wschr. **83**, 1588 (1936).

Wilhelm, W.: Über die sogenannte Säuglingsskoliose. Münch. med. Wschr. **108**, 1125 (1966).

Wilkinson, R.H.: Osteoid osteoma of the spine. Post Graduate Medicin **49**, 61–62 (1971).

Willet, A.: Fatal vomitting following the application of the plaster of paris bandage in a case of spinal curvature. St. Bart. Hosp. Rep. **14**, 333–335 (1878).

William-Olsson, G.: Two pairs of twins with rachitic deformities. Acta chir. scand. **67**, 957–969 (1930).

Williams, H.J., Pugh, D.G.: Vertebral epiphysitis: A comparison of the clinical and roentgenologic findings. Amer. J. Roentgenol. **90**, 1236–1247 (1963).

Williams, J.M., Stevens, H.: Recognition of surgically treatable neurological disorders of childhood. J. Amer. med. Ass. **151**, 455–458 (1953).

Williams, P.F.: Fragmentation and rodding in osteogenesis imperfecta. J. Bone Jt Surg. **47**B, 23–31 (1965).

Willich: Wirbelsäulenerkrankungen bei angeborenen Wirbelmißbildungen. Langenbecks Arch. klin. Chir. **162**, 60–61 (1930).

Wilmanns, R.: Wie findet sich der Mensch mit der Amputation eines Gliedes ab. Klin. Wschr. **14**, 1760 (1935).

WILSON, D.W., CHRISPIN, A.R., CARTER, C.O.: Diastrophic Dwarfism. arch. Dis. Childh. **44**, 48–58 (1969).

WILSON, M.G., MIKITY, V.G., SHINNO, N.C.: Dominant inheritance of Sprengel's deformity. J. Pediat. **79**, 818–821 (1971).

WILSON, P., LEVINE, D.B.: Compensatory pelvic osteotomy for ankylosing spondylitis. A case report. J. Bone Jt Surg. **51A**, 142–148 (1969).

WILSON, R.D., u.Mitarb.: Abrupt postural changes in patients undergoing air contrast studies. J. Amer. med. Ass. **198**, 970–974 (1966).

WILSON, R.L., u.Mitarb.: Surgical treatment of idiopathic scoliosis. Clin. Orthop. **81**, 34–47 (1971).

WILTSE, L.L.: The effect of the common anomalies of the lumbar spine upon disc degeneration and low back pain. Orthop. Clin. N. Amer. **2**, 569–582 (1971).

WINCHESTER, I.W.: Posterior fusion of the spine for scoliosis. J. Bone Jt Surg. **41B**, 260–269 (1949).

WINCHESTER, P., GROSSMAN, H., LIM, W.N., DANES, B.S.: A new acid mucopolysaccharidosis with sceletal deformities simulating rheumatoid arthritis. Amer. J. Roentgenol. **106**, 121 (1969).

WINSLOW, J.B.: Sur les mouvements de la tête, du col, et du reste de l'épine du dos. Hist. Acad. roy. d. sc. (de Paris 1730, Amst. 1733 Mém. 492–508.

WINSTON, M.E.: Unusual fracture-dislocation of the spine. J. Bone Jt Surg. **34B**, 88–89 (1952).

WINTER, R.B., MOE, J.H., EILERS, V.E.: Congenital scoliosis. A study of 234 patients, treated and untreated. Part I.: Natural history Part II: Treatment. J. Bone Jt Surg. **50A**, 1–47 (1968).

WINTER, R.B., MOE, J.H., WANG, J.F.: Angeborene Kyphose. Entstehungsgeschichte und Behandlung an einer Beobachtungsstudie von 130 Patienten. J. Bone Jt Surg. **55A**, 223–256 (1973).

WINTER, R.B., TONGEN, L.A.: A malignant chest wall sarcoma with bilateral pulmonary metastases: a fiftee-year survival after multiple radical local excision and resection of bilateral pulmonary metastases and a successful treatment of scoliosis secondary to tumor surgery. Surgery **62**, 374–378 (1967).

WINTERSTEIN, O.: Über Wirbelsäulenveränderungen nach Tetanus. Schweiz. med. Wschr. **18**, 139–140 (1937).

WISE, B.L., FOSTER, J.J.: Congenital spinal extradural cyst. J. Neurosurg. **12**, 421–427 (1955).

WITT, A.N.: Die Stabilisierungsoperationen im lumbosacralen Übergangsbereich. Langenbecks Arch. klin. Chir. **298**, 204–213 (1961).

WITT, A.N.: Operative Behandlung der Skoliosen. Verh. dtsch. orthop. Ges. **50**, 122 (1962).

WITT, A.N.: Operative Behandlung der Skoliose. Z. dtsch. orthop. Ges. **97**, 122–123 (1963).

WITT, A.N., COTTA, H., HOHMANN, D.: Experimentelle Untersuchungen der metallischen Osteosynthese der Wirbelsäule unter Bezugnahme auf die praktische Anwendung. Arch. orthop. Unfall-Chir. **51**, 410–421 (1960).

WITTEBOL, P.: Idiopathic scoliosis. An experimental investigation. Arch. chir. nearl. **8**, 269–279 (1956).

WITTEK, A.: Operative Behandlungsversuche der Skoliose. Verh. dtsch. Ges. orthop. Chir. **17**, 262 (1922).

WITTEK, A.: Operative Behandlungsversuche der Skoliose. Z. orthop. Chir. **84**, 232 (1954).

WITZEL, O.: Zur Kenntnis der sekundären Veränderungen beim musculären Schiefhals. Dtsch. Z. Chir. **18**, 534–578 (1883).

WITZEL, O.: Über die Entstehung des sog. angeborenen muskulären Schiefhalses. Arch. Gynäk. **41**, 124 (1898).

WÖLFER, H.: Kyphosis dorsalis adolescentium (osteochondritis deformans juvenilis). Bruns Beitr. klin. Chir. **154**, 233–236 (1932).

WOHLAUER: Ischias scoliotica und Spondylitis. Charité-Ann. 602–605 (1911).

WOHRIZEK, T.: Schulen für Skoliotische. Z. orthop. Chir. **18**, 402–408 (1907).

WOLANSKI, N.: Typology and formation of body posture in town and rural children and youth. Acta anat. (Basel) **56**, 157–183 (1964).

WOLF, J.: Zur Ätiologie der Kyphosis adolescentium. Z. orthop. Chir. **48**, 138–161 (1927).

WOLFF, J.: Zur pathologischen Anatomie der Skoliose. Zbl. Chir. **33**, 778–779 (1895).

WOLFF, J.: Über das Syndrom von Pfaundler-Hurler (Synonyma: dysostosis multiplex, gargoylismus. dysostotische Idiotie). Z. menschl. Vererb.- u. Konstit.-Lehre **27**, 682–744 (1944).

WOLFSON, S.L., DAVIDSON, E., HARRIS, J.S., KAHANA, L., LORINCZ, A.E.: Long term corticosteroid therapy in Hurler-syndrom. Amer. J. Dis. Child. **106**, 3–10 (1963).

WOLTERSTORFF, W., FREYTAG, G.E.: Rückgratverkrümmungen beim Kammmolch (Tiriturus cristatus Laur.). Zool. Anz. **138**, 90–92 (1942).

WOLTMANN, K.W., KERNOHAN, J.W., ADSON, A.W., MCGRAIS: Intramedullary tumors of spinal cord and gliomas of intradural portion of filum terminale. Arch. Neurol. Psychiat. (Chic.) **65**, 378 (1951).

WORDEN, R.E., HUMPHREY, T.L.: Effect of spinal traction on the length of the body. Arch. phys. Med. **45**, 318–320 (1964).

WORKMAN, CH.E.: The localizer technic in the treatment of scoliosis. Clin. Orthop. **21**, 204–207 (1961).

WOTZKA, G., GRANDJEAN, E., BURANDT, V., KRETZSCHMAR, H., LEONHARD, T.: Untersuchungen zur Entwicklung eines Hörsaalsitzes. Z. Präv.-Med. **14**, 193–203 (1969).

WREDEN, R.: Dysplasien des unteren Wirbelsäulenabschnittes, ihre Folgen und Behandlung. Zentr.-Org. ges. Chir. **60**, 331–332 (1932).

WREDEN, R.: Die Kyphoskoliosen und Komplikationen seitens des Nervensystems. Zentr.-Org. ges. Chir. **72**, 594 (1935).

WRETBLAD, G.: Spätschädigungen des Rückenmarkes bei Wirbelsäulenverkrümmungen, besonders bei solchen vom Typus der juvenilen Kyphose Scheuermann. Acta psychiat. (Kbh.) **14**, 617–647 (1939).

WRIGHT, W., NIEBAUER, J.J.: Congenital heart disease and scoliosis. J. Bone Jt Surg. **38A**, 131–136 (1956).

WUENSCH, K.E.: Atypische Formen der Adoleszenten-Osteochondrose. Verh. dtsch. orthop. Ges. 42. Kongr. (1954). Beilageh. Z. Orthop. **86**, 293–295 (1955).

WUENSCH, K.E.: Zur Pathogenese, Frühdiagnose und Prophylaxe des Morbus Scheuermann. Dtsch. med. Wschr. **82**, 256 (1957).

WUENSCH, K.E.: Ein Fall von „Coalitio vertebrae" der Halswirbelsäule. Fortschr. Röntgenstr. **121**, 400–401 (1974).

WULLSTEIN, L.: Die Skoliose in ihrer Behandlung und Entstehung nach klinischen und experimentellen Studien. Z. orthop. Chir. **10**, 177–388 (1902).

WUNDER, W.: Hochrückigkeit bei der Regenbogenforelle (Salmo irideus W. GIBB) bedingt durch Wirbelsäulenverkürzung und gruppenweise Wirbelverschmelzung. Z. Morph. Ökol. Tiere **57**, 249–258 (1966).

WUNDERLICH: Haltungsverfall und Skoliose, ihr Elastizitätsverlust vor und nach orthopädischen Turnübungen. Verh. dtsch. orthop. Ges. **62**, 109 (1934).

WYLLIE, W.G.: Occurence in osteitis deformans of lesions of central nervous system with report of four cases. Brain **46**, 336–351 (1923).

WYNNE-DAVIES, R.: Familial (idiopathic) scoliosis. A family survey. J. Bone Jt Surg. **50B**, 24–30 (1968).

YAMADA, K.: The dynamics of experimental posture. Experimental study of intervertebral disk herniation in bipedal animals. Clin. Orthop. **25**, 20–31 (1962).

YAMADA, K., HINOKI, M.: Equilibrium function in scoliosis. Otol. Clinic Kyoto **61**, 3 (1958).

YAMADA, K., IKATA, T., YAMAMOTO, H., NAKAGAWA, Y., TANAKA, H., TEZUKA, A.: Equilibrium function in scoliosis and active corrective plaster jacket for the treatment. Tokushima J. exp. Med. **16**, 1 (1969).

YAMADA, K., SAKAMOTO, K., USHIKUBO, S., SATO, Y.: Study of intervertebral disc herniation in bipedal rats. Tokushima J. exp. Med. **7**, 93 (1969).

YAMADA, K., YAMAMOTO, H.: Equilibrium function in scoliosis. Clin. orthop. Surg. **3**, 470 (1968).

YAU, A.C.M.C., HSU, L.C.S., O'BRIEN, J.P., HODGSON, A.R.: Tuberculous kyphosis. Correction with spinal osteotomy, halo-pelvic distraction and anterior and posterior fusion. J. Bone Jt Surg. **56A**, 1419–1434 (1974).

YOEHMING TING: Osteomyelitis of the spine. Radiology **76**, 27–31 (1961).

YOSLOW, W., u.Mitarb.: Orthopaedic defects in familial dysautonoma. A review of sixty-five cases. J. Bone Jt Surg. **53**, 1541–1550 (1971).

YOUNG, L.W., OESTREICH, A.E., GOLDSTEIN, L.A.: Roentgenology in scoliosis: Contribution to evaluation and management. Amer. J. Roentgenol. **108**, 778–795 (1970).

YVIN, M.: Platyspondylie généralisée avec ostéopoïcilie localisée. Rev. orthorp. **22**, 683–686 (1935).

ZACHO, A.: Osteoporosis und Osteomalacia columnae. Acta orthop. scand. **11**, 264–295 (1940).

ZADANSKY, E.: Mediastinalwandern bei der Skoliose der Wirbelsäule. Fortschr. Röntgenstr. **37**, 897–898 (1928).

ZAHN, V.: Ein Beitrag zur Pathogenese, Frühdiagnose und Prophylaxe des M. Scheuermann. 43. Kongr. Dtsch. Orthop. Gesellsch. (1955). Beilageh. Z. Orthop. **87**, 303–308 (1956).

ZALEWSKI, A.: Congenital scoliosis. Z. org. Chir. **89**, 78 (1938).

ZAMBONI, G.: Contributo alla conoscenza della spondilite traumatica di Kummell. Chir. Organi Mov. **9**, 105 (1925).

ZANCOLLI, E.: La radiologia de la escoliosis. Pren. méd. argent. **41**, 1819–1824 (1954).

ZANDER, G.: Über die Behandlung der habituellen Skoliose mittels mechanischer Gymnastik. Z. orthop. Chir. **2**, 338–369 (1892/93).

ZANDER, G.: Case of osteogenesis imperfecta tarda with platyspondylosis. Acta radiol. (Stockh.) **21**, 53–61 (1940).

ZANETTI, S.: Colecistopatie e scoliosi vertebrali. Radiol. med. (Torino) **21**, 1126–1135 (1934).

ZANOLI, R.: Scoliosi e mieliti da compressione. Chir. Organi Mov. **15**, 291–307 (1930).

ZANOLI, R.: Cifosi congenita. Arch. Med. Chirurg. Pernambuco **5**, 85 (1936).

ZANOLI, R.: Paramorfismi e dismorfismi vertebrali negli scolari. Gazz. sanit. (Milano) **32**, 3-3-1961.

ZANOLI, R.: I paramorfismi e i dismorfismi dell'etá evolutiva. Introduzione al tema. Minerva med. **56**, 687 (1965).

ZANOLI, R., PERRICONE, G.: Il dorso curvo. Ginnast. med. **7**, 3 (1959).

ZANOLI, R., REPACI, G.: La scoliosi idiopatica. Ginnast. med. **9**, 5 (1961).

ZAOUSSIS, A.L., JAMES, J.I.P.: The iliac apophysis and the evolution of curves in scoliosis. J. Bone Jt Surg. **40B**, 442–453 (1958).

ZEIDLER, H., WITTENBORG, A.: Die Wirbelsäule bei chronischer Polyarthritis. Internist **15**, 297 (1974).

ZEITLER, E., MARKUSKE, H.: Röntgenologische Bewegunsanalysen der Halswirbelsäule bei gesunden Kindern und Jugendlichen. Fortschr. Röntgenstr. **96**, 87–93 (1962).

ZESAS: Über die hysterische Skoliose. Z. orthop. Chir. **14**, 386 (1905).

ZIELKE: Scheuermannsche Krankheit, Bandscheibenprolaps und Tuberkulose. Chirurg **15**, 18, 542–549 (1943).

ZIELKE, K.: Konservative, prä- und postoperative Behandlung der Skoliose. Techn. Med. **3**, 177–182 (1973).

ZIELKE, K.: Die operative Behandlung der Skoliose, Indikation und Technik. Techn. Med. **4**, 14–20 (1974).

ZIELKE, K., u.Mitarb.: Conservative and surgical management of scoliosis. Z. Allg. Med. **48**, 594–598 (1972).

ZIELKE, K., PELLIN, B.: Ergebnisse operativer Skoliosen- und Kyphoskoliosenbehandlung beim Adoleszenten über 18 Jahre und beim Erwachsenen. Z. Orthop. **113**, 157–174 (1975).

ZIEM, G.: Über die Verkrümmungen der Wirbelsäule bei obstruierenden Nasenleiden. Mschr. Ohrenheilk. **24**, 134–139 (1890).

ZIMMERMANN, H.: Maladie de Grisel (Torticolis nasopharyngien). Helv. paediat. Acta **22**, 76–80 (1967).

ZIPPEL, H.: Beitrag zur partiellen sagittalen Wirbelkörperspalte. Z. Orthop. **100**, 320–325 (1965).

ZIPPEL, H., SCHMIDTKE, M.: Seltene Fehlbildungen der Wirbelsäule — ein Beitrag zur Kenntnis der Rachischisis anterior. Beitr. Orthop. **19**, 628–635 (1972).

ZOJA: Zitat nach BERTOLOTTI.

ZORAB, P.: The lungs in kyphoscoliosis. Develop. med. Child. Neurol. **4**, 339–341 (1962).

ZORAB, P.A.: Enquête sur 430 cas de scoliose. J. franç. Med. Chir. thor. **17**, 122 (1963).

ZORAB, P.A.: Chest deformities. Brit. Med. J. **5496**, 1155–1156 (1966).

ZORAB, P.A., CLARK, S., COTREL, K., HARRISON, A.: Bone collagen turnover in idiopathic scoliosis estimated from total hydroxyproline excretion. Arch. Dis. Childh. **46**, 828–832 (1971).

ZORAB, P.A., PRIME, F.J.: Estimation of height from tibial length. Lancet **1963I**, 195–196.

ZUCCOLA: Due casi di spondilite melittococcica. Gazz. Osp. Clin. **49**, 28–31 (1928).

ZUCO, M.: Scolioses évolutives en période de croissance. Aspects cliniques et radiologiques. Propositions thérapeutiques. Rev. Chir. orthop. **40**, 62–75 (1954).

ZÜNKLER, K.G.: Über die Variationen der Wirbelsäule. Vergleichende Betrachtungen bei Mensch und Tier. Z. menschl. Vererb.- u. Konstit.-Lehre **36**, 431–468 (1963).

ZÜRCHER, P.: Die posttetanische Kyphose. Ann. Pédiat. **170**, 32–53 (1948).

ZUK, T.: Muscles role of spinal and abdominal muscles in the pathogenesis of scoliosis. J. Bone Jt Surg. **44B**, 102–105 (1962).

ZUK, T.: Ätiologie und Pathogenese der idiopathischen Skoliose aus der Sicht elektromyographischer Untersuchungen. Beitr. Orthop. Traum. **12**, 138–141 (1965).

ZUCKSCHWERDT, L.: Wirbelkompression bei Tetanus. Zbl. Chir. **55**, 949 (1928).

ZUCKSCHWERDT, L.: Die akute Blockierung von Halswirbelgelenken. Med. Klin. **51**, 508 (1956).

ZUCKSCHWERDT, R., AXTMANN, R.: Wirbelveränderungen nach Wundstarrkrampf. Dtsch. Z. Chir. **238**, 627–634 (1933).

ZUNIN, C.: La malattia di Silfverskiöld. Contributo clinico dell'osservazione di due casi. Minerva pediat. **7**, 365 (1955).

ZUPPINGER, H.: Noch einmal Zuppingersche Skoliosetheorie. Z. orthop. Chir. **11**, 280–297 (1903).

ZURRIA, G.: Torticollo da sublussazioni vertebrali secondarie ad infezioni del rinofaringe. Chir. Organi Mov. **22**, 26 (1937).

ZUR VERTH, M.: Endstadium der Adoleszentenkyphose. Kümmelsche Wirbelerkrankung und Unfall. Mschr. Unfallheilk. **41**, 578–581 (1934).

ZUR VERTH, J.: Nachuntersuchung von 152 Armamputierten unter besonderer Berücksichtigung der Wirbelsäulenveränderungen. Arch. orthop. Unfall-Chir. **50**, 508–521 (1959).

ZUSCH, O.: Ein Beitrag zur Lehre von den multiplen Fibromen und ihrer Beziehung zu den Neurofibromen. Virchows Arch. path. Anat. **160**, 407–426 (1900).

Dissertationen

AKERBLOM, B.: Standing and sitting posture. Diss. Stockholm (1948).

ARNAUD, M.A.: L'anesthésie et la réanimation dans le traitement chirurgical des scolioses (à propos de 60 cas d'anesthésie pour interventions de Harrington). Thèse Lyon, 64 (1965).

AXTMANN: Tetanus. Diss. Heidelberg (1932).

BARJON, M.C.: Les dystrophies épiphysaires vertébrales de croissance et leur retentissement à l'âge adulte. Thèse Montpellier (1960).

BERND, H.: Untersuchungen über die Skoliosen auf Grund des Röntgenmaterials im Strahleninstitut Homburg. Diss. Homburg (1963).

BIGOT, B.: Le traitement orthopédique et chirurgical des scolioses avec insuffisance respiratoire sévère. Thèse Paris (1966).

BONNE, A.I.: Zit. nach Sørensen. Thesis Groningen (1955).

BOSCHUNG, P.: Die Kyphosis dorsalis juvenilis. Diss. Bern (1942).

BOURY, G.: Recherche sur la pathogénie des scolioses idiopathiques. Thèse Paris (1963).

BOUTHEREUIL, E.: Le nanisme diastrophique. Thése Univ. de Nancy (1964).

BOVEN, M.: Essai sur la pathologie des gibbeux. Thèse Paris (1880).

BRAUN, J.: Über Scoliosis ischiadica mit 5 Fällen bei Sakralisation und Lumbalisation. Diss. Leipzig (1935).

BÜHRING, R.: Beitrag zur erworbenen nicht infektiösen Plattwirbelbildung des Kindesalters. Diss. Kiel (1934).

BURMEISTER, F.: Beiträge zur Folge der Lendenwirbelsynostose. Diss. Göttingen (1933).

BUSCH, E.: Muskulärer Schiefhals und Heredität. Diss. Zürich (1920).

CHRISTIAENS, J.L.: Tumeurs intramédullaires. Thèse Lille (1963).

CHUPIN: Les déviations rachitiques dans la colonne vertêbrale et de la gêne qu'elles produisent

dans la respiration et la circulation. Thèse Paris (1872).
COCKBURN, E.: Über spina bifida posterior und die Resultate deren Behandlung an der chir. Univ.-Klinik zu Kiel von 1901–1930. Med. Diss. Kiel (1932).
COSTA, R.: Les paraplégies des scoliotiques. Thèse Fac. de Med. de Paris (1940).
DELAHAYE, A.: Étude sur quelques diagnostics du mal de Pott, en particulier sur l'épiphysite vertébrale de croissance. Thèse Paris (1924).
DEMELER, W.: Über familiäre Mißbildungen der Wirbelsäule. Diss. Münster (1933).
DEUDON-GRASSET, C.A.: Contribution à l'étude des scolioses idiopathiques de la première enfance. Thèse Paris (1960).
DORN, K.: Über einen Fall von partieller Aplasie der Wirbelsäule mit hochgradiger kongenitaler Skoliose. Diss. Marbug (1919).
DRACHTER, H.: Thorax, Respirationstractus und Wirbelsäule. Habilitationsschrift (1917). (Zit. nach Frey).
DREVES, Y.: Paraplégie cyphoscoliotique. Études anatomiques, pathogéniques et thérapeutiques. Thèses de Paris (1950).
EIJKEN, J.W. VAN DER: Skoliose. Proefschrift Amsterdam Cloeck en Moedigh (1973), Amsterdam.
ERB, W.: Über eine seltene Systemerkrankung der Stützgewebe. Zugleich ein Beitrag zur Pathogenese der Wirbelbogenspalten. Diss. med. Kiel (1947).
FABRE, M.: Contribution à l'étude des déformations du thorax et des troubles respiratoires en particulier dans les scolioses. Thèses Paris (1899).
FEICHTIGER: Ein neuer typischer, vorwiegend die Akren betreffender Fehlbildungskomplex. Med. Diss. Rostock (1943).
FEIL, A.: L'absence et la diminution des vertèbres cervicales. Étude clinique et pathogénique. Le syndrome de la réduction numérique cervicale. Thèse Paris (1919).
FERRANE: Thèse Bordeaux (1947).
FLEURY, A.CH.: Scoliose congénital. Thèse Paris (1901).
FOUILLET, J.: Contribution à l'étude clinique, radiologique et radiocinématographique du pharynx et de l'oesophage sénile. Thèse Lyon (1959).
GOLDBLATT, B.: Aspects médicaux de la scoliose structurale essentielle chez l'enfant. Thèse Lyon (1961) (n 193).
GOSSER, C.: La technique de Harrington dans le traitement chirurgical des scolioses. Thèse Lyon (1964).
GOURILLON, H.: Les scolioses associées à des troubles neurologiques et endocriniens. Thèse London (1955).
GRUB, H.: Entwicklungsstörungen der Wirbelsäule. Diss. Leipzig (1936).
GUGLIELMI, M.J.: Les cyphoses post-tétaniques. Thèse Paris (1945).
GUIOT, G.: Le schéma évolutif des compressions médullaires. Thèse Paris, Doin Edit. (1944).
HAGEN, U.H.: Erbbiologische Untersuchungen bei der Scheuermannschen Krankheit. Diss. Göttingen (1951).
HASE: Über einen Fall von tuberkulöser Ostitis im und am Atlantookzipitalgelenk. Diss. Gießen (1908).
HEDFELD, A.: Zwei Fälle von hochgradiger kongenitaler Wirbelsäulenverkrümmung in Verbindung mit anderen Mißbildungen. Diss. Marburg (1921).
HENNIG, G.: Über eine seltsame Systemmißbildung nach Art einer Osteochondrodesmodysplasie. Diss. med. Kiel (1950).
HETZAR, W.: Adoleszentenkyphose. Diss. Königsberg (1933).
HOISNARD: Thèse de Paris (1898).
IBORRA, M.: Le retentissement respiratoire des scoliosis graves de l'enfant et de l'adolescent. Incidences de l'opération de Harrington. Thèse Toulouse, 144 (1967).
JAEGER-DENAVIT, O.: De l'intérét des examens fonctionnels respiratoires dans les scolioses et les séquelles de poliomyélite avec paralyses des muscles ventilatoires. Thèse Paris (1957).
JANTZEN, P.M.: Der angeborene Schiefhals. Resultate der konversativen Behandlung. Diss. Hamburg (1948).
KÖNIGSDORF, C.: Ein Fall von Fibroma molluscum multiplex. Diss. Würzburg (1889).
KOHLE, H.: Zur Genese der Adolescentenkyphose. Diss. Münster (1931).
KRANEBURG, A.: Über die Neigungswinkel des Beckens beim Kind. Diss. Bonn (1929).
KRAUSE: Über Halsrippen des Menschen. Inaug.-Diss Leipzig (1902).
KURZAK, H.: Über den Tod durch Herzermüdung bei Hypertrophie des re. Ventrikels infolge von Kyphoskoliose. Diss. München (1883).
KYPKE-BURCHARDI: Über Ischias und die dabei zuweilen auftretende Skoliose. Diss. Erlangen (1892).
LANDOIS: Des déviations du rachis dans leurs rapports avec quelques états pathologiques. Thèse Bordeaux
LASSALLE, J.: Diagnostic de la scoliose et ses rapports avec quelques états pathologiques. Thèse Bordeaux (1900).
LE GOURAUD: De l'influence pathogénique des maladies pulmonaires sur le coeur droit. Thèse Paris (1865).
LEJEUNE, F.: Contribution à l'étude de la defaillance cardiorespiratoire des gibbeux. À propos d'une observation. These Paris (1961).
LERI, A.: Les affections de la colonne vertebrale. Paris (1926).
LOCQUET, G.: Diss. Lille (1959).
LOTZE: Die Scheuermannsche Erkrankung. Diss. Freiburg (1939).
MASURKE: 4 Fälle von Ischias scoliotica. Diss. Königsberg (1891).
MAU, H.: Zur Entstehung und Prognose der sogenannten Säuglingsskoliose. Diss. Heidelberg (1962).
MAUL, K.H.: Die Veränderungen der normalen Wirbelsäule im Jugendalter mit besonderer Berück-

sichtigung der Adoleszentenkyphose. Diss. Jena (1934).

MAYER: Über einen Fall von Ischias scoliotica alternans. Diss. Freiburg i.Br. (1895).

MESLET: Thèse de Bordeaux (1892).

MEYEROWITZ: Über Skoliose bei Halsrippen. Diss. Königsberg (1905).

MONIN, M.: Contribution à l'étude des paraplégies ciphoscoliotiques. Thèse Paris (1957).

MONSARRAT: Des scolioses myélopathiques. Thèse de Paris (1891).

NEIDERT, E.: Über die Todesursachen bei Deformitäten der Wirbelsäule. Diss. München (1886).

NESCHKES, A.: Über die Adoleszentenkyphose unter Berücksichtigung ihres Unfallzusammenhanges. Diss. Hamburg (1935).

NOVOGRODSKY, M.: Die Bewegungsmöglichkeit in der menschlichen Wirbelsäule. Diss. Bern (1911).

OLIVIER-JAEGER, O.: De l'intérêt des examens fonctionels respiratoires dans les scolioses et les séquelles de poliomyélite avec paralysie des muscles ventilatoires. Thèse Paris (1957).

PÉRÉ: Les courbures latérales normales du rachis humain. Thèse Toulouse (1900).

PHULPIN: La sciatique, en particulier contribution à l'étude des scolioes homologues et alternantes. Thèse Paris (1895).

POISONNIER, A.: Le coeur dans les déviations du rachis et dans les déformations thoraciques. Thèse Paris (1905).

POMORSKI, J.: Ein Fall von Rankenneurom der Intercostalnerven, Fibroma molluscum und Neurofibroma. Diss. Greifswald (1887).

REINHARDT, K.: Über Epiphysenlinien und ihre Bedeutung für die Entstehung von Deformitäten am wachsenden Skelett. Diss. Heidelberg (1947).

RIEDER, J.: Die Respirations- und Zirkulationsstörung bei Kyphoskoliosis dorsalis. Diss. Berlin (1881).

RITTER, H.: Über Wirbelsäulenveränderungen im Gefolge von Tetanus. Diss. Breslau (1925).

ROGGE, F.: Veränderungen der Wirbelsäule nach Tetanus. Diss. Düsseldorf (1937).

ROX, J.: Die angeborene Skoliose und Kyphose. Diss. Düsseldorf (1953).

RUBIN, S.: Symptomatologie rachidienne au cours des tumeurs médullaires de l'enfant. Thèse Paris **89**, 55 (1962).

SAUERWALD, K.: Ein Beitrag zum Krankheitsbild der Vertebra plana Calvé unter Berücksichtigung der bisher beschriebenen Fälle. Diss. Göttingen (1937).

SAUGIER, J.: La maladie congénitale des épiphyses ponctueés. Diss. Paris (1964). Editions A.G.E.M.P.

SCHLÖSSER, B.: Über Wirbelsäulenveränderungen bei Tetanus. Diss. Münster (1936).

SCHMID, H.: Über eine Wirbelsäulenmißbildung (Cranio-Rachischisis). Diss. Zürich (1897).

SOTTAS, E.: De l'influence des déviations vertébrales sur les fonctions de la respiration et de la circulation. Thèse Paris (1865).

TEICHERT, H.: Ein Fall von Fibroma molluscum. Diss. Würzburg (1887).

TRISCHKAT, H.: Über die Beweglichkeit der menschlichen Wirbelsäule und deren Messungen an Hand von Röntgenganzaufnahmen. Diss. Düsseldorf (1940).

VELLAY, E.: Contribution à l'étude de la physiologie pathologique des gibbeux. Thèse Paris (1898).

WESTER-EBBINGHAUS, H.: Über die Ursache der Skoliose unter der besonderen Berücksichtigung der Entstehungsgründe für die häufiger rechts- als linkskonvex vorkommenden Brustskoliosen. Diss. Münster (1954).

WIESE, O.: Operative Entfernung eines Keilwirbels bei angeborener Kyphoskoliose. Diss. Münster (1937).

WISSER, P.: Über die Beschaffenheit der Wirbelsäule bei Schulkindern. Diss. Würzburg (1891).

Namenverzeichnis — Author Index

Die *kursiv* gesetzten Zahlen beziehen sich auf die Literatur
Page numbers in *italics* refer to the references

Sachverzeichnis

Deutsch-Englisch

Bei gleicher Schreibweise in beiden Sprachen sind die Stichwörter nur einmal aufgeführt

Subject Index

English-German

Where English and German spelling of a word is identical, the German version is omitted